积水潭骨科教程

（第2版）

名誉主编　荣国威

主　　编　田　伟

副 主 编　（按姓氏笔画排序）

牛晓辉　田光磊　冯　华

吴新宝　周一新　郭　源

编写秘书　刘巍峰

北京大学医学出版社

JISHUITAN GUKE JIAOCHENG

图书在版编目（CIP）数据

积水潭骨科教程/ 田伟主编. – 2版. – 北京：北京大学医学出版社，2018. 1（2020.1重印）

ISBN 978-7-5659-1626-7

Ⅰ. ①积… Ⅱ. ①田… Ⅲ. ①骨科学 – 教材 Ⅳ. ①R68

中国版本图书馆CIP 数据核字 (2017) 第130899 号

积水潭骨科教程（第 2 版）

主　　编：田　伟

出版发行：北京大学医学出版社

地　　址：(100191) 北京市海淀区学院路 38 号北京大学医学部院内

电　　话：发行部 010-82802230；图书邮购 010-82802495

网　　址：http：//www.pumpress.com.cn

E - mail：booksale@bjmu.edu.cn

印　　刷：北京金康利印刷有限公司

经　　销：新华书店

责任编辑：冯智勇　许　立　　责任校对：金彤文　　责任印制：李　啸

开　　本：889mm × 1194mm　　1/16　　印张：67　　字数：1797 千字

版　　次：2018 年 1 月第 2 版　　2020 年 1 月第 2 次印刷

书　　号：ISBN 978-7-5659-1626-7

定　　价：290.00 元

编委名单

（按姓氏笔画排序）

序

六十年一甲子，自1956 年北京积水潭医院建院以来，经过60年的风雨历程，在几代积医人的不懈努力下，医院已发展成为全国著名、国际知名的三级甲等综合性医院。目前，医院设新街口和回龙观两个院区，骨科包括创伤、手外科、脊柱、矫形、骨肿瘤、小儿和运动医学7个亚专科，20个病区，684张床位，200余名专业医师，每年骨科手术近40 000台，连续6年获得复旦大学医院管理研究所颁布的骨科全国排名第一，以及北京大学基于大数据的骨科排名第一，得到了广大骨科同道的认可和患者的信任。值此六十周年院庆之际，我们以再版的这本骨科教程，向院庆献礼。

自1959年10月，我院开始承担卫生部全国骨科学习班的培训、教学任务。这既是国家层面对积水潭医院骨科水平的认可，也是对我们的鞭策，激励着我们向着更高的目标前进。自进修班成立以来，一代代授课专家秉承着“精诚、精艺、精心”的院训、严谨的学风，将国内外先进的治疗理念、手术技巧和管理经验介绍给大家，互相切磋、共同进步。就这样，在积水潭医院骨科进修班成长起来的医生们，回到各自的工作岗位，有的成为业务骨干，为患者实实在在地解决病痛；有的成为专家学者，在各自的领域中取得了巨大的成就；有的成为各级领导，为推动当地骨科的发展尽职尽责。

这本教程的读者对象是中高级骨科医师，主要在我院著名的全国骨科学习班历年讲课内容基础上整理而成。本书虽然以教材的形式出版，但又不同于传统的教材。它以提纲挈领的方式选取当今骨科的诊治重点，既照顾到常见病、多发病，又兼顾最新的骨科诊治进展。内容可以说是重中之重，精中取精。该教程对当代骨科学中的各个领域的重点进行了归纳、总结。内容虽多为条目，但言简意赅、重点突出，便于读者记忆和掌握。该书的作者均为我院中高级骨科医师，在各自的学科中都是专业性极强的人员。按照当初策划这本教程时的设想，我们想把它做成一本全面、先进、重点突出的骨科教程。但由于时间仓促，编写人员水平所限，难免有许多不足之处，欢迎各位骨科同道不吝指教，为更好地提高我国的骨科学术水平共同努力。

谨以此书作为建院六十周年的纪念，与所有曾经、现在或将要在积水潭医院工作、学习的同事们共勉。

田伟

目 录

第一部分 脊柱外科

第二部分 创伤骨科

第三部分　手外科

第四部分　小儿骨科

第五部分 矫形骨科

第六部分 骨肿瘤科

第七部分　运动医学科

第八部分　放射科

第九部分　病理科

第一部分

脊柱外科

1 上颈椎不稳定

一、上颈椎的功能解剖

1. 寰椎 Atlas

无椎体，代之以前弓，枢椎的齿突实际上即为其椎体。承托颅骨。

Atlas：古希腊神话的巨神。造反失败后，被宙斯罚去撑天球。古希腊作家 Pollux（公元 134－192）将第一颈椎命名为 Atlas（图 1-1-1）。

2. 枢椎 Axis

枢椎有一自椎体向上的圆柱形突出，称齿突，寰椎围绕其旋转。

Axis：由古希腊语 axon 衍生而来，古希腊作家 Pollux 将枢椎命名为此。形似坐佛，过去用于盖在骨灰瓶的上端（图 1-1-2）。

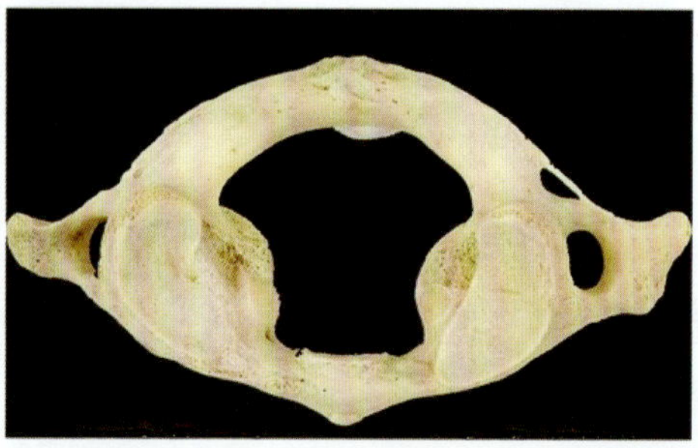

图 1-1-1　寰椎像一个环

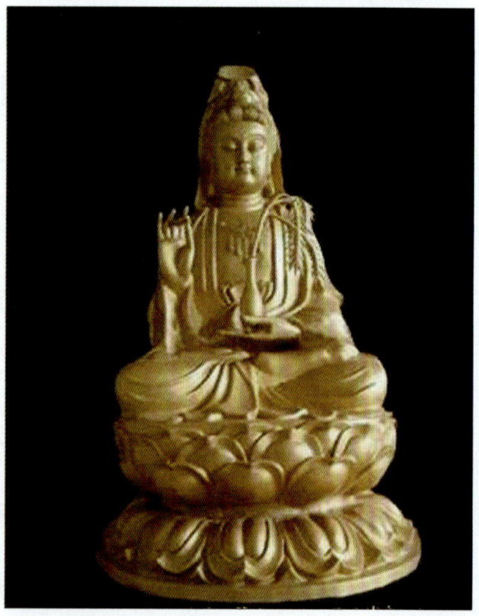

图 1-1-2　枢椎正面像一尊坐佛

3. 功能解剖

【寰枕关节】

寰椎侧块的上方有一肾形凹陷的关节面，与枕髁形成寰枕关节。

寰枕关节有约 45° 的屈伸运动，侧屈运动很少，约为 3°，大约有 4° 的旋转运动。

【寰枢关节】

寰椎侧块的下方有寰枢椎的椎间关节，寰椎关节面为平面，枢椎关节面为上凸的弧形，整体向外和向前倾斜，能多方向活动（图 1-1-3）。

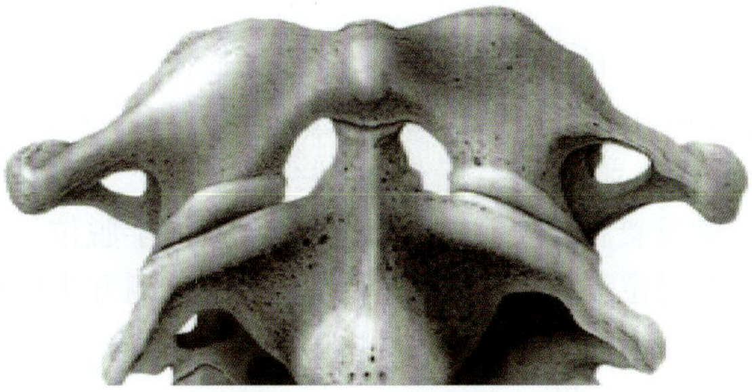

图 1-1-3 寰枢关节

寰枢关节有 30° ~ 40° 的旋转，约占颈椎全体旋转的 30%，旋转时伴有椎间关节的半脱位状滑动。寰枢关节的前后屈伸运动可以达 30° ~ 60°，占颈椎全体运动的 25% ~ 45%。

侧屈运动很少，一般伴随约 1mm 的侧方滑动。

颈椎的活动随着年龄的增加而减少。

二、上颈椎不稳定的定义

寰枕、寰枢关节先天发育不良，或者后天外伤以及其他各种原因导致其结构功能减退，以至在生理载荷下出现过度活动、异常活动，或无法维持正常位置，并出现局部疼痛和神经受压等一系列临床表现。

上颈椎的稳定性是由枕骨髁、寰椎、枢椎的结构稳定性以及韧带、肌肉、关节囊、筋膜等共同维系。

三、上颈椎不稳的病因

有创伤、先天性畸形、炎症（类风湿关节炎、结核）、肿瘤及医源性损伤。

1. 创伤

创伤所致寰枕关节脱位，多涉及延髓，常在抢救前死亡。寰枢关节不稳临床较多见。

（1）寰椎椎弓骨折（Jefferson 骨折）。可合并齿突骨折和（或）寰枢横韧带断裂。

（2）寰枢关节脱位和半脱位。

（3）齿突骨折。

（4）Hangman 骨折。

2. 先天性畸形

枕骨和上颈椎的胚胎发生和发育与其他椎节有明显不同。

（1）齿突：有发育不良、缺如或呈游离状态即通常所谓齿突游离小骨畸形。

（2）寰枕融合：主要由于胚胎发育过程中枕骨骨节与第一颈椎骨节分节不全所致。当寰椎前、后弓同枕骨大孔边缘完全相融合称为完全性枕颈融合。前弓处融合而后弓处不融合或局部融合，或表现为一侧融合而另一侧不融合称为部分枕颈融合。寰枕融合可导致寰枢椎活动度增大，致上颈椎不稳。

（3）Klippel-Feil 短颈畸形：包括发际低、短颈、颈部运动受限和骨畸形。

（4）先天性畸形还包括颅底凹陷，脊神经管闭合不全（脊椎裂、脊髓脊膜膨出、皮肤囊肿等）。

3. 咽部炎症

咽部炎症是造成上颈椎不稳的一个原因。咽部炎症侵至咽后壁导致韧带、关节囊炎性变，继而出现松弛，或充血性脱钙使韧带附着处松脱导致寰枢关节旋转脱位与固定。

4. 类风湿关节炎

自身免疫性炎症多累及寰枢椎滑膜组织，造成寰枢椎半脱位。半脱位可分为水平半脱位、垂直半脱位。水平半脱位分为前半脱位、后半脱位、侧方半脱位。垂直半脱位是寰枢关节受累时关节间隙变窄而齿突尖部因肉芽组织增殖相对变长所致。当垂直半脱位合并有寰枢椎水平脱位时可造成严重后果。

5. 医源性因素

有一部分患者术前就存在不同程度的颈椎不稳，一旦对此有所疏忽，就可能因治疗不当使上颈椎不稳未获治疗甚至加重。

6. 结核、肿瘤

结核、肿瘤破坏寰枕、寰枢关节稳定性导致上颈椎不稳。原发性肿瘤中良性肿瘤较少见。

四、上颈椎不稳定的诊断

需依靠病史、临床表现、物理检查、X 线及其他检查。上颈椎不稳往往临床表现无特异性，单纯的物理检查难以发现寰枢椎间的异常活动，需要依赖 X 线、CT、MRI 检查确定诊断。

1. 临床特点

（1）五大症状：①小脑症状；②脑干脑神经症状；③延髓症状；④颈神经根症状；⑤颅压亢进症状。

（2）头面部畸形或不对称、发际低平或短颈畸形等。

（3）枕骨大孔区综合征的神经症状出现等。

2. 物理检查

斜颈、颈肩痛及旋转活动受限，当然，患者可伴发神经系统症状，如四肢锥体束症状、肌张力增高、反射亢进、四肢感觉障碍或过敏。枕颈部压痛，可出现电击样感觉，Hoffman 征多呈阳性。可出现肩肱反射阳性及 Babinsiki 病理反射。

3. 放射学特征

通常需摄开口正位、侧位片，张口斜位片，动力性摄片，断层摄片。

【寰枢关节不稳定相关参数】

清晰开口位片如两侧块离心分离大于 6.9mm，则侧块失去韧带控制，造成该区域不稳定，严重者表现为寰枢椎半脱位。旋转脱位固定时开口位片主要表现为齿突与寰椎侧块关系反常，寰齿间距不等，颏部和枢椎棘突在中线同一侧（图 1-1-4）。

侧位片上显示寰齿关节间隙（寰椎前弓后侧皮质与齿突前侧皮质之间的距离，atlantodens interval, ADI），正常成人其间隙不超过 3mm，儿童不超过 5mm，头颈部屈伸活动时成人的此间隙多无变动，而儿童则有变动，但其变动范围也在 1mm 之内，若此间隙增大于 5mm 或更大时，则应认为有不稳或脱位存在。

寰齿后间距（posterior atlantodens interval, PADI）为齿突后缘至寰椎后弓前缘的距离，一般≥ 13mm。PADI 的测量与神经损害程度更为密切，且较可靠。PADI<13mm 提示可能存在神经受压（图 1-1-5）。

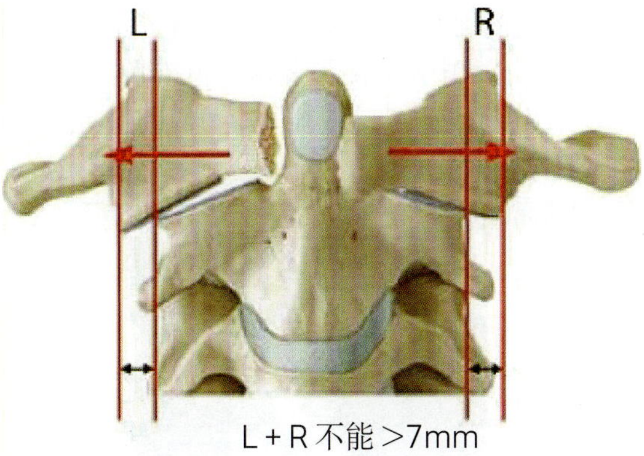

图 1-1-4 两侧块离心分离大于 7mm，则该区域不稳定

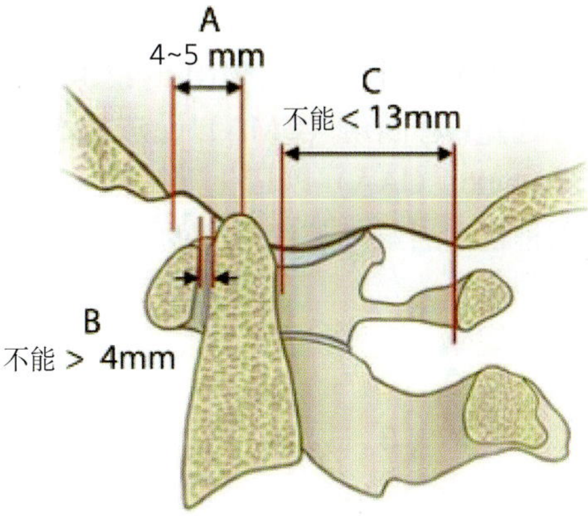

图 1-1-5 ADI 正常成人不超过 3mm，儿童不超过 5mm。PADI 小于 13mm 提示可能存在神经受压

CT 和 MRI 扫描可帮助诊断脱位的类型和原因，如有无齿突的畸形缺陷、类风湿关节炎、先天性分隔不全等。

【寰枕关节不稳定相关参数】

Chamberlain 线：硬腭后缘到枕骨大孔后缘的连线。正常情况齿突尖不能超过此线 5mm。

McGregor 线：硬腭后缘到枕骨鳞部下缘的连线。齿突尖应该不超过此线 4.5mm。

McRae 线：枕大孔后缘至斜坡最低点的连线。此线无助于诊断，而用以表明齿突凸入枕大孔程度。齿突位于此线之下时很少出现症状。

Wackenheim 线：正常斜坡延长线应位于齿突尖后缘，如相交于枢椎体或基底表明枕颈区脱位。

Ranawat 值：为寰椎前后弓连线到 C2 椎弓根中央的距离，男性≥ 15mm，女性≥ 13mm。当 Ranawat 值小于上述正常值时提示垂直脱位（图 1-1-6）。

Powers 指数：寰椎前弓后侧皮质 (A)，枕大孔后缘中点 (O)；枕大孔前缘中点 (B)，寰椎棘突椎板间线 (C)。BC 与 AO 的长度比 (BC/AO) 在正常人为 0.77，若比值≥ 1，可诊断

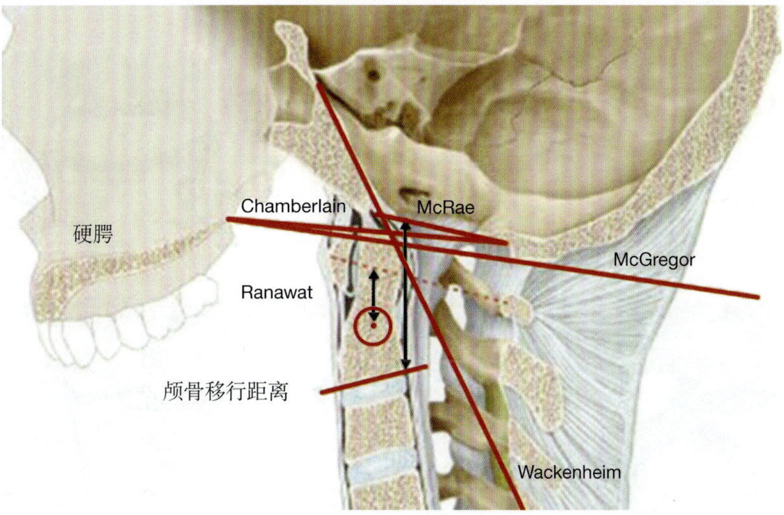

图 1-1-6 寰枕关节不稳定相关参数（Chamberlain 线、McGregor 线、McRae 线、Wackenheim 线、Ranawat 值）

寰枕关节前脱位，若比值 <0.55，可诊断寰枕关节后脱位（图 1-1-7）。

由于目前术中获取 MRI 的技术并不普及，作为评估延髓与上颈髓腹侧受压最直接的指标，延髓 - 脊髓角（CMA）无法在术中获得。我们通过术中 CT 测量斜坡 - 枢椎角（clivus-axial angle，CAA）以量化上颈椎术前压迫情况及术中复位情况。斜坡 - 枢椎角指斜坡平面与枢椎椎体后缘延长线之间的交角，平均值为 156°（图 1-1-8）。

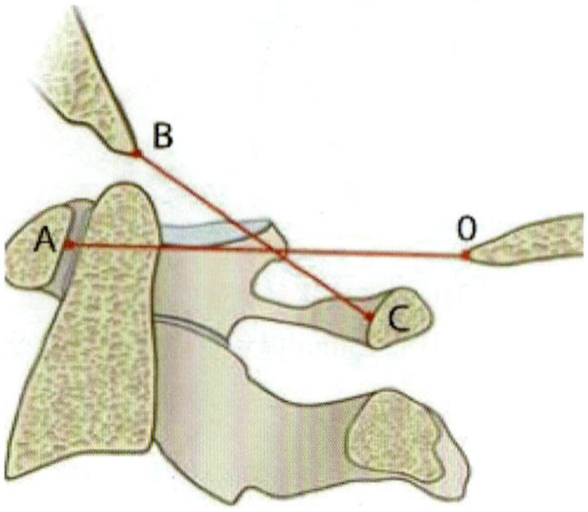

图 1-1-7 Powers 指数

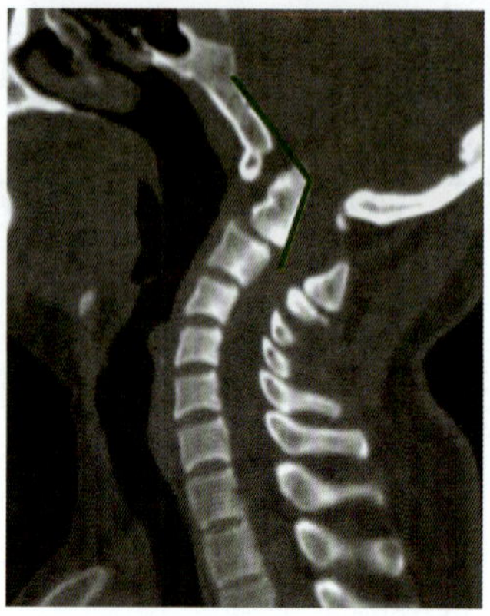
图 1-1-8 术中 CT 测量斜坡 - 枢椎角（clivus-axial angle，CAA）

五、上颈椎不稳定的治疗

1. 解除压迫

可以分为后方减压和前方减压。现在由于后方手术的进步，很少需要前方经口减压。后方减压根据影像学的所见，可以通过复位减压，可以切除寰椎后弓，或切除枕骨大孔后缘 3cm。应注意同时解除硬膜的索状物的压迫。

2. 复位固定

术前通过动力位 X 线片判断容易复位的程度。一般采用后路手术，颅骨用专用颅骨固定器固定或颅骨打孔后采用钛缆固定。我们从 1997 年开始使用 Magerl 的固定方法，也是

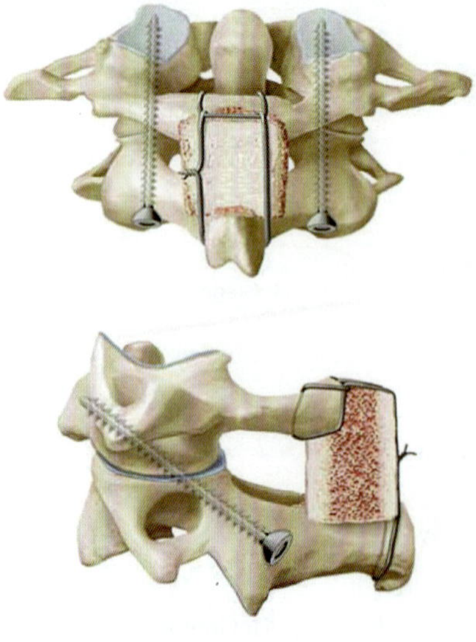
图 1-1-9 Magerl+Brooks 法

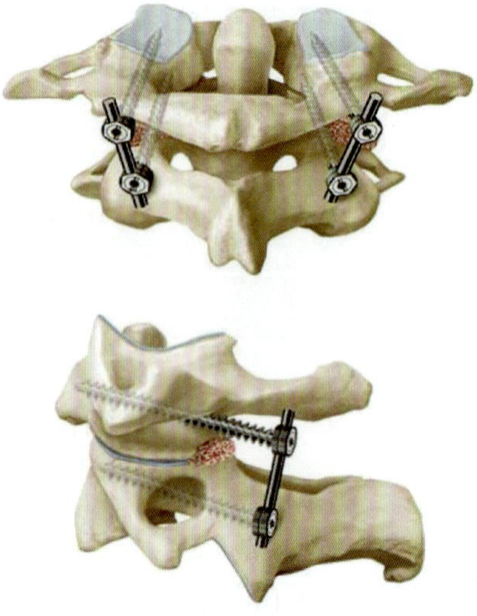
图 1-1-10 Harms 法

国际上公认的生物力学角度最好的方法。复位尽可能进行，不用完全复位。推荐使用术中即时三维导航系统引导置钉，特别是对于先天畸形的病例。最好同时使用后方的张力固定，我们一般使用寰枢椎间的 Brooks 方法，寰椎后弓切除时，改为枕骨和枢椎椎弓间的改良 Brooks 固定，现在一般使用钛缆，也可以使用钢丝。植骨从髂后取骨块（图 1-1-9）。

如果术前术中发现无合适 Magerl 螺钉置入通道，我们将内固定方式改为 Harms 法，即 C1 侧块、C2 椎弓根螺钉内固定，研究表明生物力学强度同 Magerl 法相当（图 1-1-10）。

上颈椎骨性结构毗邻重要神经血管组织，使用传统磨削工具损伤周围结构的风险大。我们采用自主研发的超声磨钻应用田氏超声磨削法对上颈椎进行减压等操作，操控平稳，磨削效率高，避免切缘热损伤，实现了三维精细切割。

此外，在导航系统引导下我们可以对上颈椎不稳定进行经皮微创手术治疗（CAMISS 手术），大大减少了手术暴露带来的创伤，保留了后方张力带结构，减少术后并发症发生率。2015 年开始，我们在自主研发的导航手术机器人引导下进行了上颈椎的内固定置入，螺钉位置准确无误，标志着我院上颈椎不稳定治疗已进入机器人智能化时代（图 1-1-11）。

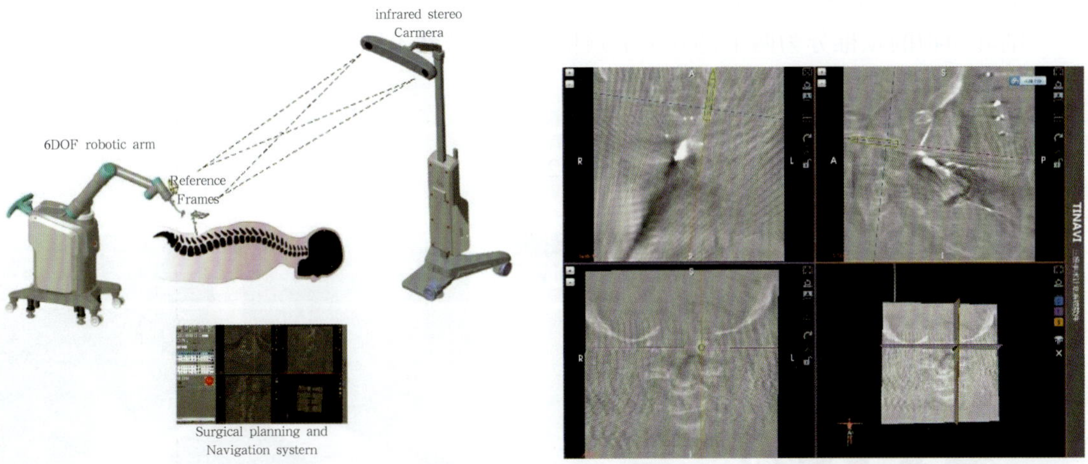

图 1-1-11 导航手术机器人引导上颈椎内固定置入

（田 伟 郎 昭）

2 颈椎退行性疾病概述和分型

一、颈椎解剖概述

1. 颈椎的特征

哺乳动物的颈椎只有 7 节，无论是海洋里的鲸鱼（图 1-2-1），还是陆地上的长颈鹿，当然也包括人类。而鸟类颈椎一般是哺乳动物的 2 倍。

哺乳动物的颈椎分为两个部分：上颈椎由结构截然不同的环状的寰椎和轴状的枢椎构成；下颈椎由 5 节结构相同的脊椎构成。

2. 下颈椎的结构

下颈椎分为前方要素和后方要素（图 1-2-2）。

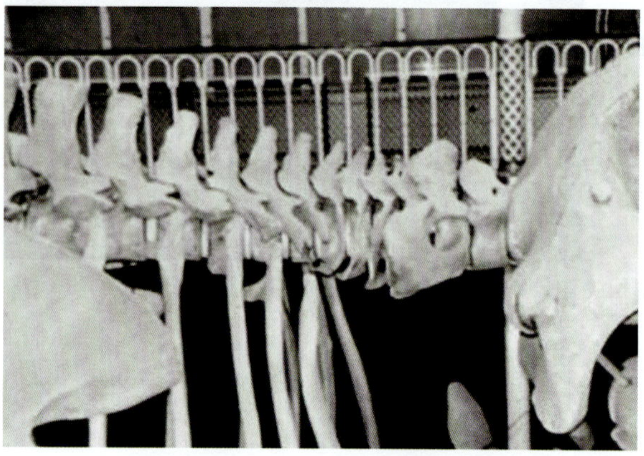

图 1-2-1　鲸鱼颈椎也分为 7 节

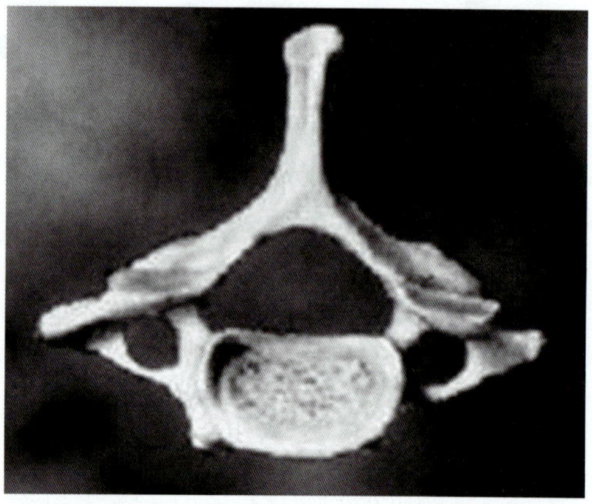

图 1-2-2　典型下颈椎骨性解剖

前方要素是椎体（vertebral body）。椎体两侧的突起部分称为钩突（uncinate process），和临近的椎体形成钩椎关节（unco-vertebral articulation），又称为 Luschka 关节。这个关节的主要功能是颈椎前后运动的导向，增加颈椎的稳定性。

后方要素主要是椎间关节（facet）、椎弓和棘突。椎间关节是颈椎承重的中心。棘突（spinous process）是后方韧带、肌肉作用点，具有力学的杠杆作用，对颈椎力学平衡有着非常重要的作用。骨性椎管是保护脊髓的骨管，它的内径和颈椎疾病、非骨伤性颈髓损伤有着密切关系。一般正常时有 14 ~ 16mm 的前后径，小于 13mm 时，容易出现脊髓压迫。

3. 颈部脊髓

颈部脊髓的粗细比较固定，不因人的体格大小而明显变化。颈膨大时横径 12 ~ 14mm，前后径 9mm。但是颈椎的骨性椎管的粗细和人种有一定关系。有人研究比较了黄种人和白种人的脊髓和椎管，发现两者的脊髓粗细是基本相同的，而白种人的骨性椎管比黄种人宽阔很多，特别是 C3-C7 下颈椎。实际上恰恰是黄种人容易出现颈椎管狭窄症，说明黄种人在颈椎的解剖结构上有先天的不足。颈髓呈斜形分布，与颈椎有一定对应关系。简单地说，颈椎 3/4 对应颈 5 髓节；颈椎 4/5 对应颈 6 髓节；颈椎 5/6 对应颈 7 髓节。

4. 黄韧带

黄韧带在颈椎疾病的病理作用上不占据明显的位置，但是老年时韧带松弛可以向椎管内凹陷，对于那些本来椎管已经狭窄的病例，会成为病情加重的因素。

5. 肌肉

颈部的肌肉对颈部的运动和颈椎曲线的维持具有非常重要的作用。同时又起到肩胛带和上肢的悬吊以及胸廓悬吊的作用。特别是人类是具有爬行动物结构特点的直立行走动物，因此颈椎承担了本来不该承担的肩胛带的动力承重的作用。

6. 血管

椎动脉通常由 C6 横突进入，前根动脉平均有 2.6 根，也是多由 C6 横突进入。由于多数位于神经根的腹侧，容易受到压迫。椎动脉有时由于先天因素，有时由于间盘的严重退变，会发生明显的迂曲，陷入椎体内。

二、颈椎检查法

1. 站立检查

- 痉挛步态
- 直线连足行走（tandem gait）
- Romberg 征和小脑障碍的区别

2. 颈椎活动度

日本骨科学会规定的颈椎正常活动度为：屈曲 60°，伸展 50°，左右旋转 60°，左右侧屈 50°。由于日本人也是黄种人，并且和中国人接近，数值也可以用于中国人。

3. 触诊

颈椎疾病时，可以出现棘突和横突部位以及肩部、肩胛骨内缘的明显压痛。

4. 肌力测量

进行颈部肌肉肌力测量时最好让患者卧位。

- 0 级：无肌肉收缩
- 1 级：有肌肉收缩，无关节运动
- 2 级：可有关节运动，但是不能抵抗重力
- 3 级：可抗重力，不能克服抵抗力
- 4 级：可以克服一定的抵抗力
- 5 级：足够克服抵抗力

5. 特殊检查

（1）Spurling 试验：

- 目的：主要是用于检查神经根在根管通路上是否受到压迫
- 方法：头向一侧和后方压迫，出现同侧上肢放射样疼痛者为阳性
- 原理：此动作可以使同侧的神经根管明显变窄，神经根型颈椎疾病由于在根管部位神经根受到增生的骨赘或膨出的间盘的压迫出现症状。这个检查是通过促进压迫加

重使症状表现出来。是鉴别神经根型颈椎疾病和脊髓型颈椎疾病的重要检查

(2) Barre-Lieou 征：

- 目的：诱发和证明交感神经型（或称椎动脉型）颈椎疾病
- 方法：将头部向一侧旋转和侧屈并保持几秒钟，出现头晕目眩、恶心等症状为阳性
- 原理：考虑椎动脉型或交感神经型颈椎疾病的发病原理是由于椎动脉附近受到颈椎增生的压迫，这样的动作可以使压迫更加明显，诱发症状。实际上，Barre-Lieou 综合征的发病原因仍然不清，这个动作也不一定可以诱发症状出来，不可否认的是，确实有部分患者，头部向一侧倾斜或旋转时容易出现症状

(3) Lhermitte 征：

- 目的：Lhermitte 是神经内科医生，他发现脊髓侧索硬化等脊髓白质处于炎症状态时，做屈颈动作可以诱发患者出现沿着颈背部向下方的放电样疼痛。本法有助于检查脊髓白质是否由于各种原因处于炎症状态
- 方法：让患者屈曲或后伸颈部，出现上述沿着颈背部放电样疼痛的状态为阳性
- 原理：颈椎疾病或脊髓其他原因造成脊髓白质出现炎症时，屈曲和伸展颈部可以使颈髓移动，而脊髓又被齿状韧带固定于硬膜，因此会出现微小的牵动。正常时这样的牵动不会有异样的感觉，但是脊髓白质处于炎症状态时，兴奋域值很低，会出现放电样的感觉

(4) 10 秒手指屈伸试验（alternative motion rate, AMR）：

- 目的：判断脊髓内部髓节间的联络功能
- 方法：让患者用最快的速度屈伸手指，每一次必须完全伸直和屈曲，如果 10 秒钟 20 次以下则为异常
- 原理：伸直手指时需要屈曲的拮抗肌同时松弛，反之亦然。这需要脊髓灰质的邻近髓节之间迅速的信息交换。如果脊髓受压导致髓节之间的联系不畅，手指屈伸的灵巧运动就会受限

(5) 小指逃避征（FES, finger escape sign）：

- 目的：判断手的内在肌群是否存在肌力障碍
- 方法：让患者伸直双手手指，并手指并拢，如果小指不能并拢为阳性
- 原理：脊髓受压迫时，常常较早地出现手的内在肌的肌力下降。小指表现最明显。严重时各指并拢都比较困难

(6) 脊髓手：

- 目的：观察是否出现严重的脊髓受压
- 方法：让患者尽量伸直双手，并并拢手指。观察患者的双手是否出现小肌肉萎缩（4）（5）两项异常并检查是否存在上肢感觉障碍，反射亢进。出现上述表现即为阳性

6. 病理征

准确地说，上肢的病理征是否真的存在还是个疑问。因为上肢并没有像下肢的 Babinski 征那样的典型病理征。但是手部的检查常常也有一些可以参考的体征。常见的代表是 Hoffmann 征和 Wartenberg 征。

(1) Hoffmann 征：

- 目的：了解是否出现上位运动神经元的功能障碍
- 方法：将患者的中指中间指间关节（MPJ）背伸，余指放松。迅速向掌侧弹拨中指末节，如果出现拇指内收动作为阳性
- 原理：一般认为这是上肢的病理征的表现。有人认为其实只不过是上肢肌腱反射亢

进的一种表现。因此阳性不一定有临床意义，但是如果强阳性或是单侧阳性就有重要的临床意义

(2) Wartenberg 征：

- 目的：了解是否出现上位运动神经元的功能障碍
- 方法：将检查者的示指放在患者的 2 ~ 5 指的末节掌侧，用检查锤敲击，如果出现患者拇指屈曲动作为阳性
- 原理：比 Hoffmann 反射更容易出现，因此不够准确。一般认为这是上肢的病理征的表现。有人认为其实只不过是上肢肌腱反射亢进的一种表现。因此阳性不一定有临床意义

三、颈椎退行性疾病的分类

人类以前就有了颈椎病（cervical spondylosis）的历史。马的 Wobblers 病就是颈椎管的狭窄造成颈髓压迫症状。Brain 等（1951 – 1952 年）对此开始了病理学和临床学的探讨。Wolf 等 1956 年首先报道了颈椎管前后径的大小和脊髓压迫症有相关性。

颈椎退行性疾病过去没有统一完整的诊断分类，只有颈椎病的描述和分类在临床广泛使用。颈椎病的概念定义是伴随着颈椎的退行性改变，颈髓和神经根受到压迫而出现临床症状者。按照临床表现和解剖学的特点可以分成几个类型：

- 脊髓型（myelopathy）
- 神经根型（radiculopathy）
- 交感神经型 - 椎动脉型（Barre-Lieou syndrome）
- 局部型（localized symptom）

但是这是一个比较老的、宽泛的概念。随着诊断技术的提高，很多疾病明确了其独特的发病机制，有了专有名称，如颈椎间盘突出症、颈椎韧带骨化症。颈椎管狭窄症也被经常在临床使用。但是由于和颈椎病的区别概念在很多医生中存在混乱，使得同样的疾病在不同的医生处会出现不同的名称，造成学术和病历管理的问题。为了解决这个问题，我们根据自己的经验提出了颈椎退行性疾病积水潭分类方法。

【颈椎退行性疾病的积水潭诊断分类】

1. 颈椎间盘突出症（cervical disc herniation, CDH） 间盘突出造成临床症状者。

1.1 脊髓型 (myelopathy, M)：造成脊髓压迫症状者。

1.2 神经根型 (radiculopathy, R)：造成神经根症状者。

1.3 混合型 (M-R)：同时造成脊髓和神经根症状者。

1.4 运动神经型 (motor neurone, MN)：造成单髓节支配区的运动障碍和肌萎缩。目前认为是脊髓前角细胞或者颈神经前根受到压迫产生障碍。

1.5 交感神经型（sympathetic, S）：颈神经受压，造成头晕、耳鸣、恶心等复杂症状。其他类型可以出现此型症状，但是不作为和 S 型的混合型。

1.6 颈痛型（painful, P）：只造成颈痛包括肩痛症状者。其他类型可以常见颈痛，但是不作为和 P 型的混合型。

1.7 外伤性脊髓损伤型（traumatic spinal cord injury, TSCI）：外伤后脊髓损伤。

2. 颈椎韧带骨化症（ossification of cervical ligament, OCL） 多基因性遗传性疾病，椎体前方或后方韧带骨化现象，比较少见有黄韧带骨化。

2.1 后纵韧带骨化症 (ossification of posterior longitudinal ligament, OPLL)：临床表现为脊髓功能障碍。

2.2 前纵韧带骨化症 (ossification of anterior longitudinal ligament, OALL)：表现为吞咽困难，或声音嘶哑。很多 OALL 没有症状，就不称之为症，只称为前纵韧带骨化。

2.3 黄韧带骨化症 (ossification of yellow ligament, OYL)：表现为脊髓功能障碍。

2.4 混合型（OPLL+OALL）。

2.5 外伤性脊髓损伤型（TSCI）：轻度外伤后出现脊髓损伤表现，影像表现为椎管内的韧带骨化症。

3. 颈椎黄韧带钙化症（calcification of cervical yellow ligament, CCYL ）

4. 退行性颈椎管狭窄症（degenerative cervical canal stenosis, DCCS） 椎体边缘增生和韧带肥厚造成椎管或根管狭窄并出现症状者。不设颈痛型，即使有狭窄，疼痛原因可能只是来源于退变。

4.1 脊髓型（M）：造成脊髓压迫症状者。

4.2 神经根型（R）：造成神经根症状者。

4.3 混合型（M-R）：同时造成脊髓和神经根症状者。

4.4 运动神经型（MN）：造成单髓节支配区的运动障碍和肌萎缩。目前认为是脊髓前角细胞或者颈神经前根受到压迫产生障碍。

4.5 交感神经型（S）：颈神经受压，造成头晕、耳鸣、恶心等复杂症状。其他类型可以出现此型症状，但是不作为和 S 型的混合型。

4.6 外伤性脊髓损伤型（TSCI）：外伤后出现脊髓损伤表现，影像表现为颈椎管狭窄。

5. 退行性颈痛症（degenerative neck pain, DNP） 颈痛，有骨增生表现，无椎管狭窄影像。

5.1 间盘源性颈痛症（discogenic neck pain, DNP）

5.2 小关节性颈痛症（faceted neck pain, FNP）

5.3 混合型颈痛症（polyphyly neck pain, PNP）

6. 退行性颈椎不稳定（degenerative cervical instability, DCI） 颈痛，X 线片显示骨质增生改变，前屈后伸位片比较，相邻椎体前后移位≥ 3.5mm，或者椎间活动大于临近间隙 11° 。

7. 退行性颈椎后凸症（degenerative cervical kyphosis, DCK） X 线片显示骨质增生改变，后伸位颈椎前凸角负向大于 5°，有颈部症状。

四、颈椎退行性疾病的临床表现

颈椎退行性疾病最常见的临床表现分为两种：髓性症状（脊髓型）和根性症状（神经根型）。

1. 髓性症状

脊髓受到压迫出现临床症状时，表现为脊髓型。服部通过动物实验发现脊髓受压时，受压的部分和临床表现有一定的规律，并对此进行了分型（图 1-2-3）：

- 服部 I 型：脊髓中心部灰质受压
- 服部 II 型：扩大至侧索的后侧白质

● 服部Ⅲ型：扩大至全部侧索

（1）临床表现：脊髓型颈椎疾病的临床表现复杂，定位困难。

脊髓中心的灰质障碍：

● 服部 Ⅰ 型（Crandall: central cord syndrome），74% 的患者上肢症状初发，指尖麻木，用筷子、写字、系扣子困难（图 1-2-4）

◎C3/4：1 ～ 5 指麻木

◎C4/5：1 ～ 3 指麻木

◎C5/6：3 ～ 5 指麻木

◎C6/7, C7/T1：很少

● 服部Ⅱ型：痉挛步态

● 服部 Ⅲ 型（Crandall: transverse lesion syndrome）：足尖、下肢、躯干下部的麻木，排尿障碍

● 其他

◎Brown-Sequard syndrome：半侧脊髓综合征

◎Motor system syndrome：运动系统综合征

◎Brachialgia and cord syndrome：混合型

◎截瘫型

◎偏瘫型

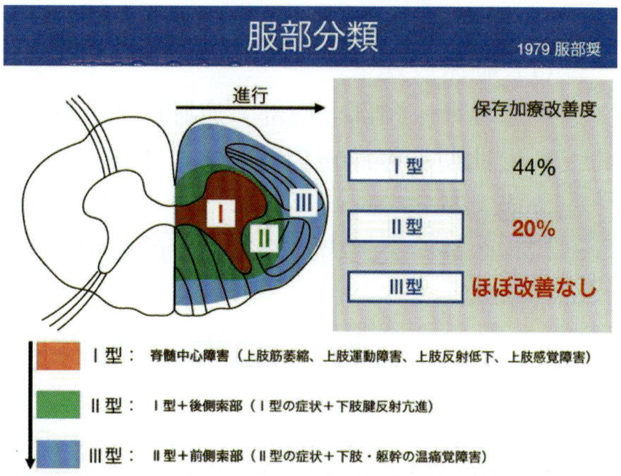

图 1-2-3 脊髓压迫的服部分型

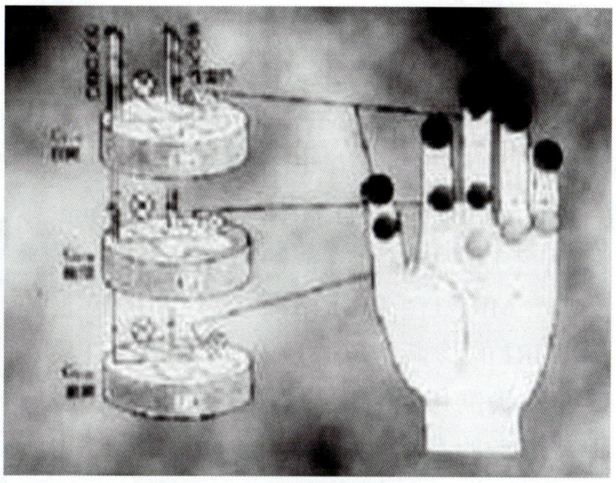

图 1-2-4 脊髓灰质不同平面的压迫手指麻木范围不同

（2）体征：表现为髓节障碍和白质障碍两大部分。髓节障碍为脊髓灰质髓节分布的感觉、运动、反射障碍。白质障碍为病变平面以下的反射亢进，病理反射阳性，或感觉运动障碍。

（3）判断损害平面的注意事项：感觉障碍以轻的一侧为主，初发麻木的手指很重要，疼痛感觉最可信。腱反射以重症一侧为主。肌力低下较腱反射出现晚，23% 的病例无低下，70% 为轻度低下。一般不向上位髓节扩展，诊断价值高。

（4）对颈脊髓功能的评价：使用日本骨科学会（JOA）的 17 分法进行判断，术前术后对比。

（5）鉴别诊断：

● 有髓节症状

◎中下位颈髓：有无同部位的其他疾病。假性定位征（false localizing sign）：枕骨大孔部的肿瘤，可出现类似下位颈髓的定位症状，但是有面部的洋葱皮样（onion pattern）感觉分离障碍和颈后部的感觉障碍

◎中下位水平以外：应考虑颈椎退行性疾病以外的其他疾病

● 只有传导束症状

◎颅内病变：多发脑梗死、高位颈椎畸形、肿瘤、胸椎 OPLL、OYL、血管畸形、肿瘤

2．根性症状

(1) 临床表现：

- 急性期：颈部、肩部、肩胛区痛，胸前区病，可误认为心绞痛。单侧上肢放射痛
- 慢性期：疼痛转为沉重感，手部麻痛。上肢无力，C4/5 病变可以产生突然的上肢不能上举

(2) 体征：表现为神经根相关的感觉、运动、反射障碍。

五、颈椎退行性疾病的影像学诊断

1．X 线片

一般要拍标准的 7 张片子，正侧位、双斜位、过屈过伸侧位、开口位。观察骨质情况，有无增生和畸形、陈旧骨折、骨破坏、骨新生灶；序列是否正常、颈椎椎管是否狭窄、神经根管是否狭窄、有无颈椎不稳定、半脱位等。

2．脊髓造影和 CTM(CT after myolography)

脊髓造影可以动态观察脊髓受压情况，CTM 可以在横断面观察脊髓受压情况，并测量扁平率。扁平率小于 0.45 容易出现脊髓受压的临床症状，小于 0.30 预后则不乐观。脊髓前后径在 5mm 以上、脊髓横断面积在 $50mm^2$ 以上，术后效果良好 。

3．MRI（图 1-2-5）

MRI 的诊断方法概要：一般应有 T1、T2 的矢状位和横断位的 4 张片子，必要时加作 T1 像的 Ga-DTPA 增强。

- T1 像：形态观察
- T2 像：病变性质判断
- Ga-DTPA 增强：炎症、肿瘤等为高信号表现

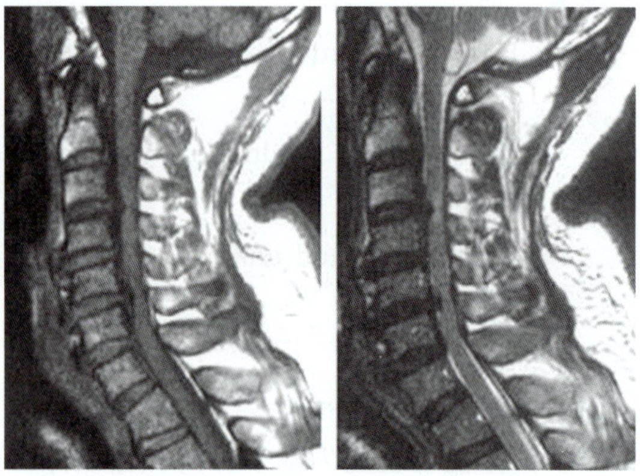

图 1-2-5 颈椎 MRI T1、T2 影像

4．其他检查 包括椎间盘造影后 CT(CTD)、选择性神经根造影（selective radiculography, SRG) 等。

六、颈椎退行性疾病的治疗

1. 颈椎前路手术

1955 – 1958 年：Cloward（图 1-2-6A）以及 Smith 和 Robinson（图 1-2-6B）的前路固定术，主要是固定为主，后缘骨棘等待吸收。

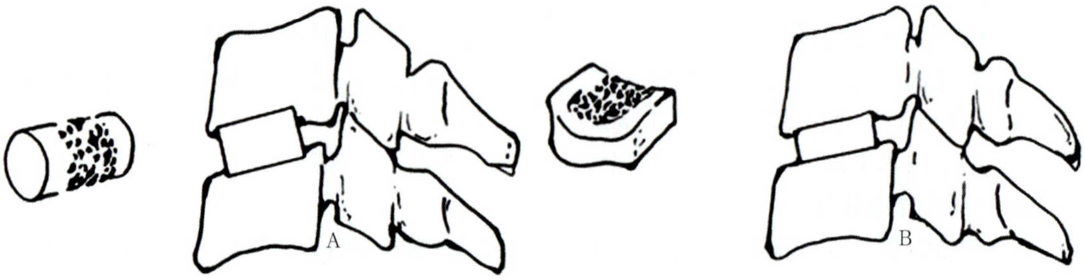

图 1-2-6 Cloward 和 Smith-Robinson 的颈椎前路固定术

(1) 传统的颈椎前路固定手术：

- Cloward 改良了 Wiltberger 的器械，用 12.7mm 的环钻切削椎体达到接近椎体后缘后，再使用椎板咬骨钳进行一定的减压。减压后进行圆筒形的髂骨块移植。这个方法的优点是圆形的减压区增加接触面积，在上下椎体部分可以暴露松质骨，增加了植骨融合率。但是往往上下方向减压有余，两侧减压不足，特别是颈椎病经常是在钩椎关节部位压迫明显，如果两侧减压不足，可能达不到减压效果。此方法直到 20 世纪 80 年代在日本仍非常盛行，以后逐渐被使用微型磨钻进行矩形减压的方法替代
- 1960 年 Balley 发表了使用牙钻磨削减压法。以后逐渐改良为专用的微型磨钻。这已经是现代脊柱外科和神经外科常规的减压方法

(2) 积水潭医院常规的前路手术方法（图 1-2-7）：

- 前路颈椎手术的适应证：颈椎间盘突出症、颈椎管狭窄症的两个间隙以下的脊髓前方的压迫、单间隙的后纵韧带骨化症等选择颈椎前路手术。前路手术首先必须彻底减压，然后选择融合手术的方法。我们从 1995 年以来一直选择使用微型磨钻进行前路的矩形减压，要求切除骨性终板及两侧钩椎关节后缘的骨赘
- 手术方法（矩形减压、椎间融合器植骨、钛钢板固定术）
  - ◎手术为了安全和无痛，原则上选择全身麻醉法。手术前没有必要进行推拉喉结的练习。为了手术部位的美观，我们均采用颈前横切口
  - ◎体位：仰卧位。头部轻度后伸，向手术入路侧的对侧旋转 30°。头部要固定。两肩使用宽胶带向尾侧牵拉并绑缚在手术床缘。入路应该层次清楚，使用曲形针头插入手术间隙，透视或拍 X 线片确认间隙的正确性，这一过程非常重要
  - ◎我们自 1995 年使用 CASPAR 自动拉构，可以防止损伤颈部重要组织和节省助手的劳动。使用 15 号刀片自双侧钩椎关节内缘切除颈椎间盘。并用刮勺清除残余软骨。用专用椎体撑开器，适当撑开椎体，用微型磨钻切除上下骨性终板，特别注意切除后缘骨赘。选择适当的椎间融合器植入间隙，放松撑开器，使上下椎体夹紧植骨块。选择合适的钛合金钢板进行固定

  放置引流后缝合伤口。手术后颈托固定 2 周。手术第二天下地开始功能锻炼。

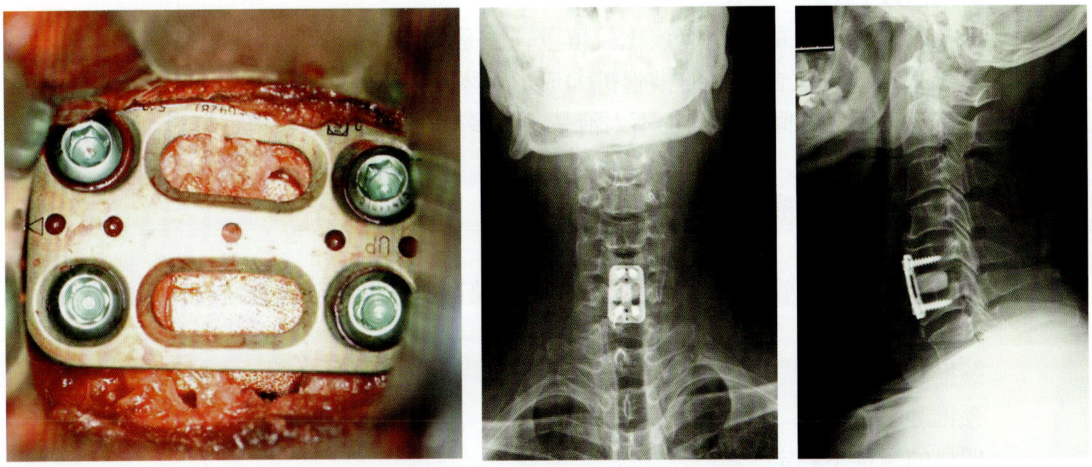

图 1-2-7 颈前路减压、珊瑚人工骨植骨、钛板固定术

(3) 人工颈椎间盘置换手术（图 1-2-8）：

Bryan 颈椎人工间盘是由 Bryan、Goffin 等在 2002 年和 2003 年首先报道的。Goffin 随访了 60 例术后病例，90% 获得了优良结果。我们在 2003 年 12 月进行了第一例 Bryan 颈椎

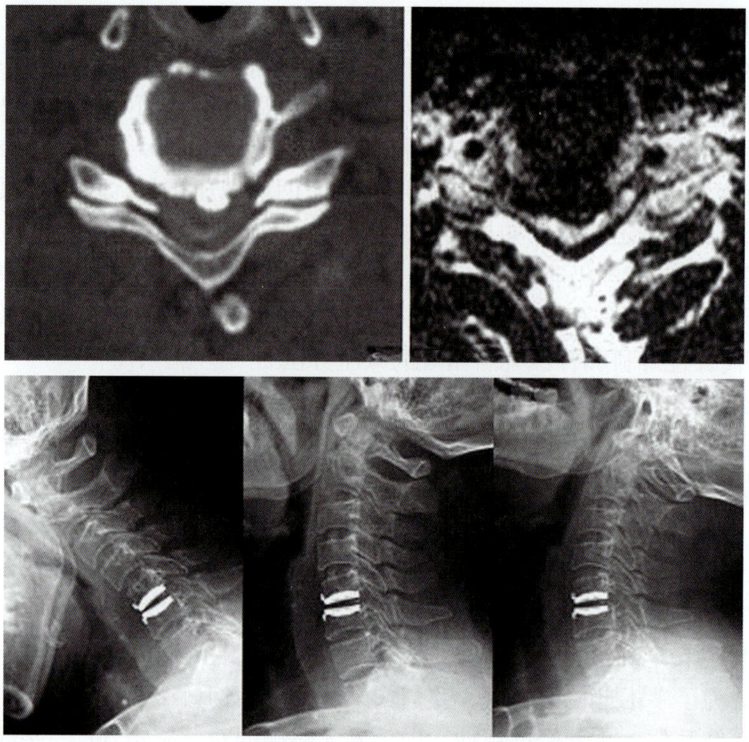

图 1-2-8 术前 CT、MR 影像及人工椎间盘置换术后 X 线片

人工间盘置换手术，至 2016 年 5 月共完成颈椎人工间盘置换手术 748 例，其中单间隙 666 例、双间隙 78 例、三间隙 4 例，置换间盘种类包括 Bryan、Discover、Mobic-C 等，获得了良好的手术效果。

- 手术适应证
  - ◎ 颈椎间盘突出症
  - ◎ 颈椎病的单阶段或双阶段压迫脊髓或神经根，或明确造成顽固的交感神经型颈椎病的阶段
  - ◎ 三个节段及以上的问题应该比较慎重，一是因为广泛阶段的压迫常表现出明显的椎管狭窄，更适合后路的椎管扩大成形手术；另外人工间盘置换手术需要暴露比较广泛，相互之间的影响也不太清楚，过多节段的置换应该慎重考虑
- 相对适应证
  - ◎ 颈椎间盘源性颈痛
- 手术禁忌证
  - ◎ 明显的广泛颈椎管狭窄，并且是椎间隙前路减压不能起到充分减压作用的病例
  - ◎ 外伤性脱位骨折
  - ◎ 颈椎感染性病变
  - ◎ 颈椎肿瘤
  - ◎ 明显的颈椎不稳定
  - ◎ 颈椎后纵韧带骨化症
  - ◎ 准备手术的间隙活动已经消失
  - ◎ 全身存在不可控的活动性感染

  年龄不是一个禁忌证，比较年轻的椎间隙可以获得更好的活动。

- 注意事项
  - ◎ 手术的体位非常重要，必须保持身体、颈椎、头部都在中立位
  - ◎ 保持颈椎处在比较小的颈椎前凸的状态下更有利于正确放入人工间盘
  - ◎ 下颌的牵引有利于切口的暴露，应该特别认真地给予固定
  - ◎ 椎体前方的软组织的暴露应该比一般的固定手术广泛，特别是颈长肌的内缘应该暴露好，并充分止血
  - ◎ 颈椎间盘切除应该宽广，达到钩椎关节
  - ◎ 椎体凹槽磨削不应使用过大力量
  - ◎ 减压时不能把椎间隙撑开过大，否则会造成人工间盘植入时松动
- 手术操作
  - ◎ 体位：头部保持严格的中立位。下颌用橡皮膏固定并向头侧牵引
  - ◎ 切口：取颈椎前方横切口，必须在透视下确定颈椎切口的精确位置
  - ◎ 显露：入路和固定手术的颈椎前方入路基本相同
  - ◎ 制作人工间盘凹槽

2. 颈椎后路手术

后路手术的基本目的是通过椎板减压间接解除对脊髓的压迫。但是过去使用椎板咬骨钳的方法存在风险，椎管很狭窄的病例可能出现瘫痪加重的现象。1970 年日本的胴田教授发明了使用微型磨钻将椎板磨薄，再从两侧和中间短时间将椎板大块切除，起到了很好的效果，减少了脊髓并发症。以后发展了各种保留椎板的椎管扩大成形手术。

后路椎管扩大成形手术的适应证：先天椎管狭窄症、骨性椎管偏窄；后天颈椎病造成多间隙的间盘后方膨出骨赘形成者；后纵韧带骨化症。无骨伤性颈髓损伤多数有颈椎管狭窄。

(1) 传统的椎板扩大成形手术：

- 平林方法：切除棘突，将一侧椎板根部切开，对侧椎板根部用咬骨钳咬薄形成合叶，将椎板向一侧翻开并用线悬吊（图 1-2-9）。方法简单，但是椎板开大的多少不好掌握。容易出现神经根减压综合征，轴性头痛比较常见
- 黑川方法：保留棘突，使用细钻头将棘突从中线劈开，再椎板两侧的根部用微型磨钻制作纵沟，形成合叶。将椎板向两侧分开，棘突间植入髂骨块，用钢丝绑缚固定（图 1-2-10）

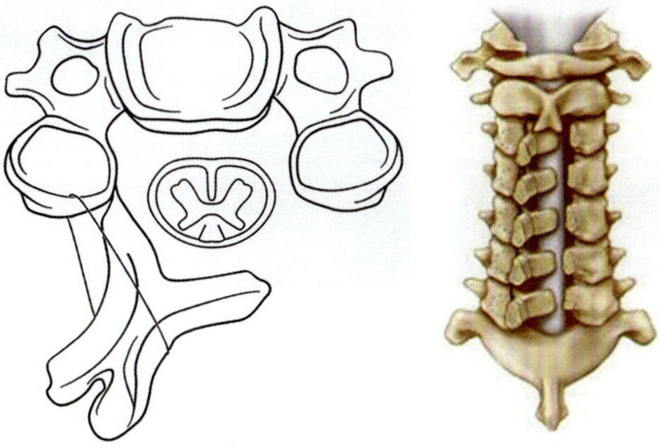

图 1-2-9 平林法单侧开门椎管扩大成形手术

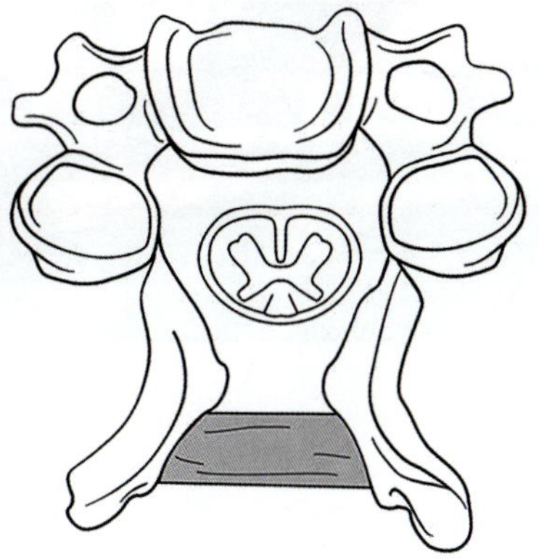

图 1-2-10 黑川法双侧开门椎管扩大成形手术

● 弘前方法：用人工骨代替自体骨

(2) 我们的方法：

● SLAC Ⅰ型（图 1-2-11）

1995 年开始，我们使用了 SLAC（splitting laminoplasty using carol bone）手术的方法。首先使用特殊线锯一次性将 5 个棘突全部切开，使用微型磨钻制作两侧合叶，制作楔形珊瑚人工骨块植入棘突之间，用 10 号丝线绑缚固定。

● SLAC Ⅱ型（图 1-2-12） 为了减少轴性痛，我们采用 SLAC Ⅱ型方法

保留 C2 和 C7 棘突肌肉止点，特别注意保护颈半棘肌在 C2 棘突的止点。C3 椎板单纯切除以保障颈半棘肌不被破坏。颈 7 棘突很重要予以保留，只进行拱形潜行切除，棘突成形减少到 3 个，效果很好。术后颈托 2 周固定，第二天起床锻炼。

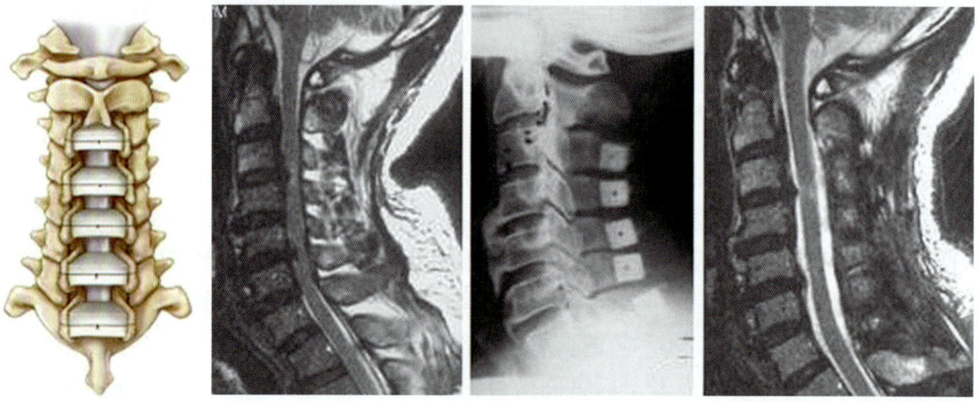

图 1-2-11 SLAC Ⅰ型手术方法

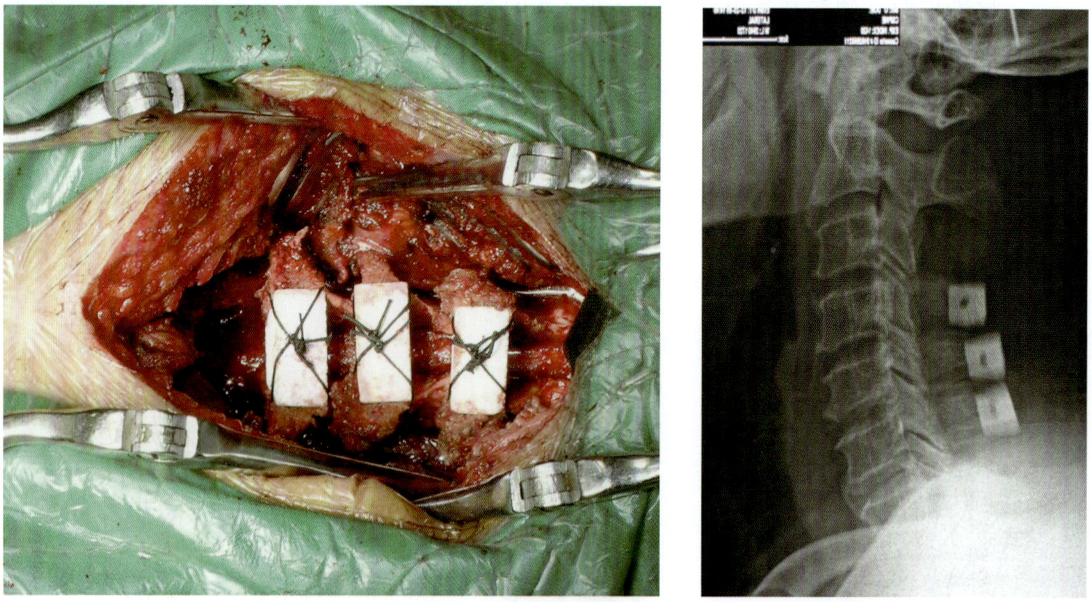

图 1-2-12 SLAC Ⅱ型手术方法

（田 伟 郎 昭）

3 退行性颈椎管狭窄症

过去以颈椎病为核心的颈椎退行性疾病的诊断在临床广泛使用，随着诊断技术的提高，很多疾病明确了其独特的发病机制从而有了专有名称，如颈椎间盘突出症、颈椎后纵韧带骨化症、退行性颈椎管狭窄症等[1]。颈椎病的概念逐渐显得过于宽泛和模糊。目前临床上常把颈椎病和退行性颈椎管狭窄症在诊断名称上混用[2]；影像学表现的颈椎管狭窄与临床症状的颈椎管狭窄症没有进行区分[3]；先天性颈椎管狭窄、发育性颈椎管狭窄与退行性颈椎管狭窄也混为一谈[4]。现对颈椎管狭窄症的病因、病理以及诊断和治疗方法进行总结。

一、颈椎管狭窄的分类

- 颈椎管狭窄的概念顾名思义为颈椎管各个方向径线减小，或者说容积减小，如果颈椎管狭窄影响脊髓和神经的有效空间和血供，引起功能障碍，则称为颈椎管狭窄症
- 颈椎管狭窄的致病因素分为静态因素及动态因素，其中静态因素包括先天性及获得性因素
  - ◎ 狭义的颈椎管狭窄，即所谓原发性椎管狭窄，由先天性和发育性两种因素所致
  - ◎ 广义的颈椎管狭窄则包含了颈椎病在内的所有引起椎管径线变小的病理改变，即获得性颈椎管狭窄，有不同的病理类型，包括退行性颈椎管狭窄、代谢异常、医源性因素及外伤等
- 一些独立的临床疾病，如颈椎间盘突出、颈椎后纵韧带骨化等虽然在发病机制上也引起了椎管狭窄，但不应纳入到颈椎管狭窄的范畴当中

颈椎管狭窄按病因可分成六大类：

- 先天性颈椎管狭窄：先天性颈椎管狭窄较少见，是由于椎骨的先天性生长障碍或代谢异常所致，如软骨发育不全（achondroplasia）[5]、Ⅳ型黏多糖病（Morquio 病）、Jeune 综合征[6]等。其中软骨发育不全是先天性颈椎管狭窄较常见原因，是由于软骨形成异常而不是骨化异常导致，多于青春期发病，常影响上颈椎[5]
- 发育性颈椎管狭窄：1964 年，Hinck 报道了由发育性颈椎管狭窄导致脊髓压迫的病例，确立了本病的概念[7]。发育性颈椎管狭窄是个体发育过程中颈椎管内径发育狭小所致，椎弓发育障碍，造成椎弓过短，颈椎管矢状径变小，椎管扁平。但是，单纯先天的椎管狭小一般不致产生脊髓及脊神经根病变，只有在原有椎管先天性狭小的基础上再附加有其他病变，使管腔有进一步的不规则狭小时，才产生神经系统的症状。值得注意的是有些文献中[4]，也将其称为先天性颈椎管狭窄，应注意其与狭义的先天性颈椎管狭窄的区别

- 退行性颈椎管狭窄[8]：退行性颈椎管狭窄是后天继发性颈椎管狭窄的最主要原因。其病因主要为在颈椎退变的基础上，颈椎椎体后缘骨赘增生，后方颈椎关节突关节增生肥大，关节囊肥厚，后纵韧带、黄韧带增生、肥厚等因素造成继发性颈椎管狭窄。中央区椎管狭窄常造成脊髓功能障碍，外侧区椎管狭窄常造成神经根功能障碍（图 1-3-1）

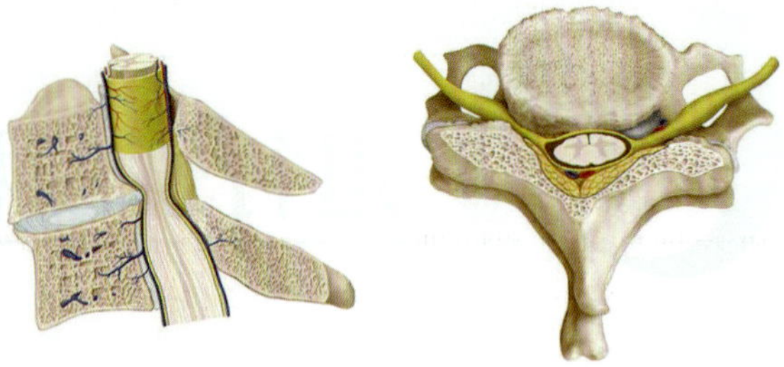

图 1-3-1 退行性颈椎管狭窄症：椎体终板骨赘造成硬膜囊变形

- 医源性因素所致颈椎管狭窄：
  - ◎ 主要因颈椎后路减压术椎板切除过多，或范围过大，未行骨性融合导致颈椎不稳，瘢痕增生严重，增生的瘢痕与硬膜囊粘连从后方突入椎管形成继发的颈椎管狭窄
  - ◎ 椎管扩大成形术术后“再关门”
  - ◎ 铰链侧内层骨皮质断裂致使翻开之椎板下陷
  - ◎ 前路手术植骨骨块突入椎管内等
- 动态性椎管狭窄[8]：是指椎管在中立位以外的某一个位置发生狭窄，主要表现在后伸位的时候。X 线片显示在颈椎最大后伸位时，上位椎体的后下缘和下位椎板的前上缘之间的距离小于 12mm。造成脊髓压迫的机制是颈椎后伸时局部出现钳夹现象
- 其他：颈椎创伤、氟骨症、强直性脊柱炎等疾病常可伴随颈椎管狭窄

二、退行性颈椎管狭窄症与发育性颈椎管狭窄、颈椎病的区别和联系

日本是颈椎退行性疾病研究的中心，很早将颈椎间盘突出症、颈椎后纵韧带骨化症从颈椎病的诊断中分离出来，但是剩余部分继续使用颈椎病的名称还是按颈椎管狭窄症对待，莫衷一是。

中国在第二届全国颈椎病专题座谈会上对颈椎病作了定义，同时对颈椎病的分型统一了认识。原先列于颈椎病中的发育性颈椎管狭窄症和颈椎间盘突出症另列为独立疾病[2]。根据第二届全国颈椎病专题座谈会的定义，颈椎病是指颈椎椎间盘组织退行性改变及其继发病理改变累及其周围组织结构（神经根、脊髓、椎动脉、交感神经等），并出现与影像学改变相应的临床表现者[2]。这一定义包含 4 个基本内容：(1) 颈椎间盘退变或椎间关节退变；(2) 累及其周围组织；(3) 出现相应的临床表现；(4) 相应的影像学改变。但是该定义的不足是未明晰颈椎病和颈椎间盘突出症及颈椎后纵韧带骨化症的区别，颈椎管狭窄的概念也尚未厘清[1]。

至于发育性颈椎管狭窄自身是否引起神经功能障碍，产生发育性颈椎管狭窄症，值得怀疑。虽然一些学者规定了椎管的绝对狭窄的界限，但椎管狭窄到什么程度才会引起神经症状并无定论。狭窄并不是造成神经功能障碍的唯一因素，在发育性狭窄的基础上各种获得性因素才会致病，10% 的发育性狭窄患者即使在 60 岁后也并无神经症状[3]。发育性颈椎管狭窄仅仅是降低了颈椎病产生症状和体征的阈值，而不存在发育性颈椎管狭窄症。发育性颈椎管狭窄与退行性颈椎管狭窄的区别在于，发育性颈椎管狭窄，狭窄的因素是先天性的，狭窄的部位在椎体水平；而退行性颈椎管狭窄，狭窄的因素是后天性的，狭窄的部

位在椎体上下缘和（或）椎间盘平面。许多文献强调发育性颈椎管狭窄与颈椎病关系密切，将发育性颈椎管狭窄作为颈椎病的前置因素[3]。发育性颈椎管狭窄合并退行性改变，是颈椎病的常见形式。

根据对上述退行性颈椎管狭窄症及颈椎病病理实质的了解，并通过影像学检查排除后纵韧带骨化、黄韧带骨化、颈椎间盘突出和发育性颈椎管狭窄等其他致使椎管容积减小的因素，可以发现两种疾病均有颈椎管狭窄、神经受压和受损的症状，从病理、影像和临床上无实质性区别。现已公认部分颈椎病患者是在发育性颈椎管狭窄的基础上合并颈椎退变产生，因此排除发育性颈椎管狭窄所致的颈椎病即应是我们所说的退行性颈椎管狭窄症[9]。

所以，在颈椎退行性疾病的积水潭诊断分类中，将过去属于颈椎病的主要部分命名为退行性颈椎管狭窄症[1]。即颈椎相关组织的退行性体积增大导致椎管或者神经根管狭窄，出现神经受压症状者。该分类比以前明晰，克服了颈椎病的笼统概念。而发育性颈椎管狭窄，一般发病还是因为伴发退变增生或是间盘突出，只是比椎管宽的病例容易出现症状，所以发育性颈椎管狭窄不作为临床诊断，只是作为影像学诊断[1]。需要注意的是，发育性颈椎管狭窄，由于狭窄部位在椎体中部，当出现神经功能障碍时往往表现为脊髓功能障碍。而退行性颈椎管狭窄症可能是中央区狭窄或外周区狭窄[8]，因此可能有脊髓型、神经根型、混合型、运动神经型、交感神经型或外伤性脊髓损伤型等多种临床表现[1]。

三、颈椎管狭窄的指标

- X 线测量。目前关于颈椎管狭窄的影像学指标主要针对发育性颈椎管狭窄，但其和退行性颈椎管狭窄对神经的影响是类似的，所以某种程度上可以相互借鉴。对于发育性颈椎管狭窄，运用 X 线平片的测量方法一般有 2 种，包括颈椎管中矢状径[10]和颈椎管率[11]。此外，报道有尸体标本的测量[12]，以及用 CT、CTM[8] 或 MRI[13] 轴位像的一些测量方法。还有部分作者进行了椎管面积以及不同体位下椎管内体积的测量
  - ◎ 许多学者对颈椎管中矢状径进行了测量，并发表了各自的中矢状径 X 线测量值，但由于其投照标准不同、人种不同，测量结果有差异。一般认为中矢状径 10mm 以下为绝对狭窄，10 ~ 13mm 为相对狭窄[10]
  - ◎ 因为 X 线平片只考虑了骨性椎管，而不能反映纤维椎管，所以颈椎标本的实际测量数据小于 X 线测量。在尸体指标中，颈椎管狭窄的定义为中矢状径小于 12mm[12]
  - ◎ 1986 年，Torg 等[11]提出测量颈椎管矢状径及其相应椎体的中矢状径之比率的方法，即颈椎管率。Torg 和 Pavlov[11] 通过研究认为颈椎管率可作为颈椎管真实直径的可靠评估依据。李杰等[9]将颈椎椎体上缘或下缘增生最严重点与对应椎板棘突连线作为退变椎管矢状径，与退变椎体矢状径相比，提出了“有效颈椎管率”的概念。有效椎管率较颈椎管率能更好地反映退行性颈椎管狭窄的情况，但仍不能避免 X 线摄影这种二维的重叠影像造成的较大误差
- MRI 不存在重叠影像的误差，并可以反映纤维性椎管狭窄的情况。但 MRI 定量评价颈椎管狭窄程度在诊断医师个体间及个体内均存在不一致的结果，Stafira 等[13]认为这可能与缺乏定量反映颈椎管狭窄的指标有关。并且，MRI 反映的是电磁信号的强弱而不是真正的解剖结构，所以可能存在伪影，夸大椎管狭窄的程度
- 脊髓造影及 CTM（CT after myolography）是在脊髓造影的基础上进行 CT 检查，可清晰地判断脊髓受压后的形态变化。临床上可以用脊髓扁平率来判断脊髓受压的程度。脊髓扁平率是脊髓前后径和左右宽度的比值。扁平率 45% 以下容易出现脊髓压

迫症状，30% 以下表示预后不良[8]

- CTM 也是鉴别退行性颈椎管狭窄症与颈椎间盘突出症的主要手段。通过 CTM 可以发现，椎间盘突出只出现在椎间盘水平，而骨赘增生只出现在与椎间盘相邻的上下椎体终板。压迫以骨赘增生为主的患者应该诊断为退行性颈椎管狭窄症（图 1-3-2、图 1-3-3）。压迫以突出的间盘为主，不合并骨赘、骨化或骨赘、骨化未造成神经压迫的患者应诊断为颈椎间盘突出症（可能合并退行性颈椎管狭窄或颈椎 OPLL 的影像学诊断）。而在椎间盘后缘、PLL 水平出现骨化物，并造成脊髓压迫的病例可以考虑诊断为 OPLL

四、退行性颈椎管狭窄症的症状学分型

根据颈椎退行性疾病的积水潭诊断分类[1]，退行性颈椎管狭窄症的症状学分型包括如下几个方面。

- 脊髓型（M）：脊髓受压和缺血，引起脊髓传导障碍者
  - ◎ 症状（myolopathy）：患者多诉手、臂甚至躯干及下肢麻木感，手部精细动作不能，继而出现行走不稳，“踩棉花感”，重者可出现大小便障碍
  - ◎ 服部 I 型：脊髓中心部灰质受压，C3/4：1 ～ 5 指麻木，C4/5：1 ～ 3 指麻木，C5/6：3 ～ 5 指麻木

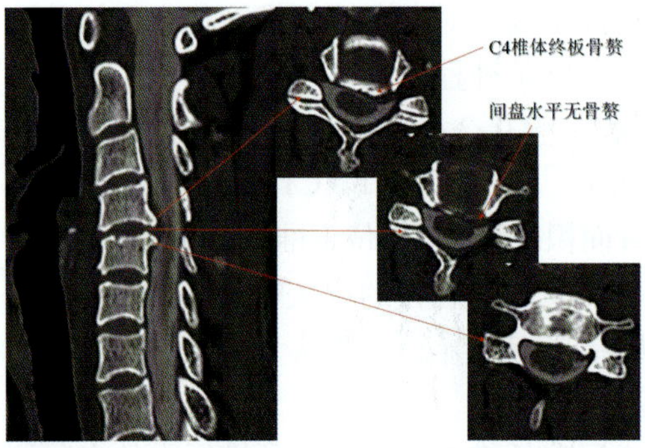

图 1-3-2a 退行性颈椎管狭窄症：C4/5 椎体终板骨赘增生伴间盘突出，硬膜囊受压

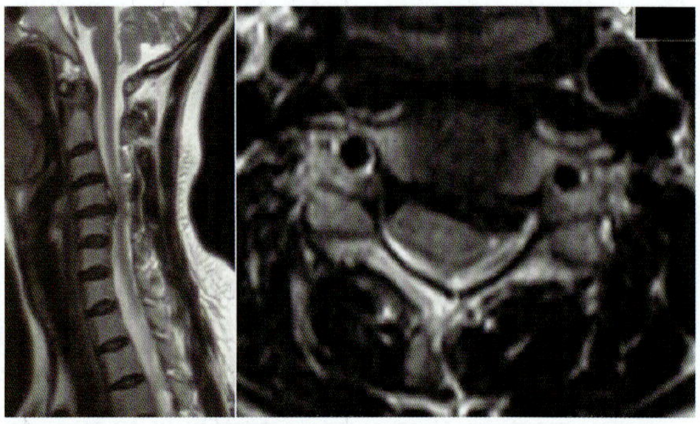

图 1-3-2b 退行性颈椎管狭窄症：C4/5 左侧硬膜囊受压，变形，MRI 扫描偏厚，骨性组织显示差，只能显示压迫，无法鉴别致压物的性质

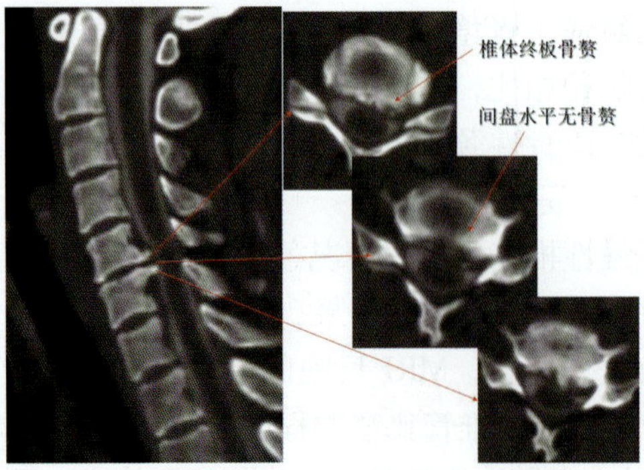

图 1-3-3a 退行性颈椎管狭窄症：C5/6 椎间盘高度丢失严重，间盘后缘无骨赘

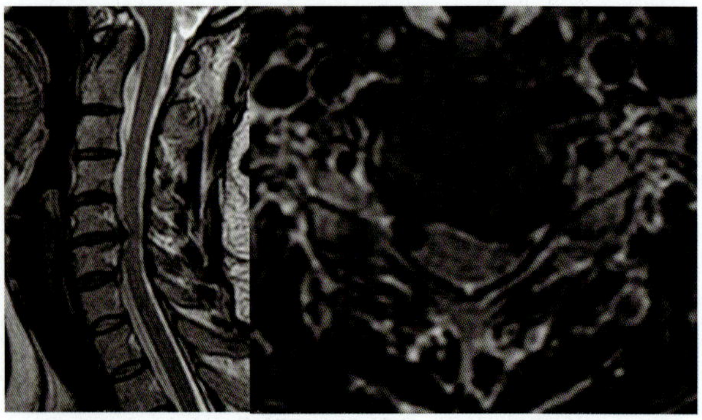

图 1-3-3b 退行性颈椎管狭窄症：C5/6 左侧硬膜囊受压，变形，MRI 扫描偏厚，骨性组织显示差，只能显示压迫，无法鉴别致压物的性质

◎ 服部Ⅱ型：脊髓受压部位扩大至侧索的后侧白质，痉挛步态
◎ 服部Ⅲ型：脊髓受压部位扩大至全部侧索，足尖、下肢、躯干下部的麻木，排尿障碍
◎ 查体：表现为髓节障碍和白质障碍两大部分。当脊髓灰质受压时，可出现相应髓节运动感觉障碍，表现为感觉减退、肌力下降、肌肉萎缩、腱反射障碍。因此上肢肌力、感觉、反射体检对于神经定位极有价值。当脊髓传导束受侵，白质障碍患者可出现步态异常、压迫节段以下肌张力增高、腱反射亢进、Hoffmann 征（+）、Waterberg 征（+）、Babinski 征（+）、手部精细动作不能，甚至大小便障碍等

- 神经根型（R）：造成神经根症状者

◎ 症状（radiculopathy）：临床上多先有颈肩痛，短期内加重并向上肢放射，其范围与受累神经根支配的皮节相一致，有神经定位价值。皮肤可有感觉麻木、过敏等表现，个别疼痛严重者呈强迫体位，如肩关节上举等。早期可有对应肌肉的痉挛疼痛，严重者出现肌无力，病程长的可出现肌萎缩
◎ 查体：查体中可发现颈肌痉挛，活动下降，当神经根受刺激时，可出现 Spurling 征（+），相应神经根支配的部位感觉下降、肌肉无力、腱反射低下。不同节段的神经定位体征请参考“2. 颈椎疾病概述和分型”

- 混合型（MR）：同时造成脊髓和神经根症状者
- 运动神经型（MN）：造成单髓节支配区的运动障碍和肌萎缩。目前认为是脊髓前角细胞或者颈神经前根受到压迫产生障碍
- 交感神经型（S）：刺激和压迫交感神经。造成头痛、头晕、耳鸣、恶心、眼花、心动过速等症状。其他类型可以出现此型症状，但是不作为和 S 型的混合型
- 外伤性脊髓损伤型（SCI）：外伤后出现脊髓损伤表现，影像表现为颈椎管狭窄

在退行性颈椎管狭窄症的症状分型中不设颈痛型，因为颈痛症的患者即使存在颈椎管狭窄的影像学表现，疼痛原因也只是来源于退变而与狭窄无关。

五、退行性颈椎管狭窄症的治疗

1．非手术治疗方案

- 休息，制动，临床多用颈托限制颈椎的过度活动
- 牵引治疗：适用于脊髓型以外的颈椎病，可松弛肌肉，减轻对神经根的刺激，加速炎性水肿的消退
- 药物治疗：多用非甾体类抗炎药、肌肉松弛剂及镇静剂进行对症治疗。神经根型还可行神经根封闭或颈硬膜外注射皮质类固醇

2. 手术治疗的适应证

- 神经根型：原则上采取非手术治疗。具有下列情况之一者可采取手术治疗：经 3 个月以上正规、系统的非手术治疗无效，或非手术治疗虽然有效但反复发作而且症状严重、影响生活质量或正常工作的患者；由于神经根受压病损导致所支配的肌肉进行性萎缩者；有明显的神经根压迫症状和持续性剧烈疼痛、严重影响睡眠与正常生活者
- 脊髓型：凡已确诊的脊髓型颈椎病患者，如无手术禁忌证，原则上应及早手术治疗。但其中椎管较宽且症状较轻者，亦可先采取有效的非手术疗法，并定期随访，无效或逐渐加重时则应及时手术
- 交感型：严格非手术治疗无效，经颈间盘造影可复制症状证实者

3. 手术方式的选择按手术入路分为前路和后路手术。

- 前路手术。一般适于压迫节段不多于两个间隙的患者。首先要充分减压，然后要进行有效的椎间固定融合，最传统的方法是植入三皮质自体髂骨，北京积水潭医院多采用珊瑚人工骨植骨加钛板内固定术，珊瑚人工骨具有良好的愈合效果，可以达到和自体髂骨同样的临床作用[14]（图 1-3-4）。近年来开展的人工颈椎间盘置换术[15, 16]（图 1-3-5）可以有效地保留颈椎节段运动功能，许多研究表明颈椎人工间盘置换术的临床效果等于或优于传统的颈椎前路固定融合术。人工颈椎间盘置换的手术适应证基本是过去的短节段前路融合手术适应证的病例，但是原单节段邻近间隙不佳的病例选择融合手术比较困难，反而选择颈椎人工间盘置换术更容易。有以下情况者不应施行人工颈椎间盘置换：发育性颈椎管狭窄；外伤性骨折脱位；明显的颈椎不稳定；准备手术间隙活动度不佳[15]
- 后路椎管扩大成形手术。基本目的是通过椎板减压间接解除对脊髓的压迫。适于压迫节段等于或超过三节段的患者。常见的术式包括平林法、黑川法。北京积水潭医院在后者的基础上作了改进，用珊瑚人工骨桥替代了取自体骨，术式简称 SLAC（splitting laminoplasty using coral bone）。SLAC 术有限度地扩大了椎管，降低了神经根的牵拉。安装间隔物，避免了椎管扩大术后发生回复
  - ◎ 扩大成形空间再丢失的问题。扩大成形空间左右平衡对称，棘突间隔物在术后形成完整的椎管后壁，避免瘢痕长入椎管，手术后棘突位置居中，有利于后部肌群的止点重建，左右肌张力平衡，后柱结构恢复好，最大限度地维持了颈椎的稳定性。将珊瑚人工骨作为间隔物，使劈开的棘突与人工骨能够愈合，作为间隔物的人工骨之间并无融合，既减少了颈椎活动受限的程度，又充分保障了颈椎的稳定性[14]
  - ◎ 为了减少轴性头痛，改进发展了 SLAC Ⅱ型方法。C3 椎板单纯切除以保障颈半棘肌不被破坏。C7 棘突很重要予以保留，只进行拱形潜行切除，棘突成形减少到 3 个，效果明显。术后颈托固定 2 周，第二天起床锻炼（图 1-3-6）

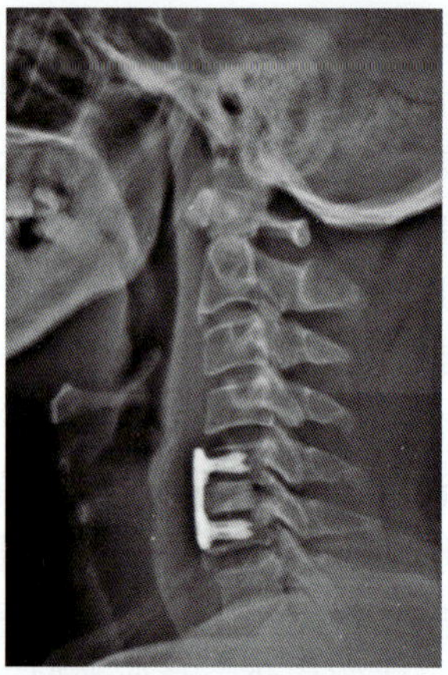

图 1-3-4 珊瑚人工骨植骨加钛板内固定术

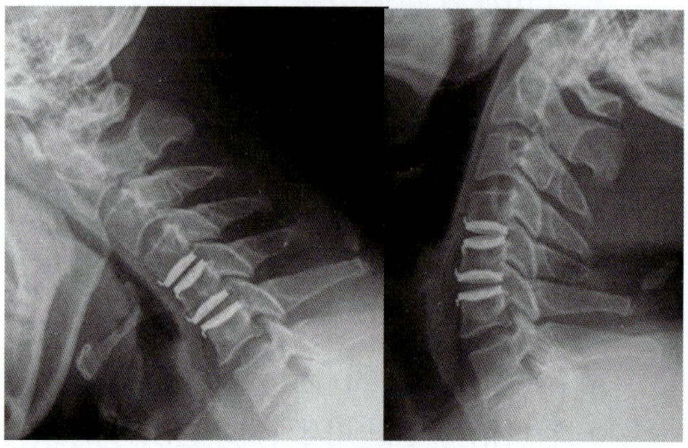

图 1-3-5 人工颈椎间盘置换术后 81 个月随访，置换节段活动度 11.1° /16.5°

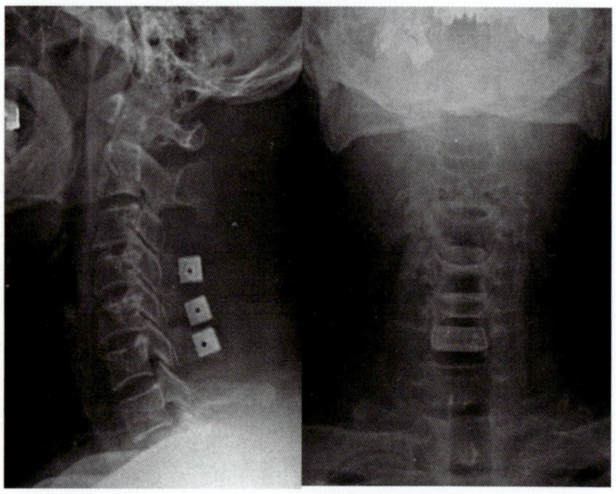

图 1-3-6 SLAC Ⅱ型手术

在有些广泛性颈椎管狭窄的患者中，合并颈椎后凸畸形，手术前应做颈椎过屈过伸动力位片，如果过伸位能达到颈椎前凸可用后路侧块或椎弓根钉固定于前凸的位置，再行椎管扩大成形术，如果过伸位也不能得到前凸的曲度，可先行颈椎前路手术纠正后凸，再行后路椎管扩大成形手术。也有学者认为单纯颈椎前路手术也可以有效地解除多节段颈椎脊髓压迫的状况。

（何 达 韩 骁）

参考文献

1. 田伟．“颈椎退行性疾病的积水潭诊断分类”建议．山东医药，2009, 49(32)：1-2.
2. 孙宇，李贵存．第二届颈椎病专题座谈会纪要．解放军医学杂志，1994, 19(2)：156-158.
3. Hayashi H, Okada K, Hamada M, et al. Etiologic factors of myelopathy: a radiographic evaluation of the aging changes in the cervical spine. Clin Orthop Relat Res, 1987, 214:200–209.
4. Morishita Y, Naito M, Hymanson H. The relationship between the cervical spinal canal diameter and the pathological changes in the cervical spine. Eur Spine J, 2009, 18(6):877-883.
5. Chung SB, Yoon SH, Jin YJ. Anteroposterior spondyloschisis of atlas with incurving of the posterior arch causing compressive myelopathy. Spine, 2010, 35 (2) : E67-70.
6. Campbell RM Jr. Spine deformities in rare congenital syndromes: clinical issues. Spine, 2009, 34(17): 1815-1827.
7. Hinck VC, Gordy PD, Storino HE. Developmental stenosis of the cervical spinal canal. Radiol Considerations. Neurology, 1964, 14 : 864-868.
8. 田伟．颈椎管狭窄症，见：侯树勋．脊柱外科学．北京：人民军医出版社，2005: 676-681.
9. 李杰，胡有谷，刘宗礼，等．颈椎侧位 X 线片测量评估退行性颈椎管狭窄．中华骨科杂志，2002, 22 (3) : 145-149.
10. Lestini WF, Wiesel SW. The pathogenesis of cervical spondylosis. Clin Orthop Relat Res. 1989, 239: 69-93.
11. Torg JS, Pavlov H, Genuario SE, et al. Neurapraxia of the cervical spinal cord with transient quadriplegia. J Bone Joint Surg (Am), 1986, 68 (9) : 1354-1370.
12. Lee MJ, Cassinelli EH, Riew KD. Prevalence of cervical spine stenosis. anatomic study in cadavers. J Bone Joint Surg (Am), 2007, 89 (2): 376-380.
13. Stafira JS, Sonnad JR, William TC, et al. Qualitative assessment of cervical spinal stenosis:observer variability on CT and MRI images. AJNR Am J Neuroradiol, 2003, 24 (4) :766-799.
14. 田伟，王永庆，刘波，等．珊瑚人工骨在颈椎外科应用的临床研究．中华外科杂志，2002, 38 (11): 827-830.
15. Tian W, Han X, Liu B, et al. Clinical and radiographic results of cervical artificial disc arthroplasty: over three years follow-up cohort study. Chin Med J (Engl), 2010, 123 (21) : 2969-2973.
16. 韩骁，田伟，刘波，等．不同影像学及症状学诊断颈椎退行性疾病患者行人工颈椎间盘置换术的中长期随访研究．中华骨与关节外科杂志，2015, (1) : 15-20.

4 颈椎间盘突出症

颈椎间盘突出症（cervical disc herniation）指颈椎间盘髓核突破纤维环甚至后纵韧带，向后方压迫脊髓或向后外侧压迫颈神经根，最终产生相应的局部症状及神经症状。此病好发于 30 ~ 50 岁，男性略多于女性，好发节段按发生率由高到低依次为 C5/6、C6/7、C4/5。椎间盘向后方突出可压迫脊髓（图 1-4-1a），引起脊髓功能障碍（myolopathy）；向侧后方突出可压迫相应神经根（图 1-4-1b)，产生神经根刺激病症，甚至功能障碍（radiculopathy）；患者可出现上肢放射性神经疼痛，或感觉运动障碍。

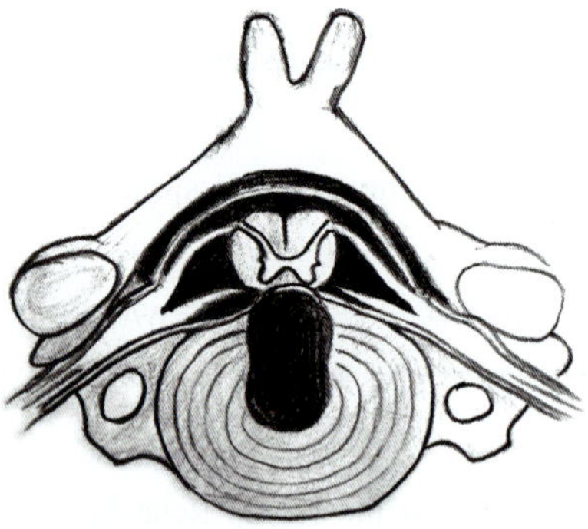

图 1-4-1a　突出间盘向后方压迫脊髓

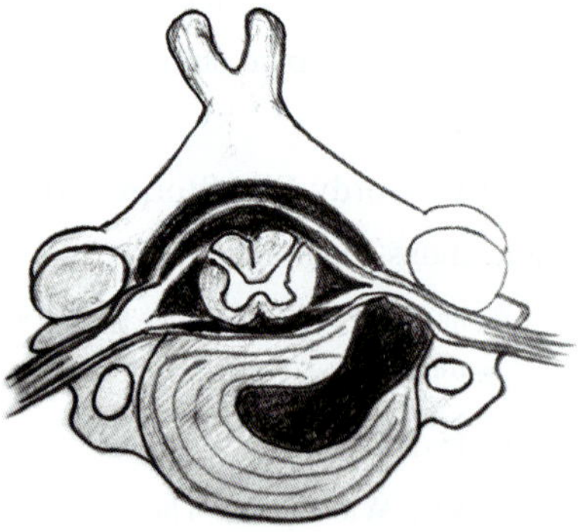

图 1-4-1b　突出间盘向侧后方压迫神经根

一、病因及病理改变

- 颈椎间盘突出症的致病原因较多，主要与椎间盘退变、慢性劳损和外伤等因素有关
- 颈椎间盘突出症的主要病理改变是髓核与纤维环的变性改变。髓核水分逐渐减少，并被纤维组织代替，其弹性降低、体积皱缩、纤维环血管增生并出现玻璃样变，使其胶原纤维变性、韧性降低，造成整个椎间盘高度降低。纤维环弥漫向周围膨隆，造成椎间盘膨出。当其受到外伤和慢性劳损时，变性纤维环局部可产生破口，部分髓核可通过纤维环缺损处突出，导致椎间盘突出。突出的髓核也可穿破后纵韧带，进入椎管内形成游离碎片，并可在椎管内上下移行

二、症状学分型

- 脊髓型（M）：脊髓受压和缺血，引起脊髓传导障碍者

◎ 症状（myolopathy）：患者多诉手、臂甚至躯干及下肢麻木感，手部精细动作不能，

继而出现行走不稳，“踩棉花感”，重者可出现大小便障碍

- 服部Ⅰ型：脊髓中心部灰质受压，C3/4：1 ~ 5 指麻木，C4/5：1 ~ 3 指麻木，C5/6：3 ~ 5 指麻木
- 服部Ⅱ型：扩大至侧索的后侧白质，痉挛步态
- 服部Ⅲ型：扩大至全部侧索，足尖、下肢、躯干下部的麻木，排尿障碍

◎ 查体：查体表现为髓节障碍和白质障碍两大部分。当脊髓灰质受压时，可出现相应髓节运动感觉障碍，表现为感觉减退、肌力下降、肌肉萎缩、腱反射障碍。因此上肢肌力、感觉、反射体检对于神经定位极有价值。当脊髓传导束受侵，白质障碍患者可出现步态异常、压迫节段以下肌张力增高、腱反射亢进、Hoffmann 征（+）、Waterberg 征（+）、Babinski 征（+）、手部精细动作不能，甚至大小便障碍等

- 神经根型（R）：造成神经根症状者

◎ 症状（radiculopathy）：临床上多先有颈肩痛，短期内加重并向上肢放射，其范围与受累神经根支配的皮节相一致，有神经定位价值。皮肤可有感觉麻木、过敏等表现，个别疼痛严重者呈强迫体位，如肩关节上举等。早期可有对应肌肉的痉挛疼痛，严重者出现肌无力，病程长的可出现肌萎缩

◎ 查体：查体中可发现颈肌痉挛，活动下降，当神经根受刺激时，可出现 Spurling 征(+)，相应神经根支配的部位感觉下降、肌肉无力、腱反射低下。不同节段的神经定位体征请参考“2. 颈椎退行性疾病概述和分型”

- 混合型（MR）：同时造成脊髓和神经根症状者
- 运动神经型（MN）：造成单髓节支配区的运动障碍和肌萎缩。目前认为是脊髓前角细胞或者颈神经前根受到压迫产生障碍
- 交感神经型（S）：刺激和压迫交感神经。造成头痛、头晕、耳鸣、恶心、眼花、心动过速等症状。其他类型可以出现此型症状，但是不作为和 S 型的混合型
- 外伤性脊髓损伤型（SCI）：外伤后出现脊髓损伤表现，影像表现为颈椎管狭窄
- 颈痛型（P）：颈部症状，可伴有枕部、背部、肩部、肩胛间区的疼痛不适感。疼痛可引起颈椎活动度受限，以后伸时更为明显。局部表现：在急性期颈椎各向运动受限，屈伸可有向肩背部或上肢的放射性疼痛

三、影像学表现

- X 线平片：颈椎退变多不严重，可有颈前突消失或出现后突，相应节段间盘高度可能下降
- MRI：突出的髓核呈蘑菇状、半球形、腊肠形或者梭形。根据其与后纵韧带的关系，分为后纵韧带下型、后纵韧带间型、硬膜外型。脊髓受压变形，严重者可见髓内异常信号，提示脊髓水肿或变性
- 脊髓造影及 CTM（CT-myolography）：可更好地显示脊髓形态及骨性结构，CTM 是鉴别退行性颈椎管狭窄症与颈椎间盘突出症的主要手段。通过 CTM 可以发现，椎间盘突出只出现在椎间盘水平，而骨赘增生只出现在与椎间盘相邻的上下椎体终板。压迫以骨赘增生为主的患者应该诊断为退行性颈椎管狭窄症。压迫以突出的间盘为主，不合并骨赘、骨化或骨赘、骨化未造成神经压迫的患者应诊断为颈椎间盘突出症（可能合并退行性颈椎管狭窄或颈椎 OPLL 的影像学诊断）(图 1-4-2)。而在椎间盘后缘、PLL 水平出现骨化物，并造成脊髓压迫的病例可以考虑诊断为 OPLL

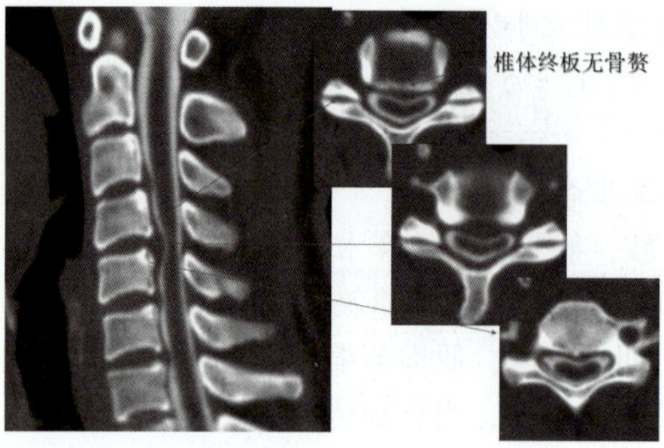

图 1-4-2a 颈椎间盘突出症 C4/5 椎间盘突出，相邻的椎体终板无骨赘

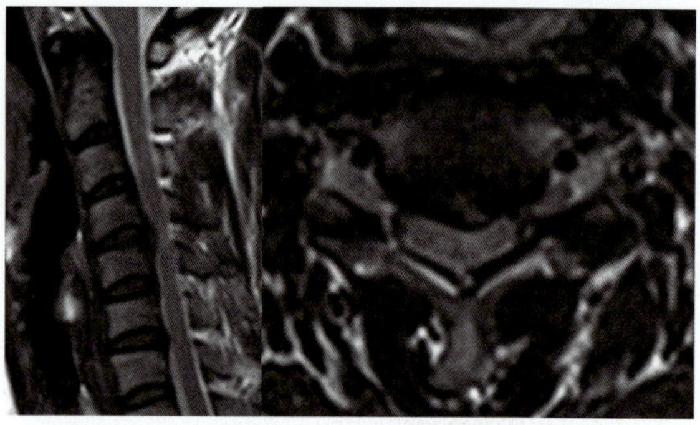

图 1-4-2b 颈椎间盘突出症 C4/5 椎间盘突出

四、鉴别诊断

- 颈肋：特有的 X 线表现，前臂及手尺侧疼痛及运动障碍
- 腕管综合征（carpel tunnel syndrome）：主要表现为正中神经支配区的运动感觉障碍，有夜间痛，腕部正中神经处 Tinnel 征（+）
- 尺神经炎：尺神经支配区功能障碍，小鱼际及骨间肌萎缩，肘部尺神经沟 Tinnel 征（+）
- 冻结肩：肩关节主、被动运动受限，伴有疼痛
- 脊髓肿瘤：利用 MRI、CT 等影像学检查可行鉴别
- 枕骨大孔部位的肿瘤：可出现类似下位颈髓的症状，但合并面部洋葱皮样感觉障碍
- 胸椎黄韧带骨化或后纵韧带骨化：可造成下肢脊髓功能障碍，但不合并上肢症状

五、治 疗

颈椎间盘突出症的治疗原则与退行性颈椎管狭窄症类似，请参考“3. 退行性颈椎管狭窄症”的治疗部分。此处只讨论颈椎间盘突出症患者行人工颈椎间盘置换手术的特殊之处。

根据颈椎退行性疾病的积水潭诊断分类[1]，以造成神经压迫的诊断作为首要诊断，疾病性质按照造成临床症状者，比如可能影像学同时有间盘突出和颈椎管狭窄，哪一个是症状原因就诊断哪种病，另一方作为影像学所见。

颈椎间盘突出症患者可能合并其他影像学诊断，尤其在节段型颈椎后纵韧带骨化患者中，合并颈椎间盘突出的概率高达 82.8%[2]。虽然 OPLL 不是造成脊髓压迫症状的原因，但是 OPLL 的进展会影响颈椎人工间盘置换术后假体的活动度，因而是该手术的相对禁忌证[3, 4]。对于此类患者，由于引起临床症状的致压因素主要是颈椎间盘突出而非 OPLL，可以进行前路减压固定融合术，不切除 OPLL 灶，从而降低植骨块的高度，保留了颈椎更多的生理结构，降低假关节发生率（图 1-4-3）。

颈椎人工间盘置换术（cervical artificial disc replacment，CADR）的设计理念是保留手术节段的活动，从而最大程度减少颈椎术后生物力学环境改变。同时降低相邻节段应力，使相邻节段间盘得到保护[6]。目前，CADR 已在临床上广泛应用超过 10 年，但对于不同影像学及症状学诊断患者 CADR 术后的长期效果还没有一致结论。所以我们对不同影像学诊断（退行性颈椎管狭窄及颈椎间盘突出）及症状学诊断（脊髓型及神经根型）患者 CADR 术后长期随访的临床效果进行了研究[5]。共 65 例（男 44 例，女 21 例）进行 Bryan 人工

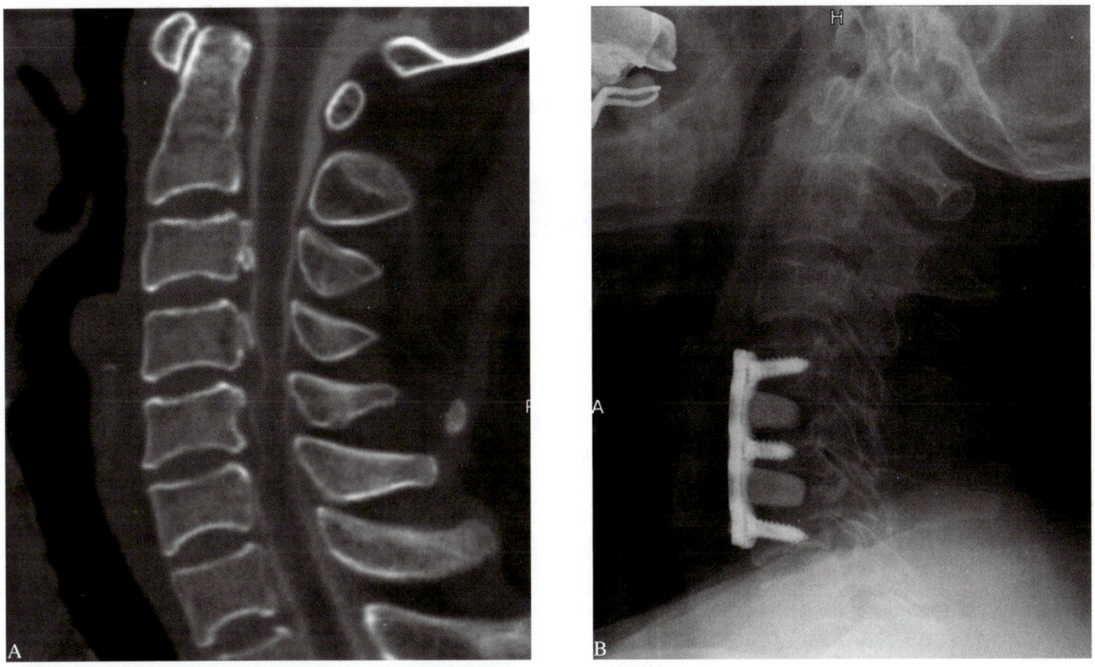

图 1-4-3 颈椎间盘突出症合并节段型颈椎后纵韧带骨化的影像学诊断。术前矢状位重建 CT 示 C4-5、C5-6 水平伴发的颈椎间盘突出是造成脊髓压迫的主要原因，而 C3、C4 椎体后方的 OPLL 未对脊髓造成明显压迫，骨化灶与脊髓之间仍有明显的造影剂存在（A）；术后 X 线片示行双节段颈前路间盘切除减压内固定植骨融合术（B）

间盘置换的颈椎退行性疾病患者纳入本研究，共置换间盘数 74 个。手术时年龄 25 ~ 70 岁，平均 44.9 岁。随访时间 56.8 ~ 108 个月，平均 78.8 个月。根据术前 CT 及 MRI 将患者的影像学诊断分为两组，包括 36 例退行性颈椎管狭窄症患者及 29 例颈椎间盘突出症患者。根据患者症状及查体，将症状学诊断分为三组，49 例脊髓型、14 例神经根型及 3 例交感神经型。临床效果的评价指标包括 JOA 评分（Japanese Orthopaedic Association score）和 NDI 指数 (neck disability index)。影像学资料评价指标包括手术节段术前及末次随访的活动度。退行性颈椎管狭窄症组末次随访置换节段活动度（9.3±4.0）°，与颈椎间盘突出症组（10.7±4.0）° 相比无统计学差异。颈椎间盘突出症组的 JOA 改善率（88.9%）相比退行性颈椎管狭窄症组（73.9%）更高，并有统计学意义（$P<0.05$）。脊髓型与神经根型患者的 JOA 改善率无统计学差异。所以，我们可以得出结论，不同影像学分型及症状分型患者 CADR 术后长期随访的临床疗效和节段 ROM 均保持良好。颈椎间盘突出症是 CADR 的最佳适应证，退行性颈椎管狭窄症也是 CADR 的适应证。

（何 达 韩 骁）

参考文献

1. 田伟 .“颈椎退行性疾病的积水潭诊断分类”建议 . 山东医药，2009，49 (32) : 1-2.
2. 田伟，韩骁，刘波，等 . 应用矢状位重建 CT 进行颈椎后纵韧带骨化手术方式的选择 . 中华外科杂志，2012，50 (7):1-6.

3. 何志敏，陈德玉，陈宇，等. 颈椎后纵韧带骨化症术后骨化进展分析. 中华骨科杂志，2010, 30 (8):731-736.

4. 侯勇，聂林，汤继文，等. 人工颈椎间盘置换术在后纵韧带骨化症中的应用. 中国矫形外科杂志，2008，16 (23):1771-1773.

5. 韩骁，田伟，刘波，等. 不同影像学及症状学诊断颈椎退行性疾病患者行人工颈椎间盘置换术的中长期随访研究. 中华骨与关节外科杂志，2015，(1):15−20.

6. 何达，韩骁，刘波，田伟，等. 颈椎人工间盘置换对相邻节段的影响：3 年随访结果. 中国组织工程研究与临床康复，2008，12 (26):5033−5037.

5 颈椎后纵韧带骨化症

一、概　念

1. 后纵韧带解剖学特点

- 后纵韧带位于椎体和椎间盘的后方，垂直走向，头侧起自枢椎，沿各椎体后面止于骶骨。在椎间盘平面以及椎体的上下缘，韧带同骨紧密接触，在椎体的中间部分，韧带同骨之间有椎体基底静脉丛所分隔
- 后纵韧带可分为深、浅两层，其浅层为一坚强韧带，自枢椎垂直下行，在侧方延伸达椎间孔。其深层呈齿状，椎体钩椎关节的部分关节囊即始于此层，仅位于相邻两椎体间

2. 后纵韧带组织可有新生异位骨结构形成乃至最后骨化，导致椎管和椎间孔狭窄，压迫脊髓及神经根，临床出现脊髓损害及神经根刺激症状，称为后纵韧带骨化症（ossification of posterior longitudial ligament，OPLL）。

3. Key 和 Polger 分别于 1838 年和 1921 年以“后纵韧带钙化”为题进行过报道。Tsukimoto 于 1960 年在进行尸体解剖时发现后纵韧带骨化导致了脊髓压迫症。1964 年 Terayma 等将其命名为后纵韧带骨化。因在日本发病率较高（1.7% ~ 2%），因而有人称之为日本人病。

二、发病率

颈椎 OPLL 多见于东方人，少见于白种人。在日本的发病率为 1.7% ~ 2%，我国发生率为 0.54% ~ 8.8%。

OPLL 患者男多于女，二者之比约为 4 ： 1。发病年龄多在中年以后，以 50 ~ 55 岁居多，占 90% 左右。

三、病　因

- 骨代谢相关因子的作用
- 基因基础
- 局部因素 ：椎间盘退变、椎体不稳等

总而言之，OPLL 病因不清，发病机制比较复杂，是系统因素与局部因素共同作用的结果。

四、病 理

颈椎后纵韧带骨化的主要病理改变包括以下几个方面：

- 后纵韧带内有异常的骨化组织，骨化多呈连续性，但在椎间盘水平骨化组织常有中断现象，由纤维软骨组织连接
- 骨化的后纵韧带增宽增厚，使椎管变窄，对脊髓或神经根产生不同程度的压迫性损害；骨化的后纵韧带也可能首先压迫脊髓前动脉
- 骨化的后纵韧带与硬脊膜常发生粘连，有时粘连很紧，甚至硬膜也出现骨化。后纵韧带骨化区的颈椎节段稳定不动，但骨化间断处及非骨化区的颈椎节段活动代偿性增强，产生节段性不稳，退行性改变发生早而且明显
- 脊髓发生病理性改变。脊髓受压变扁，呈新月形。神经组织充血水肿，前角细胞数量减少，形态缩小。脊髓白质中可见脱髓鞘现象

五、临床表现与影像学表现

1. 自然史

- 颈椎后纵韧带骨化的发生及发展均缓慢。后纵韧带肥厚是骨化的前提条件。因此，颈椎 OPLL 压迫脊髓的主要原因是骨化组织下方的非骨化韧带组织肥厚，引起后纵韧带骨化灶向椎管内横向和纵向生长，使椎管容积变小，压迫脊髓和神经根，甚至阻断脊髓前动脉
- 临床表现上，颈椎 OPLL 与颈椎管狭窄症十分相似，早期可不出现任何临床症状，但当骨化块增厚增宽到一定程度（椎管面积减少 20%，有人认为 40%）引起颈椎椎管狭窄时，或是病变进程较快及遇有外伤时，或后纵韧带骨化虽不严重但伴有发育性椎管狭窄症时则可造成对脊髓或脊髓血管的压迫，故 OPLL 患者发病多在中年以后。我们应该认识到，并非所有 OPLL 患者都一定会出现脊髓症

2. 临床表现

- 局部症状：患者颈部局部症状多不严重，有颈部酸痛或不适感，活动度正常或受限，多以后伸受限为明显
- 发病特点：多数患者出现脊髓压迫症状才来就诊。其特征是不同程度的慢性进行痉挛性四肢瘫痪，多从下肢开始出现症状，典型主诉为“步态不稳，踩棉花感”，进而出现上肢无力、麻木、手笨拙等症状，表现为脊髓中央管综合征，严重者可有括约肌功能障碍，出现排尿困难或小便失禁，腹胀或大便潴留。也有一些患者先从上肢出现症状，向下肢发展。部分患者有明显的外伤后病情加重，在摔倒或挥鞭伤后，病情迅速进展，甚至出现截瘫
- 查体：可出现上肢受损相应节段感觉减退，肌力下降，反射低下，其以下节段出现病理反射如 Hoffmann 征阳性。有截瘫表现者可出现感觉障碍平面。下肢肌张力可增高，深反射亢进，Babinski 征可为阳性。有括约肌功能障碍者其肛周反射减低

3. X 线表现

颈椎后纵韧带骨化在颈椎侧位片表现为沿着椎管前缘走行、粗细不均、长度不一的骨化致密影，典型者骨化影前缘与椎体后缘间有宽窄不等的间隙。日本学者津山将其分为四型：

- 连续型：骨化呈条索状连续跨越数个椎体，占 27.3%

- 节段型：骨化块呈云片状存在于每个椎体后缘，数个骨化灶可分别单独存在而无联系。该型最为多见，占 36%
- 混合型：既有连续的骨化块又有节段的骨化块，占 29.2%
- 孤立型：骑跨于相邻 2 个椎体后缘上方及下方，即发生于椎间盘平面，占 7.5%（图 1- 5-1）

4. CTM（椎管造影后 CT）

- CTM 对于 OPLL 不仅有确诊作用，而且可对脊髓受压情况进行测量
- 骨化灶表现为椎体后缘正中或偏侧的凸起的骨化影，其形状可呈圆形、椭圆形、平台形，甚至不规则的菜花形。同一患者在不同层面上其形状也可改变。骨化影与椎体后缘可有低密度的间隙，不同层面骨化块的厚度也不同
- 通过 CTM 可测量脊髓扁平率（脊髓纵径与横径之比），如小于 0.40 其预后较差（图 1-5-2）

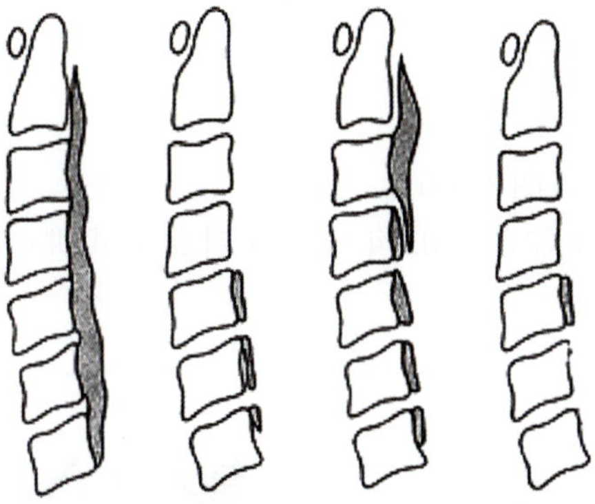

图 1-5-1　颈椎后纵韧带骨化症 X 线分型

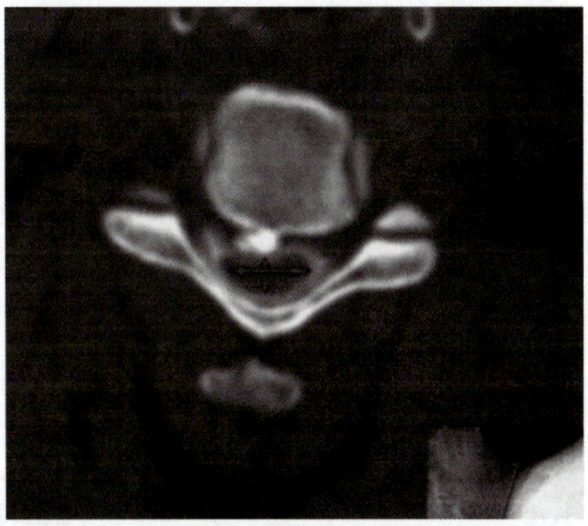
图 1-5-2　颈椎后纵韧带骨化症 CTM 及扁平率的测算方法

5. MRI

- OPLL 在 MRI 表现为椎体后方与硬膜囊前方低信号区，相应的脊髓有压迫与变形。Matsunaga S 认为当脊髓有效空间（SAC，available space of spinal cord）小于 6mm，患者一定有脊髓症状；大于 14mm 则无；介于 6 ～ 14mm，有脊髓症状者其局部活动度较大
- MRI 可直观地观察脊髓整体，约 25% OPLL 髓内有信号改变，这对于脊髓症的诊治与预后评价很有价值（图 1-5-3）
- Ramananskas 认为，OPLL MRI 的表现与脊髓内病理改变的关系分为早、中、晚三个阶段
  - ◎ 早期：T1WI 正常，T2WI 脊髓从前角到后角均可见高信号，此信号与脊髓水肿有关

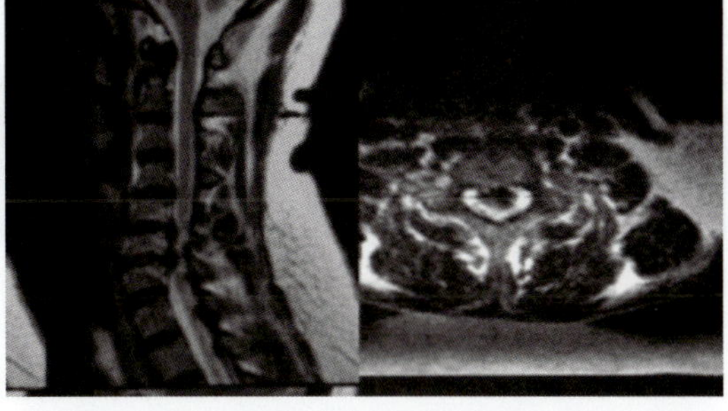
图 1- 5-3　颈椎后纵韧带骨化症 MRI 表现，可见脊髓内信号改变

◎中期：横断面 T2WI 灰质中心高信号，水肿继续演变为中央灰质囊性坏死，严重的病例 T1WI 出现低信号

◎晚期：T1WI、T2WI 信号改变同脑脊液

六、治 疗

1. 仅影像学诊断，而无脊髓受损症状者，可不予治疗，但要教育患者避免受伤。

2. 手术指征

- 脊髓功能障碍，骨化明显，椎管矢状径在 12mm 以下
- 症状和体征进行性加重，保守治疗无效者
- 影像上骨化灶十分明显，此时颈椎管已极度狭窄，轻微外伤即可引起脊髓损伤，有人主张积极手术

3. 术式

(1) 颈后路椎管扩大成形术，间接解除颈髓的压迫，保留了颈椎的可动性。其适应证为多节段颈髓压迫者。

- 平林法（图 1-5-4）
- 黑川法：棘突纵割，自体骨棘突间固定（图 1-5-5）

我院采取棘突纵割式椎管扩大人工骨桥成形术（图 1-5-6）。

为减少颈椎后路椎管扩大成形术的并发症，我院自 2003 年 5 月起对此术式进行了改良。该术式的特点：

◎保留颈后部伸肌群在 C2 和 C7 棘突上的止点，特别是注意保护颈半棘肌在 C2 棘

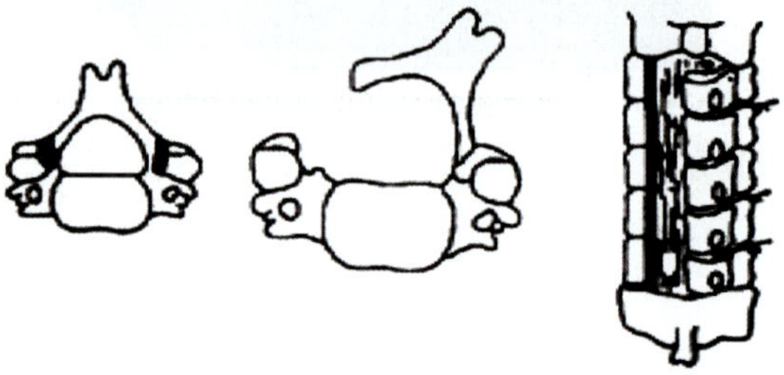

图 1-5-4 颈椎后路平林法椎板成形术示意图

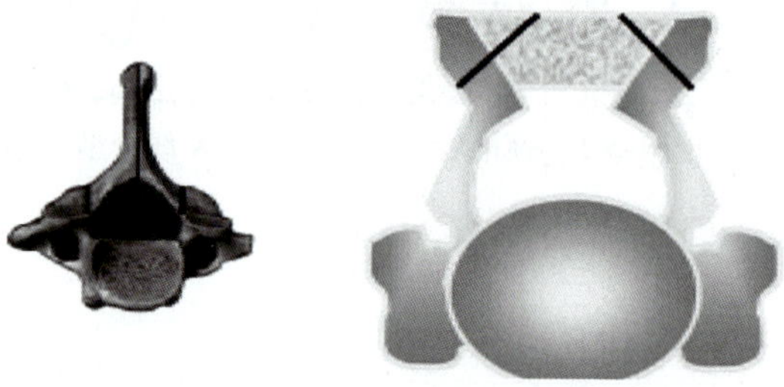

图 1-5-5 颈椎后路黑川法椎板成形术示意图

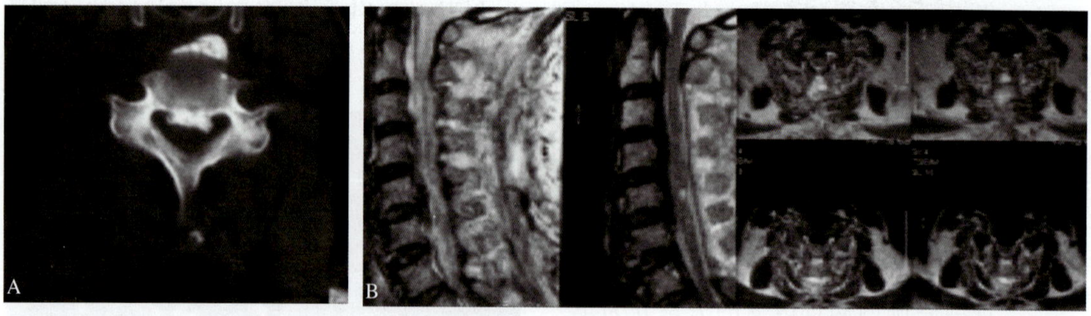

图 1-5-6 A，66 岁男性，因行走不稳，双手不能持物半年，加重 1 个月入院，诊断为：颈椎 OPLL。MRI 示脊髓内信号改变；B，行颈椎后路黑川法椎板成形术后 3 个月复查，症状部分缓解，MRI 示颈椎管扩大良好，但脊髓内异常信号仍然存在

突上的止点，在术中不进行剥离

◎ 用 C3 椎板切除术替代了 C3 椎板成形术

◎ 将 C7 椎板成形术改为 C7 头侧部分椎板切除，注意保护椎旁肌在 C7 棘突上的止点

◎ C4-C6 仍按原有术式行椎板成形，中间使用人工骨为间隔物（图 1-5-7）

此术式优点：

◎ 椎管由正中扩大，近似椎管生理形状，扩大程度可控制

◎ CHA 人工骨桥撑开棘突，防止再关门，并封闭椎管

◎ 最大限度地保留棘突长度

◎ 最大限度地保留颈后部伸肌群，保留了颈半棘肌在 C2 和 C7 棘突上的止点，有利于颈肌发挥作用。我们随访中发现扩大的椎管保持良好，无再关门发生

◎ 颈髓减压效果好

◎ 颈前凸角术后有降低，但随时间推移有所恢复，复查时无后凸畸形存在

◎ 临床效果好

（2）颈前路减压，骨化灶漂浮或切除，植骨固定融合术。其适应证为局限型单节段压迫者（图 1-5-8）。

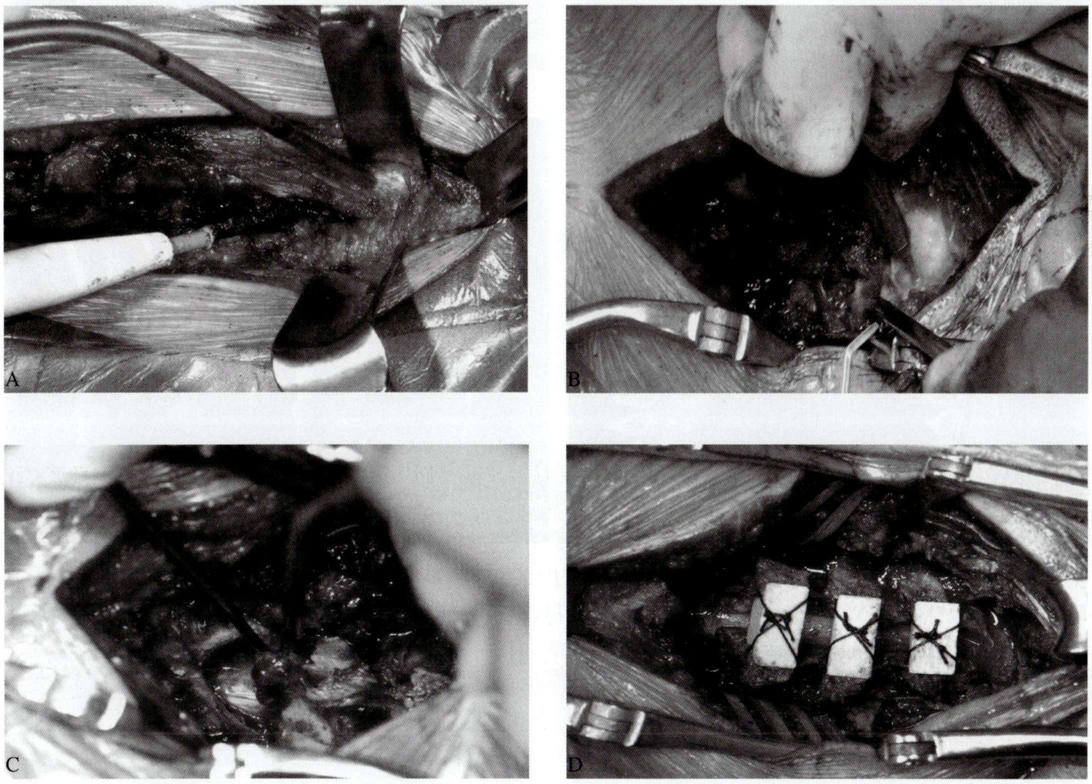

图 1-5-7 A，保留颈后部伸肌群在 C2 和 C7 棘突上的止点，特别是注意保护颈半棘肌在 C2 棘突上的止点，在术中不进行剥离； B，用 C3 椎板切除术替代 C3 椎板成形术； C，将 C7 椎板成形术改为 C7 头侧部分椎板切除，注意保护椎旁肌在 C7 棘突上的止点； D，C4-C6 仍按原有术式行椎板成形，中间使用人工骨为间隔物

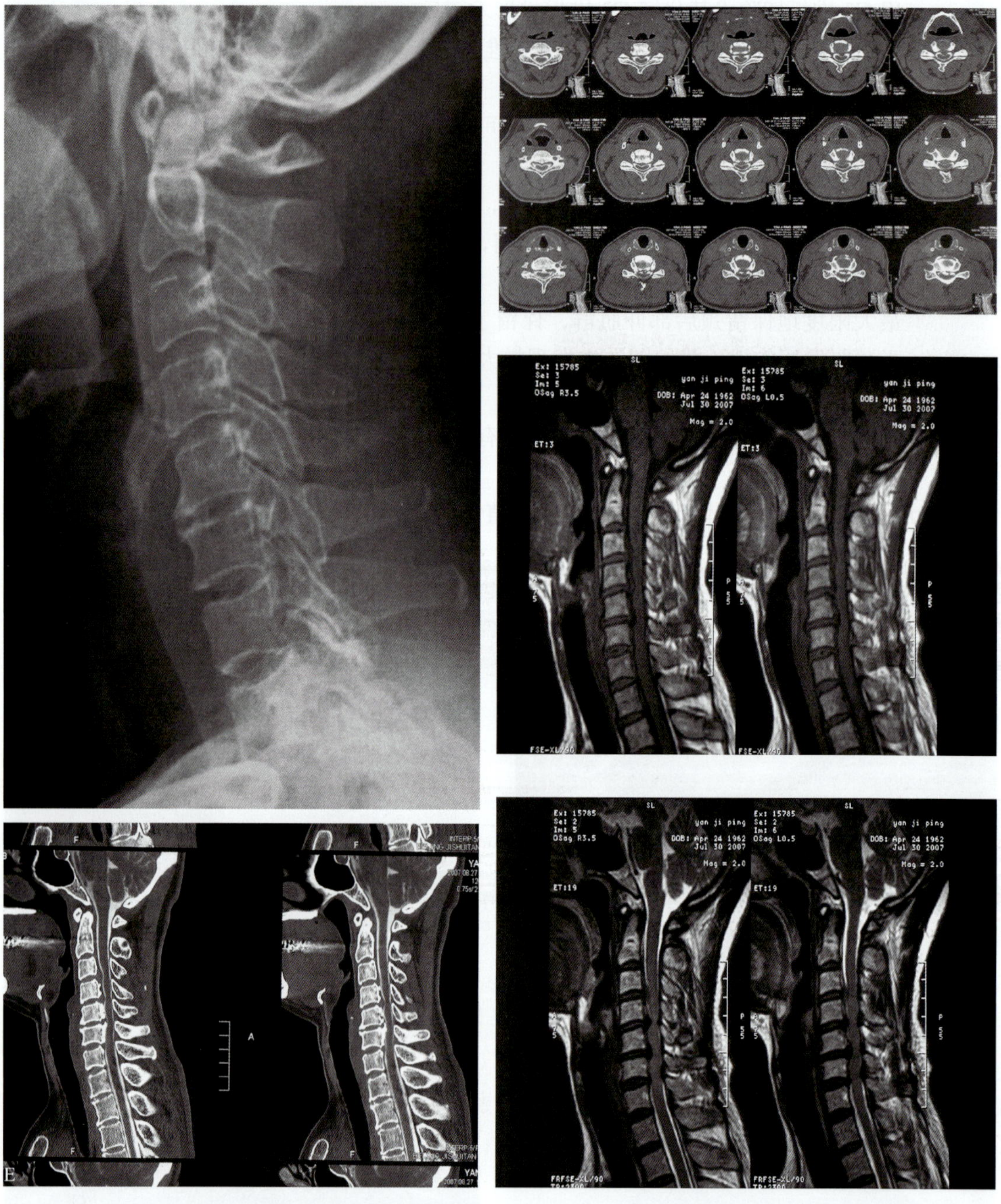

图 1-5-7 E，术前 X 线片侧位多椎体后方可见高密度条索状骨化影，CTM 可见 C4、C5、C6 椎体后方节段型骨化灶，脊髓多节段明显受压，脊髓扁平率明显降低，MRI 可见脊髓多节段受压，脊髓内轻度水肿信号

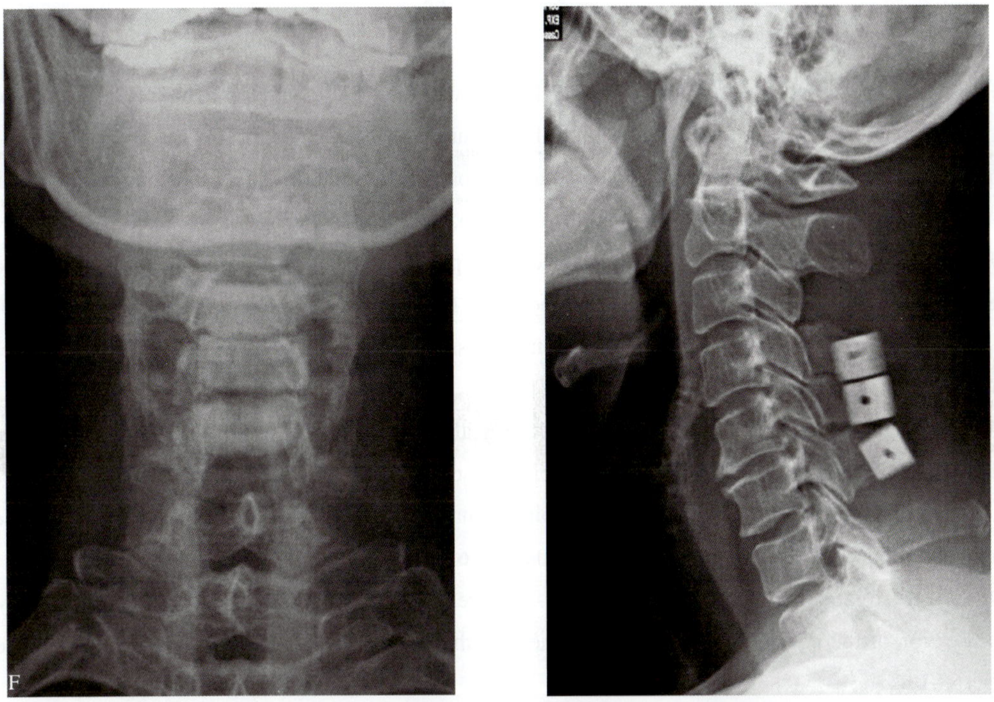

图 1-5-7 F，术后 X 线片可见颈椎生理曲度维持良好，可见 CHA 位置良好

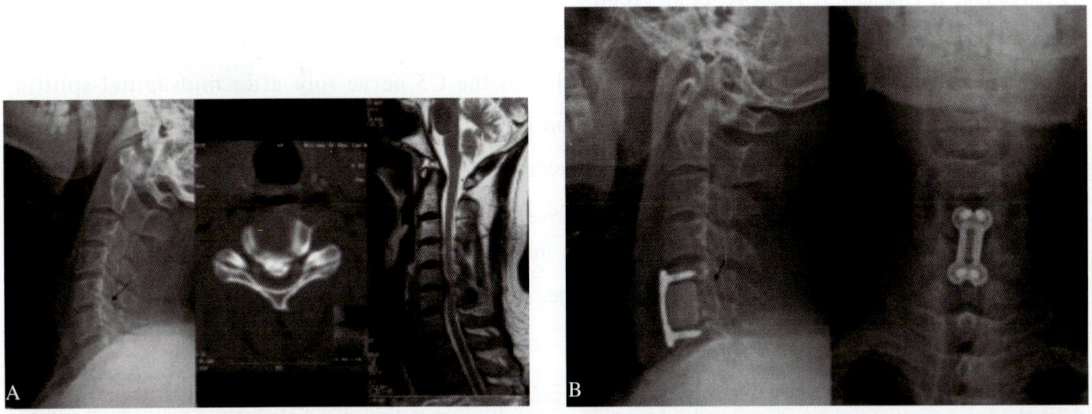

图 1-5-8 A，46 岁男性患者，主诉手笨拙 1 年，入院诊断为局限型 OPLL（箭头所示）。从 CTM 可见其硬膜也有骨化 B，行颈椎前路减压，骨化灶切除，植骨内固定。箭头可见部分浮起的骨化硬膜。术后症状部分缓解

4. 手术并发症

- 减压综合征
- 颈 5 神经麻痹，见于颈后路手术
- 慢性颈肩痛（轴性症状），多见于颈后路手术

（行勇刚 茅剑平）

参考文献

1. Goto K, Yamazaki M. Involvement of insulinlike growth factor I in development of ossification of the posterior longitudinal ligament of the spine. Calcif Tissue Int, 1998, 62 (3):158-344.
2. Epstein NE. The advanced cervical spondylosis with ossification into the posterior longitudinal ligament and resultant neurologic sequelae. J Spinal disord, 1996, 9 (6):477-484.
3. Onari K, Akiyama N, Kondo S. Long term follow-up results of anterior interbody fusion applied for cervical myelopathy due to ossification of the posterior longitudinal ligament. Spine, 2001, 26:488-493.
4. Kawano H, Handa Y, Ishii H. Surgical treatment for ossification of the posterior longitudinal ligament of the cervical spine. J Spinal disord, 1995, 8:145-150.
5. Matsuyama Y, Kawakami N, Yanase M, et al. Cervical myelopathy due to OPLL: clinical evaluation by MRI and intraoperative spinal sonography. J Spinal Disord Tech, 2004 Oct, 17 (5): 401-440.
6. Koyanagi I, Imamura H, Fujimoto S, et al. Spinal canal size in ossification of the posterior longitudinal ligament of the cervical spine. Surg Neurol, 2004 Oct, 62 (4): 286-291; discussion 291.
7. Ogawa Y, Toyama Y, Chiba K, et al. Long-term results of expansive open-door laminoplasty for ossification of the posterior longitudinal ligament of the cervical spine. J Neurosurg Spine, 2004 Sep, 1 (2):168-174.
8. Matsunaga S, Sakou T, Taketomi E, et al. Clinical course of patients with ossification of the posterior longitudinal ligament: a minimum 10-year cohort study. J Neurosurg Spine, 2004 Mar, 100 (3): 245-248.
9. Koyanagi I, Iwasaki Y, Hida K, et al. Acute cervical cord injury associated with ossification of the posterior longitudinal ligament. Neurosurgery, 2003 Oct, 53 (4): 887-91; discussion 891-892.
10. Minoda Y, Nakamura H,Konishi S, et al.Palsy of the C5 nerve root after midsagittal-splitting laminoplasty of the cervical spine. Spine, 2003 Jun 1, 28 (11): 1123-1127.
11. Matsunaga S, Kukita M, Hayash K, et al. Pathogenesis of myelopathy in patients with ossification of the posterior longitudinal ligament. J Neurosurg Spine, 2002Mar, 96 (2): 168-172.
12. Matsunaga S, Sakou T, Hayashi K, et al. Trauma-induced myelopathy in patients with ossification of the posterior longitudinal ligament. J Neurosurg Spine, 2002 Sep, 97 (2): 172-175.

6 颈部外伤

一、颈部挫伤

典型的颈部挫伤又称为颈部挥鞭伤（whiplash injury）。

1. 定义　外力作用下，颈部过屈过伸运动，造成颈部深部软组织包括神经、血管、韧带的原发或继发损伤。不包括骨组织和脊髓的损伤。

2. 临床表现

- 颈部痛，头痛（头重感）
- Barre-Lieou 综合征
- 肢体麻木，不适感
- 发病时间

3. 发病机制

- 颈部痛
  - ◎ 较小应力：颈部肌肉
  - ◎ 中等应力：肌肉 + 棘间韧带
  - ◎ 较大应力：肌肉 + 棘间韧带 + 前后纵韧带，椎间盘
- 头痛
  - ◎ 挥鞭伤是造成头痛的原因
  - ◎ 恶心、呕吐 17%，眩晕 7%，耳鸣和难听 7%，眼症状 4%，四肢异感 24%
  - ◎ Tonic neck reflex 学说
  - ◎ 椎动脉循环障碍学说
  - ◎ 颈肌紧张亢进学说

4. 治疗

- 保守治疗
  - ◎ 颈托固定
  - ◎ 电疗，牵引
  - ◎ 早期开始颈部等长性运动
  - ◎ 3 ～ 4 周后颈部活动和等张性运动
  - ◎ 日常生活指导，提高对治疗的渴望性等心理治疗
- 手术治疗——颈椎前路固定融合术

二、上位颈椎损伤

1. 寰椎骨折

- Levine –Edwards（1991 年）分型[1]（图 1-6-1）
  - ◎ Ⅰ型　后弓骨折 (A)：最常见，后伸暴力，半数伴有 C2 骨折
  - ◎ Ⅱ型　侧块骨折 (B)
  - ◎ Ⅲ型　前后弓四处骨折（Jefferson 骨折）(C)：稳定性取决于横韧带（TAL）是否完整，C1-2 开口位横向分离＞ 6.9mm，提示 TAL 力学失效
  - ◎ Ⅳ型　前弓骨折 (D)
  - ◎ Ⅴ型　横突骨折 (E)
  - ◎ Ⅵ型　前结节撕脱骨折 (F)
- 多非手术治疗，常用 Halo 颈托外固定。后期应力位 X 线显示 C1/2 不稳定者（ADI ≥ 5mm），可行后路固定融合

2. 齿突骨折

- 骨折分型

Anderson-D'Alonzo 分型[3]将齿突骨折分为Ⅰ、Ⅱ、Ⅲ三型（图 1-6-2）：

  - ◎ Ⅰ型骨折又称为齿突尖骨折，为齿突尖韧带和一侧的翼状韧带附着部的斜形骨折，约占 4%，属于稳定型骨折
  - ◎ Ⅱ型骨折又称基底部骨折，为齿突与枢椎体连接处的骨折，最为常见，约占 65%，Ⅱ型骨折属于不稳定型骨折，不愈合率也较高。Grauer 等[4]在 Anderson-D'Alonzo 分型的基础上将Ⅱ型骨折细分为 3 个亚型：ⅡA 型为基底部横行骨折，无移位；ⅡB 型为骨折线为前上后下的斜行骨折或移位超过 1mm 的横行骨折；ⅡC 型为骨折线为前下后上的斜行骨折或骨折端有粉碎性骨块
  - ◎ Ⅲ型骨折为枢椎体部骨折，骨折端下方有一大的松质骨基底，骨折线常涉及一侧或两侧的枢椎上关节面，约占 31%。Ⅲ型骨折根据骨折线位置高低又可分为浅型和深型骨折

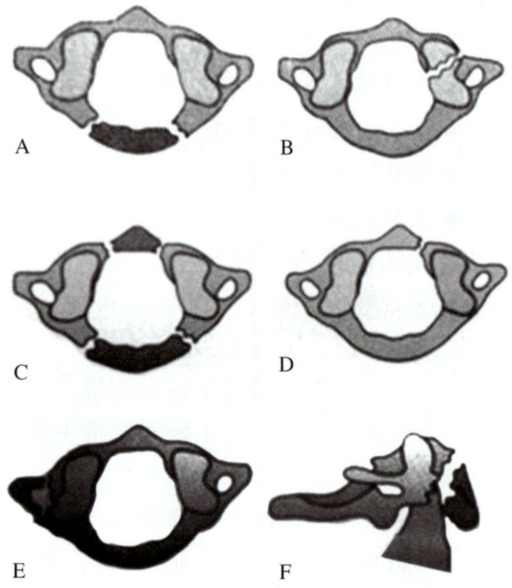

图 1-6-1　寰椎骨折 Levine –Edwards（1991 年）分型

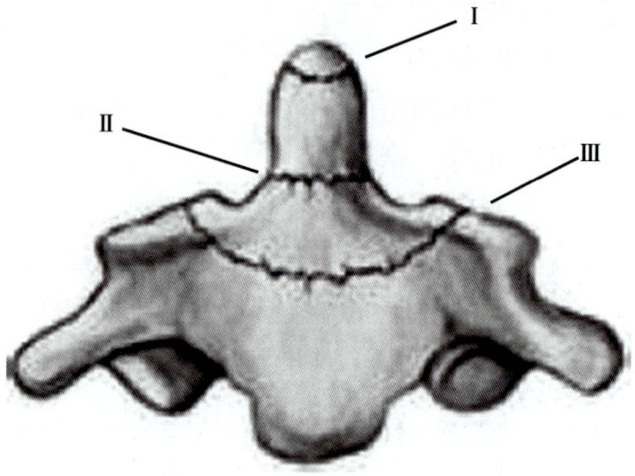

图 1-6-2　齿突骨折 Anderson-D'Alonzo 分型

- 骨折治疗
  - ◎ 齿突骨折的愈合率与年龄、脊髓损伤情况、骨折线的形态、骨折移位程度、骨折端粉碎情况等因素相

关。根据 Anderson-D'Alonzo 分型：I 型骨折和Ⅲ型骨折中的深型骨折属于稳定型骨折，一般给予外固定治疗即可。根据 Grauer 改良的分型，ⅡA 型骨折只需外固定；ⅡB 型骨折建议行齿突空心螺钉内固定术[5]（图 1-6-3）；ⅡC 型骨折需行寰枢椎内固定融合术（Magerl、Brooks、MacGraw 法等）（图 1-6-4）。一些学者提出对于术前和术中无法解剖复位的ⅡB 型骨折无法置入空心螺钉，建议行寰枢椎内固定融合术[5]。Ⅲ型骨折中的浅型骨折因骨折线接近齿突颈部，治疗可以同ⅡB 型骨折

◎ 前路齿突空心螺钉内固定术治疗齿突骨折由 Nakanishi 等[2]在 1982 年首先报道，该技术是对骨折的直接固定，对骨折断端有加压作用，不仅有利于骨折的愈合，而且保留了寰枢关节的正常结构和功能。该手术的适应证主要为：ⅡB 型和浅型Ⅲ型骨折，不能耐受外固定治疗的ⅡA 型骨折也可采用此术式。对于伴有寰枢椎脱

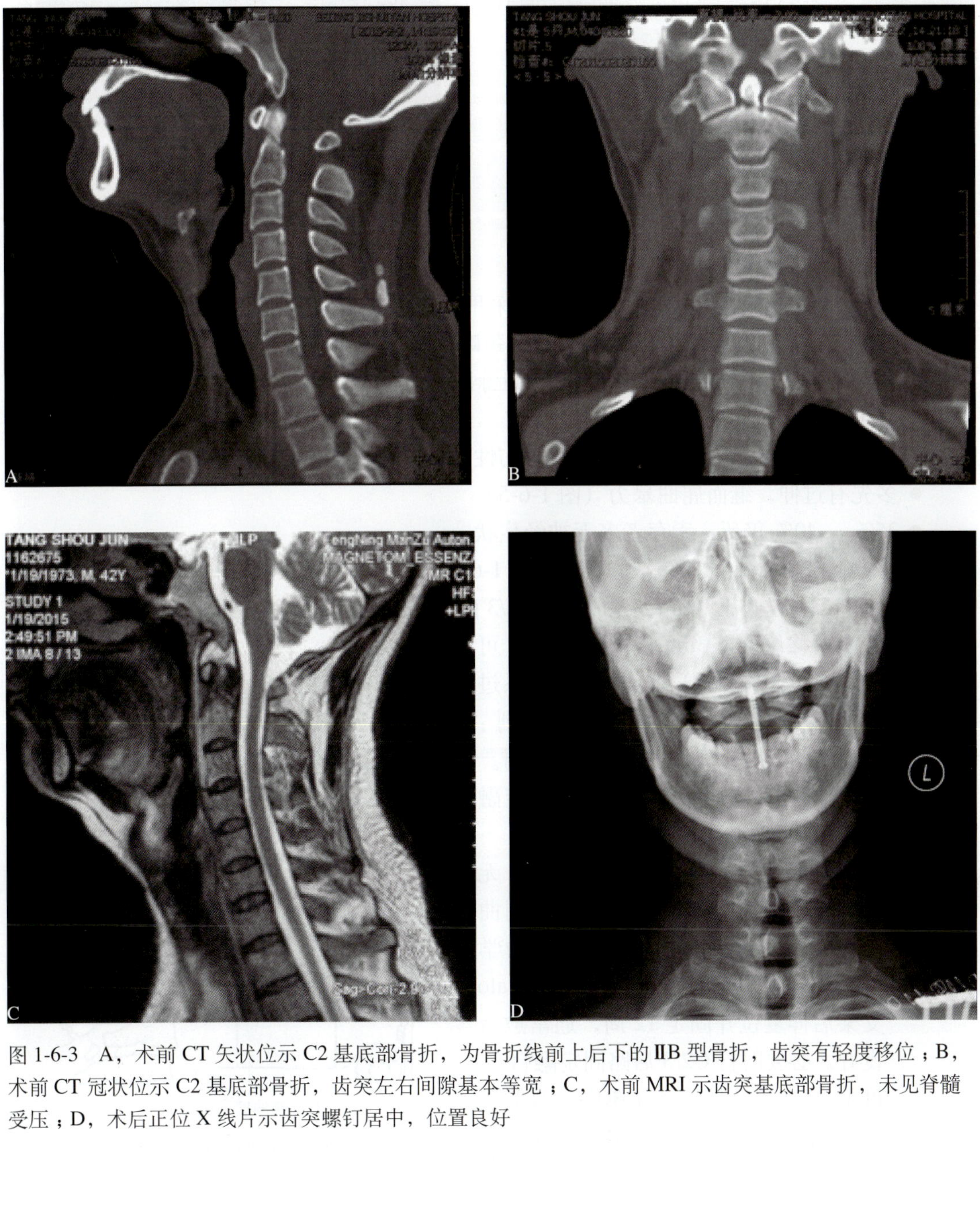

图 1-6-3 A，术前 CT 矢状位示 C2 基底部骨折，为骨折线前上后下的ⅡB 型骨折，齿突有轻度移位；B，术前 CT 冠状位示 C2 基底部骨折，齿突左右间隙基本等宽；C，术前 MRI 示齿突基底部骨折，未见脊髓受压；D，术后正位 X 线片示齿突螺钉居中，位置良好

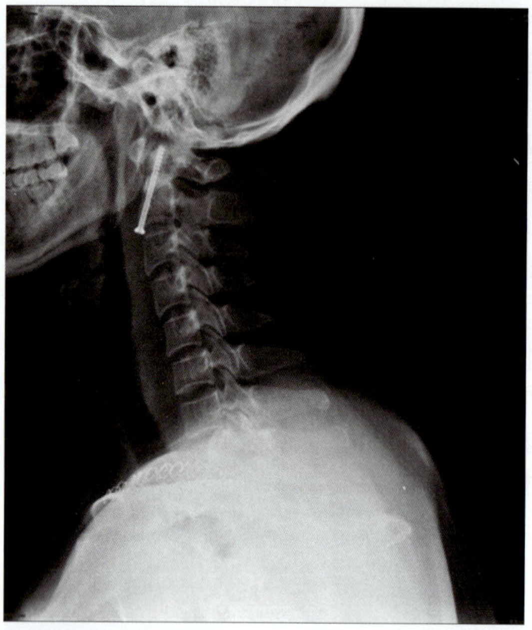

图 1-6-3 E，术后侧位 X 线片示齿突螺钉位置良好，骨折复位良好

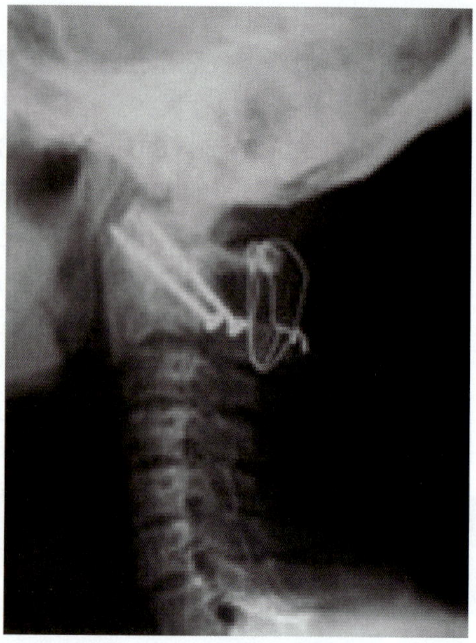

图 1-6-4 Magerl+ Brooks 法

位的如术前可通过牵引复位，也可采用此术式。手术禁忌证主要为重度骨质疏松、强直性脊柱炎等颈椎后伸困难、短颈畸形桶状胸等没有螺钉进针的角度、齿突骨折不愈合、齿突骨折其骨折线自后上斜向前下者、骨折端为粉碎性等

3. Hangman 骨折

- C2 双侧峡部（椎弓根）骨折所致创伤性滑脱
- 多先有过伸，继而屈曲暴力（图 1-6-5）
- 25% ～ 40% 猝死，幸存者多无神经症状
- Levine –Edwards（1985）分型[6]（图 1-6-6）及对应治疗原则
  - ◎ Ⅰ型：移位小于 3mm，无成角，C2/3 间盘结构完整，力学稳定，颈托保护 12 周
  - ◎ Ⅱ型：移位大于 3mm，明显成角。可伴有 C3 椎体前缘压缩。损伤机制系过伸压缩暴力，而后屈曲。治疗原则：后伸牵引复位，Halo 架外固定 12 周。必要时行 C2/3 后路（或前路）固定融合（图 1-6-7）
  - ◎ Ⅱ A，无明显移位，但显著成角，无滑脱。损伤机制与Ⅱ型相反，系屈曲牵张暴力，由于后纵韧带断裂，力学上不稳定，忌牵引复位。可使用 Halo 支架后伸复位并固定 12 周，通常愈合良好。必要时行 C2/3 后路固定融合
  - ◎ Ⅲ型，C2 峡部骨折，伴单侧或双侧关节突关节脱位。屈曲压缩暴力所致。

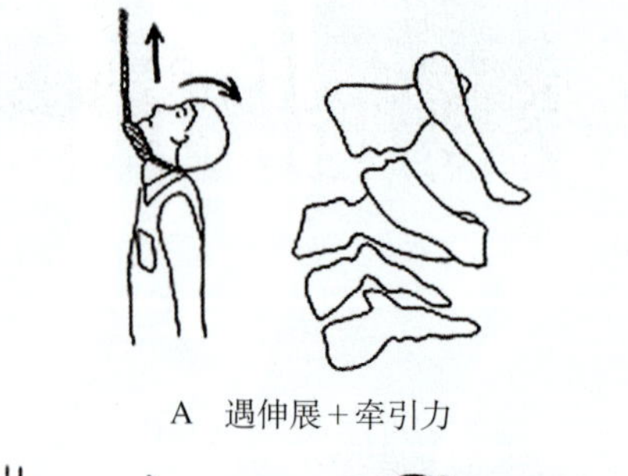

A 遇伸展 + 牵引力

B 遇伸展 + 压迫力

图 1-6-5 Hangman 骨折机制

前纵韧带及后纵韧带断裂，极不稳定，需要行后路切开复位固定融合术。多伴有神经损伤，预后差，所幸此类患者少见

4. 寰枢椎旋转半脱位

- 多见于儿童，疼痛，斜颈，旋转受限（Cock-Robin 征）
  X 线开口位："媚眼征"。CT 可确诊，MRI 有助于诊断横韧带损伤
- Fielding-Hawkins 分型（图 1-6-8）
  - ◎ Ⅰ型，寰椎以齿突为轴旋转固定，ADI 小于 3mm
  - ◎ Ⅱ型，ADI 3 ～ 5mm，横韧带有损伤，一侧关节正常，并以此为轴旋转固定
  - ◎ Ⅲ型，ADI 大于 5mm，横韧带和翼状韧带都受损伤，寰椎两个侧块均向前方移位，左右有差别
  - ◎ Ⅳ型，旋转固定，寰椎后脱位，提示齿突骨折或缺如
- 非手术治疗：牵引、颈托、Halo 支架。极度不稳定者行后路 C1/2 固定融合

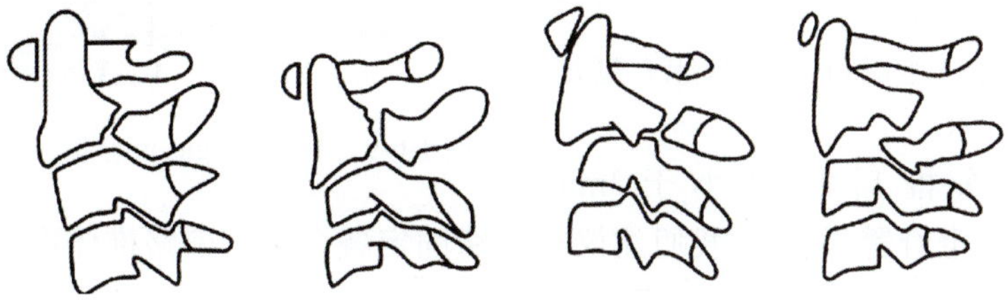

图 1-6-6 Hangman 骨折 Levine 分型

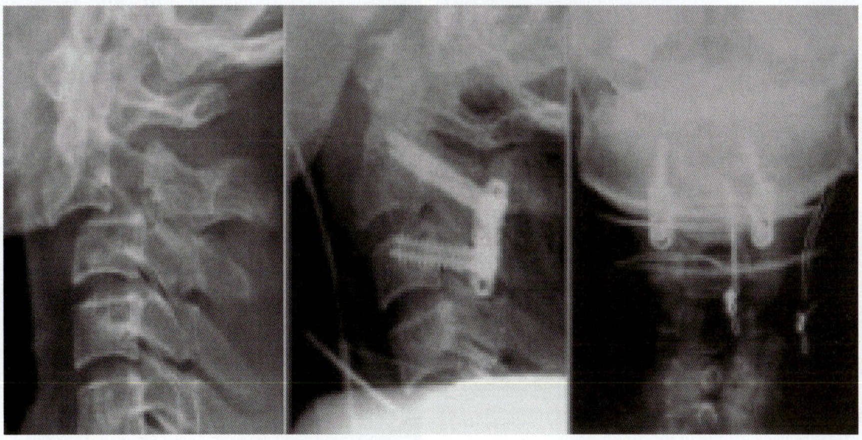

图 1-6-7 Hangman 骨折手术治疗

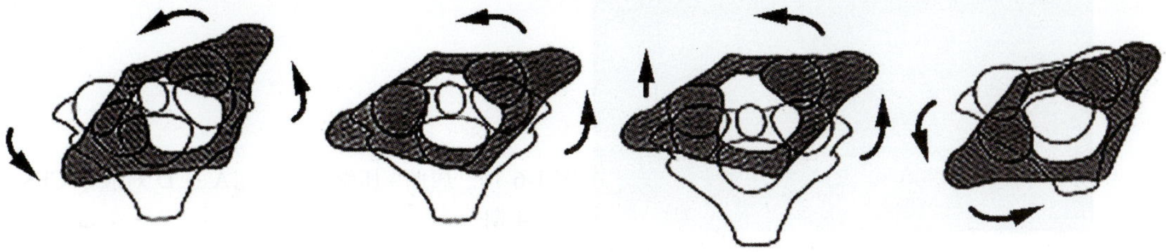

图 1-6-8 寰枢椎旋转半脱位 Feilding-Hawkins 分型

三、下位颈椎骨折

Allen-Ferguson 分型 (1982)：依据损伤机制分为 6 型[7]（图 1-6-9），可指导治疗方案制订。

1. 屈曲 - 压缩（CF）：占 20%, 常侵犯 C4、C5、C6（图 1-6-10）

- CFS1　椎体前上缘变钝，后方韧带完整。颈托或 Halo 支架固定 12 周
- CFS2　椎体前上及下终板压缩骨折呈鸟喙样。处理原则同 CFS1
- CFS3　椎体前下方屈曲泪滴骨折 (teardrops fracture)，椎管未压。后方韧带可能损伤。25% 伴完全脊髓损伤。我们建议行前路减压 / 重建 / 固定融合术
- CFS4　伤椎后脱位小于 3mm。38% 伴完全脊髓损伤。我们建议行前路固定融合术，前路椎体次全切 / 植骨融合

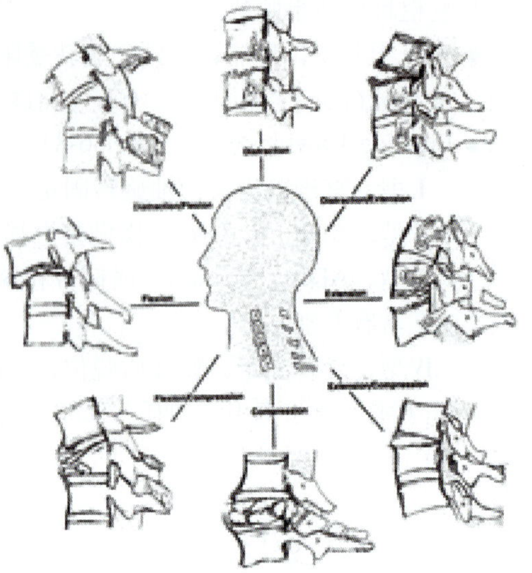

图 1-6-9　Allen-Ferguson 分型 (1982) 的原理示意图

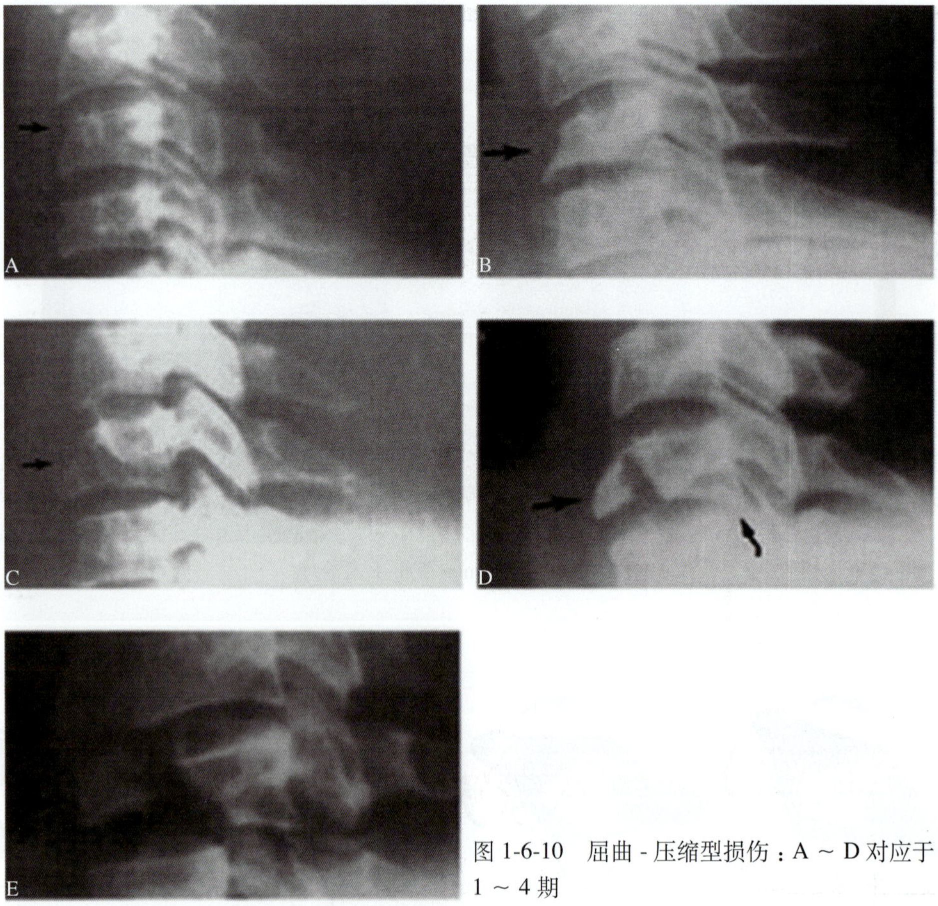

图 1-6-10　屈曲 - 压缩型损伤：A ~ D 对应于 CFS 1 ~ 4 期

（ACCF）是常用的术式（图 1-6-11），必要时附加后路固定融合

- CFS5　伤椎后脱位大于 3mm。90% 伴完全脊髓损伤，处理原则同 CFS4

2. 后伸 - 压缩（CE）

- CES1　单侧椎弓骨折。颈托固定即可
- CES2　双侧椎弓骨折，可为多节段，但稳定。处理原则同 CES1
- CES3　双侧椎弓根骨折，不稳定。颈托往往不够稳定，或可行后路融合固定
- CES4　双侧椎弓根骨折，不全前滑脱。需要行后路 / 前路固定融合术
- CES5　双侧椎弓骨折，完全前滑脱。原则上需要复位，后路融合。我们常行前路复位内固定融合，外加 Halo 支架保护，效果亦可

3. 垂直压缩（VC）：占 15%，常侵及 C6、C7 椎体。

- VCS1　椎体中央下陷，伴上或下终板下陷
- VCS2　骨折累及上下终板，但无移位
- VCS3　椎体碎裂移位，高度丢失，可伴有后方韧带结构损伤
- VCS1、VCS2 保守治疗；VCS2（伴有后凸）、VCS3 前路行 ACCF

4. 屈曲 - 牵张（DC）：占 10%。

- DFS1　关节突半脱位，伴棘突损伤。颈托保护即可
- DFS2　单侧关节突脱位或骨折脱位
- DFS3　双侧关节突脱位或骨折脱位，头侧椎体不全前滑
- DFS4　双侧关节突脱位或骨折脱位，头侧椎体完全前滑

DFS2 ～ 4 期需要立即闭合复位，然后行后路 / 前路融合（图 1-6-12）。如果存在前方压迫，前路减压融合是必要的。

5. 后伸 - 牵张（DE）：占 22%，多见于老年患者及伴强直性脊柱炎（AS）或 DISH 者。即使 X 线显示损伤较轻，患者也易伴有椎前血肿，有窒息的危险，所以务必警惕。

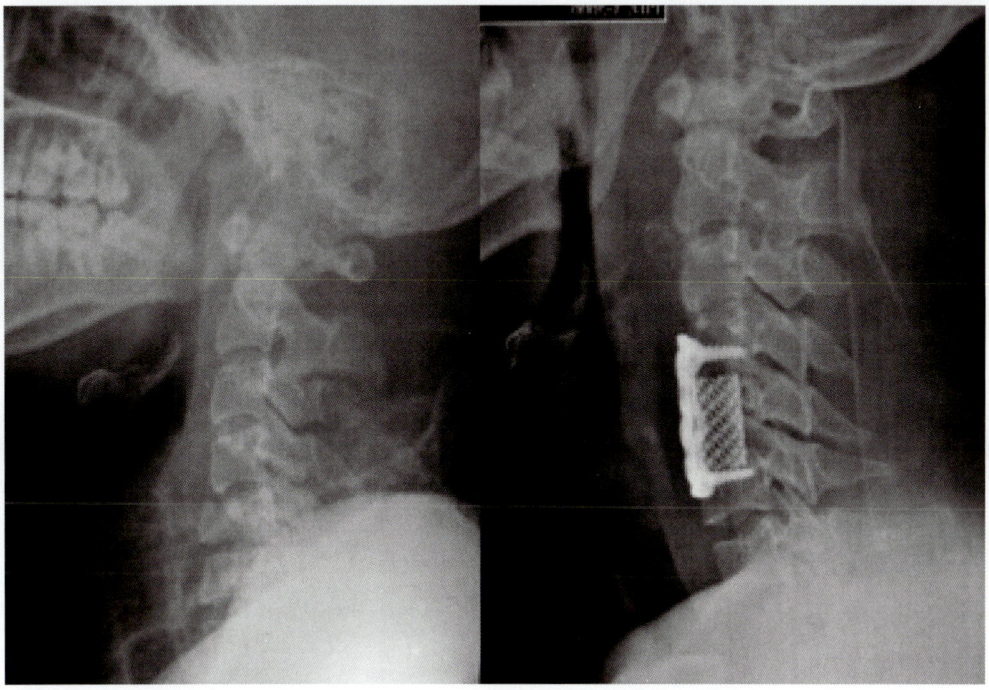

图 1-6-11　屈曲 - 压缩型损伤 4 期行 ACCF 术

- DES1 椎间隙变宽，伴或不伴椎体横形骨折。如果损伤经过骨性，可 Halo 支架固定。如果损伤经过间盘，建议行 ACDF
- DES2 伴头侧椎体后滑脱。不稳定，需行 ACDF，手术中应避免过度撑开伤及神经。对于 AS 及 DISH 患者，单纯 ACDF 是不够稳定的，后路长节段固定或 Halo 外固定常常有必要（图 1-6-13）

6. 侧向屈曲（LF）：易于漏诊，伴发脊髓损伤少见，但臂丛损伤不少。

- LFS1 无移位的单侧椎弓骨折，伴不对称的椎体压缩。颈托保护即可
- LFS2 移位的单侧椎弓骨折或对侧关节脱位，伴不对称的椎体压缩。需要行后路固定融合术

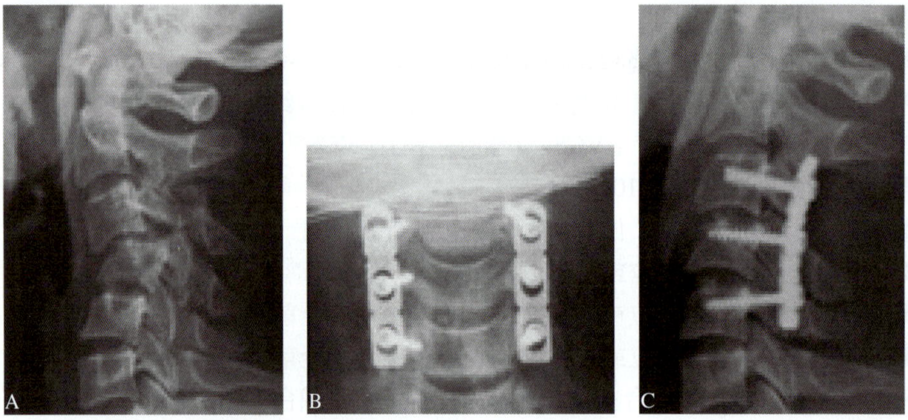

图 1-6-12 A，显示屈曲 - 牵张损伤 3 期（DFS3），双侧 C3 下关节突关节跳跃脱位，椎体不完全前滑；B、C，显示行及时闭合复位，行后路椎弓根钉内固定并融合

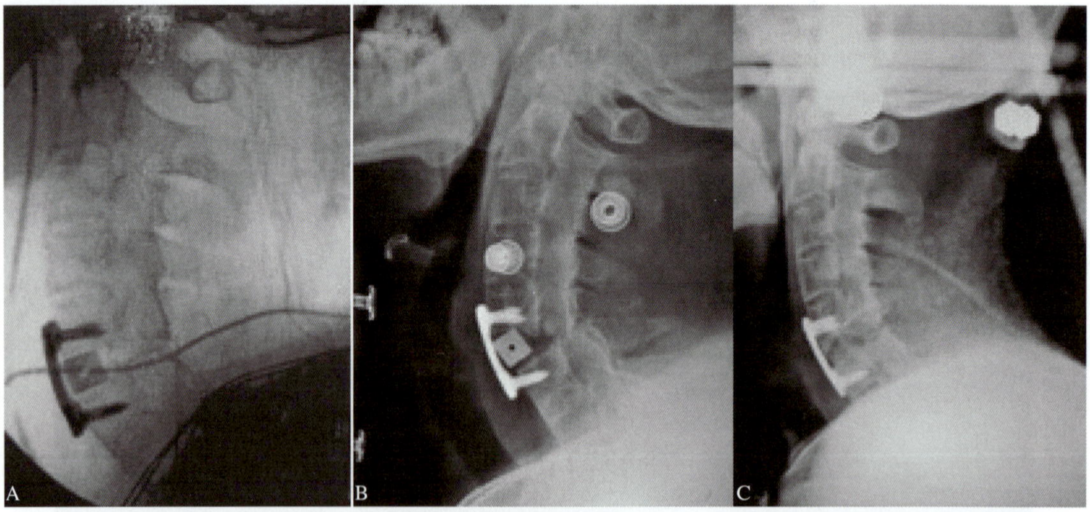

图 1-6-13 伴有强直性脊柱炎的后伸 - 牵张 1 期（DES1）患者。A，单纯 ACDF 术中透视片，次日复查 X 线示内固定移位；B，行手术翻修，将椎间融合器换为自体髂骨块，并加 Halo 支架外固定 (C)

（行勇刚 茅剑平）

参考文献

1. Levine AM, Edwards CC.Fracture of the atlas. J Bone Joint Surg Am, 1991, 73 (5) : 680-691.
2. Nakanishi T, Sasaki T, Tokita N, et al. Internal fixation for the odontoid fractures. Orthop Trans, 1982, 6 (2) :176.
3. Anderson LD, D'Alonzo RT. Fracture of the odontoid process of the axis. J Bone Joint Surg Am, 1974, 56(8) : 1663-1674.
4. Grauer JN, Shafi B, Hilibrand AS, et al. Proposal of a modified, treatment-oriented classification of odontoid fractures. Spine J, 2005, 5(2) : 123-129.
5. Perri B, Siddiqur K, Baron EM, et al. Acute odontoid fractures: anterior odontoid fixation. Oper Tech Orthop, 2007, 17:163-168.
6. Levine AM, Edwards CC. The management of traumatic spondylolisthesis of axis. J Bone Joint Surg Am, 1985, 67(2) : 217-226.
7. Allen BL Jr, Ferguson RL, et al. A mechanistic classification of closed, indirect fractures and dislocations of the lower cervical spine. Spine, 1982, 7:1-27.

7 胸椎黄韧带骨化症和胸椎后纵韧带骨化症

一、胸椎黄韧带骨化症

（一）定　义

1．黄韧带的解剖学特点

黄韧带是连接在相邻椎弓之间的韧带，从枢椎到骶椎均可见。每一节段的黄韧带分为左右两部分，其上缘附着于上位椎板的下前方，下缘附着于下位椎板的上方，外缘起于关节突的基底构成椎管的外缘，然后向内侧翻转，左右两部分在棘突部位的椎板腹侧汇合，两部分之间有血管通过。

2．黄韧带骨化症（ossification of ligamentum flavum，OLF）：黄韧带组织可有新生异位骨结构形成最终骨化，当骨化的黄韧带增厚、体积增大到一定程度时，导致椎管狭窄或者神经根管狭窄，压迫脊髓或者神经根而出现的神经刺激症状或者神经功能障碍。

3．1912 年 Le Double 最早报道了黄韧带骨化现象，1920 年 Polgar 首次对黄韧带骨化的 X 线表现进行了描述，1960 年 Yamaguchi 和 Fujita 首次报道了胸椎黄韧带骨化引起的脊髓功能障碍。

（二）发病率

胸椎 OLF 是导致胸椎管狭窄症的最常见原因，可占到需要手术治疗的胸椎退行性变所引起的胸脊髓病中的 51%。但是总体来看需要手术的胸椎 OLF 是很少的，在日本，需要手术的胸椎 OLF 患者仅占全部人口的万分之 0.6，胸椎 OLF 手术约占全部脊柱外科手术的 0.06%[1]。64.3% 的颈椎 OPLL 患者合并有 OLF，主要为胸椎 OLF[2]。但是黄韧带骨化这一现象却并不罕见，黄韧带骨化多见于亚洲人，尤其是日本人，其发病率为 5% ~ 25%，黑种人、高加索人中少见报道，在白种人中极为罕见。我国南方胸椎黄韧带骨化现象的发生率为 3.8%[3]。胸椎黄韧带骨化以下胸段最为常见，上胸段其次，中胸段最少。

（三）病　因

具体的病因尚未完全研究清楚，可能相关的因素如下：

- 局部力学因素：1967 年 Racand 通过研究认为，下胸段脊柱活动度大，该部位黄韧带受到较大的张应力而致反复损伤。损伤所致椎间小关节功能紊乱和关节突增生肥大可能是胸椎黄韧带肥厚和骨化形成的主要原因
- 脊柱退行性变：黄韧带骨化可能是脊柱退行性病变的一部分。弥漫性特发性骨肥厚症（DISH）、重度脊柱后凸患者中黄韧带骨化高发；有研究认为退变、突出的椎间

盘以及关节突关节的骨性关节炎可能释放 IL-6、TNF-α、PGE2、NO 等炎性因子引起黄韧带肥厚和骨化[4]

- 全身因素
  - ◎ 内分泌障碍：与黄韧带骨化相关的内分泌疾病中首推糖尿病
  - ◎ 骨相关元素代谢异常：钙、磷代谢异常
  - ◎ 氟代谢异常：氟骨症性和非氟骨症性 OLF 患者无论在黄韧带组织还是血清中氟含量均存在显著差异
- 遗传因素：OLF 有一定的遗传倾向，HLA 抗原系统差异、种族差别均可能与 OLF 发病有关
- 生长因子：骨形态生成蛋白（BMP）、转移生长因子 -β（TGF-β）、纤维结合素和碱性磷酸酶等和黄韧带骨化相关
- 骨化抑制因子：黄韧带骨化可能和骨化抑制因子功能失调有关

（四）病　理

- 黄韧带骨化属于软骨内化骨过程[5, 6]。病变从硬膜面开始，早期为纤维结构排列紊乱，弹力纤维减少，胶原纤维大量增生、肿胀、黏液样变性；进一步发展为黄韧带组织中的未分化间充质细胞软骨性化生形成纤维软骨细胞；最后纤维软骨细胞骨化。Ono 等[7]将黄韧带骨化分为成熟型与非成熟型
- 注意黄韧带骨化需与黄韧带钙化相鉴别。黄韧带骨化是在黄韧带中出现骨小梁、骨髓结构，而黄韧带钙化是钙盐沉着于纤维之中，钙化灶周围有较多的多核巨细胞、组织细胞和淋巴细胞浸润，表现为肉芽肿样异物反应

（五）临床表现

- 常表现为胸椎管狭窄而引起的一系列脊髓、神经根受压的症状和体征，病程长短不一。初发症状可表现为腰背部疼痛、双下肢麻木、僵硬、无力及感觉异常。进展期可为单侧或者双侧下肢无力，步行困难；间歇性跛行；行走时有踩棉花感；严重者发生上运动神经元性瘫痪，可伴有二便功能障碍。刺激肋间神经可出现胸腹部束带状疼痛和压迫感
- 病变位于胸椎中上段者，可有明显的上运动神经元损伤体征，表现为痉挛步态、肌张力增高、腱反射亢进及病理征阳性。如病变发生于下胸椎，此时在临床上主要表现为上、下运动神经元同时损伤的混合性瘫或软瘫症状，何者为重主要取决于压迫的部位和程度。表现为单侧或双侧下肢的肌力减退，胸髓受损节段平面以下感觉减退或者消失，有时感觉障碍也可表现为神经根性分布；且可伴有浅反射减弱、锥体束征及括约肌功能障碍等

（六）影像学检查

- X 线平片：以此做出初步诊断同时并有利于鉴别后纵韧带骨化、脊柱感染、肿瘤等疾病。侧位 X 线片可见椎板间隙处形成突向椎管内部的三角形骨化影，相应的椎间孔狭窄 (图 1-7-1)。但是由于可能受到肩胛骨及肝影像的干扰，对上、下胸段的判断受到一定程度的限制，而且对病变的早期诊断较为困难。X 线片更多用于对力线的判断及动力位片对脊柱稳定性的判断。椎管内造影只能提示椎管梗阻的程度，并且为有创检查，有可能加重神经功能障碍，目前使用较少

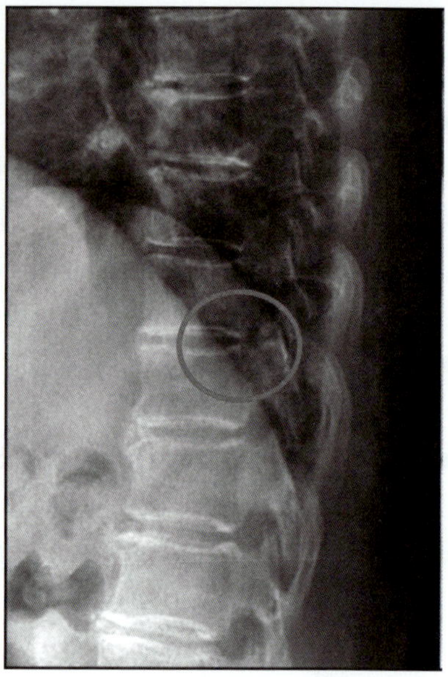

图 1-7-1 胸椎黄韧带骨化在 X 线片上显示为椎板间隙处形成突向椎管内部的三角形骨化影，相应的椎间孔狭窄

- CT 检查：可以显示 OLF 的部位、形态、大小及其对脊髓、神经根压迫的情况，并且能观测椎板、小关节、椎弓根、侧隐窝，可以指导手术方案的制订，是诊断胸椎 OLF 较为理想的方法

在 CT 横断面图像上表现为沿椎板或关节囊部位的高密度线样影，而在矢状面重建图像可以观察到相邻椎板之间有骨桥形成[8]，以及韧带骨化灶的分布范围。通过 CT 检查可以鉴别黄韧带肥厚和黄韧带骨化，并且可以观察有无伴发的前、后纵韧带骨化等情况。轴位 CT 上黄韧带骨化可分为三型[9]：单侧型、双侧分离型及双侧融合型（图 1-7-2）。当轴位 CT 出现“双轨征（tram track sign）”（图 1-7-3）或“逗号征（comma sign）”（图 1-7-4）则提示硬膜出现骨化[10]。

CTM 检查能够反映脊髓的形态变化及程度，但骨化灶的影像与造影剂影像重叠，有时难以反映致压物的部位形态及大小。

- MRI 检查：虽然 MRI 显示骨化灶的形态不然 CT 准确，但其可以显示病变节段和脊髓信号改变，能发现 CT 扫描可能遗漏的多节段病变。矢状位的 MRI T2 加权像不仅

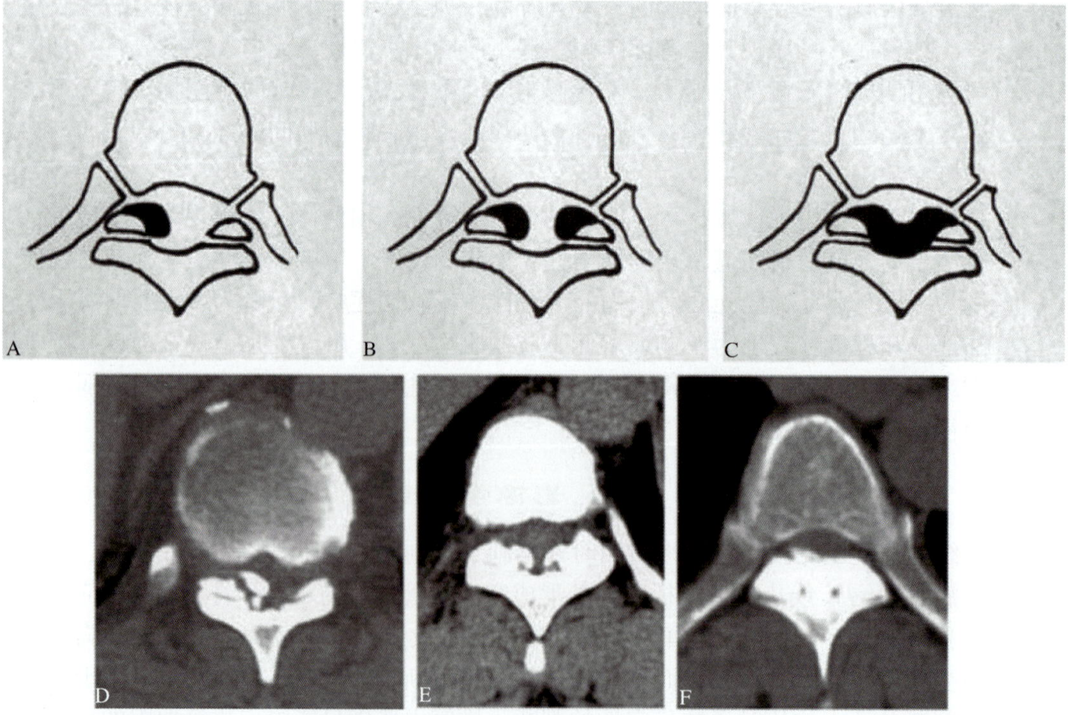

图 1-7-2 CT 轴位片。A、D，单侧型，单侧黄韧带骨化；B、E，双侧分离型，双侧骨化不相融合，可不对称；C、F，双侧融合型，双侧骨化相互融合成桥，可不对称

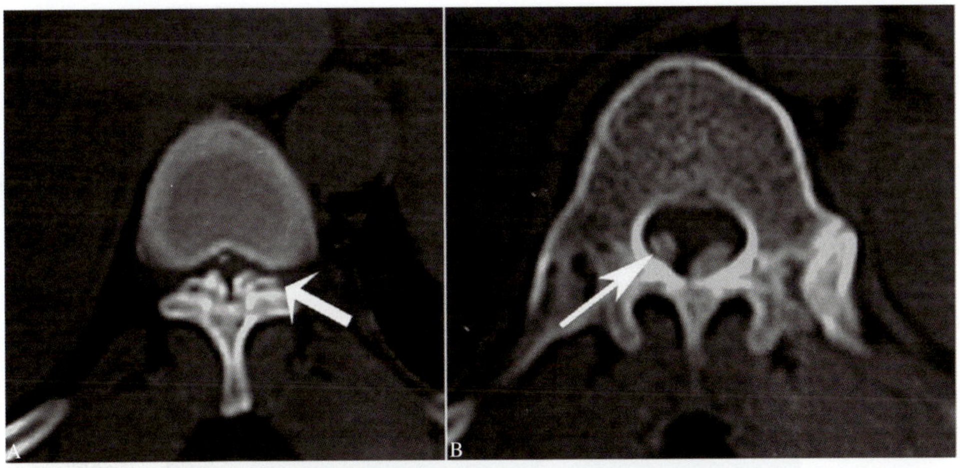

图 1-7-3 A、B，箭头所指“双轨征”提示硬膜骨化

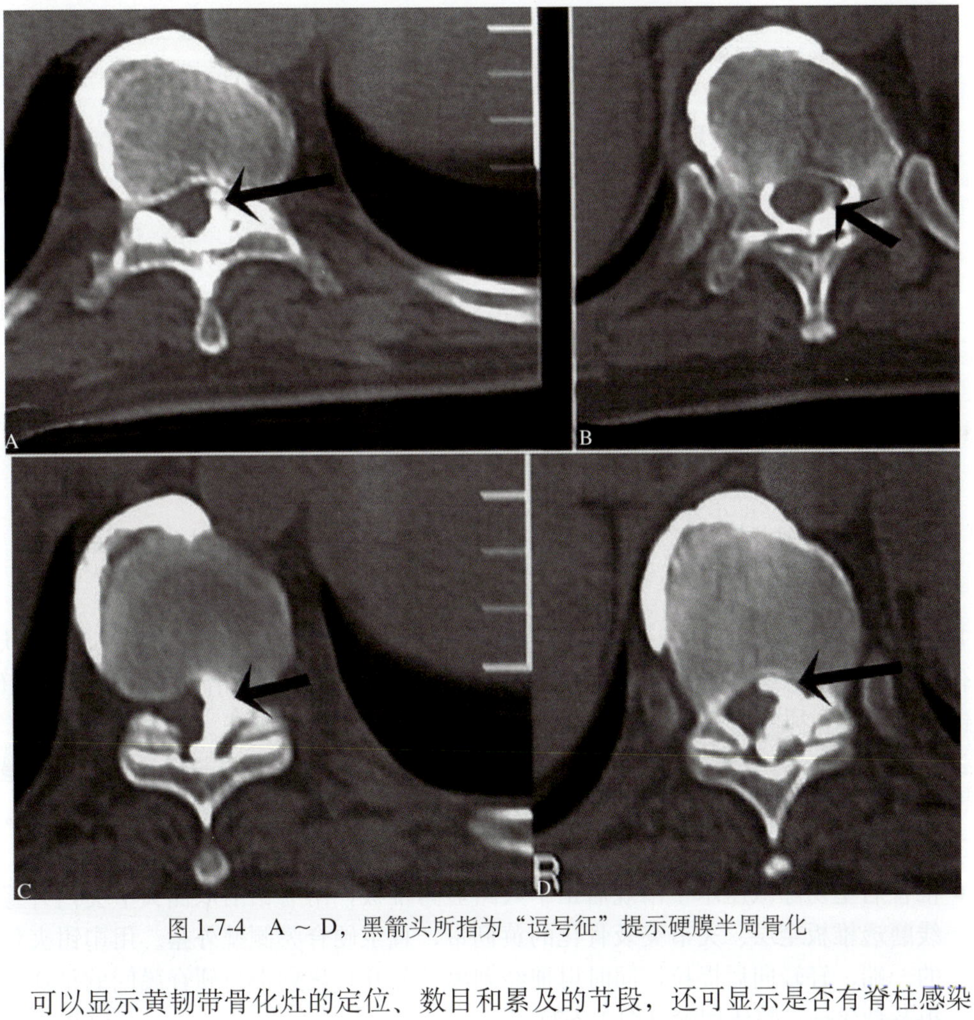

图 1-7-4 A ~ D，黑箭头所指为“逗号征”提示硬膜半周骨化

可以显示黄韧带骨化灶的定位、数目和累及的节段，还可显示是否有脊柱感染、肿瘤等其他病变。黄韧带骨化灶在 T1 和 T2 加权像上均呈低信号，呈圆形或鸟嘴样向椎管内的突出 [11]（图 1-7-5）。但轴位 MRI 扫描有一定的层厚，有可能遗漏骨化灶最大的层面。被骨化灶所压迫的脊髓如相对呈现出高信号，在急性脊髓损伤中多被认为是提示脊髓水肿、软化、坏死或出血；在慢性脊髓压迫中，多提示神经脱髓鞘病变和脊髓内微小的空洞形成 [12]

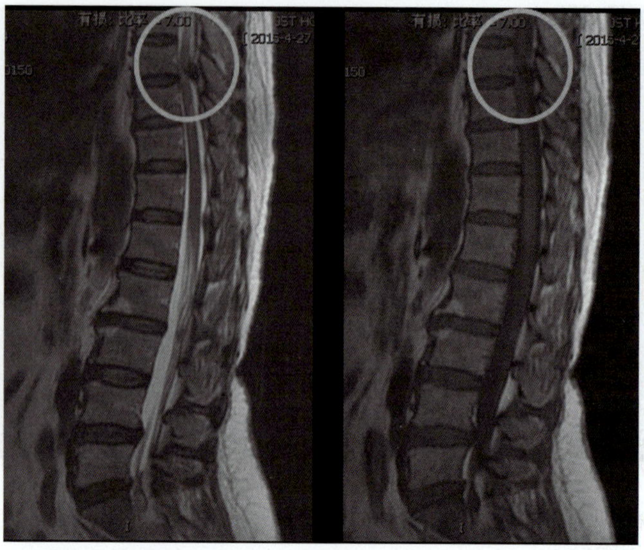

图 1-7-5 黄韧带骨化灶在 MRI 的 T1 和 T2 加权像上均呈低信号，呈圆形或鸟嘴样向椎管内的突出

根据胸椎 MRI T2 加权像横断面图像中黄韧带骨化的形态、大小，可将黄韧带骨化对椎管的侵占程度分为四度[13]。

◎ Ⅰ度：黄韧带骨化存在，硬膜囊尚未受压或刚接触
◎ Ⅱ度：硬膜囊受压变形，脊髓未受压
◎ Ⅲ度：硬膜囊受压而局部闭塞，骨化韧带已接触脊髓表面，脊髓未明显受压变形
◎ Ⅳ度：脊髓受压而明显变形（图 1-7-6）

此外，还可根据黄韧带骨化症所累及的节段数目及分布情况将之分为[14]：

◎ 跳跃型骨化，骨化灶之间存在无骨化节段
◎ 局灶型骨化，骨化灶只局限于 1 个节段
◎ 连续型骨化，骨化灶连续 2 个节段以上

（七）治 疗

1．无临床症状、影像学无脊髓受压征象的胸椎黄韧带骨化无需手术切除。对症状轻微或骨化早期（增生肥厚为主）的非症状性患者，可采取保守治疗，治疗措施包括卧床休息、消炎镇痛药、营养神经药对症治疗，同时教育患者避免外伤。

2．手术指征：有脊髓压迫的症状和体征，或者合并神经根压迫的症状和体征，呈进行性加重，影像学显示明显的脊髓压迫者，应早期手术切除骨化灶，解除对脊髓的压迫。

3．术式

- 椎管后壁切除减压术：常规后正中入路显露椎板，用磨钻沿双侧关节突内外缘的中线磨透椎板全层、关节突及骨化的黄韧带，直至硬脊膜侧壁外露。用巾钳夹住椎板的一端，轻轻向后提拉，同时用神经剥离子分开骨化韧带与硬脊膜间的粘连，将椎板及骨化韧带整体切除（图 1-7-7）

有时严重骨化的黄韧带与原椎板一起形成“双层椎板”样结构，加上增生肥大的关节突及骨化的关节囊韧带挤入椎管内，常难以做到经典的“揭盖式”椎板切除。此时可以先切除椎板外层部分，然后再沿关节突中线进一步磨透骨化的黄韧带，用分阶段“揭盖”的方法切除椎板，然后用椎板咬骨钳或刮匙切除残存的关节突及骨化的黄

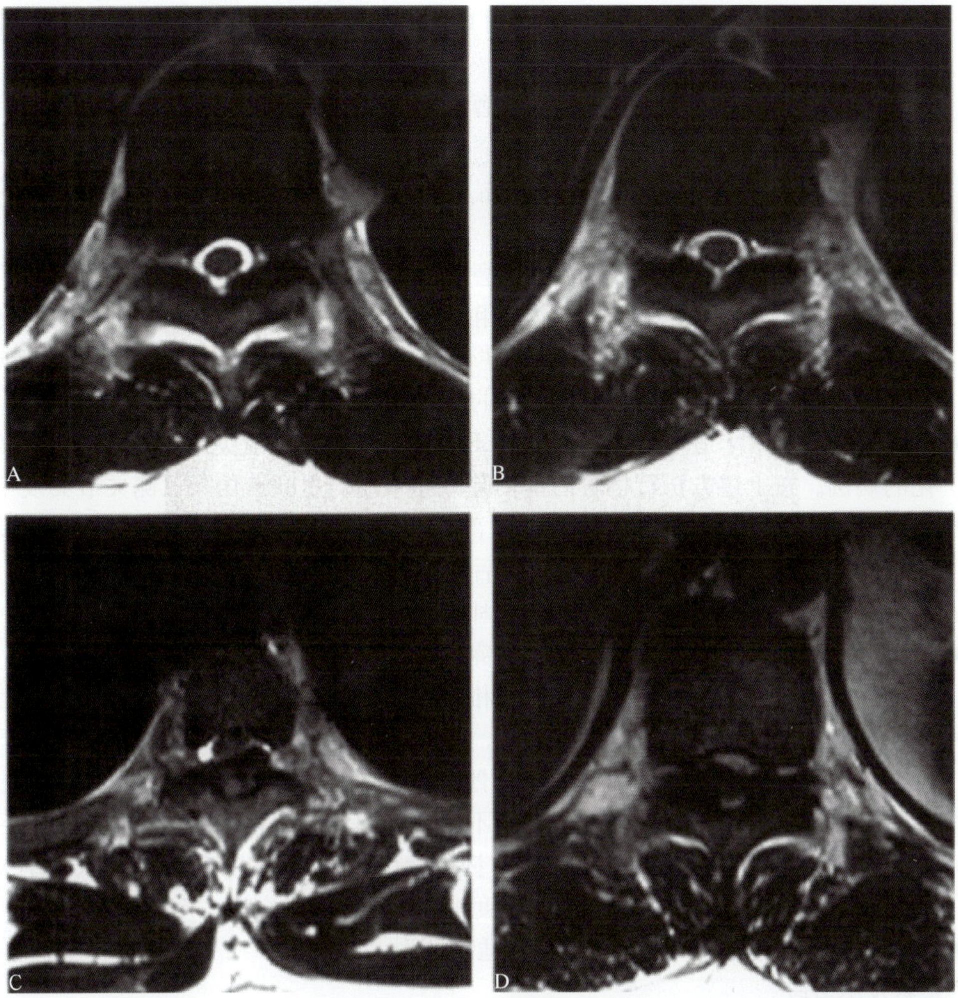

图 1-7-6 MRI 横断面（T2WI）上胸椎黄韧带骨化分度：A，Ⅰ度；B，Ⅱ度；C，Ⅲ度；D，Ⅳ度

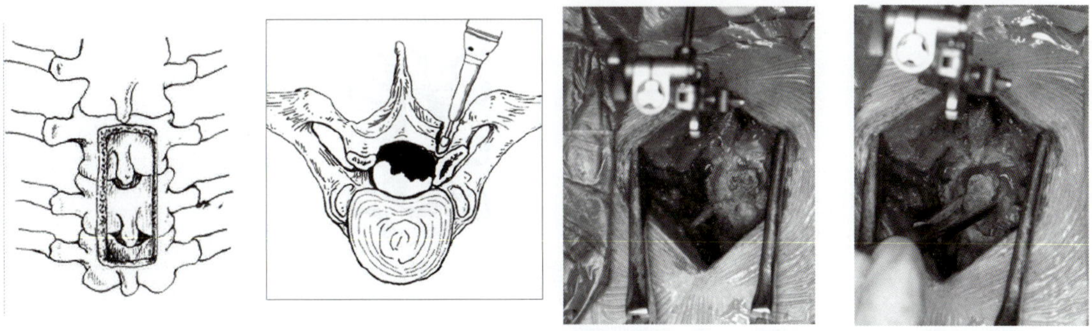

图 1-7-7 椎板及黄韧带整体切除

韧带，直至减压彻底。

- 椎板切除减压术：显露病椎椎板间隙及上正常椎板间隙。C 臂 X 线机定位准确后，切除病椎相邻上位棘突，自上下关节突内侧半，将椎板用高速球形磨钻磨去外板及板障，内板磨薄，关节突内侧和未骨化处磨薄
  - ◎ 单侧型将骨化物对侧和头、尾侧椎板磨薄处用椎板咬骨钳咬开，充分减压使骨化物孤立，用神经剥离子探查粘连情况，助手用血管钳夹紧并持住骨块，术者将关节突内侧磨薄处咬开使骨化物游离，齿镊夹住骨块轻提起，由中间向外侧剥离摘

除骨块，骨化物与硬膜粘连剥离不开或硬膜粘连骨化者用尖刀切除，即采用磨薄 - 孤立 - 游离 - 半块切除的手术方式

- ◎ 双侧分离型将骨化物头、尾侧椎板磨薄处用椎板咬骨钳咬开，充分减压后用椎板咬骨钳将中间未骨化黄韧带咬除分隔，使两侧骨化物孤立，再按单侧型手术方法逐块处理，但应先摘除骨化较轻侧游离块，即采取磨薄 - 分隔 - 孤立 - 游离 - 两个半块切除的手术方式
- ◎ 双侧融合型将骨化物头、尾侧椎板磨薄处用椎板咬骨钳咬开充分减压，对侧关节突内侧磨薄处咬开使其孤立，助手用血管钳夹紧并持住骨块，术者将关节突内侧磨薄处咬开使其游离，用髓核钳夹住骨块轻轻提起由对侧向术者侧剥离摘除骨块，即采取磨薄 - 孤立 - 游离 - 整块切除的手术方式

- 脊髓环形减压术：适用于少数胸椎 OLF 合并显著胸椎间盘突出或局灶性后纵韧带骨化的病例。按上述方法行椎管后壁切除减压术后，用磨钻切除双侧关节突及下一椎体的横突、肋骨与椎体和横突相关联部分及少许后肋，沿椎体侧面行骨膜下剥离，从椎体的后外侧切除椎间盘或骨化的后纵韧带，这样可以避免对脊髓的牵拉与刺激。因后柱的完整性丧失，减压后需行内固定及植骨（图 1-7-8）[15]。
- 计算机辅助微创椎板切除减压术：显露病椎椎板间隙。常规注册导航系统后，用注册的高速磨钻在上位病椎棘突基底和椎板行穹隆状切除，保留棘突顶部、棘上韧带和部分棘间韧带的完整性（图 1-7-9），继续用磨钻沿黄韧带骨化灶边缘磨薄下位病椎上部和骨化灶两边，仔细用椎板咬骨钳和小刮勺等分离边缘，将黄韧带骨化灶向背侧轻提起，骨化物与硬膜粘连剥离不开或硬膜粘连骨化者用尖刀切除，然后从侧方将骨化灶取出（图 1-7-10），完成黄韧带骨化灶的切除和减压。由于双侧小关节及后柱棘上棘间部分保留完好，最大程度维持了脊柱的稳定性，无需加用内固定
- 内镜下椎板减压术[16,17]：建议的手术适应证为
  - ◎ 累及单节段

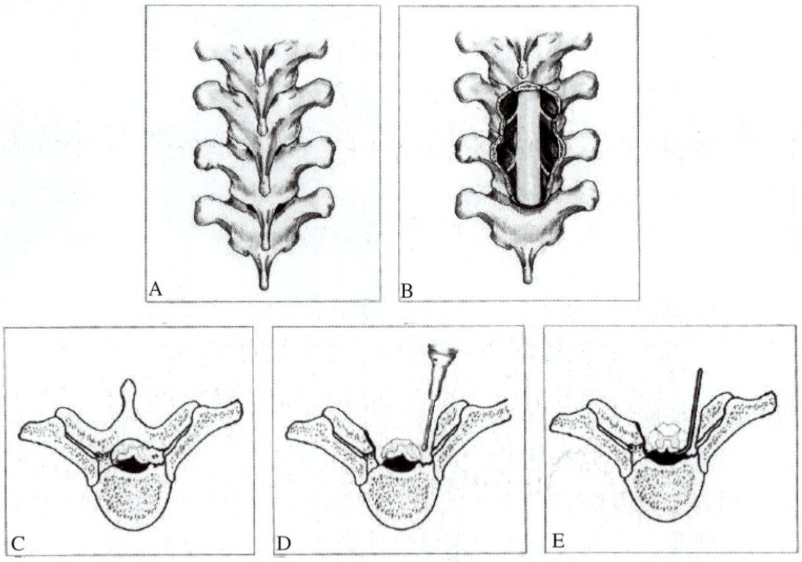

图 1-7-8 脊髓环形减压术。A、B，冠状面示椎板切除减压；C、D，横断面示椎板切除减压，同时移除存在的黄韧带骨化，切除关节突内侧部分、椎弓根、峡部；E，将骨化的韧带与硬膜囊腹侧的粘连剥离，并将骨化的后纵韧带移除或降低到椎体内，使脊髓减压

◎ 下胸椎（T9-12）
◎ CT 片没有“逗号征”或“双轨征”的单侧或双侧分离型黄韧带骨化症
◎ 黄韧带骨化在 MRI 中显示为圆形
◎ 如黄韧带骨化为鸟嘴样，黄韧带尽量去除，留下骨化灶尖部部分漂浮以避免硬膜撕裂
◎ 建议术中脊髓诱发电位监测以避免严重脊髓损伤

手术有后正中入路和单侧旁正中入路两种手术入路。然而，由于内镜下手术容易导致硬膜撕裂、脑脊液漏和神经损伤的发生，除非对胸椎黄韧带开放手术有丰富经验的医师，不建议使用内镜下椎板减压术。

4．手术并发症

- 术中脊髓损伤：咬骨钳挤压、骨刀震动、磨钻磨削时刺激都可能造成脊髓损伤。一般避免直接咬骨钳咬除椎板，不要使用骨刀，使用磨钻时需要很小心，避免脊髓刺激。有时没有术中操作失误的情况下也会出现脊髓损伤症状加重，可能与脊髓损伤后血供受影响有关
- 术中硬膜撕裂、缺损，术后脑脊液漏：和硬膜粘连、硬膜骨化以及术中操作失误有关。术中硬膜损伤的发生率为 0.6% ~ 17.4%，术后脑脊液漏的发生率为 2.31% ~ 9.37%。术中出现硬膜撕裂、缺损可应用人工硬膜、深筋膜、脂肪片等修补覆盖，逐层严密缝合伤口。出现术后脑脊液漏时伤口引流量增加，患者容易出现头痛

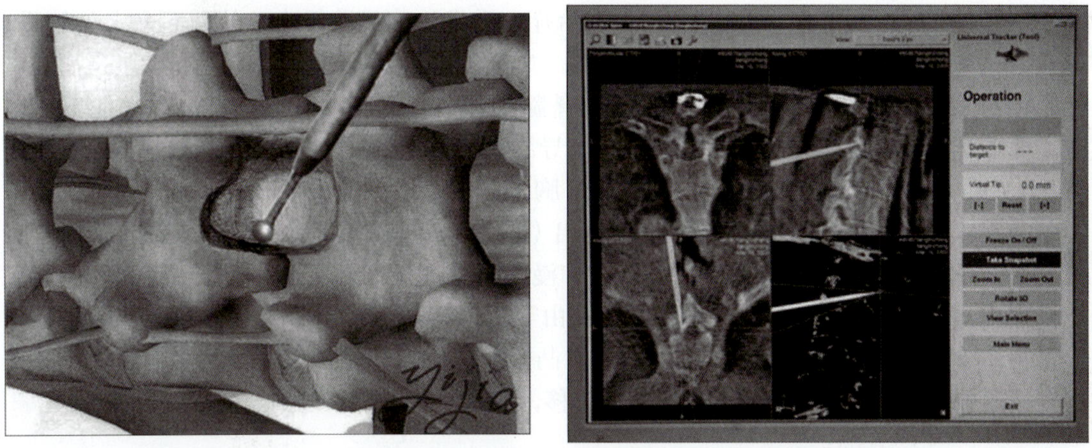

图 1-7-9　用注册的高速磨钻在上位病椎棘突基底和椎板行穹隆状切除，保留棘突顶部、棘上韧带和部分棘间韧带的完整性

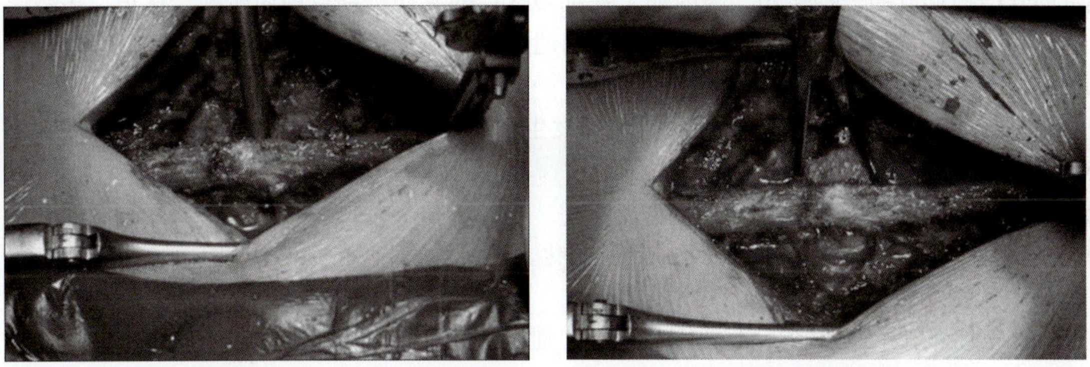

图 1-7-10　继续用磨钻沿黄韧带骨化灶边缘磨薄下位病椎上部和骨化灶两边，从侧方将骨化灶取出

等症状，根据引流量的情况可予间断夹闭。一般引流 2 周后可以拔除，加压包扎即可

- 术后血肿：主要是术中止血不彻底或者术后血压不稳定引起血管的活动性出血，出血量短时间内大于引流量所致。当发现引流不畅并且患者肢体活动能力下降，怀疑伤口内血肿压迫脊髓时，应立即打开伤口探查、清除血肿
- 术后脊髓反应性水肿：有些患者在术后两三天时感觉肢体功能较术后当天下降，而术中没有操作相关的脊髓损伤，术后当天下肢功能较术前改善，同时引流通畅没有血肿形成，考虑是术后脊髓反应性水肿引起脊髓功能下降。可予脱水药物和糖皮质激素治疗
- 术后脊柱不稳定：胸腰段脊柱应力较大，如果小关节等后方结构损伤较多时可导致术后脊柱不稳定。术中根据具体情况予脊柱固定、融合可减少脊柱不稳定发生的风险

（崔冠宇）

二、胸椎后纵韧带骨化症

胸椎后纵韧带骨化症 (ossifcation of posterior longitudinal ligament, OPLL) 是胸椎管狭窄症（thoracic spinal stenosis, TSS）中比较少见的一种，而胸椎管狭窄症在脊柱外科疾病谱中也是比较少见的，所以胸椎 OPLL 在脊柱外科领域是一种非常少见的疾病。但是由于其致残率高，保守治疗无效，只能够采取手术治疗。手术治疗风险极大，处理起来十分棘手，所以一直是脊柱外科领域的难点和重点。

胸椎管狭窄症是胸椎各种因素压迫脊髓导致神经功能障碍的一类疾病的统称诊断。随着影像诊断技术的提高。已经证实导致胸椎管狭窄的主要病因是胸椎黄韧带骨化（osssification of ligament flavum, OLF）、胸椎后纵韧带骨化（ossifcation of posterior longitudinal ligament, OPLL）和胸椎间盘突出（thoracic disk herniation, TDH）或胸腰段椎间盘突出（TLDH），以及全身骨化性疾病［弥漫性特发性骨韧带肥厚综合征（DISH）、强直性脊柱炎（AS）及氟骨症等］。胸椎 OPLL 由于压迫来自于脊髓前方，所以手术难度是胸椎管狭窄中最大的。由于胸椎具有生理性后凸，所以单纯胸椎管后壁切除后，硬脊膜囊并不会像颈椎后路椎管扩大成形后可以向后漂移，躲避压迫，从而达到间接减压目的。

（一）胸椎OPLL的病理和病因

后纵韧带骨化的病理改变是脊柱后纵韧带内存在着不断进展的异位钙化，最终导致韧带内骨结构形成的一种疾病，国内外文献对 OPLL 的发病机制目前尚无统一认识，多数学者认为 OPLL 是由多种因素引起的，如基因遗传、代谢异常、脊柱局部应力因素和脊柱退变等。

据 Epstein 统计，颈椎后纵韧带骨化的发生率最高，胸椎其次，腰椎很少发。OPLL 一般具有以下几个特征：

- 在脊柱后纵韧带内有异位骨形成
- 在韧带骨化之前纤维软骨细胞增殖钙化，随后血管长入，组织吸收
- 骨化及韧带组织增生，细胞增殖并存
- 韧带的骨化发生在一个特殊的部位，通可能与老年性骨质增生（Forestier 病）或弥漫性特发性骨肥厚症伴发

- 日本人发病率高，1960 年 Tsukimoto 等首先详细描述了后纵韧带骨化，并报道了该病在日本人口中的发病率为 1.9% ~ 4.3%，而在美国和欧洲的发病率仅为 0.01% ~ 1.7%

（二）胸椎OPLL的临床表现

胸椎 OPLL 临床表现和胸椎 OLF 相似，好发于 50 ~ 70 岁的人群，隐匿起病，主要发生在东亚地区。临床表现为进展性胸椎脊髓压迫症表现，在轻微外伤后可急性发生和发展。胸椎 OPLL 经常与 TDH、OLF 等病变同时存在。可以局限，亦可广泛，甚至呈跳跃存在，因而给诊断及治疗带来困难。术前需要确诊受损神经节段定位，并完善各项影像学检查。对于有脊髓、神经损害的胸椎 OPLL，目前没有有效的保守治疗方法，手术治疗是首选。

（三）胸椎OPLL的手术治疗

我们认为，对于 OPLL 单纯行后路减压内固定的远期效果是无效的。对于 3 个椎体长度以下的短节段胸椎 OPLL，一般选择经正后方入路脊髓 360° 减压、椎弓根螺钉内固定并矫正后凸术。

1. 暴露出需要减压的胸椎节段及上下各 2 个节段的棘突、椎板、小关节突、肋横关节。

2. 导航引导下内固定，在要减压节段的上下 2 个节段植入固定用的椎弓根螺钉。

3. 导航引导下椎管背侧减压，切除椎管后方和侧方结构，上下各超过骨化灶各 1 个节段，用棘突咬骨钳将减压节段的棘突咬除，使用高速磨钻沿两侧小关节中心做出骨槽，分离椎板（减压前静脉注射甲泼尼龙预防脊髓损伤），采用揭盖法去除椎管后壁，完成椎管后部减压。

4. 导航引导下减压，使用高速磨钻沿着硬膜边缘磨除骨化灶前方的椎体，左右双侧磨通，上下边界至正常椎体和骨化灶的边界，术中注意分离并保护肋间神经。

5. 此时脊髓硬膜前方为残留在椎体后壁的骨化后纵韧带，根据粘连的程度采用锐性或钝性分离，严重者可以切除部分硬脊膜，使骨化后纵韧带与脊髓分离，用反向刮勺压塌后纵韧带骨化灶，从侧后方取出骨化后纵韧带块，完成脊髓前方的减压。

6. 安装并连接椎弓根螺钉的连接棒，适当去后凸矫形；以可吸收明胶填塞椎体的缺损和覆盖硬脊膜。

该方法在技术上有相当的难度，需要熟练的减压技术并借助一些特殊工具，因此需要非常谨慎地开展。由于该类手术技术性较强，在达到充分减压的同时，术中对脊髓及神经根的严格保护是手术成功的关键。常规手术方式很难达到这些要求，更多地依赖于术者的经验。术中导航系统在脊柱外科手术中的应用提供了达到这些要求的捷径，3D 计算机导航可提供术中结构图像重建，显示实时的操作点所在的轴位、矢状位和冠状位图像，可引导术者更安全、有效地辨认出骨化灶边缘及与硬膜脊髓之间的关系。

另外，对于跳跃型，需要分次手术，先行压迫严重节段手术；对于长节段连续型，可以采用广泛胸椎椎管后壁切除减压加局限 360° 脊髓环形减压内固定术；对于长节段连续型合并僵硬和后凸，需要在狭窄节段广泛胸椎管后壁切除的基础上，选择骨化块压迫程度最重的节段经双侧关节突行环形减压，并在环形减压节段行适度截骨 - 闭合（去后凸），以减少减压节段的后凸程度，使脊髓轻度短缩并松弛，即通过直接和间接两种方法使脊髓获得充分减压。

（陶晓晖）

参考文献

1. Aizawa T, Sato T, Sasaki H, et a1. Thoracic myelopathy caused by ossification of the ligamentum flavum: clinical features and surgical results in the Japanese population. J Neurosurg Spine, 2006, 5(6) : 514-519.
2. Kawaguchi Y, Nakano M, Yasuda T, et al. Characteristics of ossification of the spinal ligament; incidence of ossification of the ligamentum flavum in patients with cervical ossification of the posterior longitudinal ligament-Analysis of the whole spine using multidetector CT. J Orthop Sci, 2016, 21(4) : 439.
3. Guo JJ, Luk KD, Karppinen J, et a1. Prevalence, distribution, and morphology of ossification of the ligamentum flavum: a population study of one thousand seven hundred thirty-six magnetic resonance imaging scans. Spine, 2010, 35 (1) : 51-56.
4. Park JO, Lee BH, Kang YM, et al. Inflammatory cytokines induce fibrosis and ossification of human ligamentum flavum cells. J Spinal Disord Tech , 2013, 26 (1) : E6-12.
5. Sakamoto R, Ikata T, Murase M, et al. Comparative study between magnetic resonance imaging and histopathologic findings in ossification or calcification of ligaments. Spine, 1991 Nov, 16 (11) : 1253-1261.
6. Hijioka A, Suzuki K, Nakamura T, et al. Light and electron microscopy of hydroxyapatite depositions in the ligamentum flavum. Spine, 1994, 19 (23) : 2626-2631.
7. Ono K, Yonenobu K, Miyamoto S, et a1. Pathology of ossification of the posterior longitudinal ligament and ligamentum flavum. Clin Orthop Relat Res, 1999 (359) :18-26.
8. Park BC, Min WK, Oh CW, et al. Surgical outcome of thoracic myelopathy secondary to ossification of ligamentum flavum. Joint Bone Spine, 2007, 74 (6) : 600-605.
9. Kuh SU, Kim YS, Cho YE, et al. Contributing factors affecting the prognosis surgical outcome for thoracic OLF. Eur Spine J, 2006, 15 (4) : 485-491.
10. Muthukumar N. Dural ossification in ossification of the ligamentum flavum: a preliminary report. Spine, 2009, 34 (24) : 2654-2661.
11. Kuh SU, Kim YS, Cho YE, et al. Contributing factors affecting the prognosis surgical outcome for thoracic OLF. Eur Spine J, 2006, 15 (4) : 485-491.
12. Liào CC, Chen TY, Jung SM, et a1. Surgical experience with sydromatic thoracic ossification of the ligamentum flavum. J Neurosurg Spine, 2005, 2 (1) : 34-39.
13. 党耕町．胸椎黄韧带骨化与胸椎管狭窄症．全国胸椎管狭窄症专题研讨会论文汇编，杭州，2006：9-11.
14. 赵建民，党耕町．胸椎黄韧带骨化症的影像诊断．中国脊柱脊髓杂志，2004，14(5):278- 282.
15. 王哲，朱超，罗卓荆 . 胸椎管狭窄症的手术策略 , 中华骨科杂志 , 2015, 35 (1) : 76-82.
16. Ikuta K, Tarukado K, Senba H, et al. Decompression procedure using a microendoscopic technique for thoracic myelopathy caused by ossification of the ligamentum flavum. Minim Invasive Neurosurg,2011, 54 (5-6) : 271-273. PMID: 22278795.
17. Baba S, Oshima Y, Iwahori T, et al. Microendoscopic posterior decompression for the treatment of thoracic myelopathy caused by ossification of the ligamentum flavum: a technical report. Eur Spine J, 2016, 25 (6) : 1912-1919.

8 胸腰椎后凸畸形

一、病　因

1. 先天性或发育性疾患
- 先天性椎体发育不良
- Scheuermann 病
- 强直性脊柱炎

2. 感染性、骨病性、创伤性疾患
- 椎体结核
- 椎体肿瘤
- 骨质疏松性椎体压缩骨折
- 陈旧椎体骨折后凸畸形

3. 医源性因素
- 广泛的椎板减压后后凸畸形
- 脊柱侧弯矫正融合术后的平背畸形
- 椎体骨折未积极治疗后凸畸形发展加重

二、病理生理

整个脊柱矢状位的应力不平衡，为重新获得平衡脊柱会进行一系列的代偿性改变。

1. 在后凸局部，脊柱后方的韧带、关节囊、肌肉等软组织处于被拉长的状态，应力显著增加。腰背肌为维持躯体的平衡而处于持续收缩的状态，在临床上会造成腰背疼痛等症状。

2. 后凸节段上下的腰椎和颈椎会以增大前凸进行代偿，增加这些节段的应力，加速颈椎和腰椎的退变。

3. 严重的后凸侵犯椎管，使硬膜和神经组织紧贴于后凸椎体上并形成压迫和牵张，从而造成神经症状。

躯体的代偿能力减弱，发生进行性加重的失代偿表现，从而出现或加重临床症状。

三、治　疗

1. 保守治疗
- 轻度的胸腰椎后凸

- 功能锻炼，支具固定等

2. 手术矫正

- 临床症状明显
- 进行性加重的后凸

3. 后凸的截骨矫形手术

- 后路手术
- 前路手术
- 前 - 后路联合手术

目前使用最多的还是后路手术。

后路截骨后凸矫正术

- Smith-Peterson 术
- 经椎弓根截骨术
- 两种方法的改良术式

1. Smith-Peterson 术

最为常用，由 Smith-Peterson 首先报道。

切除后凸顶部椎体的椎弓，以后纵韧带为旋转支点，短缩椎体后柱矫正后凸，同时椎间隙张开，椎体的前中柱延长。手术简单易行，可矫正大多数后凸，应用最广泛（图 1-8-1）。

- 仅缩短了椎体的后柱，后凸的矫正需要前柱的开放延长，对于前柱僵硬融合的脊柱难以开放前柱，或需要行前路松解术后才可进行
- 属于“开角”矫形术，开放的椎间没有支撑，固定融合仅依靠后柱完成，或需要另行脊柱前柱的支撑融合术
- 矫正后凸后使脊柱的前柱延长，对脊柱前方的脏器，特别是动静脉造成一定的危险，特别是在畸形矫正角度较大时
- 多节段截骨可减少每一节段的矫正角度，减小脏器损伤的风险，但需要对更多的脊柱节段进行手术和固定融合

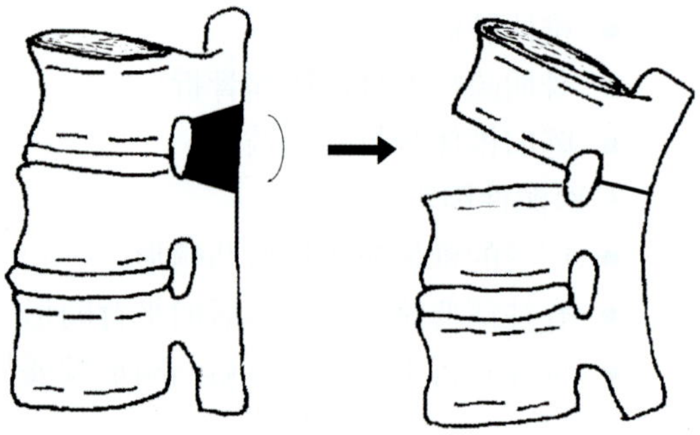

图 1-8-1 Smith-Peterson 截骨术图示。切除后凸顶部椎体的椎弓，以后纵韧带为旋转支点，短缩椎体后柱矫正后凸。同时前纵韧带断裂，椎间隙张开，椎体的前中柱延长

2. 经椎弓根截骨术

由 E.Thomasen 首先报道，又称之为“蛋壳”（egg shell）法。

经椎弓根行椎体楔形截骨，其尖端位于椎体前方的前纵韧带上，然后闭合截骨完成后凸矫正（图 1-8-2）。

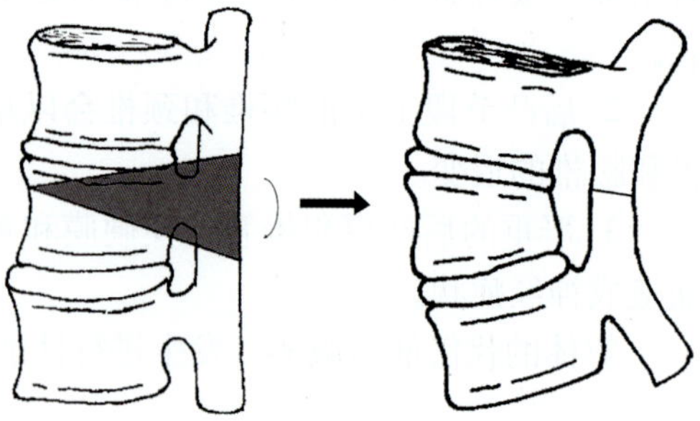

图 1-8-2 经椎弓根截骨术图示。行经椎弓根的楔形截骨术，其尖端位于椎体前方的前纵韧带上，然后闭合截骨完成后凸矫正。脊柱的前、中、后柱均有所短缩

- 经单纯后路手术就可完成脊柱三柱的截骨矫形
- 属“闭角”矫形术，没有脊柱前柱的延长，从而避免了前方脏器损伤的危

险
- 截骨闭合面宽广，更有利于骨性愈合和稳定
- 椎弓根是脊柱后柱与前中柱间的唯一骨性连接，经椎弓根可从后路经骨性通路安全地进入脊柱前中柱的椎体完成截骨，最大限度地减少神经损伤的风险

手术步骤：
- 常规气管插管全身麻醉，俯卧体位，使拟截骨矫形的后凸节段腹侧空虚，以有利于术中矫形操作（图 1-8-3）
- 后正中切口，在拟截骨的后凸顶椎上下待固定融合的椎体上置入椎弓根钉，做好内固定准备，通常固定截骨节段上下各两个椎体。应当注意到在截骨矫形的过程中，为避免神经的损伤，有可能需要进行临时的内固定（图 1-8-4）
- 在后凸的顶椎做椎板减压，显露硬膜囊、神经根和椎弓根。此步操作应充分广泛地减压椎管，特别是中央椎管的减压，并尽量多地保留骨质备用于植骨（图 1-8-5）
- 确认待截骨椎体的椎弓根，进一步确认硬膜囊和神经根，以及与之相邻的椎弓根内壁和椎体后壁，用高速电动磨钻沿椎弓根向椎体内截骨（图 1-8-6、图 1-8-7），两侧分别进行，直至去除楔形截骨范围内的松质骨，到达椎体前侧和外侧的皮质骨。在此步骤应保留椎弓根内壁和椎体后壁的完整，反复确认截骨操作完全在骨质内进行，避免损伤神经和硬膜囊。若单纯矫正后凸，要注意左右截骨的大小要对称。若想同时矫正冠状面上的侧凸畸形，则应按设计进行截骨。去除松质骨的操作也可用刮匙或刮刀完成，可获得更多的植骨用骨质。但使用磨钻可以显著减少术中的出血量，且使操作更精确
- 使用椎板咬骨钳去除椎弓根内壁，用反向刮匙在硬膜囊前方将椎体后壁打入空虚的椎体内，完成截骨（图 1-8-8）。此时神经组织完成了 360° 的全周减压（图 1-8-9）。此时

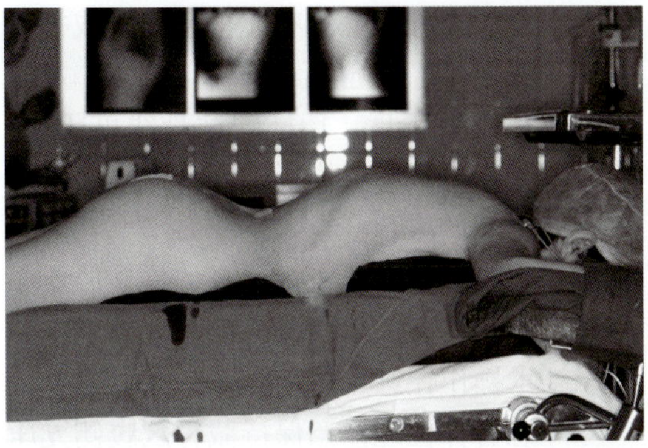

图 1-8-3 手术中体位。拟截骨矫形的后凸节段腹侧空虚，以利于术中矫形操作

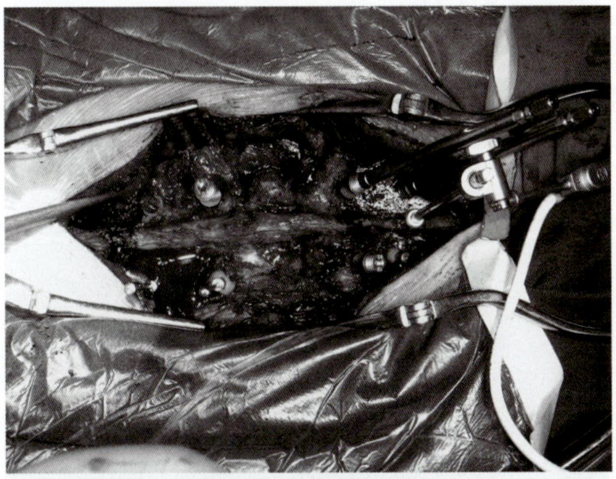

图 1-8-4 在截骨矫形前先置入内固定螺钉。在矫形时有可能需要临时固定以稳定脊柱

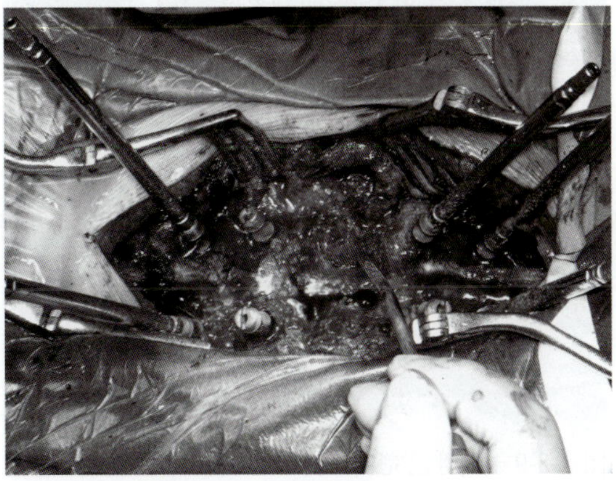

图 1-8-5 椎管减压，显露硬膜囊、神经根和椎弓根

常可见到后凸畸形在重力的作用下得到部分矫正

- 后伸患者的体位并向顶椎加压使后凸矫正，安装内固定连杆可使后凸进一步得以矫正（图 1-8-10）。在矫正过程中要仔细探查有无椎管狭窄或神经受压，若有应行进一步的椎板减压。后凸矫正后，后柱的截骨线可闭合，不过即使中央椎板未闭合也不会影响骨质的融合
- 行椎体后外侧植骨融合，常规放置引流，逐层关闭切口

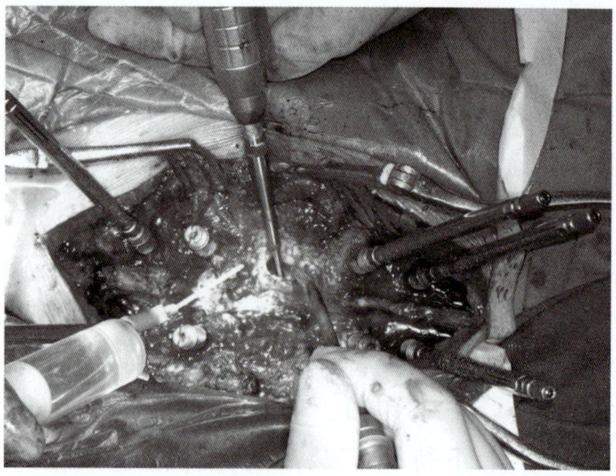

图 1-8-6 使用磨钻沿椎弓根向椎体内截骨

手术操作注意点：

- 患者体位应注意保持截骨区腹侧无压迫或支撑，或使用可使患者后伸的手术床
- 椎管减压应彻底而广泛，在脊柱后凸的局部由于神经组织向前移动，可形成椎管并不狭窄的假象
- 使用磨钻进行截骨可显著减少术中出血量，也使操作更精细，从而显著提高手术的安全性

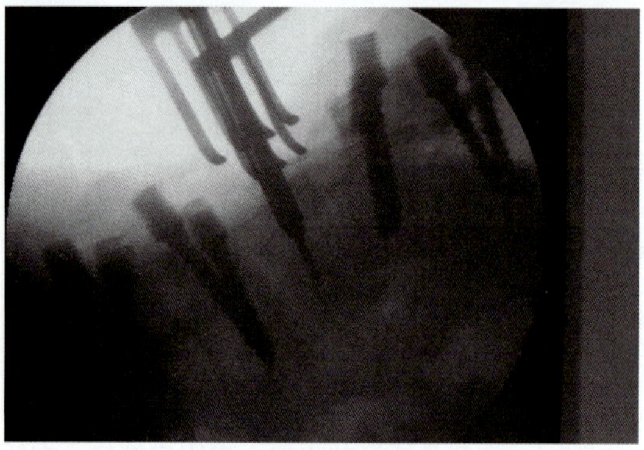

图 1-8-7 术中透视所见，磨钻经椎弓根在椎体内截骨

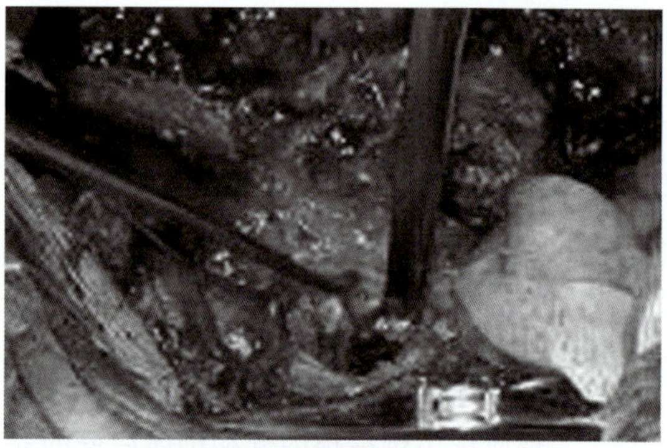

图 1-8-8 用反向刮匙在硬膜囊前方将椎体后壁打入空虚的椎体内，完成截骨

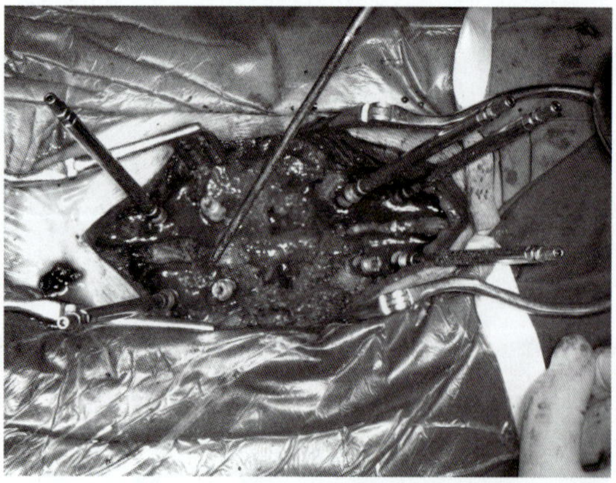

图 1-8-9 截骨已完成，神经组织获得了 360° 的全周减压

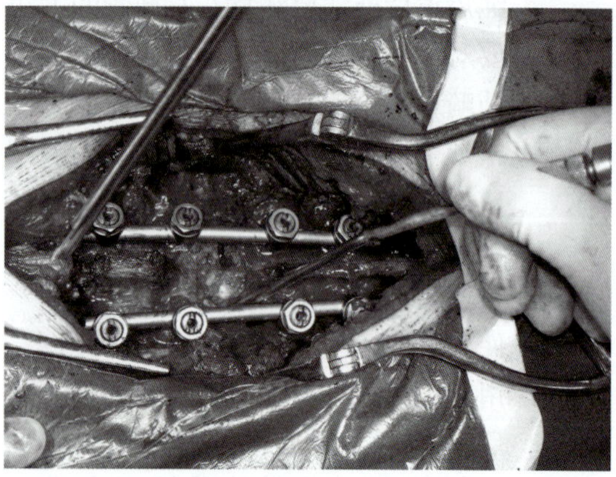

图 1-8-10 安装内固定连杆。后凸进一步被矫正

- 在经椎弓根截骨时若过早去除椎弓根内壁，有可能发生硬膜囊膨胀遮挡椎弓根截骨入口，影响截骨的操作，故应尽量保留
- 在处理椎体外侧壁皮质骨时要注意节段血管的存在，必要时可在直视下分离该血管后再行进一步操作
- 若椎体后壁与硬膜囊粘连严重，则可使用磨钻细心磨薄椎体后壁骨质，使硬膜漂浮膨胀而完成减压。切不可强行将椎体后壁打入椎体内，否则可造成严重的硬膜囊或神经损伤
- 在矫正后凸时神经和硬膜囊移向后方，有时可形成皱折，应认真探查有无椎管狭窄或神经受压，若有则应行进一步的椎板减压
- 尽可能多地去除截骨的椎弓根，以减少神经根管狭窄发生的可能性
- 在胸椎截骨时，若神经根影响截骨操作可切断其 1 ～ 2 根，但应尽量避免这样做。经椎弓根椎体“蛋壳”截骨技术，作为后路安全进入椎管前方椎体的技术，可经过改进用于多种目的
- 半椎体畸形的矫正
- 胸腰椎爆裂骨折，可用该法去除硬膜囊前方突入椎管的碎骨片，完成神经组织的全周减压
- 截骨的范围可向上进入上一椎间盘，扩大减压和融合的范围
- 对椎体肿瘤的患者，适当扩大向外分离截骨的范围，可完成一个节段的全椎体切除

四、小 结

经椎弓根截骨

- 在一个节段可获得 30° ～ 45° 的前凸矫正，相当于 Smith-Peterson 截骨术 3 个节段的矫正度
- 手术效果良好，技术要求高，手术风险较大
- 对小于 20° 的后凸矫正，有作者认为应行较简单的 Smith-Peterson 截骨术以减小手术风险
- 在一个节段进行过大的矫形会造成硬膜囊和神经组织的向后皱折，从而引起损伤

大角度后凸畸形的矫正

- 2 个或多个节段经椎弓根截骨
- 单节段后方闭合短缩、前方张开伸长的截骨矫形术。既避免因脊柱中后柱过度短缩造成神经组织皱折损伤，也降低了因前柱伸长造成脏器和血管损伤的风险

（张 波 王永庆）

参考文献

1. Smith-Peterson MN, Larson CB, Aufranc OE. Osteotomy of the spine for correction of flexion deformity in rheumatoid arthritis. J Bone Joint Surg, 1945, 27:1.
2. Eivind T. Vertebral osteotomy for correction of kyphosis in ankylosing spondylitis. Clin Orthop, 1985, 194: 142-152.
3. David S Bradford. The Spine. Lippincott Williams & Wilkins, 2001.

4. Heining CF. Eggshell procedure. In: Segmental spinal instrumentation.Thorofare, NJ: Slack, 1984.
5. Berven SH, Deviren V, Smith JA, et al. Management of fixed sagittal plane deformity. Spine, 2001, 26(18): 2036-2043 .
6. Murrey DB, Brigham CD, Kiebzak GM, et al. Transpedicular decompression and pedicle subtraction osteotomy (eggshell procedure). Spine, 2002, 27(21): 2338-2345.
7. Bridwell K, Lewis SJ, Rinella A, et al. Pedicle subtraction osteotomy for the treatment of fixed sagittal imbalance. J Bone Joint Surg, 2004, 86-A: Suppl 1.
8. Kim KT, Suk KS, Cho YJ, et al. Clinical outcome results of pedicle subtraction osteotomy in ankylosing spondylitis with kyphotic deformity. Spine, 2002, 27(6):612-618.
9. Bridwell KH, Lewis SJ, Edwards C, et al. Complication and outcome of pedicle subtraction osteotomies for fixed sagittal imbalance. Spine, 2003, 28(18):2093-2101.
10. Bridwell KH, Lewis SJ, Lenke LG, et al. Pedicle subtraction osteotomy for the treatment of fixed sagittal imbalance. J Bone Joint Surg, 2003, 85-A:3.
11. Kawahara N, Tomita K, Baha H, et al. Closing-opening wedge osteotomy to correct angular kyphotic deformity by a single posterior approach. Spine, 2001, 26(4):391-402.
12. Shono y, Abumi K, Kaneda K, et al. One-stage posterior hemivertebra resection and correction using segmental posterior instrumentation. Spine, 2001, 26(7):752-757.

9 脊柱侧凸

脊柱侧凸（scoliosis）是指脊柱的一个或数个节段在冠状面上偏离中线向侧方弯曲，形成带有弧度的脊柱畸形，脊柱侧方弯曲超过 10° 为临床脊柱侧凸畸形的诊断标准。这个过程中常伴有脊柱横断面上的旋转及矢状面生理性前凸和后凸的增加或减少（图 1-9-1）。

广义上的脊柱侧凸可分为功能性脊柱侧凸和结构性脊柱侧凸两种。

- 功能性脊柱侧凸指由其他原因所致的脊柱侧凸。如果解除了其他原因，则脊柱侧凸可以消失或缩小。卧位时由于消除了重力作用，身体向侧凸的凸侧弯曲时，侧凸可以被矫正。功能性脊柱侧凸特点是不伴有脊柱的旋转及椎体自身形状等改变
- 功能性脊柱侧凸主要分为两种：疼痛性侧凸和代偿性侧凸，疼痛性侧凸是由于椎间盘突出或周围炎症病变引发疼痛，导致反射性及保护性肌肉痉挛而发生的侧凸，主要发生于腰椎；代偿性侧凸是由于下肢不等长或下肢关节的畸形挛缩导致的骨盆向侧方倾斜，而出现的腰椎代偿性侧凸，下肢长度补正后，侧凸可以矫正
- 结构性脊柱侧凸就是狭义的脊柱侧凸，是需脊柱外科医生临床处理的脊柱侧凸，它的特点是伴有椎体向凸侧旋转，椎体变形，不能完全自身矫正的侧方弯曲。结构性脊柱侧凸多发现于生长期，生长期进展的可能性较大，它可由多种病因引起，大多数为原因不明的特发性脊柱侧凸

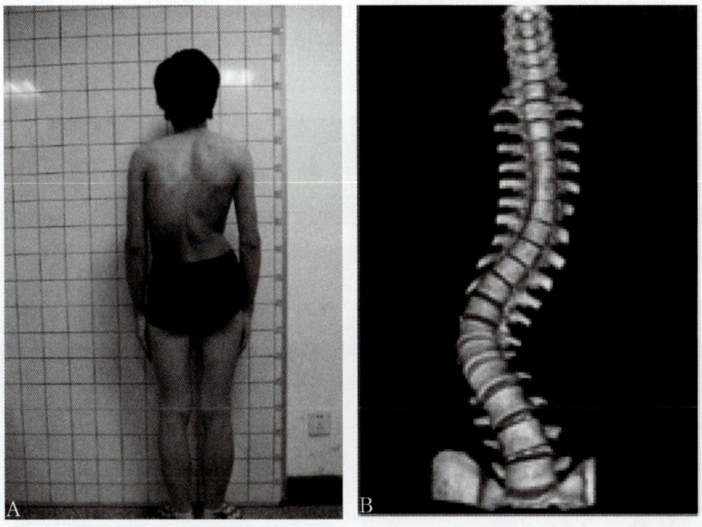

图 1-9-1　特发性脊柱侧凸患者体位像和三维重建 CT 图片（A，B）

一、病因与分类

1. 特发性脊柱侧凸

约占全部脊柱侧凸病例的 80%。特发性脊柱侧凸的形成原因不明，目前公认其形成原因是多种因素综合作用的结果，关于其发病机制的研究有多种学说，包括脊柱前后柱或左右柱生长不平衡学说、中枢和外周平衡系统异常学说、胶原组织异常学说、遗传学说及神经内分泌学说。特发性脊柱侧凸根据年龄可分为婴幼儿脊柱侧凸（0 ~ 3 岁）、儿童期脊柱侧凸（4 ~ 9 岁）和青春期脊柱侧凸（>10 岁）。由于 5 岁以前发生的脊柱侧凸在早期常伴有心肺器质性病变和功能障碍，而 5 岁以后发病的侧凸在青少年期主要引起外观畸形，因此也有人把特发性脊柱侧凸分为早发型（<5 岁）和迟发型（>5 岁）（图 1-9-2）。

2. 先天性脊柱侧凸

合并有先天性脊柱畸形或肋骨畸形的脊柱侧凸，主要有形成不良、分节不全和混合型。先天性脊柱侧凸在生长发育过程中容易恶化，在没有任何治疗的情况下，大约 85% 的患者在成年后发展到 40° 以上。特别是半椎体合并对侧融合椎的情况更容易侧凸恶化。另外如果先天性椎体位于胸腰段更容易恶化，而如果位于上胸椎则不那么严重（图 1-9-3）。

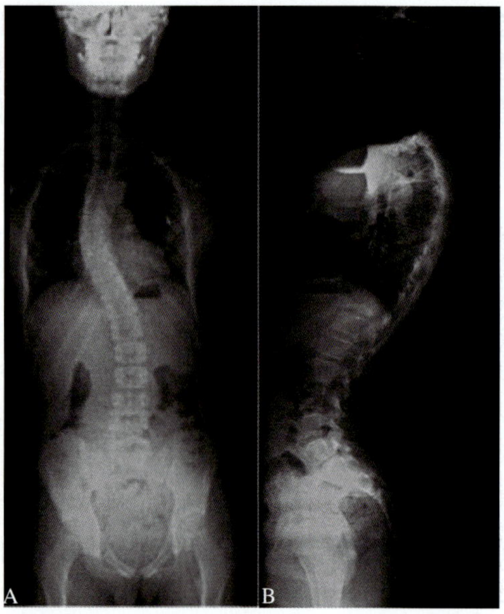

图 1-9-2 特发性脊柱侧凸患者正侧位 X 线片

3. 神经纤维瘤病性脊柱侧凸

神经纤维瘤病属于遗传性疾病，伴随皮肤多发的牛奶咖啡斑，10% ~ 30% 的患者伴发脊柱侧凸，可分为发育不良性和非发育不良性。发育不良性的出现脊椎的骨性变形，如椎体凹陷、楔形和成角，肋骨和横突变尖呈铅笔样改变，椎弓根变长、变薄，椎间孔变大等；非发育不良性没有这种病变，早期与特发性脊柱侧凸非常相似，常发生在胸段。发育不良性的可能快速进展为重度侧凸，治疗困难，预后不好。

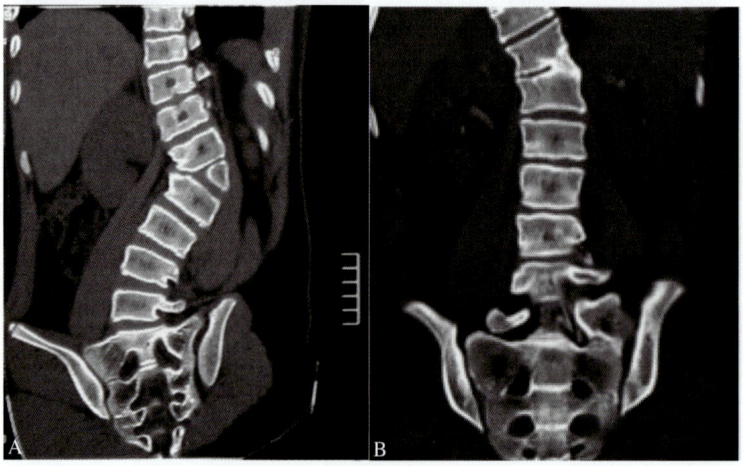

图 1-9-3 先天性脊柱侧凸患者的 CT 重建位片（A，形成不良；B，分节不良）

4. 神经肌肉性脊柱侧凸

伴随神经或肌肉疾患出现的脊柱侧凸，包括脑瘫、小儿麻痹、脊髓空洞症、Friedreich共济失调、小脑萎缩、Duchenne病、脊髓源性肌萎缩等，本病的特征是侧凸发展较早，生长结束后还会进一步加重。

5. 间充质源性脊柱侧凸

Marfan综合征是常染色体显性遗传病，伴随弹性纤维及胶原纤维松弛、身材高大、蜘蛛指、脊柱侧凸、晶状体脱位、夹层动脉瘤等特征。侧凸发生率为30% ~ 70%。Ehlers-Danlos综合征也会合并脊柱侧凸。

6. 退行性脊柱侧凸

发生在骨骺发育成熟以后，继发于脊柱退行性改变、骨质疏松或骨软化症，畸形主要位于腰椎，且多见于50岁以上中老年人。其特征有：中老年多见，椎间盘变窄及椎间小关节变性严重，可出现椎体旋转、椎体侧方滑移及椎间盘楔形变，随畸形的加重出现腰椎管狭窄，侧凸畸形的程度较轻，侧凸的范围比较小，畸形随年龄增加而进展，有时会出现稳定的倾向。临床患者就诊时多因腰痛伴或不伴下肢疼痛麻木、间歇性跛行就诊，做影像学检查时发现脊柱侧凸，这类患者治疗也不是以矫正侧凸为目的，而是以治疗患者的腰痛、下肢疼痛和间歇性跛行等治疗需求为目的（图1-9-4）。

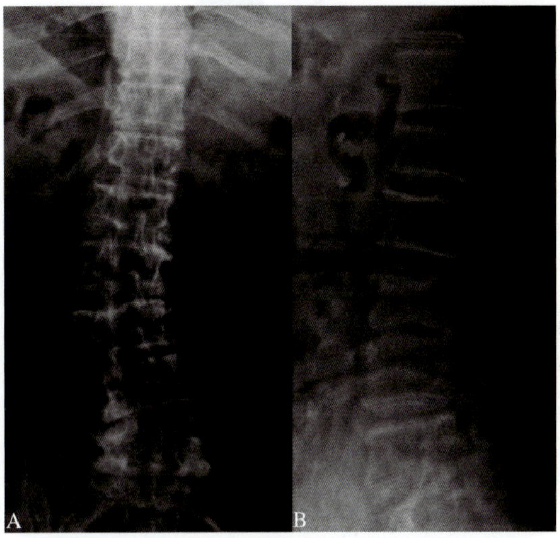

图1-9-4　退行性脊柱侧凸患者正侧位X线片

7. 其他脊柱侧凸

如先天性成骨不良所致的代谢性脊柱侧凸，骨软骨营养不良所致脊柱侧凸，手术原因所致脊柱侧凸，结核、强直性脊柱炎所致脊柱侧凸等。

二、脊柱侧凸的病情评估

完整的脊柱侧凸的病情评估应包括详细的病史、仔细的体格检查和合适的影像学检查。

病史的采集应包括患者的侧凸发现和就诊过程。特发性脊柱侧凸患者一般不会主诉严重疼痛，如果患者主诉疼痛严重或活动受限，这时应注意是否存在肿瘤、感染、间盘突出或其他非特发性的病因。家族史应该注意采集，尤其是有Friedreich ataxia，Charcot-Marie-Tooth，Marfan综合征或神经纤维瘤病家族史更应注意。

体格检查应该检查整个脊柱和双下肢，很重要的是要观察有无足部畸形和双下肢不等长，下肢各关节的活动度，步态是否正常，脊柱的体格检查应注意脊柱冠状面和矢状面上颈线，双肩水平，胸壁外观，腰线，另外脊柱中线上的缺损、皮肤凹陷、毛发斑或者牛奶咖啡斑等提示存在椎管内病变，注意进一步做MRI或CT（CTM）检查。

影像学检查应采集包括双侧股骨头的脊柱全长正侧位X线片，如果需要支具或手术治疗，则需采集Bending像来评估侧凸的柔韧性。侧凸的角度采用Cobb法测量，Cobb法指在脊柱弯曲的上下端选取倾斜最大的椎体（上端椎和下端椎），分别在上端椎上缘和下端椎下缘画线，对此两条线各做一垂直线，该两垂直线的夹角为侧凸的Cobb角（图1-9-5）。脊柱侧凸旋转角度测量通常采用 Nash-Moe 法：在正位 X 线片上确定顶椎位置，将顶椎凸侧半个椎体平均分为 3 格，根据凸侧椎弓根的位置将其分为五度（图 1-9-6）：

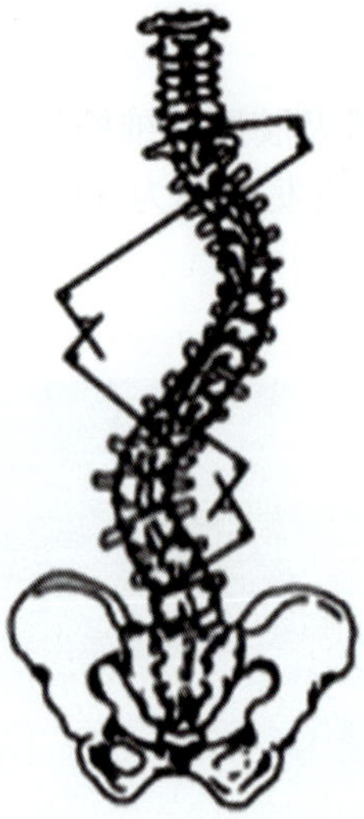

图 1-9-5 Cobb 法测量脊柱侧凸的角度

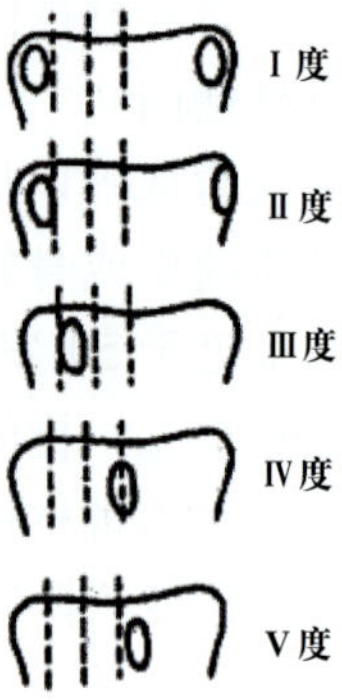

图 1-9-6 Nash-Moe 法测量脊柱侧凸旋转度

Ⅰ度：椎弓根对称

Ⅱ度：凸侧椎弓根移向中线但未超过第 1 格，凹侧椎弓根变小

Ⅲ度：凸侧椎弓根已移至第 2 格，凹侧椎弓根消失

Ⅳ度：凸侧椎弓根移至中央，凹侧椎弓根消失

Ⅴ度：凸侧椎弓根越过中线靠近凹侧

如果患者存在严重疼痛、异常的神经学发现或异常的侧凸类型则需进一步做 CT（CTM）或 MRI 检查。如果患者存在异常的夜间疼痛或做脊柱前弯试验结果异常，则需做核素扫描检查。

三、脊柱侧凸的进展

脊柱侧凸的进展常发生于脊柱生长期，脊柱的生长有两个高峰，第一个高峰为出生到 3 岁末，4 岁到青春期以前是等速生长，第二个高峰发生在青春期，青春期的开始时间女性为 10 岁，男性为 12 岁。脊柱何时停止生长，可用 Risser 征判断，髂嵴的骨化中心在 13 ~ 16 岁出现（女 11 ~ 18 岁，男 12 ~ 17 岁），由髂嵴前方向后方生长，将髂嵴从前向后分为 4 等份，骨化中心每生长一份即为Ⅰ度，骨骺与髂骨融合，为Ⅴ度（图 1-9-7），这个时间与椎体成熟几乎一致，经验上来说判断侧凸进展停止或者缓慢了。

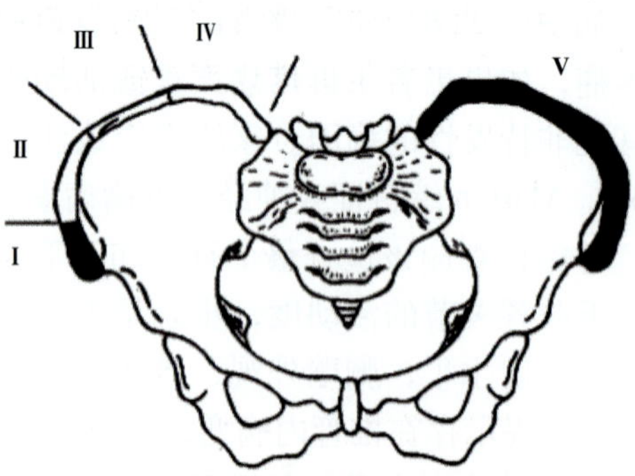

图 1-9-7 Risser 分度示意图

四、特发性脊柱侧凸的非手术治疗

大部分侧凸角度较小的特发性脊柱侧凸患者随访直到骨骼发育成熟时侧凸角度不进展或进展很小，对于侧凸角度在20º以下，随访时侧凸进展度数5°以下者，建议随访观察，4～6个月做临床和影像学评估。而对于侧凸角度在20°以上，随访时侧凸进展度数5°以上者，Risser征为Ⅱ度或以下，则建议支具治疗。如果侧凸的顶椎在T7或以下，可用胸腰骶支具（TLSO）；如果侧凸的顶椎在T7以上，则用颈胸腰骶支具（CTLSO）。支具的佩戴时间一般建议20～22小时/天，每4～6个月随访观察，直到患者停止纵向长高，Risser征达到Ⅳ度，这时可以逐渐减少支具佩戴时间，直到观察侧凸角度稳定不变，去除支具，随访观察。

五、特发性脊柱侧凸的手术指征

对于特发性脊柱侧凸患者，包括使用支具等保守治疗不能控制侧凸角度进展、侧凸角度在45°或50°以上的需手术治疗。因为这类较大的侧凸角度容易持续发展，另外较大的侧凸角度会引起患者肺功能的恶化。但也有文献回顾了大量文献后认为胸凸角度为50°～75°的患者在很长一段时间内每年仅进展0.75°，而较大的侧凸角才会导致肺功能障碍。脊柱侧凸不增加患者的死亡率，虽然侧凸患者会发生背部疼痛，但就其社会功能和婚育率与正常人群相比无明显差异，因此对这类患者考虑手术时，应对患者个体化具体分析来选择。

六、特发性脊柱侧凸的分型

1. 目前较常用的是King分型和Lenke分型系统。

- King分型系统自20世纪80年代以来是特发性脊柱侧凸分型的“金标准”，但临床上用来对脊柱侧凸患者的各种类型进行手术设计时，它存在几个明显的缺点：很难真正区分King Ⅱ型和Ⅲ型；不易理解各个侧凸类型；在经验丰富的脊柱外科医生之间，King分型也存在中到差的可靠性。Lenke分型系统是由Lenke医生主持的多中心研究小组对手术治疗的青少年型特发性脊柱侧凸提出的一个综合分型系统，以治疗为目的的Lenke分型系统非常有助于脊柱侧凸医生来确定器械固定的节段和融合的范围。Lenke分型还考虑到每位患者的矢状面情况和腰弯，弥补了King分型的不足。近年来被越来越多的脊柱外科医生所接受、使用和交流
- Lenke分型是通过分析脊柱全长直立正位、侧位、及左、右侧屈位X线片所得出的。先根据侧凸发生的部位将脊柱分为三个区域：近胸段（PT）、主胸段（MT）及胸腰段/腰段（TL/L）。而主弯指的是具有最大Cobb角的区段，在手术时应该总是被包括在内的。次弯指的是其他主弯以外的弯曲，结构性的次弯在手术融合时应该被包括在内，而非结构性次弯则手术融合时不应包括在内。结构性次弯的判断标准：冠状面bending像上≥25°的三个区域的次弯，近胸段（T2-T5）后凸角≥20°的PT，胸腰部（T0-L2）后凸角≥20°的MT和TL/L定义为结构性次弯

  以此分型方法可划分为以下六种弯曲（表1-9-1）：

表 1-9-1 特发性脊柱侧凸 Lenke 分型

类型	PT	MT	TL/L	描述
1	NS	S*	NS	主胸弯（Main Thoracic, MT）
2	S	S*	NS	双胸弯（Double Thoracic, DT）
3	NS	S*	S	双主弯（Double Major, DM）
4	S	S*	S*	三主弯（Triple Major, TM）
5	NS	NS	S*	胸腰弯／腰弯（Thoracolumbar/Lumbar, TL/L）
6	NS	S	S*	胸腰弯／腰弯，主胸弯（Thoracolumbar/Lumbar-MT, TL/L-MT）

S 表示为结构性侧弯，NS 表示为非结构性侧弯，* 表示主弯

2. 腰椎修正型

该分型系统应用了腰椎修正型，修正型内容是根据腰椎顶椎与骶骨中心垂线（CVSL）间相互关系来确定的。将腰椎侧凸进一步分为以下三种修正型（表 1-9-2）：

表 1-9-2 腰椎修正型

腰椎冠状位修正型	骶骨中垂线与腰椎顶椎关系
A	在椎弓根中间
B	接触顶椎椎体
C	完全在顶椎内侧

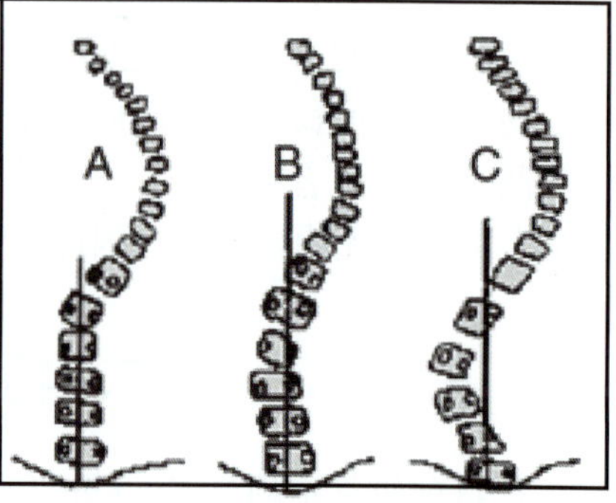

A 修正型：特点是 CVSL 在顶椎至稳定椎的椎弓根之间

B 修正型：特点是 CSVL 位于凹侧椎弓根内侧缘与顶椎椎体外侧缘之间

C 修正型：特点是 CSVL 完全在顶椎凹侧的内侧

3. 胸椎矢状序列修正型

（+）、N 或（-）符号用于表示胸段（T5-T12）在矢状面上的情况。符号（+）表示胸椎过度后凸（>40°），而后凸过小（<10°）以符号（-）表示。符号（N）表示正常的脊柱后凸（10°～40°）。这些描述方法为胸椎矢状面上的治疗选择提供了依据。

七、特发性脊柱侧凸的手术治疗

用 Lenke 分型系统指导特发性脊柱侧凸的手术治疗，是采用的选择性融合的理念，主弯总是应该包括在融合范围之内，非结构性次弯不应该包括在融合范围之内，而结构性的次弯能否采用选择性融合则需具体分析。

对于 Lenke 1 型、2 型、3 型可行选择性的胸弯融合（图 1-9-8），这时要详细分析各个弯的形态，有几个影像学指标非常重要，它们之间的相互关系决定了能否采用选择性的融合术（表 1-9-3），另外骨骼的成熟程度及临床外观也非常重要，在选择性融合术时要考虑进去。

对于 5C 和 6C 类型，如果胸弯角度 <50°，胸弯在 bending 像上能到 20° 或以下，TL/

L 角与胸弯角比值在 1.25 或以上，Y 型软骨已经闭合，则可以行 TL/L 主弯的选择性融合（表 1-9-4，图 1-9-9）。但如果存在 TL/L 弯同侧肩部偏低，患者骨骼高度不成熟或存在临床上不能接受的肋骨突起，则不能行选择性 TL/L 弯融合术。另外如果在 bending 像上 TL/L 角比胸弯角小，则手术融合时 TL/L 角不能过度矫正，否则可能由于术后胸弯不能代偿造成术后失代偿。

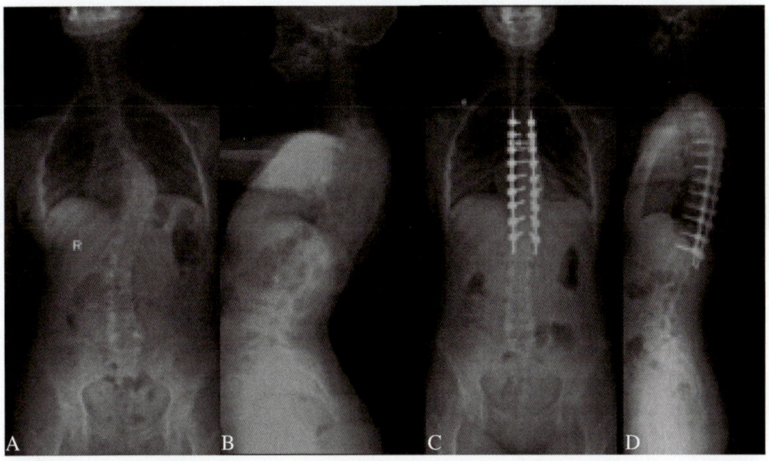

图 1-9-8　Lenke 1B 患者行选择性胸弯融合术前正侧位（A，B）和术后正侧位（C，D）X 线片

表 1-9-3　进行选择性胸弯融合需满足的条件列表

比率（MT：TL / L）>1.2
Cobb角
顶椎偏移值
顶椎旋转角
TL / L柔韧度>T柔韧度（理想状态TL / L在bending像角<25°）
无胸腰交界后后凸（T10~L2<+10°）

MT=主胸弯；TL=胸腰弯；L=腰弯

表 1-9-4　进行选择性 TL/L 融合需满足的条件列表

比率（TL / L：M）>1.2
Cobb角
顶椎偏移值
顶椎旋转角
MT柔韧度>TL / L柔韧度（理想状态MT的bending像角<25°）
无胸腰交界后后凸（T10~L2<+20°）

TL=胸腰弯；L=腰弯；MT=主胸弯

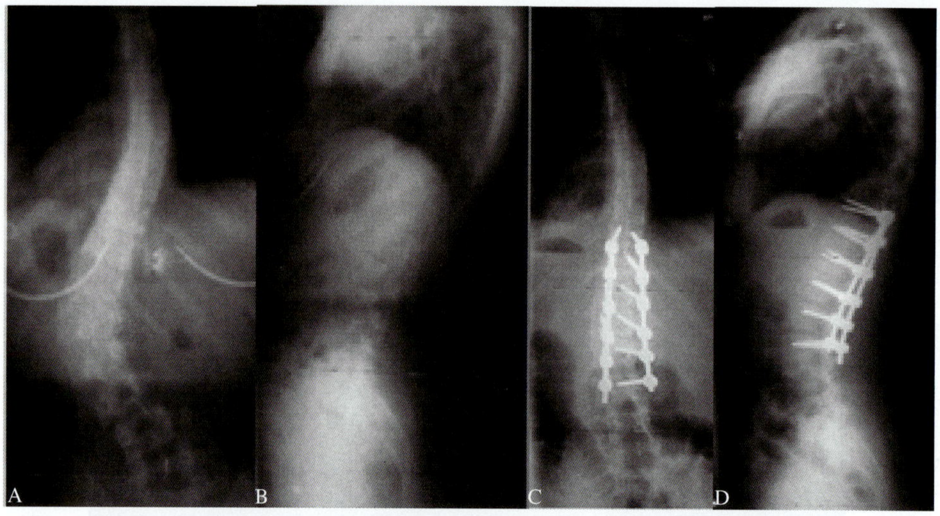
图 1-9-9 Lenke 5C 患者，行选择性 TL/L 融合术前正侧位（A，B）和术后正侧位（C，D）X 线片

八、特发性脊柱侧凸手术融合水平的选择

- Lenke 1 型（MT） 主胸弯（MT）是结构性侧弯，而上胸弯（PT）和胸腰弯 / 腰弯（TL/L）是非结构性侧弯，所以应融合主胸弯。上固定椎（UIV）可选择 T3、T4 或 T5；下固定椎（LIV）选择上，1A 和 1B 的 LIV 选择 touch 椎，1C 的 LIV 选择稳定椎（SV）
- Lenke 2 型（DT） PT 和 MT 都是结构性侧弯，而 TL/L 是非结构性侧弯，所以 PT 和 MT 都应包括在融合范围之内。UIV 选择 T2 或 T3，2A 和 2B 的 LIV 选择 touch 椎，2C 的 LIV 选 SV。值得注意的是双肩的平衡，Lenke 2 型常发生左肩高，在手术矫形的过程中，通过在 PT 凸侧加压和凹侧撑开来实现。而对于 Lenke 2 型发生右肩高的，实际中很少发生，在手术中通过矫正 MT 来实现双肩的平衡，但注意术中也不能将左肩过度提高以免造成新的失衡
- Lenke 3 型（DM） MT 和 TL/L 都是结构性侧弯，都应包括在融合范围内。UIV 选择 T3、T4 或 T5。如果 TL/L 的顶椎在 L1/2 或以上，L3/4 间盘为平行或在 TL/L 弯的凸侧闭合，L4 根据 Nash-Moe 分度为 1.5 度或以下，则 LIV 选择 L3。如果 TL/L 的顶椎在 L2 或以下，L3/4 间盘在 TL/L 的凸侧开放，而 L4 根据 Nash-Moe 分度在 1 度或以上，则 LIV 应选择 L4。根据进一步的分析，满足一定条件可以进行选择性胸椎融合
- Lenke 4 型（TM） PT、MT 和 TL/L 都是结构性侧弯，都包括在融合范围内。UIV 选择 T2 或 T3。LIV 选择 TL/L 弯的下端椎，L3 或 L4
- Lenke 5 型（TL/L） TL/L 是结构性侧弯，Lenke 5 型手术可通过前路或后路进行，融合水平可选择上端椎（UEV）和下端椎（LEV），如果 LEV 根据 Nash-Moe 分度在 1 度以下，LIV 也可以选择 LEV 的近端椎体
- Lenke 6 型（TL/L-MT） TL/L 和 MT 都是结构性侧弯，都应包括在融合范围内。融合水平的选择与 Lenke 3 型相近。根据进一步的分析，满足一定条件可以进行选择性腰椎融合

（袁 宁）

参考文献

1. Dickson RA, Lawton JO, Archer IA, et al. The pathogenesis of the idiopathic scoliosis:biplanar spinal asymmetry. J Bo neJoin t S urg (Br), 1984, 66:8 -15.
2. Taylor JR. Scoliosis and growth : patterns of asymmetry in normal vertebral growth. Acta Orthop Scand, 1983, 54:596 -602.
3. Burweel RG, Cole AA, Cook T A, et al.Pathogenesis of idiopathic scoliosis:the nott ingham concept.Acta Orthop Belg , 1992, 58l:33 -58.
4. Lidstrom J, Friberg S, Lindstrom L, et al.Postural control insiblings to scoliosis patients and scoliosis patterns. Spine, 1988, 13:1070-1074.
5. Echenne B, Bameon G, Pages M, et al.Skin elastic fiber pathology and idiopathic scoliosis.J Pediatr Orthop, 1988, 8:522-528.
6. Czeiel A, Bellyei A, Barta O, et al .Genetics of adolescent idiopathic scoliosis.J M ed Genet, 1978, 15:424 -427.
7. Lawrence G, Lenke, Charles C, Keith H, et al. The Lenke classification of adolescent idiopathic scoliosis: how it organizes curve patterns as a template to perform selective fusions of the spine. Spine, 2003, 28:199-207.
8. Machida M, Dubousset J, Imamura Y, et al.M elatonin:a possiblerole in pathogenesis of adolescent idiopathic scoliosis. Spine, 1996, 21:1147-1152.
9. Wang X, Moreau M, Raso VJ, et al.Changes in serum melatoninlevels in response to pinealectomy in the chicken and its correlation with development of scoliosis. Spine, 1998, 23:2377 -2381.
10. Weinstein, S., Idiopathic scoliosis: Natural history Spine, 1986. 11: 780-783.
11. Edgar, M.M., Long-term follow-up of fused and unfused idiopathic scoliosis. J Bone Joint Surg Br, 1988. 70: 712-716.
12. Asher MA, Burton DC. Adolescent idiopathic scoliosis: natural history and long term treatment effects. Scoliosis, 2006. 1: 2-2.
13. Weinstein S, Ponseti I. Curve progress in idiopathic scolioisis:Long-term follow-up. J Bone Joint Surg Am, 1983. 65: 447.
14. Pehrsson, K. Lung function in adult idiopathic scoliosis: a 20 year follow up. Thorax, 1991, 46 (7): 474-478.
15. Danielsson, AJ. Natural history of adolescent idiopathic scoliosis: a tool for guidance in decision of surgery of curves above 50°. Journal of Children's Orthopaedics, 2013. 7(1): 37-41.
16. Alden KJ, Marosy B, Nzegwu N, et al. Idiopathic scoliosis: Identification of candidate regions on chromosome 19p13. Spine, 2006, 31:1815–1819.
17. Asher MA, Lai SM, Burton D, et al Safety and efficacy of Isola instrumentation and arthrodesis for adolescent idiopathic scoliosis: Two- to 12-year follow-up.Spine, 2004, 29:2013-2023.

10 胸腰椎骨折

一、病 因

脊柱骨折十分常见，占全身骨折的 5% ～ 6%，其中胸腰段脊柱骨折多见。

病因：

(1) 胸腰段脊柱（胸 10 ～腰 2）处于两个生理弧度的交汇处。

(2) 约有 50% 的椎体骨折及 40% 的脊髓损伤发生于胸 11 ～腰 2 节段。

(3) 暴力是引起胸腰椎骨折的主要原因。

二、分 类

1. Nicoll 将胸腰椎骨折分成稳定性和不稳定性两类。

2. Holdsworth 改进并发展了 Nicoll 的分类，根据损伤机制将胸腰椎骨折分成 5 组

- 单纯屈曲性损伤：造成稳定的楔形压缩骨折
- 屈曲和旋转性损伤：造成不稳定性骨折－脱位，伴有后方韧带复合结构的断裂、棘突的分离、下位椎体接近上边缘的片状骨折和上位椎体的下关节突脱位
- 伸展性损伤：造成椎间盘和前纵韧带断裂和发生脱位椎体前缘小骨片的撕脱。这种脱位几乎总能自发性地复位，并且在屈曲时是稳定的
- 椎体压缩损伤：使椎间盘髓核突入椎体内造成终极骨折，也使椎体爆裂，椎体骨折碎片向四周移位。因为韧带是保持完整的，所以这种粉碎性骨折是稳定的
- 剪力损伤：造成整个椎体的移位和关节突或椎弓根的不稳定骨折

3. Kelly 和 Whitesides 将胸腰椎描述成由两个负重柱组成：椎管的中空柱和椎体的实心柱

4. Demis 在研究了 400 余张胸腰椎损伤的 CT 扫描片后，提出了脊柱损伤的三柱概念（图 1-10-1）

5. McAfee 等确定了中部骨－韧带复合结构破坏的机制，在此基础上发展出了一种新的分类系统。

- 楔形压缩型骨折
- 稳定爆裂型骨折
- 不稳定爆裂型骨折
- Chance 骨折
- 屈曲牵拉型损伤
- 平移型损伤

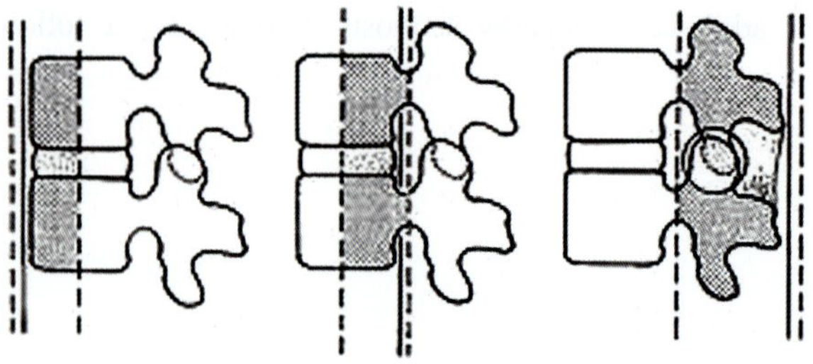

图 1-10-1　Denis 的脊柱骨折三柱学说

6. Magral 及其同事提出的 AO 脊柱骨折分类法（1989 年），根据损伤机制进行分类，将骨折分为压缩（A）、分离（B）和扭转（C）三型，再将各型分为三群及若干亚群。

AO- 胸腰椎骨折分类

- A 型：椎体压缩
  - ◎ 嵌压骨折
  - ◎ 分离型骨折
  - ◎ 爆裂型骨折
    - 爆裂骨折 -A3.1
      不完全爆裂分离骨折
      椎体的上部或下部爆散，多数为屈曲压缩发生，稳定性降低，易于发生神经损伤（图 1-10-2）

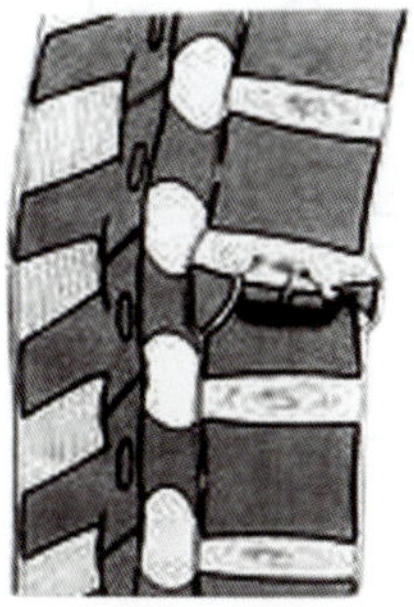

图 1-10-2　AO 分型 - 爆裂骨折 -A3.1

    - 爆裂骨折 -A3.2
      爆裂分离型骨折
      椎体上半部爆散，另一半呈矢状分离，较 A3.1 更为不稳定（图 1-10-3）
    - 爆裂骨折 -A3.3
      完全爆裂分离骨折
      椎体完全爆散，极不稳定，后壁骨块突入椎管，神经损伤发生率高（图 1-10-4）

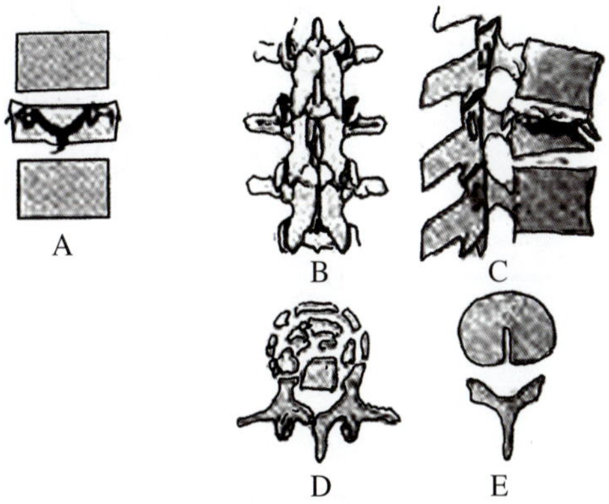

图 1-10-3　AO 分型 - 爆裂骨折 -A3.2

- B 型：牵张性前后结构损伤
  - ◎ 后方韧带结构为主损伤 – 半脱位
  - ◎ 通过后弓的损伤 – Chance 骨折
  - ◎ 经前方椎间盘损伤 – 伸展型分离
- C 型：前后方结构损伤伴有旋转
  - ◎ 前后方向脱位
  - ◎ 侧方脱位 – 侧向剪力
  - ◎ 旋转暴力 – 旋转爆裂骨折

7. Denis 的爆裂骨折分型（图 1-10-5A ～ E）

8. Gaines RW 等通过对各种脊柱骨折植入物重建的负荷分配（load sharing）特性的研究建立了负荷分配分类法（load-sharing classification）

（1）损伤造成椎体粉碎的程度，最好通过矢状位 CT 重建评估。椎体粉碎≤ 30% 记 1 分；椎体粉碎 30% ～ 60% 记 2 分；> 60% 则记 3 分（图 1-10-6）。

（2）骨折部位骨折碎片的排列，最好用 CT 平扫评估。碎片移位 0 ～ 1mm 记 1 分；碎片移位≥ 2mm 但范围< 50% 的记 2 分；碎片移位≥ 2mm 并范围> 50% 的记 3 分（图 1-10-7）。

（3）后凸畸形矫正或需矫正的程度，最好用术前术后平片测量。矫正≤ 3° 记 1 分；矫正 4° ～ 9° 记 2 分；矫正> 10° 记 3 分（图 1-10-8）。

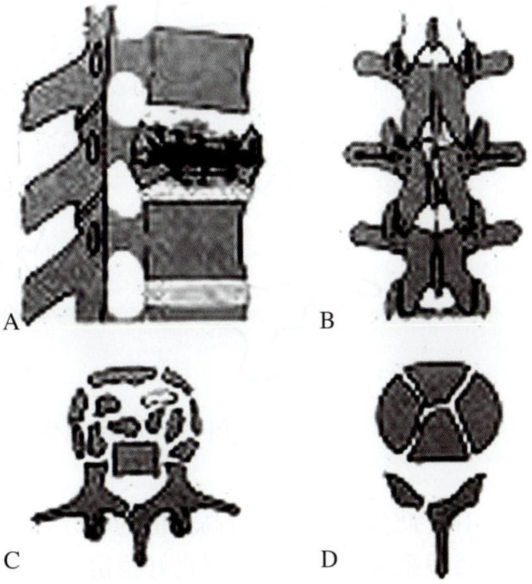

图 1-10-4　AO 分型 - 爆裂骨折 -A3.3

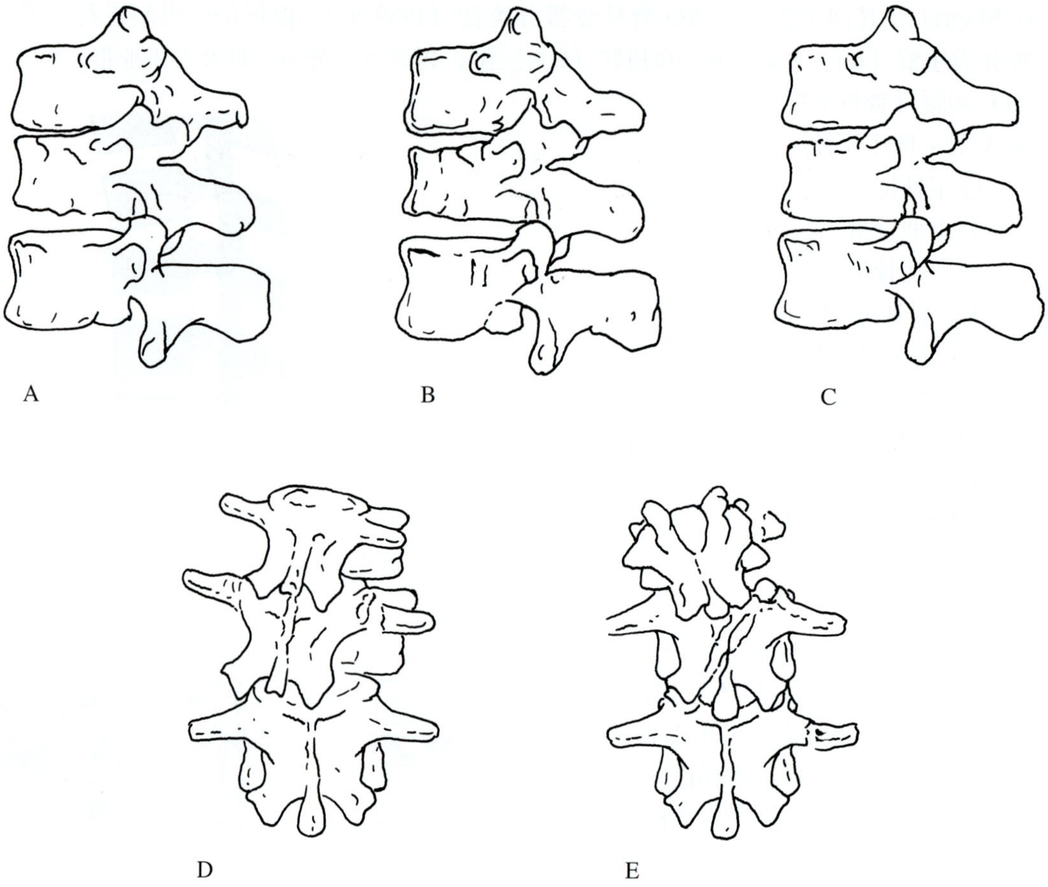

图 1-10-5 Denis 的爆裂骨折分型

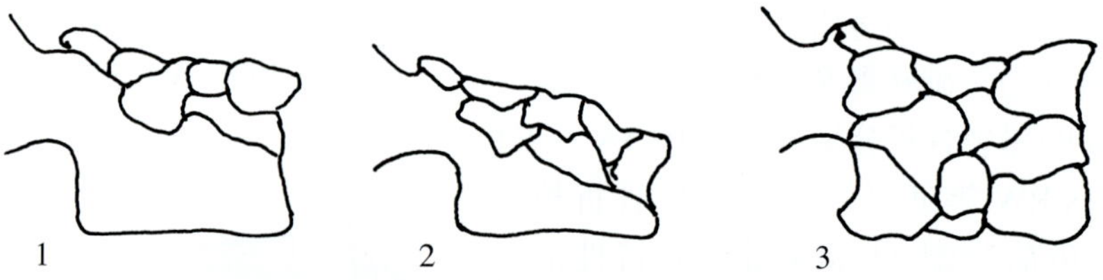

图 1-10-6 胸腰椎骨折的分类（load sharing）

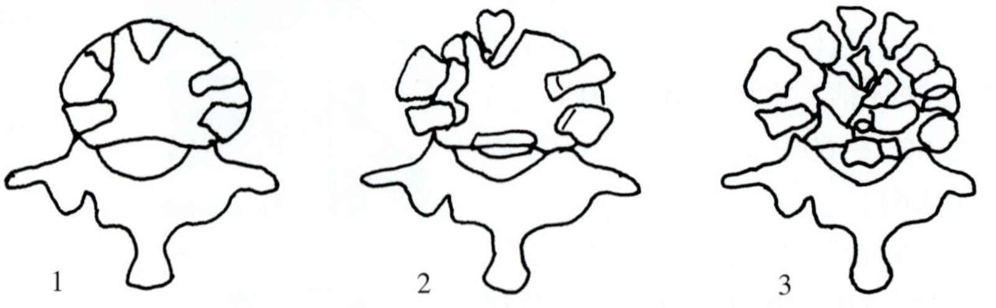

图 1-10-7 胸腰椎骨折的 CT 分类（load sharing）

（4）此分类评分的最高分值为 9 分，≤ 6 分则估计椎体有较好的负荷能力，单纯通过后路椎弓根系统固定即可达到良好稳定，而评分在 7 分以上则考虑椎体负荷能力不足，单纯椎弓根内固定易造成断钉等内固定失效，应改用前路固定植骨融合或二期行前路支撑植骨融合。

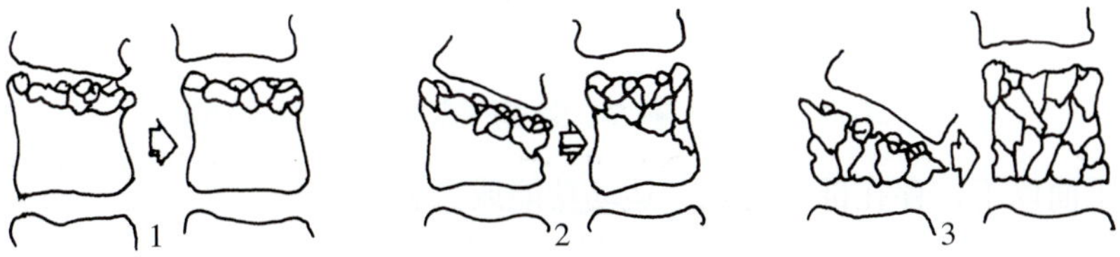

图 1-10-8　胸腰椎骨折的后突角度分类（load sharing）

三、脊髓急性损伤

（一）脊髓急性损伤的病理表现

- 中央灰质更易受缺血的损伤
- 伤后 5 ～ 6 天后，病理改变已发展成严重的坏死和纤维化
- 白质对于缺血有较强的耐受性
- 伤后 5 ～ 7 天，病变才会从脊髓的中央向周围侵入

（二）脊髓急性损伤的病生理表现

- 损伤机制：牵张和压缩
- 牵张性损伤：坐带型骨折引起，预后差
- 压缩性损伤：先对神经组织撞击后，再对脊髓或神经根持续的压迫产生的

（三）脊髓急性损伤的治疗

激素的应用：

- 甲泼尼龙等的应用就是为了在生化方面抑制第二期中细胞受损的过程
- 为了有效，必须在伤后 8 小时内即应用
- 伤后 3 小时内应用的剂量：最初 15 分钟：30mg/kg，间隔 45 分钟，而在以后的 23 个小时中，则为 5.4mg/(kg · h)
- 如在伤后第 3 ～ 8 小时应用，其剂量为：最初 15 分钟：30mg/kg，间隔 45 分钟，而在以后的 47 个小时中，则为 5.4mg/(kg · h)

（四）神经损伤的分级

1. Frankel 神经损伤分级

- A －完全性　运动及感觉功能丧失
- B －不完全（仅存感觉）　在损伤平面以下存在任意感觉，除外幻觉
- C －不完全（保留无功能的运动）　仅保留无用的运动功能，感觉有或无
- D －不完全（保留运动功能）　保留有用的自主运动功能
- E －完全恢复　运动、感觉功能完全恢复，但可能仍残留异常的反射

2. 美国 SCI-ASIA 神经损伤分级

- A －完全性　损伤平面以下感觉、运动丧失，骶髓保留亦丧失
- B －不完全性　损伤平面以下仅存在感觉，而无运动
- C －不完全性　损伤平面以下保留运动功能，但重要肌群肌力不超过 3 级

- D －不完全性　损伤平面以下保留运动功能，但重要肌群肌力达到或超过 3 级
- E －损伤平面以下感觉、运动均正常

（五）对于不完全脊髓损伤的判断

- 损伤平面以下，存在部分感觉、运动功能或二者均有
- 骶尾部皮肤黏膜交界处的感觉和肛门外括约肌的收缩，可能是仅存的神经功能的表现
- 神经根的定位判断

  T_2 ～ L_1：感觉水平

  L_2：髂腰肌

  L_3：股四头肌

  L_4：胫前肌

  L_5：长伸肌

  S_1：腓肠肌

  $S_{2～5}$：感觉水平
- 只要是不完全损伤，就有恢复的希望

（六）胸腰段脊髓损伤的表现

1. L_1 水平的脊神经损伤（L_1 神经根完整）
- 下肢肌肉麻痹
- 髂腰肌可有功能，因为髂腰肌支配 L_1 ～ L_3
- 感觉：腹股沟以下感觉障碍
- 反射：膝腱、跟腱反射消失，后期亢进
- 膀胱无功能，肛门反射消失

2. L_2 水平的脊神经损伤（L_2 神经根完整）
- 髂腰肌完好（L_1 ～ L_3）
- 内收肌力弱（L_2 ～ L_4）
- 股四头肌可能有收缩（L_2 ～ L_4）

3. L_3 水平的脊神经损伤（L_3 神经根完整）
- 肌肉：髂腰肌、内收肌功能正常，股四头肌功能稍弱（$L_{2、3、4}$），髋关节处于屈曲、内收、外旋位
- 感觉：膝以下感觉障碍
- 反射：跟腱反射消失，二便失禁

4. L_4 水平的脊神经损伤（L_4 神经根完整）
- 髂腰肌、内收肌、股四头肌正常
- 膝以下唯一有运动功能的肌肉是胫前肌（L_4）
- 小腿只是内侧有感觉
- 膝腱反射正常，跟腱反射消失
- 二便失禁

5. L_5 水平的脊神经损伤（L_5 神经根完整）
- 肌肉：髋关节呈屈曲畸形，因臀大肌无功能。臀中肌有部分功能，能对抗内收肌。腘绳肌内侧部分肌力存在（L_5），外侧的肌力消失（S_1）
- 感觉：除足外侧、足背外，下肢其他部位感觉正常

- 二便失禁

6. S_1 水平的脊神经损伤（S_1 神经根完整）

- 肌肉：除臀大肌肌力轻度减弱外，髋膝部肌力正常，小腿三头肌力弱（S_1、S_2）
- 足内在肌麻痹式力弱，造成爪形趾畸形
- 感觉：肛周麻木
- 反射：膝腱、跟腱反射正常
- 二便不能自主控制

（七）痉挛性瘫痪

- 伤后 24 小时～ 3 个月
- 痉挛原因：传导束由于损伤，失去大脑支配，但对肌肉的反射弧仍保留
- 脊髓休克时，反射弧失去功能
- 休克恢复后，反射弧没有大脑的抑制和调节，而产生痉挛性阵挛，原来消失的深反射弧变为亢进

（八）骶髓保留

1. 骶髓保留的意义

- 脊髓有可能恢复得最好
- 骶髓功能的存在是不全损伤的证据
- 排便功能可部分或全部恢复

2. 骶髓保留的表现

- 踇长屈肌试验（S_1）
- 肛周区的感觉（$S_{2、3、4}$）
- 肛门括约肌的反射试验（$S_{2、3、4}$）

3. 排便功能预后的推断

A. 不全损伤

- 骶髓功能保留完整，排尿、排便功能近期可以恢复
- 周围感觉正常，括约肌（－），骶髓部分功能保留，二便功能只能部分恢复

B. 完全损伤

- 中枢失去对靶器官控制，则二便功能可能永久消失
- 肛门括约肌和球海绵体肌反射可能出现。膀胱、直肠上的神经反射完整，易于膀胱反射和排便反射的建立
- 休克期过后，全部反射仍消失，引起弛缓性膀胱
- 直肠不能排便，引起反射性排便，需掏便和挤压排便

四、胸腰椎骨折的治疗

（一）历　史

- Aegina 的 Paul（公元 625－690 年）首次报道了脊髓损伤的椎板切除术
- 手术治疗与非手术治疗之争
- 脊柱损伤的手术治疗和非手术治疗方法的变化

- Munro 在 20 世纪 30 年代后期提出了应该延迟使用椎板切除术，并且要选择使用
- Guttmann 认为常规进行早期的椎板切除和一些形式的内固定是不合适的，并提倡通过脊柱牵引进行体位复位的非手术治疗方法
- Holdsworth 和 Hardy 也认为常规使用椎板切除术具有危险，因而主张保留胸腰椎，去掉腰椎
- Morgan、Wharton 和 Austin 指出椎板切除术对这些损伤几乎无益处，并且还可能引起并发症和死亡

（二）胸腰椎骨折的手术治疗

1. 伴有脊髓损伤的手术时机

- 进行性神经损伤是急诊减压手术的指征
- 对完全性脊髓损伤或静止的不完全性脊髓损伤患者，延迟几天手术？还是早期手术固定？

2. 骨折后椎管狭窄与神经功能的关系

- McAfee，Denis，Trafton 和 Boyd 及其他一些学者的研究证实，椎管受累的程度和神经损伤的严重性之间并无确定的相关性
- Nam 等的分析表明椎管狭窄与神经损伤可能性和损伤程度总体上均存在相关性，但相关程度在脊髓圆锥段较高，在马尾神经段较低，在 L_2 以下椎管狭窄 60% 以下时二者相关性极小或无相关

3. 椎管自发性塑型和重建现象

椎管内骨块可随时间而部分吸收。Luuk 等对 42 例保守治疗的胸腰椎爆裂骨折随访表明，椎管狭窄由伤后平均 50%，在 1 年内恢复到 25%，且塑型能力与神经损伤有无和损伤程度无关，一年后椎管塑型无明显进展。

4. 手术治疗胸腰椎损伤的指征

- 不稳定骨折——爆裂骨折属于不稳定骨折
- 伤后脊髓神经损伤趋于加重，且证明神经有压迫——急诊手术
- 维护脊柱矢状面、冠状面的关系
  - ◎ 50% 以上椎体压缩
  - ◎ 30° 以上的脊柱后凸
- 完全性的脊髓神经功能损伤病例虽不需要减压，但需要恢复脊柱生理曲度和稳定性

5. 减压术

- 减压本身的作用也有争论
- 内固定的安放
- 术中超声的使用

6. 如何处理椎体后缘的骨折块

一直是选择手术方式的重要依据。传统观点认为通过后纵韧带的牵张作用可以使突入椎管的骨折片退缩复位，但也有相当的文献报道其复位并不充分。

各类辅助器械帮助复位。

7. 内固定器械的使用

- 后路内固定器械
  - ◎ 非椎弓根螺钉系统
    - Harrington 固定器械

- Edwards 固定器械
- Jacobs 锁钩固定器械
- Luque 固定器械
- Wisconsin（Drummond）节段性脊椎钢丝棘突间固定器械

◎ 椎弓根螺钉系统

- Luque 椎弓根螺钉
- Dick 钉
- R-F 系统
- A-F 系统
- Cotrel-Dubousset
- TSRH
- Diapason
- Isola
- AO 脊柱内固定系统
- SOCON
- SSE
- TENOL
- MOSS-Miami

● 前路内固定器械

◎ Kaneda 前路脊柱固定器械

◎ Z 钢板——ATL 前路固定系统

◎ ATLP（Anterior Thoracolumber Locking Plate）

◎ VentroFix

◎ MACS TL

（三）非手术治疗

对于无脊髓、神经损伤的比较稳定的胸腰椎骨折可进行非手术治疗：

● 传统的非手术疗法

● 脊柱后伸型支具的使用：脊柱过伸矫形器（OAAo Bock）

（袁 强 李 楠）

参考文献

1. Briem D, Lehman W, Ruecker AH, et al. Factors influencing the quality of life after burst fractures of the thoracolumbar transition. Arth Orthop Trauma Surg, 2004, 124 (7): 461- 468.
2. Seyhold EA, Sweeney CA, Fredrickson BE. Functional outcome of low lumbar burst fractures. A multicenter review of operative and nonoperative treatment of L3-L5. Spine, 1999, 24 (20): 2154-2161.
3. Mickinley TO, Mclain RF, Verby SA, et al. Characteristics of pedicle screw loading: Effect of surgical technique on intravertebral and intrapedicular bending monents. Spine, 1999, 24 (1): 18-25.
4. Miyakoshi N, Abe E, Shimada Y, et al. Anterior decompression with single segmental spinal interbody fusion for lumbar burst fracture. Spine, 1999, 24 (1): 67-73.
5. Kim NH, Lee HM, Chun IM. Neurologic injury and recovery in patients with burst fracture of the thoracolumbar spine. Spine, 1999, 24 (3): 290-294.

6. Ho M, Aardin E. Burst fracture of the first lumbar vertebra. J Emerg Med, 1999, 17 (5): 901-902.

7. Panjabi MM, Oda T, Wang JL. The effect of pedicle screw adjustments on neural spaces in burst fracture surgery. Spine, 2000, 25 (13): 1637-1643.

8. Boerger TO, Limb D, Dickson RA. Does "canal clearing" affect neurological outcome after thoracolumbar burst fractures. J Bone Joint Surg Br, 2000, 82 (5): 629-635.

9. Vaccaro AR, Nachmalter RS, Klein GR, et al. The significance of thoracolumbar spinal canal size in spinal cord injury patients. Spine, 2001, 26 (4): 371-376.

10. Shen WJ, Liu TJ, Shen YS. Nonoperative treatment versus posterior fixation for thoracolumbar junction burst fractures without neurological deficit. Spine, 2001, 26 (9): 1038-1045.

11. Wilcox RK, Boerger TO, Hell RM, et al. Measurement of canal occlusion during the thoracolumbar burst fracture process. J Biomech, 2002, 35 (3): 381-384.

12. Wood K, Buttermann G, Mehbod A, et al. Operative compared with nonoperative treatment of thoracolumbar burst fracture without neurological deficit: A prospective randomized study. J Bone Joint Surg Am, 2003, 85 (5): 773-781.

13. Duck TB. Pathological findings in acute experimental cord trauma. J Neurosurg, 1971, 35: 700-708.

14. Anderson PA. Flexion distraction and chance injuries to the thoracolumbar spine. J Orthop Trauma, 1991, 5: 153-160.

15. Frankel H. The value of postural reduction in the initial management of closed injuries of the spine with parapiegia and tetraplegia. I Paraplegia, 1969, 7: 179-92.

16. Ditunno JF. Standrads for neurological and functional classification of spinal cord injury. American Spinal Injury Association, 1992.

17. Buchanan LE. Spinal Cord Injury. Willians-Wilkins. Baltimore, 1987, 15-30.

11 腰椎间盘造影及选择性神经根造影

腰椎间盘造影及选择性神经根造影（selective radiculography，SRG）都是有创性的影像诊断技术，CT 及 MRI 等无创性影像诊断技术的出现威胁到腰椎间盘造影及 SRG 在现代影像诊断学中的地位。对于腰椎疾患的诊断，CT 及 MRI 等无创性影像诊断技术是否能取代腰椎间盘造影术？

根据临床经验，普通 CT 及 MRI 不能完全说明间盘和神经根的实际状态。下面看两个例子：

病例一

患者腰腿痛放射至右小腿外侧，伸趾肌力差，MRI 上 L_{4-5} 和 L_5S_1 的表现相似（图 1-11-1）。

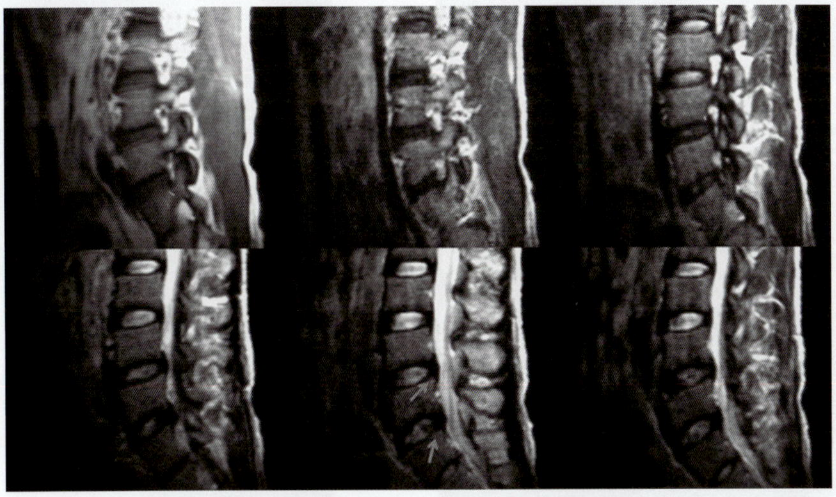

图 1-11-1　MRI 上 L_{4-5} 和 L_5S_1 的表现相似

椎间盘造影时 L_{4-5} 为不典型疼痛，L_5S_1 注入少量造影剂即诱发右侧腿痛（图 1-11-2）。

造影后 CT 平扫则更明显看到 L_{4-5} 间盘后纤维环完整而 L_5S_1 间盘后纤维环裂隙并有间盘突出至后外侧（图 1-11-3）。

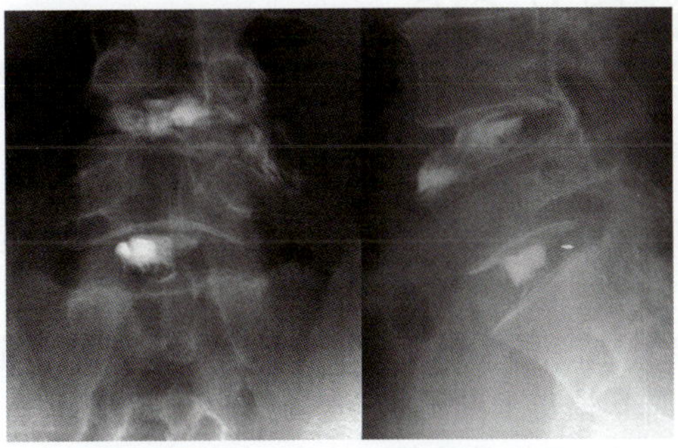

图 1-11-2　L_{4-5}、L_5S_1 间盘造影

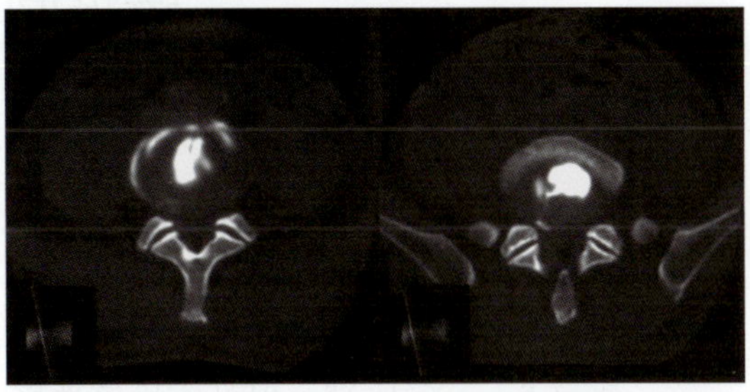

图 1-11-3　造影后 CT 平扫可见 L_{4-5} 间盘后纤维环完整而 L_5S_1 间盘后纤维环裂隙并有间盘突出至后外侧

病例二

患者右下肢麻痛 2 年，查体双下肢直腿抬高试验阴性，Kemp 征阳性。右侧足外侧痛觉减退，右侧腓骨肌肌力下降—右侧 S_1 神经根受损？

腰椎管造影及 CTM 可见 L_{3-4}、L_{4-5} 硬膜受压，L_{4-5} 右侧隐窝狭窄（图 1-11-4）。

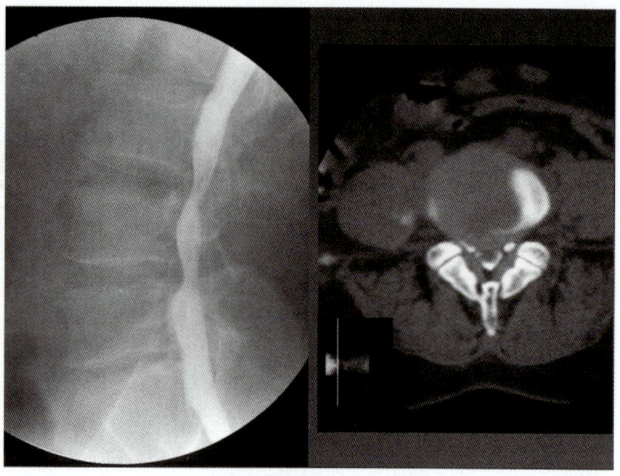

图 1-11-4 腰椎管造影及 CTM 可见 L_{3-4}、L_{4-5} 硬膜受压，L_{4-5} 右侧隐窝狭窄

腰椎 MRI 显示为 L_{3-4}、L_{4-5} 和 L_5S_1 间盘退化，L_{3-4}、L_5S_1 间盘膨出而 L_{4-5} 间盘突出，影像学上没找到 S_1 神经根受压的证据，而更支持 L_5 神经根受累（图 1-11-5）。

右侧 L_5 神经根 SRG 和封闭（图 1-11-6），在注入造影剂时再现疼痛与平时一致，封闭后症状消失 2 ~ 4 小时，确定为 L_5 神经根受累，行右侧 L_{4-5} 椎板开窗 L_5 神经根松解的术后效果及 2 年随诊证实了这一判断。

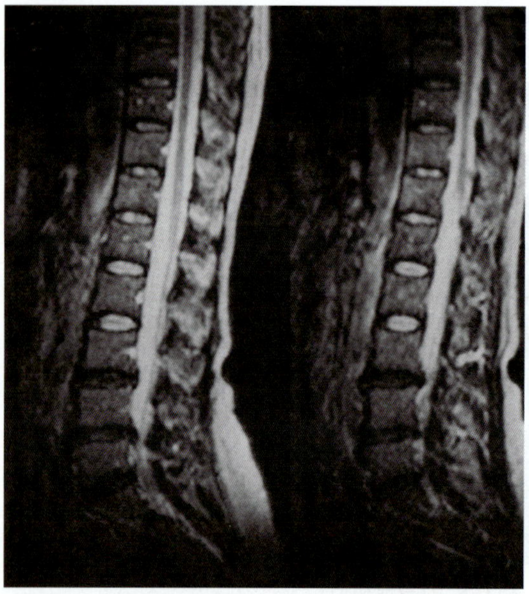

图 1-11-5 腰椎 MRI 显示为 L_{3-4}、L_{4-5} 和 L_5S_1 间盘退化，L_{3-4}、L_5S_1 间盘膨出而 L_{4-5} 间盘突出

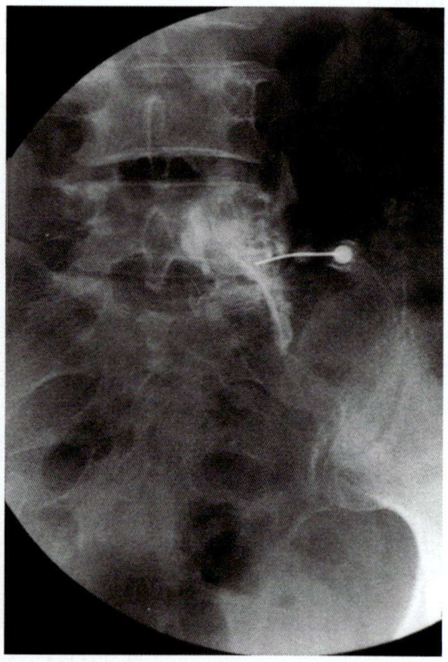

图 1-11-6 右侧 L_5 神经根 SRG 和封闭

一、腰椎间盘造影及 CTD

（一）发展历史

- 20 世纪 20 年代 Schmorl 首先向尸体的腰椎间盘注入了 X 线造影剂，为以后临床应用诊断性椎间盘内注射奠定了基础
- 1948 年，瑞典的 Lindblom 首先描述了诊断性椎间盘穿刺并将其命名为“椎间盘造影（discography）”，以补充椎管造影在形态学检查上的不足
- 1987 年 Videman 等观察了椎间盘造影术后 CT 平扫的价值，发现一些 CT 显示的病

变在常规的椎间盘造影术中不能被察觉，提出椎间盘造影行正侧 X 线拍片后应行 CT 平扫以提供椎间盘的三个平面的观察，也就是 CTD

我院自 20 世纪 60 年代起便已开始应用这一临床技术并取得了一些经验（图 1-11-7）。

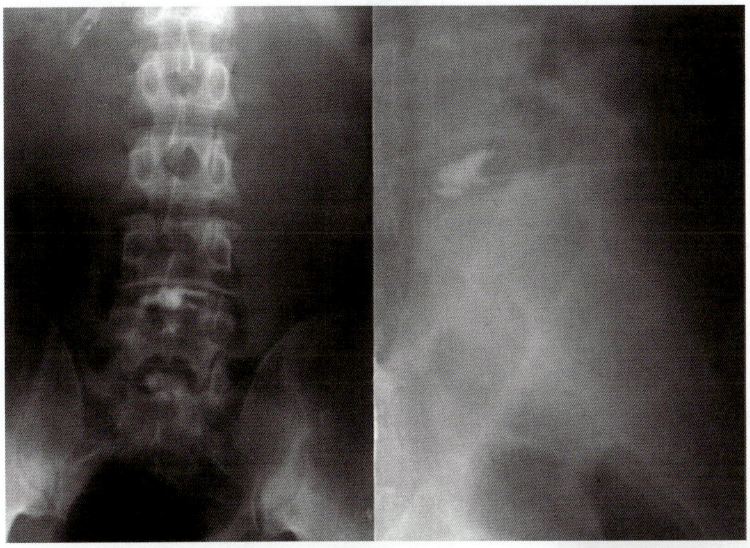

图 1-11-7 椎间盘造影平片

（二）造影方法

在放射科于透视下行腰椎间盘造影术。患者取侧 45° 俯卧位，透视下定位（图 1-11-8）。

透视下穿刺拍片，针尖位于椎间盘中央 1/3，透视下加以一定的压力注入水溶性非离子碘造影剂，观察患者的疼痛反应及影像学表现并拍片（图 1-11-9）。

造影后 2 小时内行 CT 平扫。层厚 2mm，无层间隔（图 1-11-10）。

1983 年出版的《X 线检查技术学》书上的间盘造影髓核形态图，早期的间盘造影主要注重于腰椎正侧位片的表现（图 1-11-11）。

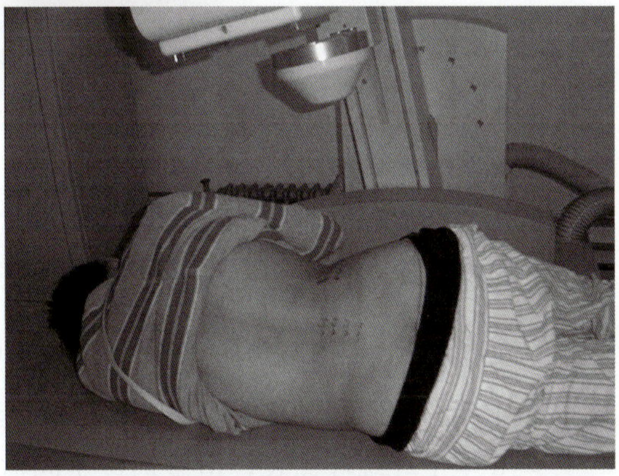

图 1-11-8 在放射科于透视下行腰椎间盘造影术。患者取侧 45° 俯卧位，透视下定位

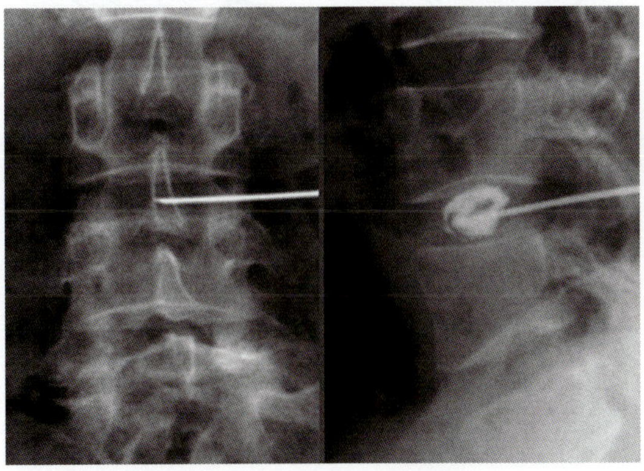

图 1-11-9 透视下穿刺拍片

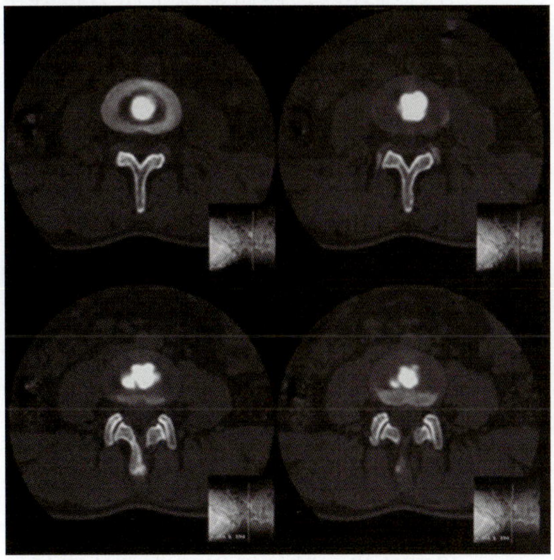

图 1-11-10 造影后 CT 平扫

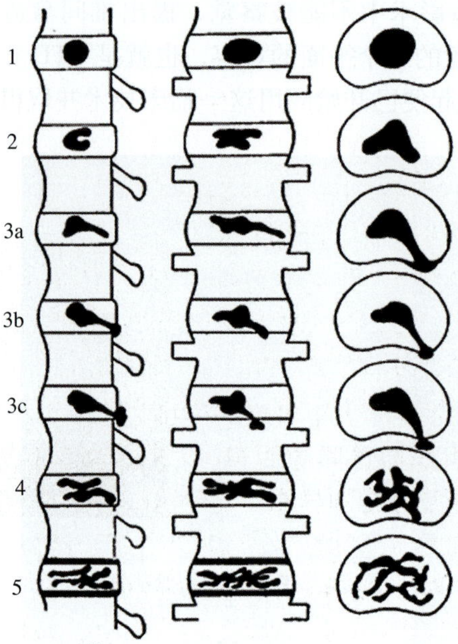

图 1-11-11 间盘造影髓核形态图

（三）腰椎间盘造影应记录项目

- 注射的阻力
- 注入造影剂的量
- 造影剂的分布格局
- 疼痛反应（不疼、不典型或与症状相符）

（四）椎间盘造影按Bernard分型进行临床分型

- Ⅰ型：正常，造影剂位于间盘中央，注入造影剂的阻力、量均正常，无疼痛反应
- Ⅱ型：纤维环撕裂，造影剂位于间盘中央，注入造影剂的阻力、量均正常，有疼痛反应。可能为间盘退化的早期，撕裂的纤维环未汇合形成放射性裂隙，髓核组织仍在纤维环内，疼痛来源于压力传导至痛觉Ⅰ型Ⅱ型敏感的外层纤维环，多为不典型疼痛（图 1-11-12）
- Ⅲ型：放射性裂隙，造影剂注入的阻力、量均异常，有疼痛反应，造影剂从裂隙进入外层纤维环区，但外层纤维环完整，无突出影响椎管。根据放射性裂隙的方向可进一步分为 3A、3B 和 3C。3A 为正后方，3B 为后外侧，3C 为外侧型；B 区和 C 区以中心作上关节突的外侧缘的切线为分界线（图 1-11-13）
- Ⅳ型：膨出，放射性裂隙到达外层纤维环边缘，髓核组织可造成外层纤维

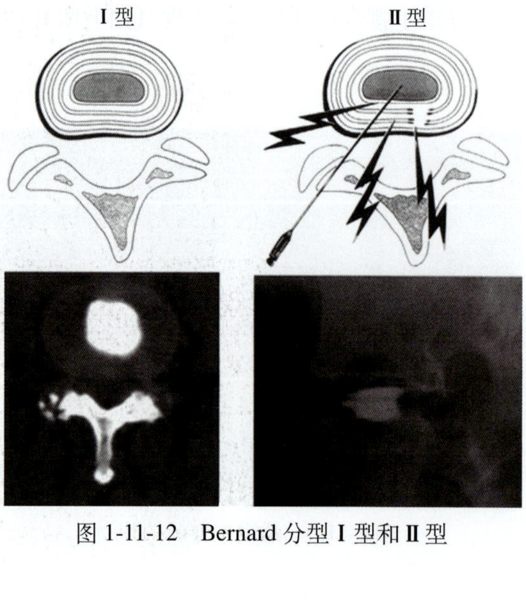

图 1-11-12 Bernard 分型Ⅰ型和Ⅱ型

环膨出，4A 和 4B 型膨出块突入椎管，4C 型髓核组织块可影响同节段发出的神经。侧位片髓核影可进入硬膜腔（图 1-11-14）

- **V** 型：突出，外层纤维环破裂，髓核组织突出到后纵韧带下并可直接压迫硬膜或神经根（5A 和 5B），5C 型突出组织可压迫发出的神经根。造影时造影剂溢出呈海绵状，注入的量异常，可诱发与症状相同的疼痛（图 1-11-15）
- **Ⅵ** 型：脱出，突出组织与椎间隙脱离。造影剂注入阻力、量及分布均异常，与症状相似的疼痛只有在压力达到一定程度通过游离块刺激疼痛敏感结构才可诱发（图 1-11-16）
- **Ⅶ**型：间盘退化的终末期为间盘内崩解，多处纤维环撕裂，造影剂注入阻力、量及分布异常，可有或无疼痛反应。通常造影剂呈混乱地充满整个椎间隙（图 1-11-17）

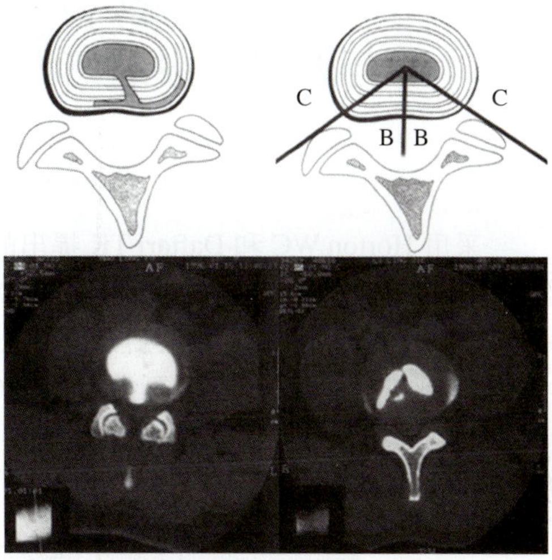

图 1-11-13　Bernard 分型Ⅲ型

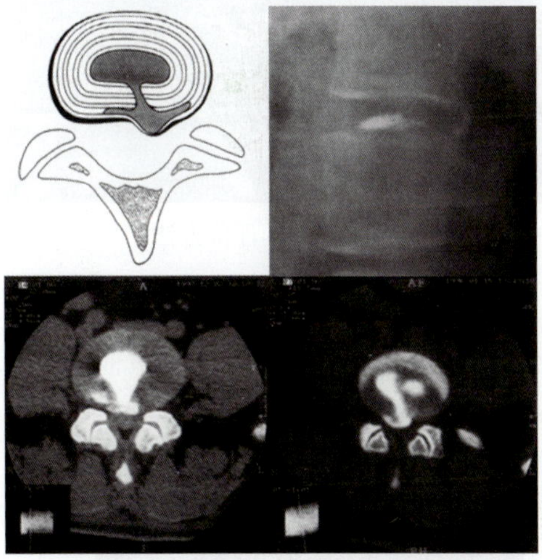
图 1-11-14　Bernard 分型Ⅳ型

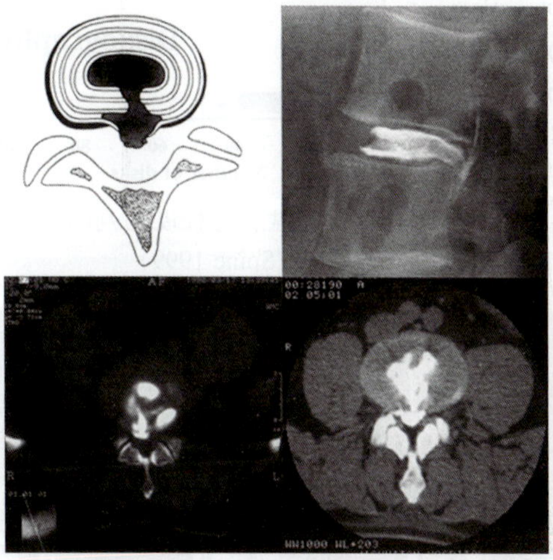
图 1-11-15　Bernard 分型 V 型

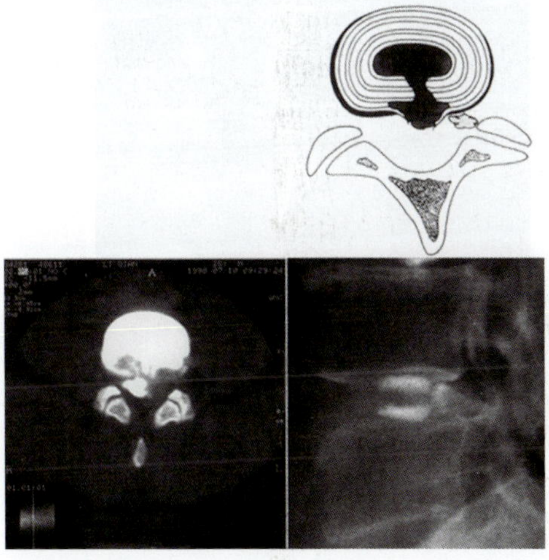
图 1-11-16　Bernard 分型Ⅵ型

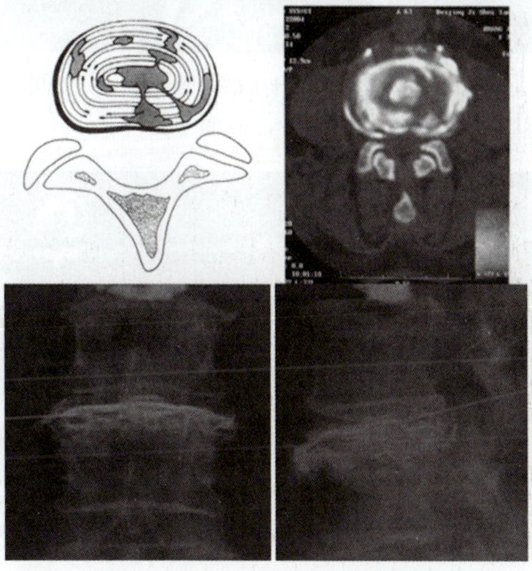
图 1-11-17　Bernard 分型Ⅶ型

二、MRI 对椎间盘退化程度的判断与腰椎间盘造影及 CTD 的差别（图 1-11-18）

（一）MRI 评价方法

采用 Horton WC 和 Daftari TK 提出的分类法（1992 年）（图 1-11-19）。

按 T2-WI 椎间盘的信号强度类型分为：高信号、混杂信号、低信号。

按后纤维环的情况分为：平整、膨出、撕裂。

T2 高信号 + 后缘平整 = 正常间盘？MRI 显示 $L_{3\text{-}4}$ 间盘高信号，后缘平整（图 1-11-20）。

而间盘造影及 CTD 显示纤维环破裂（图 1-11-21）。

也可将 T2-WI 后纤维环局部高信号（high-intensity zone, HIZ）考虑在内（图 1-11-22）。

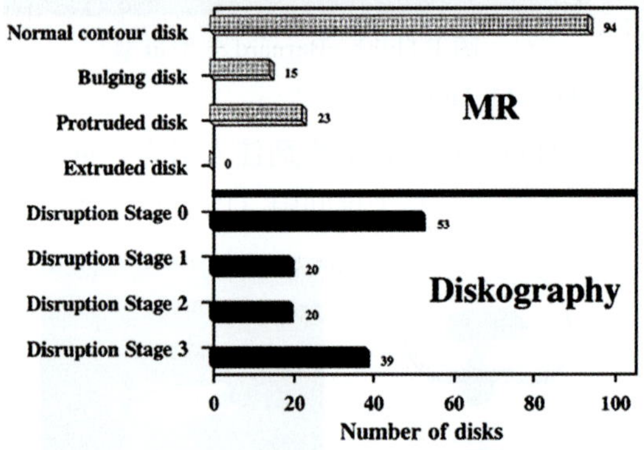

图 1-11-18 MRI 对椎间盘退化程度的判断与腰椎间盘造影及 CTD 的差别（Spine 1999）

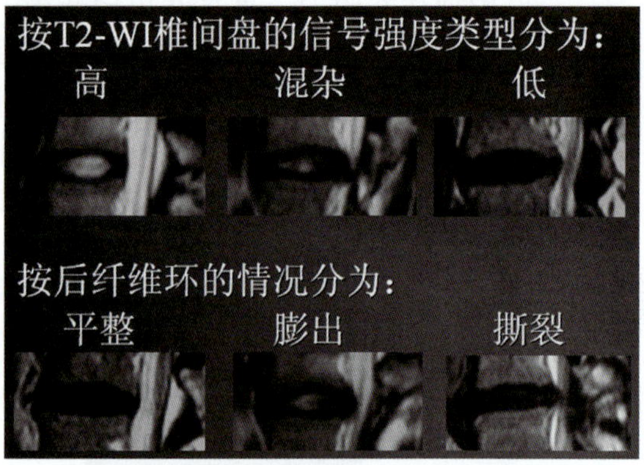

图 1-11-19 MRI 评价方法

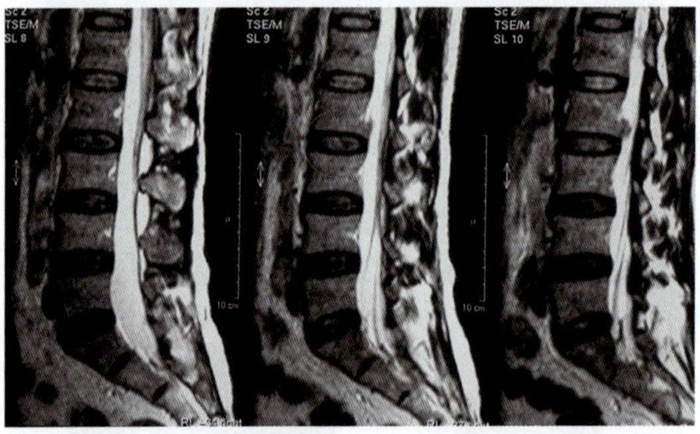

图 1-11-20 T2 高信号 + 后缘平整 = 正常间盘？MRI 显示 $L_{3\text{-}4}$ 间盘高信号，后缘平整

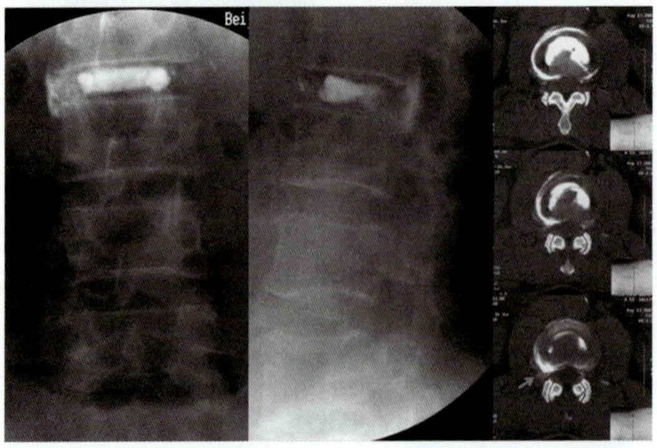

图 1-11-21 间盘造影及 CTD 显示纤维环破裂

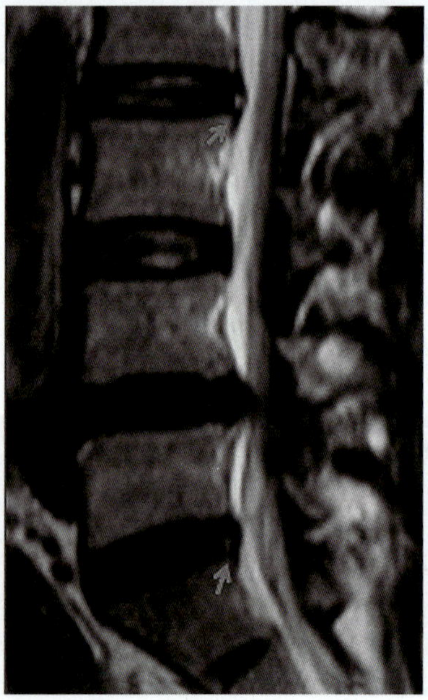

图 1-11-22 T2-WI 后纤维环局部高信号（HIZ）

（二）比较研究结果

1. 腰椎间盘造影及 CTD 与 MRI 的相关性在统计学上有显著意义。

2. MRI 与 CTD 对腰椎间盘病变判断的一致性进行分析中关联性和差别性均有显著统计学意义。

3. MRI 显示间盘退化但难以判断后纵韧带的完整性（图 1-11-23）。

4. MRI 对间盘结构改变的阳性预测较强，可以通过 MRI 等无创性诊断技术进行病例筛选，减少不必要的有创性的椎间盘造影等检查手段。

5. MRI 但对阴性预测价值有限，而对于脊柱间盘完整性的判断关键是阴性判断，尤其是内固定融合术前。

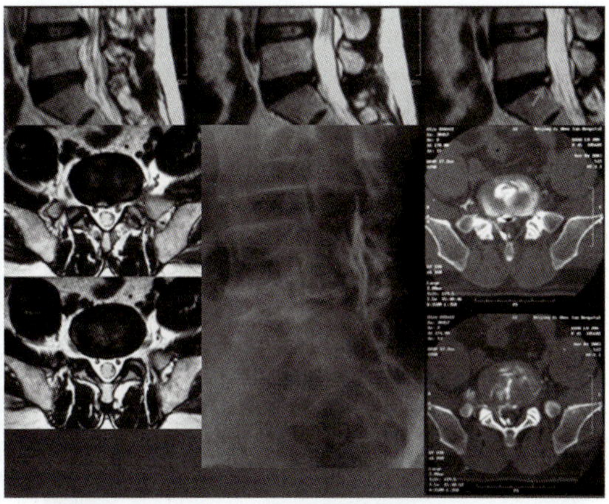

图 1-11-23　MRI 显示间盘退化但难以判断后纵韧带的完整性

病例一

46 岁男性，从腰椎管造影可看见 L_5S_1 有硬膜和神经根受压表现，但患者临床上同时有右侧 L4 神经根的症状，这在造影中不好解释（图 1-11-24）。

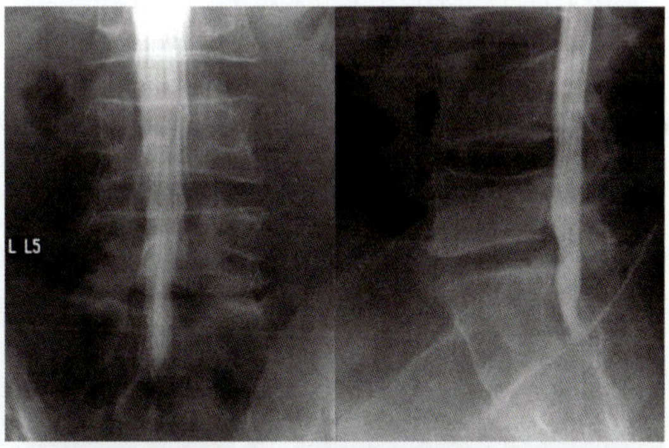

图 1-11-24　腰椎管造影可看见 L_5S_1 有硬膜和神经根受压表现

在 MRI 虽然可见 L_{4-5} 间盘有退化，右侧梨状孔可疑，但不能明确间盘突出（图 1-11-25）。

因此，我们进行了 L_{4-5} 间盘造影，造影剂注入过程中诱发 L_4 神经根症状，从 CTD 上可明显看出右后极外侧已形成间盘突出，术中从外侧开窗证实了是极外侧间盘造成的 L4 神经根受压（图 1-11-26）。

病例二

32 岁男性，L_{4-5} 不稳定，L_4 滑脱（图 1-11-27），拟行内固定植骨融合术。

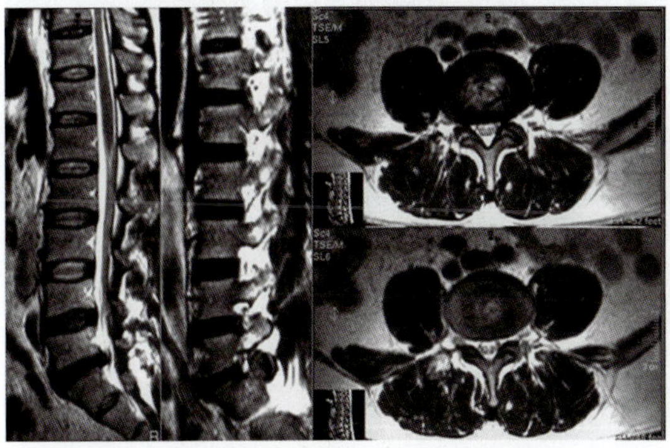

图 1-11-25　在 MRI 可见 L_{4-5} 间盘有退化，右侧梨状孔可疑

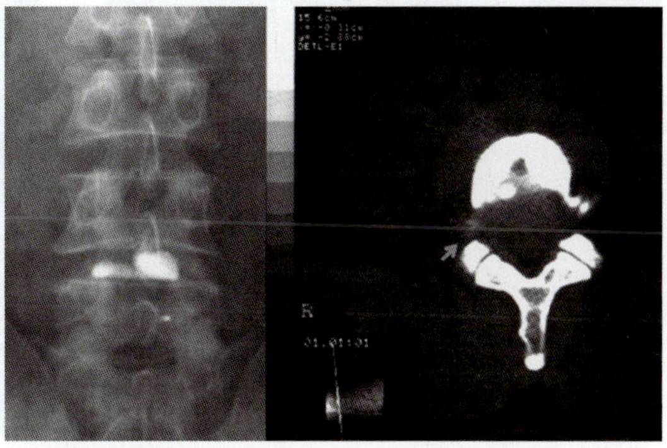

图 1-11-26　L_{4-5} 间盘造影及 CTD

MRI 示 L_5S_1 间盘 T2 像信号偏低但未见间盘突出（图 1-11-28）。

经椎间盘造影及 CTD 证实 L_5S_1 间盘后部纤维环断裂严重并诱发腰腿痛（图 1-11-29），固定需将 L_5S_1 考虑在内。

最后手术行 L_4 - S_1 内固定（图 1-11-30）。

病例三

40 岁女性，反复腰腿痛 2 年，过屈过伸位片显示 $L_{4\text{-}5}$ 不稳定，经椎管造影（图 1-11-31），CTM 及 MRI 检查诊断 $L_{4\text{-}5}$，L_5S_1 间盘突出，拟内固定融合，MRI 可见 $L_{3\text{-}4}$ 间盘 T2 像信号偏低，间盘高度小（图 1-11-32）。

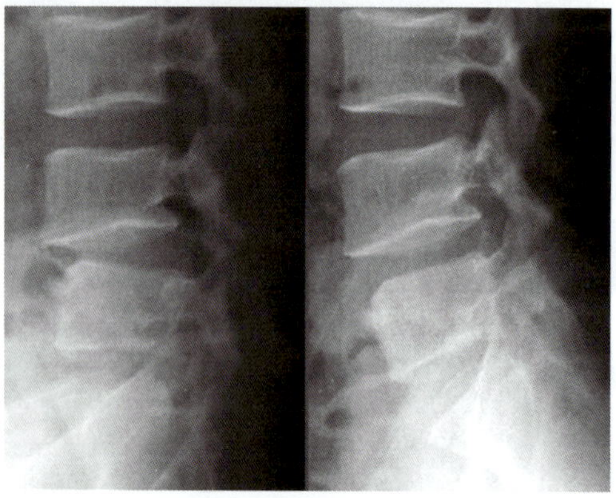

图 1-11-27　平片示 $L_{4\text{-}5}$ 不稳定，L_4 滑脱

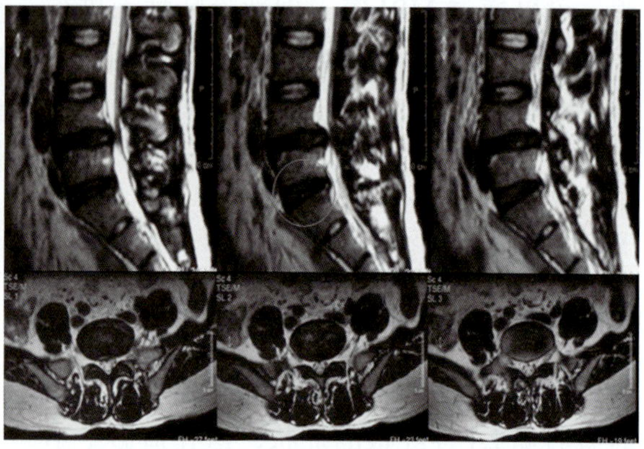

图 1-11-28　MRI 示 L_5S_1 间盘 T2 像信号偏低但未见间盘突出

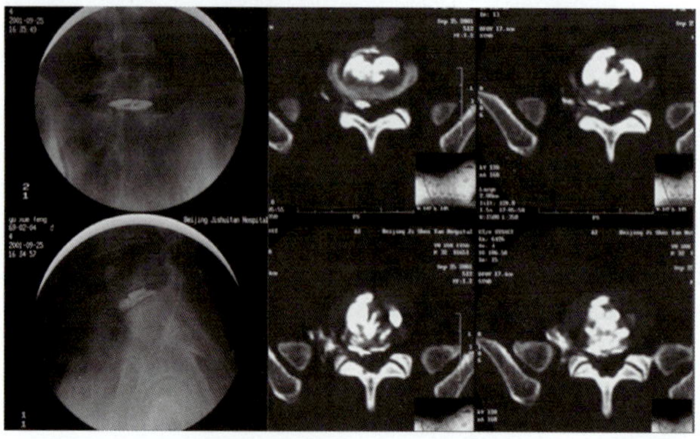

图 1-11-29　L_5S_1 间盘造影及 CTD

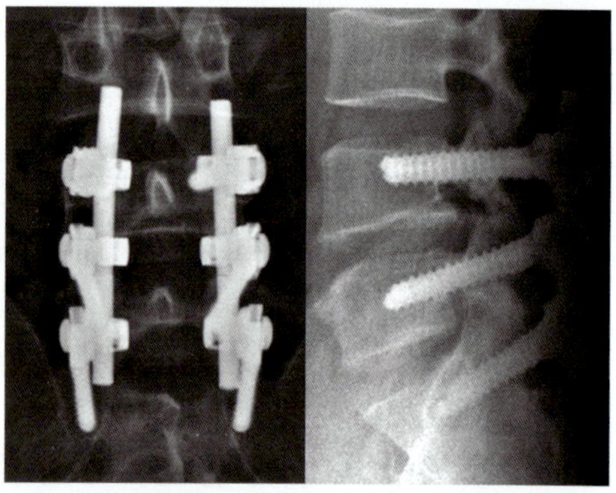

图 1-11-30　L_4-S_1 内固定术后平片

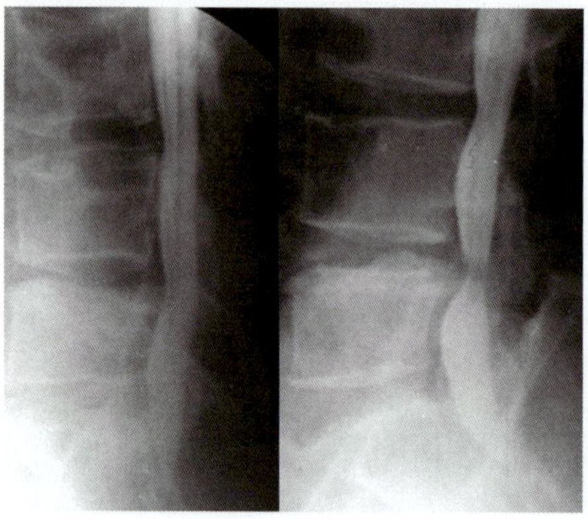

图 1-11-31　椎管造影显示 $L_{4\text{-}5}$ 间盘突出及不稳定

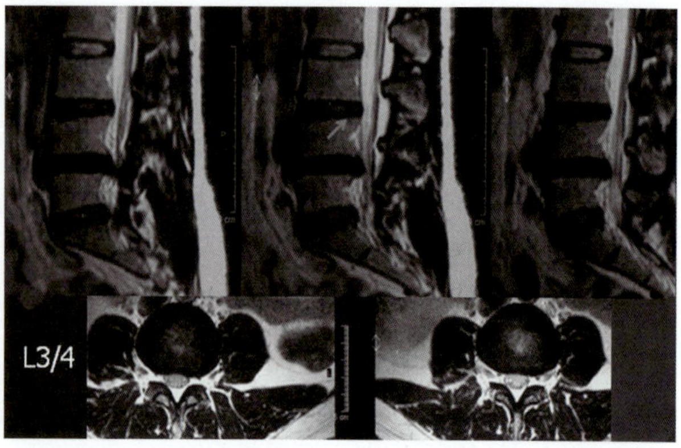

图 1-11-32　MRI 检查诊断 $L_{4\text{-}5}$，L_5S_1 间盘突出，拟内固定融合，MRI 可见 $L_{3\text{-}4}$ 间盘 T2 像信号偏低

考虑到术后相邻阶段负荷加大，在术前行 L_{3-4} 间盘造影，造影剂注入至 1ml 时阻力明显增大，不伴明显不适，CTD 示 L_{3-4} 间盘纤维环无明显断裂（图 1-11-33）。

手术行 L_4 - S_1 椎弓根内固定植骨融合术（图 1-11-34）。

病例四

22 岁男性，腰腿痛 10 个月，以“腰椎间盘突出症”收住院，入院后腰椎管造影及 CTM 见 L_5S_1 水平硬膜左前压迹（图 1-11-35）。

MRI 示 S_1 上部椎管内囊肿（图 1-11-36）。

椎间盘造影时造影剂注入至 1ml 时阻力增大，诱发疼痛明显甚至难以忍受，造影后拍片（图 1-11-37）。

CTD 显示囊内显影（图 1-11-38）。

经手术证实为间盘囊肿（图 1-11-39）。

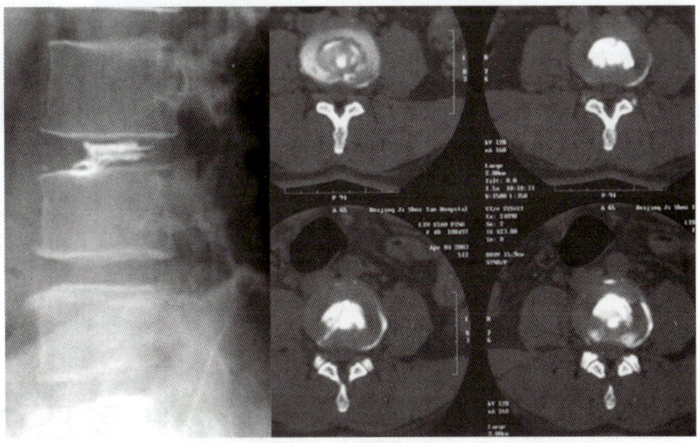

图 1-11-33　L_{3-4} 间盘造影，CTD 示 L_{3-4} 间盘纤维环无明显断裂

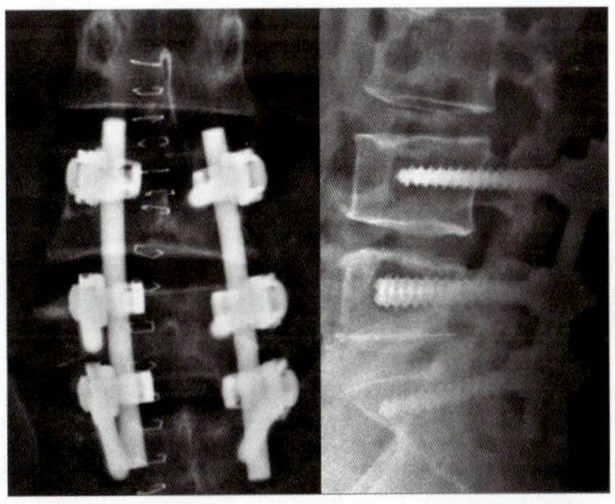

图 1-11-34　L_4 - S_1 椎弓根内固定植骨融合术后平片

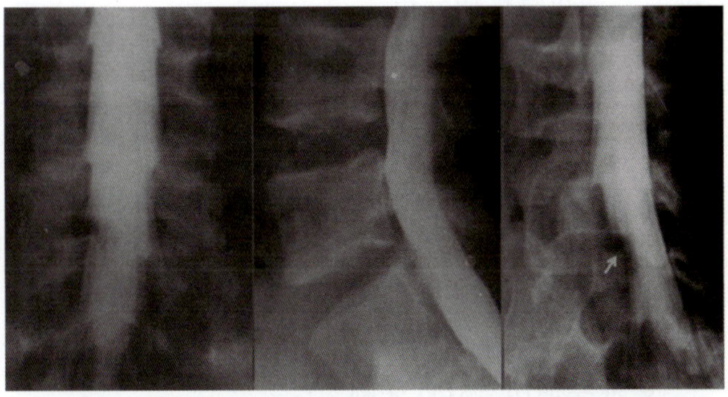

图 1-11-35　腰椎管造影见 L_5S_1 水平硬膜左前压迹

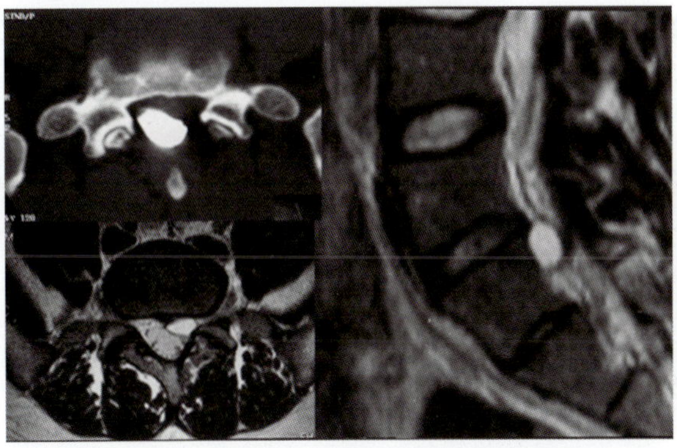

图 1-11-36　MRI 示 S_1 上部椎管内囊肿

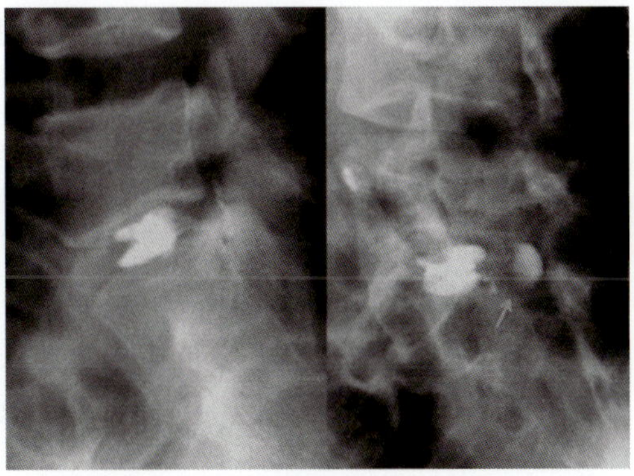

图 1-11-37　椎间盘造影后拍片

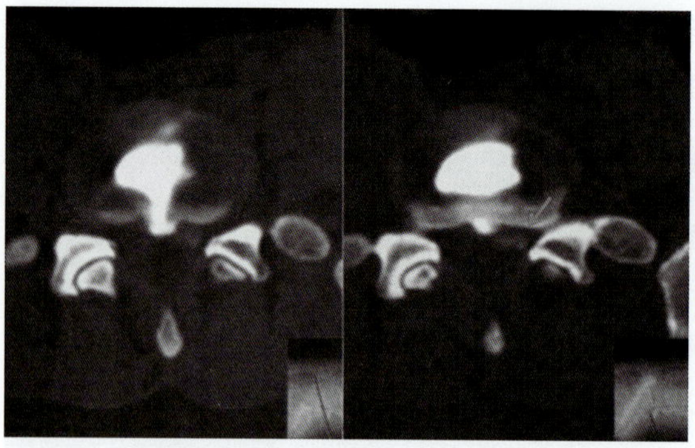

图 1-11-38 CTD 显示囊内显影

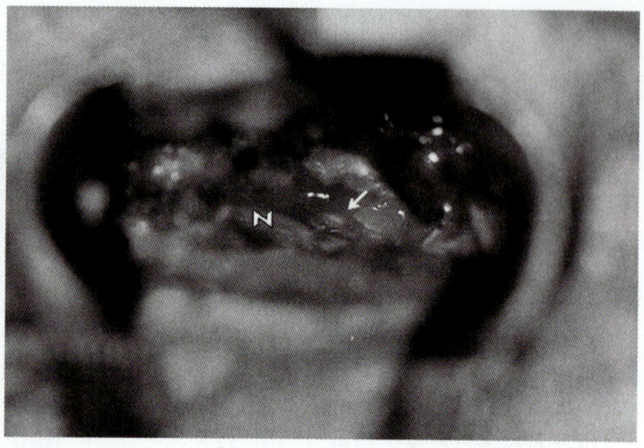

图 1-11-39 经手术证实为间盘囊肿

三、椎间盘造影及 CTD 的优点

- 可以观察腰椎间盘的内部形态改变，可进行间盘内压力的测试
- 可诱发疼痛反应以定位症状性病变
- 诊断的准确率高，以往报道为 94% ~ 99.55%，我院的研究中手术证实 96.4%

1. 减少间盘造影假阳性结果的策略

- 加做一个正常椎间盘的间盘造影作为对照
- 注意一些增加假阳性的相关因素
  - ◎ 非正常疼痛分布
  - ◎ 慢性脊柱或非脊柱性疼痛
  - ◎ 异常心理测试结果
  - ◎ 手术史
- 操作过程中不要给予暗示，注意分散患者注意力，聊天或播放音乐使其放松
- 当某一节段诱发疼痛结果不清，先行另一节段间盘造影，反过来再加药

2. 椎间盘造影的安全性

- 造影后间盘退化
- 神经损伤—双针穿刺
- 感染—预防性抗生素的使用

3. 根据以往的文献及本对比研究的结果，我们认为腰椎间盘造影及 CTD 在以下临床应用中是必要的

- 后纵韧带完整性的判断：这是间盘融核术、PLDD 等微创手术前判断包容性间盘突出的关键
- 对椎间盘内部结构改变的评价
- 椎间盘突出方向尤其是极外侧型间盘突出的诊断
- 疼痛或病变是否间盘来源的判断
- 脊柱内固定融合术前对相邻间盘的阴性预测

四、选择性神经根造影及封闭

- 20 世纪 60 年代 Duke 大学医学院 McCollum DE 和 Stephen CR 首先报道了神经根封闭在腰腿痛诊断中的应用

- 加拿大多伦多的 Macnab I 将针置入根袖进行封闭定义为选择性神经根浸润（selective nerve-root infiltration）
- 日本医生开始应用选择性神经根造影结合封闭并推广。成为腰腿痛门诊常规的诊疗方法之一

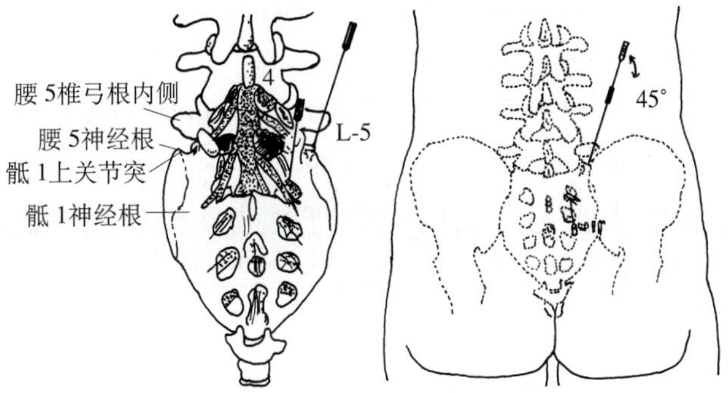

图 1-11-40　SRG 进针点及方向

1. 造影方法（图 1-11-40）
- 俯卧位或斜位
- 15cm 21 号穿刺针透视下找神经根出口区
- 下一椎体椎弓根下方
- 骶 1 神经根出口在第一骶神经孔
- 刺中神经根诱发沿神经走行的放射痛
- 注入造影剂 1 ～ 2ml
- 注入 1% Lidocaine 0.5 ～ 1ml
- 观察患者症状缓解情况及直腿抬高试验的角度变化

2. 选择性神经根造影的 X 线表现（图 1-11-41）
- 神经根造影剂中断
- 神经根上抬，“板凳征”
- 只用于明确针尖位置在根袖内

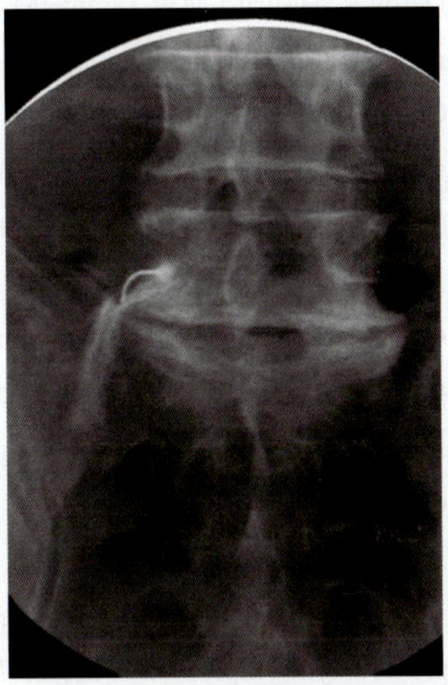

图 1-11-41　选择性神经根造影的 X 线表现

3. 选择性神经根造影及封闭的结果分为
- 未阻滞
- 部分阻滞
- 完全阻滞

4. 适应证
- 有下肢神经放射性疼痛并有多次手术史
- 有下肢神经放射性疼痛但椎管造影、间盘造影、肌电图、CT 及 MRI 不能明确神经受压原因和部位的
- 有下肢神经放射性疼痛但临床检查与椎管造影受压节段不符的
- 明确下肢神经放射性疼痛拟保守治疗或术后疼痛经影像学检查未发现神经受压的，加用长效激素

（袁　强）

参考文献

1. Bernard TN. Lumbar discography and post-discography computerized tomography: Refining the diagnosis of low-back pain. Spine, 1990, 15:690-707.
2. Lindblom K. Diagnostic puncture of intervertebral disks in sciatica. Acta Orthop Scand, 1948, 17:231-239.
3. Saal JS. General principles of diagnostic testing as related to painful lumbar spine disorders: a critical appraisal of current diagnostic techniques. Spine, 2002, 27: 2538-2545.
4. Milette P, Fontaine S, Lepanto L. Differentiating lumbar disc protrusions, disc bulges, and discs with

normal contour but abnormal signal intensity: Magnetic resonance imaging with discographic correlations. Spine, 1999, 24:44-53.

5. Schellhas KP, Pollei SR, Gundry CR, et al. Lumbar disc high-intensity zone: Correlation of magnetic resonance imaging and discography. Spine, 1996, 21:79-86.
6. Vanharanta H, Guyer R, Ohnmeiss D, et al. Disc deterioration in low back syndromes: A prospective, multicenter CT/discography study. Spine, 1988, 13:1349-51.
7. 方国华，欧阳甲．椎间盘造影与脊髓造影用于腰椎间盘突出症的对比分析．中国脊柱脊髓杂志，1994; 4(5):215-217.
8. Holt E. The question of lumbar discography. J Bone Joint Surg [Am], 1968, 50:720-726.
9. Walsh T, Weinstein J, Spratt K, et al. Lumbar discography in normal subjects. J Bone Joint Surg [Am], 1990; 72:1081-1088.
10. Carragee EJ, Tanner CM, Khurana S, et al. The rates of false-positive lumbar discography in select patients without low back symptoms. Spine, 2000, 25 (11):1373-1381.
11. Derby R, Howard MW, Grant JM, et al. The ability of pressure-controlled discography to predict surgical and nonsurgical outcomes. Spine, 1999, 24 (4): 364-371.
12. Cohen SP, Larkin T, Fant GV, et al. Does needle insertion site affect discography results? A retrospective analysis. Spine, 2002, 27: 2279-83.
13. 张晓阳．腰椎间盘造影及其临床意义(附 69 例 83 个椎间盘分析). 中华骨科杂志，1995, 15(10):664-666.
14. Guyer RD, Ohnmeiss DD. Contemporary concepts in spine care lumbar discography: Position statement from the North American Spine Society Diagnostic and Therapeutic Committee. Spine, 1995, 20:2048-2059.
15. Flanagan MN, Chung BU. Roentgenographic changes in 188 patients 10-20years after discography and chemonucleolysis. Spine, 1986, 11: 444-448.
16. Tehranzadeh J. Discography 2000. Radiol Clin North Am, 1998, May, 36(3):463-495.
17. Carragee EJ, Yung Chen, Tanner CM, et al. Can discography cause long-term back symptoms in previously asymptomatic subjects? Spine, 2000, 25 (14):1803-1808.
18. Min K, Leu HJ, Perrenoud A. Discography with manometry and discographic CT: their value in patient selection for percutaneous lumbar nucleotomy. Bull Hosp Jt Dis, 1996; 54 (3):153-157.
19. Juntura TL, Daniels C. The diagnostic value of discography. Radiol Technol, 1998 Nov-Dev, 70 (2):127-128.
20. Zucherman J, Derby R, Hsu K, et al. Normal magnetic resonance imaging with abnormal discography. Spine, 1988, 13:1355-1359.
21. Ito M, Incorvaia KM, Yu SF, et al. Predictive signs of discogenic lumbar pain on magnetic resonance imaging with discography correlation. Spine, 1998 June, 23 (11):1252-1260.
22. Chiba K, Toyama Y, Matsumoto M, et al. Intraspinal cyst communicating with the intervertebral disc in the lumbar spine: Discal cyst. Spine, 2001; 26:2112-2118.
23. Madan S, Gundanna M, Harley JM, et al. Does provocative discography screening of discogenic back pain improve surgical outcome? J Spinal Disord Tech, 2002, 15 (3):245-251.
24. Maroon JC, Kopitnik TA, Schulhof LA, et al. Diagnosis and microsurgical approach to far-lateral disc herniation in the lumbar spine. J Neurosurg, 1990, 72 (3):378-382.
25. Schechter NA, France MP, Lee CK. Painful internal disc derangements of the lumbosacral spine: discographic diagnosis and treatment by poster lumbar interbody fusion. Orthopedics, 1991, 14 (4):447-451.
26. Wetzel F, LaRocca H. The failed posterior lumbar interbody fusion. Spine, 1991, 16:839-845.

27. Bernard TN. Using computed tomography/discography and enhanced magnetic resonance imaging to distinguish between scar tissue and recurrent lumbar disc herniation. Spine, 1994, 19:2826-2832.
28. Heary RF. Intradiscal electrothermal annuloplasty: The IDET procedure. J Spinal Disord, 2001, 14(4):353-360.
29. Falco FJE, Moran JG. Lumbar discography using gadolinium in patients with iodine contrast allergy followed by postdiscography computed tomography scan. Spine, 2003, 28:E1-4.
30. Slipman CW, Rogers DP, Lipetz JS, et al. MRI discography with intradiscal gadolinium in patients with severe anaphylactoid reaction to iodinated contrast material. J Pain, 2001, 2S:9.
31. Huang TS, Zucherman JF, Hsu KY, et al. Gadopentetate dimeglumine as an intradiscal contrast agent. Spine, 2002, 27:839-843.
32. Horton WC, Daftari TK. Which disc as visualized by magnetic resonance imaging is actually a source of pain: A correlation between magnetic resonance imaging and discography. Spine, 1992, 17:S164-171.
33. Videman T, Malmivaara A, Mooney V. The value of the axial view in assessing discograms. An experimental study with cadavers. Spine, 1987, 12:299-304.
34. Murtagh FR, Arrington JA. Computer tomographically guided discography as a determinant of normal disc level before fusion. Spine, 1992, 17:826-830.
35. Huang J, Kwa A. Lumbar discogram resulting from lumbar interlaminar epidural injection. J Clin Anesth. 2004 Jun, 16 (4):296-298.
36. Willems PC, Jacobs W, Duinkerke ES, et al. Lumbar discography: should we use prophylactic antibiotics? A study of 435 consecutive discograms and a systematic review of the literature. J Spinal Disord Tech, 2004 Jun, 17 (3):243-247.
37. Nathoo N, Mayberg MR, Barnett GH. W. James Gardner: pioneer neurosurgeon and inventor. J Neurosurg, 2004 May, 100 (5):965-973.
38. Carragee EJ, Barcohana B, Alamin T, et al. Prospective controlled study of the development of lower back pain in previously asymptomatic subjects undergoing experimental discography. Spine, 2004 May 15, 29 (10):1112-1117.
39. Anderson MW. Lumbar discography: an update. Semin Roentgenol, 2004 Jan, 39 (1):52-67.
40. Ahlgren EW, Stephen CR, Lloyd EA, et al. Diagnosis of pain with a graduated spinal block technique. JAMA, 1966 Mar 7, 195 (10):813-816.
41. Macnab I. Negative disc exploration. An analysis of the causes of nerve root involvement in sixty-eight patients. J Bone Joint Surg, 1971, 53A:891-903.
42. Krempen JF, Smith BS. Nerve-root injection: A method for evaluating the etiology of sciatica. J Bone Joint Surg, 1974, 56-A:1435-1444.
43. Tajima T, Furukawa K, Kuramochi, E. Selective lumbosacral radiculography and block. Spine, 1980 Jan-Feb, 5 (1):68-77.
44. Yamagami H, Hashizume K, Sha K, et al. Evaluation of lumbar radiculography and radicular block. Masui, 1994 Feb, 43 (2):253-257.
45. Herron LD. Selective nerve root block in patient selection for lumbar surgery: surgical results. J Spinal Disord, 1989 Jun, 2 (2):75-79.
46. Hasue M, Kikuchi S, Sakuyama Y, et al. Anatomic study of the interrelation between lumbosacral nerve roots and their surrounding tissues. Spine, 1983 Jan, 8 (1):50-58.
47. Taguchi T, Kawai S, Hashiguchi T. Reassessment of the diagnostic value of selective lumbosacral radiculography. J Neuroradiol, 2002 Jun, 29 (2): 122-127.

12 腰椎间盘突出症

一、基础研究的进展

1. 椎间盘结构

横向结构：纤维环

髓核

转化区（图 1-12-1）

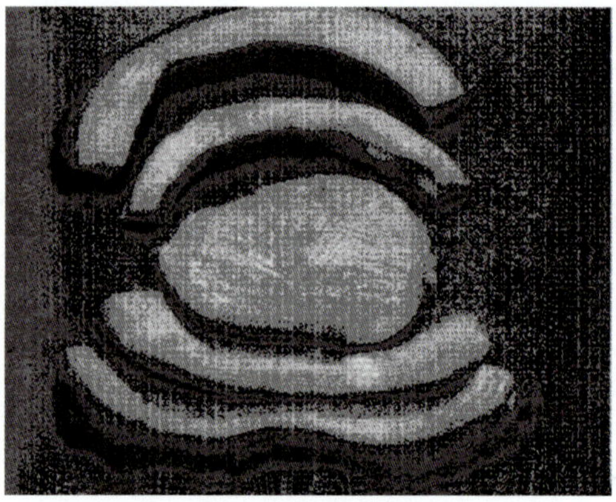

图 1-12-1　椎间盘的横向结构

- 水是椎间盘的主要成分，其绝对含量随年龄、力学环境不同而变化

  胶原与蛋白多糖是大分子网架的主要组成部分
- 椎间盘内的蛋白多糖是髓核内主要功能蛋白，可占髓核干重的 50%，使椎间盘保持一定吸水压
- 蛋白多糖的结构是由透明质酸、多个氨基聚糖联成的长链大分子；与软骨内蛋白多糖相似，但更富含硫酸软骨素（图 1-12-2）

2. 椎间盘退变的研究进展

椎间盘退变是大多数脊柱病变的基础。众多研究证明髓核的蛋白多糖成分进行性减少是退变的基础。

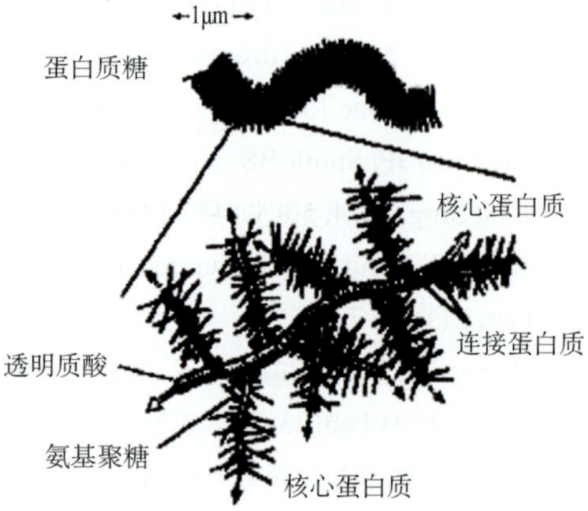

图 1-12-2　蛋白多糖的结构

- 年龄相关的椎间盘退化

  年龄相关性变化是一个贯穿终生的过程，变化最为明显的是髓核组织，表现为细胞数量减少、细胞群落渐变及蛋白多糖与水分的减少。
- 婴幼儿期的椎间盘

  出生时，髓核中近一半为脊索组织。基质中的脊索细胞成簇分布，其中胶原成分较少，主要是高度水化的蛋白多糖。
- 老年人的椎间盘变化
  - ◎ 残余髓核主要由胶原组成，缺乏细胞成分
  - ◎ 整个椎间盘变得僵硬，出现明显的裂隙

- 椎间盘组织的年龄相关性变化的机制
  - ◎ 营养学说
    - 扩散距离
    - 血供不足
    - 终板钙化
    - 其他因素：制动、振动、畸形 吸烟、糖尿病
  - ◎ 活性细胞数目减少
    - 出生：细胞凋亡小于 2%
    - 青少年：50%
    - 老年：大于 80%
  - ◎ 细胞衰老，功能减退
    - 椎间盘内细胞的是已分化的细胞
    - 随细胞的衰老，其合成、分泌功能蛋白（如胶原、蛋白多糖）的能力下降
    - 后期蛋白修饰变化
    - 胶原的交联度增加：糖化过程、脂质过氧化过程

      改变了椎间盘的力学性质

      糖化过程的产物可刺激细胞分泌不利的因子、蛋白酶
    - 基质超负载产生疲劳

      正常椎间盘具有弹性：直立、平卧

      反复形变可引起椎间盘疲劳衰变：产生裂隙、黏液变
    - 基质金属蛋白酶（MMPs）在椎间盘退变中的作用

      MMPs 是介导椎间盘基质破坏的主要酶

      MMPs 可被粗分为胶原酶、基质溶解酶、明胶酶和膜 MMPs
    - 椎间盘退变机制基因学研究

      胰岛素样生长因子受体

      蛋白多糖 VNTR 多态性

结论

椎间盘退变是多因素、多基因控制的结果。

二、腰椎间盘基因研究进展

大部分脊柱退变性疾患都与间盘的退变相关，因而研究间盘退变的原因和如何修复间盘组织是脊柱外科的重点。

目前实验研究表明，间盘的退行性变是多基因调控的。近年来，随着分子生物学和细胞生物学的发展，使得我们对这一进程有了新的了解，并有可能改变和控制这一进程。

椎间盘细胞的培养

椎间盘细胞的良好培养是进行基因研究及基因治疗的先决条件，不同的培养条件可能导致完全不同的实验结果。

早期的培养采用的是平面单层的传统培养方法，而最近大部分学者均转向了使用褐藻酸盐为介质的三维培养系统。

基因转移（图 1-12-3）

1. 宿主的特点—间盘

优点：环境相对封闭，免疫细胞和因子无法进入，细胞种类少。

缺点：无血运，低氧，低营养。

2. 载体的选择—腺病毒

优点：可有效转染各种细胞。

缺点：难以整合入染色体，表达时间有限。

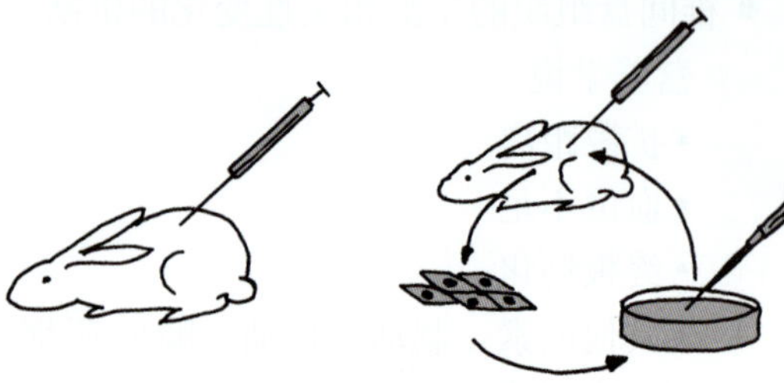

图 1-12-3 基因治疗的两种方法

3. 载体的选择—逆转录病毒

优点：可以将目的基因整合入目标基因染色体，能够持久表达并传代。

缺点：不能转染静止期细胞。

椎间盘作为体内一相对封闭的环境，可能最早可以进行基因治疗的尝试。但是，目前的研究仍处于实验室阶段，需要进行更加广泛深入的动物及人体研究。

三、椎间盘突出各种分类的比较

髓核脱出类型	纤维环断裂	后纵韧带穿破	Shmorl&Junghanms	Macnab	AAOS	柳田
膨出	无	无	protrution	protruted	Intraspongy nuclear herniation	bulging
突出	部分	无		prolapsed	protrution	protrution
脱出	完全	无		extruded	extrusion	prolapse
脱出	完全	有	prolapse			extrusion
分离	完全	有		sequestrated	sequestration	sequestration

压迫型及嵌压型的比较

	压迫型	嵌压型
间歇跛行	少见	多见
前屈受限	+	+
后伸受限	少见	多见
SLR 试验	+	+ 或 -
Kemp 征	少见	多见

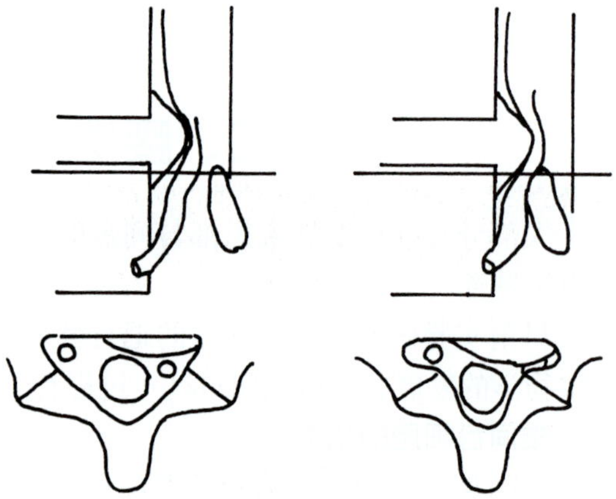

图 1-12-4 压迫型与嵌压型间盘突出的对比

四、诊 断

（一）神经定位

疼痛	肌力下降	反射	体征	感觉障碍
L_4	大腿外前	Quad	PTR ↓	FNST
	膝小腿前			
L_5	大腿后外	EHL	SLR	
	小腿外侧		Kemp	
S_1	大腿后面	Gastro	ATR ↓	SLR
	小腿后面	FHL		Kemp

（二）影像学诊断

1. X 线平片。
2. CT、MRI（图 1-12-5）。
3. 脊髓造影、CTM（图 1-12-6）。
4. 椎间盘造影、CTD（图 1-12-7）。

间盘造影及 CTD 的优点

1. 可以观察腰椎间盘的内部形态改变。
2. 可诱发疼痛反应以定位症状性病变。
3. 诊断的准确率高，手术证实 95%。

造影的记录

1. 注射的阻力。
2. 注入造影剂的量。
3. 造影剂的分布格局。
4. 疼痛反应。
5. 选择性神经根造影和封闭（图 1-12-8）。

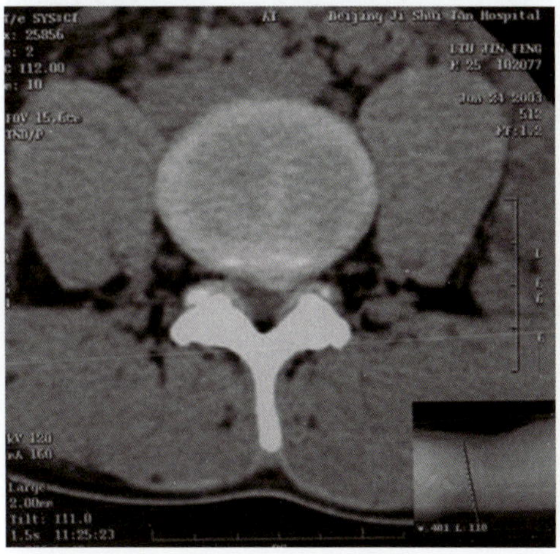
图 1-12-5A CT

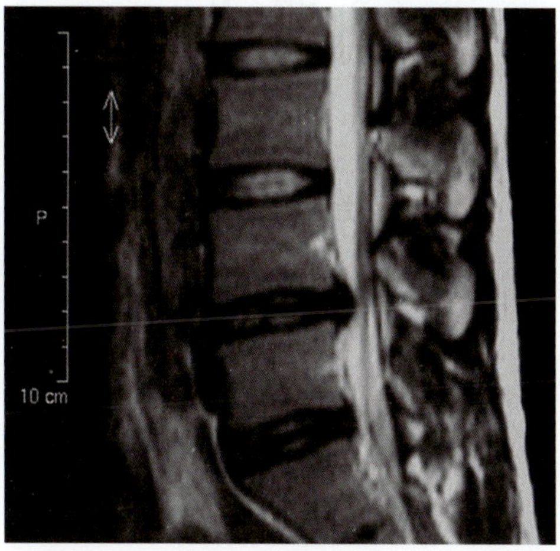

图 1-12-5B MRI

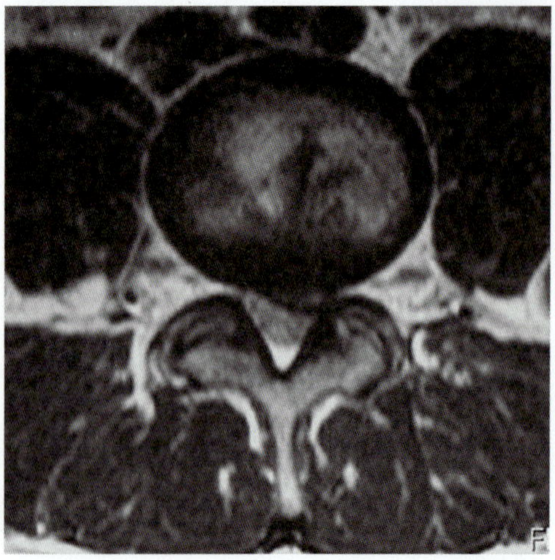

图 1-12-5C MRI

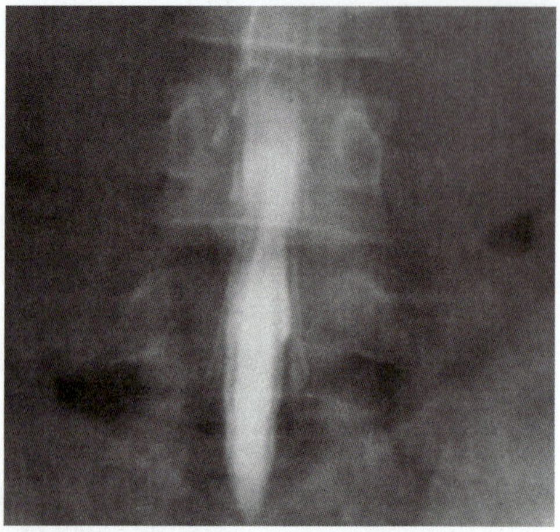

图 1-12-6A 脊髓造影正位

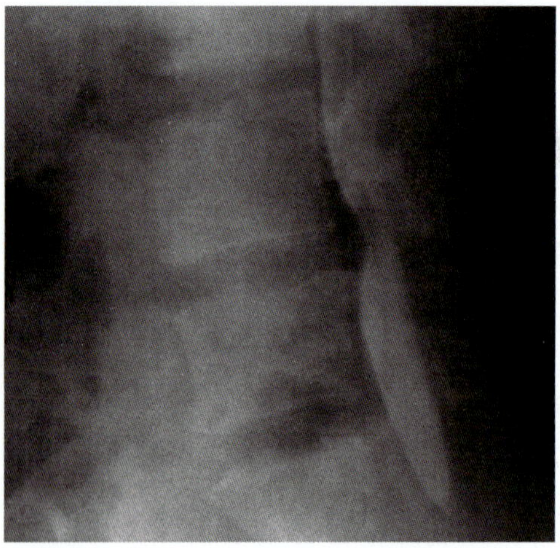

图 1-12-6B 脊髓造影侧位

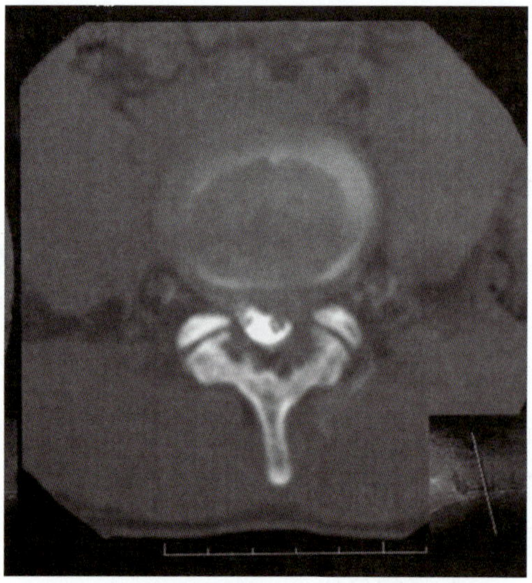

图 1-12-6C 脊髓造影 CT（CTM）

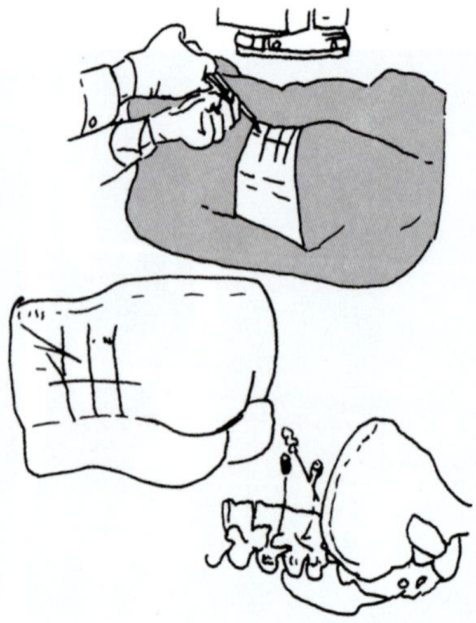

图 1-12-7A 椎间盘造影的穿刺方法图

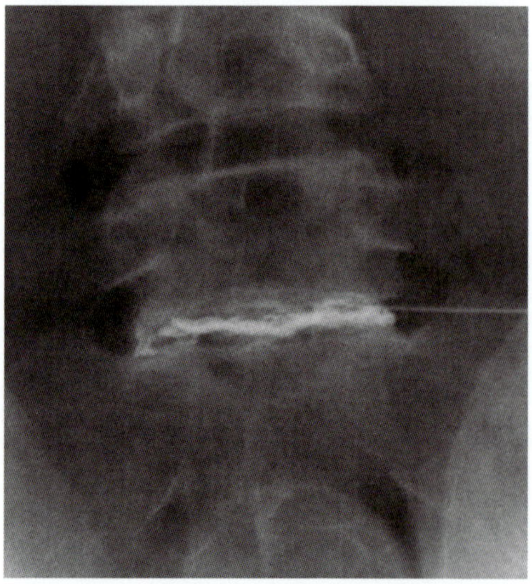

图 1-12-7B 椎间盘造影正位

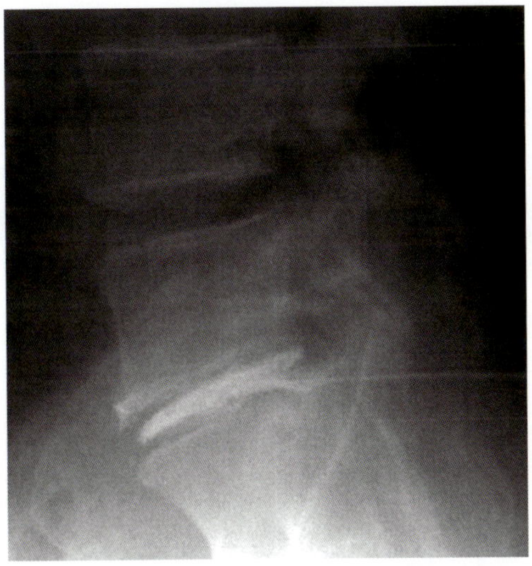

图 1-12-7C　椎间盘造影侧位

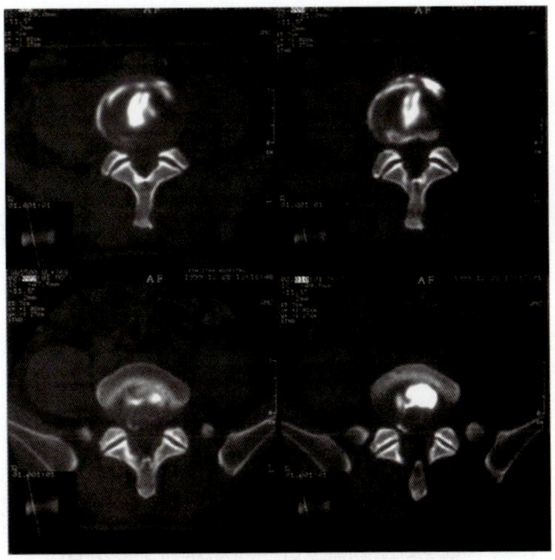

图 1-12-7D　椎间盘造影 CT（CTD）

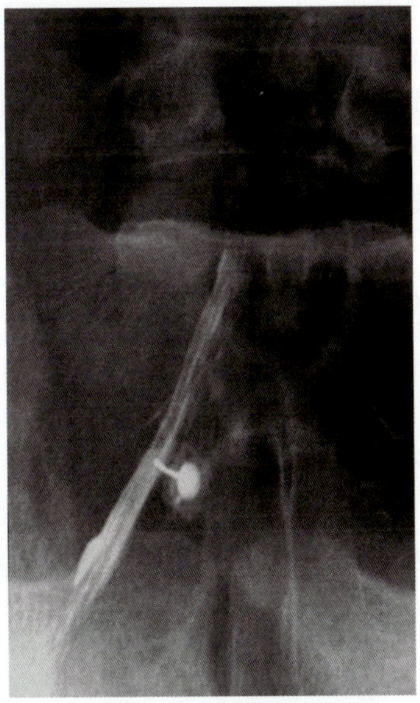

图 1-12-8　选择性神经根造影和封闭（SRG&B）

五、腰椎间盘突出症的手术治疗

- 腰椎间盘突出症的术式（非融合手术）
  - ◎ 后路：髓核摘除术（Love 法）
    内镜下髓核摘除术
    人工髓核置换术
  - ◎ 侧路：经皮髓核摘除
  - ◎ 前路：经腹膜或腹膜外髓核摘除术
    腹腔镜下髓核摘除术
    人工椎间盘置换术
- 常规手术方法

后路椎板减压，髓核摘除术，目前还是临床中广泛应用的标准手术

后路椎板减压，髓核摘除术的入路

- ◎ 全椎板减压
- ◎ 半侧椎板减压
- ◎ 环形椎板减压
- ◎ 椎板扩大开窗减压（改良的 Love 法）

我科主要采用的是椎板扩大开窗，间盘摘除术，并通过使用显微间盘拉钩、头灯、Loupe 或显微镜，使手术微创化。

- 常规手术微创化
  - ◎ 有利于减少椎旁肌的损伤
  - ◎ 减少出血
  - ◎ 使患者早期下地行走
  - ◎ 缩短住院日及降低住院费用
- 术中突出间盘的处理
  - ◎ 髓核的取出是尽量彻底还是仅限于突出部分
  - ◎ 突出的髓核组织尽量整块取出
  - ◎ 用髓核钳进一步深处夹取髓核，深度以 1cm 为限
  - ◎ 用庆大霉素盐水冲洗椎间隙
- 手术适应证
  - ◎ 大小便功能障碍 – 急诊手术
  - ◎ 肌力感觉障碍严重的
  - ◎ 症状重，保守治疗效果差的
- 保守治疗的期限
  - ◎ 以往是保守治疗 3 个月，现在逐渐缩短
  - ◎ 手术技术的提高及微创化
  - ◎ 社会及患者观念的改变
  - ◎ 髓核摘除手术目前仍然存在无法解决的问题，对椎间盘退变所致的腰痛无效，使部分患者术后腰痛仍长期存在

六、极外侧型腰椎间盘突出症

本病即椎间孔与椎间孔外型椎间盘突出，是腰椎间盘突出的一种特殊类型，文献报道发生率占腰椎间盘突出症的 1% ～ 11.7%。

突出的间盘压迫了同一椎间孔发出的神经（图 1-12-9）。

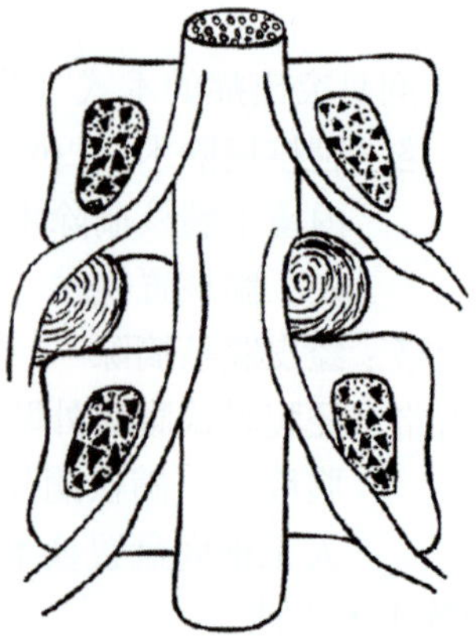

图 1-12-9 极外侧间盘突出与后外侧间盘突出

（一）影像学检查

1. 椎管造影。

2. CT：常规的 CT 扫描容易漏诊，应注意加扫椎间孔区，椎间盘突出在信号上容易与临近的神经根及后根神经节相混淆。

3. MRI：可以结合横断面和椎间孔区的矢状面影像来观察椎间盘突出以及其与神经根的关系。

4. 椎间盘造影及 CTD。

（二）手术方法

1. 峡部外侧入路。

2. 横突间入路。

3. 关节突切除，内固定融合。

4. 间盘镜下切除。

七、经皮间盘手术

椎间盘外科手术的历史：

- Dandy 1929
- Mixter & Barr 1934

椎间盘疾患的经皮手术（图 1-12-10）

1. 化学溶核术（Lyman Smith 1963）

2. 经皮间盘切除术（Hi jikata 1975）

- 自动经皮间盘切除（G.Onik 1985）
- 激光（Choy 1987）
- 椎间盘内间盘镜（Suezawa 1982）
- 经椎间孔间盘镜（Kambin 1996）

3. 间盘内射频

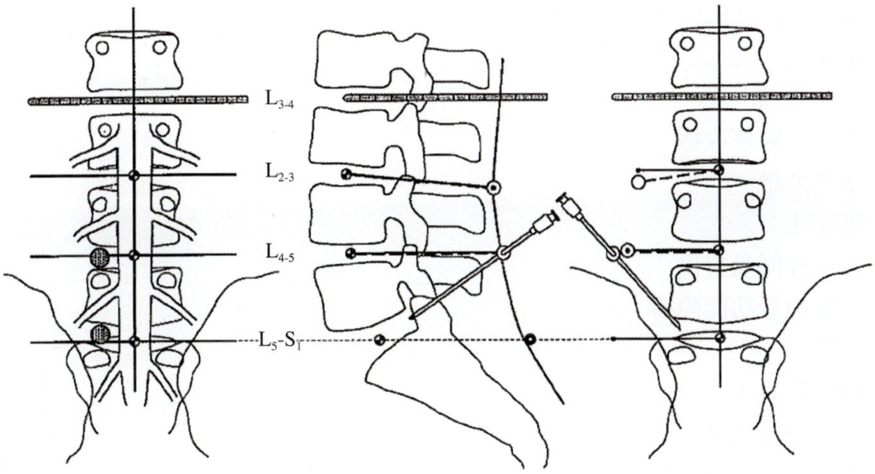

图 1-12-10　腰椎各个间盘的穿刺入路

（一）化学溶核术

1. 化学溶核术的原理

酶解黏多糖

1）木瓜凝乳蛋白酶（Chymopapain）

水解蛋白多糖使多糖链亲水性下降，间盘减压

2）胶原酶（Collagenase）

分解Ⅱ型胶原

过敏少但终板损伤多

3）软骨素酶ABC（Chondroitinase ABC）

2. 化学溶核术的结果

66% ~ 80% 优或良?

再手术率 3% ~ 20%

3. 合并症

过敏 1.2% ~ 2%

感染 0.25%

神经损伤 0.5% ~ 2%（14% ~ 17%）

（二）经皮间盘切除术

1. 自动经皮间盘切除术（APLD）

（1）原理

- 间盘内减压
- 去除髓核中心部分

（2）适应证

- 包容性间盘突出
- 轻度神经功能障碍
- 间盘源性下腰痛

（3）结果

- 早期报道 55% ~ 80% 的优良率
- Revel 等于 1993 年、Findly 等于 1994 年报道中只有 29% ~ 37% 的优良率？

2. 经皮激光间盘减压术（PLDD）

（1）原理

- 激光凝结
- 激光使髓核收缩
- 激光消融

（2）适应证

- 包容性间盘突出
- 轻度神经功能障碍

（3）结果

- 80% 优良率
- 主观经验结果
- 无前瞻性随机研究

- 无对照

3. 间盘内镜下间盘摘除术

（1）原理

- 选择性髓核摘除
- 间盘镜监视下

（2）适应证

- 放射性坐骨神经痛
- 间盘源性下腰痛
- 轻度感觉障碍或运动障碍
- 包容性间盘突出
- 非包容性间盘突出

（3）结果

- 在前瞻性随机对照研究中优良率＞ 80%

（Mayer, Brock 1992）

4. 经椎间孔间盘镜手术

（1）原理

- 后外侧经椎间孔入路到达
  椎间孔区
  椎管
- 去除椎间孔内外间盘碎片
- 去除中央间盘碎片
- 椎间孔减压

（2）适应证

- 椎间孔间盘内外碎片
- 中央间盘突出
- 椎间孔狭窄

（3）结果

- 优良率基本等同于显微间盘切除术
- 对技术要求高
- 潜在的并发症（硬膜破口、神经损伤等）
- 无前瞻性随机对照研究探讨其安全性及效果

5. 后路间盘镜间盘摘除术

（1）原理

- 经后路间盘镜监视下行椎板开窗减压及间盘摘除
- 皮肤切口小，椎旁肌剥离少
- 与开放性手术到达的范围基本相同

（2）优点

- 创伤小，有限的牵拉，椎旁肌损伤小
- 术后疼痛小，当日可下地
- 出血少
- 住院短，康复快

(3) 缺点

- 可视范围小，对椎管内情况复杂的效果欠佳
- 平面影像，缺乏立体感

（胡 临 冯 硕）

参考文献

1. Hodges SD, Humphreys SC, Eck JC, et al. The surgical treatment of far lateral L3-L4 and L4-L5 disc herniations: A modified technique and outcomes analysis of 25 patients. Spine, 1999, 24 (12):1243.
2. Foley KT, Smith MM. Microendoscopic discectomy for far lateral lumbar disc herniations. Neurosurgery, 1998, 43 (3):716.
3. Hijikata S. Percutaneous nucleotomy. A new concept technique and 12 years' experience. Clin Orthop Relat Res, 1989 Jan, (238):9-23.
4. Onic GM. Minimally invasive disc surgery: Nucleotomy versus fragmentectomy. Spine, 1997 Apr 1, 22 (7): 827-828; discussion 828-30.
5. Onic GM. Percutaneous lumbar diskectomy using a new aspiration probe: porcine and cadaver model. Radiology, 1985 Apr, 155 (1):251-252.
6. Schreiber A, Suezawa Y. Transdiscoscopic percutaneous nucleotomy in disk herniation. Orthop Rev, 1986 Jan, 15 (1):35-38.
7. Kambin P, Casey K, O'Brien E, Zhou L. Transforaminal arthroscopic decompression of lateral recess stenosis. J Neurosurg, 1996 Mar, 84(3):462-467.
8. 藤村祥一：椎间板ヘルニアの病型分类と问题点. Orthopaedics. 1993, 6 (9):131-134.
9. 久野木顺一，莲江光男：腰部椎间板ヘルニアの临床症状と诊断手顺. Orthopaedics,1993, 6 (9):6-12.

13 腰椎管狭窄症

一、概　述

- 腰椎管狭窄手术是老年患者脊柱手术中最多见的
- 最初认为只有脱出的间盘造成神经根的压迫，才会引发坐骨神经痛样的症状
- 直至 1949 年，Verbiest 才提出“腰椎管狭窄症”的概念
- 50 岁以后，发病率逐渐增高，达 1.7% ~ 8%
- 无性别差异，但女性的椎管狭窄常伴有退行性滑脱
- 为动态进展性疾病，是与年龄增大后椎管的变化相一致的
- 患者的症状因人而异，临床症状主要取决于压迫的部位和程度
- 无症状的患者也可能会有影像学的异常，与年龄相关

二、分　类

椎管狭窄有多种分类方法，有的按照狭窄的解剖部位分，有的按照病因学分类。

病因学分类：

1．先天性 / 发育性

　A．特发性

　B．软骨发育不全

　C．骨硬化病

2．获得性

　A．退行性

　　（1）中央型

　　（2）侧隐窝和椎间孔

　B．医源性

　　（1）椎板切除术后

　　（2）融合术后

　　（3）间盘切除术后

　C．其他疾病

　　（1）肢端肥大症

　　（2）Paget 病

　　（3）氟中毒

　　（4）强直性脊柱炎

D．外伤性

3．混合性　先天性 / 发育性狭窄同时合并获得性狭窄。

三、解剖和病生理

椎管狭窄的定义：任何原因引起的中央椎管狭窄、神经根管狭窄和椎间孔狭窄都称之为椎管狭窄（图 1-13-1）。

CT 诊断中央椎管狭窄的标准：

- 相对狭窄：小于 13 mm
- 绝对狭窄：小于 10 mm

1．中央椎管狭窄

间盘突出，小关节内聚，黄韧带肥厚（图 1-13-2）。常发生于间盘水平（图 1-13-3、图 1-13-4），上位椎体的下关节突增生是主因。

临床症状：过伸加重，过屈缓解。

2．侧方椎管（神经根管）狭窄

下位椎体内聚的上关节突和椎板上部是主因（图 1-13-3、图 1-13-5），造成神经根的压迫。侧隐窝的正常高度大于 5 mm，小于 3 mm 为狭窄。

3．同时存在中央和侧方狭窄（图 1-13-6、图 1-13-7）。

椎间孔狭窄的机制：间隙狭窄，下关节突向前移位。间盘突出，或骨赘增生，造成神经根陷于椎弓根下缘和间盘之间（图 1-13-8）。

另一方面，除解剖的静态变化外，要同时考虑动态狭窄的问题。当腰椎过伸时，间盘后部分的突出会加重以及黄韧带的皱褶会更明显，从而相应地使中央椎管和侧方椎管均狭窄加重。后伸时椎管的面积减少 20% 左右。另一个动态狭窄的因素是垂直负重。

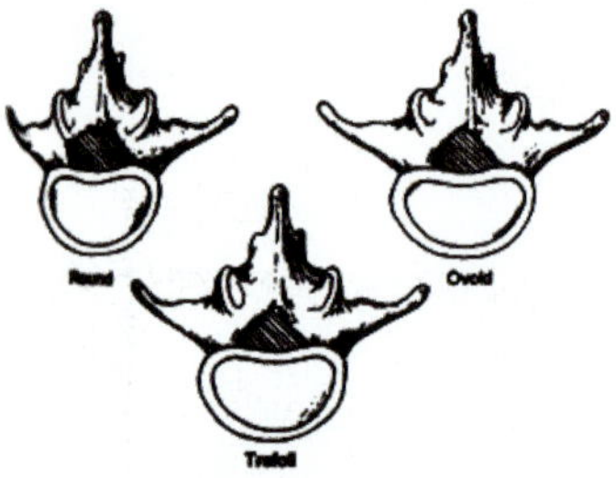

图 1-13-1　椎管形态：圆形、卵圆形和三叶草形

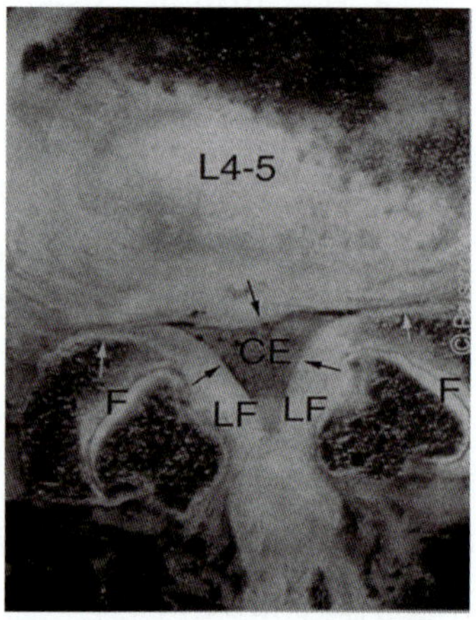

图 1-13-2　$L_{4\text{-}5}$ 水平椎管狭窄，前方突出的间盘，后方增生的小关节和增厚的黄韧带

四、临床诊断

1．自然病程

- 大多数轻到中度狭窄症，保守治疗，维持或缓解
- 少数严重狭窄，尽早手术，防止加重

2．病史

- 先天性：30 岁以后；获得性：50 岁以后
- 最常见的节段 L4-5、L3-4
- 女:男 =（3 ~ 5）: 1（激素、松弛、滑脱）
- 最初，下腰僵硬、不适，至臀部
- 然后，下肢症状，间歇性跛行（见于 62% 的患者）
- 侧隐窝狭窄：放射痛，L5 根累及最常见
- 症状的出现往往与姿势相关：腰部后伸或负重时症状出现，前屈或休息时症状减轻

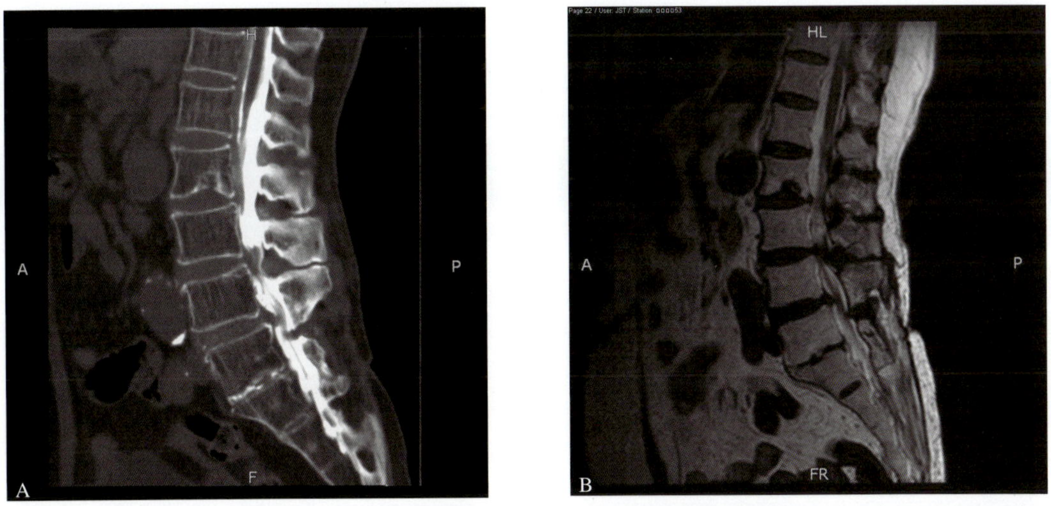

图 1-13-3 病例一：A，CTM 显示 L3-4 和 L4-5 存在明显狭窄，其他节段无狭窄，L5/S1 间隙明显变窄，间盘钙化，考虑为自发融合；B，MRI 证实 L3-4 和 L4-5 水平狭窄，同时存在前方间盘突出和后方的黄韧带皱褶

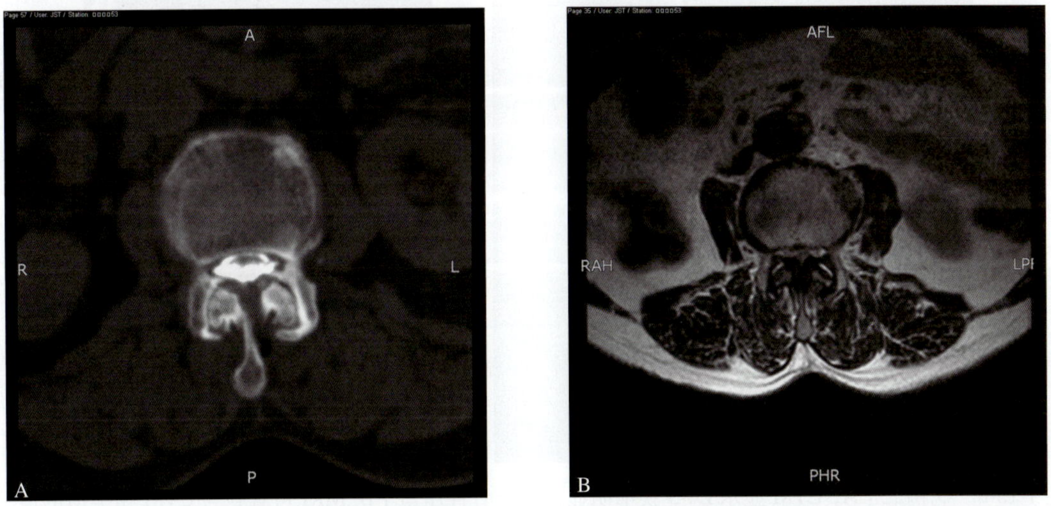

图 1-13-4 病例一：A、B，L3-4 轴位图像，主要为中央性狭窄，侧隐窝形态良好

- 神经性间歇性跛行：单侧或双侧下肢定位不准确的疼痛、麻木、发紧，在行走时出现、休息时改善

3．查体

- 大部分患者无体征
- 小部分患者由于长期的神经压迫出现单侧或双侧神经分布区感觉障碍、肌力下降、深肌腱反射消失及直腿抬高试验阳性
- 马尾综合征很少出现，但要警惕
- 腰部活动度一般影响不大，可能存在后伸受限

4．影像学检查

- X 线

该检查作为常规检查主要意义在于整体观察腰椎生理曲线以及动力位图像下有无存在不稳定情况，也可在椎管造影时观察动力位情况及椎管通畅程度（图 1-13-9）。对于先天性发育性的椎管狭窄可以看到椎弓根变短，但对于退行性的椎管狭窄还需要其他检查辅助。

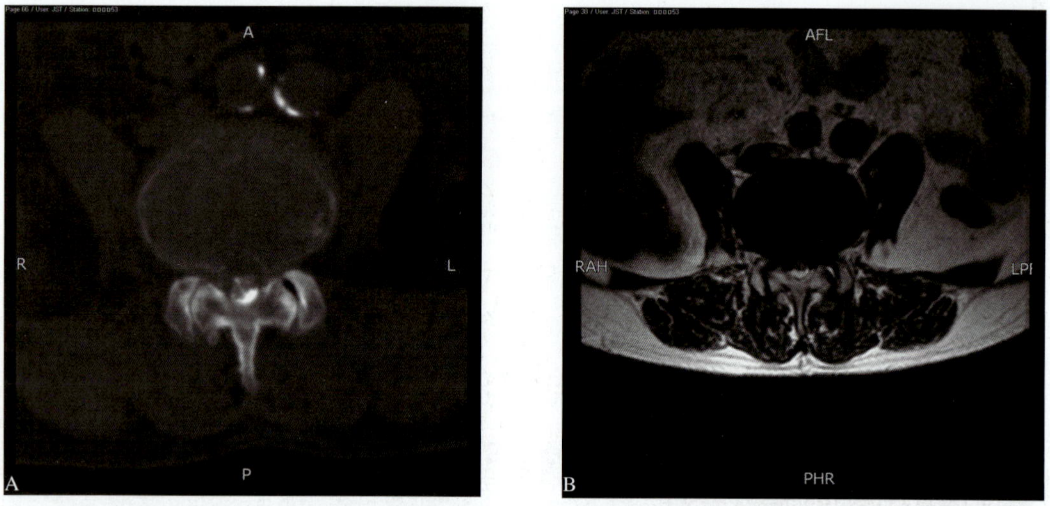

图 1-13-5 病例一：A、B，同一患者 L4-5 处轴位图像，双侧侧隐窝狭窄明显，中央尚可

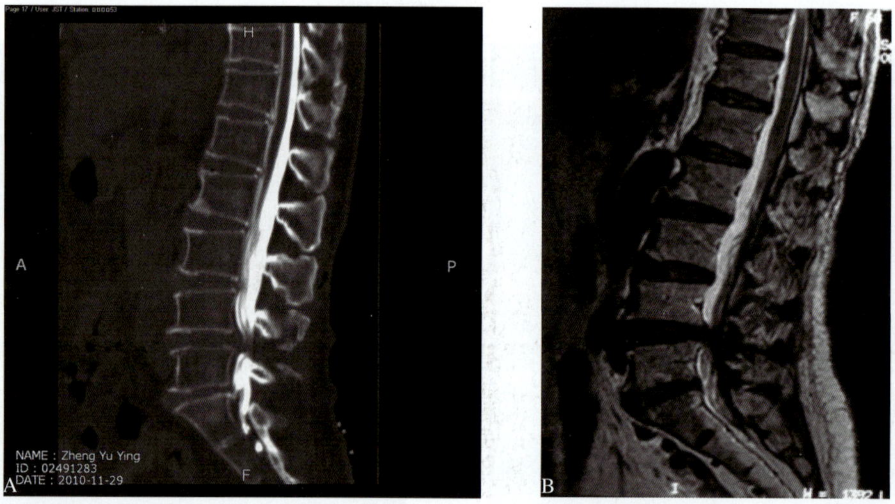

图 1-13-6 病例二：A，CTM 显示 L4-5 狭窄明显，但无骨性压迫；B，MRI 可看到与 CTM 相类似的情况，两者之间可以相互补充取代

● 椎管造影

1955 年 Verbeist 提出应以椎管造影的前后径作为诊断椎管狭窄的基础。前后径小于 10 mm 为绝对狭窄；10 ～ 12 mm 为相对狭窄。而 Sortland 等在 1977 年提出造影的前后径 15 mm 以下为椎管狭窄，12 mm 以下为绝对狭窄。对于观察整个椎管的形态及动态情况下狭窄的发生，椎管造影显示得很好（图 1-13-9）。但在侧方狭窄方面，就需要其他检查了。

● CT

早在 1985 年 Schonstrom 等就提出用椎管面积来定义椎管狭窄，正常情况下椎管最狭窄处的面积大于 $100mm^2$，如面积 76 ～ $100mm^2$ 为相对狭窄，如面积小于 76 mm^2 则为绝对狭窄。CT 检查的重要性渐渐被 MRI 取代，但对于骨性结构的观察还是有明显的优势，尤其对于存在间盘钙化、环状骨骺分离和后纵韧带骨化的病例。对于腰椎术后，或者因各种原因无法行腰椎 MRI 的患者，行造影后的 CT（CTM）检查是比较好的选择（图 1-13-10、图 1-13-11）。

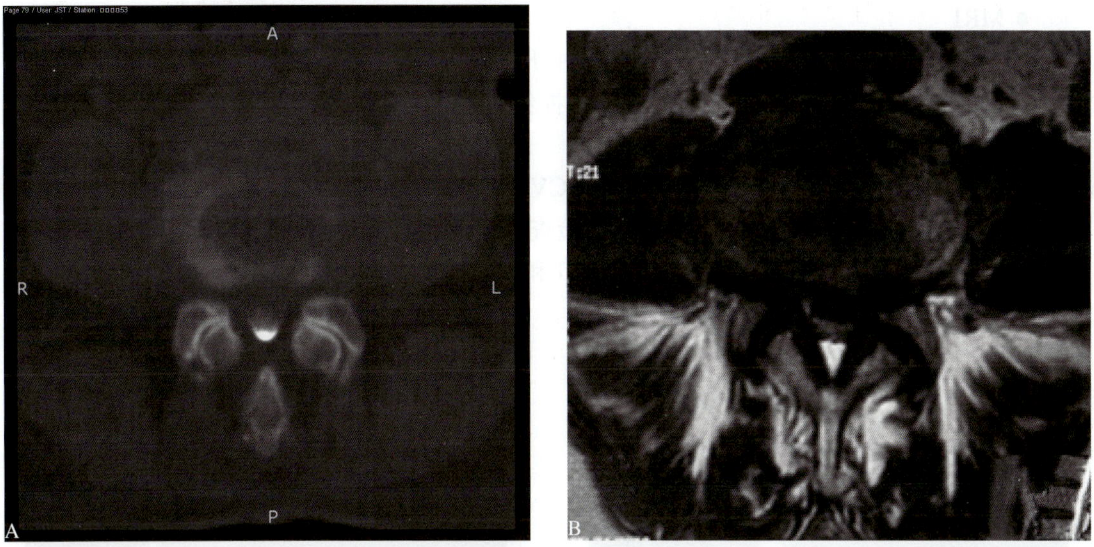

图 1-13-7　病例二：A、B，均为轴位图像显示出 L4-5 水平同时存在中央和侧方狭窄

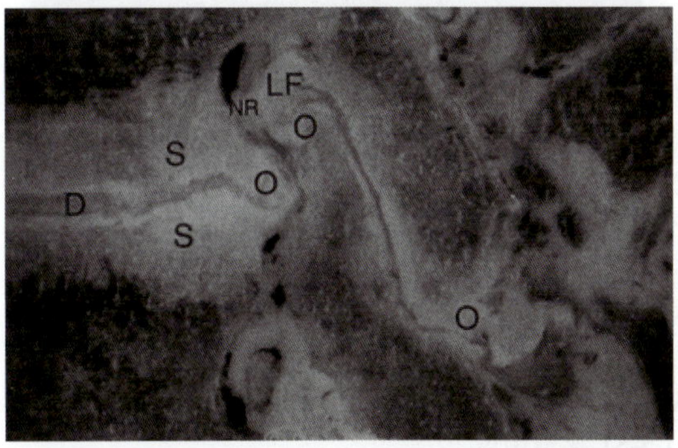

图 1-13-8　椎间孔处狭窄，前方突出间盘伴椎体后缘增生，后方黄韧带肥厚和上关节突增生肥大

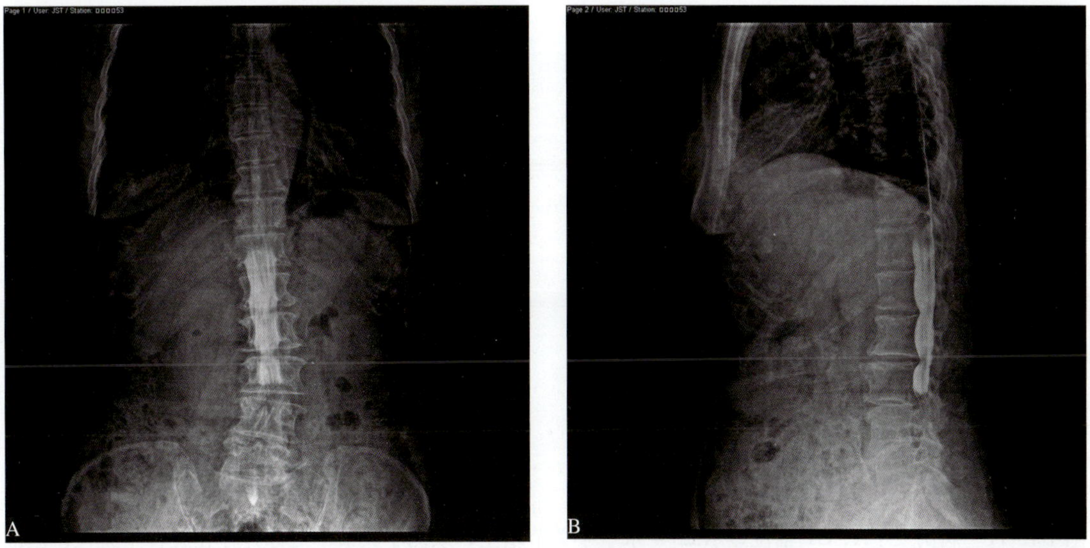

图 1-13-9　病例三：A、B，椎管造影显示 L3-4 水平狭窄严重，造影剂无法通过。L2-3 存在椎管前后径重度变窄

● MRI

目前是诊断最重要的依据。对于神经的形态和软组织的观察明显好于 CT 检查（图 1-13-10、图 1-13-11）。但一定要结合症状和神经定位，因为无任何症状的人群中有 20% 左右的比例存在中重度的狭窄。

● 肌电图（EMG）和神经传导速度（NCV）

在腰椎管狭窄的患者行 EMG 和 NCV 检查结果与狭窄的严重性有相关意义，但特异性不强。而且对于单侧神经症状的患者，EMG 和 NCV 常常出现双侧异常。一般不是必须检查，但对于鉴别周围神经病变是有意义的。

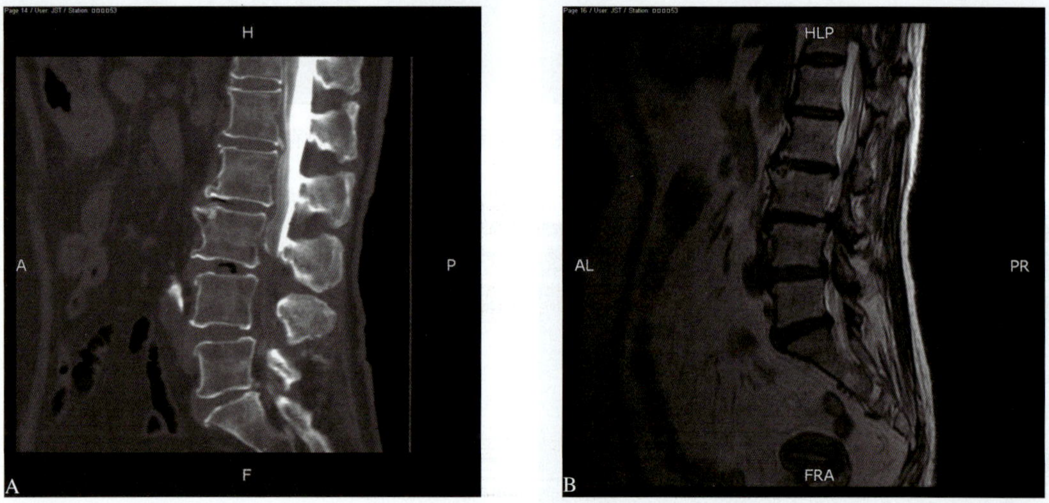

图 1-13-10 病例三：A，CTM 显示 L3-4 水平有真空现象，后方狭窄严重造影剂无法通过，L5-S1 间盘存在钙化；B，MRI 显示 L3-4 和 L4-5 狭窄严重，L2-3 和 L5-S1 狭窄中度

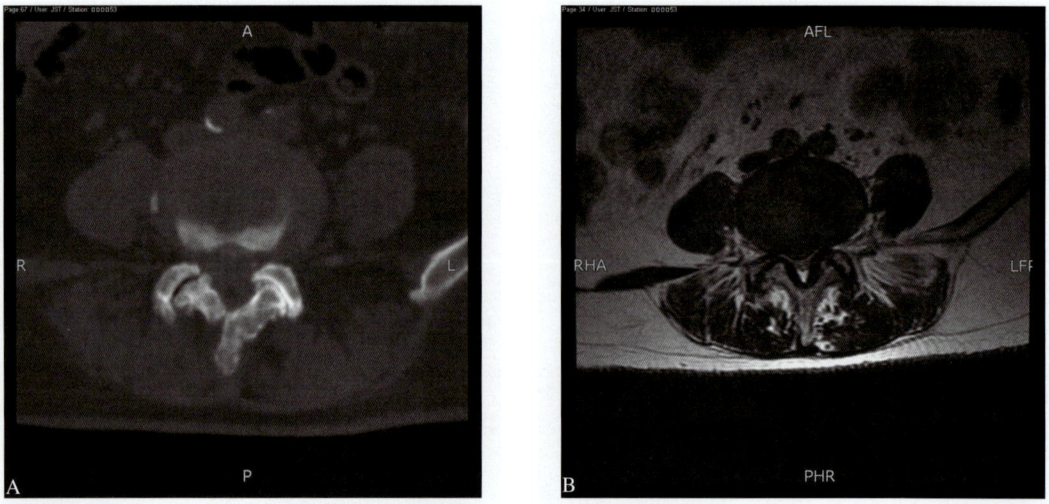

图 1-13-11 病例三：A，CT 轴位显示 L3-4 水平小关节增生，双侧小关节不对称并存在旋转半脱位，但椎管内软组织影像不清，神经形态观察不佳；B，同一层面的 MRI 对神经、间盘和黄韧带显示非常清晰，可以看到椎管呈三叶草形，中央和侧方均存在狭窄

五、非手术治疗

- 大多数腰椎管狭窄患者的症状对非手术治疗有良好的反应
- 非手术治疗包括短期的休息、NSAIDs+ 肌松药、躯干稳定肌群练习和有氧练习。训练主要是腹肌和腰背肌。对于狭窄严重的患者，由于腰背肌训练时的过伸活动会加重症状，所以重点是腹肌训练。支具（硬腰围或软腰围）短期使用是有疗效的。骑单车、跑步机训练和水中训练可能有效
- 神经根症状明显的患者可以考虑封闭治疗
- 急性期症状严重的给予短期的激素和脱水药物
- 硬膜外注射有较好的短期疗效，长期疗效还有待证实

六、手术治疗

- 保守治疗无效，或症状加重的患者应考虑手术治疗
- 但目前为止，腰椎管狭窄症的手术适应证尚无明确定义
- 尽管情况比较少见，对于急性马尾综合征或急进性的神经损害应积极手术
- 手术治疗使大部分患者症状改善，但可能仍残留轻微症状。大部分医生认为手术在改善下肢症状方面效果比较好，而单纯腰痛效果不明确
- Guigui 等报道以下这些情况预后较好：伴有间盘突出、单节段椎管狭窄、出现肌肉无力少于 6 周、年龄小于 65 岁及单个神经根累及
- Ganz 等报道术前可以通过姿势变化改善症状的患者术后效果更好
- 在手术治疗前影像学与症状的匹配性十分关键

（一）手术治疗的原则

- 减压：椎板切除减压术和开窗减压术
- 融合与固定：如可排除不稳定因素，可不固定。以下情况需固定：切除骨质或关节突关节过多、伴有峡部裂或退行性滑脱、伴有后凸畸形、融合术后患者出现邻近节段退变、减压或间盘切除术后出现间盘突出复发或再狭窄。当然，在不固定的情况下融合也可以完成，但固定还是有助于融合率的提高以及术后早期下地活动。所以大部分情况，在考虑需要融合时我们一般辅助内固定
- 术前明确受累神经根，尽量避免广泛减压。当切除双侧小关节大于 50%，或单侧小关节完全切除时要固定融合（图 1-13-12 ～图 1-13-14）。由于炎性反应或者之前的介入治疗等原因，在减压时用神经剥离子仔细分离粘连，避免撕裂硬膜囊。侧隐窝处往往狭窄严重（图 1-13-15、图 1-13-16），以至于 Kerrison 咬骨钳无法使用，可以考虑用锋利的窄骨刀逐步去除增生的上关节突（图 1-13-17）。如腹侧的压迫存在骨化或增生严重无法用 15 号刀切除间盘，可以在分离粘连后使用反向刮勺先往腹侧推后再去除。有些时候侧隐窝区域对侧视野会更好，但大部分还是建议术者在同侧减压。如使用骨刀危险的情况下，可以用钻石头的磨钻磨薄骨质后，再用刮勺或 Kerrison 取出。对于狭窄严重的患者，建议从椎板的 1/2 处开始减压。此处是黄韧带的起点，相对狭窄较轻，容易用 Kerrison 咬骨钳，判断出硬膜囊边界和神经根走行后再向狭窄严重的区域减压

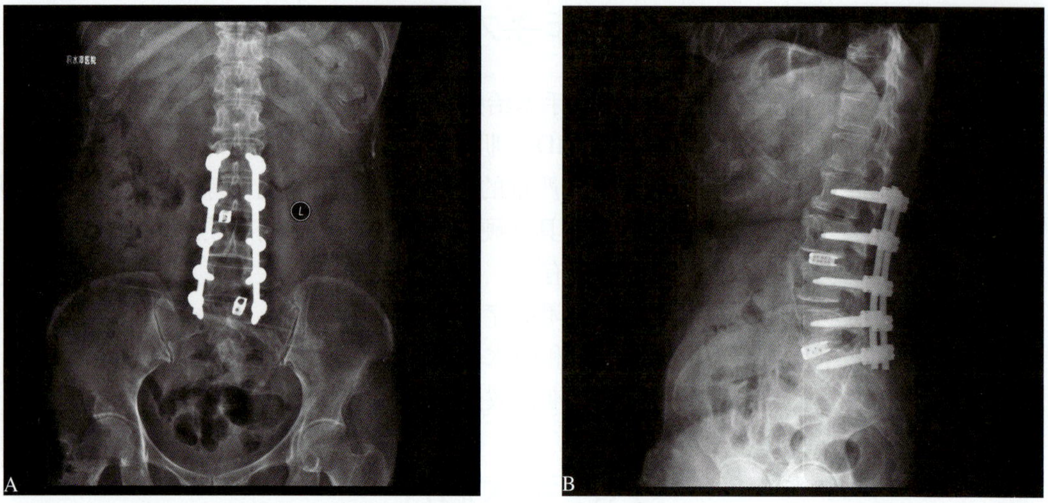

图 1-13-12 病例三：A、B，显示手术矫正了退行性侧凸，由于术前 L3-4 存在真空现象以及旋转半脱位，以在该阶段单侧置入椎间融合器效果良好

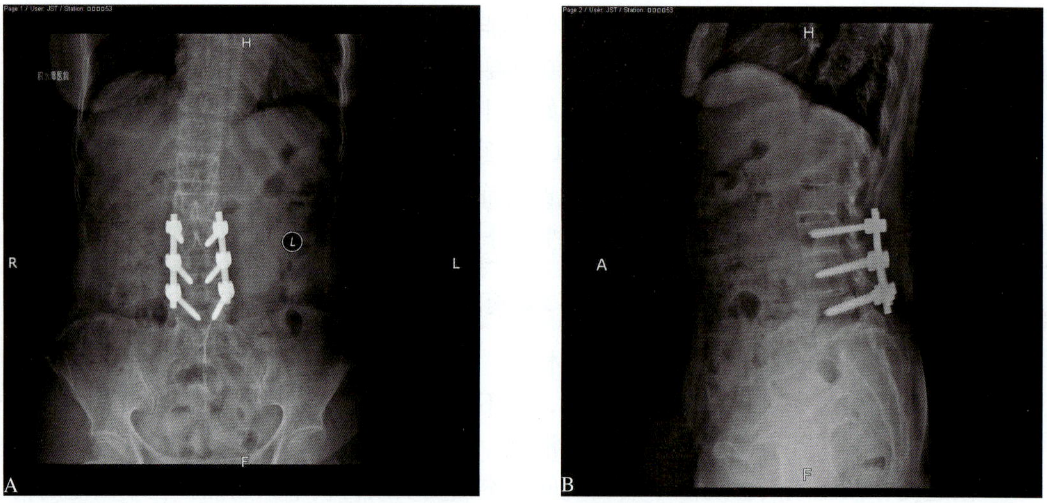

图 1-13-13 病例一：A、B，该病例行双节段减压内固定手术

（二）棘突间撑开器

- 棘突间撑开器的置入是腰椎管狭窄症的一种替代治疗。对于 50 岁或以上、存在神经性间歇性跛行、可合并轻度滑脱、但无肌力下降的患者，棘突间撑开器可以获得满意的疗效。文献报道该治疗在 2 年内的疗效肯定，更长时间的疗效目前还不确切。该手术平均手术时间 54 分钟，平均出血量 46 ml，平均住院时间 2 天。但有 7% 的患者术后又需要进行减压手术的治疗，对于存在滑脱的患者需要减压手术的比例为 11.9%
- 对于影像学狭窄明显但无症状、只存在腰痛症状（无间歇性跛行或神经放射性疼痛）、明确的神经损害尤其是存在马尾神经损害的患者直接进行减压手术，而不是行棘突间撑开器的手术

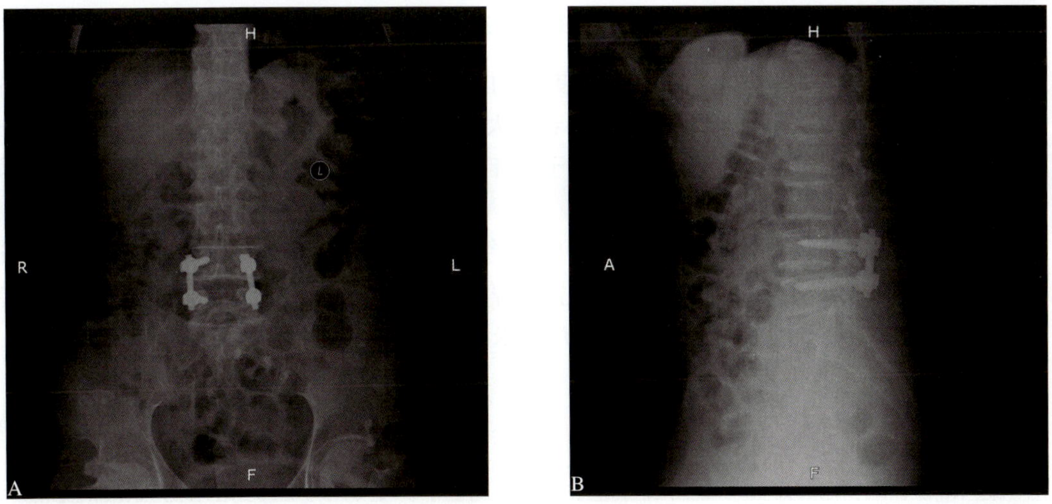

图 1-13-14 病例二：A、B，手术方案为 L4-5 单节段中央和侧方减压并椎弓根螺钉固定小关节植骨融合术

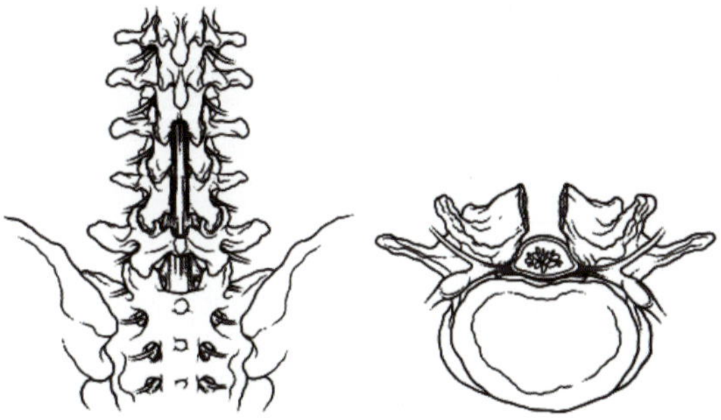

图 1-13-15 图示中央管减压

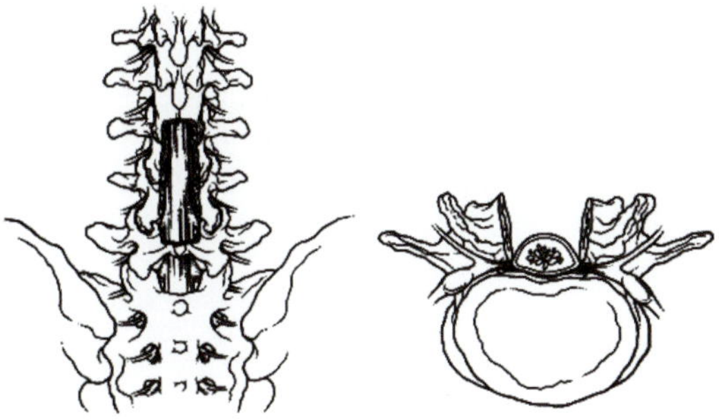

图 1-13-16 扩大减压范围，但侧隐窝处仍然存在狭窄

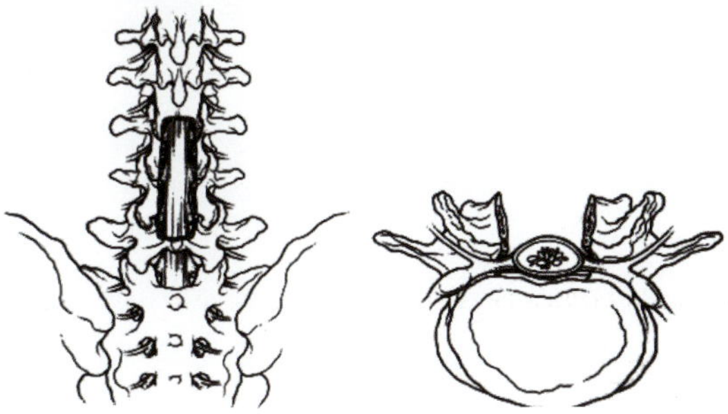

图 1-13-17 在图 1-13-16 的基础上咬除部分增生的上关节突，侧隐窝处狭窄解除，神经入口处神经走行通畅

（三）显微镜下椎管减压和经皮内镜下椎管减压手术

- 在显微镜的辅助下，术者和一助有更好的视野。并且由于显微镜可以连接影像设备，对于参观手术人员和资料的保存有着更大的优势。手术的基本方式和原理与切开减压相似，但切口更小，出血少。对于老年且有较多并发症的患者显微镜手术是很好的替代方案
- 近几年随着椎间孔镜在腰椎间盘突出症治疗中的广泛开展，使得经皮内镜下微创进行椎管减压成为可能。内镜下治疗需要学习周期，所以要先积累腰椎间盘突出症治疗的经验后再开展腰椎管狭窄的治疗。未来可能能够取代开放的减压手术治疗

（吴昕峰　李　楠）

14 腰椎滑脱和腰椎不稳定

一、脊柱滑脱

脊柱滑脱一词源于两个希腊单词：椎体（spondylo）及滑移（listhesis），该词的确切意义为：某个椎体相对于其相邻的椎体产生了滑移。必须强调的是滑移的椎体所负载的是其上方整个脊柱的负荷。半脱位一词有时也用来描述不完全的滑移。通常上位椎体为滑移椎体。

（一）脊柱滑脱的方向

- 腰椎滑脱的椎体一般向前滑移
- 但有时也向后滑移，这被称为后滑
- 椎体也可向侧方滑移，称为侧滑

（二）脊柱滑脱的定义

- 1957 年 Taillard 将脊柱滑脱症定义为“由于关节突间连续断裂或延长而引起椎体与其椎弓根、横突和上关节突一同向前滑移”（图 1-14-1）

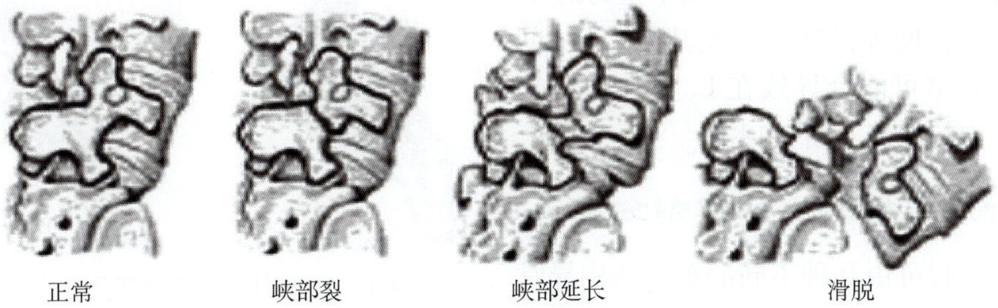

图 1-14-1　正常、峡部裂、峡部延长、滑脱

（三）发病率

正常人口中腰椎滑脱的发病率为 3% ～ 4%。成年白种人的发病率为 5% ～ 6%，男女比率为 2 : 1，6 岁以下的儿童很少出现腰椎滑脱，但到了青少年生长高峰期至 20 岁时其发病率增高，之后发病率保持稳定。

（四）滑脱进展的危险因素

- 年龄：越年轻就越容易进展
- 性别：女性的严重滑脱发生率较男性高 4 倍
- 存在脊柱裂：发生率略高

- L_5 椎体楔变：L_5 的严重楔变是一个不良的预后指征
- S_1 前缘圆滑：S_1 前缘变圆也是一个不良的预后指征，变圆的范围越向后，预后就越差
- S_1 椎体前后径减少：几乎所有的严重滑脱患者的 S_1 椎体前后径均减少

（五）解剖及生物力学回顾

- 多数腰椎滑脱都是因为椎板峡部断裂造成（图 1-14-2）。L_4-L_5 及 L_5-S_1 的明显前凸及直立的姿势使椎板峡部承受相当大的轴向、旋转及剪切的应力
- 体育运动对峡部所产生的重复过度超强负载可能导致峡部微骨折，最终造成峡部断裂。举重、体操及橄榄球运动员的发病率比一般人群高（图 1-14-3）
- 脊柱外科医生在描述腰椎滑脱时经常提到"骨钩"，它由椎体椎板峡部及上关节突构成，它钩在骶骨的关节突上，当骶骨关节突出现大小、形态或者位置上的异常时，骨钩就可能脱钩而出现腰椎滑脱，骨钩自身也可能出现断裂、弯曲从而造成椎体向前滑移（图 1-14-4）
- 几乎所有类型的腰椎滑脱都伴有椎间盘的退行性改变，受影响的间盘几乎全是腰椎滑脱以下的间盘，而其上方的椎间盘一般都正常。由于重力的作用，椎间隙的狭窄，尤其是 L_5-S_1 间隙狭窄可能会导致在 L_5 椎体上剪切应力的增加（图 1-14-5）

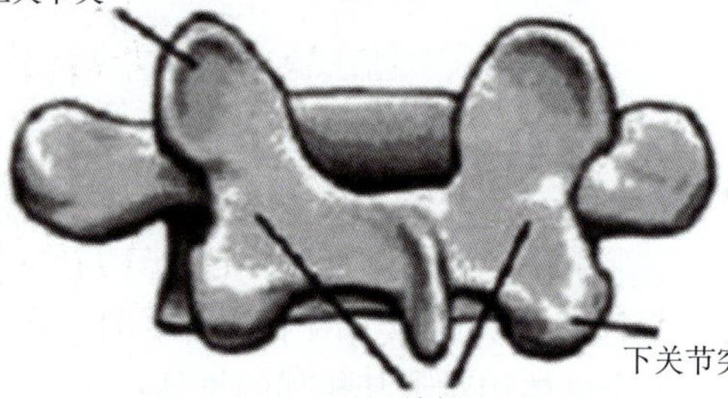

图 1-14-2 上关节突、椎板峡部、下关节突

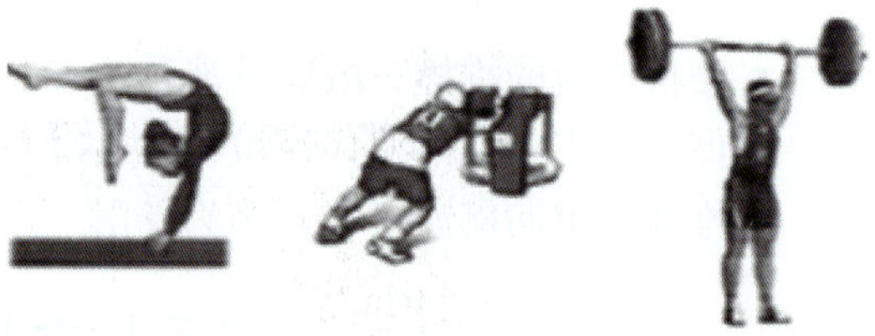
图 1-14-3 由于姿势及潜在的创伤因素，举重、体操及橄榄球运动员的滑椎发病率高

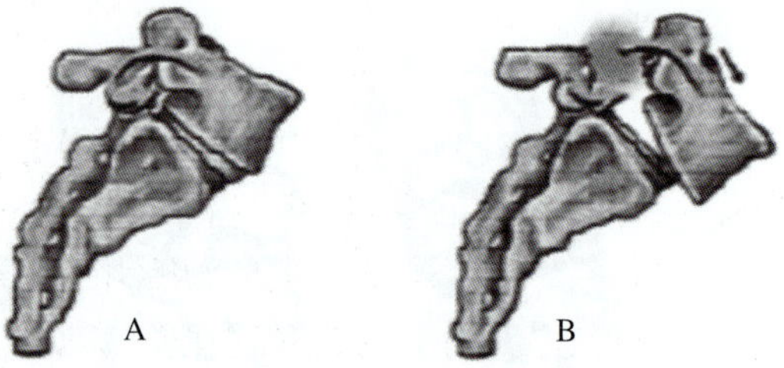

图 1-14-4 A，椎体、椎板峡部及上关节突的功能类似"骨钩"；B，骨钩脱钩或断裂时出现滑椎

（六）腰椎滑脱的解剖分型

腰椎滑脱可由几种不同的解剖结构异常导致。明显的下腰椎前凸、骶骨的前倾及直立时的负载，使 $L_{4\text{-}5}$ 及 L_5-S_1 节段承受相当大的轴向、旋转及剪切的应力，因此腰椎滑脱常发生在这两个节段（图 1-14-6）。腰椎滑脱的分类可以有助于对不同形式腰椎滑脱的解剖结构及发病机制的理解，以及两者与患者的临床表现之间的关系，同时还可以用于临床评估及手术方式的选择。

以下由 Wiltse 建立的分类系统已被脊柱外科医生广泛采用，本文将用该分类系统来阐明各类腰椎滑脱的解剖结构异常。

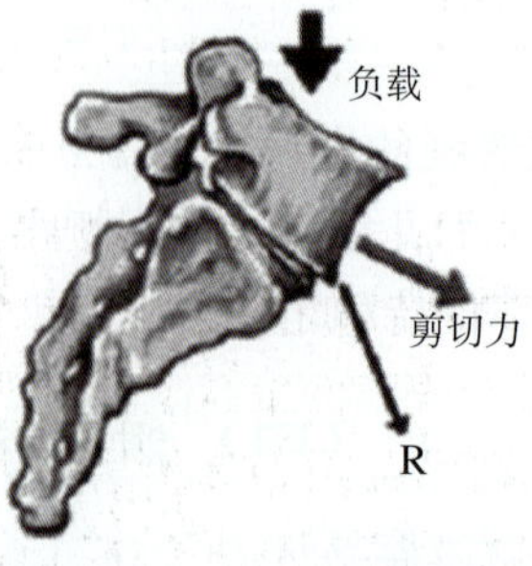

图 1-14-5 L_5-S_1 间隙狭窄导致在 L_5 椎体上剪切应力的增加

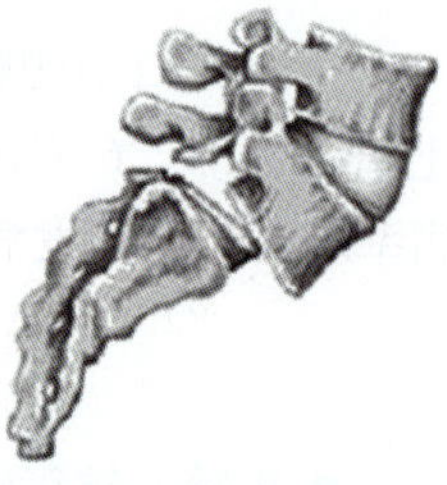
图 1-14-6 L_5-S_1 滑脱示意图

- Ⅰ型：发育不良性（以前称为先天性）腰椎滑脱。通常发生在 L_5-S_1 水平，主要由于先天性骶骨关节突（骶骨角）或 L_5 脊椎后方结构断裂，造成 L_5 椎体滑向骶骨前方。后方椎管结构完整，但椎板峡部可能被拉长。这种类型的腰椎滑脱神经损伤的程度较重，因为当椎体前滑时，完整的后方结构可以压迫硬膜囊
- Ⅱ型：峡部型腰椎滑脱。最常见的腰椎滑脱类型，由椎板峡部断裂或骨折造成，最常见于腰骶部，Ⅱ型腰椎滑脱又分为三个亚型
  - ◎ⅡA：有时又称为应力性腰椎滑脱，最可能的病因是由过伸运动导致的椎板峡部反复的微骨折
  - ◎ⅡB：可能也是由于峡部微骨折造成，不同于ⅡA 的是，由于骨折断端充满了新骨，峡部被拉长但保持完整
  - ◎ⅡC：很少见，一般由急性峡部骨折引起，与ⅡA 型腰椎滑脱较难鉴别，同位素检查有助于明确诊断
  - ◎Ⅲ 型：多见于 $L_{4\text{-}5}$ 水平，主要由于后方小关节的退行性改变引起，而峡部并无异常，同时 $L_{4\text{-}5}$ 椎间盘由于该节段的过度活动而产生明显的退变，由于一侧的小关节可能比另一侧的退变重，旋转畸形（旋转半脱位）也可能出现。此型常出现 L_5 神经根受压的临床表现。退变性腰椎滑脱常发生在女性患者
- Ⅳ 型：也称为创伤性腰椎滑脱，主要由脊椎除峡部以外部位的骨折引起，骨折可发生在椎弓根、椎板或小关节
- Ⅴ 型：病理性腰椎滑脱。由肿瘤及代谢性骨病引起
- Ⅵ 型：医源性腰椎滑脱。通常由于对脊椎后方结构过分减压造成

（七）临床表现

- 很多腰椎滑脱的患者从未有过与之相关的症状，仅在检查其他疾病时偶然发现。在儿童，发育不良性或峡部型腰椎滑脱很少产生症状，即使出现也多发生在青少年的生长高峰期
- 最常见的主诉是腰背痛，有时与过度活动或体育运动有关，有时臀部有放射痛，轻度腰椎滑脱的儿童一旦停止运动症状即会缓解。局部腰痛可能会伴有大腿后方的放射痛，尤其是在发育不良性腰椎滑脱，主要是由于神经根被脊椎后方结构压迫所致
- 有些严重腰椎滑脱的儿童伴有步态异常，这是由于其脊柱在矢状面上的不平衡所致。这些患儿有其特征性的姿势，由于腰椎滑脱使其重心前移，从而产生明显的后凸畸形，为了保持直立时的平衡，脊柱代偿性的前凸一直延伸到胸椎，而骶骨则变得水平，患儿站立时屈髋屈膝（图 1-14-7），行走时步态摇晃
- 成年人的发育不良性及峡部性腰椎滑脱其症状与青少年类似，其治疗方式也类似。此外，成年人的退变性腰椎滑脱常伴有明显的腰痛或坐骨神经痛，这类患者通常在 50 岁以上，女性多于男性，有些患者还可伴有间歇性跛行（随行走距离增加而出现行走困难）。间歇性跛行可能是由于卡压神经的结构过度水肿，而使神经根血液循环障碍造成
- 退变性腰椎滑脱有时也伴有明显的冠状面畸形，

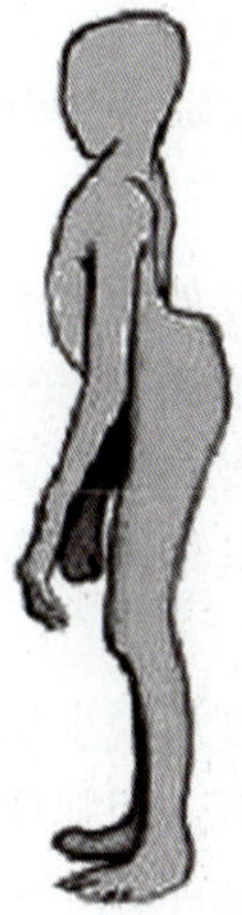

图 1-14-7　典型的严重滑椎时的姿态

退行性改变也可以延伸到腰椎滑脱相邻的各个椎体，导致多平面的畸形，这给脊柱外科医生的治疗带来了很大的挑战

（八）腰椎滑脱的程度——Meyerding 分级

对于腰椎滑脱程度的分级有多种。Meyerding 分级利用侧位 X 线平片对腰椎滑脱的程度进行了划分，主要是基于腰椎滑脱的椎体对应其下一椎体滑移的百分比。

- Ⅰ度腰椎滑脱：小于 25 %
- Ⅱ度腰椎滑脱：25% ～ 49 %
- Ⅲ度腰椎滑脱：50% ～ 74 %
- Ⅳ度腰椎滑脱：75% ～ 99%
- 如果椎体滑移至下一椎体水平以下则为**V**度，即完全滑脱（图 1-14-8）

（九）腰椎滑脱的程度——改良 Newman 法

- 一些骨科医师用改良 Newman 法来测量 L_5 椎体沿骶骨终板滑移的程度。将 S_1 的上终板及其前缘各分为 10 个相同的等份，滑移的评分则基于滑移的程度及 L_5 椎体倾斜的程度（图 1-14-9）

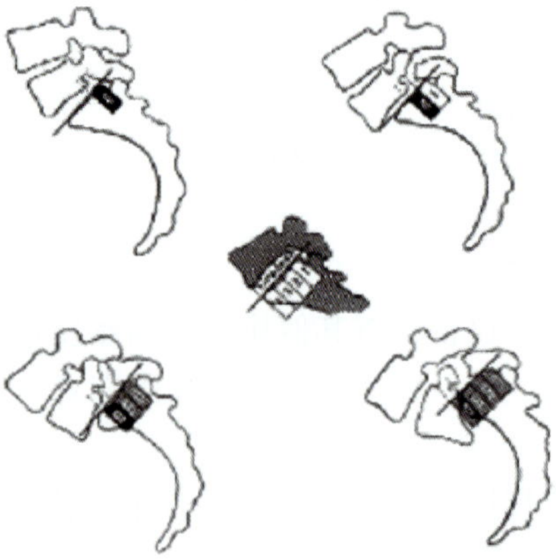

图 1-14-8　Meyerding 滑椎分级

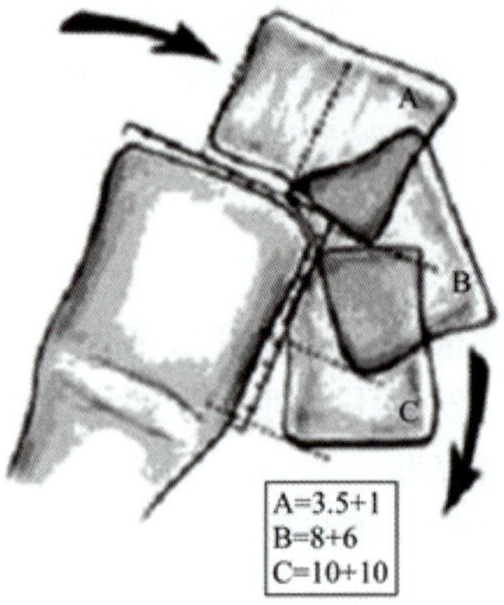

图 1-14-9　改良 Newman 法。A，3.5 分滑移及 1 分倾斜；B，8 分滑移及 6 分倾斜；C，滑移及倾斜均为 10 分：完全滑脱

（十）脊柱滑脱和峡部裂的分类和诊断

1. 先天性

Ⅰa 型

- 较其他类型滑脱发生得更早
- 滑脱严重
- 患者多有严重的腘绳肌痉挛，但若伴有脊柱裂，神经情况多较好
- 较其他类型更需融合

Ⅰb 型

- 高度滑脱少见
- 患者多因腿痛、背肌和腘绳肌痉挛和步态改变而求医
- L_5 水平以下的马尾常受压
- 单纯融合，未同时减压，患者的神经症状恢复很慢，但可最终恢复。可在融合坚固

后再行减压

2. 退行性

- 少见于 40 岁以下；但发生率随年龄增长，在高龄者非常常见
- 女性较男性常见
- 可发生下腰疼痛，间歇性跛行和坐骨神经痛
- 滑脱多不大于 33%
- 严重的神经损害罕见，但可见垂足
- 即使有坐骨神经痛，也无坐骨神经牵拉征
- 多数患者无须手术治疗

3. 峡部崩裂性

- 罕见于 5 岁以前
- 多在小学一年级时开始发病
- 4% 在 7 岁发生
- 多见于 11 ~ 15 岁和少年运动员
- 从事剧烈和强对抗性运动者可在青年期发生
- 女性的高度滑脱发生率是男性的 4 倍
- 多因腰腿痛而求医
- 滑脱可在成年期明显加重，但极罕见
- > 10% 的滑脱即使从事重体力工作也多不出现症状，10% ~ 25% 的滑脱可引起某些症状，而> 25% 的滑脱多造成背痛
- L_5 椎体的楔形变可增加出现症状的可能性
- 矢状面旋转的增加较滑脱本身更容易引起身体姿态的改变
- 即使高度滑脱也不致引起分娩问题

斜位 X 线平片可显示峡部的断裂，即使是不出现椎体滑移时也可以。当峡部断裂时，“苏格兰狗颈”征可以出现在双侧或单侧峡部（图 1-14-10）。如果普通斜位平片不能确诊峡部是否断裂，则需要进一步做 CT 或断层扫描（图 1-14-11）。同位素检查有助于鉴别急性和应力性峡部骨折。

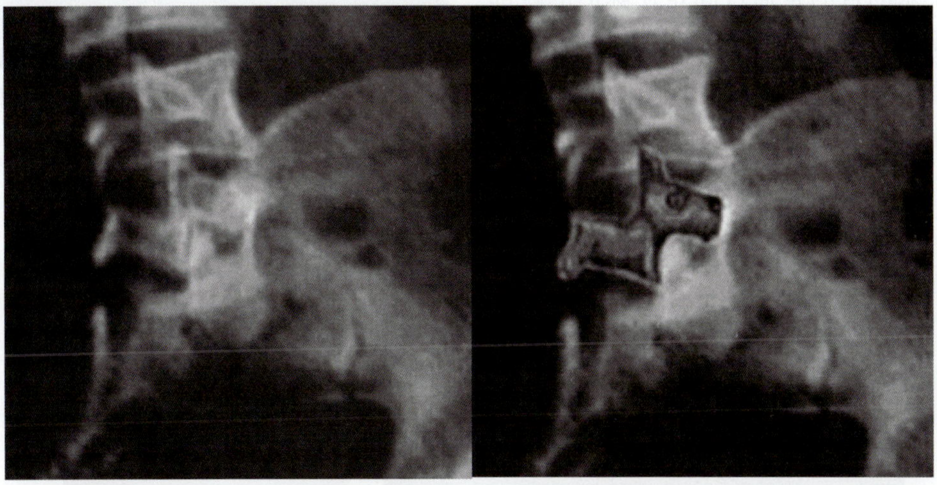

图 1-14-10　在斜位 X 线平片上，脊椎的投影类似于一只苏格兰狗，狗耳是上关节突，狗眼是椎弓根，狗头是横突，身体由椎板和棘突组成，前后腿是下关节突。如果狗的颈部出现了项圈，表明峡部有骨折。如果狗头与身体分离，表明椎体有滑移

（十一）腰椎滑脱的治疗

大部分有症状的腰椎滑脱儿童可以通过保守、非手术治疗获得满意疗效。停止剧烈活动即可减轻症状，卧床休息、牵引及支具均可有效缓解症状。

- 儿童腰椎滑脱的手术治疗仅适用于保守治疗无效或有神经损害的患者。对于有严重腰椎滑脱的骨骼发育不成熟的患者，即使没有症状，也应行椎体融合术
- 成人的腰椎滑脱也可通过保守方法治疗，多数患者可用腰背肌功能锻炼、药物及支具进行治疗。手术治疗应仅限于那些疼痛无法控制及有神经损害的患者

1. 单纯峡部裂的治疗

单纯峡部裂在人群中有一定的发病率（1.5% ～ 2%），多数无症状，常在普查时发现，少数出现腰痛时在 X 线片发现峡部裂，鉴于峡部裂是腰椎不稳定的因素应该积极治疗。普查时发现的峡部裂有时可采取保守治疗，通过 3 ～ 6 个月的支具制动有些峡部裂可能愈合。通过支具制动峡部不能愈合的及出现症状的峡部裂需要手术治疗。通过手术干预使峡部愈合，手术前应做 MRI 检查确保椎间盘无明显退变，否则即使峡部愈合了，因椎间盘退变引起的椎间盘源性腰痛仍然存在而影响效果。手术的方法有多种：

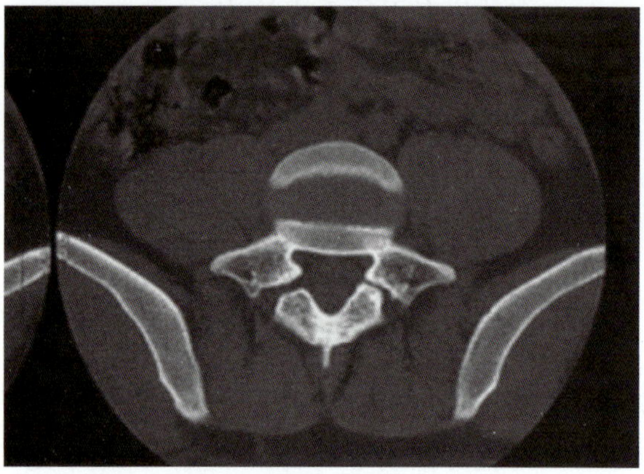

图 1-14-11 峡部 CT 显示峡部裂

- 同节段棘突和横突钢丝（或钛缆）固定峡部裂间植骨（Scott 法）
- 经椎板峡部螺钉固定峡部裂间植骨（图 1-14-12）
- 单节段椎弓根钉与椎板钩同时应用峡部裂间植骨（图 1-14-13）

手术的目的是通过固定使陈旧的峡部骨折愈合。

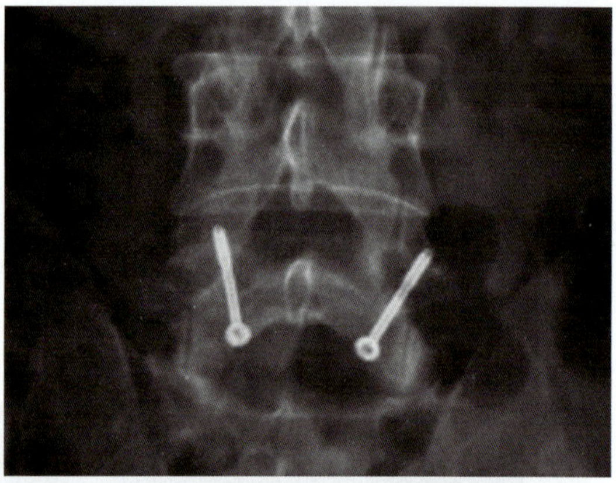

图 1-14-12 经椎板峡部螺钉固定峡部裂间植骨

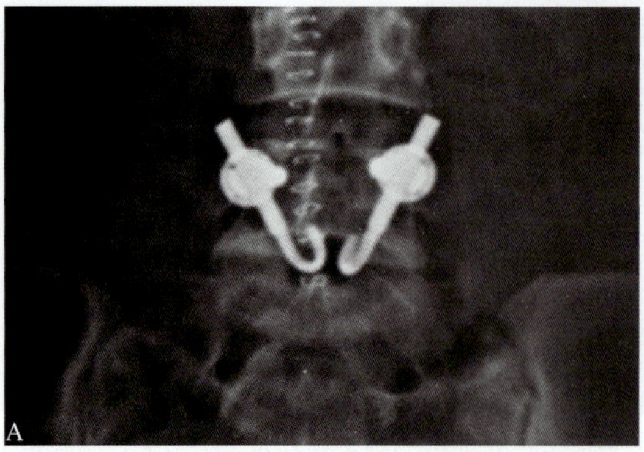

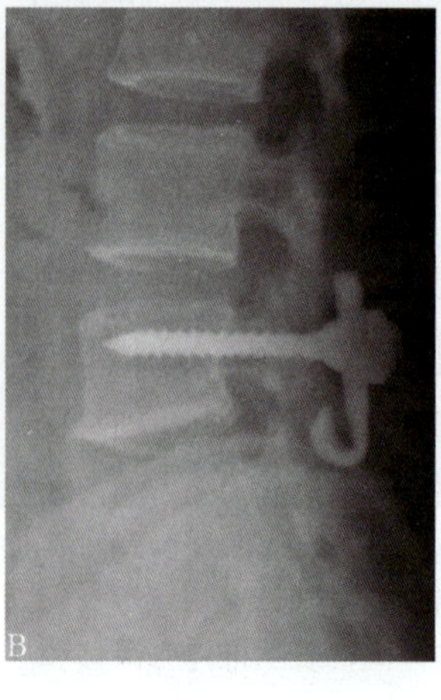

图 1-14-13 单节段椎弓根钉与椎板钩同时应用峡部裂间植骨。A，正位片；B，侧位片

2. 腰椎滑脱的手术治疗

腰椎滑脱的手术治疗至今仍是脊柱外科医师争论最多的问题，主要争论的焦点在整复腰椎滑脱的时机、整复到何种程度及如何整复腰椎滑脱。腰椎滑脱症的主要表现是由于腰椎不稳所致的腰痛和腰椎管或神经管狭窄所致的神经压迫症状。手术的目的就是解除神经压迫和稳定腰椎，腰椎滑脱的整复有利于恢复生理力线，从而有利于稳定的维持。因此我们认为应尽量整复腰椎滑脱，但无须强求，减压和骨性融合比整复更重要。

另一个争论的焦点是做什么样的融合，根据三柱理论椎体间融合是最牢固的。而椎旁融合如果达到骨性愈合也能起到稳定脊柱的作用。但有时椎旁植骨很难形成骨性愈合，特别是峡部裂性滑脱，减压时小关节完全被破坏，植骨不容易愈合，因此应尽量应用椎间融合。

我们认为在有条件的情况下应尽量应用椎间融合，在条件允许的情况下尽可能复位，达到生理力线。椎间融合可应用 ALIF、PLIF、TILF 等方式，椎间融合的材料可以是自体髂骨（图 1-14-14），或各种 cage 和椎间融合器（图 1-14-15 ～图 1-14-17）。复位固定器械也有多种（图 1-14-18、图 1-14-19），在单节段滑脱时，Socon 效果比较确实（图 1-14-20），也可以使用提拉复位钳对称性地复位（图 1-14-21）。但在复位是要双侧同时复位，以免单侧复位应力过大导致椎弓根螺钉的失败。 有些严重骨质疏松的患者则不应强行复位（图 1-14-22），如考虑复位时应力较大，可以用骨水泥强化椎弓根螺钉置入。而某些退行性滑脱若不进行复位有文章报道椎旁融合与椎间融合的临床结果相似。

对于低度的滑脱（Ⅰ度和Ⅱ度为低度，Ⅲ度和Ⅳ度为高度），如果以神经性间歇性跛行为症状的患者，可以使用计算机辅助微创（CAMISS）的方法进行治疗。我院在这方面进行了研究，取得良好的疗效。

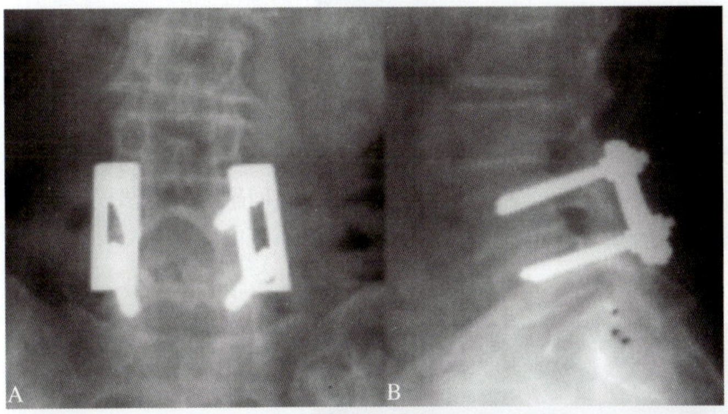

图 1-14-14 椎间融合的材料是自体髂骨。A，正位片；B，侧位片

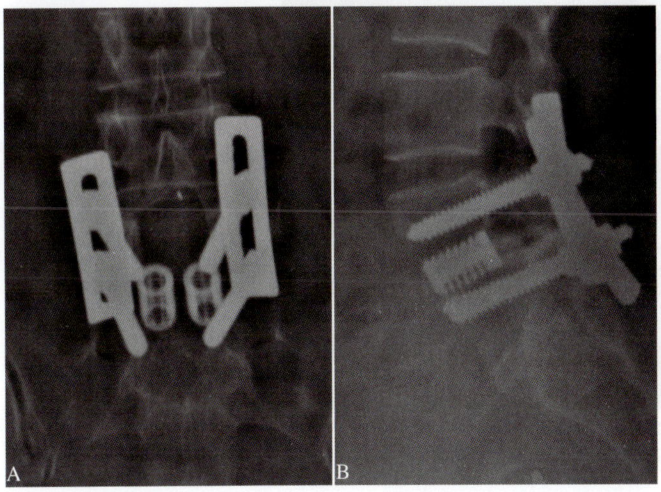

图 1-14-15 BAK cage 做椎间融合器，Steffee 钢板固定。A，正位片；B，侧位片

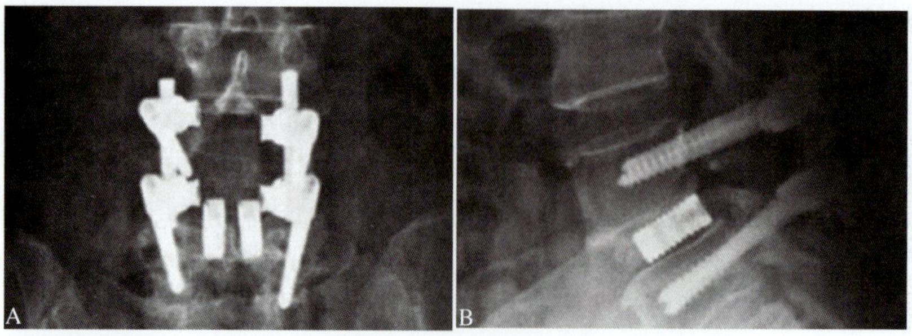

图 1-14-16 贝朗的 prospace 椎器。A，正位片；B，侧位片

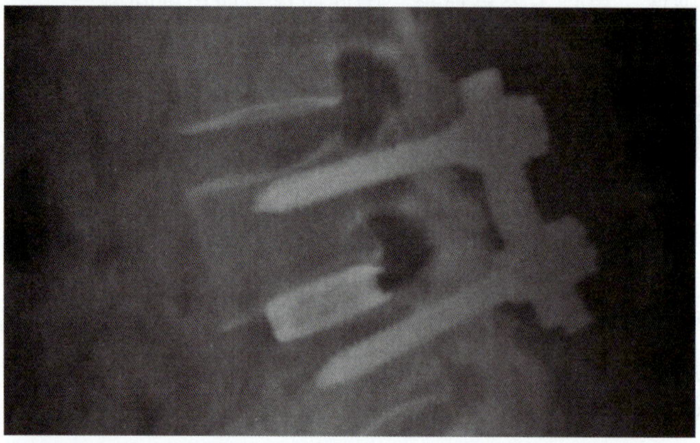

图 1-14-17 马特仕的 cfc cage 做椎间融合

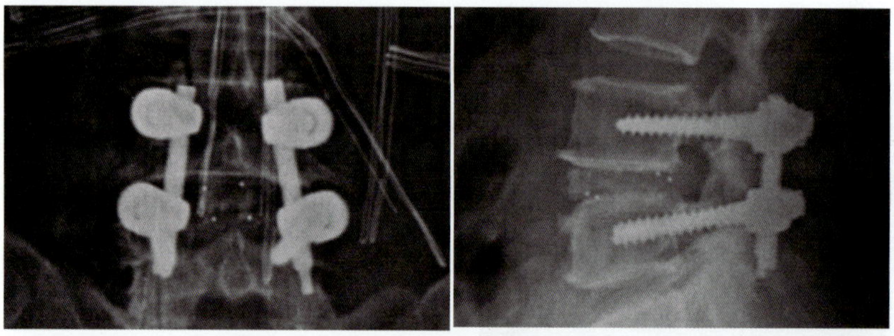

图 1-14-18 碳素 cage 做椎间融合 + 舒法模 Tenor 系统内固定

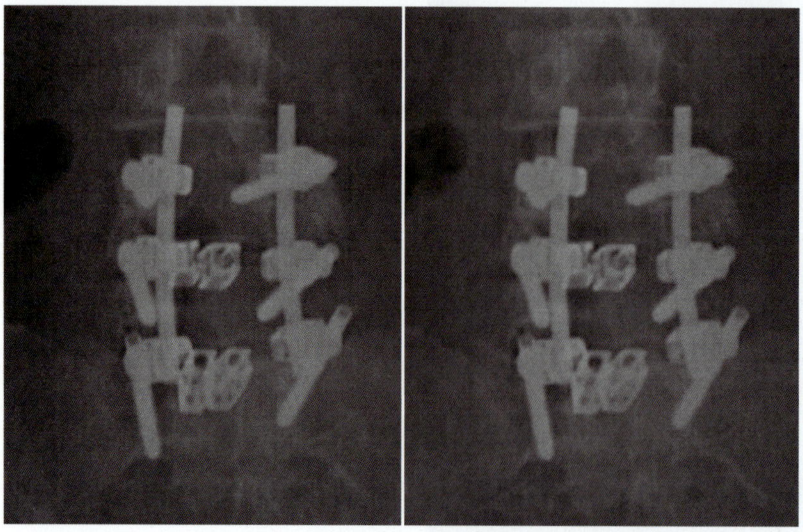

图 1-14-19 Cfc cage 做椎间融合 + 舒法模 TSRH 3D 系统内固定

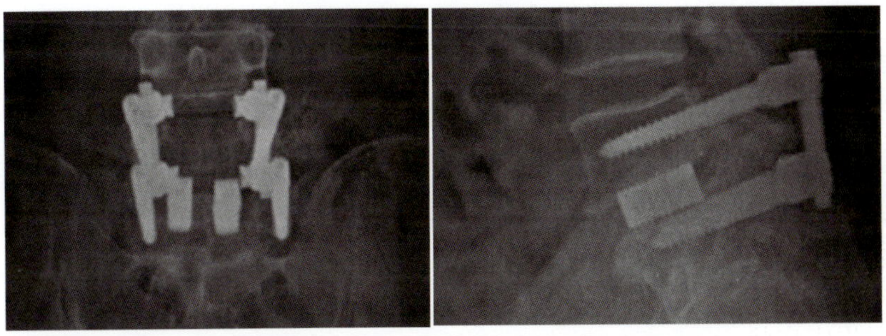

图 1-14-20 Prospace 椎间融合 +Socon 椎弓根螺钉系统内固定

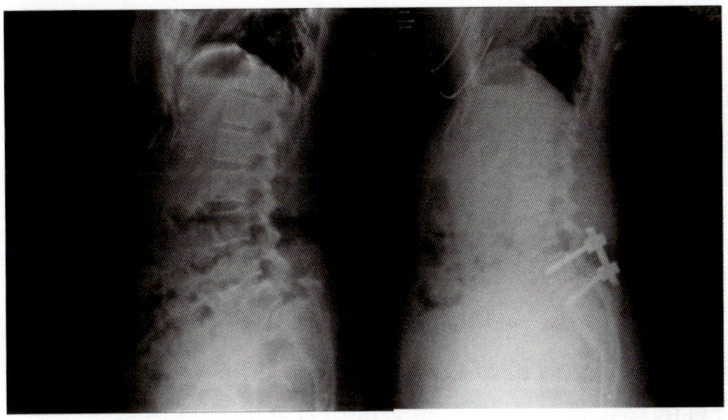

图 1-14-21 可以术中用提拉复位钳进行良好的复位，使得矢状位平衡恢复

（十二）腰椎峡部裂性滑脱 NASS（北美脊柱协会）2016年指南

对于腰椎峡部裂性滑脱的诊断和治疗，NASS 指南提出以下建议：

- 双侧峡部裂的患者出现滑脱的概率为 40% ～ 66%，而单侧峡部裂不容易出现滑脱
- 体格检查可能发现下腰有台阶感。超过半数的患者存在直腿抬高试验阳性
- 在有症状的峡部裂滑脱患者中，绝大多数以腰痛为主，半数的患者同时存在下肢放射痛

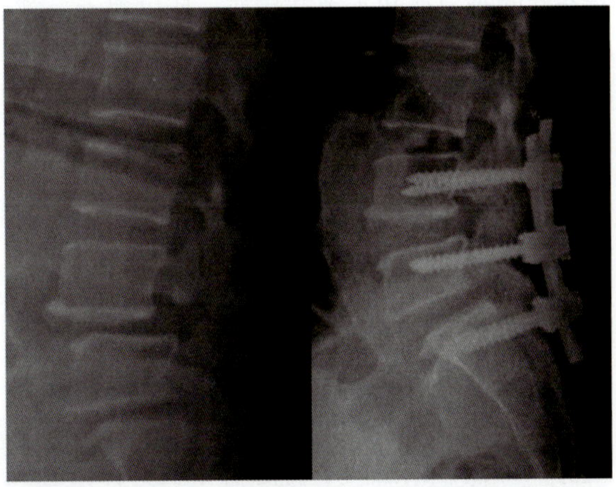

图 1-14-22 退行性滑脱（Ⅳ型）未强行复位，只做椎旁融合和内固定

- 在辅助检查中，侧位 X 线片，双斜位、动力位 X 线片，CT、MRI 和骨扫描均有可能发现峡部裂性的滑脱，但以 CT 最为敏感。当存在神经性症状，或者考虑椎间孔狭窄时 MRI 是必须检查的。MRI 对区分是退行性滑脱还是峡部裂性滑脱有时候是困难的。椎间盘造影和骨扫描不作为峡部裂滑脱的常规检查
- 峡部裂滑脱的患者存在高骨盆倾斜、骶骨斜度大和腰前凸增大。但这些是否与滑脱进展有关、是否与手术治疗效果有关目前没有确切文献，需要进一步的研究证明
- 对于保守治疗在峡部裂滑脱患者中的作用，除理疗和躯干肌练习可能有效外，其他治疗的最终效果目前都不太明确，缺乏可信度高的研究
- 对于成人的峡部裂滑脱手术治疗是否一定优于保守治疗，目前还不肯定
- 手术治疗峡部裂滑脱有各种方法。椎间融合加后外侧横突间融合（360° 融合）是融

合率最高的手术方式。对于低度的滑脱最推荐用该手术方式。但目前没有确切资料显示其他手术方式在临床疗效上比 360° 融合差

- 尽管单纯减压也有较好的临床疗效，但长期疗效减压加融合更好

二、腰椎不稳定

脊柱不稳定：生理负荷下，脊椎解剖结构产生了超出其生理限度的位移从而引起疼痛或刺激脊髓、神经根出现临床症状。

1. 腰椎不稳定
- 多由于退行性改变引起
- 可引起慢性腰痛和相应的神经症状
- 对患者及社会造成极大的负担

2. 创伤性脊柱不稳定
- 脊柱骨折占全身骨折的 5% ～ 6%，其中胸腰段脊柱骨折多见
- 脊柱稳定性重建至关重要，可减少患者的伤残与畸形

3. 肿瘤性脊柱不稳定
- 脊柱的肿物，尤其是恶性肿物，一直是治疗的难点
- 手术治疗的重点之一是重建脊柱的稳定性，以提高患者的生存率与生活质量

脊柱不稳定是临床常见病、多发病，目前国内外的研究投入逐年增加；在其病理生理学、生物力学、诊断学及治疗学方面还需要进一步的深入探讨。对于退行性的不稳定，往往合并间盘退变和小关节病变。所以很大一部分患者同时存在间盘突出或椎管狭窄的症状，病史的采集十分重要。

4. 腰椎不稳定的临床表现
- 腰部虚脱感，腰椎要滑落的不安定感
- 半弯腰时，腰痛加重
- 早晨腰臀部痛
- 坐位到站位及翻身时疼痛加重
- 天气恶化时预报性疼痛变化

5. 腰椎不稳定的体征
- PLE（passive lumbar extension）试验：俯卧位，医生两手持患者小腿，保持膝关节伸直，牵引状态下，快速抬高 30cm。出现强烈的腰臀部疼痛者为阳性
- 单腿上举试验：平卧位，患者自力伸膝位上举一侧下肢，腰部出现疼痛者为阳性

6. 腰椎不稳的影像学表现（站立位 X 线片）：
- 椎间活动度：大于 15° 为阳性
- 椎体移位：3mm 以上为阳性
- 前屈位，椎间后方成角：5° 以上为阳性（图 1-14-23 ～图 1-14-25）

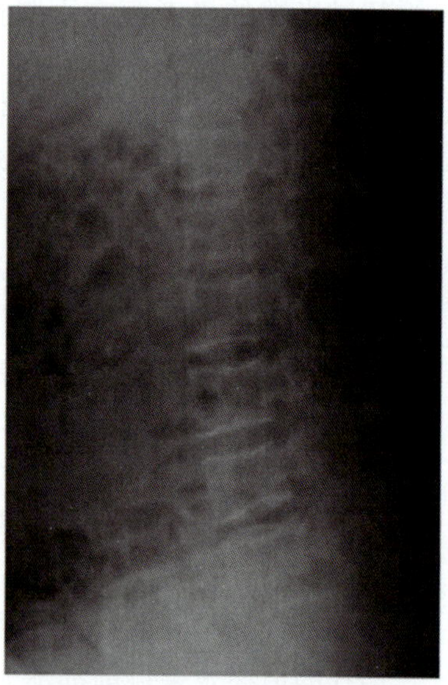
图 1-14-23　L_{4-5} 椎间后方成角

有学者提出存在张力性骨刺和（或）椎间盘的真空现象也提示腰椎不稳定（图 1-14-26、图 1-14-27），但这两条还不能作为诊断标准。

腰椎不稳定的治疗同腰椎滑脱症的治疗类似。症状不重时，可采取保守治疗、休息、理疗、支具保护、腰背肌功能锻炼等。当合并腰椎间盘突出，或腰椎管狭窄需要手术时，应同时行固定融合手术。

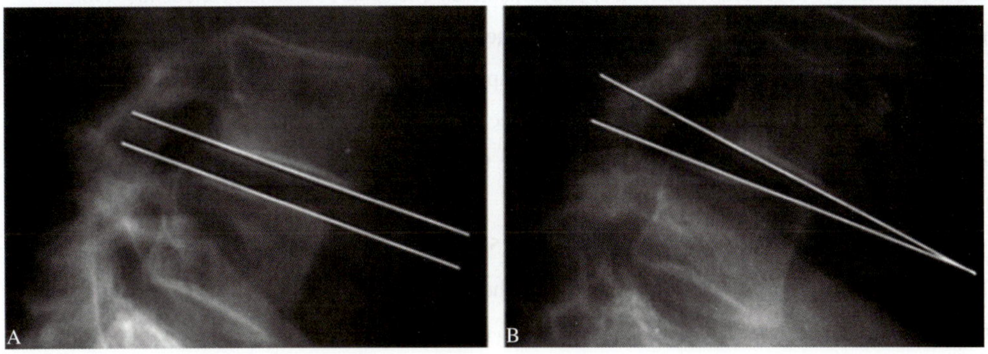

图 1-14-24　A，中立位终板平行，椎体前移 >3mm；B，过曲椎间后方成角 >5°

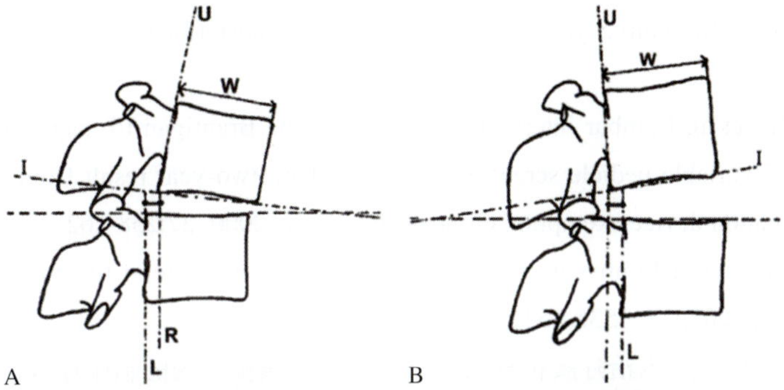

图 1-14-25　A，过曲时椎体前移；B，过伸时椎体后移

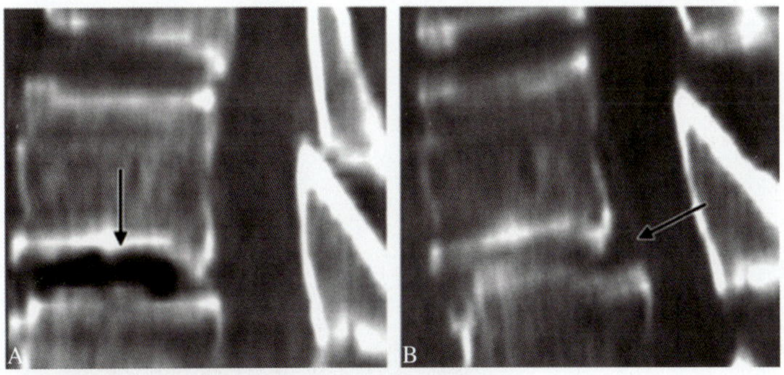

图 1-14-26　A，椎间隙存在真空现象；B，过屈时椎体出现前移

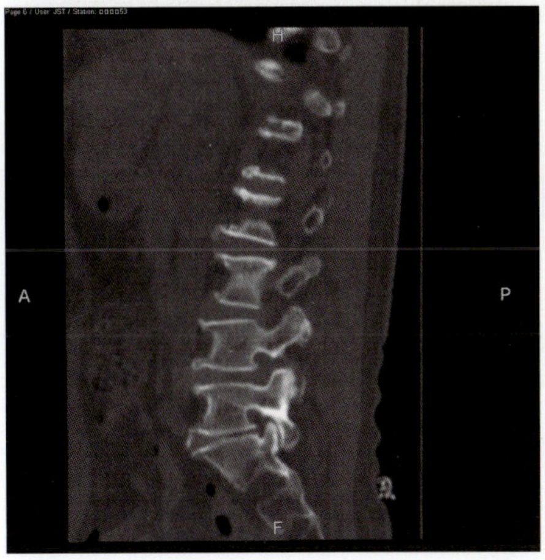

图 1-14-27　张力性骨刺不同于椎体边缘的增生，位置和方向均有其特点

（刘　波　吴昕峰）

参考文献

1. Paul G. Matz, Meagher RJ, et al. Guideline Summary review: an evidence - based clinical guideline for the diagnosis and treatment of degenerative lumbar spondylolisthesis. The spine Journal, 2016, 16: 439-448.
2. Meyyerding HW. Spondylolisthesis. Surg Ggynecol Obstet. 1932, 54: 3371-3373.
3. Pope MH, Panjabi MM. Biomechaminical definition of spinal instability. Spine, 1985, 10:255-256.
4. Thomsen K, Christensen FB, Eiskjaer SP, et al. The effect of pedicle screw instrumentation of functional outcome and fusion rates in posterolateral lumbar spine fusion. A prospective randomized clinical study. Spine, 1997; 22(24)2813-2822.
5. 胥少汀 . 临床脊柱不稳定 . 中华骨科杂志 , 1998, 12, 758-760.
6. Michael V, Richard O. The role of instrumentation in the degenerative lumbar spine. Curr Opin Orthop, 1999, 10:148-153.
7. Amundsen T, Weber H, Nordal HJ, et al. Lumbar spinal stenosis: conservation or surgical management? Aprospective 10-year study. Spine, 2000, 25: 1424-1435.
8. Booth KC, BridwellKH, Eisenberg BA. Minimum 5-year result of instrumented posterior fusion. Spine, 1999, 24: 1721-1727.
9. Brantigen JW, Steffee AD, Lewis ML, et al. Lumbar interbody fusion using the Brantigan I/F cage for posterior lumbar interbody fusion and variable pedicle screw placement system: two-year result from a Foot and Drug Administration investigation device exemption clinical trial. Spine, 2000, 27:258-262.
10. Madan S, Boeree NR. Outcome of posterior lumbar interbody fusion versus posterolateral fusion for spondylolytic spondylolisthesis. Spine, 2002, 27: 1536-1542.
11. 贾琦 , 王以朋 , 徐宏光 , 等 . 两种脊柱融合术治疗腰椎管狭窄症合并轻度腰椎滑脱的临床疗效比较 . 中华外科杂志 , 2005, 43: 486-490.

15 脊髓肿瘤

一、概　论

1. 脊髓肿瘤包括

- 椎管内神经来源的肿瘤（脊髓、马尾、神经根和髓膜来源）
- 椎管内的占位性脊椎肿瘤
- 转移性肿瘤
- 囊肿性肿物

2. 治疗发展史

- 18 世纪，Morgagni（1762），Phillips（1792）临床报道
- 19 世纪末，Horsley，Gowers（1887）神经纤维瘤摘除
- 20 世纪初，Cushing（1905），Elsberg（1911）髓内肿瘤切除
- Nonne（1908），Queckenstedt（1916）脑脊液检查
- Sicard，Foristier（1922）脊髓造影法（myelography）
- Dichiro（1967）选择性脊髓血管造影法
- CT、MRI 应用，手术显微镜下操作

3. 发病特征

- Kurland（1958）报道，患病率 2.5 /10 万人（脑肿瘤 9.2 /10 万人）
- 庆应大学（1929 － 1992 年）371 例患者中：

男性 210 例（56.6%），女性 161 例（43.4%）

男：女 =1.3:1

发病年龄：8 个月 ~ 81 岁，20 ~ 50 岁多发（图 1-15-1）

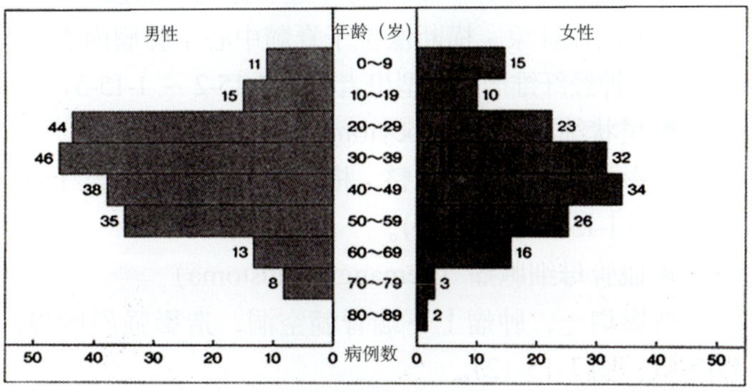

图 1-15-1　脊髓肿瘤的性别、年龄、发生频率
（引自：庆应大学骨科 1929 ~ 1992）

4. 病理分类

- 神经鞘瘤 48.2%
- 脊膜瘤 10.0%
- 血管瘤 8.1%
- 室管膜细胞瘤 6.5%
- 脂肪瘤 6.2%
- 神经纤维瘤 5.1%
- 神经胶质瘤 4.9%
- 胆脂瘤（类表皮瘤、类皮瘤）3.0%

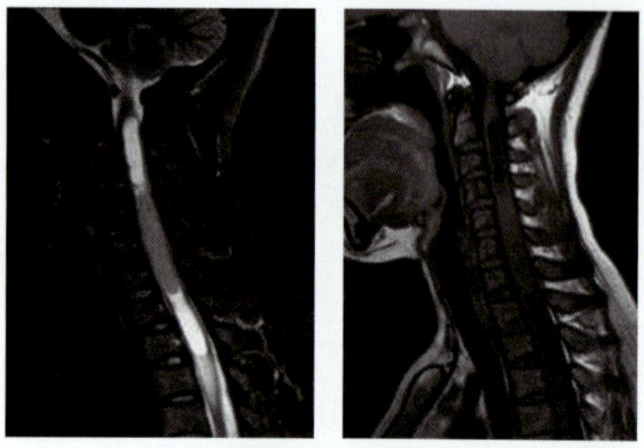

图 1-15-2

- 神经母细胞瘤细胞瘤 2.2%
- 肉瘤 1.9%
- 其他

5. 发病部位分类
- 上位颈椎 11.0%
- 中下位颈椎 22.5%
- 胸椎 38.6%
- 腰骶椎 27.9%
- 髓内 17.2%
- 硬膜外 25.9%
- 硬膜内髓外 56.9%

二、髓内肿瘤

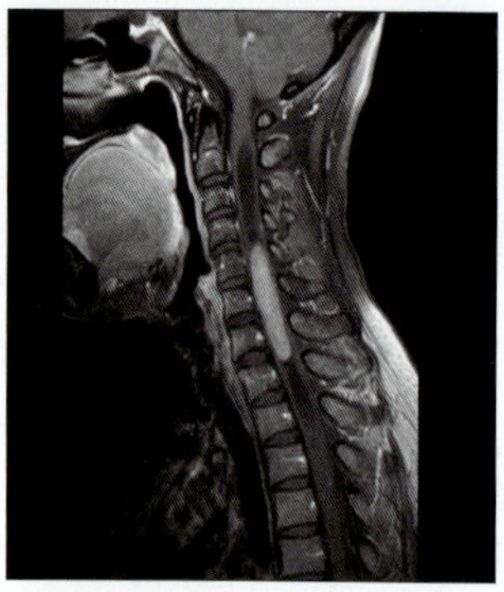

图 1-15-3

1. 髓内肿瘤发病率
- 髓内肿瘤约占全脊髓肿瘤的 15%
- 室管膜细胞瘤占 55% ～ 60%
- 星细胞瘤占 40%
- 恶性胶质瘤占 6% ～ 8%
- 血管母细胞瘤占 3%
- 其他（海绵状血管瘤、脂肪瘤、恶性淋巴瘤、转移癌）

2. 临床症状　因发病部位而异。

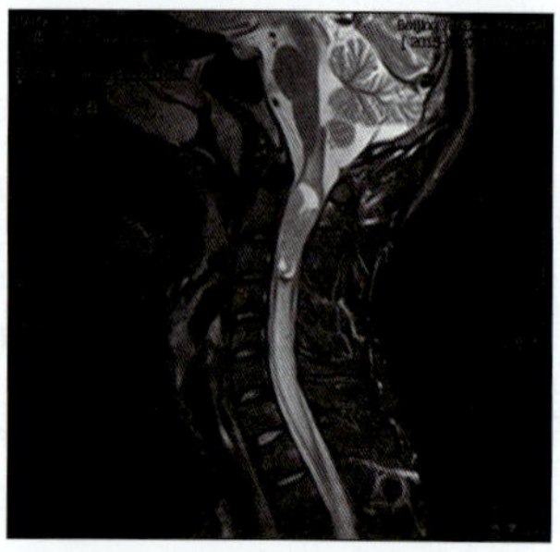

图 1-15-4

3. 诊疗方法
- 影像学检查
- MRI 首选（脊髓肿大）
- 造影 MRI（增强，范围）

4. 常见髓内肿瘤
- 室管膜瘤（ependymoma）

T1 低 - 等信号，T2 高信号；造影像均一加强；T2，T2* 肿瘤内及周围出血征象；横断像位于脊髓中心；肿瘤内囊泡及肿瘤上下空洞；神经纤维瘤病 2 型患者（图 1-15-2 ～ 1-15-5）。

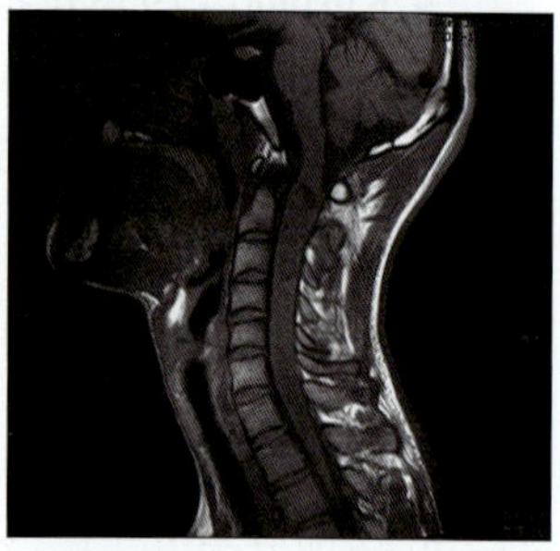

图 1-15-5

- 星状细胞瘤（astrocytoma）

造影不均一，边缘不整；横断像偏心性；神经纤维瘤病 1 型患者（图 1-15-6 ～ 1-15-10）。

- 血管母细胞瘤（hemangiobladstoma）

造影均一，肿瘤上下端脊髓空洞，造影强烈增强，肿瘤周围充盈缺损；血管造影（图 1-15-11、图 1-15-12）。

- 肠源性囊肿（图 1-15-13 ～图 1-15-16）

5. 髓内肿瘤的治疗
- 过去：椎弓切除，硬膜成形，脊髓切开
- 近年：显微镜，CUSA，脊髓监护，术中超声
- 术后放疗

三、硬膜内髓外肿瘤

1. 常见硬膜内髓外肿瘤

- 神经鞘瘤（neurinoma）
  - ◎ 20 ~ 50 岁多发，15% 位于硬膜内外（dumbbell），15% 位于硬膜外
  - ◎ T1 低 - 等信号，T2 等 - 高信号，造影内部不均一
  - ◎ 多发病例常伴 von Recklinghausen 病（图 1-15-17 ～图 1-15-20）
- 脊膜瘤
  - ◎ 中年女性好发
  - ◎ 胸椎水平多发，肿瘤内钙化点，约 15%
  - ◎ T1 等 - 低信号，T2 等 - 高信号 造影均一加强
  - ◎ Dural tail sign 阳性（图 1-15-21 ～图 1-15-25）

2. 神经鞘瘤与脊膜瘤的鉴别

MRI 所见	神经鞘瘤	脊膜瘤
T1 像	等或低信号	低信号
T2 像	高信号	高信号
加强像程度	强	中等
加强像效果	不均一	均一
边缘与硬膜的关系	边缘锐利	边缘圆钝
其他影像所见		
X 线上骨的表现（如椎体后缘的压 陷，椎间孔的扩大等）	多见	少见
脊髓造影中肿瘤的可动性	有	无
CT 中硬膜的骨化或钙化	无	有

3. 硬膜外肿瘤

- 良性肿瘤：血管瘤、骨软骨瘤、良性骨母细胞瘤等
- 恶性肿瘤
- 转移癌：肺癌、乳癌、前列腺癌多见

4. 沙漏形肿瘤（dumbbell tumor）

分类（图 1-15-26、图 1-15-27）

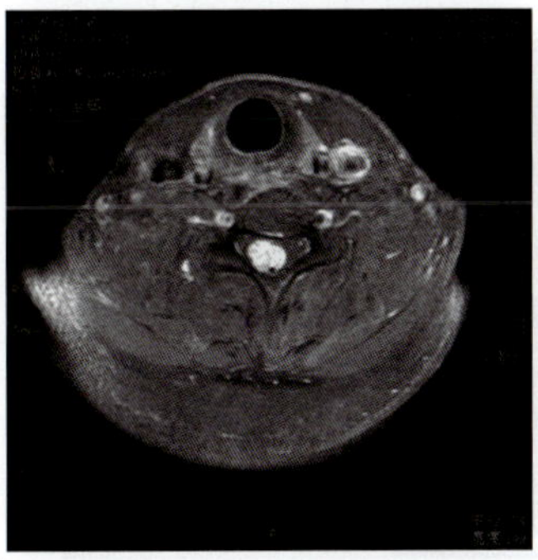
图 1-15-6

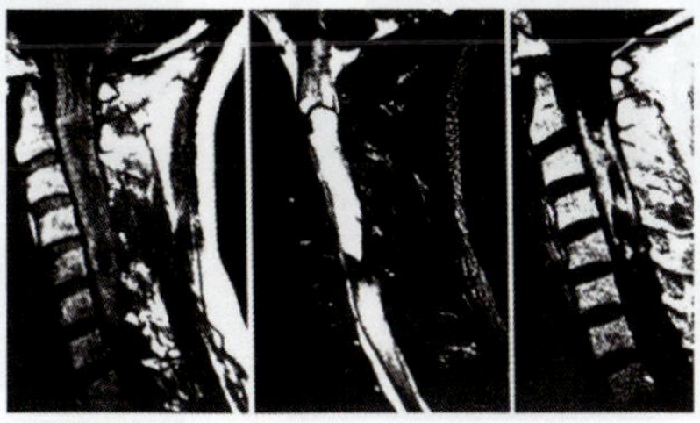
图 1-15-7

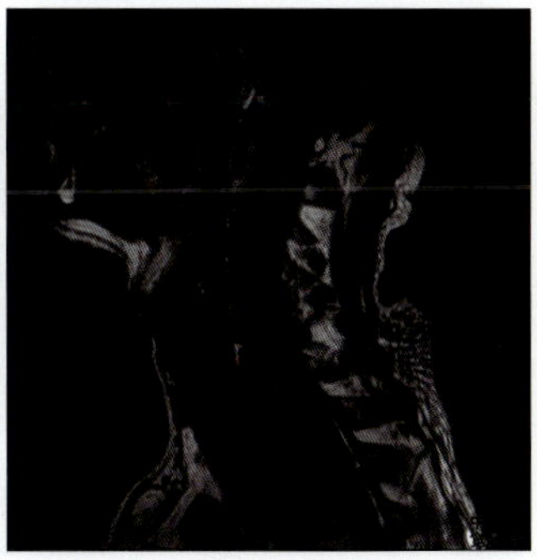
图 1-15-8

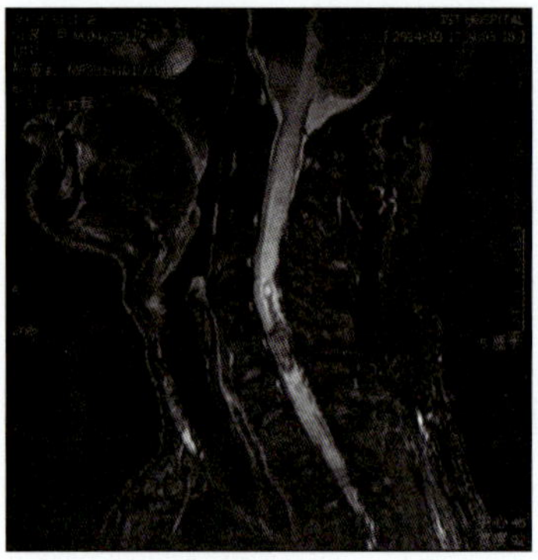
图 1-15-9

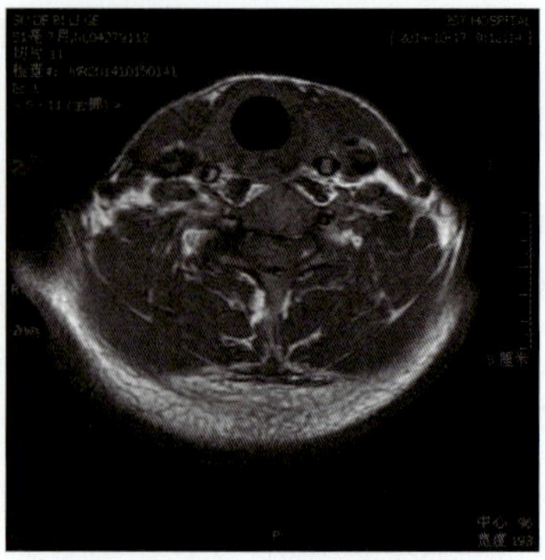
图 1-15-10

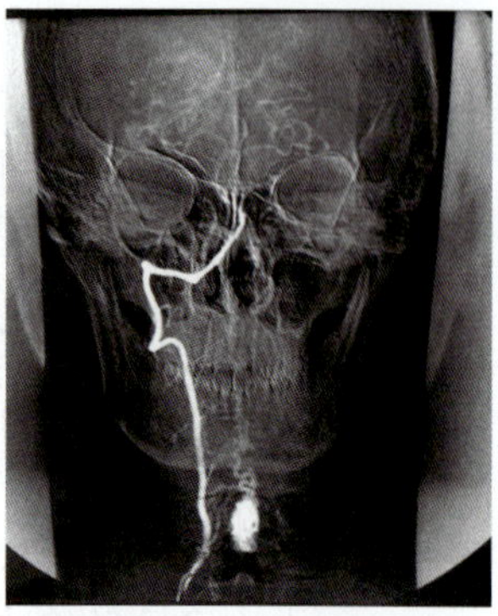
图 1-15-11

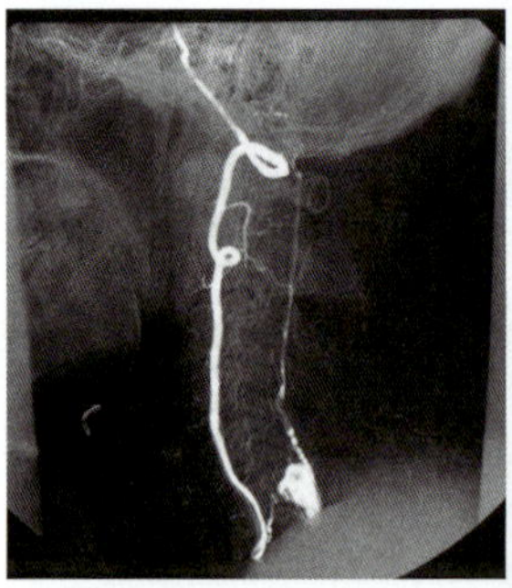
图 1-15-12

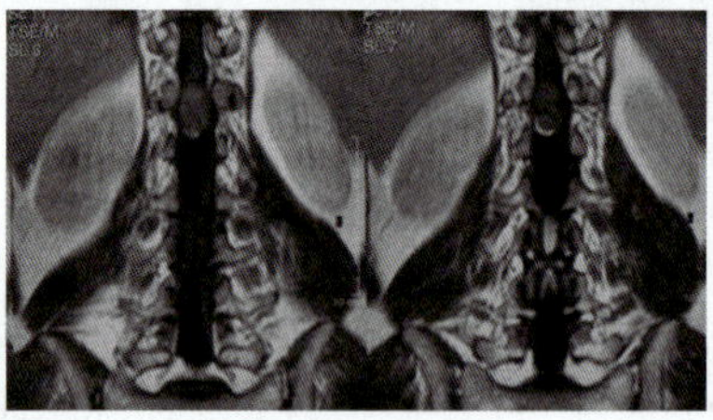
图 1-15-13

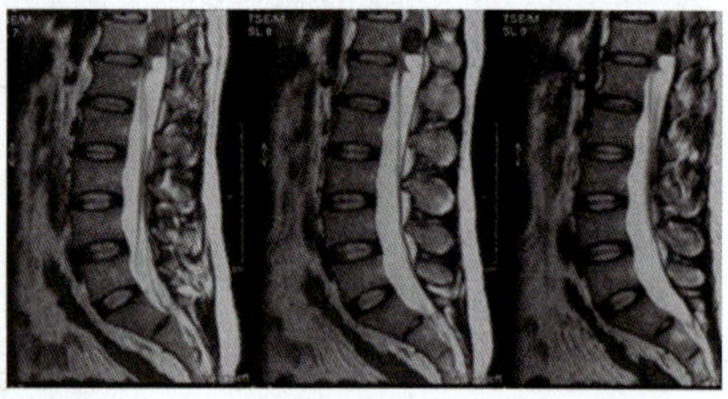
图 1-15-14

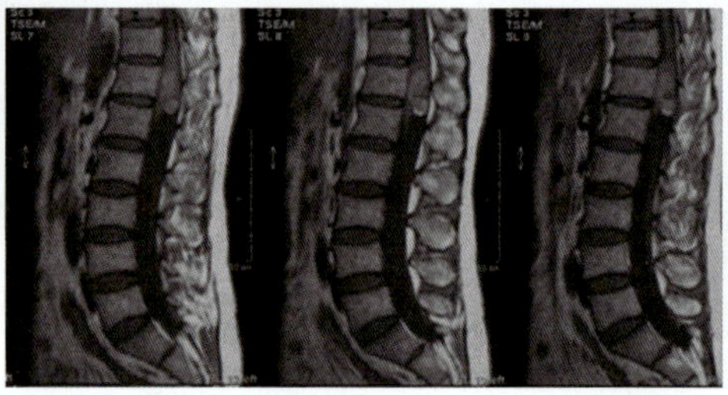
图 1-15-15

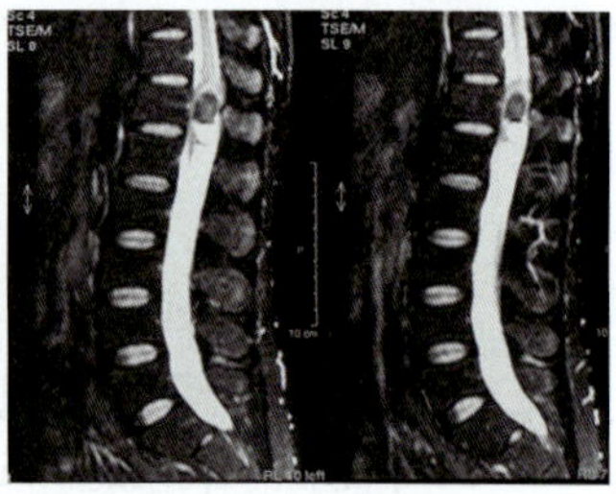
图 1-15-16

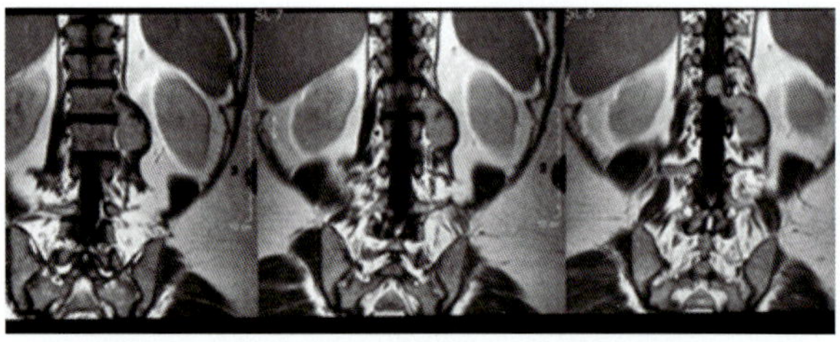
图 1-15-17

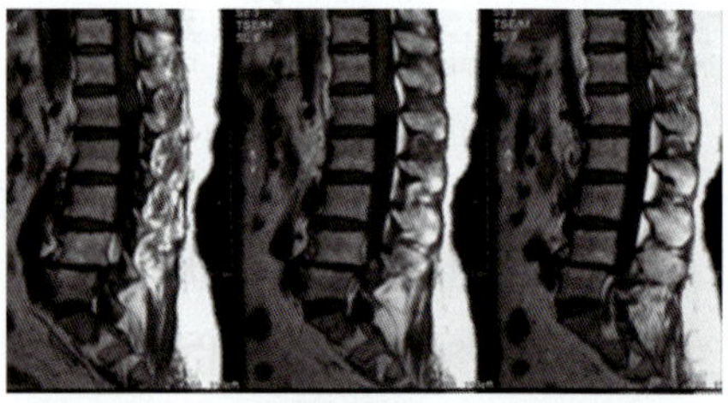
图 1-15-18

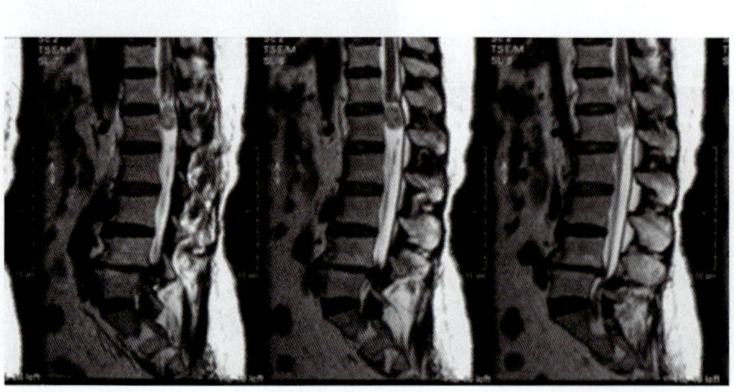
图 1-15-19

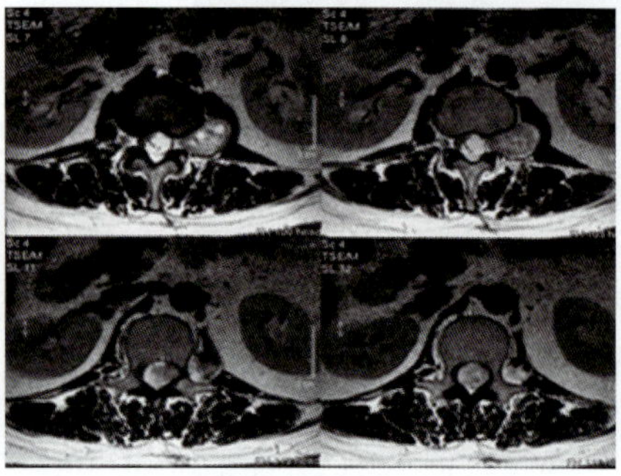
图 1-15-20

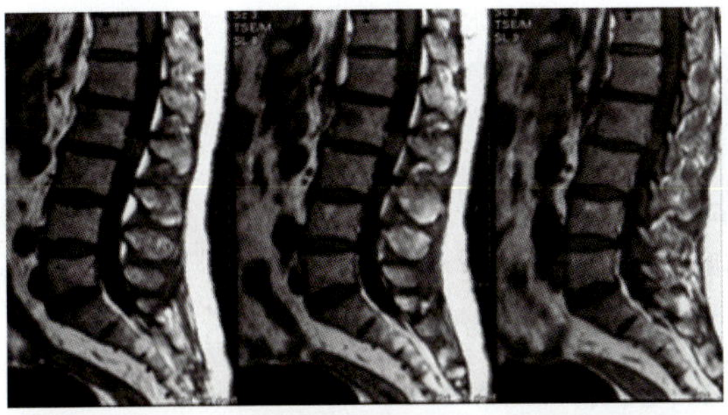

图 1-15-21

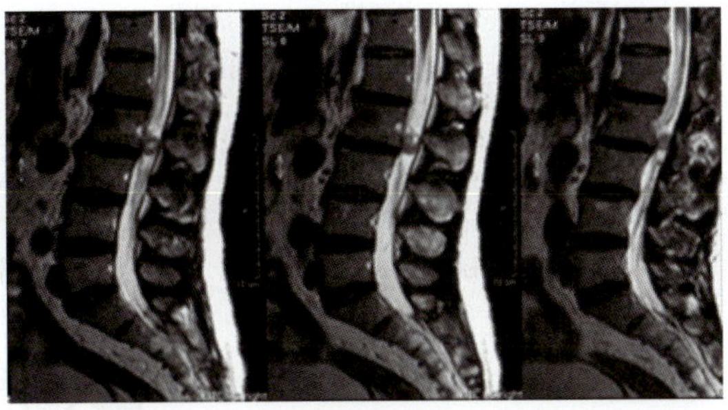

图 1-15-22

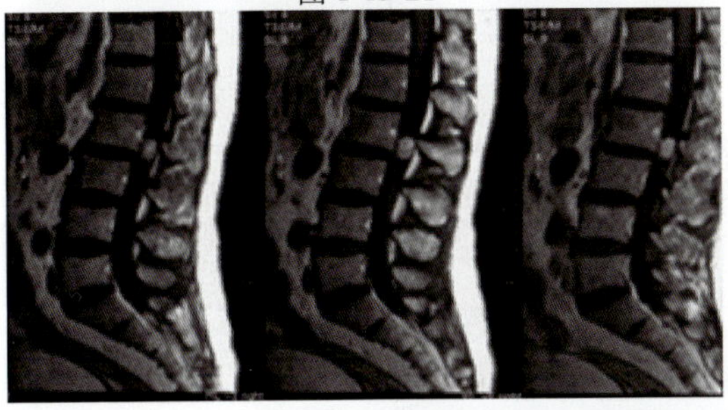

图 1-15-23

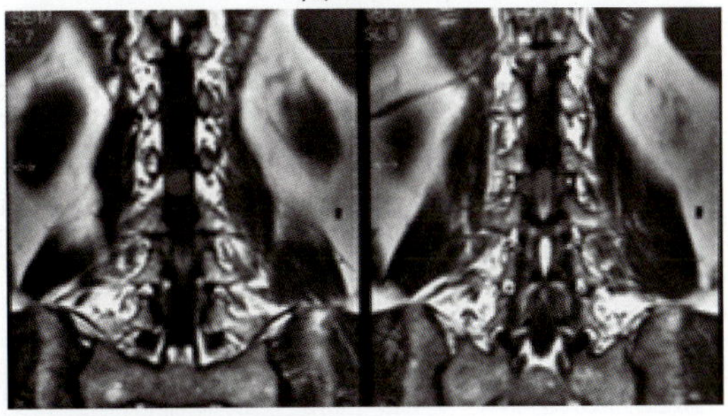

图 1-15-24

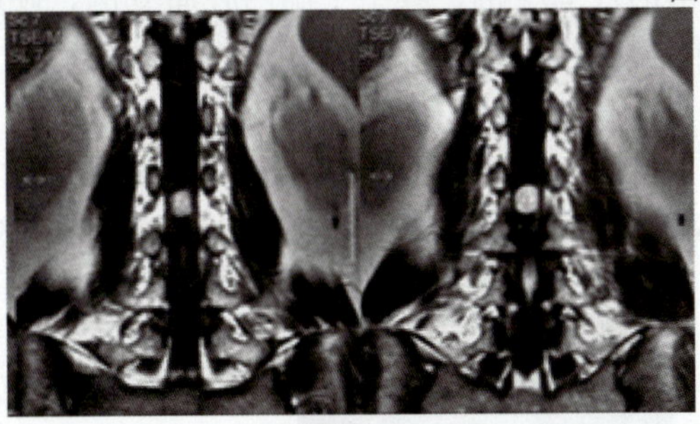

图 1-15-25

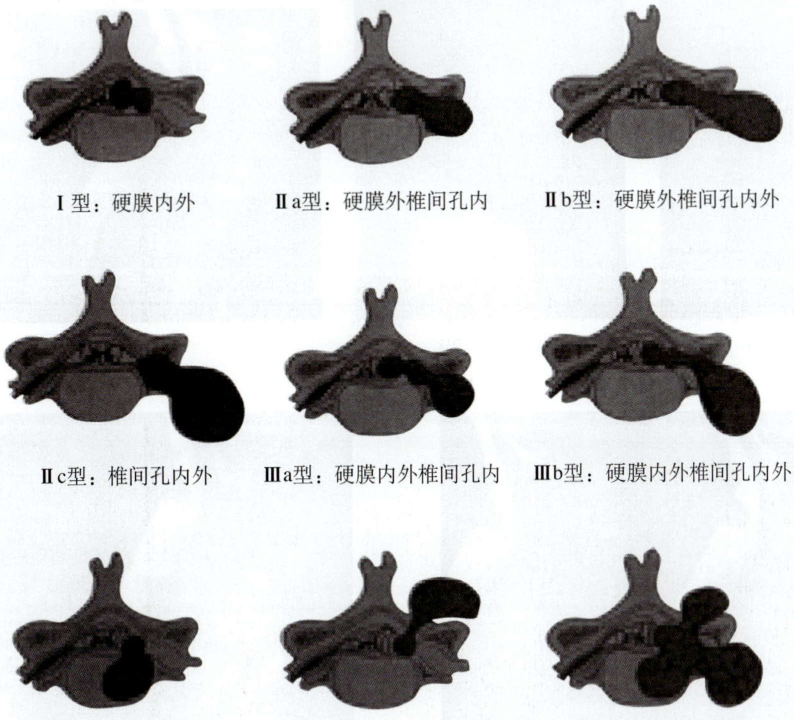

图 1-15-26 沙漏形肿瘤

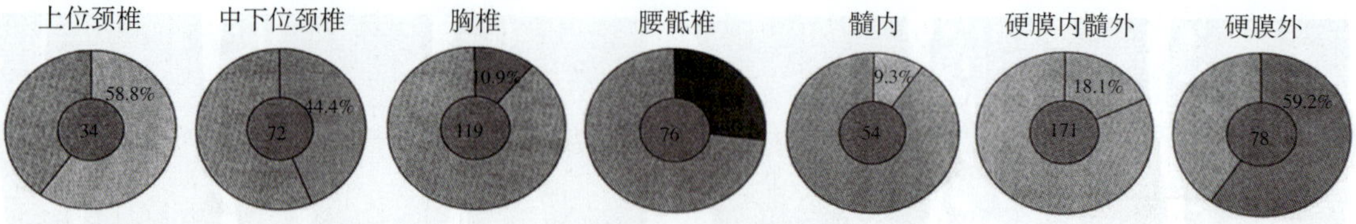

图 1-15-27 沙漏形肿瘤发生率

四、治疗特点

1. 脊柱外科对于脊髓肿瘤的治疗特点

- 我们在重视肿瘤本身的摘除以外，还根据患者脊柱的不同特点采取有效的方法，尽可能地保持术后的脊柱稳定性，避免以往神经外科治疗后的脊柱并发症的出现
- 手术摘除
- 椎板成形
- 内固定使用

2. 临床经验

- 1997－2015 年手术治疗 259 例，其中：髓内肿瘤 6 例，硬膜内髓外肿瘤 214 例，沙漏型肿瘤 5 例，椎体肿瘤 34 例

[病例一]

患者女性，85 岁，颈胸椎管内脊膜瘤（图 1-15-28 ～图 1-15-38）

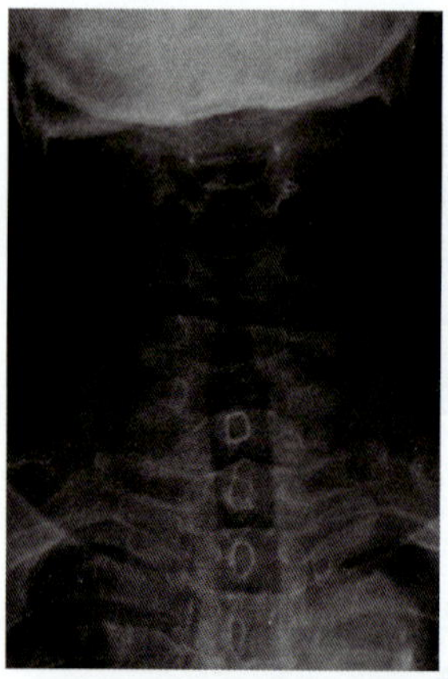

图 1-15-28

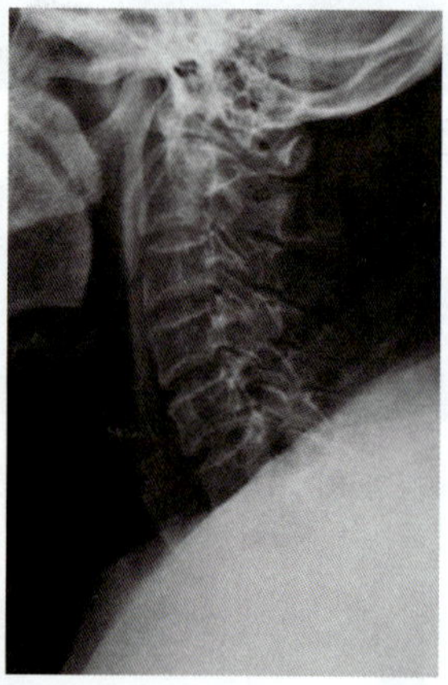

图 1-15-29

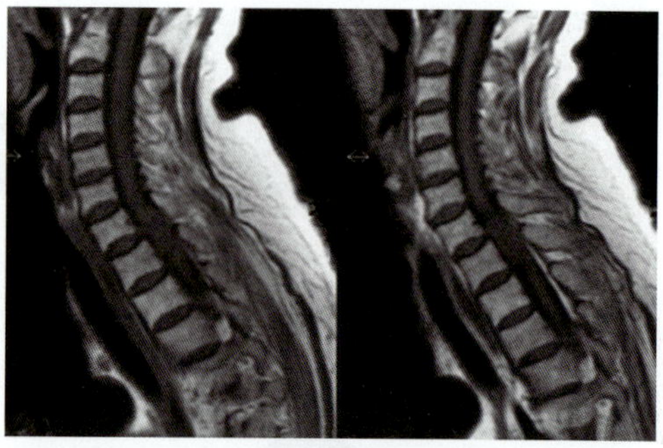

图 1-15-30

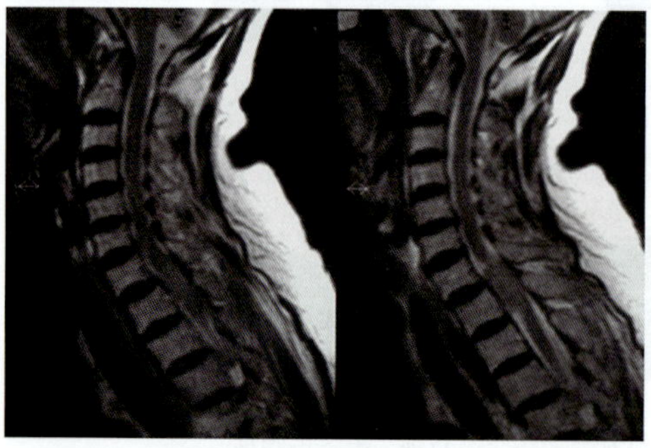

图 1-15-31

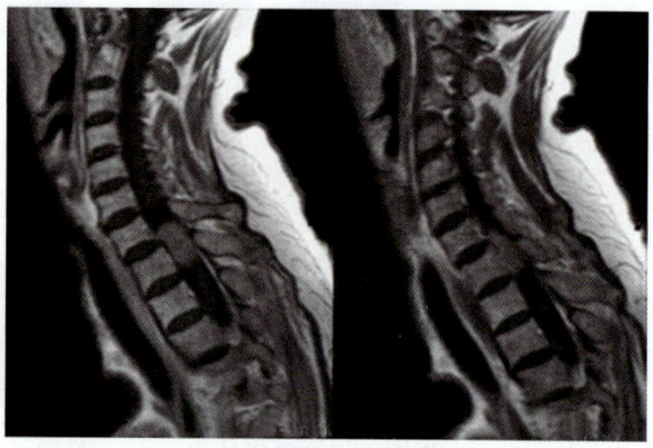

图 1-15-32

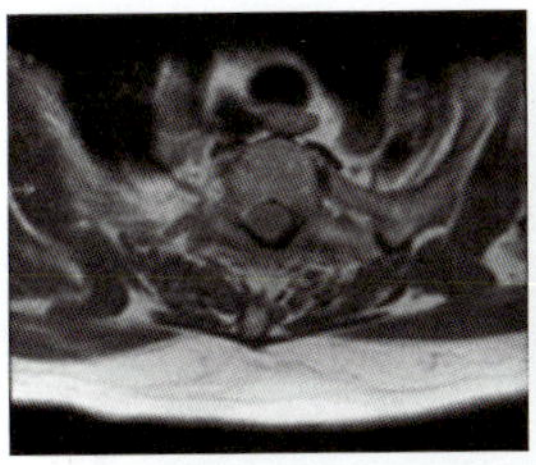

图 1-15-33

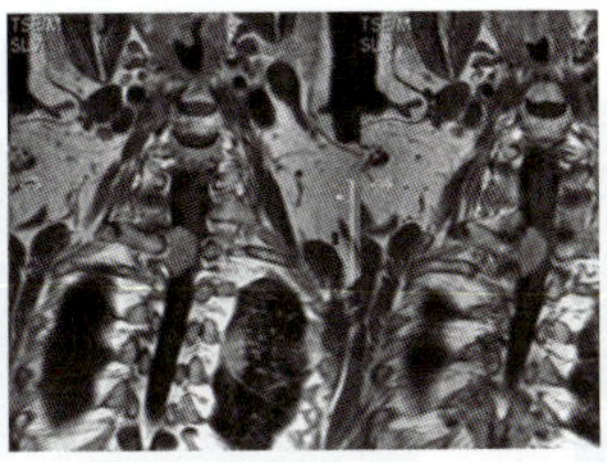

图 1-15-34

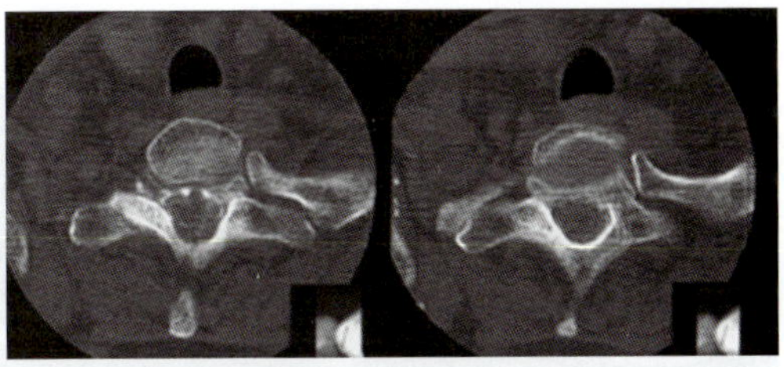

图 1-15-35

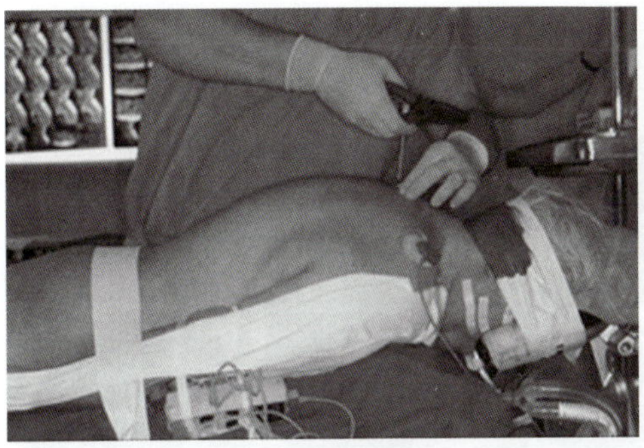

图 1-15-36

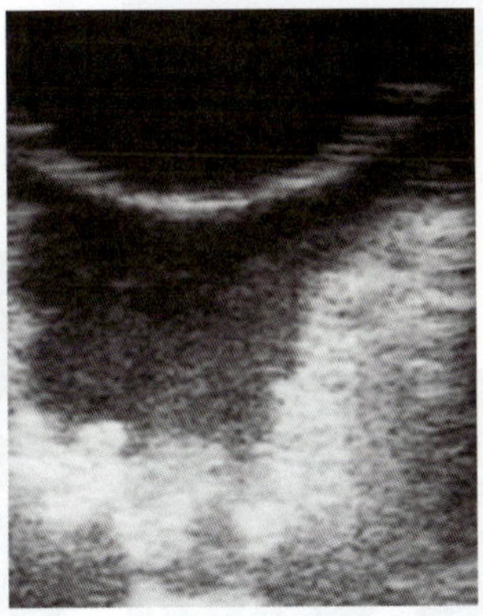

图 1-15-37

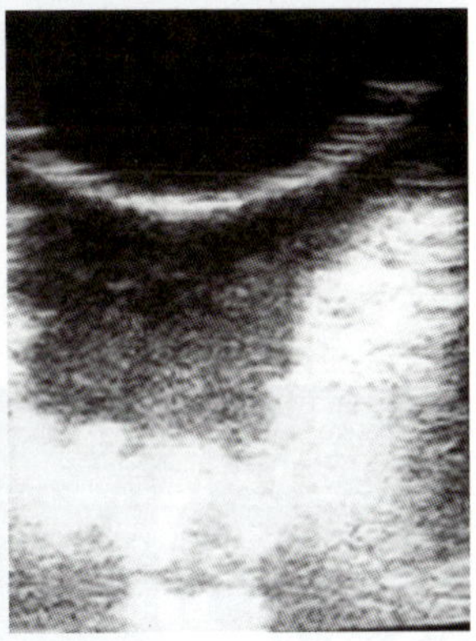

图 1-15-38

[病例二]

患者女性，42 岁，颈椎管内肠源性囊肿（图 1-15-39 ~图 1-15-53）

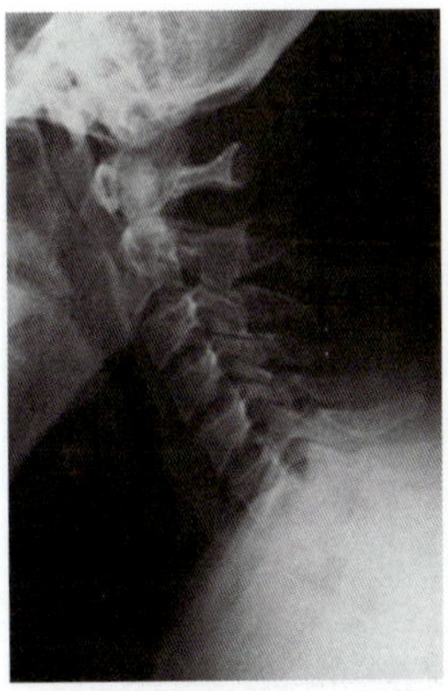

图 1-15-39

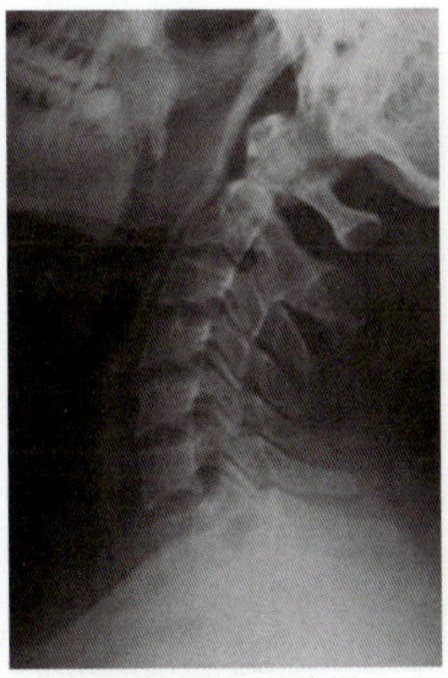

图 1-15-40

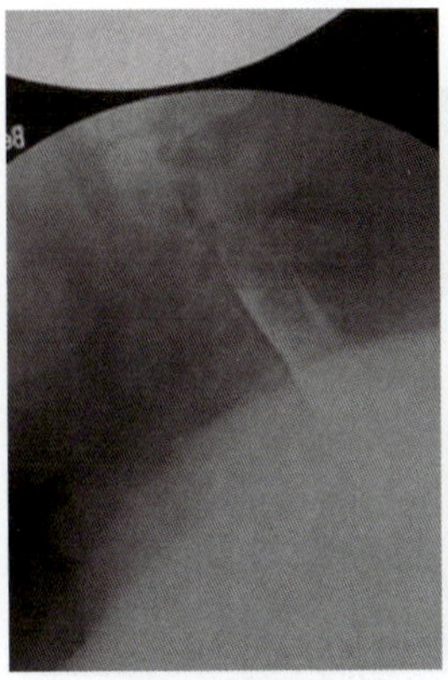

图 1-15-41

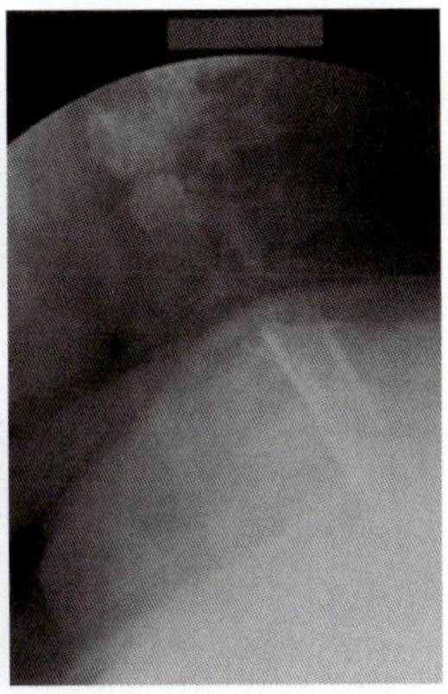

图 1-15-42

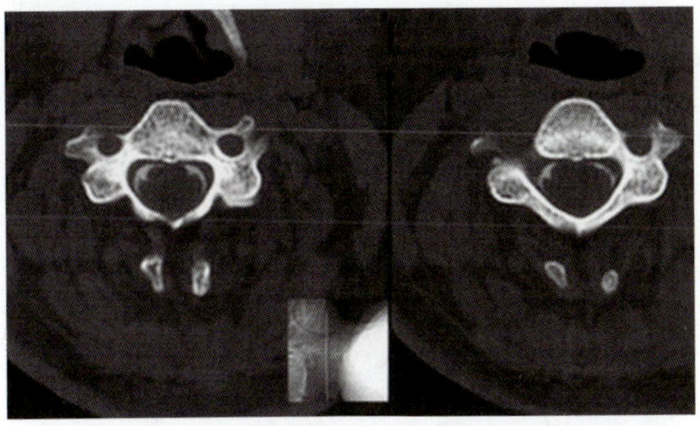

图 1-15-43

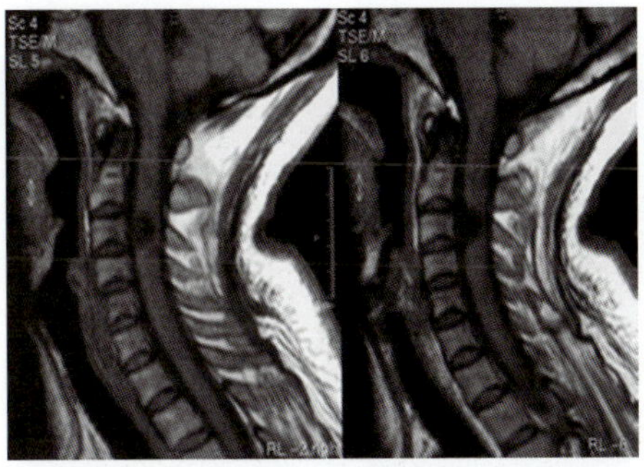

图 1-15-44

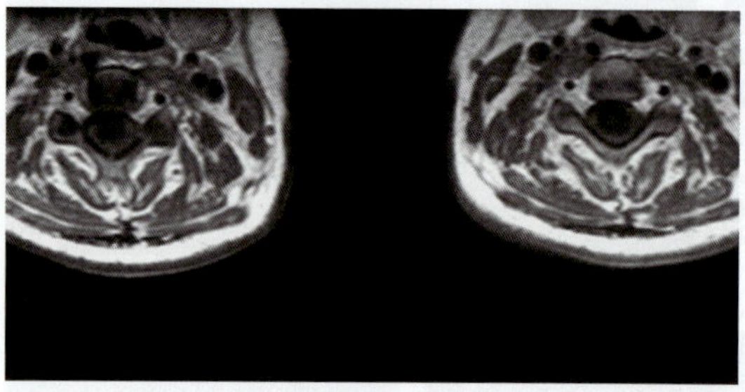
图 1-15-45

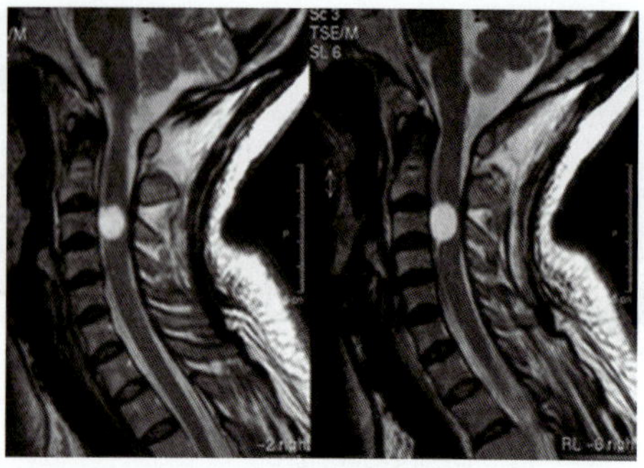
图 1-15-46

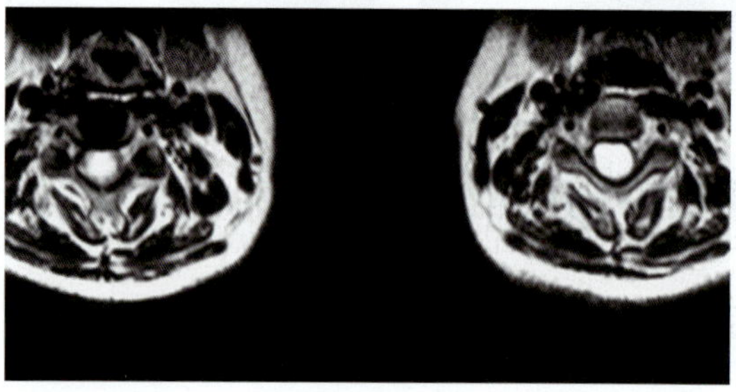
图 1-15-47

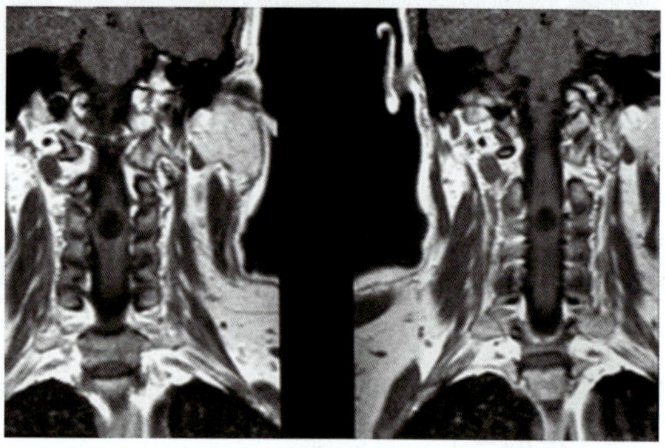
图 1-15-48

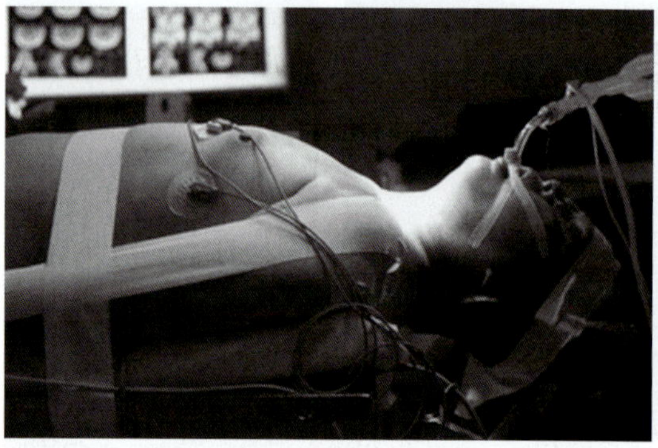
图 1-15-49

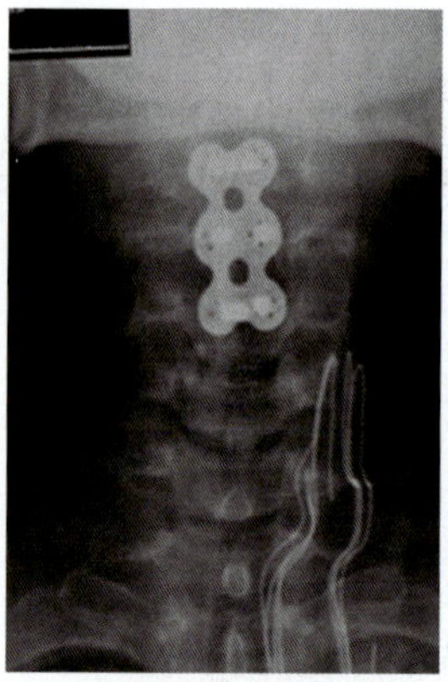
图 1-15-50

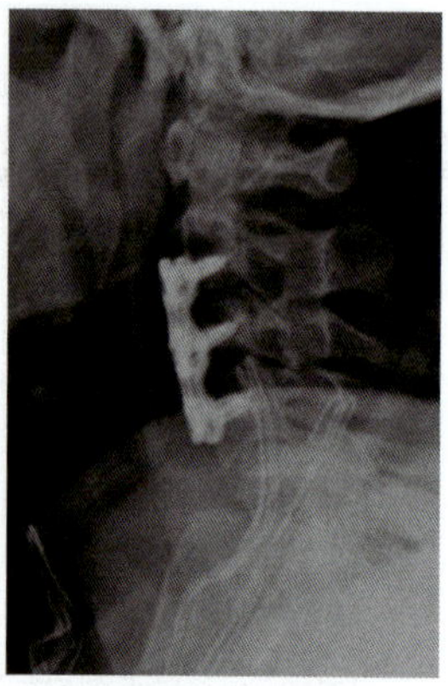
图 1-15-51

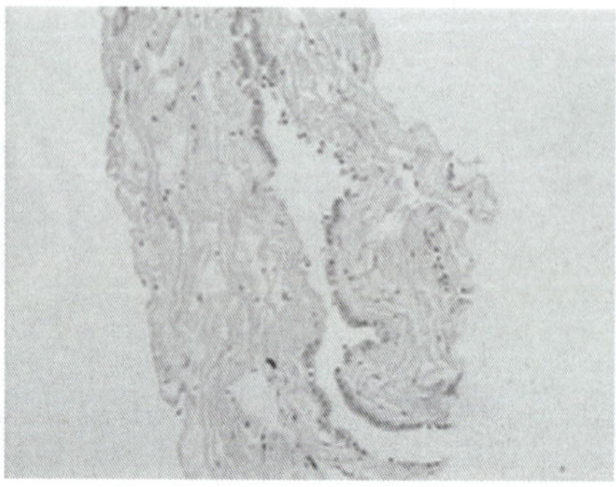
图 1-15-52

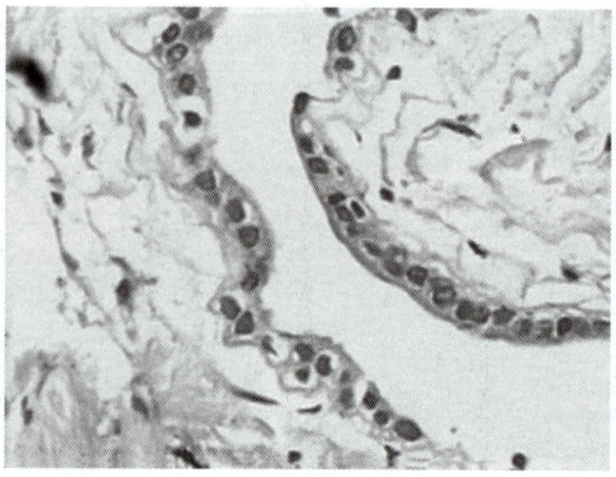
图 1-15-53

[病例三]

患者男性，24 岁，颈椎管内肠源性囊肿（图 1-15-54 ~图 1-15-70）

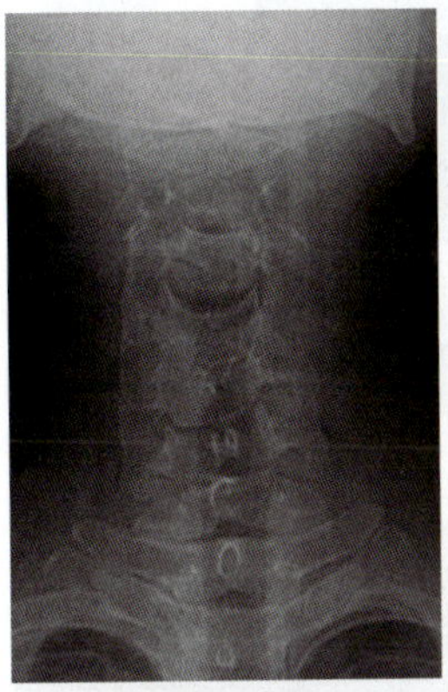

图 1-15-54

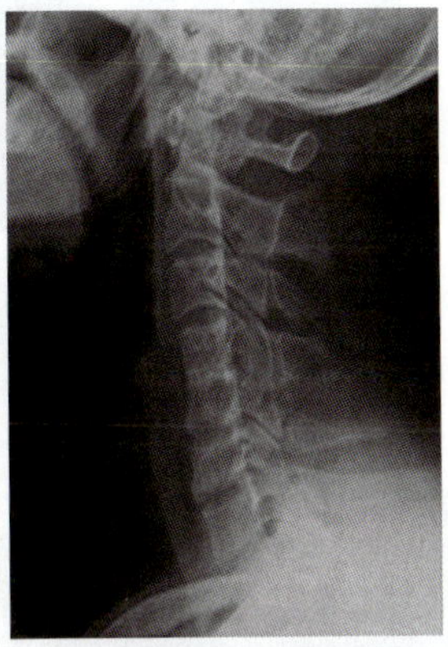

图 1-15-55

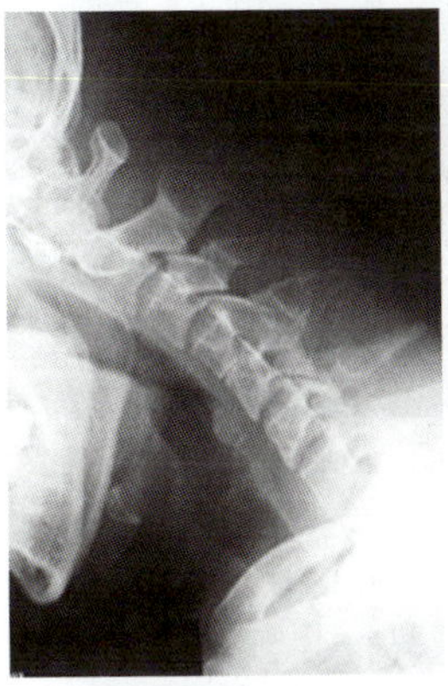

图 1-15-56

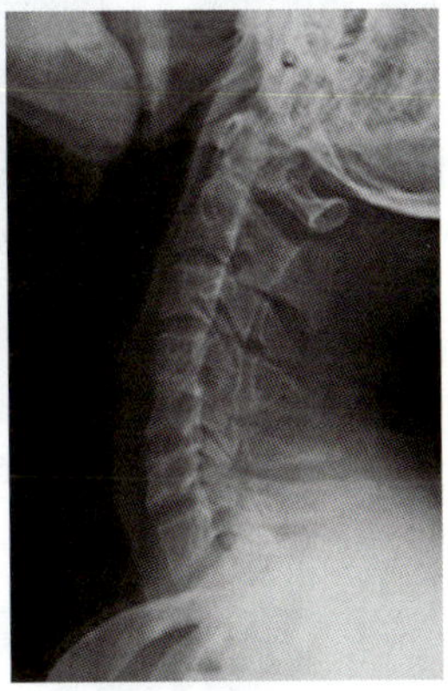

图 1-15-57

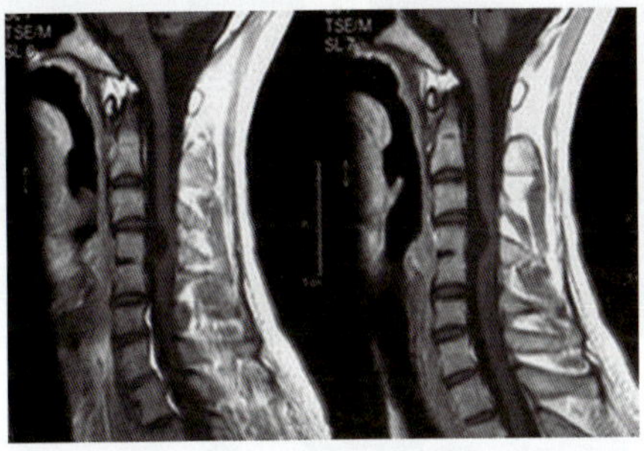

图 1-15-58

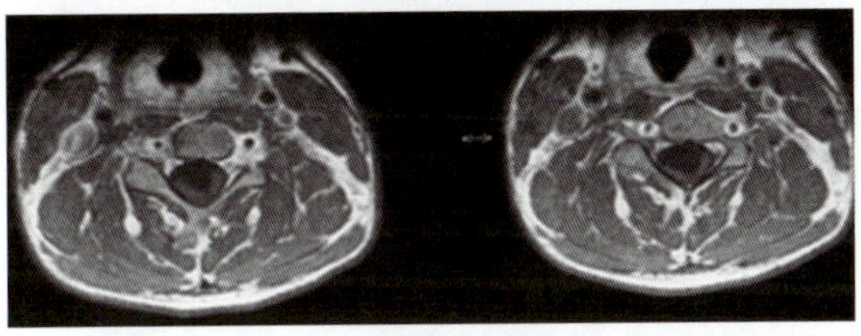

图 1-15-59

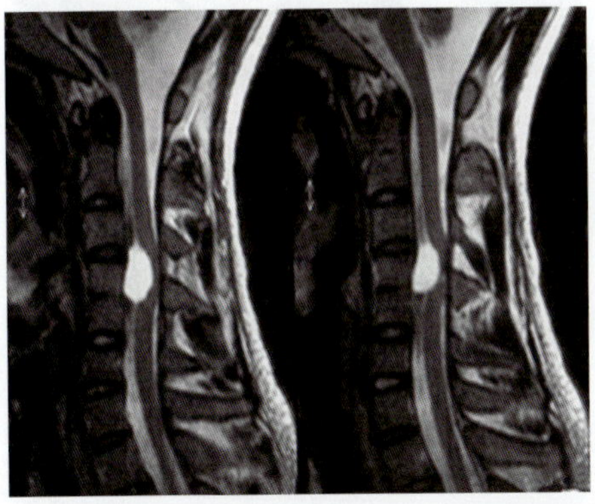

图 1-15-60

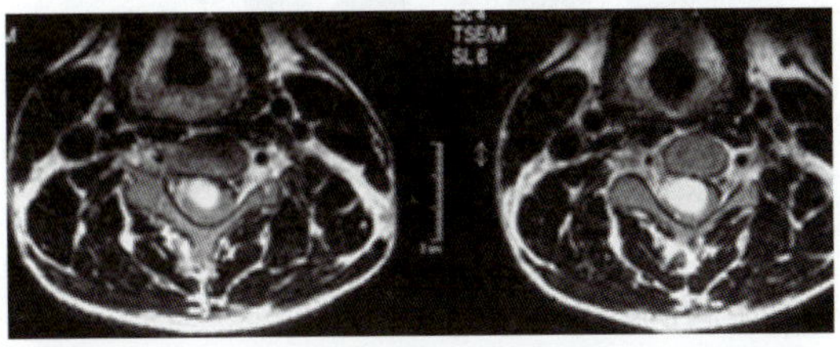

图 1-15-61

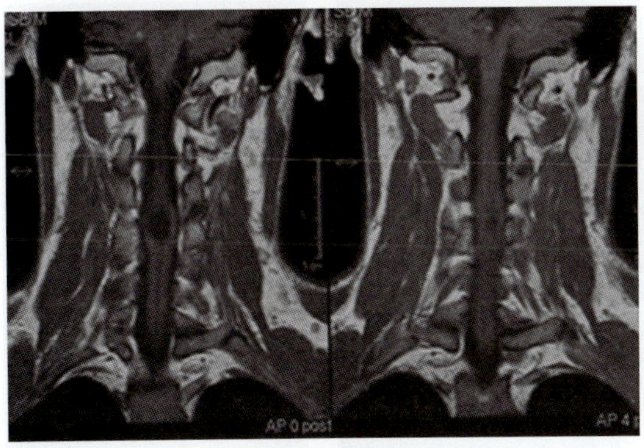

图 1-15-62

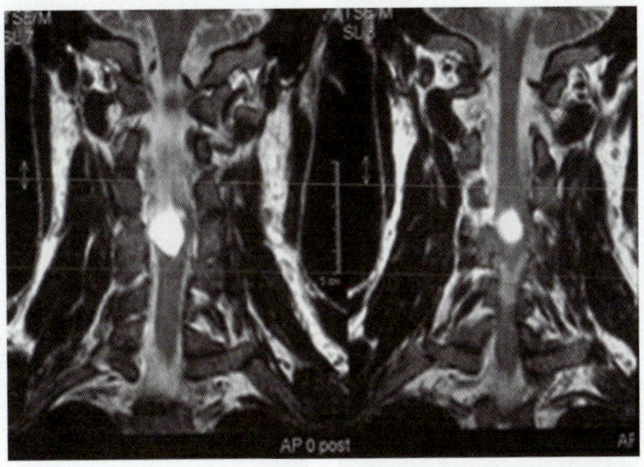

图 1-15-63

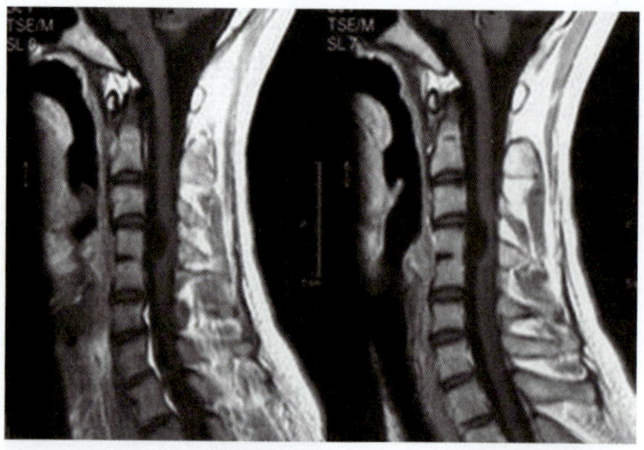

图 1-15-64

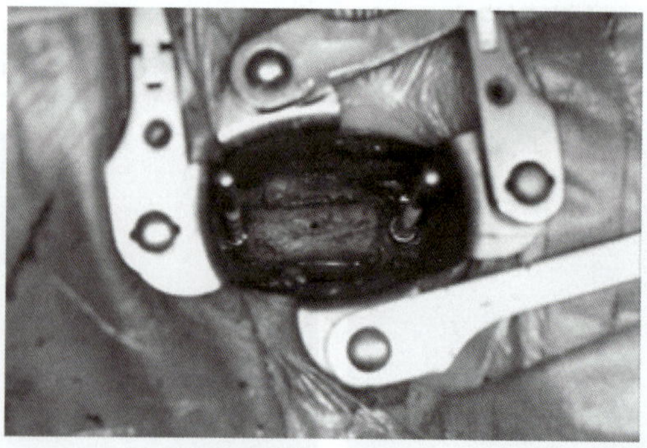

图 1-15-65

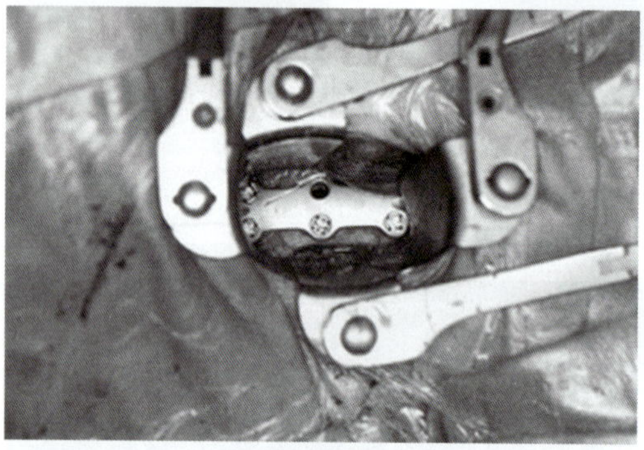

图 1-15-66

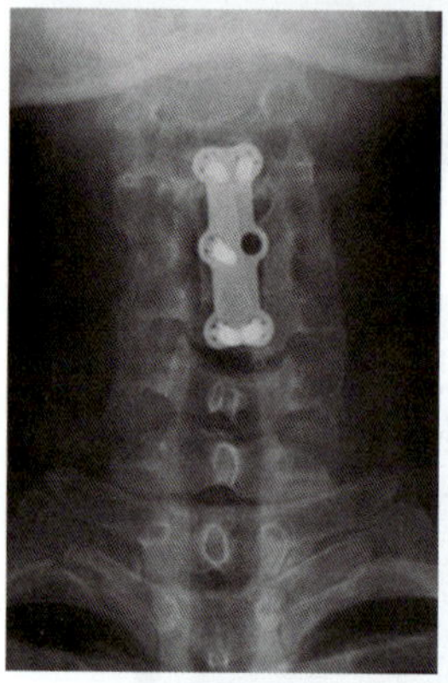

图 1-15-67

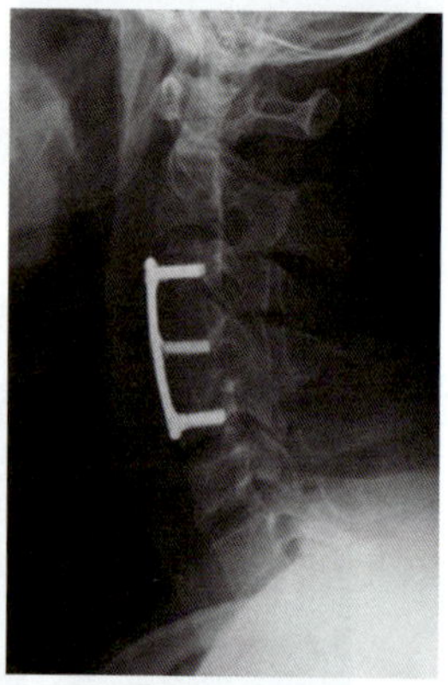

图 1-15-68

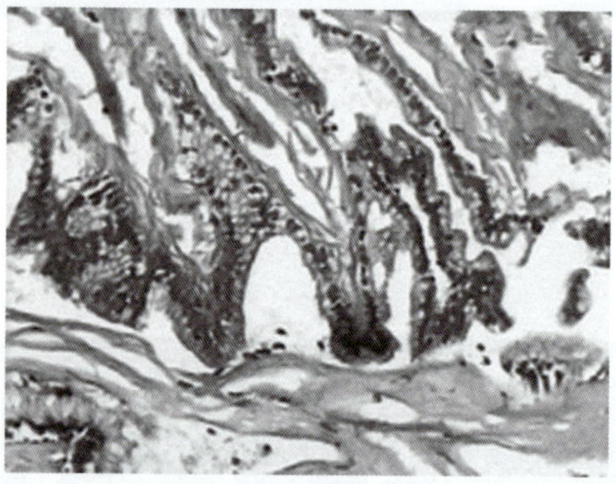

图 1-15-69

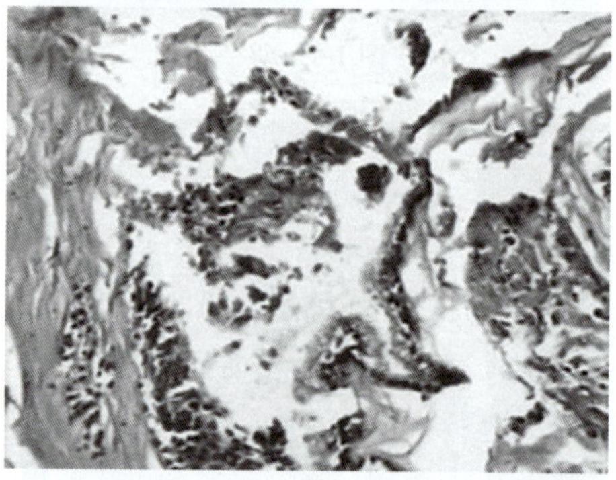

图 1-15-70

[病例四]

患者男性，59 岁，腰椎管内脊膜瘤，沙漏形（图 1-15-71 ~图 1-15-84）

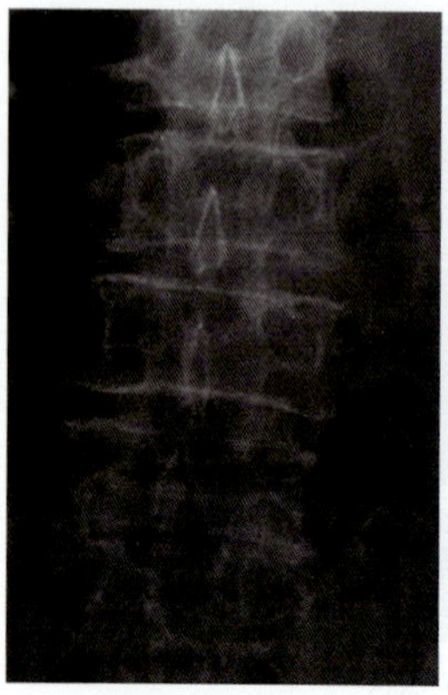

图 1-15-71

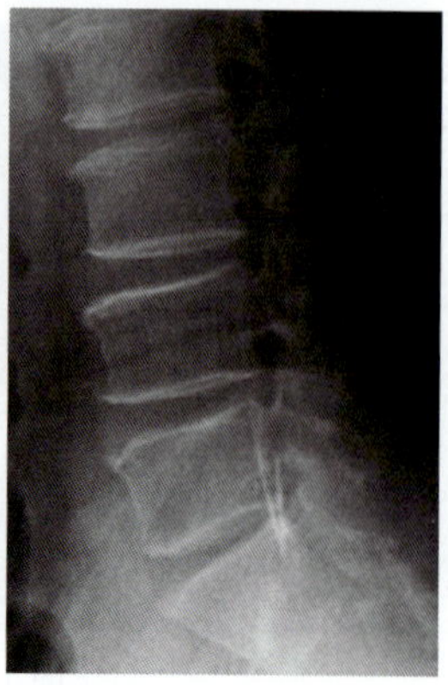

图 1-15-72

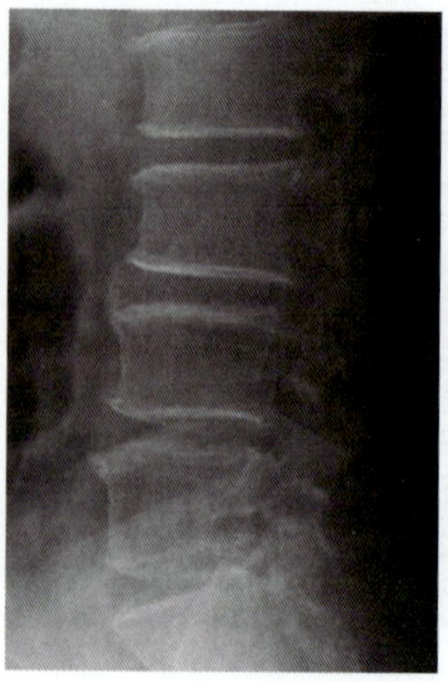

图 1-15-73

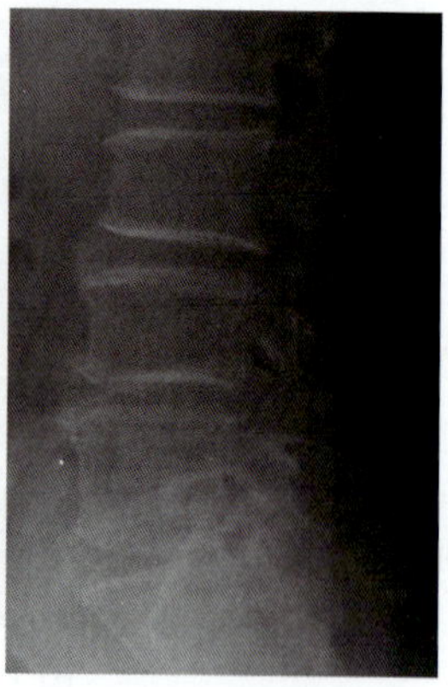

图 1-15-74

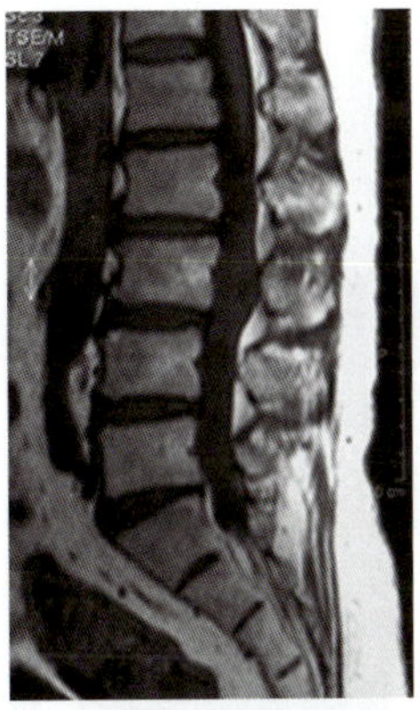
图 1-15-75

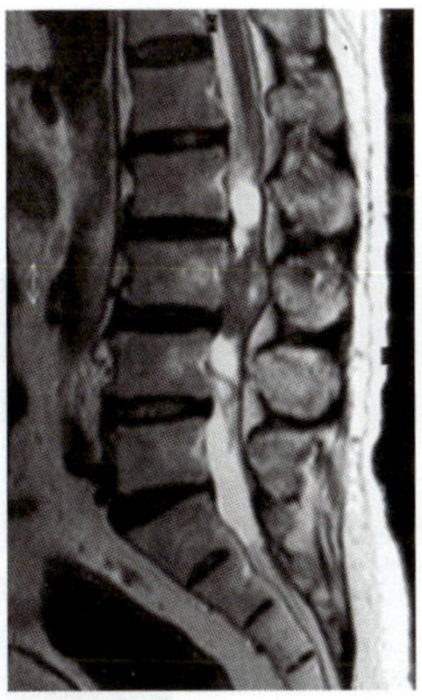
图 1-15-76

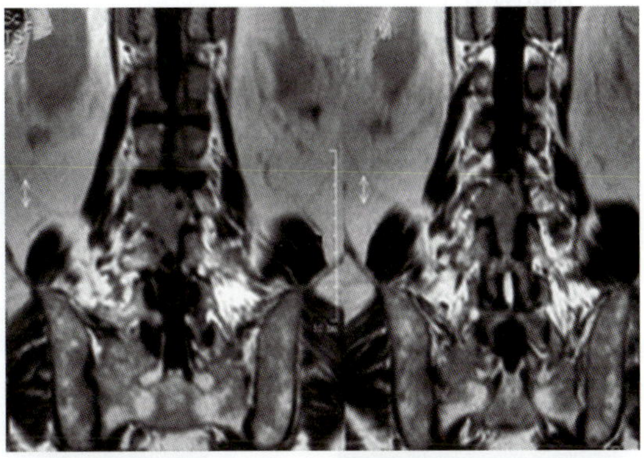
图 1-15-77

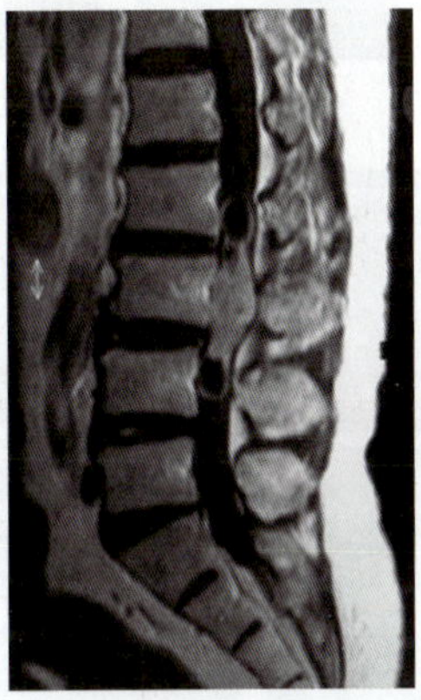
图 1-15-78

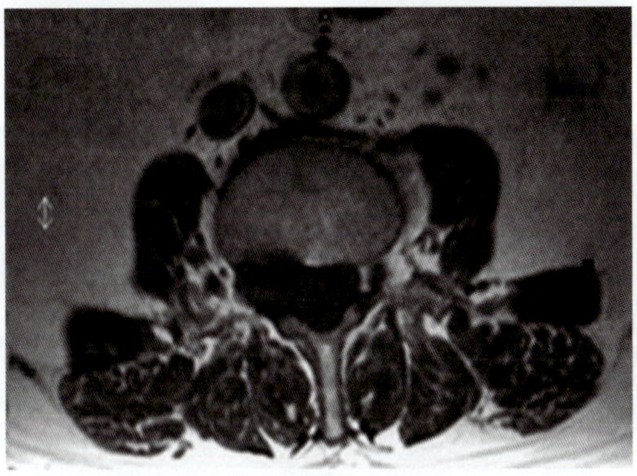
图 1-15-79

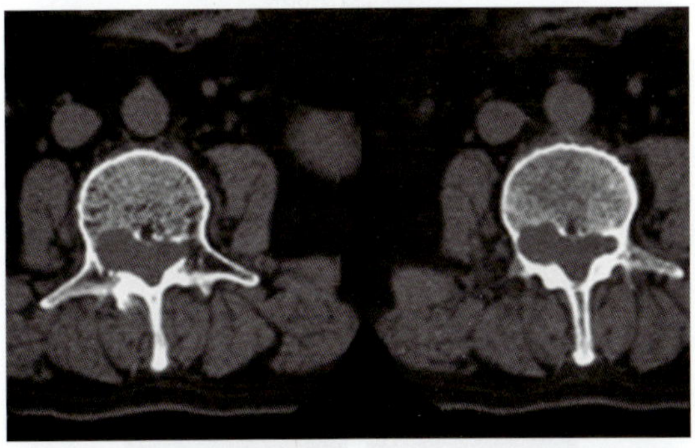
图 1-15-80

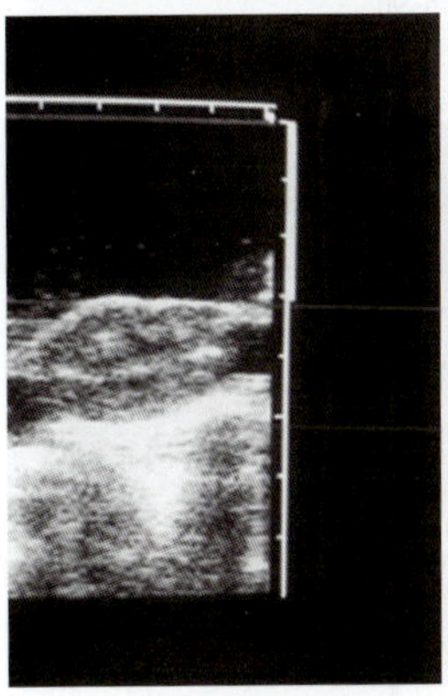
图 1-15-81

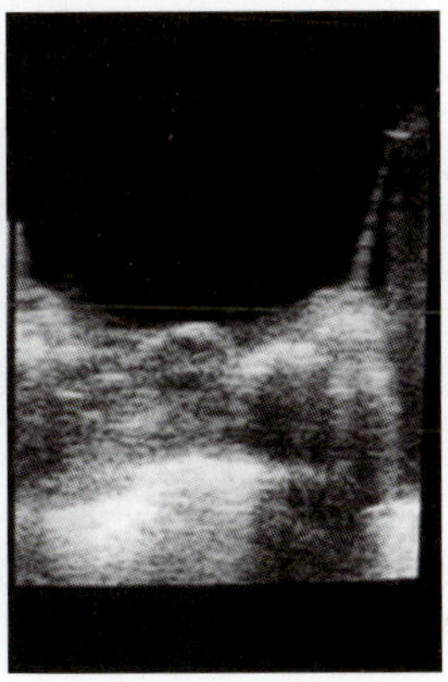
图 1-15-82

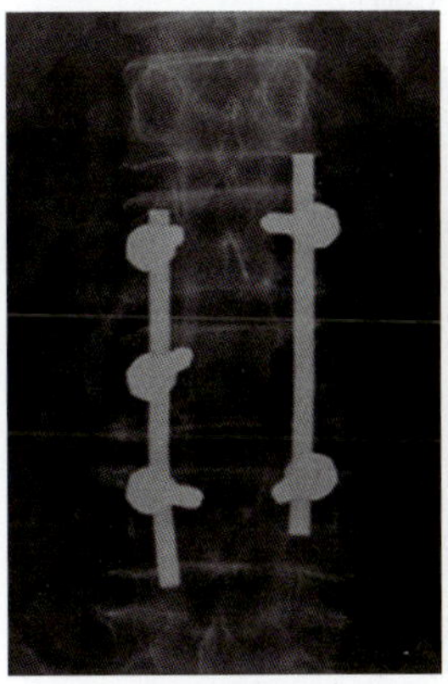
图 1-15-83

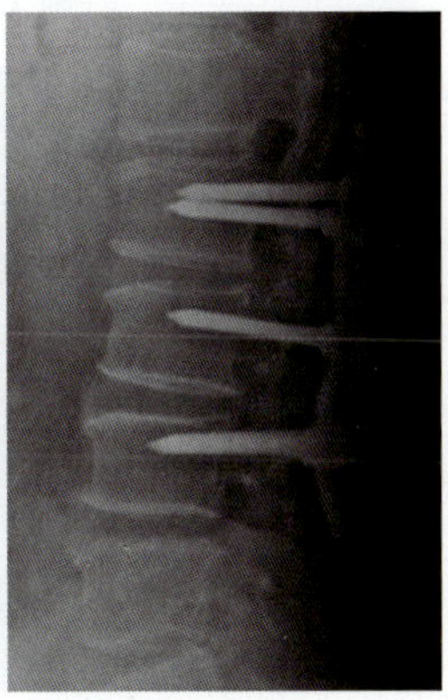
图 1-15-84

[病例五]

患者男性，67岁，腰椎管内脊膜瘤（图 1-15-85 ～图 1-15-102）

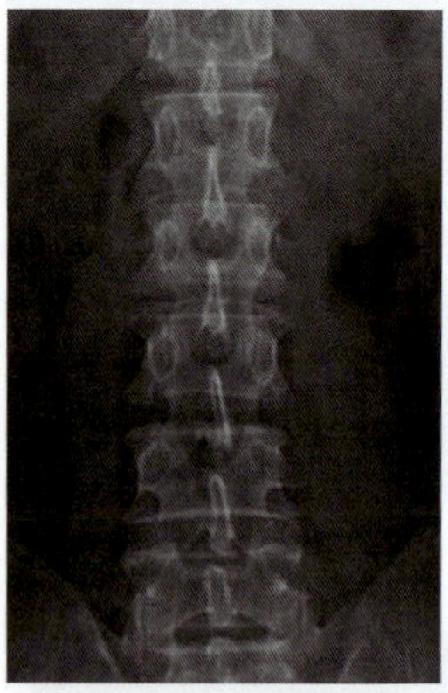
图 1-15-85

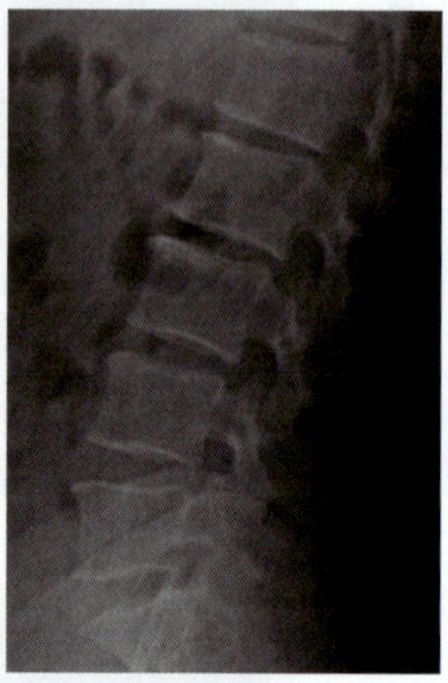
图 1-15-86

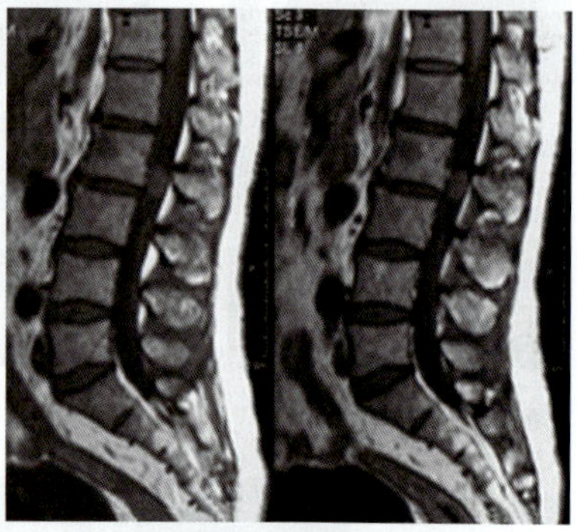
图 1-15-87

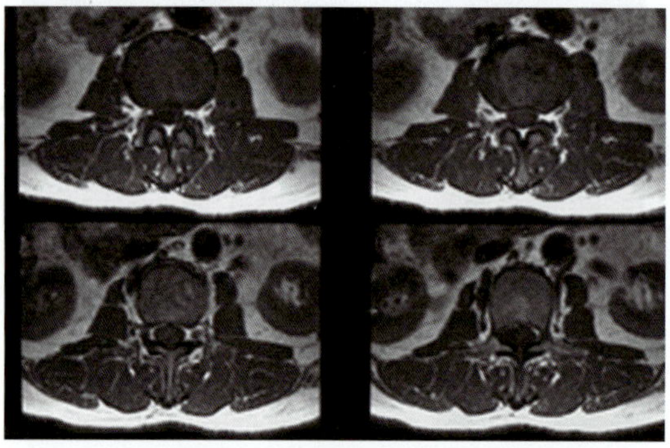
图 1-15-88

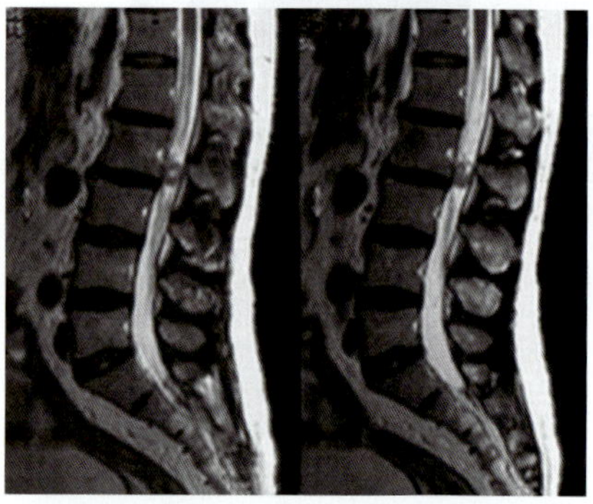
图 1-15-89

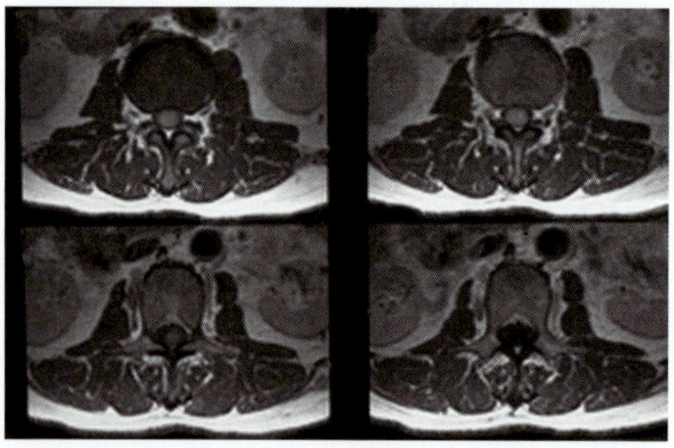
图 1-15-90

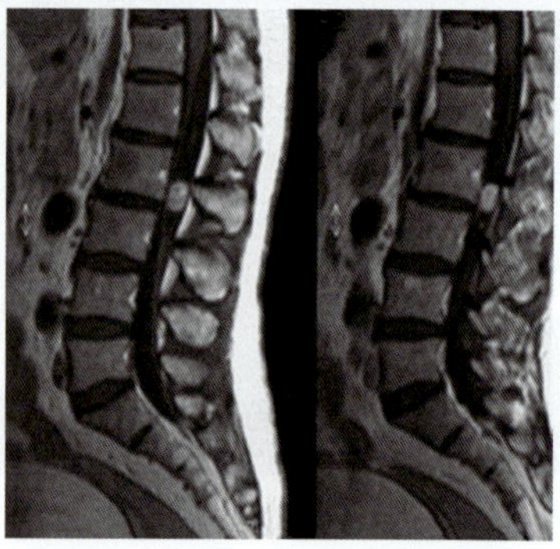
图 1-15-91

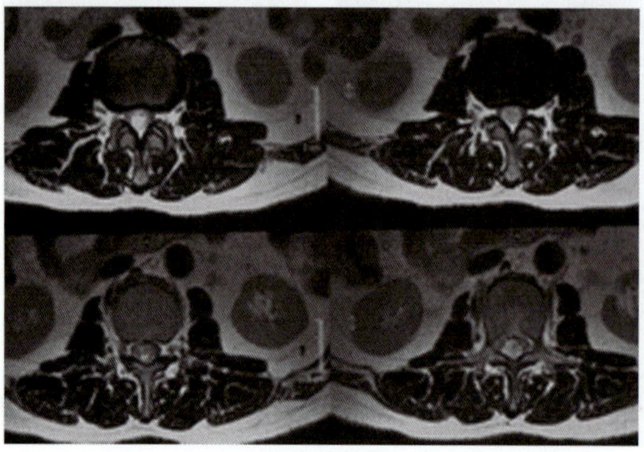
图 1-15-92

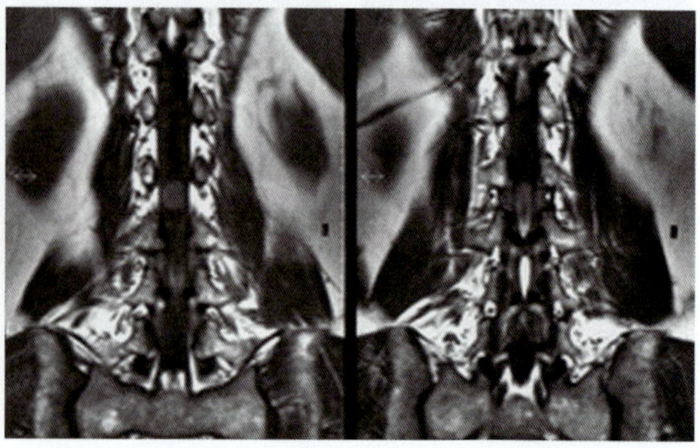
图 1-15-93

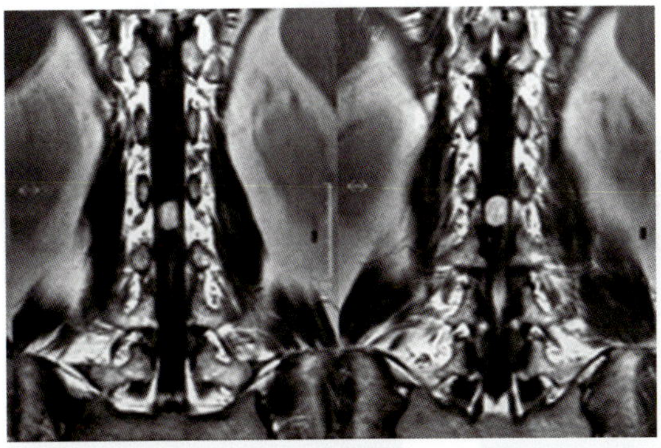

图 1-15-94

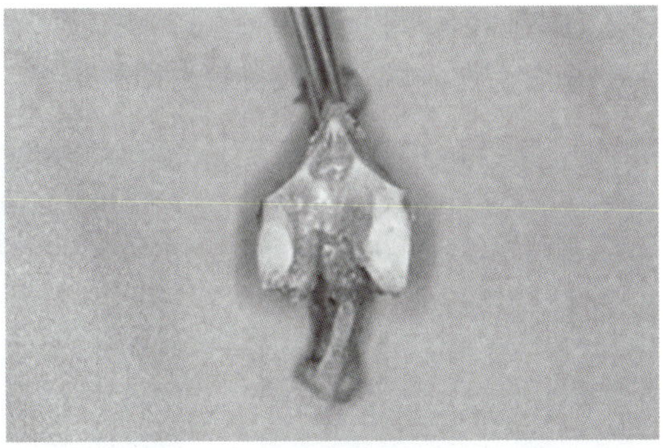

图 1-15-95

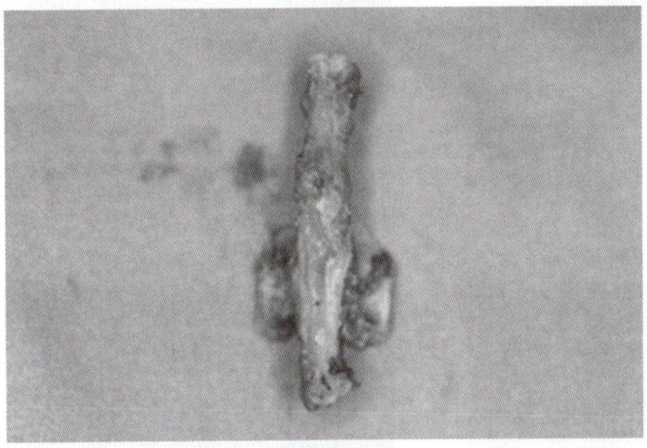

图 1-15-96

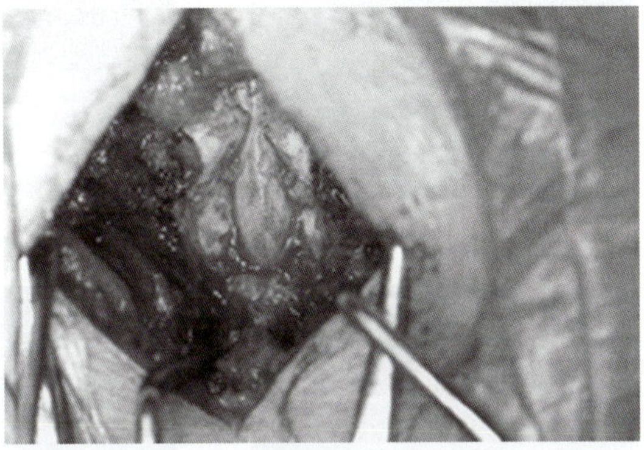

图 1-15-97

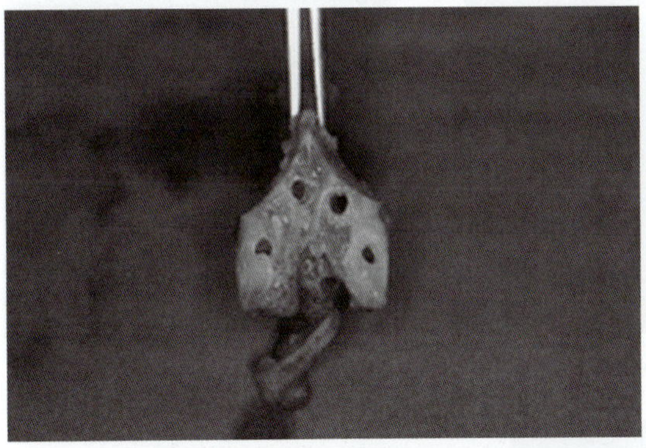

图 1-15-98

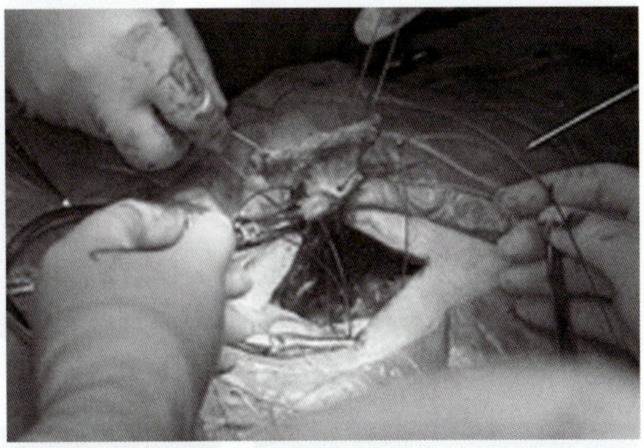

图 1-15-99

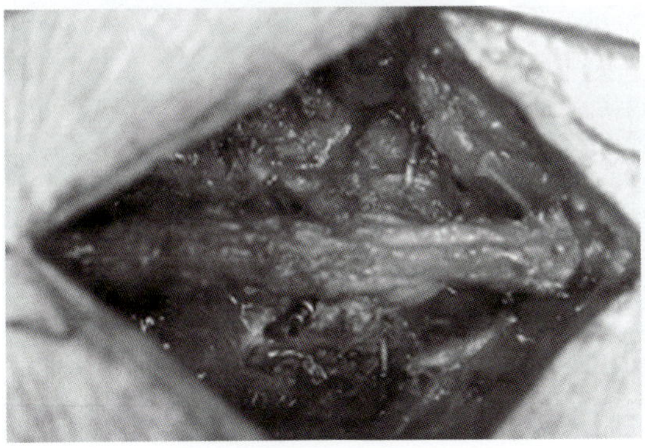

图 1-15-100

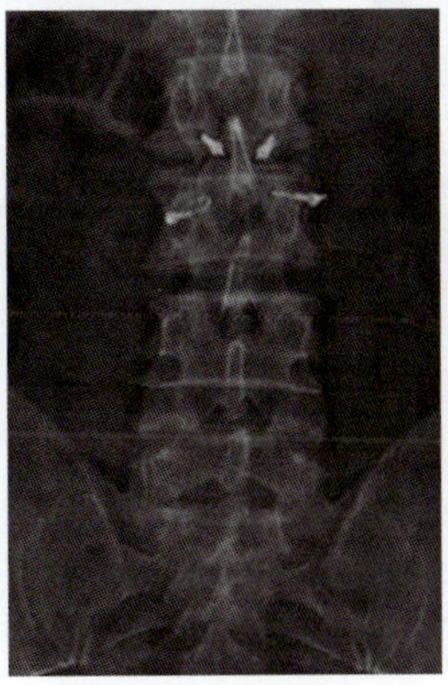

图 1-15-101

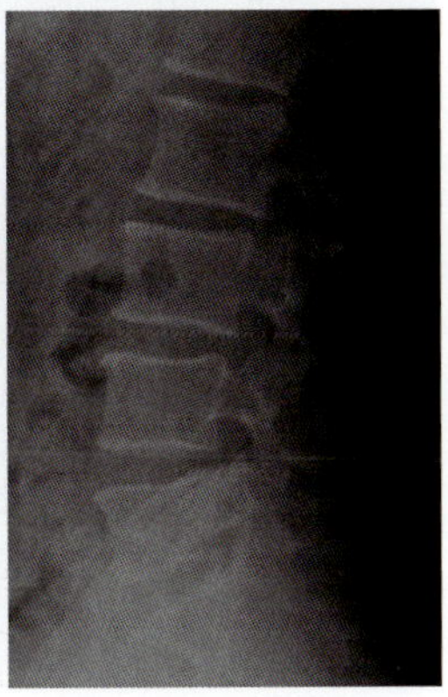

图 1-15-102

[病例六]

患者女性，64 岁，腰椎管内神经鞘瘤（图 1-15-103 ～图 1-15-122）

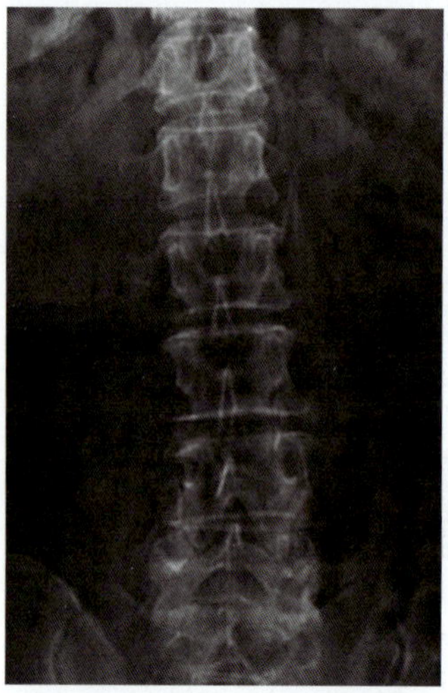

图 1-15-103

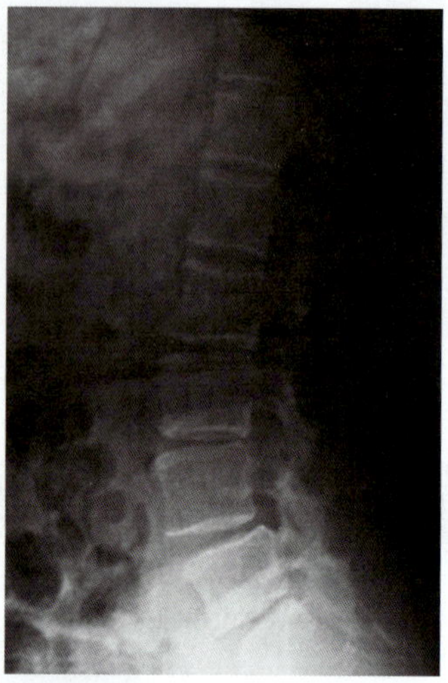

图 1-15-104

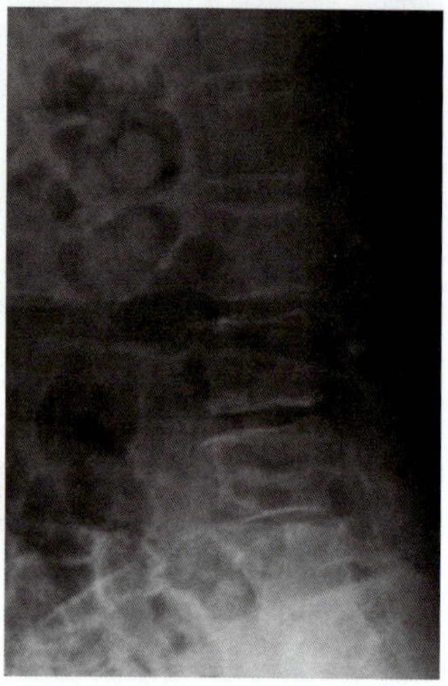

图 1-15-105

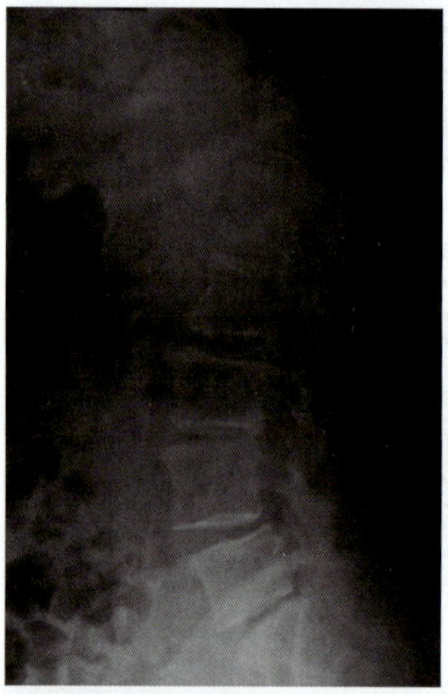

图 1-15-106

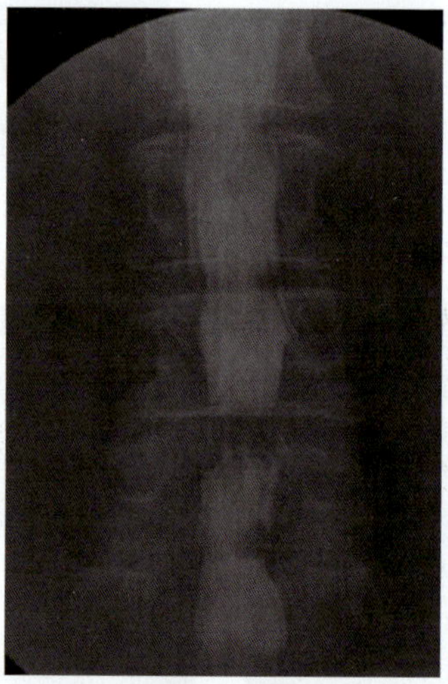

图 1-15-107

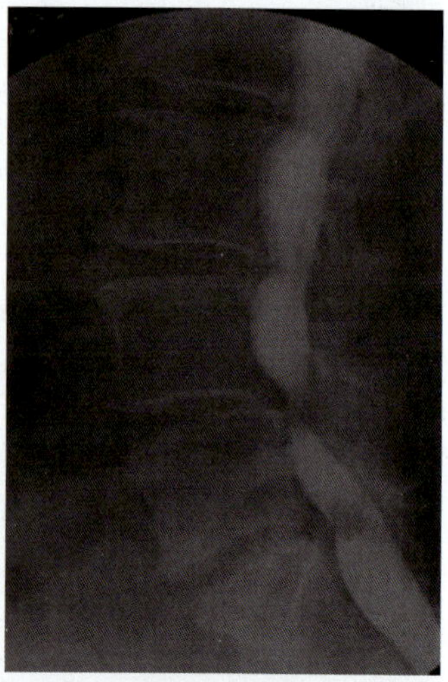

图 1-15-108

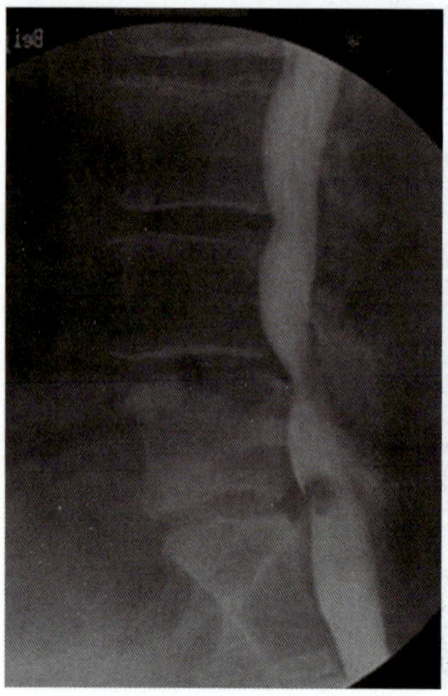

图 1-15-109

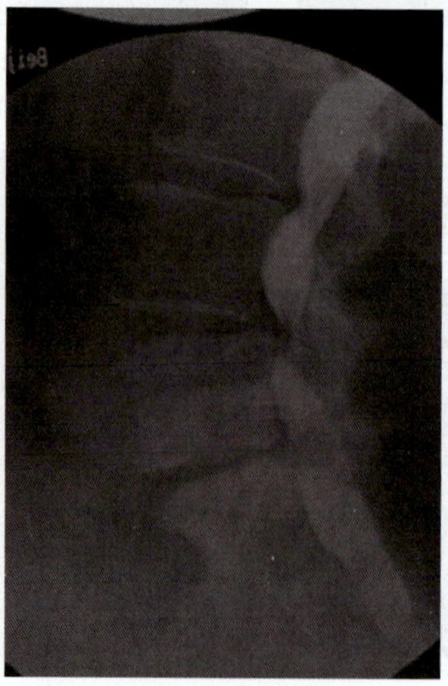

图 1-15-110

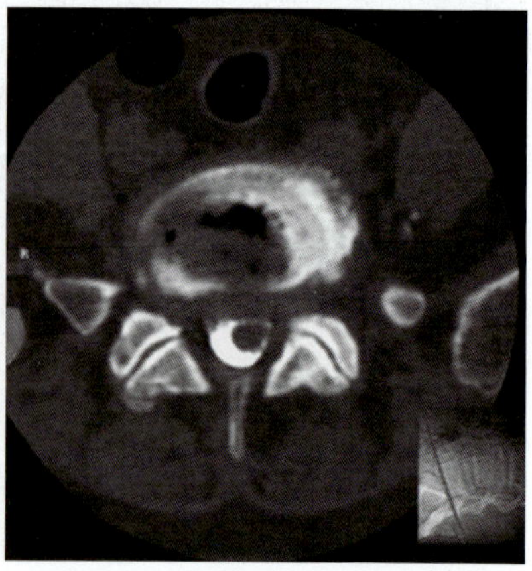

图 1-15-111

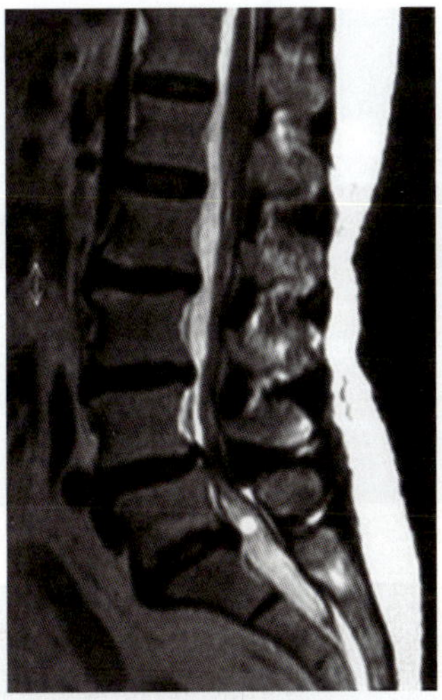

图 1-15-112

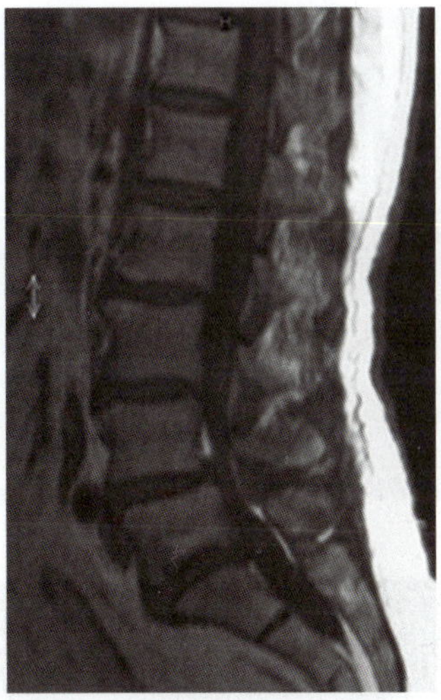

图 1-15-113

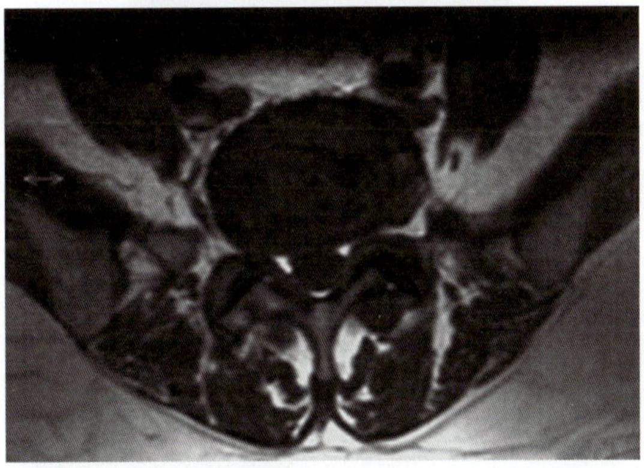

图 1-15-114

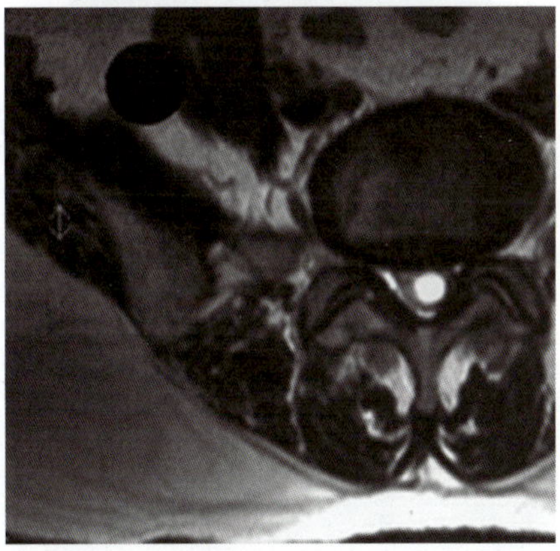

图 1-15-115

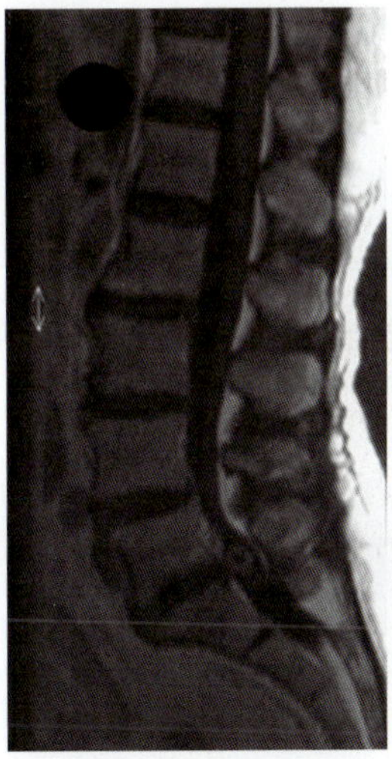

图 1-15-116

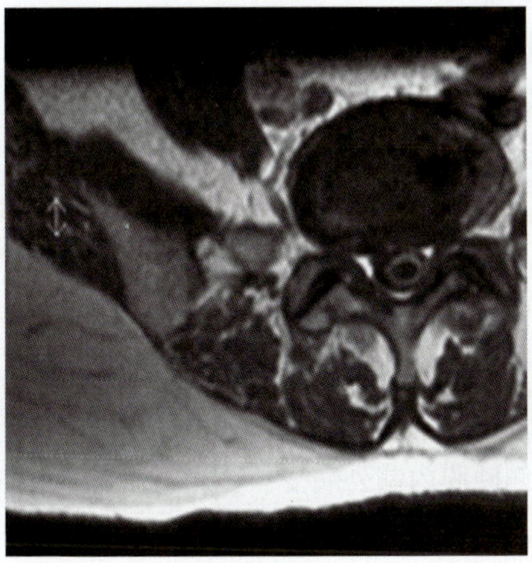

图 1-15-117

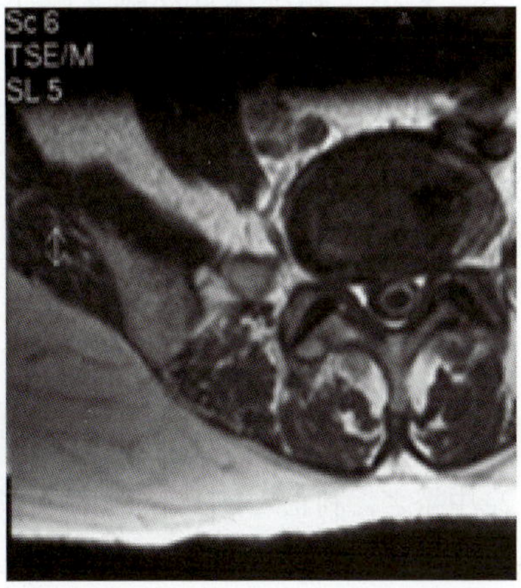

图 1-15-118

3. 体会

- 脊髓肿瘤是脊柱外科中一类特殊疾患
- 术前完善各种影像检查，明确肿瘤部位和范围，以及有无其他脊柱合并疾患，合理

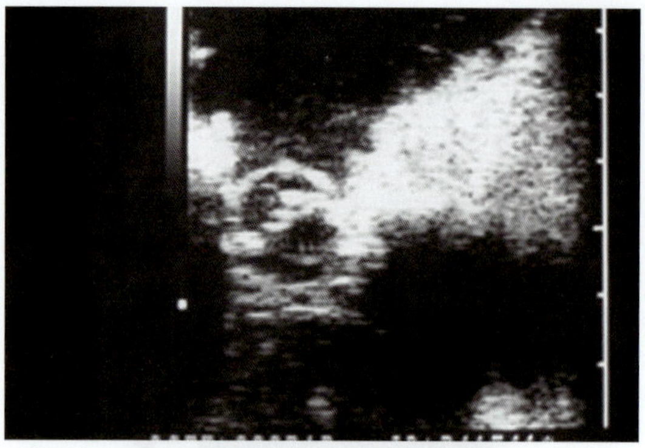

图 1-15-119

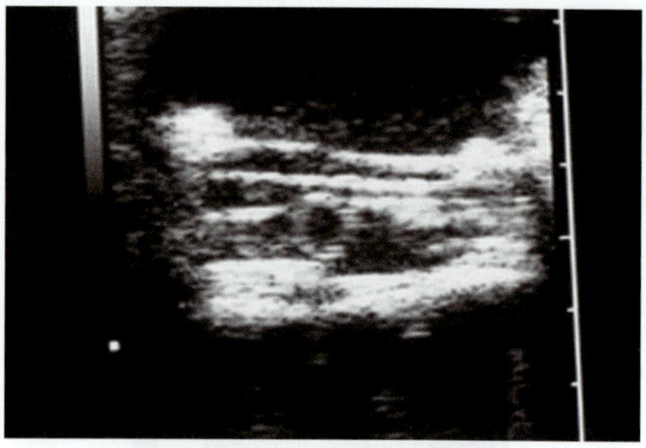

图 1-15-120

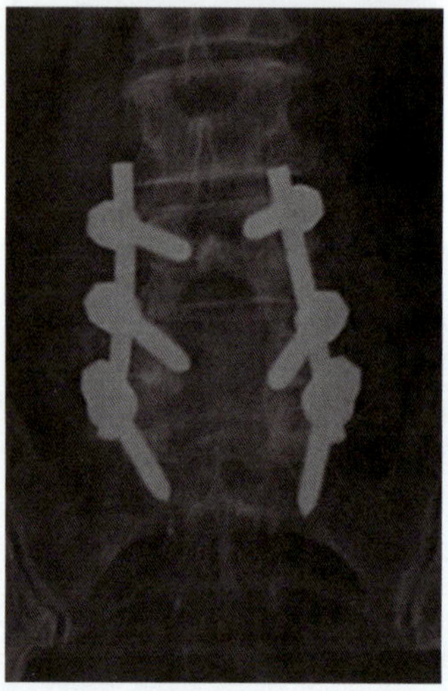

图 1-15-121

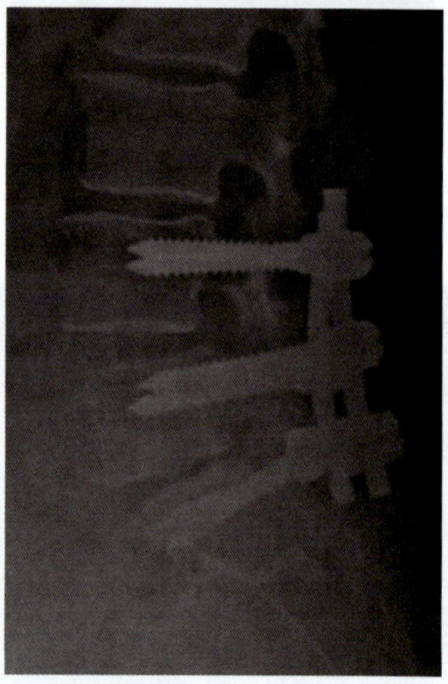

图 1-15-122

制订手术方案

- 术前拍片定位以减小创伤范围，避免对脊柱稳定性的不必要的破坏
- 术前正确分析判断肿物的范围，与组织的相互关系，以确保肿物完整切除
- 术中超声探查以减少减压范围
- 术中显微镜下操作以尽可能避免神经损伤
- 根据病变特点采取相应手段恢复力学稳定性

（李志宇 冯 硕）

参考文献

1. 户村则昭 . 脊椎 . 脊髓の画像诊断 . 日本医放会志，2000, 60 卷，302-311.
2. 中裕之，利正二，大本史 . 颈髓腹侧硬膜内髓外病变へのアプロチの检讨 . 脊椎脊髓ジセ - ナル，1996, 9(12):953-959.
3. 岩崎喜信，飞一利，阿部弘 . 砂时计形神经鞘肿の手术手技 . 脊椎脊髓ジセ - ナル，1997, 10(2):105-108.
4. 国分正一，左藤哲朗 . 后方进入によ る胸椎，腰椎砂时计形肿疡の摘出手术のノウハウ脊椎脊髓ジセ - ナル，1997, 10(2):117-123.

16 脊柱肿瘤

一、脊柱肿瘤的分类

1. 脊柱肿瘤可分为两大类：

- 原发性肿瘤
- 继发性肿瘤

脊柱原发性肿瘤始发于脊柱的骨、软骨、神经或韧带结构。继发性肿瘤指原发生于邻近部位的肿瘤长入脊柱或发生于远隔部位的肿瘤转移到脊柱。脊柱转移瘤是最常见的脊柱肿瘤，约占所有脊柱肿瘤的 98%。

2. 脊柱原发肿瘤的分类

- 良性肿瘤
- 恶性肿瘤
- 中间性肿瘤
- 类肿瘤疾患

3. 脊柱良性原发性肿瘤的特点

脊柱良性原发性肿瘤没有侵袭性。此类肿瘤起源于脊柱，可引起疼痛、局部症状和骨破坏，但不侵入邻近结构，也不转移。常见良性肿瘤有：

- 骨样骨瘤
- 骨母细胞瘤
- 软骨瘤
- 软骨母细胞瘤
- 软骨黏液样纤维瘤
- 骨巨细胞瘤
- 血管瘤
- 淋巴管瘤
- 脂肪瘤

患者的年龄与肿瘤是否为良性之间有一定的关系。小于 18 岁的患者中，68% 的肿瘤为良性。18 岁以上的患者，80% 以上的肿瘤是恶性。

肿瘤的部位与是否为良性也有一定关系。良性肿瘤多好发于椎骨的后侧结构（如骨母细胞瘤、骨样骨瘤），而恶性肿瘤则多发于椎体。

4. 脊柱中间性原发性肿瘤的特点

脊柱中间性原发性肿瘤是起源于脊柱具有侵袭性但不发生转移的肿瘤。此类肿瘤有：

- 侵袭性骨母细胞瘤

- 血管外皮细胞瘤
- 血管内皮细胞瘤
- 脊索瘤
- 神经纤维瘤
- 神经鞘瘤

5. 脊柱恶性原发性肿瘤的特点

脊柱恶性原发性肿瘤是起源于脊柱具有局部侵袭性并可转移到其他器官的肿瘤，从肿瘤性质上讲是可威胁生命的肿瘤。此类肿瘤有：

- 骨肉瘤
- 软骨肉瘤
- 尤文氏肉瘤
- 神经外胚层瘤
- 恶性淋巴瘤
- 骨髓瘤
- 恶性血管外皮瘤
- 血管肉瘤
- 纤维肉瘤
- 脂肪肉瘤

6. 属于肿瘤样病变的常见疾病

肿瘤样病变起源于骨但从细胞起源上不属于肿瘤。此类病变可引起骨的破坏继而造成神经损伤。常见肿瘤样病变有：

- 动脉瘤样骨囊肿
- 嗜酸性肉芽肿
- 甲状旁腺功能亢进引起的“棕色瘤”
- 巨细胞修复性肉芽肿

7. 最易转移到脊柱的恶性肿瘤。

按发生顺序依次为：乳腺癌（21%）、肺癌（14%）、前列腺癌（7.5%）、肾癌（5%）、胃肠道恶性肿瘤（5%）、甲状腺癌（2.5%）。

二、脊柱肿瘤的诊断

脊柱肿瘤诊断的目标：减少漏诊，避免误诊。诊断要回答如下问题：

- 肿瘤？感染？代谢性疾病？炎症性疾病?
- 肿瘤的性质：良性？恶性?
- 肿瘤的范围：单发？多发?
- 对脊柱稳定性的影响

脊柱肿瘤诊断应遵循临床、影像、病理三结合的原则。

（一）临　床

1. 脊柱肿瘤患者的常见临床表现

- 疼痛
- 病理骨折

- 神经功能障碍：恶性肿瘤中神经功能障碍的发生率为 55% ～ 68%。良性肿瘤神经功能障碍的发生率为 28%。骨盆带的恶性肿瘤（包括脊索瘤、骨肉瘤、软骨肉瘤、恶性纤维组织细胞瘤）可以表现为背痛和坐骨神经痛。如果患者的脊柱正常，但疼痛和神经症状又难以用退变性疾病解释时，应记住检查骨盆

2. 可提供诊断线索的临床特点
- 疼痛的特点
  - ◎ 夜间痛 / 静息痛：84% 的脊柱转移瘤患者主诉连续的进行性加重的疼痛。休息不能缓解疼痛，且在夜间加重
  - ◎ 对非甾体类消炎药物的反应：如水杨酸可以有效缓解骨样骨瘤的夜间痛
- 既往史
  - ◎ 癌症病史
- 患者的年龄
  - ◎ 青少年
  - ◎ 年龄超过 40 岁

3. 脊柱肿瘤产生疼痛的原因

许多原因可以造成疼痛：肿瘤造成的充血和水肿、肿瘤扩张椎骨的骨膜和周围组织、直接压迫或侵入神经根、脊髓压迫、病理骨折和造成脊柱不稳定。

4. 实验室检查
- Ca、P、AKP
- 血清蛋白电泳，尿本 - 周氏蛋白
- ESR、CRP

（二）影像学检查

1. 影像学检查可以提供的信息
- 肿瘤的部位和范围
- 骨肿瘤 / 软组织肿瘤
- 肿瘤对骨的破坏类型
- 病变内的特征
- 是否累及大血管
- 对脊柱稳定性的影响

2. 脊柱骨肿瘤的好发部位

	椎体	偏心位	后侧附件
儿童	嗜酸性肉芽肿	骨软骨瘤	动脉瘤样骨囊肿
	骨肉瘤	骨母细胞瘤	骨样骨瘤
	尤文氏肉瘤	软骨母细胞瘤	软骨母细胞瘤
成人	多发性骨髓瘤	软骨肉瘤	动脉瘤样骨囊肿
	转移癌		
	巨细胞瘤		
	脊索瘤		
	纤维异样增殖症		

3. 提示肿瘤的特殊征象
- 椎弓根破坏：猫头鹰征 (winking owl sign)（图 1-16-1）

- 椎旁肿块
- 病理性压缩骨折
- “扁平椎” / 铜钱征 (图 1-16-2)
- 病理性骨折脱位
- 其他提示肿瘤的 X 线表现
  - ◎ 成角尖锐的痛性脊柱侧弯
  - ◎ 椎体或椎弓根的硬化
  - ◎ 局灶性的骨量减少

4. 表现为脊柱多发病灶的常见肿瘤

- 恶性播散性疾病
  - ◎ 转移癌
  - ◎ 多发性骨髓瘤
  - ◎ 骨髓增生性疾病
- 原发肿瘤少见
  - ◎ 多发性骨巨细胞瘤
  - ◎ 软骨肉瘤、骨肉瘤的跳跃灶或转移灶（个案）
- 类肿瘤疾病
  - ◎ 嗜酸性肉芽肿
  - ◎ 纤维异样增殖症
  - ◎ 神经纤维瘤病

（三）病理学检查

- 病理学检查是明确诊断的重要步骤
- 大多数疑为肿瘤的病变均需活检

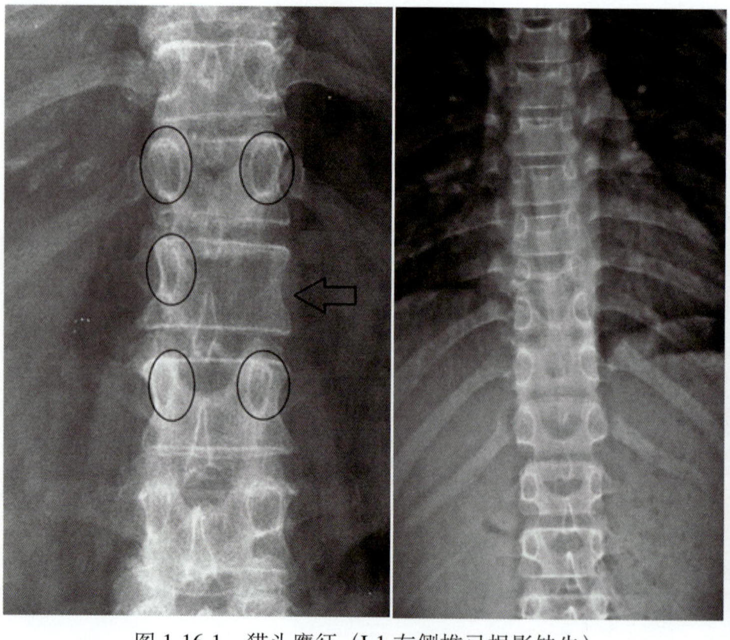

图 1-16-1 猫头鹰征（L1 左侧椎弓根影缺失）

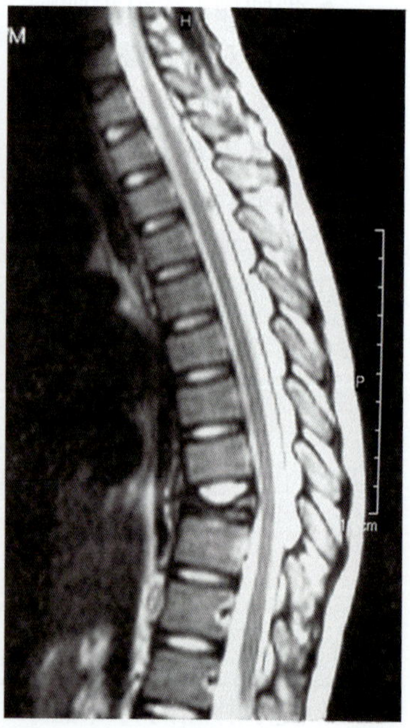

图 1-16-2 T9 扁平椎（嗜酸性肉芽肿）

三、脊柱肿瘤的分期及评分系统

（一）针对原发肿瘤的分期系统

Enneking 分期系统

对脊柱原发肿瘤的治疗遵循骨肿瘤治疗的原则，即需要对肿瘤的生物学行为、肿瘤与周围结构的关系、肿瘤局部复发和转移的风险以及辅助治疗的作用等进行评估（如栓塞、放疗、化疗等）。肿瘤分期系统即根据这些指标对肿瘤进行分期。

- 良性骨肿瘤分为三期，用阿拉伯数字表示：
  - ◎1 期：潜伏期，一般没有症状，肿瘤边缘清晰
  - ◎2 期：活跃期，缓慢生长，周围有一薄层的包囊
  - ◎3 期：侵袭期，生长迅速，可侵入周围结构
- 恶性骨肿瘤分为三期，用罗马数字表示：
  - ◎ Ⅰ期：低度恶性肿瘤
  - ◎ Ⅱ期：高度恶性肿瘤
  - ◎ Ⅲ期：任何级别的肿瘤发生区域或远隔部位的转移

恶性肿瘤可再分为间室内（A）和间室外（B）两个亚型。

（二）针对脊柱转移性肿瘤的分期（评分系统）

对于脊柱转移癌患者，哪些该手术，该做什么样的手术，尚有很大的争议。以下几个分期（级）及评分系统有助于选择较为恰当的治疗方法。

1. Harrington 分级

- Ⅰ级：无明显的神经受累
- Ⅱ级：椎骨受累但无椎体塌陷或脊柱不稳定
- Ⅲ级：有严重的神经功能损害（感觉或运动），但椎骨无明显受侵
- Ⅳ级：椎体塌陷并伴有由于不稳定造成的疼痛，但无严重的神经功能损害
- Ⅴ级：椎体塌陷或不稳定同时伴有严重的神经功能损害

Harrington 建议Ⅰ、Ⅱ、Ⅲ级应采用非手术治疗，Ⅳ、Ⅴ级应采用手术治疗。

2. Tokuhashi 评分系统

Tokuhashi 等 1987 年提出了一个预后评分系统，可以对脊柱转移癌患者的预期寿命进行术前评估，1998 年又对此评估系统进行了改良。此方案考虑到 6 个变量：全身一般状况、脊柱外转移灶的数量、脊柱转移灶的数量、有无脏器转移、原发肿瘤的类型以及有无神经功能障碍。每个参数的分值（0 分代表预后最差）表示每个参数的严重程度。总分数越高，则该患者的预后越好。

Tokuhashi 提出：评分 0 ~ 8 分预期寿命 <6 个月，建议行保守治疗或姑息性手术；9 ~ 11 分预期寿命≥ 6 个月但 <1 年，建议行姑息性手术，对于个别无主要内脏器官转移且单发的脊柱转移灶可考虑行整块切除术；12 ~ 15 分预期寿≥ 1 年，建议行整块切除术。

Tokuhashi 改良评分系统

一般状况	分数
差 (PS 10% ~ 40%)	0
中 (PS 50% ~ 70%)	1
好 (PS 80% ~ 100%)	2
脊柱外转移灶的数量	
≥ 3	0
1 ~ 2	1
0	2
脊柱转移灶的数量	
≥ 3	0
2	1
1	2
主要内脏器官的转移灶	
不能切除	0
可以切除	1
无转移	2
原发癌	
肺癌、胃癌、骨肉瘤、膀胱癌、食管癌、胰腺癌	0
肝癌、胆囊癌、原发部位不明者	1
其他	2
肾癌、子宫癌	3
直肠癌	4
甲状腺癌、前列腺癌、乳腺癌	5
脊髓性瘫痪	
完全（Frankel A, B）	0
不完全 (Frankel C, D)	1
无瘫痪 (Frankel E)	2

3. Tomita 评分系统

包括三个重要的预后因素：1，原发瘤的恶性程度；2，重要内脏器官的转移情况（肺、肝、肾和脑）；3，骨转移情况

分值	预后因素		
	原发肿瘤	内脏转移	骨转移
1	生长缓慢		单发
2	中等速度生长	可以治疗	多发
4	生长迅速	已不可治疗	

预后分数	治疗目标	手术方案
2	长期的局部控制	广泛或边缘性切除
3		
4	中等时期的局部控制	边缘性或病变内切除
5		
6	短期的局部控制	姑息性手术
7		
8	临终治疗	支持治疗
9		
10		

四、脊柱肿瘤的外科治疗

（一）脊柱肿瘤外科治疗的一般原则

1. 根据肿瘤的分期指导原发肿瘤的手术治疗

肿瘤的分期决定了手术时所需要达到的外科边界以及手术的类型。外科边界有四种类型：

- 囊内：切除面位于病变内（囊内），切除后肿瘤部位可能残留肿瘤
- 边缘性：切除面位于肿瘤周围的反应区内（囊外），切除后可在肿瘤的反应区内遗留卫星灶
- 广泛性：切除面经过反应区（包绕肿瘤的假包膜）外的正常组织。但术后有可能遗留跳跃病灶
- 根治性：切除面包括肿瘤及肿瘤的起源间室。由于硬膜外间隙是一个从颅骨到骶骨的连续空间，因此对于脊柱肿瘤即使在切除时将脊髓从肿瘤的远近端切断也不可能达到根治性外科边界

2. 综合利用脊柱转移瘤的评估系统决定治疗方式的选择

当肿瘤发生脊柱转移，则治疗目标常为姑息性，以减轻患者症状为目标，常需采取包括手术、放疗、化疗、免疫治疗等方法在内的综合治疗；对于患者预期寿命长且单发的脊柱转移灶，也可采取类似于原发肿瘤的手术原则。目前有多种评分系统用于对脊柱转移瘤患者进行评估，用于帮助决定是否需要手术以及采用何种术式。（见本章脊柱肿瘤的分期及评分系统）

（二）脊柱肿瘤的手术方式

脊柱肿瘤（无论良性还是恶性）的手术方式可以分为刮除和整块切除两类：

- 刮除指将肿瘤分块去除，此方法只能达到囊内（病变内）切除边界，适用于去除1期和2期良性肿瘤和以姑息性治疗为目的的脊柱转移瘤
- 整块切除指将整个肿瘤连同其周围的正常组织袖以一个整块去除。切除后的标本需要进行大体和显微镜下的评估，以确定手术所达到的切除边界（囊内、边缘或广泛）。整块切除适用于3期良性肿瘤和Ⅰ、Ⅱ期恶性肿瘤及某些预期寿命较长的单发脊柱转移瘤

（三）WBB (Weinstein, Boriani, Biagini) 外科分期系统

WBB外科分期系统将肿瘤的手术原则与脊柱的解剖特点结合起来，以指导脊柱肿瘤的手术治疗。椎骨按顺时间方向分为12个扇区，从椎旁软组织到硬膜将脊柱分为5个层次：A，椎旁软组织；B，椎骨表层；C，椎骨深层；D，硬膜外间隙；E，硬膜内(图1-16-3)。根据此系统，胸椎和腰椎肿瘤有三种整块切除的方式：椎体切除、矢状面切除和后弓切除。

1. 根据WBB外科分期系统行椎体切除术的指征

如果肿瘤局限于4～8区或5～9区，则可将椎体行边缘性或广泛性整块切除(图1-16-4)。位于此区的肿瘤，至少有一侧的椎弓根未被累及。手术时，先去除椎骨的后侧结构，然后再移除椎体。肿瘤去除后可用异体骨或结构性间隔物（融合器）重建椎体联合后路脊柱固定进行重建。如果经前侧手术入路去除椎体，则同时使用前侧脊柱内固定。

2. 根据 WBB 外科分期系统行矢状面切除的指征

如果肿瘤局限于 3 ～ 5 区或 8 ～ 10 区，则可沿椎骨矢状面整块切除以达到边缘性或广泛性外科边界 (图 1-16-5)。适于矢状面切除的肿瘤偏于一侧的椎体、椎弓根和横突。与椎体切除相同，首先去除未被肿瘤累及的后侧结构。然后，将患者置于侧卧位，采用前后联合入路用骨刀在远离肿瘤的部位将病变椎骨截除。肿瘤切除后的重建方法类似于椎体切除。

3. 根据 WBB 外科分期系统行椎弓切除的指征

如果肿瘤局限于 3 ～ 10 区，则可经后路将肿瘤整块切除 (图 1-16-6)。在肿瘤上下节段行椎板切除术以显露硬膜。切除肿瘤节段的椎弓根，可将被肿瘤累及的椎弓整块切除。采用后路融合内固定重建脊柱的稳定性。

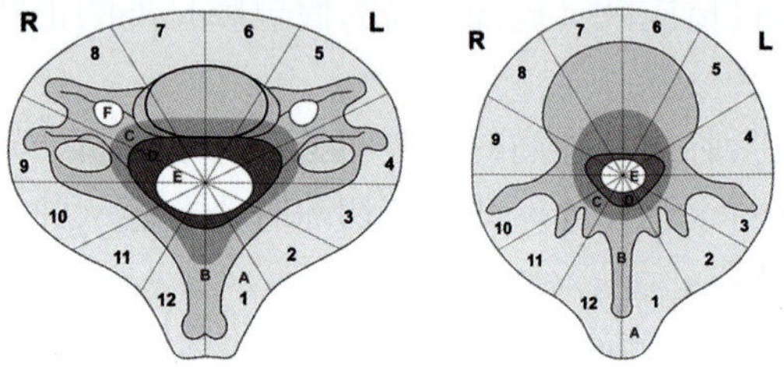

图 1-16-3 WBB 外科分期

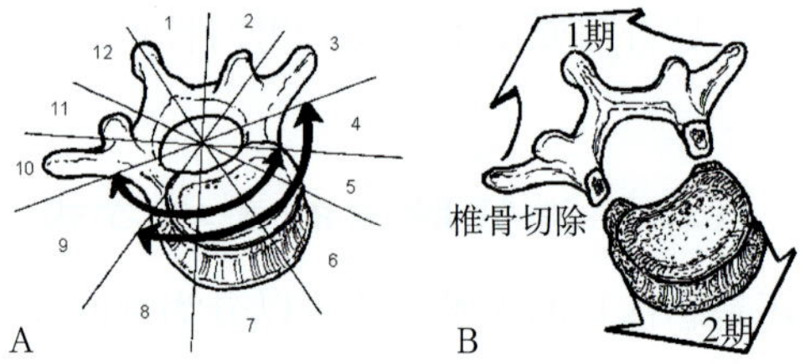

图 1-16-4 椎体切除

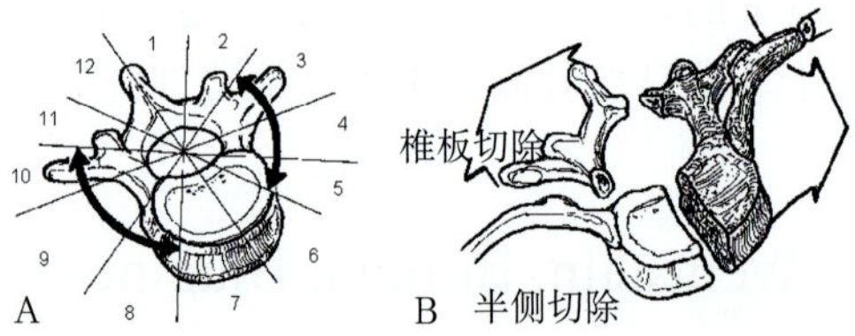

图 1-16-5 矢状面切除

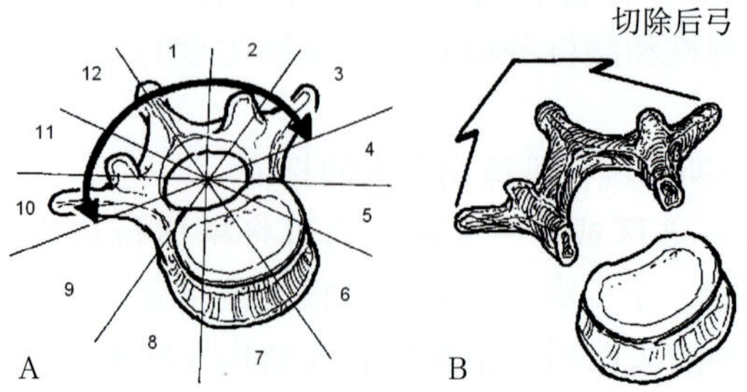

图 1-16-6 椎弓切除

（四）Tomita外科分类系统

Tomita 外科分类系统是适用于脊柱转移瘤的分类系统。Tomita 外科分类系统将椎骨及周围软组织分为 5 个区域，根据椎骨受累区域的不同将脊柱转移瘤分为三大类七个亚型（图 1-16-7、图 1-16-8）。

- 第一类为肿瘤局限于骨内，称为间室内型，包括 1 ～ 3 型
- 第二类为肿瘤突破椎骨侵入椎管或椎旁软组织，又称间室外型，包括 4 ～ 6 型
- 第三类为多发型，为第 7 型

此分类系统的主要目的在于指出适于行肿瘤整块切除的解剖类型，Tomita 等认为当肿瘤局限于骨内时（即第一类），适于行肿瘤的整块切除术；而当肿瘤突破椎骨时，则由于不能达到无瘤的外科边界而不适于行整块切除术。

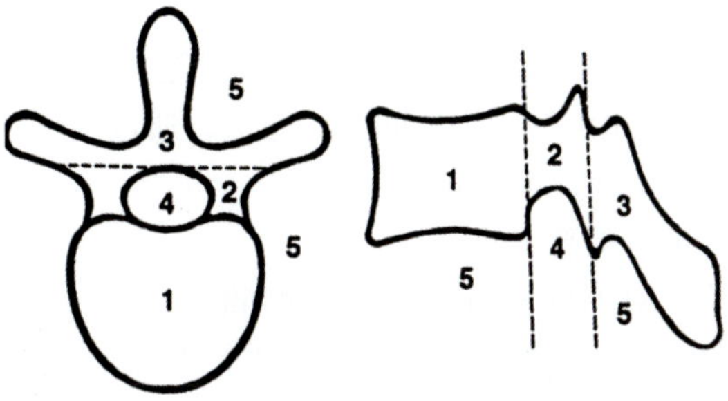

图 1-16-7 Tomita 肿瘤分区

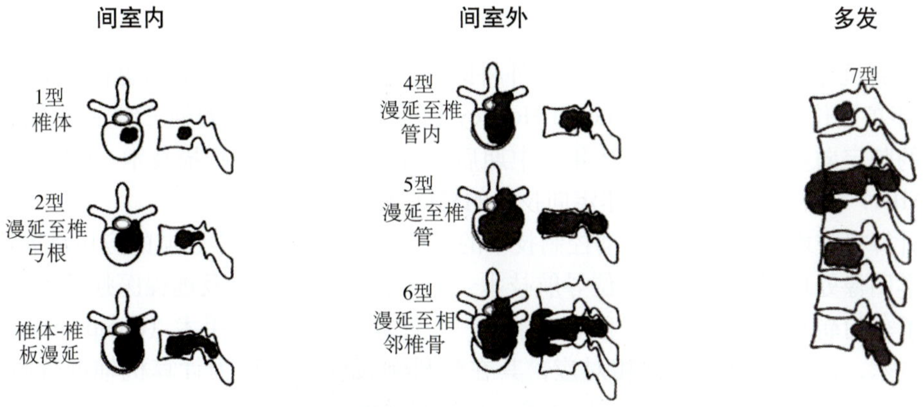

图 1-16-8 Tomita 外科分类

（孙宇庆）

17 计算机导航和机器人在脊柱外科的应用

一、计算机导航在脊柱外科的应用

计算机辅助外科手术是利用计算机高速信息处理能力，综合先进的成像设备（CT、MRI、PET、SPECT、X 线、超声等）和空间定位方法，通过虚拟现实环境，为外科医生提供导航支持，使手术更安全精确，手术效果更好。

计算机导航辅助外科手术的意义重大：

- 弥补人的能力缺陷，对不可视部位进行准确判断
- 消除人的操作误判，可以对操作角度和深度进行准确判断
- 对操作者的手术动作可以进行实时跟踪和校正

目前，计算机导航辅助外科手术已经可以做到常规手术微创化，复杂手术安全化。

（一）计算机辅助骨科手术技术发展简史

利用计算机导航技术进行立体定位是外科医生一直的梦想，希望借以更精确地进行手术。1906 年英国伦敦皇家医院 Clarke 和 Horsley 医生利用自行研制的脑三维定向仪成功进行了动物的脑定向手术。20 世纪 70 年代中期后，由于计算机断层扫描技术（CT）及磁共振成像（MRI）技术的引入，使立体定向技术的精确性大大提高。

随着计算机技术和精密机械自动控制技术的日益成熟，其在医学领域的应用进展迅速，计算机医学图像处理技术、立体定位导航技术、医用机器人技术以及远程医疗技术等相结合，形成了一门崭新的医学生物工程研究学科——计算机辅助外科手术（computer-assisted surgery）技术，简称 CAS。与此相对应，其在骨科领域的应用称为计算机辅助骨科手术（computer-assisted orthopaedic surgery）技术，简称 CAOS。

20 世纪 70 年代后期计算机信息技术的迅猛发展及 80 年代后期微创外科理念出现，大大促进了图像引导手术的应用和普及，以及机器人技术在外科领域的应用，这促进了一种新的多学科交叉的前沿技术——计算机导航技术的诞生。

1986 年，美国斯坦福医学院 Roberts 医生最早将导航系统应用于临床；90 年代以后，随着计算机水平的提高和红外线追踪定位技术及人工智能技术的引入，使计算机导航系统逐渐趋于成熟，成为一种智能化的手术辅助系统。计算机辅助外科技术的应用也从神经外科领域逐步扩展到骨科（关节、脊柱、创伤等）、眼科、泌尿外科、颅颌面外科和心脏外科等多个外科领域，先后出现了多种新的治疗理念和方法。1995 年 Amiot 首先在椎弓根固定的手术中使用了计算机导航技术。

北京积水潭医院自 2002 年开始在国内率先引进和开展了计算机导航辅助骨科手术的临床应用。当时国内外对该技术的临床应用存在很多争议，很多临床骨科专家认为导航系统

的实用性和临床精度差，临床应用的适应证和技术流程均不规范，应用范围非常局限。基于此现状，北京积水潭医院针对导航技术在临床应用中存在的亟待解决的关键问题进行了系列研究探索，解决了导航技术在骨科的临床实用性、可行性、适应证、操作规范和新技术开发等一系列关键问题，显著提高了导航系统的实用性和精确性，使得导航辅助骨科手术得到了迅猛发展。

目前，北京积水潭医院导航手术全年例数已由2003年的46例发展至目前每年千余例，成为目前世界范围内开展计算机导航辅助骨科手术最多的医院。在我院主导下，2007年3月，中国计算机辅助外科学会成立，北京积水潭医院田伟教授当选首任主任委员。计算机辅助外科研究与应用中心也同时成立。2008年在北京召开了首届中国计算机辅助外科学术会议。中国计算机辅助外科学会现已开展多方面工作，并积极同国外及港、台进行交流合作，多次为中国香港、新加坡、美国、德国等国家和地区骨科医师进行相关培训，建立了具有一定国际影响力的导航技术研究培训中心。田伟教授也于2010年当选为亚太地区计算机辅助骨科学会主席。受中华人民共和国卫生与计划生育委员会委托，田伟教授主持制订了我国第一个计算机导航手术的技术规范，全力促进多学科的交叉合作和联合研发，推动计算机导航技术在我国的规范化推广普及和发展。

（二）计算机辅助骨科手术的关键技术

计算机辅助手术的基本条件：

- 影像重建：要有良好准确的虚拟图像，三维的最理想
- 影像配准：实际手术对象和和虚拟图像建立准确的对应关系
- 立体定位：实时跟踪能力

1. 影像重建技术

在导航系统辅助骨科手术中，需要将术中实时解剖结构通过影像重建技术虚拟显示在屏幕上。目前已有多种解剖结构重现技术应用于临床，主要包括基于放射影像的解剖结构重现技术（image-based navigation）和非基于放射影像的解剖结构重现技术(image-free navigation)。前者又可分为术前放射影像和术中放射影像两种类型。

较早应用于导航系统的放射影像为术前CT，术前CT影像可以清晰显示骨性结构，分辨率高而且没有几何形变。MRI也可以应用于导航系统，但与CT相比，MRI对骨性结构的显示欠清晰，而且有几何形变情况，所以临床应用受到限制。现在已经有学者开始尝试利用不同的扫描方式或利用多影像融合技术解决该问题，但目前尚处于实验阶段。

2. 影像配准技术

术前放射影像应用于术中导航系统，首先需要进行图像注册（registration）或配准(matching)。

图像注册方法主要包括基于图像外部特征的注册和基于内部特征的注册两种。基于外部特征的注册需要以人工标记物附加固定在患者的体表或骨骼上，然后进行术前图像获取。术中再利用这些标记物进行注册。目前常用的标记物有铬合金珠和明胶球等，其可以在放射影像中清晰显影，在术中精确检测，如果术前和术中位置没有发生变化，则可以实现高精度的配准。但是，此类标记物的固定多是有创的，给患者造成了额外的创伤，而且术中一旦标记物位置发生变化，则无法进行重复注册，无法继续导航操作。

基于内部特征的注册是利用解剖结构自身的特征点进行配准，并通过人工交互识别一些解剖标记点来限制参数的搜索空间。具体方法主要包括配对点注册（point-to-point matching）和表面注册（surface matching）。无论哪种注册方法，均需要术者在术中根据选

择的参考点进行手动注册，因此延长了手术时间，并有可能产生误差。如果术中解剖结构的序列或形态较术前发生变化，则术前图像不能反映术中即时解剖结构，有可能误导操作者。例如在不稳定性骨折或寰枢椎不稳定的稳定性重建手术中，患者的术中解剖结构序列与术前获取放射影像时相比常有变化，需要术者提高警惕，以免被误导。

术中放射影像也可以应用于导航系统。术中C臂二维透视影像的获取简便，但是只能提供二维平面信息，有其本身固有的局限性。现在，新型的可术中进行三维影像重建的C臂已经应用于临床。1999年，德国西门子公司生产了世界上第一台可以进行术中即时三维影像重建的电动C臂系统——Iso-C 3D系统。该装置在机械设计上去除了中央管球与C臂几何旋转轴之间的分叉，采用步进电机设定C臂的自动连续旋转角度，C臂自动连续旋转190°采集100幅数字点片图像并自动重建三维图像。也可以由术者根据需要自行设定旋转角度范围和数字点片频率。近年来，该项技术已经成功地和导航系统结合，应用于临床。虽然其图像的分辨率较传统的CT影像差，但已可以满足骨科导航的需要。

术中即时影像导航可以在术中根据需要随时更新导航图像，而且不再需要术者进行手动注册，减少了配准误差。C臂需要由工程师进行校准，并安装C臂示踪器（C-arm tracker），扫描图像可以由导航系统自动注册。

非基于放射影像的解剖结构重建技术目前主要用于关节手术。其导航图像不是传统的放射影像，而是模拟的立体几何图像。术中以指点器（pointer）点选解剖结构的特征点和面，与模拟图像的旋转中心或关节轴线进行配准。其典型应用为膝关节置换术，可以更精确地设计置换关节的力线。

3. 立体定位技术

手术导航系统所采用的立体定位技术，其原理与目前广泛应用的全球定位系统（global positioning system, GPS）相似。是实际坐标系（术中解剖结构的三维坐标系）与虚拟坐标系（导航影像的三维坐标系）的照合。立体定位技术是联系虚拟与现实的桥梁。可以应用于外科导航手术的立体定位技术主要包括光学定位法、机械定位法、超声波定位法和电磁定位法。

● 光学定位法

该方法是目前应用最普遍和立体定位精度最高的方法。根据光源类型可分为主动式光学定位法和被动式光学定位法。其基本原理是将患者示踪器（patient tracker）牢固固定于术中解剖结构（刚体），通过至少两个摄像机（camera）观测由刚体结构发射或反射的红外线信息，然后通过计算机系统计算确定目标点的三维坐标。在主动红外线光学导航系统，红外线发光二极管被安装在各个示踪器（tracker）和智能手术器械（smart tools）上，其发射的红外线信号由摄像机接收后传至导航工作站进行处理。在被动红外线光学导航系统，安装在各个示踪器和智能手术器械上的是红外线被动反射球，红外线发射装置被安装在摄像机上，摄像机发射的红外线被反射球反射后再折返至摄像机，由摄像机接收后传至导航工作站进行处理。

● 机械定位法

该方法是最早应用于临床的定位方法。是一种配备电位测量计或光编码轴的多轴机械臂系统，与机械臂相连的手术器械的位置和旋转能够通过机械手的几何模型和编码器的瞬时值实时计算。该系统比较庞大，无法跟踪移动目标并且自由运动有限。

● 超声波定位法

该方法基本原理是超声测距。该方法虽然价格便宜，校准方便，但是容易受周围环境影响，空气温度、位移和空气非均匀性均可能影响定位精度，而且操作较复杂，因此临床应用很少。

● 电磁定位法

电磁定位系统由磁场发生器和检测器组成。磁场覆盖整个手术区域，检测器检测磁场的强度和相位，由此测算空间位置。与光学定位法和超声波定位法不同，电磁定位法不存在线性遮挡的问题，但是电磁场容易受到强磁体如手术器械等的干扰，对手术器械的要求很高，需要专门的非金属的手术器械进行手术，限制了该方法的临床应用。

（三）计算机辅助骨科手术技术的分类

计算机导航技术的分类主要依据各种关键技术的不同进行分类。

1. 根据立体定位技术进行分类

● 机械定位导航

● 光学定位导航：又可分为主动式光学定位法和被动式光学定位法

● 超声波定位导航

● 电磁定位导航

2. 根据术中解剖结构重现技术进行分类

（1）基于放射影像的导航技术

● 术前放射影像导航技术

◎ 术前 CT 导航

◎ 术前 MRI 导航

● 术中放射影像导航技术

◎ 术中 C 臂透视导航

◎ 电动 C 臂或 O 臂术中即时三维图像导航

◎ 术中即时 MRI 导航：目前由 Medtronic 公司和 GE 公司联合研制的术中即时 MRI 导航系统已进入临床测试节段

◎ 术中即时 CT 三维图像导航

● 影像融合导航技术：将不同种类的影像进行融合，以获取更好的导航影像质量或提高导航精确性

(2) 非基于放射影像的导航技术：目前主要用于关节手术。

3. 根据“人机”交互方式进行分类

● 被动式导航技术

● 半主动式导航技术

● 主动式导航技术

4. 按照临床应用领域进行分类　随着导航技术的逐步发展，其骨科临床应用领域也逐渐拓展，目前主要骨科临床应用领域包括：

● 脊柱外科导航技术

● 关节外科导航技术

● 创伤骨科导航技术

● 运动医学导航技术

● 骨肿瘤导航技术

● 小儿骨科导航技术

● 手外科导航技术

（四）计算机手术导航系统在脊柱外科的临床应用基础

- 三维 CT、MRI 影像的导航
- C 臂透视的导航
- 术中三维实时成像导航（图 1-17-1 ～图 1-17-4）

	优 点	缺 点
二维 X 线导航	不需术前获取图像；不需手动注册；术中可随时更新图像；适于经皮微创手术	不能进行术前设计；无三维图像参考；图像分辨率差
CT 导航	可进行术前设计；提供三维信息；三维图像分辨率高	术前获取图像；必须手动注册；术中不能更新图像
术中即时三维 X 线导航	不需术前获取图像；不需手动注册；提供三维信息；可进行术中设计；适于经皮微创手术	三维图像分辨率较差；设备昂贵；摄像范围有限
电磁导航	不需术前获取图像；不需手动注册；术中可随时更新图像；提供三维信息；对软组织分辨率高；无术中遮挡	价格昂贵；需配备专用手术室；对骨性结构显示不理想

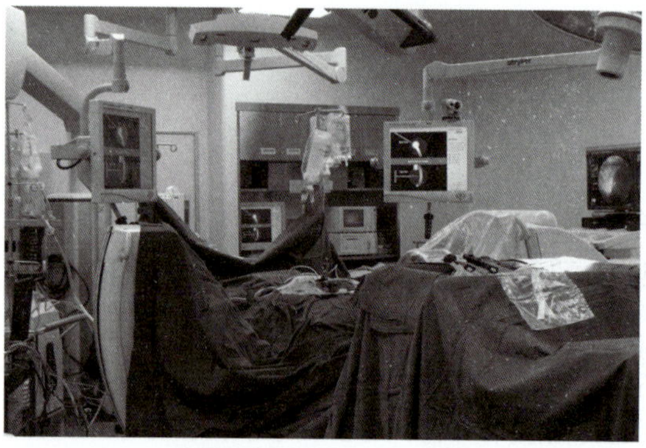

图 1-17-1 在数字化手术室里，导航设备正在提取患者的数据，并且通过软件自动分析，准备为手术医生进行手术提供依据

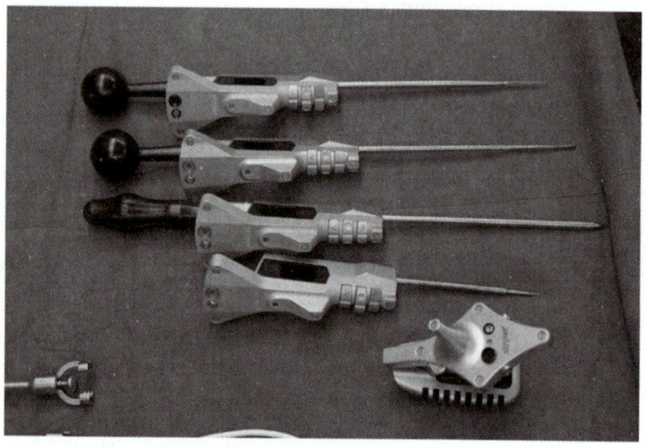

图 1-17-2 导航手术器械

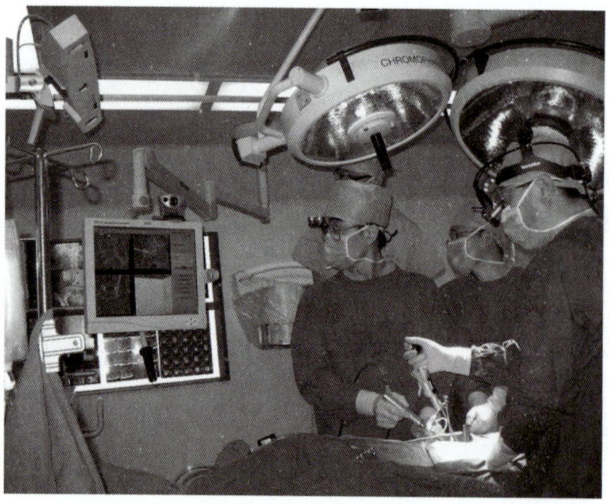

图 1-17-3 在数字化手术室里，导航手术进行中，医生在导航指引下，通过显示器显示的图像进行手术操作

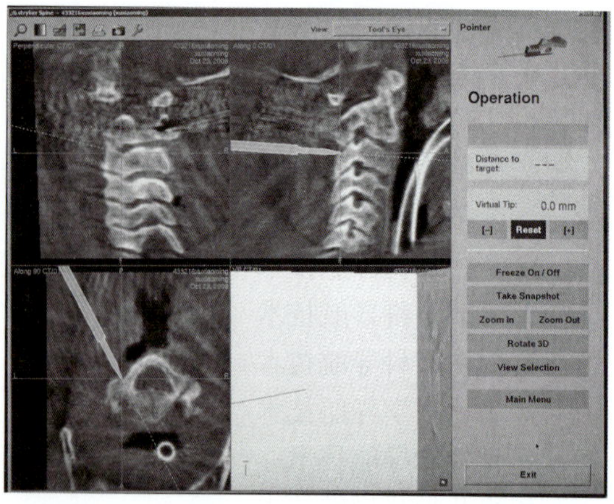

图 1-17-4 术中导航引导下即时显示颈椎弓根入钉点和方向

（五）计算机导航辅助脊柱外科常规内固定手术

可用于：

- 严重退变的腰椎管狭窄症
- 严重退变的腰椎滑脱症
- 退行性腰椎侧弯症
- 腰椎翻修内固定手术
- 胸椎骨折脱位
- 多节段椎体成形术
- 颈椎侧块螺钉内固定术
- 颈椎齿突骨折前路 Dens 钉内固定术

（六）计算机导航辅助脊柱外科复杂内固定手术

- 上颈椎 Magerl 螺钉内固定术
- 上颈椎 C2 椎弓根螺钉和 C1 侧块螺钉内固定术
- 下颈椎椎弓根螺钉内固定术
- 颈胸段后路椎弓根螺钉内固定术
- 上胸椎椎弓根螺钉内固定术
- 脊柱侧弯内固定矫形术
- 脊柱后凸截骨矫形术
- 颈椎翻修内固定手术
- 胸椎翻修内固定手术
- 复杂脊柱畸形（上颈椎、颈椎、胸腰椎）

（七）计算机导航辅助脊柱外科减压手术

- 腰椎翻修手术的骨化结构减压术
- 胸椎黄韧带骨化症的骨化病灶切除术
- 胸椎后纵韧带骨化症的骨化病灶切除术
- 半椎体畸形切除术

（八）计算机导航辅助脊柱外科微创手术

1987 年，泌尿外科医生最早提出微创手术 MIS（Minimally Invasive Surgery）的概念，从中引申出的 MISS（Minimally Invasive Spine Surgery）是微创脊柱外科手术的通用名称。MISS 的理念是通过减小切口，尽量减少肌肉和软组织的剥离，并达到开放手术的疗效。“微创”的精髓是以比传统手术更小的创伤达到与传统手术相同或更佳的疗效。2004 年 Iso-C3D 开始应用，2005 年 O-arm 开始应用，使术中即时三维导航成为可能，可增加手术精确性，降低术中射线暴露，从而成为 MISS 的重要辅助。

随着 Iso-C 术中三维导航技术的逐步完善，已经逐渐替代其他两种导航模式。脊柱微创内固定的最大问题是不能直视下找到骨性结构作为参考，固定部位的定位困难。三维导航正好可以非常快捷地辅助定位。微创下进行患者示踪器的固定也很容易，手术创伤明显减少，手术切口美观，愈合良好。两者结合有非常良好的应用前景。

计算机辅助骨科手术（CAOS）的出现使 MISS 进入了 CAOS 辅助 MISS 的新时代，即 CAMISS（Computer-Assisted Minimally Invasive Spine Surgery）时代。这是一个新的词汇，

代表着当代骨科发展最新成果和趋势。CAMISS 本身不仅仅是一项技术，而是代表了当代医学治疗的一种新思维。应用计算机导航系统辅助微创脊柱外科手术使术中解剖结构精确定位成为可能，使传统的微切口手术成为真正意义上的安全有效的微创手术，同时也使许多传统手术能够实现微创化。

- 胸腰椎压缩骨折或爆裂骨折
- 腰椎管狭窄症
- 腰椎滑脱症
- 腰椎不稳定
- 腰椎间盘突出症术后复发
- 胸椎黄韧带骨化症
- 上颈椎不稳定
- Hangman 骨折

（陶晓晖）

二、手术机器人在脊柱外科的临床应用

1. 机器人——延续三千年的梦想

人类对机器人的幻想与追求可追溯至 3000 年前：

- 《列子·汤问》：巧夫颔其颐，则歌合律；捧其手，则舞应节。千变万化，惟意所适。王以为实人也，与盛姬内御并观之
- 《三国志·蜀志·诸葛亮传》：人行六尺，牛行四步，每牛载数十人所食一月之粮，人不大劳，牛不饮食

2.“机器人”一词的诞生

- 1886 年，利尔·亚当在小说《未来夏娃》（The Future Eve）中首次将外表像人的机器命名为 Android
- 机器人 Android 包括四个部分：生命系统、造型解质、人造肌肉和人造皮肤
- 1920 年，捷克作家卡雷尔·恰佩克在其讽刺剧《罗萨姆的万能机器人》中塑造了一个愿意为人类服务的机器奴仆 Robota（捷克语意为奴仆），并将 Robota 写为 Robot。在卡雷尔·恰佩克的讽刺剧里预告了机器人发展对人类社会的重大影响，引起了社会的广泛关注（图 1-17-5）

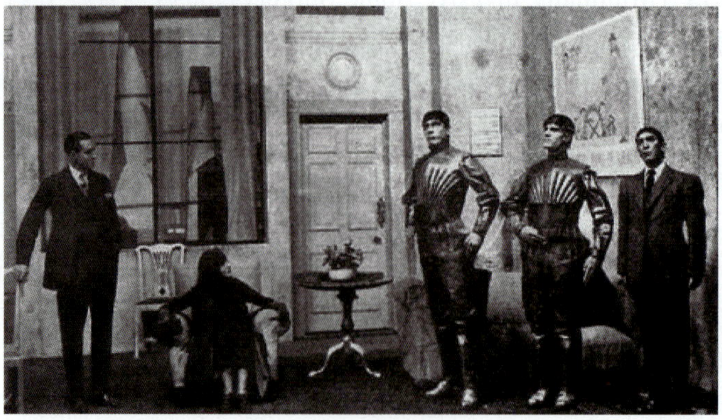

图 1-17-5 《罗萨姆的万能机器人》的一幕

3. 第一台医用机器人

- 1985 年，第一台基于工业机器人 Puma200 制作的医用机器人诞生，用于脑组织活检的定位引导。该机器人迈出了医学机器人发展史上的开山一脚（图 1-17-6）
- 该机器人的优缺点如下
  - ◎ 优点：基于 CT 图像的立体定位系统，精度达到 1mm 左右
  - ◎ 缺点
    - – 安全性相对较低
    - – 无安全监控和术中保障
    - – 手术时间相对传统手术长
    - – 工业平台产品与手术临床需求兼容性较低

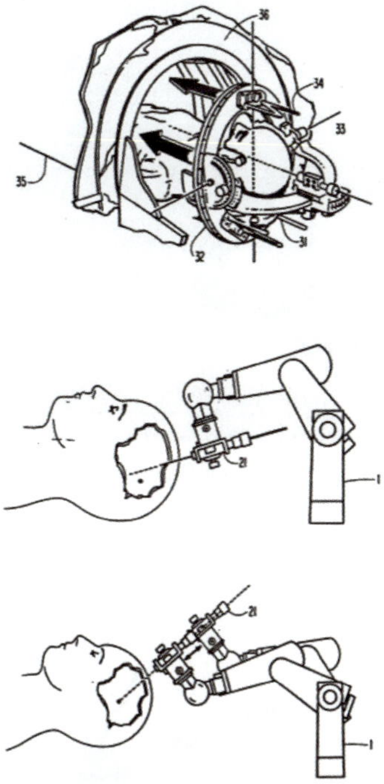

图 1-17-6 基于工业机器人 Puma200 制作的医用机器人定位系统

4. 国外骨科机器人

截止至 2016 年年初，全球已商业化的手术机器人系统多达 31 种，下面介绍几种典型的骨科机器人：

- Acrobot Precision Surgical System（图 1-17-7）
  - ◎ 膝关节置换术
  - ◎ 依据术前 CT 进行导航
  - ◎ 首次提出“主动约束”概念
  - ◎ 提高膝关节置换术的安全性和精确度
- The RIO Robotic Arm Interactive Orthopedic System（图 1-17-8）
  - ◎ 术中实时注册导航
  - ◎ 术中可随意移动肢体位置
  - ◎ 先进的光学跟踪系统提高了手术的安全性
- SpineAssist/Renaissance（图 1-17-9）
  - ◎ 以色列 Mazor 公司产品
  - ◎ 主体体积：直径 50mm，高度 80mm，重量 250g
  - ◎ 通过 Hover-T 架安装在骨骼上，用于提高定位精度和整体稳定性
  - ◎ 优点
    - – 依据术前 CT 及术中双平面透视定位
    - – 螺钉置入准确率 > 94.5%
    - – 系统误差：1.3 ± 0.2mm
  - ◎ 缺点
    - – 机器人工作空间较小
    - – 使用限制条件较多
    - – 不能实时跟踪和自动化操作

5. 研制我国首台骨科机器人

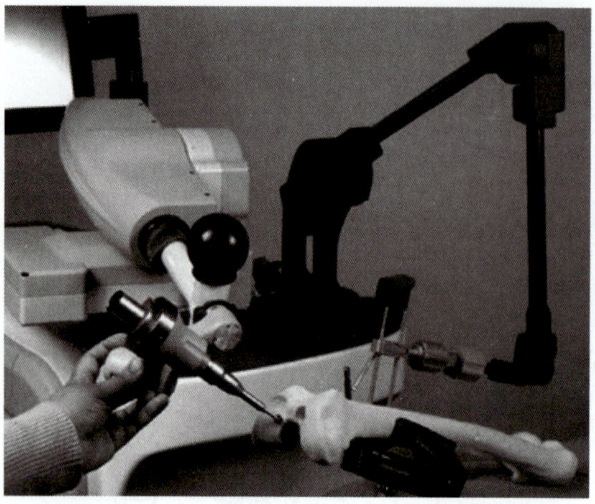

图 1-17-7 Acrobot Precision Surgical System

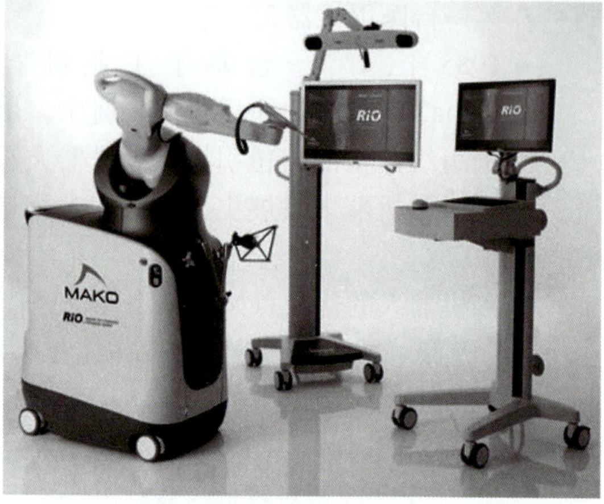

图 1-17-8 The RIO Robotic Arm Interactive Orthopedic System

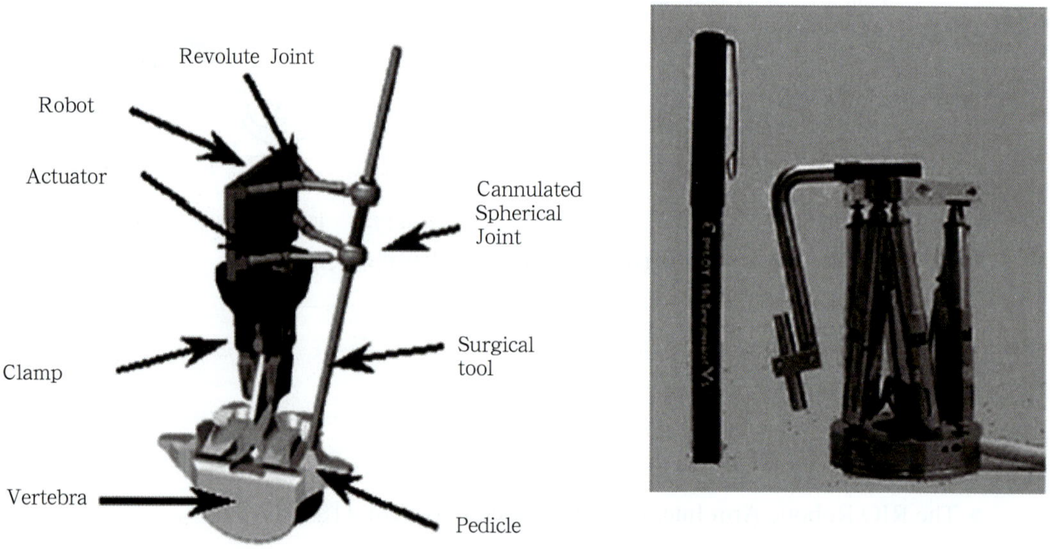

图 1-17-9 SpineAssist/Renaissance

- 我们的总体思路：开发导航技术，解决“眼”的问题；研制机器人，解决“手”的问题
- 通过突破关键技术群，研制核心智能设备，建立新标准、新术式，构建符合临床需求的智能骨科手术体系
- 组建“产学研医”协同创新团队 12 年，研发首台基于实时导航和力反馈的脊柱手术机器人，开发了相关机器人操作的手术器械，并后续开发 3 代骨科手术机器人（图 1-17-10）
- 获得国内唯一的医疗机器人Ⅲ类器械注册证，具有完全自主知识产权
- 特点
  - 6 自由度串联机械臂
  - 术中 C-arm CBCT 规划及引导，实现实时导航
  - 临床精度小于 1.0mm
  - 适应证不断扩展、易用性不断提升

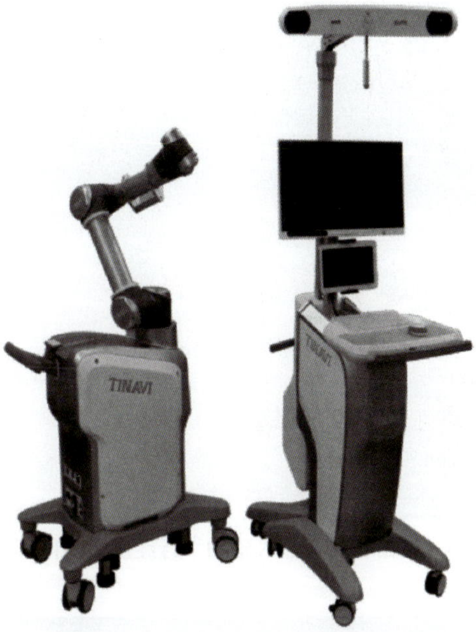

图 1-17-10 Tirobot 骨科机器人系统

– 螺钉内固定手术（颈椎、胸椎、腰椎）
– PVP&PKP
– 骨盆和髋臼螺钉内固定术
– 四肢螺钉和髓内钉固定术

6. 我国第一例胸腰段机器人辅助微创内固定术

● 患者：28 岁男性，5 米高处坠落伤
● 腰椎（L1）骨折（图 1-17-11A、B）

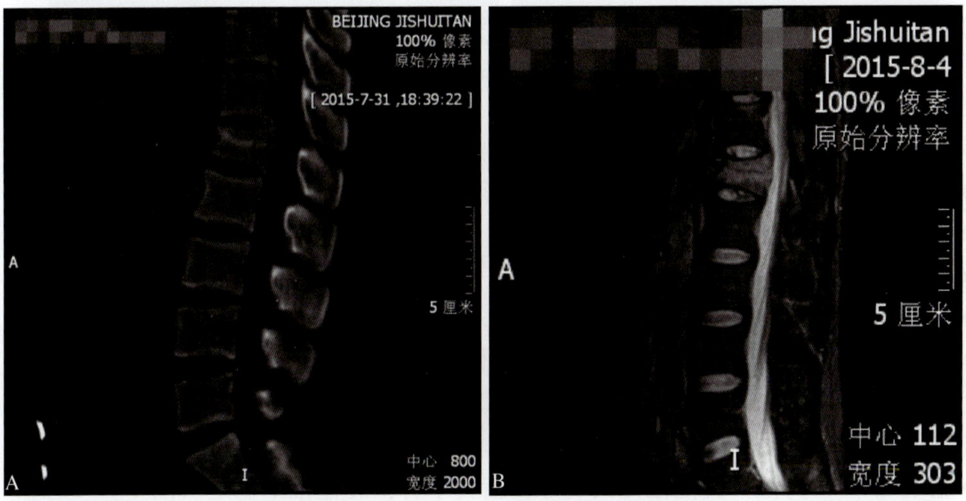

图 1-17-11 A、B，患者术前影像学资料

● 在我们自主研发的骨科机器人辅助下行经皮微创内固定术（图 1-17-12A、B）
● 术后 CT 重建显示椎弓根螺钉位置良好，与术前规划符合，螺钉植入误差小于 1.0mm（图 1-17-13A、B）

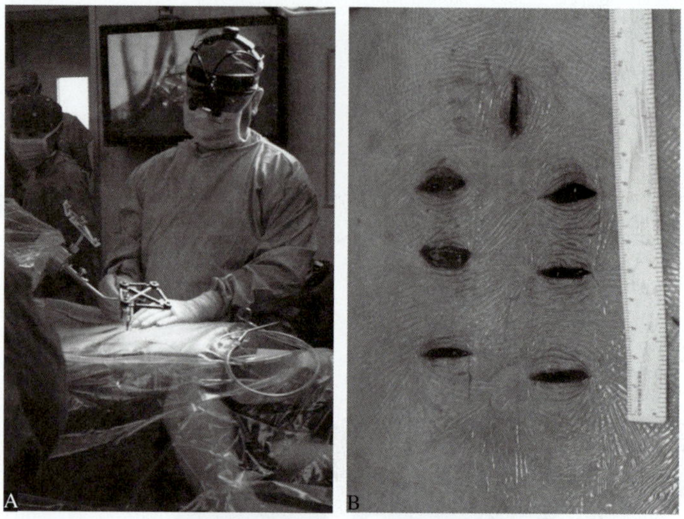

图 1-17-12 A、B，经由骨科机器人辅助下行经皮微创内固定术及手术伤口

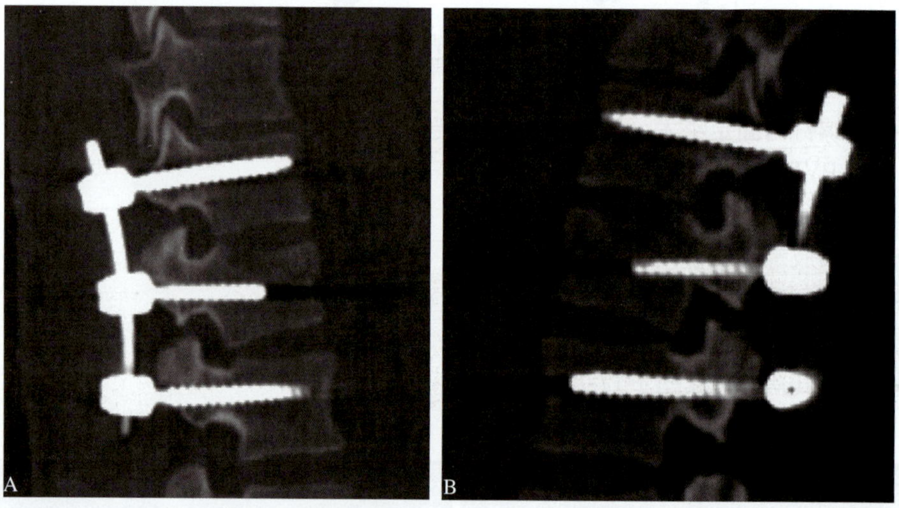

图 1-17-13 A、B，术后 CT 重建显示椎弓根螺钉位置良好

7. 世界首例复杂上颈椎畸形机器人辅助内固定术
- 患者：43 岁男性，严重寰枢椎先天畸形合并颅底凹陷（图 1-17-14A、B）
- 人工置钉无法达到所需精度
- 患者被多家著名医院谢绝治疗
- 依据术前 CT 影像，患者单侧发育畸形，只能于对侧置钉
- 术后 CT 重建显示螺钉位置良好，与术前规划符合，螺钉植入误差为 0.8mm（图 1-17-15A、B）

8. 机器人辅助寰枢椎畸形、齿突小骨、寰枢椎不稳定手术
- 患者：52 岁男性，寰枢椎先天畸形、齿突小骨、寰枢椎不稳定（图 1-17-16）
- 术后 CT 重建示内固定螺钉位置精确（图 1-17-17A、B）

9. 世界第一例齿突骨折机器人辅助内固定术
- 患者：61 岁女性，Ⅱ型齿突骨折（图 1-17-18A、B）
- 术后 CT 重建示内固定螺钉位置精确，螺钉植入精度 0.9mm（图 1-17-19）
- 是齿突骨折更安全的手术方式

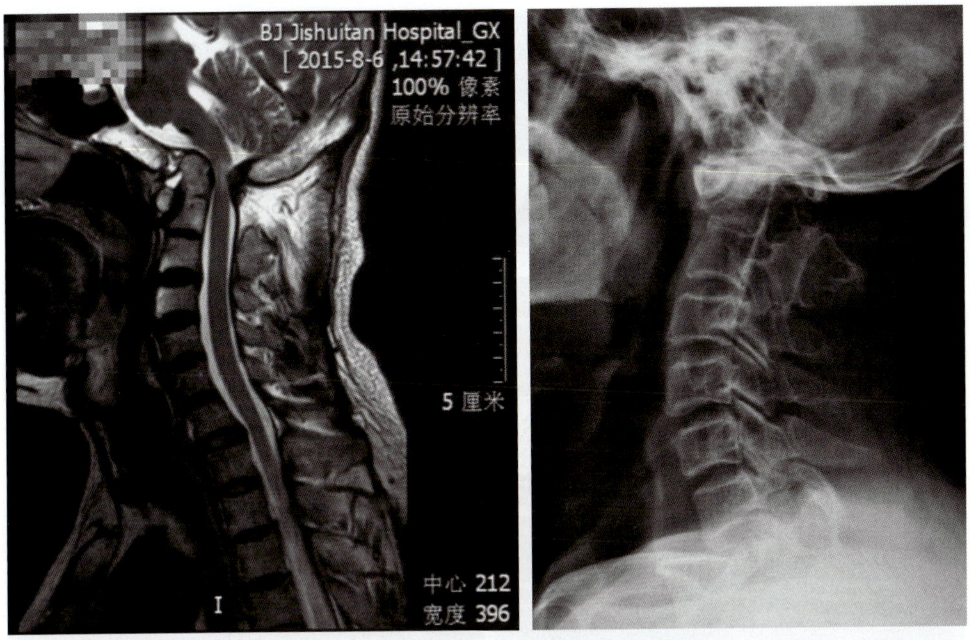

图 1-17-14　A、B，患者术前影像学资料

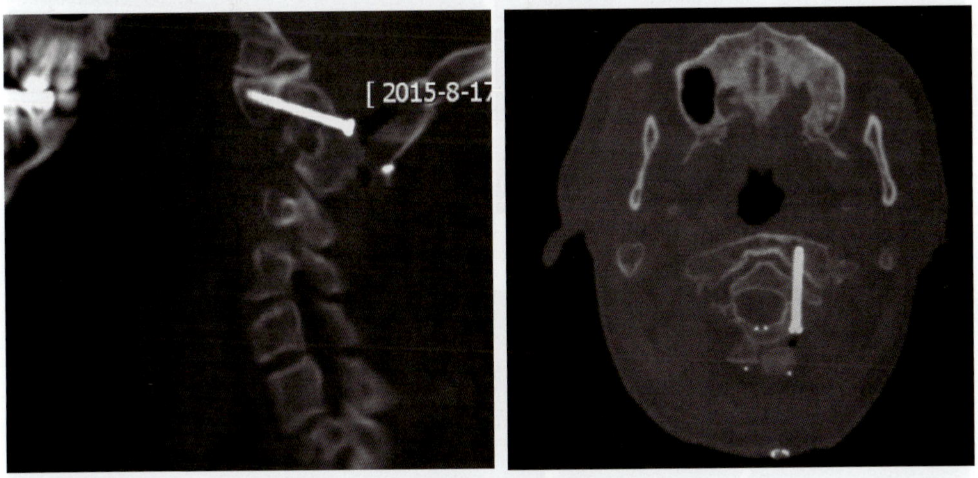

图 1-17-15　A、B，术后 CT 重建显示螺钉位置良好

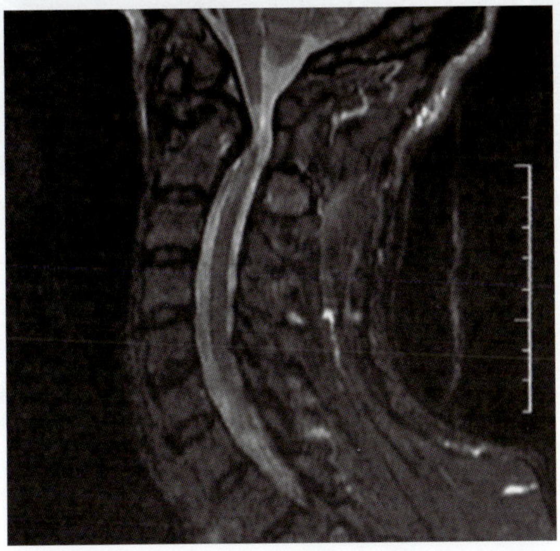

图 1-17-16　患者术前影像学资料

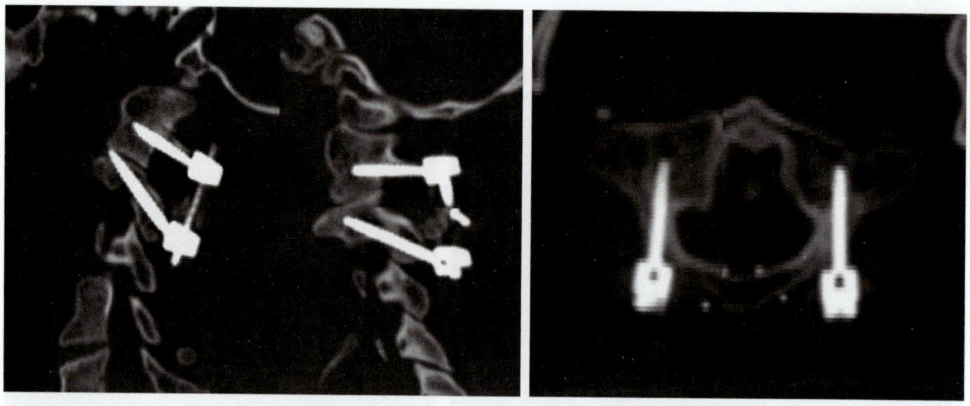

图 1-17-17 A、B，术后 CT 重建显示螺钉位置良好

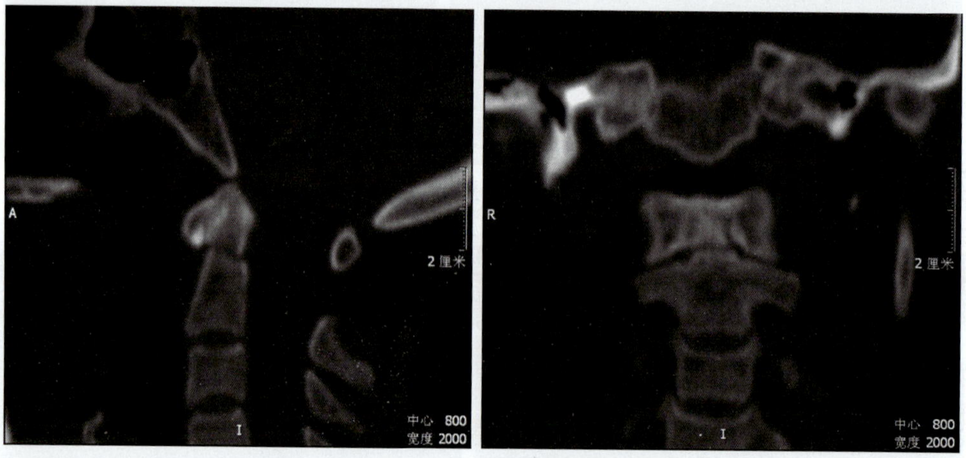

图 1-17-18 A、B，患者术前影像学资料

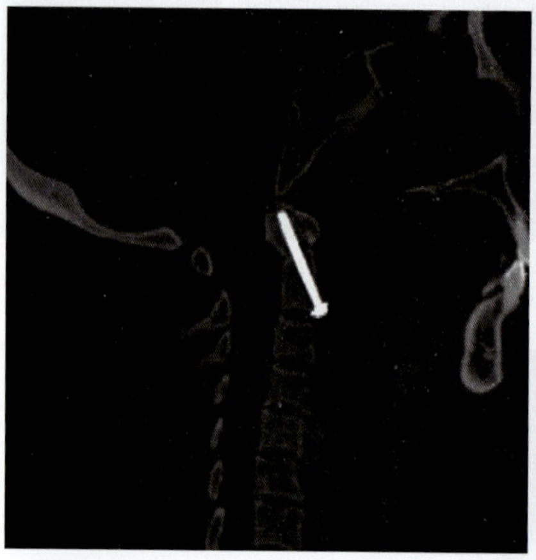

图 1-17-19 术后 CT 重建显示齿突螺钉位置良好

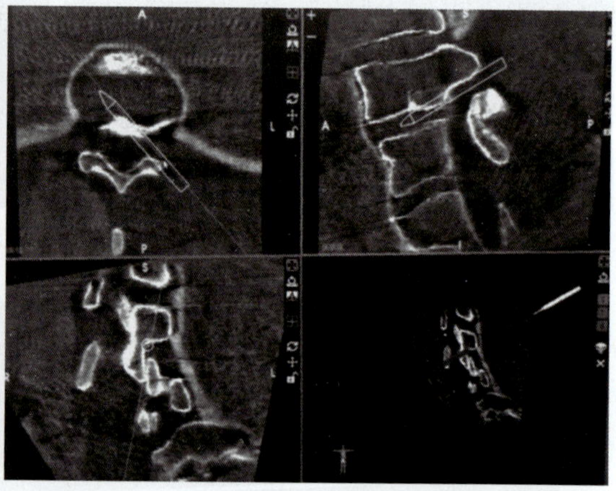

图 1-17-20 机器人辅助椎间孔镜手术术中引导

10. 机器人辅助椎间孔镜手术，可以辅助术者精确进行椎间孔镜通道置入（图 1-17-20）
11. 以影像导航与手术机器人为基础的骨科机器人系统创新了内部三维结构观察和动作引导跟踪、测量的新技术

- 改变了手术方式
- 成为复杂结构手术的关键帮手

- 提高常规手术的质量
- 解决了传统手术精准度低、辐射损伤大的普遍性问题
- 减小了出血量，实现了 CAMISS 微创骨科手术的进步
- 模块化，满足多部位手术需求

12. 骨科机器人系统的未来发展方向

- 由独自研究转变为医工企联合协作
- 由工业机器人改造转变为研究专业骨科机器人
- 由大型复杂结构转变为小型模块化结构
- 由简单定位功能转变为结合多适应证、自动化操作特点的机器人

（田　伟　刘亚军　范明星）

参考文献

1. Wei Tian, Chong Weng.Posteior fixation and fusion of unstable Hangman's fracture by using intraoperative three-dimensional fluoroscopy-based navigation. Eur Spine J, 2012, 21:863–887.
2. Wei Tian, Chong Weng. Occipital-C2 transarticular fixation for occipitocervical instability associated with occipitalization of the atlas in patients with Klippel-feil syndrome, using intraoperative 3-dimensional navigation system. Spine Volume 38, Number 8, 642–664.
3. Wei Tian, Zhao Lang. Placement of pedicle screws using three-dimensional fluoroscopy-based navigation in lumbar vertebrae with axial rotation. European Spine Journal, 2010, 19:1928-1935.
4. Liu Ya-jun, Tian Wei, LIU Bo, etc. Comparison of the clinical accuracy of cervical (C2-C7) pedicle screw insertion assisted by fluoroscopy, computed tomography- based navigation, and intraoperative three imensional C-arm navigation .Chinese Medical Journal, 2010, 123 (21):2995-2998.
5. Tian Wei, Liu Yajun. Accuracy of lower cervical pedicle screw placement with assistance of distinct navigation systems: A human cadaveric study. European Spine Journal, 2013, 22 (1):148-155.
6. Tao Xiaohui, Tian Wei, Liu Bo. Accuracy and complications of posterior C2 screw fixation using intraoperative three-dimensional fluoroscopy-based navigation.Chinese Medical Journal, 2014-07-20.
7. 张波，田伟，王永庆，等 . ISO-3D 辅助计算机导航下齿突骨折的前路螺钉内固定治疗 . 山东医药，2010, 50:24-26.
8. 胡临，田伟，刘波，等 . 后路 C2/C3 椎弓根螺钉固定治 Hangman 骨折．山东医药，2010, 50:20-21.
9. 田伟，韩骁，何达，等 . 导航下微创与传统开放手术治疗胸腰段脊柱骨折的对照研究 . 中华外科杂志，2011, 49:1061-1066.
10. 何达，田伟，等 . 计算机辅助微创技术结合经椎板拉力螺钉峡部固定植骨治疗单纯腰椎峡部裂 . 中华创伤骨科杂志，2014, 16:20-23.
11. 田伟，刘波，李勤，等 . 透视及导航下颈椎椎弓根螺钉内固定术的临床应用经验．脊柱外科杂志，2003, 1(1):15-18.
12. 刘亚军，田伟，刘波，等 . CT 三维导航系统辅助颈椎椎弓根螺钉内固定技术的临床应用，中华创伤骨科杂志，2005, 7 :630-633.
13. 田伟，刘亚军，刘波，等，计算机导航系统和 C 臂机透视引导颈椎椎弓根螺钉内固定技术的临床对比研究．中华外科杂志，2006，44 (20):1399-1402.
14. 田伟 . 术中即时三维导航在脊柱外科的应用，中国医药生物技术，2007, 2 (2):91-92.

15. 陶晓晖，田伟，刘波，等 . 即时三维导航辅助下后路内固定治疗症状型游离齿突 . 中国骨与关节外科杂志，2013, 5:387-391.
16. 陶晓晖，田伟，刘波，等 . 枕骨大孔减压结合 Magerl+Brooks 手术治疗复杂枕颈部畸形的疗效评估 . 山东医药，2010, 50 (28):30-32.
17. Kwoh YS, Hou J, Jonckheere EA, Hayati S. A robot with improved absolute positioning accuracy for CT guided stereotactic brain surgery. IEEE Transactions on Bio-medical Engineering, 1988, 35:153-160.
18. Tian W. Robot-assisted posterior C1-2 transarticular screw fixation for atlantoaxial instability: A case report. Spine, 2016, 41 Suppl 19:B2.
19. Hu X, Ohnmeiss DD, Lieberman IH. Robotic-assisted pedicle screw placement: lessons learned from the first 102 patients. European Spine Journal : official publication of the European Spine Society, the European Spinal Deformity Society, and the European Section of the Cervical Spine Research Society, 2013, 22:661-666.
20. Kantelhardt SR, Martinez R, Baerwinkel S, et al. Perioperative course and accuracy of screw positioning in conventional, open robotic-guided and percutaneous robotic-guided, pedicle screw placement. European Spine Journal : official publication of the European Spine Society, the European Spinal Deformity Society, and the European Section of the Cervical Spine Research Society, 2011, 20:860-868.
21. Kim MC, Chung HT, Cho JL, et al. Factors affecting the accurate placement of percutaneous pedicle screws during minimally invasive transforaminal lumbar interbody fusion. European Spine Journal : official publication of the European Spine Society, the European Spinal Deformity Society, and the European Section of the Cervical Spine Research Society, 2011, 20:1635-1643.
22. Tian W, Liu Y, Zheng S, Lv Y. Accuracy of lower cervical pedicle screw placement with assistance of distinct navigation systems: a human cadaveric study. European Spine Journal : official publication of the European Spine Society, the European Spinal Deformity Society, and the European Section of the Cervical Spine Research Society, 2013, 22:148-155.
23. Barzilay Y, Kaplan L, Libergall M. Robotic assisted spine surgery—a breakthrough or a surgical toy? The International Journal of Medical Robotics + Computer Assisted Surgery : MRCAS, 2008, 4:195-196.
24. Bertelsen A, Melo J, Sanchez E, Borro D. A review of surgical robots for spinal interventions. The International Journal of Medical Robotics + Computer Assisted Surgery : MRCAS, 2013, 9:407-422.
25. Kostrzewski S, Duff JM, Baur C, Olszewski M. Robotic system for cervical spine surgery. The International Journal of Medical Robotics + Computer Assisted Surgery : MRCAS , 2012, 8:184-190.
26. Zamorano L, Li Q, Jain S, Kaur G. Robotics in neurosurgery: state of the art and future technological challenges. The International Journal of Medical Robotics + Computer Assisted Surgery : MRCAS, 2004, 1:7-22.
27. Kim S, Chung J, Yi BJ, Kim YS. An assistive image-guided surgical robot system using O-arm fluoroscopy for pedicle screw insertion: preliminary and cadaveric study. Neurosurgery, 2010, 67:1757-1767; discussion 67.
28. Lieberman IH, Togawa D, Kayanja MM, et al. Bone-mounted miniature robotic guidance for pedicle screw and translaminar facet screw placement: Part I--Technical development and a test case result. Neurosurgery, 2006, 59:641-650; discussion -50.
29. Devito DP, Kaplan L, Dietl R, et al. Clinical acceptance and accuracy assessment of spinal implants guided with SpineAssist surgical robot: retrospective study. Spine, 2010, 35:2109-2115.

18 慢性腰痛的冲击波治疗

腰痛：骨科门诊最常见的就诊症状之一

- 西医学的定义：因先天性疾病、急慢性软组织损伤、退变性疾病等已知原因和不明原因引起的以腰部疼痛为主要症状的疾病
- 中医学的定义：因外感、内伤或挫闪导致腰部气血运行不畅、脉络细急或失于濡养引起以腰部一侧、两侧或正中发生疼痛为主要症状的一种病证

腰痛：人类由四肢爬行到直立行走所付出的代价？！

- 生活史流行率高达 84%，是仅次于上呼吸道疾患而就诊的第二位常见的临床症状——*The Lancet*, 2011
- 45 岁以下人群最常见的致残原因——*The Lancet*, 2011
- 已经成为妨害社会生活、阻碍社会发展的主要公共卫生问题之一——*Spine*, 2010

腰痛的研究现状：临床认识的缺乏和不同程度的无奈

- 大多数用于腰痛的常规治疗都是无效的，有些甚至比不治疗还差——中国康复医学杂志，2004
- 大多数治疗方法有效率仅为 40% ~ 60%——*The Lancet*, 2011
- Nachemson 列出 52 种治疗方法，没有发现其在治疗下腰痛疗效上的差异
- 腰痛是一种全身性疾病—— *Best Pract Res Clin Rheumatol*, 2013

患者的“期盼”

- 不吃药：吃的药比吃的饭多，药物副作用，服用不方便
- 不康复：见效慢，没时间
- 不锻炼：对 500 例距首次就诊 3 个月以上、医生建议进行腰背肌康复锻炼的门诊患者调查（积水潭医院特需门诊），仅有 15% 的患者可以坚持锻炼 3 个月
- 锻炼：作为治疗和预防慢性下腰痛的方法，其成效是“略有效”（Cochrane 评论）

冲击波治疗的基本原理

体外冲击波（extracorporeal shock wave，ESW）是一种以声学为特征传导的压力波，也称为震波。这种冲击波可在人体内自由传导，由于人体软组织与水的密度相似，冲击波不会对人体造成损伤。一旦冲击波遇到结石、骨组织等坚硬物质，则会释放出相当的能量。冲击波最早用于碎石术，用很高的能量，利用冲击波强大的破坏作用把结石崩解。应用于骨科的骨不连也是用较大的能量，因为有医生认为使用冲击波是先产生破坏作用，然后才是修复的作用。后来发现，低能量的冲击波在疼痛治疗、细胞修复与再生方面有很好的作用，这时它产生良好的促进作用，而没有破坏作用。根据冲击波治疗能量和频率，该治疗对于骨折不愈合或延迟愈合、早期股骨头缺血性坏死，以及肌腱末端病、肌筋膜炎、狭窄性腱鞘炎等软组织疾病均有良好治疗效果。

放散式冲击波治疗下腰痛

冲击波用于治疗慢性腰痛包括放散式冲击波和聚焦式冲击波两种方法。对于两种方法的治疗效果，目前尚无大样本的对比研究。

目前我院采用放散式冲击波治疗慢性腰痛（图 1-18-1），在门诊进行，不需麻醉。主要采用生物反馈法进行靶向定位，标记出主要痛点和其他痛点。采用的冲击波治疗方式为 1.5 ~ 2.5Bar，15 ~ 8Hz，冲击总次数 3000 ~ 6000/ 次，治疗次数 3 ~ 5 次，每次治疗间隔时间 5 ~ 7 天。我们对 2014 年 11 月至 2015 年 1 月在我院治疗的慢性下腰痛患者 472 例进行了回顾性分析，除 13 例患者出现局部皮肤瘀斑，无明显并发症发生。经过治疗，患者的疼痛逐渐减轻（有效率是 VAS 评分在 3 分以下所占的比例），每次治疗前后效果的差别均有统计学意义，单次治疗的效果较好，改善率逐渐升高。

放散式冲击波在治疗腰椎术后腰痛患者中也取得了良好疗效。

在我们进行的一项前瞻性单中心单盲随机对照研究中，自 2014 年 1 月至 2015 年 12 月，对 90 例单节段腰椎间盘突出症（LDH）行开放经椎间孔腰椎椎体间融合术（TLIF）

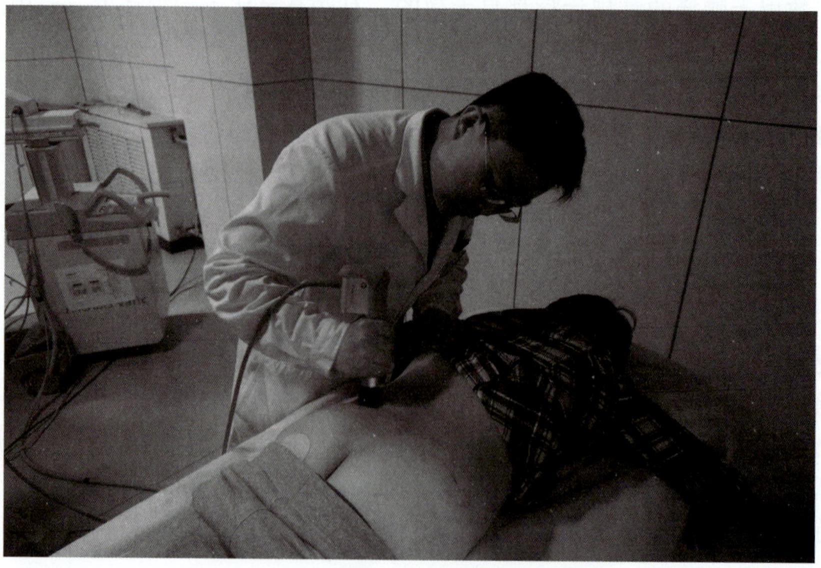

图 1-18-1　放散式冲击波治疗慢性腰痛

术后3个月腰痛（LBP）患者，随机分为冲击波治疗（ESWT）组（每周一次 ×3次）和药物治疗组（洛索洛芬钠+盐酸乙哌立松）各45例，2组同时辅助康复训练治疗。观察终点是两组开始治疗后3个月。通过比较两组患者治疗1周、2周、3个月后的视觉模拟评分（VAS）和Oswestry功能障碍指数（ODI）进行组间疗效评价；通过比较ESWT组内患者每次治疗后的VAS和ODI，评价疗效与治疗次数的相关性。通过多元线性回归模型分析ESWT对治疗3个月后VAS、ODI的影响因素。

结果：ESWT组6例和药物治疗组4例患者存在终止标准或失访退出研究。两组患者一般资料、治疗前VAS和ODI差异无统计学意义。比较组间治疗后VAS结果，1周后ESWT组大于药物治疗组（6.6±1.7 *vs* 6.4±1.3），差异无统计学意义（$P>0.05$）；2周后ESWT组小于药物治疗组（5.7±1.8 *vs* 6.0±1.7），差异无统计学意义（$P>0.05$）；3个月后ESWT组小于药物治疗组（2.7±2.0 *vs* 4.8±2.1），差异具有统计学意义($P<0.01$)。比较组间治疗后ODI结果，1周后ESWT组大于药物治疗组（38.7±6.3 *vs* 38.5±6.2），差异无统计学意义（$P>0.05$）；2周后ESWT组小于药物治疗组（30.3±6.9 *vs* 34.5±8.2），差异具有统计学意义（$P<0.05$）；3个月后ESWT组小于药物治疗组（14.7±8.4 *vs* 27.4±11.8），差异具有统计学意义($P<0.01$)。比较ESWT组内治疗结果，随治疗次数增加，VAS评分减少(6.6±1.7 *vs* 5.7±1.8 *vs* 2.7±2.0)，ODI评分减少（38.7±6.3对30.3±6.9 *vs* 14.7±8.4），其中后两次治疗后的评分差异具有统计学意义($P<0.008$)。多元线性回归分析发现治疗3个月后VAS与治疗前VAS正相关（$\hat{\beta}=0.465$, $t=3.330$, $P=0.002$）；治疗3个月后ODI与患者年龄正相关（$\hat{\beta}=0.619$, $t=6.104$, $P<0.001$），与患者BMI呈负相关（$\hat{\beta}=-0.277$, $t=-2.753$, $P=0.009$），具有统计学意义（$P<0.05$）。

结论：单节段腰凸行TLIF术后3个月腰痛患者ESWT的近期疗效优于药物治疗；冲击波对术后腰痛的疗效具有累积效应，随治疗次数增多而提高；患者的年龄、BMI、治疗前的疼痛水平，在一定程度上影响冲击波疗效。

小　结

- 放散式冲击波治疗慢性下腰痛是一种有效的方法
- 临床推广亟待解决的科学问题和社会问题
- 缺乏长期疗效客观评估分析
- 缺乏高级别的循证医学研究
- 需要对治疗机制和治疗方法进行深入研究

（刘亚军　安　岩）

参考文献

1. Hussain A, Erdek M. Interventional pain management for failed back surgery syndrome. Pain Pract, 2014, 14 (1):64-78.
2. Bordoni B, Marelli F. Failed back surgery syndrome: review and new hypotheses. Journal of Pain Research, 2016, 9:17.
3. Han H, Lee D, Lee S, et al. The effects of extracorporeal shock wave therapy on pain, disability, and depression of chronic low back pain patients. Journal of Physical Therapy Science, 2015, 27 (2):397.

4. Shamim MS, Parekh MA, Bari ME, et al. Microdiscectomy for lumbosacral disc herniation and frequency of failed disc surgery. World Neurosurg, 2010, 74(6):611-616.
5. Bokov A, Isrelov A, Skorodumov A, et al. An analysis of reasons for failed back surgery syndrome and partial results after different types of surgical lumbar nerve root decompression. Pain Physician, 2011, 14(6):545-557.
6. Colella C. Understanding failed back surgery syndrome. Nurse Pract, 2003, 28 (9):31-43.
7. 郭险峰，周淑娜，李旭．腰椎手术失败综合征的原因分析与康复治疗．中国骨与关节杂志，2014, 9: 670-674.
8. Maier M, Averbeck B, Milz S, et a1. Substance P and prostaglandin E2 release after shock wave application to the rabbit femur. Clin Orthop Relat Res, 2003, 406 (6):237-245.
9. Wess OJ. A neural model for chronic pain and pain relief by extracorporeal shock wave treatment. Urol Res, 2008, 36 (6):327-334.
10. Hayashi D, Kawakami K, ho K, et a1. Low-energy extracorporeal shock wave therapy enhances skin wound healing in diabetic mice: a critical role of endothelial nitric oxide synthase. Wound Repair Regen, 2012, 20 (6):887-895.

第二部分

创伤骨科

1 肘关节的解剖结构与手术入路

一、解　剖

1. 骨骼

- 肱骨远端、桡骨尺骨近端共同组成肘关节
- 肘关节内包括：肱尺关节、肱桡关节、上尺桡关节
- 肘后三角

2. 正常肘关节放射学影像

- 提携角：13°～16°
- 肱骨侧位：肱骨髁前倾 30°
- 肱骨远端 6°～8° 外翻倾斜
- 尺骨鹰嘴侧位倾角 30°
- 尺骨鹰嘴正位外翻倾角 4°
- 桡骨颈与桡骨干长轴存在 15° 夹角

3. 肱骨远端轴位

关节面内旋 5°～7°。

4. 肘关节侧副韧带

- 内侧复合体：前束、后束、横行韧带
- 外侧复合体：桡侧副韧带、环状韧带、外侧尺骨副韧带

5. 肘关节周围的肌肉

- 上臂肌群：起自肱骨近端、止于尺桡骨近端，共 3 块
  肱二头肌、肱肌、肱三头肌
- 肘关节周围肌：起自肱骨远端、止于尺桡骨近端，共 2 块
  肘肌、旋后肌
- 前臂肌群：起自肱骨远端、止于尺桡骨远端，共 10 块

6. 肘关节前臂肌群

- 桡侧伸肌群：共 5 块（肱骨外髁）
  肱桡肌、桡侧腕长伸肌、桡侧腕短伸肌、伸指肌总腱、尺侧腕伸肌
- 尺侧屈肌群：共 5 块（肱骨内上髁）
  旋前圆肌、桡侧腕屈肌、掌长肌、屈指浅肌、尺侧腕屈肌

7. 肘关节周围肌肉间隙
8. 肘关节周围肌肉附着部位（图 2-1-1）
9. 肘关节血管神经分布

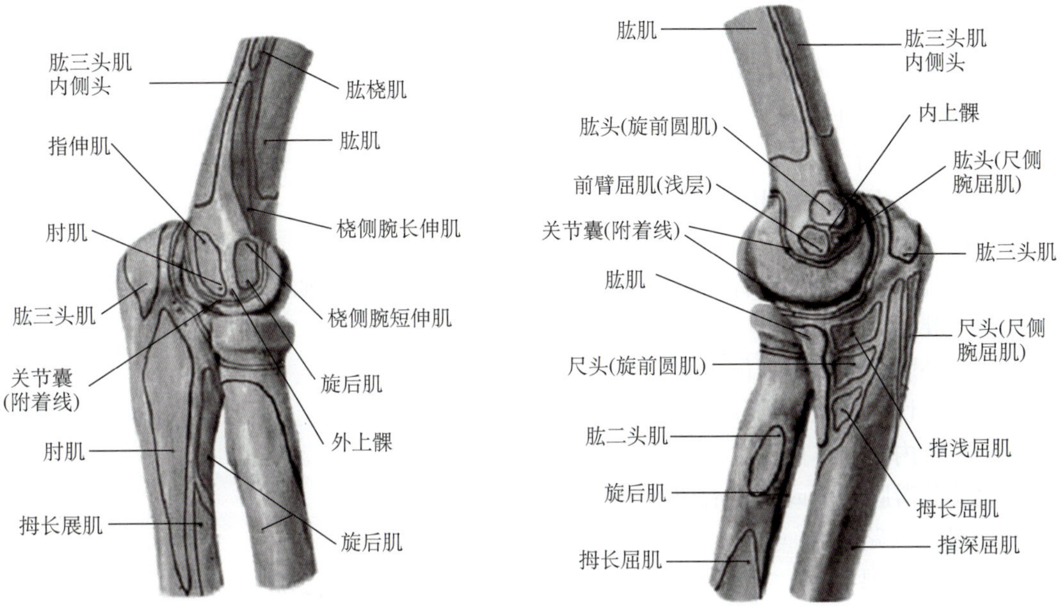

图 2-1-1 肘关节周围肌肉附着部位

二、手术入路的选择

正确的手术入路的选择基于解剖知识的熟悉和正确的临床判断。
影像检查要与临床检查相结合。
1. 手术入路选择的目的
- 良好地显露骨折部位，可达到骨折复位的目的
- 可进行骨折内固定物置放和固定

2. 肘关节手术要求
- 对于术中未能事先预料的情况存在潜在的可扩展性
- 提供良好的可视范围的能力，使术者能正确判断和完全处理所出现的问题
- 安全性：能够避开重要的结构或可直视这些结构，避免在手术中损伤
- 在暴露、手术操作和关闭伤口过程中尽量保留正常的解剖结构
- 沿正常组织间隙进行分离，尽可能不穿过肌肉、肌腱和韧带结构
- 在广泛的切开和暴露之后要给予仔细的止血和适当的引流
- 软组织缝合满意，有可靠的愈合和确保快速和可预见的康复

3. 后正中入路手术

可暴露肱骨远端和尺骨近端，是应用最广泛的肘关节手术入路。

- 肱骨髁骨折、尺骨鹰嘴骨折等切开复位内固定术
- 陈旧肘关节后脱位切开复位术
- 肘关节成形术
- 肘关节融合术、肘后关节内肿瘤切除术
- 肘关节滑膜结核滑膜切除术

4. 伸肘装置连续性的处理方式（图 2-1-2）

5. 鹰嘴截骨的处理

6. Kocher 入路

处理桡骨头骨折的常用入路

7. 扩展的后外侧入路

可同时显露桡骨头和尺骨近端，向近端延长，还可显露肱骨远端。

- 肱骨髁上骨折内固定
- 肱骨外髁骨折切开复位内固定术
- 桡骨头切除或桡骨头分离整复固定
- 肘关节内游离体摘除术
- 肘关节滑膜切除或关节清理术

8. 肘外侧入路

显露肱骨外髁

- 肱骨髁上骨折内固定

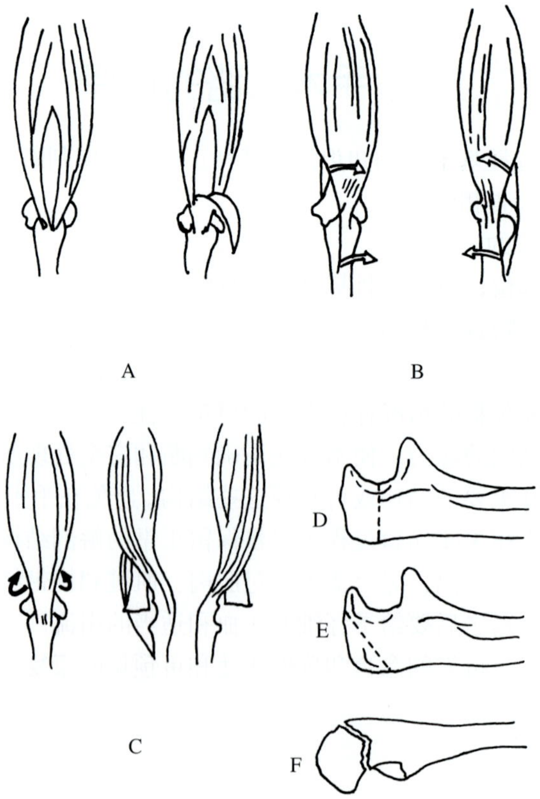

图 2-1-2 伸肘装置连续性的处理方式

- 肱骨外髁骨折切开复位内固定术
- 肘关节内游离体摘除术
- 肘关节滑膜切除或关节清理术

9. 内侧入路

- 尺神经显露探查或前置术
- 肱骨内髁骨折切开复位术
- 尺骨冠状突骨折切开复位固定术
- 肘关节探查、游离体摘除术
- 肘关节融合术
- 内侧副韧带重建

10. 肘前侧入路

- 正中神经探查修复术
- 肱动脉肘段探查修复术
- 肱二头肌腱膜切开减压术
- 肱骨髁上骨折血管神经探查术和骨折复位术
- 肱骨髁上骨突引起正中神经和桡神经麻痹探查减压术

（张力丹）

2 肘部骨折与脱位

肘部损伤的治疗目标：稳定、有力、活动范围良好。

一、解剖与生物力学（图 2-2-1 ~图 2-2-9）

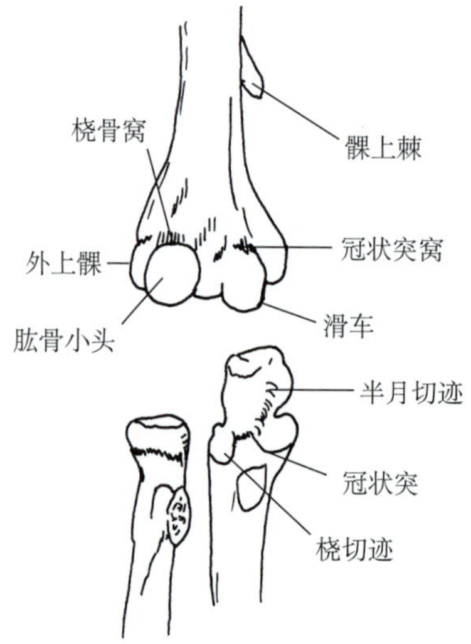

图 2-2-1　肘关节前后位的骨性解剖示意图

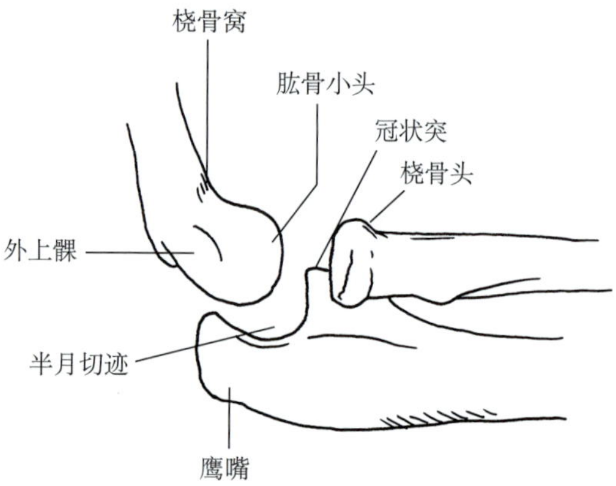

图 2-2-2　肘关节侧位的骨性解剖示意图

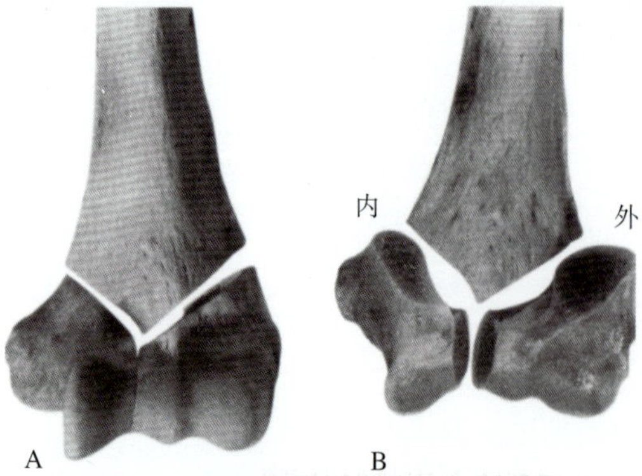

图 2-2-3　肱骨远端的骨性结构示意图
外侧柱直径稍大于内侧柱

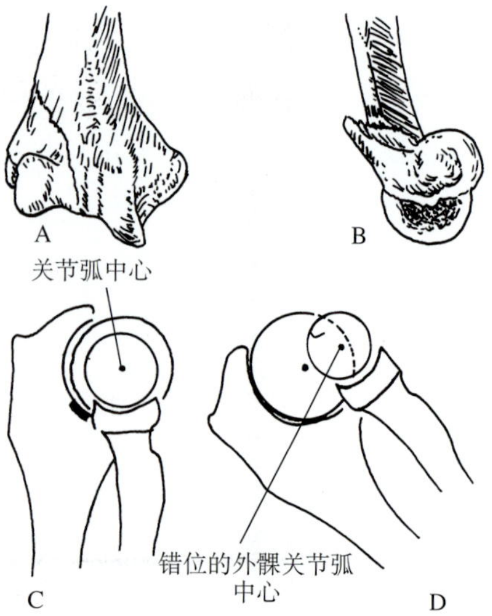

图 2-2-4　肱骨髁对线异常将影响肘部活动

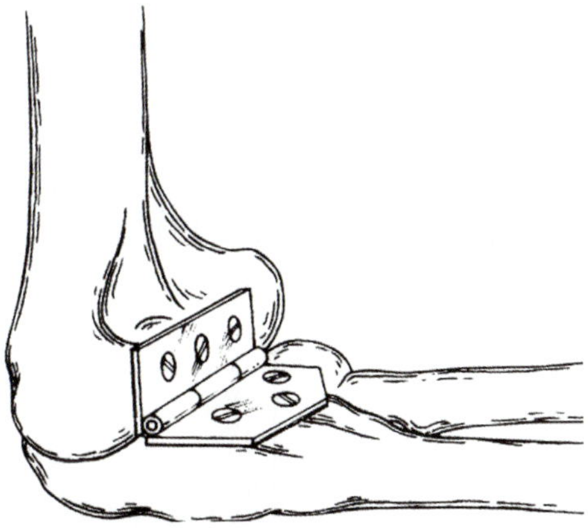

图 2-2-5 肘关节类似于一个真正的铰链关节

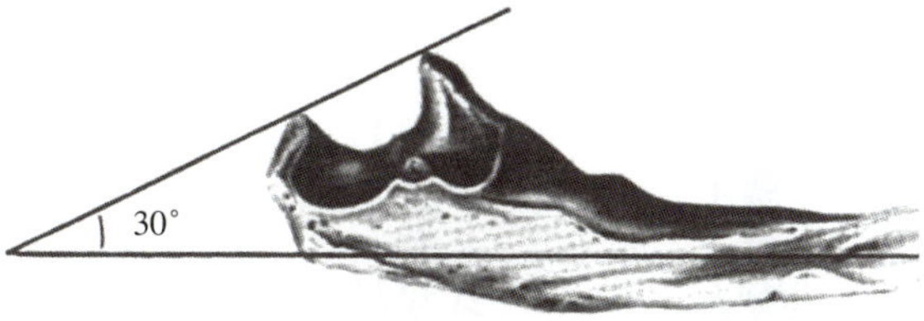

图 2-2-6 冠状突的正常“张开角”(30°)

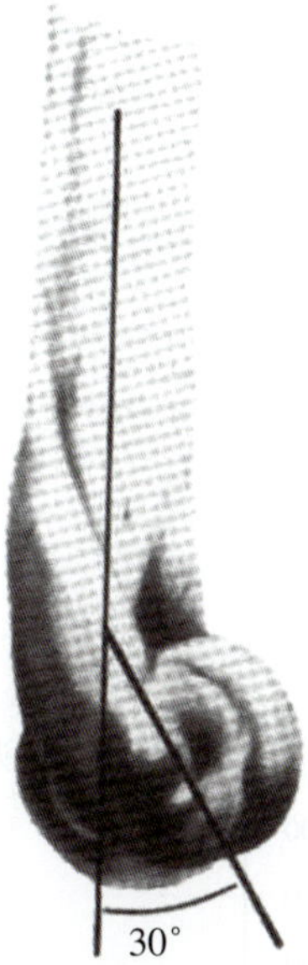

图 2-2-7 肱骨远端的正常前倾角(30°)

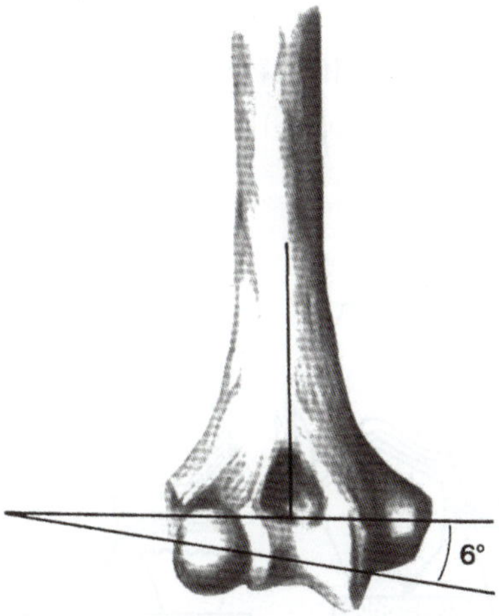

图 2-2-8 肱骨远端相对于肱骨干纵轴有 6°～8° 的外翻倾斜

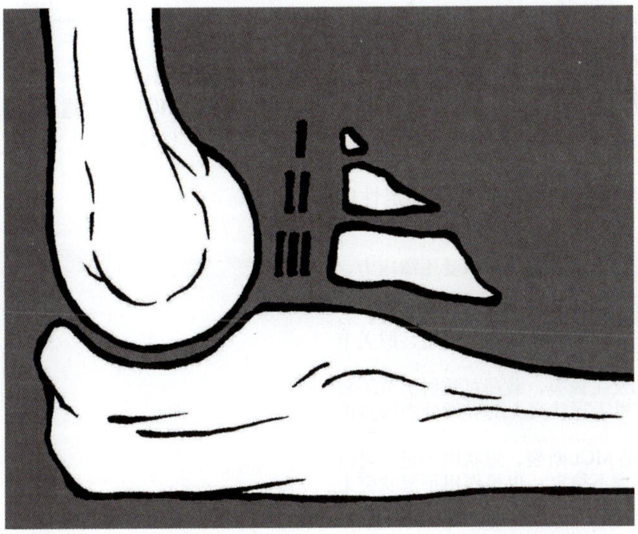

图 2-2-9 冠状突骨折的分类(Regan and Morrey 分型)

1. 高度＞50% 的冠状突骨折在生物力学上与≤50% 者不同。

2. 屈肘 60°～105°，冠状突是一个非常重要的稳定结构。

3. Ⅰ型和Ⅱ型单纯冠状突骨折，发生后方半脱位的风险很小，允许早期活动。

4. 即使单纯Ⅲ型骨折，在很小的生理应力下也有可能发生后方半脱位，特别是在屈肘 60°～105°，支持对Ⅲ型损伤切开复位内固定（ORIF）（图 2-2-10 ～ 图 2-2-13）

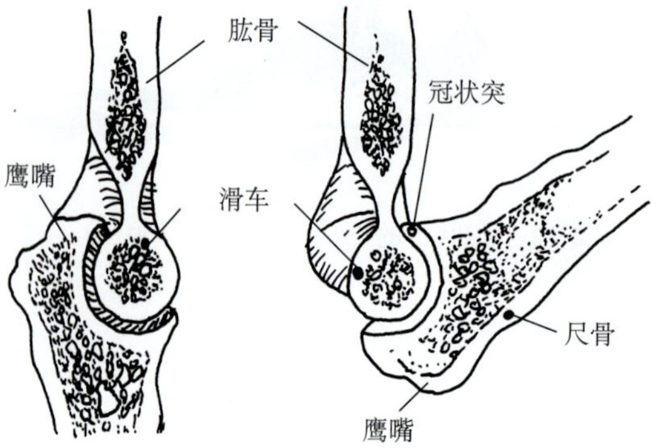

图 2-2-10 肘关节屈伸时肱尺关节矢状面解剖示意图

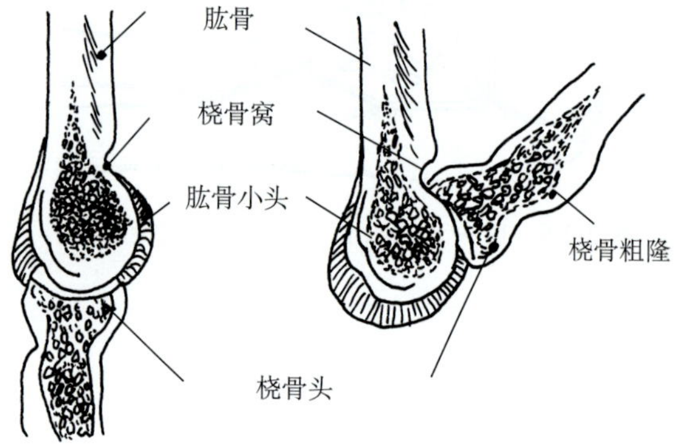

图 2-2-11 肘关节屈伸时肱桡关节矢状面解剖示意图

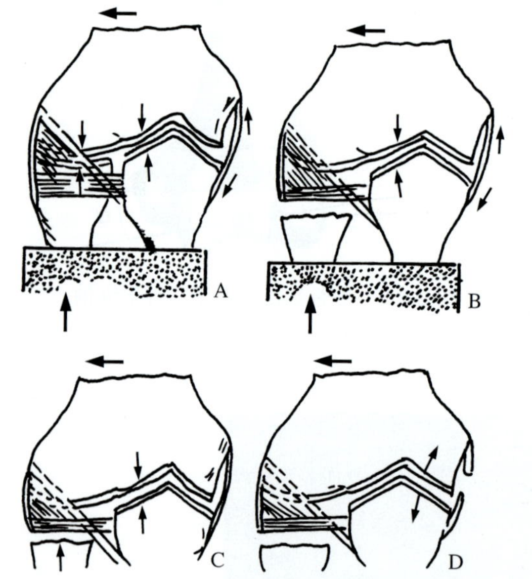

图 2-2-12 内侧副韧带和桡骨头对肘关节稳定性的影响

A：偏心载荷的作用使得桡骨头和冠状突承受压缩应力，而MCL 承受张力

B：当桡骨头缺如时，偏心载荷由MCL和冠状突承担。若腕部软组织保持完整，则桡骨在轴向上稳定，肘关节也稳定

C：桡骨头缺如，且MCL发生撕裂，载荷可致肘关节不稳定和发生轴移，是作用于冠状突上的异常分力所致的结果

D：桡骨头切除，同时存在MCL断裂，冠状突不足以对抗外翻应力，可发生外翻不稳定，也是作用于冠状突上的异常分力所致的结果

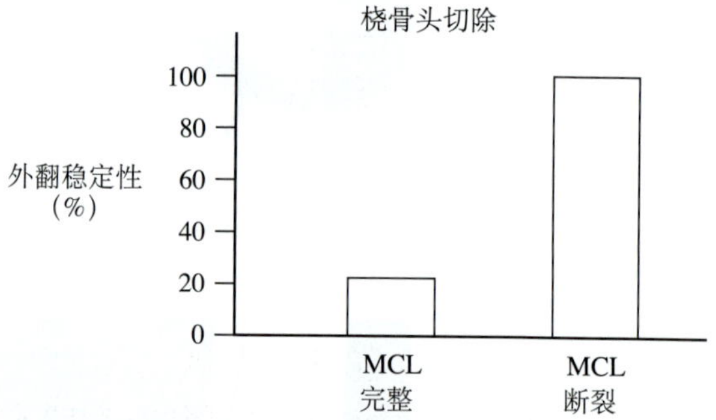

图 2-2-13 MCL（内侧副韧带）完整和 MCL 断裂时切除桡骨头对肘关节外翻稳定性的影响

二、肱骨远端骨折

（一）肱骨髁上骨折

1. 伸直型（95%）

- 损伤机制：直接，间接
- 症状和体征
  - ◎ 肿胀、压痛
  - ◎ 畸形、骨擦音
  - ◎ 肘后三角关系正常、神经损伤
- X 线片
  - ◎ 正位：骨折线位于关节上方，成角或旋转（图 2-2-14）
  - ◎ 侧位
    - 远折块向后上移位
    - 骨折线自前下至后上
    - 无移位者，仅有“脂肪垫”征

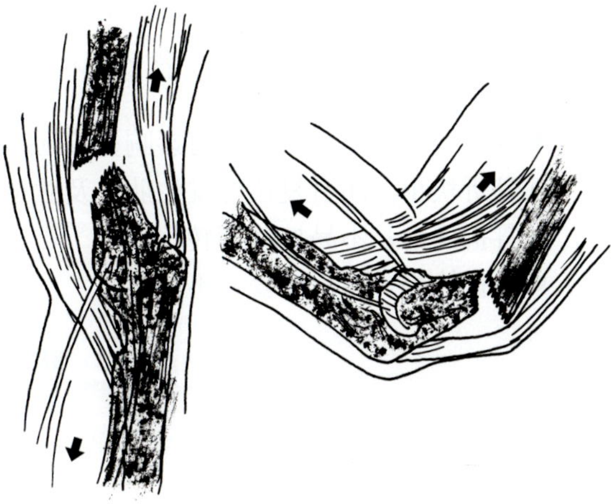

图 2-2-14 伸展型和屈曲型肱骨髁上骨折示意图

- 治疗：注意循环及神经状况
  - ◎ 保守治疗
    - 无移位——石膏后托 6 周
    - 移位——闭合复位（麻醉下）
    - 屈肘位石膏固定

      髁干角丢失 < 20°，可以接受；> 20°，不能接受，应 ORIF

      肿胀→牵引→复位

      复位后的处理很重要：
    - Böhler：前臂旋前→放松旋前肌肉→矫正畸形
    - 前臂旋前也可使 MCL 紧张，矫正内翻成角
    - Salter：内侧移位→内侧骨膜完整→将前臂固定于旋前位
    - Smith：前臂固定于旋后位
    - DePalma：前臂固定于中立位
    - D’Ambrosia（尸体研究）：前臂固定于旋前位
  - ◎ 手术治疗
    - 闭合复位，经皮穿针固定
    - ORIF，双钢板，粉碎→植骨
  - ◎ 手术指征
    - 不稳定，不能获得满意复位
    - 合并血管损伤
    - 合并同侧肱骨或前臂骨折
  - ◎ 应避免不稳定的内固定
  - ◎ 后方入路较好（图 2-2-15）

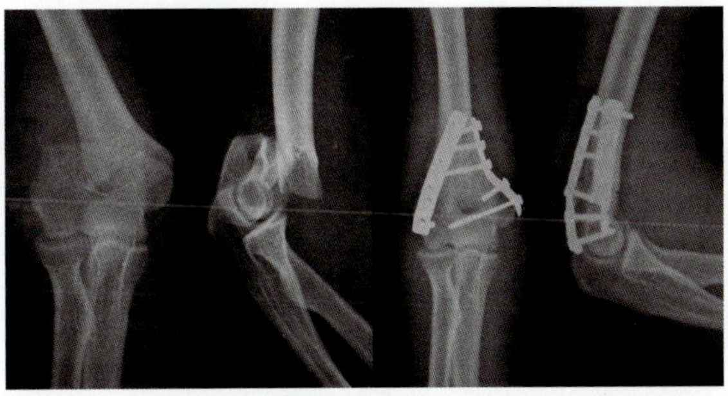

图 2-2-15 伸展型肱骨髁上骨折 ORIF 术前、术后 X 线片

2. 屈曲型：2% ～ 4%

- 屈肘位，肘后方遭受直接暴力
- 远折块向前移位
- X 线片：后下→前上
- 治疗
  - ◎ 保守
  - ◎ 手术

（二）通髁骨折

是否应有通髁骨折（transcondylar fractures）这样一个分类仍有争议，损伤机制和治疗类似髁上骨折（图 2-2-16、图 2-2-17）。

特点：

- 老年骨质疏松者多见
- 骨折线更低，愈合骨痂可影响关节活动
- 骨折块小，闭合复位可发生肱尺及肱桡关节脱位
- 骨折块小，不易控制旋转
- 骨折块小，预后较差，不愈合↑

（三）肱骨髁间骨折

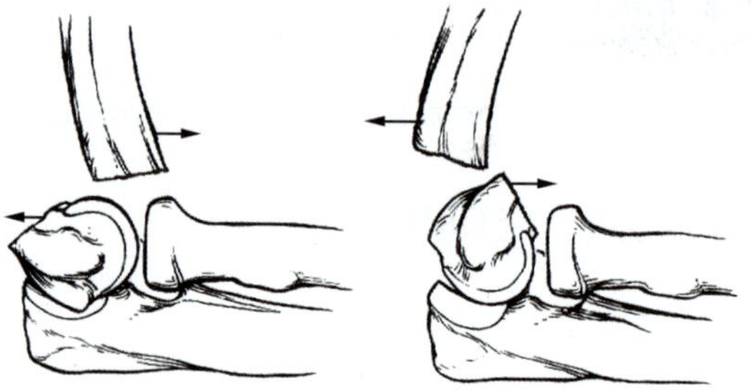

图 2-2-16 通髁骨折的分类（伸展型和屈曲型）

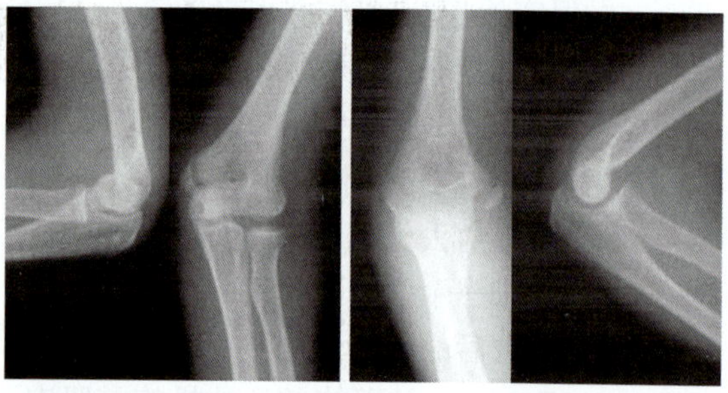

图 2-2-17 通髁骨折行切开复位、可吸收棒内固定术前、术后 X 线片

1. 损伤机制
- 尺骨半月切迹撞击肱骨髁
- 肱骨干也会像楔子一样插入
- 导致肱骨髁骨折

2. 症状和体征
- 肿胀→疼痛→肱骨髁增宽，尺骨向近端移位→前臂变短
- 骨擦音，肘后三角关系改变

3. X 线检查
- 正位、侧位；CT 扫描，要求摄片质量要高

4. 分类：Riseborough and Radin（1969）
- Ⅰ型：肱骨小头和滑车骨折，无移位
- Ⅱ型：肱骨小头与滑车分开，但冠状面无明显旋转
- Ⅲ型：骨折块间明显分离并有旋转

- Ⅳ型：关节面严重粉碎且肱骨髁变宽（图 2-2-18）

最难以治疗的上肢骨折之一。

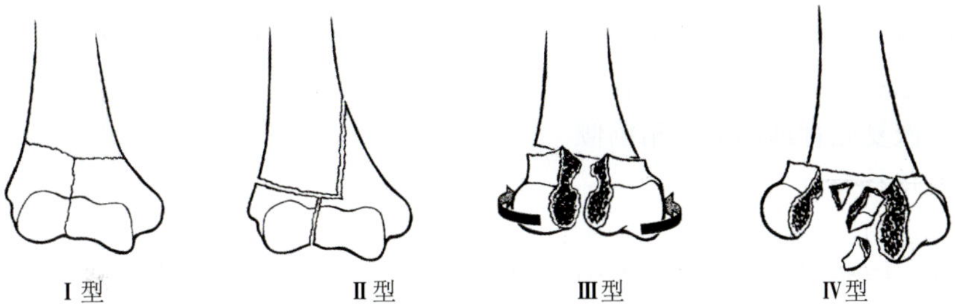

图 2-2-18　肱骨髁间骨折的 Riseborough 和 Radin 分型

- 发生率低（1%）
- 缺少骨性阻挡
- 血管神经系统易受损（外伤，手术）
- 骨折难以固定（鹰嘴窝水平之下）

5. 治疗

（1）保守治疗：（1960 年以前）

- 石膏固定：不易复位，固定时间长
- 牵引：尺骨鹰嘴牵引
- “Bag of Bones”技术：由 Hugh Owen Thomas 发明

固定时间长，复位差，无力，伸直受限

（2）手术治疗：

- 针与石膏的结合（Miller，1939）：有助于维持对线，但阻碍了关节活动，可发生针道感染
- 有限切开内固定：仅切开固定髁间骨折
- 切开复位内固定 ORIF 术中保护尺神经非常重要
  - ◎ 切口：
    - Van Groder（1940）：三头肌瓣
    - Kelly and Griffin（1969）：前方入路
    - MacAusland（1915），Cassebaum（1952）：鹰嘴截骨
    - Bryan and Morrey（1982）：骨膜下剥离肱三头肌和前臂筋膜（TER）
  - ◎ 内固定方法
    - 内固定物的选择与置放位置
      - ◎髁间骨折—螺钉
      - ◎髁上骨折—钢板（双平面）
      - ◎AO 建议内侧用半管状钢板，后外侧用 3.5mm 系列重建钢板
      - ◎特制 Y 形钢板缺点是单平面固定
      - ◎Helfet and Hotchkiss（刚度和疲劳强度）
      - ◎双钢板在两个平面呈 90°方向固定，效果最好
    - 术中注意事项
      - ◎注意任何内固定物均不能进入鹰嘴窝或穿出滑车
  - ◎ 常用器械：消毒止血带、重建钢板、长拉力螺钉、复位巾钳、摆动锯、钢丝、空

心钉、Hebert 螺钉

◎ 骨缺损：一定要一期植骨——保护内固定，促进骨愈合

◎ 特别强调要根据骨折形态和骨干位置使用钢板和螺钉

◎ 髁间粉碎骨折或有骨缺损用全螺纹螺钉，不能用拉力螺钉加压固定

◎ 对不稳定或骨质疏松者可在外侧柱再加一枚钢板

◎ 注意恢复肱骨远端的正常前倾

- 尺神经前移指征

  ◎ 内固定物位于或临近尺神经走行

  ◎ 尺神经原始有损伤（图 2-2-19 ~ 图 2-2-21）

  • 鹰嘴截骨术（图 2-2-22）

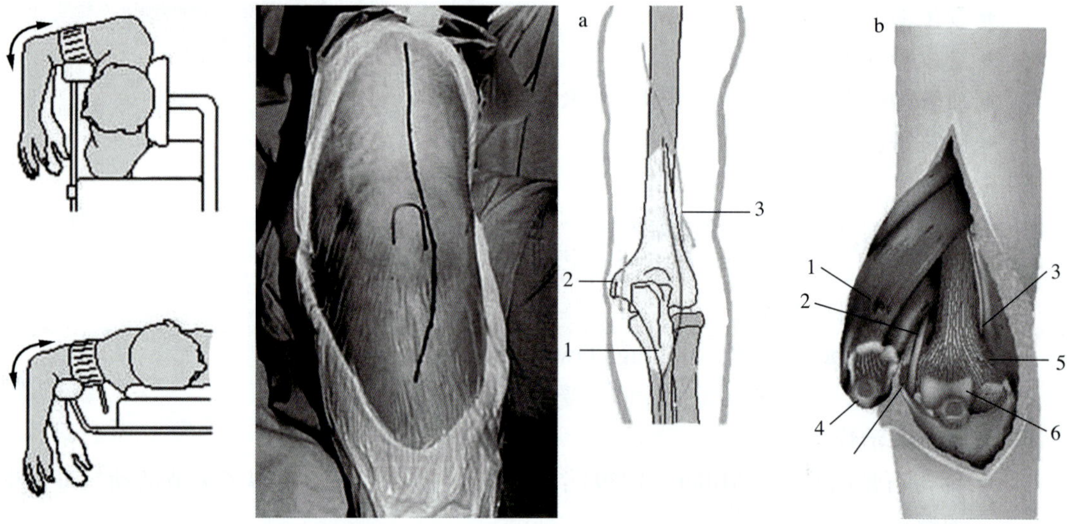

图 2-2-19 肱骨髁间骨折的手术体位及后正中入路皮肤切口示意图

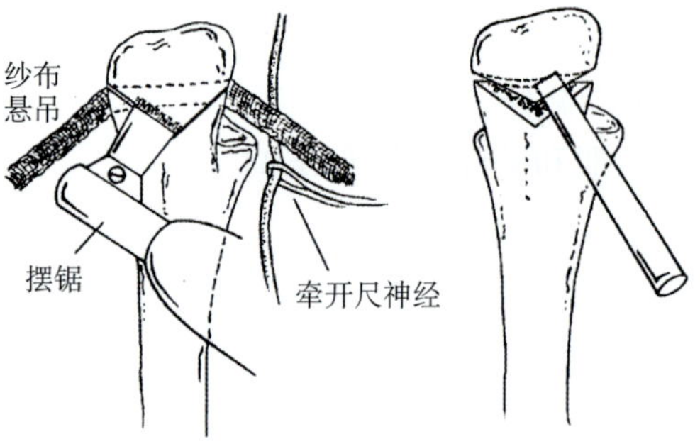

图 2-2-20 AO 组织推荐的鹰嘴截骨和固定方法示意图

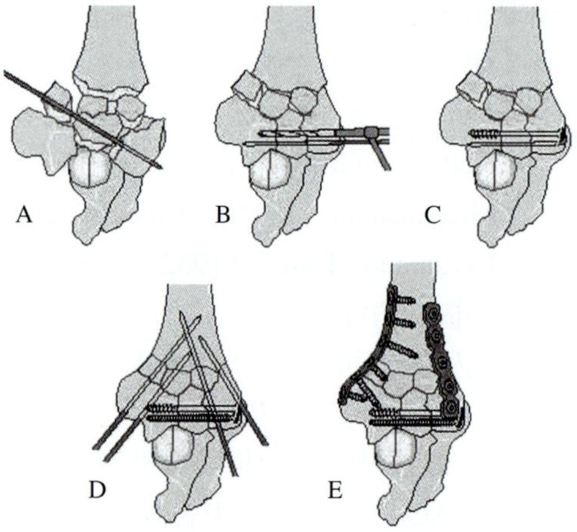

图 2-2-21 AO 组织推荐的肱骨髁间骨折复位固定方法：

可用克氏针作临时固定，内侧柱用1/3管状钢板、外侧柱用3.5mm系列重建钢板固定

优点：
- ◎充分显露肱骨远端关节面
- ◎避免损伤肱三头肌
- ◎利于早期功能锻炼

缺点：
- ◎造成额外的关节内骨折
- ◎骨关节炎
- ◎鹰嘴骨折不愈合（1% ~ 5%）

- 髁间骨折对肘关节的影响：主要影响肘关节屈伸活动，对前臂旋转功能影响较小

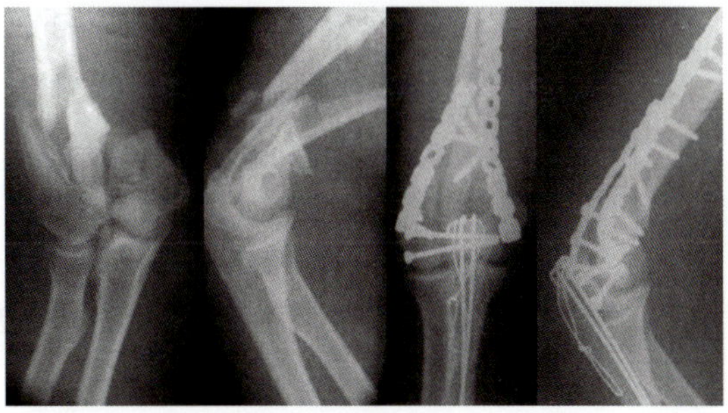

图 2-2-22 肱骨髁间骨折经鹰嘴截骨入路行双侧钢板固定（术前、术后 X 线片）

ORIF 结论：
- 最终疗效与原始损伤类型有关
- 应尽早手术
- 鹰嘴截骨入路疗效比较满意
- 尽可能恢复肱骨远端的正常解剖
- 髁间、髁上均予稳定固定
- 术后尽早开始关节活动
- 手术前后给予消炎痛（吲哚美新）可预防创伤性骨化

肱骨远端置换和全肘关节置换术
- Mellen and phalen（1947）：丙烯酸假体 4 例
- Macausland（1954）：钴铬钼合金，1 例感染
- Breen（1988）：异体骨 4 例，1 例不愈合
- Morrey 等（1981）、Figgie 等（1988）：TEA（图 2-2-23）

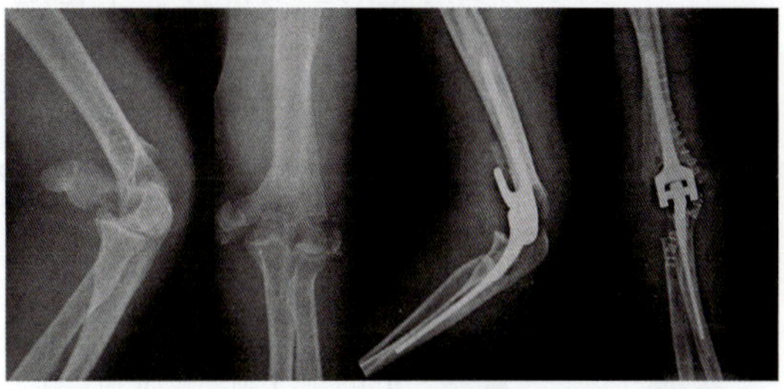

图 2-2-23 以全肘关节置换（TEA）治疗老年肱骨髁间骨折（术前、术后 X 线片）

牵开式关节成形术

主要适用于陈旧骨折患者，疼痛严重，又不适宜于 TEA，很少用于新鲜骨折。

（四）肱骨髁骨折（Fractures of the Humeral Condyles）

1. 解剖和分类
- 内髁
  - ◎ 关节部分——滑车
  - ◎ 非关节部分——内上髁
- 外髁
  - ◎ 关节部分——肱骨小头
  - ◎ 非关节部分——外上髁

2. 受伤机制
- 直接暴力
- 间接暴力

3. 发生率：成人少见

- Knight（1955）：占成人肱骨远端骨折的 5%，外髁骨折多见
- Bryan（1981）：多合并其他部位的损伤

4. 肱骨外髁骨折

- 症状和体征
- X 线检查
  - ◎ Ⅰ型：滑车外侧缘保持完整
  - ◎ Ⅱ型：滑车外侧缘是骨折的一部分
  - ◎ 注意与单纯肱骨小头骨折相鉴别（图 2-2-24）
- 治疗
  - ◎ 无移位或轻度移位——保守治疗
  - ◎ 多数均应 ORIF，常用螺钉固定
  - ◎ 临床疗效取决于骨折粉碎程度、是否获得了准确复位和稳定固定（图 2-2-25）

5. 肱骨内髁骨折：少见

由滑车沟至内上髁。

- Ⅰ型：未累及滑车的主要部分，稳定
- Ⅱ型：累及滑车的主要部分，不稳定
- 治疗
  - ◎ 无移位或轻度移位：保守治疗
  - ◎ 有移位，特别是Ⅱ型：手术治疗，术中注意保护尺神经

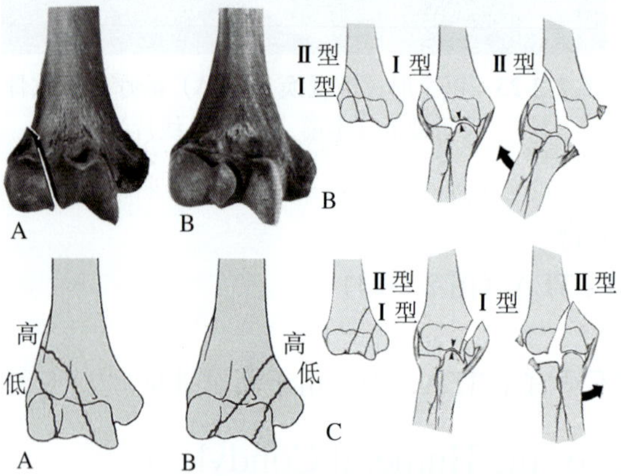

图 2-2-24 肱骨内、外髁骨折的 Milch 分类

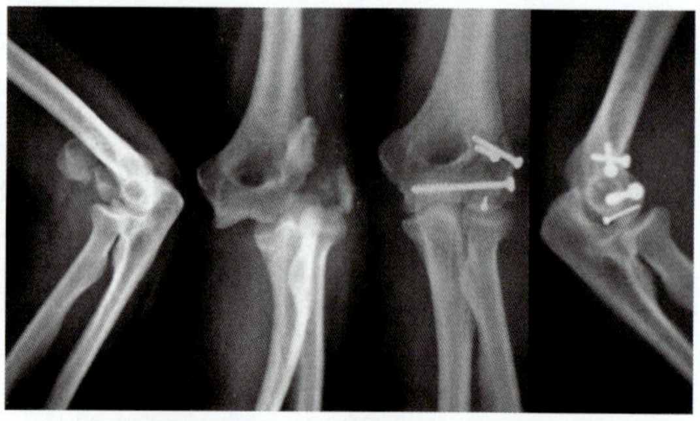
图 2-2-25 肱骨外髁骨折 Milch Ⅱ型（术前、术后 X 线片）

（五）肱骨远端的关节面骨折

1. 肱骨小头骨折

- 1853 年由 Hahn 第一次提出，又称 Kocher 骨折
- 少见，占肘部创伤的 0.5% ~ 1%
- 肱骨小头前方和下方有关节软骨，后方无软骨
  - ◎ 屈肘——桡骨头与前方关节面相接触
  - ◎ 伸肘——桡骨头与下方关节面相接触
  - ◎ 桡骨窝——肱骨前方的凹陷，恰位于肱骨小头上方，极度屈肘时容纳桡骨头边缘

（图 2-2-26）

- Kocher-Lorenz 分型
  - ◎ Ⅰ型（Hahn-Steinthal 型）：包含一个较大块骨质的肱骨小头，亦可累及相邻的滑车唇部
  - ◎ Ⅱ型（Kocher-Lorenz 型）：主要累及关节软骨，少见
  - ◎ Wilson（1933）又提出Ⅲ型，即关节面向近端移位，且嵌入骨组织
- 损伤机制：常因桡骨头传导的应力所致，活塞样剪切作用。女性多见
  - ◎ Milch（1931）：伸肘→前方受剪切→骨折块向前方移位
  - ◎ 屈肘→骨折块位于关节后方
  - ◎ 常伴有桡骨头骨折
- X 线检查：侧位重要（“双弧征”）
  - ◎ 骨折块常位于前方和近端。偶向后侧移位
  - ◎ 漏诊→骨折块在桡骨窝愈合
  - ◎ 桡骨头折块很少发生向近侧移位
  - ◎ CT 扫描
- 治疗
  - ◎ 非手术（进行或不进行闭合复位）
  - ◎ 切开复位（进行或不进行内固定）
  - ◎ 骨折块切除
  - ◎ 假体置换

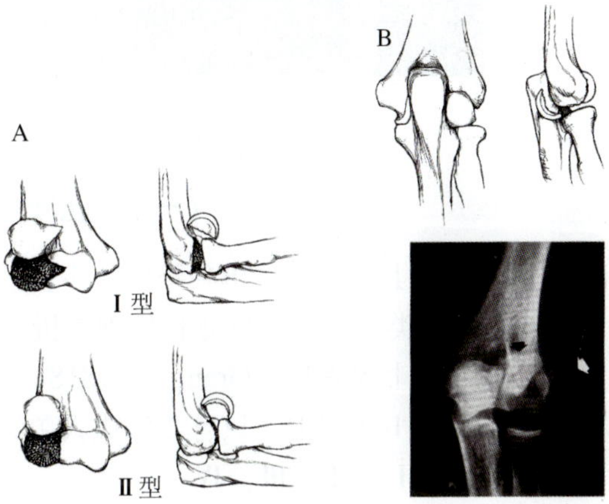

图 2-2-26　A. 肱骨小头骨折的 Kocher-Lorenz 分型
B. 少数骨折向后侧移位，可阻碍伸肘

- 手术注意
  - ◎ 闭合复位应尽量获得解剖复位
  - ◎ 移位骨折块可阻碍肱桡关节活动；施加内翻应力，可加大肘关节外侧开口，有利于复位；前臂旋前有助于桡骨头对肱骨小头的稳定；后外侧入路，肘肌前方进入关节对桡骨窝（radial fossa）进行清理
  - ◎ 严重粉碎，几乎无软骨下骨，应早期切除
  - ◎ 合并其他骨折或肘脱位，则不宜切除骨折块
  - ◎ 对于误诊病例，影响屈肘时，可切除骨折块。即使发生缺血性坏死，也很少发生塌陷和骨关节病，肘部功能良好。闭合复位很难维持

    Jakobsson（1957）：金属假体置换

    MacAusland（1975）：合并桡骨头骨折，不能切除肱骨小头

    Morrey（1992）：应修补外侧关节囊和肘肌（图 2-2-27）

2. 肱骨滑车骨折：单独损伤？

- 尺骨像楔子一样撞击滑车
- 骨折块位于关节内侧，并恰在内上髁远端时，高度可疑
- X 线检查或 CT 确诊
- 无移位骨折，可选择保守治疗
- 移位骨折，可选择手术
  - ◎ 骨折块大，则需要复位，以螺钉或克氏针固定

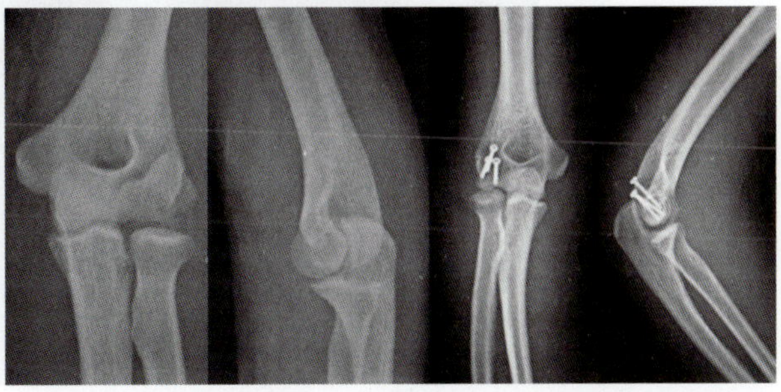

图 2-2-27　肱骨小头骨折 ORIF 术前、术后 X 线片

◎ 骨折块太小，则可选择切除，使肘关节早期活动（图 2-2-28）

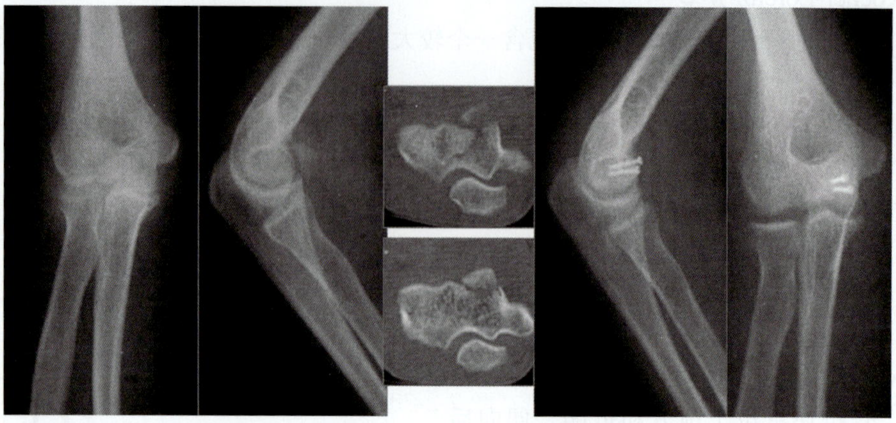

图 2-2-28 肱骨滑车骨折 ORIF 术前、术后 X 线片

（六）肱骨内、外上髁骨折

1. 肱骨外上髁骨折：单独损伤？少见

- 治疗上类似于无移位肱骨外髁骨折

2. 肱骨内上髁骨折：Granger（1818）

- Smith：143 例中，只有 2 例成人单纯内上髁骨折
- 分类：Ⅰ、Ⅱ、Ⅲ、Ⅳ
- 无移位骨折，可在屈肘、屈腕、前臂旋前位制动 7 ～ 10 天
- 骨折块位于关节内，若闭合复位失败，可选择手术治疗
- Smith（1950）：116 例，只有 1 例迟发尺神经症状
- 结论：骨性愈合 = 纤维愈合
- 手术治疗理由：
  - ◎ 晚期尺神经症状
  - ◎ 外翻不稳定
  - ◎ 屈腕力弱
  - ◎ 骨折不愈合

内上髁骨折合并肘脱位时，功能恢复可长达 1 年。不应过分注意骨折块的移位或疼痛，尺神经症状可选择后期处理（图 2-2-29）。

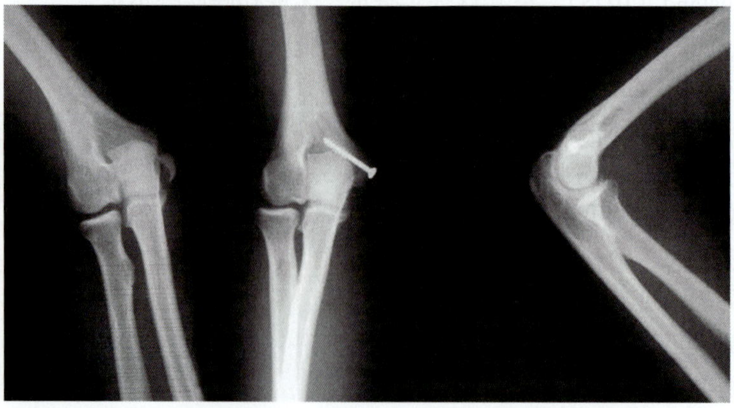

图 2-2-29 肱骨内上髁骨折 ORIF 术前、术后 X 线片

三、肘关节脱位

1. 分类：后、前、内、外、爆裂
2. 损伤机制：伸肘位
3. 原始评估
- 肱动脉：复位后，若患肢末梢血运差，可选择动脉造影，血管断裂则应行修补术
- 正中神经：肌肉功能障碍或疼痛，可行手术探查

（一）肘关节后脱位

1. 治疗
- 闭合复位：屈肘、牵引、麻醉？（图 2-2-30）
  - ◎ 伸肘＜30°，吊带
- 切开复位：软组织或骨块嵌夹阻挡
- 韧带修补
- 复位后的处理：1 周开始轻柔活动

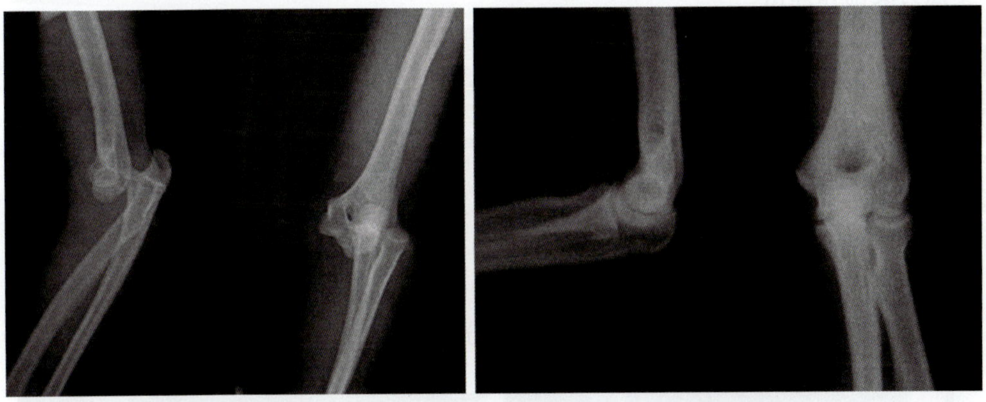

图 2-2-30 肘关节后脱位闭合复位前、后X线片

2. 预后
- 多有轻度屈曲挛缩（10°～15°）
- 偶有疼痛
- 多在 3～6 个月内完全恢复 ROM 和肌力
- 高能量创伤预后差

3. 陈旧性脱位
- 复位需要软组织松解可导致肘关节不稳定

（二）肘关节前脱位

屈肘位受伤，30 余例。

肱骨远端明显向后突出，三头肌止点可发生撕裂，复位后应检查主动伸肘，合并鹰嘴骨折需 ORIF。屈肘＜90° 固定。

（三）肘关节内侧和外侧脱位

- 轻度伸肘位牵引前臂，对内或外侧
- 直接施压，不要转化为后脱位
- Exarchou（1977）：外侧脱位时肘肌嵌入，需切开复位

（四）肘关节爆裂样脱位

1. 前后型
- 前—— Radial head
- 后——尺骨及冠状突
- MCL 撕裂→强力旋前→尺桡骨分离及环状韧带、侧副韧带、骨间膜撕裂
- 闭合复位，屈肘旋后位固定，有时手术

2. 内外型：罕见

（五）单纯桡骨头脱位

1. 应除外 Monteggia 骨折和先天性脱位
2. 伤因
- 强力旋前和撞击
- 下尺桡异常

3. 先天性脱位
- 旋转基本正常
- 桡骨头呈穹隆状
- 肱骨小头平坦，前臂及腕部（–）（图 2-2-31）

临床上对桡骨头脱位应慎重处理！

单纯创伤性桡骨头脱位比较少见，大多合并有其他损伤。

应除外是否是 Monteggia 骨折脱位的一部分，或是否属先天性桡骨头脱位。

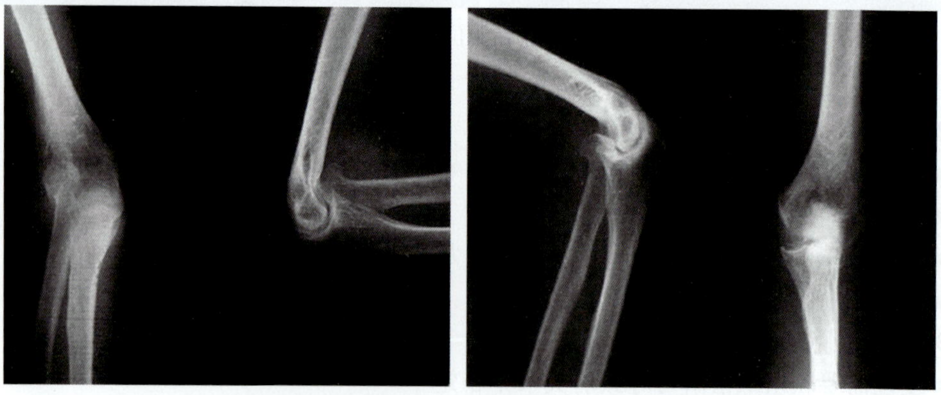

图 2-2-31 桡骨头先天性脱位（双侧肘关节）

（六）复发性肘关节脱位

1. 急性复发性不稳定
- 肘关节脱位三联症：合并冠状突及桡骨头骨折（图 2-2-32）
- 闭合复位→不稳定→“铰链”支具→仍不稳定

◎ 对桡骨突或冠状突 ORIF
◎ 铰链式外固定架
◎ 桡骨头假体置换

2. 慢性复发性不稳定
- Waiwright（1947）：前方加骨档
- Dryer（1980）
  ◎ 肘肌和前关节囊撕脱
  ◎ 冠状突骨折不愈合
- O'Driscoll（1992）：外侧结构重建，术后早期限制旋后

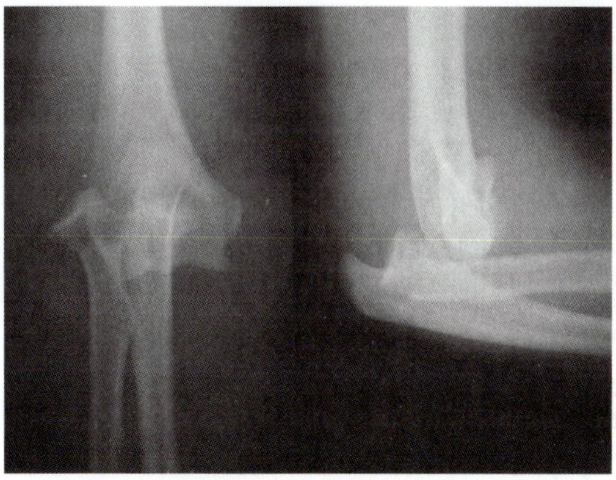

图 2-2-32　肘部损伤“三联症”（terrible triad）

（七）合并损伤及并发症

- 桡骨头骨折
- 尺骨鹰嘴骨折
- 内上髁骨折
- 冠状突骨折

1. 最主要的并发症：异位骨化
2. 易患因素：广泛手术，制动
3. 异位骨化的预防和治疗
- 早期活动
- 轻柔的被动活动
- 口服消炎痛（吲哚美辛）
- 小剂量放疗

四、尺骨鹰嘴骨折

（一）解剖

（二）伤因

直接、间接。

（三）症状和体征

疼痛、肿胀、凹陷、抗重力伸肘、尺神经功能。

（四）X 线检查

真正的侧位、正位片。

（五）分类

Colton（1973）（图 2-2-33）：
- Ⅰ型，无移位（< 2mm），稳定
- Ⅱ型，有移位
  ◎ 撕脱骨折
  ◎ 横断骨折
  ◎ 粉碎骨折
  ◎ 骨折 / 脱位

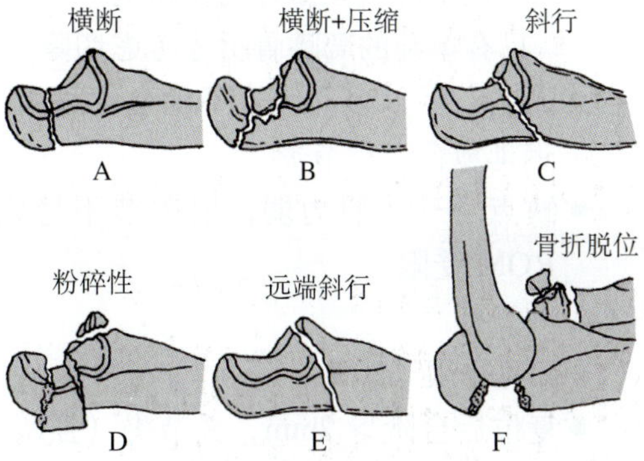

图 2-2-33　尺骨鹰嘴骨折的 Colton 分类

（六）治 疗

1. 无移位 屈肘 45°～90° 固定。3 周内活动。
2. 移位骨折 ORIF 或一期切除。

- 保守治疗缺点
  - ◎ 伸肘效能
  - ◎ 创伤后关节炎
  - ◎ 阻挡伸肘
  - ◎ 伸肘位固定，屈肘
- 手术目的
  - ◎ 维持伸肘力量
  - ◎ 恢复关节的正常对合关系
  - ◎ 恢复肘关节稳定
  - ◎ 防止肘关节僵硬
- 内固定方法
  - ◎ 内缝合技术
    - • Rombold（1934）
    - • Bennett（1969）
  - ◎ 髓内固定
  - ◎ 双皮质螺钉固定
  - ◎ 张力带固定：6.5mm 螺钉 = 克氏针
  - ◎ Zuelzer 钢板固定（1951）
  - ◎ AO 钢板

  （图 2-2-34、图 2-2-35）

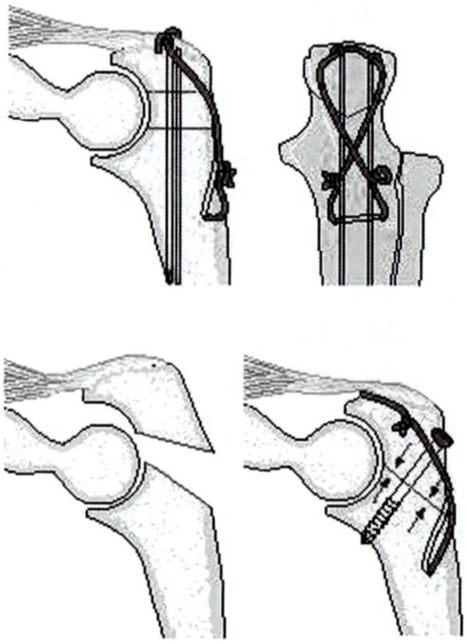

图 2-2-34 AO 组织推荐的拧两个结的改良张力带固定方法示意图，此种方法可使骨折端获得均匀的加压

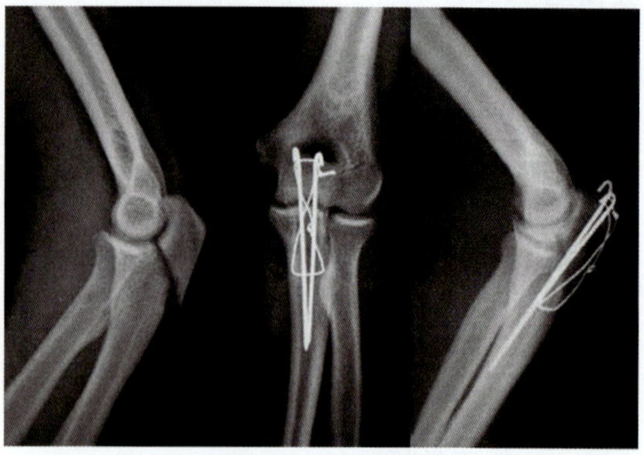

图 2-2-35 尺骨鹰嘴骨折的改良张力带固定（术前、术后 X 线片）

3. 切除术指征

- 陈旧骨折不愈合
- 广泛粉碎骨折
- 老年人骨折
- 未累及滑车切迹的任何骨折
- 注意：MacAusland（1978）
  - ◎ 冠状突和前方软组织应保持完整
  - ◎ 不建议用钢丝修补三头肌腱
  - ◎ 只有单纯的鹰嘴骨折才考虑切除
- 优点：手术容易，无不愈合、可用于迟延愈合、关节炎
- 缺点：三头肌力弱，肘关节不稳定，ROM 受限

4. 并发症

- 伸直受限（50%）
- 复位后台阶＞ 2mm，关节炎（强调有骨缺损者行一期植骨）
- 不愈合（5%）
- 尺神经症状（10%）

（七）鉴别诊断

经鹰嘴的肘关节前脱位与 Monteggia 骨折脱位的鉴别。
- 尺骨鹰嘴骨折的位置更靠近近端
- 未出现上尺桡关节分离
- 一旦尺骨近端骨折获得了解剖复位桡骨头向前脱位即可同时获得复位（图 2-2-36）

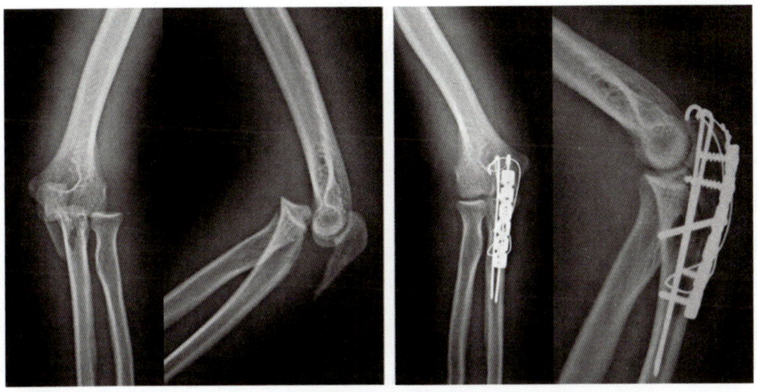

图 2-2-36 经鹰嘴肘关节前脱位的 ORIF
（术前、术后 X 线片）

五、桡骨头骨折

- 何种类型骨折可以切除桡骨头
- 何种类型骨折应尽量 ORIF
- 桡骨头假体置换有何重要意义

（一）解剖和生物力学

整个旋转与尺骨保持接触（Morrey，1988）：
- 所有角度均有应力传导
- 伸肘、旋前，关节接触和应力传导

（二）损伤机制

- 直接纵向载荷所致
- 任何致肘脱位的外力亦可致桡骨头骨折（图 2-2-37）

（三）分　类

1. Speed（1924）
2. Mason（1954）（图 2-2-38）
- Ⅰ型：骨折块小或边缘骨折，移位小
- Ⅱ型：边缘骨折，有移位
- Ⅲ型：粉碎骨折
- Ⅳ型：合并肘脱位

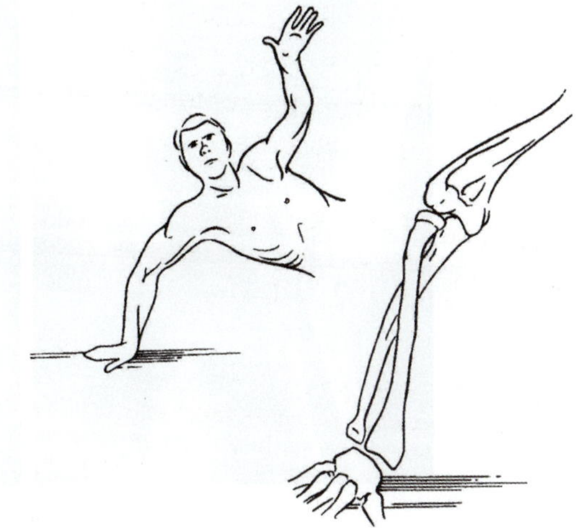

图 2-2-37 桡骨头骨折损伤机制示意图

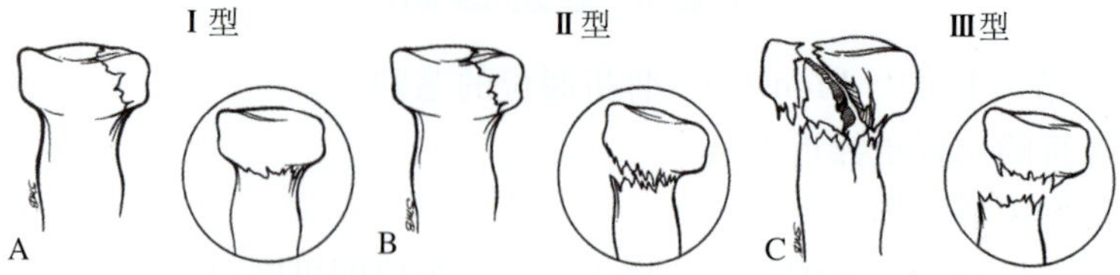

图 2-2-38 桡骨头骨折的 Mason 分型

3. Hotchkiss RN 分型（1989）

- I 型，头或颈的轻度移位骨折
  - ◎ 疼痛或肿胀→前臂旋转↓
  - ◎ 折块移位< 2 mm
- II 型，移位骨折（> 2 mm）
  - ◎ 机械阻挡或对合不佳，ROM ↓
  - ◎ 没有严重粉碎（可以 ORIF）
  - ◎ 累及范围超过边缘
- III 型，严重粉碎
  - ◎ 没有重建的可能
  - ◎ 为了活动，需行切除术

上述分型中的每一种类型均可同时合并肘后脱位、骨间韧带损伤（Essex-Lopresti injury）、尺骨近端骨折及冠状突骨折。

- Essex-Lopresti 损伤（图 2-2-39）
  - ◎ 桡骨头骨折（移位）合并下尺桡关节脱位（或半脱位），一种非常罕见的使前臂及腕、肘部同时受累的损伤
  - ◎ Edwards 和 Jupiter 收集并研究了 7 例

    I 型—移位的桡骨头骨折块较大，无或轻度粉碎，可行 ORIF。

    II 型—桡骨头严重粉碎，需行切除或假体置换。

    III 型—陈旧损伤，桡骨向近端的移位已不能复位，需行尺骨短缩和桡骨头假体置换。

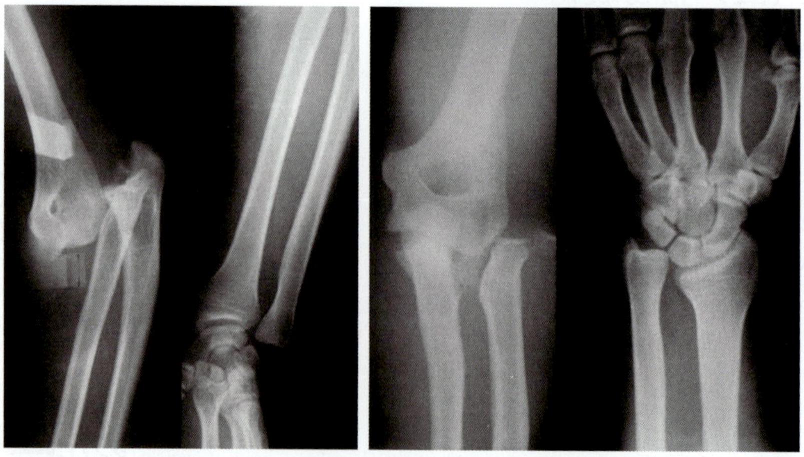

图 2-2-39 Essex-Lopresti 损伤的 X 线片表现

（四）症状和体征

- 同时检查腕关节

（五）X线检查

- X 线平片：肱桡关节位像
- CT

（六）治疗及并发症

1. 影响治疗选择的因素
- 患者的要求
- 合并损伤
  - ◎ 尺桡关节急性纵向分离
  - ◎ 肘脱位
  - ◎是否出现机械阻挡
  - ◎ X 线检查

2. 治疗
- Ⅰ型
  - ◎ 制动 3 ~ 4 天，早期活动
  - ◎ 若合并肘脱位，重点治疗脱位
  - ◎ 亦应尽可能早期活动
- Ⅱ型
  - ◎ 无机械阻挡，可保守治疗
  - ◎ 有机械阻挡，应 ORIF
  - ◎ 有合并损伤
    - • 合并骨间韧带损伤：ORIF
    - • 合并肘脱位：ORIF 或铰链外固定架（图 2-2-40）
- Ⅲ型
  - ◎ 无合并损伤，早期切除桡骨头，无须假体置换
  - ◎ 有合并损伤，切除→假体置换

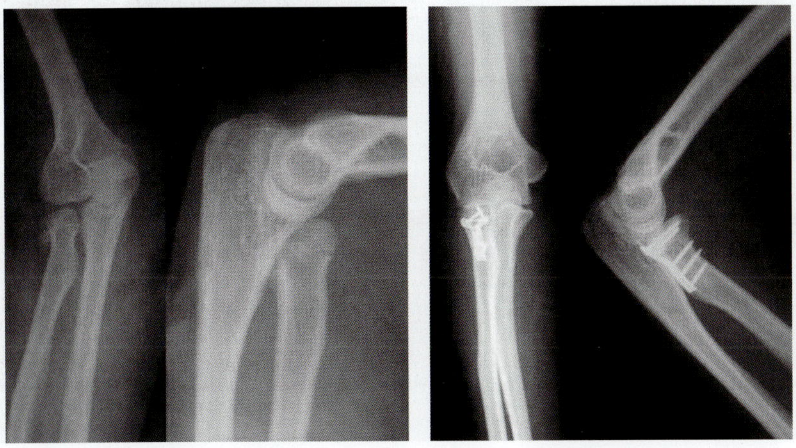

图 2-2-40　桡骨头骨折的 ORIF（微型钢板固定）

桡骨头、颈骨折的 ORIF（图 2-2-41 ～图 2-2-43）：
- 对桡骨头骨折进行精确复位
- 将桡骨头与颈牢固固定
- 保证内固定物不影响前臂旋转

3. 桡骨头切除术的并发症
- 疼痛
- ROM 受限
- 肌力下降
- 桡骨向近端移位，下尺桡半脱位
- 不稳定，携带角，尺神经症状
- 近侧尺桡融合
- 桡骨切除端骨质增生

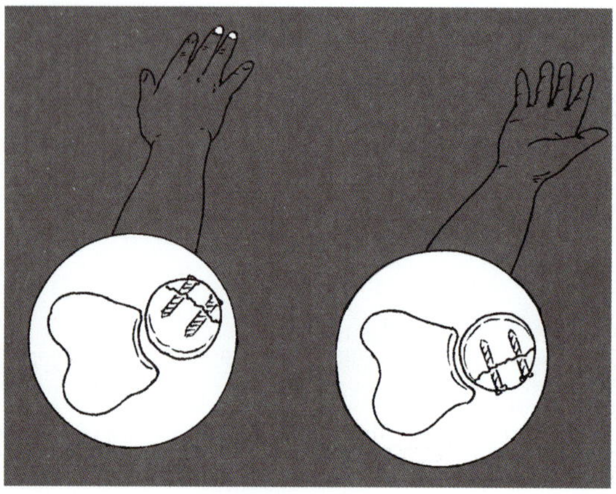

图 2-2-41 桡骨头骨折 ORIF 的“安全区”

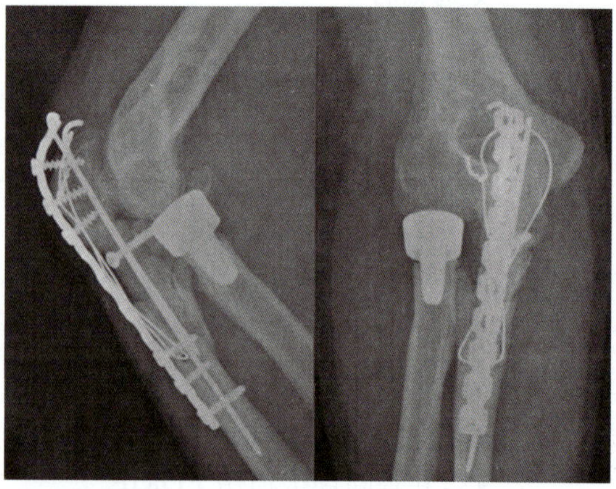

图 2-2-43 尺桡骨近端严重粉碎骨折（向后 Monteggia 损伤）（术后 X 线片）

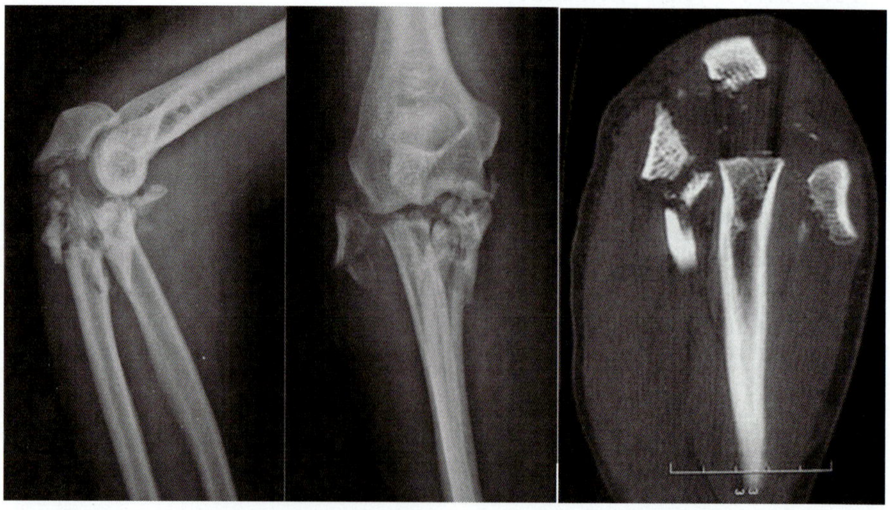

图 2-2-42 尺桡骨近端严重粉碎骨折（向后 Monteggia 损伤）（术前 X 线片）

六、肘关节不稳定

1. 侧方不稳定：内、外翻不稳定
2. 后外侧旋转不稳定（PLRI）

MCL 和 LCL 为肘关节提供了静力稳定。

- MCL 功能不全可致外翻不稳定，典型的是见于投掷项目的运动员
- LCL 功能不全比较少见，可致前臂近端（桡骨和尺骨）产生相对于肱骨远端关节面的后外侧半脱位（LUCL 损伤），采用肌腱移植进行重建可有效恢复关节稳定和功能活动范围

七、全肘关节置换

1972 年，Dee 首次进行骨水泥型 TEA。

Venable（1952）、Barr 和 Eaton（1965）分别设计了肱骨远端的腔内假体。

1970 年，Johnson 和 Schlein 使用钴铬钼合金假体对尺骨近端进行了置换。

1. 手术适应证

- 类风湿关节炎
- 创伤后关节炎
- 肱骨髁间骨折和不愈合

解除疼痛是最主要的手术适应证，其次是恢复肘部稳定性，一般极少因为活动不满意而考虑手术。

根据全肘关节假体的结构，将其分为完全限制型、半限制型和非限制型（无铰链型）假体（图 2-2-44）。

2. TEA 主要并发症

- 最常见是松动、磨损、感染和不稳定（半脱位或脱位）
- 相关因素
  - ◎ 骨性结构相对比较复杂且软组织覆盖较少，血管神经较多
  - ◎ 既往进行过多次手术或存在严重疾患（RA, PTA）
  - ◎ 早期（1986－1992 年）（完全限制型假体和非限制型假体）并发症发生率较高（43%），翻修率较高
  - ◎ Morrey-Coonrad 型假体（新一代半限制型假体）并发症发生率下降

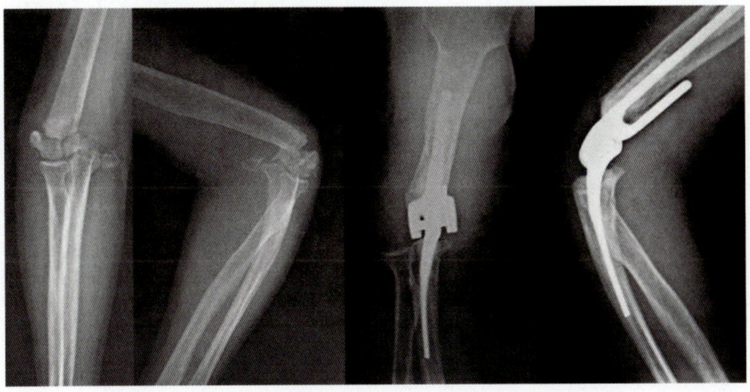

图 2-2-44　老年肱骨远端粉碎骨折的 TEA 治疗

八、“漂浮肘”（肱骨干骨折合并同侧前臂双骨折）

1. 资料

- Yokoyama K. 15 例

◎ 截肢：1

◎ 结果优— 67%（10 of 14）

- Viegas SF. 1 例

(floating dislocated elbow）—良

- Rogers JF. 19 例（儿童为主）

2. 资料总结

- 漂浮肘保守治疗效果差
- 骨折不愈合发生率高
- 肩肘功能明显受限

3. 特点

- 机器冲击伤为主要致伤原因
- 软组织损伤严重
- 血管神经损伤率高
- 如果能获得及时治疗则预后佳（图 2-2-45）

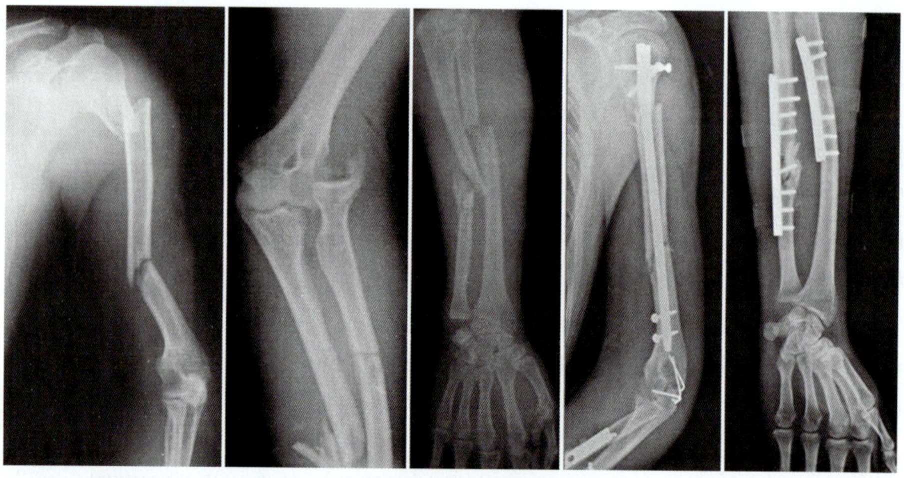

图 2-2-45 “飘浮肘”的内固定治疗
（术前、术后 X 线片）

（蒋协远）

3 尺桡骨骨折

一、前臂功能解剖

（一）相关关节

1. 上尺桡关节：肘关节囊、环状韧带和方形韧带。后者制约桡骨头的活动范围。

2. 下尺桡关节：腕关节囊、掌背韧带和三角纤维软骨复合体。后者是下尺桡关节最主要的稳定结构。

（二）尺桡骨的形态及运动

1. 尺骨相对较直，远 2/3 适于髓内固定。但整体上存在向背侧的弧度，与桡骨类似。

2. 桡骨形态复杂，分别以桡骨结节和桡骨最大桡侧弯曲点为中心形成旋后弓和旋前弓，分别位于桡骨远近端连线的两侧（图 2-3-1）。另外，旋后弓和旋前弓并不在同一平面内，在桡骨的正侧面都可看到这两个弯曲（图 2-3-2、图 2-3-3）。

3. 尺骨相对固定，桡骨围绕尺骨旋转。旋转轴自桡骨头至尺骨茎突基底。前臂旋转时，尺骨也向背侧、桡侧作弧线摆动。尺骨的弧线摆动以尺骨近端为轴心，当桡骨旋转时，尺骨的旋转、运动轴有移动。通常前臂旋转范围为旋前 85° 及旋后 90°。

4. 最大桡骨弧度和最大桡骨弧度定点值是用来描述桡骨的重要参数。

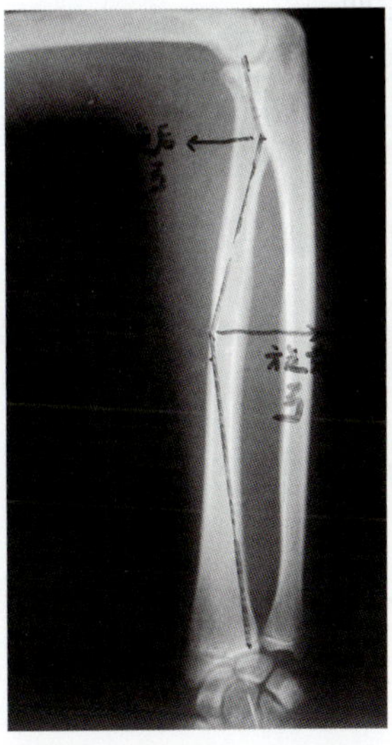

图 2-3-1　前臂旋前弓与旋后弓

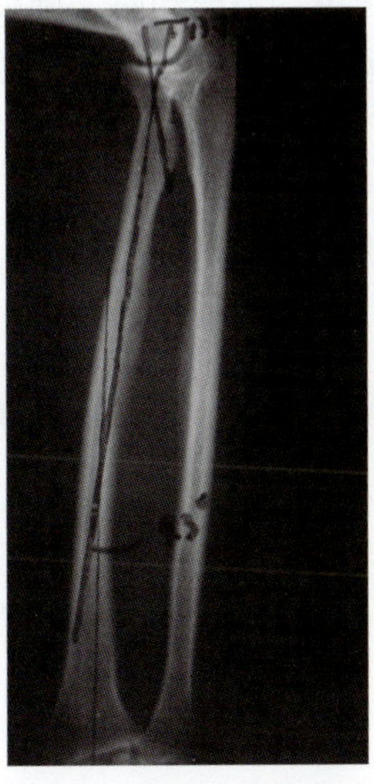

图 2-3-2　桡骨在正位的弯曲

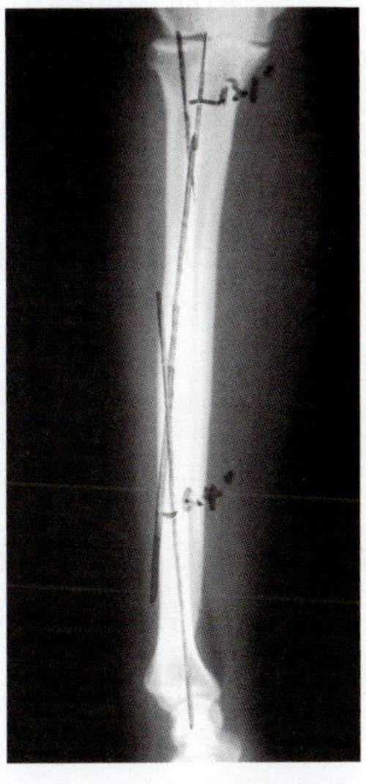

图 2-3-3　桡骨在侧位的弯曲

- 最大桡骨弧度（a）：前臂正位 X 线片上，桡骨结节至桡骨远端最尺侧突起做连线，做此线之垂线至桡骨最大外侧弧度处，此垂线之长度以 mm 为单位，即为最大桡骨弧度
- 最大桡骨弧度定点值（A）：桡骨结节至桡骨远端最尺侧突起连线长度为 Y，与最大桡骨弧度线有一交点，桡骨结节至交点的长度为 X，A=X/Y × 100（图 2-3-4）
- 最大桡骨弧度正常值：15.3 ± 0.3mm
- 最大桡骨弧度定点值正常值：59.9 ± 0.7
- 最大桡骨弧度的改变与前臂功能密切相关
  - ◎ 最大桡骨弧度定点比值（LMRB）不超出正常的 5%，前臂旋转功能优良，握力正常
  - ◎ 最大桡骨弧度定点比值过度矫正或矫正不足时均影响前臂旋转功能及握力

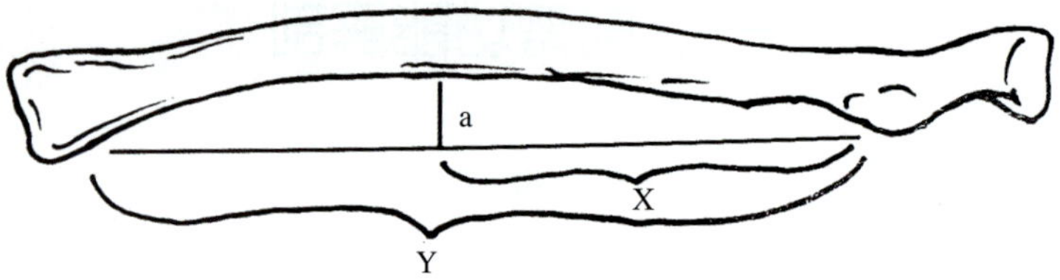

图 2-3-4 桡骨最大桡侧弧度和最大桡侧弧度定点值

（三）骨 间 膜

骨间膜起自桡骨斜向远端止于尺骨，中 1/3 增厚称中央束，其宽度为 3.5cm。骨间膜于轻度旋后位（旋后 20°）时最紧张，旋前位时松弛。

实验研究显示切开下尺桡三角软骨复合体，前臂稳定性减少 8%，切开三角软骨复合体及中央束近端的骨间膜，前臂的稳定性仅减少 11%，而切开中央束，前臂稳定性减少 71%。

（四）前臂的肌肉

- 按功能，前臂的旋转肌分为两组
  - ◎ 旋前肌组：旋前方肌和旋前圆肌
  - ◎ 旋后肌组：旋后肌和肱二头肌
- 按结构，也分为两组
  - ◎ 短而扁的静力肌组，力臂短，为启动肌：旋前方肌和旋后肌
  - ◎ 长的动力肌，是主要的运动肌：旋前圆肌和肱二头肌（图 2-3-5、图 2-3-6）
- 起于前臂尺侧而止于腕关节及手桡侧的肌肉，如桡侧腕屈肌，产生使前臂旋前的力量
- 起于尺骨和骨间膜背侧的肌肉，如外展拇长肌、外展拇短肌和拇长伸肌，则产生旋后的力量

（五）X线检查

1. 我医院均采用前臂中立位拍 X 线片，肘关节正位时前臂为侧位，肘关节侧位时前臂为正位（图 2-3-7、图 2-3-8）。

2. 前臂骨折后投照 X 线片时，为减少患者的痛苦，不能强求上述前臂与肘关节的一致，须按如下要求投照：

- 包括上下尺桡关节
- 以肘关节正侧位为标准，不要纠正前臂所处的位置

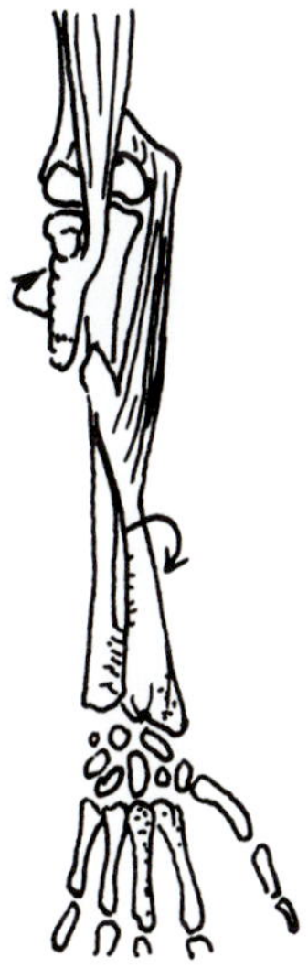
图 2-3-5 桡骨干骨折位于旋后肌和旋前圆肌止点之间时，骨折近端旋后而骨折远端旋前

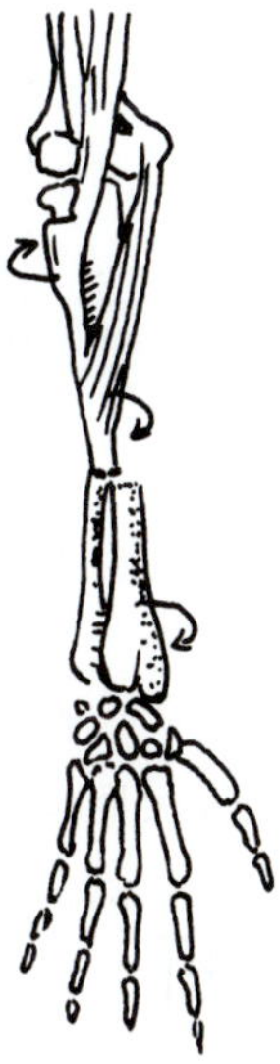
图 2-3-6 桡骨干骨折位于旋前圆肌和旋前方肌止点之间时，骨折近端处于轻度旋后或中立位

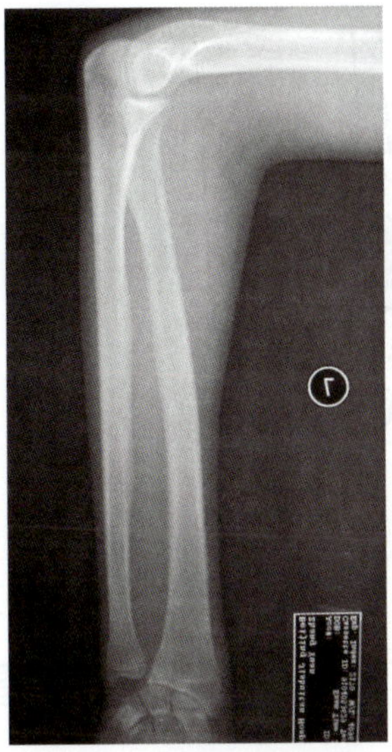
图 2-3-7 肘侧位前臂正位片

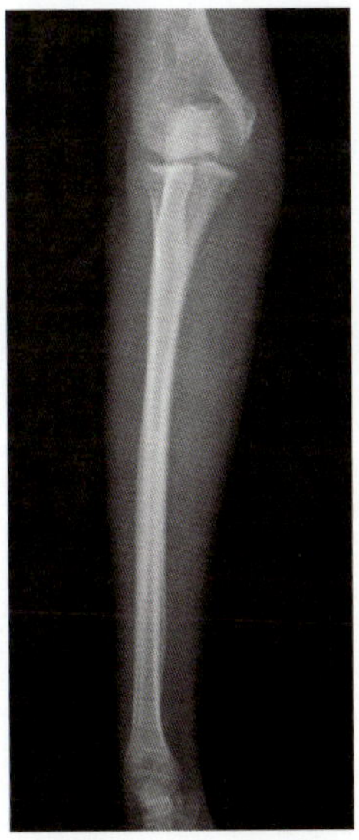
图 2-3-8 肘正位前臂侧位片

3. 我医院改良了 Evans 的方法，根据肘关节侧位前臂 X 线片上桡骨结节的变化和桡骨远端尺骨切迹前后角与尺骨头的重叠情况，判断前臂的旋转以及骨折后远近段的旋转错位角度，从而评价闭合整复和手术后骨折两端的旋转错位。

- 在肘关节侧位前臂 X 线片上，以桡骨结节为标志，由中立位开始至最大旋后，桡骨结节由后向前旋转，从其形态变化可以得知前臂旋后的程度（图 2-3-9）
- 在肘关节侧位前臂 X 线片上，根据桡骨远端尺骨切迹的前角或后角与尺骨小头的重叠范围，可以判断桡骨下段旋前或旋后的程度。桡骨远端尺骨切迹的前角较大而尖锐，后角较小而圆钝，下尺桡关节向背侧倾斜 30°，因此下尺桡关节间隙在前臂旋后 30°的肘侧位前臂 X 线片上最清楚，前后角均不与尺骨小头重叠，自此旋前则前角逐渐与尺骨小头重叠，旋后则后角与尺骨小头重叠
- 正常前臂旋转时尺骨并不旋转。从尺骨正面观察，尺骨茎突位于尺骨小头背面的正中。尺骨下段骨折时，远折段受旋前方肌牵拉而发生旋后。肘正位和侧位前臂 X 线片上均可以观察尺骨远折段旋转的程度（图 2-3-10）

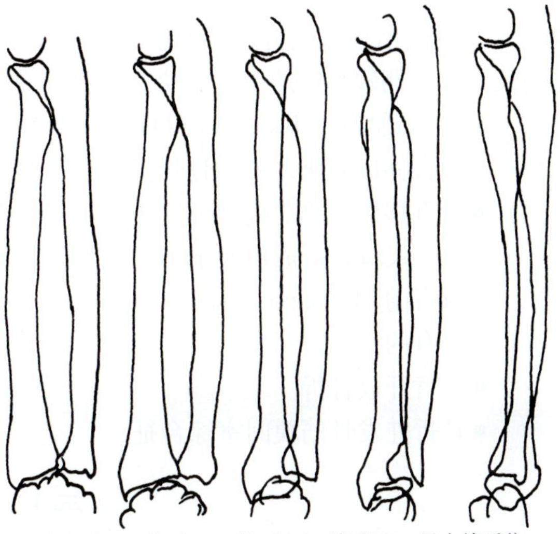

图 2-3-9 肘关节侧位前臂 X 线片

以桡骨结节为标志，由中立位开始至最大旋后，桡骨结节由后向前旋转，从其形态变化可以得知前臂旋后的程度。根据桡骨远端尺骨切迹的前角或后角与尺骨小头的重叠范围，可以判断桡骨下段旋前或旋后的程度

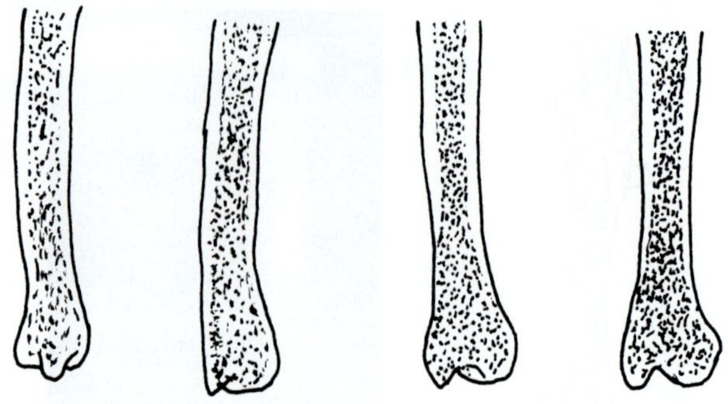

图 2-3-10 肘正位和侧位前臂 X 线片上均可以观察尺骨远折段旋转的程度

二、尺桡骨双骨折

（一）症状和体征

1. 除一般骨折具有的症状和体征外，最严重的是筋膜间室综合征的发生。如前臂肿胀且张力大，筋膜间室综合征可能已经发生或正在进展中。须详细检查以判定或除外这种潜在的恶化情况的发生。

2. 判定筋膜间室综合征最有价值的临床检查是手指被动伸直活动。如果被动伸直手指时，前臂疼痛出现或加剧，则筋膜间室综合征很可能存在，而桡动脉搏动存在并不能排除筋膜间室综合征的可能。

3. 如果患者失去感觉或不配合，需测定筋膜间室压力以除外筋膜间室综合征的可能性（组织压升高达 40 ~ 45mmHg）。如果确诊筋膜间室综合征，需立即行筋膜切开。

（二）治 疗

1. 移位的尺桡骨骨干骨折一般不能采用闭合复位的保守疗法，除非患者有手术禁忌证。

2. 手术治疗可获得骨折的解剖复位及牢固固定，使前臂在不应用外固定的同时减轻疼痛及允许早期软组织的康复，快速恢复手及前臂的功能。

3. 手术适应证（Richards 和 Corley 等）

- 所有移位的成人尺桡骨骨折
- 所有移位的单一桡骨骨折
- 单一尺骨骨折成角大于 10°
- 所有的 Monteggia 损伤
- 所有的 Galeazzi 损伤
- 前臂开放骨折
- 骨折并发骨筋膜间室综合征

（三）治疗方法

1. 石膏制动 对无移位的成人尺桡骨骨折通常用塑形好的长臂石膏制动前臂于肘关节屈曲 90°，前臂中立位。骨折有可能在石膏内发生成角（图 2-3-11）。防止这种成角的方法是在骨折处近端的管型石膏上固定一钢丝环，颈腕吊带通过钢丝环使用（图 2-3-12）。

2. 开放复位及内固定 近年来对前臂以外的长管状骨骨折的治疗由偏心的钢板固定转

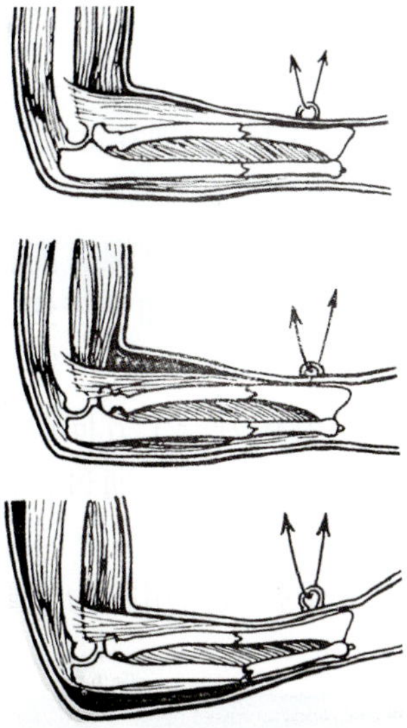

图 2-3-11 前臂骨折石膏固定后由于重力作用可逐渐向下成角

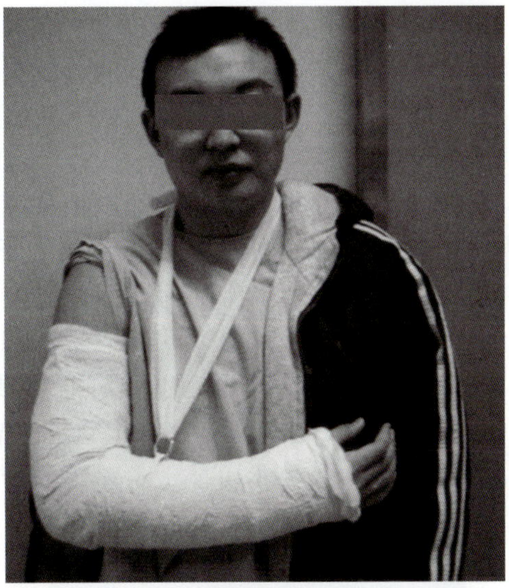

图 2-3-12 前臂骨折石膏固定后吊环的正确位置

向为轴心的髓内固定，并且由坚强内固定转变为生物学固定，复位要求也从严格解剖复位转变为维持长度、不出现成角与旋转移位的功能复位，其目的是尽可能保护骨折部位的血运，达到利于骨折愈合之目的。但对尺桡骨骨折的治疗，由于前臂特有的旋转功能甚至有人将前臂视为“关节”，从而仍主张解剖复位，因尺桡骨解剖学上的特点，临床仍以钢板固定为主。

- 时间：移位的成人尺桡骨骨折应尽早固定，最好在伤后 24 ～ 48 小时内
- 手术入路
  - ◎ 对尺桡骨的中段和远段骨折，手术入路最好采用单独两个切口，在两个切口之间应保留足够宽的皮肤桥
  - ◎ 桡骨远、中 1/3 骨折，一般采用掌侧 Henry 切口
  - ◎ 远 1/3 骨折，将钢板放在掌侧，虽然这违背钢板应放在张力带侧（背侧）的原则，但掌侧软组织覆盖好，且掌侧骨面平整，易于置放钢板，并非依赖张力带理论
  - ◎ 桡骨中 1/3 骨折，将钢板放在桡侧，塑形适宜的钢板放在桡侧可最好地保持桡骨最大弧度。但将钢板放在掌侧更容易操作
  - ◎ 桡骨近 1/3 骨折，过去一般行背外侧的 Thompson 切口，入路在桡侧腕短伸肌与指伸总肌之间，将钢板放在背侧骨面，因为将钢板置放在掌侧，当前臂旋前时，钢板有可能碰撞尺骨冠状突而使旋前受限
  - ◎ 桡骨近 1/3 骨折，现在也多采用掌侧 Henry 切口，这样损伤骨间背侧神经的可能性大大减小
  - ◎ 对尺骨骨折，沿尺骨嵴偏前或偏后切口，使皮肤切口在肌肉上方而不是直接在骨嵴上方。偏前或偏后决定于桡骨手术切口，正确的切口应使尺桡骨切口之间的皮肤宽度最大
- 钢板内固定
  - ◎ 骨折部位的显露：术中应行骨膜下切开暴露骨折端，最小程度地剥离骨膜。仅在骨折部位及置放钢板的位置作骨膜剥离
  - ◎ 取 Henry 切口时，切开旋前圆肌止点时应将前臂旋前，因旋前圆肌止于桡骨背侧，这样可避免切断肌肉组织，减少了出血；切开旋后肌止点时应将前臂旋后，因旋

后肌止于桡骨掌侧

◎ 钢板螺钉的选择：钢板的长度要根据钢板的宽度、骨折的形态及骨折碎块的数量来选择。一般骨折两端需要 3 枚以上螺钉固定（图 2-3-13）。现在多采用 3.5mm 动力加压钢板

◎ 置放钢板时，骨折两端钢板长度一致是很重要的，这样，没有螺钉离骨折线距离小于 1cm（图 2-3-14）。如果小于 1cm，拧入螺钉时，螺钉孔和骨折线之间容易劈裂，固定效果将受到损害。因此，最好选较长的钢板，使接近骨折线的 1 个钉孔不拧入螺钉（图 2-3-15、图 2-3-16）。对斜形骨折，要在另一个方向单独应用拉力螺钉或通过钢板应用折块间拉力螺钉（图 2-3-17、图 2-3-18）。通过骨折或相关骨块的拉力螺钉固定使结构稳定性增加 40%

- 骨折的复位：尽可能地将粉碎的骨折块保留并与主要骨折块间用拉力螺钉固定以达

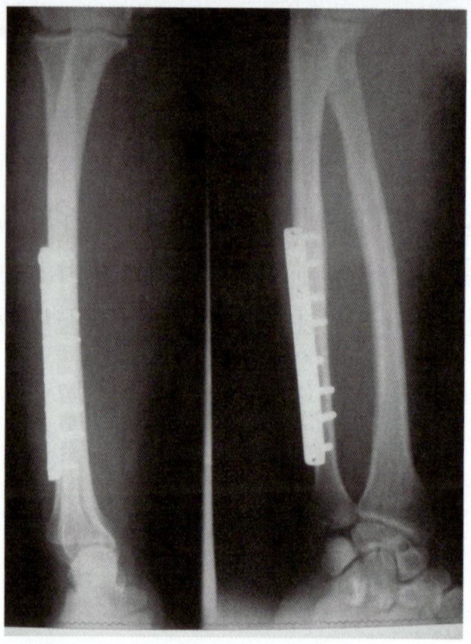

图 2-3-13 前臂骨折钢板内固定在骨折两端至少各需要 3 枚螺钉

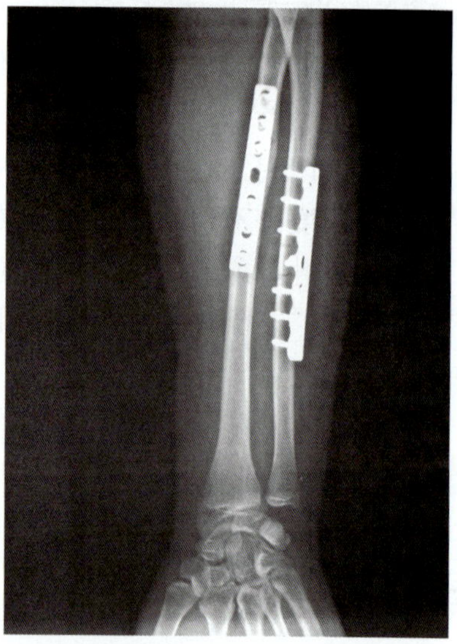

图 2-3-14 置放钢板时，骨折两端钢板长度要一致，使螺钉离骨折线距离不小于 1cm

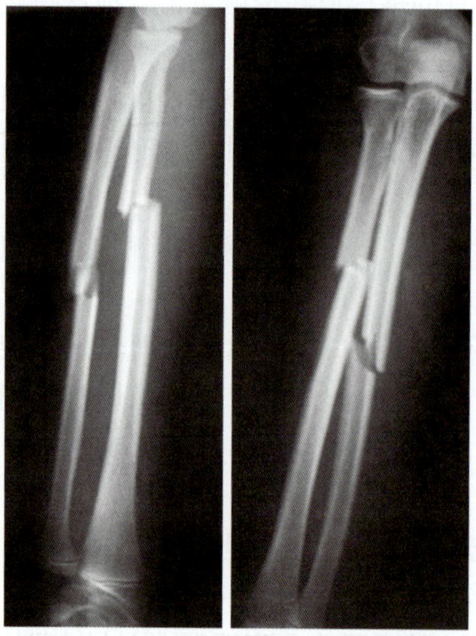

图 2-3-15 前臂骨折原始片

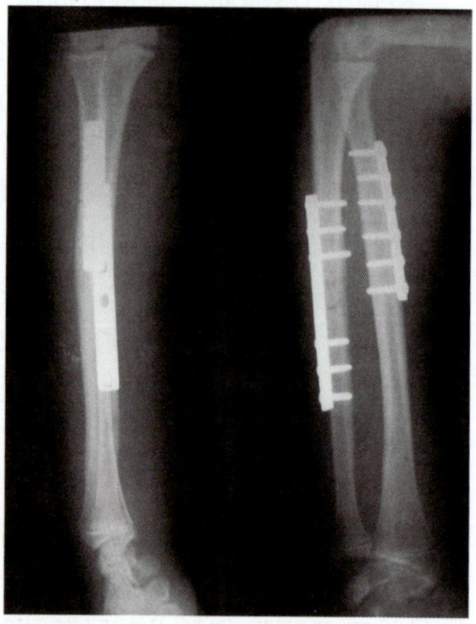

图 2-3-16 选较长的钢板使接近骨折线的钉孔不拧入螺钉

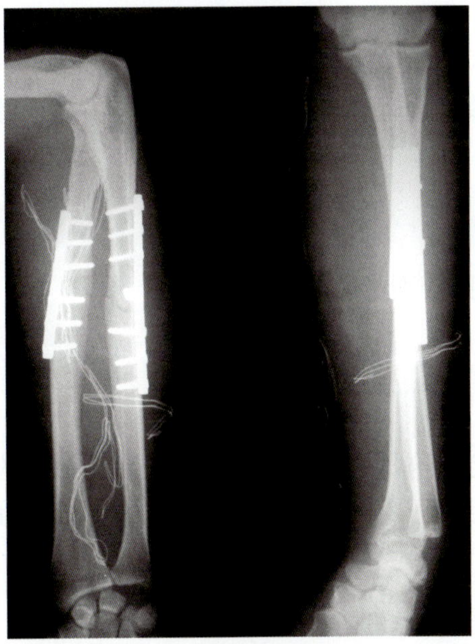
图 2-3-17 钢板外应用拉力螺钉

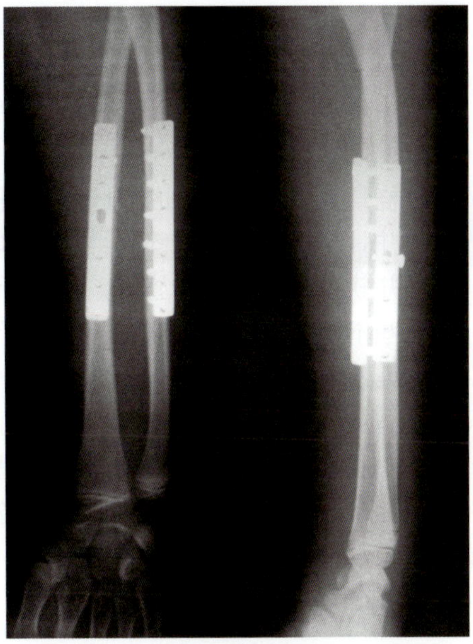
图 2-3-18 通过钢板应用拉力螺钉

到折块间加压。如碎块太小，尽量保护其血运，不作特殊处理（图 2-3-19）

对不稳定骨折，先用一枚螺钉将钢板与一侧骨段固定，然后将骨折另一端与骨钢板复合体复位。这种方法，软组织剥离较少，且较易处理骨折端粉碎骨块。桡骨钢板的准确塑形可以防止人为使桡骨弧度改变。

- 伤口的关闭：前臂双骨折术后要求只缝合皮肤及皮下而不要缝合深筋膜。前臂深筋膜很紧，如勉强缝合，水肿和出血会使前臂筋膜间室压力增加，可能引起缺血挛缩
- 术后处理：加压钢板内固定术后要根据每个患者的具体情况进行处理。如果患者不能很好配合或没有获得牢固的内固定，则加压包扎后，应用前臂 U 形石膏制动 10 ～ 12 天

石膏托必须在 X 线片显示有骨愈合后才能去除，通常在术后 6 周以后。在有骨愈合证据以前，应禁止患者参加体育活动及患肢持重物。

X 线片上显示骨折线消失且没有刺激性骨痂，是骨折愈合的确定指征。平均愈合时间 8 ～ 12 周。

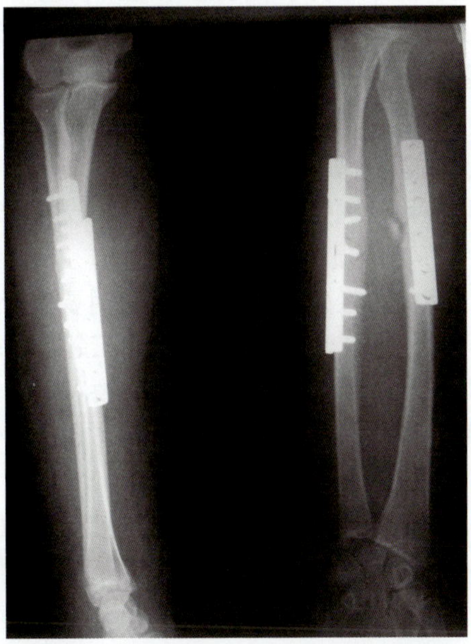
图 2-3-19 为保护血运，不剥离小的碎骨折块

（四）尺桡骨开放骨折治疗

1. 治疗步骤

臂丛或全麻下细微而广泛地清创后，一期开放复位内固定或应用外固定架是必需的。如果对软组织血运是否存在判断不准确，可以在 2 ～ 3 天后再次行扩创术。

如果没有感染迹象，术后静脉应用抗生素 2 天。对植皮的开放伤口，2 天后再给予口服抗生素 5 ～ 7 天较为安全。如果开放伤口较清洁，没有感染迹象，可在关闭或覆盖伤口

时行植骨。近来大多数作者认为，如果清创彻底，一期内固定是安全的。

2. 外固定架的应用

对合并软组织缺损、骨缺损和严重粉碎的开放尺桡骨骨折，外固定架的应用越来越广泛。应用外固定架的指征如下：

- 尺桡骨骨折合并严重的皮肤和软组织开放伤
- 合并骨缺损或骨折粉碎需维持肢体长度
- 合并软组织缺损的开放肘关节骨折脱位而内固定不能应用者
- 某些不稳定的桡骨远端关节内骨折
- 感染性不愈合

3. 内固定与外固定的灵活应用

对一些患者一骨应用内固定，用外固定架固定同一骨或另一骨可能对患者是最好的方法，尤其是一些长骨远近端的骨折。当选择内固定时，要保证固定的强度来稳定前臂骨折以便对伤口的处理。

（五）并发症

1. 不愈合和畸形愈合

Anderson 报道的 330 个（244 例）尺桡骨骨折应用加压钢板的病例中，9 例不愈合（2.7%），4 例延迟愈合（1.2%）。244 例患者中的 7 例出现明显感染（2.9%），4 例通过应用抗生素得到控制，另外 3 例骨折不愈合，通过二次手术治疗。几乎所有不愈合和延迟愈合都是由于感染和操作技术的错误引起的。

2. 感染

发生感染，需切开引流、扩创和灌洗。进行伤口分泌物培养和药物敏感试验，应用合理的抗生素治疗。浅表感染通常仅应用抗生素即可。较深的感染，需切开引流，石膏外固定。如内固定没有失效，可不取出。尽管有感染，通过切开引流和应用抗生素，大部分骨折能获得愈合。

对内固定物失效和明显不愈合的晚期感染，应取出内固定物及所有死骨；开放伤口换药、放置灌洗装置。如果扩创后骨折端有骨缺损，消除感染后，用长钢板固定并植骨。有时可应用外固定架固定。如骨缺损超过 6cm，要作带血管蒂的游离腓骨移植。

3. 神经损伤

大的神经失去功能，在清创时要进行探查。如伤口清洁，软组织床充分，可一期修复。如不可一期修复，则将其两端缝合于邻近的软组织阻止其回缩，为晚期修复创造条件。如神经损伤是手术所致，部分神经损伤者要观察数周或数月。如术后 3 个月无恢复，应行探查。完全损伤时，如手术时未看到神经，应在术后数小时或数天探查，看是否由于钢板或缝合所致。

4. 血管损伤

如果尺桡动脉功能正常，侧支循环好，损伤任何一支对手的血运没有明显影响。

5. 筋膜间室综合征

通常与合并肱骨髁上骨折、前臂刀刺伤、软组织挤压伤以及术中止血不彻底或关闭伤口时缝合深筋膜有关。以往的诊断总结出 5P 征，即疼痛（Pain）、苍白（Pallor）、感觉异常（Paresthesia）、麻痹瘫痪（ Paralysis）、脉搏消失（Pulselessness）。前臂掌侧张力大，手指被动过伸痛是早期诊断的重要依据。桡动脉搏动存在不能排除筋膜间室综合征的存在。早期减张不仅应用在前臂筋膜间室综合征，当任何一块肌肉出现缺血损害时都要减张。对感觉迟钝、疼痛抑制或神志不清醒的患者应作筋膜间室压力测定，以免延误治疗。当组织压升高达 40 ~ 45mmHg（舒张压为 70mmHg）应切开减张。当组织压大于或等于舒张压时，组织灌注停止，远端动脉搏动存在也应减张。

6. 尺桡骨骨桥形成（交叉愈合）发生率较低。骨桥形成常出现在下列情况：

- 同一水平粉碎、移位严重的双骨折
- 前臂挤压伤
- 合并颅脑损伤
- 植骨位于尺桡骨之间
- 经同一切口暴露尺桡两骨
- 感染
- 螺钉过长穿过骨间膜

如果发生交叉愈合后前臂固定于较好的功能位置，最好不作任何处理；如位置不好，可通过截骨将前臂置于较好的功能位置。有时可以尝试作骨桥的切除，曾有获得较好功能的报道。切除后应彻底止血，骨桥切除的部位植入软组织隔开。

Vince 和 Miller 将 28 例骨桥形成分为三型。1 型：波及下尺桡关节；2 型：波及尺桡骨中 1/3 及中下 1/3；3 型：波及尺桡骨上 1/3。其中 17 例行骨桥切除，术后 5 例复发。1 型 3/4；2 型 0/10；3 型 2/3。其结果提示：尺桡骨骨折后中 1/3 和中远 1/3 无关节部位形成的骨桥切除后，效果较好，近 1/3 及下尺桡关节部位的骨桥切除后效果差。1993 年 Abrams 报道切除骨桥结合小剂量放射治疗可防止异位骨化的复发。手术一般在骨桥出现 1 ~ 2 年后施行，应考虑到肌肉萎缩及骨间膜挛缩会影响最终的前臂功能（图 2-3-20）。

7. 再骨折

再骨折包括取钢板过早原骨折部位再骨折以及创伤引起钢板一端部位的骨折（图 2-17-21）。文献报道并实验证实坚强内固定的钢板下的皮质骨变薄、萎缩，呈松质骨的特点。如软组织剥离广泛，缺血坏死和再血管化会进一步减弱皮质骨的强度。

过早取出钢板，较小的创伤即可引起原骨折部位或邻近部位的骨折。骨折愈合后，①钢板位于皮下引起明显不适；②患者计划重返原来的对抗性体育活动，才考虑取出钢板。要取出钢板，至少应在术后 18 个月以上。

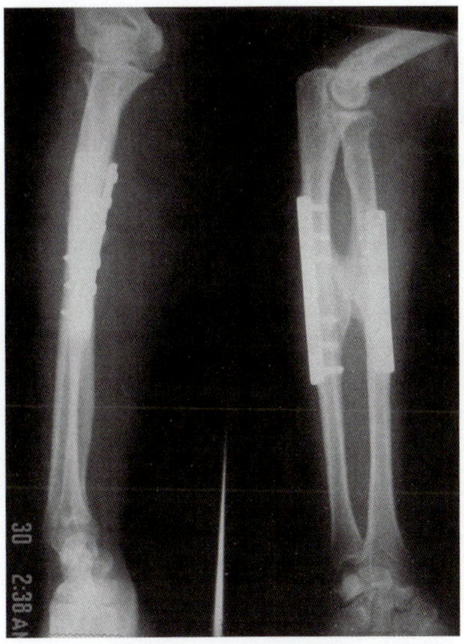

图 2-3-20 骨桥形成

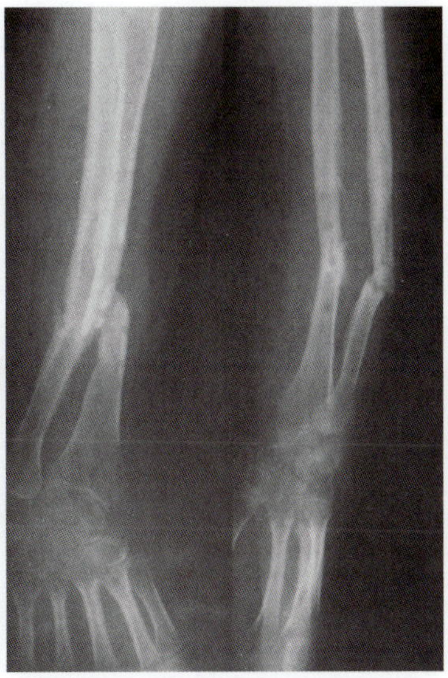

图 2-3-21 前臂再骨折

三、单独桡骨干骨折

单独桡骨干骨折可分为两组：

- 桡骨近 2/3 骨折不合并下尺桡关节损伤
- 桡骨干中远 1/3 骨折，不同程度涉及下尺桡关节损伤

（一）单纯桡骨干近段骨折

单纯桡骨近 2/3 骨折少见（图 2-3-22）。绝大多数能够引起桡骨骨折的损伤也常引起尺骨骨折。桡骨近 2/3 被前臂肌肉较完整地覆盖。而且，在日常的功能状态下桡骨的位置较之尺骨更不容易受到外力的直接损伤。

桡骨干无移位的骨折极少见，通常行长臂石膏或前臂 U 形石膏制动，前臂置于轻微或完全旋后位，旋后程度取决于骨折位于旋前圆肌止点以上或以下。

移位的桡骨近段骨折最好行内固定。

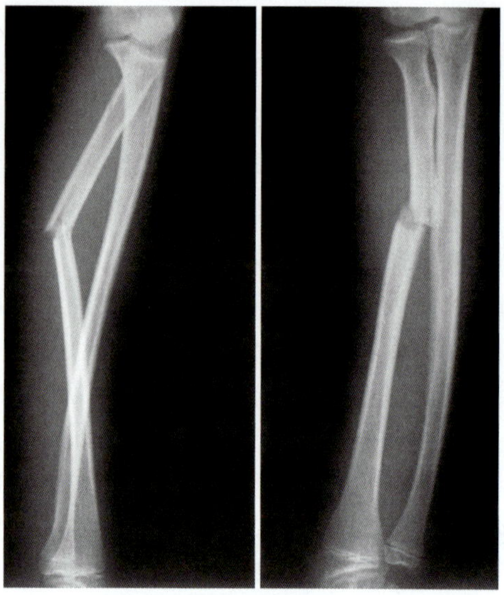

图 2-3-22 单纯桡骨干骨折

（二）桡骨干远段骨折（Galeazzi骨折）

1. 历史回顾

1934 年，Galeazzi 描述了桡骨中下 1/3 骨折，并指出要注意合并的下尺桡关节脱位或半脱位（图 2-3-23、图 2-3-24）。该种骨折发生率占前臂骨折的 3% ～ 6%。Campbell 称该骨折为“必须骨折”，意思是要获得好的功能，必须通过内固定。

1957 年，Hughston 对该损伤进行了完整的描述。他指出了该损伤难以复位及复位后难以维持的四个主要因素：

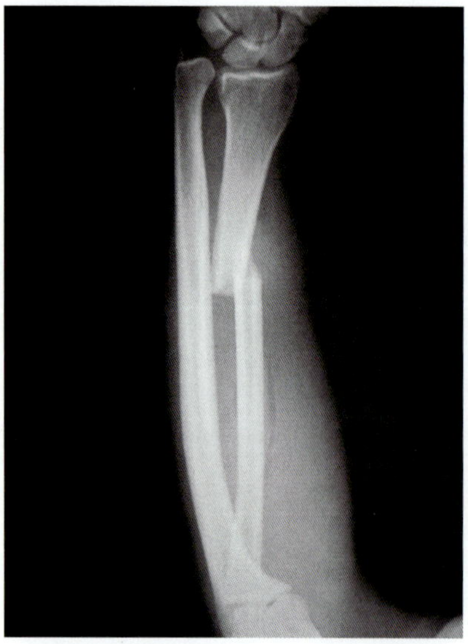

图 2-3-23 Galeazzi 骨折正位片

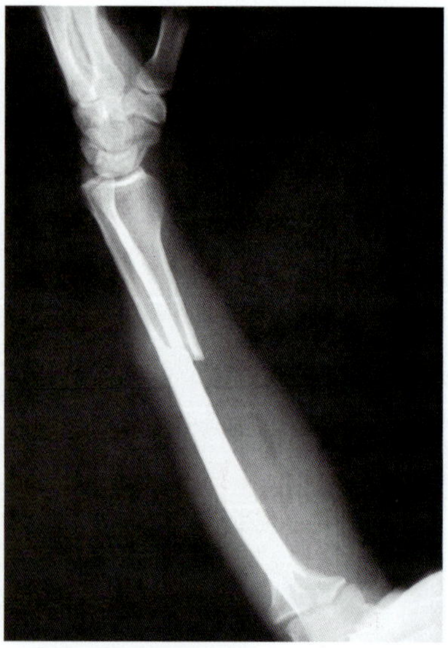

图 2-3-24 Galeazzi 骨折侧位片

- 虽有石膏固定，手的重力仍会引起下尺桡关节半脱位及骨折向背侧成角
- 位于掌侧的旋前圆肌，使桡骨向尺侧靠拢，并牵拉其向近侧及掌侧移位
- 肱桡肌使远骨折段旋转并向近侧移位
- 拇外展肌及拇伸肌使桡骨远折段向尺侧靠拢及近侧移位

2. 损伤机制

直接打击腕关节或桡骨远 1/3 的桡背侧；跌倒时，前臂旋前，手掌撑地；机器绞伤。Galeazzi 统计，其发生率为孟氏骨折的 3 倍。

3. 症状和体征

症状和体征与创伤严重程度有关。移位不明显的骨折仅有疼痛、肿胀和压痛。骨折移位明显时，桡骨短缩、成角、下尺桡关节压痛、尺骨头向背侧膨出。Galeazzi 骨折多为闭合骨折。神经血管损伤罕见。

4. X 线表现

骨折通常位于桡骨中下 1/3 交界，为横断或短斜形，粉碎多不严重。如骨折移位显著，下尺桡关节将半脱位或完全脱位。正位 X 线片上，下尺桡关节间距增大；侧位 X 线片上，骨折通常向背侧成角，尺骨头向背侧突出。下尺桡关节损伤通常是单纯韧带损伤，有时也造成尺骨茎突撕脱骨折。

5. 治疗

- 治疗及固定方法的选择

Galeazzi 骨折阻碍复位的力量大，闭合治疗效果差。即使原始无移位，在石膏中移位的可能性极大。开放复位内固定是必然的选择。

由于桡骨远端髓腔宽大，髓内针不能控制骨折端的旋转及短缩移位。钢板螺钉内固定是最好的方法。钢板要足够长。

- 手术入路

Henry 切口，由桡侧腕屈肌和肱桡肌之间进入。将桡动脉及伴行静脉拉向尺侧，肱桡肌和桡神经浅支拉向桡侧，其他结构均拉向尺侧。骨折几乎总是位于旋前方肌止点上界处，切断其桡骨止点翻向尺侧。

- 骨折复位

骨折通常粉碎不严重，但如有粉碎骨块，尽可能将其复位。较大的蝶形骨块需要先与主骨折段复位并用拉力螺钉固定后，再复位骨折。

- 钢板的应用

桡骨掌侧平坦利于置放钢板。单纯横断骨折，一般用 6 孔 3.5mm 系列的钢板固定。骨折粉碎或斜形时，用 8 孔钢板。

6. 下尺桡关节的复位及稳定性的评价

要通过细致的触诊判断下尺桡关节是否复位及是否稳定。骨折复位后下尺桡关节会出现以下三种情况。

- 下尺桡关节已复位且稳定：最常见。关闭伤口后，石膏制动 48 小时即可去石膏进行活动。每次复查检查下尺桡关节
- 下尺桡关节可复位但不稳定：通常在前臂完全旋后位稳定。将前臂置于完全旋后位用长臂石膏制动 4 周，然后允许前臂从完全旋后位到中立位的活动，6 周后允许完全的旋转活动，但夜间仍用石膏托将前臂制动于旋后位到伤后 3 个月。如下尺桡关节不能稳定，则复位下尺桡关节后，穿直径 2mm 克氏针固定 3 周，穿针处恰位于下尺桡关节近端

- 下尺桡关节不能复位：该情况极少见。通常由于桡骨骨折复位不良或者软组织嵌入关节造成。如桡骨骨折复位满意，则切开下尺桡关节进行复位。术后用石膏制动于旋后位 3 周

7. 并发症

包括骨折不愈合、畸形愈合及感染。有时会出现下尺桡关节半脱位或脱位。通过良好的手术技术及内固定，这些并发症大都可以避免。

对骨折不愈合和畸形愈合，应重新复位固定及植骨。

对轻、中度的畸形愈合，前臂旋转受限且疼痛时，在桡骨骨折牢固愈合后可考虑行尺骨远端的重建。如果桡骨愈合后短缩，同时有尺腕关节撞击症状，考虑行尺骨短缩。

四、单纯尺骨干骨折和 Monteggia 骨折

（一）单纯尺骨干骨折

不涉及桡骨头脱位的单纯尺骨干骨折常见（图 2-3-25）。通常是由于前臂受到直接打击造成的，一般没有移位或移位很小。直接打击引起的尺骨干骨折被称为“警棍骨折”。

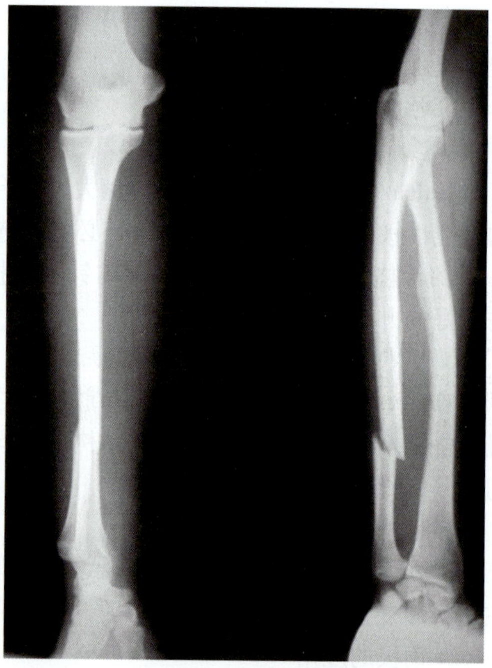

图 2-3-25 单纯尺骨干骨折

1. 对无移位或很小移位的尺骨干骨折先应用石膏制动后换为功能支架固定有大量报道。功能支架治疗的骨折，成角应小于 10°，患者要能够很好地配合。

2. 移位的尺骨干骨折

Dymond 将成角大于 10° 或移位大于骨干直径 50% 的尺骨干骨折规定为移位骨折。移位的尺骨干骨折较之无移位者要复杂得多，处理时要非常谨慎，因为：

- 移位的尺骨干骨折常合并桡骨头不稳定
- 移位的尺骨干骨折容易成角，可能是由于失去骨间膜的支持
- 尺骨远段的骨干骨折有可能短缩而引起下尺桡关节的症状

3. 治疗

- 对无移位的尺骨干骨折，先用石膏固定 7 ~ 10 天或肿胀和疼痛消退，改用功能支架，直到骨折临床愈合，一般为 4 ~ 6 周
- 对移位大于骨干直径 50% 的尺骨干骨折（无桡骨头脱位），行开放复位，3.5mm 动力加压钢板内固定
- 尺骨远段移位的骨折，在远骨折段可仅固定 4 层骨皮质。如果骨折粉碎波及骨干直径大于 50%，建议取髂骨植骨

（二）Monteggia骨折

1. 骨折分类

1814 年，Monteggia 描述该损伤为尺骨近 1/3 骨折合并桡骨头向前脱位（图 2-3-

26 ~ 图 2-3-28）。1967 年，Bado 提出了 Monteggia 骨折的概念，指出骨折位于尺骨近 1/3 和尺骨鹰嘴基底之间，合并桡骨头脱位。Bado 将该损伤分为四种类型：

- 第 1 型：任何水平的尺骨干骨折，向掌侧成角，合并桡骨头前脱位
- 第 2 型：尺骨干骨折向背侧成角，合并桡骨头后外侧脱位
- 第 3 型：尺骨干骺端骨折，合并桡骨头向外或前外侧脱位
- 第 4 型：尺桡骨近 1/3 骨折，合并桡骨头前脱位

Bado 扩展了 Monteggia 的描述，包含了任何尺骨骨折合并桡骨头脱位。第 1 型最多见，占 60% ~ 80%，第 4 型最少见。

Jupiter 等人根据尺骨骨折的部位将桡骨头后脱位的 Monteggia 骨折分为四个亚型：

- 2A 型：尺骨骨折涉及尺骨鹰嘴远端及尺骨冠状突
- 2B 型：尺骨骨折位于干骺端和骨干交界处，恰位于尺骨冠状突以远
- 2C 型：尺骨骨折位于骨干
- 2D 型：尺骨骨折位于尺骨近 1/3 与尺骨中间

2. 症状和体征

包括疼痛、肘关节肿胀、畸形、骨擦音以及骨折处异常活动。通常可以触摸到脱位的桡骨头。

桡神经损伤在 Monteggia 骨折中常发生。绝大多数的神经损伤发生在 Bado 2 型损伤。

3. X 线片所见

任何有尺骨移位骨折的上肢损伤必须拍照标准的肘关节前后位及侧位 X 线片。前臂处于中立位，只有当肱骨及前臂平放在 X 线片暗盒上并屈肘 90°时，才能获得标准的肘关节侧位片。

如果肱桡关节对位正常，无论前臂位置如何，桡骨干的长轴应通过肱骨小头的中心。

4. 治疗

- 历史回顾　过去采用闭合复位及石膏

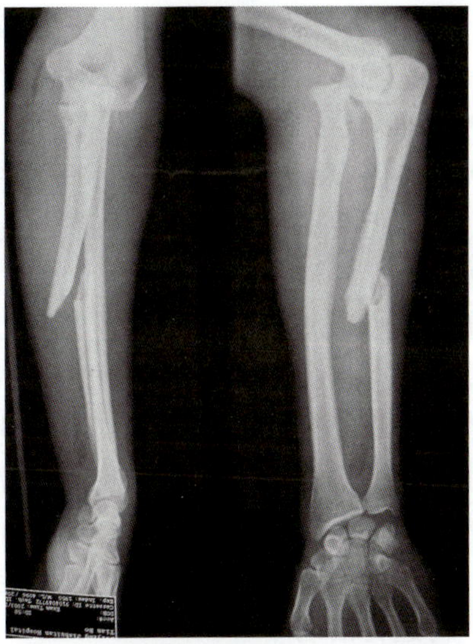

图 2-3-26　第 1 型 Monteggia 骨折

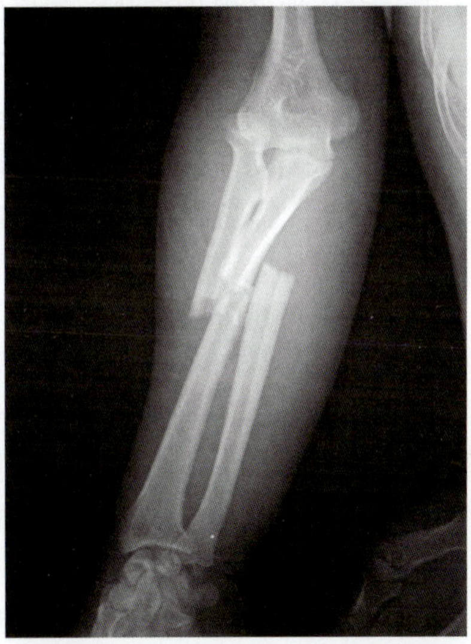

图 2-3-27　第 4 型 Monteggia 骨折肘正位片

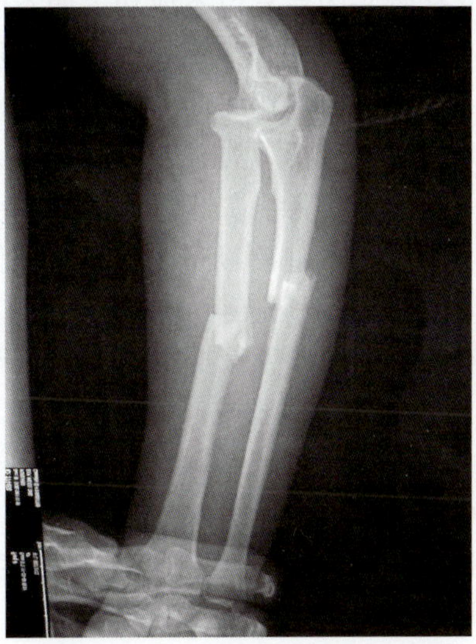

图 2-3-28　第 4 型 Monteggia 骨折肘侧位片

制动，但现在认为仅对小儿患者效果较好。近来的研究者推荐对尺骨骨折行开放复位，加压钢板内固定以及对桡骨头脱位行闭合复位

- 时间　需要急诊处理。如果可能，在急诊室即应行桡骨头的复位。手术亦应尽快进行
- 术中透视或拍 X 线片　术中必须行透视或拍 X 线片来确定桡骨头的复位及稳定情况，但要获得更可靠的结果，最好拍照 X 线片
- 手术入路

通过牵引及对桡骨头的直接推压使桡骨头复位。大部分病例可以行桡骨头闭合复位，仅行尺骨骨折的切开复位内固定。桡骨头脱位不能闭合复位者少于 10%。

当桡骨头不能闭合复位时，采用 Boyd 入路行切开复位。

术后长臂石膏后托制动患肢于前臂中立位。

- 术后处理　术后 5 ～ 7 天去除石膏托，根据术中桡骨头稳定情况，改用石膏托或支架。如果术中骨折部位不够稳定或桡骨头稳定性较差，推荐应用长臂石膏制动 6 周再进行活动

5. 几点需要注意的情况

- 术前有桡神经损伤症状　如损伤发生时即伴有桡神经或背侧骨间神经损伤症状，当桡骨头容易复位时，不主张在手术同时作神经探查。神经损伤症状通常是由于神经受牵拉造成的神经麻痹，绝大多数病例可在 6 ～ 12 周内恢复功能。如伤后 3 个月神经仍未恢复功能，则行神经探查
- 开放骨折　需急诊处理。如伤口允许，最好行一期开放复位钢板内固定。伤口不一定一期关闭，必要时多次清创直到获得清洁的伤口。当伤口污染严重不允许行钢板固定时，可行外固定架固定，以便于伤口的观察和处理
- 骨折粉碎　骨折粉碎严重时，要获得解剖长度难度很大。如果桡骨头复位后稳定，可借以帮助重建尺骨长度并行钢板固定。如桡骨头不稳定，则打开肘关节，直视下确保桡骨头复位，再恢复尺骨长度。应用一块或两块 3.5mm 骨盆重建钢板固定，必要时，应用张力带钢丝辅助钢板固定以增加骨折端的稳定
- 尺桡骨双骨折　对 Bado 4 型损伤，用钢板首先固定尺骨骨折更容易。在切开复位桡骨干骨折之前先复位桡骨头。如果桡骨头复位有困难，则通过延长桡骨或尺骨的切口打开肘关节复位桡骨头。不主张通过一个切口同时显露尺桡骨骨折
- 桡骨头闭合复位不成功　如不能成功复位桡骨头脱位，则行切开复位。这种情况通常是由于前关节囊或环状韧带阻挡引起。如果有利于桡骨头的稳定，则修补关节囊。如环状韧带组织尚完整则予以修补，但不主张重建
- 桡骨头骨折　如果骨折块足够大，尽可能行内固定。如不能恢复桡骨头的结构，行桡骨头切除。如切除桡骨头后引起肘关节不稳定，则考虑行桡骨头假体置换或修补肘关节内侧副韧带。桡骨头假体置换改善了肘关节内外方向的稳定，但不能改善前后方向的稳定
- 植骨　在尺骨骨折中如骨折粉碎大于骨干周径的 50% 而不能恢复解剖位置或骨折处血供受到明显损害时，应植骨。如尺桡骨均骨折，则植骨时要放到骨间膜的相对面，以免骨桥形成

6. 并发症

Monteggia 骨折有其独特的并发症。包括诊断错误、神经损伤、桡骨头再脱位和尺桡骨骨桥形成。

- 诊断错误　经验以及对肘关节和前臂位置关系的充分理解可以减少诊断上的错误。

Giustra 强调对存在肘关节压痛的任何移位的尺骨或前臂骨折必须有肘关节标准的 X 线片以保证诊断的准确性

- 神经损伤　必须详细记录骨折发生时的急性神经损伤，特别要注意桡神经和正中神经终支（即背侧骨间神经和掌侧骨间神经）的损伤

术前不存在而术后出现的神经症状通常发生在桡神经或正中神经。这些损伤通常在复位时神经受到桡骨头的压迫或过度牵拉造成。

- 桡骨头不稳定　如果术中骨折解剖复位，周围组织修补后桡骨头脱位少见。如术后出现桡骨头脱位，应重新评价尺骨骨折复位的准确性。如尺骨已解剖复位，可在麻醉下闭合复位桡骨头，并用长臂石膏制动。在术后 4 周内，闭合复位有可能成功。如尺骨骨折没有解剖复位，则考虑取出内固定，重新复位尺骨骨折并切开复位桡骨头。术后 6 周以上的桡骨头脱位一般行桡骨头切除
- 尺桡骨骨桥形成　在 Richards 和 Corley 等人随访的 40 例患者中，2 例出现尺桡骨骨桥形成（图 2-3-29），均发生在开放损伤合并严重软组织损伤并术中植骨的病例

为避免骨桥形成，Richards 在术中将植骨置于骨间膜的相对侧，术后应用 Indomethacin。但这些措施均未证实有效。前臂近端骨桥切除仍存在许多问题。Richards 曾切除 2 例前臂近端骨桥并置入硅橡胶片作为隔离，取得了一定效果，没有再发生骨桥形成，前臂旋转功能虽有改善，但仍明显受限。

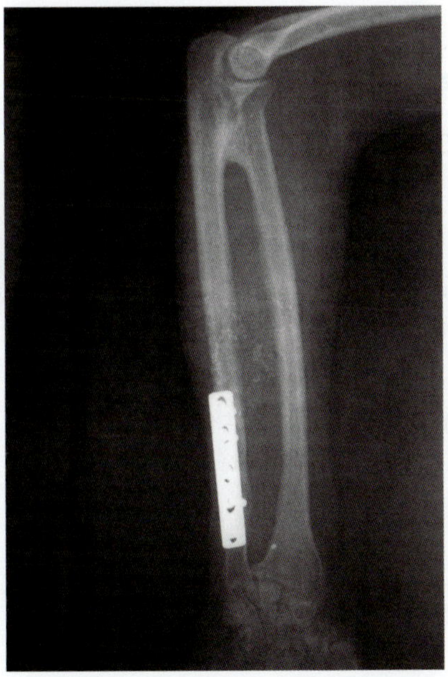

图 2-3-29　Monteggia 骨折术后骨桥形成

（公茂琪）

4 桡骨远端骨折

一、概　述

1. 桡骨远端骨折是临床最常见的骨折，约占全身骨折的 1/6。
2. 年轻患者多为高能量损伤。
3. 老年人多为低能量损伤。
4. 最常见的损伤机制为腕关节背伸及轴向暴力。

二、桡骨远端的功能解剖

（一）骨性结构

桡骨远端关节面近侧 2.5 ~ 3cm，也可扩大至旋前方肌近侧缘以远。

1. 掌侧：光滑、平坦，利于安放接骨板。
2. 背侧：凸隆，Lister 结节。
3. 外侧：粗糙，桡骨茎突。
4. 内侧：光滑、凹陷，尺骨切迹。
5. 分水岭线（图 2-4-1）：手术中放置掌侧接骨板是重要的解剖标志。

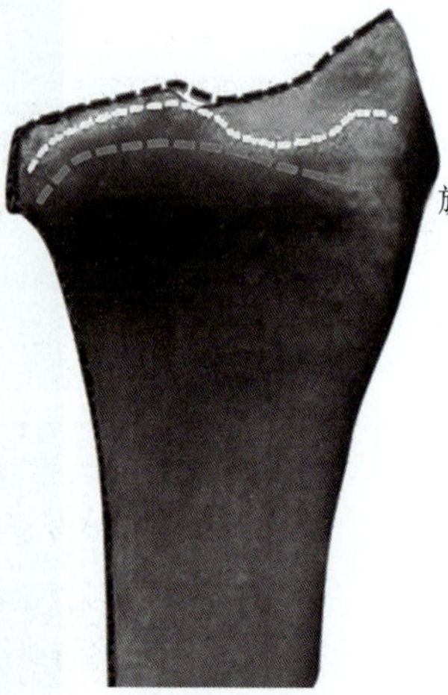

图 2-4-1　分水岭线

（二）关　节（图2-4-2）

1. 舟骨窝—桡舟关节
2. 月骨窝—桡月关节
3. 尺骨切迹—下尺桡关节

（三）韧　带

稳定关节、限制过度活动、传导应力、协调腕骨运动。

1. 掌侧韧带（图 2-4-3）：厚而强韧，术中避免切开掌侧韧带以免影响桡腕关节稳定性。

2. 背侧韧带（图 2-4-4）：相对薄弱，背侧入路可以切开背侧韧带以观察关节面复位情况。

3. 三角纤维软骨复合体（TFCC）（图 2-4-5）：传导纵向负荷、缓冲外力冲击、维持腕关节尺侧稳定。

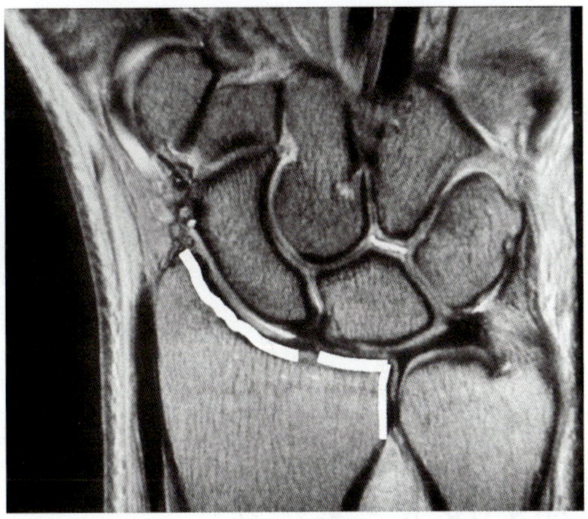

图 2-4-2 桡舟、桡月及下尺桡关节

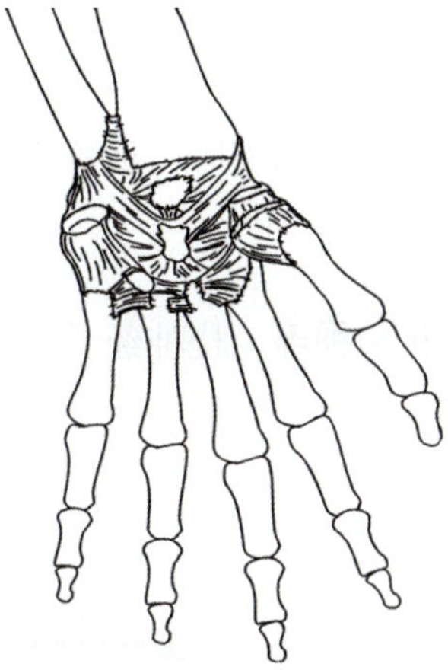

图 2-4-3 腕关节掌侧韧带

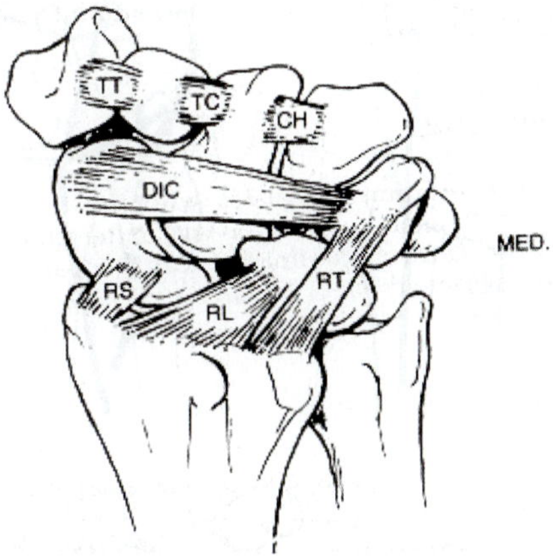

图 2-4-4 腕关节背侧韧带（RS：桡舟韧带；RL：桡月韧带；RT：桡三角韧带；DIC：背侧腕骨间韧带；TT：多角骨间韧带；TC：小头韧带；CH：钩头韧带）

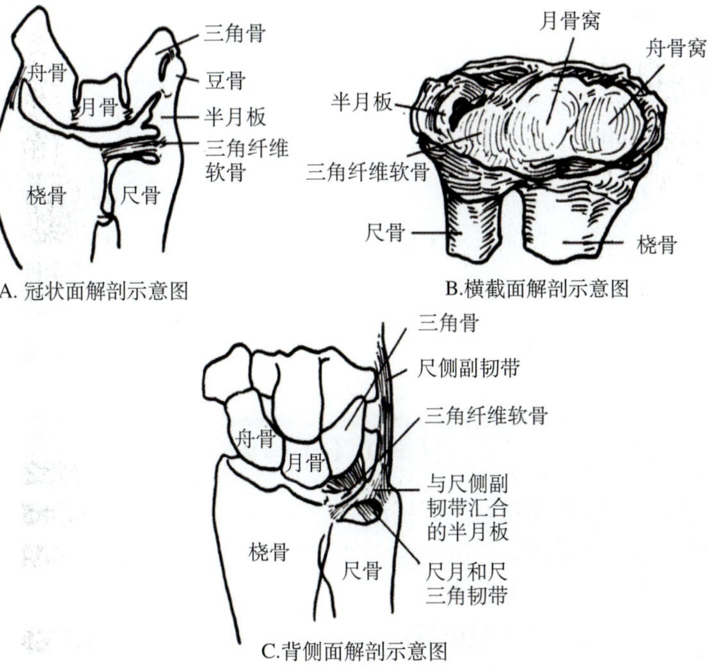

图 2-4-5 三角纤维软骨复合体

（四）血　管（图2-4-6）

由桡动脉、尺动脉、前臂骨间动脉和掌深弓组成。

（五）神　经

包括正中神经、桡神经、尺神经。

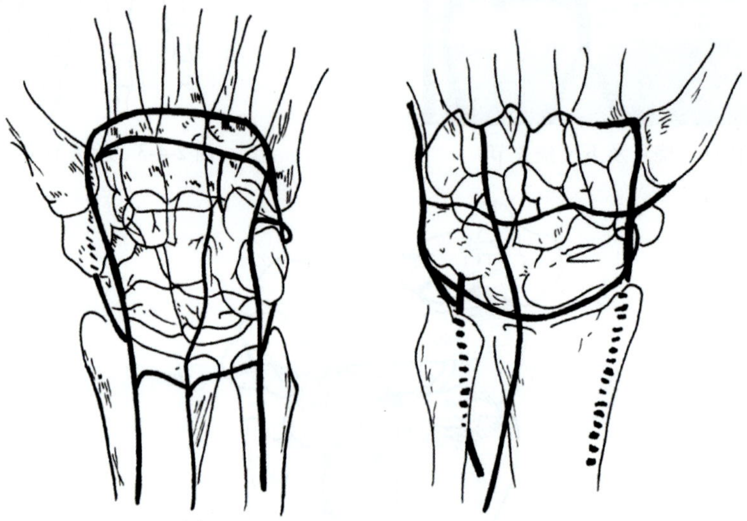

掌侧　　背侧

图 2-4-6　腕关节血管

三、桡骨远端骨折的影像学诊断

（一）X线测量

1. 尺偏角 = 22°
2. 桡骨高度 = 12mm
3. 掌倾角 = 11° ~ 12°

（二）X线诊断

1. 正位（后前位）
2. 侧位
3. 斜侧位

（三）CT诊断

1. 了解关节内粉碎骨折情况。
2. 了解中央压缩骨块情况。
3. 了解桡腕关节脱位或半脱位情况。
4. 了解下尺桡关节脱位或半脱位情况。
5. 不受石膏等外固定物的影响。

6. 为手术治疗计划提供参考。
7. 评价手术效果。

（四）MRI诊断

1. 明确韧带及软组织损伤情况。
2. 明确轻微骨折情况。

四、桡骨远端骨折的分型

1. 传统分型
- Colles 骨折
- Smith 骨折
- Barton 骨折
- Chauffeur's 骨折

2. 目前常用分型
- AO 分型（图 2-4-7）
- Fernandez 分型（图 2-4-8）
- Melone 关节内骨折分型（图 2-4-9）

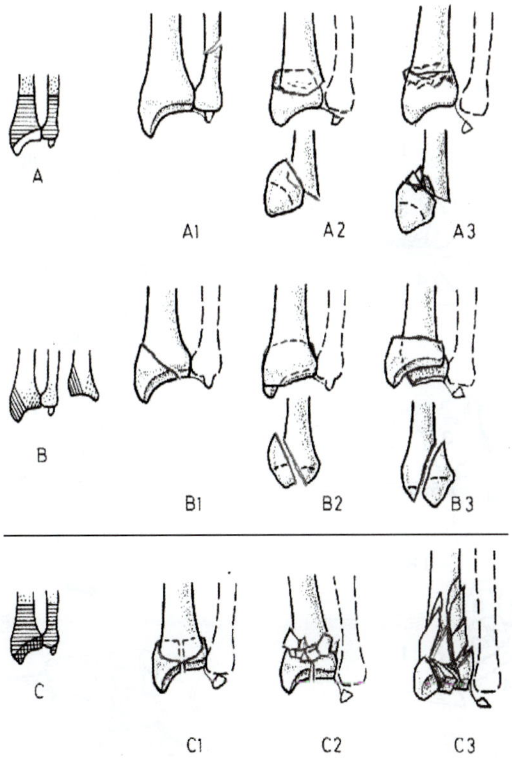

图 2-4-7　AO 分型

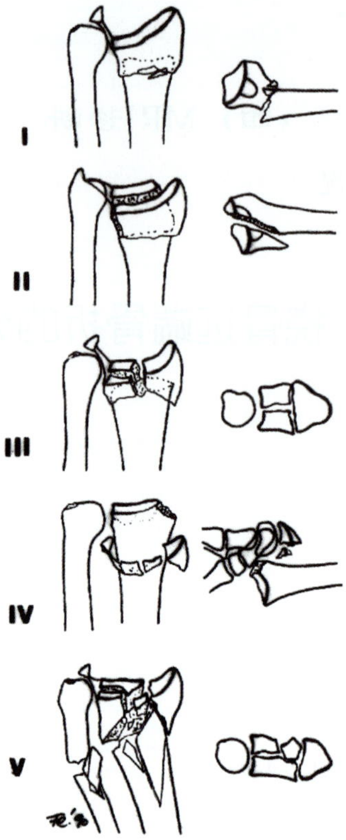

图 2-4-8 Fernandez 分型

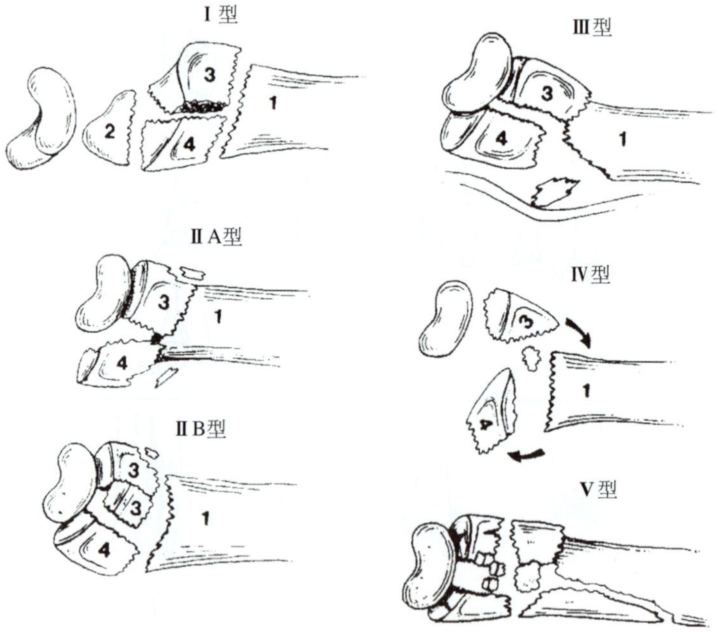

图 2-4-9 Malone 关节内骨折分型

五、桡骨远端不稳定骨折的特点

1. 大于 20° 的背侧或掌侧成角。
2. 移位超过骨干的 2/3。
3. 干骺端粉碎。
4. 原始短缩大于 5mm。
5. 关节内骨折块。
6. 伴有尺骨远端骨折。
7. 严重的骨质疏松。

六、治 疗

闭合复位石膏固定仍是桡骨远端骨折的主要治疗方式。

（一）保守治疗

石膏固定、夹板固定。

1. 保守治疗指征
- 无移位或轻度移位的关节内外骨折
- 闭合复位后稳定的移位骨折
- 功能要求低的老年人的不稳定骨折
- 合并其他疾病不适合手术的骨折

2. 保守治疗复位标准
- 桡骨缩短 <5 mm
- 尺偏角 > 10°
- 掌倾角 < 20° ，背倾 < 10°
- 关节内 <2mm 的台阶、间隙

3. 石膏固定如何达到效果
- 除外不稳定骨折
- 认清畸形及损伤机制
- 充分的麻醉（止痛）
- 良好的石膏技术
- 严格的早期随访（X 线 + 临床）

（二）手术治疗

外固定架固定、接骨板内固定。

1. 外固定架固定指征
- 开放性骨折
- 软组织损伤严重
- 多发创伤
- 严重粉碎的骨折
- 桡腕关节极其不稳定的骨折
- 感染

2. 接骨板内固定指征

- 不稳定骨折
- 关节面粉碎、台阶或间隙
- 下尺桡关节包容性差
- 陈旧性骨折、骨折畸形愈合
- 保守治疗失败的骨折

3. 接骨板内固定手术入路

- 背侧入路
    - ◎ 背侧脱位的骨折
    - ◎ 背侧 Barton 骨折
    - ◎ 背侧 Die-punch 骨折
    - ◎ 陈旧性骨折、骨折畸形愈合
- 掌侧入路
    - ◎ 关节内、外的移位骨折
    - ◎ 掌侧 Barton 骨折
    - ◎ 陈旧性骨折、骨折畸形愈合
- 掌背侧联合入路
    - ◎ 严重粉碎的骨折
    - ◎ 单一入路无法解决的骨折
- 扩展的桡侧腕屈肌入路
    - ◎ 复杂的关节内骨折
    - ◎ Die-punch 骨折
    - ◎ 陈旧性骨折、骨折畸形愈合

七、并发症

（一）骨折相关并发症

1. 骨折畸形愈合：常见桡骨短缩畸形、背倾畸形。
2. 创伤性关节炎：X 线影像可见，但临床表现少见。
3. 下尺桡关节不稳定：前臂旋转受限。
4. 神经损伤：正中神经损伤多见。
5. 反射性交感神经营养不良（Sudeck 骨萎缩）：早发现、早治疗。
6. 肩手综合征：早期功能锻炼。

（二）手术相关并发症

1. 伸肌腱损伤：背侧接骨板及掌侧螺钉导致。
2. 屈肌腱损伤：掌侧接骨板放置于分水岭上或远端导致。
3. 创伤性关节炎：螺钉进入桡腕关节或下尺桡关节导致。
4. 感染。

（高志强）

5 骨盆环损伤

一、解　剖

1. 组成

- 一对无名骨
  - ◎ 髂骨
  - ◎ 坐骨
  - ◎ 耻骨
- 骶骨
- 髂耻缘
  - ◎ 真骨盆
  - ◎ 假骨盆

2. 骶髂关节

- 关节部分
  - ◎ 位于前方
  - ◎ 非真滑膜关节
  - ◎ 骶骨面透明软骨
  - ◎ 髂骨面纤维软骨
- 韧带部分
  - ◎ 纤维部分位于关节后方
  - ◎ 前方韧带
  - ◎ 后方韧带
- 韧带结构
  - ◎ 后方韧带
    - • 骶髂后韧带（骨间韧带）：人体最坚强韧带（图 2-5-1）
    - • 骶髂短韧带
    - • 骶髂长韧带
  - ◎ 前方韧带
    - • 骶髂前韧带
  - ◎ 辅助韧带
    - • 髂腰韧带：增加骨盆与脊柱间稳定
    - • 骶结节韧带：垂直稳定
    - • 骶棘韧带：旋转稳定

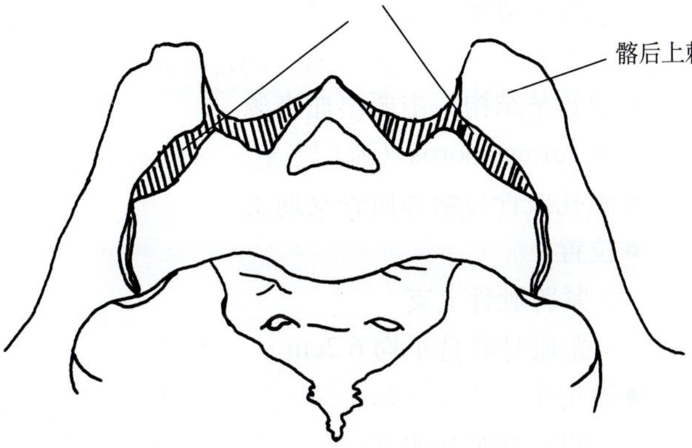

图 2-5-1　骶髂骨间韧带，前后垂直走行，悬吊功能

3. 耻骨联合
- 半关节
- 两侧耻骨面透明软骨
- 中间厚纤维软骨
- 上耻骨联合韧带
- 前耻骨联合韧带
- 下弓形韧带

4. 神经组织（图 2-5-2）
- 坐骨神经
- 臀上神经
- 臀下神经
- 闭孔神经
- 盆神经：$S_{2、3、4}$ 二便及性功能
- 腰骶干
  - ◎ $L_{4、5}$ 前支
  - ◎ 坐骨神经成分
  - ◎ 行经骶骨翼和骶髂关节前方

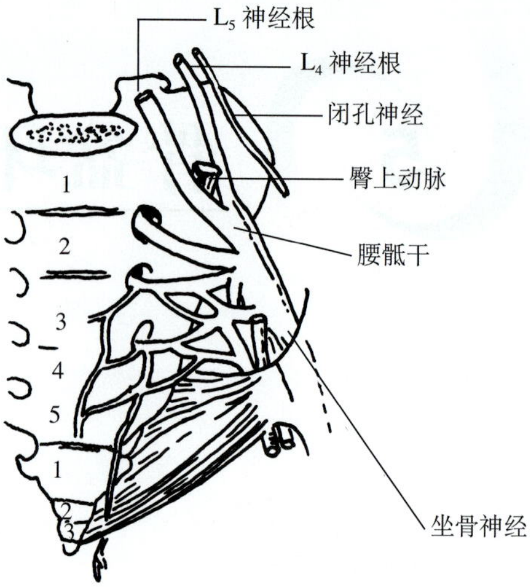

图 2-5-2 腰骶丛神经解剖，注意腰骶干走行

5. 血管组织

（1）动脉
- 髂内动脉
  - ◎ 前支
    - 臀下动脉
    - 闭孔动脉
    - 阴部内动脉
    - 内脏动脉
  - ◎ 后支
    - 骶外侧动脉
    - 髂腰动脉
    - 臀上动脉
  - ◎ 髂外动脉

（2）静脉
- 静脉丛结构：主要出血来源

（3）corona mortis（死亡之冠）
- 闭孔血管与髂外血管交通支
- 位置
  - ◎ 紧跨耻骨上支
  - ◎ 距耻骨联合平均 6.2cm
- 发生率
  - ◎ 50% 静脉交通支
  - ◎ 34% 动脉交通支
  - ◎ 84% 混合交通支

二、创伤机制

1. 后方直接暴力
- 前方分离
2. 前方直接暴力或下肢外旋暴力
- 前方分离
3. 侧方挤压
- 半骨盆内旋
- 骶骨嵌压
- 耻坐骨支骨折
4. 垂直暴力（图 2-5-3）
- 前后完全破坏
- 纵向不稳
5. 组合暴力

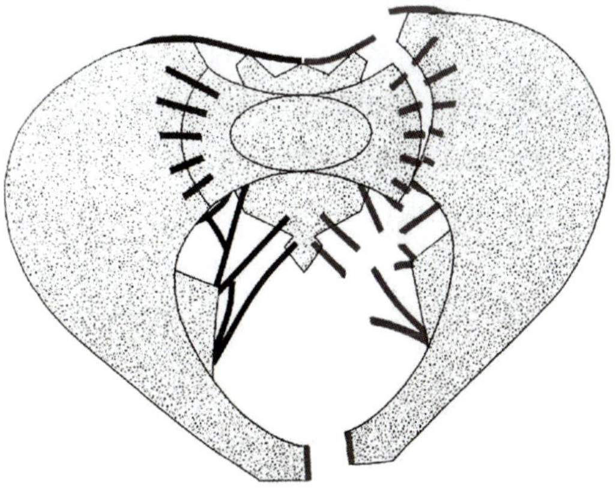

图 2-5-3　骨盆前后环韧带组织完全损伤，明显纵向不稳

三、临床检查

1. 初步评价
- 高能量损伤
  - ◎ 交通伤，坠落伤
  - ◎ 高合并伤
  - ◎ 高出血性休克
  - ◎ 需紧急而恰当处理
- 低能量损伤
  - ◎ 老年，骨质疏松
  - ◎ 生活伤
2. ATLS 应用
- 基本生命体征
- 合并损伤：多科会诊
3. 软组织评价
- 开放伤口
- 皮肤剥脱伤
  - ◎ 腰骶区
  - ◎ 臀区
  - ◎ 大腿前外侧区
4. 骨盆稳定性评价
- 分离挤压试验：旋转稳定性
- 纵向推拉试验：垂直稳定性
5. 重要体检
- 会阴充分暴露
- 直肠指检
- 阴道检查

四、合并损伤

- 死亡率：15% ～ 25%
- 其他运动系统损伤：60% ～ 80%
- 大出血：75%
- 泌尿生殖系统损伤：12%
- 腰骶丛损伤：8%

五、放射学检查

1. X 线平片
- 前后位
  - ◎ 90% 损伤可以诊断
- 入口位
  - ◎ 前后移位
- 出口位
  - ◎ 上下移位
  - ◎ 骶骨正位
- 骶骨侧位
  - ◎ 骶骨横行骨折

2. CT
- 骶髂关节损伤
- 骶骨骨折
- 三维重建

六、骨折分型

1. 骨盆稳定性
- 定义
  - ◎ 生物力学
  - ◎ 单纯耻骨联合：< 2.5cm
  - ◎ 1+S-S 韧带：> 2.5cm，旋转不稳
  - ◎ 2+S-I 韧带：完全不稳

2. Young and Burgess 系统（图 2-5-4）
- 根据创伤机制
  - ◎ LC 型：Ⅰ、Ⅱ、Ⅲ型
  - ◎ APC 型：Ⅰ、Ⅱ、Ⅲ型
  - ◎ VS 型
  - ◎ CM 型

3. Tile 系统
- 根据骨盆环稳定性
  - ◎ Type A：稳定

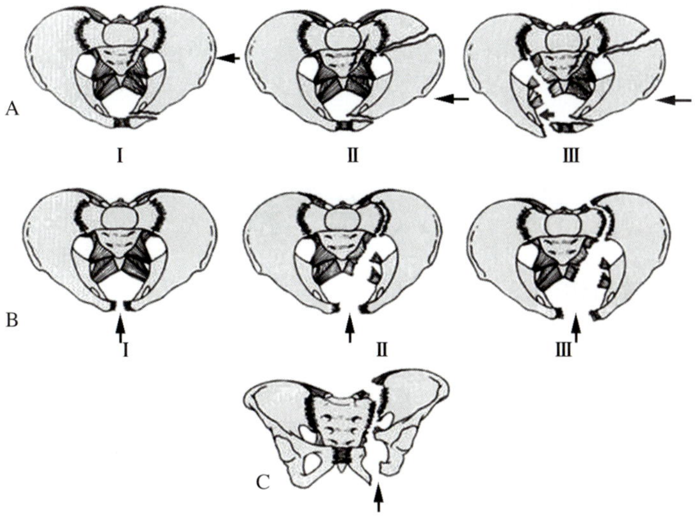

图 2-5-4 Young-Burgess 分型

- A1
- A2
- A3

◎ Type B ：旋转不稳定
- B1 ：1、2、3
- B2 ：1、2（图 2-5-5）
- B3（图 2-5-6）

◎ Type C ：垂直不稳定
- C1 ：1、2、3
- C2
- C3

4. Bucholz 系统

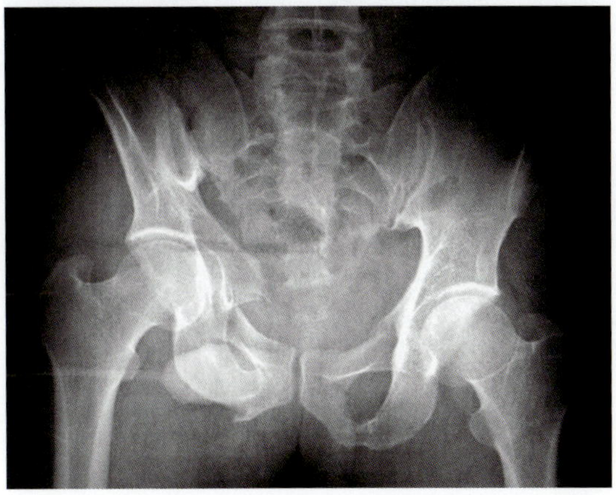
图 2-5-5 Tile B2-2，桶柄样损伤

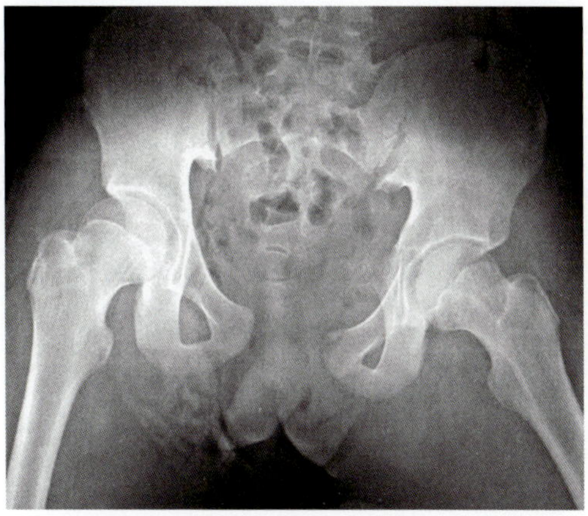
图 2-5-6 Tile B3-1，双侧外旋不稳，后方稳定

- 根据骨盆后环的损伤程度
  - ◎ Ⅰ型：完整
  - ◎ Ⅱ型：部分损伤
  - ◎ Ⅲ型：完全损伤

七、急 救

1. 排除其他系统致命伤
- CNS 系统伤
- 胸外伤
- 腹内脏器伤

2. 控制骨盆大出血：腹膜后容积达 4L
- 静脉丛
- 骨折面
- 动脉：10% ～ 15%

3. 措施
- 开放静脉通道
  - ◎ 上肢
  - ◎ 两条
  - ◎ ＞ 16 号针头
  - ◎ 2L 晶体液，20 分钟后观测患者反应
- 外固定架
  - ◎ 原理
    - 稳定骨折端
    - 防止凝血块两次脱落
    - 减少骨盆容积
  - ◎ 适应证：对输液无反应
  - ◎ 应用
    - Ganz 钳（图 2-5-7）
    - 上方外架：经髂嵴
    - 前方外架：经髂前下棘
    - 布单：环形捆绑

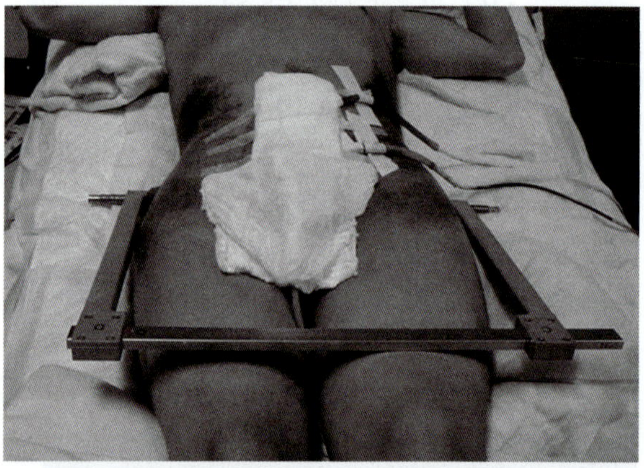

图 2-5-7　Ganz 钳

- 动脉栓塞
  - ◎ 动脉性出血：10% ～ 15%
  - ◎ 适应证：输液 + 外固定架仍不能控制
  - ◎ 填塞止血

八、手术治疗

1. 治疗原则
- 稳定性
  - ◎ 放射学指标

S-I 复合体＞ 1cm 移位

后方损伤呈大缺损，有间隙而非压缩

L_5 横突、坐骨棘、骶骨缘撕脱骨折

◎ 临床指标

术前、术中挤压，牵拉不稳

- 移位程度
- 前后环固定

2. 前环固定

- 外固定架
- 钢板
- 螺钉：经耻骨支逆行固定

3. 后环固定

- 切开复位
  - ◎ 后入路（图 2-5-8）
    - 高伤口并发症
    - 复位技术：经坐骨大孔前后钳夹
    - 固定：钢板，I-S 螺钉，经骶骨棒或钢板
  - ◎ 前入路（图 2-5-9）
    - 后方软组织条件差
    - 直视下钢板固定
    - 易伤及 L_5 神经根
- 闭合复位 I-S 螺钉经皮固定
  - ◎ 体位：仰位或俯卧位
  - ◎ 前提：复位满意
    - 良好 C 臂透视
    - 充分了解骶骨解剖及变异

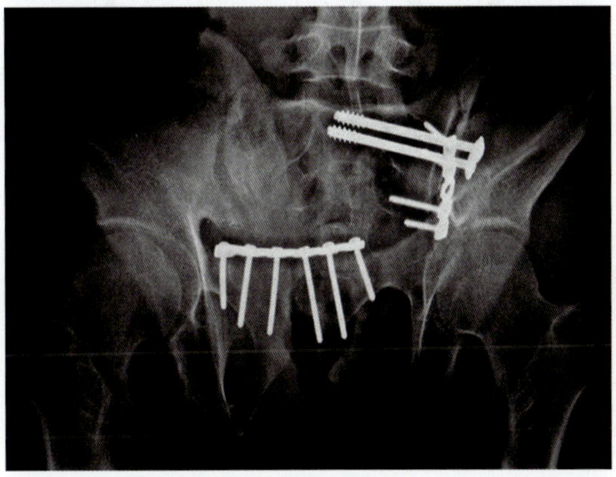

图 2-5-8 前路钢板固定耻骨联合，后入路骶髂关节螺钉固定 SI 关节

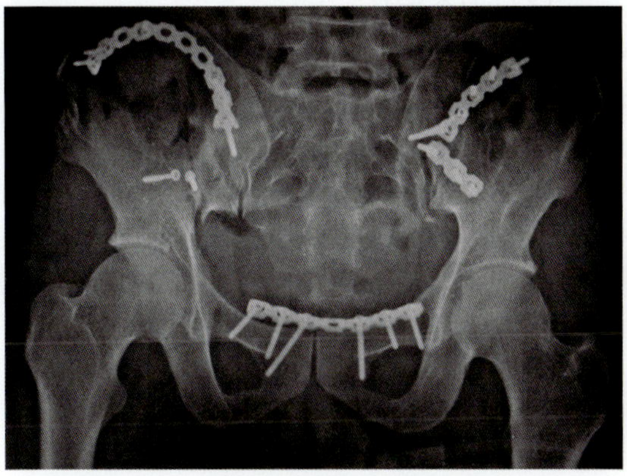

图 2-5-9 前入路钢板固定骨盆前环及后环

九、并发症

1. 神经损伤：10% ～ 15%
2. DVT：35% ～ 50%
3. PE
- 致命性 0.5% ～ 2%
- 症状性 2% ～ 10%

4. 不愈合和畸形愈合
- 原因：早期不恰当治疗
- 障碍：肢体长度异常，坐姿异常
- 治疗
  - ◎ 三步重建法
  - ◎ 高并发症发生率：19%

十、骶骨骨折

1. Denis 分型（图 2-5-10）
- 1 区
  - ◎ 经骶骨翼
  - ◎ 神经损伤：5.9%
- 2 区
  - ◎ 经骶骨孔
  - ◎ 神经损伤：28.4%
- 3 区
  - ◎ 经骶管
  - ◎ 神经损伤：56.7%

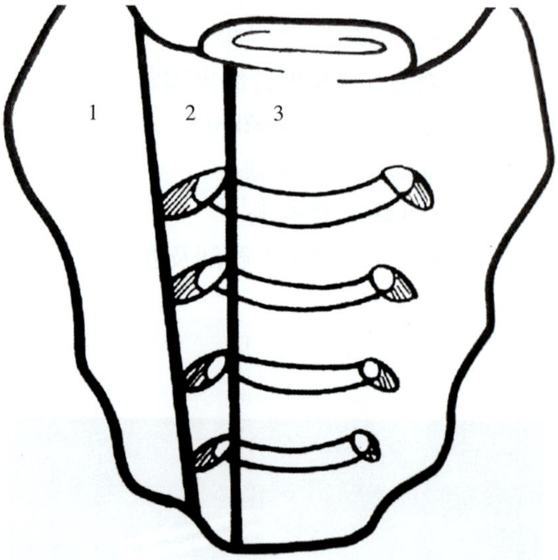

图 2-5-10　Denis 分型

2. 治疗

(1) 保守治疗

(2) 手术治疗
- 复位：闭合或切开
- 固定
  - ◎ SI 螺钉
  - ◎ 经髂骨棒
  - ◎ 经髂骨钢板
  - ◎ A+B 或 C
  - ◎ 骶骨钢板
- 技术要点
  - ◎ SI 螺钉
    - 充分理解解剖
    - CT 明确解剖变异：骶骨变异
    - 术中清晰标准透视：入口，出口

◎ 经骶骨棒
- 伤侧切开暴露髂后上棘区，对侧小口
- 经骶骨后方，勿进入骶管
- 常上下两根，间距 2 ～ 4cm，近侧 L_5-S_1 间隙
- 双侧骶骨骨折一侧须加 SI 螺钉
- 可长螺钉或钢板替代

◎ 骶骨钢板（localized sacral plating）
- 纵口完全暴露骶骨后方
- 外侧螺钉：经骶骨翼
  横断面平行 SI 关节
- 内侧螺钉：椎弓根螺钉
  S_1 平面：
  L_5-S_1 小关节下方
  垂直骶骨板——Ⅰ型骨折
  横断面内倾 20°——Ⅱ型骨折
  S_2-S_4 平面：
  相邻骶孔中间
  横断面垂直骶骨板
- 内外侧螺钉：矢状面均平行骶骨上终板

3.“自杀者”骨折（suicidal jumper's fracture）

● 诊断

◎ 正位：易漏诊，骨折线 H 或 U 形走行

◎ 骶骨侧位：仔细阅读

◎ CT：确诊，常骶管受压

◎ 高神经损伤：盆内脏副交感神经常见

● 治疗

◎ 切开复位

◎ 椎管减压：有争议

◎ 内固定：脊柱骨盆固定（spino-pelvic stabilization）
$L_{4\text{-}5}$ 椎弓根螺钉 + 髂后结节螺钉

（王满宜）

6 髋臼骨折

一、概 述

1. 概述

- 髋关节是人体内最大的负重关节
- 髋臼骨折治疗不当会造成严重的残疾，甚至会丧失生活及工作能力
- 髋臼骨折主要致伤原因是车祸

Larson（1973）	70 %
Letournel（1984）	74.6%
本院（2001）	86.6%

- 随着经济及交通的不断发展，车祸所造成的髋臼骨折病例在不断增加
- 国际上从 20 世纪 60 年代开始对髋臼骨折进行系统的诊断、分型研究以及手术治疗，髋臼骨折较其他关节内骨折的治疗水平相对落后
- 我院从 20 世纪 90 年代开始首先系统、全面地引进国际上先进的髋臼骨折治疗理念。1978－1992 年，我院共收治髋臼骨折患者 73 人，保守治疗 61 人，手术治疗 12 人

2. 存在问题

- 复位不满意，多根针固定不牢靠，克氏针脱入盆腔，严重的创伤性关节炎发展为后脱位
- 复位固定不当
- 固定不牢靠，使头臼关系逐渐失去完整性而发生骨关节炎
- 股骨头坏死，创伤性关节炎发生
- 术后发生脱位

3. 髋臼骨折的特点

- 髋臼解剖复杂
- 诊断、分型困难
- 手术入路选择很重要，入路选择不正确，导致骨折无法复位
- 术中复位、固定难
- 高能量损伤，受伤机制复杂
- 粉碎、陈旧性骨折
- 伴有关节面压缩的骨折
- 固定不恰当术后脱位
- 术后并发症多
- 术后康复缓解薄弱

二、髋臼的解剖

（一）结　构

髋臼是由髂骨、坐骨及耻骨三块骨共同组成，称为无名骨或髋骨。这三块骨在骨骺闭合之前由“Y”形软骨相连，在骨骺闭合之后，相融合为一体。

髋臼骨折除对关节面骨折部分进行复位和固定外，对其支撑部分进行复位和固定同样重要！

髋臼被包含在一个弓形中，这个弓形包括两个臂（两个臂的夹角约为60°）：

1. 后柱

髂骨——坐骨柱

由髂骨和坐骨组成，它很厚实，可为内固定提供可靠的支持，它的横截面为一三角形，它有三个面：

- 内侧面——四边体
- 后侧面——臼的后壁及坐骨结节
- 前外侧面——臼的外侧面

2. 前柱

髂骨——耻骨柱

由髂骨和耻骨组成，从髂嵴前方的顶点到耻骨联合，此柱向前及向内侧凹陷，所形成的弓由腹股沟韧带连接。此柱可分为三部分：

- 髂骨部分
- 髋臼部分
- 耻骨部分

正常髋臼向外、下、前倾斜。髂骨翼平面和闭孔平面之间的夹角大体接近90°。

3. 俯卧位

从坐骨结节经髋臼后壁，直线向上对着髂骨的臀肌粗隆。此线平行于坐骨大切迹下缘，沿此线做内固定是骨质最厚实的部位。

4. 仰卧位

髂前下棘和髋臼顶上缘与骶髂关节上关节面下缘之间的连线夹角为15°～30°，为内、外固定提供骨质厚实的部位：

- 髂骨嵴
- 髂骨的骶髂关节处
- 髋臼顶部
- 后壁
- 坐骨结节
- 耻骨及耻骨联合

（二）髋臼的血运

- 髋臼周围有广泛的肌肉附着，并且有众多的血管环，所以其血液供应很丰富
- 即使髋臼周围血供丰富，但是在手术操作中，仍然要强调保护骨折端周围的血供，避免游离骨折块，防止及减少缺血性骨坏死以及骨折不愈合的发生

（三）髋骨内部结构和负重的关系

- 髋骨内部结构和负重关系主要指的是放射学上的骨小梁系统
- 三组主要骨小梁系统：
  - ◎ 骶骨—髋臼
  - ◎ 骶骨—坐骨
  - ◎ 骶骨—耻骨

三、髋臼的生物力学

1. 髋关节的生物力学（图 2-6-1）

BW × a = ABD × b

- 正常单腿站立情况下：JRF = (2.5 ～ 2.8) × BW
- 摆动期：JRF = (0.1 ～ 0.5) × BW
- 跳跃时：JRF = (4.8 ～ 5.5) × BW
- 无防备跌倒时：JRF = 8 × BW
- 坐位时：JRF = (1.0 ～ 1.8) × BW
- 半卧位时：JRF = (0.8 ～ 1.2) × BW

BW：体重；ABD：外展力；JRF：关节压应力

(Hodge 等经内置在假体上的仪器进行测量)

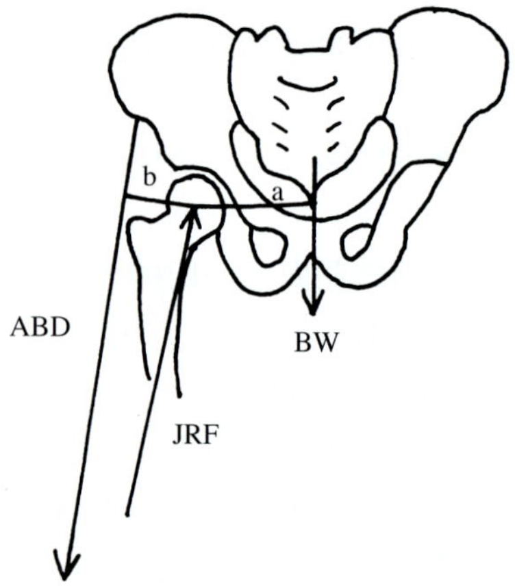

图 2-6-1 髋关节的生物力学

BW：体重；ABD：外展力；JRF：髋关节所受应力

a. BW 的力臂；b. ABD 的力臂

2. 髋关节接触压力的变化

- 从坐位站起时对后壁的压力最大：18MPa
- 行走单腿负重期时：平均压力 = 3 ～ 5MPa
- 行走摆动期时：平均压力 = 0.5MPa
- 行走时的峰值：5 ～ 10MPa

3. 负重与接触面积的关系

- JRF = (0.2 ～ 0.3) × BW 时：股骨头仅和前壁及后壁接触
- JRF = 0.5 × BW 时：股骨头开始和髋臼顶接触
- JRF >1.0 × BW 时：股骨头和整个关节面均匀接触

4. 病理性生物力学

- 股骨头和髋臼关节面之间的接触不完整时，会产生局部压力过大，软骨受到破坏，从而导致创伤性骨关节炎的发生
- 由于主要负重区在股骨头和髋臼顶之间，所以它们之间的完整性对于判断预后很重要！压力集中在局部，从而产生骨关节炎
- 软骨磨损，骨赘形成
- 骨赘增大，顶硬化密度高
- 关节间隙变窄，临床症状
- 囊性变
- 骨性融合

髋臼骨折后，即使解剖复位并愈合，头臼之间的正常生物力学关系也会丧失（不负重下，头和髋臼顶也会接触）。

四、髋臼骨折的受伤机制

1. 髋臼骨折是暴力作用于股骨头和髋臼之间而产生的结果。

2. 暴力从四个部位而来：大粗隆、膝部（屈膝状态）、足部（伸膝状态）、骨盆后方。受伤时根据髋关节所处的位置和暴力作用的方向而决定骨折类型。如髋关节处于屈或伸、内旋或外旋、收或展时，暴力从以上四个部位之一而来，所造成的骨折或脱位各不相同。

- 暴力来源于大粗隆：沿股骨颈轴线传导
- 暴力来源于膝部：沿股骨干轴线传导
- 暴力来源于足部：伸膝状态
- 暴力来源于腰骶部

由于高能量损伤越来越多，损伤机制也越来越复杂，常常是几个不同来源的暴力同时作用而造成复杂的骨折类型。

五、髋臼的影像学

离体骨盆的骨性解剖用铅丝标记，然后分别拍摄骨盆正位、髋臼正位、髂骨斜位、闭孔斜位片。

髋臼影像学包括：X 线平片、CT 扫描、三维 CT + 图像处理。

（一）X 线平片

骨盆正位、患髋正位、闭孔斜位、髂骨斜位。

1. 骨盆正位

- 放射线球管中心对准耻骨联合
- 观察内容
  - ◎ 少见的双侧髋臼骨折
  - ◎ 骨盆环前方的骨折，骶骨骨折
  - ◎ 闭孔环髋骨翼的骨折
  - ◎ 骨盆环上一处或多处关节脱位

2. 患髋正位

- 放射线球管中心对准患侧股骨头
- 六个基本放射学标记
  - ◎ 髋臼壁的前缘
  - ◎ 髋臼壁的后缘
  - ◎ 髋臼顶
  - ◎ 泪滴
  - ◎ 髂骨坐骨线
  - ◎ 骨盆入口线（髂耻线）

3. 髂骨斜位

- 健侧抬高 45°，球管中心位于股骨头上方
- 髂骨斜位的影像学标志
  - ◎ 髂骨翼
  - ◎ 前壁

◎ 后柱
◎ 四边体表面
◎ 髂骨的后缘
◎ 坐骨棘—后柱
◎ 髋臼的前缘

4. 闭孔斜位

- 患侧抬高 45°，球管中心位于股骨头上方
- 闭孔斜位的影像学标志
  ◎ 前柱下方
  ◎ 后壁
  ◎ 闭孔
  ◎ Spur sign area（马刺征）
  ◎ 髋臼后缘
  ◎ 骨盆入口线（前柱的基本线）
  ◎ 闭孔环及其形成此环的骨
  ◎ 髂骨翼的截面

（二）CT

- 进一步显示前壁或后壁的骨折块
- 确定关节内是否有游离骨块
- 可以判断臼缘骨折处是否有压缩
- 判断脱位的存在
- 显示骶髂关节的情况

1. 骶髂关节上方

- 显示髂骨翼的形状和厚度
- 显示骶髂关节和髂骨翼

2. 紧贴坐骨大切迹下方通过的断层像，前方为髂前下棘的上方，经髋臼顶的上方向后达坐骨大切迹，显示髋臼顶的软骨下骨，前方为髂前下棘。此层是对髋臼顶骨折线进行分析的重要层。

- 髋臼顶为一球形，像一顶王冠环形绕在股骨头横断面的周围
- 髋臼区域，股骨头对应的前后柱由髋臼窝分开，向后为坐骨棘，后缘在坐骨小切迹处很宽，前壁逐渐消失。坐骨支出现，前壁完全消失，坐骨结节出现，仍可看到后壁，后壁比前壁向下多延伸 1cm，向前依次为：坐骨耻骨切迹、闭孔环和耻骨上支。经股骨颈和大粗隆，前方耻骨支后方为坐骨支。最下一层，显示耻坐骨支和耻骨联合

（三）三维 CT

- 立体显示髋臼骨折情况
- 整体判断骨折移位程度
- 可将股骨头取出——更清楚地展示髋臼骨折线

六、髋臼骨折的分型

1. 髋臼骨折的 AO 分类

- A 型骨折——涉及一个柱或一个壁的骨折
- B 型骨折——涉及两个柱的骨折，髋臼顶和主骨相连
- C 型骨折——涉及两个柱的骨折，髋臼顶和主骨不相连

2. Marvin Tile 分型（1984）

- 无移位骨折
- 有移位骨折（图 2-6-2 ～图 2-6-11）
  - ◎ 后部骨折 ± 后脱位
    - 后柱骨折
    - 后壁骨折
    - 伴有后柱骨折
    - 伴有横形骨折
  - ◎ 前方骨折 ± 前脱位
    - 前柱骨折
    - 前壁骨折
    - 前方骨折伴后方半横形骨折
  - ◎ 横形骨折 ± 中心性脱位
    - 单纯横形骨折
    - T 形骨折
    - 横形骨折伴髋臼壁的骨折
    - 双柱骨折

3. Letournel - Judet 分类

- 单一骨折
  - ◎ 后壁骨折
  - ◎ 后柱骨折
  - ◎ 前壁骨折
  - ◎ 前柱骨折
  - ◎ 横形骨折
- 复合骨折
  - ◎ T 形骨折
  - ◎ 横形伴后壁骨折
  - ◎ 后柱伴后壁骨折
  - ◎ 前方伴后方半横形骨折
  - ◎ 双柱骨折

Roof Arc Angle（顶弧角）：髋臼几何中心向上的垂线和骨折线之间的夹角。

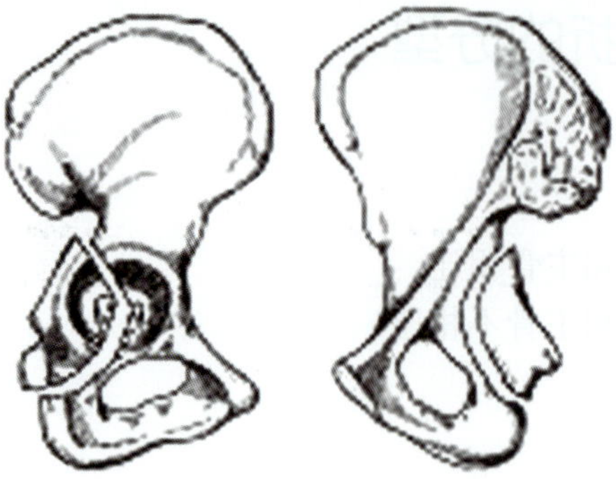

图 2-6-2 后壁骨折示意图

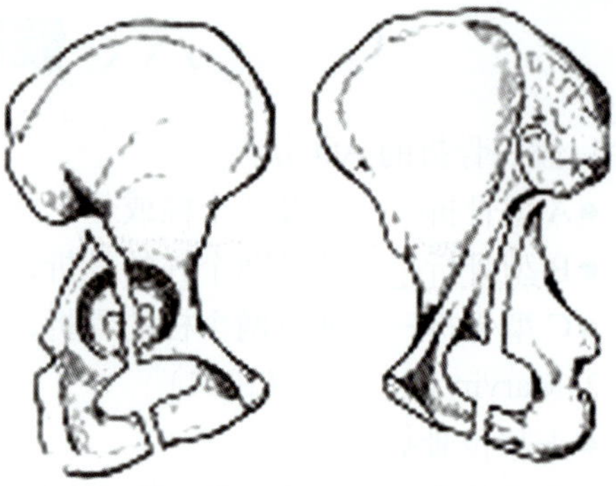

图 2-6-3 后柱骨折示意图

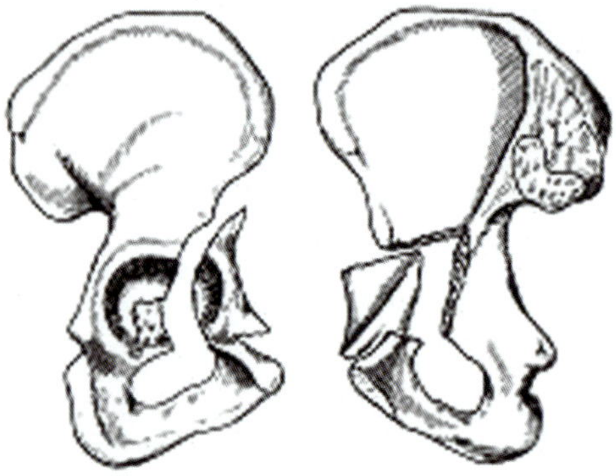

图 2-6-4 前壁骨折示意图

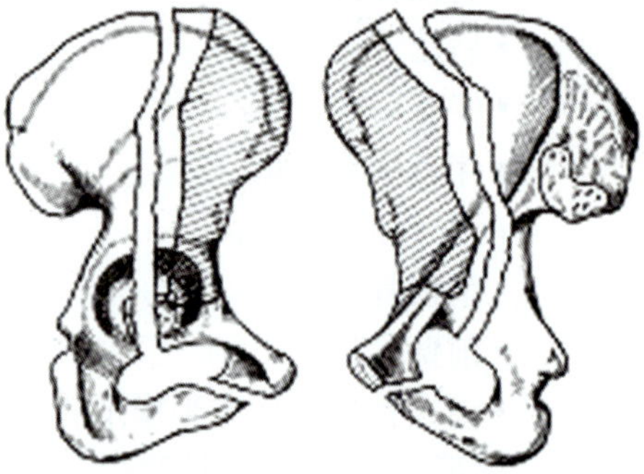

图 2-6-5 前柱骨折示意图

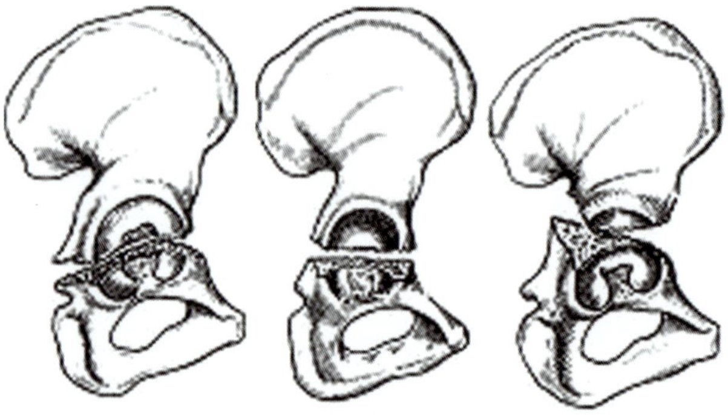

图 2-6-6 横形骨折示意图

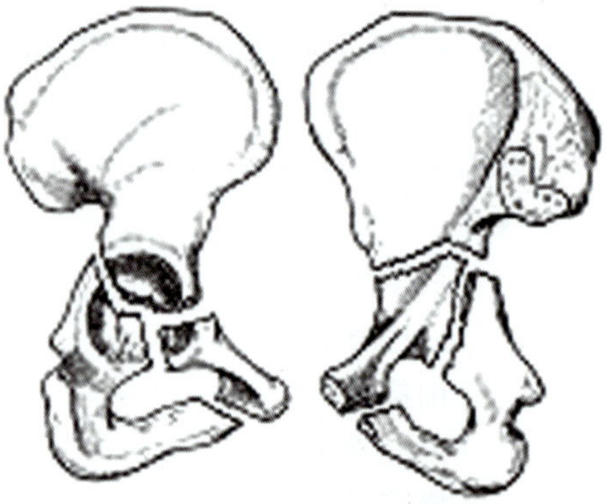

图 2-6-7 T 形骨折示意图

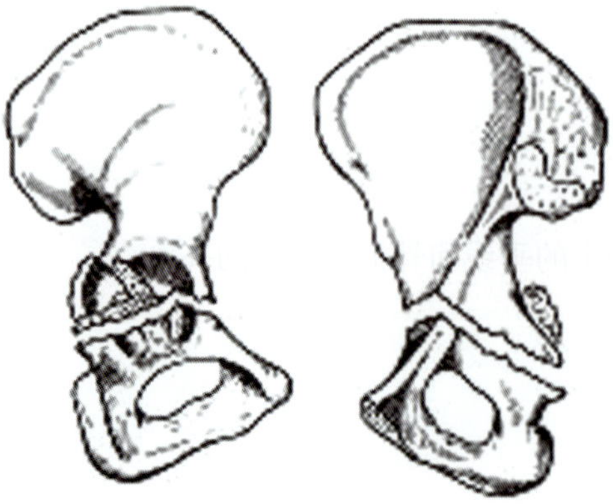

图 2-6-8 横形伴后壁骨折示意图

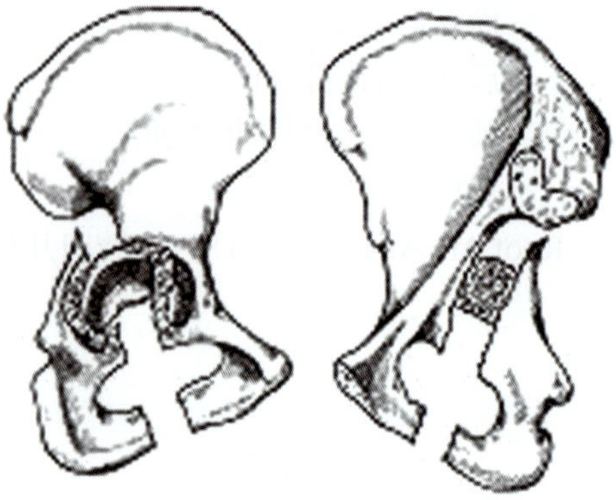

图 2-6-9 后柱伴后壁骨折示意图

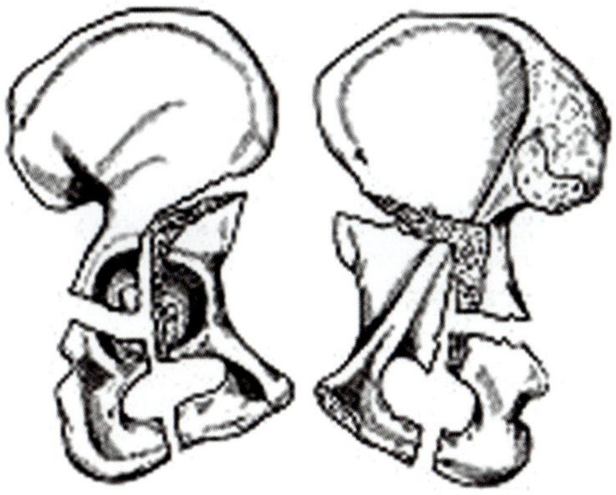

图 2-6-10 前方伴后方半横形骨折示意图

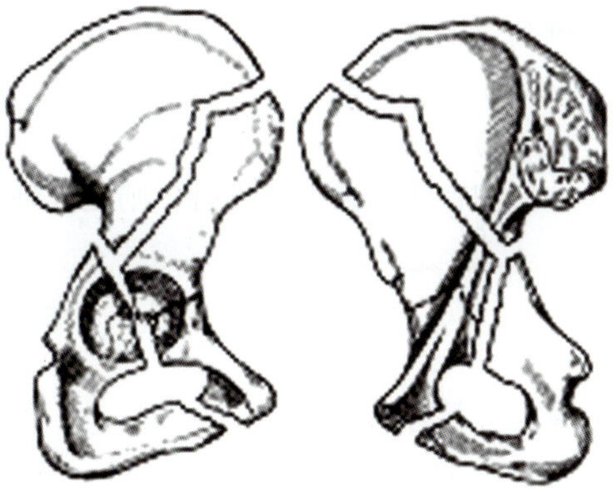

图 2-6-11 双柱骨折示意图

七、髋臼骨折的临床表现

1. 髋臼骨折多为高能量损伤，受伤机制比较复杂
- 仔细询问病史，了解受伤机制，全面细致的物理检查，以避免漏诊
- 先抢救生命及治疗其他急症
- 全套 X 线平片及 CT

2. 髋关节后脱位
- 有典型的后脱位体征
- 多见于后壁、横断伴后壁骨折
- 立即进行闭合复位
- 闭合复位失败是急诊手术的适应证

3. 髋关节中心性脱位
- 无典型体征
- 多发生在双柱、横断及 T 形骨折
- 股骨头随远折端向内移位

4. 创伤性休克
- 严重创伤
- 骨折端大量出血
- 颅脑及胸腹部损伤

5. 腹膜后血肿

6. 合并损伤
- 股骨头损伤
  - ◎ 股骨头骨折
  - ◎ 肉眼可见的软骨磨损、凹陷
  - ◎ 微观损伤
- 神经损伤
  - ◎ 坐骨神经损伤
- 血管损伤
- 关节内骨块嵌卡
- Morel-Lavelle 损伤
- 尿道损伤
- 骨盆其他部位的损伤

- 合并全身多发伤
  - ◎ 先抢救生命
  - ◎ 防止漏诊
  - ◎ 如合并同侧下肢骨折，则先处理下肢

八、髋臼骨折的治疗

- 保守治疗？
- 手术治疗？

1. 患者情况

- 年龄、骨的质量、合并症

2. 骨折情况

- 稳定性
  - ◎ 失去完整性会影响功能（Roew 1961, Steward 1954）
  - ◎ 半脱位是切开复位的指征
    - • 失去完整性
    - • 完整性存在（对称）
  - ◎ 后壁骨折

闭孔斜位大于 40% 失去完整性

- 部位

通过髋臼顶部的骨折会影响最终功能（Matta 1986）

- ◎ Roof Arc Angle ：
  - • 大于 45° —未涉及顶—非手术治疗
  - • 小于 45° —涉及顶部—手术治疗

- 骨折移位程度

移位大于 3mm（尤其通过顶部）的骨折会影响最终结果（Matta 1986），CT 扫描可很好地判断（Rowe and Lowell, 1961, J.B.J.S）。

- 低能量损伤 50 例均为无移位或仅内壁有移位的老年患者非手术好（Rowe and Lowell, 1961, J.B.J.S）
- 高能量损伤 43 例，解剖复位是获得长期良好功能的基础（Marvin Tile 220 例总结）

3. 治疗结果和外科医生的经验有关

- Matta 认为：有移位的髋臼骨折，通过闭合方法不能达到解剖复位。移位超过 3mm 尤其是通过顶部的骨折，则需切开复位
- 关节内骨折解剖复位，牢固固定，早期功能锻炼

4. 保守治疗

- 适应证
  - ◎ 无移位骨折
  - ◎ 有医疗禁忌证
  - ◎ 陈旧的双柱骨折
  - ◎ 伤前有骨关节病
  - ◎ 局部感染
- 保守治疗的方法

◎ 卧床牵引
◎ 被动小心活动。8 周扶拐下地，10 ～ 12 周负重

5. 手术治疗

- 适应证
  ◎ 有移位不稳定的髋臼骨折
  ◎ 伤后 3 周以内
  ◎ 手术时机
  ◎ 各器官功能检查正常
  ◎ 无感染症状（发热）
- 手术时机

很少急诊手术，除外合并难复性髋关节后脱位和血管损伤，但延迟的手术会使复位困难，并影响最终的结果 3 周。

- 术前准备
  ◎ 应用抗生素
  ◎ 清洁灌肠
  ◎ 患肢及皮肤的准备
  ◎ 认真研究影像学资料
  ◎ 如果决定手术，不做大粗隆骨牵引
  ◎ 切口选择与手术顺序
    - 促使腹部切口良好愈合
    - 腹部造瘘口尽可能远离前方入路
    - 保持造瘘口清洁
    - 同侧肢体膝部、胫骨、踝部骨折一期先处理，二期再行髋臼骨折的手术
    - 同侧股骨颈、粗隆间、股骨干可同期先于髋臼骨折处理
- 手术治疗要达到的目的
  ◎ 解剖复位
  ◎ 稳定固定
  ◎ 早期功能锻炼

九、髋臼骨折手术入路的选择

1. 对于髋臼骨折：不存在一个适应于所有骨折类型的理想手术入路，手术入路的选择很重要，正确的手术入路选择依赖于

- 准确的骨折分型
- 仔细的影像学研究
- 术者的经验
- 皮肤及异位骨化因素

2. 常用髋臼骨折手术入路

- Kocher-Langenbeck 入路（后）
- 髂骨腹股沟入路（前）
- 髂骨股骨入路（侧）
- 扩展的髂骨股骨入路（侧）

- 放射状入路
- 前后联合入路

3. 髋臼骨折手术入路选择

- 后柱伴后壁骨折、后壁骨折、后柱骨折选择 Kocher-Langenbeck 入路
- 前壁骨折、前柱骨折、前方伴后方半横形骨折选择前入路
- 横形骨折
  - ◎ 大部分情况下选择 Kocher-Langenbeck 入路
  - ◎ 前方移位大且骨折线高时选择髂骨腹股沟入路
- 横形伴后壁骨折
  - ◎ 大部分情况下选择 Kocher-Langenbeck 入路
  - ◎ 前方移位大且骨折线高时
    - • 前后联合入路
    - • 扩展的髂骨股骨入路
- T 形骨折：可选择任意一个入路
- 双柱骨折
  - ◎ 髂骨腹股沟入路
  - ◎ 前后联合入路
  - ◎ Stoppa+ 髂窝入路

十、常用手术入路介绍

1. Kocher-Langenbeck 入路　俯卧位或侧卧位

- 适用于
  - ◎ 后壁骨折
  - ◎ 后柱骨折
  - ◎ 横断骨折
  - ◎ 横断伴后壁骨折
  - ◎ T 形骨折
- 术中屈膝至少 60° 以上，以减少对坐骨神经的牵拉。如果在普通手术台上，则患肢要包裹好置于台上。显露坐骨神经并加以保护，切断外旋肌群时要保留股方肌的完整，臀大肌附丽点做部分切断可扩大暴露。如果术前坐骨神经没有症状，术中也没有粘连则不必游离，注意保护，始终保持膝关节屈曲超过 60°
- 切断梨状肌及外旋短肌群，暴露整个髋臼后壁。切断以上肌肉时，均从其腱性部分切断，以便保护肌肉。三把骨撬分别置于：坐骨大切迹、坐骨小切迹、髂骨翼。通过后入路进行复位
- 关闭切口时
  - ◎ 反复冲洗伤口
  - ◎ 再次检查坐骨神经，以防受压、牵拉或摩擦
  - ◎ 将所有离断的肌肉原位修复
  - ◎ 引流管放置在坐骨大切迹处

- 注意保护：坐骨神经、旋股内侧动脉、臀上血管和神经
- 并发症
  - ◎ 异位骨化
  - ◎ 神经损伤
  - ◎ 血管损伤
  - ◎ 感染

2. 髂腹股沟入路（Letournel 1960） 仰卧位

- 适用于
  - ◎ 前壁骨折
  - ◎ 前柱骨折
  - ◎ 横断骨折
  - ◎ 前方伴后方半横形骨折
  - ◎ 双柱骨折
- 将髂肌整个从髂嵴上剥离暴露第一个窗口：整个髂骨翼、骶髂关节前方。游离并切开髂耻梳筋膜，暴露出第二个窗口，在暴露过程中，一定要注意髂外与闭孔血管之间的吻合支
  - ◎ 髂外与闭孔血管之间的吻合
- 部位：距耻骨联合 62 ± 12mm
- 血管直径：2 ~ 4mm
  - ◎ Tornetta P.，Hochwald N. 和 Levine R. 通过 50 例尸体标本解剖发现：
    - 存在血管吻合　42 例（84%）
    - 动脉吻合　17 例（34%）（其中 10 例有静脉伴随，59%）
    - 静脉吻合　25 例（50%）
  - ◎ Corona Mortis：闭孔血管和髂外血管交通支。在对 8 具尸体进行的解剖中，存在动脉吻合 5 例（62.5%），静脉吻合 8 例（100%）
- 拉开髂腰肌和股管后显露出第二个窗口：主要暴露前壁，通过第二个窗口可进入真骨盆检查后柱的复位情况，将股管向外拉开
- 第三个窗口：主要显露耻骨上支和耻骨联合
- 通过前入路进行复位及固定
- 关闭切口时
  - ◎ 检查股动脉的搏动情况
  - ◎ 紧密缝合修补腹股沟韧带
  - ◎ 伤口内最好放置两个引流
  - ◎ 术后用腹带保护
- 并发症
  - ◎ 大腿外侧皮神经
  - ◎ 耻骨后方血管吻合支（Corona Mortis）
  - ◎ 髂内静脉
  - ◎ 淋巴回流受阻
  - ◎ 血肿形成
  - ◎ 感染
  - ◎ 皮肤坏死

◎ 神经损伤
◎ 腹壁薄弱形成

3. 扩展的髂骨股骨入路 侧卧位，伸髋屈膝

- 适用于
  ◎ 横形伴后壁骨折
  ◎ T 形骨折
  ◎ 涉及后壁骨折的双柱骨折
  ◎ 双柱骨折
- 将臀大肌和阔筋膜张肌从附丽点上剥离，从大粗隆附丽点处切断臀中小肌，外旋肌群的处理同 Kocher-Langenbeck 入路。如果需要暴露前方，则同 Ilioinguinal 入路显露第一窗。扩展的髂骨股骨入路，通过此入路进行复位及固定，暴露范围有限。虽然扩展的髂骨股骨入路可同时暴露前后两个柱，但就每一侧的暴露范围来说，不如独立的前入路或后入路广泛。其对前柱暴露的最远端为髂耻隆突，如果前柱的骨折波及到耻骨支或耻骨联合，则不能选择该入路，而应选择髂腹股沟入路
- 注意
  ◎ 坐骨神经
  ◎ 臀上血管神经
  ◎ 如可能，则不切断股直肌和缝匠肌
- 合并症
  ◎ 严重的骨化形成
  ◎ 感染及血管神经损伤
  ◎ 髂骨翼前方血供受损

4. 髂骨股骨入路（操作略）

5. 前后联合入路 侧卧，悬浮体位

- Kocher-Langenbeck + 髂腹股沟入路
- 适用于
  ◎ 前方伴后方半横形骨折
  ◎ 双柱骨折
  ◎ T 形骨折
  ◎ 横断骨折
- 前后同时消毒铺单，术中自由变换体位
- 选择前后联合入路的要点
  ◎ 绝对的漂浮体位，第一个切口选择骨折移位严重的一侧
  ◎ 第一个切口固定时，螺钉长度不要影响对侧骨折复位，有时需要将螺钉孔先空置，待所有骨折复位都完成后，再统一固定，尽量通过一个切口完成所有骨折的复位和固定。变换体位时要确保术野的无菌，两个切口同时关闭

6. 放射状入路（很少使用，操作略）

7. 髂窝入路（操作同髂腹股沟入路第一窗）

8. Stoppa 入路（操作见骨盆骨折）

9. 髋臼骨折手术入路选择原则

(1) 骨折类型是选择手术入路的基础

- 术前认真研究放射学影像学资料

- 作出正确的骨折分型
- 在模型骨盆上画出骨折范围、不同入路对髋骨所能暴露的范围，扩展的髂骨股骨入路对前柱的暴露只限于髂耻隆突以上部分

(2) 髂骨股骨入路只适用于高位前柱骨折
- Kocher-Langenbeck 入路通过大粗隆截骨可扩大暴露部分

(3) 复位及固定技术
- 掌握经前方对后柱进行复位和固定
- 掌握经后方对前柱进行复位和固定
- 专用的复位及固定器械

(4) 皮肤及异位骨化
- 皮肤条件不允许时需考虑其他替代入路
- 扩展的髂骨股骨入路异位骨化发生率最高，尽可能避免使用
- 髂腹股沟入路异位骨化率最低，在同等选择条件下，尽可能选择该入路

(5) 术者的经验很重要
- 尸体解剖研究
- 放射影像学的诊断技术
- 各入路之间的相互关系
- 熟练的复位及固定技术

十一、复位及固定技术

1. 专用手术器械
2. 前方固定技巧
- 有高位前柱骨折时
  - ◎ 从髂骨翼顶点向下进行复位和固定
  - ◎ 每一步复位力争解剖复位
  - ◎ 髋臼顶部螺钉要注意角度和方向
  - ◎ 对四边体要尽可能复位和固定
- 前柱常用复位方法
- 前柱螺钉方向
- 掌握螺钉复位技术
- 完成复位后用拉力螺钉、克氏针或巾钳暂时固定

3. 后方固定技巧
- 后方螺钉方向
- 后方钢板塑形原则
- 掌握经前方复位并固定后柱的技术
- 掌握经后方对前方复位固定的技术

十二、髋臼骨折术后处理及并发症

1. 应用抗生素 3 ～ 7 天，引流 24 ～ 48 小时，必要时维持牵引。髂腹股沟入路要用腹带，术后前 3 天给抗凝剂。

2. 后方或扩展的髂骨股骨入路

- 术后口服吲哚美辛
- 术后放疗
- 保持屈膝屈髋位
- 被动活动髋关节
- 4 ～ 6 周下地
- 12 周后负重

3. 早期并发症

- 死亡
  - ◎ Letournel 报道 569 例中 13 例死亡（2.28%），其中 7 例为 60 岁以上患者
  - ◎ 我院近 200 例中无死亡
- 感染
  - ◎ 术前发热、白细胞计数增高应延缓手术
  - ◎ 术前对 Morel-levall 损伤要及时处理
  - ◎ 术后充分引流
  - ◎ 术前预防给抗生素
  - ◎ 一旦感染应立即切开引流
- 神经损伤
  - ◎ 坐骨神经：4% ～ 8%，恢复期可长达 3 年
  - ◎ 股神经少见
  - ◎ 股外侧皮神经：10% ～ 20%，最终可恢复
  - ◎ 臀上神经影响外展，锻炼可恢复
- 静脉血栓形成
  - ◎ 肢体近端术前磁共振显示静脉血栓 33%
  - ◎ 术后用抗凝剂
  - ◎ 早期功能锻炼
  - ◎ 深呼吸

4. 晚期并发症

- 骨折移位
- 不愈合及假关节形成
- 股骨头坏死
- 骨关节炎
- 异位骨化形成
- 关节功能障碍
- 骨折移位固定不牢靠过早负重
- 不愈合及假关节形成
  - ◎ Letournel 报道不愈合率为 0.7%
- 股骨头坏死
  - ◎ Letournel 报道股骨头坏死率为 3.9%，后方骨折为 7.5%，所有坏死中合并后脱位占 80%
  - ◎ Marvin Tile 报道一组高能量损伤的股骨头坏死率为 18%
- 创伤后骨关节炎

- ◎ 髋臼缘有骨赘形成，临床无症状
- ◎ 骨赘明显增大，髋臼顶密度增高，症状轻或无
- ◎ 关节上方间隙变窄，出现临床症状
- ◎ 在早期并发症的基础上出现囊性变
- ◎ 关节间隙消失，骨性融合

- 创伤后骨关节炎发生原因
  - ◎ 复位不良
  - ◎ 螺钉进入关节
  - ◎ 合并股骨头骨折
  - ◎ 术前合并关节炎
  - ◎ 感染
- 异位骨化
  - ◎ 常发生于后入路及扩展的髂骨股骨入路
  - ◎ 发生率 3% ~ 69%
  - ◎ Brooker 分型
  - ◎ 小于 1cm 的游离骨岛
  - ◎ 骨岛大于 1cm，但距髋骨和股骨大于 1cm
  - ◎ 骨化连成片状，距髋骨和股骨小于 1cm
  - ◎ 骨化将髋骨和股骨桥接，髋关节骨性融合

（吴新宝）

7 股骨颈骨折

一、股骨颈骨折的病因学因素

1. 骨骼质量
2. 创伤机制
- 跌倒时大粗隆受到直接撞击
- 肢体外旋

二、股骨颈骨折分型

1. 解剖部位分型：头下型、经颈型和基底型
2. 骨折线的方向（Pauwels）分型
3. 骨折移位程度（Garden）分型
- Garden Ⅰ型：不全骨折
- Garden Ⅱ型：完全骨折无移位
- Garden Ⅲ型：完全骨折，移位
- Garden Ⅳ型：完全骨折，粉碎
4. AO 分型
- B1 型：头上型，轻度移位
  - ◎ 嵌插，外翻≥ 15°
  - ◎ 嵌插，外翻＜ 15°
  - ◎ 无嵌插
- B2 型：经颈型
  - ◎ 经颈部基底
  - ◎ 颈中部，内收
  - ◎ 颈中部，剪切
- B3 型：头下型，移位
  - ◎ 中度移位，内收外旋
  - ◎ 中度移位，垂直外旋
  - ◎ 明显移位

三、股骨颈骨折的治疗

1. 无移位及嵌插型股骨颈骨折（Garden Ⅰ、Ⅱ型）占所有股骨颈骨折的 15% ~ 33%。虽然对位关系正常，但稳定性较差。

- 嵌插型股骨颈骨折只要存在内翻畸形或股骨头后倾超过 30° 便失去了稳定性
- 无移位及嵌插型股骨颈骨折再移位发生率各作者报道从 8% 到 20%
- 再移位发生的原因
  - ◎ 股骨头后倾
  - ◎ 颈干角外翻 >20°
  - ◎ 年龄 >70 岁
  - ◎ 疼痛
  - ◎ 早期负重
  - ◎ 后侧骨皮质缺损
- 对于无移位或嵌插型股骨颈骨折，除非患者有明显的手术禁忌证，均应考虑手术治疗

2. 移位型股骨颈骨折（Garde Ⅲ、Ⅳ型）的治疗原则

- 解剖复位
- 骨折端加压
- 坚强内固定

复位：Garden Index——正位 X 线片 160°，侧位 X 线片 180°

固定方法：

- 多针
  - ◎ 优点：局麻下经皮操作，从而减少出血、手术死亡及感染的危险
  - ◎ 缺点
    - 固定强度不足
    - 在老年骨质疏松的患者中，有在股骨粗隆下进针入点处造成骨折的报道
    - 存在固定针穿出股骨头的可能
- 钩钉 Hansen 钉——手术操作简便，损伤小，Stromqvist 认为可降低股骨头缺血坏死率
- 加压螺钉：AO 中空加压螺钉、Asnis 钉等
  - ◎ 优点
    - 骨折端可获得良好的加压力
    - 三枚螺钉固定具有很高的强度及抗扭转能力
    - 手术操作简便、手术创伤小等
    - 由于骨折端获得加压及坚强固定，骨折愈合率提高
- 滑动螺钉加侧方钢板
  - ◎ DHS 及 Richards 钉——对于股骨颈后外侧粉碎、骨折端缺乏复位后骨性支持者提供可靠的支持
  - ◎ 单独应用时抗扭转能力较差，因此建议在头钉的上方再拧入一颗加压螺钉以防止旋转

四、青年人股骨颈骨折

1. 特点
- 骨密度正常
- 创伤机制多为高能量暴力
- 骨折不愈合率及股骨头缺血坏死率均高于老年人股骨颈骨折
- 股骨头缺血坏死改变后多伴有明显症状
- 人工关节置换术远期效果不佳

2. 治疗原则
- 急诊手术（伤后 12 小时之内）
- 解剖复位，必要时切开复位
- 多枚螺钉坚强固定
- 有作者补充提出前关节囊切开减压的必要

五、陈旧股骨颈骨折及股骨颈骨折不愈合

- 定义：6 ~ 12 个月仍不愈合的股骨颈骨折。
- 治疗
  - ◎ 保留股骨头
    - 股骨头完整、股骨颈长度缺损不大、颈干角基本正常可行单纯植骨
    - 股骨头外形正常、股骨颈有一定短缩合并髋内翻者可酌情考虑截骨术、植骨术或二者结合应用
  - ◎ 人工关节置换术
    - 股骨头血运丧失、股骨头变形、股骨颈严重缺损、骨质疏松难以固定的患者

六、股骨头缺血坏死

1. 股骨头缺血坏死
- 股骨颈骨折的早期，继发于骨折、复位及固定之后发生的股骨头缺血改变

2. 晚期股骨头塌陷
- 股骨颈骨折愈合之后，股骨头血运重建过程中，关节软骨下骨在尚未修复的坏死区域发生骨折，从而造成股骨头的变形
- 股骨头晚期塌陷的发生率低于股骨头缺血坏死率

3. 影响因素
- 骨折移位程度
- 骨折复位质量
- 手术时机
- 关节囊内压力
- 年龄

4. X 线诊断（Ficat-Arlet 分期）
- Ⅰ期股骨头正常

- Ⅱ期股骨头内出现骨硬化及囊变
- Ⅲ期股骨头软骨下塌陷
- Ⅳ期关节间隙窄、关节塌陷及骨关节炎

5. MRI 诊断（Pennsylvania University System）

- 0 期：正常 X 线、骨扫描及 MRI 表现
- Ⅰ期：X 线（－），骨扫描（+）或 MRI（+）
  - ◎ 轻度＜ 15%（波及股骨头）
  - ◎ 中度 15% ～ 30%
  - ◎ 重度＞ 30%
- Ⅱ期：股骨头出现透亮区、硬化区
  - ◎ 轻度＜ 15% 股骨头
  - ◎ 中度 15% ～ 30%
  - ◎ 重度＜ 30%
- Ⅲ期：软骨下塌陷（新月征），未变扁平
  - ◎ 轻度＜ 15% 关节面
  - ◎ 中度 15% ～ 30%
  - ◎ 重度 ＞ 30%
- Ⅳ期：股骨头变扁平
  - ◎ 轻度＜ 15% 关节面和＜ 2mm 的下陷
  - ◎ 中度 15% ～ 30% 关节面或 2 ～ 4 mm 凹陷
  - ◎ 重度＞ 30% 关节面或＞ 4 mm 凹陷
- Ⅴ期：关节间隙变窄和(或)髋臼病变
  - ◎ 轻度
  - ◎ 中度
  - ◎ 重度
- Ⅵ期：进行性退行性变

七、人工关节置换术

1. 相对适应证

- 患者生理年龄在 65 岁以上。由于其他病患，预期寿命不超过 10 ～ 15 年
- 髋关节骨折脱位，主要是指髋关节脱位合并股骨头骨折。特别是股骨头严重粉碎骨折者
- 股骨近端严重骨质疏松，难以对骨折端牢固固定，这一点十分相对，因为严重疏松的骨质不但难以支撑内固定物，同样也难以支撑人工假体。如应用人工假体，常需同时应用骨水泥
- 预期无法离床行走的患者。其目的主要是缓解疼痛并有助于护理

2. 绝对适应证

- 无法满意复位及牢固固定的骨折
- 股骨颈骨折内固定术后数周内固定物失用
- 髋关节原有疾患已适应人工关节置换。如原来已有股骨头无菌坏死、类风湿关节炎、先天性髋脱位、髋关节骨关节炎等，并曾被建议行人工关节置换

- 恶性肿瘤
- 陈旧性股骨颈骨折，特别是已明确发生股骨头坏死塌陷者
- 失控性发作疾病患者，如癫痫、帕金森病等
- 股骨颈骨折合并髋关节完全脱位
- 估计无法耐受再次手术的患者
- 患有精神疾患无法配合的患者

（危 杰）

参考文献

1. Frangakis EK. Intracapsular fractures of the neck of the femur: Factors influencing non-union and ischaemic necrosis. JBJS, 1966; 48B:17-30.
2. Pauwels F. Der Schenkelbalsbrucb: Ein mecbaniscbes problem.Stutt: Ferdinand Enke Verlag, 1935.
3. Garden RS. Malreduction and avascular necrosis in subcapital fractures of the femur J Bone Joint Surg,1971, 53B: 183-179.
4. Boyd HB. Acute fracture of the femoral neck: internal fixation or prosthesis? JBJS, 1964, 46A: 1066-1068.
5. Asnis SE, Wanek-Sgaglione L. Intracapsular fractures of the femoral neck：Results of Cannulated screw fixation. JBJS, 1994, 76A:1793.
6. Fradson PA, Anderson E, Madsen F, et al. Garden's classification of femoral neck fractures: an assessment of inter-observer variation. JBJS, 1988, 70B: 588.
7. Eliasson P, Hansson LI, Karrholm J. Displacement in femoral neck fracture:a numerical analysis of 200 fractures. Acta Orthop Scand, 1988, 59: 361.
8. Moore AT, GreemJ T. Fractures of the neck of the femour treated by internal fixation with adjustable nails: end result studies. South Surg, 1940, 9: 684-689.
9. Delee, JC. Fractures of the neck of the femur. In: Rockwood and Green's Fractures in Adults. 4th ed. Edited by Rockwood, C A., Lippincott-Raven, 1996, 1659.
10. Meyers MH. The muscle pedical bone graft in the treatment of displaced fractures of the femoral neck：indications, operative technique, and results. Orthp Clin North Am, 1974; 5: 779-792.
11. Nagy E, Manninger J, et al. Data for the importance of intraarticular pressure and the. tear of the capsule in fractures of the neck of the femur. Acta Traumatol, 1975; 5: 15.
12. Catto M. A histological study of avascular necrosis of the femoral head after transcervical fracture. JBJS(Br), 1965; 47(4):749.
13. Cassebaum WH. Predictability of bony union in displaced intracapsular fractures of the hip. J Trauma, 1963, 3:421-424.
14. Asnis SE, Wanek-Sgaglione L. Intracapsular fractures of the femoral neck: Results of Cannulated screw fixation. JBJS, 1994; 76A: 1793.
15. Phemister DB. Treatment of the necrosis of the femur in adults. JBJS, 1949, 31A: 55.
16. Stromqvist B, Nilsson LT. Intracapsular pressures in undisplaced fractures of the femoral neck. JBJS, 1988, 70B:192.
17. Ficat RP. Necrosis of the femur head. In: Ischaemia and Necrosis of Bone. edited and adapted by Williams, D. S. H. and Wilkins, B., 1980, 53.

8 股骨转子间骨折

一、股骨转子间骨解剖

	白种人	亚洲人
股骨颈直径	33.0mm	29.4mm
颈干角	125°	126°
干骺端宽度	45.4mm	42.8mm
前倾角		15°

二、简　介

1. 老年人（年龄＞股骨颈骨折年龄）

2. 骨质疏松性骨折

- BMD ＜ 0.6 g/cm　16.6 /100 人 / 年
- BMD ＞ 1.0 g/cm　很少发生

3. 合并症多

- 褥疮
- 尿道感染
- 关节挛缩
- 肺炎
- 血栓

4. 死亡率高

- Horowitz 报道
  - ◎ 牵引治疗组：死亡率 34 .6 %
  - ◎ 内固定组：死亡率 17 .5 %
- Evans' 研究
  - ◎ 非手术组　101　死亡率　15%
  - ◎ 手术组　110　死亡率　10.9%

5. 姿势或步态紊乱

6. 视力减弱

7. 长期应用镇静剂

8. 心脑血管疾患

9. 神经系统疾患
10. 肌力下降

三、预 防

- 治疗骨质疏松症
- 预防跌倒，跌倒致伤保护用具（髋部保护衣）

四、骨折分型

1. X 线评估
- 骨盆前后位
- 侧位片
- CT
- MRI

2. 稳定和不稳定骨折
- 稳定骨折
  - ◎ 后内侧皮质骨折
  - ◎ 压力负荷
- 不稳定骨折
  - ◎ 粉碎性骨折
  - ◎ 骨折塌陷或脱位
- 临床分析结果不同

3. Boyd-Griffin 分型
- 股骨转子周围
- 分为四型
- 包括股骨颈关节囊外至小转子远端 5 cm

4. Evans 分型
5. AO 分型（图 2-8-1）

31-A1
- 关节外
- 顺转子间线骨折
- 大转子外侧皮质完整
  - ◎ 31-A1.1
  - ◎ 31-A1.2
  - ◎ 31-A1.3

31-A2
- 顺转子间线骨折
- 股骨转子部粉碎
- 大转子外侧皮质完整
  - ◎ 31-A2.1

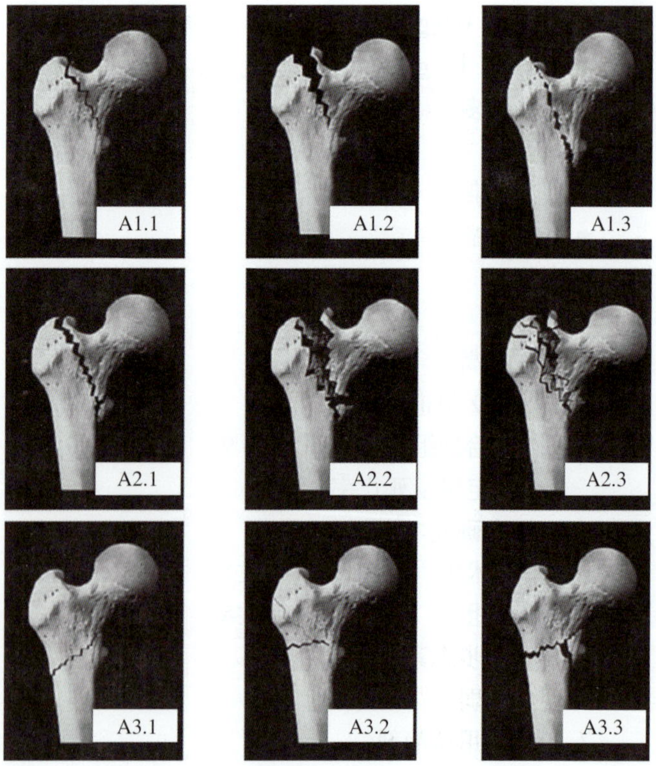

图 2-8-1 股骨粗隆间骨折 AO 分型

◎ 31-A2.2

◎ 31-A2.3

31-A3

- 顺转子间线骨折
- 数个中间骨折块
- 超过小转子下 1cm
  - ◎ 31-A3
  - ◎ 31-A3.1
  - ◎ 31-A3.2
  - ◎ 31-A3.3

五、治　疗

（一）评估患者

1. X 线片评估

- 分型

2. 全身状况评估

- 病史
- 体检
- 化验
- 老年创伤患者身体状况评估标准
  - ◎ 急性生理积分
    - • 生命体征和实验室检查：14 项
    - • 酸碱平衡（pH 和 PCO_2）
    - • 神经系统异常
  - ◎ 年龄积分

年龄（岁）	评分
60 ～ 64	11
65 ～ 69	13
70 ～ 74	16
75 ～ 84	17
≥ 85	24

◎ 慢性健康状况

慢性健康状况	评分
高血压病	22
呼吸道慢性疾病	25
慢性肝炎	25
冠心病	31
糖尿病	31
激素使用史	33
脑血管病	38
肝硬化	40

◎ 心脏情况积分

- 心功能

Ⅱ级	22
Ⅲ级	40
Ⅳ级	62

- 心电图显示心律失常

房性期前收缩	20
窦性心动过速	22
窦性心动过缓	23
室上性心动过速	30
房颤	34
室性期前收缩	49
房室传导阻滞（Ⅱ度以上）	53
室性心动过速	56
室颤	80

- 心电图显示

心房肥大	28
左室肥厚	29

- 有心脏扩大 35
- 心肌供血不足 33

（二）临床资料

1. 回顾材料

1993 年 1 月～1995 年 1 月

103 例 平均年龄 75 岁

男性 40 例 女性 63 例

2. 手术治疗 71 例 共 75 人次

髋部骨折	59
小腿踝部骨折	8
髌骨骨折	4
股骨干骨折	3
肩关节骨折脱位	1

3. 非手术治疗 32 人次

髋部骨折	28
骨盆骨折	1
股骨干骨折	1
小腿骨折	1
髌骨骨折	1

4. 方法

手术组和非手术组

老年创伤患者身体状况评估标准

回顾性计算患者的积分

两组间是否有统计学差异

证明评分标准的有效性

5. 结果

手术组平均积分 49

非手术组平均积分 67

显著性差异 $0.05 > P > 0.01$

6. 临床医生评估现状

- 经验性
- 随机性
- 社会因素的干扰性
- 同样的情况
  - ◎ 有些医生选择手术治疗方案
  - ◎ 有些医生则相反

7. 老年患者术前全身健康状况综合评价

- 据全身健康状况

  活动能力、生活自理能力、并存疾病情况
- 老年患者
  - ◎ 高度危险组
  - ◎ 中度危险组
  - ◎ 相对安全组

8. 回顾性积分分布情况

- 手术组平均积分 49

  意味着患者的全身状况较好
- 非手术组平均积分 67

  意味着患者的全身状况较差

9.《评估标准》指导临床治疗

- 术前检查
- 对患者的身体状况进行评分
- 对异常的结果予以对应的处理
- 提高手术安全性

10.《评估标准》意义

- 可减少社会因素对评估的影响
- 以客观的数据替代个人经验
- 需要进一步积累数据及校正
- 真正做到患者得到最安全的治疗
- 医生得到最安全的选择治疗方法的工具

11. ASA 麻醉前身体状况分级（1963）

Ⅰ级	绿旗	正常健康的患者
Ⅱ级	黄旗	具有轻的系统性疾病
Ⅲ级	黄旗	具有严重的不能耐受的系统性疾病
Ⅳ级	红旗	具有不能耐受的、威胁生命的系统性疾病
Ⅴ级	红旗	无论手术与否预计生存时间不超过 24 小时

Ⅵ级　　临床死亡

ASA E　急诊手术

12. 营养状况

白蛋白水平低于 3.0g/dl 提示 1 年内死亡率提高

13. 评估要点及分析

- 老年骨折患者的特点　手术禁忌证
- 代偿能力的评估
  - ◎ 抗血压波动能力　心血管功能
    - 出血的影响
    - 麻醉的影响
  - ◎ 血氧波动　肺功能
- 围术期处理重点步骤

（三）治疗方法

主要问题——髋内翻

1. 非手术治疗

- 相对适应证
  - ◎ 伤前不能行走患者
  - ◎ 感染患者
  - ◎ 术区皮肤条件差者
  - ◎ 疾病晚期患者
  - ◎ 情况不允许手术者
- 姑息疗法
  - ◎ 不顾及骨折的位置
  - ◎ 不顾及愈合情况
  - ◎ 早期活动
  - ◎ 适于无行走可能患者
- 骨牵引
  - ◎ 达到并维持骨折复位
  - ◎ 骨愈合
  - ◎ 15% 体重行胫骨骨牵引
  - ◎ 8 ～ 12 周

2. 手术治疗　为首选

- 解剖复位
  - ◎ 获得骨折的稳定性
  - ◎ 恢复内后侧骨皮质连续性
  - ◎ 闭合复位或切开复位
  - ◎ 截骨术或股骨近端内移
  - ◎ 牵引床
- 骨折固定强度
  - ◎ 骨的质量
  - ◎ 骨折的类型

- ◎ 复位后骨折的稳定性
- ◎ 内植物的设计特性
- ◎ 骨折型 - 内植物的适配性
- ◎ 内植物的放置位置
- ● 骨的质量
  - ◎ 骨质
    - • 骨的微结构
    - • 骨小梁的粗细
    - • 骨小梁的密度
    - • 骨小梁的空间分布
    - • 骨小梁间连接
    - • 骨的各向异性
  - ◎ 骨量
    - • 骨的数量容积
- ● 内固定器材的选择
  - ◎ 滑动加压钉板
    - • DHS
    - • DCS
  - ◎ 髓内针
    - • 重建钉
    - • Gamma Ⅲ
    - • PFNA
  - ◎ 外固定架
- ● 内固定物的放置原则
  - ◎ 骨质相对致密
    - • 股骨矩
    - • 小转子下股骨干垂直向上、向外至大转子
    - • 支持股骨颈后下方
    - • 股骨矩内侧最厚
    - • 向外逐渐变薄
    - • 股骨头颈的前上方最为薄弱
  - ◎ 股骨头、颈中心位略偏后下
  - ◎ 操作
    - • 通过导针向股骨头颈部扩髓
    - • 通过导针攻丝
    - • 拧入相应的加压螺钉
    - • 向钉尾套入侧方钢板
    - • 用皮质骨螺钉将钢板固定于股骨干
    - • 取出导针
  - ◎ TAD（Tip-Apex Distance）值　头钉尖顶距（图 2-8-2）
    - • 头钉切出的预测因素　小 TAD 值减少头钉切出
    - • TAD 值≤ 27 mm　无头钉切出

- TAD 值＞ 45 mm 60 %
- 建议术中导针置入后
  TAD 值＞ 25mm
  重新复位或改变导针位置
- 头钉置中减少 TAD 值 操作简单
  加支持钢板或螺钉
  反斜形骨折：DCS 固定

●髓内固定

股骨头 - 股骨髁髓内针：Enders 针

◎ 固定的优点
- 手术时间短
- 创伤小
- 出血量少
- 患者肢体功能恢复快
- 感染率低
- 骨折延缓愈合及不愈合率低

◎ 缺点
- 术后膝关节疼痛
- 髓内针脱出
- 髓内针穿出股骨头
- 术后外旋畸形愈合

股骨头 - 髓腔髓内针

◎ 优点
- 骨折闭合复位
- 恢复颈干角
- 中心位髓内固定
- 骨折端干扰减少
- 有效地防止旋转畸形
- 内固定物所受弯曲应力较钢板减少
- 内固定物断裂发生率降低
- 提高骨折愈合率

◎ 缺点
- 股骨干应力骨折
- 骨折的内翻移位

◎ 并发症：股骨干应力骨折
- 远端锁孔应力加大
- 反复钻孔
- 钻大孔

●髓内针— DHS 比较

◎ 髓内针
- 愈合快
- 短缩少

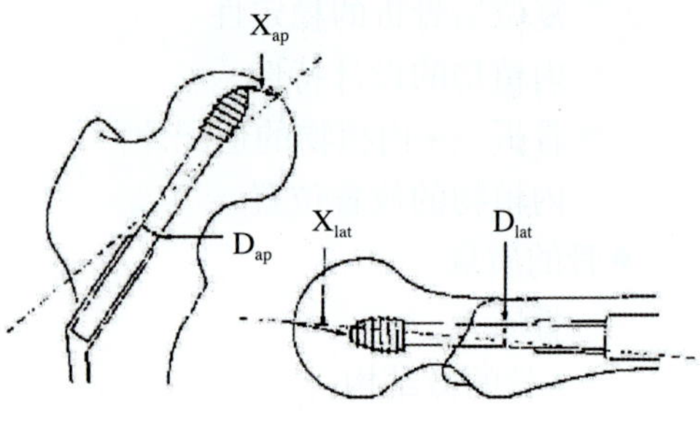

$$TAD=\left(X_{ap}\times\frac{D_{true}}{D_{ap}}\right)+\left(X_{lat}\times\frac{D_{true}}{D_{lat}}\right)$$

图 2-8-2 尖钉距（TAD）图示及计算公式

TAD 值 头钉尖顶距
X_{ap}：正位片尖顶距 X_{lat}：侧位片尖顶距
D_{ap}：正位片直径 D_{lat}：侧位片直径
D_{true}：真实直径

- 支撑好

◎ 无显著差异

- 出血量
- 死亡率
- 手术时间
- 股骨骨折并发症

● Gamma 钉和 PFNA

◎ 相同之处

- 功能的恢复
- 愈合时间

◎ 并发症

- Gamma 钉

  股骨干骨折

  拔出

- PFNA

  继发髋内翻

● 长髓内针—短髓内针

◎ 长髓内针

- 长骨折线
- 固定效果好
- 缺点：徒手锁定；针要有一定弯度

◎ 短髓内针

- 导向锁定
- 手术快速
- 便宜
- 缺点：应力骨折

● 外固定架治疗（图 2-8-3）

◎ 微创手术

◎ 手术时间短

◎ 损伤小

◎ 出血少

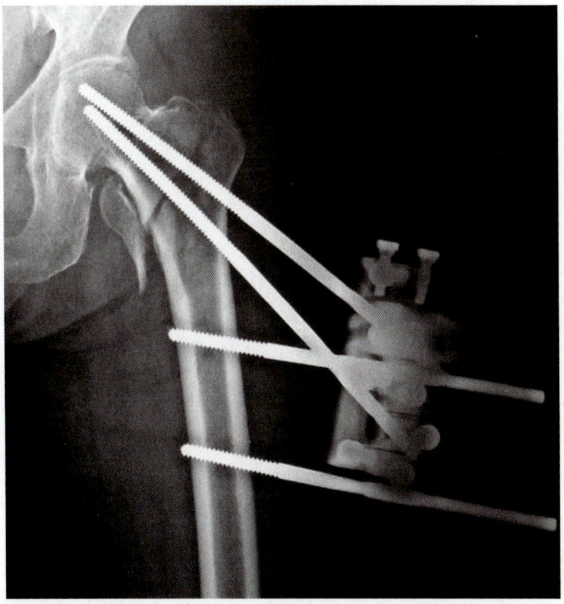

图 2-8-3　粗隆间骨折外固定架固定

作者推荐

1. 根据医生操作技术
2. 内置物供应情况及价格
3. 原始骨折类型
4. 骨折粉碎程度
5. 骨质疏松严重程度

●A1、A2.1 型	DHS 适用
●A2.2、A2.3 型、A3 型	带锁髓内针
●老年严重骨质疏松	带锁髓内针 HA 外固定架
●ASA Ⅲ级	外固定架

（贺　良）

9 股骨干骨折

一、概　述

- 下肢常见的致残原因
- 多发损伤、开放骨折等是致死原因

1. 功能解剖
- 长管状骨
- 范围从粗隆下到股骨髁
- 后侧股骨粗线
- 三个筋膜室：前侧室、后侧室、内侧室

2. 受伤机制
- 机动车事故
- 行人被撞
- 疲劳骨折
- 应力骨折

3. 部位分类
- 近 1/3
- 中 1/3
- 远 1/3

4. AO 分类
- 简单 A；楔形 B；复杂 C

5. 全身情况
- 低血容量：失血 800 ～ 1200ml
- 脂肪栓塞综合征
  - ◎ 憋气、无原因昏迷
  - ◎ 血气分析——低氧血症

6. 损伤严重程度评分（Injury Severity Score, ISS）
- 头颈
- 面
- 胸
- 腹和盆腔脏器
- 肢体和骨盆
- 皮肤

7. $ISS=A^2+B^2+C^2$

- 轻 1
- 中 2
- 重 3
- 危重——转归好 4
- 危重——转归死亡 5

8. X 线检查

- 平片包括骨盆和膝关节
- 防止股骨颈和髋脱位及髌骨股骨髁漏诊
- 胸片

9. 诊断

- 容易
- 鉴别诊断——病理性骨折
- 全身检查

10. 预防漏诊

- 股骨颈
- 髋脱位
- 股骨髁间
- 髌骨

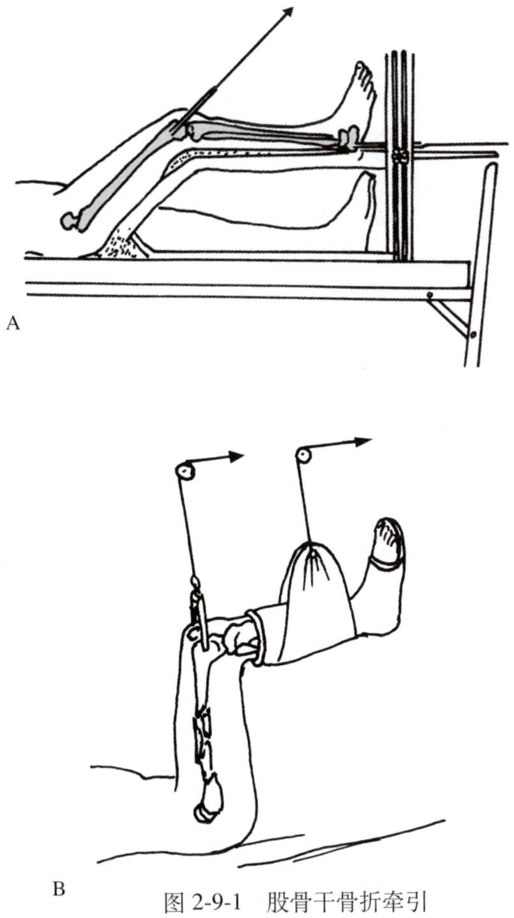

二、股骨干骨折治疗

图 2-9-1 股骨干骨折牵引

1. 牵引

- 适应证
  - ◎ 儿童骨折
  - ◎ 手术禁忌证
  - ◎ 临时固定
- 牵引种类
  - ◎ 皮牵引
  - ◎ 骨牵引
    - •股骨髁上（图 2-9-1）
    - •胫骨结节

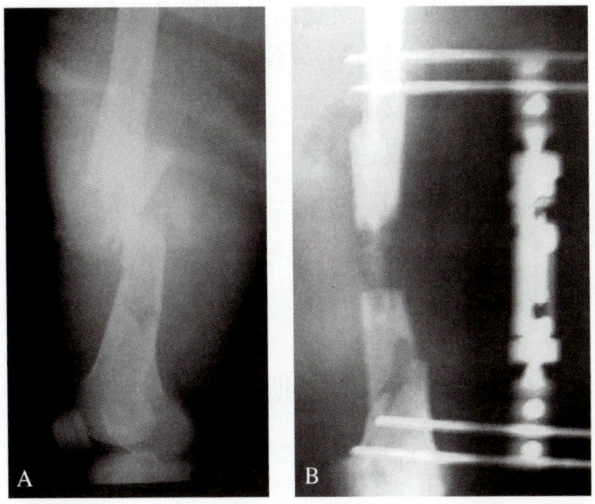

图 2-9-2 A，股骨干Ⅲ度开放骨折；B，外固定架固定

2. 外固定架

- 危重患者临时固定
- Ⅲ度开放骨折（图 2-9-2）
- 感染
- 2 周内一期换成钢板或髓内针安全
- 超过 2 周，取出外固定架，2 周后，再内固定手术

3. 钢板治疗

- 早期 90°-90° 双钢板
- 现在的钢板材料和设计使一钢板足够
- 种类

◎ DCP
◎ LCP-DCP（limited contact plate）
◎ LCP（locking compression plate）
◎ LISS 系统（less invasive stabilization system）
- 治疗
◎ 安放位置
◎ 钢板要求
◎ 骨折两端螺钉数（图 2-9-3）
◎ 植骨
- 钢板内固定要求
◎ 解剖复位——保持长度和轴线
◎ 无创
◎ 坚强内固定——稳定内固定
◎ 早期功能锻炼
- 切口选择
◎ 前外侧
◎ 外侧
◎ 后外侧

4. 髓内针
- 普通髓内针
- 带锁髓内针
◎ 第一代：45°对角线，横锁（图 2-9-4）
◎ 第二代：重建；Gamma；PFN
• 逆行带锁髓内针（图 2-9-5）
- 髓内针还存在争议的问题
◎ 扩髓或不扩髓
◎ 顺行或逆行
◎ 动力化
◎ 空心或实心
◎ 开放骨折Ⅲ B
- 术后注意事项
◎ 功能锻炼：早期、无痛
◎ 肺栓塞：发热、憋气
◎ 负重

5. 石膏支具

三、开放骨折

- 高能量损伤引起，可能合并多个器官的损伤
- 分类：Gustilo
◎ 清创晚于 8 小时都应按 Gustilo Ⅲ型处理
◎ 严重污染的损伤，如农场事故、枪伤、

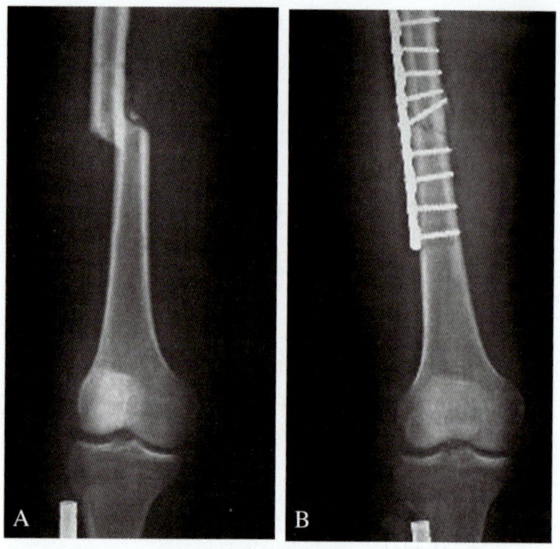

图 2-9-3 A，股骨干中段横断骨折；B，钢板固定

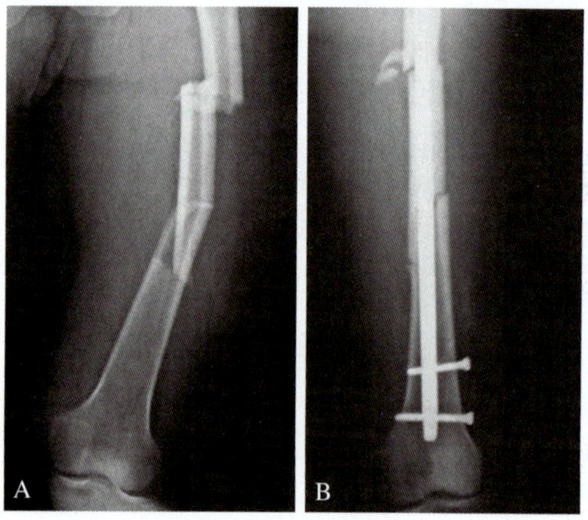

图 2-9-4 A，股骨干多段骨折；B，闭合复位带锁髓内针固定

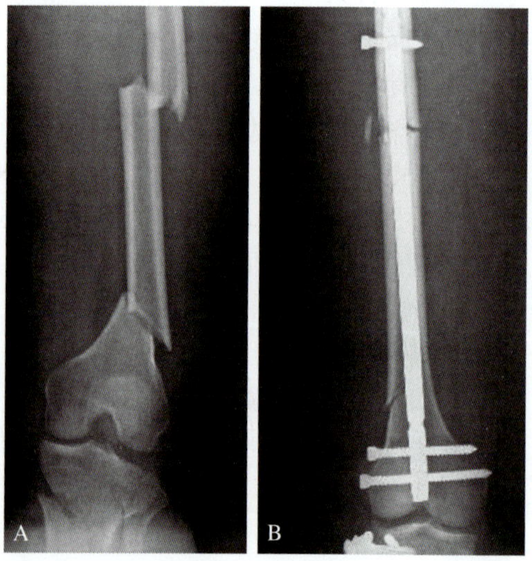

图 2-9-5 A，股骨干多段骨折；B，闭合复位逆行带锁髓内针固定

爆炸伤都被认为ⅢB 开放骨折

- 开放骨折治疗
  - ◎ 清创
  - ◎ 骨牵引
  - ◎ 外固定架：多发损伤 ISS 大于 40，伤口的大小和污染程度，血管损伤
  - ◎ 带锁髓内针

四、粗隆下骨折

- 特点
  - ◎ 应力大
  - ◎ 髓腔宽
- Russell-Taylor 分型
  - ◎ ⅠA 型骨折从粗隆下到峡部，这个区域有可能骨折粉碎，包括双侧粉碎
  - ◎ ⅠB 型骨折线涉及小粗隆到峡部
  - ◎ ⅡA 型从小粗隆到峡部和梨状窝，但小粗隆没有粉碎和主要的骨折块
  - ◎ ⅡB 型骨折延伸到大粗隆，有明显的股骨内侧皮质粉碎和小粗隆失去连续性
- Seinsheimer 分型
  - ◎ Ⅰ型：无移位骨折或小于 2mm 的移位
  - ◎ Ⅱ型：两部分骨折，分为三个亚型
    - ⅡA：横断骨折
    - ⅡB：螺旋骨折小粗隆在骨折近端
    - ⅡC：螺旋骨折小粗隆在骨折远端
  - ◎ Ⅲ型：三部分骨折，分为 2 亚型
    - ⅢA：内侧蝶形块为第三部分
    - ⅢB：外侧蝶形块为第三部分
  - ◎ Ⅳ型：双侧皮质粉碎
  - ◎ Ⅴ型：粗隆下 - 粗隆间骨折，双侧皮质粉碎涉及粗隆部位
- 粗隆下骨折固定
  - ◎ DHS 固定（图 2-9-6）
  - ◎ DCS 固定
  - ◎ 第二代带锁髓内针（图 2-9-7）

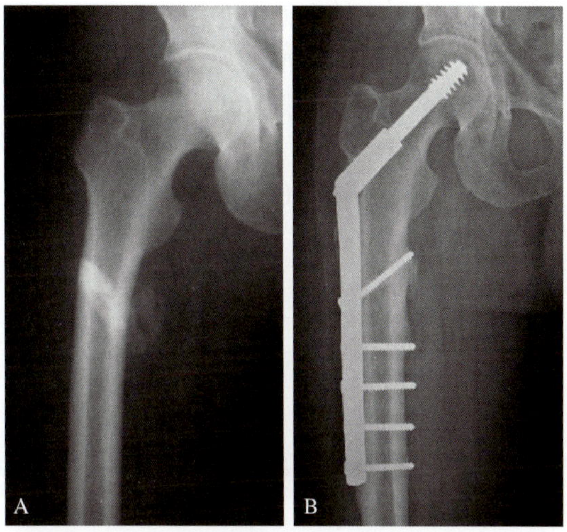

图 2-9-6 A，粗隆下骨折；B，DHS 固定粗隆下骨折

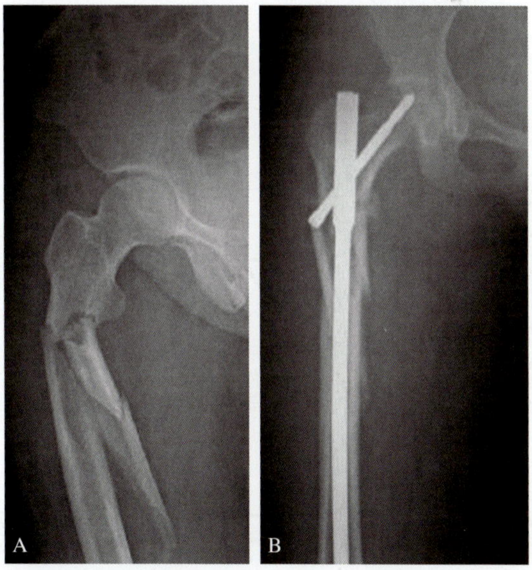

图 2-9-7 A，粗隆下骨折；B，重建髓内针固定粗隆下骨折

五、股骨颈合并股骨干骨折

发生率大约 2.5%（图 2-9-8）。

股骨颈移位小，Pauwell Ⅲ型。

股骨干 80% 是中 1/3 骨折。

1. 受伤原因
- 车祸
- 坠落伤
- 砸伤

2. 受伤机制
- 屈髋屈膝位
- 膝关节前方受到纵向力
- 首先股骨干骨折
- 如髋外展造成股骨颈骨折

3. 创伤特点
- 高能量损伤：100%
- 合并伤：60%

4. 诊断
- 初诊漏诊 30%
- 受伤原因
- 全面检查
- 股骨干骨折常规摄包括同侧膝和髋 X 线片
- 内旋位
- CT 或 MRI
- 术后观察

5. 治疗
- 方法多
- 钢板 + 空心钉
- 髓内针 + 空心钉
- 重建髓内针
  - ◎ 逆行髓内针 + 空心钉治疗

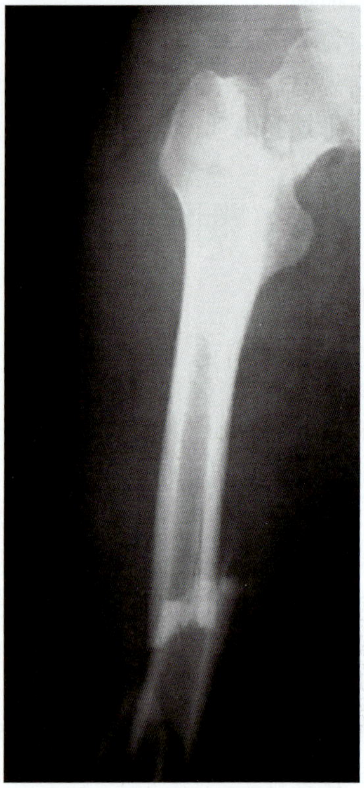

图 2-9-8　股骨干合并股骨颈骨折

六、股骨干合并股骨髁间骨折

- 单一
- 骨折线向下延伸
- 治疗

七、髋关节假体周围股骨干骨折

- Ⅰ型
- Ⅱ型
- Ⅲ型

八、并发症

1. 神经损伤
- 腓总神经：肢体位置——牵引
- 会阴神经：压迫——牵引床
- 坐骨神经：延迟手术

2. 血管损伤不常见
- 穿动脉损伤：局部血肿

3. 感染原因
- 开放骨折
- 手术暴露
- 时间
- 剥离

治疗
- 内固定稳定
- 内固定不稳定

4. 延迟愈合和不愈合
- 延迟愈合：4 ~ 6 个月
- 不愈合：6 ~ 8 个月

5. 内固定失效

原因：
- 原始损伤
- 内固定技术（图 2-9-9、图 2-9-10）
- 植骨
- 功能锻炼不当
- 早期负重
- 钢板质量

6. 畸形愈合
- 短缩 2cm
- 旋转 15°
- 成角 15°

7. 再骨折
- 牵引
- 钢板取出在 18 个月前

8. 膝关节功能障碍
- 预防为主
- 关节内和伸膝装置粘连

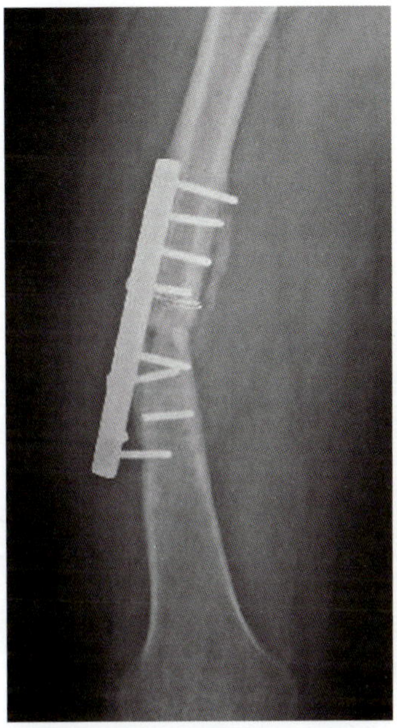
图 2-9-9　股骨干骨折钢板固定后失效

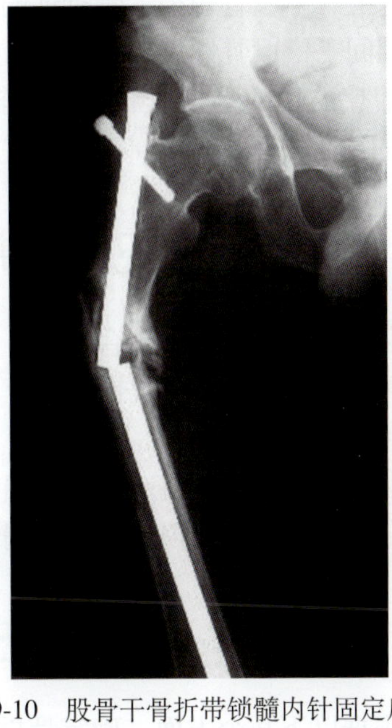
图 2-9-10　股骨干骨折带锁髓内针固定后失效

（孙　林）

10 股骨远端骨折

一、概　述

1. 一般定义
2. 髁上骨折（干骺端）
3. 髁间骨折（骨骺）

二、发病情况

- 年轻人——高能量损伤（图 2-10-1）
- 老年人——低能量损伤

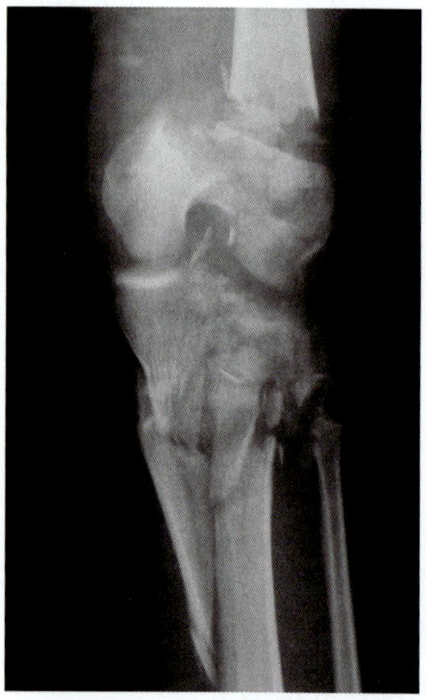

图 2-10-1　高能量损伤

三、损伤的解剖和功能结果

- 髁上——股骨短缩、骨折远端向后成角及移位
- 髁间——股骨髁旋转畸形
- 治疗的目的是恢复长度、旋转、轴性力线和关节面的解剖关系

四、常见的合并损伤

- 由于不同的损伤机制合并
  - ◎ 髋部骨折脱位及股骨干骨折
  - ◎ 同侧胫骨骨折
- 由于其解剖特点易造成血管损伤
- 合并膝关节韧带损伤——易漏诊

五、骨折分型

1. 根据以下几个方面，确定骨折分型
- 骨折移位的数量
- 粉碎的程度

- 软组织损伤的范围
- 合并血管神经损伤
- 关节面受累的程度
- 骨质疏松程度
- 存在多发伤
- 同侧复杂损伤

2. 要求

- 所有骨折都能适当记录，以便在讨论这些损伤时有共同语言
- 简单，令使用者感到方便
- 有助于外科医生作出临床诊断，以便为特殊的骨折选择正确的治疗方法
- 根据选择的治疗方法，为预期特殊骨折的结果提供预后信息

3. 骨折分型

- Neer 分型（图 2-10-2）
  - ◎ Ⅰ型　微小移位
  - ◎ Ⅱ型　髁移位方向
    - 向内
    - 向外
  - ◎ Ⅲ型　髁上和股骨干骨折
- Seinsheimer 分型（图 2-10-3）
  - ◎ Ⅰ型　无移位或小于 2mm
  - ◎ Ⅱ型　远端干骺端
  - ◎ Ⅲ型　髁间窝，单髁或双髁
  - ◎ Ⅳ型　股骨髁关节面
- Muller 分型（图 2-10-4）
  - ◎ A 型　关节外
  - ◎ B 型　单髁
  - ◎ C 型　双髁

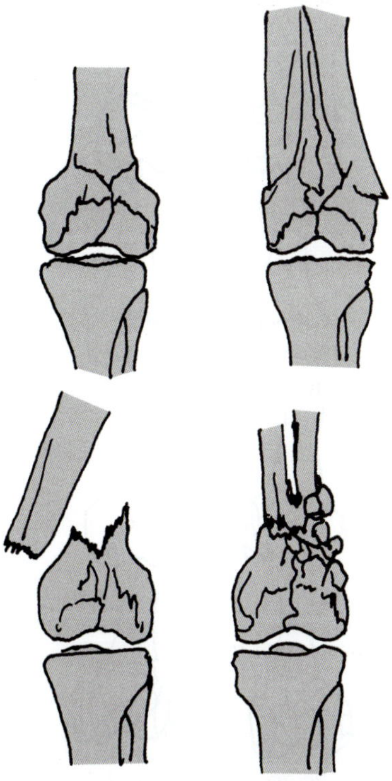

图 2-10-2　Neer 分型

六、诊　断

- 病史和体检
- X 线检查
- 了解股骨远端骨折的类型
- 牵引下摄 X 线片
- 膝关节斜位片——骨折线延伸到股骨髁间
- CT 检查——了解髁间骨折在冠状面的情况以及明确软骨骨折和骨软骨骨折

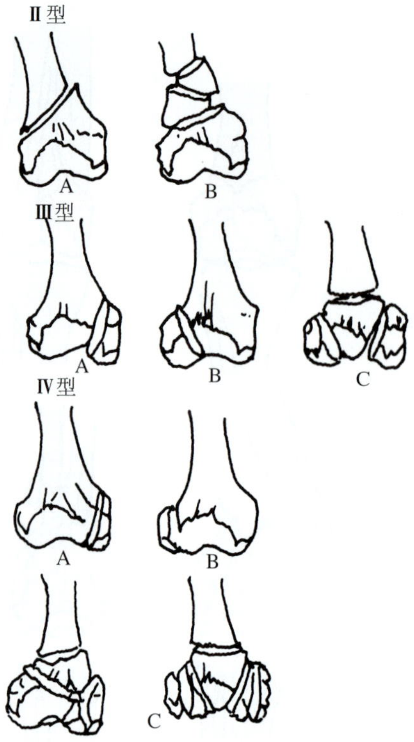

图 2-10-3 Seinsheimer 分型

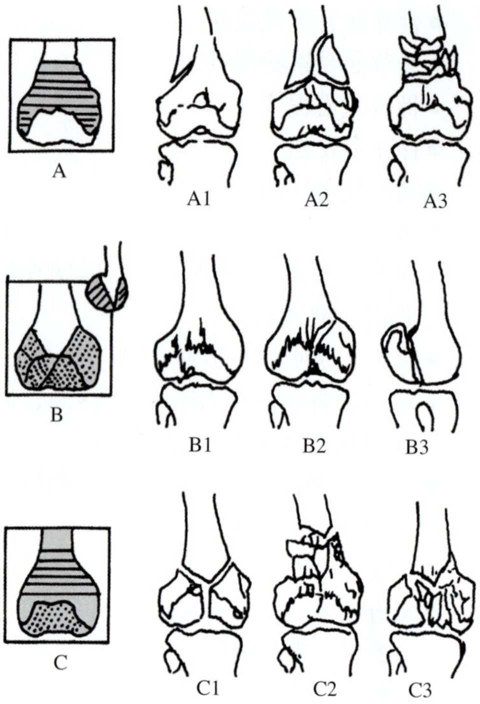

图 2-10-4 Muller 分型

七、治疗方法

（一）手术治疗

1. 1933 年 Mahorner 和 Bradburn 骨牵引，股骨远端骨折占 1/3，结果最差。
2. 1935 年 Bohler 使用 Braun 夹板，很难控制关节内骨块，住院及卧床时间延长，膝关节僵直。
3. 1956 年 White 和 Russin 将切开复位内固定推荐为髁上骨折的标准治疗，25% 结果差。
4. Wertzberger 和 Peltier 建议在粉碎或不稳定的髁上骨折中应用切开复位内固定 。
5. 1966 年 Stewart 报道 442 例股骨远端骨折，保守治疗组 67% 结果优或良，手术治疗的患者为 54% 。
   - 结论：手术额外创伤及金属内固定物接近关节，产生额外的反应和继发的粘连。即使获得 X 线片上出色的愈合结果，最终的功能也很差
6. 1967 年 Neer 和同事报道了超过 24 年时间、110 例髁上骨折保守治疗组中 90% 结果满意，手术治疗组仅为 52% 。
   - 标准：伸膝有力、屈膝达到 70°。切开技术仅限于开放骨折清创，或者骨折的内固定限于合并其他问题，如血管损伤
7. 1958 年 瑞士 AO 小组成立，AO 内固定原则
   - 骨折块解剖复位、保存血液供应、稳定的内固定以及早期、主动、无痛活动
8. 1970 年 Wenzl（AO）报道 112 例股骨髁上骨折，内固定治疗优良率 73.5%。
9. 1995 年 Butt 报道了老年人群移位的股骨远端关节内骨折采用手术（DCS）和非手

术治疗的前瞻性随机控制研究的结果。
- 手术治疗组结果优良率为 53%
- 牵引治疗组为 31%
- 牵引治疗组患者的严重合并症发生率是手术治疗组的 3 倍

10. 20 世纪
70 ～ 80 年代　Zickel 髁上固定物、Rush 棒、角钢板
80 年代　DCS、股骨髁钢板
90 年代　带锁髓内针、股骨髁上髓内针
90 年代后期　LISS 系统

（二）非手术治疗

1. 适应证
- 无移位或不全骨折
- 骨质疏松嵌插骨折
- 无现代内固定
- 无手术经验
- 严重的内科疾病
- 严重的骨质疏松
- 脊髓损伤
- 严重开放骨折
- 部分枪伤
- 感染骨折

2. 非手术治疗方法
- 骨牵引
- 石膏外固定

八、手术治疗的目的

- 关节面解剖复位
- 骨折的干骺端与骨干复位，恢复正常力线、长度和旋转关系
- 稳定内固定
- 早期活动及肢体的康复锻炼

九、手术指征

（一）绝对指征

1. 移位的关节内骨折
- 单髁骨折（B 型）
- 双髁骨折（C 型）

2. 开放骨折

3. 合并血管损伤
4. 同侧胫骨骨折或胫骨平台骨折
5. 双侧股骨骨折
- 多发创伤患者
- 病理骨折
- 合并膝关节韧带断裂
- 不能复位或复位不能维持的关节外骨折

（二）相对指征

- 移位关节外髁上骨折
- 明显肥胖
- 年龄大
- 全膝置换后骨折

（三）手术禁忌证

- 严重污染开放骨折
- 广泛粉碎或骨缺损
- 多发伤患者情况不稳定
- 设备不全或医生无经验

（四）手术时机

- 伤后 24 ～ 48 小时
- 急诊手术——开放骨折或血管损伤
- 延迟手术——复位困难、短缩、骨痂形成
- 暂时处理——胫骨骨牵引

（五）手术入路

- 常规外侧入路
- 膝正中入路——逆行髓内针
- 内侧入路——B2 骨折

（六）开放骨折

- 一般位于前方
- 彻底、反复清创
- 一期不用内固定

十、内固定物的使用

1. 95° 角钢板——提供最好的稳定，考虑角钢板在三个平面上的理想位置。
2. DCS——股骨髁间骨折块加压，对骨质疏松的骨能得到好的把持，考虑两个平面，缺点是在动力加压螺钉和钢板结合部突出，同时不适用于髁部粉碎骨折的固定。
3. 股骨髁钢板——力学上，没有角钢板和 DCS 坚强 。问题是穿过远端孔的螺钉与钢

板无固定关系 。适用于髁部粉碎骨折固定。

4. 股骨髁上髓内针——闭合或有限切开，有利于骨折愈合。适用于 A 型、C1 型骨折。
5. 外固定架——快速、软组织剥离小、维持长度、方便换药。

- 针道渗出和感染，股四头肌粘连继发膝关节活动受限，骨折迟延愈合和不愈合增加

6. LISS 系统

- 微创技术
- 保护血运
- 适用于严重粉碎骨折
- 一期不用植骨
- 价格昂贵、技术复杂

十一 、复位和内固定

- 骨折特点——皮质薄、骨折粉碎、骨质疏松和髓腔宽
- 粉碎骨折时，没有明确的解剖和复位标志，从而造成短缩复位
- 股骨髁和骨干移行部分消失 ，发生远端股骨髁内移，从而影响下肢力线

十二、植　骨

- 绝对适应证是骨缺损 ，相对适应证是 AO 分型的 A3、C2 和 C3 骨折类型，以及严重开放骨折延迟处理防止不愈合
- 粉碎骨折 ：一期自体植骨
- 股骨髁上髓内针 LISS 系统

十三 、术后处理

- 术后均在 24 ~ 48 小时内行伤口引流
- 26 例患者因骨折粉碎、合并韧带损伤、单纯螺钉固定或严重骨质疏松，术后行石膏固定
- CPM 膝关节功能锻炼
- 骨折均在愈合后开始负重，内固定取出

十四、并 发 症

1. 复位不完全
2. 内固定不稳定
3. 内固定大小不合适
4. 感染

- 高能量损伤
- 开放骨折
- 广泛手术剥离
- 手术医生经验不足

- 固定不当
- 20 世纪 60 年代为 20%，目前 0 ~ 7%

5. 不愈合

- 骨性缺损
- 高能量损伤
- 固定不稳定
- 粉碎骨折植骨失败
- 伤口感染
- 髁上多于髁间

6. 畸形愈合

- 旋转畸形
- 肢体短缩
- 内外翻畸形

7. 植骨失败
8. 膝关节活动受限

- 关节面复位不良
- 关节内金属物
- 关节内粘连
- 韧带及关节囊挛缩
- 股四头肌瘢痕
- 创伤后关节炎
- 先进的技术同样要依赖于医生丰富的知识和熟练的技巧

9. 内固定折断

- 粉碎骨折
- 老年人、骨质疏松
- 低位通髁或粉碎髁间骨折
- 骨折愈合前过早负重
- 感染

10. 创伤后关节炎
11. 深静脉血栓

十五、结 论

- 股骨髁上区域由于皮质薄、粉碎、骨质疏松和髓腔宽，使用内固定比较困难，即使有经验的医生有时也难达到稳定的固定
- 国际上，股骨远端骨折的治疗优良率只有 70% ~ 85%。虽然好的内固定方法能改善治疗的效果，但手术治疗这些困难骨折，远没达到一致的满意

（刘亚波）

11 微创骨折稳定系统（LISS）

一、AO 内固定原则（2002）

1. 解剖复位→恰当的复位
2. 坚强内固定→恰当的稳定
3. 保护骨折部位血液供给
4. 早期功能锻炼

- 骨干骨折：长度、旋转、力线→髓内针
- 关节内骨折：解剖复位→钢板螺钉

二、微创钢板接骨术（MIPO）技术应用

微创骨折稳定系统（Less Invasive Stabilization Systems, LISS）。

三、LISS

LISS 的设计特点及技术改进（图 2-11-1、图 2-11-2）。

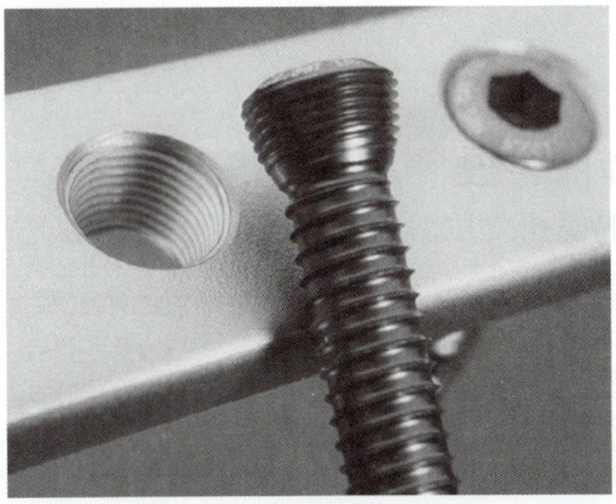

图 2-11-1　LISS 的锁定机构

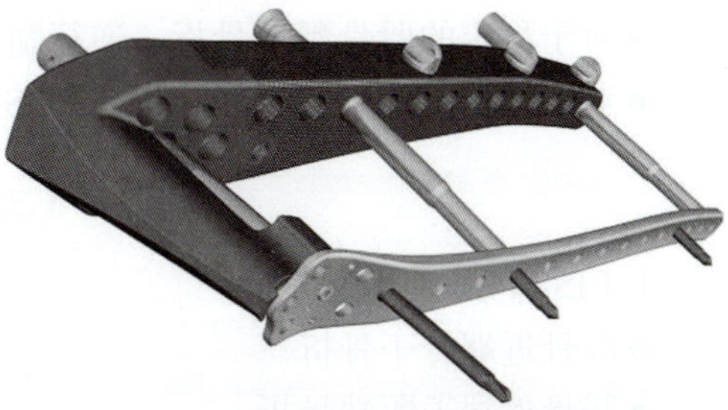

图 2-11-2　LISS 系统图示

（一）对骨的血供影响小

10 具新鲜尸体，两侧股骨对照［传统切开复位钢板内固定 (CPO)/MIPO］。（Farouk O, J Orthop Trauma, 2000, Mar-Apr.）

硅树脂染料灌注。

结论：

穿动脉和营养动脉，

- MIPO：无损伤
- CPO：有不同程度的损伤
- MIPO：骨膜灌注更好
- MIPO 髓腔灌注比 CPO 增加 70%

（二）LISS 概念

- 以 MIPO 观点设计的钢板螺钉固定系统
- 应用于膝关节干骺端骨折的钢板螺钉固定系统（DF & PLT）
- 采用经皮钢板固定技术
- “Locked Internal Fixator” LIF “内固定架”
- 尽量降低对软组织的额外损伤

（三）LISS的优点

1. 螺钉与钢板锁定，产生角度的固定。
2. 解剖型外形设计，避免了钢板预弯塑形。
3. 对骨折端血供影响小。
4. 螺钉不易松动。

（四）股 骨

1. LISS DF 手术适应证
- 远端股骨干骨折
- 股骨髁上骨折
- 股骨髁间骨折

2. LISS DF 非适应证
- 股骨髁存在冠状面骨折
- 存在股骨内髁粉碎骨折

3. LISS 与逆行髓内针的选择
- 对于稳定的股骨髁上骨折，逆行髓内针操作相对方便
- 对于不稳定的股骨髁上骨折，LISS 对于维持骨折复位后的力线更有效

（五）胫 骨

1. LISS PLT 手术适应证
- 胫骨近端骨干骨折
- 胫骨近端干骺端骨折
- 胫骨平台骨折

2. 手术体位
- 仰卧位或半截石位

3. 术前计划
- 对于需要进行固定的锁定螺钉位置进行术前计划，并可事先封闭跨越骨折端的钉孔

（六）牵开器的应用

对不稳定骨折和陈旧骨折，牵开器对恢复骨折长度、稳定骨折端进行固定能提供有益的帮助。

原理要点：

- 微创、小切口
- 少暴露骨折端
- 闭合复位
- 复位力线
- 角度稳定：维持内外翻力线的稳定
- 骨皮质的强度、厚度的重要性

（七）下肢的力线

- 髋、膝、踝的中心位于垂直地面的连线上（图 2-11-3）

（八）适应证

- 股骨远端、股骨干
- 胫骨近端、胫骨干
- 最佳适应证：完整关节内骨折＋长节段骨干骨折
- 股骨髁、胫骨髁骨折形态：内髁的完整

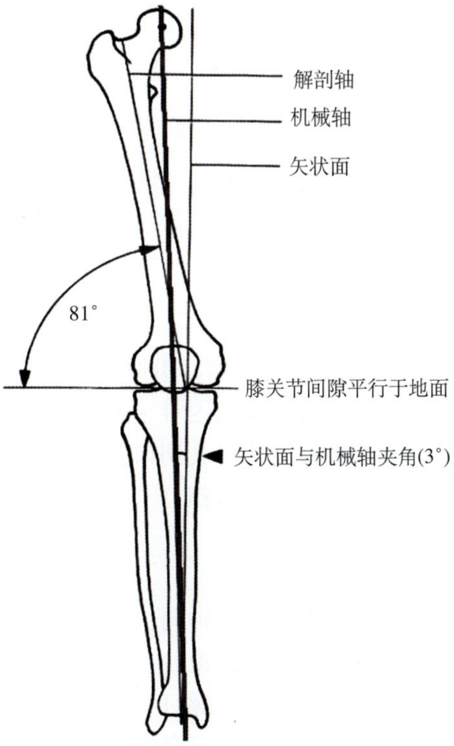

图 2-11-3　下肢力线

（九）内髁的形态

- 股骨内髁前侧缺损
- 胫骨内髁冠状面骨折
- 没有对冠状面骨折的固定作用

（十）步骤要点

1. 术前计划
- 如何复位及维持
- 固定螺钉的位置
- 关节内复位固定
- 复位骨干力线
- 放置钢板临时固定
- 骨干的长度和旋转
- 螺钉固定：限扭力改锥

2. 手术体位
- 便于复位固定
- 便于透视

暂无在牵引床上手术经验

3. 固定系统的“四边框”先期固定
4. 股骨钢板的位置（图 2-11-4）

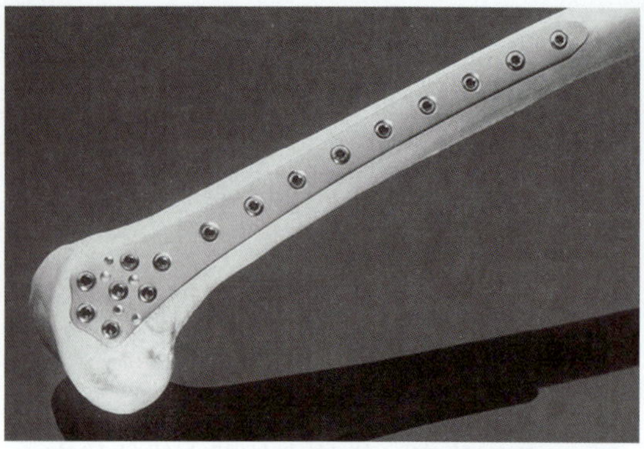

图 2-11-4 股骨 LISS 钢板的位置

5. 钢板的旋转位置
- 防治螺钉从前方、后方穿出骨皮质

6. 螺钉相对关节位置
- 近关节螺钉应与关节间隙平行

7. 单皮质螺钉长度
- 内侧穿出皮质会增加膝关节活动时皮肤刺激症状

8. 牵拉器（pulling device）的使用
- 辅助复位：将骨干拉向钢板
- 维持复位后位置
- 骨皮质应有一定强度
- 骨质疏松：使用双牵拉器

（十一）切开复位 LISS 固定

- 双钢板固定→单钢板固定
- 内侧不稳定
- 减少肌肉损伤

（十二）长度与旋转的复位

- 术者的重视程度

（十三）内固定物的取出

- 逆固定操作
- 取出 LISS 7 例，沿原切口顺利取出
- 骨外螺钉取出困难：螺钉远端被软组织缠绕
- 必要时将 2 钉孔切口合一
- 尚未有螺钉溢扣

（十四）提　示

- 钢板的位置：轴向、纵向、层次
- 使用限扭力改锥
- 每侧最少 4 枚螺钉
- 导向器上填塞已有螺钉的孔
- 术前计划，填塞不固定螺钉孔
- 区分左右侧
- 小腿远端 10 ～ 13 孔：保护腓浅神经
- Pulling device 的使用
- 避免膝外翻畸形

（十五）LISS的系统稳定性

- 载荷持续分布于整个固定机构，减少固定机构局部应力集中的机会，特别是锁定机构

- 由于螺钉和螺帽结合部结构上的薄弱，骨折端两侧必须有足够数量的螺钉固定
- 控制钢板与骨表面的距离

（十六）钢板螺钉的设计特点

- 解剖形设计
- 尺寸加大（与 DCP 相比）
- 胫骨钢板近端设计与国人有差异
- 螺钉杆直径加大，螺纹改变
- 椎形螺纹锁定机构（2 ~ 3 圈）

（十七）MIPO技术的临床应用价值

- 减少手术创伤
- 患者术后痛苦减小，恢复时间短
- 减少输血和植骨的机会
- 美观
- 缩短骨折愈合时间
- 降低骨折不愈合延迟愈合发生率

（十八）锁定加压钢板

锁定加压钢板 (Locking Compression Plate, LCP) 将锁定及加压技术相结合（图 2-11-5）

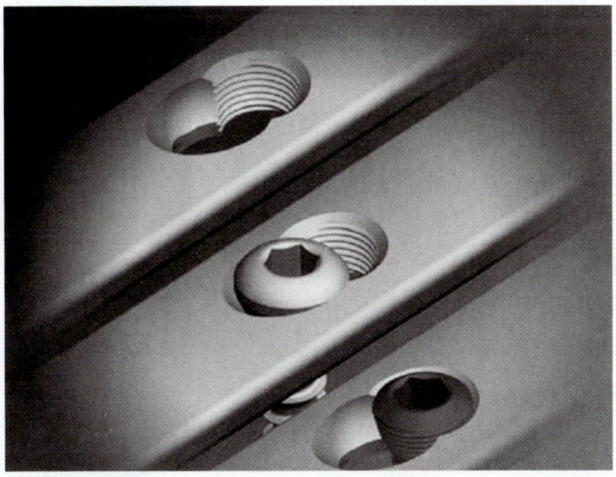

图 2-11-5　将锁定孔与加压孔结合

（张力丹）

12 胫骨平台骨折

一、解剖与分型

1. 1825 年，Sir Astley Cooper 明确提到这种骨折：

- 胫骨头经常是斜行破裂，如果这种骨折进入膝关节，治疗方法与股骨髁的斜行骨折相同
  - ◎ 保持肢体的力线和关节表面
  - ◎ 股骨髁对破裂的关节面的滚动压迫
  - ◎ 纸夹板协助保持这种压力
  - ◎ 早期被动活动预防粘连

2. 相关解剖

- 内侧平台：大、低、凹，比外侧坚固
- 外侧平台：小、高、凸
- 应用：复位
  固定—由外向内
- 外侧平台骨折更常见

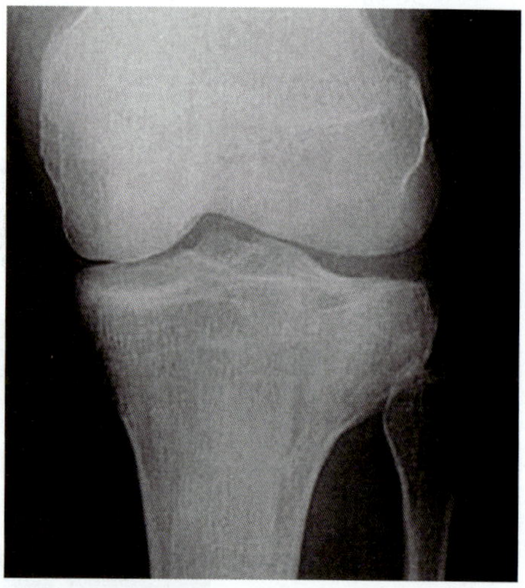

图 2-12-1　低能量损伤

3. 损伤机制

- 内外侧应力—内外翻
- 轴性压缩力
- 轴性压缩力 + 内外侧应力
- 低能量损伤（图 2-12-1）
  - ◎ 老年人
  - ◎ 摔伤
  - ◎ 劈裂 + 压缩
- 高能量损伤（图 2-12-2）
  - ◎ 年轻人
  - ◎ 坠落伤或车祸
  - ◎ 劈裂，粉碎

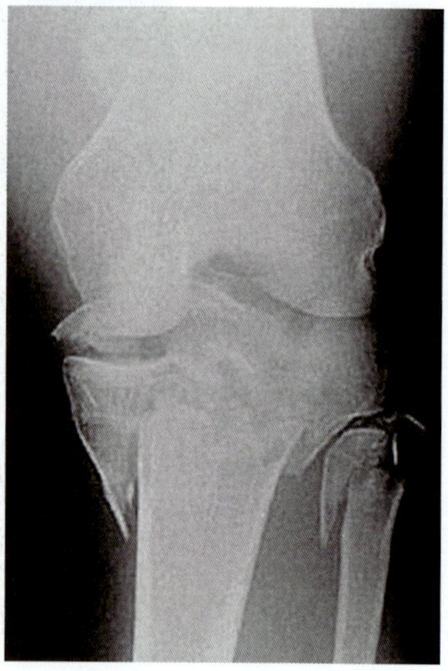

图 2-12-2　高能量损伤

4. 骨折分型　至少有 50 种形态不同的骨折模式
   要求：应用简单，详细描述，利于交流

骨折分型：

- 1845，Bonnet 区分关节内外骨折
- 1852，Walther 首次通过尸检准确描述胫骨平台骨折

- 1877，Heydenreich 提出简单分型，由于完全依靠临床上小腿不稳定和骨擦音作出诊断，这种分型没有什么实用价值
- 1900，X 线检查
- Hohl & Luck 分型（1956）（图 2-12-3）
- Moore 分型（1981）（图 2-12-4）
- Schatzker 分型（图 2-12-5）
- AO 分型（图 2-12-6）
- Hohl 分型（1991）（图 2-12-7）

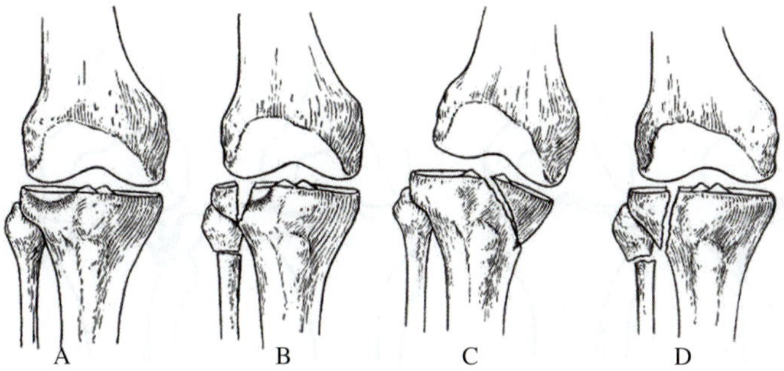

图 2-12-3　Hohl & Luck 分型

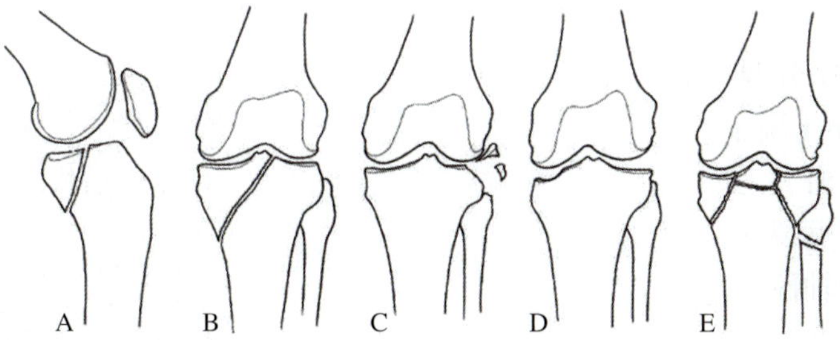

图 2-12-4　Moore 分型

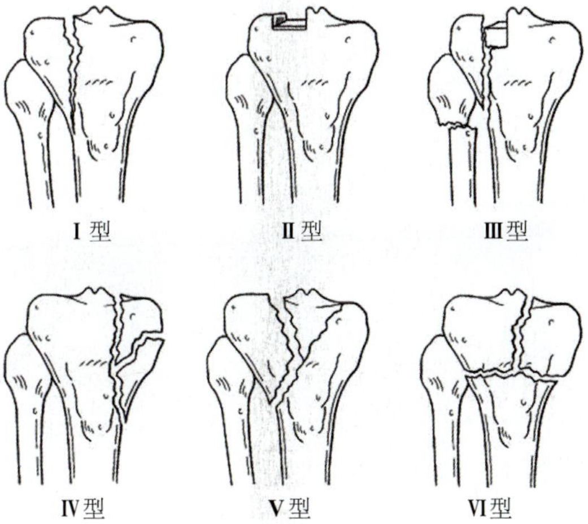

图 2-12-5　Schatzker 分型

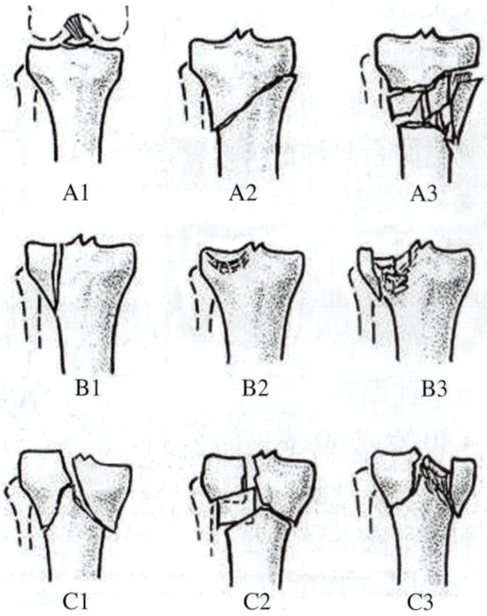

图 2-12-6　AO 分型

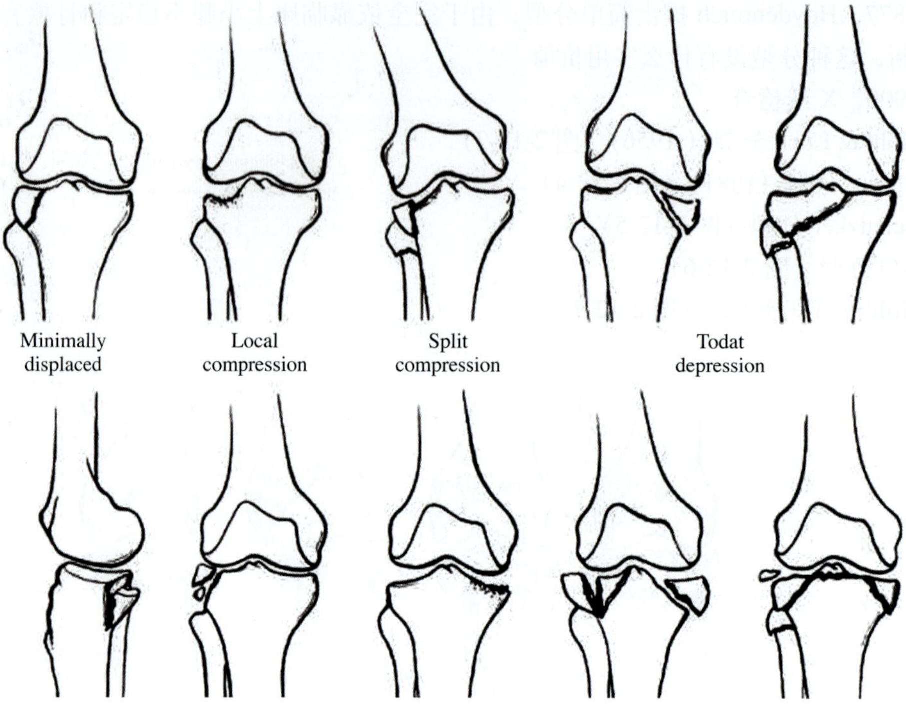

图 2-12-7 Hohl 分型

Schatzker 分型：

Schatzker Ⅰ型：

- 外侧平台
- 楔形或劈裂
- 屈曲和轴性力
- 年轻人
- 无关节面塌陷
- 外侧半月板边缘

Schatzker Ⅱ型：

- 外侧平台
- 劈裂 - 塌陷
- 屈曲合并轴性力
- 40 岁或以上
- B3.1

Schatzker Ⅲ型：

- 外侧平台
- 单纯塌陷
- 40 岁或 50 岁
- 中心或外侧
- 稳定或不稳定

Schatzker Ⅳ型：

- 内侧平台

●劈裂或劈裂 - 塌陷
●内翻和轴性力
●外力大
●合并髁间棘骨折
●外侧韧带复合
●腓神经和腘动脉
●膝关节脱位

Schatzker Ⅴ型：

●双髁
●伸直位轴性力
●高能量损伤
●预后差

Schatzker Ⅵ型：

●骨干 - 干骺端分离
●高能量损伤
●关节面塌陷，粉碎
●软组织损伤严重

CT 分型（三柱分型）（图 2-12-8）

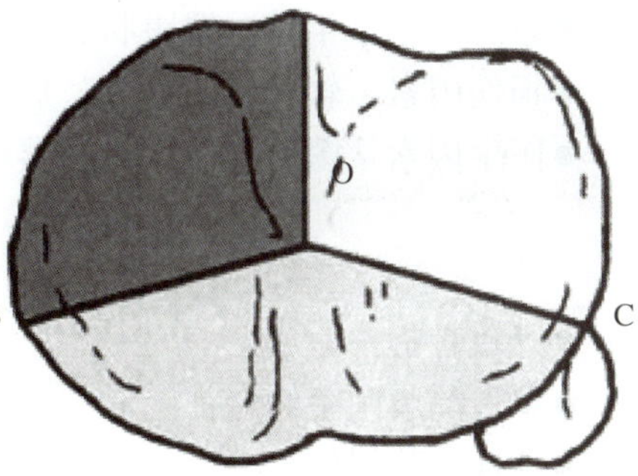

图 2-12-8　CT 分型（三柱分型）

二、胫骨平台骨折预后因素

●关节面压缩的程度
●胫骨髁骨折线的范围和分离程度
●干骺端粉碎和分离程度
●软组织的完整性

三、手术原则

●任何导致关节不稳定的胫骨平台骨折都需要手术治疗
●最佳的关节适合性只能通过手术获得
●关节骨块稳定固定和解剖复位是关节软骨再生的必要条件
●若一期手术困难，应骨牵引或仅固定关节部分，二期固定骨干部分

（一）手术绝对适应证

●开放胫骨平台骨折
●胫骨平台骨折合并急性筋膜间室综合征或急性血管损伤

（二）手术相对适应证

●大多数移位的双髁骨折
●移位的内髁骨折
●导致关节不稳定的外侧平台骨折

（三）损伤的个体差异

- 患者因素：年龄、健康状况、职业、活动量、对结果的预期
- 损伤因素：软组织、骨性、血管神经
- 医生因素：医生经验、手术器械、植入物

（四）手术时机

- 开放骨折
- 急性筋膜间室综合征
- 急性血管损伤
- 其他

（五）术前计划

- 入路
- 牵拉像
- 对侧膝关节做模板
- 画图

（六）手术入路

- 侧方入路
- 膝正中入路
  - ◎ Schatzker Ⅰ型（图 2-12-9）
  - ◎ Schatzker Ⅱ型（图 2-12-10）
  - ◎ Schatzker Ⅲ型（图 2-12-11）
  - ◎ Schatzker Ⅳ型（图 2-12-12）
  - ◎ Schatzker Ⅴ型（图 2-12-13）
  - ◎ Schatzker Ⅵ型（图 2-12-14）

（七）LISS系统

- 微创技术
- 特殊锁定机制
- 一侧皮质
- 间接复位技术

（八）早期合并症

1. 血栓形成

预防：病史 - 抗凝药、弹力袜、肢体活动

2. 筋膜间室综合征

- 特点：疼痛，随时间增加，前间隔
- 多见于 Schatzker Ⅴ型及Ⅵ型
- Tscherne 20% 胫骨平台粉碎骨折

3. 血管损伤：文献报道 1% ～ 4%

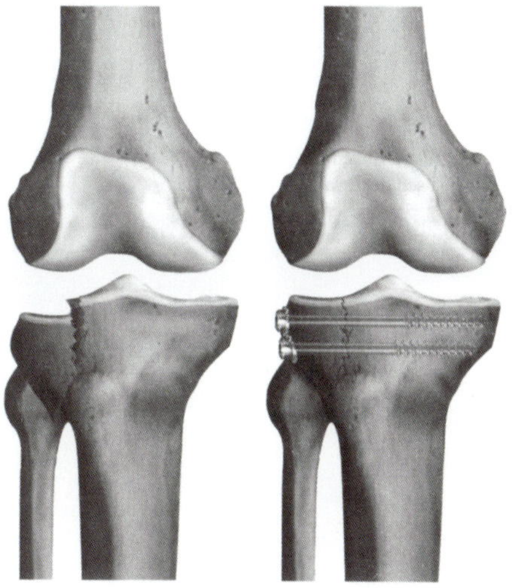

图 2-12-9 Schatzker Ⅰ型

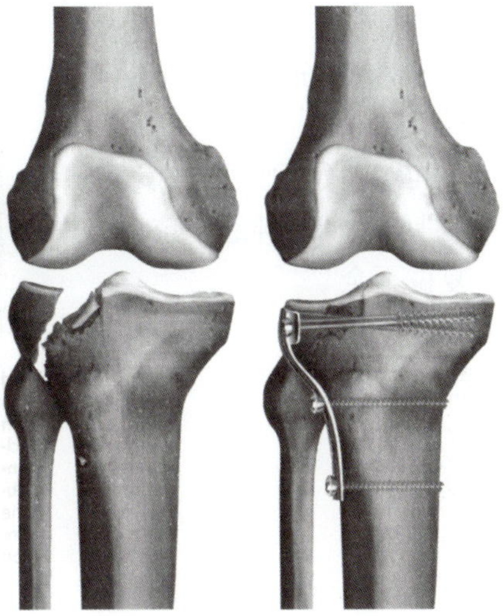

图 2-12-10 Schatzker Ⅱ型

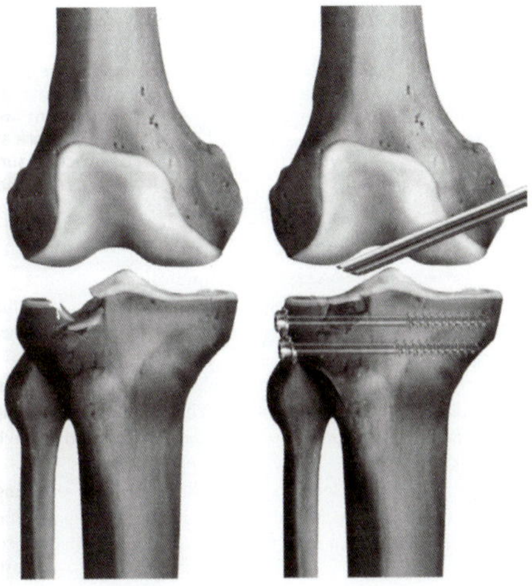

图 2-12-11 Schatzker Ⅲ型

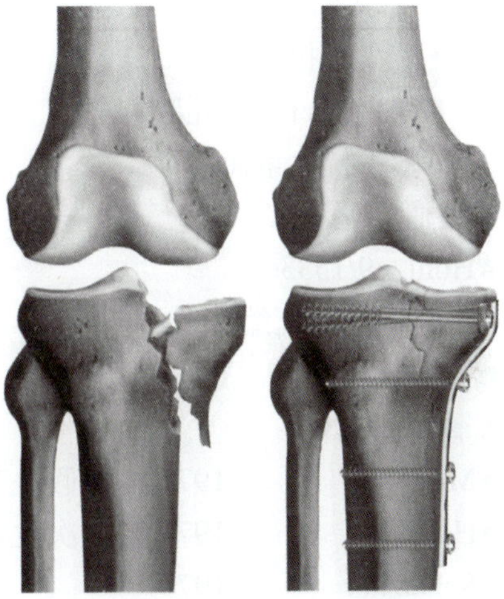

图 2-12-12 Schatzker Ⅳ型

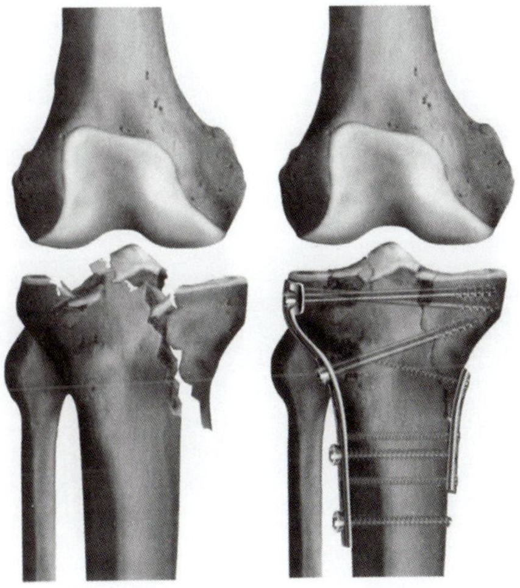

图 2-12-13 Schatzker Ⅴ型

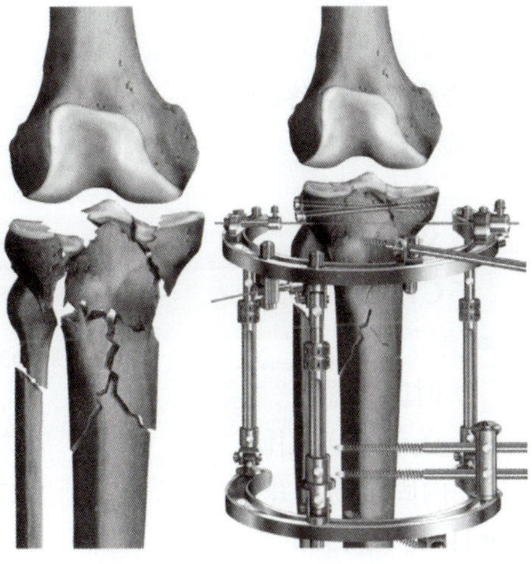

图 2-12-14 Schatzker Ⅵ型

4. 腓神经损伤
- 多数文献报道 1% ~ 4%
- 原因
  - ◎ 神经鞘膜内血肿
  - ◎ 骨折块周围神经牵拉

5. 复位不全
- 手术医生经验
- 器械准备
- 骨折类型

6. 复位丧失

7. 伤口感染
- 双髁多见——广泛剥离
- 文献报道 5% ~ 38%
- 预防
  - ◎ 皮肤条件
  - ◎ 手术入路及皮瓣
    - • 减少牵拉
    - • 闭合伤口减少死腔
    - • 术中抗生素使用

8. 缺血坏死
- Hohl 9/1533
- 多见于局部压缩
- 劈裂压缩少见

9. 骨折不愈合
- Muggler 1975 描述假关节
- Hohl 1978 第一次发表
- Schatzker 1979
- 均为内侧平台
- Hohl 7/1533 全压缩、双髁
- 原因：复位不佳
- 骨折块不稳定
- 表现：负重疼痛
- 检查
  - ◎ 应力像
  - ◎ X 线断层
  - ◎ CT
- 预后
  - ◎ 时间长短
  - ◎ 关节损伤范围

10. 内固定物合并症
- Hohl 7/1533
- 断裂、脱落多见于钢丝与骨栓

- 灼痛原因：隐神经髌下分支不全损伤
- 表现：疼痛，皮肤肿胀、发亮，过度敏感
- 治疗
  - ◎ 封闭——椎旁交感神经阻滞
  - ◎ 12 ~ 18 个月症状减轻

（九）晚期合并症

- 疼痛
- 畸形愈合
- 膝关节不稳定
- 创伤性关节炎
- 膝关节僵直

（十）讨论

1. Schatzker Ⅳ型预后相关因素
- 平台非解剖复位
- 膝内翻畸形
- 平台增宽或向外侧移位大于 4mm

2. 钢板的选择
- 单侧钢板还是双侧钢板？

3. 外固定架在胫骨平台骨折固定中的应用
4. 胫骨平台陈旧骨折治疗中截骨术的应用

（刘亚波）

13 踝关节的稳定性

一、概　念

踝关节稳定性：距骨在踝穴内有无侧方倾斜、侧方移位、前后移位及其可能性。

二、踝关节的稳定结构

（一）内侧结构及相关损伤

1. 解剖基础　内踝、三角韧带是稳定踝关节的关键。

- 内踝
  - ◎ 前结节（anterior colliculus）
  - ◎ 后结节（posterior colliculus）
  - ◎ 结节间沟（intercollicular groove）
- 三角韧带
  - ◎ 浅层：起自前结节，止于舟骨结节、距骨颈、弹力韧带、跟骨载距突、胫距前韧带（大部分）、胫舟韧带、胫跟韧带（图 2-13-1）
  - ◎ 深层：起自结节间沟、后结节，止于距骨内侧面下方胫距后韧带、胫距中间韧带（图 2-13-2）

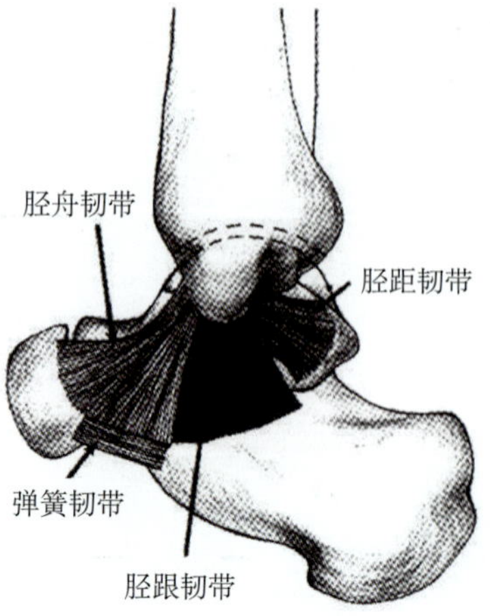

图 2-13-1　三角韧带浅层结构

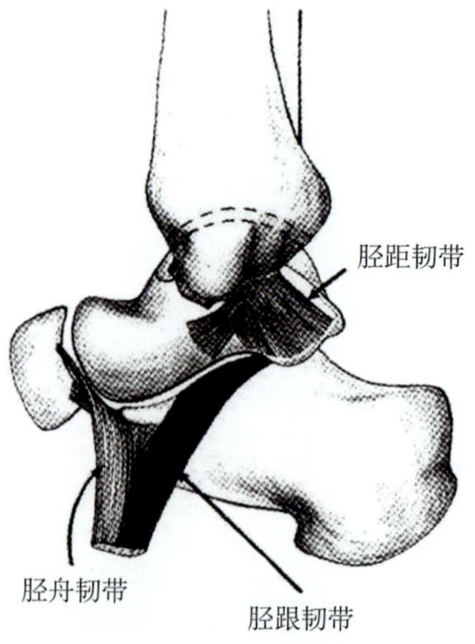

图 2-13-2　三角韧带深层结构

2. 内侧结构损伤

- 跖屈位、外旋、外翻牵拉三角韧带浅层、前结节骨折（占内踝骨折 15% ~ 20%）
- 三角韧带浅层损伤
  - ◎ 0° 位（中立位）外旋、外翻损伤中部浅层，继之损伤深层
- 背屈位外翻、外旋损伤三角韧带后部（深层）
- 内踝骨折
  - ◎ 内踝骨折小，前结节骨折可合并三角韧带后部（深层）损伤，虽将前结节固定，但距骨仍可外移→不稳定
  - ◎ 前结节骨折，内侧间隙＞ 2mm，深层三角韧带损伤，如合并腓骨骨折则踝穴不稳定（Martin C. Skie et al, 1995）
  - ◎ 内踝骨折侧位 X 线＜ 1.7cm，则有可能合并三角韧带深层断裂，固定骨折后不稳定
  - ◎ 内踝骨折侧位 X 线＞ 2.4cm，则所有三角韧带均附丽于骨折部，固定骨折后稳定

3. 内踝骨折分型

- 内踝骨折依外力方向分型
  - ◎ A 型：内踝骨折线斜形、垂直（内收）
  - ◎ B 型、C 型：撕脱骨折（外旋、外翻）
- 内踝骨折按部位分型
  - ◎ 近水平关节线（横断或斜形撕脱骨折）
  - ◎ 内上角（垂直斜形骨折）
  - ◎ 顶端撕脱骨折（前结节）
  - ◎ 结节上骨折（多见）、后结节骨折、前结节骨折（少见）或双结节骨折（罕见）
- 前结节骨折合并三角韧带深层（后部）断裂，固定骨折后距骨仍可外移！术中应探查深层
- 前结节骨折：旋后外旋损伤（Skie et al, 1989）或旋前外旋损伤（单纯前结节骨折）（A. M. Pankovich, 1979）
- 后结节骨折也是旋后外旋损伤，由于胫后肌腱、屈趾长肌腱作用而稳定，可保守治疗，如有胫后肌腱嵌夹则需手术（Ebraheim et al, 1990）
- 内侧结构是稳定踝关节的关键。只有内侧结构损伤，距骨才有可能外移。内踝固定（三角韧带完整）则距骨稳定

（二）外侧结构及相关损伤

1. 外踝（图 2-13-3）

- 腓骨干纵轴与外踝呈向外开放 15° 角
- 腓骨承受体重 1/6
- 腓骨或外踝如重叠移位→踝穴增宽
- 外踝骨折内固定角度变小→踝穴变窄
- 腓骨高位骨折，勿漏诊！腓骨挤压试验（fibular compression test）沿腓骨干检查压痛，勿漏诊 Maisonneuve 骨折
- 外踝骨折内固定
  - ◎ 钢板应塑形，保持外踝向外 15° 角
  - ◎ 避免坚强轴向髓内固定，以防止角度变小，

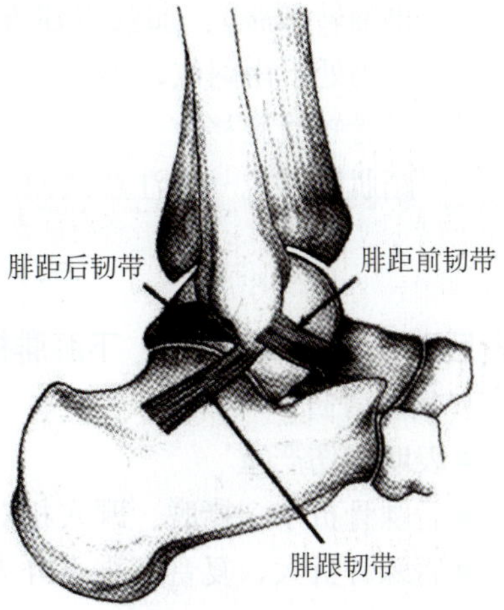

图 2-13-3　踝关节外侧结构

必要时斜形固定

- 腓骨下 1/3 骨折，内固定时折端勿旋转，否则影响下胫腓联合的复位

2. 外踝韧带（图 2-13-4）

- 腓距前韧带、腓跟韧带、腓距后韧带
- 外踝韧带断裂

足内翻→腓距前韧带断裂，前抽屉试验阳性→腓跟韧带断裂，前抽屉试验强阳性（图 2-13-5、图 2-13-6）。

- 腓距前韧带、腓跟韧带断裂影像学表现
  - ◎ 冠状面：距骨倾斜，外侧降低
  - ◎ 矢状面：距骨前移、半脱位
  - ◎ 双侧对比应力下 X 线片，明确诊断

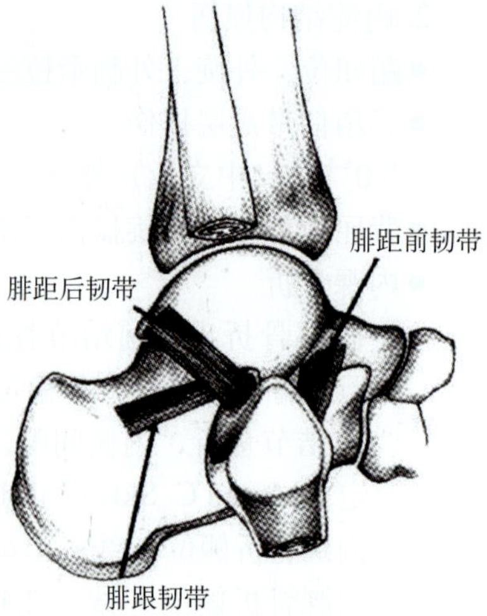

图 2-13-4 外踝韧带

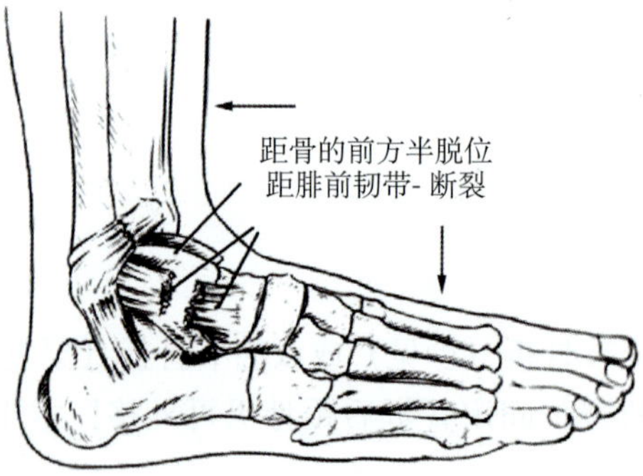

图 2-13-5 腓距前韧带

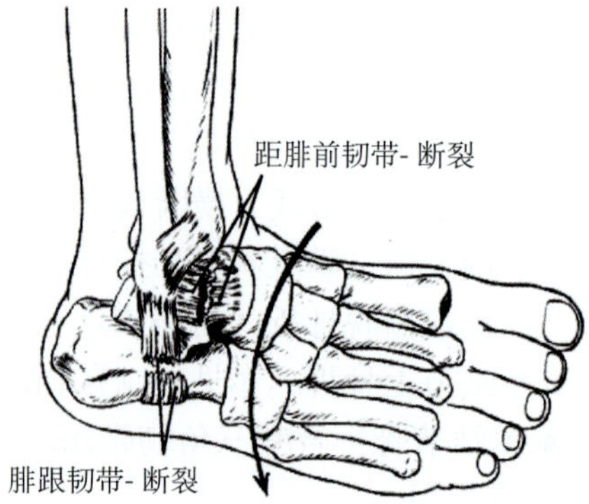

图 2-13-6 腓距前韧带＋腓跟韧带断裂

3. 外侧韧带损伤的治疗

- 新鲜损伤：外翻位短腿石膏固定 4 ～ 6 周
  - ◎ 撕脱骨折手术内固定
  - ◎ 康复期——足底外侧垫高 1cm
- 陈旧损伤
  - ◎ 外踝韧带重建术（图 2-13-7），非加强重建方法（伸长韧带拉紧缝合，腓骨远端骨膜翻转加强）、加强重建方法（肌腱移位）。如长期距骨处于内翻位，被动外翻距骨仍处于内翻位，不能纠正到中立位，重建外侧韧带时应考虑内侧松解
  - ◎ 腓骨短肌腱移位
  - ◎ 跖肌腱移位——注意缺如（图 2-13-8、图 2-13-9）

（三）后侧结构及相关损伤

后踝、下胫腓后韧带、下胫腓横韧带

1. 后踝骨折

- 表明损伤严重
- 后踝骨折小，撕脱、踝穴相对稳定
- 后踝骨折大，复合有垂直外力，距骨易向后上移位

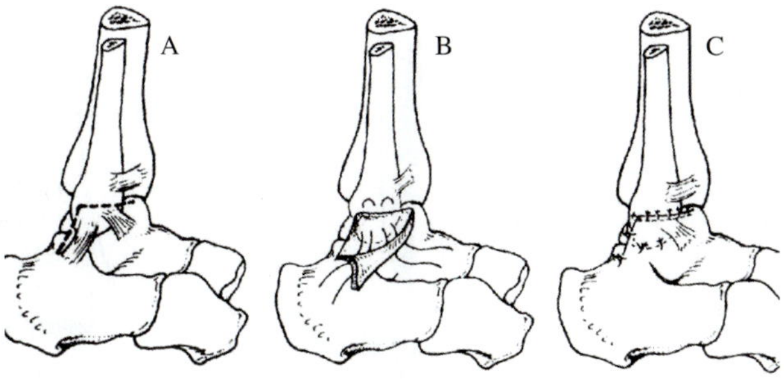

图 2-13-7 外踝韧带重建术

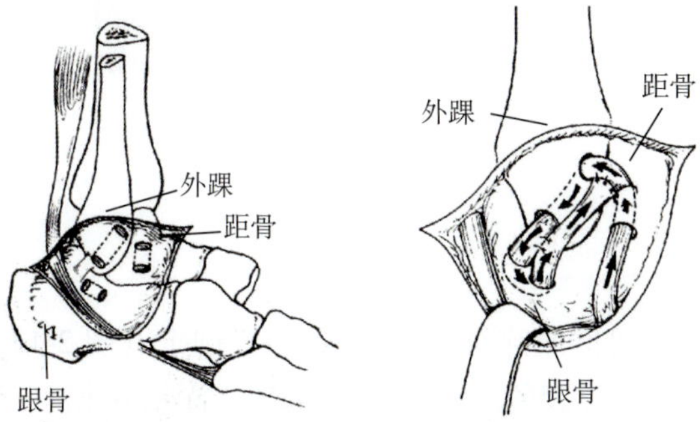

图 2-13-8 跖肌腱移位术

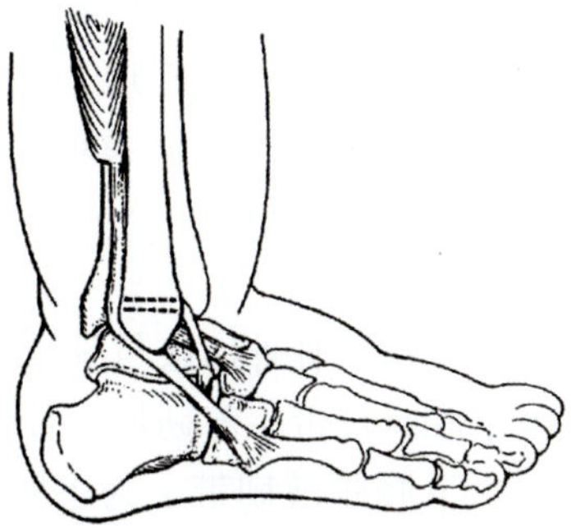

图 2-13-9 腓骨肌腱移位术

- 后踝截骨大小与接触面积：
  - ◎ 后踝 1/4 截骨　相当于正常接触面积 88%
  - ◎ 后踝 1/3 截骨　相当于正常接触面积 80%
  - ◎ 后踝 1/2 截骨　相当于正常接触面积 65%
- 后踝骨折固定可以稳定下胫腓骨（Gardner, 2006），尸体试验 PER-4 型（下胫腓后韧带完整，后踝骨折），固定下胫腓恢复 40% 强度，固定后踝恢复 70% 强度。Miller 等（2013）强调不论后踝骨折片大小，如合并下胫腓损伤，则均行固定，其功能结果至少与固定下胫腓相同
- 踝关节运动时接触面积变化
  - ◎ 跖屈位：接触面积小，减少 13% ～ 18%
  - ◎ 背屈位：接触面积大
  - ◎ 0° 位≈ 5cm^2，负重时增加

    踝关节接触面积减少→应力集中→软骨退变→创伤性关节炎
- 下列因素可引起踝关节面接触面积减少
  - ◎ 距骨侧方移位、前后移位
  - ◎ 距骨在踝穴内倾斜
  - ◎ 关节面不完整

    距骨倾斜，外侧降低 1mm：接触面积减少 42%（1976, Ramsey）

    切断三角韧带，距骨不稳定：接触面积减少 15% ～ 20%（1991, Clark）
- 踝关节骨关节炎发生少的原因
  - ◎ 软骨薄而且基质均匀，高压力系数（high compression modulus）
  - ◎ 踝软骨厚度 1 ～ 1.7mm，膝软骨 1 ～ 6mm，踝关节软骨薄而硬

◎ 距骨软骨拉伸强度随年龄增长不减弱，而股骨头软骨则随年龄增长明显减弱

◎ 循环加载→软骨压力变形→软骨表层予以限制

◎ 距骨软骨的表层占据软骨全厚的绝大部分——抗压力变形

◎ 软骨下骨密度不增加，表明软骨下骨在负荷下很少有反应 Ruedi（1973）报道 2 年内 X 线无创伤性关节炎表现，则 5 ～ 10 年也无征象

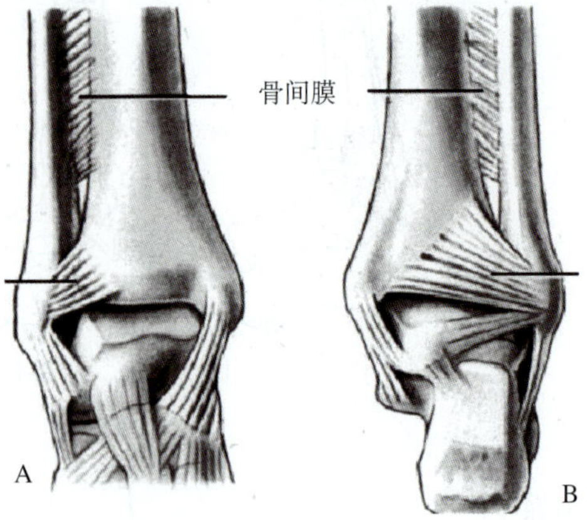

图 2-13-10 下胫腓联合韧带

2. 下胫腓联合

● 胫骨远端腓骨切迹与腓骨远端

● 下胫腓韧带：前韧带、骨间韧带（与骨间膜连续）、后韧带、横韧带（图 2-13-10）

◎ 下胫腓前韧带：为下胫腓联合强度之 35%，后韧带之 42%（深层 + 横韧带 33%，浅层 9%），骨间韧带之 22%

◎ 下胫腓韧带的血供：主要为腓动脉、胫前动脉；前韧带 82% 由腓动脉前支供应，后韧带 100% 由腓动脉后支供应，前支于踝关节上方 3cm 处自后向前穿过骨间膜，下胫腓分离有骨间 膜损伤时，腓动脉前支易受损伤，可能与韧带愈合延迟有关（Kathleen et al, 2012）

◎ 单纯下胫腓扭伤也称之高位踝扭伤（high ankle sprains），MRI 在诊断与决定预后方面有一定的作用。Tyler 和 Paul (2014) 提出急性期用 RICE 方法治疗（R=rest, I=ice, C=compression, E=elevation) 3 ～ 5 天后，改行理疗

● 下胫腓分离的条件

◎ 内侧结构损伤（内踝骨折或三角韧带断裂）

◎ 下胫腓韧带损伤

◎ 骨间膜损伤（或有腓骨中下 1/3 骨折）

● 按踝关节骨折 AO 分型下胫腓分离的损伤程度

◎ A 型 0

◎ B 型 50%

◎ C 型 100%

● Maisonneuve 骨折

◎ 腓骨高位骨折（腓骨近端、腓骨颈）

◎ 三角韧带断裂或内踝骨折

◎ 下胫腓分离

● 无骨折之下胫腓分离

◎ 三角韧带断裂，下胫腓韧带断裂

◎ 骨间膜损伤

● 下胫腓分离的诊断

◎ 内侧间隙与水平间隙应等宽，如果内侧间隙增宽，则表明距骨向外侧移位，踝穴

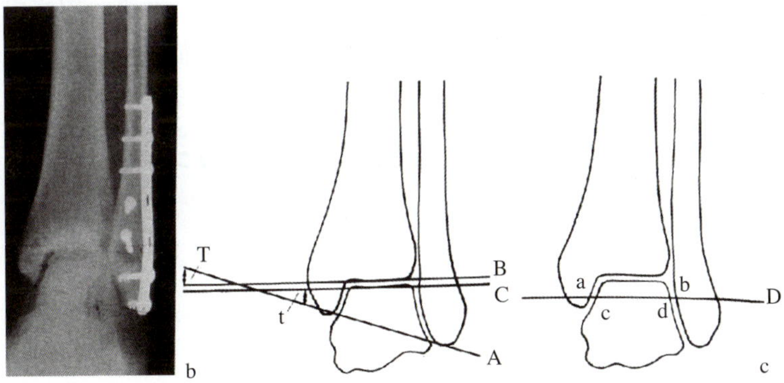

图 2-13-11　下胫腓损伤的测量

增宽，下胫腓分离

- ◎ 应力像：外旋位拍正位 X 线片，应与健侧对比，应力像诊断准确
- ◎ 注意原始 X 线片不表现下胫腓分离，应力像可证实，C 型损伤 100% 存在
- ◎ 测量下胫腓联合宽度不可靠（内旋 20° 正位像，可显示下胫腓联合宽度）ab－cd＝4mm（2 ～ 6mm）（图 2-13-11）

- ● 下胫腓固定
  - ◎ B 型、C 型骨折内侧为三角韧带损伤
  - ◎ 或内踝固定后，钩拉腓骨发现下胫腓不稳定
  - ◎ 腓骨高位骨折或无骨折之下胫腓分离
  - ◎ 陈旧骨折脱位切开复位后
- ● 下胫腓固定方法
  - ◎ 踝轻微背屈位固定以适应踝背屈时距骨体较宽之前部进入踝穴
  - ◎ 固定前恢复腓骨长度
  - ◎ 钳夹下胫腓联合时，应按解剖轴方向（水平面内呈外后向内前 30° 角），如与矢状面成垂直，则易使腓骨远端向前并内旋移位。Frank 等（2013）通过术中三维 CT 发现，下胫腓复位不良者可高达 33%
  - ◎ 下胫腓联合上方 1cm 处螺钉不经过下胫腓联合
  - ◎ 自腓侧穿钉，向前倾斜 30°，平行关节面（图 2-13-12）
  - ◎ 腓骨 2 层、胫骨 1 层，共 3 层皮质
  - ◎ 3.5mm 皮质骨螺钉，不加压，1 ～ 2 枚
  - ◎ 带钉可以负重
  - ◎ 可与取其他内固定物同时取下胫腓螺钉
  - ◎ 最早应手术 10 周后取钉
- ● 下胫腓分离易漏诊
  - ◎ 注意三角韧带损伤、腓骨高位骨折
  - ◎ 注意无骨折之下胫腓分离
  - ◎ 注意原始 X 线片不显示，外旋外翻位应力像
  - ◎ 下胫腓骨性连接，发生率为

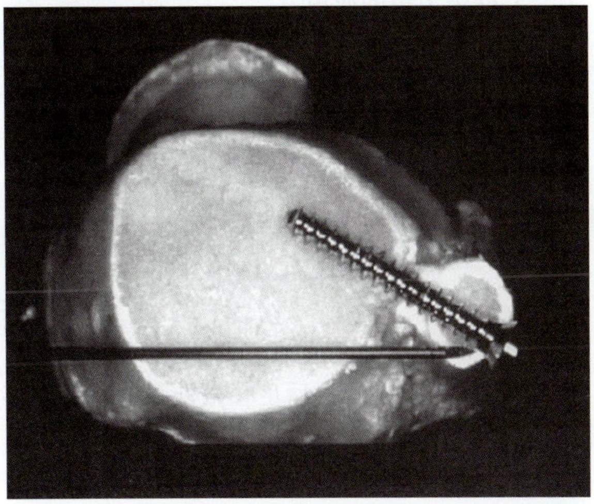

图 2-13-12　下胫腓螺钉固定方向

1.7% ~ 18.2%，文献中认为可产生疼痛并影响踝关节活动，积水潭医院李庭随诊分析发现对踝关节功能无明显影响，且无明显之疼痛症状

三、踝关节骨折脱位分类

1. AO 分型—— A 型、B 型、C 型

以腓骨骨折线高度分型

2. Lauge-Hansen 分型—— SA. SE. PA. PE

- AO 分型与下胫腓分离
- A 型：下胫腓分离（－）
- B 型：50%
- C 型：100%

四、踝关节骨折并发症

1. 骨折不愈合：内踝、外踝

外踝不愈合症状明显，应及时手术，内踝不愈合可暂时观察，有时纤维性愈合并无症状，经随诊有的还可以愈合，不一定急于手术。

2. 骨折畸形愈合

3. 创伤性关节炎：A 型 4%，C 型 33%

五、治疗原则

1. 尽可能切开复位，不做一期融合术
2. 陈旧骨折 6 ~ 12 个月甚至更长时间内有切开复位可能
3. 内踝骨折不愈合可观察，外踝骨折不愈合应及时手术
4. 创伤性关节炎 X 线表现必须与症状和功能结合评价

踝关节创伤性关节炎有时 X 线表现严重，但症状并不明显，且保留少部分屈伸功能，此时决定融合术或 TAA 应慎重。

5. 踝关节镜的应用

- 创伤性关节炎
- 游离体
- 软骨剥脱
- 骨赘
- 融合术

六、踝关节融合术

1. 融合于 0° 位，后足轻微外翻，距骨后移
2. 其他足部关节应能代偿

3. 内固定、外固定架、上盖植骨、嵌入植骨
4. 内固定组并发症少（伤口感染、不愈合）
5. 外固定架组适用于开放伤口、骨疏松，可以调整位置与压力

缺点：
- 融合后功能受限
- 踝关节融合术远期引起足部其他关节的关节炎

Coest et al（2001）出现：踝融合术后，距下、中跗关节退行性变 10% ~ 60%
距下关节更易发生

七、全踝人工关节置换术

1. 第 2 代 3 部件（Scandinavian Total Ankle Replacement, S. T. A. R）
2. 距骨假体与聚乙烯板之间屈伸活动，胫骨假体与聚乙烯板之间旋转活动
3. 切骨少

八、S. T. A. R（Link 公司）

1. P. L. R. Wood, S. Deakin（J.B.J.S. 85B No.3. April 2003 p334-341）
2. 1993 – 2000 年，200 例　非骨水泥假体
3. 随诊 24 个月 ~ 101 个月　平均 46 个月，5 年满意率 92.7%
4. 先矫正畸形
5. 严格适应证：RA，OA（包括创伤性关节炎）
6. 禁忌证：距骨体坏死、神经性关节炎、活动性感染
7. 软组织平衡
8. 假体安放后伸膝位，踝背屈应至少达到 5°
9. 挽救：翻修术、融合术、截肢术

- Gougoulias 等（2010）：TAA 1105 例，随诊平均 5.2 年，失败率为 9.8%，62% 行翻修术，36% 行融合术，1 例小腿截肢
- Mark 等（2011）：多中心 TAA 2240 例，假体留存率 3 ~ 6 年为 70% ~ 98%，5 ~ 12 年为 80% ~ 95%

10. 影响 TAA 结果的因素：平均满意度超过 90%，骨性关节炎结果优于创伤性关节炎。与年龄相关：<54 岁 5 年留存率 74%，>54 岁为 78%；合并后足融合或骨性关节炎者，失败率高（Hurowitz 等，2007）。

11.TAA 术后残存疼痛可达 27% ~ 60%。

12. 并发症：疼痛，非感染性松动，深部感染，假体下沉，术后骨折，伤口愈合不良。

（荣国威）

14 足和足部骨折

一、足的解剖

（一）足的解剖

1. 足的主要功能是负重、行走。

2. 足的正常结构和功能是影响步态的重要因素。

3. 力弱、关节活动障碍、骨畸形及软组织损伤将影响站立和步态。

4. 足的某一关节障碍会对其他关节造成不利影响（代偿）（图 2-14-1）。

- MTP 关节（跖趾关节）很重要
- 后足中，胫距关节、距下关节、距舟关节很重要

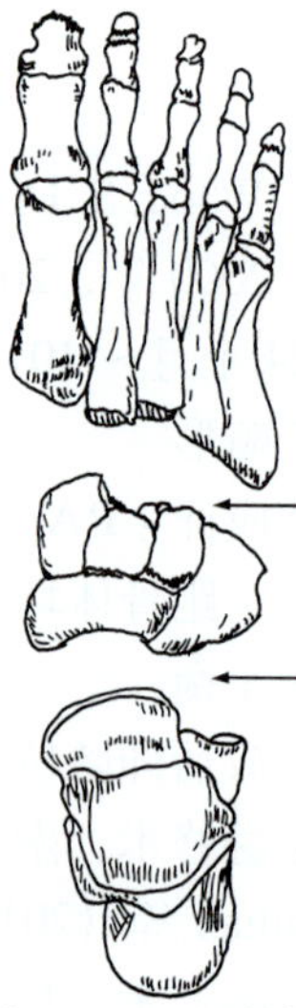

图 2-14-1　足的解剖

（二）足部的皮肤

1. 足背

2. 足跟垫

- 纤维间隔连接皮肤和骨膜
- 间隔内充满小叶状脂肪组织
- 具有液压减振作用（图 2-14-2）

3. 足底

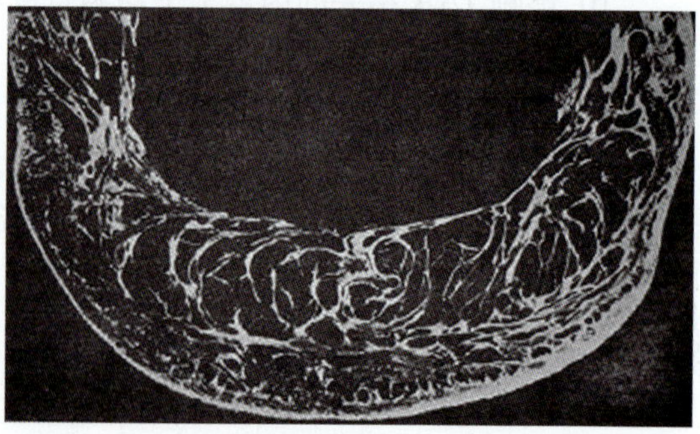
图 2-14-2　足跟垫

（三）足部的神经血管

1. 足背的神经血管

- 浅静脉
- 皮动脉
  - ◎ 足背动脉
    - 跖背动脉
    - 弓形动脉

2. 足底的神经及血管

（四）足部肌肉及筋膜

1. 足底的肌肉筋膜

- 跖筋膜
- 肌肉位于跖腱膜下方，分为四层

2. 足背肌肉肌腱
- 长肌腱
  - ◎ 胫前肌、趾长伸肌、长伸肌
  - ◎ 第三腓骨肌、腓骨短肌
- 趾短伸肌

（五）足的筋膜室间隔

- 内侧室
- 外侧室
- 中央室
- 骨间室（图 2-14-3）

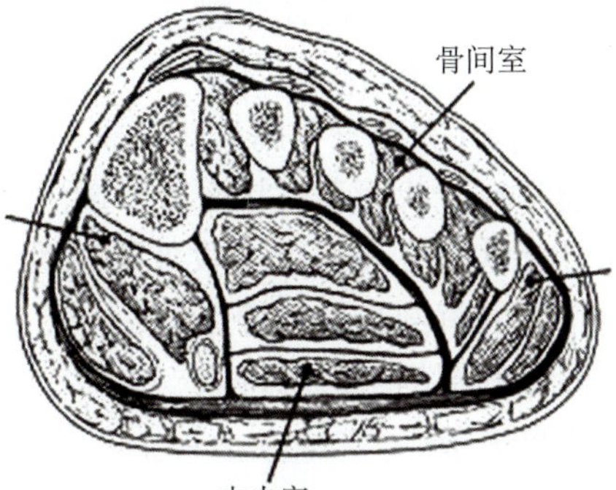

图 2-14-3　足底的筋膜室间隔

二、步态与足的功能

行走的功能是将身体从 A 点移到 B 点。

（一）步态周期中足踝的运动

- 踝背伸——跟骨外翻
- 踝跖屈——三头肌收缩，伴跟骨内翻 - 前足内收

（二）与步态有关的重要的足部关节

1. 踝关节
- 踝关节屈伸运动轴
  - ◎ 前内上向后外下斜行
  - ◎ 骨性结构
  - ◎ 胫腓骨远端
  - ◎ 距骨
- 内侧韧带
  - ◎ 三角韧带
- 外侧韧带
- 踝关节 ROM 受限将影响步态
  - ◎ 在理想状态下（平地、合理触地、正确穿鞋）：若踝关节功能正常，即使没有足功能的支持，步态将不受很大影响
  - ◎ 在非理想状态下，足将发挥巨大作用 ：足功能障碍——近端关节应力增加

2. 距下关节
- 足内最重要的关节
- ROM 为 40°，内、外翻活动
- 运动轴：背内侧舟骨至跖外侧跟结节外侧，大约 40°
- 距下关节与踝关节运动的联动
  - ◎ 踝关节背伸跟骨外翻
  - ◎ 踝关节跖曲跟骨内翻

3. Chopart 关节（中跗）
- 通常在冠状面和矢状面有少量活动，并依赖于距下关节的活动

4. 中跗关节：前足的内收外展运动
- 舟骨的解剖与形态特点
- 骰骨的解剖与形态特点
- 距舟关节
- 跟骰关节
- 距舟关节与跟骰关节的运动轴
  - ◎ 跟骨外翻时平行：足活动性好（软）
  - ◎ 跟骨内翻时不平行：足活动性差（硬）
- 运动轴与跟骨内外翻的关系
- 楔骨的形态及特点
- 足横弓由跗骨与跖骨构成
  - ◎ 后部：1 ~ 3 楔骨与骰骨
  - ◎ 前部：1 ~ 5 跖骨

5. 足纵弓
- 骨构成、韧带支持、肌肉肌腱动力加强
  - ◎ 内侧纵弓
  - ◎ 外侧纵弓
- 卷扬机效应（Windlass effect）

站立中期至推进期：足内（屈趾短肌）、外（胫后）肌收缩 +MP 被动背伸——足弓增高——形成稳定力臂——有利于推进（图 2-14-4）

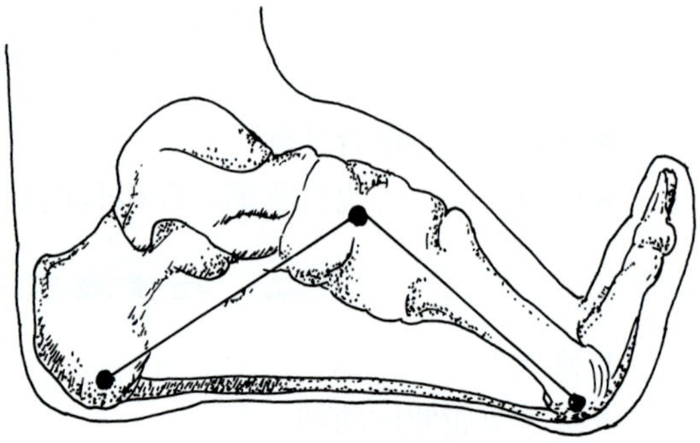
图 2-14-4 卷扬机效应

三、小 结

1. 足在触地时——灵活的减震器。
2. 足在推进时——稳定的杠杆。
- 维持正常的行走和移动

3. 上述足功能减低近端肢体关节的应力增加。

（武 勇）

15 开放性骨折

一、概　述

（一）定　义

- 骨折端经过软组织与皮肤或黏膜破口相通的骨折称为开放性骨折
- 潜在开放性骨折的含义不确切

（二）历史回顾

A. Pare	结扎、换药、保肢
Desault, Larrey	早期清创术
J. Lister	消毒

- 20 世纪之前，开放性骨折的治疗主要是挽救生命
- 两次世界大战期间，治疗的目的主要是保存肢体
- 60 年代中期，治疗的目的主要是预防感染
- 60 年代中期到现阶段，治疗的目的是保留受伤肢体的完整功能
- 在第一次世界大战期间，开始将清创术与石膏固定相结合来治疗开放性骨折
- 在第二次世界大战期间，磺胺药物被直接应用在开放性骨折伤口上，而真正意义上的抗生素使用是在朝鲜战争期间
- 现在，清创术、伤口开放和应用抗生素仍是治疗开放性骨折的原则

（三）致伤原因

- 开放性骨折好发部位依次是：
  胫腓骨、股骨、尺桡骨、踝关节、肱骨、鹰嘴
- 开放性骨折的主要致伤原因：
  车祸、工作伤、坠落伤、枪伤、农场伤、其他

（四）较早的开放性骨折的治疗原则

- 彻底清创
- 使用坚强的内固定
- 采取有效的方法闭合伤口，消灭创面
- 合理使用抗生素

（五）目前开放性骨折的治疗原则

- 反复彻底的清创
- 使用内外固定保持骨折端稳定
- 适合的伤口闭合
- 短期应用广谱抗生素

（六）Robert E. Tooms 的治疗原则

- 视所有开放性骨折为急诊
- 进行全身彻底检查以发现有无危及生命的损伤
- 在急诊室开始应用抗生素（最迟也要在手术室内进行），一般连续用 2 ～ 3 日
- 立即清创，充分冲洗。对Ⅱ型及Ⅲ型开放性骨折应在 24 ～ 72 小时内反复清创冲洗
- 稳定骨折
- 伤口开放 5 ～ 7 天
- 早期行自体骨移植
- 伤肢康复锻炼

（七）骨折部位

- 小腿：42%
- 足踝：11%
- 膝：8%
- 上臂：4%
- 骨盆：1%
- 前臂：17%
- 大腿：9%
- 肘：4%
- 肩：2%

（八）致伤原因

- 车祸伤：61%
- 工作伤：24%
- 坠落伤：8%
- 打架伤：4%
- 农业伤：2%
- 生活伤：1%

（九）伤口感染率

- 共感染率：25%，浅部感染：17%，深部感染：8%
- AO 分型：Ⅰ型：11%，Ⅱ型：18%，Ⅲ型：39%
- Gustilo 分型：
  - ◎ Ⅰ型：0%
  - ◎ Ⅱ型：15%
  - ◎ $Ⅲ_A$型：18%，$Ⅲ_B$型：63%，$Ⅲ_C$型：25%

（十）骨折固定方法

- 钢板螺钉：51.25%

- 外固定架：16.25%
- 克氏针：13.75%
- 石膏：3.12%
- 髓内针：0.63%
- 无固定：15%（截肢）

（十一）受伤机制

EK（动能）= $1/2mV^2$（m：质量，V：速度）

致伤能量：

行人跌倒	100 磅英尺
枪伤	2000 磅英尺
车祸（34km/h）	100 000 磅英尺

（十二）分类的目的

- 资料可比较
- 指导治疗

（十三）分　类

1. Gustilo-Anderson 开放性骨折分型
2. AO 开放性骨折分类

- 皮肤损伤 IO（开放性骨折）
- 神经血管损伤（NV）
- 肌肉肌腱损伤（MT）

二、伤口检查和急诊室处理

（一）就诊时处理程序

1. 由创伤小组进行：

- 气道、颅脑、心肺检查
- 开放静脉通路
- 包扎伤口
- 胸、骨盆、颈 X 线片
- T. A. T
- 取材化验
- 骨折脱位的复位
- 肢体血运检查
- 筋膜间室压测量
- 及早应用抗生素

2. 注意事项

漏诊率 25%（手、足），因此：

- 组成创伤小组及多科室抢救小组

- 制订详细的治疗计划
- 人员配备
- 仪器配置
- 特殊器械
- 植入物
- 上级医师在场（深夜）
- 转诊至创伤中心

（二）麻醉后处理程序

- 进一步详细查体
- 特殊体位 X 线片
- 血管造影
- 完善手术方案

（三）注　意

应非常清楚“正确及时的最初处置方式”是决定治疗效果的最重要因素。

（四）清 创 术

- 反复彻底清创术是取得良好疗效的最根本措施
- 扩大伤口
- 冲洗（> 9L，抗生素）
- 皮肤、筋膜、肌腱
- 肌肉（Contractility、Color、Consistency、Capacity to bleed, 4C）
- 减张术
- 骨块（长度、稳定性、关节部位）

（五）骨折的固定

- 骨折复位固定的重要性
  - ◎ 恢复血管、神经和肌肉的排列结构
  - ◎ 降低炎症反应
  - ◎ 改善静脉回流
  - ◎ 增强局部血管再生
  - ◎ 防止过度移位
  - ◎ 减少死腔
  - ◎ 减少疼痛、水肿、僵硬、骨质疏松等
  - ◎ 关节得以早期活动
  - ◎ 减少呼吸系统的并发症和护理的困难
  - ◎ 患者容易地转运和伤口的后续治疗
  - ◎ 改善心肺功能
  - ◎ 预防血栓形成
  - ◎ 减少并发症的发病率和死亡率

（六）骨折固定的方法

石膏、牵引、外固定和内固定。也可是上述方法相互间的组合。
骨折固定的方法各有优缺点，不可能使用一种方法来治疗所有的开放性骨折。

1. 骨折固定

- 长管状骨干——髓内针
- 关节内骨折——拉力螺钉（钢板、外固定架）
- 关节周围骨折——钢板、拉力螺钉、髓内针
- 伴严重软组织损伤骨折——外固定架

2. 骨折固定（分型）

- Ⅰ型——闭合骨折
- Ⅱ、$Ⅲ_A$型——不扩髓髓内针（股骨、肱骨——钢板）
- $Ⅲ_B$型——外固定架（拉力螺钉）

经常治疗开放性骨折的医生，应熟悉所有骨折固定的方法。
偶然治疗开放性骨折的医生，宜选用简单的方法来治疗开放性骨折。
方法越简单，出现问题的可能性越小，后续治疗就会越容易。

3. 内固定与外固定的比较
4. 开放性骨折一期内固定时应考虑因素

- 骨折的特殊性
- 医生的能力
- 必要的仪器设备和植入物是否可用
- 社会因素
- 心理因素
- 经济因素

5. 开放性骨折一期内固定的适应证

- 关节内骨折
- 某些骨干骨折
- 伴有血管损伤的骨折
- 多发创伤的主要长骨骨折
- 老年人的开放性骨折

6. 内固定术与感染的关系

- 金属内固定物的存在不促进细菌的生长
- 内固定带来的折端稳定较一个不稳定的折端对感染具有更强的抵抗力
- 在折端稳定的条件下，外固定感染率＜内固定感染率

7. 使用内固定治疗是开放性骨折治疗成功的基础

- 严格选择适应证
- 彻底的清创术
- 完美的内固定技术
- 患者积极配合的术后护理

（七）创面的处理

1. 伤口处理
- 骨缺损空腔——药珠充填
- 肌腱、关节、骨——软组织覆盖
- 原始伤口——开放
- 扩大的切口——闭合
- 伤口包扎——人工合成材料

2. 闭合伤口处理的基本原则和方法
- 24 ～ 48 小时内反复彻底清创
- 5 ～ 7 天内闭合伤口
- 延迟一期伤口闭合：直接缝合、植皮、带蒂皮瓣、游离皮瓣
- 一期伤口闭合——延迟一期伤口闭合

（八）抗生素的应用和伤口感染

1. 产生临床症状时微生物总量临界水平与躯体各种因素的关系
- 开放性骨折创面细菌培养的取材时机
  - ◎ 细菌培养结果
  - ◎ 细菌培养阳性率比较
  - ◎ 不同时间点细菌种类变化（%）
- 伤口闭合时创面组织细菌数量与感染的关系
- Gustilo Ⅲ A 型伤口闭合时创面组织细菌数量与感染的关系
- 不同 Gustilo 分型中第 4 次取材培养细菌与感染的关系（%）

2. SPSS（Statistical Program for Social Sciences）多元素分析
- 因变量：伤口感染
- 自变量：全身合并伤、Gustilo 分型、骨折固定方法、伤口闭合前细菌数量、伤口闭合前细菌种类、骨折部位、来院前是否经过伤口处理、受伤至手术前时间、手术时间、伤口冲洗液量、伤口引流方式、受伤至抗生素开始应用时间
- 方法：逐步回归法
- 与感染发生最密切的因素
  - ◎ Dellinger：骨折类型、内固定和外固定、小腿骨折
  - ◎ 本研究：全身合并伤、Gustilo 分型、骨折固定方法、伤口闭合时创面组织内细菌数量、下肢骨折

3. 抗生素的应用
- 尽早应用（急诊室）
- 广谱抗生素（第三代头孢菌素）
- 3 ～ 5 天（1 ～ 2 天）
- 单剂量 / 伤口处理
- 伤口用药（药珠）

（九）骨缺损的处理

- 后外侧植骨

- 胫腓骨间融合
- 腓骨骨折钢板固定
- 伤口闭合 4 周后
  - ◎ 3 ~ 6 个月可负重

Gustilo 建议：

- 严重粉碎、骨缺失或有广泛骨膜剥离的Ⅲ型开放性骨折中，在 3 ~ 6 周后无早期骨痂形成应尽早行植骨术
- 如持续至 12 周，必须行植骨术
- 骨缺损（> 7.6cm）的处理
  - ◎ 游离腓骨移植
  - ◎ Ilizarov 骨延长方法
  - ◎ 肢体功能恢复需 6 ~ 24 个月

（十）特殊部位的骨折

1. 股骨开放骨折的固定（Ⅰ、Ⅱ、$Ⅲ_A$）
- 转子间骨折—— DHS
- 转子下骨折—— DHS、IN、RN
- 股骨干骨折——扩髓IN（钢板）
- 股骨远端骨折——扩髓IN、钢板、螺钉

2. 股骨开放骨折的固定（$Ⅲ_{B、C}$）
- $Ⅲ_B$——外固定架 3 ~ 7 天
- $Ⅲ_C$——短期外固定架

3. 胫骨开放骨折固定的感染率
- 钢板：35%
- 外固定架：13%
- 扩髓髓内针：33%
- 不扩髓髓内针：7%
- 外固定架 + 髓内针：44%

4. 外固定架并发症
- 骨不愈合
- 骨畸形愈合
- 针松动
- 针道感染

5. 不扩髓髓内针的感染率
- Ⅰ、Ⅱ、$Ⅲ_A$：4% ~ 8%
- $Ⅲ_{B、C}$：13% ~ 55%

6. 胫骨开放骨折的固定
- Ⅰ、Ⅱ、$Ⅲ_A$——不扩髓带锁髓内针
- $Ⅲ_{B、C}$——外固定架

7. 不管使用何种固定物，反复彻底清创术是治疗成功的基石

8. 严重损伤肢体的保留和截肢

截肢–技术发展–保肢–功能不满意

（十一）肢体损毁伤的 MESS 评分

临床上使用 MESS 评分（Mangled Extremity Security Score）较少。

- 常不能在术前作出截肢的决定
  - ◎ 损伤严重程度
  - ◎ 临床经验
- 开放骨折并发症
  - ◎ $Ⅲ_A$ 少
  - ◎ $Ⅲ_B$ 严重
  - ◎ $Ⅲ_C$ 多（100%）、严重（截肢 78%）
- 截肢术绝对适应证（$Ⅲ_C$，胫骨）
  - ◎ 成年人胫后神经的完全断裂
  - ◎ 挤压伤 + 热缺血 > 6 小时
- 截肢术相对适应证（$Ⅲ_C$，胫骨）
  - ◎ 严重多发伤
  - ◎ 同侧足严重损伤
  - ◎ 需长期软组织及骨结构重建

三、总 结

- 进行全身彻底检查以发现有无危及生命的损伤
- 正确及时的最初处置方式是决定治疗效果的最重要因素
- 反复彻底的清创术是成功治疗的基础
- 固定方式的选择取决于骨折类型、骨折部位、伤口局部的情况、患者的一般状态和医生的经验
- 扩大的手术切口可以闭合，但开放伤口在最初可不闭合
- 在急诊室开始应用广谱抗生素（最迟也要在手术室内进行），一般连续用 2 ~ 3 日
- 早期行自体骨移植
- 肢体功能的恢复需要有效的功能康复

（张伯松）

16 外固定架

一、概　述

1. 骨外固定（External Fixation, EX）

利用外固定架（器）对骨折端进行复位和固定的一种治疗手段。

2. 外固定架发展简史

1853：Malgaigne	爪形外固定架治疗髌骨骨折
1897：Parkhill	现代外固定架
1906：Lambotte	单边 EX
1936：Cuendet	双边 EX
1938：Raoul	Hoffmann 多平面进针
1943：限用	
1944：禁用	
1953：Charnley	双边加压 EX，关节融合
1956：Judet	单边加压 EX，不愈合
1956：Muller	加压 EX，不愈合

1970：Hoffman-Vidal-Adrey：

用多平面增加牢固性

加压、牵伸、中和

1970：De Bastiani（ITA）发现，Hoffman-Vidal-Adrey 坚强、静态的固定不利于骨折的愈合。

现代外固定架：

简便、灵活，允许折端产生微动，促进骨折愈合。

1973：Weber	ASIF 单边 + 双边
1975：Hierholzer	三角形 EX
1976：Boltze	管形 EX（Muller）
1976：Burny	弹性 EX
1980：Mears	USA 推广

Ilizarov：

1951 发明用于牵拉成骨的外固定架。

1981 以后传播到世界许多国家治疗大块骨缺损、严重畸形。

二、外固定架下骨折愈合方式

外固定架下骨折愈合为二期骨愈合。

1. 动物管状骨截骨模型试验研究

- 坚硬的外固定架连杆：限制折端间的微动，一期愈合
- 坚硬度低的连杆：增加折端间的微动，刺激外骨痂的形成，二期愈合
- 两个平面分别使用单边外固定架：固定坚强的一侧骨痂少，固定强度稍弱侧骨痂产生得较多

2. 骨痂

- 对骨折块间应力及活动所造成的骨内膜及骨外膜的刺激的一种反应
- 桥接折块
- 稳定结构框架
- 为骨折的愈合和重塑提供生物学基质

3. 坚强固定的弊端

- 阻止骨痂的生成
- 延长骨骼在充分重塑之前对固定物依赖的时间

三、现在的观点

坚强固定：迟延或者阻止骨折愈合。

固定物失效与骨折愈合之间“竞赛”。

1. 长时间使用坚固的外固定架

- 骨充分重塑之前出现针道感染
- 内植物松动
- 使外固定失效

2. 不牢固的外固定架

- 能够刺激骨痂的生长
- 增加骨界面间的并发症

四、现代外固定架

1. 稳定维持骨折对位、长度。
2. 不十分坚固。
3. 借助动力化逐渐增加骨折端间的负荷、微动以利骨痂的生长。
4. 减少并发症。

五、动 力 化

将静态固定装置转变为使骨折端承担更多负荷并增加折端间的微动的装置。

1. 第 1 种：应用伸缩装置增加折端间的接触以逐渐关闭骨折间隙（图 2-16-1）。
2. 第 2 种：在折端间发生周期性微动（图 2-16-2）。
3. 横向的微动也能促进骨折的愈合。

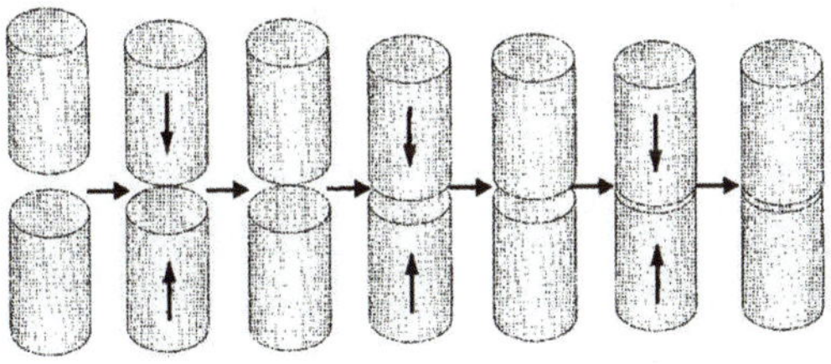

图 2-16-1 应用伸缩装置增加折端间的接触以逐渐关闭骨折间隙

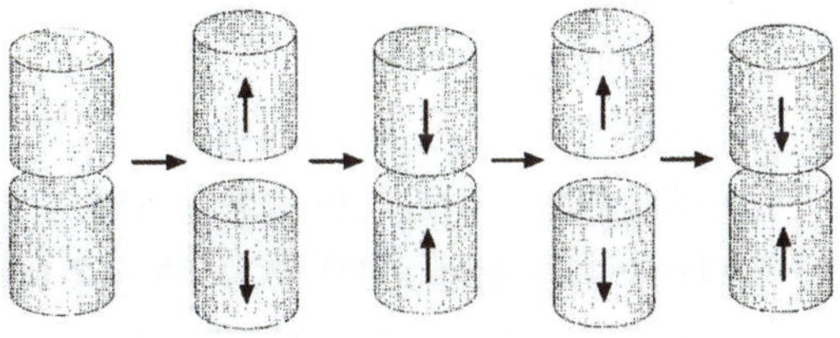

图 2-16-2 在折端间发生周期性微动

六、动物实验

外固定架下羊的胫骨在一定的生理负荷下每日在折端给予 1 小时约 0.5mm 的微动可以促进骨痂的生长，而且加速骨折的愈合。

七、临 床

比较两组以外固定架制动的胫骨骨折：早期在纵轴上每日使折端发生 20 分钟频率为 0.5Hz 的 1mm 微动组骨折的愈合速度明显快于坚强固定组。

Ilizarov：环形张力克氏针外固定系统

- 通过克氏针的弹性特点使骨折端在负重时承受周期性负荷在纵轴上产生一定的微动
- 相对固定利于骨折愈合
- 在折端间应施予应力的大小
- 频率的多少
- 持续时间

八、外固定下的力学组成

骨外固定架的构成：

- 内植物
- 固定夹钳
- 连杆

（一）内 植 物

置入体内、锚定骨骼并将骨骼与外固定架的其他部分相连接的装置。

内植物种类：针（pin）（斯氏针、Schants 针等）、螺钉、张力克氏针和爪型固定器。

1. 针

- 全针（Transfixion pins）贯穿骨骼及其两侧的软组织，中部有螺纹可能伤及血管、神经及肌肉、肌腱
- 半针（Half pins）仅穿过一侧软组织和两侧皮质，其前部有螺纹降低了伤及血管、神经及肌肉、肌腱的危险性而广为应用

2. 内植物的抗弯强度决定外固定架的稳定性

- 直径越粗，抗弯强度越大
- 较粗的半针能够获得足够的稳定性，可以代替全针

- 直径超过所固定的管状骨直径的30%，显著增加该处发生骨折的危险性，降低骨骼抗扭转强度的45%

3. 避免使用直径过粗的内植物

- 特别是在治疗老人和儿童骨折时
- 现在常用内植物的直径为2.5 ~ 6.0mm
- 直径4mm内植物治疗肱骨骨折
- 直径5mm或6mm内植物用于股骨或胫骨

当前的观点：

◎ 增加内植物直径以提高其总体强度从而降低入点处皮质受到的弯曲应力、减少骨溶解和内植物松动发生的危险性

◎ 放射预负荷（radial preload）提高螺钉的把持力和防止松动（图2-16-3）

◎ 弯曲预负荷（bending preload）：实验证明会造成加压侧骨皮质的坏死反而加快松动，现在已经不再使用（图2-16-4）

4. Ilizarov

- 内植物：直径1.5 ~ 2.0mm
- 借助环形或半环形钢圈使2 ~ 3根为一组的克氏针具有一定张力以增加钢针的强度
- 防止其在骨骼中的滑动从而达到固定折端的目的

5. 细克氏针的优点

- 对软组织的刺激很小
- 可以固定较小的骨折块
- 通过其弹性特点能够获得周期性负荷型动力化

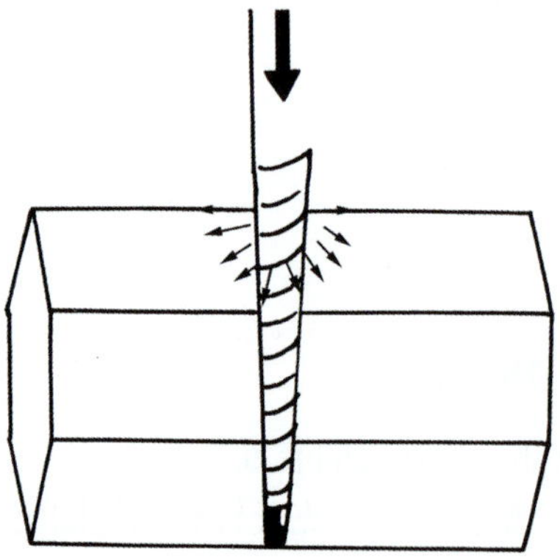

图2-16-3 放射预负荷

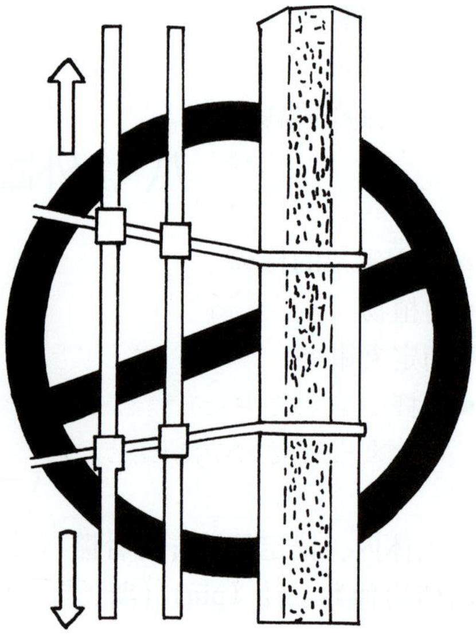

图2-16-4 弯曲预负荷

6. 细克氏针的缺点

- 克氏针贯穿骨骼两侧的软组织引起血管、神经、肌肉和肌腱的损伤

7. 细针环形固定系统的稳定性取决于

- 克氏针的张力
- 克氏针的直径
- 钢圈的直径

8. 提高细针环形固定系统稳定性

- 增加克氏针张力
- 增加克氏针直径
- 减少钢环的直径
- Paley 认为理想的张力不应超过钢针屈服强度的 50%
  - ◎ 1.5mm 克氏针 105kg
  - ◎ 1.8mm 克氏针 150kg
  - ◎ 半环：90 kg
  - ◎ 全环：130kg
  - ◎ Paley：进行肢体延长时增加 50kg
- 临床决定张力的因素
  - ◎ 克氏针直径
  - ◎ 患者体重
  - ◎ 骨质的密度
  - ◎ 不同的需要
- Ilizarov 建议
  - ◎ 大多数创伤病例：较低水平的张力以刺激骨痂生长（80 ~ 90kg）。
  - ◎ 增生性骨折不愈合：较高的张力
- 控制折块滑动和旋转的方式
  - ◎ Ilizarov 系统依靠钢针间所成的角度 Fleming 证实两枚钢针互成 90° 角限制能力最强（图 2-16-5）
  - ◎ 临床因解剖考虑常难以达到细克氏针橄榄形突起，用以锚定一侧骨皮质，当在克氏针上施加压力时增加钢针的把持力，而且能在劈裂的折块间起到加压的作用（图 2-16-6）
- 组合式外固定架（Hybrid fixation）
  - ◎ 治疗某些骨折 / 畸形最有效
  - ◎ 最符合生物力学的固定方式

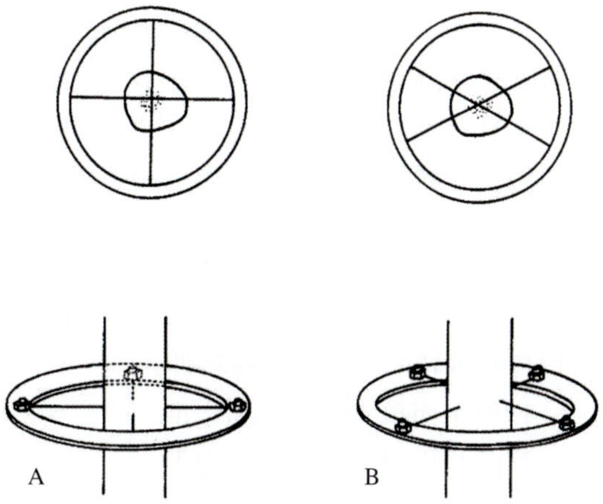

图 2-16-5 Ilizarov 系统依靠钢针间所成的角度，两枚钢针互成 90° 角限制能力最强

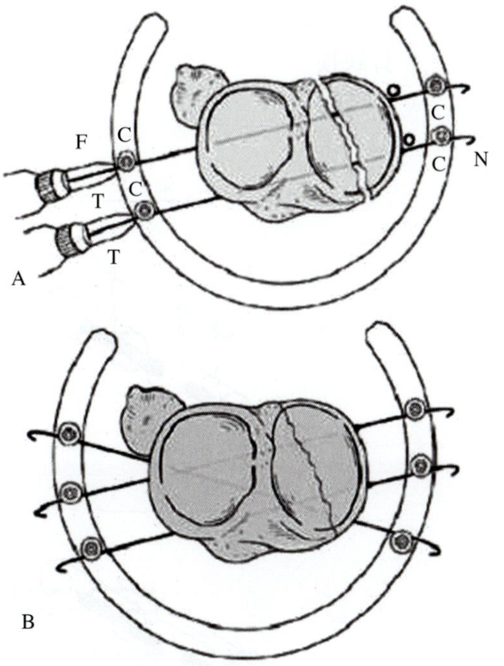

图 2-16-6 细克氏针橄榄形突起，起到加压的作用

（二）内植物数量、分布与稳定

1. 增加内植物的数量可以提高固定的稳定性。

2. 内植物均匀地置放在需固定的折块上可以获得最大的稳定性。

3. 使用较粗的连杆和内植物，虽然内植物置放并不均匀，仍可以获得足够的稳定度。

（三）内植物的材料

1. 高模量材料最大地降低了弯曲度从而减少了针的松动率。

2. 等弹性模量材料如钛合金制作的内植物也能改善松动率。

3. 对此问题存在着争论。

4. 金、银等贵重金属能够抑制细菌生长。

5. 镀金的内植物经有限的临床和试验研究证明确实可以降低感染率，但临床上难以广泛使用。

（四）固定夹钳

1. 固定夹钳是一个用于连接内植物到连杆上的连接器，分为单夹钳和组夹钳两种。

- 单夹钳：将 1 枚内植物与连杆相连
- 组夹钳：将 2 ～ 3 枚为一组的内植物与连杆相连

组夹钳做得相对较宽以增加相邻两针间的距离，提高半针外固定架固定的稳定性。

（五）构型类型

利用其自身所特有的简便、易于组合的优势按力学结构分为四种基本构型。每一种构型均具有独特的临床和机械特性。

1. 单平面单支架半针固定型
2. 双平面单支架半针固定型
3. 单平面双支架全针固定型
4. 双平面双支架全针半针结合型（图 2-16-7）

- 单平面构型用于简单骨折，复位好
- 双平面构型用于
  - ◎ 严重粉碎骨折
  - ◎ 骨缺损
  - ◎ 关节融合术
  - ◎ 截骨术

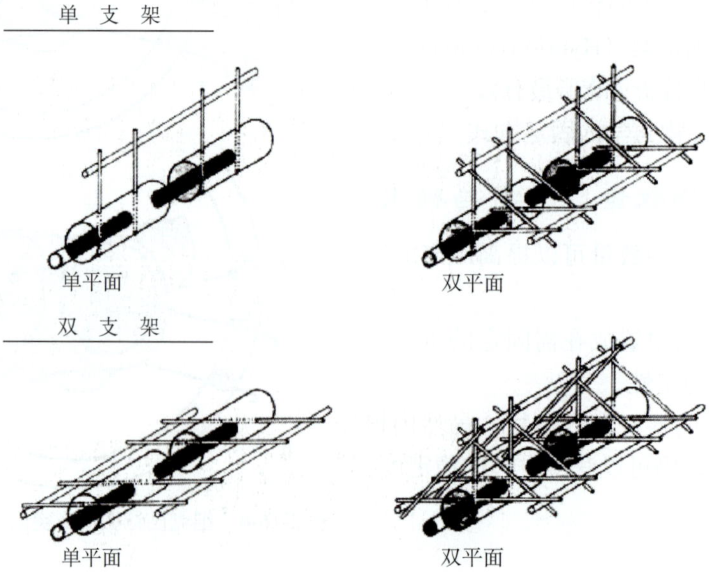

图 2-16-7 外固定架的组合形式

九、铰链式固定

1. 20 世纪 90 年代：在固定腕、肘和踝关节骨折的同时能使这些关节得以早期开始活动
2. 临床应用中的问题
- 难以准确地将铰链中心置于关节的活动轴上，不能获得预期结果
- 生物力学测定：有限的关节活动范围仅限于单一方向
- 大范围的关节活动实际上往往伴有一定程度的折端间的异常活动

十、复　位

1. 良好复位。
2. 缩短骨折愈合时间。
3. 减少内植物与骨骼界面间的应力。
4. 降低内植物的松动率。

十一、内植物的置入技术

1. 珍惜术区软组织。
2. 入点选在安全区。
3. 利刀在皮肤上做一个小的纵行切口。
4. 轻柔钝分其下的软组织至骨面。
5. 钻孔、攻丝和拧入内植物过程中尽量使用微创技术。
6. 使用锋利的钻头。
7. 用手摇钻或低速电钻间断性钻孔。
8. 生理盐水持续滴注钻头降温避免骨热烧伤。
9. 测深尺测量长度。
10. 攻丝（若需要的话），拧入内植物至测量长度。
11. 使用无螺纹克氏针最好通过凿入的方式置入，防止绞伤软组织。
12. 置入内植物后检查把持力。
13. 若松动应重新选点置入。
14. 外固定架安放完毕后应摄 X 线片：了解骨折复位、内植物置入位置及深度。

（黄　雷）

第三部分

手外科

1 手的功能解剖

手的功能解剖与确切的检查诊断、合理制订治疗方案、精确的手术操作都密切相关（图 3-1-1）。

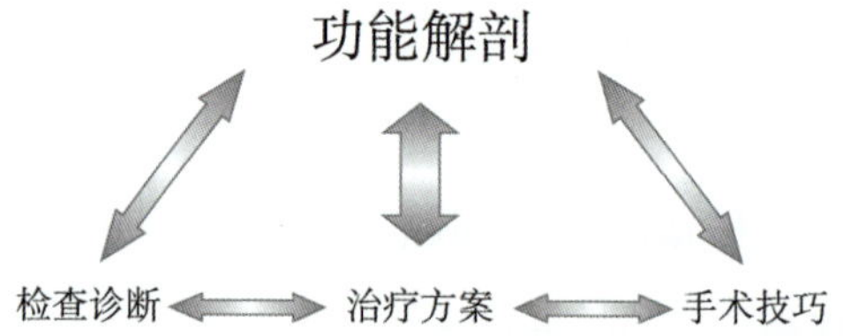

图 3-1-1　手的功能解剖与诊断治疗及手术的关系

手与足的解剖结构相似，但功能大不相同。腕、掌、指长度比为 2 ∶ 3 ∶ 5，掌、指列长度占全手长的 8/10；跗、蹠、趾长度比为 5 ∶ 3 ∶ 2，而蹠、趾列长度仅占全足长度的 1/2。手的活动部分远多于足。

与手的运动功能有关的组织结构，如关节、韧带、肌肉、肌腱、神经、软骨等，都为大家所熟知。但感觉功能，除皮肤以外，上述组织结构都可传导感觉，这一点常为多数人所忽略（图 3-1-2）。

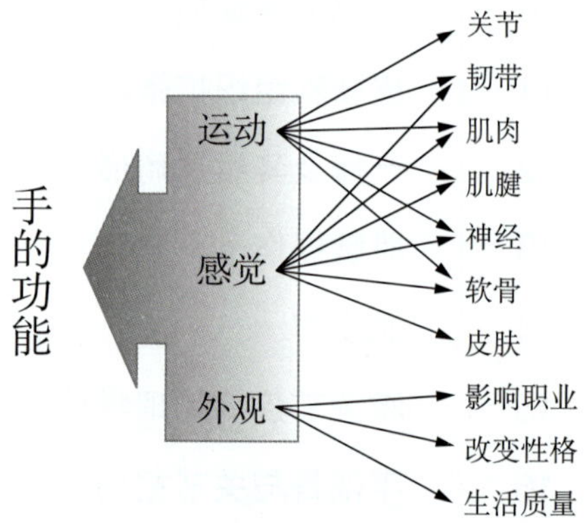

图 3-1-2　手的功能

随着社会的发展，手的外观越来越被重视，手的残缺或功能障碍，能影响人的职业，改变人的性格，降低人的生活质量。

手的功能复杂，既可做粗重工作又可完成精细操作。概括有压、夹、捏、握四类功能（图 3-1-3）。压、夹动作比较简单，容易完成。捏、握功能要求有纵、横掌弓及能屈伸的手指（图 3-1-4）。

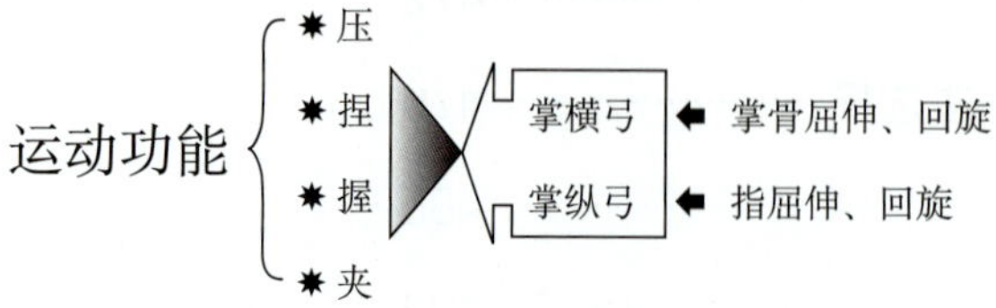

图 3-1-3　手的运动

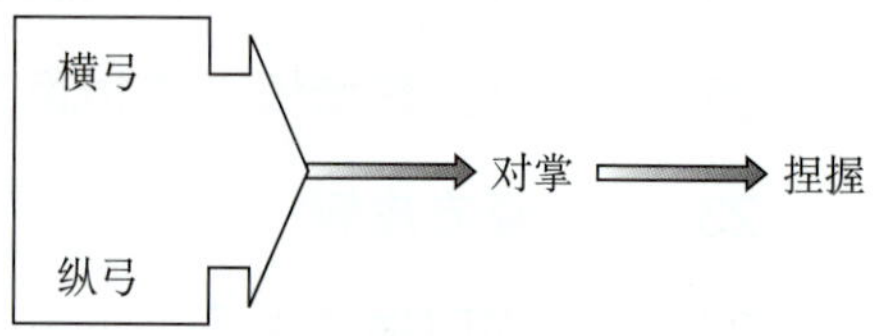

图 3-1-4　手的运动与横、纵弓的关系

一、捏、握功能

捏的动作有指端相捏、指腹相捏、指侧相捏及三指相捏四种。

正常的手可以平放在桌面上，手掌及手指成一平板状。但拇指可以旋转到手掌的对面，掌横弓可以变弯曲，再加上拇、手指的屈曲，即可完成捏、握功能（图 3-1-5）。

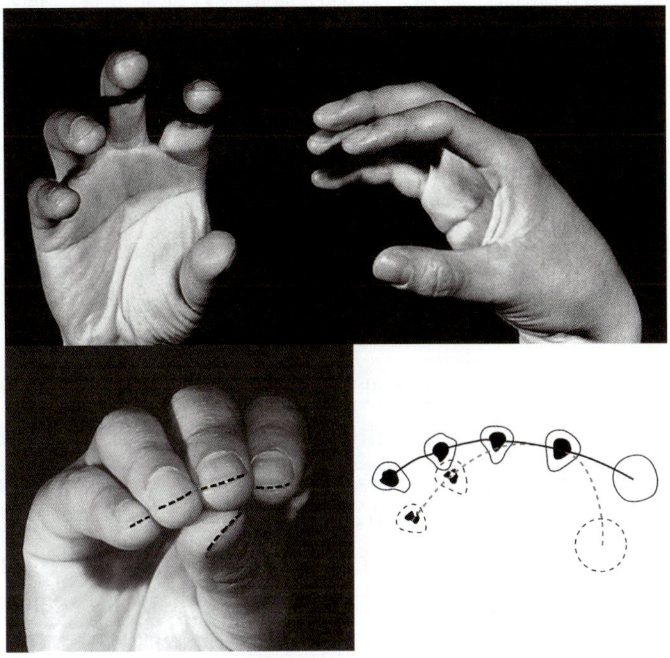

图 3-1-5　捏、握功能

在捏、握动作中拇指的活动最复杂多变。

拇指如何完成外展对掌动作？除靠其内外在肌肉肌腱作用外，其骨与关节的特殊结构有重要关系（图 3-1-6）。

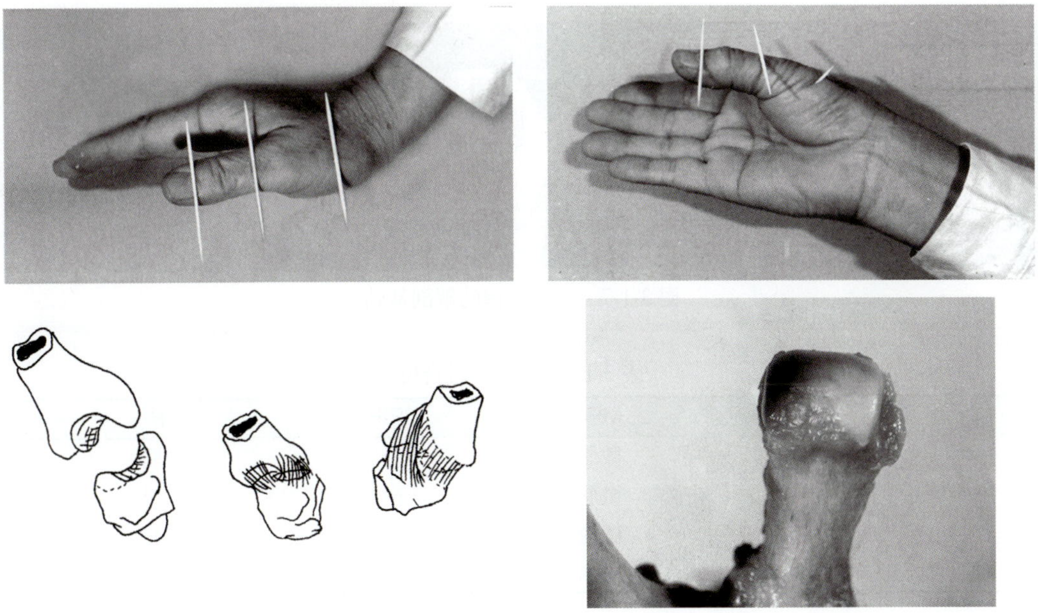

图 3-1-6　拇指外展对掌动作的解剖基础

拇指腕掌关节为鞍状关节，关节韧带松弛，允许拇指列可有较大的外展度及旋转活动；拇指掌指关节虽为屈伸关节，但掌骨头被覆的关节面在其桡掌侧长于尺掌侧，当掌指关节屈曲时，近节指骨基底沿掌骨头软骨面滑动，桡侧多于尺侧，故在屈曲同时，能使近节指骨发生少许旋前动作；指间关节软骨面结构，与掌指关节者相似，故指间关节屈曲时，末节手指会轻度旋前，进一步有利于拇指捏、握。拇指作为一个整体看，掌骨的外展、旋前，掌指关节及指间关节的屈曲、旋前，就能使拇指很好地完成捏、握功能。拇指的某个关节必须做融合时，腕掌关节（CMP）应融合在外展、旋前位，掌指关节（MP）应融合在轻屈、微旋前和微桡偏位，指间关节（IP）应融合在轻屈和微旋前位（表 3-1-1）。

表 3-1-1 拇指关节融合位

CMP	外展、旋前
MP	轻屈、桡偏、旋前
IP	轻屈、旋前

手指如何完成捏、握动作？四个手指伸直时，指甲在一个平面上可以内收外展，但屈曲握拳时，则四指不是相互平行，而是手指的延长线相交于腕舟骨结节方向。这除肌肉肌腱作用外，也与骨关节支架结构有关。第三掌骨的腕掌关节，稳固不能活动；第二掌骨腕掌关节有少许屈伸活动，第四、五腕掌关节，分别有 15° 和 20° 屈曲活动。第二、四、五掌骨的屈曲可加大掌横弓的弧度，从而携带示指有轻度旋前，环、小指有不同程度的旋后改变，有利与拇指相对；四个掌骨头软骨关节面的掌侧各不相同。中指软骨面的掌侧，桡尺两边长短一样，示指则桡侧稍长于尺侧，环、小指则尺侧略长于桡侧。如此，当掌指关节屈曲时，随着近节指骨基底在掌骨头的软骨面上滑行，分别使示指有轻度旋前，而环、小指有少许旋后转动。掌横弓的加大，加上手指本身的旋转，有利于手指与拇指相对及握拳（图 3-1-7）。不得已作手指关节融合时，适当照顾到不同腕掌关节的屈曲，掌指关节的不同旋转，会更符合捏、握功能的要求（表 3-1-2）。

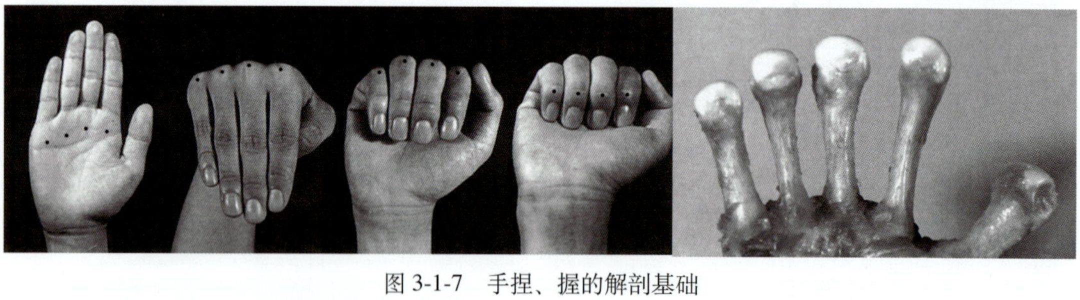

图 3-1-7 手捏、握的解剖基础

表 3-1-2 指关节融合位

	CMP	MP	PIP	DIP
示		微屈	轻旋前	微屈
中		微屈	微屈	微屈
环	屈 15°	微屈、旋后	微屈、旋后	微屈
小	屈 20°	微屈、旋后	微屈、旋后	微屈

二、关节囊、侧韧带、掌板

1. 掌指关节及指间关节的侧副韧带为关节囊加厚部分。掌指关节侧副韧带起自掌骨头偏背侧，止在近节指骨基底的两侧。掌骨头关节面非圆形，当关节伸直时，韧带的起止点相距较短，韧带处于松弛状态，当关节屈曲时，韧带起止点相距加长，韧带处于紧张状态。故关节伸直时手指收展幅度较大，屈曲时关节稳定基本不能收展。同样理由，关节在伸直位过久，韧带可发生挛缩，使关节僵直，制动在屈曲位则无此顾虑。指间关节的关节面从侧面看接近圆形，故上述现象不明显（图 3-1-8）。

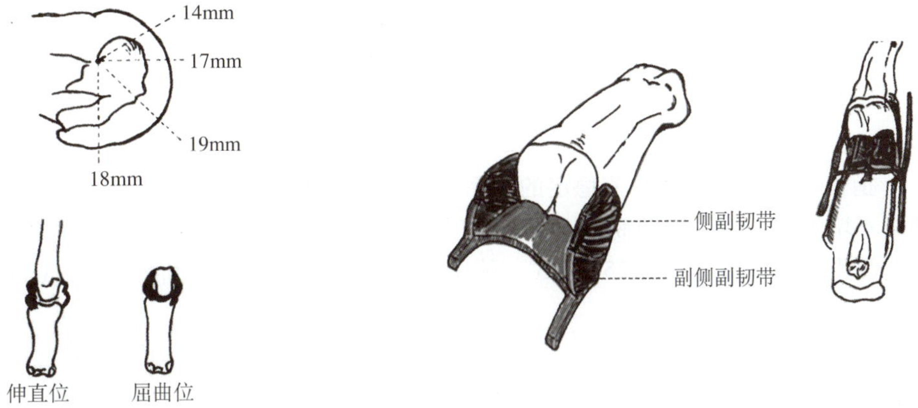

图 3-1-8 侧副韧带

2. 副侧副韧带起自掌骨头止于掌侧软骨板，主要功能为帮助稳定关节。掌侧软骨板分软骨部分及膜状部分。软骨部分远侧起自指骨基底掌侧，与指骨附着处较薄，关节屈伸时起点处似合页的轴，便于关节活动。软骨部分近侧延续为膜状部分，膜状部分可以拉长可以折叠，便于关节伸屈。软骨板两侧有关节副侧副韧带及屈指腱鞘的韧带附着帮助稳定掌板和关节。掌侧软骨板的功能是，加强掌侧关节囊，控制关节过伸，又便于屈曲，有助侧方稳定，加大掌指骨髁的厚度，可增强屈指腱力臂 25%（图 3-1-9）。

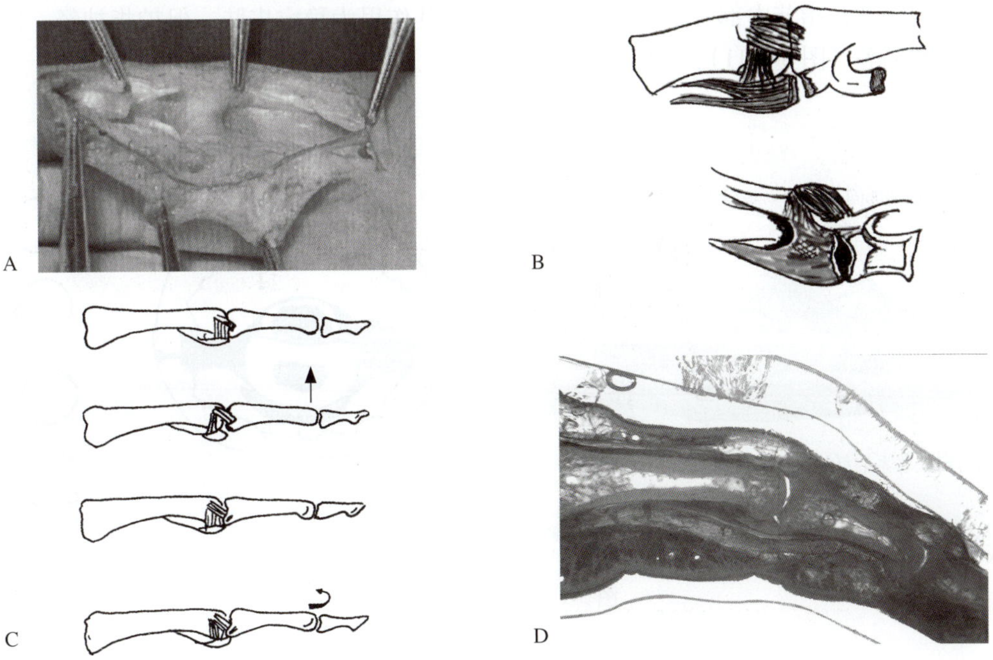

图 3-1-9 A ~ D，掌板

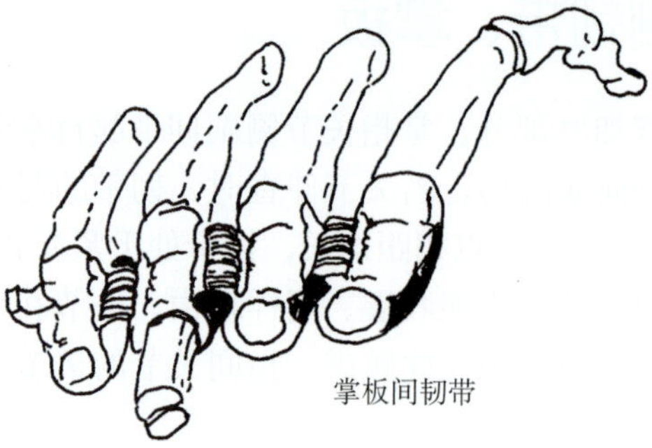

E

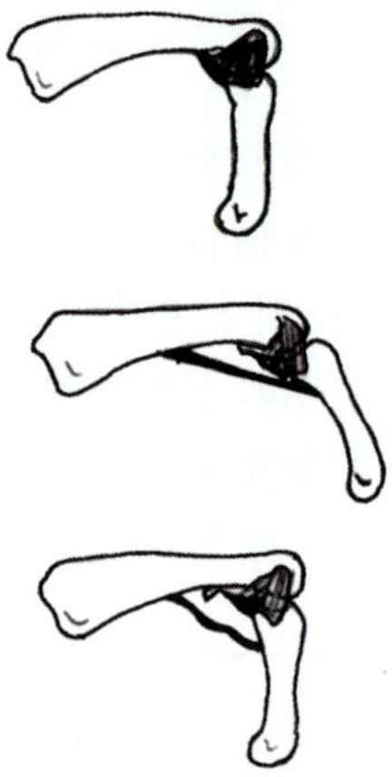

F

图 3-1-9 E、F，掌板

指关节掌侧结构与关节稳定的关系，有人曾做下列实验：切除浅、深屈指肌腱，关节伸度不增加；切除副侧副韧带，关节伸度增加 5°；切除掌板近侧，关节过伸增 10°；切开掌板远侧止点，关节过伸增 25°～35°，稍加背伸外力，关节可背向脱位（图 3-1-10）。

指关节掌侧结构与稳定性

★去指深浅屈肌腱－伸不增加
★切除副侧韧带－伸增 5°
★切开掌板近侧－增 10°
★切开远侧止点－过伸25°～35°
★稍加背向外力背向脱位

掌板组合坚韧程度

示指 < 中 环 指 > 小指

图 3-1-10 指关节掌侧结构与稳定性

3. 皮系韧带位于手指两侧，起止于皮肤与指骨、屈肌腱鞘、伸指肌腱之间。该韧带分布不是均匀一致，指节中部较多，关节附近较少。其作用为稳定皮肤，保护指神经、血管，固定肌腱腱鞘等（图 3-1-11）。

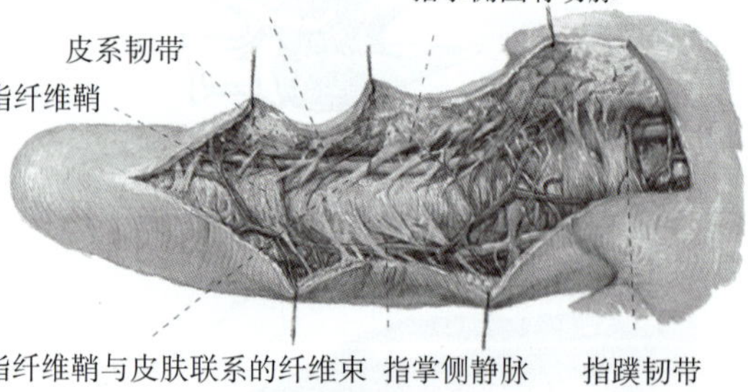

（引自：高士濂等.实用解剖图谱.2版. 上海：上海科学技术出版社，2004）

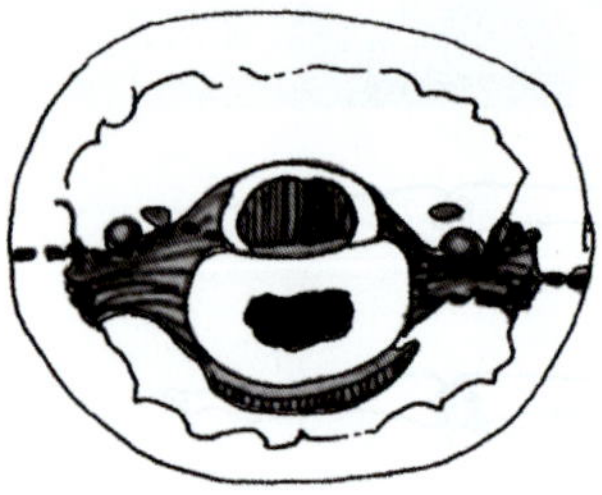

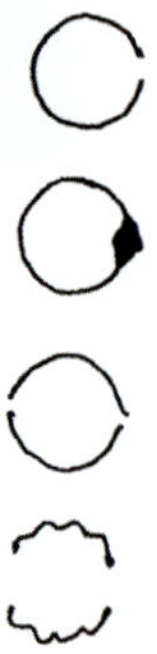

图 3-1-11 皮系韧带

4. 支持韧带起自手指近节指骨侧方及屈指肌腱鞘，远行至中节背侧，汇入伸指腱侧腱束中并形成三角韧带。当近侧指间关节屈曲时，支持韧带变松弛，有利于末节手指屈曲，当近侧指间关节伸直时，支持韧带变紧张，可加强末节手指伸直（图 3-1-12）。

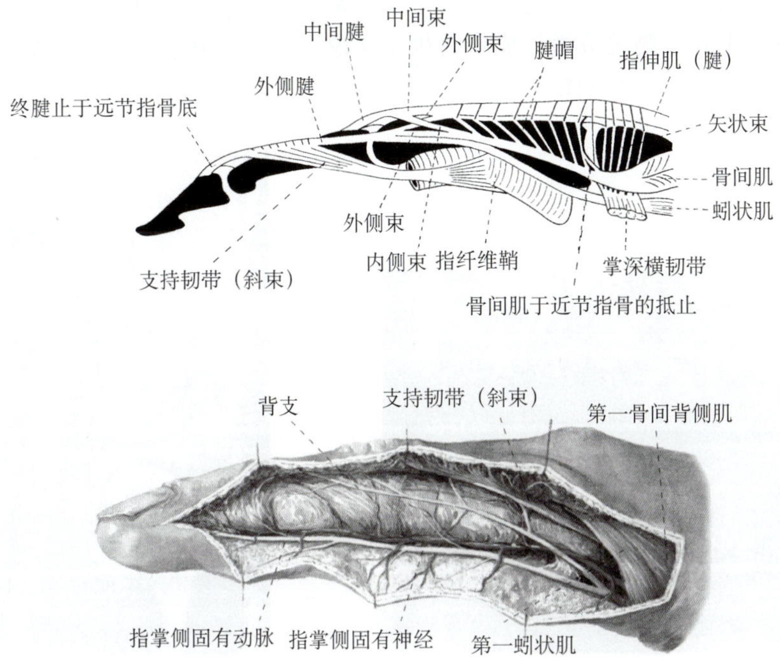

图 3-1-12 支持韧带

（引自：高士濂等.实用解剖图谱.2版.上海：上海科学技术出版社，2004）

5. 三角纤维软骨复合体（triangular fibrocartilage complex, TFCC）

为一混匀一致的组织，复合体本身只有松软硬韧之别及纤维走向之不同，而彼此不能分离。

TFCC 由三角纤维软骨、掌、背桡、尺韧带、腕尺半月板、腕尺侧副韧带及腕尺侧伸肌腱腱鞘组成（图 3-1-13）。

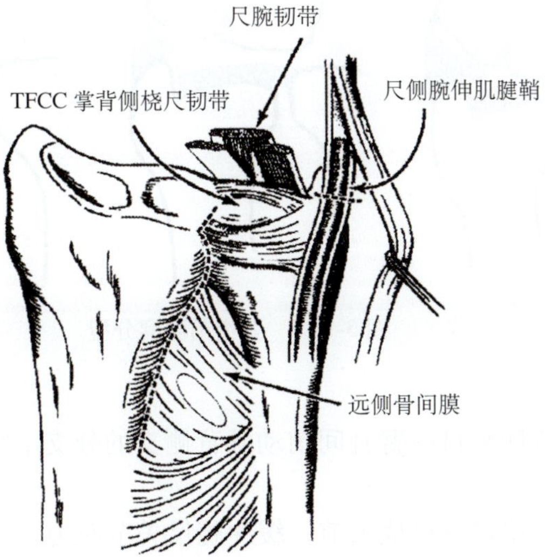

图 3-1-13 TFCC 构成

三角纤维软骨起自桡骨尺侧的尺骨切迹，止于尺骨茎突基底桡侧。中间薄，边缘厚，掌、背侧分别与桡、尺掌、背侧韧带相连。

半月板位于三角骨与尺骨头之间，附于腕尺侧关节囊上，其起止点说法不一。有说为三角纤维软骨止于尺骨茎突基底后，向远侧加入腕尺侧副韧带变厚形成半月板；另说掌、背侧桡、尺韧带分别从桡骨尺侧切迹的尺背角及尺掌角，向尺侧走行分深、浅二层，深层止于尺骨头，浅层走向尺侧关节囊形成半月板；又说三角纤维软骨、尺侧副韧带、尺月韧带和半月板为尺腕韧带复合体（图 3-1-14）。

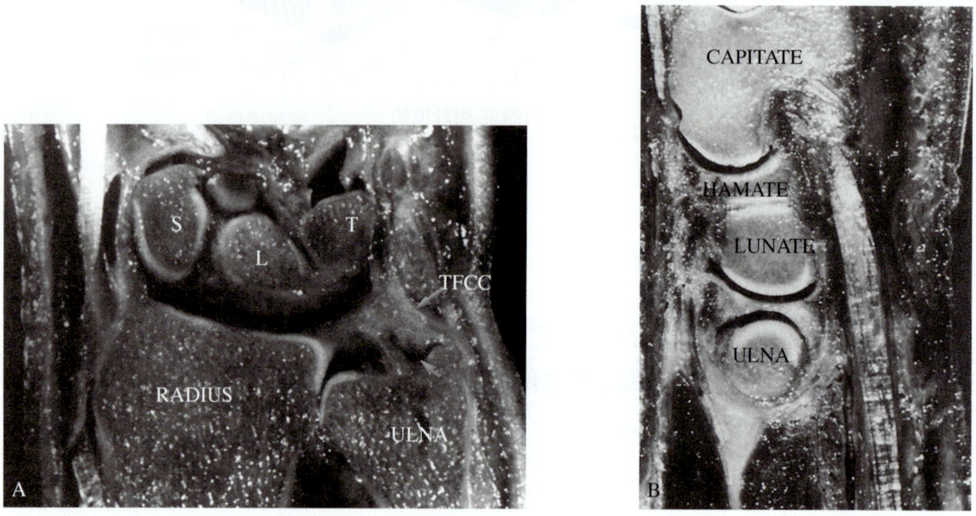

图 3-1-14 TFCC 解剖标本

A，S：舟骨 L：月骨 T：三角骨 RADIUS：桡骨 ULNA：尺骨 TFCC：三角纤维软骨复合体
B，CAPITATE：头状骨 HAMATE：钩骨 LUNATE：月骨 ULNA：尺骨

尺骨茎突前隐窝位于半月板与三角纤维软骨止点之间，在尺骨茎突基底桡侧的间隙。隐窝分三型：窄开口型占 74%，宽开口型占 11%，封闭型占 15%（图 3-1-15）。

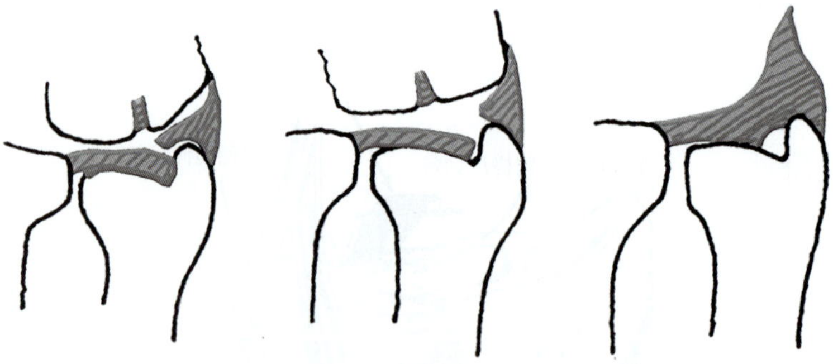

图 3-1-15 茎突前隐窝分型

TFCC 的血供，背侧来自前臂骨间前动脉背侧支的分支；掌侧来自尺动脉掌侧支。中央部分无血供，易退变穿孔。

TFCC 的功能为，稳定下尺桡关节，缓冲腕尺关节应力，延伸桡腕关节面形成尺腕关节，稳定腕尺侧结构。

三角纤维软骨有无先天穿孔，说法不一。田光磊解剖136例胎儿及婴儿尸体，发现前者有穿孔18.8%，后者有穿孔25%，穿孔部位多在桡侧，有纵裂孔及横裂孔，也有位于尺侧靠近尺骨茎突者。

三角纤维软骨切除后，会发生下桡尺关节不稳、腕尺撞击而遗留腕尺痛症状。故多不主张作切除术，而是针对产生症状原因予以治疗，如三角纤维软骨修复、关节滑膜切除、下桡尺关节稳定术、腕关节稳定术等。

（王澍寰）

2 手部损伤的早期处理

1. 据我院统计：手部急性损伤占全部创伤急诊患者的 1/4 ~ 1/3
2. 年龄：青壮年患者占绝大多数
3. 职业：
- 工业伤（冲压、注塑机、压面机、对滚机等）
- 农业伤（脱粒机、收割机等）
- 交通伤（车祸等）
- 生活伤（刀切、玻璃等）

4. 季节
- 夏季较多
- 冬季以春节爆炸伤为多

5. 治疗原则：彻底清创，尽可能地修复损伤的组织，恢复解剖连续性，理想地闭合伤口，妥善地包扎制动。

6. 清创术：把污染伤口变为清洁伤口的手术。
- 术前清洗
  - ◎ 大的异物取出，大的出血点结扎，油污用汽油擦掉，剪指甲等
  - ◎ 肥皂水刷洗，清水冲洗，共两遍用一把刷子，第三遍用新刷子刷伤口，肥皂水刷洗后，用外用生理盐水冲洗
  - ◎ 消毒、铺巾（图 3-2-1）
- 清创术
  - ◎ 用刀或剪刀将皮肤连缘剪掉 2 ~ 3cm，然后从浅至深或按组织层次，有秩序地清创——机械清创（肌腱皮下组织、神经、血管等）
  - ◎ 盐水冲洗后，1‰ 新洁尔灭（洗必泰）、碘伏（稀）浸泡 5 分钟。伤口较深有粗大杆菌污染的，应用双氧水
  - ◎ 盐水冲洗后，重铺无菌单后，再寻找肌腱、神经或作延长切口（图 3-2-2、图 3-2-3）

7. 清创术与治疗关系
- 创面感染与否决定于最初的处理。由于污染严重而感染的说法是不正确的
- 治疗原则为 5 点（5C）
  - ◎ 清洁（Clean）
  - ◎ 覆盖（Cover）
  - ◎ 矫正（Correct）
  - ◎ 修复（Connect）
  - ◎ 尽量开始活动（Commencement of early motion）

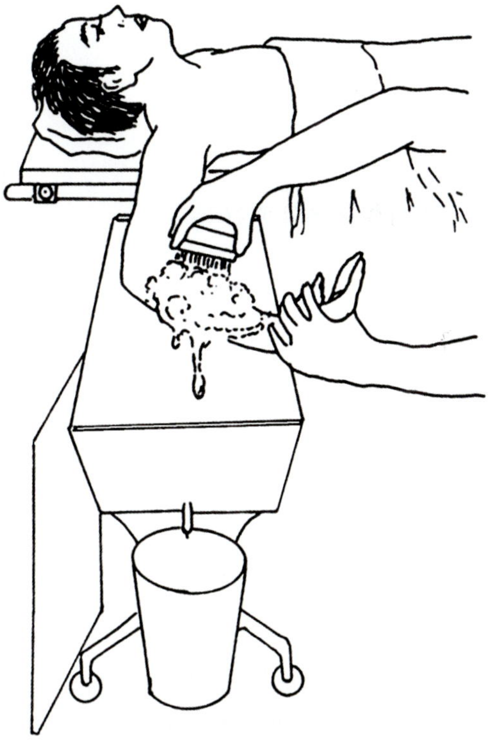
图 3-2-1 清创术中刷洗

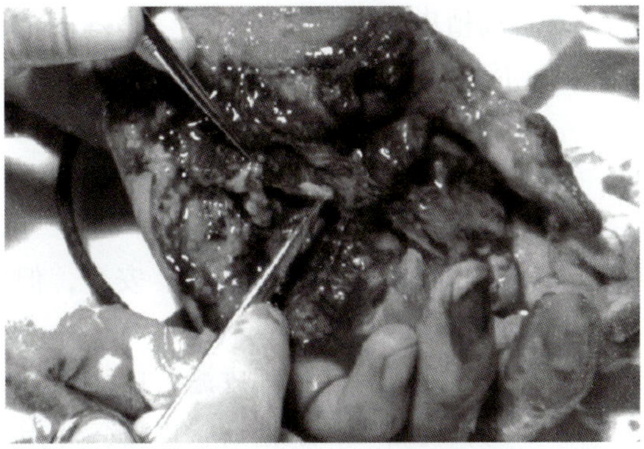
图 3-2-2 清创手术

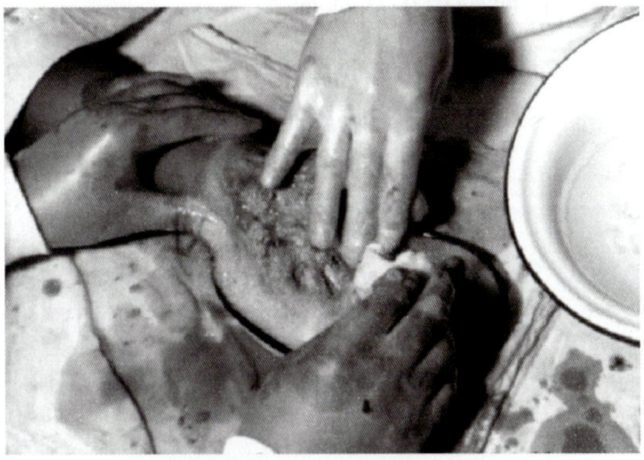
图 3-2-3 清创手术后

8. 在行清创术前，检查患者时还应注意几个问题：

- 止血方法：有人用绳子、止血带等，注意时间
- 受伤时间：一般 6 ～ 8 小时，时间过长者不能闭合伤口
- 气性坏疽菌感染的可能：污染重，天气热，涂片查粗大杆菌，注意有无夹膜
- 注意伤指（肢）血运情况，准备伤指再植或截除
- 全盘计划——下一步或几步治疗

9. 皮肤伤口的处理

- 皮肤伤口直接缝合
  - ◎ 应注意皮肤垂直横纹处的伤口，不能直接缝合，应作“Z”字缝合，形成与横纹平行的伤口
  - ◎ 缝合皮肤边距 1 ～ 2mm，针距 3 ～ 4mm
  - ◎ 缝合应外翻，三角形皮瓣尖只缝皮下
- 指端缺损：残端清创、短缩缝合。注意：咬除部分指骨，闭合伤口，消灭“狗耳朵”，不留残甲，神经处理，骨残端平整
- Kleinert 法：掌侧 V-Y 缝合。关键点：切断皮下与骨膜的联系韧带，保留皮下血管，缝合时不能太深
- Kutler 法：双侧方 V-Y 缝合。关键点：将指背侧部纤维带切断，保护掌侧切口下的血管，向远端推移可达 1.4cm，缝合时不绞窄血管
- Snow 法：整个手指双侧方切开，游离，屈指，缝合指端及侧方切口，将来可通过皮肤牵拉使手指伸直

10. 手部大块皮肤缺损

- 游离植皮
  - ◎ 应在基底条件好，无肌腱、骨等深部组织外露的创面上植皮
  - ◎ 皮肤薄，易成活，但将来收缩严重
  - ◎ 皮肤厚，不易成活，但晚期收缩较轻
  - ◎ 带真皮下血管网植皮
- 局部转移皮瓣：操作简便、安全，但覆盖面积小且供区条件要好
  - ◎ 剔骨皮瓣
  - ◎ 带蒂皮瓣——腹部皮瓣、皮管、交臂皮瓣
  - ◎ 岛状皮瓣——示指岛状皮瓣、环指岛状皮瓣
- 腹部埋藏皮瓣，倒转皮瓣——前臂倒转皮瓣

11. 肌腱损伤的处理

- 1980 年美国手外科协会规定肌腱损伤后修复的时限
  - ◎ 12 ~ 24 小时为一期修复
  - ◎ 24 小时~ 10 天为延迟一期修复
  - ◎ 10 天~ 4 周之内为早二期修复
  - ◎ 4 周以上为晚二期修复

其中：一期，延迟一期、早二期的修复效果较好，而晚二期修复通常效果不佳。

原因：肌腱断端膨大，吻合后通过滑车时障碍，影响滑动；肌腱断端短缩，无法直接吻合。

- 在Ⅱ区如屈指浅、深肌腱断裂，都应进行缝合，如将屈指浅腱切除，可能
  - ◎ 屈指浅肌腱退缩影响屈指深肌腱的血运（腱纽牵拉）
  - ◎ 影响手正常生理提握等功能和力量
- 损伤的鞘管也应一期修复（6-0 尼龙线）完整的鞘管，可保存其中的滑液，对肌腱营养、防止粘连有益
- 缝合方法：几十种，常用："8" 字法、Bennett 法、编织法、套圈法等，目前较好的方法是改良的 Kessler 法
- 术后用 Kleinert 方法训练 3 ~ 4 周
  - ◎ 方法：主动伸指，被动屈指，手掌部放置滑车
- 伸指肌腱修复时，应注意保留腕背横韧带，屈肌腱应注意保留鞘管（滑车）
- 防止肌腱粘连的方法
  - ◎ 术后 Kleinert 方法训练（屈指肌腱）
  - ◎ 术后 6 个月行肌腱粘连松解术

12. 骨与关节损伤的处理

- 末节指骨骨折
- 爪粗隆骨折：如无明显移位，可不必固定（因有指甲作依托）
- 指骨干骨折：如有移位，应行整复，内固定
- 指骨基底骨折（掌、背侧）
  - ◎ 如骨折大于关节面的 1/3 者，应行切开复位内固定
  - ◎ 如骨折小于关节面的 1/3 者，可将骨块切除钢丝固定
- 指骨骨折：如行外固定，应根据骨折向掌或背侧成角情况，整复后采用伸指或屈指位固定——但应注意掌指关节

屈曲以免引起侧副韧带挛缩。切开复位内固定后应功能位固定。

- 掌骨骨折
  - ◎ 因骨间肌在掌骨两侧骨折后起稳定作用，而移位不多，复位后可用石膏固定。应特别注意的是旋转畸形
  - ◎ 可切开复位，克氏针、螺钉或钢板内固定
  - ◎ Bennett ——注意诊断，如骨折块翻转须手术
  - ◎ Game Keeper 骨折——钢丝固定
  - ◎ Rolando 骨折——外固定架
- 腕骨骨折
  - ◎ 舟骨骨折——多见，注意诊断，石膏固定范围、位置及固定时间
- 常用内固定器材比较
  - ◎ 克氏针：简便，不需二次手术，适用多种骨折，但无加压作用，针尾感染，松动
  - ◎ 钢板：多用于掌及近节指骨，牢固、加压、早期活动，但需二次手术，并影响肌腱滑动
  - ◎ 螺钉：仅斜行骨折适用，牢固，需二次手术
  - ◎ 钢丝：需二次手术，操作复杂
  - ◎ 骨栓、自体骨、异体骨、异种骨、可吸收材料
  - ◎ 张力带加压固定
  - ◎ 记忆针
  - ◎ 骨螺栓

  固定强度依次为：螺钉→钢板→克氏针→钢丝

13. 神经损伤

上臂与前臂比较，前臂神经损伤多见，正中神经、尺神经多见，桡神经较少。不要漏诊，区别假象神经吻合——外膜、束膜、束组。

目前仍外膜缝合最多，正确缝合要领为：

- 自然形态
- 大束对应
- 神经上的血管标志
- 分支方向
- 7-0 或 8-0 尼龙线缝合
- 使用放大镜或显微镜，用神经吻合器或血管吻合器

（李庆泰）

3 周围神经损伤

一、周围神经的显微结构

1. 神经元：组成神经系统最基本的结构和功能单位，它具有感受刺激（后根）、传导兴奋（前根）作用（图 3-3-1、图 3-3-2）。

2. 神经干：由神经纤维、支持组织、营养血管三部分组成

- 神经纤维：轴索、髓鞘、神经内膜
- 支持组织：外膜、束膜、内膜、内丛结构（图 3-3-3、图 3-3-4）
- 营养血管

Sunderland 试验：切断兔坐骨神经，断端游离超过 7cm 血液循环停止，神经延长 8% 时发生传导障碍，延长 15% 传导完全停止。

因此：可延长的长度最大为 7cm × 15% = 1.05cm。

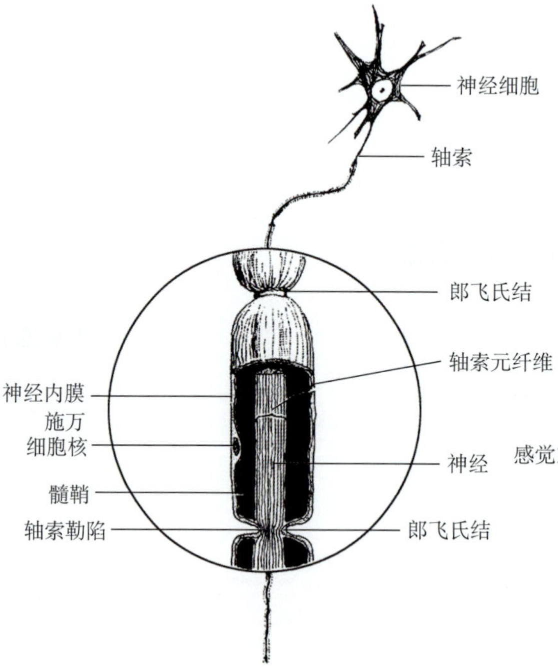

图 3-3-1　神经元模式图

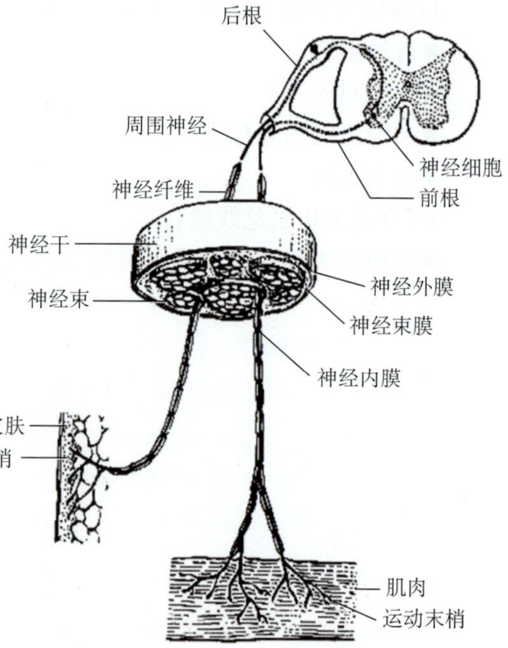

图 3-3-2　神经传导示意图

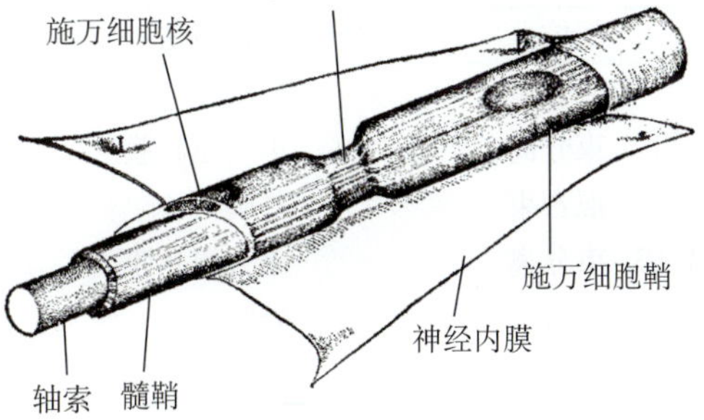

图 3-3-3　神经纤维

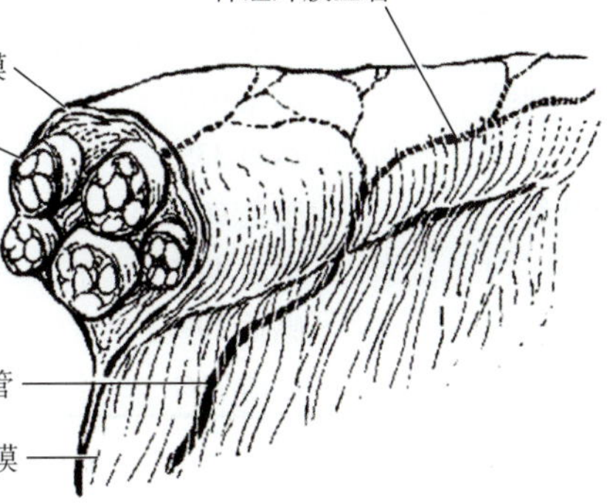

图 3-3-4　神经血管

二、神经损伤的病理变化

近来研究证明：

1. Wallerian Degeneration 和再生相互重叠，相互影响。
2. 伤后神经轴芽定向生长感觉→感觉、运动→运动。
3. 神经终极可以再生。

三、神经损伤的分类

1. 1943 年 Seddon 分类法
- 神经传导功能障碍，运动障碍，而感觉存在，数天数月自行缓解
- 轴索断裂
- 神经断裂
2. 1951 Sunderland 5 度分类

四、神经损伤的诊断

1. 感觉功能障碍
2. 运动功能障碍
- 神经伤、肌肉麻、畸形现
- 正中神经及尺神经麻痹，Flat hand
- 尺神经麻痹，Claw hand
- 桡神经麻痹，Drop hand
3. 肌电图检查

五、神经损伤的修复方法

1871 年 Hueter 开始将断裂的神经缝合。

1. 神经缝合法，神经外膜缝合，不同部位神经缝合的选择（表 3-3-1、图 3-3-5）

表 3-3-1 不同部位神经缝合的选择

神经	感觉、运动纤维比	束别	部位	缝合方法
正中神经	感觉 67%	上臂	混合束	外膜
	运动 33%	肘、腕、掌、手指	束分离	束（组）膜
尺神经	感觉 60%	上臂及前臂中部	混合束	外膜
	运动 40%	肘、腕、前臂中下 1/3	束分离	束（组）膜
桡神经	感觉 29%	上臂中 1/3	混合束	外膜
	运动 71%	上臂上 1/3、肘部	束分离	束（组）膜

2. 神经移植：电缆式移植法，束膜，外膜（图 3-3-6、图 3-3-7）

3. 吻合血管的神经移植

- 1976 Taylor 用桡神经浅支带桡动脉、静脉移植
- 1985 顾玉东 带小隐静脉的 Sural 神经移植
- 适应证：神经缺损 >10cm，神经床瘢痕化，伴有大血管损伤，神经伤残端有灼性痛者

4. 其他

- 骨骼肌桥接
- 异体神经移植
- 代用品

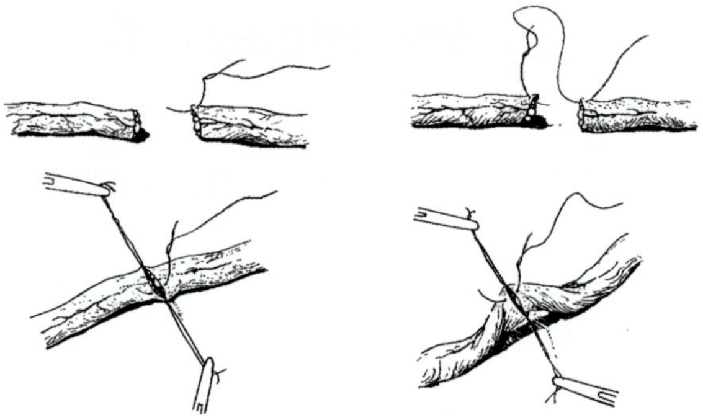

图 3-3-5 神经外膜缝合

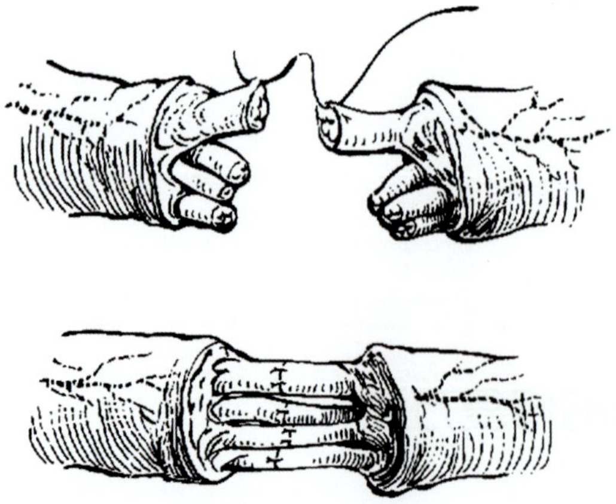

图 3-3-6 神经束膜缝合

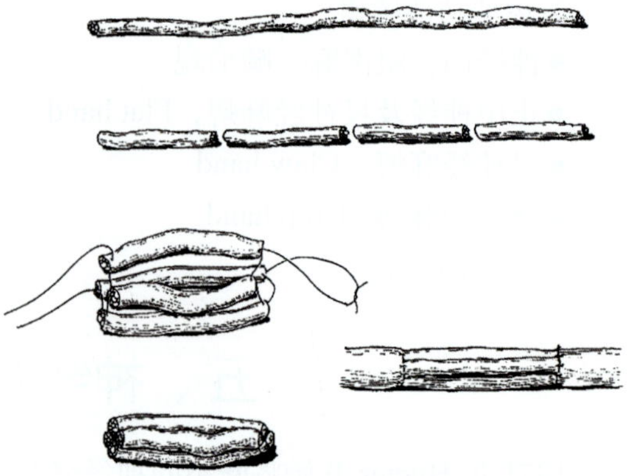

图 3-3-7 神经电缆移植

六、移植神经来源

- 腓肠神经
- 切取腓肠神经后并发症

七、影响神经功能恢复的因素

- 损伤程度
- 损伤神经
- 患者年龄
- 损伤部位
- 受伤时间
- 残端处理
- 缝合张力
- 缝合方法

八、常见的神经损伤

1. 臂丛神经损伤
- 解剖（图 3-3-8）
- 诊断
- 治疗
  - ◎ 神经松解术
  - ◎ 神经缝合术（移植）
  - ◎ 神经移位
  - ◎ 肋间神经移位

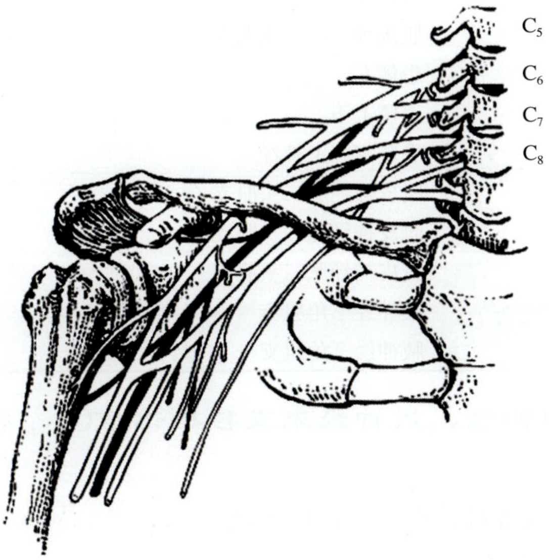

图 3-3-8　臂丛神经解剖

◎ 副神经移位
◎ 颈丛神经运动支移位
◎ 膈神经移位术
◎ 神经束支移位术（有专题介绍）

2. 桡神经损伤
- 旋前圆肌→伸腕肌
- 尺侧屈腕肌→伸指总肌
- 掌长肌→拇长伸肌

3. 正中神经损伤
- 低位正中神经损伤——拇指外展功能重建。动力、方向、止点三选择
- 高位正中神经损伤

◎ 拇外展功能重建
◎ 示中环小指屈指肌腱编织缝合
◎ 拇指指间关节固定

4. 尺神经损伤，解决爪形手畸形
- 骨间肌重建术
- 掌指关节囊掌板短缩术

九、神经束移位治疗臂丛神经根性撕脱伤

（一）临床资料

1994 年 7 月～1999 年 6 月，施行各种神经束支移位术 70 例。
患者年龄：14～56 岁，平均 31.2 岁。

（二）手术类型

胸背神经	腋神经三角肌支	5 例
正中及尺神经	桡神经	1 例
健侧 C_7	肌皮神经肱二头肌支	9 例
健侧 C_7	患侧 C_5	2 例
健侧 C_7	患侧上干	2 例
健侧 C_7	患侧肩胛上神经	2 例
正中神经	肌皮神经肱二头肌支	20 例
尺神经	肌皮神经肱二头肌支	17 例
胸背神经	肌皮神经肱二头肌支	1 例
尺神经	腋神经三角肌支	3 例
正中神经	腋神经三角肌支	8 例

（三）部分正中神经、尺神经束支移植治疗 $C_{5\sim6}$ 根性撕脱损伤

1. 一般资料

1994 年 7 月～1999 年 6 月，共施行手术 36 例。
男性：33 例，女性：3 例。
患者年龄：14～56 岁，平均 30.1 岁。

2. $C_{5、6}$ 根性撕脱伤

- 临床表现
  - ◎ 肩关节外展受限
  - ◎ 肘关节屈曲受限
- 传统治疗方法
  - ◎ 颈丛神经运动支移位
  - ◎ 副神经移位
  - ◎ 膈神经移位
  - ◎ 肋间神经移位
- 肌皮神经解剖
  - ◎ 肌支位置
  - ◎ 肌支类型
  - ◎ 标本形态学观察

例数	肱二头肌支距喙尖距离（mm）	肱二头肌横截面积（mm^2）			肱二头肌支水平尺神经横截面积（mm^2）
		长头	短头	共干型	
1	116	0.15	0.15		4.25
2	121	0.19	0.28		3.15
3	120	0.19	0.23		2.6
4	122	0.11	0.18		3.2
5	120			0.3	3.13
6	125			0.69	4.98
7	140			0.5	3.6
8	135			0.39	4.1 1
9				0.39	4.9
10				0.35	4.6
均值	123.4				

- 正中神经及尺神经形态学
  - ◎ 尺神经（或正中神经）束支移植到肌皮神经肱二头肌
  - ◎ 正中神经、尺神经束支移位的解剖学基础
  - ◎ 神经干内丛状结构
  - ◎ 部分神经损伤的影响小
  - ◎ 正中神经、尺神经在大圆肌下缘没有单一的自然分束

（四）讨　论

1. 随访时间 6 ~ 65 个月，平均 23.6 个月

2. 尺神经束移位屈肘功能重建疗效

	恢复结果			合计	有效率	优良率
受体神经	M4	M3	M2			
肌皮神经肱二头肌支	12	4	0	16	100%	75%

3. 正中神经束移位屈肘功能重建疗效

	恢复结果			合计	有效率	优良率
受体神经	M4	M3	M2			
肌皮神经肱二头肌支	11	7	2	17	90%	52.6%

4. 供体神经与疗效

供体神经	恢复结果			合计	有效率	优良率
	优	可	差			
正中神经	11	7	2	20	90%	55%
尺神经	12	4	0	16	100%	75%
合计	23	11	2	36	95%	65%

5. 束支移位屈肘功能重建术的优点

- 手术方法简单，对患者损伤小
- 手术区域瘢痕增生程度轻，利于神经再生，功能恢复好
- 神经移位术在肌皮神经肱二头肌支水平，避免多平面神经损伤对手术效果的影响
- 移位神经束支与肱二头肌肌支直接吻合，吻合口距离神经入肌点距离近，利于功能的恢复
- 肱二头肌肌支神经束少，正中神经和尺神经可以提供充足的神经束进行移位

（常万绅）

4 腕管切开松解减压术

- 本手术即切断屈肌支持带、解除正中神经卡压之手术
- 外科治疗腕管综合征的经典方法
- 术式繁多，依病况及术者习惯选用

一、应用解剖

1. 腕管

- 一个由腕骨和屈肌支持带组成的骨纤维管道
- 近口大于远口，最窄处在钩骨钩水平，受压神经于此变化最显著

2. 屈肌支持带（图 3-4-1）

- 减压手术所要切断的结构

分远、中、近 3 部分：

◎ 远侧 1/3 由大、小鱼际肌肌起及其间的腱膜——鱼际肌间腱膜——组成

◎ 中 1/3 是腕横韧带

◎ 近侧 1/3 为前臂远端筋膜

- 支持带切断后指屈肌腱、正中神经虽向掌侧移位，但于指屈肌腱滑动、腕骨稳定、手的捏握力影响不大，松解减压术后无需进行重建
- 腕横韧带分深、浅两层，各层纤维多为横向走行，但有时也呈斜行（图 3-4-2）

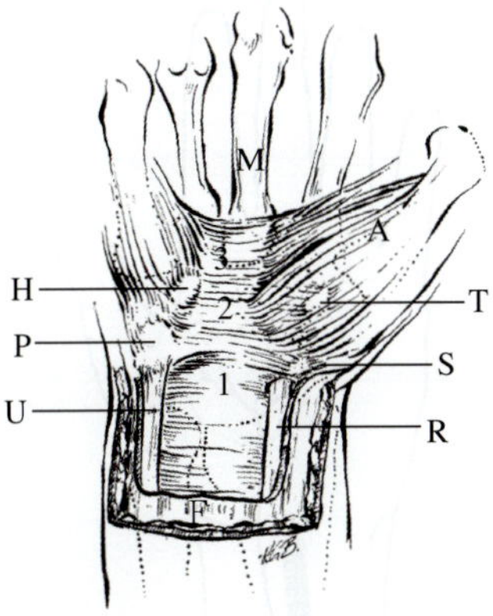

图 3-4-1　屈肌支持带

H：钩骨钩，P：豌豆骨，T：大多角骨结节，S：舟骨结节，U：尺侧腕屈肌腱，R：桡侧腕屈肌腱，M：掌骨，A：拇短展肌

（引自：Cobb TK, Dalley BK, Posteraro RH, et al. Anatomy of flexer retinaculum. J Hand Strrg, 1993, 18A: 91-99）

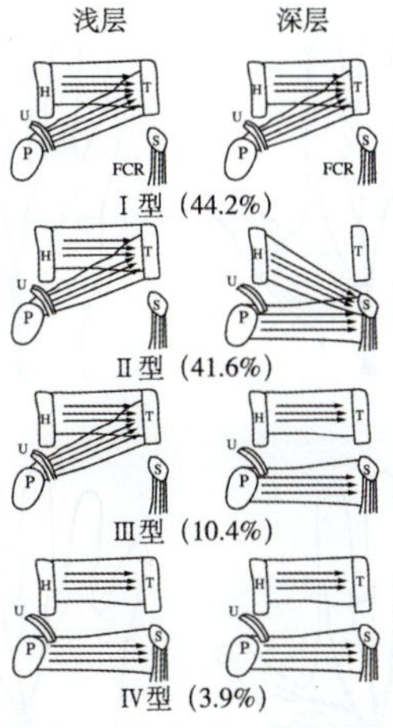

图 3-4-2　腕横韧带分浅、深两层

（引自Isogai S, Murakami G, Wada T, et al. Laminar Configuration of the transverse ligament. J Orthop Sci, 2002, 7: 79-83）

- 韧带内外遍布神经，既有游离神经末梢，又有环层小体。前者是伤害性感受器，后者是机械性感受器——感知关节运动体位的变换

3. 正中神经

- 入腕管前，正中神经走行在掌长肌腱、桡侧腕屈肌腱深面，指屈肌腱浅面
- 腕管内，它紧贴腕横韧带深面，沿中指长轴走行
- 出腕管正中神经即分成内、外两束
- 腕管松解减压致正中神经损伤，诊断明确，及早缝合修复
- 屈肌支持带切断之后，正中神经掌侧移位较肌腱明显，常粘连在韧带断端附近。粘连过重，有时会再次形成卡压，引发正中神经功能障碍

4. 正中神经返支　又称鱼际支，多变异。

- 腕管内发出，紧贴正中神经走行，出腕管后返至大鱼际肌
- 腕管内发出，在距腕横韧带远侧缘 0.2 ~ 0.6cm 的范围内穿韧带至大鱼际肌，约 20%
- 起于正中神经内侧，出腕管经韧带浅面至大鱼际肌，罕见
- 于腕横韧带近侧发出，或经韧带浅面至腕管远侧、与主干汇合后再发支至大鱼际肌，或与主干并行过腕管或斜行穿经韧带至大鱼际肌（图 3-4-3）

5. 正中神经掌支

腕横纹近侧 5 ~ 7cm 处正中神经的桡侧发出，与主干同走 1.6 ~ 2.5cm 后独走于掌长肌腱和桡侧腕屈肌腱之间的前臂筋膜下，在近侧腕横纹近侧 1.6 ~ 2.6cm 处穿出，位于掌长肌腱桡侧，分支，走行在皮下组织内。

其较大分支经掌腱膜浅层至手掌皮肤，偏桡侧；小的分支穿掌腱膜进入腕横韧带，分布在其浅层。

为减少手术误伤正中神经掌支，Taleisnik 主张切口偏移到环指中轴线尺侧。

Watchmaker 则建议切口放置在鱼际间凹纹尺侧 0.5cm 处。

Rush 组织学检查手掌近侧部组织，发现直径 >75μm 的神经数目在皮下组织内最多，然后才是皮肤、掌短肌、腕横韧带；沿示中指指蹼纵行线分布最多，其次是环指中轴线、中指中轴线、中环指指蹼纵行线。于中环指蹼及中指中轴线做切口，损伤掌支及其分支的概率会小些（图 3-4-4）。

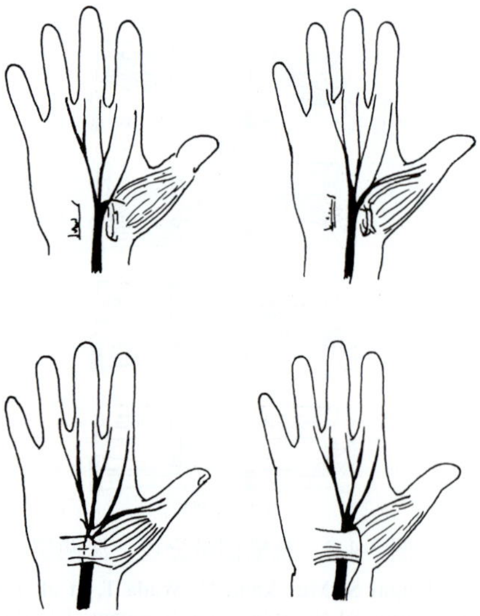

图 3-4-3　正中神经返支变异

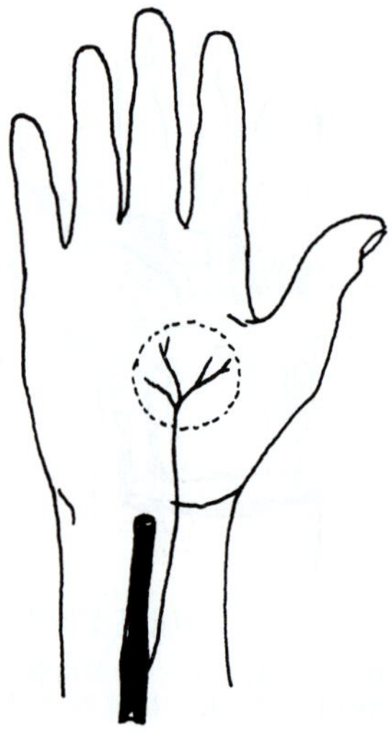

图 3-4-4　正中神经掌侧皮支

6. 掌浅动脉弓

由尺、桡动脉浅支组成，位于掌腱膜的深面、正中神经和指屈肌腱的浅面，距屈肌支持带远侧缘 0.7 ~ 1.0cm。

7. 尺动脉

位于腕横韧带浅层、豌豆骨的桡侧，即尺管内，分深、浅 2 支。

二、术 式

术式繁多，根据切口所在，分如下几种：

1. 掌腕前臂部切开松解减压术

● 经典术式

切口较长，自掌经腕至前臂远端，走行不统一

◎ 在手掌中部沿鱼际纹向近侧做弧形切口，至腕横纹向尺侧偏斜，止于前臂远端，然后切开皮下组织、掌腱膜，于正中神经尺侧切开前臂筋膜和腕横韧带

◎ 在手掌中部沿鱼际纹向近侧做弧形切口，至腕横纹改成“Z”形到前臂

◎ 沿小鱼际桡侧缘向近侧做弧形切口，“S”形跨越腕部至前臂

◎ 手掌纵行切口，至腕横纹变成弧形到前臂

◎ 以腕横纹为中心，于手掌、腕及前臂远端做“S”形切口（图 3-4-5）

● 优点

◎ 显露充分，术野清楚

◎ 便于检视正中、尺神经及掌浅动脉弓变异，并进行保护

◎ 直视下切断屈肌支持带，不容易出现遗漏

◎ 便于判断正中神经返支有无卡压，并进行松解——穿越韧带者也需松解

◎ 可探查腕管内容物，实施附加手术，如肿物切除、滑膜切除等

● 缺点

◎ 瘢痕醒目

◎ 极容易损伤正中神经掌支，出现疼痛性瘢痕——神经断端长入到瘢痕内

◎ 鱼际和小鱼际部疼痛——Eversmann 称其为手墩柱部疼痛（pillar pain）

◎ 康复治疗时间甚长——一般是 12 ~ 16 周

手墩柱部疼痛，常见并发症，尤以经典术式多见。

2. 手掌近、中部切开松解减压术（图 3-4-6）

切口较经典术式短，坐落在手掌近、中部，始于 1977 年：位于掌长肌腱尺侧但不跨越腕横纹，前一措施是想保护掌侧支，后一措施是想避免切口瘢痕过于醒目。

找到掌浅弓，然后沿环指指屈肌腱伸入剪刀，由远及近剪开屈肌支持带。

平均耗时 21 分钟。

3. 手掌中部切开松解减压术（图 3-4-7）

切口位于手掌中部、屈肌支持带的远侧，纵行，长 2.5cm，始于 1992 年：经切口插入腕管刀到腕横韧带远侧缘预先切开的豁口——上、下板分别位于腕横韧带的浅、深面，腕横韧带位于腕管刀上、下板之间，然后推向近侧，直至将腕横韧带及前臂远端筋膜切开为止——摩擦阻力骤减，切割声消失。缝合切口，包扎敷料，术后无需支具固定，关节早期开始活动。

手术耗时约 10 分钟。

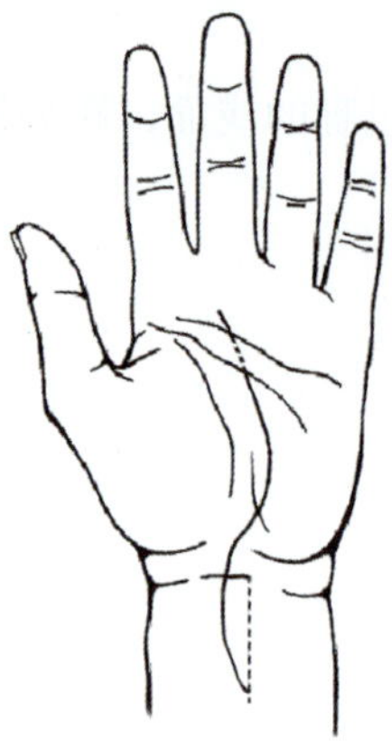

图 3-4-5 掌腕前臂切开松解减压

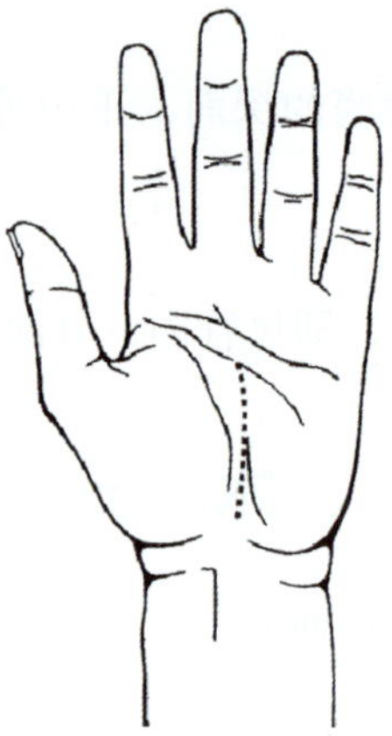

图 3-4-6 手掌近、中部切开松解减压

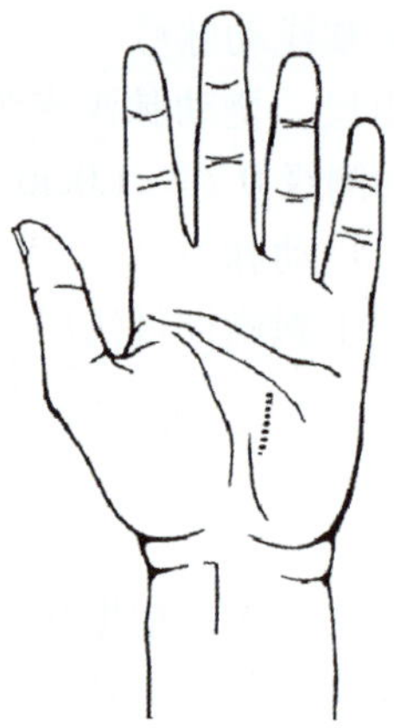

图 3-4-7 手掌中部切开松解减压

禁忌：

- 腕管已做过松解者——各种组织结构多有位移，切开时容易出现意外
- 腕管有过破损者，如腕骨骨折等
- 神经损伤严重——肌肉萎缩明显，感觉功能几近缺失，须做腕管探查者

上述方法之后，又出现一些改良方法。如：

Benslmon 法：先显露屈肌支持带远侧缘，插入带光源的 Tebbets 带状牵开器，检视正中神经返支有无变异，然后适度背伸腕关节，插入 Paine 屈肌支持带切刀（retinaculotome），由远及近切断屈肌支持带。

Serra 法：沿中环指蹼延长线做切口，掌浅动脉弓位于切口远侧，将带槽沟的套管插入韧带深方，然后沿槽沟送进推刀切断韧带。

Bradley 法：提倡切口近端位于腕横韧带远侧部掌侧，切开掌腱膜，牵拉切口，显露并切断腕横韧带远侧部，然后插入特制的刀导（knife guide），用刀切开韧带余部。

Klein 法：在直视下用 Iris 剪刀先剪开远侧部，后剪开近侧部。

Avci 法：沿环指中轴线向近侧延伸，切开掌腱膜，显露并保护掌浅动脉弓，先将 Freer 起子插入腕管内，靠尺侧边缘，再用手术刀切开屈肌支持带远侧部，3 ～ 4mm 长，然后插入带光源的切刀，由远及近切断韧带，直至阻力消失，透过皮肤见到光亮。

4. 手掌近侧部切开松解减压术

切口位于手掌近侧部，即腕横韧带掌侧，始于 1994 年。

切口长 1.5 ～ 2.0cm，位于手掌近侧部的中央，近端不到腕横纹：切开皮下组织、掌腱膜，显露腕横韧带，直视下切断其远侧部分，保护好掌浅动脉弓，再用剪刀剪开韧带的近侧部分及前臂筋膜，探查腕管内神经及其他结构（图 3-4-8）。

此术兼有经典及内镜松解减压手术之优点，既可直视下切开，还可探查腕管内容物，操作也简单。

5. 腕部切开松解减压术

切口位于腕横纹处，横行，始于 1955 年，由 Paine 所创：腕横纹邻近掌长肌腱处做横切口，约 2cm 长，偏于尺侧，钝性分离皮下组织，显露掌长肌腱尺侧的腕掌侧筋膜，纵行切开 1.5cm，止于腕横韧带近侧；将 Paine 刀的底板插入韧带深面，并向尺侧偏斜 20°，然后向前推进，直至切割音和摩擦阻力消失（图 3-4-9）。还有一些改良方法，如：

Pagnanelli 法：先显露屈肌支持带近侧缘，切开 1.5cm 找到正中神经之后再放入切刀：底板放在韧带与神经之间，靠尺侧推向远侧，切断韧带，直到没有更大的阻力存在，然后

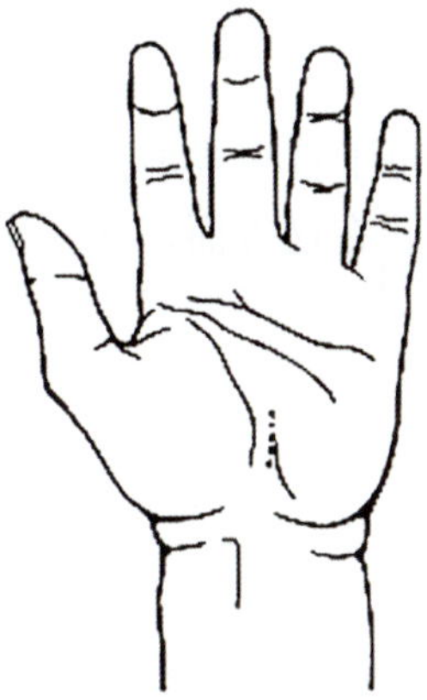
图 3-4-8 手掌近侧部切开松解减压

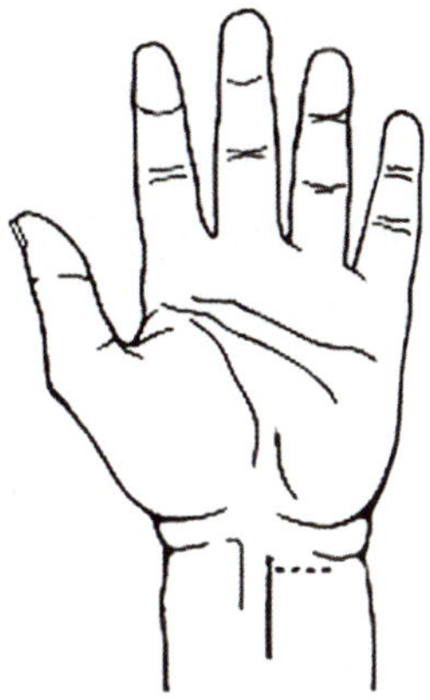
图 3-4-9 腕部切开松解减压

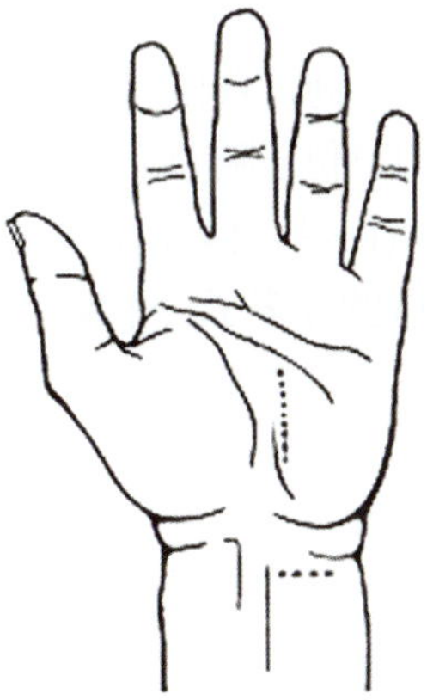
图 3-4-10 掌、腕部切开松解减压

将刀倒转，再切断前臂筋膜。

张高孟法：用胆囊剪做此手术。于掌长肌腱尺侧、腕横纹以近做 1.5cm 长的横切口，切开前臂筋膜即可显露腕横韧带近缘及指屈肌腱。认清掌长肌腱后，用胆囊剪于掌长肌腱深面，掌腱膜与腕横韧带之间，沿环指方向自近向远横向分离，直至腕横韧带远缘。直视下先将腕横韧带近缘纵向切开 1cm，将患者手指极度屈曲，用止血钳将指深、浅屈肌腱一一挑起，切除水肿的肌腱滑膜，然后再将腕背伸 30°，插入窄金属板压住指屈肌腱，直视下沿环指中轴将腕横韧带完全剪开。

6. 掌、腕部双切开松解减压术

出现在 1992 年之后，术式有多种（图 3-4-10）。

- Biyani 术式　于手掌尺侧部做纵行切口，长 2 ～ 3cm，直视下切开腕横韧带远侧半，然后于腕部、尺侧腕屈肌腱与掌长肌腱之间的腕横纹做横切口，钝性分离皮下组织，显露腕横韧带近侧部分，用刀切断。
- Wilson 术式　于腕横纹近侧，桡、尺侧腕屈肌腱之间做横行切口，注意勿损伤正中神经掌支，纵行切开前臂筋膜，约 2cm 长；用剪刀于腕横韧带浅层分离，显露韧带，然后伸入手术刀，沿环指桡侧缘延长线切断腕横韧带近侧部分。于环指桡侧缘延长线与 Kaplan 基线会合处向远侧做纵行切口，1.5 ～ 2cm 长，终于远侧掌纹的近侧，切开掌腱膜，显露掌浅动脉弓和腕横韧带远侧部分，用剪刀于韧带掌侧分离，然后再用刀切断韧带远侧部。
- Bowers 术式　于远侧腕横纹近侧，自掌长肌腱尺侧至尺神经血管束做横切口，剪除少量脂肪，切开前臂筋膜，插入 Freer 起子，经屈肌支持带深面到小鱼际桡侧；于手掌触摸到起子顶端，于此处沿环指中轴线做纵行切口，切开掌腱膜、保护好掌浅动脉弓；以 Freer 起子为向导及保护器，用刀和剪纵行切开屈肌支持带。

三、总　结

- 腕管切开松解减压术术式繁多，最终疗效及并发症均相同
- 手术切口短，组织创伤就小，瘢痕就轻，疼痛消失就快，康复期就短，反之就重、慢、长
- 腕部结构有损伤、有占位性病变、有滑膜病变、需二次松解减压者，最好还是做切开松解减压，而且还是长切口

- 短切口出现问题时，如操作困难、难于直视等，也应该延长切口，变短切口为长切口
- 术后韧带残留多是韧带远侧部，经典术也有此现象
- 切口位于腕横韧带的远侧或近侧，无论纵行还是横行，虽可于直视或半盲下切断腕横韧带，但往往难于全面检视正中神经返支的变异及卡压。在这方面，掌、腕双切口就好多了，手掌近侧部切开又更好一些
- 手掌墩柱部疼痛是延长康复治疗期的主要原因，其成因较多，即使切口不在腕横韧带掌侧，照样会有此并发症出现。Nathan 对手掌近中部和近侧部切开（均不过远侧腕横纹）松解减压手术进行了比较，前者的切口长于 2.5cm，后者短于 2.5cm。他们发现，切口短固然可减少术后疼痛，缩短复工的时间，但是术后早期活动锻炼及体疗更重要，作用更显著。所以，要想缩短康复期，还应及早开始功能锻炼
- 腕管小切口切开松解减压术，操作简单，易于掌握，是一种值得推荐的方法，但还要看普遍应用之后是否还能保持现有的结果

（田光磊）

参考文献

1. Kozin SH, Pagnanelli DM. Grip strength after carpal tunnel release: role of the transverse carpal ligament. Am J Orthop, 2002, 10: 571-574.
2. Isogai S, Murakami G, Wada T, et al. Laminar configuration of the transverse carpal ligament. J Orthop Sci. 2002, 7: 79-83.
3. Braun RM, Rechnic M, Fowler E. Complications related to carpal tunnel release. Hand Clin, 2002, 18: 347-357.
4. Lee WP, Strickland JW. Safe carpal tunnel release via a limited palmar incision. Plast Reconstr Surg, 1998, 101:418-423.
5. Paine KWE. An imstrument for dividing flexor retinaculum. Lancet, 1955, 26: 654.
6. Wong KC, Hung LK, Ho PC, et al. Carpal tunnel release: A prospective, randomized study of endoscopic versus limited-open methods. J Bone Joint Surg, 2003, 85B:863-868.
7. Serra JMR, Benito J, Rubio M. Carpal tunnel release through a short incision: an update. Plast Reconstr Surg, 2000, 106:859.
8. Bradley MP, Hayes EP, Weiss APC, et al. A prospective study of outcome following mini-open carpal tunnel release. Hand Surg, 2003, 8: 59-63.
9. Klein RD, Kotsis SV, Chung KC. Open carpal tunnel release using a 1-centimeter incision: Technique and outcomes for 104 patients. Plast Reconstr Surg, 2003, 111:1616-1622.
10. Avci S, Sayli U. Carpal tunnel release using a short palmar incision and a new knife. J Hand Surg, 2000, 25B: 357-360.
11. Mackenzie DJ, Hainer R, Wheatley MJ. Early recovery after endoscopic vs. short-incision open carpal tunnel release. Ann Plast Surg, 2000, 44:601-604.
12. Trumble TE, Diao E, Abrams RA, et al. Single-portal endoscopic carpal tunnel release compared with open release. J Bone Joint Surg, 2002, 84A:1107-1115.
13. Bromley GS. Minimal-incision open carpal tunnel decompression. J Hand Surg, 1994, 19A:119-120.
14. 张高孟，马建军，徐建光，等 . 小切口治疗腕管综合征 14 例报告 . 中华手外科杂志，2000,16: 32-

5 断肢与断指再植

一、概　述

1. 小血管吻合技术的研究

- 1902 年 Carrel 小血管吻合通畅率的研究
- 1903 年 Hopfner 犬腿再植 ......
- 1963 年北京积水潭医院　兔耳再植的研究

2. 断肢及断指再植临床

- 1962 年美国 Malt 和 Mc Khann 成功地接活了一位 12 岁男孩完全离断的上臂，成为世界上第一例断肢再植临床成功的病例，但他们于 1964 年才报道
- 1963 年上海市第六人民医院陈中伟、钱允庆接活了我国第一例前臂完全离断的肢体，并于同年 9 月在罗马举行的第 20 届国际外科学术会议上发表，成为世界医学史上首先报道的断肢再植成功病例
- 1964 年 7 月王澍寰等为一例示指完全性离断的 6 岁患儿施行再植手术，再植指 2/3 成活，成为国内外首例取得断指再植大部分成活的病例
- 日本的 Komatsu 及 Tamai 于 1965 年 7 月进行了 1 例拇指完全离断的再植手术，获得了成功

3. 我国断肢与断指再植现状：数量及质量均处于国际领先水平

- 肢体离断再植：四肢同时离断再植成功
- 单侧上肢三段离断再植成活
- 多种移位再植成功

4. 断指再植

- 冷缺血时限
- 年龄的极限
- 双手 10 指完全性离断
- 手指末节离断
- 旋转撕脱性离断
- 套状撕脱性离断
- 多指多段离断

二、断肢和断指的类型

1. 定义：断肢是指四肢大肢体的离断性损伤，而断指则是手指的外伤性离断

2. 分类：根据损伤的程度分为两类：
- 完全性离断
- 不完全性离断

3. 注意
- 不完全离断伤容易与某些严重的损伤相混淆
  - ◎ 开放性骨折或脱位同时有软组织的断裂，但如果伤肢剩余的软组织超过断面总量的1/4，或伤指残留皮肤超过周径的1/8，尽管须依赖血管修复才能使其远端存活，也不能称为不完全离断，应诊断为伴有血管损伤的开放性损伤或伴有血管损伤的复合损伤
  - ◎ 伤肢相连的软组织少于断面总量的1/4，或伤指残留的皮肤亦不超过周径的1/8，但其中存有完好的血管，可维持离断远侧的血液循环，不需作血管修复远侧段就能存活，也不能称作不完全离断
- 重视肢体侧支循环的代偿
  - ◎ 上肢血管有较多和较完善的侧支循环
  - ◎ 手部主要的血液供应及单一动脉损伤的修复

三、离断伤的急救处理

1. 现场急救处理
- 注意伤员有无休克情况，有无其他部位的合并损伤。如有休克或其他危及生命的创伤，要迅速进行抢救。止血，加压包扎，应用止血带（必须记录时间，每小时放松一次），钳夹止血（位置高、较大的血管）

2. 转运
- 不完全离断伤，可使用夹板制动
- 完全离断的肢体或手指的妥善保存（用无菌湿纱布包好，4℃冰箱冷藏）应避免错误地浸泡或直接置于冰块上或冰箱冷冻室内等不当保存方法

四、再植的适应证

再植的适应证应与再植的目的相统一。

再植的适应证是相对的、不断发展的。

再植的适应证是受许多因素制约的。

1. 全身情况及年龄因素
- 详细检查有无合并脑、胸、腹等脏器损伤，如有休克，要迅速矫正
- 有血液病及精神状态不正常（如躁狂型精神分裂症）的患者，在原有疾病未控制前，不应勉强进行再植
- 老年患者，多有慢性全身性疾病，适应证的选择应从严
- 儿童的断肢和断指要积极再植

2. 缺血时间与再植时限
- 组织耐受缺血的时限，迄今为止尚无定论
  - ◎ 动物实验观察
    - 温缺血 10 小时 → 组织轻度分解变性

• 温缺血 10 ～ 15 小时 → 组织呈中度至重度变性
◎ 多项研究提示
• 再植的时限，主要取决于骨骼肌缺血后的损害程度
• 缺血与再灌注损伤（ischemia reperfusion injury）
• 犬股薄肌全血间断灌注的实验模型
● 临床上测定骨骼肌变性程度的一些方法（实验性）
◎ 磁共振波谱技术（磷酸肌酸 / 无机磷）
◎ 荧光发光法（ATP 的含量）
● 季节变化对再植时限的影响
● 有关临床资料报道
3. 创伤及保存情况
● 了解致伤原因，估计再植成活的可能性、手术的难易程度
● 切纸机伤易使医生产生错误判断
● 功能再植才是再植的最终目的
◎ 预计其功能应比假肢（指）好，才有再植价值
◎ 儿童的断肢即使短缩得较多，也应考虑再植（发育代偿作用）
◎ 肢体离断不应轻易放弃再植（注意短缩程度、移位再植的机会）
◎ 肩部撕脱性离断，如臂丛神经从根部抽出，则不宜进行再植

五、再植手术操作程序

1. 清创术：清创标记、清洗消毒与灌注冲洗
2. 骨关节内固定
● 骨内固定常用方法（螺钉、钢板、克氏针、钢丝或骨栓等）
● 骨骼的短缩
● 骨断端的处理（较大的接触面、稳定性、便于内固定）：上臂、前臂、腕关节、掌指关节、指间关节（图 3-5-1 ～图 3-5-4）
● 对于儿童时应尽可能地保护骨骺，尽量不作一期关节融合
3. 肌肉和肌腱的修复
● 原则上均应争取早期缝合
● 缝合肌肉应避免血肿形成
● 注意肌腱张力的调节（先伸后屈）
● 减少粘连的机会（如将指浅屈肌腱切除）
4. 修复神经
● 恢复运动和感觉的基础
● 无张力下缝合
5. 血管的修复
● 血管清创
● 血管吻合的次序
● 考虑吻合的血管口径，确定吻合的血管数目

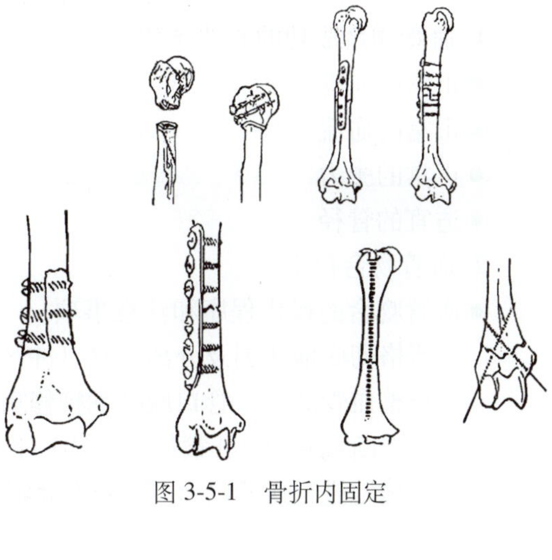
图 3-5-1 骨折内固定

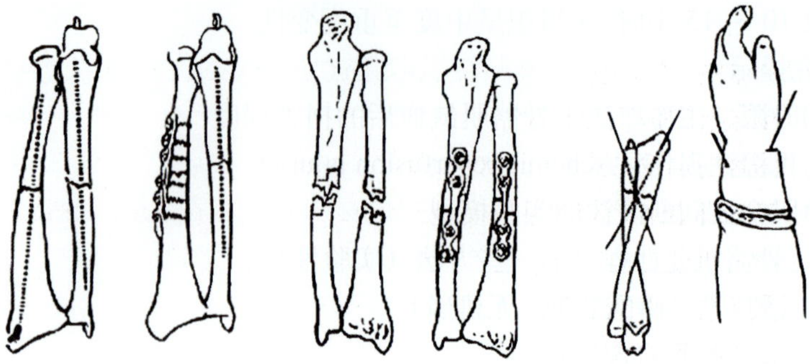

图 3-5-2 骨折内固定

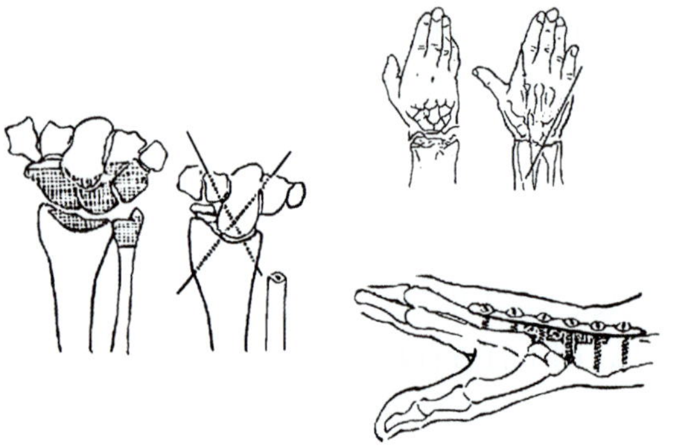

图 3-5-3 骨折内固定

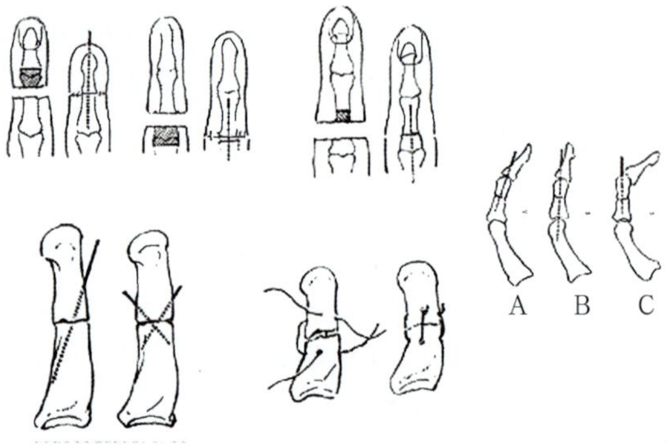

图 3-5-4 骨折内固定

●动、静脉修复的比例

6. 皮肤的修复

●一期闭合伤口，张力不宜过大

●选择血管间隙处的皮肤进针缝合

●“Z” 形皮瓣的应用（防止皮肤的环形狭窄）

●皮肤缺损的处理（局部皮瓣转移或游离皮片覆盖）

六、血管吻合

1. 血管吻合成功的必要条件

●正常的血管

●正常的血流

●正常的张力

●适宜的管径

2. 血管吻合技术

●血管吻合的操作程序和注意事项

◎ 严格彻底地清创及分离血管（冲洗、游离）

◎ 修整血管断端（管口脱套袖样修剪、外膜修剪的程度）（图 3-5-5）

◎ 冲洗断端管口（肝素盐水冲洗）（图 3-5-6）

◎ 正确地进行血管吻合（内膜外翻边距及针距要疏密适当）

● 血管的缝合方法

◎ 血管端端缝合术：两定点缝合法、等距两定点缝合法、非等距两定点缝合法、三定点缝合法（图 3-5-7、图 3-5-8）

◎ 血管端侧缝合法（图 3-5-9）45° 夹角吻合，缝合针序

◎ 血管套叠缝合法（剪开套接法）（图 3-5-10）

◎ 套管吻合法（袖套式吻合法）

◎ 黏合吻合法

◎ 激光吻合法（实验阶段）

◎ 可溶性血管腔内支架的吻合方法

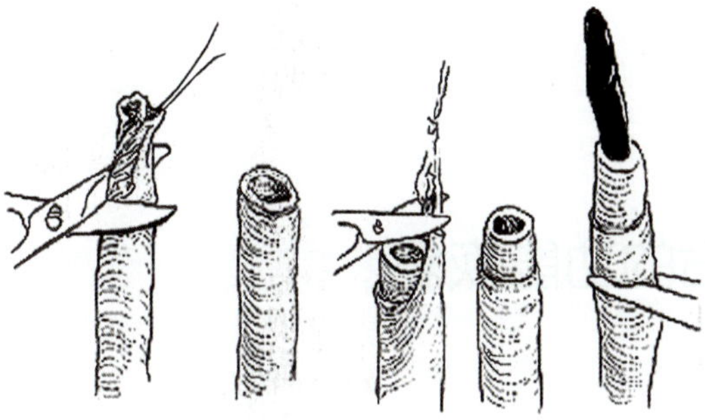

图 3-5-5　处理血管断端

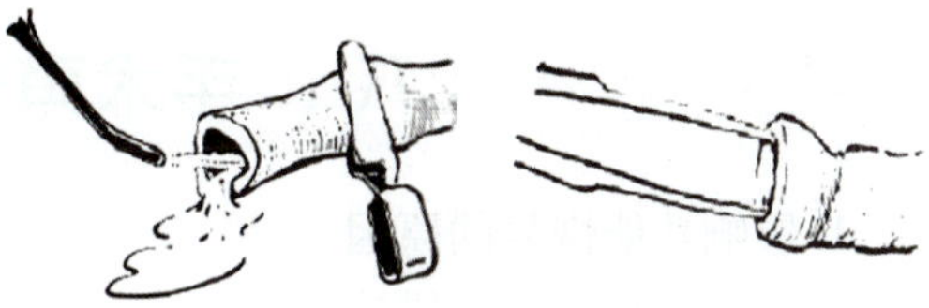

图 3-5-6　血管断端冲洗

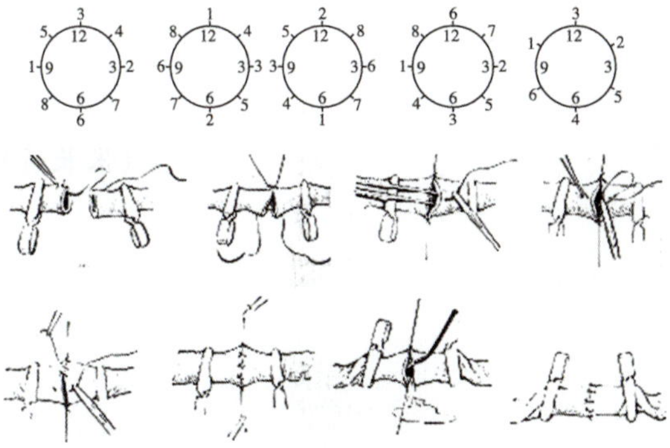

图 3-5-7　两定点缝合法

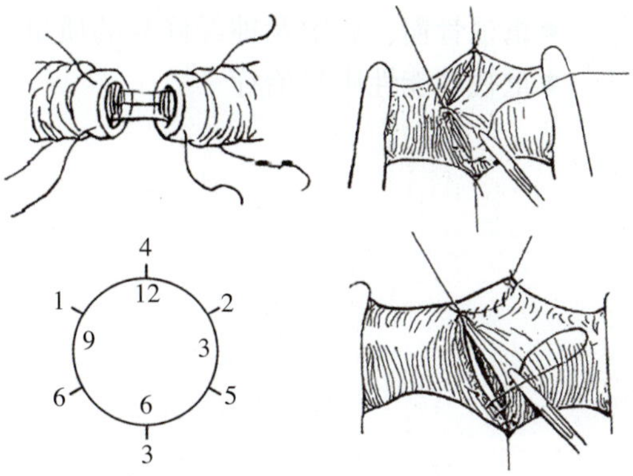

图 3-5-8　三定点缝合法

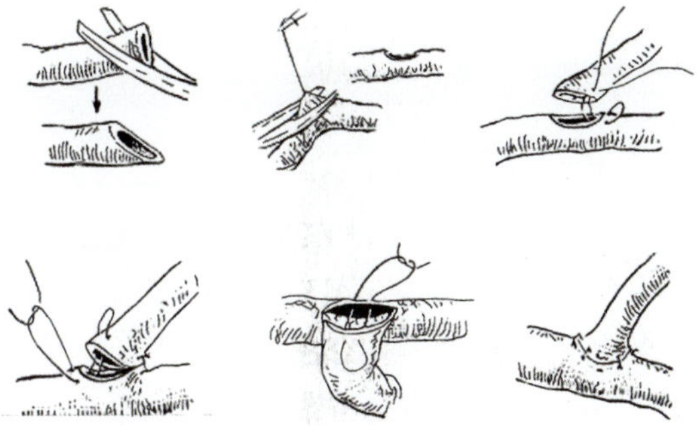

图 3-5-9　端侧缝合法

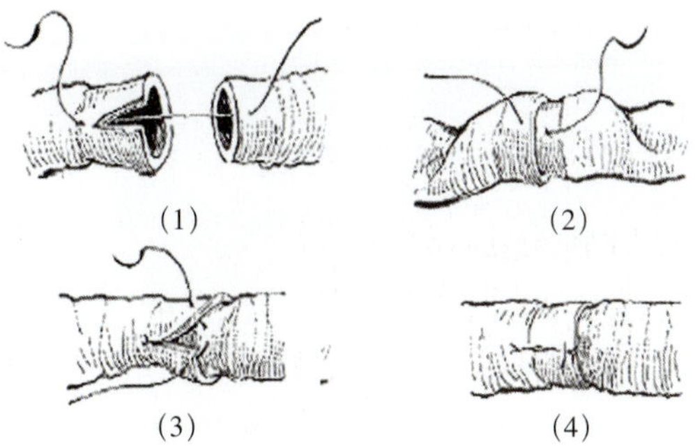

图 3-5-10　血管套叠缝合法（剪开套接法）

● 血管移植

关节屈曲位以克服缺损作血管直接吻合（不超过 2cm），小血管回缩吻合的研究证明，无张力下的吻合才是安全的。

◎ 自体静脉移植（液压扩张、移植段倒置）
◎ 自体动脉及人造血管的移植
◎ 同种异体血管的移植尚在实验研究阶段

七、术后处理

1. 术后常规护理　卧床修养，抬高伤肢，烤灯照射，术后观察颜色，毛细血管充盈反应，皮温测定。
2. 注意全身情况，及时补充血容量。
3. 应用抗生素预防感染。
4. 抗痉挛及抗凝药物的应用。
5. 再植术后早期血液循环障碍的处理。

八、手术再植后的功能恢复

1. 影响功能恢复的原因
2. 提高再植质量的措施

● 正确地清创与保存
● 高质量地吻合血管
● 重视骨骼、肌腱及神经修复的质量
● 重视功能性康复治疗

（张长清）

6 有关异体肌腱移植的几个问题

一、概　述

1. 手部屈伸肌腱缺损 25%，且多条肌腱缺损修复困难
- 人工肌腱
- 生物工程肌腱
- 异体肌腱

2. 异体肌腱移植
- 积水潭医院应用 27 年（1989 年开始）
- 国内外相关报道
- 异体肌腱移植结果与自体肌腱相同，基本解决临床上肌腱缺损修复

二、临床资料

1. 1500 例手部肌腱缺损修复，5000 余条异体肌腱移植，长度 6 ～ 20cm
2. 随访平均 3.7 年（1 ～ 22 年）
3. 屈肌腱移植 700 例；伸肌腱 500 例；其他肌腱移植 300 例
4. 无一例因排异或感染失败
5. 结果
- 屈肌腱移植优良率 62%（TAM 方法）
- 屈肌腱松解率 31%，Ⅱ 区肌腱松解率 42%
- 伸肌腱松解率 19%
- 移位＋异体肌腱移植结果与自体肌腱相同

三、基础研究应用中的几个问题

1. 肌腱组织活性
- 肌腱移植条件
- 相对的组织活性与细胞活性
- 术后不应用免疫抑制剂
- 处理方法选择

2. 低温生物学

- 改变的细胞膜 HLA 抗原结构
- 组织结构相对完整
- 生物活性与细胞活性

3. 相对肌腱的深低温环境

- 浅低温＜－ 20℃
- 中低温＜－ 40℃
- 深低温＜－ 80℃
- 超低温≥－ 196℃

4. 肌腱组织适宜温度

- － 80℃ ± 5℃
- 低温渗透性好
- 组织损伤少
- 腱细胞膜结构改变明显
- 有相对的腱细胞活性

5. 控温与低温平台研究

- 2℃ /1 分钟→－ 80 ℃ 为佳
- 直接放入－ 80 ℃，组织损伤（结晶现象）
- 低温平台 － 20 ℃ /2h →－ 40 ℃ /2h →－ 80 ℃ /2h
- 控制降温速率与低温平台可提高组织与细胞活性 30% ～ 70%

6. 异体肌腱处理时防护液的相关研究

- 提高组织活性与细胞保护
- 减少组织损伤
- 修复能力可提高 1/3
- 几种防护液的比较研究

四、动物实验

1. 实验意义

- 有关异体肌腱的实验研究正在深入进行，探索如何保留更多的肌腱组织活性？
- 低温防护剂可以有效地保护细胞使之免受损伤
- 低温防护剂在异体肌腱的应用可望提高异体肌腱的组织活性

2. 实验目的

- 研究低温防护剂处理对异体肌腱移植后的活性影响
- 证实低温防护剂的作用及对肌腱组织活性的影响
- 比较几种不同防护剂，筛选出对肌腱组织活性保存较优的低温防护剂

3. 实验方法

- 实验材料
- 实验动物分组
- 低温防护剂的配制
- 异体肌腱的制备、处理与移植
- 观察与检测内容

4. 实验材料

- Wistetr 大鼠 20 只作供体，SD 大鼠 48 只作受体（北京实验动物中心提供）
- 低温冰箱
- Instron 1185 万能材料测试机
- MEM 粉
- 兔补体，小牛血清
- 二甲基亚砜，甘油

5. 实验动物分组
- 10% DMSO ＋ MEM 液处理组
- 10% 甘油＋ MEM 液处理组
- MEM 液处理组
- 生理盐水处理组
- 异体肌腱提供组

6. 低温防护剂的配制
- MEM 液的配制
- 低温防护剂
  - ◎ 10% 二甲基亚砜＋ MEM 液
  - ◎ 10% 甘油＋ MEM 液
- MEM 液
- MEM 液中的血清蛋白也是一种低温防护剂

7. 异体肌腱的制备、处理
- 无菌条件下切取
- 切取范围
- 生理盐水漂洗，低温防护液浸泡 30 分钟
- 低温冰箱，－ 80 ～－ 85℃，冻存 2 周
- 20 ± 3 ℃林格液复温

8. 异体肌腱的移植
- 麻醉，体位
- 无菌条件下手术
- 制造肌腱缺损
- 异体肌腱移植
- 缝合材料、方法
- 术后不制动

9. 观察与检测内容
- 术后观察皮肤愈合和患肢毛发生长情况
- 形态学观察肌腱有无坏死、粘连、光泽及形态，有无断裂、假鞘形成、渗液等
- 组织学观察
  - ◎ 术后 3、8 周取材，制备蜡块
  - ◎ 切片，HE 染色
  - ◎ 观察肌腱缝接点愈合情况、炎性反应程度、腱束排列、新生血管长入、腱细胞形态等
- 免疫学检测
  - ◎ 淋巴液的制备
  - ◎ 补体依赖淋巴细胞毒试验

◎ 显微镜下观察存活淋巴细胞，计算比率

- 观察与检测内容：生物力学检测
  - ◎ 术后 8 周，切取包括跟骨跟腱部分肌肉的复合组织
  - ◎ Instron 万能材料测试机，夹具为气动加压
  - ◎ 拉伸速度为 100mm/min。测量范围 0 ～ 200 牛顿

10. 实验结果

- 形态学观察，术后 3 周
  - ◎ A 组肌腱与周围组织和皮下组织粘连轻，约半数移植腱表面形成一层薄膜，肌腱缝接点稍膨大，粘连最明显，白色微发黄，光泽不十分清晰。一根肌腱断裂，皱缩发黄，纤维束连续
  - ◎ B 组肌腱与周围组织和皮下组织粘连较轻，半数移植腱表面形成一层薄膜，肌腱缝接点稍膨大，粘连尤为明显，肌腱为折色微发黄，光泽不十分清晰，一根肌腱断裂
  - ◎ C 组肌腱粘连较 A、B 组明显，以肌腱缝接点为重，部分肌腱表面薄膜形成，肌腱为白色微发黄，光泽不十分清晰
  - ◎ D 组肌腱粘连致密，仅少数几个肌腱表面有薄膜形成，肌腱白色发黄，光泽不清晰
- 形态学观察，术后 8 周
  - ◎ A 组、B 组，粘连减轻，缝接点仍膨大，腱为白色，光泽好，绝大多数腱表面有薄膜
  - ◎ C 组粘连仍较明显，较前减轻，半数有薄膜折色微发黄，光泽好
  - ◎ D 组粘连仍很致密，有明显减轻，部分肌腱表面有薄膜形成，肌腱为白色微发黄，光泽尚好但有些晦暗
- 组织学观察，术后 3 周
  - ◎ A 组缝接点处大量成纤维细胞，核呈长圆形，淋巴细胞很少，新生胶原及新生血管自双侧肌腱缝接点和腱周向腱中央长入，旧胶原染色均匀，断裂少，束间间隙增大，腱细胞分布于腱束间，核呈长圆形，新生血管主要集中在新生胶原处，平均 12 个 / 视野
  - ◎ B 组缝接点处大量成纤维细胞，核呈长圆形或圆形，淋巴细胞很少。新生胶原纤维及血管自肌腱缝接点和腱周向腱中央长入，旧胶原染色均匀，断裂少，束间间隙增大，间隙内可见少量新生胶原腱细胞核呈长圆形，部分呈长杆状，新生血管较多，平均 11 个 / 视野
  - ◎ C 组缝接点处大量成纤维细胞，长圆形核，淋巴细胞很少。新生胶原纤维束间有密切联系，与新生血管自肌腱缝接点和腱周向腱中央长入，但较 A、B 组少，旧胶原染色均匀，断裂较多，束间间隙增大，少量腱细胞分布于腱束间，核呈长圆形，新生血管平均 7 个 / 视野
  - ◎ D 组缝接处大量成纤维细胞，核呈圆形、长圆形，淋巴细胞少见。少量新生胶原形成，排列紊乱，多有缠绕胶原不清晰。新生胶原和血管向腱中央长入，但生长少，胶原纤维大量断裂，间隙大，腱细胞少，核呈长圆形，新生血管平均 8 个 / 视野
- 组织学观察，术后 8 周
  - ◎ A 组缝接点细胞较多，核呈长圆形或杆状，新生胶原束状纵行通过缝接点，腱束内大量新生胶原，束间联系多，排列整齐，染色均匀，新旧胶原差别不明显，腱细胞核主要为长圆形和长杆状，新生血管平均 4 个 / 视野
  - ◎ B 组缝接点细胞仍很多，核以长圆形和杆状为主，胶原束纵行排列并通过，新生胶原大部分呈束状纵行排列，束间联系多，染色均匀，新旧胶原差别不明显，间

隙小，腱细胞核呈长圆形，有较多的杆状核，新生血管减少平均 5 个 / 视野

◎ C 组缝接点细胞仍很多，核为长圆形，胶原束纵行排列并通过肌腱缝接点。新生胶原部分叶束状纵行排列，束间联系多，新旧胶原混合存在，腱内有较多的腱细胞，呈长圆形或长杆状核，新生血管平均 4 个 / 视野

◎ D 组缝接点细胞仍很多，核呈长圆形，新生胶原部分叶束状纵行排列，束间联系多，旧胶原仍有断裂。新生血管减少，平均 4 个 / 视野

- 免疫学测试（补体依赖淋巴细胞毒实验）

◎ 术后 1 周：B 组淋巴细胞存活率较 A、C、D 组高，$P < 0.05$，A、C、D 组间无差异，$P > 0.05$

◎ 术后 2 周：A、B、C、D 组间无差异，$P > 0.05$

术后 1 周淋巴细胞存活率：

A 组（%）	B 组（%）	C 组（%）	C 组（%）
77.62	82.38	72.86	87.62
86.19	66.67	84.76	89.52
88.10	81.42	78.57	74.76
89.52	89.52	79.52	75.24
90.95	85.24	89.05	80.00
76.19	88.10	86.67	84.76
75.24	81.42	68.10	74.76
	80.48	85.71	85.71
83.4±6.786	81.9±6.99	80.66±7.3	81.55±6.12

术后 2 周淋巴细胞存活率：

A 组（%）	B 组（%）	C 组（%）	C 组（%）
77.62	82.38	72.86	87.62
86.19	66.67	84.76	89.52
88.10	81.42	78.57	74.76
89.52	89.52	79.52	75.24
90.95	85.24	89.05	80.00
76.19	88.10	86.67	84.76
75.24	81.42	68.10	74.76
	80.48	85.71	85.71
83.4±6.786	81.9±6.99	80.66±7.3	81.55±6.12

- 生物力学测试

术后 8 周进行生物力学测试，A、B、C、D 四组的最大拉力无显著性差异，$P > 0.05$。生物力学测试结果：

A 组（%）	B 组（%）	C 组（%）	C 组（%）
77.93	71.14	78.71	59.77
35.45	60.21	57.91	44.04
49.27	44.48	50.88	29.30
47.02	73.93	82.82	58.79
25.54	41.21	38.38	34.86
	44.82		
	58.50		
47.04±19.72	56.33±13.23	61.62±18.61	45.35±13.77

11. 讨论
- 有关肌腱缺损的修复材料的研究正在深入进行中
- 异体肌腱的研究与应用基本解决了修复材料来源问题
- 低温冷冻降低异体肌腱抗原性，同时损害肌腱组织活性
- 如何提高肌腱的组织活性已经成为有关异体肌腱移植研究的一个重要课题
- 低温防护剂可有效保护细胞，使其在冷冻过程中减少被损害的可能
- 通过实验研究出一种低温防护效果好的低温防护剂非常必要
- 经低温防护剂处理的异体肌腱组织活性提高，有效地促进了异体肌腱与受体的愈合
- 经低温防护液处理的异体肌腱的抗原性与未处理组没有明显差异
- 甘油更适合用于异体肌腱的处理

12. 本实验结果证实
- 经防护剂处理的异体肌腱移植后局部粘连轻，新生胶原、腱细胞较早成熟，肌腱的愈合进程明显快于未处理组

13. 结论
- 防护剂处理的异体肌腱移植后局部粘连轻，愈合进程明显快于未处理组
- 经低温防护剂处理后的异体肌腱移植可提高异体肌腱的组织活性，有效地促进了异体肌腱与受体的愈合
- 低温防护剂的应用是低温处理异体肌腱所必要的
- 甘油更适合应用于异体肌腱的处理

五、经处理后肌腱细胞活性的研究

1. 异体肌腱深低温处理后组织活性已证实
2. 异体肌腱深低温处理后细胞活性？
3. 传统观念
- 无细胞活性
- 组织活性存在
- 修复能力低于自体肌腱移植

4. 现在研究
- 组织活性存在
- 修复因子作用
- 相对的活性细胞作用

5. 肌腱细胞的研究
- 目的：证实低温处理后肌腱细胞活性
- 方法：大鼠肌腱
- 分组
  - ◎ 新鲜肌腱组
  - ◎ 深低温冷冻肌腱组
  - ◎ 程序降温冷冻肌腱组
- 防护液：10% 甘油 + MEM 液
- 低温环境：− 80 ℃ ± 5 ℃
- 体外培养

- 结果
  - ◎ 新鲜肌腱第 5 天开始腱细胞生长，第 12 ～ 14 天生长快，较成熟
  - ◎ 冷冻肌腱第 5 天较少量肌腱细胞生长，第 8 天细胞密集，第 12 ～ 24 天与新鲜肌腱相同
  - ◎ 程序降温肌腱与冷冻组相同，与新鲜肌腱相同

6. 肌腱细胞体外培养

- 经深低温处理后仍有活性细胞，数量有所减少
- 深低温处理后存活的细胞与新鲜肌腱有相似形态与分殖能力
- 存活的肌腱细胞在修复过程起作用

7. 肌腱细胞体内的转归

- 细胞的嵌合作用
- 细胞的替代过程
- 细胞调控及基因改造方法研究

8. 滑膜与非滑膜异体肌腱移植

- 肌腱的营养与修复途径
- 表面结构的不同
- 滑膜肌腱移植
  - ◎ 自体非滑膜肌腱移植Ⅱ区：松解率 49%
  - ◎ 异体滑膜肌腱移植Ⅱ区：松解率 32%

9. 表面结构

- 快速建立营养系统
- 加速肌腱内愈合
- 滑膜通径→血液营养通径

10. 异体肌腱储存与管理

- 严格取材标准
- 储存 ＞ 6 个月不予应用
- 按期监测材料有无污染
- 一次性复温应用

11. 结论

- 深低温冷冻方法的选择
- 应用防护液
- 控温及速率影响组织活性
- 加强基础研究，完善异体肌腱移植技术

六、复合异体肌腱移植研究

1. 概述

手指屈肌腱Ⅱ区结构复杂，两条肌腱并行，多关节跨越，独特的肌腱营养系统，腱纽—滑液循环，指屈肌腱Ⅱ区 NO-Manland，无人区

2. 屈肌腱鞘缺损

- 活动范围
- 灵巧性↓，协调性↓

- 弓弦状（Bow-Stringing）

3. 传统滑车重建方法
- 一期肌腱移植
- 二期滑车重建
- 松解术的实施

4. 修复方法不理想
- 手术次数多
- 粘连复发
- 达不到滑车的功能要求

5. 异体肌腱移植研究与应用
- 解决了肌腱缺损的修复材料
- 为带腱鞘移植的可行性做先期研究

七、复合异体肌腱移植动物实验

1. 目的

探索深低温处理带腱鞘异体肌移植可行性，为临床Ⅱ区鞘＋腱缺损提供修复材料。

2. 材料与方法
- 北京实验用双A鸡
- 趾Ⅱ区鞘＋腱移植

3. 综合分析
- 组织形态学
- 移植免疫学
- 肌腱生物力学

4. 动物分组
- 取材组（12只）
- 异体移植（24只）
- 自体移植（24只）

5. 低温冷冻处理
- 取材后生理盐水冲洗
- 10%甘油＋MEM＋胎牛血清浸泡10分钟
- 密封后－80℃～－85℃冷冻/10天
- 复温20℃～±2℃ 林格液浸泡10分钟

6. 移植方法
- 受区保留鞘的基底缘-供区鞘缘缝合
- 远端腱-腱骨钢丝固定
- 近端“8”字缝合
- 术后石膏固定4周

7. 组织学检查
- 大体观察
  - ◎ A1、B1组（异体、自体全鞘移植）早期炎性反应重，伤口延迟愈合，鞘与腱间有黄色渗出物，肌腱黄褐色（2W），致密粘连（2W）

◎ A2、B2 组（异体、自体部分鞘移植）伤口一期愈合，鞘内肌腱正常（2W），鞘 - 腱间可分离（4W），鞘周粘连

- 光镜与扫描电镜观察
  - ◎ A1、B2 组（异体与自体全鞘移植）移植物周围炎性反应（2W），肌腱纤维变性，部分坏死（4W），鞘与肌腱结构不清（4W）
  - ◎ A2、B2 组（异体与自体部分鞘移植）腱内外膜成纤维细胞增生（2W），胶原聚集明显（2W），鞘与腱间有透明带（4W）

8. 移植后血清白细胞巨介素Ⅱ测定 pg/ml

组间 *t* 检验

- 全鞘异体、全鞘自体移植（t=5.55, P<0.05），部分鞘异体、全鞘异体移植（t=5.52, P<0.05）有显著性差异
- 部分鞘异体、自体移植（t=0.364, P>0.05）　无显著性差异

9. 移植时间

- 全鞘异体、自体移植（t=5.068，P<0.05）有显著性差异
- 部分鞘异体与自体移植（t=0.094，P>0.05）无显著性差异

10. 趾关节活动度测量（12W）

- 全鞘异体移植（0 ± 2°）
- 全鞘自体移植（26° ± 4°）
- 部分鞘异体移植（60° ± 12°）
- 部分鞘自体移植（65° ± 9°）

11. 组织学、免疫学、腱力学综合分析

- 全鞘移植经处理抗原↓
- 全鞘移植（自体、异体）形成鞘内腱营养屏障
- 部分鞘移植抗原↓，鞘 A2 ~ A4 滑车作用理想
- 部分鞘移植不影响内肌腱营养和愈合

12. 手指屈肌腱Ⅱ区结构特殊

- 鞘管及滑腱鞘系统
- 肌腱跨关节——所需滑动范围大
- 肌腱营养的特殊结构——腱纽、滑液

13. 修复方法

- 需多次手术
- 术者水平：紧——再粘连
- 失败率高：松——无功能

14. 带部分鞘（A2 ~ A4）异体肌腱移植

- 低温处理条件
- 体温防护应用
- 切取简便，易储存
- 理想的屈肌腱鞘 + 肌腱缺损生物材料

八、复合异体肌腱移植的临床应用

1. 临床资料　屈肌腱Ⅱ区肌腱与腱缺损，共 13 例，男 11 例，女 2 例。

平均年龄 27 岁（21 ~ 34 岁）。

2. 手术方法 异体肌腱带 A2-A4 腱鞘移植。

- 鞘 A2-A4 缘与修复区鞘残缘缝合
- 肌腱远端做肌腱止点固定
- 近端置于Ⅲ区缝合

3. 结果 临床复查 3 年（4.7 ~ 21.2 年）。

- 未发生排异失败病例
- 较单一修复肌腱功能明显改善（TAM 增加 20%）
- 较滑车重建术效果明显

4. 讨论

- 屈肌腱Ⅱ区缺损概率高，修复困难，结果不理想
- 局部解剖结构直接影响肌腱的修复结果
- 肌腱与腱鞘的生物力学关系
- 目前常用方法，尚不能解决问题
- 肌腱复合移植符合其解剖学及生物力学需要

5. 结论

- 带腱肌腱移植方法简单，结果可靠，带 A2-A4 鞘的异体肌腱移植效果好
- 带腱鞘（A2-A4）异体肌腱可以用于屈肌腱Ⅱ区肌腱与鞘骨面缺损的联合修复

（张友乐）

7 异体动脉移植

一、历史与现状

（一）涉及生命，肢体存活

1. 主要动脉缺损
- 创伤
- 肿瘤

2. 动脉病变、畸变
- 先天畸形
- 动脉疾病

3. 动脉修复材料研究与探索

（二）动脉修复材料研究与探索

1. 生物性材料
- 自体血管
- 同种血管
- 异种血管

2. 人工血管
- 合成材料
- 植物材料
- 复合材料

3. 组织生物工程　合成支架 + EC

4. 应用
- 1906 年 Carrel 自体血管移植
- 1948 年 Gross 同种 A 移植
- 1952 年 BuBost 自体 A 移植

5. 结果
- 早期破裂 5% ～ 10%
- 晚期阻塞 40%（14 年以上）

6. 可应用材料
- 1953 年　Blaicemore　维伦材料
- 1955 年　Edward　尼龙材料

- 1958 年 Bakey 涤纶材料
- 1961 年 崔立义 真丝

7. 1983 年结论

- 大中血管通畅率高
- 与周围反应大，组织相容性差
- 抗血栓能力差
- 血管内膜仍为胶原

8. 1984 年 多孔聚四氟乙烯（e-PTFE）

- 优点
  - ◎ 生物反应轻，相容性好
  - ◎ 微孔结构，不需预凝
  - ◎ 通畅率高
  - ◎ Mcauley: 下肢动脉修复
- 通畅率
  - ◎ 70%/1 年
  - ◎ 40%/5 年
  - ◎ 60%/3 年

9. 20 世纪 80 ~ 90 年代

- 提高人工材料生物相容性
- 改进人造血管的顺应性
- Jonathan（1987 年）
  - ◎ 生物可吸收性材料 BR
  - ◎ 非吸收性材料 EBN
- Howard（1987 年）：聚二氧六环酮。结果：
  - ◎ 顺应性↑
  - ◎ 抗栓性↑
  - ◎ 相容性↑

（三）人工血管应用

1. ＞0.6cm 大中血管满意
2. ＜0.6cm 中小血管差
3. Veith（1987 年）下肢旁路结果：大隐静脉－人脐静脉－PTFE 和 Dacron
4. 静脉移植→动脉

- 腔面 EC 覆盖
- 抗血栓能力强

结果：

- 早期阻塞率 5% ~ 26%
- 晚期阻塞率 40%
- 下肢动脉：80%/1 年、70%/3 年，50%/5 年

5. 静脉移植失败原因

- 静脉动脉化过程
- 早期血栓形成
- 晚期内膜增生

（四）组织生物工程

1. 自体 EC 培养和种植
2. 人工材料支架 Graham
- 2W 60% ~ 70% EC 覆盖
- 材料与血流间有生物活性屏障
- 缺点：时间要求、临床应用困难
3. 异体动脉脱内皮层处理 Galumbedk（1987 年）脱内皮层处理，结果：
- 自体 动脉 93%
- 异体（未） 0
- 脱内皮层 100%
4. 结论
- 排除 EC 的免疫作用
- 平滑肌细胞 PGI2 ↑

（五）EC 细胞的作用

1. 免疫器官
- 激活补体
- 激活凝血系统
- 激活吞噬细胞释放 TNF EL - L
2. EC 再生
- 残留 EC 增殖
- 宿主血管长入
- 血流中细胞种植
- 内皮下层 + 细胞分化
- 血流中多能细胞转化

二、动物实验

（一）目　的

1. 肢体动脉缺损异体动脉移植
2. 综合评价应用价值

（二）方　法

1. 临床检查
2. 多普勒检查
3. 彩超检查
4. 远红外线测定

（三）资　料

1. 肢体动修复 22 例： 男 20 例 女 2 例
2. 年龄 18 ~ 44 岁（平均 27 岁）

- 股动脉缺损 3 例
- 桡动脉缺损 7 例
- 尺动脉缺损 9 例
- 腋动脉－肱动脉缺损 3 例

3. 修复
- 均采用深低温处理的异体动脉移植
- 移植长度 8 ～ 18cm（平均 16cm）

4. 异体动脉处理条件
- 深低温
- 防护液
- 控温
- 储存
- 复温

5. 手术
- 10 倍手术显微镜下完成
- 血管端 - 端吻合（9-0 无创线）
- 检测通畅
- 术后不应用免疫抑制剂

（四）结 果

1. 移植术后随访：最长 5 年，最短 2.2 年（平均 3.7 年）
2. 未发生排异反应
3. ＞ 6mm（腋、股、肱动脉）搏动好，通畅
4. ＜ 6mm（尺、桡动脉）
- 4 例闭塞（25%）
- 12 例搏动、通畅（75%）

5. 尺、桡动脉修复后
- 皮肤温度正常较对侧高 1℃ ± 0.5℃
- 闭塞病例，皮温下降 2℃ ± 0.3℃

（五）讨 论

1. 上肢血管损伤较常见
2. 自体血管移植
3. 人工材料的应用
4. 异体血管移植适应证与范围

（六）其 他

1. 中小血管的修复困难
2. 异体血管移植的病理改变
3. 侧支循环的建立
4. 新的生物性材料
- 离断肢体抢救
- 非正常情况下应用

（张友乐）

8 手外科肿瘤

北京积水潭医院手外科自 1956 年成立至今，收治了大量的肿瘤患者，我们分两个时间段对这些肿瘤病历进行统计，第一阶段从 1956 – 1990 年，收治肿瘤患者总数占住院患者数的 5%，恶性肿瘤患者占肿瘤患者的 5%；第二阶段从 1991 – 2004 年，近 14 年平均每年收治肿瘤患者占住院患者总数的 6%，其中恶性肿瘤占肿瘤患者的 12%。恶性肿瘤的发病率有上升的趋势。

一、手部良性软组织肿瘤

- 手部软组织肿瘤 90% 以上是良性肿瘤

（一）腱鞘囊肿

1. 病因
- 病变局部组织退行性变
- 营养不良
- 外伤

2. 临床表现
- 任何年龄均可发病，女性比例高于男性
- 好发部位：腕背、腕掌面桡侧、近节指骨屈指肌腱腱鞘（图 3-8-1）
- 疼痛或无症状肿物，触之张力较大，可自行消失

3. 治疗
- 保守治疗
- 手术切除

4. 预后
- 目前没有恶变的报道
- 容易复发

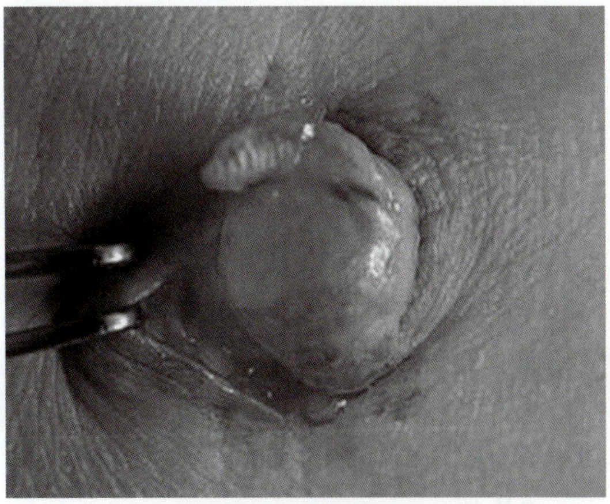
图 3-8-1　腕背腱鞘囊肿

（二）黏液囊肿

1. 病因
- 真皮或皮下组织的黏液样退行性变
- 创伤

2. 临床症状
- 末节手指背侧，多数单发，常与末节骨关节炎并存
- 除肿物外，多无疼痛。压迫甲根时，可造成指甲变形
- 长期病变反复发作可出现溃疡，真皮或皮下组织的黏液样退行性变

3. 治疗
- 保守治疗，防止破溃
- 手术切除

（三）包涵囊肿

1. 病因
- 胚胎细胞错构
- 外伤将上皮组织带入深部造成

2. 症状
- 多位于手掌或手掌侧
- 肿物软、无弹性、边界清晰
- 可有轻压痛

3. 病理
- 肉眼：肿物圆形或椭圆形，可分叶，囊壁有光泽，内容物为白色颗粒油质物，生化分析有胆固醇及脂肪
- 镜检：可见异物反应性巨细胞

4. 治疗
- 手术切除，复发极少

（四）皮脂腺囊肿

- 症状同表皮样囊肿，但只生长在手背

（五）滑膜瘤

1. 病因
- 不详
- 创伤、炎症

2. 临床症状
- 可发生在任何年龄，中年多见
- 手部任何部位均可发生，掌侧多见
- 多无疼痛，生长较缓慢
- 肿瘤质地较硬

3. 辅助检查
- MRI
- B 超

4. 治疗
- 完整的包膜外切除

5. 预后
- 局部切除可有 10% 左右的复发

（六）腱鞘巨细胞瘤

1941 年首次由 Jaffe 报道。腱鞘巨细胞瘤在手部的发病率仅次于血管瘤，位于软组织肿瘤的第二位。

1. 病因

- 炎症反应
- 外伤
- 来源于关节周围滑膜组织和腱鞘组织的肿瘤
- 与成骨细胞有关

2. 临床症状

- 无痛性肿物，多不影响功能
- 神经受压症状
- 高发年龄段 31 ～ 40 岁，女性多于男性
- 肿瘤质地硬韧，分叶状，可围绕手指呈环形生长（图 3-8-2）

3. 辅助检查

- MRI
- B 超：肌腱关节周围实性低回声肿物，团块状或分叶状，内可见少许血流信号

4. 治疗

- 局部切除
- 扩大切除
- 系列切除

5. 预后

- 腱鞘巨细胞瘤切除术后复发率 5% ～ 50%
- 恶性腱鞘巨细胞非常罕见，预后极差

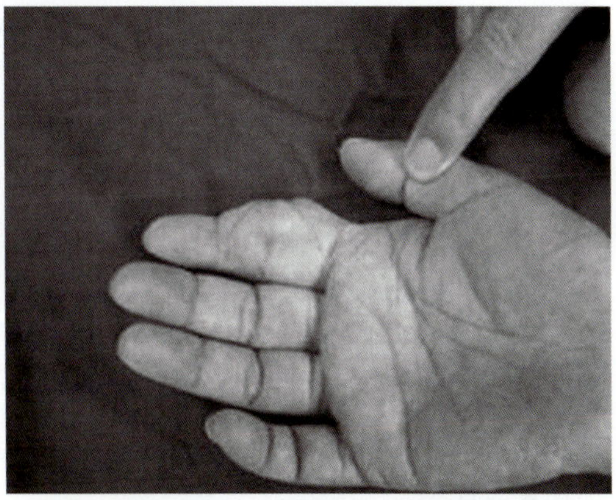

图 3-8-2　示指腱鞘巨细胞瘤

（七）血管类肿瘤

血管瘤是手部最常见的软组织肿瘤，1863 年 Virchow 首先提出血管肿瘤这一诊断，Watson 和 McCarthy 认为 1/4 的血管和淋巴管肿瘤发生在四肢。手部良性肿瘤 25% 为血管瘤。

1. 血管球瘤

来源于血管球或动脉肌层神经组织的肿瘤，约占血管瘤的 8%。

- 病因
  - ◎ 病因不详
  - ◎ 创伤可能为诱因
- 临床表现
  - ◎ 可生长于任何部位，但手指甲床深层最为常见
  - ◎ 疼痛。触痛，有时呈放射状，温度改变可加重疼痛
  - ◎ 甲下血管球瘤可透过甲板看到，肿瘤部位呈蓝色，甲板可变形（图 3-8-3）
- X 线片有时可见肿瘤长期生长造成的末节指骨压迹
- 辅助检查
  - ◎ B 超：位于甲下或甲根部较小的实性低回声肿物，边界清，内血流信号丰富，大

多可取到动脉频谱

- 治疗 手术切除
- 预后 预后良好，极少数复发

2. 海绵状血管瘤

手部最常见的软组织肿瘤，占血管瘤的63%。

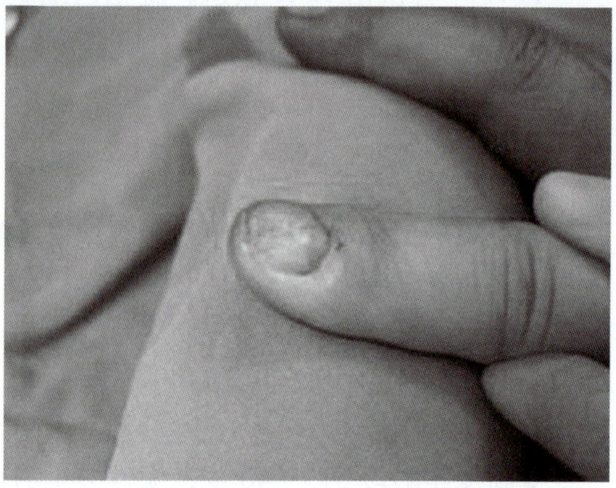
图 3-8-3 甲下血管球瘤

- 病因
  - ◎ 病因不明，可分为先天性或获得性
  - ◎ 外伤
- 临床表现
  - ◎ 无明显年龄及性别差异
  - ◎ 可生长在手的任何部位。皮肤、皮下组织、肌肉、肌腱、骨骼及神经均可受累
  - ◎ 肿瘤质软，边界不清，位置表浅的肿瘤皮肤可显现蓝色
  - ◎ 肿瘤体积可随肢体位置而变化
  - ◎ 压迫神经可出现疼痛
- 辅助检查
  - ◎ X 线平片除软组织肿瘤影外，可有钙化石显影
  - ◎ B 超：软组织内高回声肿物，可呈团块状、分叶状、条索状，内可见粗细不等、迂曲扩张的管状结构
  - ◎ 血管造影
  - ◎ MRI
- 治疗
  - ◎ 手术切除。注意彻底结扎所有与肿瘤有联系的大小血管，尽可能完整切除肿瘤（图 3-8-4）
  - ◎ 放射介入
  - ◎ 其他治疗：放化疗等

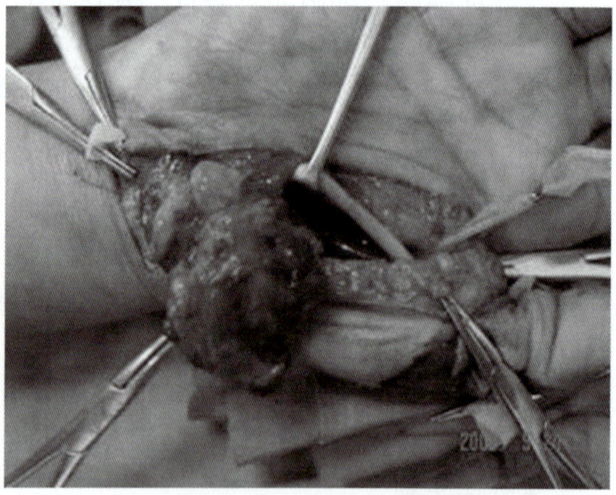
图 3-8-4 大鱼际血管瘤

3. 动静脉瘘（蔓状血管瘤、曲张性动脉瘤）

临床上最常见的血管畸形为先天性动静脉瘘，动静脉瘘多发生在年轻人，四肢多见。

- 病因
  - ◎ 部分动静脉瘘为先天性
  - ◎ 外伤
- 临床症状
  - ◎ 患处皮肤表面静脉怒张，迂曲
  - ◎ 局部静脉可触及动脉搏动
  - ◎ 听到血管杂音
  - ◎ 肢体发育不良或肥大

◎ Branham Sign (+)

- 辅助检查
  - ◎ X 线片
  - ◎ B 超
  - ◎ 血管造影
  - ◎ MRI
- 诊断　主要靠临床表现及血管造影，彩色 B 超可作为无创辅助检查
- 治疗
  - ◎ 范围较局限的动静脉瘘可手术切除
  - ◎ 动脉结扎
  - ◎ 肿瘤大出血而危及生命时可考虑截肢

4. 肌肉内血管瘤

肌肉内血管瘤是深部组织血管瘤中最常见的一种。

- 病因不详，1/5 的患者有外伤史
- 80% ~ 90% 的患者是 30 岁以上的青壮年，没有明显的性别倾向
- 治疗需局部完整切除，可同时行功能重建
- 易与血管肉瘤混淆

5. 恶性血管瘤

- 临床很少见，多见于年轻人
- 手及前臂多见血管内皮细胞瘤

（八）周围神经类肿瘤

- 神经纤维瘤
- 神经鞘膜瘤

1. 临床症状

- 任何年龄均可发病
- 肿瘤多为实性，但有些直径大于 3cm 的肿瘤可出现囊性变（图 3-8-5）
- 受累神经支配区出现麻木或麻痹

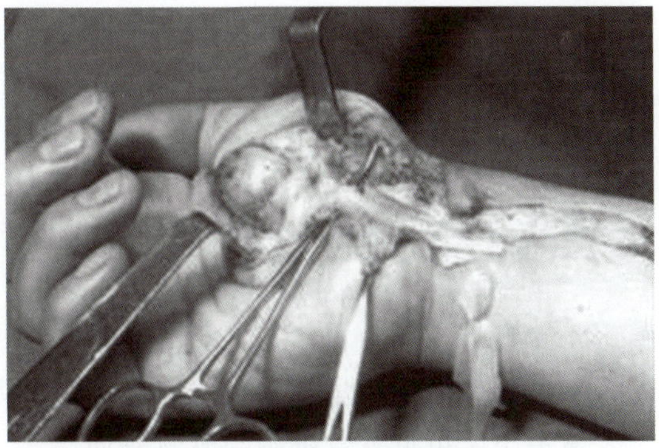

图 3-8-5　正中神经纤维瘤

2. 辅助检查

- B 超
- MRI
- 肌电图

3. 治疗

- 肿瘤切除
- 二期行功能重建术

（九）脂 肪 瘤

1. 病因

不详。

2. 临床症状
- 掌侧多见，虎口是最高发部位
- 生长速度较慢，质地软，可有分叶
- 临床多无明显疼痛和功能障碍（图 3-8-6）

3. 辅助检查
- B 超
- MRI

4. 治疗 包膜外切除，复发较少

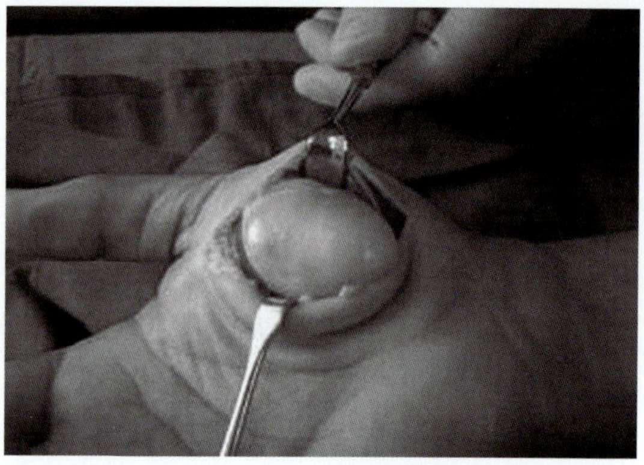

图 3-8-6 大鱼际脂肪瘤

二、手部良性骨肿瘤

内生软骨瘤

1. 病因
- Virchow 提出来源于骨骺软骨板胚胎残余的软骨细胞
- Jaffe 认为异位性软骨残余，后可能发展为软骨瘤

2. 临床表现
- 肿胀疼痛，可发生病理骨折
- 男性多见或与女性相等，多发生于 11 ～ 30 岁
- 以掌指骨最多见

3. 辅助检查
- X 线表现髓腔内、中心性、溶骨性变化，肿瘤较大时，可呈多房性、皮质膨胀，可见钙化，多发内生软骨瘤

4. 病理表现
- 肉眼：瘤组织呈灰白色，有光泽呈“熟米样”
- 镜下：可见软骨细胞与软骨基质

5. 鉴别诊断
- 骨囊肿
- 骨巨细胞瘤
- 高分化的骨肉瘤

6. 治疗
- 刮除病变，植骨，用 95% 乙醇浸泡处理瘤壁

- 如肿瘤侵及骨干并骨皮质破坏严重，可行肿瘤段截、植骨术

7. 预后

- 恶变为软骨肉瘤者占 1% ~ 2%

三、手部恶性肿瘤

手部恶性肿瘤 95% 以上为软组织恶性肿瘤，恶性骨肿瘤很少见。手部软组织恶性肿瘤占肿瘤患者的 5% ~ 12%，发病率有上升的趋势。中、老年患者居多，早期发现是最好的治疗方法。

（一）鳞状上皮癌

1. 病因

- 局部慢性刺激，如放射性皮炎、化学药物刺激
- 长期日光照射
- 长期慢性溃疡不愈合

2. 临床症状

- 男性，中年多见
- 手指背侧及手背多见
- 无特定形状，可呈火山口状、蘑菇状或瘤状
- 溃疡者可伴疼痛和恶臭

3. 病理

- 排列紊乱或分化不良的鳞状上皮细胞或基底细胞
- 有时可见到“癌珠”

4. 治疗

- 早期扩大切除，游离植皮或游离皮瓣移植
- 晚期或侵犯深层组织的肿瘤可考虑截指或截肢
- 淋巴结转移可同时行清扫手术

5. 预后

- 早期治疗复发较少

（二）恶性黑色素瘤

发病率占全部恶性肿瘤的 1% ~ 3%，有上升趋势。

1. 病因

- 种族
- 太阳辐射
- 外伤可能为诱因
- 6% 恶性黑色素瘤由良性痣产生

2. 病理分型

●表浅扩散型	预后较结节型好
●结节型	预后甚差
●雀斑型	预后最好

- 无色素型

恶性黑色素瘤的皮肤侵犯深度对预后影响明显，侵犯越深，预后越差。

3. 临床特点
- 病变颜色多变
- 表面隆起不规则
- 边缘不整齐
- 表皮溃疡
- 出现如下症状，考虑黑痣恶变
  - ◎ 病变增大
  - ◎ 持续瘙痒、结痂、出血
  - ◎ 出现卫星结节
  - ◎ 边缘出现锯齿状（图 3-8-7）
- 手部恶性黑色素瘤多发生甲下，以拇指多见。恶性黑色素瘤极易全身转移，可用同位素锝 ^{99m} 标志单克隆抗体检测

4. 治疗
- 手术是唯一方法
- 早期切除病变周围 0 .5 ～ 1cm
- 中等厚度的恶性黑色素瘤（>1mm）需切除 3cm 皮缘
- 手指恶性黑色素瘤应超过病变部位一个关节截指

5. 辅助治疗
- 化疗
- 免疫治疗

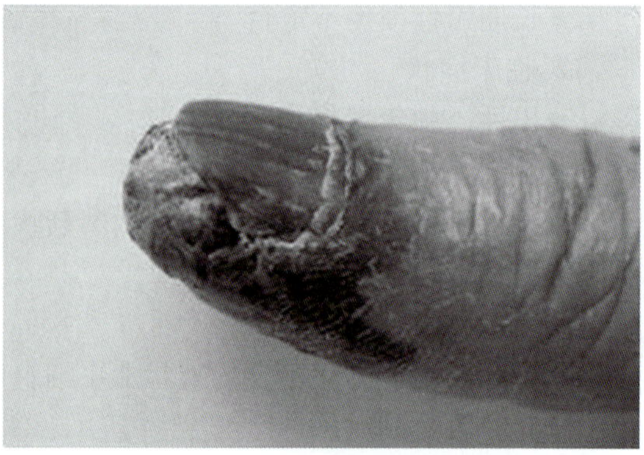

图 3-8-7　拇指恶性黑色素瘤

6. 预后：易复发，与下列因素有关
- 肿瘤厚度 > 4mm
- 合并溃疡
- 手部恶性黑色素瘤术后约一年半可出现肺转移、骨转移、血液转移等

（三）上皮样肉瘤

1970 年首次由 Enzinger 命名。

1. 临床表现（图 3-8-8）
- 男性多于女性
- 好发部位为四肢
- 病程缓慢
- 77% 的患者复发

2. 病理检查
- 免疫组化检查对诊断

上皮样肉瘤有决定性意义
- EMA 上皮膜样抗原－阳性
- TPA 组织多肽抗原－阳性

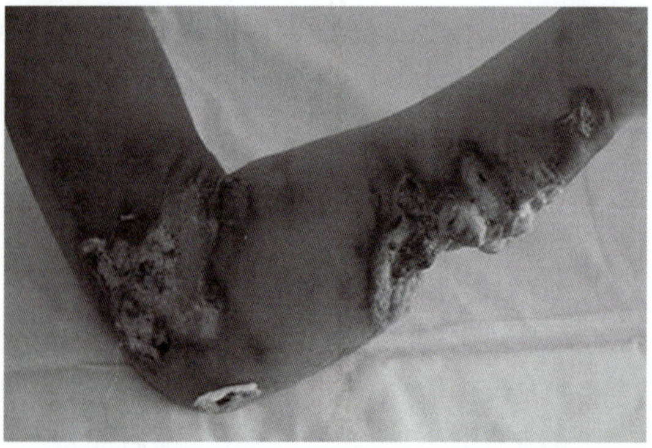

图 3-8-8　上皮样肉瘤

- CEA 癌胚抗原 – 强阳性

3. 鉴别诊断

- 良性病变
  - ◎ 坏死性肉芽肿
  - ◎ 类脂性肉芽肿
  - ◎ 类风湿结节
  - ◎ 纤维结节
  - ◎ 皮肤纤维瘤
- 恶性病变
  - ◎ 滑膜肉瘤
  - ◎ 纤维肉瘤
  - ◎ 恶性黑色素瘤
  - ◎ 血管瘤

4. 治疗

- 局部切除——几乎全部复发
- 扩大切除
- 截肢

5. 预后

- 治疗及时并正确患者 5 年存活率可达 50% 以上
- 肿瘤直径 > 3cm 及合并溃疡的预后差
- 位置深在的病变易发生血行转移

（四）滑膜肉瘤

日前最新的国际分类已将该肿瘤列入恶性腱鞘巨细胞瘤，来源于间叶组织发展的滑膜组织，与关节囊内的滑膜组织无直接关系。滑膜肉瘤在软组织肉瘤居第 2 ~ 4 位。

1. 临床表现（图 3-8-9）

- 主要见于手掌及腕部，无痛性肿物，病程长短不定，病程越短恶性度越高
- 极易发生淋巴及血行转移
- 由于好发部位因解剖限制，不易彻底切除。故不论组织形态如何，均列为高度恶性

2. 辅助检查

- 胸片
- B 超检查
- MRI 可清楚显示肿瘤与间隔区周围的情况，加造影剂可显示肿瘤与血管的关系及血管内有无瘤栓

3. 病理检查

根据细胞分化，可分为：

- 纤维型
- 上皮型
- 混合型
- 以纤维型最多见

4. 治疗

- 根治性局部扩大切除术是首选方法

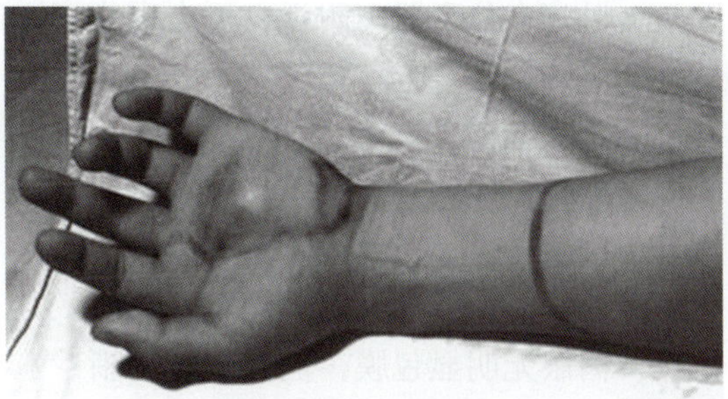

图 3-8-9 滑膜肉瘤

- 如病情严重可考虑截肢
- 辅助化疗

5. 预后

- 术后复发率在 38% ~ 45%
- 术后 2 年以内有 1/2 ~ 2 / 3 病例发生转移
- 肺转移可达 94%

（五） 透明细胞肉瘤

1. 临床症状

- 多见于 20 ~ 40 岁女性
- 肿瘤深在，与肌腱筋膜关系密切
- 可有疼痛及压痛

2. 病理检查

- 肿瘤无包膜，可分叶，切面可有出血、坏死
- 镜检可见肿瘤细胞规则，核为圆形或卵圆形，胞质透明

3. 鉴别诊断

- 滑膜肉瘤
- 纤维肉瘤
- 梭形黑色素瘤

4. 治疗

- 根治性扩大切除
- 截肢
- 辅助性放、化疗

5. 预后

- 50% 的患者术后复发
- 可发生淋巴结、肺、骨转移

（六） 横纹肌肉瘤

横纹肌肉瘤可分三型：胚胎型、腺泡型及多形型。胚胎型占 2/3，发病年龄约 5 岁左右，四肢横纹肌肉瘤多为多形型。

1. 临床症状

- 成年及老年患者多见
- 病程多在一年
- 肿瘤多位于肌肉附近，可出现疼痛，边界不清
- 肿瘤质硬

2. 辅助检查

- MRI
- B 超

3. 病理检查

- 肉眼无明显包膜，但界限较清晰
- 镜检可见较大的多形细胞、巨核大细胞及多核瘤巨细胞
- 免疫组化肌球蛋白阳性

4. 鉴别诊断
- 应与分化不良的血管肉瘤、滑膜肉瘤、颗粒细胞肉瘤及恶性淋巴瘤鉴别

5. 治疗
- 根治性扩大切除，要切除肿瘤侵犯的所有肌肉
- 放、化疗
- 一期功能重建
- 超过肌肉起点的截肢
- 淋巴结转移应行清扫术

（七）恶性纤维组织细胞瘤

1. 临床症状
- 年龄偏大，多见于 59 ～ 70 岁
- 男性与女性比为 3 : 2
- 有色人种较白种人发病率低
- 四肢多见，下肢较上肢发病率高
- 发病时间较短，多在几个月就诊

2. 辅助检查
- MRI
- B 超

3. 鉴别诊断
- 脂肪肉瘤
- 骨外成骨肉瘤
- 软骨肉瘤
- 恶性神经鞘瘤
- 良性纤维组织细胞瘤

4. 治疗
- 扩大切除
- 辅助放疗及化疗

5. 预后
- 40% 的患者术后复发
- 40% 的患者术后 2 年出现转移，以肺转移多见

（八）恶性血管瘤

- 临床很少见，多见于年轻人
- 手及前臂多见血管内皮细胞瘤

（九）恶性神经鞘瘤

根据 Weller（1977）分类，共分三类：恶性神经鞘瘤、恶性神经纤维瘤及神经鞘纤维肉瘤，临床上三类肿瘤无明显差异，而各肿瘤不存在生物学行为的差别，可统称为恶性周围神经鞘瘤。

1. 临床特点
- 发病率约占软组织恶性肿瘤的 10%

●高发年龄在 20 ～ 50 岁，无明显性别差异
●肿瘤好发部位：四肢、躯干、头颈部等
2. 临床表现
●病变神经支配的肌肉麻痹
3. 辅助检查
●MRI
●B 超
●肌电图检查可检测受累神经和平面
4. 鉴别诊断
●良性神经肿瘤
●纤维肉瘤、滑膜肉瘤、平滑肌肉瘤
5. 治疗
●与其他肉瘤不同的是在神经干切除的上、下缘做冰冻切片检查（图 3-8-10）

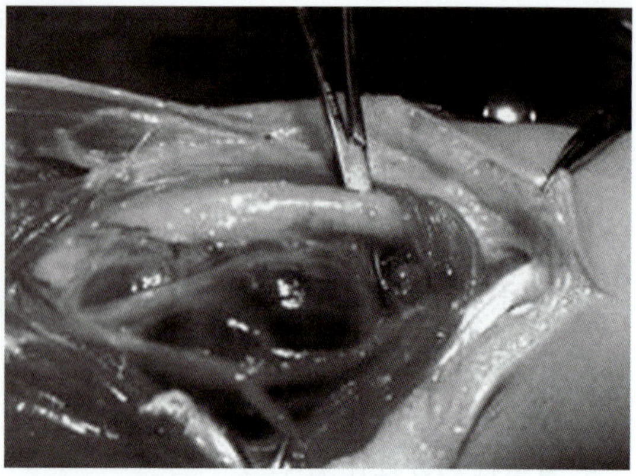
图 3-8-10 恶性神经鞘瘤

●截肢
●神经瘤区置后装管，术后内照射近期效果较佳
6. 预后
●并发神经纤维瘤病的预后差，复发及远处转移率较高，可分别达 78% 及 63%
●单发型 5 年生存率为 75%

（十）恶性骨及软骨肿瘤

手部恶性骨及软骨瘤极为罕见，偶见成骨肉瘤、软骨肉瘤、尤文肉瘤、骨髓瘤及转移癌。

（李 淳）

9 伸肌腱及腱帽损伤

一、简　介

- 定义：各种原因引起的伸指肌腱或腱帽损伤导致的伸指功能障碍
- 流行病史：伸指肌腱损伤占 32.4%，腱帽损伤占 11.02%
- 发病机制：外伤、风湿或类风湿、滑膜炎→伸指肌腱损伤及腱帽损伤→伸肌及伸肌装置不稳定→伸指功能障碍

二、伸肌与伸指肌腱装置（腱帽）的功能解剖

（一）伸肌功能解剖

1. 指总伸肌
- 位于前臂背侧起自肱骨外上髁、前臂背侧筋膜、腕部第 4 个鞘管、MP（掌指）关节水平分出中央束、侧束，止于中末节指骨基底背侧
- 功能：伸 MP 关节
- 检查：稳定腕关节

2. 伸腕桡侧长短肌
- 起点同腕部第 2 个鞘管，止于第 2、3 掌骨基底背侧，功能伸腕
- 检查：手平放握拳

3. 尺侧伸腕肌
- 起点同腕第 6 个鞘管，止于第 5 掌骨基底背侧
- 检查：背伸、尺偏、尺骨茎突远触及

4. 示指固有伸肌
- 起自桡骨背侧及骨间膜伸拇长肌起点下方，与伸指总肌为同一鞘管，示指伸指总肌尺侧加入示指背腱膜
- 检查：握拳，能单独伸指

5. 小指固有伸肌
- 起自外上髁及肌间隔，经腕背第 5 鞘管，位于小指伸指总肌尺侧，汇入指背腱膜
- 检查：单独伸小指

6. 伸拇长肌
- 起自桡骨背侧和骨间膜、腕背第 3 鞘管，位于 Listes 节尺侧，MP 关节处形成伸肌扩张部，有内收作用

- 检查：手平放，掌心向下，拇指伸离平面

7. 拇长展肌

- 起自尺、桡骨及骨间膜，止于第 1 掌骨基底桡背侧，作用牵拉第 1 掌骨基底斜向桡背侧、旋后，使拇指腹与手掌同一平面，并可使其稳定，便于拇指外展
- 检查：同上，鼻烟窝处可触及张力

8. 拇短伸肌

- 起点同前，同经腕管桡侧第 1 鞘管，止于拇近节指骨基底背侧
- 检查：同上

（二）伸肌腱装置（指背腱膜结构）

由指总伸肌腱、骨间肌肌腱、蚓状肌腱组成。

1. 指总伸肌腱指背部分结构　分三束，中央束止于中节指骨基底背侧，侧束与骨间蚓状肌腱融合，止于末节指骨基底背侧。

2. 矢状束

- 指伸肌腱与掌浅横韧带相连腱膜，宽 7 ~ 8mm，为腱帽的起始部
- 功能：掌指关节屈曲防滑脱，伸直防弓弦状绷起

3. 腱帽（图 3-9-1）

- 指伸肌腱、骨间肌肌腱、蚓状肌腱构成三角形膜状结构
- 骨间肌：掌 3 背 4 由尺神经支配
- 功能：内收、外展
- 蚓状肌：1、2 蚓状肌为单羽肌，由正中神经支配，3、4 蚓状肌由尺神经支配
- 功能：伸指间关节

以上二肌均可屈曲掌指关节。

4. 与伸肌腱有关的韧带

- 横束功能稳定侧束
- 斜束有利于 DIP 关节伸直
- 骨皮韧带、Cleland 韧带固定神经－血管束
- Gzayson 韧带，功能同上

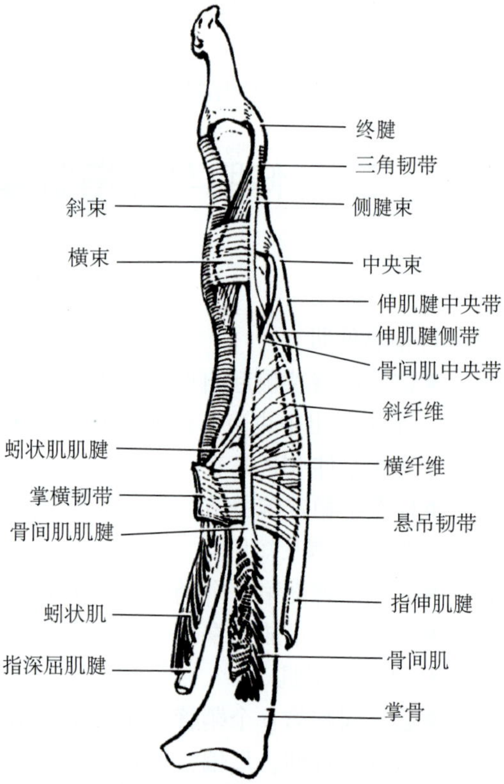

图 3-9-1　伸肌腱帽

三、伸肌腱分区（5 区）

- Ⅰ区：中节指骨中远 1/3 至末节指骨基底（止点区）
- Ⅱ区：近节指骨近端至中节指骨中远 1/3 近侧（分为三束、中央、两侧束）
- Ⅲ区：近节指骨水平近侧至支持带远侧

- Ⅳ区：伸肌腱走行于 6 个鞘管
- Ⅴ区：腕背支持带近侧至肌腹交界处（不会造成严重功能影响，需要一期修复）

四、新鲜伸肌腱损伤与修复

（一）伸指肌腱Ⅰ区损伤（锤状指）

常伴有关节囊损伤，并有撕脱骨折。

1. 手术治疗：开放伤均应一期修复、PIP 屈曲、DIP 伸直术后固定 6 周。

2. 非手术治疗：多为闭合性损伤戳伤多见，一般为 48 小时以内，PIP 屈曲、DIP 伸直固定 6 周（支具、石膏或克氏针）。

（二）伸指肌腱Ⅱ区损伤

PIP 屈曲，单纯中央束损伤不易诊断，诊断明确均应一期缝合，术后伸腕伸指位固定 4 周。

（三）伸指肌腱Ⅲ区损伤

损伤后由于联合腱的作用表现为伸指力弱，易漏诊，一期修复效果佳，术后伸腕伸指位制动。

（四）伸指肌腱Ⅳ区损伤

应一期缝合，但要注意韧带及滑膜切除，减少与鞘管粘连机会。

（五）伸指肌腱Ⅴ区损伤

均应一期缝合，术后伸腕伸指位固定 4 周。

五、陈旧性伸肌腱损伤与修复

一期未得到适当处理，二期（> 1m）需行肌腱移植或肌腱移位术修复。

（一）Ⅰ区损伤

治疗困难，效果不佳，术中可见肌腱瘢痕连接，无关节损伤，可行肌腱修复术，伸肌腱止点近侧的肌腱重叠缝合，术后 6 周去除外固定。合并关节挛缩，关节损伤行关节融合术（15°～20°）。

（二）Ⅱ区损伤

Button Hole Deformity（关节形成固定畸形前及早修复）。

腱帽起始部损伤。

1. 伸肌腱帽起始部损伤与滑脱

- 解剖　掌指关节处的腱帽结构，桡侧较尺侧长、薄、松弛，损伤后多向尺侧滑脱，以中、环、小指多见
- 病因

◎ 外伤

◎ 类风湿关节炎

◎ 滑膜炎

● 症状　疼痛、肿胀、影响伸指功能

● 治疗

◎ 保守治疗：< 1 周，掌指关节固定于伸直位石膏 5 周

◎ 手术治疗：反复滑脱时间越久治疗效果越不理想（图 3-9-2 ～图 3-9-4）

2. 腱帽中后部损伤（Ⅱ区损伤）：Button Hole Deformity（关节形成固定畸形前及早修复）

● 中央束修补术

● 侧束交叉缝合（图 3-9-5）

● Matev 法（图 3-9-6）

● Littlez-Eaton 法（图 3-9-7）

● 游离肌腱移植术（图 3-9-8）

● 近止点切断术（图 3-9-9）

3. 多指腱帽撕脱伤及缺损的治疗法

临床上手指背侧多指伸肌腱帽损伤较常见，损伤原因撕脱、捻挫占整个手部损伤的 11.05%。临床上治疗较困难，修复结果不理想。可行异体腱帽移植。

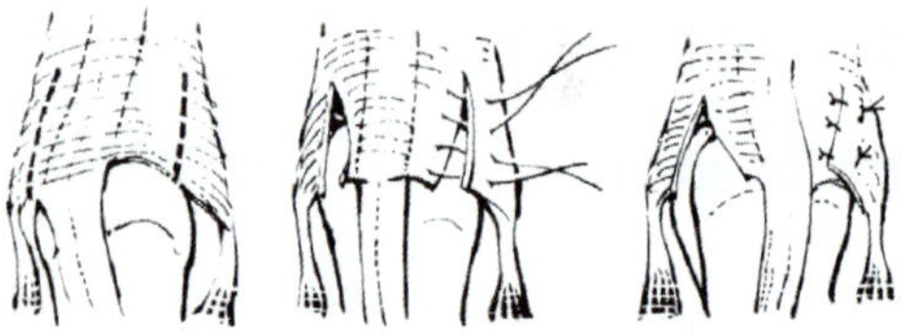

图 3-9-2　尺侧切开，桡侧重叠缝合法

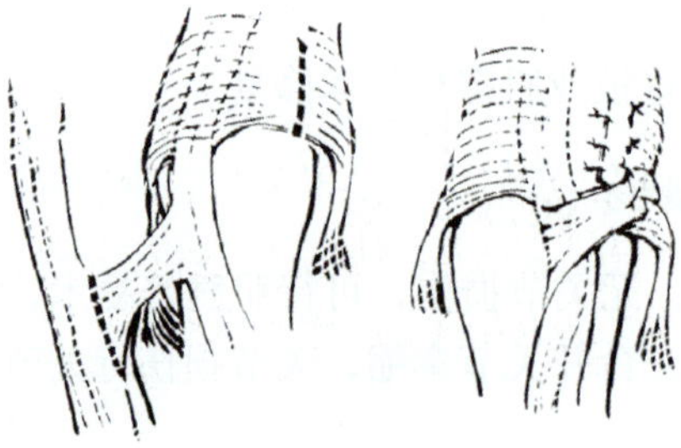

图 3-9-3　联合腱修复

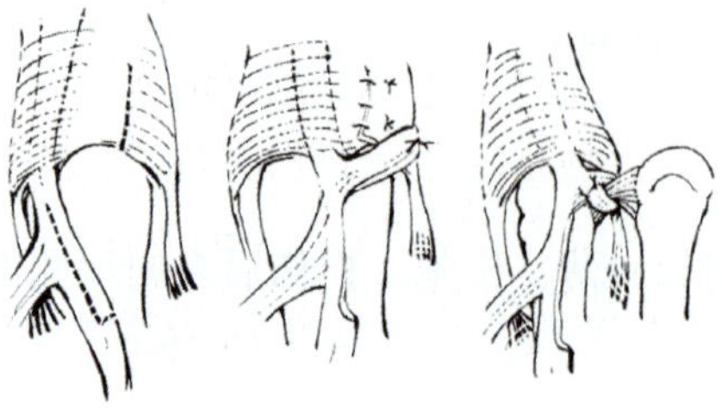

图 3-9-4　Michom 法（多发）

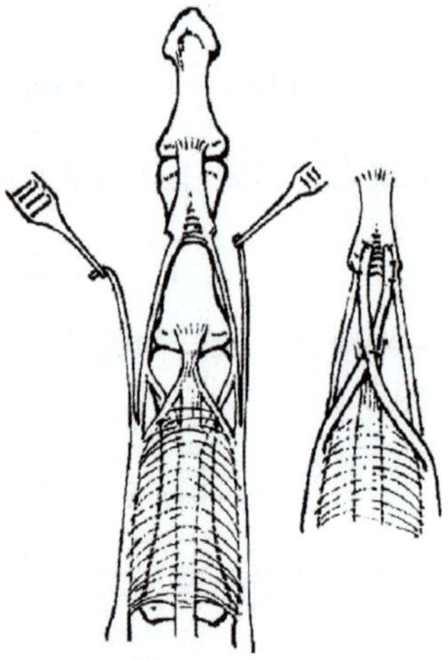

图 3-9-5　侧腱束交叉缝合术适用于被动活动好的患者

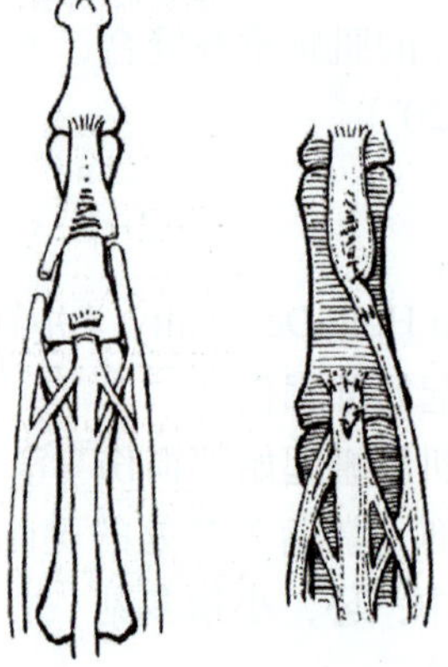

图 3-9-6　Matev 法适用于被动活动较差的患者

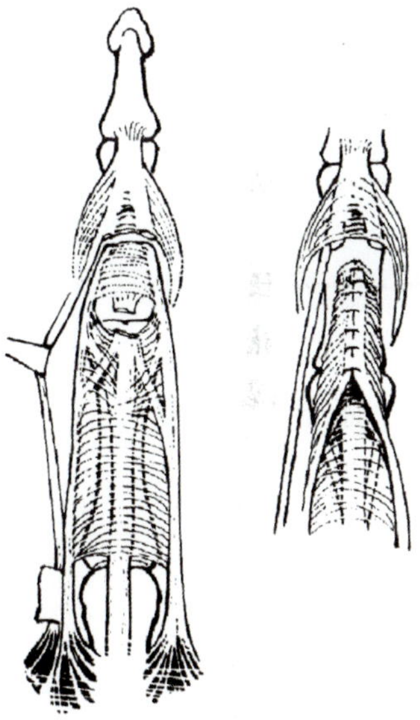

图 3-9-7 Littler - Eaton 修复法也用于被动活动较差的患者

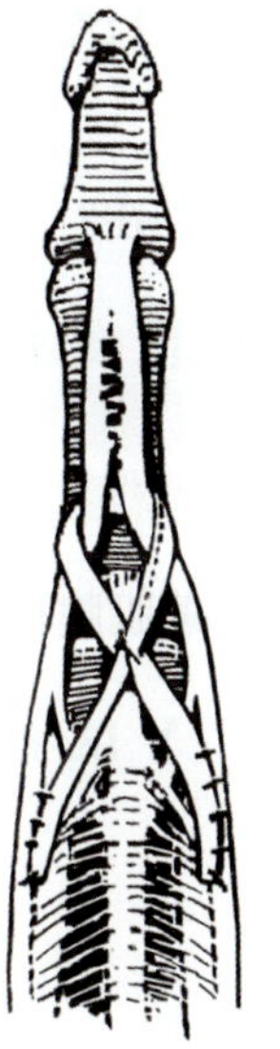

图 3-9-8 游离肌肌腱移植重建中央腱束，适用于侧束损伤或不完整者

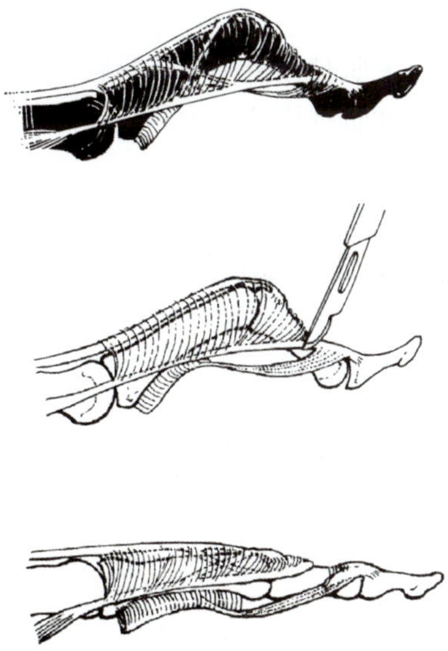

图 3-9-9 近止点切断术，切断终腱，保留斜束，伸近侧指间关节时，终腱近端后移，适用于晚期关节挛缩患者

实验研究

选用新鲜成人尸体手：6 只（左 2 只，右 4 只，24 指），腱帽位于 MP 关节背侧，由指伸肌腱、骨间、蚓状肌腱构成三角形膜状结构，覆盖了 MP 关节、近节指骨近端背面及两侧，有矢状束、横行纤维及斜行纤维。

Ⅱ区伸肌系统与屈肌系统的结构完全不同：

- 伸肌稳定结构的解剖学特点
  - ◎ Ⅱ区指伸肌腱无鞘管稳定结构，主要由腱帽系统中矢状束横斜形纤维完成
- 腱帽几个主要附着点
- 腱帽本身随性别、指别及手指周径、长短存在差异
- 动力性结构
  - ◎ 指伸指肌腱——中央束
  - ◎ 骨间肌肌腱、蚓状肌腱——侧束
- 伸肌的滑动范围越往尺侧滑动范围越小，滑动范围与屈伸角度比值小——腱帽的特殊结构加大了 MP 关节的稳定性
- 静力性结构
- 矢状束——宽 7 ～ 8 mm，腱帽中矢状束的特殊作用，屈曲时防滑脱、伸指时防止弓弦状绷起（弓弦状绷起每增加 0.5 cm，掌指关节伸直活动减少 10°）
  - ◎ 横行纤维、斜行纤维作用维持中央束和侧束间的相对平衡

综上所述，通过指伸肌腱帽结构的复杂性可以看出，当其缺损时不宜常规肌腱移植或移位修复。因此提出设想并且在实验模式中证实。

目前异体肌腱广泛应用，提供了生物及免疫学基础，多指伸肌腱帽损伤，异体健帽移植尽可能恢复其原有结构，肌腱库提供条件，以提高利用率。

（三） Ⅲ区损伤

- 肌腱移植：掌长肌腱、趾长伸肌腱
- 肌腱移位：示、小指固有伸肌腱是否存在？（术前认真检查）

（四） Ⅳ区损伤

常需移植肌腱修复：

- 缝合点要错开腕背支持带近远端
- 数条肌腱缺损时，中、环、小指用一条肌腱移植修复，拇、示指单独修复

（五） Ⅴ区损伤

- 肌腱移植　尺侧屈腕肌、掌长肌
- 肌腱移位　单一可编织

（朱　伟）

参考文献

1. James M. Tendon Surgery in the Hand. Mosby, 1987.
2. Bwmiell S. Surgery of the hand. I. Philadelphid. J. B Lippincott. Co. 1944, 56.
3. 朱伟，王澍寰，张友乐，等．伸肌腱帽解剖与异体腱帽移植的相关性实验研究．中华手外科杂志．2001, 17：37-38.
4. 王澎寰．手外科学．北京：人民卫生出版社，1978, 54-189.
5. 王澍寰．手部创伤的修复．北京：北京出版社，1997, 196-201.
6. 侯明钟．必须重视手外伤的流行病学调查研究．实用手外科杂志，2004, 18, 195-196.

10 手部皮肤缺损

在手外科治疗的患者中，约有 1/3 的患者需要应用皮肤移植手术，修复创面，改善功能和外观，约占住院患者手术总数的 24.2%。

（一）皮肤移植在手外科中的重要性

熟练掌握和运用皮肤移植手术，是手外科各项治疗技术中相当重要的一部分。早期正确处理皮肤缺损，可减少并发症的发生，为今后的手术提供了良好的开端。晚期由于皮肤的损伤造成严重的手部功能障碍，这时治疗往往不能一次完成，皮肤移植常作为改善复杂畸形，修复骨、关节、肌腱、神经的第一步。

（二）手外科皮肤移植的特性

1. 修复皮肤缺损，覆盖创面。
2. 为二期功能重建提供良好的基床。
3. 具有整形和美容的作用。

（三）皮肤移植手术适应证

1. 新鲜外伤。
2. 感染的肉芽创面。
3. 引起功能障碍的挛缩性瘢痕。

（四）瘢　痕

1. 治疗目的

- 消除畸形
- 恢复关节活动
- 提供良好的皮肤覆盖或能对肌腱、神经等深部组织手术
- 消除疼痛
- 改善手部的外观

2. 瘢痕种类：线状瘢痕和区域瘢痕。
3. 治疗时机：一般在伤后 3 个月或更长时间，待瘢痕成熟后手术，若影响关节活动则尽早手术。
4. 注意事项

- 当手部实行移植物修复时，移植物与正常皮肤愈合时将产生线状瘢痕，手术时必须仔细遵循手部切开的部位和方向的规则

- 为了不产生新的瘢痕，在将瘢痕线移至一个合适的位置时，有时需要切除部分正常皮肤

（五）皮肤血供的特点

1. 以动脉形成网状供血。

2. 真皮层内，血管丰富。

3. 表皮内没有血管，它的成活主要靠真皮浅层的血管的渗透来完成物质的交换（图3-10-1）

（六）手部皮肤的特点

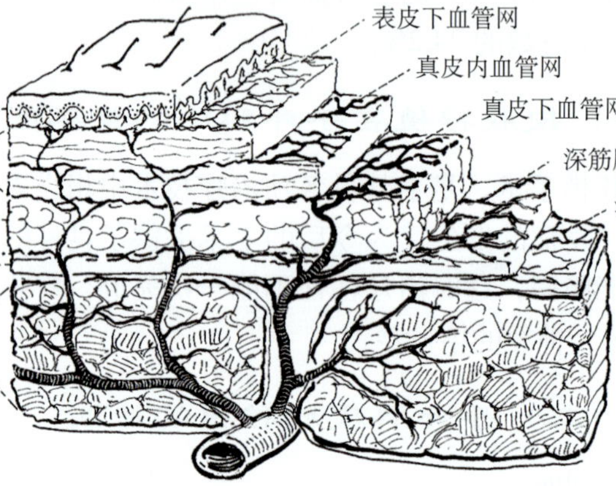

图 3-10-1 皮肤血管供应动脉网示意图

1. 手掌皮肤 比较固定，不易移动，厚度为1.6mm，皮肤缺损时，不易拉拢缝合，常需要皮肤移植手术。

2. 手背皮肤 薄而软，有较大移动性，厚度为1.2mm，受伤后易出现潜行剥脱和撕脱伤。

（七）皮肤移植可分为

1. 同种移植
2. 异体移植
3. 异种移植

（八）手外科常用的皮肤移植术

1. 皮片移植
2. 皮瓣移植

（九）皮肤软组织移植术的历史

皮肤移植始于19世纪中期。

1. 1869年Raverdin应用自体表皮移植修复肉芽创面。

2. 1872年Ollier采用带部分真皮层的表皮移植。

3. 1876年Wolf则发展到采用全厚层皮肤游离移植。

20世纪以后皮肤移植技术大发展，1939年Pedget和Hood发明鼓式取皮机，使切取大

面积皮肤成为可能，同时可以控制切取皮肤的厚度。

（十）皮片移植的分类

1. 表层皮片（表皮和真皮的乳头层，0.2 ～ 0.3mm）。
2. 断层皮片（中厚皮片，0.3 ～ 0.8mm）。
3. 全层皮片（全厚皮片，含表皮和全部真皮，0.75 ～ 1.0mm）。
4. 带真皮下血管网皮片（含全层皮肤和 1 ～ 2mm 脂肪及真皮下血管网，1.0 ～ 6.5mm）（图 3-10-2）。

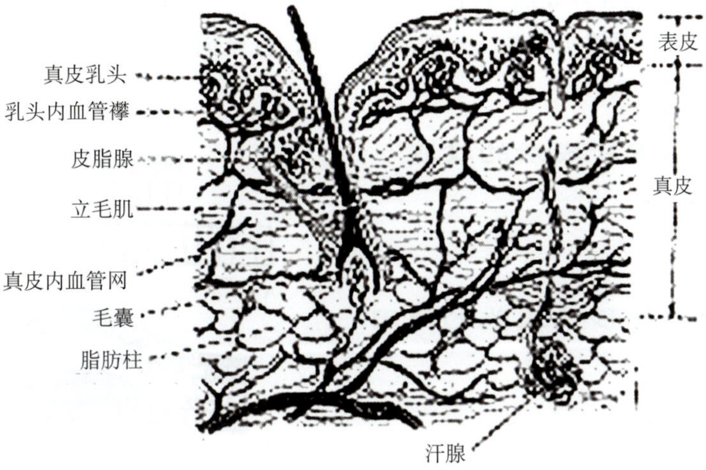

图 3-10-2　皮肤组织结构示意图

（十一）皮片移植的适应证

1. 皮肤缺损面积较大，创面不能直接缝合，或虽可勉强缝合，必将导致晚期功能障碍。
2. 皮肤缺损面积较大，但创面基底平整，血液循环丰富，无重要结构外露。
3. 皮肤缺损面积过大，虽有重要结构外露，但应用皮瓣无法全部覆盖时，重要部位应用皮瓣覆盖，余部应用皮片移植。
4. 患者全身情况不良，不宜行皮瓣移植术，采用皮片移植消灭创面，待全身情况好转后再进一步处理。
5. 肢体血运不能确定，减张后的伤口，创面很不规则时。
6. 皮肤缺损面积较大，创面局部条件不好或有感染的肉芽创面。

（十二）受区的处理

1. 新鲜创面植皮时　将皮片平铺于彻底止血的创面，采用三点缝合法消灭死腔，四周留置若干对长线，打包固定。

2. 肉芽创面植皮时　尽量清除肉芽、坏死组织，再多次冲洗，选用有效抗生素洒于创面，选用网状、邮票或大片植皮将皮片严密覆盖创面，不要有暴露的创面。

（十三）皮片固定

1. 压力　一般为 4.0 ～ 6.7kPa 压力最为合适（只是为了达到消灭死腔和固定的目的，并非皮片成活的必要条件）。

2. 固定

- 无菌创面：表层皮片 4 ~ 5 天，中厚皮片 6 ~ 8 天，全厚皮片 8 ~ 10 天，真皮下血管网皮片 2 ~ 3 周
- 污染创面：比无菌创面提前 1 ~ 2 天
- 感染创面：应在术后 3 ~ 4 天首次换药

（十四）供区的处理

1. 愈合时间：

- 表层皮片：术后 2 周可完全愈合；
- 中厚皮片：术后 3 ~ 4 周愈合。

2. 供区处理：牢固加压包扎，一般不用换药，直至创面愈合，待敷料自行脱落，改用弹力绷带制动半年以上。

（十五）皮片成活的过程

1. 血清吸收期
2. 血管重建期

（十六）皮片移植失败的原因

1. 适应证选择不当
2. 包扎固定不当
3. 血肿
4. 压迫过度
5. 感染（图 3-10-3）

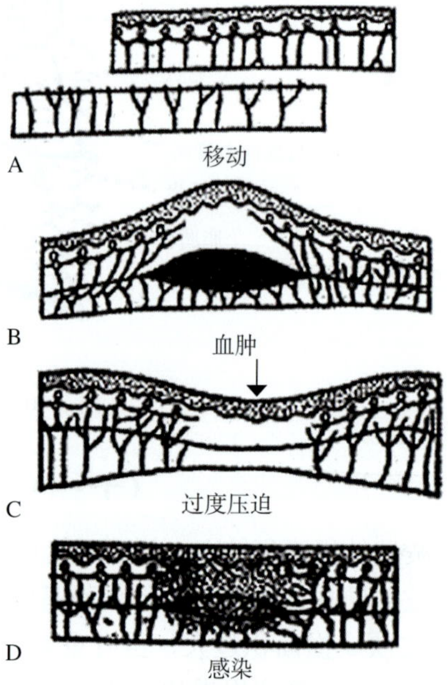

图 3-10-3 游离植皮失败的常见原因

（十七）皮片成活后的远期变化

1. 皮片的收缩
2. 皮肤附属器的演变
3. 皮片的神经的再生
4. 皮片的颜色的变化
5. 皮下组织的再生

（十八）皮瓣定义

皮瓣是具有自带血供的一块皮肤和皮下组织，在形成与转移过程中，有一部分组织与本体相连，此相连的部分称为蒂，被转移的部分称为瓣，故为皮瓣。

（十九）皮瓣移植术的适应证

1. 伤情需要
2. 功能需要
3. 改善外观

（二十）皮瓣长、宽比例

1. 头、颈部皮瓣长宽比例：(3 ∶ 1) ~ (4 ∶ 1)

2. 双蒂皮瓣长宽比例：3 ∶ 1
3. 手部皮瓣长宽比例：2 ∶ 1
4. 胸、腹部皮瓣长宽比例：(1 ∶ 1) ~ (1.5 ∶ 1)

（二十一）皮瓣蒂部的位置

1. 肢体上皮瓣蒂部位于肢体的近端。
2. 上腹部皮瓣蒂部位于肋间血管的近端。
3. 下腹部皮瓣蒂部位于腹部血管的近端。

（二十二）皮瓣面积设计

1. 较小的缺损要比创面放大 1/4
2. 较大的缺损区则皮瓣面积比受区周边宽 1 ~ 2cm

（二十三）皮瓣的分类

1. 任意型皮瓣
2. 超比例皮瓣
3. 轴型皮瓣
4. 复合组织瓣
5. 非生理性皮瓣

（二十四）任意型皮瓣分类

1. 局部皮瓣
2. 邻位皮瓣
3. 远位皮瓣
4. 管形皮瓣

（二十五）局部皮瓣分类

1. 局部推进皮瓣　又称滑行皮瓣，多利用缺损创面周围皮肤的弹性和可移动性，在缺损的一侧或两侧设计的皮瓣，经切开及游离后，向缺损区滑行延伸以封闭创面。

- 矩形推进皮瓣（图 3-10-4）
- 三角形推进皮瓣（图 3-10-5）
- 双蒂推进皮瓣

2. 局部旋转皮瓣

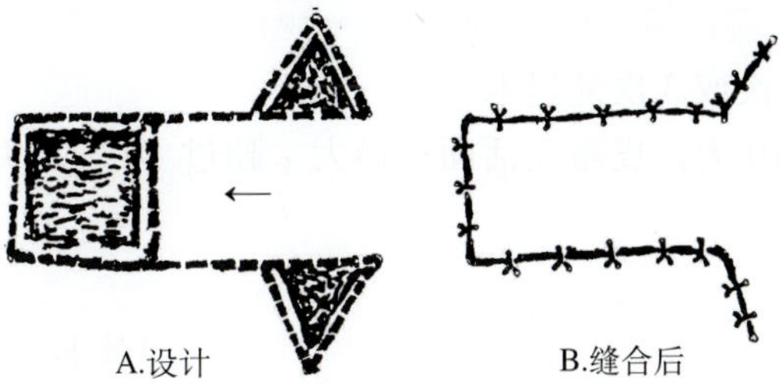

图 3-10-4　矩形推进皮瓣设计与滑行缝合后

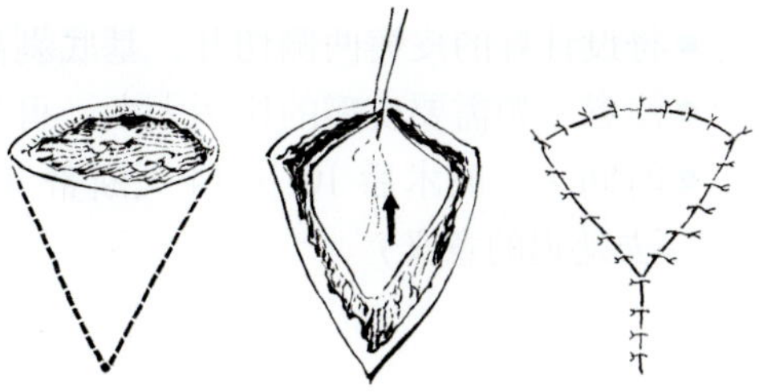
图 3-10-5　三角形推进皮瓣示意图

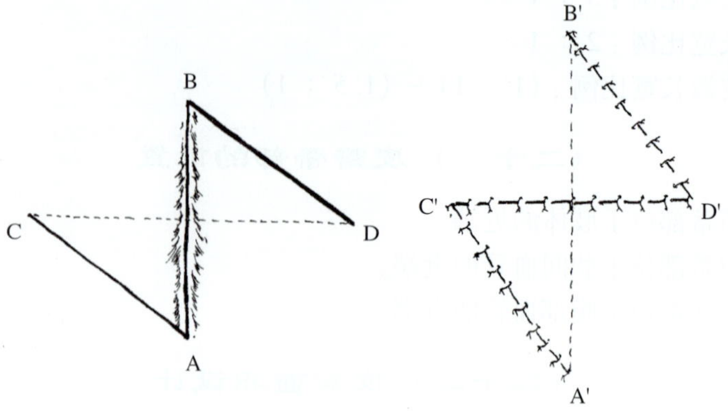

图 3-10-6 对偶三角形皮瓣原理

3. 对偶三角形皮瓣（图 3-10-6）
4. W 形皮瓣

（二十六）皮瓣移植术中注意的问题

1. 皮瓣的设计
2. 皮瓣的比例
3. 皮瓣的止血
4. 皮瓣的厚度
5. 蒂部的处理
6. 制动问题
7. 皮瓣断蒂

（二十七）皮瓣迟延术

1. 定义

指皮瓣形成或断蒂前只将皮瓣周围或基底做部分切开，断绝皮瓣部分的血液供应，促使蒂部有更多的血液供应，使随意皮瓣覆盖面积增大的手术方法。

2. 机制

- 促进皮瓣内血管走行方向发生改变
- 皮瓣内部分血管失去交感神经控制，管径扩大，经过侧支循环改善超长部分皮瓣的血液供应

3. 方法

- 将设计好的皮瓣远端部分切开，剥离
- 将设计好的皮瓣全部切开，部分剥离
- 将设计好的皮瓣两侧切开，基底剥离
- 注意：如需要皮瓣的比例太大，可经过 2 次或 3 次延迟术
- 时间：一般术后 10 ~ 14 天断蒂（术后 10 天，皮瓣成活面积最大；超过 14 天，失去延迟的意义）

（侯春梅）

11 皮肤软组织扩张术

一、概　念

应用皮肤软组织扩张器（skin and soft-tissue expander）植入正常皮肤软组织下，通过增加扩张器内的容量，对表面皮肤软组织产生压力，进而产生“额外”的皮肤软组织，利用新增加的皮肤软组织转移覆盖创面的方法。

二、发展历史

1. 自然现象：如孕妇、肥胖。
2. 病理状况：如肿瘤、疝、腹水。
3. Neumann（USA，1957）：皮下植入气球，治疗耳廓缺损，并发表文章。
4. Radovan（USA，1976）：第一个医用硅胶扩张器——用于人类前臂。
5. Radovan 和 Austard（1982）：发表其临床论文，被誉为整形外科领域划时代的成果。
6. 上海第九人民医院和西安第四军医大学西京医院：自 20 世纪 80 年代初开始应用该技术。
7. 北京积水潭医院手外科：20 世纪 90 年代初，应用该技术于手外科功能重建。

三、皮肤软组织扩张的特点

皮肤软组织扩张器见图 3-11-1。

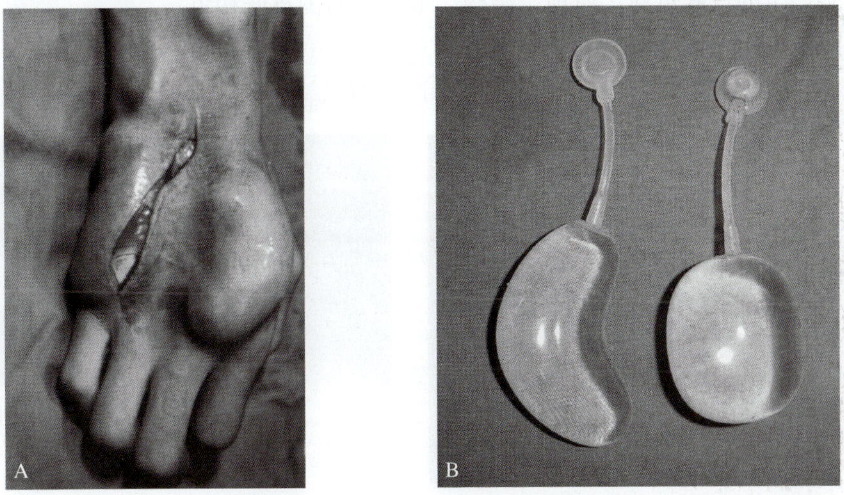

图 3-11-1　皮肤软组织扩张器

1. 材料：医用硅橡胶（Silicone Rubber）。
2. 组成：扩张囊、注水阀门（壶）和导水管。
3. 扩张囊：圆形、方形、肾形、长柱形及特形（根据要求特殊设计）。
4. 注水壶：接受穿刺和由此向扩张囊内注射扩张液，其底部为不锈钢片。
5. 导管：连接注射阀门和扩张囊的硅胶管。

四、组织学改变

1. 表皮增厚，真皮及皮下组织变薄，扩张器周围形成一层纤维囊，单位面积中皮肤附件含量减少，单位面积组织中胶原含量增加（图 3-11-2）。

2. 血循环改变：扩张→张力刺激→血管数量增加、管径增粗，单位面积血流量增加。机制类似皮瓣迟延。

3. 纤维囊具有一定的增加血液循环作用？

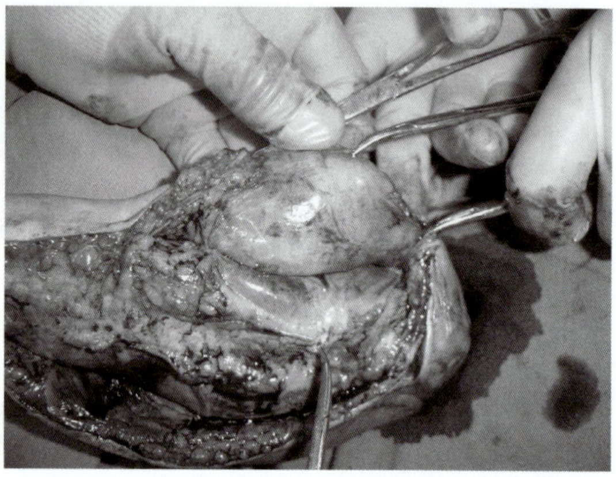
图 3-11-2 纤维囊

五、理化特性变化

1. 扩张－氧分压下降－上升。
2. 张力、刚性下降。
3. 扩张皮肤面积增加来自扩张器表面的皮肤。可增加 63%，扩张器取出→扩张皮肤量减少（回缩），仅能保留增加量的 30%。
4. 组织扩张时表面积增加：细胞增殖＋弹性扩张。回缩部分主要为后者。

六、适 应 证

1. 改善肢体皮肤外形，去除肢体暴露部位的纹身、瘢痕等
- 扩张产生的皮肤色泽、质地、结构、毛发与周围皮肤相近
- 需两次手术完成（图 3-11-3 ～图 3-11-7）

2. 改善瘢痕组织挛缩引起的关节活动功能障碍

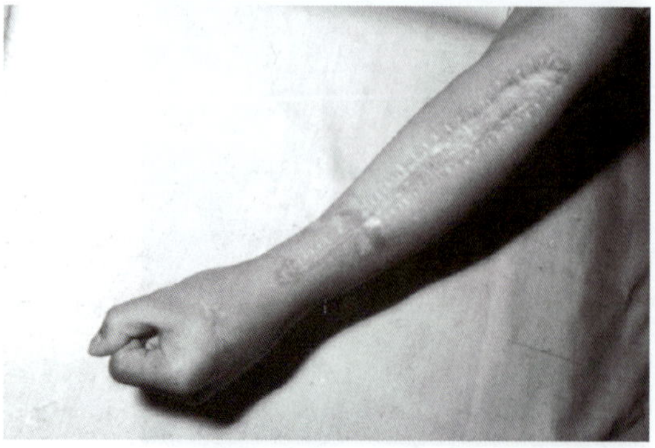
图 3-11-3 术前

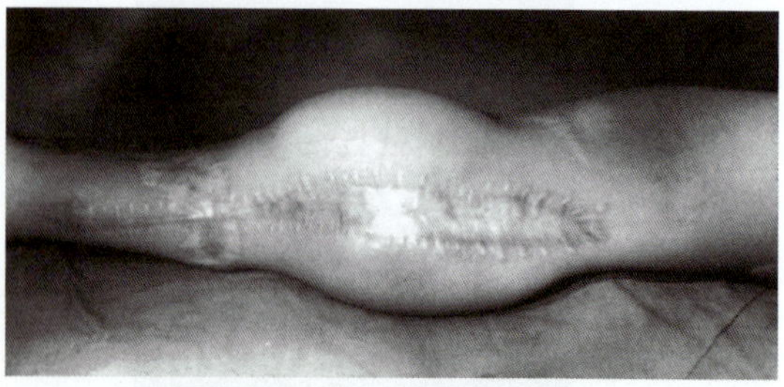
图 3-11-4 扩张器植入，注水后

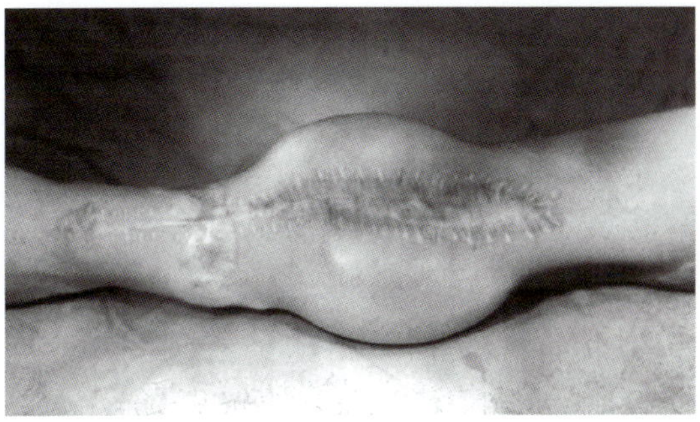
图 3-11-5　扩张器植入，注水后

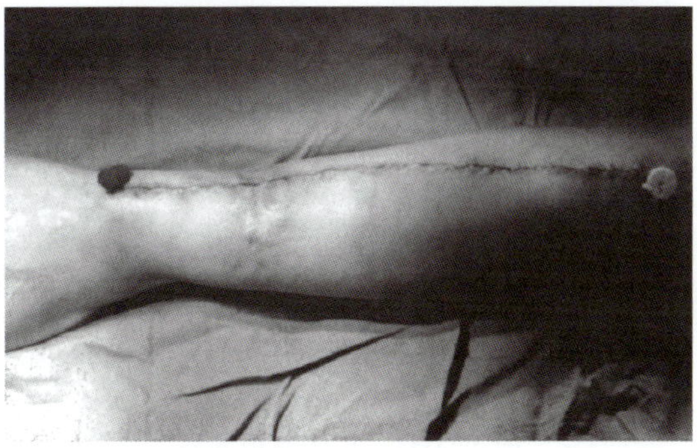
图 3-11-6　扩张器取出后

- 较关节松解术后游离植皮的关节挛缩复发率小
- 扩张重建的皮瓣结构与正常相近，且有感觉支配，耐磨性好，有利于关节功能的发挥
- 手术过程中，关节不必制动
- 关节局部外形好（图 3-11-8 ～图 3-11-13）

3. 为深部组织修复与重建创造皮肤软组织条件

- 提供高质量的皮肤软组织
- 无供区损伤
- 减少传统方法由于肢体长期制动引起的关节挛缩和僵硬
- 重建的皮肤感觉良好
- 缩短皮肤软组织重建与深部组织修复、重建两次手术的间隔（图 3-11-14 ～图 3-11-24）

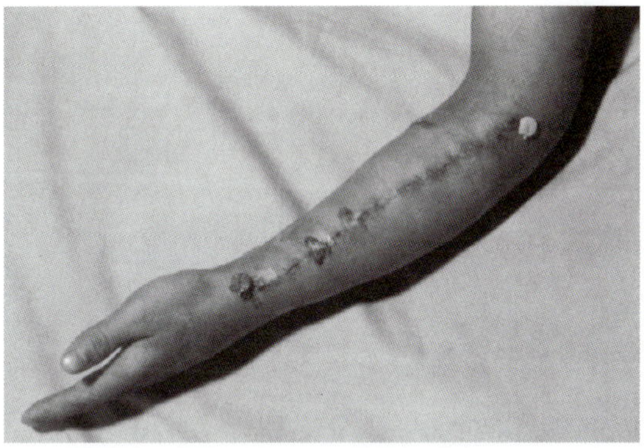
图 3-11-7　扩张器取出后

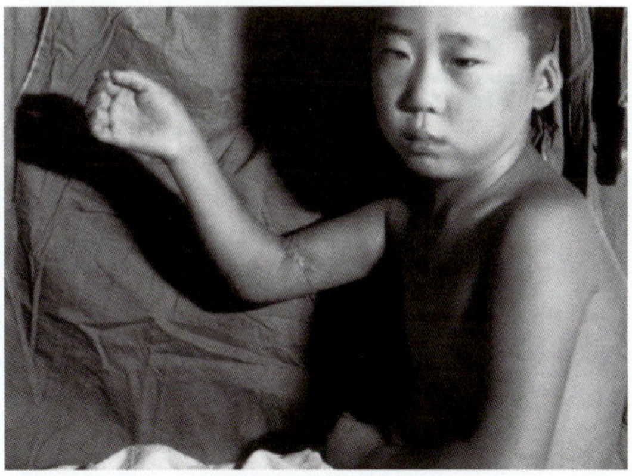
图 3-11-8　术前

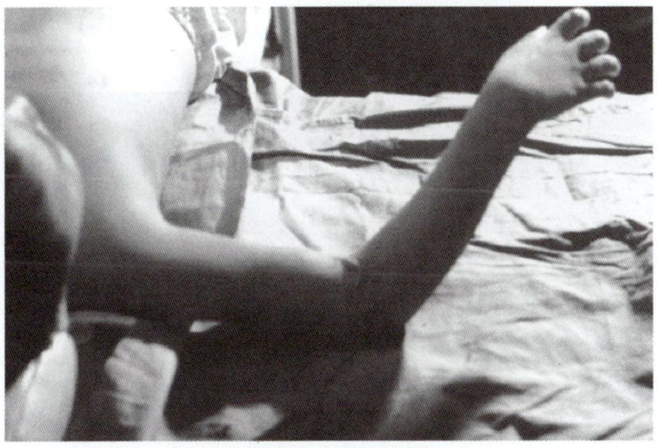
图 3-11-9　术前

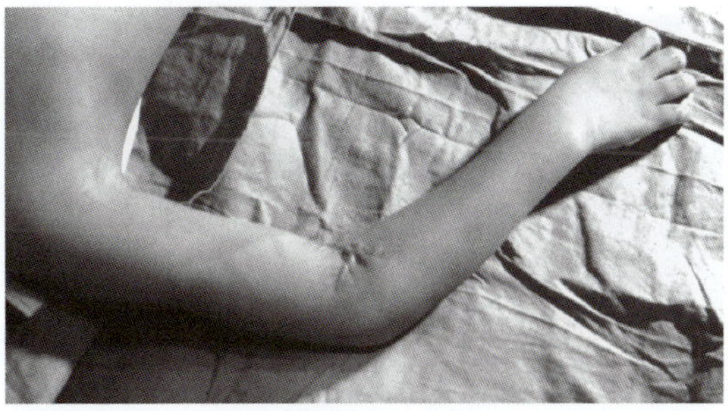
图 3-11-10　术前

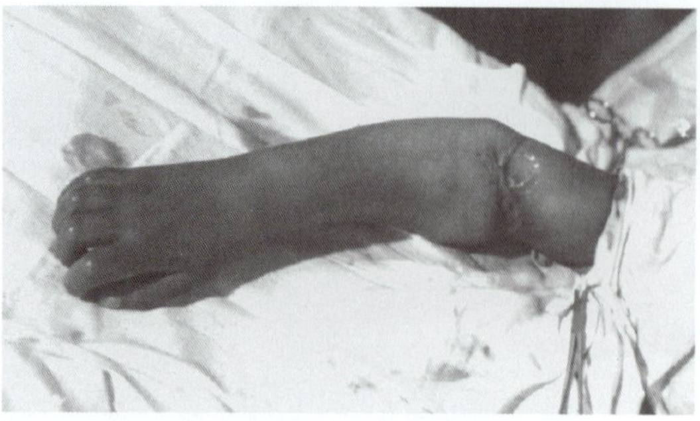
图 3-11-11 扩张器植入后

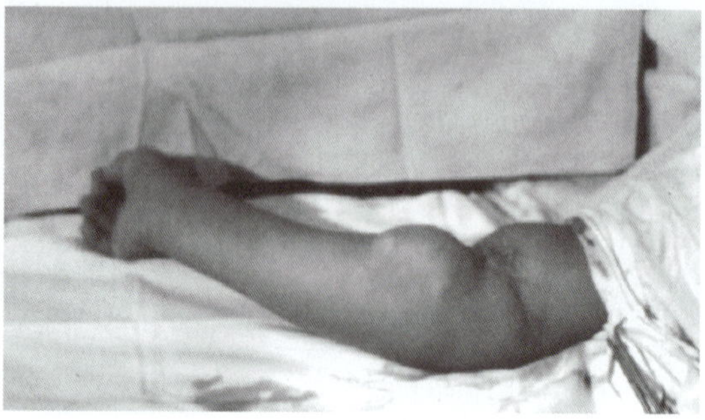
图 3-11-12 扩张器植入后

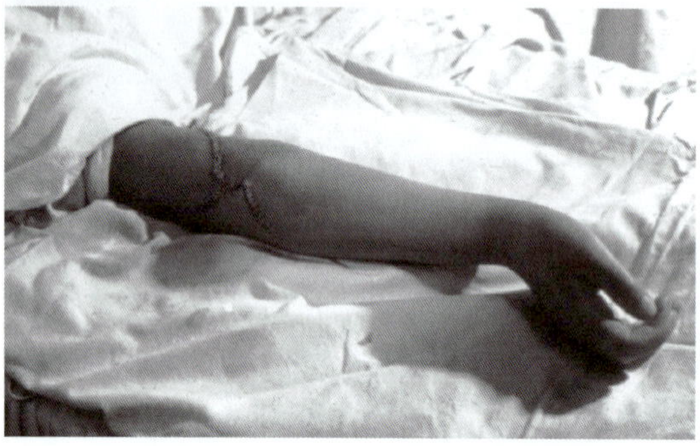
图 3-11-13 扩张器取出后

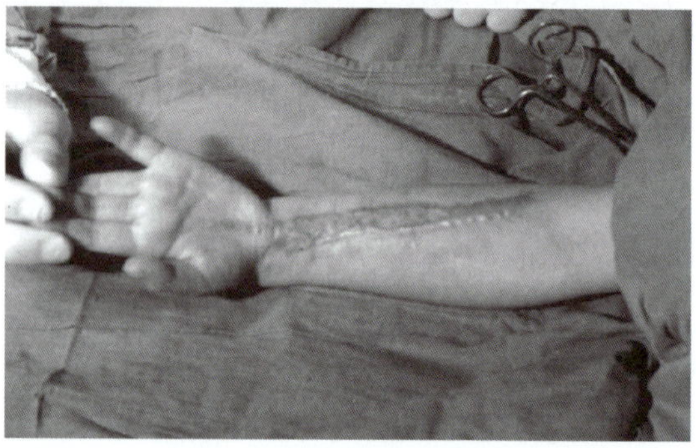
图 3-11-14 术前

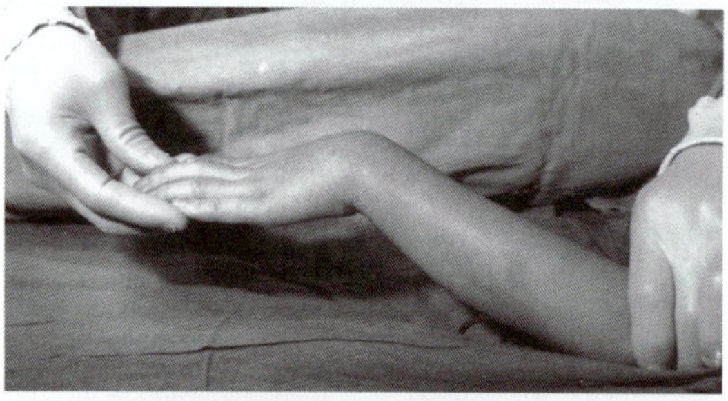
图 3-11-15 术前

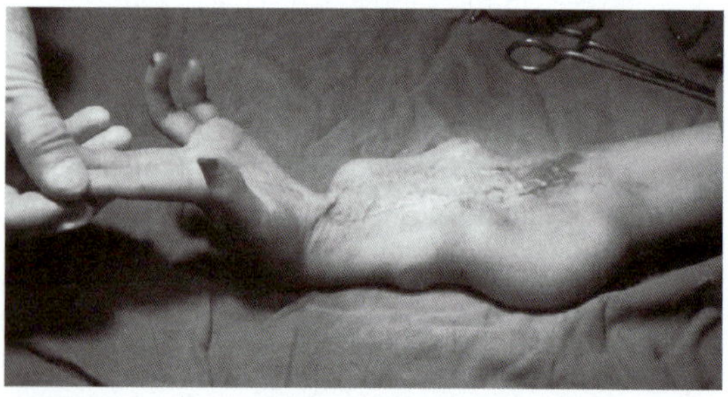
图 3-11-16 扩张器植入后

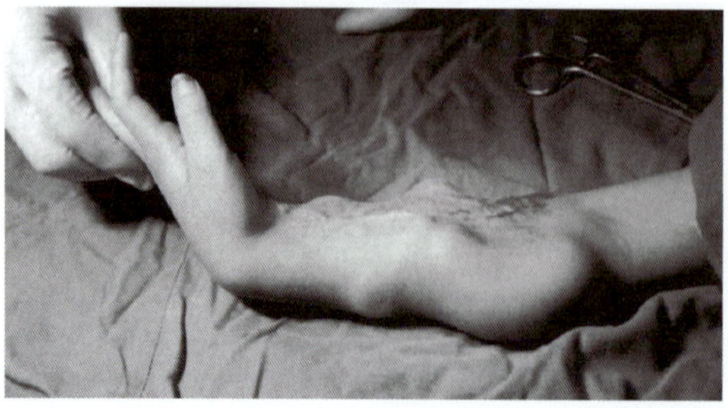
图 3-11-17 扩张器植入后

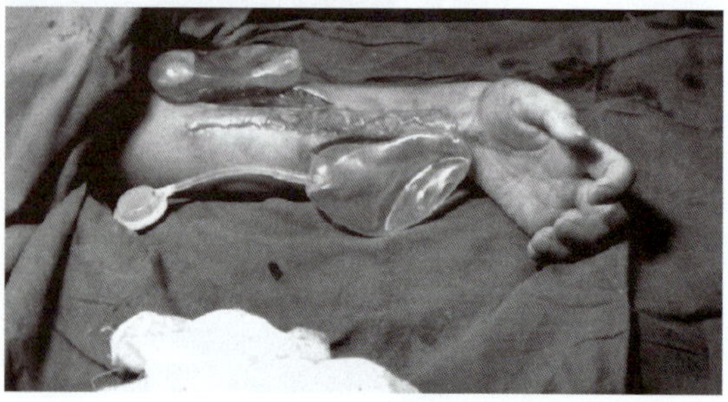
图 3-11-18 取出扩张器

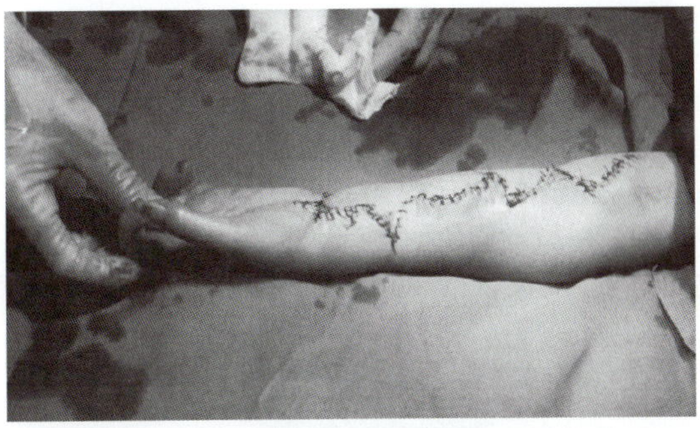

图 3-11-19 取出扩张器，同时行肌腱移位和肌腱延长

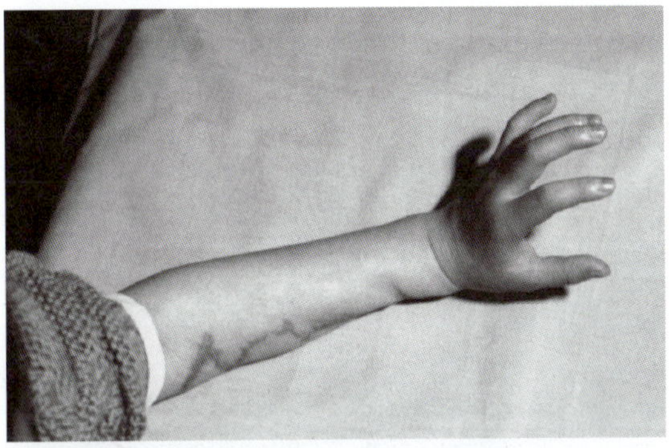

图 3-11-20 术后 3 个月

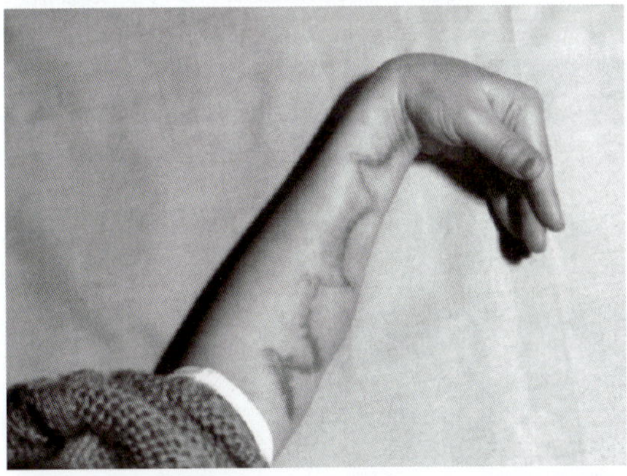

图 3-11-21 术后 3 个月

4. 改善截肢残端软组织条件，缓解和治疗残端痛
- 不必短缩骨残端
- 残肢长度不受影响
- 残端软组织耐磨性好，利于安放假肢
- 需两次手术

5. 同时修复肢体多部位皮肤软组织
- 对严重、广泛、散在的不稳定瘢痕，在短时间内可获得最大限度的外形和功能改善
- 要求被修复的瘢痕周围有正常皮肤组织（图 3-11-25 ～图 3-11-29）

6. 为先天手畸形治疗预构皮肤软组织
- 无须植皮或皮瓣手术
- 无供区损伤
- 重建的皮瓣质量较传统方法优良
- 需特形扩张器

7. 直接延长周围神经或血管
- 目前仍处于实验及小范围临床研究阶段，问题较多，机制尚在探讨阶段
- 神经缺损 2 ～ 3cm 者，临床病例已有成功者
- 动、静脉延长多数处于动物实验阶段，作者临床发现证实，经过扩张器扩张延长，血管并未发生闭塞
- 扩张器在该领域的应用前景广泛，尚需同仁们进一步研究开发

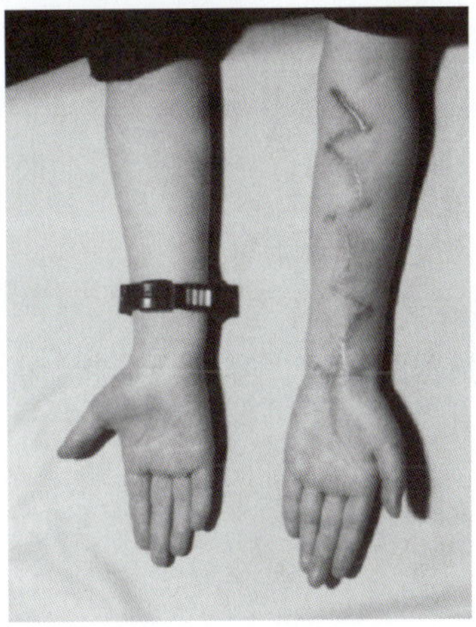

图 3-11-22 术后 3 个月

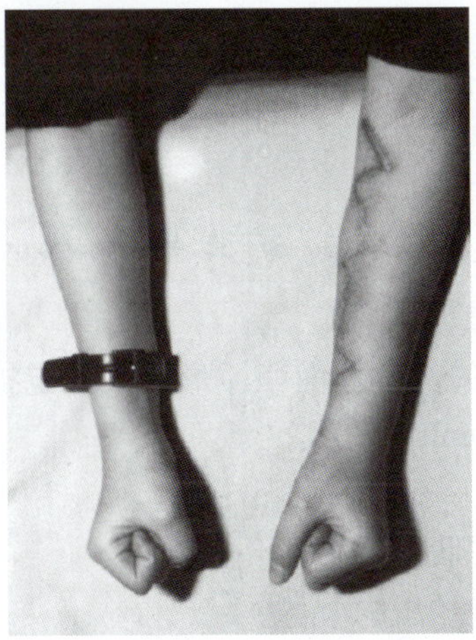

图 3-11-23 术后 3 个月

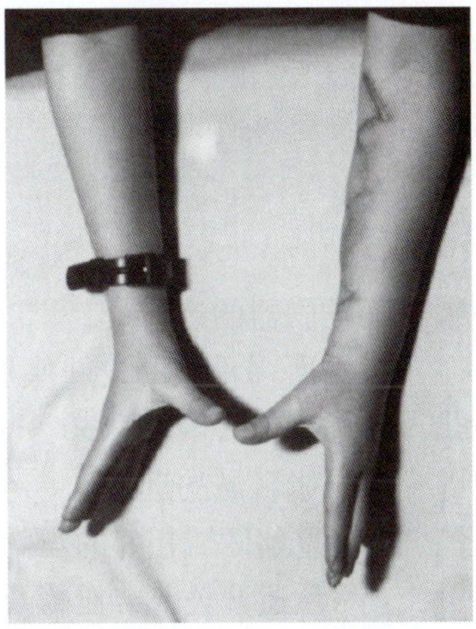

图 3-11-24 术后 3 个月

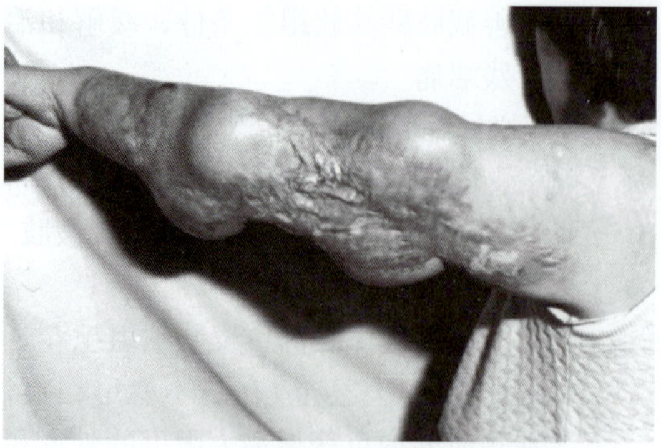

图 3-11-25 上肢广泛烧伤后瘢痕，多个扩张器植入

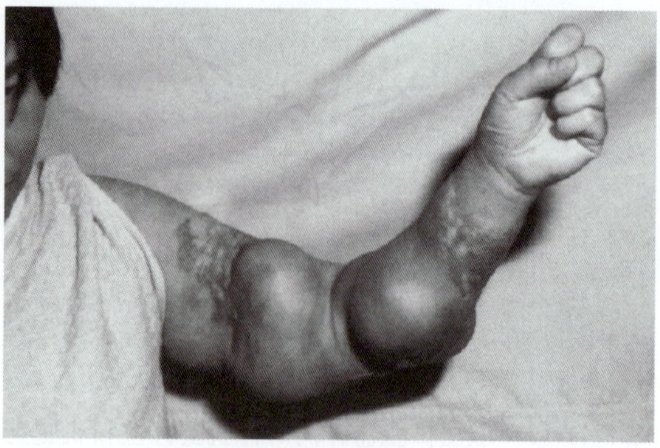

图 3-11-26 上肢广泛烧伤后瘢痕，多个扩张器植入

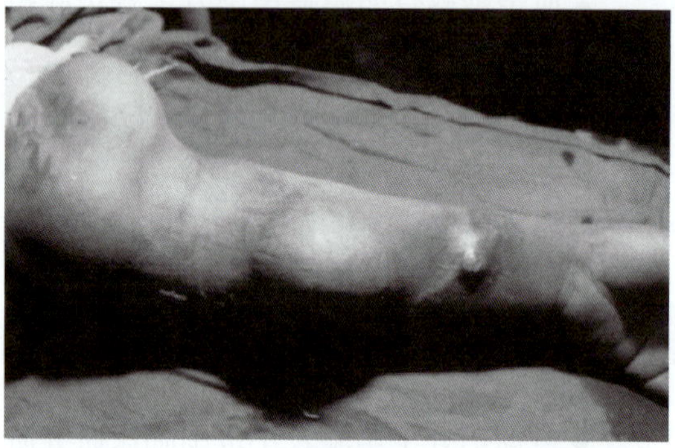

图 3-11-27 上肢广泛烧伤后瘢痕，多个扩张器植入

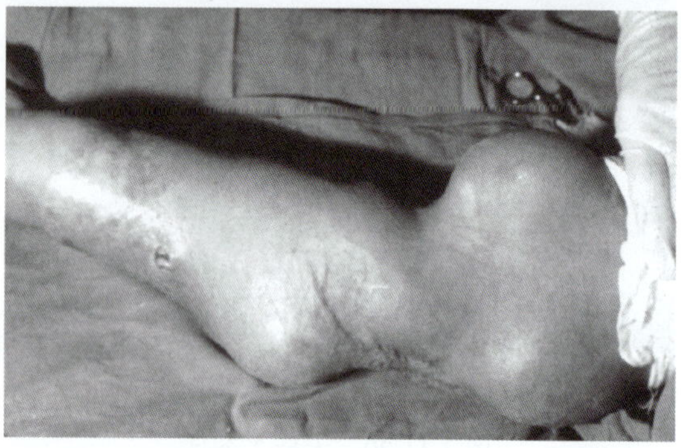

图 3-11-28 上肢广泛烧伤后瘢痕，多个扩张器植入

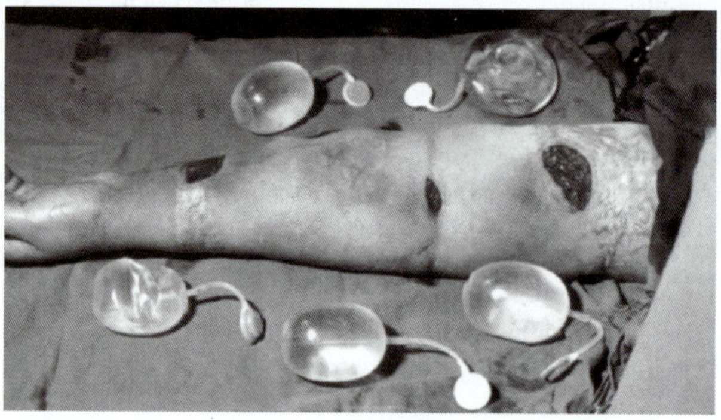

图 3-11-29 扩张器取出时

七、手术治疗过程

（一）扩张器植入

1. 扩张器的选择

根据所需重建的皮肤瘢痕的部位、面积、形状来确定扩张器的数目、容量、形状，小儿、手背、腕部多选用 30 ～ 40ml 扩张器。

2. 扩张区域的选择

- 与重建区域相邻的正常皮肤
- 尽量避开关节、血管及神经组织

3. 扩张器的埋入

- 检查扩张器的完整性
- 高压消毒
- 切口选在瘢痕边缘的正常皮肤
- 扩张器埋在深筋膜浅层（植入前先注入额定容量 10% 的生理盐水）
- 注水壶埋在皮下组织中
- 伤口放置引流装置 48 ～ 72 小时

（二）注　水

1. 上肢多选用 30ml、40ml、100ml、140ml 扩张器；1 ～ 5 个 / 例，一般 2 ～ 3 个 / 例；常用肾形、椭圆形。

2. 囊埋入术后 2 周拆线，再过 3 天左右开始注水（无菌生理盐水），根据局部反应及扩张皮肤血运情况决定每次注水量，一般持续 2 ～ 4 周，每次注水间隔 1 ～ 3 天。

3. 发生以下情况应立即停止注水或回抽一定量的盐水

- 周围神经受压症状明显
- 局部极度不适或胀痛难以忍受
- 扩张区域皮肤血液循环明显障碍
- 患手运动功能较注水前明显障碍
- 患手青紫、皮温明显下降

（三）扩张器的取出

1. 明确扩张皮肤的增加量。

2. 切除瘢痕组织，使扩张预构的皮瓣形成相应类型的皮瓣，覆盖残留创面。

3. 常选用的皮瓣类型有：局部旋转皮瓣、推进皮瓣、交叉互换皮瓣。

4. 闭合伤口前，进行相应的深部组织修复和重建

- 重建皮肤范围：因局部条件和扩张器数量、容量、形状而异，作者经验最大可达 $6 \times 18cm^2$（一个部位）
- 纤维囊壁适当松解，可增加皮瓣移动性，不必切除；如切除可引起出血，难以止血，并影响预构皮瓣血运

（四）深部组织修复和重建（与扩张器取出同时进行）

1. 肌腱粘连松解或移植。

2. 周围神经松解或移植。

3. 肌腱延长、移位。

4. 骨折复位或骨移植内固定。

5. 相关的周围血管手术。

6. 或用扩张器直接延长周围神经和血管，取出扩张器后，直接进行缝合或吻合。

八、并发症

1. 伤口感染：文献报道约 5%。

2. 血肿：约 6%，加强止血、术后加压包扎或应用适量的止血药物。

3. 扩张器外露：约 7%，作者近 50 例仅发生 2 例（2 囊）；缝线拆除过早、伤口愈合差、注水早期量太大等可引起。

4. 扩张器扩张不全：约 4%，作者约 10%，原因为前臂或手解剖区域较为狭小，为防止损伤血管神经损伤，用来容纳扩张囊的腔不可能充分分离，因此植入扩张器时很难将囊壁铺平。

5. 皮瓣坏死：4%，作者尚未发现，但有部分患者于二次手术取出扩张器后皮瓣血循环障碍，主要与皮瓣张力大和术后出血有关。

6. 硅橡胶反应：作者见一例，术后 48 小时突然扩张局部皮肤红、肿、热、痛，无全身症状，实验室检查无感染征象，抗感染治疗无效，于术后 72 小时取出扩张器，术后细菌学培养为阴性，伤口正常愈合（图 3-11-30、图 3-11-31）。

7. 周围神经压迫症状：多数于取出扩张器后消失，作者仅见一例桡神经皮支受压于术后半年症状仍不缓解。

8. 骨吸收：作者未见。

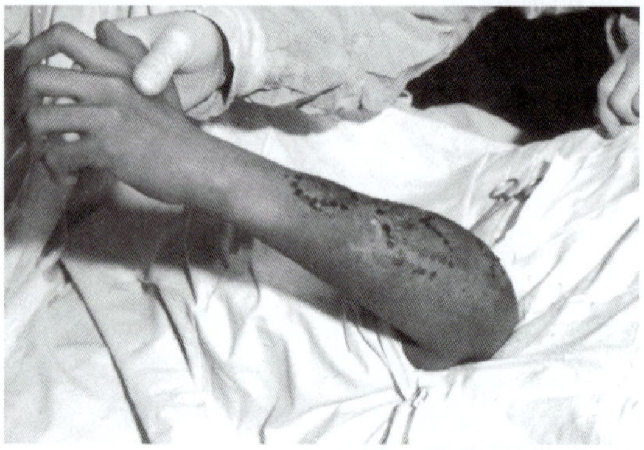

图 3-11-30 术后 48 小时突然扩张局部皮肤红、肿、热、痛，无全身症状

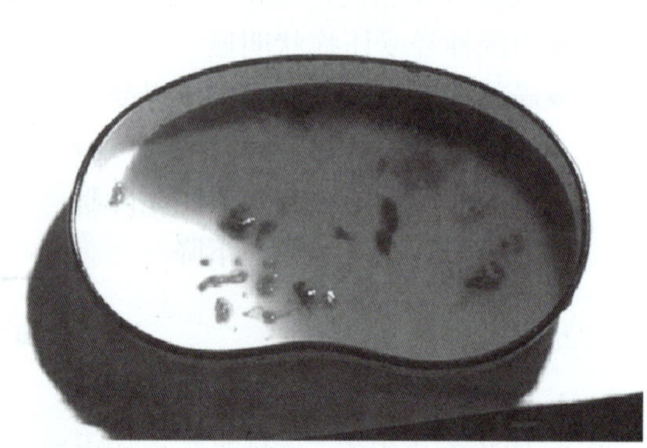

图 3-11-31 于术后 72 小时取出扩张器，术后细菌学培养为阴性

九、总 结

1. 皮肤软组织扩张术应用范围应从整形外科延伸到修复与重建外科，其前景广阔。
2. 该技术为修复与重建领域提供质量良好的皮肤软组织覆盖（如色泽、质地、感觉等）。
3. 大大缩短某些修复重建手术的手术间期，减少患者经济负担。
4. 免除供区损伤及传统方法带来的相关肢体继发损伤，减轻患者无谓痛苦。

（田 文）

12 产瘫及其后遗畸形

一、概　述

1. 臂丛神经损伤的认识首先从产瘫开始。

2. 1768 年 Smellie 首先报道难产引起的双肢体麻痹。

3. 1861、1875 年 Duchenne 、Erb 分别报道上干损伤。

4. Clumpke 报道下干损伤。

5. Elligmeller 报道全臂丛损伤。

6. 人口出生高峰的来临以及新生儿体重的增加，产瘫（分娩性臂丛神经损伤，obstetrical brachial plexus palsy）已成为临床常见病。国外发病率为 0.5‰ ~ 4‰，中国每年有 1000 万新生儿出生，每年将有上万名新生儿患此病。其治疗困难且致残严重。国内对此疾病一直缺乏详细研究，由于对其病理特点缺乏认识，目前对产瘫患儿仍采用等待观察，让其自行恢复，以至使许多可经早期手术治愈的患儿，丧失最佳手术时机，造成终生残疾。目前产瘫的诊治在国内外尚有许多问题没有解决。

7. 20 世纪 70 年代后期 Narrakas 就产瘫的手术指征、手术修复方法进行了描述。70 年代 Gilbert 重新对产瘫进行早期手术治疗。Tassin 和 Gilbert（1984）对产瘫进行了分类。Gilbert 和 Raimondi（1993）对肩、肘、手的功能提出了评定标准。Zancolli 和 Zancolli（1993）对产瘫的后遗畸形进行了详细研究。国内在 90 年代中后期开始进行较深入研究。目前国内尚无产瘫发病的流行病学调查。

二、病因及发病机制

1. 与产瘫相关因素

- 大体重、头位生：Zancolli 和 Zancolli（1993）报道的 512 例产瘫患儿，90% 在出生时体重多大于 4kg，平均 4.55 kg。Taggart 发现随着体重的增加，神经损伤越严重
- 产瘫在臀位产患儿，其损伤严重，且双侧损伤的发生率高。Gilbert 观察到其神经根节前撕脱发生率高，尤其是上干，且膈神经损伤概率高
- 应用产钳或吸引产史者
- 在国内第二胎发病率较高，特别是第二胎与第一胎间隔期长者

2. 产瘫不同于成人臂丛神经撕脱伤，伤力多为低速低能。

三、产瘫的分型

1. 关于产瘫的自行恢复情况，临床观察结果不一致。一部分学者观察到产瘫患儿预后良好，大部分能够自行恢复。1976 年 Bennet 报道 80% 的患儿恢复良好。其他学者 Hardy（1981），Jackson（1986）等也报道了相同的结果。另一些学者报道的结果则相反。1971 年 Sharrad 报道：至少 50% 的全臂丛损伤的产瘫患儿自行恢复不佳。Rossi 等随访 34 例患儿，其中有 12 例全臂丛或下干损伤患儿恢复不良。1978 年 Eng 详细观察了 135 例患儿的自行恢复情况，30% 的患儿存在严重恢复不佳，肩肘畸形即使行物理治疗也难以改善。上述两种截然相反的结果与所观察病例的臂神经损伤轻重不同有关。

2. 1976 年 Narakas 对 460 例患儿分析，发现全臂丛损伤患儿其肩关节功能很少能够恢复正常，但 90% 患儿的手功能恢复良好。1993 年 Zancolli 和 Zancolli 对 184 例患儿的观察，发现 82% 的 $C_{5、6}$ 损伤者在伤后 5 个月恢复了屈肘功能，当 C_7 也损伤时有一半不能恢复伸肘功能，伴有 C_8T_1 损伤者，20% 的手功能不能恢复，并提出手功能在 3 个月开始恢复其预后较好，在 6 个月尚未恢复者预后较差。Tassin 和 Gilbert（1983、1984）观察了 44 例产瘫患儿，14 例（32%）完全恢复，这些患儿的二头肌、三角肌功能在两个月内恢复；11 例（25%）肩关节恢复有用功能，但主动肩外旋功能恢复差；19 例（43%）远没有恢复功能，此类患儿肱二头肌功能恢复慢，多在生后 6 ~ 10 个月才开始恢复。在此基础上 Tassin 提出了产瘫的分型方法。

3. 产瘫的 Tassin 分型见下表

Tassin 分型	神经根损伤情况	神经根损伤的病理类型	临床表现
Ⅰ	$C_{5、6}$	Sunderland Ⅰ、Ⅱ型	肩肘功能障碍
Ⅱ	$C_{5、6、7}$	Sunderland Ⅱ、Ⅲ型	肩肘腕功能障碍
Ⅲ	$C_{5、6、7、8}$；T_1	$C_{5、6、7}$—— Sunderland Ⅲ、Ⅳ型 C_8，T_1—— Sunderland Ⅰ、Ⅱ型	患肢运动功能完全丧失
Ⅳ	$C_{5、6、7、8}$，T_1，Horner 症	$C_{5、6、7}$—— Sunderland Ⅳ、Ⅴ型 C_8，T_1—— 撕脱	患肢运动功能完全丧失伴 Horner 症

Tassin Ⅰ、Ⅱ型多可自行恢复；Tassin Ⅲ型下干可恢复，上中干需手术；Tassin Ⅳ型需手术。

该分型提示产瘫神经根损伤的顺序多为从上到下的损伤，随着伤力的增加与持续而逐渐由上而下发展，上中干的病理损伤常较下干重且多首先损伤。神经根损伤与 Sunderland 病理分型及预后相对应。

4. Sunderland 分型

- Ⅰ型：神经传导中断
- Ⅱ型：神经轴突断裂
- Ⅲ型：神经轴突及神经内膜断裂，束膜完整
- Ⅳ型：神经束膜断裂，但连续性存在
- Ⅴ型：神经干断裂

四、臂丛损伤的病理特点

1. $C_{5\sim7}$ 神经根多为椎孔外损伤。

2. C_8T_1 神经根多为撕脱。

3. 椎孔外总能找到可供利用的神经根。

五、产瘫的诊断

1. 临床查体。

2. 脊髓造影计算机断层扫描（computerized tomography myelography, CTM）——客观证据。

3. 根据病史及临床症状，产瘫的诊断并不困难。但需要与脑瘫、产伤所致锁骨骨折或肩关节脱位相鉴别。脑瘫的临床特点为肌张力高，而产瘫肌张力低。

4. 关键是要确定神经根损伤的性质及程度，尤其是哪一个神经根为撕脱，哪一个为节后损伤。对 Tassin Ⅱ、Ⅲ、Ⅳ型尤为重要。虽然通过 Tassin 分型可对神经根损伤轻重进行初步判定，但每一神经根实际损伤情况并非与该分型完全相符。另外，神经根椎孔内断裂的情况也不完全一样，有的可能为前后根撕脱，有的可能仅为神经前根断裂而后根仍然连续；椎孔外神经根断裂者，其椎孔内部分也仍然有可能同时部分或全部断裂。

5. Gilbert 认为脊髓造影是判定产瘫神经根撕脱伤的良好方法，其报道 79 例产瘫共 395 个神经根中有 3 个假阴性和 10 个假阳性。近年来 CTM 更多地应用于产瘫的诊断，特别是应用螺旋 CT 进行薄层、快速扫描以及三维重建技术可发现较小的假性硬膜囊肿，并认为 CTM 仍是诊断产瘫节前损伤的“金标准”。

6. 但是 2000 年 Chow 的报道结果认为 CTM 对神经根撕脱诊断的特异性较低但准确性较高。出现上述差异的原因主要与结果的判定标准不一致有关。CTM 和脊髓造影出现假性硬膜囊肿曾被认为是神经根撕脱的指标，但经深入的研究发现如果 CTM 上出现的假性囊肿内有神经根的充盈缺损存在，说明神经根在受到牵拉伤的过程中硬脊膜撕裂，但神经根可能没断裂。

7. 产瘫的诊断 MRI 的准确性难以确定。

8. 电生理诊断：SEP、SNAP、EMG。

分组	NAP	EMG	诊断	病理生理	处理
A	正常或近正常	正常肌电位 无自发电位	神经传导阻滞	神经暂时功能丧失	观察
B	(1) 正常侧的 50% 或以上	大量的再生电位	神经断裂（轻）	轴突断裂	观察
	(2) 消失或 50% 以下	再生电位较少	神经断裂（重）	神经干断裂	观察 修复
C	在一些患者中存在或消失	新生电位很少 大量纤颤电位 少量的新生电位	撕脱或断裂	节前或神经	观察 修复

六、产瘫的早期治疗原则

大部分产瘫患儿可自行恢复，预计恢复不佳者早期行神经修复。

七、手术时机及指征

1. 从理论上讲，神经根断裂或撕脱，手术越早疗效越好。

2. Gilbert 认为生后 3 ~ 6 个月肱二头肌无恢复可能。

3. Birch

- Tassin Ⅰ、Ⅱ、Ⅲ型，生后 3 个月肱二头肌、三角肌仍无恢复迹象，尤其是有电生理指标的证据
- 上干损伤同时伴有膈神经麻痹
- Tassin Ⅳ型无早期恢复迹象（3 个月内），电生理指标提示有多根神经根撕脱或断裂

八、产瘫早期手术治疗

1. 神经松解：传导性神经瘤松解的指征。

- Laurent：cMAP 波幅降低 >50% 切除，5% ~ 45% 松解
- Gilbert：除非神经瘤中有正常神经束

2. 神经瘤切除 + 神经修复

3. 目前的观点

- 神经瘤切除 + 神经移植

九、手术方法

1. 神经瘤切除 + 神经移植

- C_5 →上干后股
- C_6 →上干前股
- C_7 或 C_8 →内侧束
- 副神经→肩胛上神经

2. 神经束支移位

- 尺神经束支 – 肌皮神经
- 正中神经束支 – 桡神经
- 副神经 – 肩胛上神经

3. 产瘫最具有挑战性的是 Tassin Ⅳ型的治疗，椎孔外如能找到残留神经根应首先修复内侧束，恢复手内肌功能

- Gilbert 用 $C_{5、6、7}$ 的一根修复下干：手指屈指肌力 3 级以上达 73%，手内肌 3 级以上达 50%
- Raimondi 用 C_8T_1 残存的一个神经根修复下干，手功能恢复 3 级以上达 80%

十、产瘫后遗肩关节畸形的治疗

1. 肩关节内旋挛缩畸形是产瘫最常见的后遗畸形。

2. 发病机制主要是肌力恢复不平衡，肩胛下肌挛缩为主，同步电兴奋；少部分患儿系出生时肩关节脱位所致。

3. 肩关节内旋挛缩的诊断

内旋畸形导致的“索小费动作”，主动及被动肩外旋受限，被动肩外旋小于 30° ~ 40°，

甚至小于 0°。伴有肩关节下部挛缩者，被动及主动肩外展均受限，肩外展时在肩下部即大圆肌、背阔肌止点可触及挛缩变硬的腱性组织。伴有肩关节后部挛缩者，嘱患儿将患手主动置于健侧肩部，如不能完成此动作且伴有明显翼状肩胛者，则是肩关节后关节囊挛缩的证据。

4. 肩关节病理演变的过程，肩关节骨性病理改变的分型，近年来国外逐渐重视

- Pearl 通过关节造影进行分型
  - ◎ Ⅰ型：盂变平
  - ◎ Ⅱ型：盂双窝
  - ◎ Ⅲ型：假盂
- Water PM 将关节盂改变分为 7 型
  - ◎ Ⅰ型：关节盂正常（后倾角 <5°）
  - ◎ Ⅱ型：与健侧比 >5°，无半脱位
  - ◎ Ⅲ型：关节盂中度变形，半脱位小于 35%
  - ◎ Ⅳ型：严重变形，假盂形成
  - ◎ Ⅴ型：头盂严重变平，全脱位
  - ◎ Ⅵ型：婴儿期即脱位
  - ◎ Ⅶ型：肱骨近端骨骺早闭

5. 肩关节内旋挛缩的治疗

- 肩胛下肌剥离术
- 肩关节前路松解术

（以上两项）适用于单纯软组织挛缩者，或伴有盂肱关节轻度畸形。

- 肱骨外旋截骨术　适用于盂肱关节骨性畸形明显、头盂不对称且年龄大于 5 岁者。
- 关节盂截骨　适用于盂肱关节有明显骨性畸形者，在软组织松解的基础上，同时可行关节盂后路截骨，以改善盂肱关节的包容及对合。

（王树锋）

13 肌腱损伤

一、肌腱的基础知识

1. 肌腱修复的历史回顾

- 公元 2 世纪　Galen 报道缝合肌腱会导致疼痛、痉挛
- 公元 10 世纪　Avicenna 首次报道了修复肌腱的手术方法
- 1716 年　Hunter 首次进行肌腱愈合的研究
- 1752 年　Haller 证明肌腱不同于神经，施行肌腱吻合获得满意疗效
- 1918 年　手外科的奠基人 Bunnell 阐述了手部解剖、生理特点及各种组织的处理原则

2. 屈肌腱的血液供应来源（图 3-13-1）

- 前臂肌腱肌腹交界处的纵形血管
- 腱周组织中的血管
- 腕管内腱系膜、滑囊内的血管
- 手掌掌深弓的血管分支
- 滑膜鞘返折处、PA 滑车的血管分支
- 指动脉鞘管内分支（腱纽）
- 腱止点处的骨膜血管

3. 屈肌腱内血管分布特点

- 节段性
- 偏向性：肌腱背侧血管分布多
- 不均匀性：指浅屈肌腱分叉处、A1、A2 滑车处肌腱内血管分布少

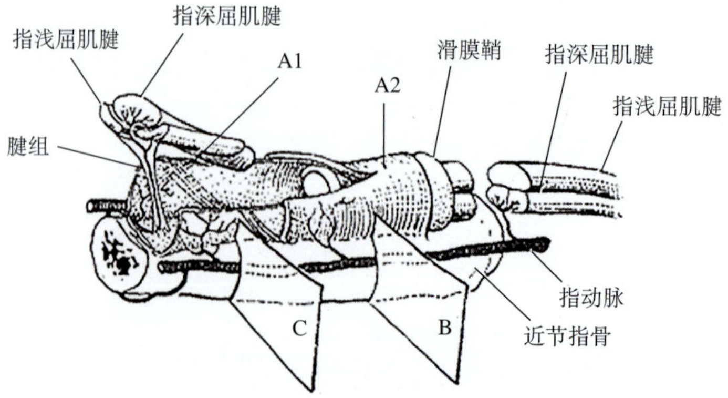

图 3-13-1　屈肌腱的血液供应来源

4. 鞘内屈肌腱的滑液营养

- 1887 年 Berkenbusch 首次提出滑液扩散的概念
- 20 世纪 60 年代提出滑液扩散是肌腱营养的重要来源

5. 屈肌腱血液供应与滑液扩散的关系

- 两者同时存在，互相补充
- 肌腱中心——血液供应
- 肌腱表面——滑液扩散

6. 鞘内屈肌腱愈合

- 外源性愈合机制：肌腱愈合必须依靠来源于周围结缔组织形成的粘连而达到愈合周围血管长入；成纤维细胞迁移到肌腱断端，分泌胶原合成胶原纤维并再塑形
- 内源性愈合机制：肌腱本身具有愈合能力；不需要外界的粘连可以达到肌腱愈合

7. 指屈肌腱的分区（图 3-13-2）

- Ⅰ区　从指深屈肌腱止点到中节指骨中部
- Ⅱ区　从中节指骨中部到远侧掌横纹（指纤维鞘起始部）
- Ⅲ区　从远侧掌横纹到腕横韧带远侧缘
- Ⅳ区　腕管内
- Ⅴ区　从腕横韧带近侧缘到腱腹交界处

拇长屈肌腱的分区：

- Ⅰ区　从拇长屈肌腱止点到近节指骨中部
- Ⅱ区　从近节指骨中部到掌指关节近侧
- Ⅲ区　从掌指关节近侧到腕横韧带远侧缘
- Ⅳ区　腕管内
- Ⅴ区　从腕横韧带近侧缘到腱腹交界处

8. 指屈肌腱鞘管结构（图 3-13-3）

鞘管支持带系统（滑车系统）：

- 环形滑车：A1、A2、A3、A4、A5
- 交叉滑车：C1、C2、C3

9. 腱鞘滑膜系统：起始于掌骨颈水平，终于远侧指间关节；分成脏、壁两层，内衬于腱鞘

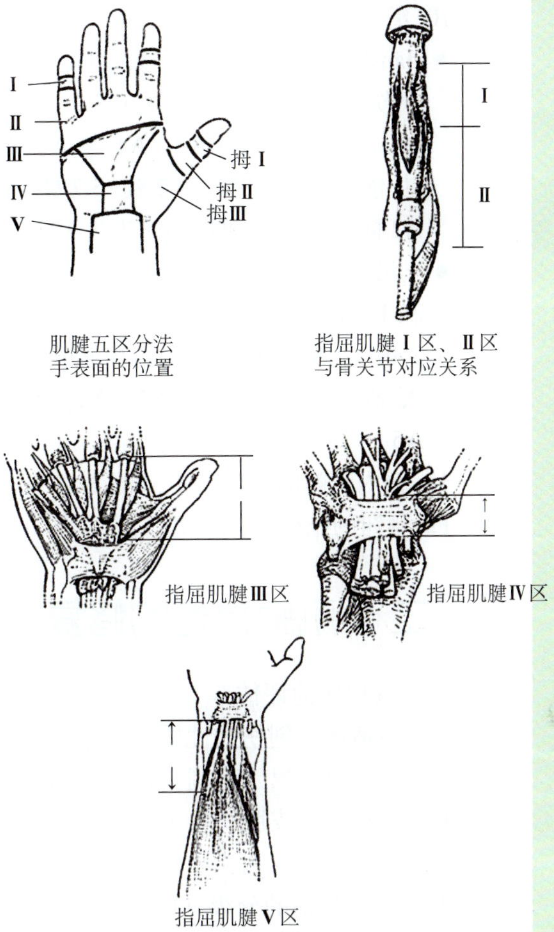

图 3-13-2　指屈肌腱的分区

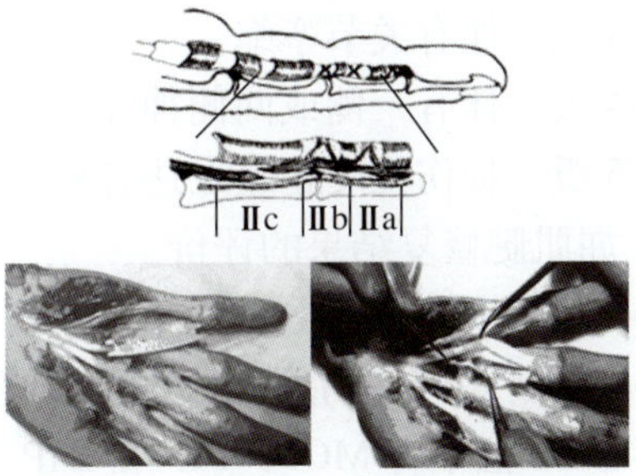

图 3-13-3　指屈肌腱鞘管结构

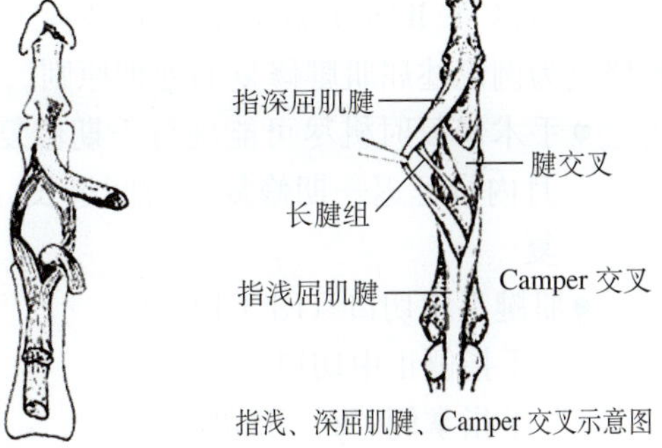

图 3-13-4　鞘内肌腱的解剖特点

10. 滑车对屈指功能的影响

- Manske（1983）研究结果：PA、A1、A2 分别损伤时，屈指功能丧失 0.8%、1.0%、1.6%；PA 与 A1、PA 与 A2、A1 与 A2 损伤，屈指功能丧失 2.8%、3.2%、5.7 %；PA、A1 和 A2 同时损伤，屈指功能丧失 12.6%
- 王洛夫（1999）研究结果：分别切除 A1、A2 和 PA 滑车，屈曲功能丧失 2.99%、9.56%、2.40%；环状滑车对屈指功能的影响顺序（从大到小）依次为：A2、A4、A3、A1、PA、A5

11. 鞘内肌腱的解剖特点（图 3-13-4）

12. 腱纽的结构（图 3-13-5）

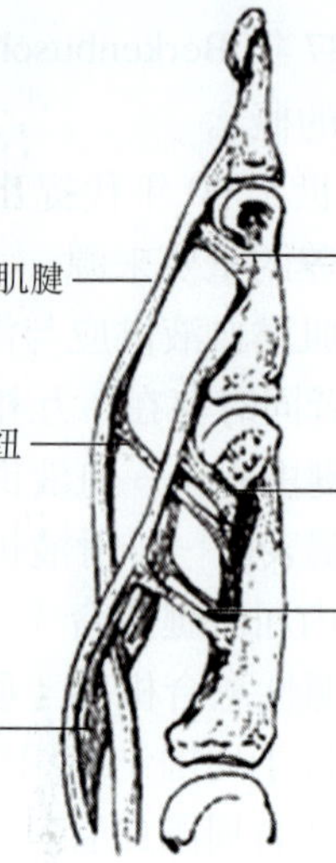

图 3-13-5 腱纽的结构

二、肌腱损伤的修复原则

1. 肌腱损伤的评估

- 一般情况：创伤的性质和过程
- 肌腱情况：累及范围、损伤时间等
- 合并损伤：皮肤、骨关节、神经、血管及其他手指损伤等
- 患者情况：性别、年龄、并发症等

2. 屈肌腱损伤的分级（Boyer）

- 1 级 仅有肌腱损伤
- 2 级 肌腱和皮肤软组织损伤
- 3 级 伴有关节挛缩
- 4 级 伴有一侧或两侧神经血管束的损伤
- 5 级 损伤程度超过上述各种情况或多指损伤

3. 屈肌腱修复结果的评价

- Littler（1947）最大屈曲角度法
- Boyer（1950）指腹到远侧掌横纹法
- TAM 法：将 MCP、PIP 和 DIP 三个关节最大屈曲角度之和减去上述三个关节伸直障碍角度之和的差值

4. 屈肌腱修复的处理原则

鞘管区（Ⅱ区）屈肌腱修复是各区中最复杂、困难的。以下以鞘管区（Ⅱ区）屈肌腱修复为例论述屈肌腱修复的处理原则。

- 手术修复时机尽可能施行一期修复（伤后 24 小时内）；条件不允许时，应争取 1 个月内行延迟一期修复。时间过长、肌腱缺损或局部、全身条件较差时，可行二期修复
- 肌腱手术切口（图 3-13-6）
  - ◎ 手指侧正中切口
  - ◎ 手指掌侧“Z”形切口
  - ◎ 手掌及前臂弧形切口

●肌腱缝合方法的要求

◎ 提供较强的抗张力，防止腱断端“间隙”形成

◎ 减少对肌腱血液供应的干扰及对肌腱愈合过程的影响

◎ 减少对肌腱的创伤，减少粘连

◎ 吻合处要平滑，有利于肌腱滑动

◎ 方法要简便、易行、可靠

●常用肌腱缝合方法（图 3-13-7）

端 - 端缝合法、“8”字缝合法、改良 Kessler 缝合法、Kleinert 缝合法、津下套圈缝合法、编织缝合法等。

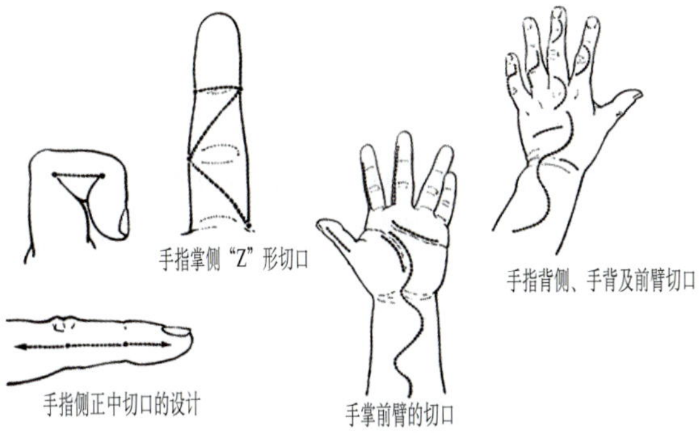

图 3-13-6　肌腱手术切口

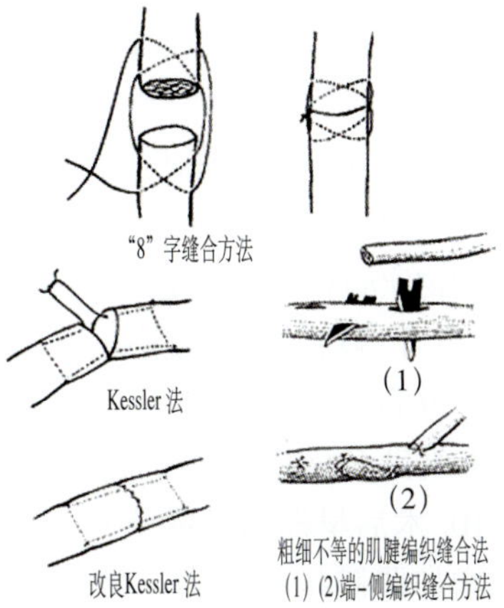

图 3-13-7　常用肌腱缝合方法

●腱鞘的处理

尽可能保留鞘管的完整性；外源性愈合机制主张切除腱鞘；内源性愈合机制的发展要求尽可能保留鞘管的完整性；鞘管破坏严重，要尽可能保留 A2、A4 滑车；鞘管的重建问题。

●指浅屈肌腱的处理

早期主张切除指浅屈肌腱，只保留指深屈肌腱。近来认为指浅屈肌腱结构与腱纽有联系；维持关节的单独活动，提高握力；避免近侧指间关节过伸畸形，因此主张保留指浅屈肌腱。

●鞘管区肌腱术后处理：传统术后石膏制动 3 ～ 4 周，早期活动

5. 指屈肌腱滑车缺损临床表现（图 3-13-8）

●屈指时指屈肌腱绷起于皮下，肌腱与指骨间的距离加大

●指间关节屈曲不充分，主动屈曲活动度小于被动活动度

●约束屈肌腱的 A2 ～ A4 部位时，手指屈曲及伸直可明显改善

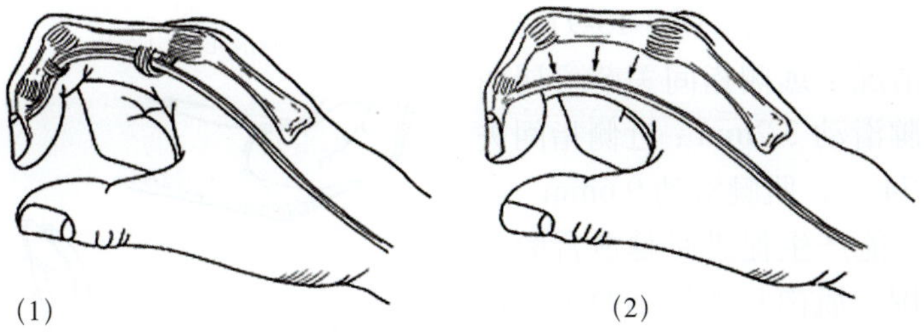

屈指腱鞘的滑车的作用

图 3-13-8　指屈肌腱滑车缺损临床表现

（引自：韦加宁手外科手术图谱. 人民卫生出版社，2003.）

6. 滑车重建的手术要求

- 严格掌握适应证，避免造成重建滑车与屈肌腱相互粘连，影响肌腱滑动
- 重建滑车的手指局部皮肤条件、术前关节被动活动要好
- 重建滑车应首选 A2 和 A4 滑车，一般只能重建一个滑车
- 重建滑车的松紧度很重要，既不能过紧，影响肌腱滑动；又不能过松，不起滑车作用
- 重建滑车后不可能早期活动，难免造成新的屈肌腱粘连，需要术后一段时间的康复治疗
- 术前应向患者交代清楚；肌腱与滑车同时缺损，一期可同时进行肌腱移植和滑车重建

7. 滑车重建的方法

- 指浅屈肌腱重建滑车法
- 游离肌腱移植重建滑车法
- 游离肌腱移植环绕指骨重建滑车法

8. 术后早期活动的理论基础

- 内源性愈合机制的建立

动物实验和人体测定结果（Urbaniak 1974）：正常被动屈伸指：200 ～ 300g；抗轻度阻力主动屈指：小于 800g；抗中度阻力主动屈指：达到 1500g；吻合口张力维持在 900g 以下是安全的。

9. 缝合方法的改进

- 改良 Kessler 法：周边无创线缝合可增加张力 3.77 倍

10. 术后早期活动的优点

增加肌腱抗张能力，减少粘连，改善滑动功能；减少修复部位的膨大；刺激胶原的成熟和瘢痕的再塑形，促进肌腱愈合机械作用，阻止鞘外细胞的长入，应力作用诱导腱细胞和束膜细胞的分化，制止炎症细胞侵入，增加内源性愈合机制的作用。

11. 术后早期活动的方法

- 控制性被动活动法（Duran 和 Harman 1975）：背侧支具限制主动过伸，允许远、近指间关节被动屈伸肌腱滑动 3 ～ 5mm
- Kleinert 法（1966）：背侧支具维持屈腕位；修复肌腱的手指用一根橡皮筋从指尖到腕掌侧维持手指屈曲位；允许患者在一定范围内主动伸指；再靠橡皮筋的弹力使手指回到屈曲位
- Kleinert 法与控制性被动活动法相结合法（Young 和 Horman）

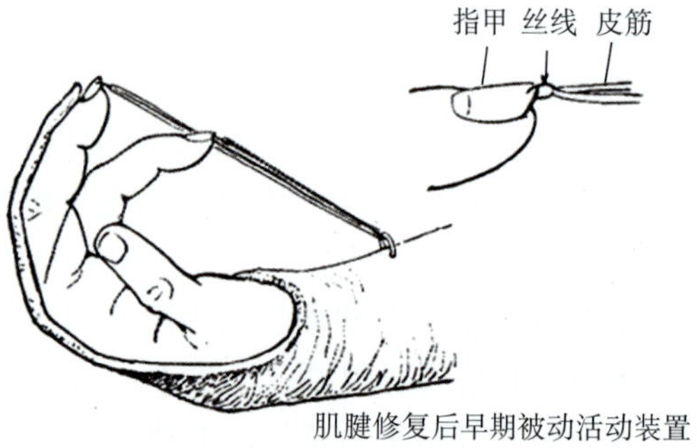

图 3-13-9 Kleinert 支具的特点

12. Kleinert 支具的特点（图 3-13-9）

- 肌腱滑动情况：远侧指间关节可屈曲 33°，肌腱滑动 3.2mm；近侧指间关节可屈曲 74°，肌腱滑动 9.6mm
- 局限性：不能产生促进肌腱愈合的有效滑动范围，肌肉只能被动收缩；远侧指间关节活动范围过小；易造成近侧指间关节屈曲挛缩

13. Kleinert 支具改进方法（图 3-13.10）

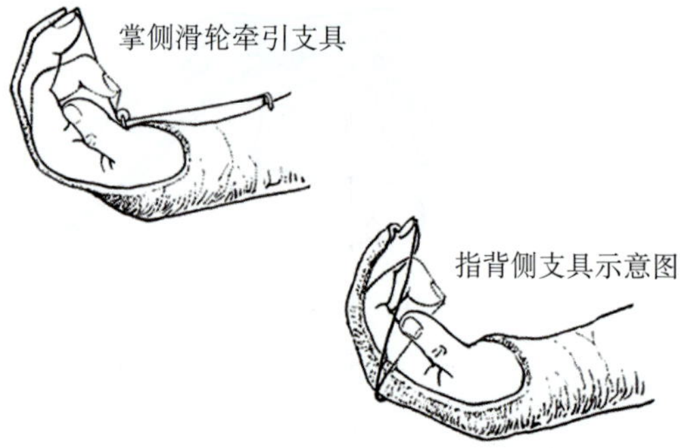

图 3-13-10 Kleinert 支具的改进方法

- 掌侧增加滑车装置
- 腕部附着点改在腕背侧
- 腕关节改为中立位

14. 术后早期活动的并发症

- 肌腱断裂：发生率 3% ~ 18%
- 伤口感染
- 手指肿胀；敷料过少
- 指间关节屈曲挛缩

15. 术后早期活动的注意事项

术后 24 小时开始活动，直至术后 8 周。

- 必须由专业医师指导活动，最好由手术医师本人指导活动
- 10 岁以下儿童不宜术后早期活动
- 操作之前必须向患者交代早期活动的风险
- 中环小指指深屈肌腱同一肌腹，活动时应同时进行，以减少肌腱滑动阻力

16. 儿童肌腱损伤的诊断

- 伤口的部位
- 手指活动情况
- 静态时伤指的姿势

17. 肌腱断端的寻找方法

损伤时姿势（握拳）；肌腱回缩多少与断裂的部位有关；被动屈曲腕关节、掌指关节

三、屈肌腱损伤的修复

（一）新鲜屈肌腱损伤的修复

1. Ⅰ区指屈肌腱损伤的修复

- 肌腱前移术：断裂处距止点在 1cm 或以内或指深屈肌腱和拇长屈肌腱从止点处撕脱，末节指骨未骨折者。肌腱前移的距离不能过多，避免手指屈曲挛缩；肌腱止点固定要牢靠，防止肌腱从止点处断裂；重建止点时尽可能不造成局部过多的损伤，以免使远侧指间关节囊损伤，造成关节粘连或屈曲畸形
- 肌腱端端缝合术：断裂处距止点在 1 cm 以上者

2. Ⅱ区指屈肌腱损伤的修复

肌腱端端缝合术：清创后作延长切口；根据腱鞘创口和肌腱损伤水平决定腱鞘切开暴露方式。注意保护重要滑车，如 A1、A2 和 A4。如影响肌腱滑动，特别是缝接处的肌腱滑动，可将部分腱鞘切除；通过屈指或屈腕寻找肌腱近端，牵出后用针头固定，以利于减张与远端肌腱缝合。必要时手掌或前臂作切口寻找肌腱近端；切除指浅屈肌腱保留浅腱止点，一般不主张与肌腱同水平同时修复；术中止血，缝合皮肤。术后屈腕屈掌指关节伸指间关节制动；应用保护性支具进行早期功能锻炼。

3. Ⅲ区指屈肌腱损伤的修复

此区指浅、深屈肌腱同时损伤或单独损伤都应一期修复，拇长屈肌腱损伤应一期修复，采用肌腱端端缝合术 。

4. Ⅳ区指屈肌腱损伤的修复

此区指浅、深屈肌腱和正中神经同时通过狭窄的腕管，为了避免肌腱断端的相互粘连，断裂的肌腱不宜全部缝合。单纯指浅屈肌腱损伤，应一期修复；指浅、深屈肌腱同时损伤，应只修复指深屈肌腱，切除指浅屈肌腱。注意辨别肌腱与正中神经，以免肌腱与正中神经错接。

5. Ⅴ区指屈肌腱损伤的修复

此区肌腱被覆有丰富的腱周组织。此区指浅、深肌腱损伤，均应一期修复。

（二）陈旧性指屈肌腱损伤

指屈肌腱缺损而无法一期修复，或因某些原因未行一期修复，以及一期修复失败者均为陈旧性指屈肌腱损伤。

开放性损伤需软组织完全愈合后，方可行二期修复；一期修复失败后，或曾发生感染，至少要5个月以上，待软组织的瘢痕软化后，再行二期修复；如有骨折或骨折畸形愈合，需先处理骨折或矫正骨折畸形，再行肌腱手术；如肌腱修复部位有瘢痕组织覆盖，或皮肤有挛缩，则应先改善皮肤覆盖条件（皮瓣、皮肤松解），再行肌腱手术。关节僵硬或关节活动受限，应先行理疗、支具牵引，关节条件改善后，再行肌腱手术。

1. Ⅰ区指屈肌腱损伤的修复

- 肌腱缝合术：指深屈肌腱损伤后回缩不多，且断裂处距止点在1cm以上者
- 肌腱前移术：指深屈肌腱损伤后回缩不多，且断裂处距止点在1cm以内不可直接缝合者
- 远侧指间关节融合术：指深屈肌腱损伤后回缩较多或缺损，指浅屈肌腱功能正常，远侧指间关节被动活动不良，或关节已损伤者
- 肌腱固定术：指深屈肌腱损伤后回缩较多或缺损，不可直接缝合，断裂处距止点在1cm以上，且指浅屈肌腱完整者
- 肌腱移植术：指深屈肌腱损伤后回缩较多或缺损，不可直接缝合，断裂处距止点在1 cm以上者，远、近侧指间关节被动活动正常，手指皮肤条件好者

2. Ⅱ区指屈肌腱损伤的修复

- 单一指浅屈肌腱损伤：不必修复
- 单一指深屈肌腱损伤：同Ⅰ区指屈肌腱损伤的修复
- 指浅、深屈肌腱同时损伤，且不能直接缝合：游离肌腱移植重建指深屈肌腱的功能

3. Ⅲ区指屈肌腱损伤的修复

- 单一指浅屈肌腱损伤：不必修复
- 指浅、深屈肌腱同时损伤：伤后时间较短，肌腱回缩不多，直接缝合指浅、深屈肌腱；伤后时间较长，肌腱回缩较多，游离肌腱移植重建指深屈肌腱的功能

4. Ⅳ区指屈肌腱损伤的修复

肌腱缺损，行肌腱移植术，只需修复指深屈肌腱和拇长屈肌腱；游离肌腱移植时应将肌腱缝接点置于Ⅲ区或Ⅴ区内，减少缝合部在腕管内的粘连。肌腱缝合处，鞘管壁不需修复，以免造成粘连。

5. Ⅴ区指屈肌腱损伤的修复

- 断裂的肌腱无缺损时：直接缝合
- 断裂的肌腱缺损且肌腱断裂不在一个水平时：将指浅屈肌腱和指深屈肌腱交叉移位缝合。拇长屈肌腱可行肌腱延长术

6. 儿童屈肌腱损伤的处理

肌腱纤细，缝合难度大，应特别注意；尽可能一期修复，如条件不允许可行二期修

复；患儿术后不配合，避免早期活动，采用石膏制动；小儿肌腱手在发育情况，应选择 5 ~ 6 岁以后手术。

四、伸指肌腱损伤的处理

（一）伸指肌腱分区

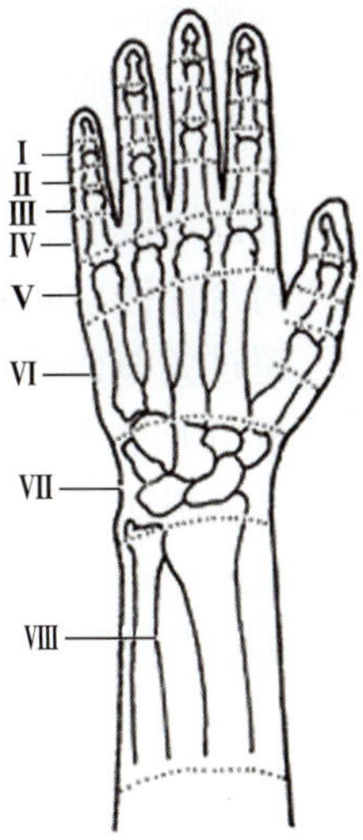

图 3-13-11　伸指肌腱分区（八区法）

八区法：（图 3-13-11）

五区法：（图 3-13-12）

Ⅰ区：从远节指骨基底伸指肌腱止点到中节指骨中远 1/3 处

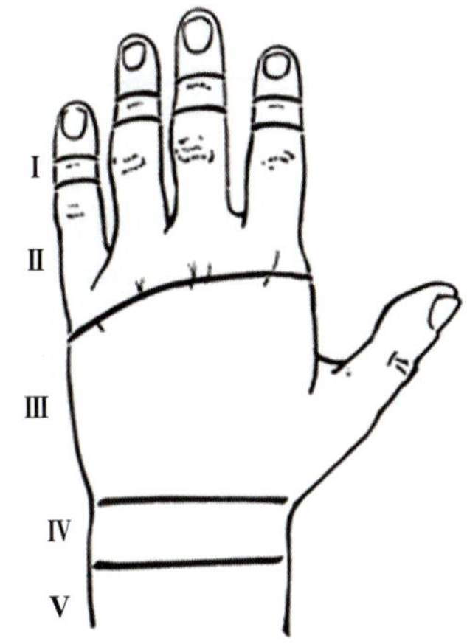

伸指肌腱分区示意图

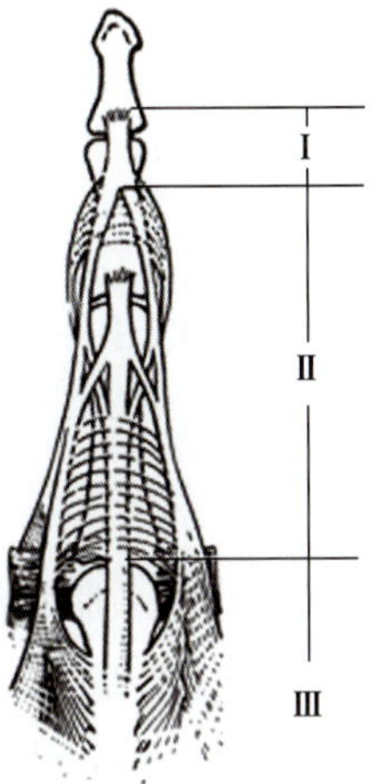

伸指肌腱分Ⅰ、Ⅱ区示意图

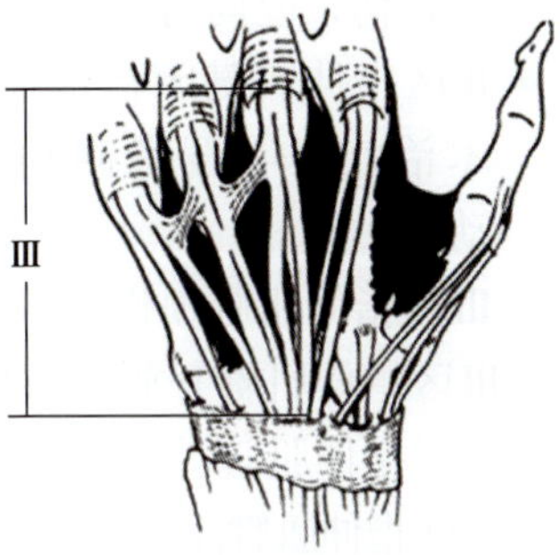

伸指肌腱Ⅲ区示意图

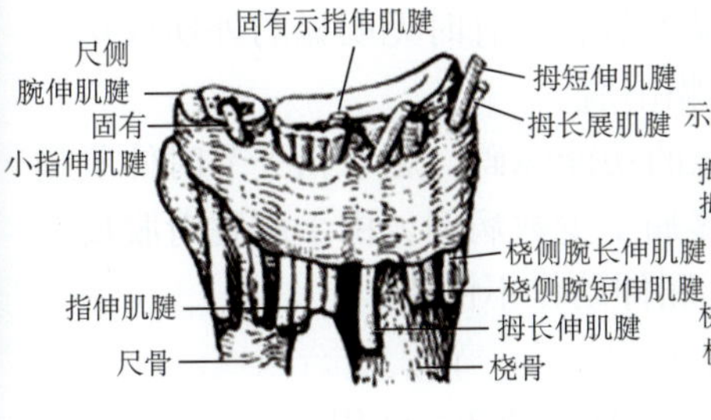

伸指肌腱Ⅳ区示意图

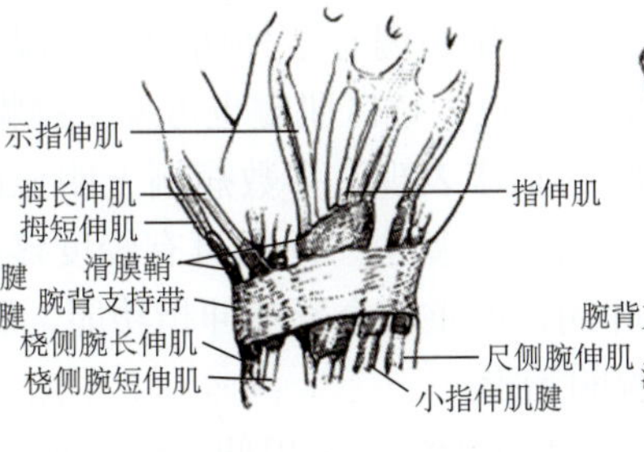

伸指肌腱被有腱周组织的部位

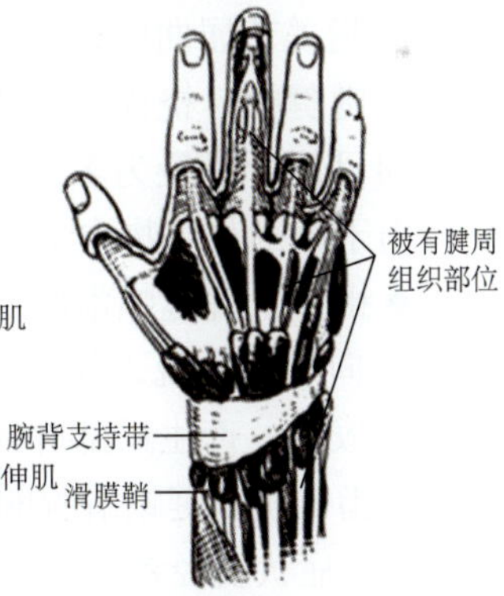

腕背滑膜鞘和纤维鞘管

图 3-13-12　伸指肌腱分区（五区法）

Ⅱ区：从中节指骨中远 1/3 处到近节指骨近端

Ⅲ区：从近节指骨近端到腕背支持带远侧缘

Ⅳ区：腕背支持带鞘管内部分

（二）新鲜指伸肌腱损伤

1. Ⅰ区指伸肌腱损伤的修复（图 3-13-13）

- 开放性指伸肌腱损伤应一期修复：锤状指畸形，伴有撕脱骨折超过关节面 1/3，且

远侧指间关节半脱位者。可行手术治疗——撕脱骨片切开复位，伸肌腱修复术

- 闭合性锤状指，不伴有撕脱骨折者；闭合性锤状指畸形，伴有撕脱骨折不超过关节面的 1/3 且未有移位者：可采用非手术治疗——石膏制动（包括支具制动）

2. Ⅱ区指伸肌腱损伤的修复

- Ⅱ区指伸肌腱开放性损伤均采用手术治疗——肌腱缝合术
- 注意中央腱束和两侧侧腱束断裂情况，避免漏诊
- Ⅱ区指伸肌腱开放性损伤常伴有关节囊损伤，应同时修复
- Ⅱ区指伸肌腱闭合性损伤可采用非手术治疗——石膏制动（包括支具制动）

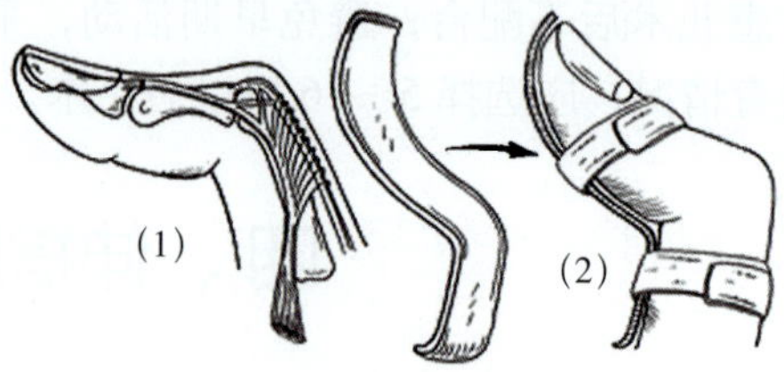

伸肌腱止点切割性损伤的缝合术

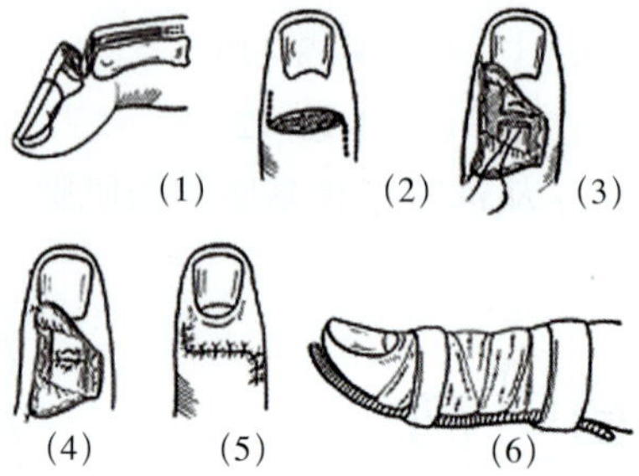

图 3-13-13　Ⅰ区指伸肌腱损伤的修复（引自：韦加宁手外科手术图谱，人民卫生出版社，2003.）

3. Ⅲ区指伸肌腱损伤的修复

- Ⅲ区指伸肌腱开放性损伤均采用手术治疗——肌腱缝合
- 注意指伸肌腱腱帽的损伤，应同时修复，避免术后腱帽滑脱
- Ⅲ区指伸肌腱闭合性损伤——腱帽滑脱

4. 指伸肌腱腱帽滑脱

掌指关节屈曲时，掌指关节背侧，中、环、小指伸指肌腱略向尺侧偏斜。掌指关节处的伸肌腱腱帽，桡侧较尺侧松弛。伸肌腱腱帽容易在此处滑脱，以中、环、小指，特别是环指向尺侧滑脱最为多见。常见病因有：外伤和类风湿关节炎。有时无明显的外伤或疾病史，由于解剖与生物力学的特点，该区肌腱也可发生腱帽滑脱。

- 指伸肌腱腱帽滑脱的临床表现：多数病例无明显的功能障碍，屈掌指关节时伸肌腱向尺侧滑脱，伸指时又可复位。局部可有轻度疼痛；少数病例，由于肌腱滑脱反复发作，产生局部肿痛，严重者会影响伸指功能，屈伸动作不协调
- 指伸肌腱腱帽滑脱的治疗
  - ◎ 症状较轻者，可行保守治疗。采用伸指位石膏或支具制动 3 ～ 4 周
  - ◎ 症状较重者，需行腱帽修复术
  - ◎ 损伤腱帽缝合术（新鲜腱帽锐器伤）
  - ◎ 腱帽重叠缝合术（指伸肌腱腱帽尺侧挛缩而桡侧松弛者）
  - ◎ 指伸肌腱腱帽滑脱修复术（腱帽桡侧组织已撕破或菲薄，局部组织不能利用者）WHEELDON 法；CARROLL 法；McCoy 法

5. Ⅳ区指伸肌腱损伤的修复

Ⅳ区指伸肌腱开放性损伤均采用手术治疗——肌腱缝合，注意损伤水平在腕纤维鞘内，鞘内空间狭窄，吻合口附近的纤维鞘管应部分切除，以减少肌腱粘连和嵌顿。

6. Ⅴ区指伸肌腱损伤的修复

Ⅴ区指伸肌腱腱性部分的损伤应采用一期肌腱缝合术。

Ⅴ区指伸肌腱腱腹交界部分的损伤，肌腱与肌腹不宜直接缝合者，应采用肌腱移位术。

（三）陈旧性指伸肌腱损伤

指伸肌腱缺损而无法一期修复，或因某些原因未行一期修复，以及一期修复失败者均为陈旧性指伸肌腱损伤。由于指伸肌腱解剖结构的复杂性，二期修复较为困难。如掌指关节和指间关节的背侧腱帽、中央束与侧腱束之间的连接束等。二期修复包括肌腱移植术和肌腱移位术。

1. Ⅰ区指伸肌腱损伤的修复

- 远侧指间关节无损伤或创伤性关节炎，关节活动正常者，可采用肌腱重叠缝合术
- 远侧指间关节无损伤或创伤性关节炎，关节活动正常，但断裂肌腱部位无可利用的组织行肌腱重叠缝合者，可采用侧腱束移位术
- 远侧指间关节有损伤或合并创伤性关节炎，关节活动不正常，或年龄偏大者，可采用远侧指间关节融合术

2. Ⅱ区指伸肌腱损伤的修复

- 损伤时间短，单纯中央腱束损伤且缺损不多，被动伸指时两侧腱束仍可滑回手指背侧者，可采用中央腱束修复术
- 损伤时间短，单纯中央腱束损伤且缺损超过 0.5cm，被动伸指时两侧腱束仍可滑回到手指背侧者，可采用中央腱束翻转肌腱瓣修复中央腱束术或肌腱修补术
- 两侧腱束轻度短缩，但近、远侧指间关节被动活动正常者，可采用侧腱束交叉缝合术
- 侧腱束已有滑脱并挛缩，限制了近侧指间关节主、被动伸直者，可采用 Matev 修复法
- 侧腱束已有挛缩，指间关节活动受限者，可采用 Litter-Eaton 修复法
- 侧腱损伤已不能利用者，可采用游离肌腱移植修复法（Fowler 法）
- 如指背伤畸形者，采用伸指肌腱止点切断术（Snow 法）

3. Ⅲ区指伸肌腱损伤的修复

- 损伤时间短，肌腱回缩缺损较少者，可采用肌腱缝合术
- 肌腱缺损较多者，可采用肌腱移植术或肌腱移位术（一般选用示指、小指固有伸肌腱作动力）。多条肌腱缺损，肌腱移植选用趾长伸肌腱或异体肌腱移植

4. Ⅳ区指伸肌腱损伤的修复

Ⅳ区指伸肌腱损伤的修复常采用肌腱移植术。

移植肌腱吻合点应避免在腱纤维鞘管内。必要时应切除部分腱纤维鞘管腕背支持带毁损，要重建腕背支持带数条肌腱缺损或动力肌腱不足时，不宜移植修复多条肌腱。可将中、环、小指合为一组移植，拇、示指应单独移植重建。

5. Ⅴ区指伸肌腱损伤的修复

- Ⅴ区指伸肌腱损伤缺损较多，或肌腹纤维化者，可采用肌腱移位术
- 单一肌腱缺损者，可采用受损肌腱与其他动力腱编织法。指伸肌腱损伤缺损较少，肌腹的收缩和滑动功能正常者，可采用肌腱移植修复术

6. 拇长伸肌腱损伤的修复

- Ⅰ区　肌腱断端回缩不多，一般可直接缝合。如瘢痕连续，可将瘢痕重叠缝合
- Ⅱ～Ⅲ区　肌腱近断端回缩较多，肌腹常出现挛缩。不可直接缝合。可将拇长伸肌腱从纤维鞘管中抽出置于皮下走直线，以克服肌腱长度不足。也可采用示指固有伸肌腱移位重建伸拇功能或肌腱移植术
- Ⅳ～Ⅴ区　可行肌腱移位或肌腱移植术

五、肌腱粘连

1. 诊断：关节的主被动活动不一致；手指有一定的主动活动或可触及肌腱张力，被动活动度大于主动活动度。

2. 治疗：肌腱松解术

- 适应证：肌腱修复5个月以上，肌腱粘连较重；关节被动活动良好，皮肤条件良好
- 手术要点
  - ◎ A. 切口的选择（正规、原切口）
  - ◎ B. 锐性分离，彻底松解（术中牵拉肌腱判断）
  - ◎ C. 保留重要滑车，无创操作，注意止血，注意其他手指的相互作用，保留良好基床
- 术后处理方法
  - ◎ A. 术后24～48小时开始功能练习
  - ◎ B. 术后前3天，每日早晚练习各一次，要求充分伸直，屈曲到位
  - ◎ C. 术后3天之后，增加练习次数，配合理疗

3. 影响肌腱松解疗效的因素

- 局部血循环营养不良
- 肌腱质量不佳，纤维性变
- 同时重建滑车结构
- 适应证选择不当，操作不规范

4. 减少肌腱粘连的措施（预防）

- 肌腱手术切口设计避免与肌腱纵轴平行
- 肌腱吻合或移植要置于良好的基床上
- 肌腱吻合要平滑，应无创操作
- 切除肌腱吻合点附近的纤维鞘
- 减少术后出血、感染
- 肌腱修复后应早期功能练习

六、自发性肌腱断裂

（一）屈指肌腱自发性肌腱断裂

1. 病因：类风湿关节炎、滑膜炎、腱鞘结核等。

2. 临床表现：好发于环、小指及拇指；突发性屈拇、屈指动作障碍。

3. 治疗：解除病因，修复肌腱。

（二）拇长伸肌腱自发性肌腱断裂

1. 临床表现：拇指指间关节突发性伸直障碍，检查时不能触及拇长伸肌腱张力；好发于桡骨Lister结节处。

2. 治疗：肌腱缝合、肌腱延长、肌腱移植、示指固有伸肌腱移位。

（三）伸指肌腱自发性肌腱断裂

1. 病因：类风湿关节炎、滑膜炎、骨关节炎等。

2. 临床表现：突发性无痛性远侧指间关节伸直障碍（锤状指）；或渐发性伸指无力，最终导致伸指障碍。

3. 治疗：远侧指间关节融合术。

（胡 琪）

参考文献

1. 韦加宁 . 韦加宁手外科手术图谱 . 北京 : 人民卫生出版社 , 2003.

14 肌皮瓣

（一）肌皮瓣概述

1. 皮肤的血运基本上分

- 皮动脉　从某动脉发出后直接供给皮肤营养。皮动脉多数位于皮下，也可穿过肌间隙而到达皮肤
- 肌皮动脉　它由动脉分支发出后先供给肌肉，然后垂直贯穿肌肉，经过皮下组织而进入皮肤（图 3-14-1）。人和猪皮肤血运以皮动脉为主

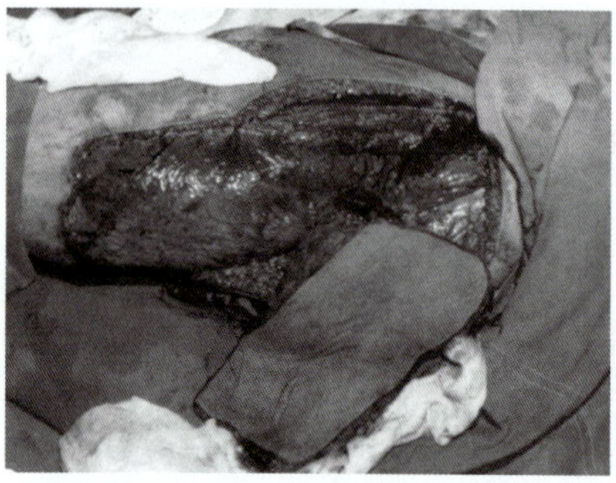

图 3-14-1　肌皮动脉示意图

肌皮瓣是包含肌肉和覆盖肌肉皮肤的复合组织。

2. 主要目的

- 修复皮肤缺损创面
- 恢复运动功能

3. 方法

- 游离移植
- 移位

4. 点、线、面的概念

- 点　解剖学上，是指营养皮瓣的轴心血管进入皮肤或组织的部位，即血管蒂的位置。此点可作为皮瓣设计的轴心点
- 线　解剖学上，指皮瓣轴心血管在皮瓣内行走的体表投影线
- 面　在皮瓣设计与游离过程中注意三个面的解剖学知识（图 3-14-2）
  - ◎ 解剖游离平面：手术时，皮瓣掀起的解剖层次
  - ◎ 皮瓣的切取面：皮瓣切取时应定出的四周界线
  - ◎ 最大面积

（二）背阔肌皮瓣

- 血管
  - ◎ 胸背动脉，动脉直径 2.5 ~ 3.0mm
  - ◎ 静脉直径 2.5 ~ 3.5mm
  - ◎ 蒂长 7 ~ 10cm
  - ◎ 主要血管 + 节段性血管蒂型
- 神经：胸背神经

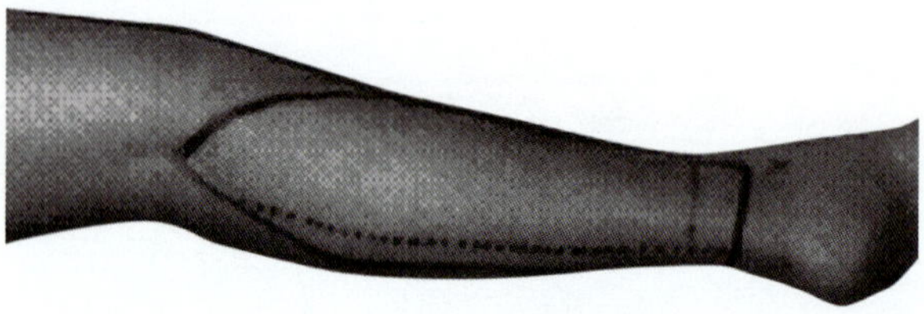

图 3-14-2　点、线、面的概念

- 关键点：在腋窝顶点沿背阔肌向下 7 ～ 10cm，距肌缘 2 ～ 3cm 处
- 轴心线：沿背阔肌外缘内侧 2 ～ 3cm 的平行线
- 解剖面：背阔肌深面。背阔肌移位可覆盖腹壁外侧、腋部、颈部、肩部等处皮肤缺损
- 背阔肌移位可恢复屈肘功能，可代三角肌功能
- 游离移植可恢复手、腕运动功能，受区找到运动支

（三）腓肠肌皮瓣（单血管蒂型）

- 血管：动脉腓肠肌内侧和外侧动脉
  - ◎ 动脉直径 1.5 ～ 2.0mm
  - ◎ 静脉直径 2.0 ～ 2.5mm
  - ◎ 蒂长 3 ～ 3.5cm
- 神经：胫神经的腓肠内侧神经和外侧神经
- 关键点：窝下 5cm
- 轴心线：窝动脉搏动处向关键点的连线
- 解剖面：腓肠肌深面
- 切取面
  - ◎ 上界腘窝
  - ◎ 下界：内侧头下至内踝上 5cm
外侧头下至外踝上 10cm
  - ◎ 后界：正中线
  - ◎ 前外界：内侧头为胫骨内侧缘
外侧头不超过腓骨

腓肠肌皮瓣移位可修复小腿中上部皮肤缺损，向近端移位可达髌骨上 15cm，能修复腘窝、髌骨、大腿内侧远端的皮肤缺损。但对小腿远端不行。

我们设计了切断肌肉起点的腓肠肌皮瓣移位做了两点改进。

(1) 肌皮瓣后界切口不在正中，而是过中线 2cm，肌皮瓣加宽后，肌皮瓣可适当加长

(2) 原为内踝上 5cm 改为内踝上 2cm
外踝上 10cm 改为外踝上 5cm

(3) 切断肌肉起点形成岛状肌皮瓣向远端推进 5 ～ 6cm

(4) 膝关节屈曲 20°

腓肠肌可游离移植重建运动功能。

（四）阔筋膜张肌皮瓣（单血管蒂型）

- 血管：旋股外侧动脉
  - ◎ 动脉直径 2.0 ～ 2.5mm
  - ◎ 静脉直径 2.5 ～ 3.5mm
  - ◎ 蒂长 5 ～ 7cm
- 神经：股外侧皮神经（感觉）
- 关键点：髂前上棘下 10cm 向内侧股动脉方向 2 ～ 3cm 处
- 轴心线：髂前上棘与股骨外上髁的连线
- 解剖面：阔筋膜张肌深面
- 切取面

◎ 前缘在轴心线前 10cm
◎ 后缘在轴心线后 10cm
◎ 上界髂前上棘上 2cm
◎ 下界距髂前上棘 40cm
- 优点
◎ 解剖恒定，血管口径粗，蒂长
◎ 移位可修复腹股沟、下腹部、臂部皮肤缺损
- 缺点
◎ 阔筋膜收缩范围小，不宜用于恢复运动

（五） 胸大肌皮瓣

- 血管：胸肩峰动脉
◎ 动脉直径 15 ～ 20mm
◎ 静脉直径 2.0 ～ 2.5mm
◎ 蒂长 2 ～ 3cm
- 神经：胸前外侧神经
- 关键点：锁骨中点下 3 ～ 5cm
- 轴心线：
◎ 锁骨头上皮瓣
◎ 胸廓皮瓣：连接喙突与轴心点的连线及其向剑突延伸线
- 解剖面：胸大肌深层解剖
代肱二头肌

（六） 基底在远端的腓肠浅动脉筋膜皮瓣

- 血管：腓肠浅动脉
- 关键点：蒂的旋转点在外踝上 5cm
- 轴心线：小腿下 2/3 后正中线至跟腱与外踝中点的连线
- 解剖面：深筋膜深面
- 切取面：筋膜皮瓣在小腿后正中远端 2/3 任何部分，血管蒂最近至外踝上 5cm，以保护腓动脉的交通，手术显露腓肠神经及伴行的腓肠浅血管及小隐静脉，同时掀起皮下筋膜，蒂宽 3cm 包括神经及血管，在皮瓣近端切断神经并结扎血管
- 优点：不牺牲主要动脉，手术简单而快
- 缺点：牺牲腓肠神经

（王洪业）

15 腕关节疾病的理学检查

（一）概　述

1. 腕关节的特点：全身最为复杂的关节（20 多个关节、26 个知名韧带、24 根肌腱）；结构繁多而精巧；解剖形态多样；个体差异较大；动态平衡中稳定。

2. 腕关节疾病的特点：容易损伤，病种繁多，常常漏诊，检查困难，影响较大。

3. 腕关节理学检查的目的：明确病变部位，初步了解病变性质，确立早期诊断，提出鉴别诊断，以助进一步检查。

4. 理学检查原则：双侧对比；望、触、动、量；全面检查；先无痛、再有痛；详尽、准确的检查记录（图形、数据）。

5. 准确的理学检查取决于：充分认识腕关节的解剖特点；深入理解生物力学原理；熟练的手法；经验的积累。

（二）腕关节的解剖和体表标志

- 腕部骨的解剖：腕骨远、近 2 排，每排 4 块；桡骨；尺骨
- 腕部关节的解剖：桡腕关节、尺腕关节、DRUJ、腕骨间关节、腕掌关节
- 腕部韧带的解剖：掌侧韧带、背侧韧带
- 腕部体表标志：掌侧体表标志、背侧体表标志

（三）腕骨的检查

- 舟骨的检查
- 月骨的检查
- 三角骨的检查
- 豌豆骨的检查
- 大多角骨的检查
- 小多角骨的检查
- 头状骨的检查
- 钩骨的检查

（四）腕关节整体功能检查

- 握力
- 风车试验
- 晃动试验

- 回旋试验
- 坐手试验
- 牵拉或压迫试验

（五）桡腕功能检查

- 近排腕骨诱发试验
- 尺侧移位试验
- 背侧移位试验
- 掌侧移位试验
- 复位弹响试验

（六）舟月功能检查

- 舟骨浮球征
- 舟骨移位试验
- 舟骨剪切试验
- 伸指试验
- 舟骨关节与非关节结合部

（七）月三角功能检查

- 月三角挤压试验
- 月三角浮球试验
- 月三角剪切试验
- 三角骨提升试验
- 豌豆骨研磨试验

（八）腕中关节检查

- 前、后抽屉试验
- 三角钩骨剪切试验
- 头状骨移位试验
- 舟－大－小多角骨关节剪切试验

（九）腕掌关节检查

- 腕掌关节应力试验
- 腕掌关节移位、研磨试验
- 掌骨挤压试验

（十）DRUJ检查

- 琴键征
- 凹陷征
- 远尺桡关节挤压试验
- 豌豆骨推压试验
- 远尺桡关节旋转试验

- 尺侧研磨试验

（十一）其他检查

- Finkelstein 试验
- Phalen 试验
- Intersection Test

（熊　革）

16 手部骨与关节损伤

手部骨折是上肢最常见的骨折，在所有骨折中约占 10%。其中发生于边缘侧手指的骨折更常见。手部骨折在过去常常被忽视或认为不需要治疗。直到 20 世纪早期，手部骨折全部使用非手术治疗，手术治疗的全部历史不过 80 多年，比利时医生 Albine Lambotte 是手术治疗的先驱。过去 30 年来手术治疗日益流行，这与材料、设计及手术工具的发展，对生物力学原则的深入理解，患者对生活质量的要求更高，以及影像学科的相关进步，如更高精度的影像学检查、C 臂等的应用有关。

手部骨折的治疗目的首先是恢复或保留手的正常功能，其次兼顾外形。多数骨折保守治疗是可以获得满意疗效的，手术治疗的指征包括：

- 不可复骨折
- 旋转畸形
- 关节内骨折
- 指骨的头下型骨折
- 开放性骨折
- 节段性骨缺损
- 伴有骨折的多发性创伤
- 多发性手部或腕部骨折
- 伴有软组织（血管、神经、肌腱、皮肤）损伤的骨折

一、掌骨骨折

（一）掌骨头骨折

掌骨头骨折少见但常为关节内骨折，粉碎性骨折多见，一般患者可导致掌指关节屈曲受限超 45°。由于小关节随时间推移可有关节面塑形，因此指关节与负重关节不同，关节面不平整仍可获得满意的无痛活动度。

1. 掌骨头骨折的手术指征包括

- 非粉碎性骨折累及关节面超 25%
- 关节面台阶超 1mm 对于闭合的粉碎性骨折可以掌指关节屈曲 70° 制动 2 周，然后开始活动度练习，活动间期支具制动至骨折愈合

2. 掌骨头骨折的并发症包括

- 关节僵硬（多为伸直位）
- 缺血性骨坏死

● 儿童掌骨头骨折可出现生长阻滞

（二）掌骨颈骨折

掌骨颈骨折的治疗争议极大，包括是否需要手术治疗，如何选择内固定材料，以及手术方法。掌骨颈骨折几乎不发生不愈合，但是畸形愈合却很常见。选择治疗方法时需要考虑的因素包括：骨折发生于哪个掌骨，骨折成角度数，以及是否存在旋转移位。

很多学者认为第 5 掌骨颈骨折即使成角度数很大，也很少导致功能障碍。允许腕关节和手指充分活动的功能性支具和完全制动治疗掌骨颈骨折的疗效无明显差异。Mayo Clinic 认为第 4 掌骨成角大于 20º，第 5 掌骨成角大于 30º 应该手术。

1. 闭合复位外固定治疗掌骨颈骨折

一般选择 Jahss 手法复位，即掌指关节和近指间关节屈曲 90º 进行复位。但复位后应制动掌指关节于屈曲 90º，指间关节伸直位（图 3-16-1）。

2. 闭合复位，克氏针内固定术

复位后不稳定的骨折，可以使用克氏针内固定。固定方法包括克氏针横形固定第 5 掌骨头于相邻掌骨；克氏针交叉固定；以及髓内固定。

3. 切开复位钢板螺钉内固定术

对于难复性骨折可以切开复位，内固定。

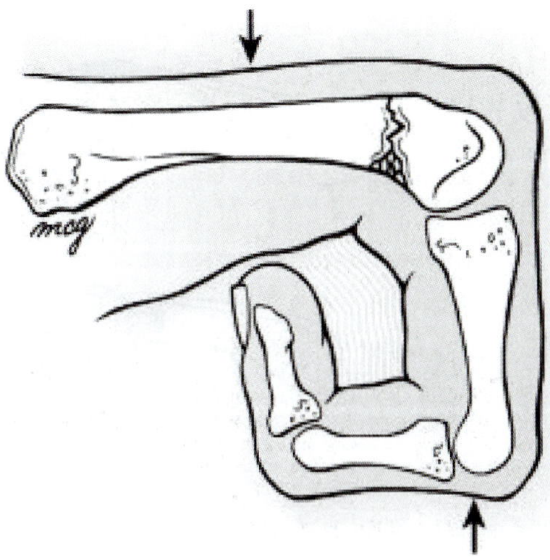

图 3-16-1 掌骨颈骨折 Jahss 手法复位

（三）掌骨干骨折

大部分掌骨干骨折可以保守治疗，使用石膏或支具制动。不稳定或难复性骨折选择切开复位钢板螺钉内固定。

（四）掌骨基底骨折脱位（腕掌关节损伤）

1.Bennett 骨折

由于拇长展肌和拇短伸肌的作用，这种骨折极不稳定，内侧骨折块由于骨间韧带的作用保持原位，而掌骨主干部分则在肌腱牵拉下向桡背侧移位。复位容易但不易维持，需要必要的内固定或使用外固定架固定。

2. 钩骨 - 掌骨关节损伤

钩骨 - 掌骨关节损伤也有人称之为尺侧 Bennett 骨折，由于尺侧腕伸肌的牵拉，第 4 和（或）第 5 掌骨基底容易发生向尺背侧的脱位。根据钩骨的损伤情况可将其分为四型（图 3-16-2），再根据掌骨基底脱位伴 / 不伴骨折分为两个亚型。

Ⅰa 型相对稳定，多数病例闭合复位石膏制动即可；Ⅱa 型和Ⅲa 型如果钩骨背侧缘骨折累及关节面不多，也相对稳定，闭合复位后轻轻屈曲第 4 或第 5 掌骨，如很容易再次脱位，则可以经皮克氏针固定，如果稳定则可以单纯石膏制动。Ⅳ型为不稳定骨折，宜手术治疗。所有 B 型损伤由于是关节内骨折，手术指征可适当放宽。

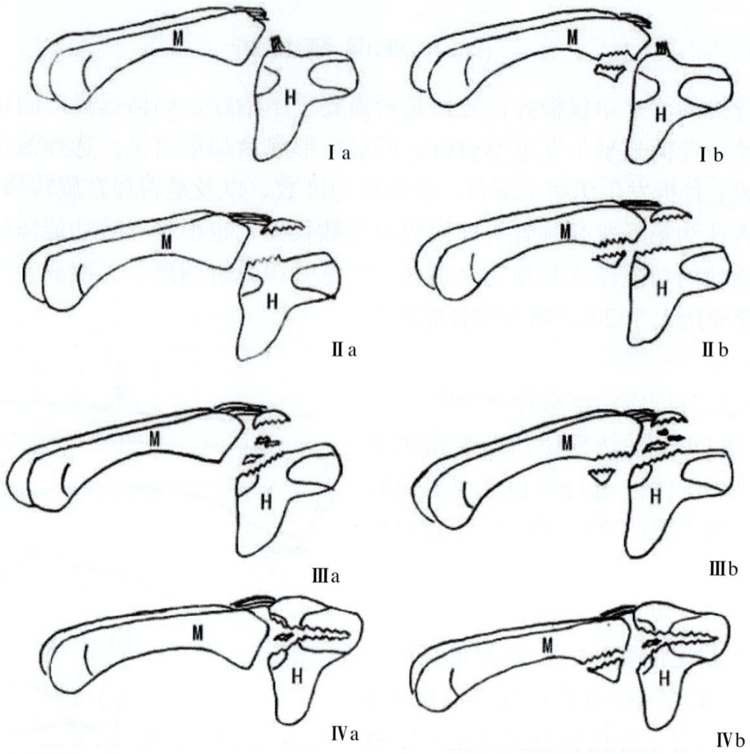

图 3-16-2 钩骨 - 掌骨关节损伤分型示意图。M 为掌骨，H 为钩骨

二、拇指掌指关节损伤

（一）尺侧损伤

临床描述拇指掌指关节尺侧副韧带损伤（包括撕脱骨折）的名称较多，常用的有 Gamekeeper 损伤、Skier 损伤、Stener 病变等。Gamekeeper 损伤多用于描述尺侧副韧带的慢性损伤，Skier 损伤指急性损伤。Stener 将拇指尺侧副韧带损伤的病理解剖做了详细的描述：由于尺侧副韧带浅层为拇内收肌，韧带完全断裂后两断端被肌肉所阻隔，Stener 病变指的就是这类损伤，由于韧带无法自愈，必须手术治疗（图 3-16-3）。

急性尺侧副韧带不全损伤，可以单纯制动治疗。完全性损伤则需要通过辅助检查判断是否为 Stener 病变，MRI 和 B 超检查可以提供一定的帮助，如确诊则必须手术修复。

慢性不稳定可以使用自体或异体肌腱进行韧带重建。掌指关节融合则是所有失败病例的挽救性手术。

（二）桡侧损伤

拇指掌指关节桡侧副韧带损伤与其他手指的指间关节韧带损伤治疗类似，急性损伤可以保守治疗，慢性不稳定则需要韧带重建。

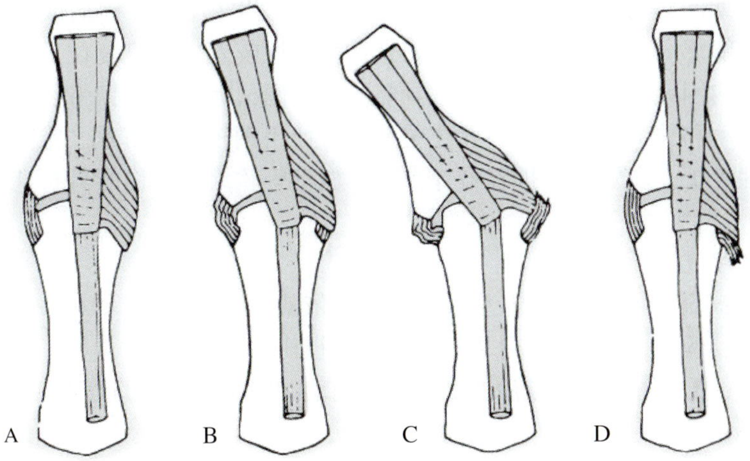

图 3-16-3 尺侧损伤

三、指骨骨折

（一）远节指骨骨折

拇指和中指多见。麻木、冷敏感、感觉过敏、DIP 关节活动受限和指甲畸形常见。可分为爪粗隆骨折、骨干骨折和关节内骨折三种类型。

1. 爪粗隆骨折

如有甲下血肿，可以减压。骨不愈合常见，但纤维愈合即可获得足够的稳定性。制动一般不超过 3 周，制动不应包括 PIP 关节。

2. 远节指骨干骨折

无移位的骨折不需要内固定。移位的骨折应注意有无甲床损伤。

3. 锤状指骨折

关节面大于 1/3 ～ 1/2，伴有关节半脱位者需要手术治疗。骨折块较小且移位不大者，可以使用指托伸直位固定 6 ～ 8 周。

（二）中节和近节指骨骨折

1. 损伤机制

中节指骨骨折多发生于直接暴力，如机器伤、压砸伤等。如骨折线位于指浅屈肌腱止点的远端，由于指浅屈肌腱的牵拉，使近端骨折块屈曲，同时由于指伸肌腱在远节止点的牵拉，使远端骨折块背伸，骨折向掌侧成角。若骨折线在指浅屈肌腱止点的近端，由于指浅屈肌腱的牵拉，使远端骨折块屈曲，而指伸肌腱中央腱束在中节指骨基底背侧止点的牵拉，可使近端骨折块背伸，则骨折向背侧成角。近节指骨骨折也常为直接暴力造成。近端骨折块由于骨间肌的作用呈屈曲位，远端骨折块由于伸肌腱中央腱束在中节指骨止点的牵拉作用呈背伸位，使骨折向掌侧成角。

2. 治疗

中节和近节指骨骨折可尝试手法复位，与骨折成角相反方向屈或伸手指，同时按压移位的骨折块使之复位。因为在骨折成角的对面一般有骨膜相连，相连的骨膜可起到张力带的作用，有利于骨折复位及愈合，不应在复位过程中将其破坏。复位后骨折稳定性好，可石膏固定4周，期间应密切随诊，以免骨折固定期间发生移位。4周后改可拆式支具继续固定，并开始功能练习，直至骨折愈合。如骨折稳定性较差，则可复位后经皮克氏针内固定或行切开复位内固定术。中节指骨因其骨骼小，周围又有肌腱、韧带包绕，使用钢板可能影响肌腱的滑动和关节的活动，因此在中节指骨使用钢板应该慎重。难复性骨折、关节内骨折、开放性骨折、多发性骨折和合并神经、血管等软组织损伤的骨折建议手术切开复位内固定术。

3. 指骨骨折疗效的影响因素

- 患者因素：年龄、并发症、社会经济条件及依从性
- 骨折因素：部位、稳定性及是否合并软组织损伤
- 治疗因素：复位情况、复位后的稳定性、制动时间及并发症的处理

4. 并发症

- 畸形愈合：多因复位不理想或复位后稳定性差导致，轻度的成角或短缩畸形如对功能影响不大可以不做处理。对功能或外形影响较大的成角或短缩畸形，以及旋转畸形需要再次手术治疗
- 不愈合：需要再次手术植骨内固定
- 活动受限：因肌腱粘连或关节僵硬导致，经康复锻炼无法改善的需要手术治疗
- 感染

（郜永斌）

17 吻合血管的腓骨游离移植

自 1970 年以来，随着显微血管吻合技术的出现以及显微外科技术的发展，吻合血管的游离骨移植得到了迅速的发展。在 McKee 开展了第一例吻合血管的肋骨 - 皮肤复合组织瓣后，肋骨骨瓣、腓骨骨瓣、髂骨嵴骨瓣等吻合血管的骨瓣移植报道相继出现。在 1975 GI Taylor 报道了第一例吻合血管的腓骨移植后，直至今天，吻合血管的腓骨骨瓣移植仍然是肢体重建的主要手段。

传统的移植骨可以取自患者本人（自体）、其他人（异体）。自体骨移植可以带血供，也可以不带血供，可以是松质骨为主，或是皮质骨、松质骨的复合体。自体骨移植的效果明显要好于异体或异种骨移植。对于骨缺损长度少于 6cm，且创面基底血运良好、软组织覆盖良好、没有感染的患者，大多数可以进行传统的松质骨移植或皮质骨、松质骨复合体移植。而带血供的移植骨能够保持骨细胞的活性和骨的力学特性，避免了“爬行替代”的过程，其愈合的强度、愈合的速度都优于无血供的骨移植。

一、手术指征

- 较大的节段性骨缺损

大于 6 ~ 8cm 的节段性骨缺损适合采用带血供的骨移植（图 3-17-1）。

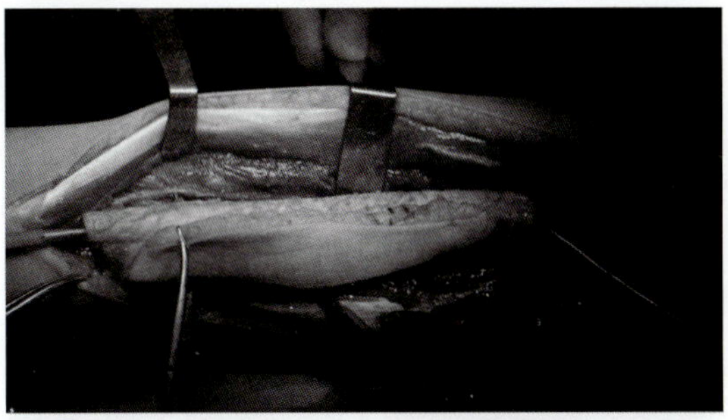

图 3-17-1　腓骨干移植

- 复合组织缺损

大多数带血供的骨移植都可以作为复合组织移植的一部分，可以同时携带皮肤、肌肉和其他组织。也可以仅移植皮肤，比如以腓动脉穿支为蒂的腓骨皮瓣（图 3-17-2）。对于受区为股骨的病例，可以考虑用异体骨 + 腓骨移植重建缺损（图 3-17-3）。

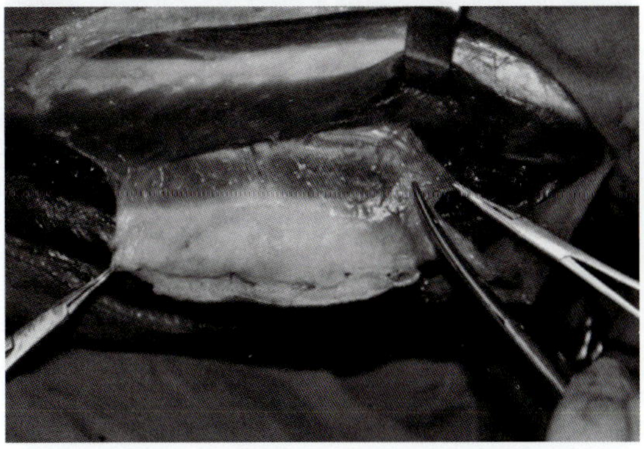

图 3-17-2　腓动脉穿支为营养血管的腓骨皮瓣

- 缺血性骨坏死

带血供的骨移植已被应用于治疗缺血性骨坏死，如股骨头、腕舟骨、距骨、月骨等。缺血性骨坏死的实验模型表明，带血供的移植骨周围可以出现新生骨，并向缺血的区域长入，从而修复坏死骨。临床上，股骨头、距骨、月骨和腕舟骨等部位的缺血性骨坏死接受带血供的骨移植治疗后，症状可以改善，并且有再血管化的影像学的直接证据。

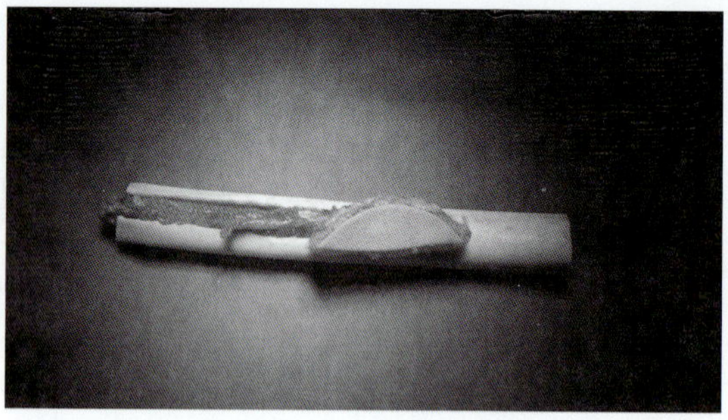

图 3-17-3 自体腓骨 + 异体骨移植重建股骨缺损

● 生物学环境异常

某些小范围的骨缺损也适合进行带血供的骨移植，如已经或正在发生骨不愈合的部位、骨缺损处瘢痕、感染或放射导致的骨缺血和软组织基床缺血、先天性假关节等。

● 重建生长潜能

有血运的骨骺移植可使肢体恢复生长能力，特别是对于儿童恶性肿瘤患者而言，腓骨近端骨骺的腓骨移植是首选方案（图 3-17-4）。

● 骨髓炎

通常需要全身或局部应用抗生素，并积极清除大段的坏死骨和软组织，留下的骨缺损可以采用带血管蒂的腓骨进行移植填充。

二、术前准备

● 手术前要明确骨缺损的长度和部位、是否合并感染、是否有软组织缺损或瘢痕以及受区血管条件等。术前常规进行供区及受区的血管造影，明确下肢动脉变异情况以及供区血管条件。术前还要考虑采用何种固定方式，比如采用腓骨移植重建肱骨干时，移植的腓骨最好采用钢板螺钉固定（图 3-17-5），有可能的话，远近端分别插入肱骨的骨髓腔。还要考虑是否需要另外植入松质骨

● 供区

最重要的是要考虑供区计划用哪条动脉提供血运，是胫前动脉还是腓动脉。术前检查

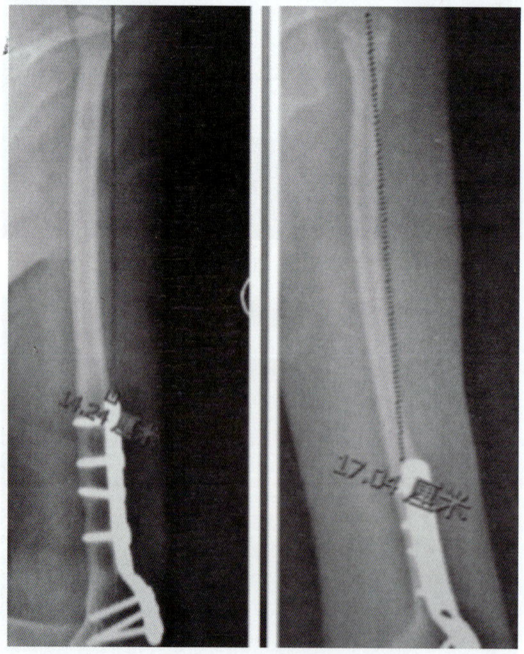

图 3-17-4 腓骨近端骨移植治疗重建生长潜能

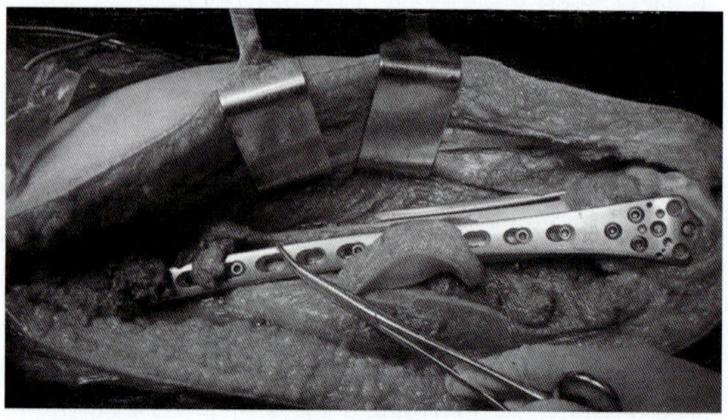

图 3-17-5 长段腓骨移植后以锁定钢板固定

供区有无受伤和手术史征象，除外系统性疾病或局部闭合性损伤。我们常规进行血管造影（图 3-17-6），以除外腓动脉作为小腿唯一供应动脉的可能性。近年来也采用 CTA 或 MRA，对检查供区血管情况有相当的价值。

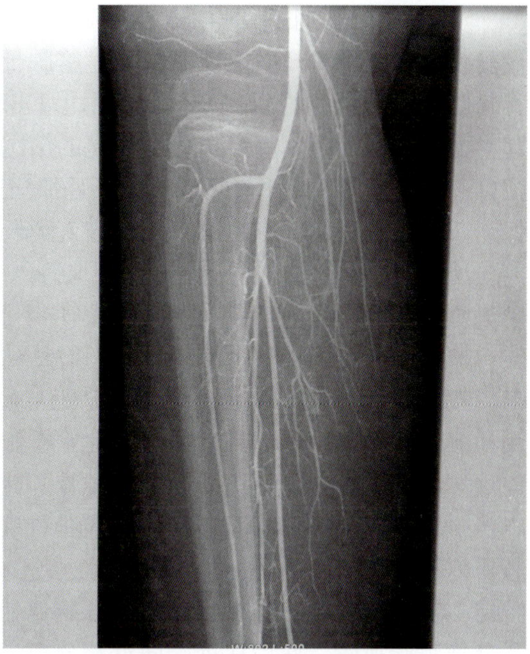

图 3-17-6 术前常规作下肢动脉造影

●腓骨的解剖

腓骨最常用于带血供的骨移植，因为它可以足够长，成人一般切取到 26 ~ 30cm 长而直的骨段没有问题；其次，腓骨的结构和形态适用于骨干部位的结构性植骨，也便于固定；第三，儿童腓骨近端的骨骺，移植后保持着旺盛的生长潜能。

与其他长骨一样，腓骨的血供来源于滋养动脉——骨膜动脉及干骺端动脉。腓动脉发出单一营养血管，在骨干中 1/3 进入，呈放射状穿行入骨皮质并与骨膜血管形成吻合。此外，从腓动脉和胫前动脉发出的骨膜支也为骨干提供血供。上述动脉相互形成吻合支。腓骨近端的骨骺由一个动脉弓营养，动脉弓由膝下外动脉和胫前动脉返支组成。曾经有一些学者推荐用膝下外动脉作为血管蒂（图 3-17-7），但最近的研究表明胫前动脉通过骨膜支营养腓骨近 2/3，以胫前血管为蒂的骨瓣血运更可靠。利用这个血管蒂做移植，可使儿童恢复纵向的骨生长，也可将有活性的关节软骨用于关节重建。

腓动脉在邻近外侧肌间隔处穿入比目鱼肌，从腓动脉发出很多皮穿支或肌皮穿支，以这些穿支为蒂可形成 10cm × 20cm 的筋膜皮岛（图 3-17-8），以腓动脉穿支瓣即以此为基础。手术前，可以在手术室用超声多普勒定位穿支的位置，近来我们也通过 CTA 进行定位。以上述腓动脉为蒂也可形成包括趾长屈肌、部分比目鱼肌或腓骨肌在内的肌骨瓣。

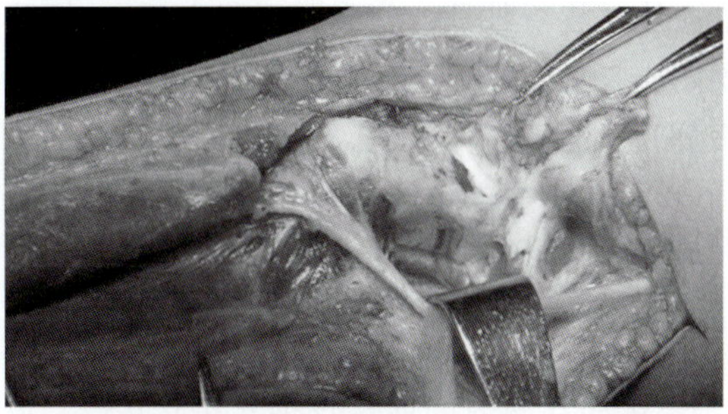

图 3-17-7 膝下外动脉可作为营养骨骺的营养动脉

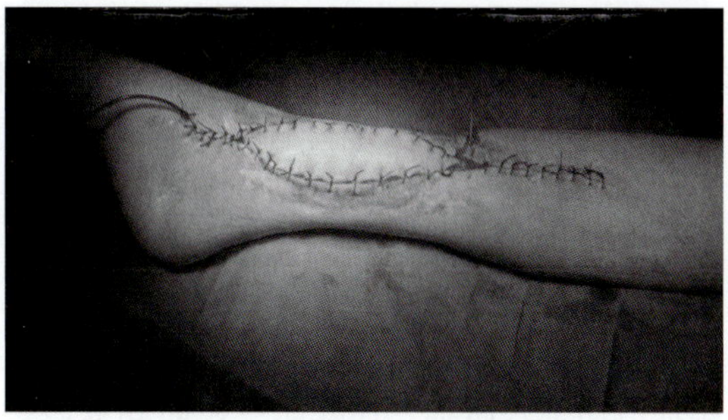

图 3-17-8 皮岛用于血供的监测

三、手术操作

●带血管蒂腓骨骨干游离移植

患者侧卧位，膝关节稍屈曲，患肢气囊止血带下操作。

测量腓骨，标记腓骨中点及中 1/3 区域。沿腓骨外缘做纵行直切口，逐层切开皮肤、浅筋膜组织，将皮瓣向前侧掀起，显露腓骨长肌宽阔的腱性部分。肌腱后缘的脂肪带为腓骨长肌和比目鱼肌的间隙。从腓骨中 1/3 开始，钝性分离此间隙。此时可看见营养皮肤的穿支血管从外侧肌间隔穿出，更常见的情况是皮穿支血管从邻近的比目鱼肌前缘穿出。将比目鱼肌牵向后侧，术者可看到跗长屈肌肌腹。它覆盖于腓骨的后表面，同时覆盖腓动脉。在跗长屈肌的近侧，将腓动脉从其进入跗长屈肌深层的部位分离出来。自腓骨后方仔细游离腓动脉，以避免切断腓骨时损伤到血管。

继续向近端分离，掀起比目鱼肌位于腓骨的附着部。显露腓动脉进入比目鱼肌的穿支，如果不需要肌骨复合组织瓣，则需结扎这些肌支。将比目鱼肌从腓骨近端完全分离下来。然后将外侧筋膜间室的肌肉从腓骨上掀起，注意避免损伤腓总神经。腓总神经在腓骨颈和腓骨干近端时位于骨表面，在此水平做分离时，需游离出腓总神经并直视下保护。当向远端游离肌肉时，腓浅神经远离腓骨，此时骨膜外分离更利于保护血管穿支。用同样的方法掀起前筋膜间室的肌肉。注意在腓骨近端分离时，需保护腓深神经。切开骨间膜，或将所需腓骨段的远、近端截断。腓骨远端的 7 ～ 8cm 应该保留，以免出现踝关节的外翻不稳定。切断骨间膜和腓骨后，在远端截骨处分离并结扎腓动脉。近断端留置长标记线有助于分离近端血管。然后从远端向近端分离。切断骨间膜后可显露胫后肌。必须切断胫后肌和后侧筋膜，以显露腓动脉。仔细分离肌肉并结扎肌肉血管支。在被结扎的腓血管前方可看到一层组织界面，是胫后肌的后侧筋膜，切断此筋膜层可显露腓动脉。

在分离过程中必须小心翼翼地显露并结扎多个肌穿支，并保护血管。尽可能将腓血管游离至其胫后动脉的发出点。并仔细将动脉与伴行静脉分离开，分别在动脉和静脉上套圈标记。此时仅保留腓血管蒂与腓骨相连。松开止血带，使腓骨恢复血供，并仔细止血。用小血管夹阻断动静脉，结扎血管的近端，取下骨瓣。如果要切取骨皮瓣，则需在上止血带前用多普勒超声确定筋膜皮穿支血管的位置，因为这些穿支血管的位置和数量因人而异。通过多普勒探头确定血管穿支的位置；或者在切开皮瓣前缘后，直视下辨认穿支血管，确定皮岛的位置。骨皮瓣的切取步骤与骨瓣的相同，除了需要保留腓骨肌 - 比目鱼肌间隙的中 1/3 及远 1/3 不被分离，直至从前缘显露腓血管外（截断腓骨，分离胫后肌之后）。切开皮瓣后缘，沿穿支血管分离至腓血管。有带骨骺的腓骨。

- 以下重点介绍以胫前血管为蒂的腓骨近端游离移植

在胫骨前肌与趾长伸肌之间做纵向切口，在胫骨前肌与趾长伸肌间隙内，在骨间膜的前方，从远侧开始分离，显露胫前血管束，切断胫前血管在胫侧的分支。向近端分离时，有多个腓总神经运动支跨越术野，应注意保护。在腓骨颈处显露并保护腓总神经。切开趾长伸肌和腓骨肌的起点，向外侧和下方牵开，下方分离至距腓骨尖远侧 2cm 处，在腓骨骨骺处保留部分肌袖。切断股二头肌和髂胫束附丽，松解外侧副韧带和胫腓关节关节囊，将腓骨剥离出来。在胫前动脉起点处结扎，完全游离骨瓣。

四、并发症

- 血供障碍

游离腓骨移植术后一旦发生血栓，坏死的肌袖套会阻碍移植骨血运的重建，因此带血供的骨瓣发生坏死后，其骨爬行替代的过程不如传统的骨移植充分，成活比率比不带血运的骨移植差。

- 二期植骨治疗骨延迟愈合

如果血运并不可靠，带血供的长骨移植的患者需要二期植骨手术。在某些特定部位或伴有感染的患者，需要二次手术的概率更大。根据文献报道，腓骨移植的平均愈合时间为6个月，髂骨移植为7个月，如果进行二期植骨时限要更长一点，一般是在带血供的骨移植术后12个月。通常，在骨断端植入大量的自体松质骨就足够了，也可能需要在植骨时重新固定。

●应力性骨折

长骨移植后发生应力性骨折的情况并不少见，大多数发生在1年以内，在移植骨本身，而不是骨的连接部位。尤其是在下肢，上肢也可发生，多见于肱骨。因此，在固定的时候尽可能使用长一些的钢板，或用腓骨做髓内固定，可获得牢固的稳定性，降低骨折的发生率。如果移植骨瓣血供充分，可以通过制动使应力性骨折愈合，可以看到骨痂的迅速生长和骨的增粗。在术后第一年内，带血供的骨移植需加以保护，以免疲劳骨折，允许逐渐增加负重，促进重新塑形和骨增粗。

五、与特殊的供区相关的并发症

●腓骨

供区并发症并不常见，即使出现，多数也是暂时的，最常见的是一过性的腓神经麻痹、屈踇长肌腱挛缩和骨筋膜室综合征。有的患者会出现足内翻、外翻的力量弱，但很少导致功能障碍。儿童切除腓骨后容易发生踝关节外翻畸形，在膝关节则没有见到类似的情况。研究表明，在术后几个月以内，可以发现膝关节和踝-足运动有轻度的改变。经过数个月后再次观察，发现步态已经没有明显异常，尽管踝关节内翻、外翻力量仍有降低。

（郭　阳　田光磊）

18 上肢肌力检查

肌力一般分为六级：

- 0 级：表示肌肉完全麻痹，即令患者做某一关节的活动时，检查者既不能看到关节的活动，也不能触及活动该关节肌肉的收缩
- 1 级：检查者可触及肌肉的收缩，但该肌肉的收缩不能产生关节的运动
- 2 级：在消除地心引力的条件下，关节活动可以正常完成
- 3 级：在抗地心引力的情况下，关节活动范围正常
- 4 级：关节在对抗中等阻力的情况下，活动范围正常
- 5 级：关节在完全对抗阻力的情况下，活动范围正常

与上肢活动有关的肌肉是由脑神经根、脊髓根组成的副神经和臂丛神经共同支配。如何准确地记忆和检查这些肌肉的肌力是临床对上肢神经及肌肉、肌腱损伤和修复后功能恢复情况判断的重要参考指标。上肢肌按照起止点大致可以分为肩胛带肌、上臂肌、前臂肌、手内在肌四部分。根据这样的顺序记忆与臂丛神经组成及其分布特点不相一致，使得临床在诊断臂丛神经不全损伤时出现困惑。为了更好地与临床结合，也为方便记忆，我们按照副神经及臂丛神经组成和上肢五大神经，包括腋神经、桡神经、肌皮神经、正中神经、尺神经肌支发出的大致顺序排序，分别介绍各个肌肉的检查法。

一、副神经（颅根和脊髓根，支配斜方肌）

- 斜方肌
  - ◎ 解剖：肌肉起自枕骨、项韧带和颈 7、胸 12 棘突及其棘上韧带，止于锁骨外三分之一、肩峰及肩胛冈（图 3-18-1）
  - ◎ 功能：使肩胛骨内收，但主要是使其外旋
  - ◎ 检查
    - 上部肌纤维的检查：检查时嘱患者抗阻力耸肩，可感肌腹收缩显著（图 3-18-2）
    - 中部纤维的检查：患者俯卧位，抗阻力使肩关节水平外展 90°，外旋，使肩胛骨内收。这一动作实际上还有菱形肌的功能，但斜方肌表浅，可以用手指扪触斜方肌，以确定收缩情况（图

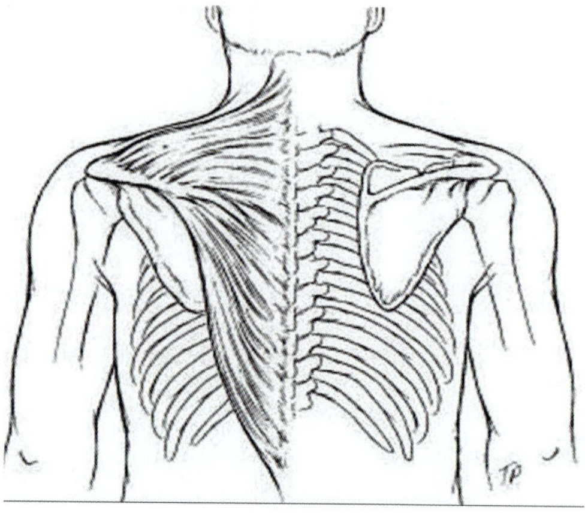

图 3-18-1　斜方肌解剖示意图

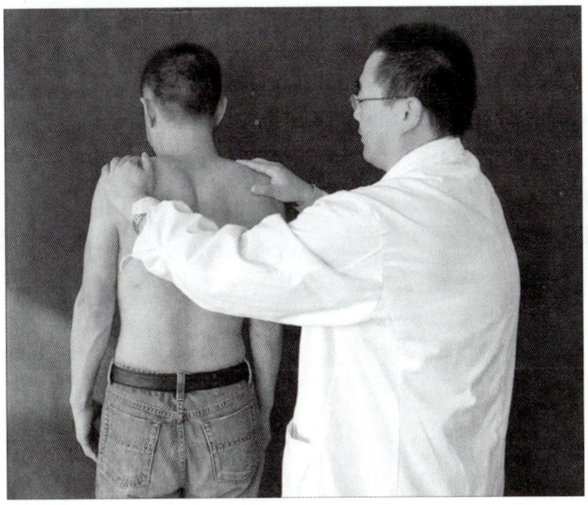

图 3-18-2　斜方肌上部纤维检查法

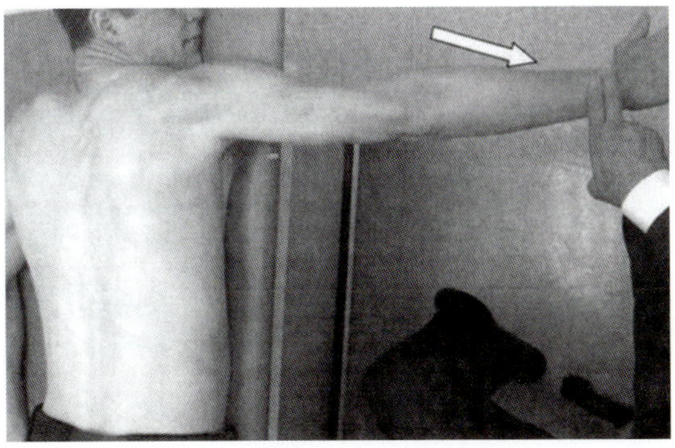

图 3-18-3　斜方肌中部纤维检查法

3-18-3）

- 下部纤维的检查：患者俯卧位，肩外展 120°，外旋，然后抗阻力后伸肩部（图 3-18-4）
- 全部纤维的检查：当肩关节外展、外旋时，内收肩胛骨，即挺胸动作，需要斜方肌所有三部分肌纤维的收缩（图 3-18-5）

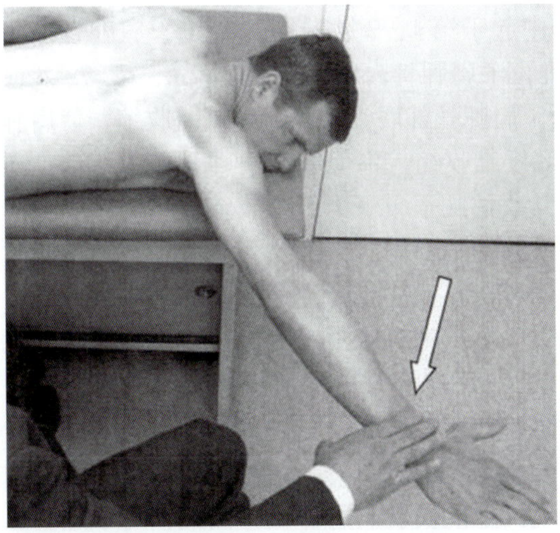

图 3-18-4　斜方肌下部纤维检查法

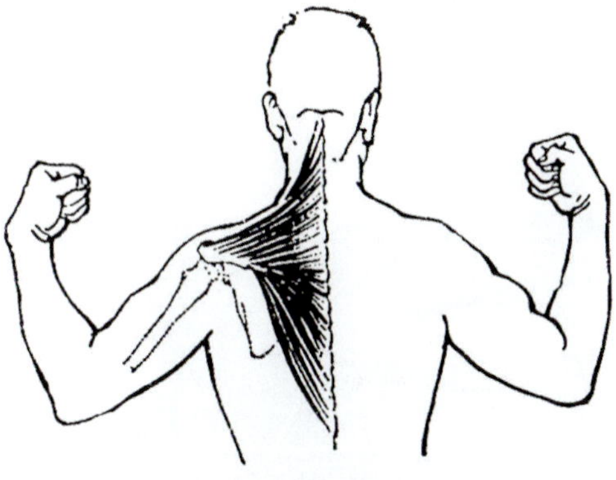

图 3-18-5　斜方肌检查法

二、臂丛神经的组成包括根、干、股、束、支（图 3-18-6）

（一）根的分支

1. 斜角肌及颈长肌肌支（C5-8）

- 斜角肌和颈长肌

深在，很难在体格检查中摸到该肌的收缩。

2. 膈神经（C4-5，膈肌）

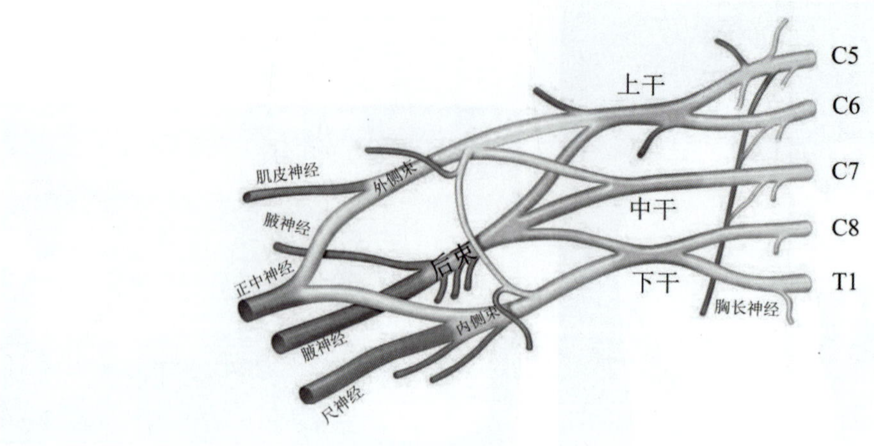

图 3-18-6 臂丛神经解剖示意图

● 膈肌

膈肌是腹式呼吸的主要肌肉，膈神经损伤后膈肌麻痹后抬高，可以通过胸透观察膈肌的活动度、肌电图检查膈肌活动电位以及 X 线胸片来确定膈肌的功能。

3. 胸长神经（C5-7，前锯肌）（图 3-18-7）

● 前锯肌

◎ 解剖：位于侧胸壁，是一块四边形的宽大扁肌，起自第 1 至第 8 或第 9 肋的外侧面。前锯肌各肌束排列成多指状，根据肌束所附着的肋骨位置分为上（1 ~ 2）、中（3 ~ 5）、下（6 ~ 9）三部分。其中起于第 1、2 肋的肌纤维止于肩胛骨上角之肋骨面；起于第 2、3、4 肋的肌纤维止于肩胛骨内侧缘；起于第 5、6、7、8 或 9 肋的肌纤维止于肩胛骨下角之肋骨面。肩胛骨外展、外旋，前锯肌收缩，使肩胛骨旋转，推肩胛骨向前。其上部和中部纤维收缩，不但能使肩胛骨向前移动，还能使其紧贴胸壁；下部纤维收缩时，肩胛下角向外下方移动。前锯肌下部与斜方肌上部纤维同时收缩，可使肩胛骨旋转，肩关节充分外展

◎ 检查：临床检查中常用的检查方法是“前推试验”，即双手伸直位抗阻力前推时可见肩胛骨呈翼状翘起（图 3-18-8）

但并不是所有的臂丛神经上干损伤患者均会出现典型的翼状肩胛体征，因此，对于这些患者，前推试验的检查并不能真实地反映前锯肌的功能状态。为此，王澍寰和赵书强设计了“侧推试验”（图 3-18-9）。具体操作如下：

患者取坐位，患侧在检查者一边，健侧靠在椅背或桌边，以稳定躯干。被试侧的手放在同侧颈部。肘部自然贴胸壁，以放松胸大肌与胸小肌。如检查左侧，检查者左手放在被试者的肩胛骨外上角（包括肱骨头）外侧方偏后 1 ~ 2cm。然后用适当力量向内侧偏后推压，使肩胛骨内侧缘接近脊柱。当两者距离达到最小时，检查者用右手

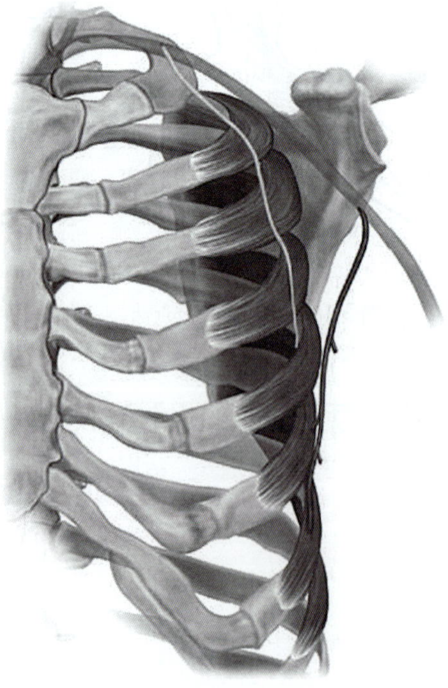

图 3-18-7 前锯肌解剖示意图

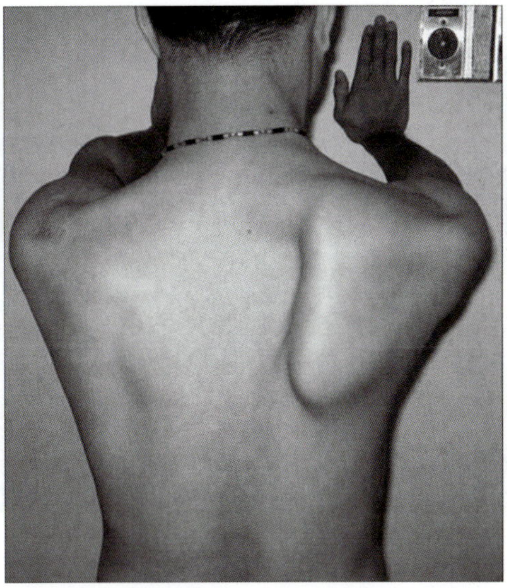

图 3-18-8　前推试验

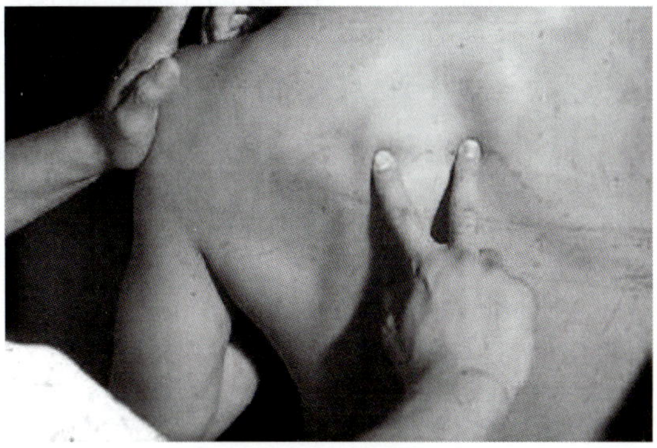

图 3-18-9　侧推试验

的示指触到肩胛骨内缘中段的边缘，同时用该手中指触到与示指所触点同一水平的脊柱棘突。然后令患者主动对抗其肩胛骨外上角所受的侧推外力。此时检查者应注意以下两项指标：

（1）最大指间距：即检查者右手示、中指间最大距离（注意：示指要随所触及的肩胛骨内侧缘移动）。

（2）最大对抗力：在嘱患者作对抗侧推力的重复动作时，检查者所施侧推力先要明显放松。在能够达到“最大指间距”的前提下，患者所能承受的最大侧推力，即称为“最大对抗力”。其大小也反映前锯肌功能。在分析“最大对抗力”大小时，应以健侧为标准，不应排除来自胸廓及对侧肩的力量。

以此法评价前锯肌肌力分为 6 级：

- 5 级：“最大指间距”和“最大对抗力”均与健侧相同或很接近于健侧
- 4 级：“最大指间距”和“最大对抗力”二项指标中，一项达到 5 级标准，另一项只达 3 级标准
- 3 级：“最大指间距”为健侧一半左右，同时“最大对抗力”虽然明显存在，但显著小于健侧
- 2 级：“最大指间距”和“最大对抗力”二项中，一项达到上述 3 级标准，另一项只达 1 级标准
- 1 级：“最大指间距”虽存在，但显著小于健侧的一半，同时“最大对抗力”虽存在，但不明显
- 0 级：“最大指间距”和“最大对抗力”均为零或接近零

4. 肩胛背神经（C4-5，肩胛提肌、大小菱形肌）（图 3-18-10）

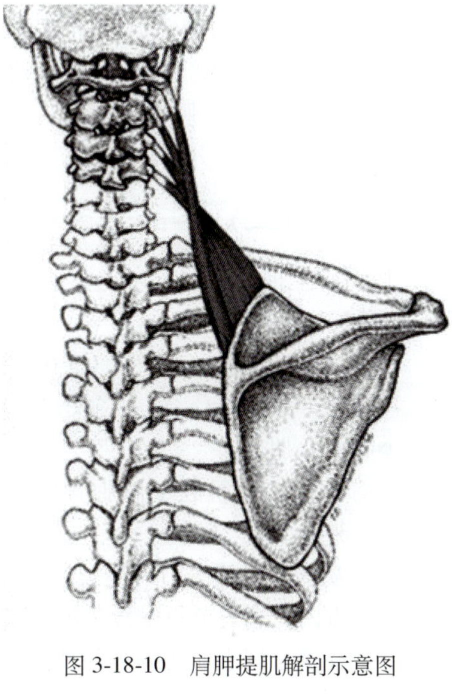

图 3-18-10　肩胛提肌解剖示意图

- 肩胛提肌
  - ◎ 解剖：肩胛提肌起于 1 ～ 4 颈椎横突后结节，肌纤维斜向下外，止于肩胛冈之肩胛骨脊柱缘及肩胛骨上角
  - ◎ 功能：牵拉肩胛骨的上角，有使肩胛骨内旋的作用
  - ◎ 检查：患者头部向一侧屈曲，并将面部向同侧旋转，同时抬肩。检查者以双手分别在头及肩部加以抵抗，在胸锁乳突肌与斜方肌之间可以看到肩胛提肌的收缩（图 3-18-11）
- 大、小菱形肌
  - ◎ 解剖：大、小菱形肌起自项韧带之下部，颈 7、胸 1 棘突及其棘上韧带。肌纤维向下外方，止于肩胛骨脊柱缘之上部。大菱形肌起于胸 2、胸 6 棘突及棘上韧带，肌纤维与小菱形肌平行，止于肩胛冈下方之肩胛骨脊柱缘（图 3-18-12）
  - ◎ 功能：使肩胛骨内收，并上提、内旋
  - ◎ 检查：此肌为斜方肌所覆盖，检查时可令患者手背置于腰部，放松斜方肌的张力，使肩胛骨处于外展、外旋位。检查者以手指伸入肩胛骨之脊柱缘，嘱患者肘部抗阻力向后，若菱形肌功能完好，可以触到其收缩。肩胛骨产生内收内旋动作，并将手指由肩胛骨下挤出（图 3-18-13）

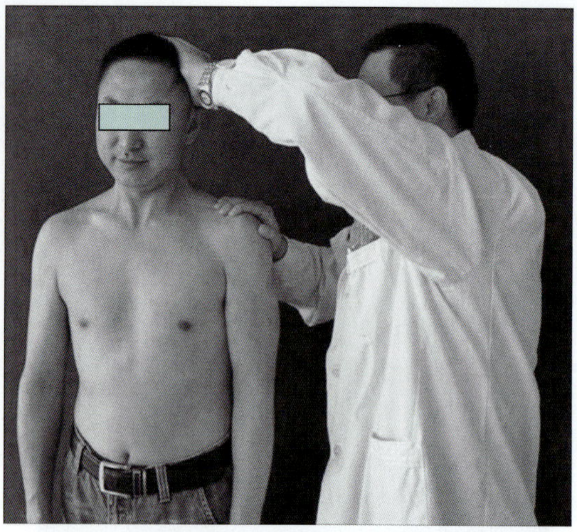

图 3-18-11 肩胛提肌检查法

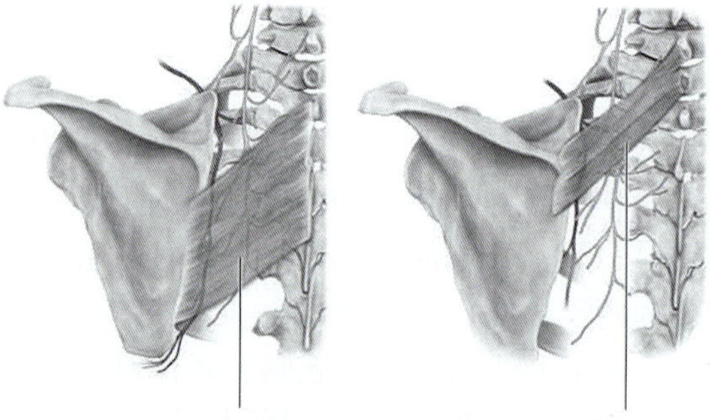

图 3-18-12 大、小菱形肌解剖示意图

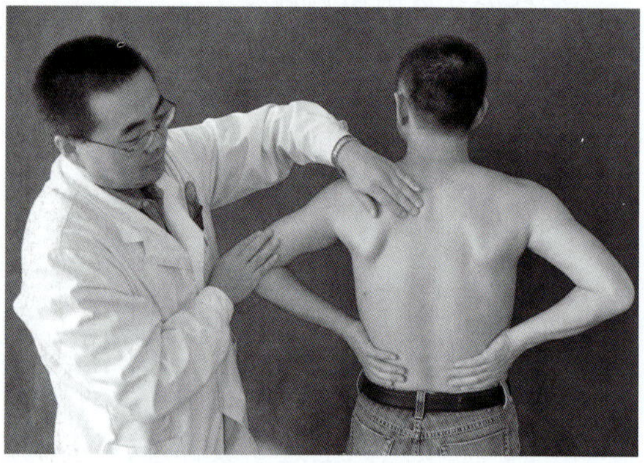

图 3-18-13 大、小菱形肌检查法

（二）干的分支

1. 肩胛上神经（上干，主要是 C5，冈上肌、冈下肌）
2. 锁骨下肌支（上干，C5-6，锁骨下肌）

- 锁骨下肌支
  - ◎ 解剖：此肌起于肩胛骨冈上窝，止于肱骨大结节之上面及肩关节之关节囊（图 3-18-14）
  - ◎ 功能：是肩关节外展肌。自肩关节中立位开始外展 15°，然后将肱骨头稳定在关节盂内。肩关节再继续外展，则由三角肌起主要作用
  - ◎ 检查：冈上肌为斜方肌所覆盖，肩关节外展 90°，30° 前屈，完全内旋位，肩关节抗

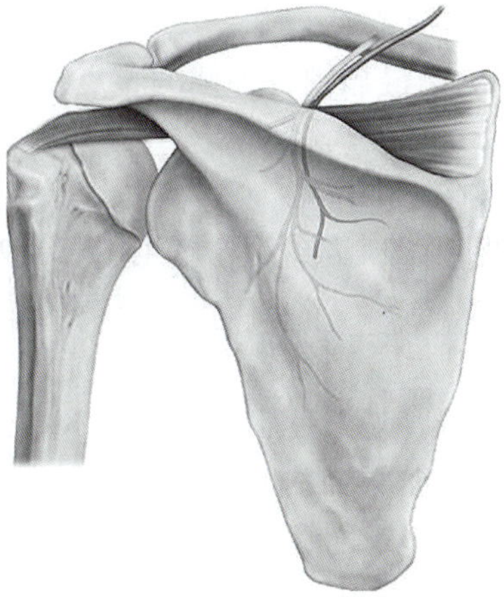
图 3-18-14 冈上肌解剖示意图

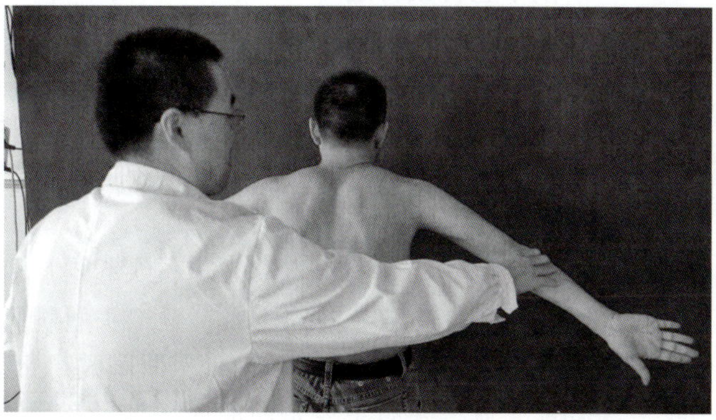
图 3-18-15 冈上肌检查法

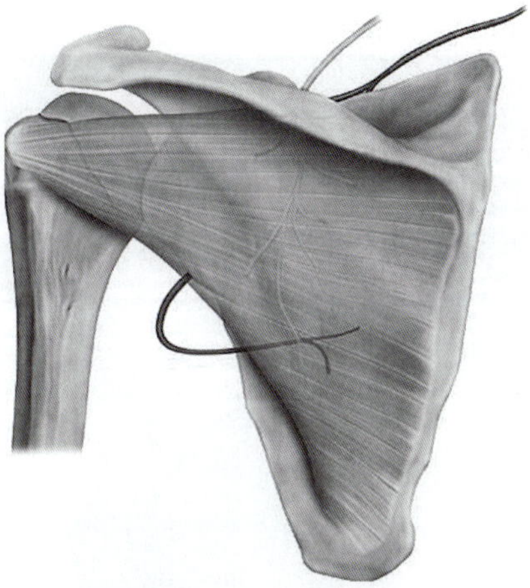
图 3-18-16 冈下肌解剖示意图

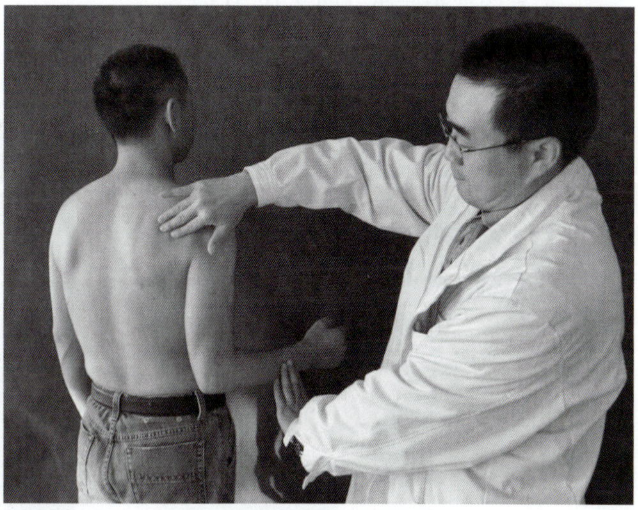
图 3-18-17 冈下肌检查法

阻力外展（Empty Can Test）；或者肩关节外展 90°，30° 前屈，45° 旋后位，肩关节抗阻力外展（Full Can Test），在冈上窝可触及冈上肌的收缩（图 3-18-15）

- 冈下肌
  - ◎ 解剖：起于肩胛冈下窝，止腱形成肩袖的后上部结构
  - ◎ 功能：冈下肌可以使肩关节外旋，并保持肱骨头在关节盂的位置（图 3-18-16）
  - ◎ 检查：冈下肌被斜方肌及三角肌的后缘所覆盖，检查时应使肩关节内收紧贴胸壁，并放松三角肌，在屈肘、前臂中立时抗阻力外旋肩关节，在冈下窝可以摸到该肌的收缩（图 3-18-17）

锁骨下肌紧贴敷于锁骨下方，临床上很难检查其肌力。

（三）臂丛神经的束分为外侧束、内侧束和后束

1. 外侧束分支

（1）胸前外侧神经（C5-6，胸大肌锁骨部）

- 胸大肌锁骨部
  - ◎ 解剖：起自锁骨近 1/3，肌纤维斜向下外。其排列为：最靠锁骨外侧的止点最高，愈靠近内侧部分止点愈低
  - ◎ 主要功能：内收肩关节，也有内旋作用（图 3-18-18）
  - ◎ 检查：在肩前屈 90°，检查者对抗肩关节的内收，可见胸大肌上部纤维收缩（图 3-18-19）

(2) 肌皮神经（C5-6，肱二头肌，喙肱肌，肱肌）

- 肱二头肌
  - ◎ 解剖：肱二头肌的起点有二，长头起自肩胛盂上粗隆，短头起自肩胛骨缘突，止点主要在桡骨结节前部。另有肱二头肌腱膜止于前臂屈侧之深筋膜，肱肌起于肱骨干远端二分之一，以及内外侧肌间隔，止于尺骨冠状突之下部
  - ◎ 功能：肱二头肌主要是屈曲肘关节及前臂旋后（图 3-18-20）。后者的功能在屈肘位较伸肘位时力量为强。对肩关节还有些屈曲作用。肱肌主要功能为屈肘
  - ◎ 检查：肱二头肌表浅，当前臂旋后位，抗阻力屈肘时可见肱二头肌收缩，在其远端深部为肱肌（图 3-18-21）

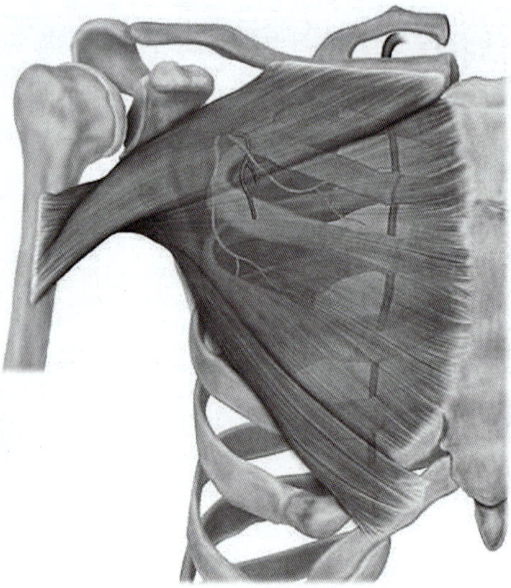

图 3-18-18 胸大肌解剖示意图

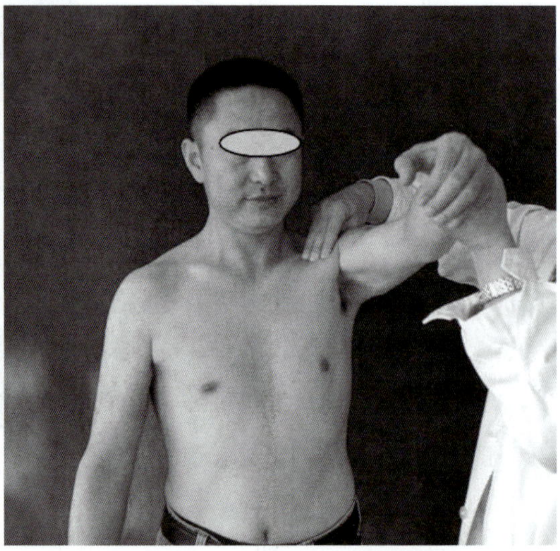

图 3-18-19 胸大肌锁骨部检查法

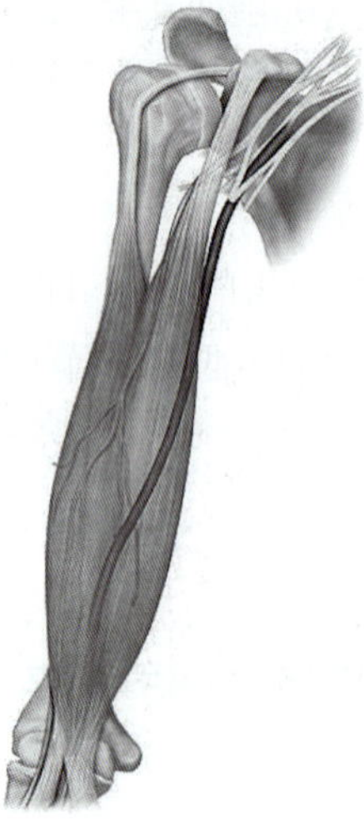

图 3-18-20 肱二头肌解剖示意图

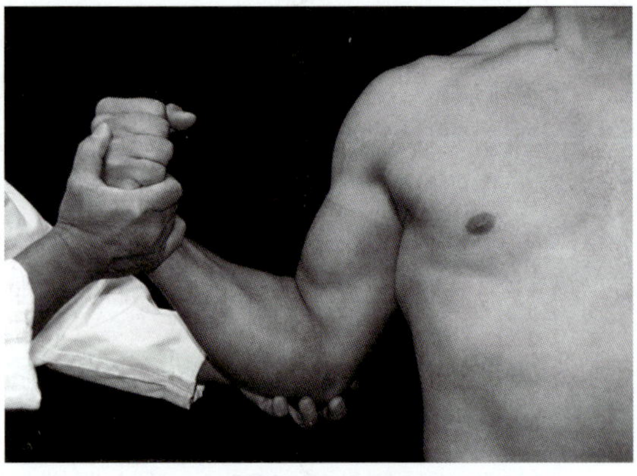

图 3-18-21 肱二头肌检查法

(3) 正中神经外侧头（C5-7，旋前圆肌，桡侧腕屈肌）

● 旋前圆肌

◎ 解剖：旋前圆肌肱骨头起自肱骨内上髁的嵴部，内侧肌间隔及屈肌总起点；尺骨头起于尺骨之冠状突，肌纤维向外下，在肱桡肌之深面止于桡骨干中三分之一外侧（图 3-18-22）

◎ 功能：使前臂旋前，也有些屈肘功能，当前臂旋后时屈肘作用较好

◎ 检查：屈肘位，前臂抗阻力旋前，于其肌腹行走方向扪触有肌腹收缩（图 3-18-23）

● 桡侧腕屈肌

◎ 解剖：起自屈肌总起点，以及前臂近端屈肌深筋膜。在前臂远端，其肌腱表浅，在腕部桡侧大多角骨处形成一单独腱鞘。其腱向前止于第二掌骨基底（图 3-18-24）

◎ 功能：是强有力的屈腕肌，同桡侧腕伸肌协同也有使腕关节桡偏的作用

◎ 检查：此肌腱表浅，抗阻力屈腕并桡偏，在腕部偏桡侧可触及此绷起的肌腱（图

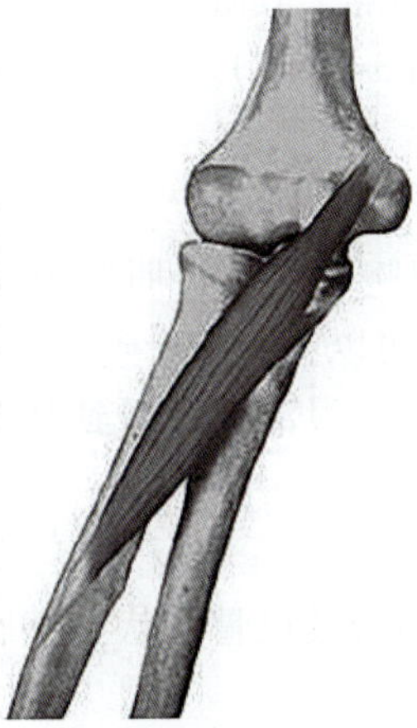

图 3-18-22 旋前圆肌解剖示意图

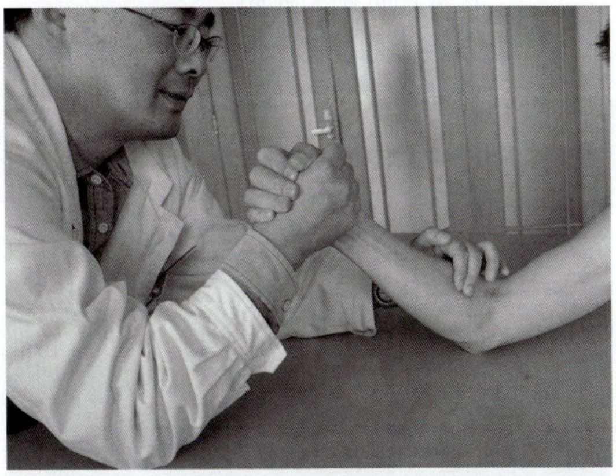

图 3-18-23 旋前圆肌检查法

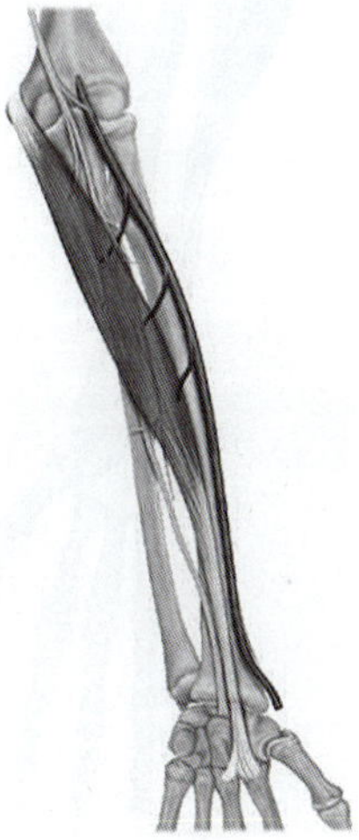

图 3-18-24 桡侧腕屈肌解剖示意图

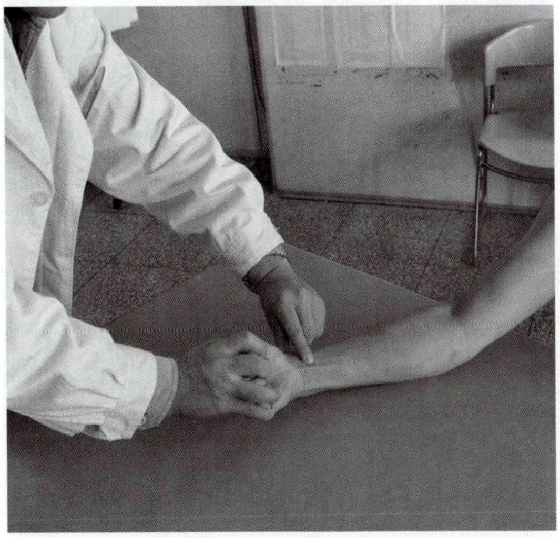

图 3-18-25 桡侧腕屈肌检查法

3-18-25）

2．内侧束分支

（1）胸前内侧神经（C8 和 T1，胸大肌胸肋部）

●胸大肌胸肋部

◎ 解剖：起自整个胸骨前方，第 1 ~ 6 肋及腹外斜肌筋膜；胸骨上部的纤维，在近止点处位于该肌锁骨头止点之深面，其止点与之相混合。胸骨头下部纤维，以及起自腹外斜肌筋膜的纤维，斜向上外，在胸骨头上部纤维的深面（图 3-18-18）。其止点是扭曲的，即起点愈靠下止点愈高

◎ 检查：上肢稍外展时，抗阻力内收肩关节，可见胸大肌下部纤维收缩（图 3-18-26）

（2）正中神经内侧头（C8 和 T1，掌长肌、指浅屈肌、拇长屈肌、示中指指深屈肌、旋前方肌、大鱼际肌）

●掌长肌

◎ 解剖：起自屈肌总起点、前臂近端屈肌深筋膜及肌间隔。其腱较长而扁，于腕部屈侧中间部，止于腕横韧带，并与掌腱膜相连续（图 3-18-27）。有 15% ~ 20% 的人掌长肌先天缺如

◎ 功能：有屈腕，还有外展拇指作用

◎ 检查：拇指外展位，与小指对指并用力相捏同时屈腕时，掌长肌腱就呈弓起状态，非常清楚；或拇指外展位，做手握杯子的动作，可以清晰地看到该肌的收缩；也可以抗阻力下屈指屈腕，如果没有掌长肌的缺如，会很清楚地看到其腱性部分（图 3-18-28）

●指浅屈肌

◎ 解剖：指浅屈肌的内侧头起自屈肌总起点、尺侧副韧带及尺骨冠状突基底的内侧

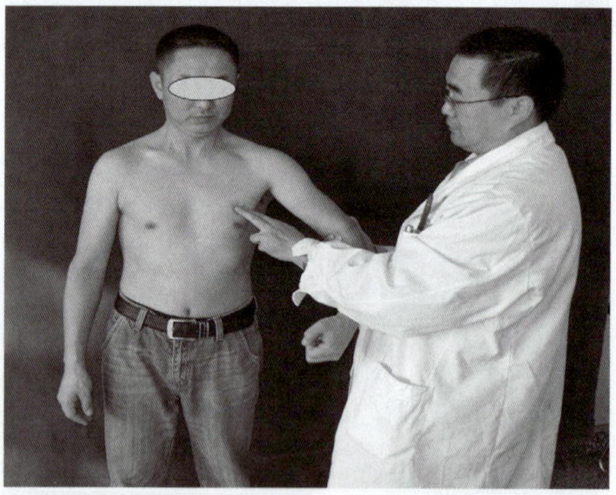

图 3-18-26 胸大肌胸肋部检查法

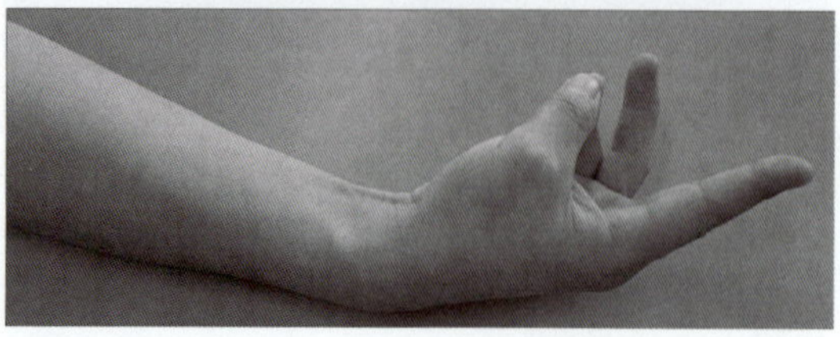

图 3-18-28 掌长肌检查法

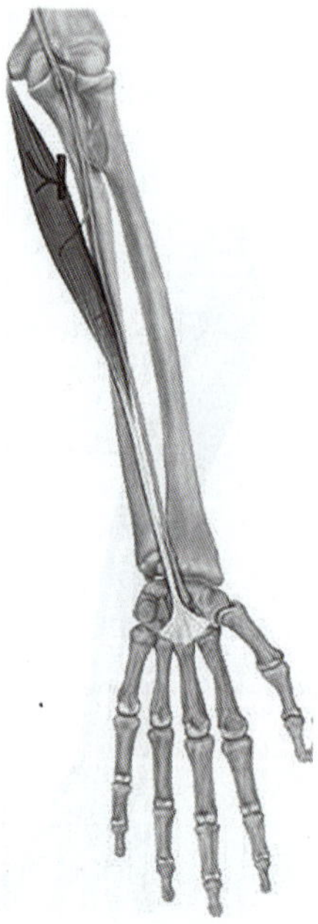

图 3-18-27 掌长肌解剖示意图

缘；外侧头起自桡骨中上 1/3 处的屈侧。其肌腱分成四股，在前臂下端排成两层，浅层二腱至中指及环指，深层二腱至示指和小指（图 3-18-29）。这些肌腱在掌骨头水平分别与指深屈肌腱进入共同的屈指肌腱鞘。在近节指骨中部，指浅屈肌腱分开成两束，并转向指深屈肌腱的背面，两束相互交叉后止于中节指骨中部。指浅屈肌腱之肌腹互相间较为独立，故可以单独收缩，分别屈曲手指

◎ 功能：屈曲近侧指间关节，在屈指后继续收缩，还可屈曲掌指关节

◎ 检查：检查时可利用指浅屈肌相连成片状的特点，分别检查各指浅屈肌及肌腱的功能。如检查中指的指浅屈肌腱，可握住其他三个手指，使其掌指关节及指间关节呈伸直位，嘱患者屈曲中指。此时由于其他三指指深屈肌腱已被动地拉向远端，中指的指深屈肌腱也变得松弛，因而不能再起屈指作用，只能依靠具有单独屈指功能的指浅屈肌屈曲近侧指间关节。如被检查者能主动屈曲中指，说明指浅屈肌功能良好。但此方法不适用于示指，因为示指的指深屈肌也有独立屈指功能，当其他三指的指深屈肌腱被动拉向远端时，示指的指深屈肌腱并未受到影响，因而用此法检查示指是不准确的（图 3-18-30）。在手掌部，有的环、小指指浅屈肌腱紧密地并在一起，互相间有纤维性连接，当拉住中、环、小指时，小指指浅屈肌腱也不能发挥作用，无法屈曲小指近侧指间关节。故用此法检查小指也不准确，有时常误认为无小指指浅屈肌腱。做此检查法时的关键点是，如果指浅屈肌功能正常，远指间关节可以自由被动活动

● 拇长屈肌

◎ 解剖：拇长屈肌起于桡骨干屈侧中 1/3 及骨间膜，其肌腱位于肌腹之一侧，为单羽状肌肉。在腕管内位于桡侧的最深层，经拇指内的腱鞘，止于拇指末节指骨基底。此肌在手掌内无蚓状肌及腱纽附着（图 3-18-31）

◎ 功能：屈曲拇指指间关节，继续作用可屈曲掌指关节

◎ 检查：检查时应将患者腕关节及拇指掌指关节固定，令患者主动屈曲指间关节，以此检查拇长屈肌的功能（图 3-18-32）

● 示中指指深屈肌

◎ 解剖：指深屈肌起于尺骨屈面近侧的 1/2 ～ 1/3，骨间膜及深筋膜。其肌腹较大，可分两部分：外侧部分形成一独立的肌腱至示指；内侧部分较大，形成一粗大的肌腱，至腕部分成三股，分别至中指、环指及小指。在进入手掌之前，三股肌腱排列成片状，并无明显的界限。因此，只有示指具有独立屈指功能。在手掌部，

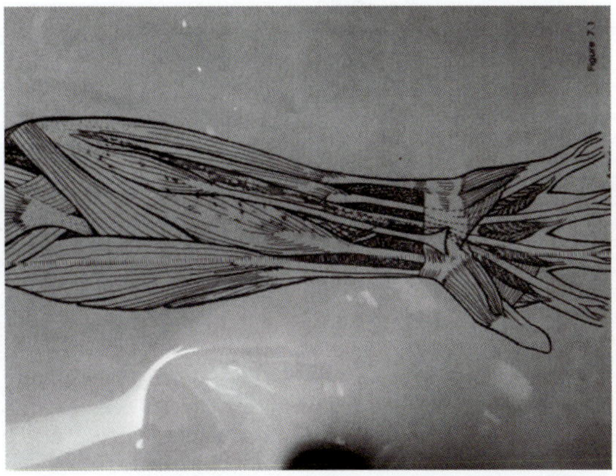
图 3-18-29 指浅屈肌解剖示意图

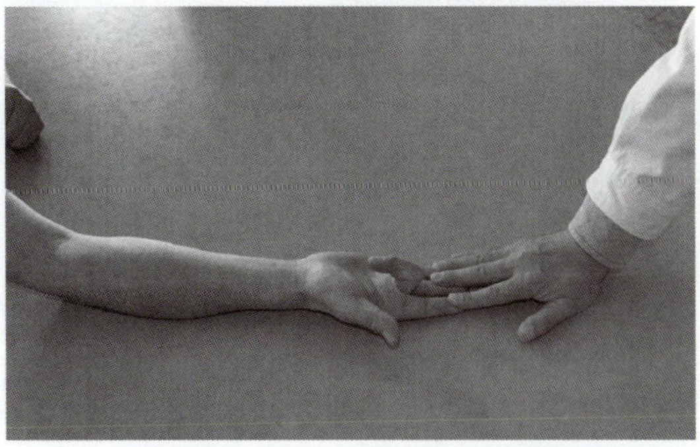
图 3-18-30 指浅屈肌检查法

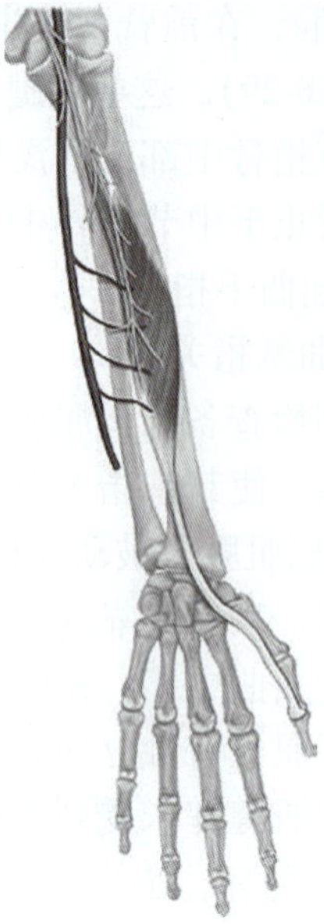

图 3-18-31 拇长屈肌解剖示意图

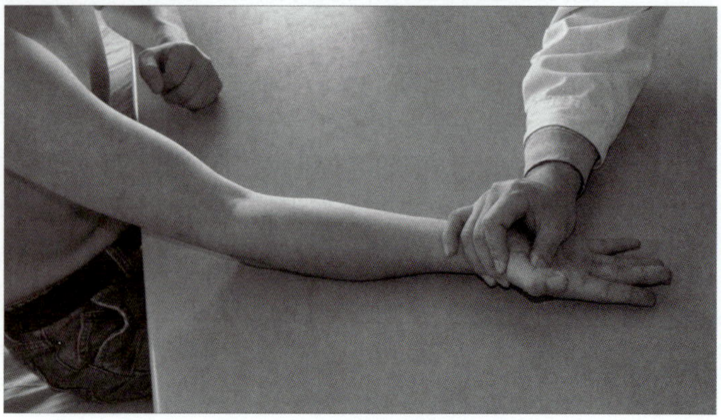

图 3-18-32 拇长屈肌检查法

有蚓状肌的起点附着于指深屈肌腱上。在掌骨头部，指深屈肌腱分别与指浅屈肌腱进入共同的屈指腱鞘，指深屈肌腱继续向远端分别止于示、中、环、小指末节指骨基底

◎ 功能：主要屈曲远侧指间关节，继续作用可屈曲近侧指间关节。在屈曲手指关节后还可屈曲掌指关节

◎ 检查：固定手指中节和近节指骨，嘱患者屈曲末节指间关节（图 3-18-33）

● 拇短展肌

◎ 解剖：起于腕横韧带远端的桡侧半，相当于大多角骨的嵴和舟骨结节。止点分两部分，一部分止于拇指掌指关节桡侧关节囊，并有少许纤维与拇短屈肌腱相连，最后抵止在桡侧籽骨；另有少部分肌腱向背侧，止于拇指背侧伸腱扩张部（图 3-18-34）

◎ 功能：可使拇指腕掌关节产生屈曲、外展及旋前的动作，也能使拇指掌指关节外展。抵止于伸腱扩张部的纤维，有伸展拇指指间关节的作用

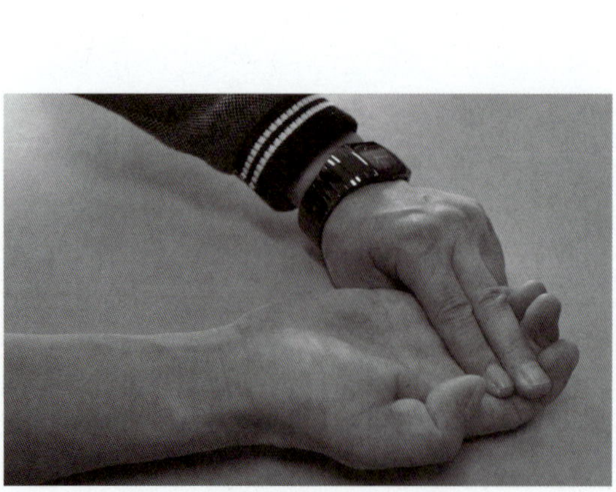

图 3-18-33 指深屈肌检查法

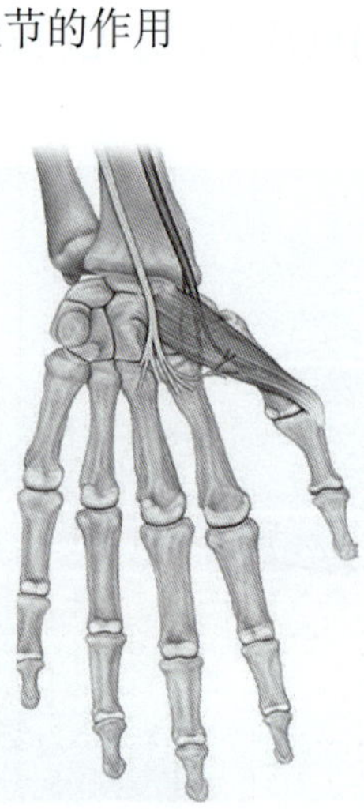

图 3-18-34 拇短展肌解剖示意图

◎ 检查：拇短展肌表浅，检查较容易。检查时，患者手掌向上，平放在桌面上，加阻力于拇指末节，令患者拇指向手掌平面垂直的方向立起，可看到并可触及拇短展肌（图 3-18-35）

● 拇短屈肌

◎ 解剖：拇短屈肌的起点有两个头，浅头起自腕横韧带远端的桡侧，桡侧腕屈肌腱鞘和大多角骨；深头起于小多角骨掌面及其邻近的头状骨。两头汇聚一起，在其深面形成一沟，以容拇长屈肌腱通过。拇短屈肌在接近掌指关节处变成肌腱，有很薄的纤维与关节囊相连，并和掌侧纤维软骨板相连，最后止于桡侧籽骨以及近节指骨基底桡侧；另一部分纤维止于伸腱扩张部

◎ 功能：屈曲拇指掌指关节

◎ 检查：在拇指指间关节伸展位时，屈曲掌指关节，即可触及此肌收缩（图 3-18-36）

● 蚓状肌

◎ 解剖：蚓状肌共四条，其数字排列顺序同骨间肌。由桡侧向尺侧，第一、第二蚓状肌为单羽状，在手掌部分别起自示指、中指指深屈肌腱的桡侧，由正中神经支配；第三、第四蚓状肌为双羽状，分别起自中环指及环小指指深屈肌腱的相邻两侧。蚓状肌的起点在手指伸直位时位于手掌部，屈曲时其近端进入腕管，甚至可达桡骨的远端。蚓状肌纤维在屈指肌腱鞘管的起始部斜向手指桡侧，随同手指的神经血管，位于掌骨间横韧带的掌面。但第一蚓状肌在第二掌骨桡侧，此处无掌骨间横韧带。然后通过蚓状肌管至手指，分别止于各指伸指肌腱扩张部的桡侧，延续至伸指肌腱的侧束，直至近节指骨头水平

◎ 功能：屈曲掌指关节，伸直指间关节，但以后者的作用为主

◎ 检查：单独检查蚓状肌不易，但可利用其伸直指间关节的作用来检查。将掌指关节屈曲，以放松骨间肌，然后令患者伸展指间关节，并与腱侧对比来判断其功能（图 3-18-37 ～图 3-18-39）

（2）尺神经（C8 和 T1，尺侧腕屈肌、环小指指深屈肌、小鱼际肌、骨间肌、拇收肌，蚓状肌）

● 尺侧腕屈肌

◎ 解剖：尺侧腕屈肌之肱骨头起自屈肌总起点，前臂近端屈肌深筋膜及肌间隔。尺侧头起于尺骨鹰嘴的内侧缘，尺骨上部之后侧缘，其腱止于豌豆骨

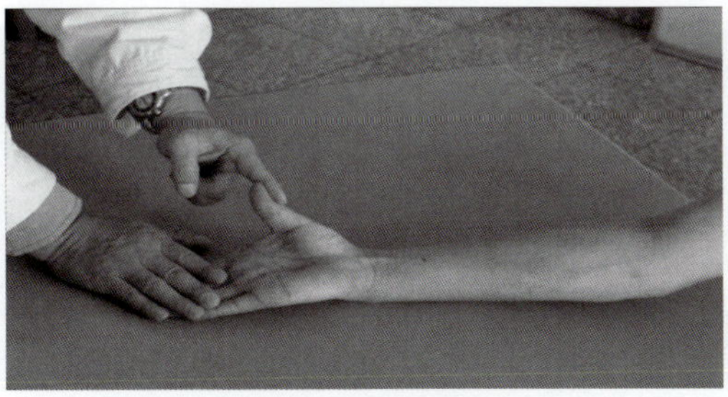

图 3-18-35　拇短展肌检查法

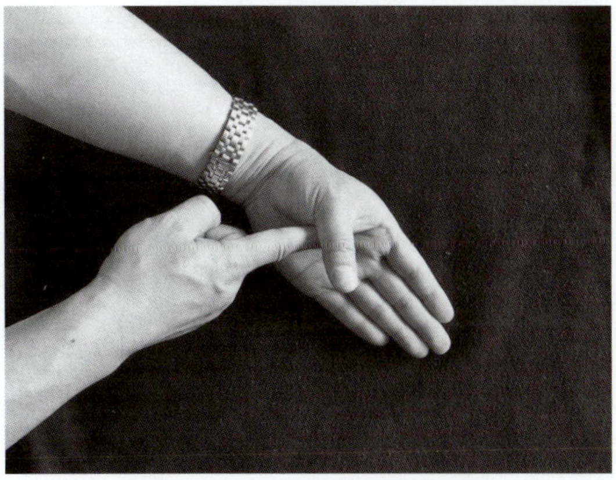

图 3-18-36　拇短屈肌检查法

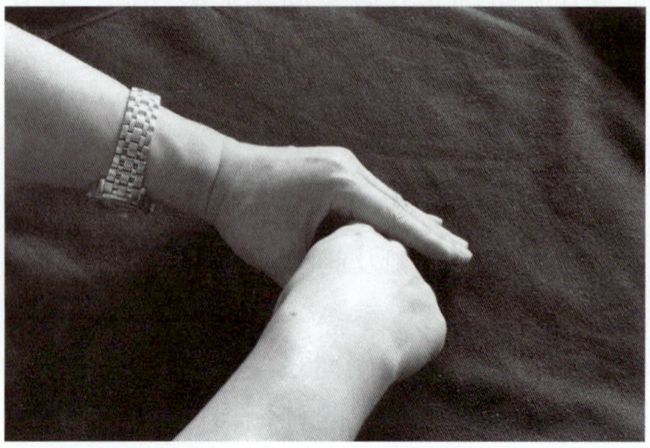

图 3-18-37 蚓状肌检查法

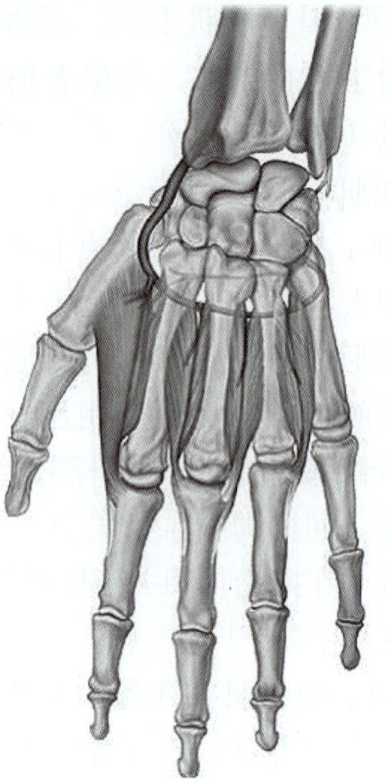

图 3-18-38 骨间肌解剖示意图

◎ 功能：屈腕。尺侧腕屈肌与尺侧腕伸肌协同可使腕关节尺偏

◎ 检查：紧握拳，并抗阻力屈腕，在腕部偏尺侧可触及其绷起的肌腱（图 3-18-40）

● 指深屈肌（环小指）

◎ 解剖：指深屈肌起于尺骨屈面近侧的 1/2 ～ 1/3，骨间膜及深筋膜。其肌腹较大，可分两部分：外侧部分形成一独立的肌腱至示指；内侧部分较大，形成一粗大的肌腱，至腕部分成三股，分别至中指、环指及小指。在进入手掌之前，三股肌腱排列成片状，并无明显的界限。因此，只有示指具有独立屈指功能。在手掌部，有蚓状肌的起点附着于指深屈肌腱上。在掌骨头部，指深屈肌腱分别与指浅屈肌腱进入共同的屈指腱鞘，指深屈肌腱继续向远端分别止于示、中、环、小指末节指骨基底

◎ 功能：主要屈曲远侧指间关节，继续作用可屈曲近侧指间关节。在屈曲手指关节后还可屈曲掌指关节

◎ 检查：检查者固定患者手指之近侧指间关节于伸直位，主动屈曲末节指间关节，即为指深屈肌的功能（图 3-18-33）。

● 小指展肌

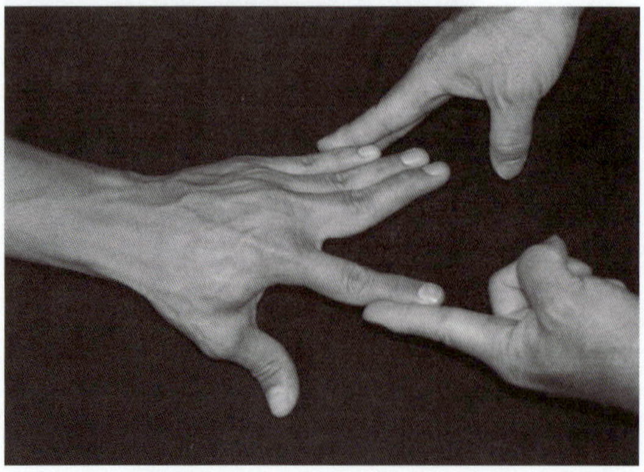

图 3-18-39 骨间肌检查法

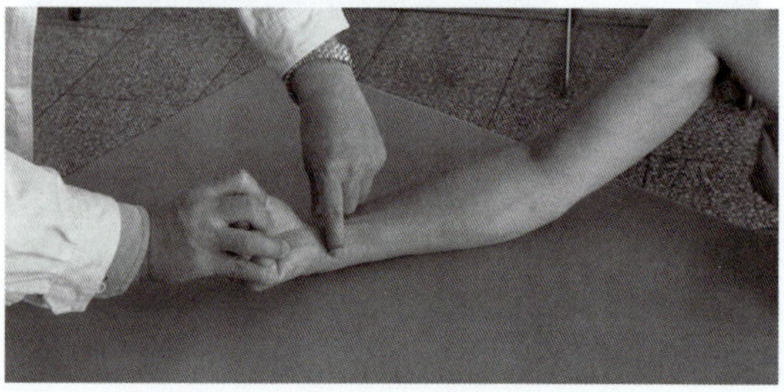

图 3-18-40 尺侧屈腕肌检查法

◎ 解剖：肌肉起自豌豆骨远端及其附近的韧带及腕横韧带。止点有二：一点止于小指近节指骨基底的尺侧；另一点止于小指掌指关节的伸腱扩张部（图 3-18-41）

◎ 功能：使小指掌指关节外展

◎ 检查：小指之指间关节伸直，掌指关节外展时，在第五掌骨之尺侧可看到并扪及小指展肌的收缩（图 3-18-42）

● 骨间肌

依照其起点和掌骨间隙的位置，以及对手的纵轴关系，分为掌侧骨间肌和背侧骨间肌两组。掌侧骨间肌有三块，起手指内收作用；背侧骨间肌有四块，起手指外展作用。骨间肌由桡侧向尺侧按数字来命名。

◎ 掌侧骨间肌

- 解剖：每块掌侧骨间肌各有一肌腹，分别起自掌骨干近侧 1/3。第一、第二、第三掌侧骨间肌，分别起自所作用手指的靠中指的一侧，即示指尺侧、环指桡侧及小指桡侧，其肌腱分别止于各指同侧的近节指骨基底及伸肌腱帽组织
- 功能：掌侧骨间肌使手指内收，即向中指靠拢，也有屈掌指关节、伸展指间关节的功能
- 检查：将手掌平放在桌面上，掌指及指间关节在伸直位，令患者将外展的手指内收（图 3-18-43）。还可将一纸片放在手指之间，用内收的手指夹住，检测其功能

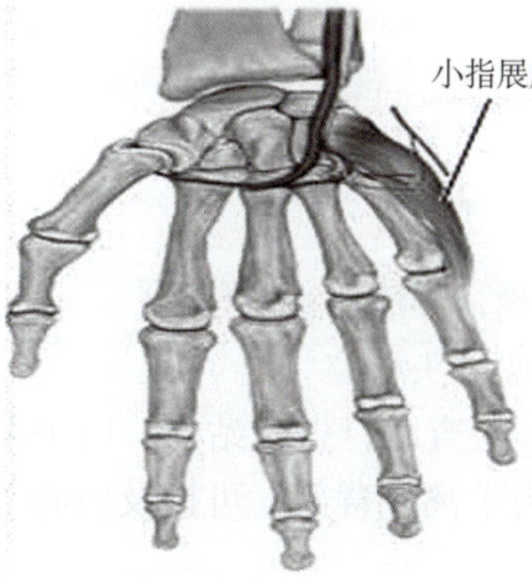

图 3-18-41 小指展肌解剖示意图

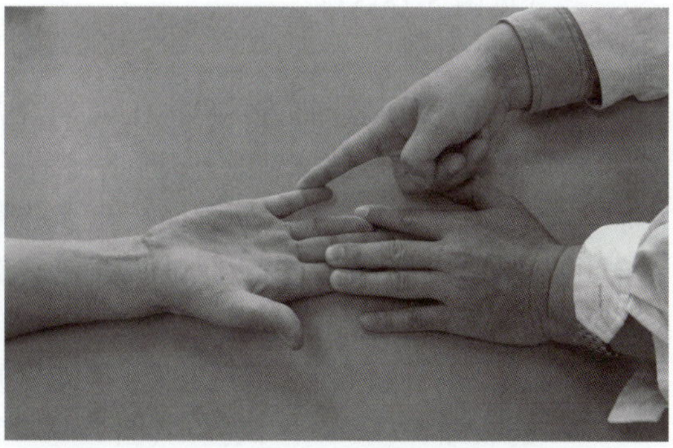
图 3-18-42 小指展肌检查法

◎ 背侧骨间肌

- 解剖：起点有两个头，分别起自相邻的两掌骨干。第一背侧骨间肌起于第一、二掌骨相邻面，止于示指掌指关节桡侧；第二背侧骨间肌起于第二、三掌骨间，止于中指桡侧；第三背侧骨间肌起于第三、四掌骨间，止于中指尺侧；第四背侧骨间肌起于第四、五掌骨间，止于环指尺侧；背侧骨间肌的止点有两个头，一头较圆，分别止在各指近节指骨基底的侧方略偏掌面，并有纤维与关节囊、侧副韧带相连；另一头扁平，分别止于各指背伸腱扩张部

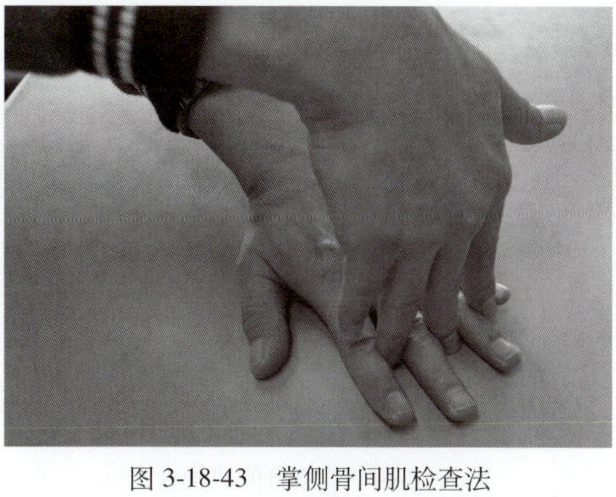
图 3-18-43 掌侧骨间肌检查法

- 功能：使手指外展。第一至第四背侧骨间肌分别使示指外展，中指桡、尺偏及环指外展，同时此肌有屈曲掌指关节、伸展指间关节的作用
- 检查：将手掌平置于桌面上，手指伸直，示指及环、小指分别从中指纵轴向桡、尺侧分指，中指可向桡、尺侧偏斜，并在第二掌骨桡侧可触及第一背侧骨间肌的收缩（图 3-18-44、图 3-18-45）。此外，骨间肌的一个重要功能是使手指的掌指关节屈曲，指间关节伸直。利用这一点，可以检查骨间肌的功能。检查时，令患者在手指伸直情况下，屈曲掌指关节。正常情况下，掌指关节可屈曲 90°，如患者不能完成这个动作，说明骨间肌有功能障碍

● 蚓状肌

◎ 解剖：第三、第四蚓状肌为双羽状，分别起自中环指及环小指指深屈肌腱的相邻两侧。蚓状肌的起点在手指伸直位时位于手掌部，屈曲时其近端进入腕管，甚至可达桡骨的远端。蚓状肌纤维在屈指肌腱鞘管的起始部斜向手指桡侧，随同手指的神经血管，位于掌骨间横韧带的掌面。但第一蚓状肌在第二掌骨桡侧，此处无掌骨间横韧带。然后通过蚓状肌管至手指，分别止于各指伸指肌腱扩张部的桡侧，延续至伸指肌腱的侧束，直至近节指骨头水平

◎ 功能：屈曲掌指关节，伸直指间关节，但以后者的作用为主

◎ 检查：单独检查蚓状肌不易，但可利用其伸直指间关节的作用来检查。将掌指关节屈曲，以放松骨间肌，然后令患者伸展指间关节，并与健侧对比来判断其功能（见图 3-18-37）

3．后束分支

（1）上、下肩胛下神经（C5-6，肩胛下肌）

● 肩胛下肌

◎ 解剖：起自肩胛骨肋骨面，止于肱骨小结节及关节囊，形成肩袖的前份

◎ 功能：是肩关节内旋肌，和其他肩部肌肉一起防止肱骨头移位

◎ 检查：肩胛下肌位于肩胛骨的肋骨面，不易扪到。检查时，患者站立，肩关节内旋，手背紧贴于后背（即手掌向后），嘱患者抗阻力手离开背部，可扪及肩胛下肌的收缩，（lift –off 试验）（图 3-18-46）

（2）胸背神经（C5-7，背阔肌）

● 背阔肌

◎ 解剖：起自第 7 胸椎以下到骶骨之棘突，髂骨嵴之后部及第 10 ～ 12 肋骨末端和

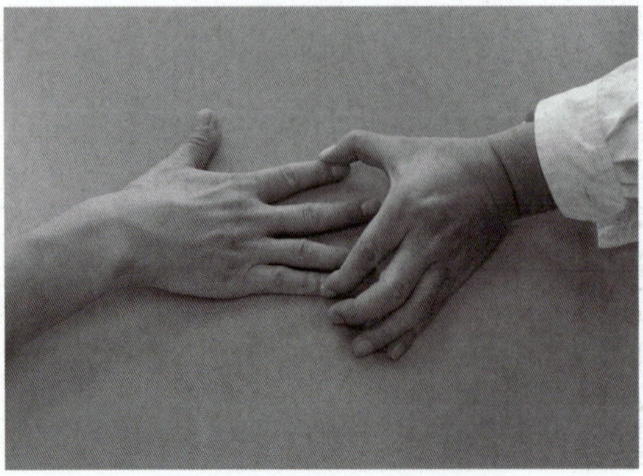

图 3-18-44 背侧骨间肌检查法

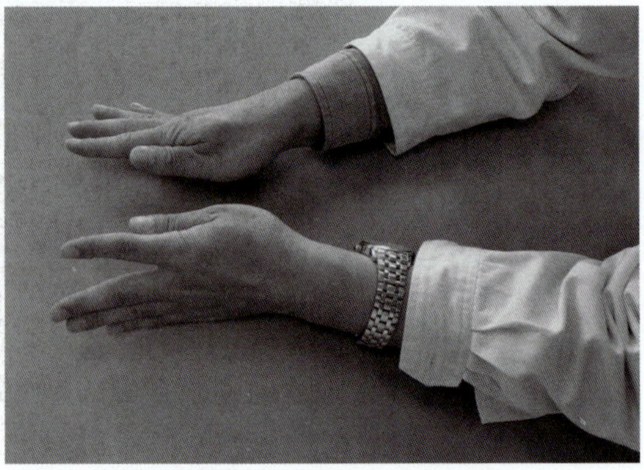

图 3-18-45 第一骨间肌检查法

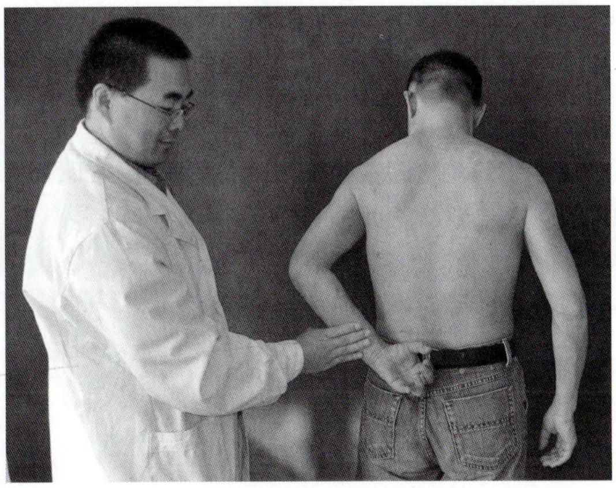

图 3-18-46 肩胛下肌检查法

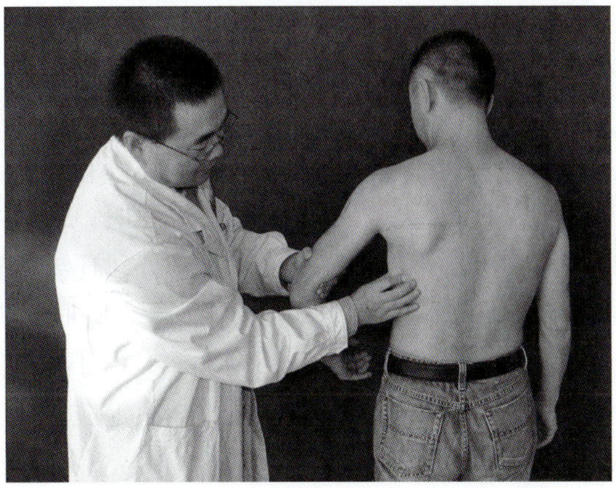

图 3-18-47 背阔肌检查法

肩胛骨下角，止于肱骨结节间沟之内侧

◎ 功能：使肩关节内收、内旋和后伸，还可使肩胛骨下降及内旋，这一作用在用拐支撑身体时很重要

◎ 检查：嘱患者外展、前屈肩关节，并将前臂置于检查者之肩部。检查者以手握住患者肘关节以对抗肩关节之内收、内旋及后伸的动作。此时检查者在胸侧方可以扪到背阔肌的收缩。背阔肌还有辅助呼吸的作用，检查者以捏住背阔机，嘱患者用力咳嗽，可感到其骤然的收缩（图 3-18-47）

（3）腋神经（C5-6，三角肌，小圆肌）

● 三角肌

◎ 解剖：起自锁骨外侧三分之一、肩峰及肩胛冈，止于肱骨干外侧之三角肌结节

◎ 功能：是强有力的肩关节外展肌，其前部纤维可以帮助前屈及内旋肩关节，后部纤维可以协助肩关节后伸及外旋（图 3-18-48）。三角肌的作用是在肩关节外展 15° 以后才开始发挥的。在此之前，是由冈上（下）肌起作用。在三角肌中央有一 2cm 之皮肤感觉区属腋神经支配，如三角肌麻痹常合并有此区皮肤感觉障碍

◎ 检查：肩关节在中立位，并屈曲肘关节，以使肩关节无旋转动作。在此位置外展肩关节，或加以阻力，可见三角肌全部轮廓，在肩外展时，前屈、内旋并加阻力，可见三角肌前部纤维收缩，在肩外展时，后伸、外旋并加以对抗，可见三角肌后部纤维收缩（图 3-18-49）

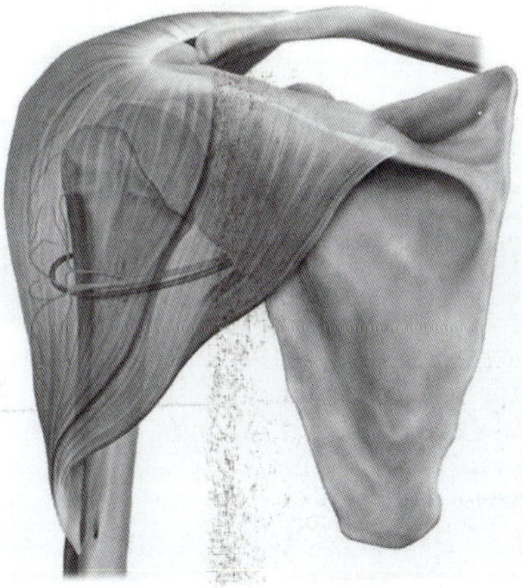

图 3-18-48 三角肌解剖示意图

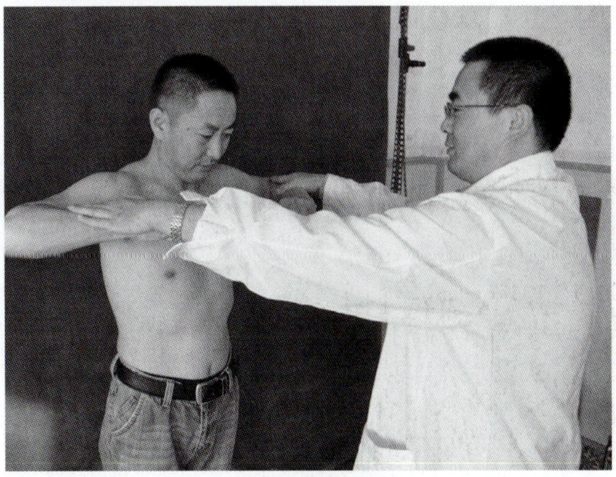

图 3-18-49 三角肌全部全部纤维检查法

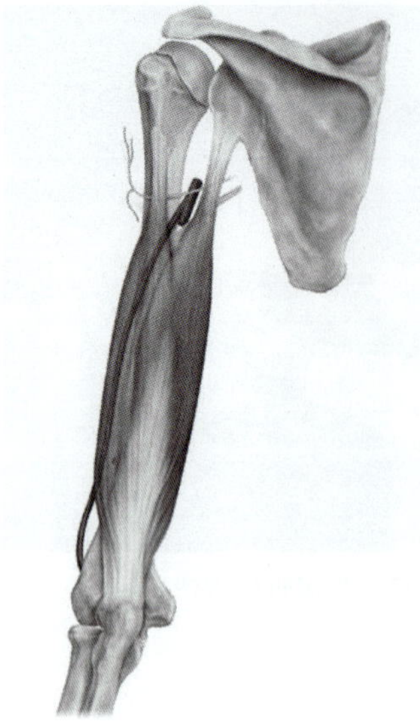
图 3-18-50 肱三头肌解剖示意图

如果三角肌肌力不到 3 级，不能对抗上肢的地心引力，检查者可用手支托患者肘部，以检查三角肌的收缩。若三角肌肌力处于 0 ~ 1 级时，可支托患者肘部，置肩关节于外展位，然后先嘱其内收肩关节，以使三角肌完全放松，此时，较细微的肌肉纤维收缩便容易地观察到或触之。另外，还要检查三角肌中央部的皮肤感觉区是否有异常。

●小圆肌

小圆肌组成肩袖的一部分，是肩关节的外旋肌，也有稳定肱骨头在关节盂位置的作用。检查同冈下肌。

（4）桡神经（C5-T1，肱三头肌、肱桡肌、桡侧腕长伸肌、桡侧腕短伸肌、旋后肌、指总伸肌、尺侧腕伸肌、小指固有伸肌、示指固有伸肌）

●肱三头肌

◎ 解剖：其长头起自肩胛盂下粗隆；外侧头起于肱骨桡神经沟上方之后侧；内侧头较大，起于桡神经沟下方，整个肱骨干之后侧。肱三头肌之三部分形成之肌腱越过肘关节，止在尺骨鹰嘴（图 3-18-50）

◎ 功能：肱三头肌主要功能为伸肘。由于其长头起于肩胛骨，因此对肩关节有辅助性的后伸及内收作用

◎ 检查：前臂中立位，肘关节屈曲 45°，抗阻力伸肘时，可见肱三头肌的收缩（图 3-18-51）

●肱桡肌

◎ 解剖：起自肱骨外上髁嵴之上 1/3 处，止于桡骨下端的外侧

◎ 功能：屈曲肘关节，当前臂于中立位时力量最大

◎ 检查：在前臂中立位，抗阻力屈曲肘关节，在肘及前臂近端之桡侧可见该肌肉的收缩（图 3-18-52）

●桡侧腕长伸肌与桡侧腕短伸肌

◎ 解剖：桡侧腕长伸肌起自肱桡肌起点之下方，即肱骨外上髁嵴下 1/3，与桡侧腕短伸肌相平行，肌腱在腕部同位于第二个纤维骨性鞘管内。桡侧腕短伸肌起于肱骨外上髁伸肌总起点。桡侧腕长伸肌腱止于第二掌骨基底背侧，桡侧腕短伸肌腱止于第三掌骨基底背侧

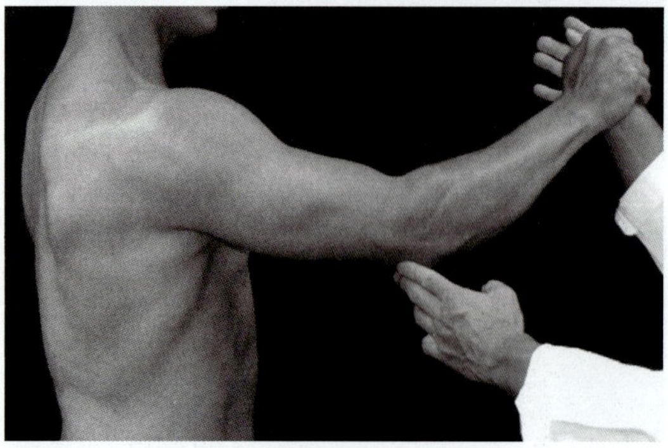
图 3-18-51 肱三头肌检查法

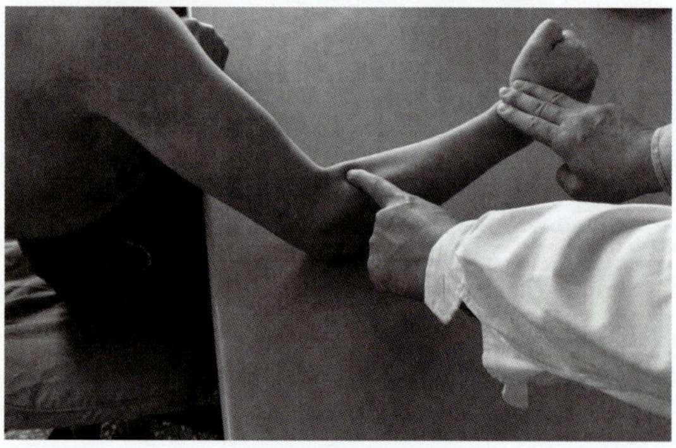
图 3-18-52 肱桡肌检查法

- 功能：伸腕，与桡侧腕屈肌共同作用也可使腕关节桡偏
- 检查：先使患者的手自然、松弛地放在桌面上，手背向上。检查者以手指置于该手第二、三掌骨基底部。然后嘱患者做握拳动作，由于屈指肌与伸腕肌有协同作用，所以，握拳时可清楚地触知伸腕肌腱紧张弓起。这种方法可以排除伸指肌腱的干扰，更清楚地显示出伸腕肌腱的作用（图 3-18-53）
- 尺侧腕伸肌
  - ◎ 解剖：一头起自肱骨外髁之伸肌总起点，另一头起自尺骨上 1/2 的后侧缘及深筋膜。在腕背部，其肌腱经过第六个纤维骨性鞘管，止于第五掌骨基底背侧
  - ◎ 功能：尺侧腕伸肌可伸腕，并可使腕尺偏
  - ◎ 检查：嘱患者握拳，抗阻力向背、尺侧伸腕时，可在尺骨茎突的远方摸到此肌腱（图 3-18-54）
- 指总伸肌
  - ◎ 解剖：起于伸肌总起点，形成四条肌腱，在腕背与固有示指伸肌腱一起穿过第四个纤维骨性鞘管，分别到达 2 ~ 5 指，各腱在掌指关节处形成三角形的腱帽组织，腱的深面有纤维与背侧关节囊相连，并有部分腱纤维止于近节指骨基底。在腱帽的两侧分别有掌侧骨间肌及背侧骨间肌附着。然后，伸指肌腱分成三条，中央腱束止于中节指骨基底背侧，两侧腱束在近侧指间关节背侧两旁向前，在中节指骨远端汇成一股，止于末节指骨基底的背侧。在手背部掌骨远端，各伸肌腱之间，有斜形的腱性连接，称“腱联合”
  - ◎ 功能：伸掌指关节。如果控制掌指关节不过伸，伸指力量可通过伸肌腱之中央腱束及侧腱束而传至远端，从而可以伸展两指间关节
  - ◎ 检查：检查伸指功能时，为避免屈腕引起的伸指肌腱被动牵拉作用，应稳定腕关节在背伸位，同时应主动屈曲两指间关节，抗阻力伸展掌指关节，即可见到指总伸肌腱隆起（图 3-18-55、图 3-18-56）

但应注意，在手背部因各伸肌腱间有腱性连接，在连接腱的近端，某一手指的伸肌腱断裂后，仍可以通过连接腱有伸展该掌指关节的动作，但力弱而且伸展幅度不及正常指。示指和小指还有固有伸指肌腱。如果指总伸肌腱断裂，仍有伸展掌指关节功能，虽伸展范围正常，但力量不如健侧。

- 小指固有伸肌
  - ◎ 解剖：起于伸肌总起点及肌间隔，在腕背部通过第五纤维骨性鞘管，在手背部分成两束，桡侧束与小指指总伸肌腱相连，尺侧束是独立的。二者均在掌指关节侧形成腱帽

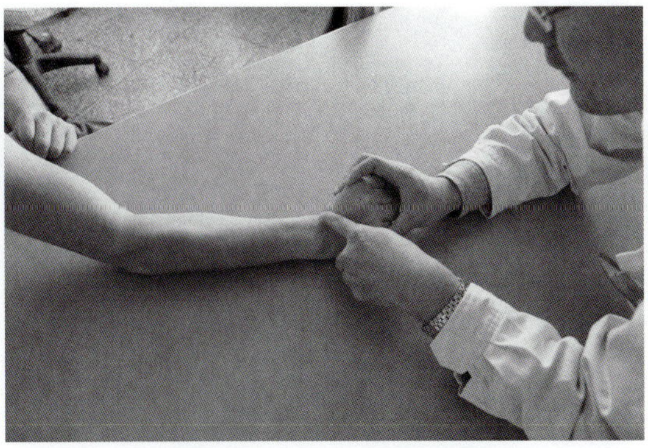

图 3-18-53 桡侧腕长伸肌与桡侧腕短伸肌检查法

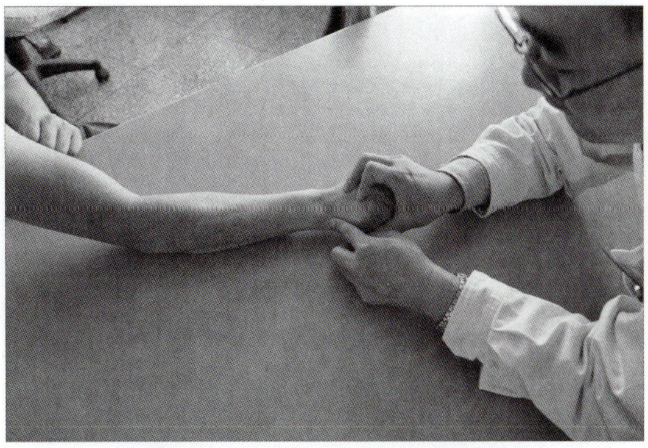

图 3-18-54 尺侧腕伸肌检查法

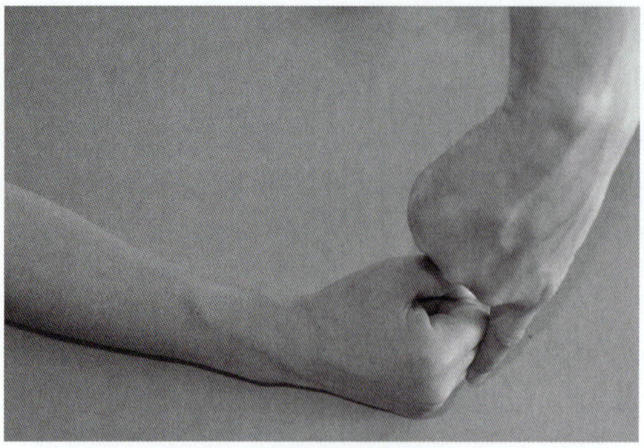
图 3-18-55 指总伸肌检查法

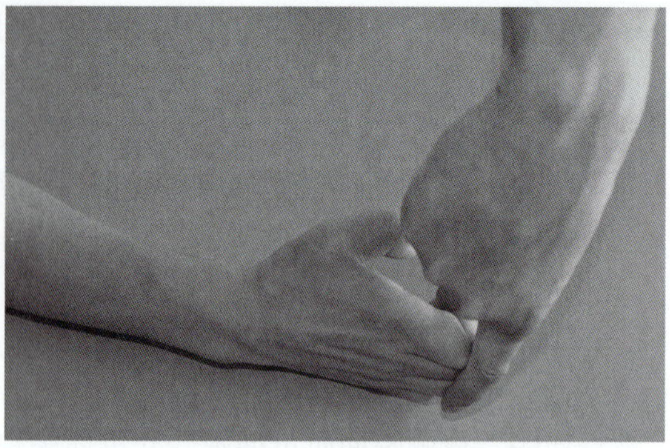
图 3-18-56 指总伸肌检查法

◎ 功能：同小指指总伸肌

◎ 检查：拇指和其他三指屈曲，单独抗阻力伸小指（图 3-18-57）

● 旋后肌

◎ 解剖：此肌扁平呈菱形，一部分起自肱骨外上髁，肘关节桡侧副韧带及桡骨头环状韧带；另一部分起自尺骨上端的外侧。肌纤维向下外，经过桡骨的后外侧，止于桡骨前方。其止点位于旋前圆肌的近端。在两肌交叉部形成一纤维带，称 Fromen 弓。桡神经从其深部通过，此处是造成神经嵌压的好发部位之一

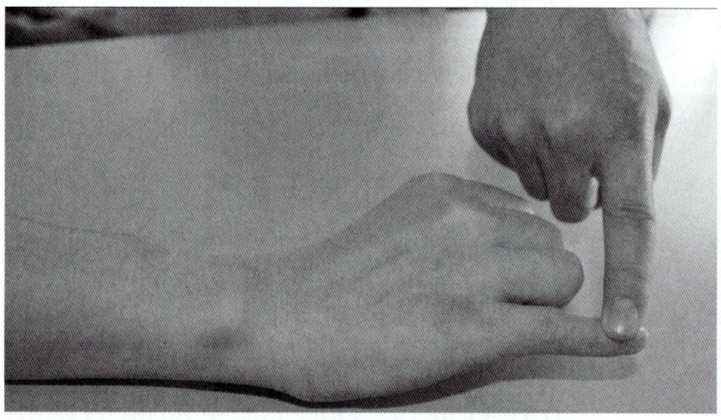
图 3-18-57 小指固有伸肌检查法

◎ 功能：前臂旋后，当屈肘时由于有肱二头肌的协同作用，旋后力量较强；前臂旋后较旋前力量为强

◎ 检查：将前臂旋前位置于平桌，肘关节屈曲 90° 位放松肱二头肌，抗阻力前臂旋后时，在可移动团块（图 3-18-58）深面会触及收缩的旋后肌（图 3-18-59）

● 拇短伸肌和拇长展肌

◎ 解剖：拇长展肌起于旋后肌的下方，包括尺骨、桡骨及骨间膜，向下在桡骨远端，与拇短伸肌腱共同通过腕背桡侧第一个纤维骨性鞘管，止于第一掌骨基底的前外侧。拇短伸肌起于桡骨背侧，拇长伸肌起点的远端及骨间膜，在拇长展肌尺侧，与拇长展肌腱一起，斜行越过桡侧腕长、短伸肌腱的浅面，经过共同的纤维骨性鞘管，止于近节指骨基底的背侧，通常有一束肌腱与拇长伸肌腱相连

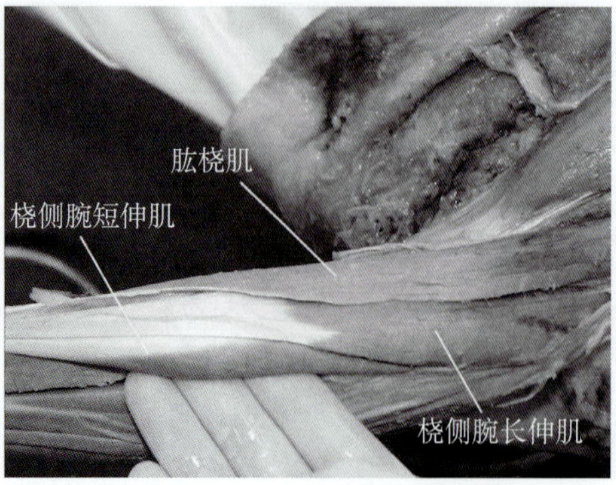

图 3-18-58 可移动团块解剖

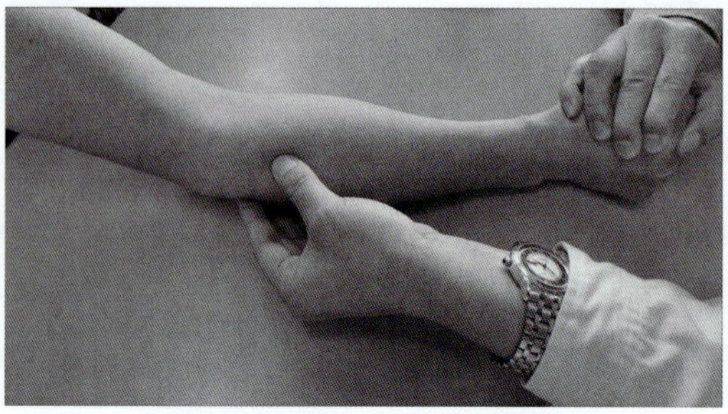
图 3-18-59 旋后肌检查法

◎ 功能：拇长展肌并不是拇外展肌，实际上，拇长展肌收缩可以牵拉第一掌骨斜向桡背侧，并同时旋后，使拇指指腹和手掌近位于同一平面。在拇外展运动中，对拇指腕掌关节起稳定作用，使拇指腕掌关节伸展并略桡偏。拇短伸肌的功能是伸展拇指掌指关节

◎ 检查：抗阻力伸展拇指，在桡骨茎突远侧，可触及此二肌腱。然后抗阻力外展拇指，即可清楚地扪到在桡侧的拇长展肌腱及尺侧的拇短伸肌腱，此部位也正是"鼻烟窝"的桡侧边界。检查拇短伸肌时要拇指指间关节伸展位，先屈曲拇指掌指关节，再伸展，此时可在第一掌骨中段触及绷起的拇短伸肌腱（图 3-18-60）

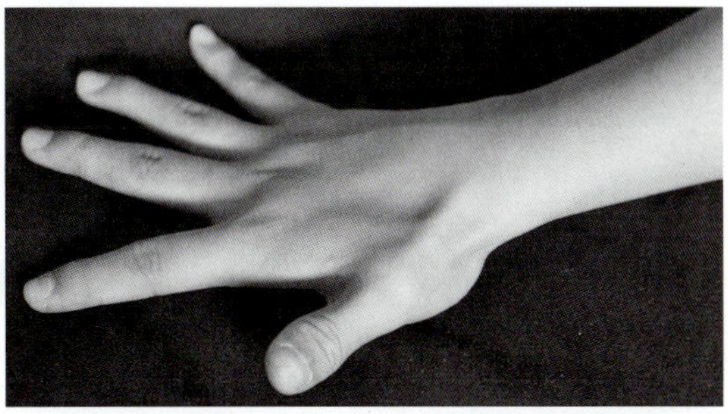

图 3-18-60 拇长展肌和拇短伸肌检查法

● 拇长伸肌

◎ 解剖：起于桡骨背侧并骨间膜，在拇长展肌起点的下方。其肌腱在桡骨下端背侧经过第三个鞘管，绕过 Lister 结节后，斜向桡侧，在第一掌骨头处形成伸腱扩张部，接受来自拇短伸肌腱、拇短展肌及拇收肌的肌腱部分纤维，最后止于拇指末节指骨基底背侧

◎ 功能：伸展拇指指间关节及掌指关节，前者的功能是主要的

◎ 检查：检查时应注意腕关节，避免垂腕时被动牵拉肌腱引起伸拇的假象。还应注意稳定拇指之腕掌关节及掌指关节，以防用屈拇及拇指外展的动作通过被动牵拉伸拇肌腱表现伸拇的活动。止于拇指伸腱扩张部的拇短展肌、拇短屈肌及拇收肌均有少许主动伸展拇指指间关节的功能，但力弱，需注意加以鉴别。另外，拇短伸肌也有少许伸展指间关节的作用。检查时，可将患手置于伸腕、伸展拇指掌指关节及拇指内收位，令其伸展拇指指间关节，感受伸展的力量及观察到在第一掌骨尺侧绷起的肌腱。还可将患者的手平放桌面上，嘱患者单独向上抬起拇指，此时可在解剖"鼻烟窝"尺侧见到并触到绷起的拇长伸肌腱（图 3-18-61）

● 示指固有伸肌

示指固有伸肌腱位于该手指总伸肌腱之尺侧，不易观察到。检查时，可令其他三指屈曲，以向远端牵拉指总伸肌腱使之松弛，消除其伸指影响，然后令示指单独伸展以检查其功能（图 3-18-62）。

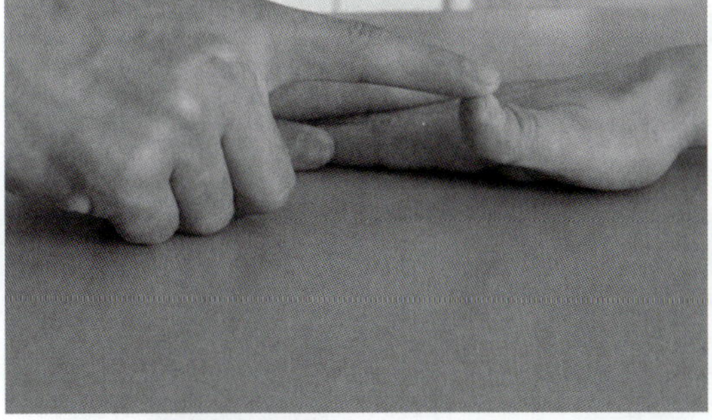

图 3-18-61 拇长伸肌检查法

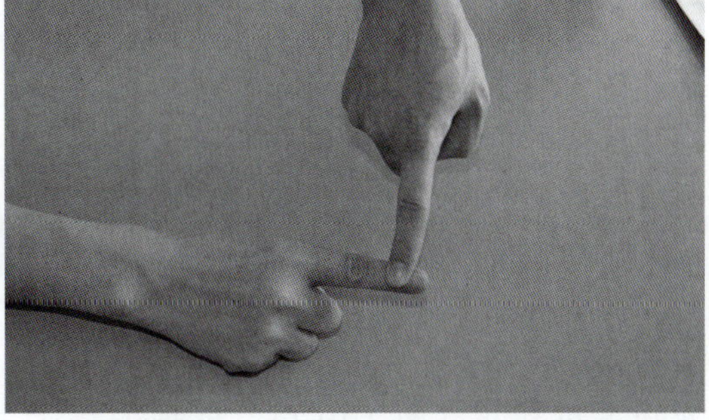

图 3-18-62 示指固有伸肌检查法

（李文军）

19 舟骨骨折及不愈合

一、概　述

舟骨（Scaphoid）一词源自希腊字 Scaphos（意为舟状）。在 Roentgen 于 1895 年发现 X 线之前，Callender（1866）、Cousin 和 Destot （1889）已经先后描述了舟骨骨折。他们发现这种骨折多见于青壮年，儿童和老人少见。Codman 和 Chase（1905）以及 Destot（1921）又先后讨论了舟骨骨折的诊断和治疗方面的问题。之后，人们开始逐渐认识到这种骨折的特点。

舟骨骨折占全身所有骨折的 2%，占手和腕部骨折的 11%，在腕部损伤中仅次于桡骨远端骨折，占第 2 位。舟骨是最容易发生骨折的腕骨，占腕骨骨折的 60% ～ 70%。文献报道大约 80% 的舟骨骨折发生于男性，20~40 岁是高发年龄。

腕关节无论是在工作、日常生活还是在进行体育运动时都会频繁地使用，而舟骨是腕关节中远、近排腕骨间的枢纽。舟骨骨折后的功能障碍会严重影响手和腕关节的功能。由于舟骨特殊的血供特点，舟骨骨折发生后，如果没有得到及时、妥当的治疗，容易发生骨折不愈合。对于无明显移位的舟骨骨折，及时采用制动固定的保守治疗方法，约 90% 可获得愈合。但是，对于有移位的骨折、未及时就诊的骨折、舟骨近极或近 1/3 骨折，如果采取保守骨折的方法，不愈合的机会将大大增加，也更容易发生骨折块缺血坏死、腕关节关节炎和进展性塌陷等并发症。因此，正确认识舟骨骨折，早期准确诊断，选择恰当的治疗手段进行治疗，避免舟骨骨折不愈合或晚期并发症的发生，至关重要。

二、功能解剖

舟骨虽然属于近排腕骨，但其远端达到远排腕骨中头状骨的中部水平，其腰部相当于两排腕骨中间水平，是腕关节中远、近排腕骨间的枢纽。因此，舟骨腰部骨折后，骨折端存在较大的剪力，这是造成舟骨骨折不愈合的常见原因之一。

舟骨外形不规则，被形容为“扭曲的花生米”，共有 5 个关节面，腰部和近极狭小（图 3-19-1）。舟骨近侧面凸隆，与桡骨远端的桡骨窝相关节；远极的远侧面有一微嵴，将关节面分为内外两部分，分别与远排腕骨

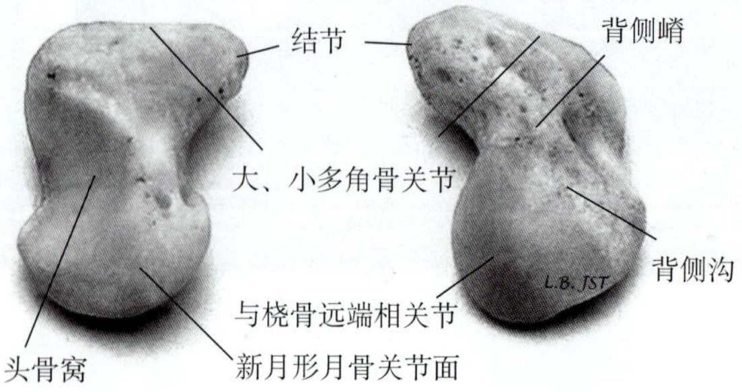

图 3-19-1　舟骨外形不规则，共有 5 个关节面

中的大、小多角骨相关节；腰部的远侧面及远极的尺侧面与头状骨相关节；近极的尺侧面与月骨相关节。远掌侧的舟骨结节为腕横韧带与拇短展肌的附着部。

舟骨表面 80% 的面积为软骨覆盖，只有很少面积的骨表面有韧带附着及血管进入，因此，舟骨的血供相对薄弱，愈合相对困难。Gelberman 与 Menon 研究发现舟骨由桡动脉供给全部营养，桡动脉分为掌侧支和背侧支。舟骨掌侧支从舟骨结节进入分布至远端，供应远端 20% ～ 30% 的血供；舟骨背侧支经舟骨中 1/3 处进入，提供剩余 70% 血供。舟骨近端 1/3 全部为关节软骨覆盖，表面无血管进入，其血供完全依靠从远侧向近侧逆向走行的单一髓内血供，因此，一旦舟骨骨折发生后，舟骨近极容易发生缺血坏死（图 3-19-2）。

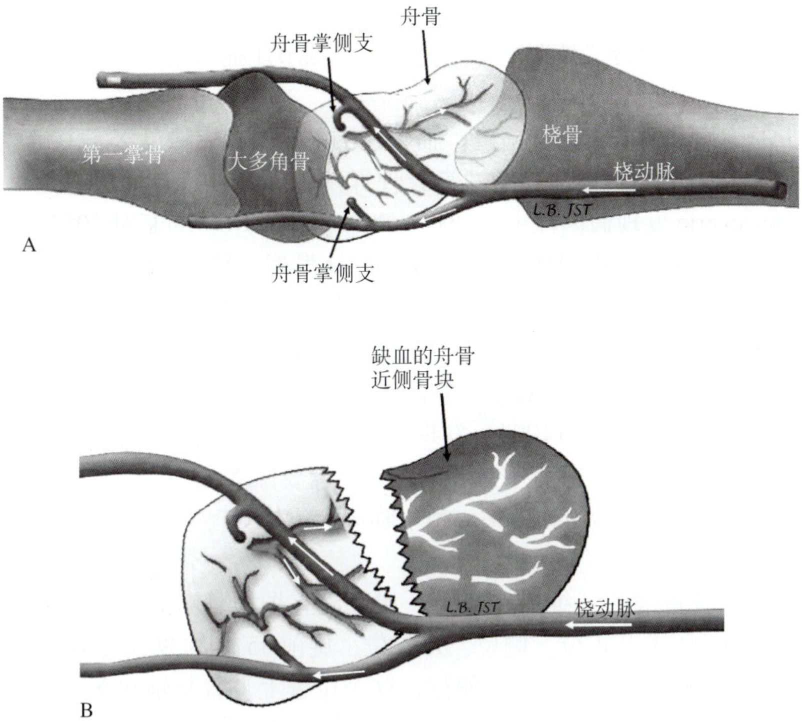

图 3-19-2　A、B，舟骨近侧血供

三、损伤机制

舟骨骨折的损伤机制中，最常见的是腕关节过伸位时受到自掌侧的暴力，如摔倒时手掌撑地。背伸位时，舟骨近侧端被固定在桡骨关节面凹内，腕关节进一步向背伸运动，桡骨茎突的背侧缘撞击舟骨，身体的重量集中在舟骨腰部，产生舟骨腰部骨折。Frykman 通过尸体研究发现，在腕关节过伸、桡偏位时更容易造成舟骨骨折。如果腕关节只是轻度伸直，则容易造成桡骨远端骨折。Weber 和 Chao 研究了 10 个尸体肢体，得出的结论是腕关节背伸超过 95°，桡偏超过 10°，对舟骨而言是一个危险的位置。腕背伸后其桡偏的程度，有时也会影响舟骨骨折的部位。腕关节越桡偏，骨折更趋向发生在舟骨近端；反之，则骨折更趋向发生在舟骨远端。过度尺偏时，容易产生结节部撕脱。其他一些过伸暴力也可导致舟骨骨折。比如，球类运动员手掌侧受到球体的暴力冲击，或车祸中手掌撞击在方向盘上等。

其他一些少见的受伤机制也有报道可导致舟骨骨折，包括受到暴力屈腕外力，握拳受到轴向外力，以及手腕受到旋转暴力等。

四、舟骨骨折的诊断

舟骨骨折的早期诊断尤为重要，诊断延误或漏诊可导致延迟愈合、缺血性坏死或形成假关节，最终可导致腕关节不稳定和发生骨性关节炎。虽然现在影像诊断设备和技术在不断提高，但舟骨骨折的漏诊率仍高达 16%。

舟骨骨折诊断通常依靠病史、体检和 X 线检查。舟骨骨折一般都有明显的外伤史，最常见的外伤史为摔倒时手撑地。患者常诉手腕疼痛，腕背伸和桡偏时尤为明显，因痛活动受限。查体时可见腕桡侧肿胀，解剖“鼻烟窝”压痛阳性。一些舟骨骨折还可有舟骨结节处的压痛。有研究表明结合“鼻烟窝”压痛和舟骨结节压痛用于舟骨骨折诊断时敏感性较高。

舟骨骨折的确诊主要依靠辅助检查。临床最常用的检查方法是 X 线检查，但部分舟骨骨折早期 X 线表现不明显，称为隐匿性舟骨骨折，初次 X 线检查的假阴性率较高。Leslie 与 Dickson、Waeckerle 发现假阴性率在 2% ~ 20% 之间；Bo Munk 对 1052 例患者（160 例骨折）进行回顾性研究发现假阴性率为 6%；Hunter 发现大约有 1/5 的舟骨骨折在早期的 X 线片上不能被发现。另据报道舟骨骨折诊断的假阳性率在 25% 以上。对那些临床上怀疑有舟骨骨折但 X 线检查结果为阴性的患者，应行石膏固定 10 ~ 14 天后，待骨质吸收骨折线明显时，再次行 X 线检查，可以发现一些早期未被发现的骨折。但也有些学者认为普通 X 线片的敏感性低，Waizenegger（1994）发现一些较隐匿的舟骨骨折最迟可至 6 周时才有 X 线表现。为了获得早期确诊并避免不必要的固定，需要除 X 线以外的一些其他检查方法来协助诊断。近年来一些新的诊断技术被应用于临床，包括 CT、MRI 以及骨扫描等。

- X 线检查

由于舟骨及其骨折线的三维形态复杂，如果没有拍摄足够的 X 线体位，容易造成漏诊。常规检查应包括腕关节正位、侧位、舟骨位、旋前 45° 斜位以及旋后 45° 斜位。Stecher（1937）首先描述了舟骨位：手握拳尺偏位，这个位置上舟骨长轴和 X 线片的平面接近平行。Ballinger（1986）对 Stecher 位置进行了修改，即手腕抬高 20°，X 线为垂直位；如果让患者同时握拳并尺偏比较困难，手仍为水平位尺偏，X 线和垂直面成 20° 角。

- 计算机体层成像技术（CT）

对怀疑舟骨骨折但 X 线检查阴性的患者可以进行 CT 检查。除了常规的横断面、冠状面和矢状面的扫描，1mm 间距的沿舟骨长轴的矢状位扫描被认为对探查舟骨骨折线及了解舟骨骨折移位和成角情况特别有帮助（图 3-19-3）。当然，CT 扫描在检测隐匿舟骨骨折方面也并非完美，因为即使 1mm 的层厚也可能会错过无移位骨折特别是单皮质骨折而出现假阴性；另一方面，一些正常的血管滋养孔可被误认为是骨皮质不连续而产生假阳性。

- 磁共振成像（MRI）

研究表明在探测隐匿舟骨骨折方面，MRI 具有较高的敏感性（95% ~ 100%）和特异性（95% ~ 100%）。T1 像低信号、T2 像高信号提示有新鲜骨折存在。此外，MRI 还能提供合并软组织损伤的信息，对有相关软组织损伤迹象或症状的患者有较大帮助。对于陈旧性舟骨骨折，MRI 同时还能对骨折块的血供进行评价。如果舟骨在 T1 和 T2 加权像上均出现低信号，提示骨折块处于缺血状态，有发生缺血坏死的可能。

- 骨扫描

骨扫描是利用放射性元素标记的磷酸盐（MDP）与骨内有机成分结合的特异性来进

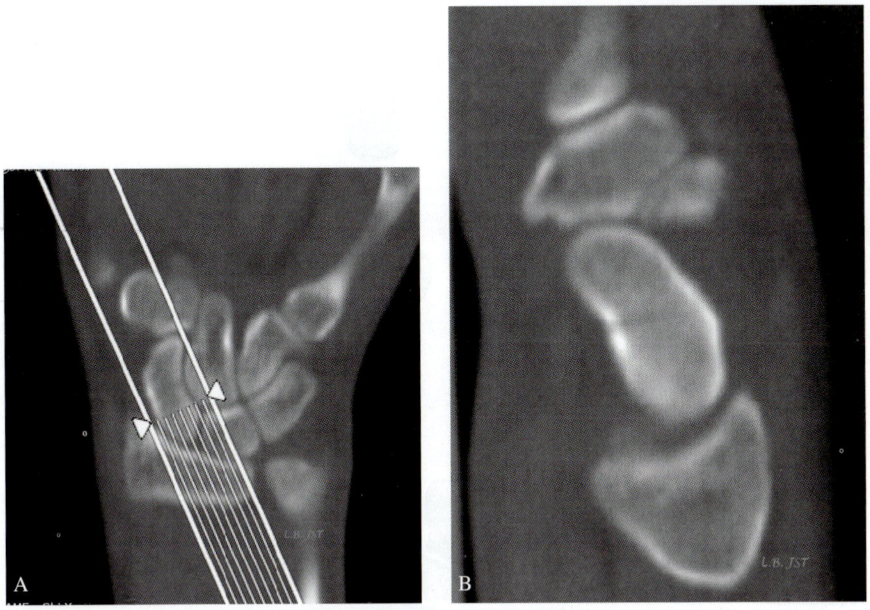

图 3-19-3 A，舟骨长轴矢状位 CT 的扫描方法。B，长轴矢状位 CT 扫描图像显示舟骨腰部不完全骨折线

行骨骼成像。如果近期内发生过骨折，骨扫描会在该部位出现核素摄取增加。骨折发生后 7 ～ 24 小时骨扫描就能有阳性结果，并能持续 1 年或更长时间。伤后 48 小时对一些可疑的骨折进行检查就能得到满意的结果，但过早检查，由于周围组织的广泛充血，将会影响诊断。研究表明，骨扫描对发现隐匿舟骨骨折有较高价值，锝 -99m 骨扫描敏感性较高(96%)，骨扫描阴性结果基本能排除急性骨折的可能。但骨扫描为有创检查，特异性相对较低，阳性结果的特异度为 60% ～ 90%, 三相锝 -99m 骨扫描在伤后 48 ～ 72 小时才能显示阳性。

五、骨折分型

舟骨骨折分型方法较多，临床上常用的分型方法主要包括三种：Mayo 分型、Russe 分型以及 Herbert 分型。临床上常常根据骨折的部位和骨折线的方向来分型。Mayo 分型简单易记，将舟骨骨折分为近端骨折（或近 1/3 骨折，占 15% ～ 20%）、远端骨折（或远 1/3 骨折，占 10% ～ 15%）和腰部骨折（最多见，约占 70%）。

由于腰部骨折在舟骨骨折中占了很大的比例，1960 年，Russe 回顾了大量的临床病例后提出了一种腰部骨折新的分型方法，称为 Russe 分型。这种分型方法根据骨折线的方向分为：①横形骨折：即骨折线垂直于舟骨长轴，占 60%；②水平斜形骨折：骨折线和水平面平行，占 35%；③垂直斜形骨折：骨折线和垂直面平行，占 5%。这一分型方法能帮助临床医生判断哪些骨折容易发生骨折块的移位。垂直斜形骨折的骨折线与腕关节纵轴平行，有较大的纵向剪力，骨折最不稳定，最不利于愈合；水平斜形骨折受到的剪力最小，最稳定，容易愈合；横形骨折介于两者之间。

上述两种分类方法都是基于骨折线的部位及形态进行分类。1984 年，Herbert 提出了基于骨折稳定性的新分型方法（图 3-19-4）。该分型法将舟骨骨折分为 4 型：A 型为急性稳定性骨折（包括 A1 及 A2 两个亚型），B 型为急性不稳定骨折（包括 A1 ～ A4 亚型），C 型

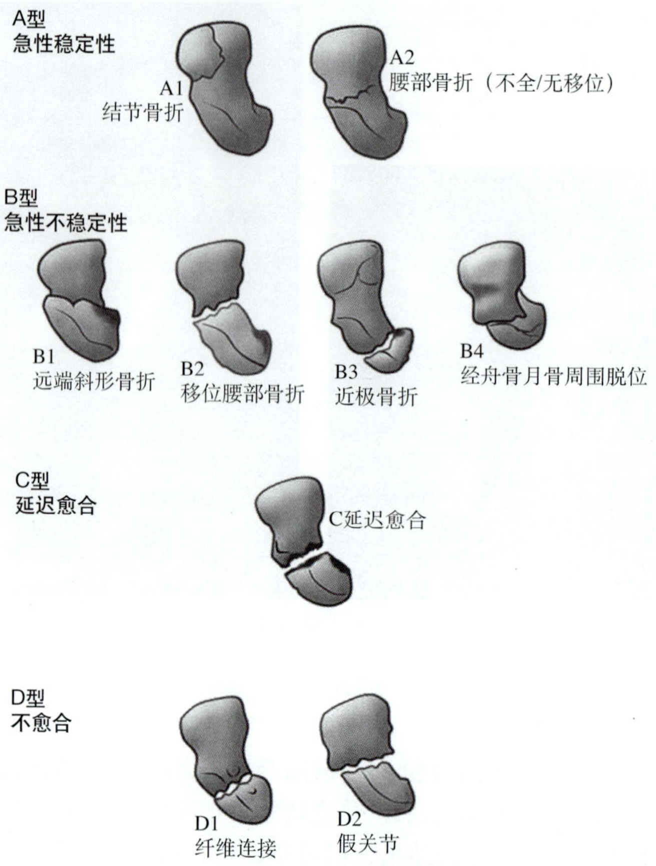

图 3-19-4 舟骨骨折 Herbert 分型

为骨折延迟愈合，D 型为骨折不愈合（包括 D1 及 D2 两个亚型）。这种基于骨折稳定性的分类，更有利于指导治疗，因此临床上应用较多。

移位舟骨骨折如果界定也曾存在争议。1975 年，Eddeland 发现 93 例 X 线片上骨折端移位小于 1mm 的舟骨骨折发生假关节的倾向为 19%，而 25 例骨折端移位大于 1mm 的骨折有 23 例（92%）没有愈合，因此他提出了移位骨折的概念，把 X 线片上骨折端错位大于 1mm 的骨折称为移位骨折，反之则为非移位骨折。移位骨折合并血管损伤的可能性极大，导致骨折并发症的发生率明显增加。

由于舟骨形态复杂，舟骨的骨折线往往并非一个简单的平面，仅靠标准 X 线检查是很难准确地判断骨折的平面的，因此，进行准确分类就更困难了。这也是为什么根据现有的分类系统，可能出现不同远期结果的原因之一。虽然 CT 扫描可以帮助术前分析明确骨折线的具体位置及走行，但 CT 扫描的便利程度与额外花费是其缺点。此外，除了骨折线方向、部位等因素，患者就诊时间早晚，以及是否合并其他损伤，都是影响治疗选择的重要因素。因此有学者建议，可根据舟骨骨折的预后特点，将舟骨骨折分为高危组及低危组两大类型：

- 低危组为稳定骨折，其界定指标包括：及时就诊（<3 周）；无明显移位和粉碎；非近 1/3 骨折；非垂直形骨折；无合并损伤
- 高危组的界定指标包括：晚于 4 周后就诊；骨折移位；近 1/3 骨折；垂直斜形骨折；粉碎骨折；合并损伤（包括合并腕关节脱位、同侧桡骨远端骨折）；开放骨折

六、治 疗

（一）进行治疗决策需考虑的因素

舟骨约 80% 的表面均为关节软骨覆盖，因此，舟骨骨折多为关节内骨折，骨折的治疗应遵循解剖复位，稳定加压固定，早期进行关节活动锻炼的原则。近年来，对舟骨骨折提出了多种治疗方法，需综合考虑以下三个方面的因素，才能做出最佳的治疗决策。

1. 舟骨骨折的稳定性

稳定性和不稳定性舟骨骨折的划分，目前也存在不同的方法。在 Herbert 分型中，稳定性舟骨骨折包括 A 型骨折：舟骨结节骨折（A1）和经腰部的不完全骨折（A2）。不稳定性舟骨骨折包括 B 型骨折：远侧斜形骨折（B1）、腰部完全骨折（B2）、近极骨折（B3）和经舟骨的月骨周围损伤（B4）。而在 Mayo 分型中，把不稳定性骨折定义为移位大于 1mm，或出现腕关节不稳定倾向（即舟月角大于 60°，桡月角大于 15°，或侧位舟骨内角大于 30°）。目前认为稳定性舟骨骨折包括 Herbert 分型中的 A 型及部分 B2 型（无移位的腰部完全骨折）。对于急性稳定性舟骨骨折，通常无需复位，可用管型石膏或支具固定。

2. 舟骨骨折的部位

舟骨骨折线的位置不同，对舟骨骨折的愈合有较大影响。舟骨远极骨折的平均愈合时间约为 6 周，腰部骨折的平均愈合时间约为 12 周，而近极骨折的平均愈合时间为 3 ～ 6 个月。由于近极骨折需要制动的时间长，制动所致并发症发生率较其他类型高，骨折不愈合及近端骨块缺血坏死的发生率也相对较高，因此许多学者建议应采用手术的方法治疗近极骨折。

3. 患者的个人与社会因素

患者的年龄、职业、就诊早晚和社会需求也是进行治疗决策的重要考虑因素。新近的循证医学研究结果显示，虽然多数无移位的稳定骨折采用石膏固定的方法可获得愈合，但对于一些佩戴石膏无法进行工作的患者，或喜爱运动希望早期进行关节活的年轻患者，往往难以接受长时间的石膏固定。而舟骨骨折主体患者，不少处于上述这两种类型。新近文献报道采用经皮内固定的方法治疗无明显移位的舟骨骨折，术后多不需要石膏固定，同时可降低不愈合的发生率，患者恢复工作和运动的时间可提前。同时，也需要考虑手术治疗可能导致的并发症，以及额外的治疗费用。因此，需要仔细考量每一位患者的自身情况及需求，在可能的情况下，选择更适合患者的治疗方法。

（二）舟骨骨折的保守治疗方法

保守治疗的最佳适应证主要包括舟骨远 1/3 及舟骨腰部的新鲜无移位的稳定骨折。对于这类骨折，采用及时可靠的管型石膏固定可获得 85% ～ 95% 的愈合率。

石膏固定范围是否应该包括拇指近节，腕关节应该维持何种位置固定，是否应该固定肘关节，文献中均存在争议。多数研究认为包括拇指近节的石膏，更利于骨折愈合。但也有研究显示，对于无明显移位的腰部骨折，是否固定拇指对愈合率没有明显影响。

腕关节无论采用腕背伸位固定、屈曲位固定还是尺偏位固定，总体来说疗效没有明显差异。Hambidge 研究发现腕关节的固定位置并不会最终影响骨折的愈合，但 6 周后随访发现掌屈位固定后有明显的背伸受限，因此建议石膏固定在腕轻度背伸位。

舟骨石膏应该固定在肘以下还是肘以上仍有争议。有学者通过解剖学研究发现在采用短臂石膏固定的情况下，前臂旋转时骨折端存在活动，建议使用肘上石膏来消除前臂在旋转过程中对骨折端产生的剪切力。但也有临床研究显示肘上长臂石膏与肘下短臂石膏在愈合率和愈合时间上没有显著差异，因此建议应使用肘下石膏。

对无明显移位的新鲜舟骨腰部骨折，作者近年来的临床工作中多采用包括拇指近节的短臂管型石膏或支具固定，腕关节处于背伸 20°～30°，骨折愈合率达 90% 以上。

固定 10～12 周后，多数无移位的腰部骨折能够愈合，X 线证实后即可去除石膏，开始功能锻炼。对于 X 线检查不好确定骨折愈合情况的病例，可以进行 CT 检查明确骨折愈合情况。如果超过 10～12 周仍没有愈合征象，应考虑手术治疗。

（三）舟骨骨折的手术治疗方法

1. 高危组的手术治疗

高危组的界定指标如前所述。

有移位、不稳定的舟骨骨折多需要通过手术治疗进行稳定的固定。移位骨折的发生率占舟骨骨折的 30%，是导致预后不良的主要原因，文献显示非手术治疗的不愈合率可达 50%，要获得满意的愈合率必须获得骨折的准确复位，闭合复位很难达到准确复位并得以维持，推荐采用切开复位内固定的治疗方法。

切开手术的入路可采用掌侧或背侧入路。掌侧入路可避免损伤对于舟骨至关重要的背侧血供，可较好地显示舟骨的远极及腰部，但掌侧切开可损伤腕掌侧重要的韧带，对舟骨近极的显示较差。相反，背侧入路对舟骨近极的显示良好，也更容易置入舟骨螺钉，但有损伤舟骨背侧血供的风险。

内固定物的使用，文献报道有克氏针、螺钉等，但是 Herbert 钉类型的无螺帽加压空心钉近几年在临床广泛应用，明显提高了骨折的愈合率，逐渐成为舟骨骨折固定的治疗标准。

对于有移位的舟骨骨折，虽然也有采用闭合复位经皮螺钉固定的治疗报道，但由于移位舟骨骨折的复位质量优劣是影响疗效的重要因素，闭合复位经皮固定是否能达到准确复位和固定骨折，仍存在较大争议，因此不作为治疗建议。近年来，随着腕关节镜下辅助舟骨骨折复位技术的进步与普及，在腕关节镜的监测下辅助复位，在解剖复位的基础上，经皮固定舟骨骨折，成为移位舟骨骨折治疗的一个新选择。

2. 低危组的手术治疗

低危组为稳定骨折，其界定指标如前所述。

需要明确的是，采用石膏固定的方法治疗低危组的舟骨骨折患者多可获得愈合。但是，石膏固定存在制动时间长、腕关节僵硬的问题。特别是对于那些无法佩戴石膏从事工作的患者，或一些喜爱运动希望早期进行关节活动的年轻患者来说，往往难以接受长时间的制动。而且，这类骨折即使得到及时、恰当的石膏固定，仍然存在 5%～20% 的不愈合率。

近年来，经皮螺钉内固定治疗舟骨骨折的技术越来越普及，报道越来越多。对于无移位或微小移位的腰部骨折，以及远 1/3 骨折，采用经皮加压螺钉内固定手术治疗的方法，由于术后一般不需制动，可早期进行关节活动，可提高骨折愈合率等特点，临床上应用日渐广泛。

经皮舟骨内固定有两种入路选择。

- 传统的方法是掌侧入路（图 3-19-5），从舟骨远极向近极置入螺钉。掌侧入路技术成熟，操作难度相对背侧入路小，并发症的发生率也较低。但掌侧入路中由于大多角骨的阻挡，有时难以将螺钉准确置入舟骨长轴。而研究显示，将螺钉置于舟骨长轴中心的位置可获得最佳的生物力学稳定性。有的作者采用切除部分大多角骨或经大多角骨入路，但有导致大多角骨的损伤以及远期关节退变的风险

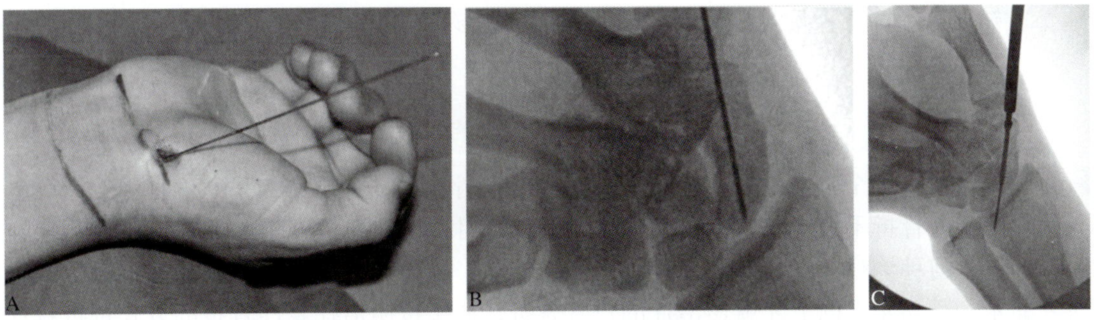

图 3-19-5 A ~ C：掌侧入路经皮螺钉固定舟骨骨折。A，显示从腕掌侧舟骨结节桡远侧置入导针；B，将导针置入舟骨中心轴线；C，置入螺钉

- 背侧入路（图 3-19-6）是相对较新的手术入路，由 Slade 等于 2002 年首先进行了报道：屈腕位在腕背选择入点，从舟骨近极向远极方向置入导针。在其临床应用中取得了满意的治疗效果。有试验研究显示背侧入路可更准确地将螺钉置于舟骨的中央轴线。对于舟骨腰部骨折，目前没有临床研究显示哪一种入路可获得更好疗效，但对于舟骨近 1/3 骨折或近极骨折，背侧入路从近极置入螺钉的方式更具生物力学优势。背侧入路的操作难度大于掌侧入路，手术中需将手腕置于近最大屈曲位，以较

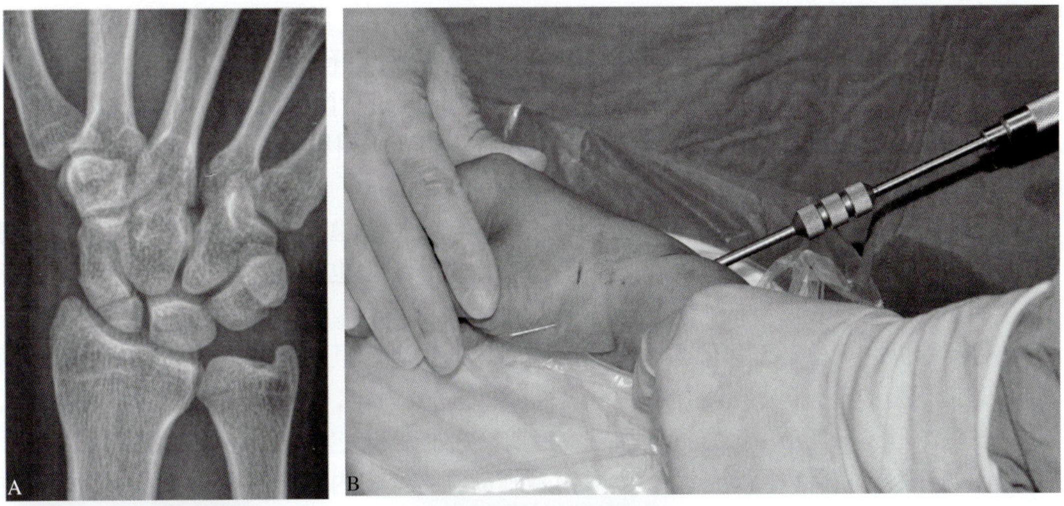

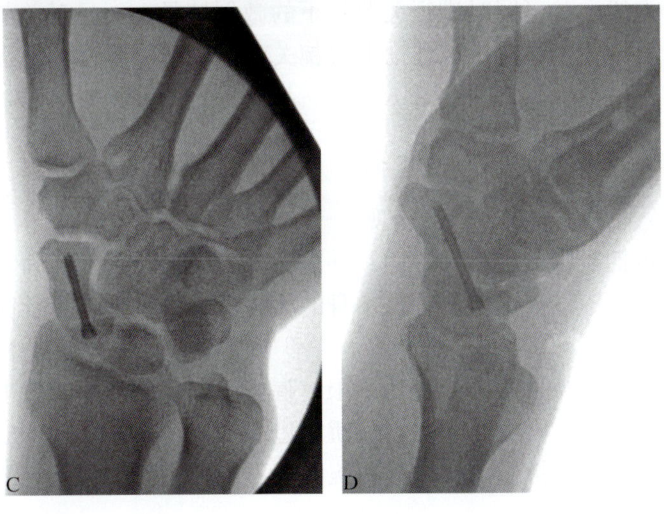

图 3-19-6 A ~ D：背侧入路经皮螺钉固定舟骨骨折。A，术前 X 线片显示舟骨近极骨折；B，在腕背选取入针点，从近向远置入螺钉；C 和 D，术后 X 线显示螺钉位置

好地将导针置入舟骨近极，除了有导致骨折移位的风险，也不利于术中透视下较好地显示舟骨

（四）延误诊治的舟骨骨折

一般把受伤1个月之内的舟骨骨折称为急性舟骨骨折。骨折后如果6个月仍然没有愈合，称为舟骨骨折不愈合。对于在受伤后1～5个月这段亚急性期前来就诊或接受治疗的患者，选择何种治疗方式才有利于获得较满意疗效，目前仍然是非常有争议的难题。既往研究显示，受伤4周以上才就诊治疗的舟骨骨折，如果按照治疗急性骨折的方式进行石膏固定，除了石膏固定时间可能达数月甚至半年以上，发生骨折不愈合的概率也可高达40%。而且，如果骨折没有愈合，很多时候在石膏固定过程中，骨折端的骨质吸收、硬化、囊性变和驼背畸形等情况会逐渐发生、发展，再进行治疗的困难增大，继发并发症的概率也增高。因此，对这类延迟就诊治疗的患者，应该积极进行切开手术探查，根据情况进行植骨内固定的手术，以提高治疗的愈合率，减少晚期并发症的发生。

对于延误诊治的舟骨骨折，切开手术也存在一定的问题。首先，有的患者影像学显示为骨折不愈合的特点，骨折线清晰，骨折端存在一定程度的硬化和骨质吸收，但切开手术探查时，发现骨折端已经形成非常稳固的纤维连接，这种情况如果采用石膏制动或非切开的经皮固定，多可获得骨折愈合。其次，手术显露会导致腕关节囊及腕关节韧带的损伤，继发形成的软组织瘢痕有导致腕关节僵硬的风险。而且，切开手术理论上可能对本已受损薄弱的舟骨血供造成进一步的破坏，不利于舟骨骨折的愈合。考虑到上述因素，采用腕关节镜辅助治疗延误诊治的舟骨骨折是一个值得尝试的治疗选择。作者近年来采用腕关节镜辅助探查延误诊治的舟骨骨折，对于需要植骨的病例同时进行微创镜下植骨，疗效满意。

采用腕关节镜辅助微创治疗延误诊治的舟骨骨折患者，相比石膏固定的保守治疗方法，具有如下优势：

- 早期进行关节镜探查，可鉴别出没有移位且已经形成稳定的纤维连接的患者，此时采用经皮微创的方法进行内固定的，愈合率高，手腕也不需再进行固定，可早期开始活动和使用
- 对于骨折端不稳定、移位大、骨质吸收明显的患者，早期通过关节镜探查后，可同时进行腕关节镜辅助下的清创、植骨、复位以及固定，避免了骨折端的骨质吸收、驼背畸形等不良预后因素逐渐加重，后期治疗难度和并发症发生率的增加

相比切开探查植骨内固定手术，腕关节镜辅助结合经皮内固定的微创手术，同样可进行准确复位骨折，纠正及维持腕骨力线，并可同时进行关节镜下的微创植骨，而且对关节囊、韧带等软组织损伤更少，恢复快，手术瘢痕少，理论上对腕关节活动和舟骨血供的影响也小。

（五）舟骨骨折不愈合

舟骨骨折不愈合是指创伤后6个月时仍没有愈合的表现。

舟骨骨折不愈合的原因多样，包括外因与内因两方面。外因包括延误诊治，石膏固定不恰当或不充分，以及手术固定效果差等。内因包括骨折本身的移位、不稳定、骨折近侧缺血等。

舟骨骨折不愈合的临床表现有腕关节桡侧疼痛、运动受限、握力下降等症状。X线平片检查可见骨折间隙清晰，骨折端存在骨质吸收、囊性变和断端边缘硬化。骨折移位、成角畸形的情况也不少见。晚期可由于舟骨骨折不愈合导致的腕关节力线异常而出现腕关节

炎。对于X线平片怀疑不愈合但不能确诊的情况，CT扫描，特别是薄层的舟骨长轴位扫描，有利于确定不愈合的诊断。MRI虽然对骨骼的情况显示并不清晰，但有利于评估近侧骨折块的血供状况，适用于怀疑舟骨近侧骨块存在缺血坏死的病例。但是，MRI显示的信号异常，并非是诊断舟骨近侧骨块缺血坏死的“金标准”。只有在术中看到经过新鲜化处理的舟骨近侧骨块没有任何点状出血，才能准确地诊断缺血坏死。

大多数舟骨骨折不愈合的病例，随着时间推移都会出现特征性的腕关节炎表现。Watson于1984年指出，舟骨骨折不愈合继发的关节炎，有按四个阶段逐步发展加重的规律，这一过程称为舟骨骨折不愈合腕关节进展性塌陷（scaphoid nonunion advanced collapse，SNAC）。

- SNAC Ⅰ期为桡骨茎突和舟骨远侧出现骨赘及关节炎表现
- SNAC Ⅱ期为舟头关节开始出现关节炎表现
- SNAC Ⅲ期为桡骨远端舟骨窝及头月关节也出现关节炎表现
- SNAC Ⅳ期为广泛桡腕及腕中关节炎，桡月关节也受累

很多时候，X线平片不能准确地判断关节炎的范围，CT扫描以及腕关节镜检查可以更准确地评估关节炎受累范围。

舟骨骨折不愈合的治疗迄今仍是骨科及手外科领域的一个难题。可选择的治疗方式很多，但没有一种治疗方式可以适用于所有类型的不愈合。即使选择了适合的手术方法，也未必都能获得满意的治疗结果。由于上述对舟骨骨折不愈合自然病程的研究，目前学界公认，绝大多数的舟骨骨折不愈合都需要进行手术治疗。但是不同的不愈合类型或阶段，需要采用不同的治疗方法。因此，不少学者尝试将舟骨骨折不愈合进行分类，从而指导治疗。

Slade及Geissler根据选择治疗方法的不同提出了一种分类方法。

Mack及Lichtman分类法则是根据骨折移位情况而进行的分类。

Jupiter提出将舟骨骨折不愈合分为三个主要类别，这种分类方式对治疗有较好的指导意义：

- 第1类为稳定、无移位、无继发关节炎表现和症状的舟骨骨折不愈合，治疗原则为通过重建手术获得舟骨的解剖复位（纠正骨折端的畸形、短缩）及愈合
- 第2类为合并局部桡腕关节关节炎的舟骨骨折不愈合，治疗原则为获得骨折的解剖复位及愈合，同时对局部桡腕关节炎进行处理（如桡骨茎突切除术）
- 第3类为合并腕关节广泛严重关节炎的舟骨骨折不愈合，治疗原则不再是获得骨折愈合，而是通过补救手术来缓解症状，改善功能

如上所述，舟骨骨折不愈合的手术治疗方法可分为重建手术和补救手术两大类。

- 重建手术适用于Jupiter第1、2类的患者，主要手术方法是植骨（附加或不附加内固定），植骨的类型又可分为不带血运的植骨、带血管蒂的骨瓣植骨及吻合血管的骨瓣植骨等
- 补救手术适用于Jupiter第3类的患者，手术方式包括桡骨茎突切除术、近排腕骨切除术、舟骨切除腕关节部分融合术、舟骨近极切除或远极切除术、全腕关节融合术、全腕关节置换术、腕关节周围神经切断术等。

本章节主要介绍治疗舟骨骨折不愈合几类常用的植骨术，不愈合的补救手术将在其他章节介绍。

1. 不带血运的植骨术

常用的术式包括Matti植骨（松质骨屑填塞）、Rüsse植骨（皮、松质骨栓）和Fisk-Fernandez楔形植骨。

德国医生 Matti 于 1937 年描述了将髂骨松质骨屑植骨的方法。他使用背侧入路，开窗去除骨折处的坏死骨及纤维瘢痕组织，将松质骨填塞入蛋壳状的舟骨内（图 3-19-7）。对于稳定的舟骨不愈合，可以不附加内固定物。如果骨折端不稳定，则需要进行内固定。

1956 年，奥地利医生 Rüsse 使用掌侧入路显露并清理舟骨骨折端，在骨折处做一卵圆形的空腔，取髂骨修成 2 个长条形的皮、松质骨栓，填入骨缺损处，并在其周围填入松质骨，术后石膏固定 4 个月，可获得 86% ～ 97% 的愈合率。Rüsse 指出皮质骨是为了稳定，松质骨作用是成骨。

Stark 对此方法进行了改良，掌侧入路显露舟骨后，行开窗清理骨折端，取髂骨松质骨植骨，开窗处用皮质骨支撑（图 3-19-8），克氏针固定，术后长臂石膏固定 6 ～ 8 周，获得了 97% 的愈合率。1980 年代后，Herbert 螺钉开始应用于临床，由此提供了坚强的内固定并能在手术后进行早期活动，Inoue 结合髂骨嵌入植骨并使用 Herbert 螺钉固定，对 70 例舟骨骨折未愈合的患者进行治疗，愈合率达 90%，获得了较好的疗效。

舟骨不愈合病例中常存在舟骨驼背畸形，导致舟骨内角（舟骨近极和远极直径垂线的夹角）增大及继发的腕关节力线异常，最常见的类型为月骨背倾的背向中间体不稳定（dorsal inter-calated segment instability，DISI）；骨折端常有骨质吸收，导致舟骨短缩。以上异常均可导致腕关节出现关节面的不匹配及异常的点接触，诱发晚期出现腕关节炎。因此，这种情况下，手术需植入大小合适的楔形或梯形新鲜骨块，纠正舟骨的驼背畸形，恢复舟骨长度。Fisk 于 1970 年报道了采用桡侧入路，切除桡骨茎突，从桡骨茎突修建楔形骨块植骨的方法。1984 年 Fernandez 改良了 Fisk 的方法，按照骨折端缺损骨质的大小，取髂骨修剪为适合大小的楔形或梯形骨块，从类似 Rüsse 植骨的掌侧入路进行植骨。

2. 带血运的骨瓣移植术

植骨术后骨折能否愈合与骨折的稳定性和近端骨块的血供有关，对于稳定性较好的骨移植术（如 Rüsse 植骨术），缺血是植骨失败的原因。在术前影像学检查（X 线、CT 及 MRI）如果发现有近侧骨块缺血的表现，特别是术中清理骨折端后如果松质骨断面没有渗血点，则说明近端骨块缺血。此外，某些类型的不愈合，如舟骨近极不愈合，或先前采用不带血运的骨移植手术失败的病例，采用传统的不带血运的骨移植的方法，失败的概率相对较高。在上述这些情况下，建议采用带血运的骨瓣移植术，以提高治疗的成功率。

带血运的骨瓣移植术式分为带血管蒂的局部骨瓣移植，以及吻合血管的远位骨瓣移植两大类。带血管蒂的局部骨瓣移植术中，最常用的方法是桡骨远端骨瓣移植，其他方法包括旋前方肌桡骨止点肌骨瓣，腕掌弓为蒂的带血管蒂桡骨远端骨移植，以及第二掌骨骨瓣等。吻合血管的骨瓣移植，包括股骨内侧髁骨瓣移植及髂骨骨瓣移植。

Zaidemberg 于 1991 年报道的以第 1、2 伸肌室间支持带上动脉（1,2 ICSRA）为蒂的桡骨远端骨瓣移植，是目前应用最为广泛的局部带蒂骨瓣移植术。该骨瓣的血管蒂来自于桡动脉的伸肌间室支持带返支，其治疗舟骨骨折不愈合的总体愈合率为 70% ～ 80%。对手术成功率有不良影响的因素包括：吸烟者，近侧骨块存在缺血坏死，出现驼背畸形及腕关节塌陷表现。

3. 腕关节镜辅助微创植骨术

腕关节镜下微创植骨（arthroscopic bone grafting，ABG）是一项近年来发展起来的新技术。该技术最早由香港学者何百昌提出，逐渐被越来越多的学者采用。在腕关节镜下可完成骨折不愈合部位的清创和新鲜化，可观察远、近侧骨块在清创后的出血情况，还可通过关节镜植骨套筒完成镜下微创植骨（图 3-19-9）。何百昌等报道了 68 例舟骨骨折不愈合，91% 的患者通过该方法获得了愈合。

一般认为该技术主要适用于无明显驼背畸形或 DISI 畸形的不愈合患者，但新近也有通过该技术成功治疗合并上述畸形患者的报道。该方法对关节囊韧带损伤小，对残存的舟骨血运影响小，与其他切开方法相比具有一定优势。但该技术对手术设备要求高，腕关节镜操作有一定难度，学习曲线长，需要由有相当腕关节镜手术操作经验的医生完成。

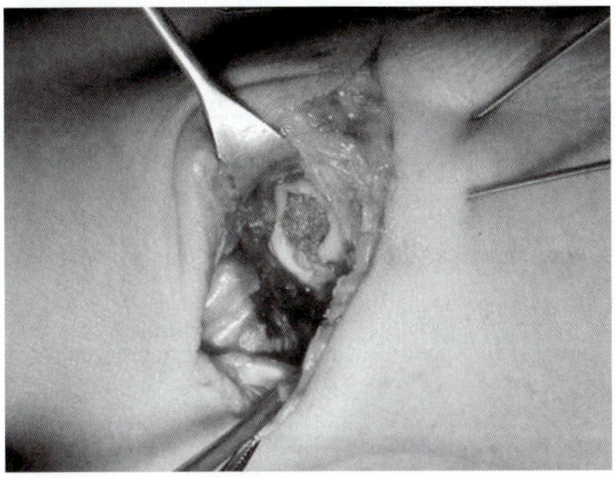

图 3-19-7　Matti 植骨法

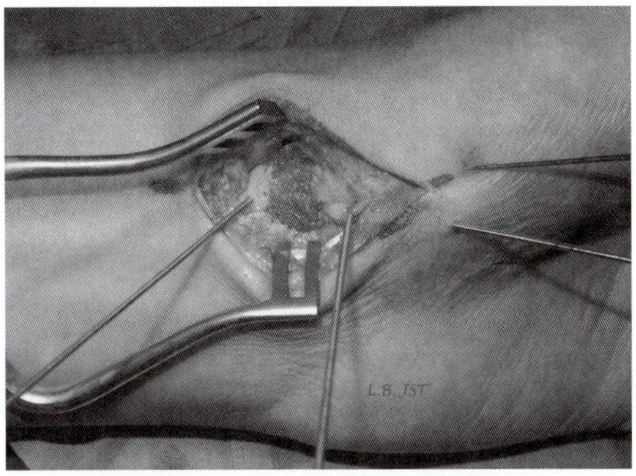

图 3-19-8　改良 Rüsse 植骨法

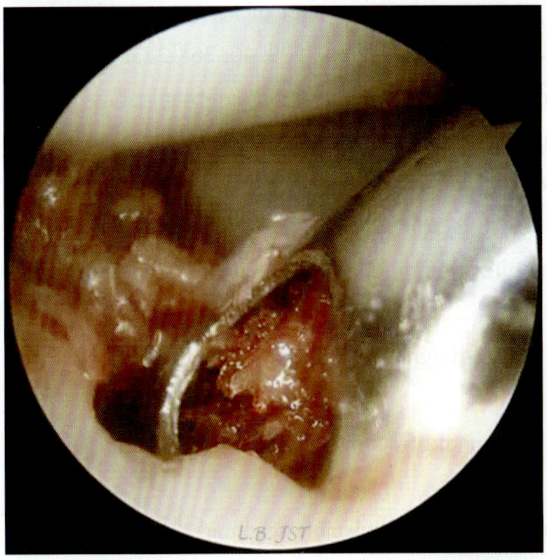

图 3-19-9　通过腕关节镜套筒微创植骨治疗舟骨骨折不愈合

（刘　波）

参考文献

1. 李庆泰，田光磊．腕部骨折与脱位．引自：田伟，王满宜主编，骨折．2 版，北京：人民卫生出版社，2013, 217-265.
2. 刘波，陈山林，诸寅，等．与国人舟骨形态学相关的舟骨螺钉内固定应用．中华骨科杂志，2010 (30), 3：273-276.
3. 刘波，陈山林，田光磊．背侧入路经皮加压螺钉内固定治疗舟骨骨折的临床研究．中华关节外科杂志（电子版），2010 (4), 2:155-160.

4. Steinmann SP, Adams JE. Scaphoid fractures and nonunions: diagnosis and treatment. J Orthop Sci, 2006, 11(4):424-431.
5. Geissler WB, Adams JE, Bindra RR, et al. Scaphoid fractures: what's hot, what's not. Instr Course Lect, 2012, 61:71-84.
6. Liu B, Chen SL, Zhu J, et al. Arthroscopically assisted mini-invasive management of perilunate dislocations. J Wrist Surg, 2015, 4(2):93–100.
7. Slade JF 3rd, Gutow AP, Geissler WB. Percutaneous internal fixation of scaphoid fractures via an arthroscopically assisted dorsal approach. J Bone Joint Surg (Am), 2002, 84-A Suppl 2:21-36.
8. Kawamura K, Chung KC. Treatment of scaphoid fractures and nonunions. J Hand Surg (Am), 2008, 33: 988-997.
9. Chan KW, McAdams TR. Central screw placement in percutaneous screw scaphoid fixation: a cadaveric comparison of proximal and distal techniques. J Hand Surg (Am), 2004, 29:74-79.
10. Merrell G, Slade J. Technique for percutaneous fixation of displaced and nondisplaced acute scaphoid fractures and select nonunions. J Hand Surg (Am), 2008, 33: 966-973.
11. McQueen MM, Gelbke MK, Wakefield A, et al. Percutaneous screw fixation versus conservative treatment for fractures of the waist of the scaphoid: a prospective randomised study. J Bone Joint Surg (Br), 2008, 90: 66-71.
12. Modi CS, Nancoo T, Powers D. Operative versus nonoperative treatment of acute undisplaced and minimally displaced scaphoid waist fractures-A systematic review. Injury, 2009, 40: 268-273.
13. Dodds SD, Panjabi MM, Slade JF 3rd. Screw fixation of scaphoid fractures: a biomechanical assessment of screw length and screw augmentation. J Hand Surg (Am), 2006, 31: 405-413.
14. McCallister WV, Knight J, Kaliappan R, et al. Central placement of the screw in simulated fractures of the scaphoid waist: a biomechanical study. J Bone Joint Surg (Am), 2003, 85 :72-77.
15. Langhoff O, Andersen JL. Consequences of late immobilization of scaphoid fractures. J Hand Surg (Br) , 1988,13:77-79.
16. Chen AC, Lee MS, Ueng SW, et al Management of late-diagnosed scaphoid fractures. Injury, 2010, 41:e10-14.
17. Wong WY, Ho PC. Minimal invasive management of scaphoid fractures: from fresh to nonunion. Hand Clin,2011, 27(3):291-307.
18. Kim JP, Seo JB, Yoo JY, et al. Arthroscopic management of chronic unstable scaphoid nonunions: effects on restoration of carpal alignment and recovery of wrist function. Arthroscopy. 2015,31(3):460-469.

20 手部先天性畸形

一、概　述

先天性手部及上肢畸形一般涉及手外科、整形外科、小儿外科、临床遗传学等相关领域，其内容复杂而又丰富。在以前的英文文献中，曾用不同的词来描述先天性“畸形”，如“congenital deformities”“congenital malformations”“congenital disorders”“birth defects”“anomalies”等，虽然英文字面上其意义有所不同，但基本意义接近。手是一个外露器官，其功能与手的组织结构及形态学特点有着密切的关系，而形态学结构的异常是作出先天异常这种病理状况诊断的主要依据，手的任何形态学特点的改变，都预示着其解剖或组织结构发生了明显的异常，均可导致相应的功能障碍甚至功能的丧失。因此，用“畸形”来描述手部形态发生过程中产生的异常及其结果，是可以接受的。

1% ~ 2% 的新生儿会出现先天畸形，其中大约 10% 的儿童为上肢畸形。先天性肢体畸形的发病率仅次于先天性心脏病。大多数畸形自然发生或来自遗传。少数畸形是致畸剂所致。通过怀孕期使用致畸剂的动物模型可以诱发肢体畸形，而这项研究增加了我们对肢体发育的认识和理解。患儿父母可能承受着巨大的自责，而医生担负着解释病情的责任。

二、病　因

与其他器官的先天畸形一样，引起手部先天性畸形的原因比较复杂，大多数畸形的确切原因及致畸机制至今仍不是十分清楚。一般可分为两种，内在因素即遗传因素，和外在因素即外界环境因素。目前的研究结果表明，引起畸形的最终原因很可能是遗传因素与环境因素互相作用的综合结果，或多种环境因素共同作用的结果。

1. 遗传因素

其遗传规律主要表现为以下几种：

- 常染色体遗传，此种遗传与性别无关系，家族中不同性别的人患病机会均等
- 家族中表现为连续几代的人患病
- 患病者与正常人结婚，其下一代的患病概率为 50%，如配偶双方均为患者，下一代发病的概率可达 75%
- 同一基因型的不同个体中，其表现的程度可不一致
- 近亲结婚畸变发病的概率可高达 25% ~ 50%，为正常情况下发生畸形率的 250 ~ 500 倍

2. 环境因素

- 营养因素：如某些维生素的缺乏可导致机体发育不良

- 药物因素
- 放射线因素
- 内分泌因素：如糖尿病患者的后代发生畸变的可能性较正常人高 5 ～ 7 倍
- 病毒感染：特别是孕早期的病毒感染尤其容易引起先天畸形
- 创伤因素：外伤可导致正常胚胎发育的抑制
- 酒精中毒
- 吸烟及毒品：尤其是母亲吸烟或吸食毒品
- 环境污染：如空气污染、食物污染等
- 精神因素，甚至肥胖等

上述病因仅仅为我们熟知了的一部分原因，实际上手部先天性畸形的病因远比我们已知的要复杂，许多未知因素以及致畸过程仍有待去研究发现。特别是环境因素与遗传因素的交互作用机制的研究，环境因素究竟起多大作用，值得探讨。

三、肢体先天畸形的分类

被美国手外科协会、国际手外科联合会、国际假肢和矫形器协会采纳应用的分类，是目前为止最为详尽和被广为接受的先天性肢体畸形分类法，该分类在充分吸收和总结前人经验的基础上，依据肢体畸形的解剖和胚胎学特点制定，Swanson（1983）对于这种分类有详细的论述。当然，在我们的临床应用中，仍发现这种分类存在一定的局限性，比如，它难以涵盖所有的手部畸形类型，尤其是对某些多发的或复杂的手部先天性畸形，仍无法归类到上述分类方法中。

（一）肢体形成障碍

肢体形成障碍，属于肢体完全或部分形成障碍的先天性缺陷组，这类缺陷分为两型：横向缺陷和纵向缺陷。

1. 横向缺陷

- 先天性缺肩
- 先天性缺臂
- 先天性缺肘
- 先天性缺前臂
- 先天性缺腕
- 先天性缺腕骨
- 先天性缺掌（图 3-20-1）
- 先天性缺指（图 3-20-2）

2. 纵向缺陷

- 桡侧纵裂缺如
    - ◎桡骨发育不良（图 3-20-3）
    - ◎桡骨部分缺如（图 3-20-4）
    - ◎桡骨全部缺如（图 3-20-5）
    - ◎拇指发育不良（图 3-20-6、图 3-20-7）
- 尺侧纵裂缺如
    - ◎尺骨部分缺如（图 3-20-8）

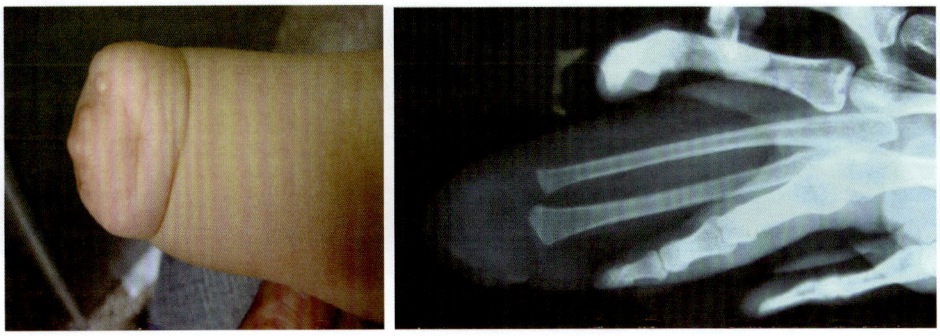

图 3-20-1 先天性右手掌缺如

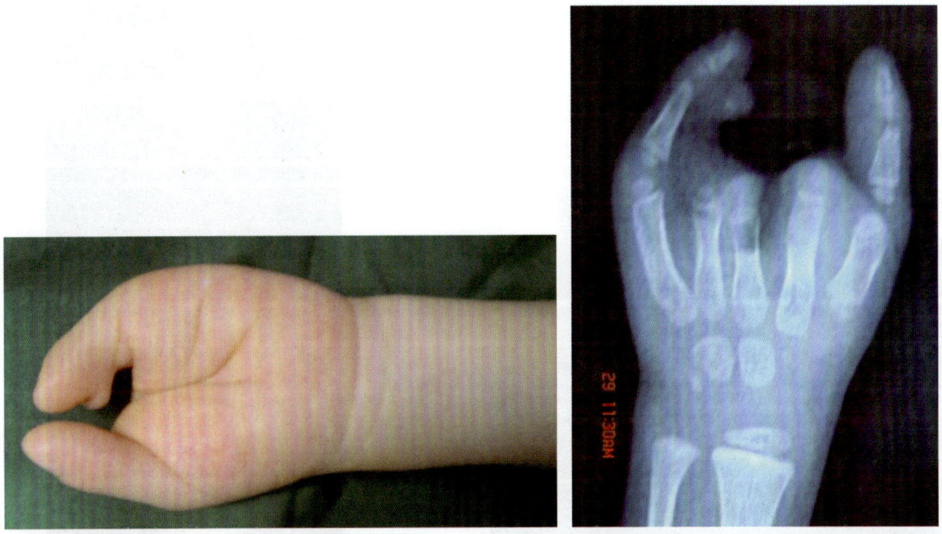

图 3-20-2 先天性示、中、环指掌指关节水平缺如，小指远侧指间关节桡侧“肉赘样”赘指

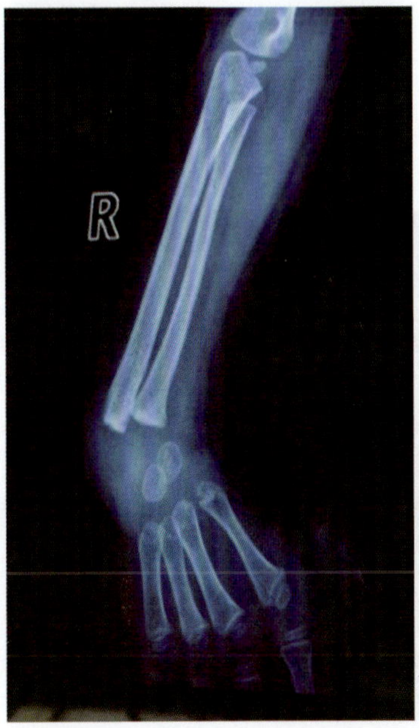

图 3-20-3 先天性右桡侧发育不良，桡骨外形存在，但发育短小，合并“漂浮拇”

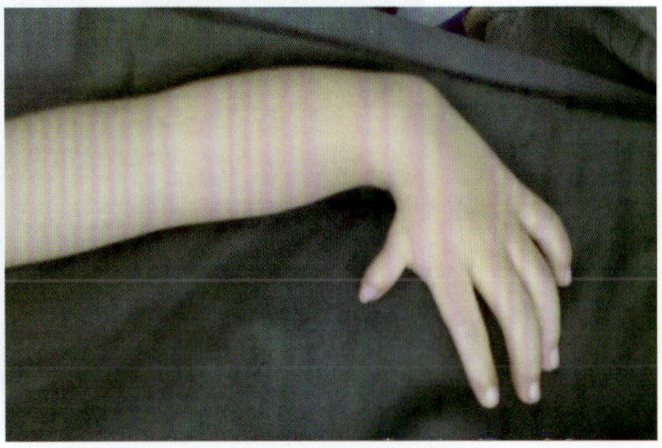

图 3-20-4 左侧桡骨部分缺如，拇指“漂浮拇”畸形

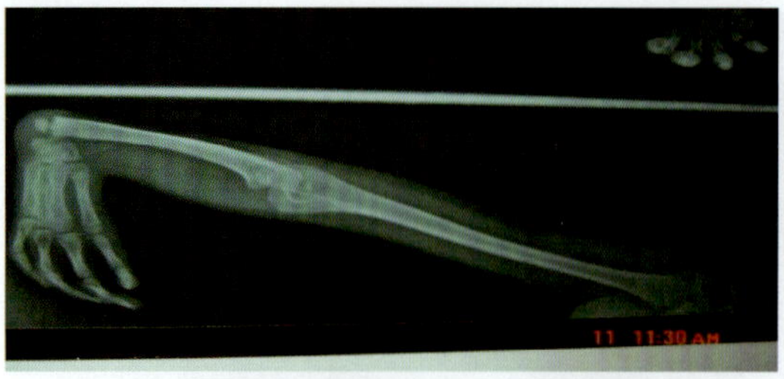

图 3-20-5 右侧桡骨、拇指完全缺如

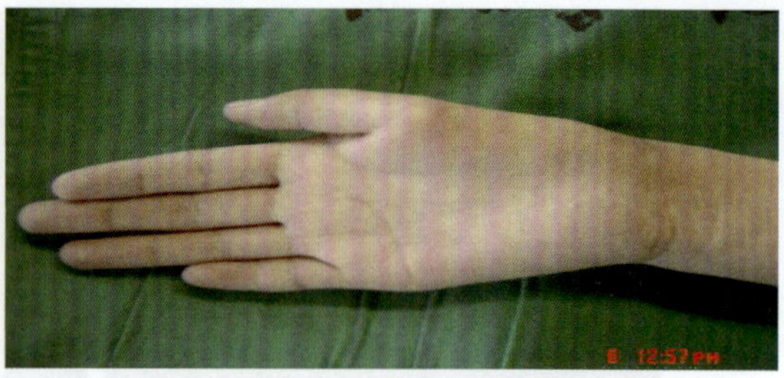

图 3-20-6 右侧拇指大鱼际发育不良

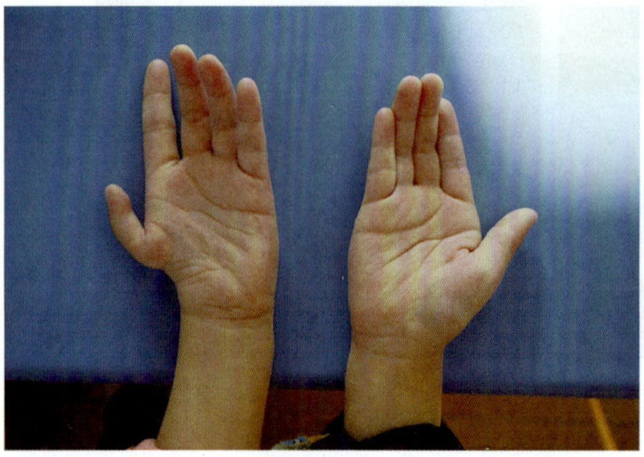

图 3-20-7 右侧拇指发育不良（漂浮拇）

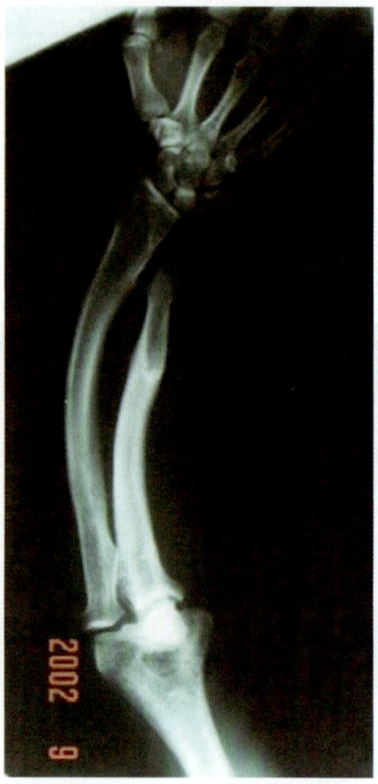

图 3-20-8 先天性尺骨远端缺如，桡骨继发性侧弯

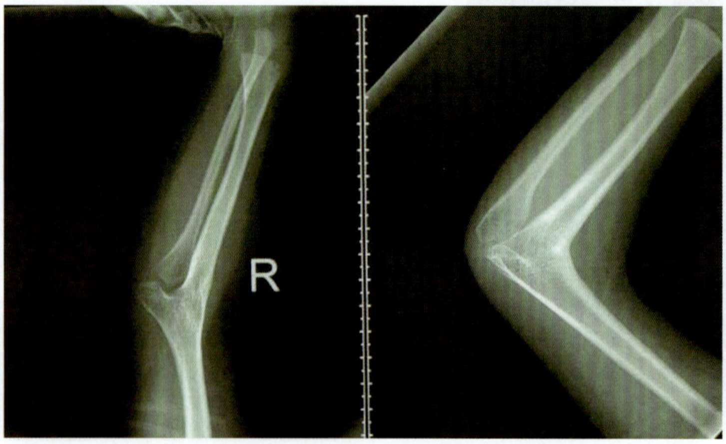

图 3-20-9 尺骨发育不良合并桡尺骨近端融合

◎ 尺骨全部缺如

◎ 尺骨缺如或发育不良合并肱骨桡骨骨性联合（图 3-20-9）

◎ 小鱼际发育不良

● 中央纵裂缺如（分裂手）

◎ 典型（图 3-20-10）

◎ 非典型（包括并指型和多指型）（图 3-20-11）

● 中央纵向停止（海豹手）（图 3-20-12）：是肢体中段在胚胎发育过程中空缺所致畸形。完全性海豹手上臂及前臂未发育，手直接附在肩上。近端型海豹手是上臂没有

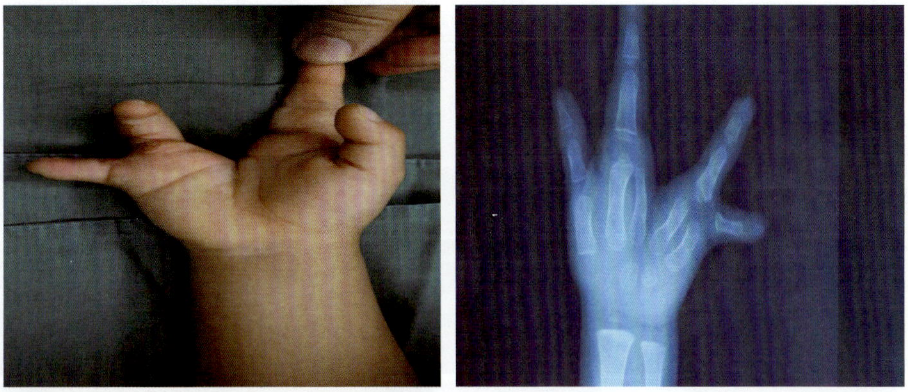

图 3-20-10　分裂手

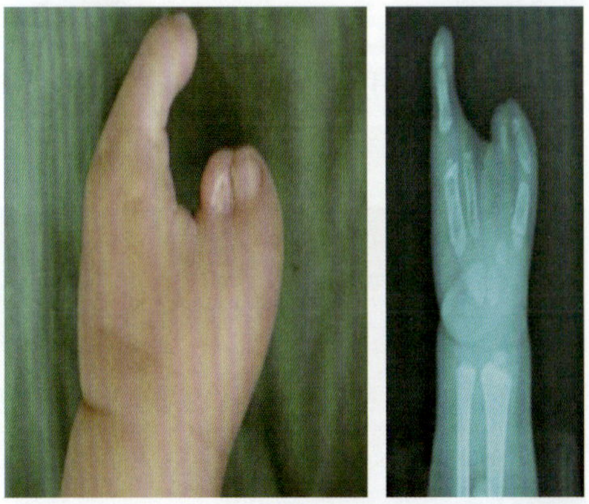

图 3-20-11　左手分裂手合并拇指并指畸形

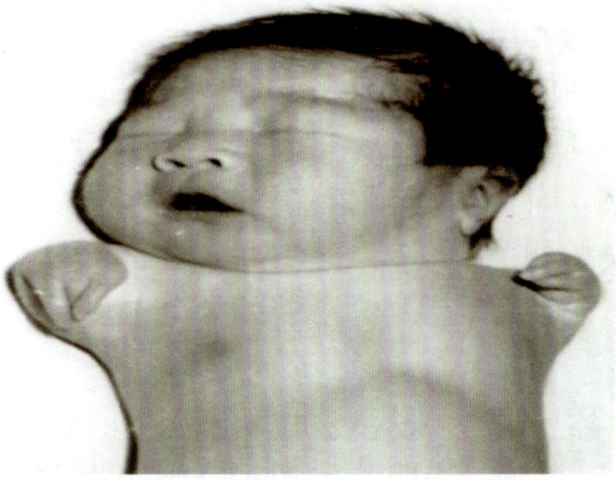

图 3-20-12　完全性“海豹手”畸形

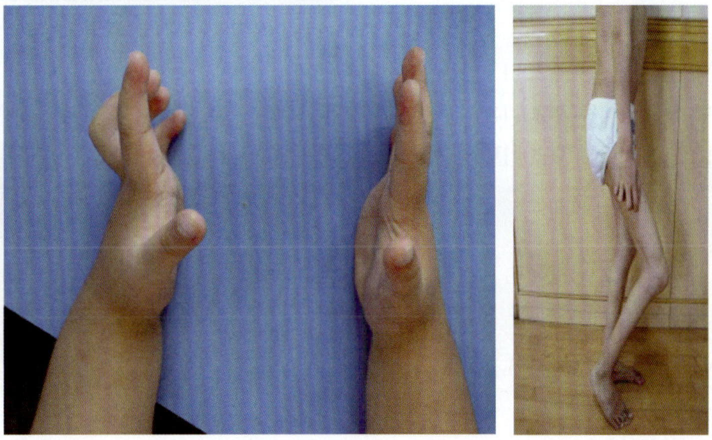

图 3-20-13　先天性多发关节挛缩症

发育，手附在前臂上，而前臂附着在躯干上。远端型海豹手是前臂缺如，手直接附在上臂末端

（二）肢体分化障碍

在分化障碍类中，上肢基本成分的形成，主要在胚胎的早期，从第3周开始至第7周已基本形成。肢体分化障碍的不同临床表现，被认为是产生胚胎侧壁外胚间质团的不同程度的破坏，影响正常肢芽分化成单独的骨骼、皮肤、筋膜或神经血管组织成分。任何因素、环境或其他原因，在此期间干扰这种分化都将产生相对应的肢体缺陷。

1. 软组织受累

- 先天性多发关节挛缩症：分成严重型、中等度型及轻度型（图 3-20-13）
- 肩部
  - ◎ 肩下降不全
  - ◎ 胸肌缺如：分成胸大肌缺如及胸大肌和胸小肌均缺如（图 3-20-14）
- 肘和前臂
  - ◎ 伸肌腱滑脱
  - ◎ 屈肌腱滑脱
  - ◎ 固有肌腱滑脱
- 腕和手
  - ◎ 皮肤并指

    桡侧（第一、二指间）

    中央（第二、三指及第三、四指间）

    尺侧（第四、五指间）（图 3-20-15）

    混合型（图 3-20-16）
  - ◎ 挛缩继发于肌肉、韧带、关节囊分化障碍

    第一指蹼挛缩（图 3-20-17）

    关节屈曲畸形（图 3-20-18）

    手指屈曲畸形（图 3-20-19）

    扳机指

2. 骨骼受累

- 先天性肱骨内翻
- 肘关节骨性融合
  - ◎ 肱骨桡骨骨性融合（图 3-20-20）
  - ◎ 肱骨尺骨骨性融合
  - ◎ 全肘关节骨性融合（图 3-20-21）

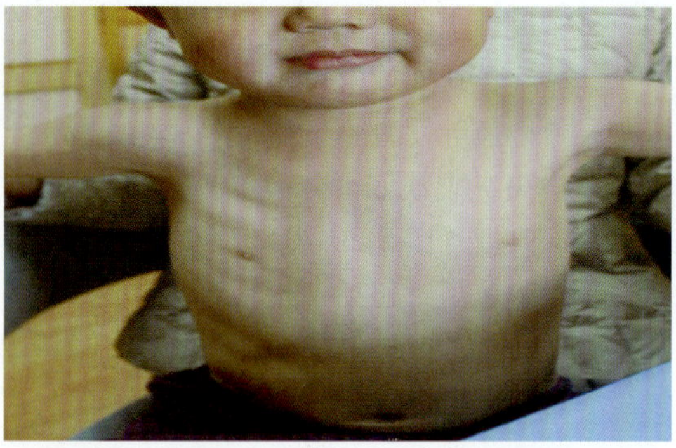
图 3-20-14　先天性右侧胸大、小肌缺如，患肢短小，手短小并指（该例为 Poland 综合征）

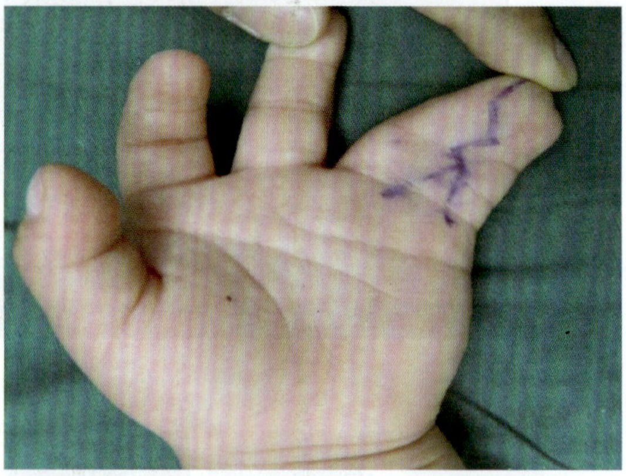
图 3-20-15　左手中环指并指，右手环指多指并指畸形

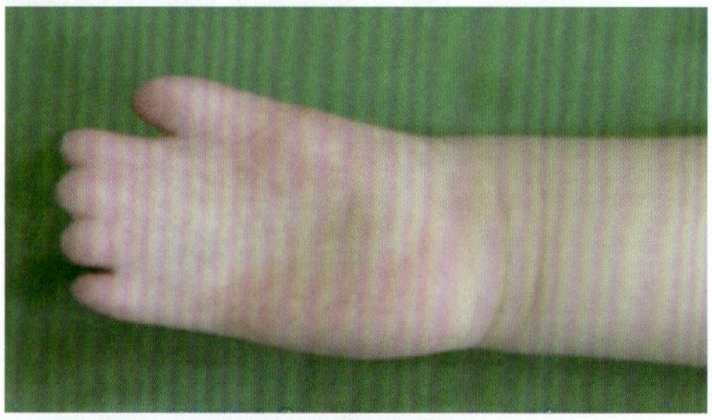
图 3-20-16　右手拇指至小指并指，全手短小

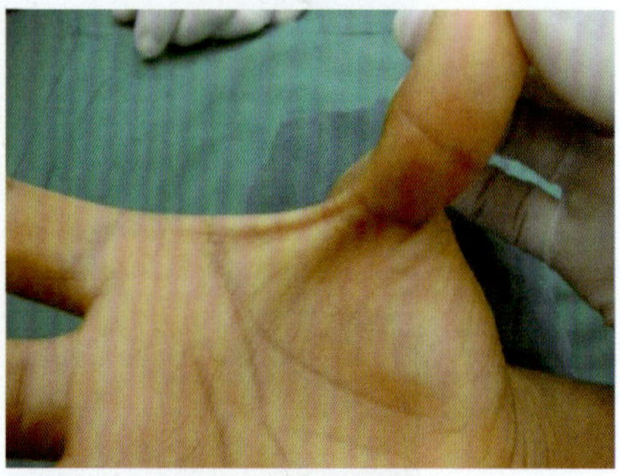
图 3-20-17　左手拇指蹼挛缩，并掌指关节屈曲畸形（扣拇畸形）

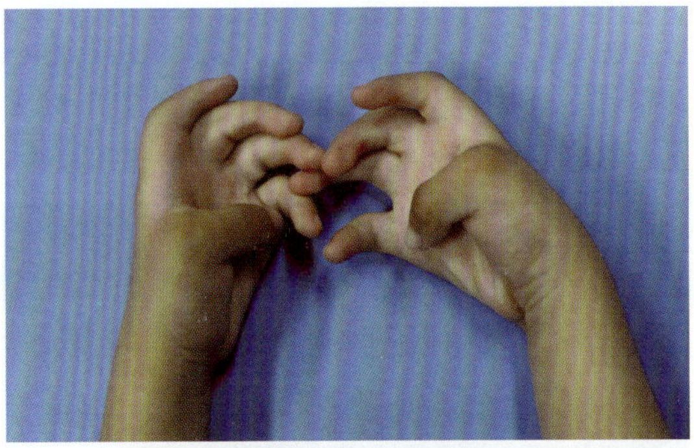
图 3-20-18　双侧关节屈曲畸形

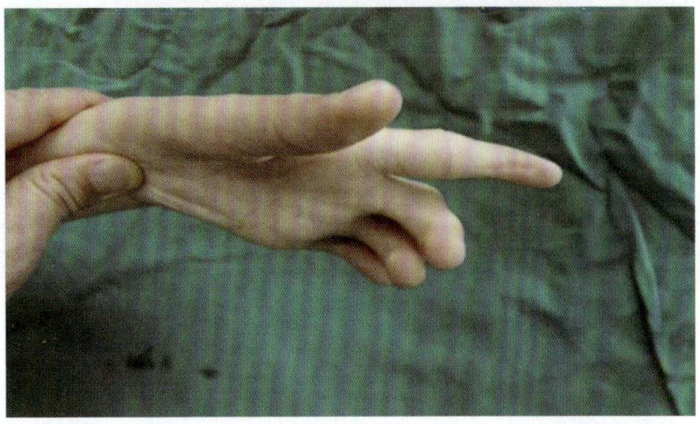
图 3-20-19　左手中环小指指间关节屈曲挛缩

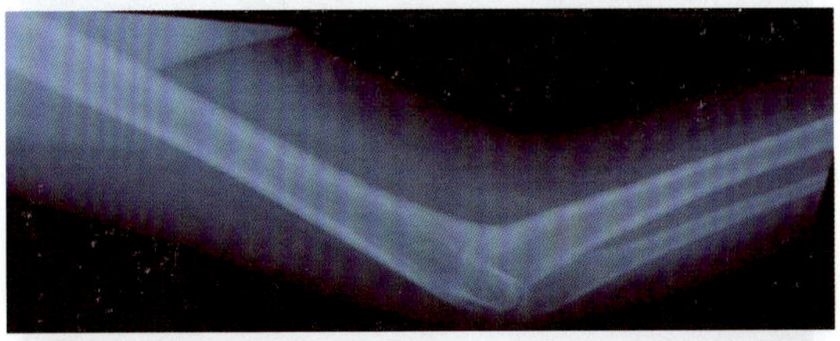
图 3-20-20　右肱桡骨融合，合并尺骨发育不良

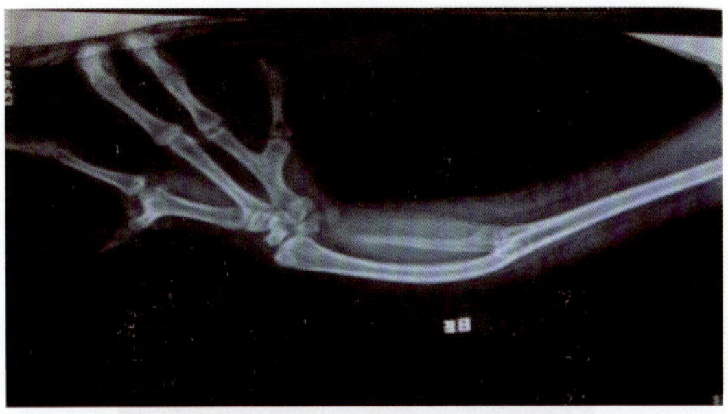
图 3-20-21　左侧肱骨桡尺骨融合，合并尺骨发育不良，桡骨继发性侧弯，第Ⅰ、Ⅱ及第Ⅳ、Ⅴ掌骨融合

- 前臂
  - ◎ 近端桡骨尺骨骨性融合（图 3-20-22）
  - ◎ 远端桡骨尺骨骨性融合（图 3-20-23）
- 腕和手
  - ◎ 骨性并指
    桡侧（第一、二指间）
    中央（第二、三及三、四指间）（图 3-20-24）
    尺侧（第四、五指间）（图 3-20-25）
    拳击手（包括 Apert 综合征）（图 3-20-26）
  - ◎ 腕骨间骨性融合
    月骨 - 三角骨骨性融合（图 3-20-27）
    头状骨 – 钩骨骨性融合
    舟骨 – 月骨骨性融合
    掌骨间骨性融合（图 3-20-28）
    指间关节融合（图 3-20-29）

3. 先天性肿物

- 血管瘤性肿物
  - ◎ 毛细血管瘤
  - ◎ 海绵状血管瘤（图 3-20-30）
  - ◎ 动静脉瘘（图 3-20-31）

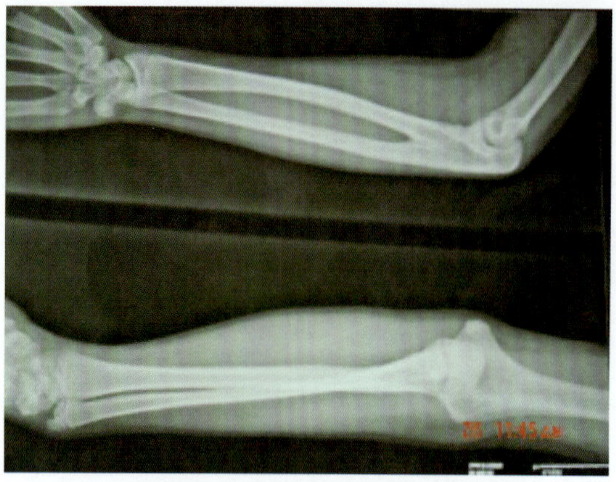

图 3-20-22　先天性桡尺骨近端骨性融合

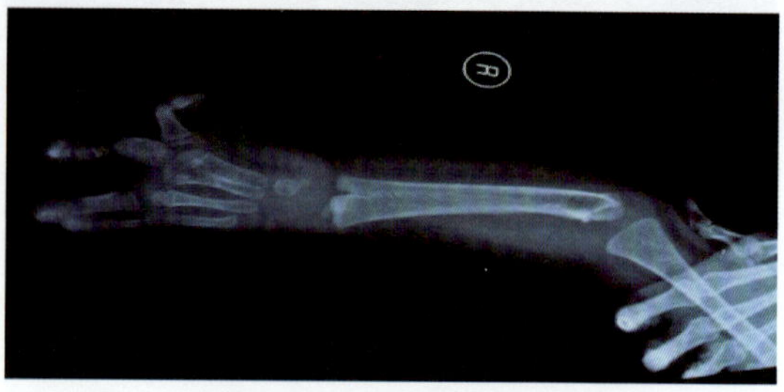

图 3-20-23　右桡尺骨全长融合

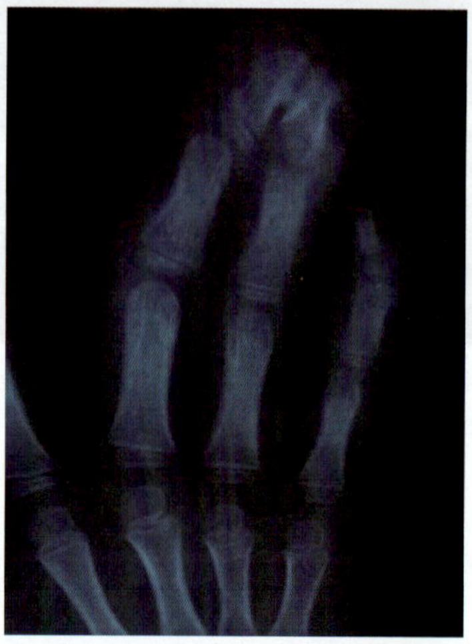

图 20-24　右手中、环指远节指骨融合并指

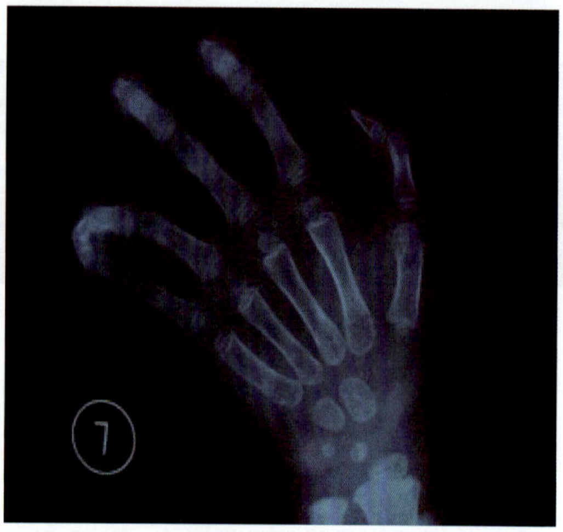

图 3-20-25　左手环、小指远节指骨融合

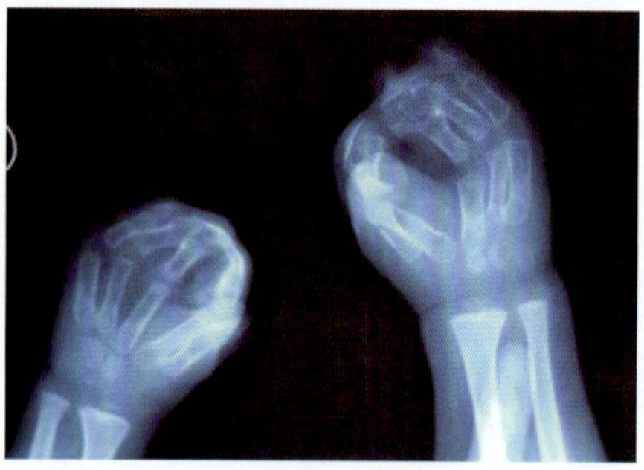

图 3-20-26　Apert 综合征指骨末端骨性融合

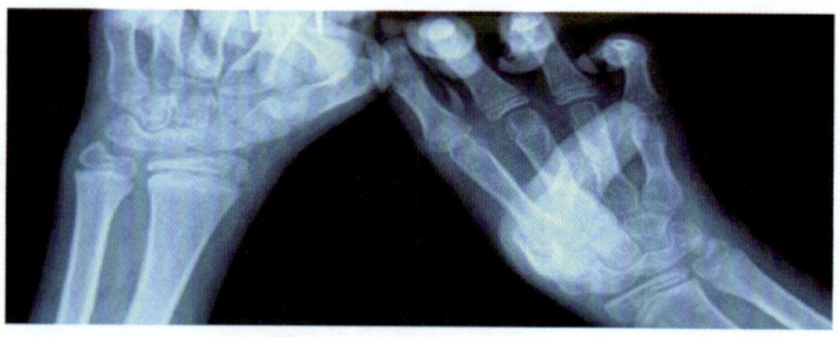

图 3-20-27　先天性双腕关节月骨 - 三角骨融合

- 淋巴管瘤淋巴性肿物
- 神经源性肿物
  - ◎ 成神经细胞瘤
  - ◎ 多发性神经纤维瘤（图 3-20-32）
- 骨性肿物
  - ◎ 骨软骨瘤病（图 3-20-33）
  - ◎ 内生软骨瘤病（图 3-20-34）

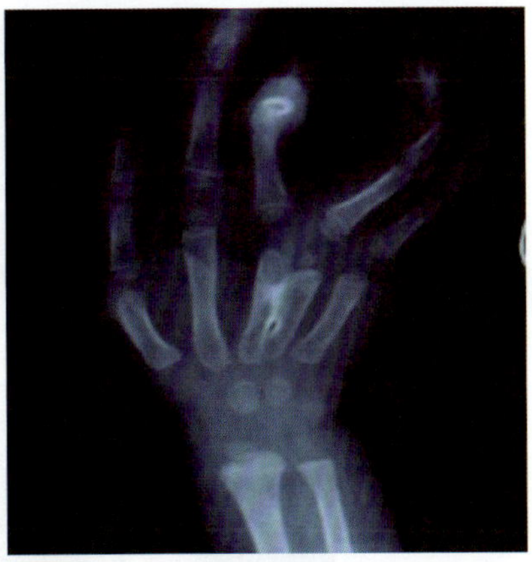

图 3-20-28 右手第Ⅲ、Ⅳ掌骨融合

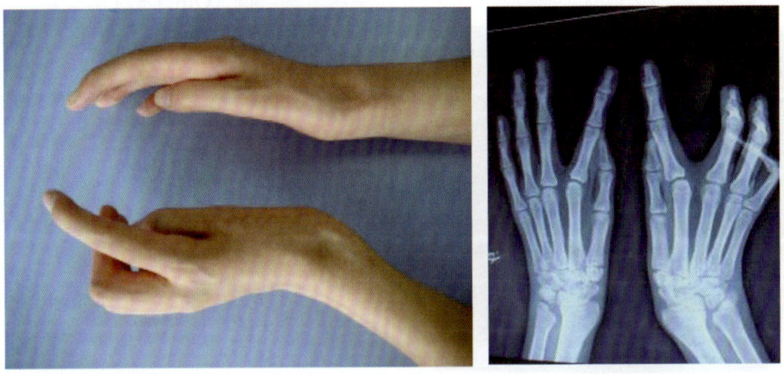

图 3-20-29 先天性双手指间、掌指关节纤维性融合

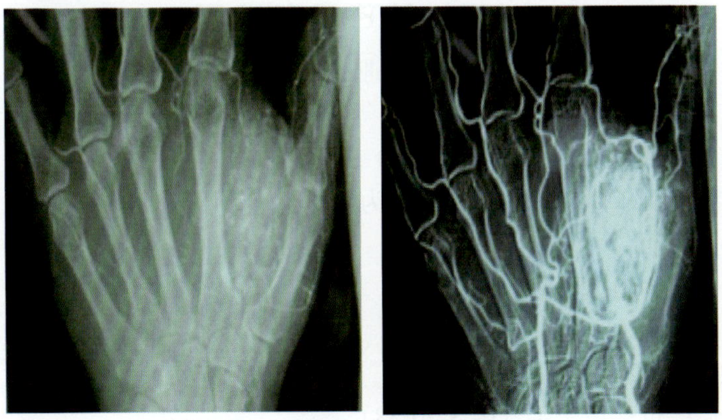

图 3-20-30 右手拇指璞内海绵状血管瘤

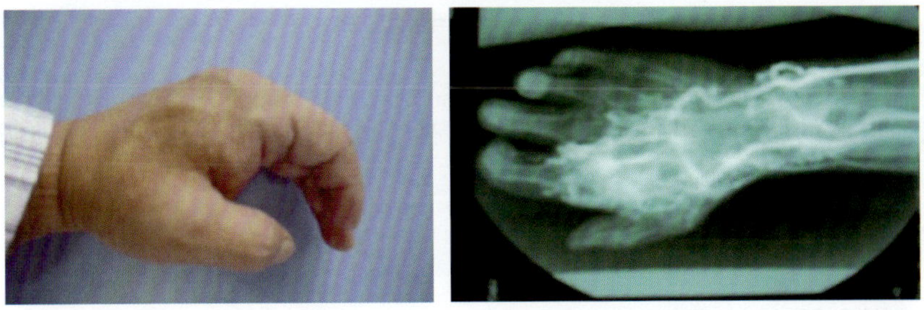

图 3-20-31 先天性左前臂远端动静脉瘘

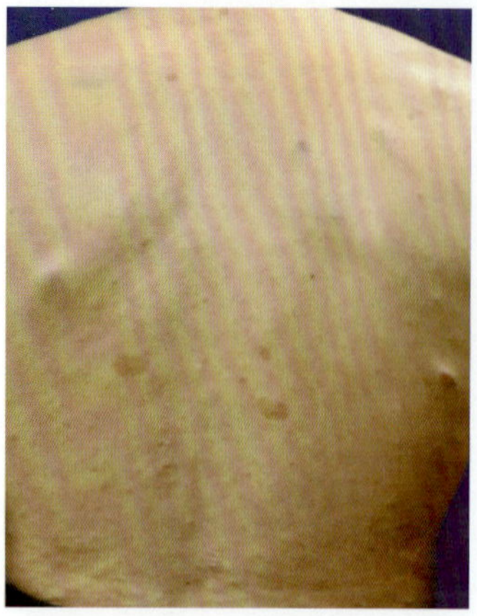

图 3-20-32 神经纤维瘤病，前胸及后背多发牛奶咖啡斑，环指广泛皮肤色素沉着

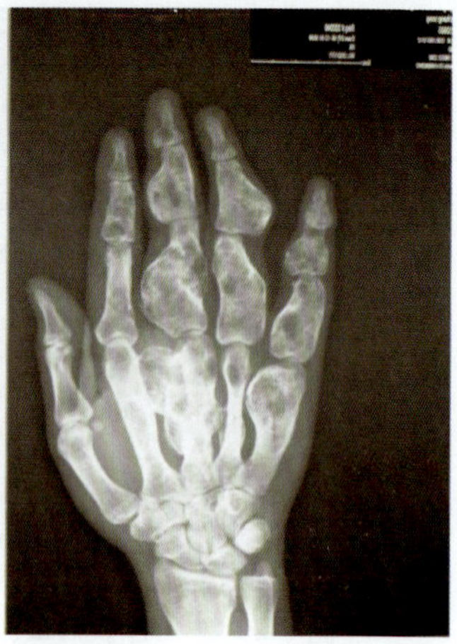

图 3-20-34 右手内生软骨瘤病（Ollier 病）

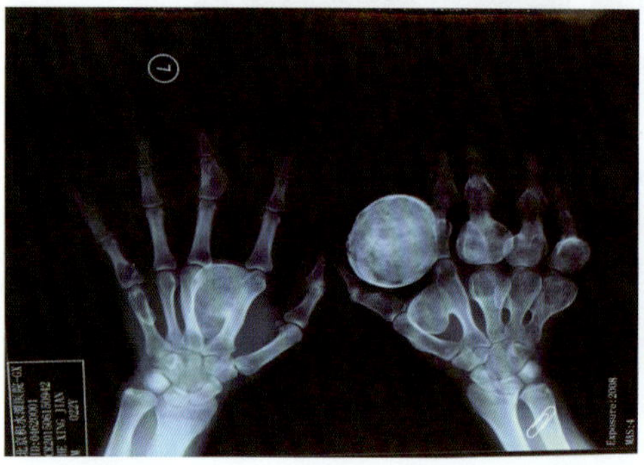

图 3-20-33 右侧桡尺骨骨软骨瘤病

（三）肢体重复畸形

肢体重复的发生，可能是由于肢芽和外胚层冠在形成的早期受到特殊损害，使原始胚胎部发生分裂。有多指、孪生尺骨及镜影手等畸形。学者根据重复的组织结构来分类。这类中多指畸形最常见，分为桡侧（拇指部分或完全重复）、中央（中间三个手指）或尺侧（小指部分或完全重复），拇指或小指重复较为常见。

1. 多指畸形

- 桡侧多指（图 3-20-35）
- 中央多指（图 3-20-36）
- 尺侧多指（图 3-20-37A、B）

2. 孪生手畸形，也称镜影手（图 3-20-38）

3. 孪生尺骨畸形

（四）生长过度

生长过度可能是整个肢体或单一部分生长过度，某些是骨骼生长过度而软组织正常。其他的表现为过多的脂肪、淋巴和纤维组织。神经纤维瘤或血管瘤可在这类病例中出现。这类中最常见的畸形为巨指症。

1. 全部肢体（图 3-20-39）

2. 部分肢体

3. 巨指（图 3-20-40A、B）

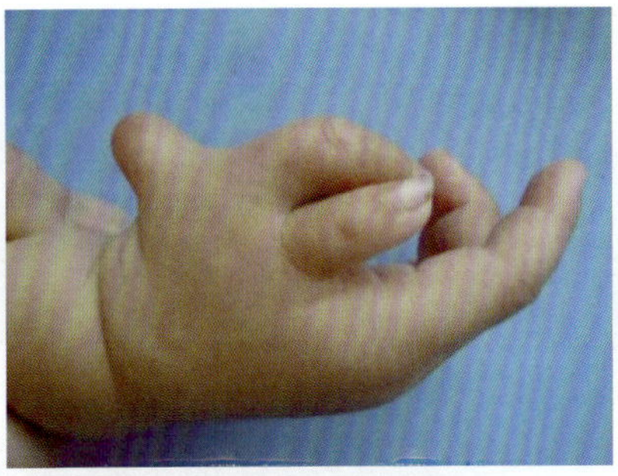

图 3-20-35 右拇指多指畸形（无分型）

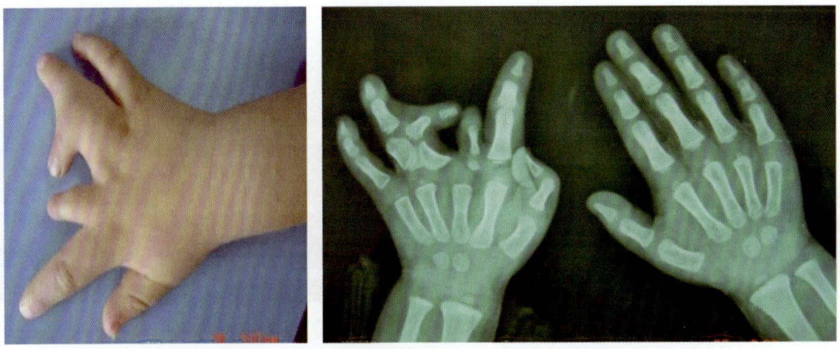

图 3-20-36 左手中指近节指骨水平多指合并并指畸形

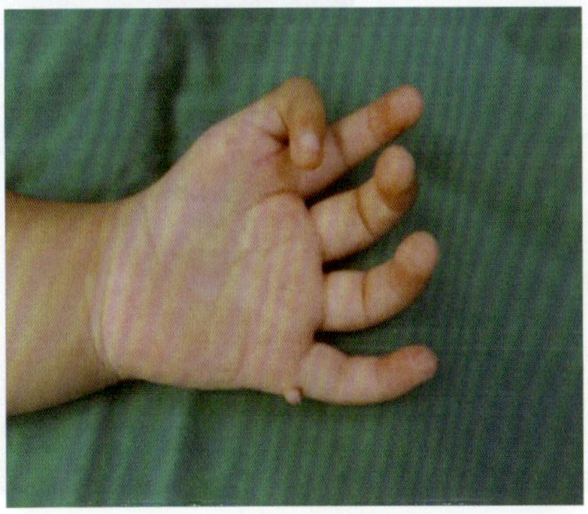

图 3-20-37A 左手小指多指，多指仅为“肉赘”

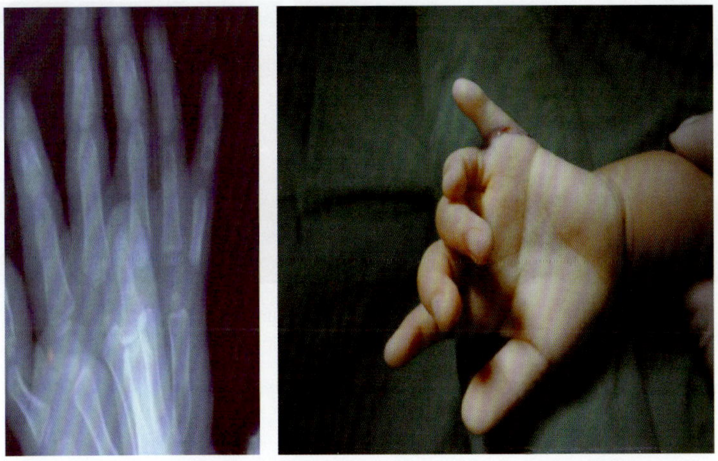

图 3-20-37B 左小指多指，多指结构及外形相对完整

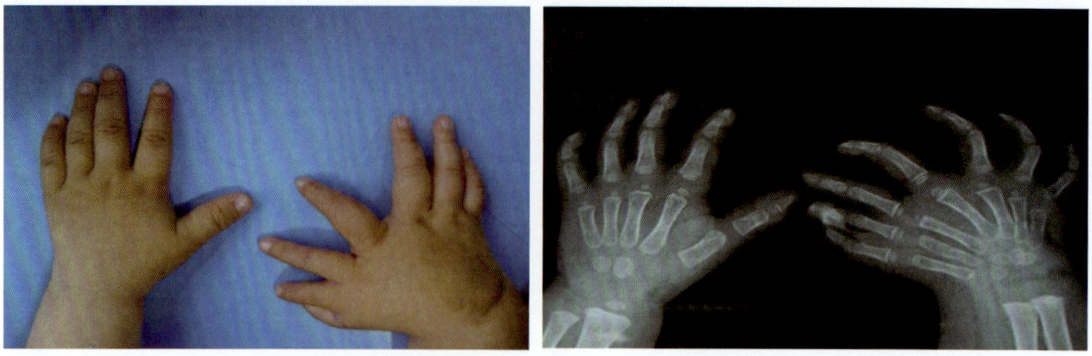

图 3-20-38 右手镜影手，双尺骨畸形

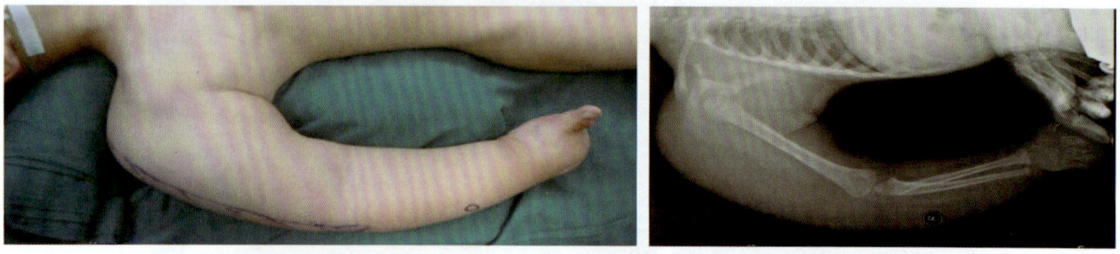

图 3-20-39 右上肢巨肢症，病变波及腋窝及胸壁

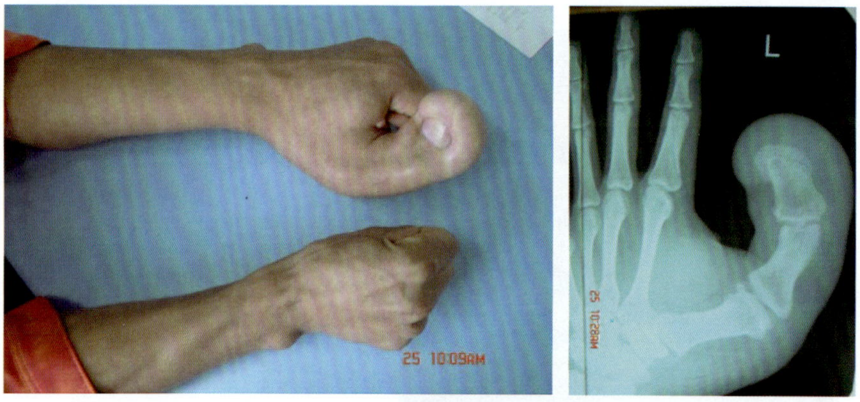

图 3-20-40A 右拇指原发性巨指症

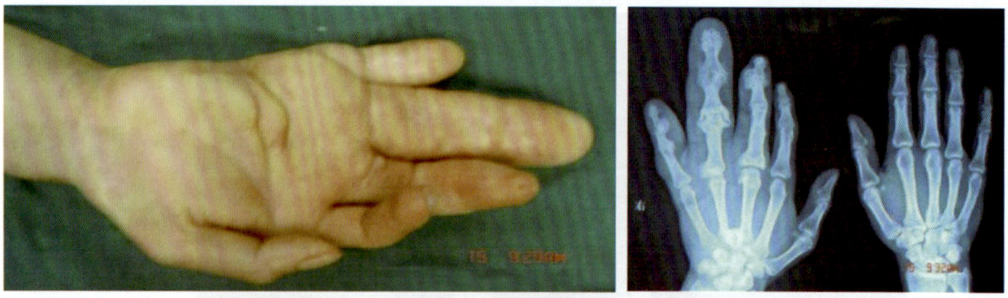

图 3-20-40B 右中、环、小指继发性巨指症（骨软骨瘤病）

（五）生长不足

生长不足也可称生长低下，表示肢体形成不完全，可以出现在整个肢体或它的末梢。

生长不足可累及皮肤、指甲、肌腱、骨、血管、神经或肢体（上臂、前臂、手）等组织结构。这类常见的为短指畸形，掌骨或指骨异常短小，但形态完整；或者拇指发育不全等。

1. 肢体全部（如 Poland 综合征）
2. 手全部（图 3-20-41）
3. 掌骨（图 3-20-42）
4. 手指

- 短指并指畸形（图 3-20-43）
- 短指畸形（包括近节、中节、远节指骨）（图 3-20-44）

（六）先天束带综合征

在肢体上有索条状横行凹陷，有周全性的，也有部分性的。犹如扎带的压痕，其深浅程度不一，有时可深达筋膜和骨膜。压迹过深者甚至可引起先天性截肢。此类畸形至今不能肯定是否是继发于羊膜索发育缺陷或器质性挛缩，也有人认为与胎儿宫内损伤有关。

1. 束带

- 不合并淋巴水肿
- 合并淋巴水肿（图 3-20-45）

2. 肢端并指畸形（图 3-20-46）
3. 宫内横断（图 3-20-47）
4. 联合型（包括以上 1、2、3 型）（图 3-20-48）

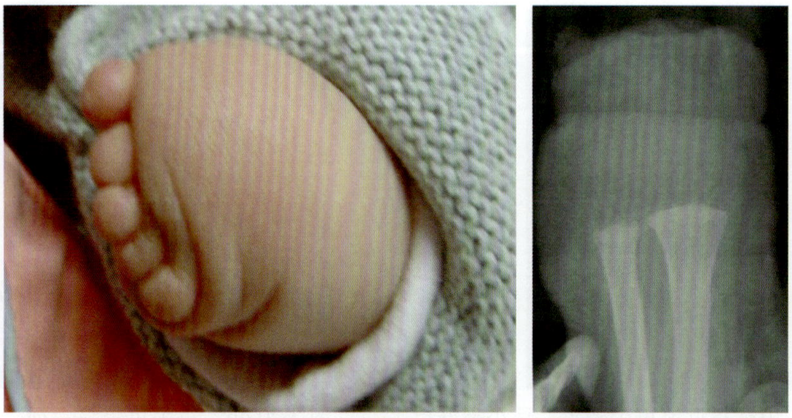

图 3-20-41　左手短小畸形，掌指骨、腕骨发育不良

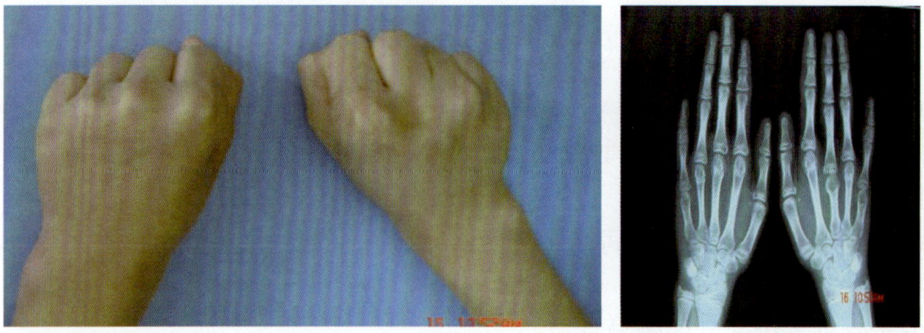

图 3-20-42　先天性第 III 掌骨短小，合并双手部分指骨短小（左示指中节指骨、双小指中节指骨）

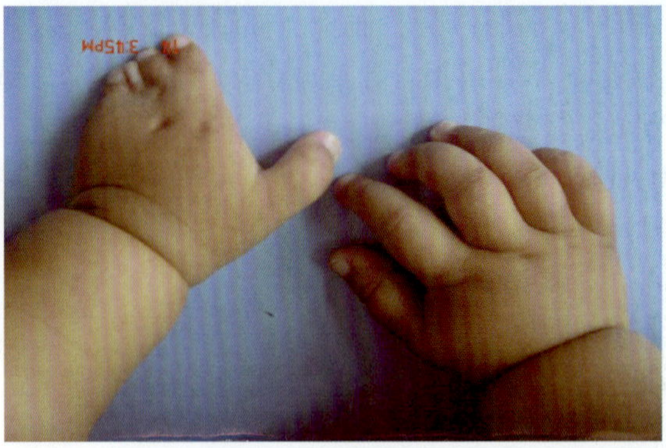

图 3-20-43 左手短指并指畸形

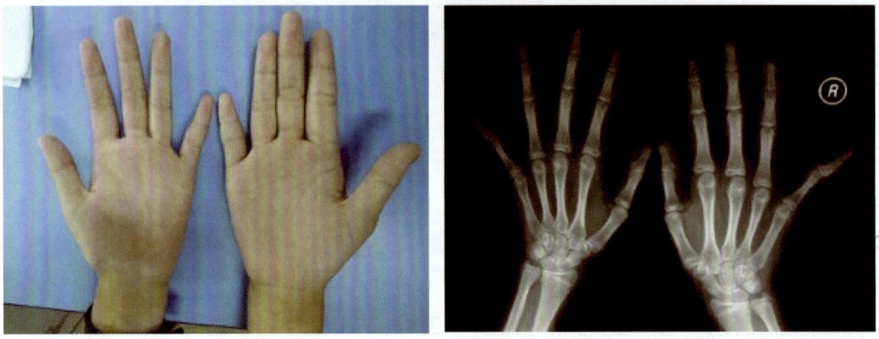

图 3-20-44 左手全长短指畸形

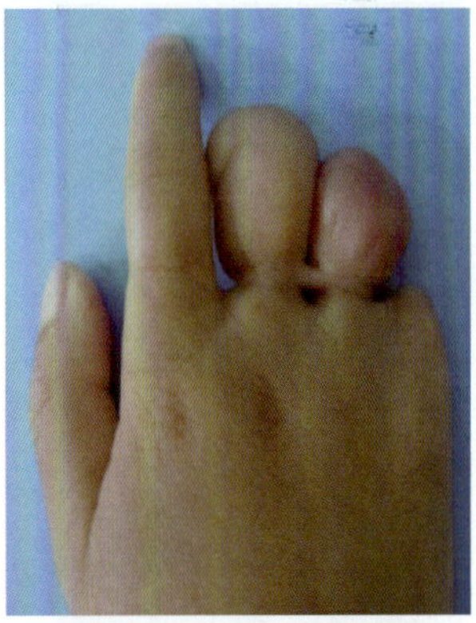

图 3-20-45 右中环指近节束带畸形，环小指淋巴水肿，合并皮肤桥并指及小指宫内截指

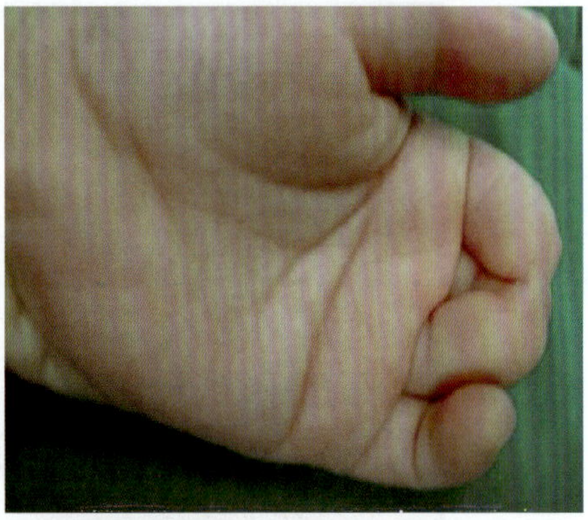

图 3-20-46 左手束带综合征，指端并指畸形

(七)广泛性骨异常

包括许多遗传性发育异常。

1. 发病机制不明确的全身性骨病，如骨软骨的发育异常、发育障碍、特发性骨溶化和原发性生长紊乱。

2. 发病机制明确的全身性骨病，如染色体异常、原发性代谢异常、黏多糖和其他代谢性骨外紊乱。

3. 继发于骨外系统紊乱的骨异常。

某些患者除手部畸形外，还合并其他器官或脏器畸形，这种状况可能是属于某一种畸

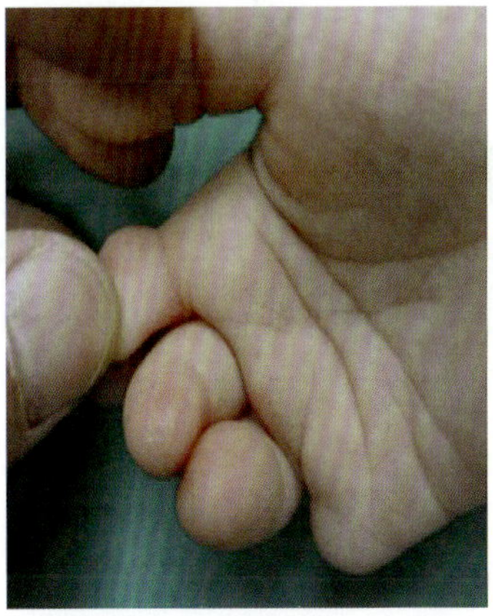

图 3-20-47 右手束带综合征，中环指远节、小指近节以远宫内截肢

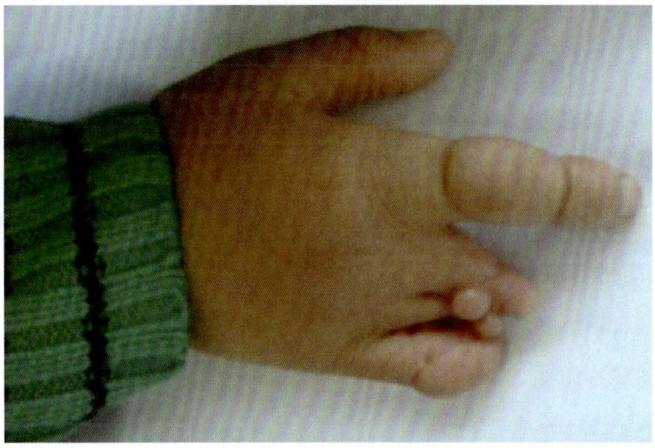

图 3-20-48 右手先天性束带综合征

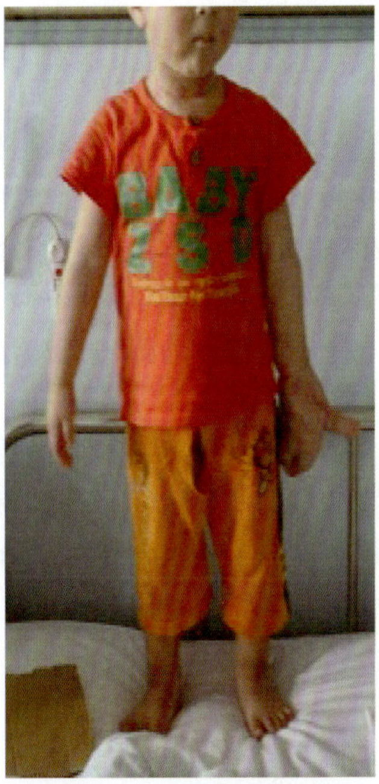

图 3-20-49 左上肢巨肢症，合并并指畸形

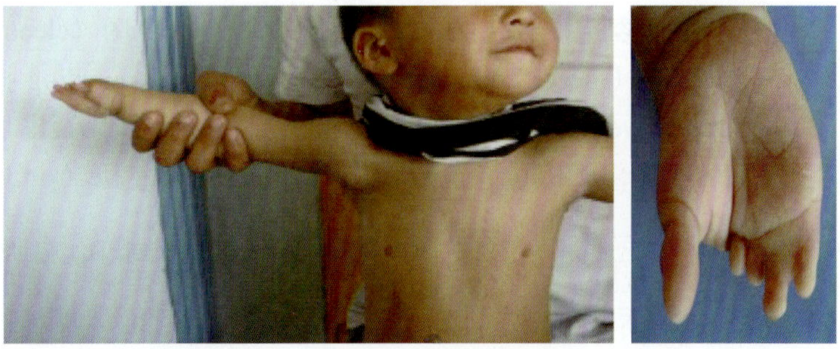

图 3-20-50 Poland 综合征，合并同侧拇指束带畸形

形综合征，手的畸形只是整个综合征的表现之一，往往与家族遗传或基因突变有关。对于临床医生来讲，常常对畸形综合征的认识较少，需要查阅相关教科书，或与相关的遗传学家合作来明确其诊断（图 3-20-49、图 3-20-50）。

（郭 阳 赵俊会 田 文）

21 骨科医师如何认识肌电图

一般骨科医生遇到周围神经损伤的患者，常规会做肌电图检查，等待结果出来后再做诊断和治疗，但是很多医生不了解肌电图诊断的意义和具体的适应证及禁忌证。所以重点给大家介绍肌电图的一些基本概念、适应证、禁忌证和如何解读。

一、基本概念

- 电生理诊断是20世纪50年代开始应用于临床的一项检查技术，目前被公认为是神经肌肉疾病检查的延伸，对神经肌肉疾病的定位、特点和病变程度的判断可提供重要的信息，在临床诊断中是组织化学、分子生物学、基因检测和影像学检查均不能取代的检测技术。广泛应用于神经科、康复科、骨科、职业病、运动医学、精神科及儿科等领域。电生理检查技术是在神经解剖学基础上，对感觉和运动障碍进一步定位，为临床提供更确切、详细和客观的定位诊断依据
- 电生理诊断技术主要包括同心圆针极肌电图（electromyography，EMG）、神经传导速度（nerve conduction velocity，NCV）、inching 技术、F 波、重复神经电刺激（repetitive nerve stimulation，RNS）、各种反射、皮肤交感反应（sympathetic skin response，SSR）、单纤维肌电图（single fiber electromyogram，SFEMG）

（一）电生理诊断的目的

1. 补充临床的定位诊断

- 辅助临床明确病变部位：前角运动细胞、神经根、神经丛、周围神经、神经 - 肌肉接头（突触前膜和后膜）和肌肉
- 提高早期诊断的阳性率和发现临床病变，对隐袭病者更有价值
- 辅助发现临床不易识别的病变
- 鉴别中枢和周围神经病变，判断病变累及的范围

2. 为临床定性诊断提供线索

- NCV 的测定提示病变部位是轴索损害为主，还是脱髓鞘为主，或二者并重，如格林 - 巴利综合征（GBS）以脱髓鞘为主，而酒精中毒等中毒性周围神经病多以轴索损害为主。还可以通过 NCV 的测定确定遗传性感觉运动神经病Ⅰ型和Ⅱ型
- 某些电生理的特异性所见有助于缩小疾病诊断的范围，甚至是唯一确诊的方法。如：肌强直放电提示强直性肌营养不良，RNS 低频刺激波幅递减提示重症肌无力，RNS 高频刺激波幅递增提示 Lambert-Eaton 综合征。多条神经部分传导阻滞有助于多灶

性运动神经病的诊断，这些仅靠临床症状是无法确诊的
- 有助于判断病变处于急性期、恢复期或稳定期

3. 有助于判断病变的严重程度，客观评价治疗的效果和判断预后

（二）电生理诊断的原则

1. 明确病变的解剖分布是电生理诊断的基本内容——空间上的特点
- 能够通过最少的神经和肌肉检测，获得最多的和足够的信息，准确地反映患者的病变范围，是成为一名合格电诊断技术员和医生的基础
- 检查者应具有丰富的临床经验和解剖学基础，将电生理与临床结合，才能真正做到电生理检查是神经系统检查的延伸

2. 重视病变随时间演变的过程——时间上的特点
- 疾病的发生发展有一个过程，在不同时期电生理表现可能有所不同
- 必须动态地分析不同阶段的电生理特点，对某些疾病需要随诊检查

3. 注意不同检测内容的严重程度和特点以及与临床的相关性，并进行比较，有助于鉴别诊断

4. 当患者并非单一病变，而是两种或多种疾病共存或多个部位受累时，需要对其进行鉴别，这是电诊断中的难点

（三）电生理诊断结论中需要注意的问题

1. 结论的描述应客观、准确和简捷，尽可能为临床提供最大的帮助。不应仅仅满足于判断是否存在神经源性损害，尽可能提供定位诊断方面的建议或依据。

2. 结果的解释必须与临床相结合，方可能得出有价值的结论。

3. 电生理检测能够提示诊断线索，但是不能进行准确的定性，结论中可以提示是否支持临床诊断。

4. 电诊断检查方案是一个动态的过程，不同患者检查有一定的共性，但是每个患者临床各有特点，检查应有针对性。根据检查所见，随时调整检查方案，直到得出可以解释患者临床症状的结果。

（四）电生理检查正常值意义和结果的判断

1. 每个实验室应该具有自己的正常值。通过正常值的建立，可以熟悉测定方法和探索影响结果的因素，积累测定经验，有利于异常的判定。

2. 明确实验室诊断是一种概率性诊断，诊断试验很难在敏感性和特异性方面均达到100%。超过正常值范围的异常，仍有一定的可能性为正常，即假阳性；而少数处于正常值范围内的结果，并非纯粹的正常。

3. 检测结果正常时应注意的几种情况
- 受试者确实无神经肌肉疾病
- 神经或肌肉疾病较轻，尚处于正常范围之内，如果采用自身前后对比可能会发现已经明显改变（但是测试前一般无法获得自身正常基线进行对比），与检测项目的敏感性有关
- 测定项目选择不妥或病变较复杂，如代谢性肌病患者临床有易疲劳现象，如果仅仅进行 RNS 检查，而未进行 NCV 和 EMG 的检测则会漏诊
- 测定时选择的解剖结构不当，如患者为肘管综合征，但是未进行肘上下神经传导的

测定，则可能会忽略病变

- 明确的神经肌肉疾病，但处于急性期、早期或稳定期，特别是神经再生等代偿功能较好时，检查可能无法发现异常。如肌病患者恢复期 EMG 可以表现为正常，但有经验的医生也可以从运动单位的形态得到一些线索。GBS 早期或近端轴索断裂伤后一周内 EMG 正常，远端神经传导速度或末端潜伏期也可以正常

4. 测定结果异常并排除测定技术因素所致后，还存在以下几种情况

- 检测出的病变能够完全解释患者目前的临床症状
- 测定的结果不能解释临床症状，仅仅为伴随症状，并非目前临床症状的结果
- 测定结果仅为整个疾病的一部分，并不能解释全貌，例如肌萎缩性侧索硬化症（ALS）患者早期仅有手部肌肉萎缩无力，未能根据临床进行多部位检查时，通常误诊为颈椎病
- 测定结果复杂，可能为两种或几种情况合并存，需要综合分析

二、定位诊断的解剖学基础（图 3-21-1）

1. 脊髓

- 前角细胞病变
- 感觉纤维为假单极神经元的中枢传入部分

2. 神经根

- 前根
- 后根

3. 周围神经

- 多发性周围神经病
- 多发性单神经病
- 单神经病

4. 神经 - 肌肉接头

- 突触后膜病变
- 突触前膜病变

5. 肌肉

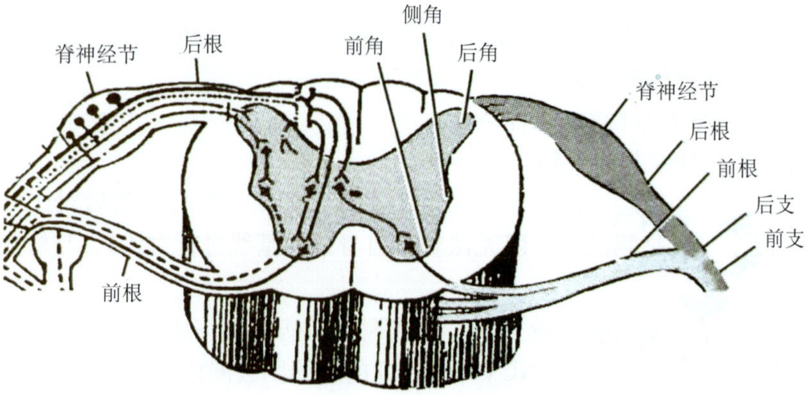

图3-21-1　脊髓及神经根轴位结构模式图（脊髓轴位图）

三、神经肌肉的电生理特性

- 静息电位和动作电位
- 神经细胞电兴奋的特点
- 肌细胞电兴奋的特点
- 容积传导

四、电生理检查适应证与禁忌证

1. 适应证
- 任何神经系统疾患的诊断和鉴别诊断

2. 禁忌证
- 患有严重心脑血管系统疾病
- 安装心脏起搏器与动脉支架
- 血液病，尤其是凝血功能障碍
- 各种原因的癫痫患者
- 严重糖尿病
- 主观无法配合者
- 孕妇

（诸　寅）

22 足趾移植拇、手指再造的方法选择

一、拇指缺损分度及再造方法选择

拇指缺损长度是影响离断拇指功能的主要因素，在选择拇指重建方法时也要首先考虑拇指的缺损长度。根据离断水平对拇指缺损进行分度就具有比较重要的临床意义。虽然不同作者对于拇指缺损的分度方法稍有不同，但是在选择重建方法时考虑的因素是相近的。

目前国内统一采用的拇指缺损分度法是三度六区法（图 3-22-1）：以拇指的关节水平为界分为三度，每度又分为两区。

- 指间关节以远的缺损，即拇指末节缺损为 I 度缺损。I A 区指拇指指甲及末节远端 1/2 缺损；I B 区指拇指末节全缺损
- 掌指关节以远的缺损，即近节以远缺损为 Ⅱ 度缺损。Ⅱ A 区指拇指近节指骨远端 1/2 以远缺损；Ⅱ B 区指拇指近节指骨以远完全缺损
- 腕掌关节水平以远的缺损为拇指 Ⅲ 度缺损。Ⅲ A 区指第一掌骨远端以远缺损；Ⅲ B 区指腕掌关节以远完全缺损

国外 Lister 采用的分类方法将拇指的缺损长度与对功能的影响相结合。

- I 度缺损指拇指远端的缺损。这种缺损拇指有功能性长度、良好的鱼际肌、良好对掌的基底关节，拇指残端可以完成大部分重要的功能。这种损伤需要重建的主要是感觉功能和良好的软组织覆盖
- Ⅱ 度缺损指拇指剩余长度不足，一般短于 12 ~ 15mm。这种拇指缺损一般需要进行再造来重建拇指的部分功能，可以采用的方法很多，从单纯的软组织修复到全拇指的再造，具体方法要根据患者的需要来确定
- Ⅲ 度缺损指残留拇指基底关节的完全性缺损。虽然拇指内在肌功能存在不同程度的丧失，拇指重建首先要考虑恢复拇指的长度。残存手内肌功能和拇指的重建方法决定了新建拇指的活动方式

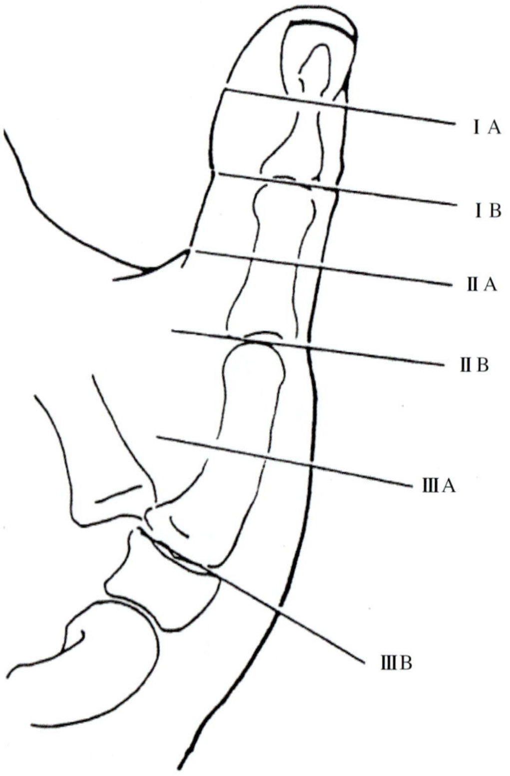

图 3-22-1　拇指缺损分类法

- Ⅳ度缺损指失去基底关节的完全性缺损。拇指基底关节的重建非常困难，要找到重建腕掌关节的方法或将重建拇指融合在对掌位

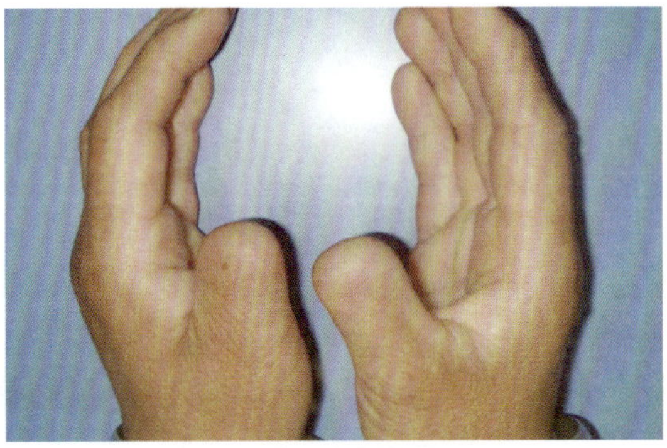

图 3-22-2 拇指远端缺损

拇指远端缺损一般指近节指骨远端以远的缺损，包括Ⅰ度和ⅡA 区缺损。由于指间关节及指甲的缺损对手的精细捏持会产生影响，但是拇指具有良好的功能长度，很多患者没有重建的要求（图 3-22-2）。这种拇指缺损的重建要求往往出于对外观的较高要求。因此，这种以改善拇指外观为主要目的的重建也被称为修饰性再造。尤其是指甲的缺损，是影响拇指外观的重要因素，在选择再造方法时要重点加以考虑。指甲缺损较多或完全缺损，可以选择踇趾甲皮瓣或第二足趾甲皮瓣移植进行修复（图 3-22-3）。如果指间关节水平缺损，可以选择踇趾末节移植或踇趾甲皮瓣加髂骨移植的方法进行再造（图 3-22-4）。

影响拇指功能的重要水平分界是掌指关节，在位置上与虎口在同一水平。这种缺损有完好的腕掌关节和掌骨，以及功能良好的鱼际肌，可以进行拇指的定位、稳定、操控。如果拇指在掌指关节以远有 12 ～ 15mm 的长度，就可以完成一定的捏持动作。如果掌指关节以远残留长度过短，或者要完成更大跨度的抓握和大物体的持捏，就需要拇指有更长的长度。虽然传统的拇指延长术可以达到这样的要求，但是重建拇指在外观方面难以令人满意。对于外观要求较高的患者，足趾移植是更好的选择。

对掌指关节以远的缺损，首选方法是踇趾甲皮瓣加髂骨移植的方法。虽然指间关节没有重建，但对再造拇指的功能不会产生明显的影响。

对于掌指关节以近的缺损，选择踇趾移植、踇趾甲皮瓣移植还是第二足趾移植存在不同的观点。踇趾移植再造拇指外观容易被患者接受，而且再造拇指具有指间关节和掌指关

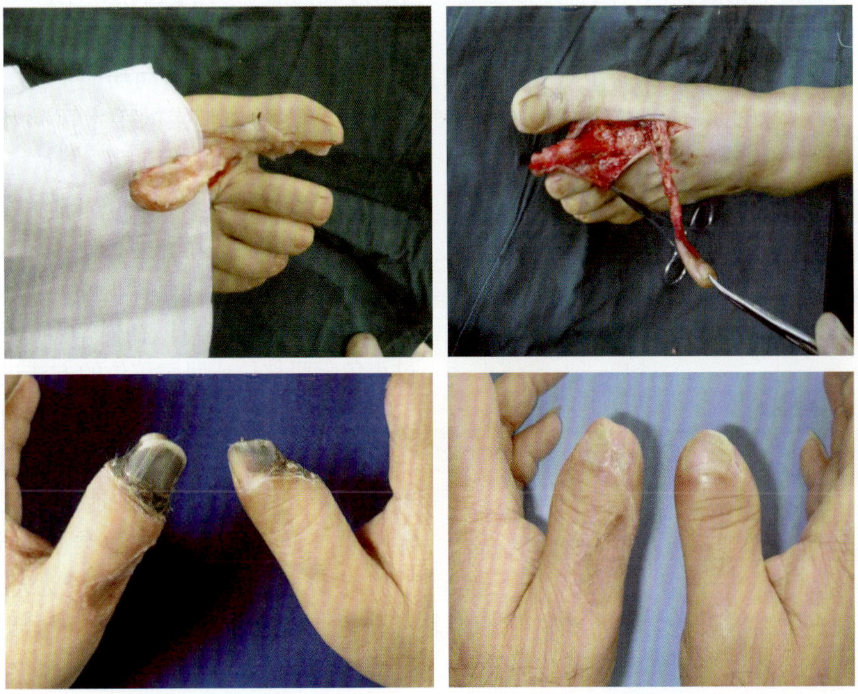

图 3-22-3 拇指部分甲床缺损，选择部分足踇趾甲皮瓣和第二足趾甲皮瓣移植进行修复

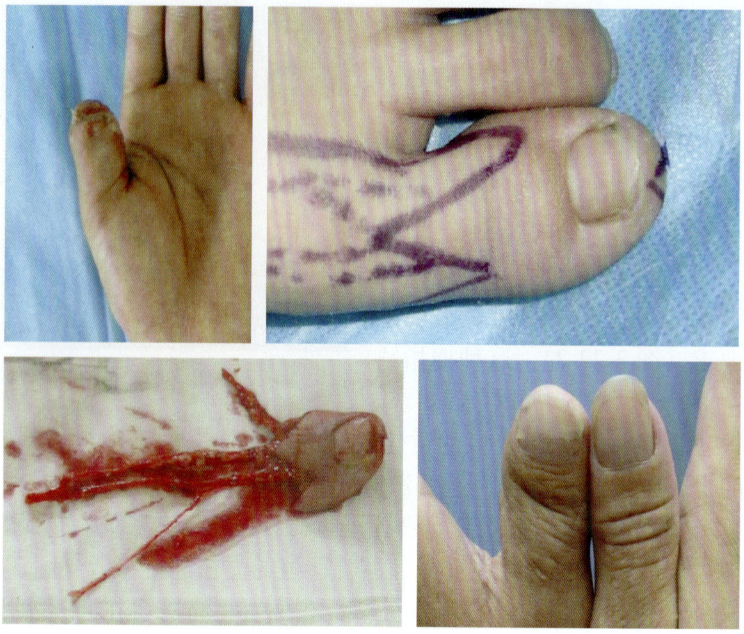

图 3-22-4 拇指指间关节水平缺损，选择踇趾甲皮瓣加髂骨移植的方法进行再造

节，再造拇指的功能比较满意。缺点是患者失去了踇趾这个足部重要的负重和发力点，对行走和运动产生明显的影响。而且踇趾比拇指粗大，再造拇指外形粗大。踇趾甲皮瓣移植加髂骨移植的方法，再造拇指没有掌指关节和指间关节，活动功能存在缺陷。但是再造拇指外观更好，而且对足部功能影响小，对于重视外观且运动量较大的年轻人倾向选择这种方法。

第二足趾移植可以使再造拇指有更多的关节，理论上可以改善再造拇指的活动度。但是，由于第二足趾外形的特点，再造拇指往往存在屈曲、驼背畸形、过于狭细、指甲过小等缺陷（图 3-22-5）。尽管通过踇趾腓侧皮瓣插入可以部分改善再造拇指的狭细，指甲的扩大成形术可以使指甲稍微扩大，这种方法重建拇指的外观仍然难以令人满意（图 3-22-6）。

目前有采用踇趾背侧甲皮瓣和第二足趾骨、关节及掌侧皮瓣复合移植的方法，重建的拇指外观较好，而且同时重建了掌指关节和指间关节，再造拇指活动功能更好。缺点是手术复杂程度增加带来的手术风险和要付出失去一个足趾的代价。

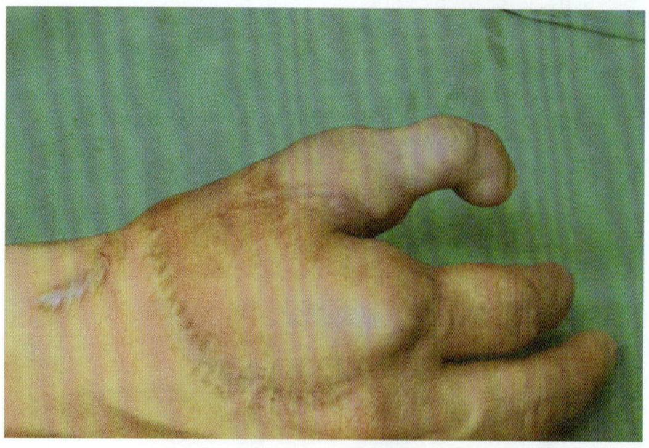

图 3-22-5 由于第二足趾外形的特点，再造拇指往往存在屈曲驼背畸形、过于狭细、指甲过小等缺陷

拇指在第一掌骨近端的缺损，再造的方法选择原则与掌指关节水平的缺损基本相同，只是必须要考虑鱼际肌功能的重建，其中最为重要的是拇短展肌。可以在拇指再造后，二期通过小鱼际肌移位或肌腱移位的方法进行重建。

拇指腕掌关节水平的缺损，再造难度大大增加。因为第一腕掌关节作为拇指基底的关节，是完成拇指对掌功能的重要关节，需要尽可能重建。对于这种类型的拇指缺损，手指移位重建拇指是一种较为理想的方法（图 3-22-7）。虽然损失一个正常的手指，但是移位手指的掌指关节可以重建拇指的腕掌关节，重建拇指的外展和屈伸功能都比较满意。但是，在很多情况下，由于手部损伤的严重，血管神经束的损伤不允许进行手指的移位，就需要足趾移植的方法进行拇指的重建。带跖

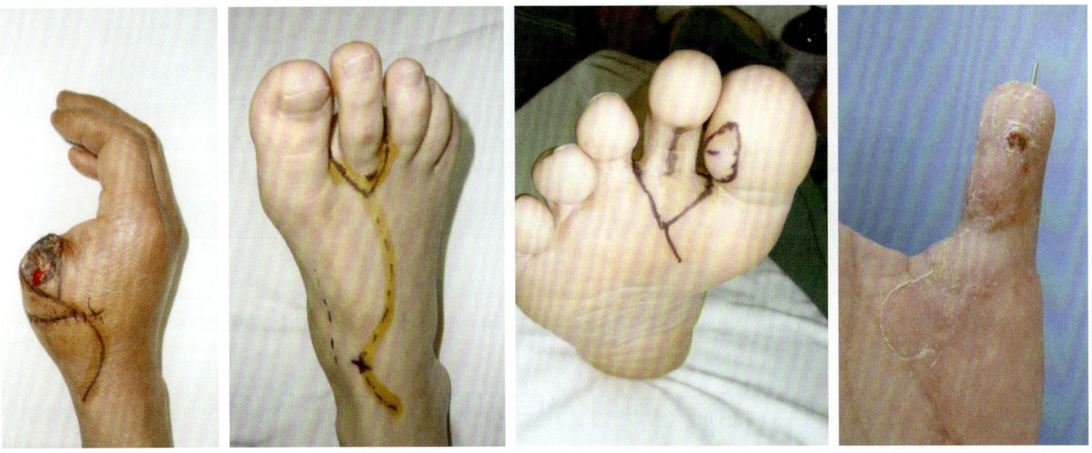

图 3-22-6 移植的第二足趾通过踇趾腓侧皮瓣嵌入指腹改善狭细，但是重建拇指的外观仍然难以令人满意

趾关节和足背皮瓣的第二足趾移植，可以用跖趾关节重建腕掌关节，指间关节也得到重建，再造拇指的功能会明显改善。踇趾或踇趾甲瓣的移植，重建拇指失去包括腕掌关节的所有关节，外观虽然较好，但是功能影响很大。重建拇指要将腕掌关节融合在外展 40°、伸展 15°、掌骨旋前 120°的位置，这样其他手指屈曲时可以很容易碰到再造的拇指。

拇指的重建除了离断型缺损的拇指再造，还有拇指部分结构缺损的重建，包括拇指指腹缺损、甲床缺损、皮肤套状撕脱伤。拇指指腹的缺损可以采用各种邻近或远位带蒂皮瓣的方法修复，但是在感觉重建上存在不足。用踇趾腓侧皮瓣或第二足趾指腹皮瓣移植修复的方法，不仅可以提供良好血供、良好质地的皮肤覆盖，还可以通过知名神经的修复，恢复指腹良好的感觉（图 3-22-8）。

拇指皮肤的套状撕脱伤也属于拇指结构性缺损，拇指骨骼完整但是皮肤缺损，骨关节丧失了血供来源。要挽救这些组织需要用良好血供的组织来覆盖这些结构，足踇趾甲皮瓣移植对于这种损伤无疑是最为适合的重建方法。拇指甲床的缺损，可以通过游离的踇趾甲床移植进行重建（图 3-22-9）。

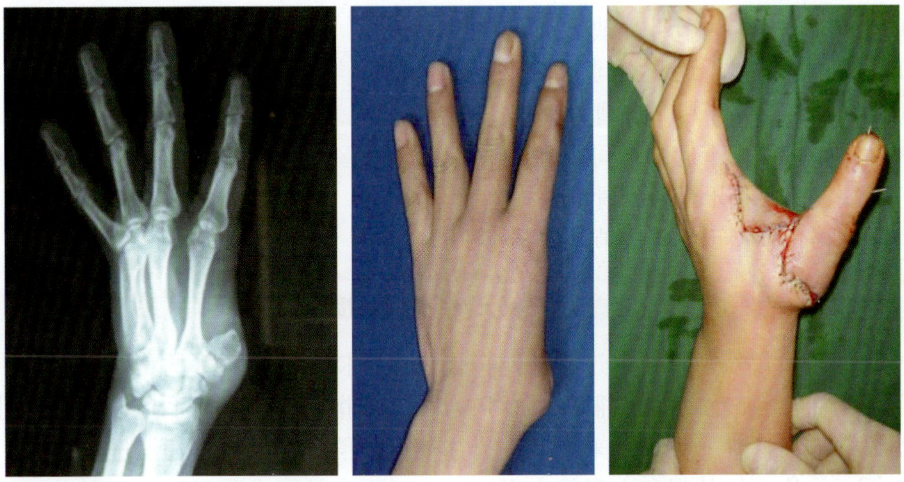

图 3-22-7 拇指腕掌关节水平的缺损，手指移位重建拇指

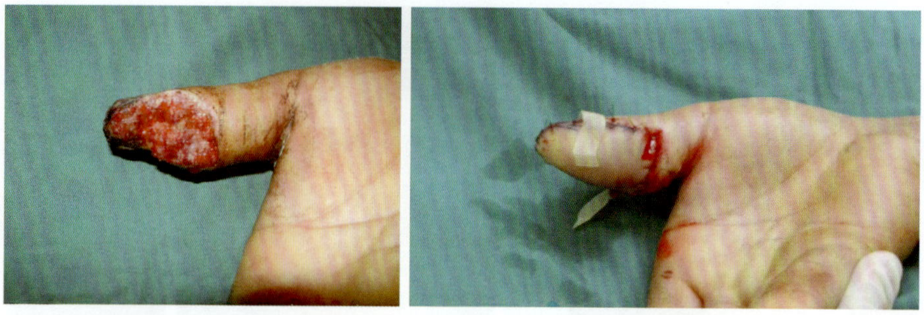

图 3-22-8 用踇趾腓侧皮瓣移植修复拇指指腹缺损

二、手指缺损的分度和再造方法选择

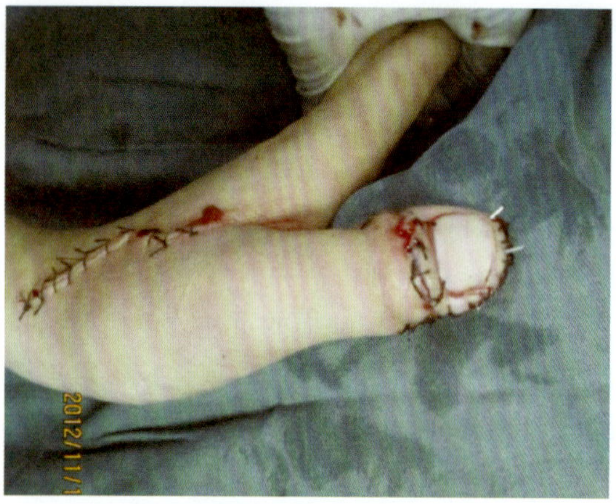

图 3-22-9 拇指甲床缺损，通过游离的踇趾甲床移植进行重建

手指缺损的重建要综合考虑缺损手指的指别、手指缺损的数量、残指的长度、手指残端情况等因素。

不同手指缺损对手功能的影响是重建首先要考虑的因素。示指的功能相对比较重要，因为它有单独的指深屈肌，屈指活动更独立灵活，而且与拇指最接近，能够通过外展与拇指直接接触，完成精细的捏持和一些复杂动作。中环指主要协助完成抓和握的功能。中指还可以协助示指完成精细的捏持，达到三指捏握，增加持物的稳定性。环指单独缺损造成的功能影响最小。虽然小指屈曲力量最小，但是功能非常重要，因为它决定手掌宽度，这对于要求有一定抓握宽度的工具使用非常重要。这种抓握功能的重要性还体现在小指的腕掌关节，这个关节的活动对于用力抓握的最终过程非常重要。

根据手指缺损的数量可以分为单指缺损和多指缺损。

根据手指缺损的长度可以分为：

- Ⅰ度缺损，手指远节部分缺损
- Ⅱ度缺损，手指于远侧指间关节处缺损
- Ⅲ度缺损，手指于中节指骨处缺损
- Ⅳ度缺损．手指于近侧指间关节处缺损
- Ⅴ度缺损，手指于近节指骨处缺损
- Ⅵ度缺损，手指于掌指关节处缺损

（一）单指缺损

单指缺损时，尺侧手指可以进行功能替代完成捏持功能，对手的功能影响小，是否进行再造目前仍然存在较多争议。很多学者认为除了拇指以外，其他手指单个缺损对手的功能没有明显影响，牺牲一个足趾来再造手指往往得不偿失，因此不建议进行再造。但是很多患者由于工作需要、外观和心理等方面因素，对再造的要求非常迫切，所以足趾移植单指再造的临床应用并不少见。尤其对于屈指浅肌腱止点以远的单指缺损，足趾移植再造的手指无论外观还是功能都非常理想，是较好的适应证。

手指末节缺损，有完成持捏功能的长度，主要影响手指的精细功能和美观。指甲不仅在外观上非常重要，在完成指尖精细捏持，增加指腹稳定性等方面也有重要作用。手指末节指腹各种皮肤感受器密度较高，有人将其称为“远端感受器”。末节指腹皮肤有良好的弹力、特殊的皮纹，骨皮韧带对皮肤的稳定作用对用力的持捏非常重要。手指末端的指髓间隙内有丰富的脂肪组织，可以根据捏握物体的物理形状发生适应性改变，增加接触面积，增加持物的稳定性。手指末节缺损的重建要求往往对外观和精细的功能要求很高，只有足趾移植术才能够很好地满足上述的要求。足趾甲瓣或部分踇趾甲瓣移植加植骨、部分足趾移植，都是可供选择的方法（图 3-22-10）。

手指中节以远的缺损，足趾移植可以提供充分的长度，可以选择带远侧趾间关节和屈伸肌腱的足趾移植。由于手指近侧指间关节正常，再造手指功能和外观都非常满意（图 3-22-11）。

手指近节中段以远的缺损，足趾移植可以提供充分的骨骼长度，皮肤长度不足可以通过携带跖背、跖掌侧及趾蹼皮肤来弥补。由于足趾关节与手指关节活动度的差异，再造手指的活动功能不是非常满意，但是外观的改善是非常明显的，对于重视外观和手指数量的患者，仍然是较好的选择（图 3-22-12）。

手指近节指骨基底部的缺损，足趾可提供的长度不足，再造后手指存在短指畸形，而且再造手指关节活动受限，单指的再造争议比较大。有学者提出用足趾分段联合移植的方法，可以达到手指全长的再造。但是手术方法复杂，难度和风险增加，选择时要慎重。总之，要根据患者的再造需求，与患者反复沟通重建的结果，慎重做出选择。

单个手指掌指关节以近的缺损，基本没有再造的必要性。中央列手指（中指、环指）的缺损，可以通过边缘列手指（示指、小指）的移位改善手指的外观。

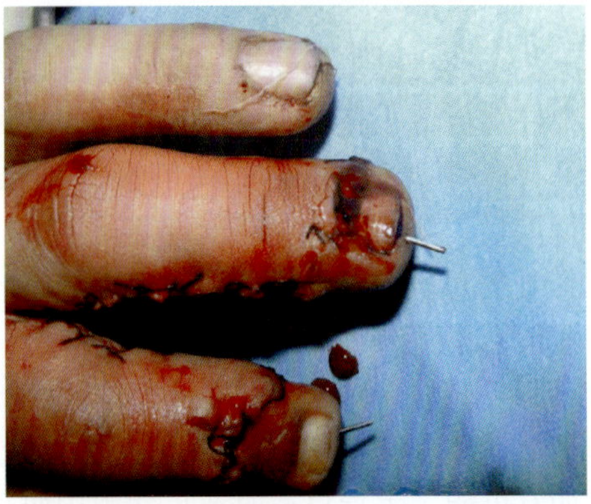

图 3-22-10 手指末节缺损用趾甲瓣移植方法进行重建

（二）多指缺损

多个手指远端的缺损，手功能影响较小，再造主要为了改善手的外观。再造方法的选择与单个手指远节缺损相同。

多个手指近端的缺损，重建的目的主要是改善抓握的功能。多指缺损一般以相邻指多指缺损为主，少数情况下是跳跃式多指缺损。相邻手指指蹼以近的缺损，可以采用双侧第二足趾移植，也可以采用同侧第二、三足趾联合移植，只是需要后期进行趾蹼的加深成形手术(图 3-22-13)。指蹼以远的相邻指缺损，最好采用双侧第二足趾移植的方法再造。

再造手指的数量可以根据患者的要求，因为双侧第二、三足趾都可以进行移植，因此最多可以进行多达 4 个手指的再造（图 3-22-14）。当患者选择只再造其中部分手指时，要根据患者的功能要求和职业特点选择再造的手指。由于示指功能的重要，往往将示、中指再造作为首选，尤其是需要进行精细操作的患者，要重视示指的再造。中、环指在位置上更容易完成与拇指的对指，如果患者重视手的抓握功能，中、环指再造是更合适的选择（图 3-22-15）。

近端手指缺损，由于足趾移植无法重建手指的全长，所以再造手指的长度较正常手指短。但是由于再造手指关节活动度较差，相对较短的手指更利于与拇指对捏(图 3-22-16)。

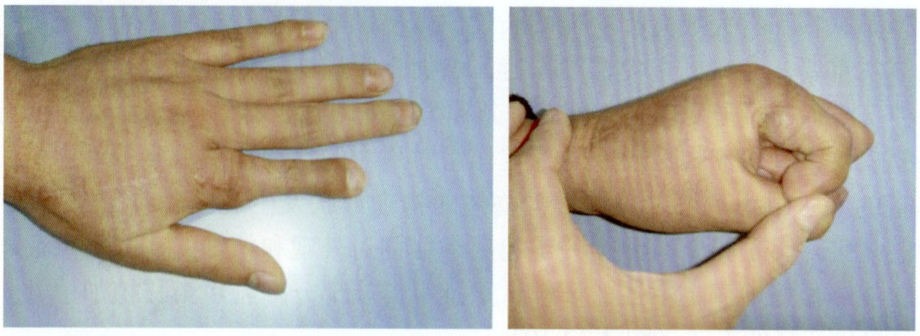

图 3-22-11 手指中节缺损，足趾移植

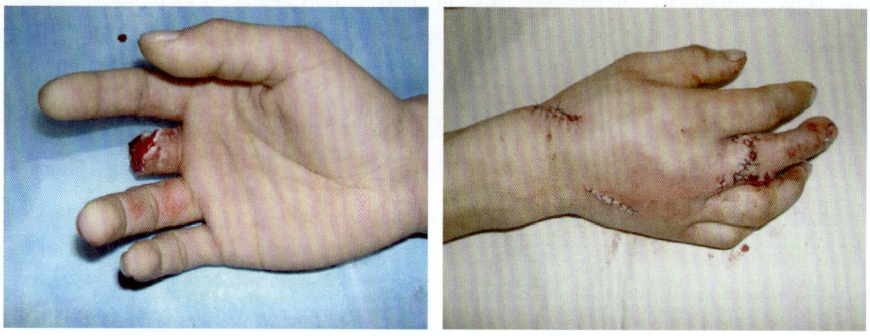

图 3-22-12 手指近节中段以远的缺损，足趾移植

要注意再造手指的长度序列关系，要尽可能符合手部原来的比例关系，外观会更协调。

掌骨头完整的掌指关节水平手指缺损，有学者建议将足趾的近节趾骨基底连同关节囊切取后，与掌骨头周围关节囊重建掌指关节。但是一个开放的关节，修复以后，后期发生僵硬的可能性极大。所以，建议和掌骨水平手指缺损一样，采用带跖趾关节的足趾移植，重建掌指关节，功能可能会更好。

掌指关节以近的多指缺损可以采用带跖趾关节的第二、三足趾联合移植，重建的手指虽然明显短于正常手指，但是能完成基本的抓握功能，手功能会大大改善（图 3-22-17）。如有可能，手指再造时要重建手内肌功能，更有利于手功能的改善。

严重损伤累及所有四个手指的近节指骨近端水平（指蹼）时，无论拇指是否缺损，缺损程度多少，都会严重影响手的功能，被称为掌骨手。掌骨手分为两种类型。

- Ⅰ型为所有手指在近节指骨近端缺损，拇指完好或在指间关节以远的缺损
- Ⅱ型为所有手指在近节近端的缺损，拇指在指间关节以近的缺损

Ⅰ型又根据手指缺损平面分为：

◎ⅠA 型：掌指关节以远的缺损

◎ⅠB 型：掌指关节水平的缺损

◎ⅠC 型：掌指关节以近的缺损

Ⅱ型根据拇指缺损平面分为：

◎ⅡA 型：拇指在掌骨颈以远的缺损

◎ⅡB 型：拇指在掌骨颈以近水平的缺损，鱼际肌功能良好

◎ⅡC 型：拇指鱼际肌缺损

◎ⅡD 型：拇指腕掌关节缺损

Ⅰ型掌骨手再造主要考虑的是手指的重建。原则上至少重建一个手指可以与拇指完成捏持的功能，如果重建两个手指可以完成三指捏持，增加持物的稳定性。ⅠA 型根据指蹼的情况选择再造方案，指蹼存在者以双侧第二足趾移植为好，指蹼以近缺损选择同侧第二、

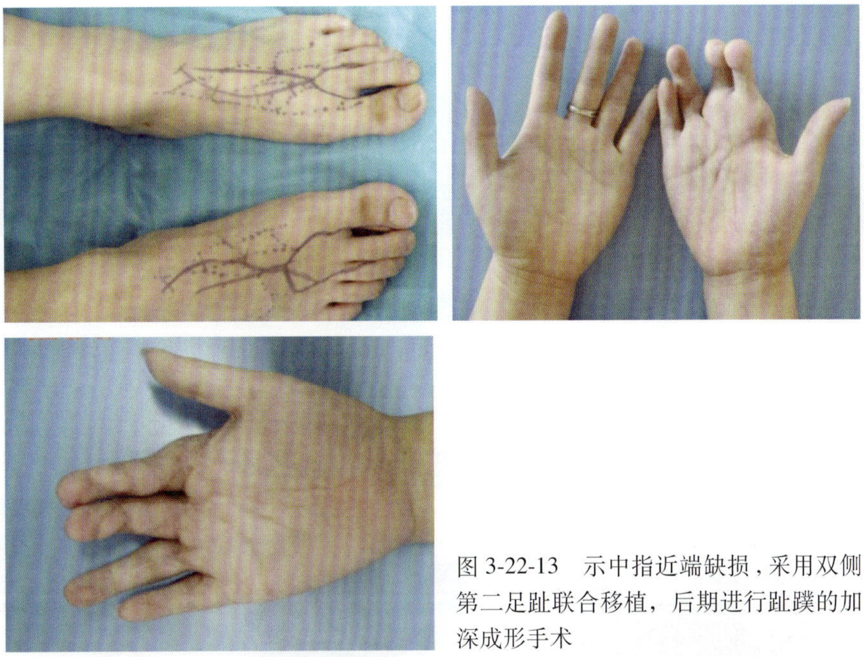

图 3-22-13 示中指近端缺损，采用双侧第二足趾联合移植，后期进行趾蹼的加深成形手术

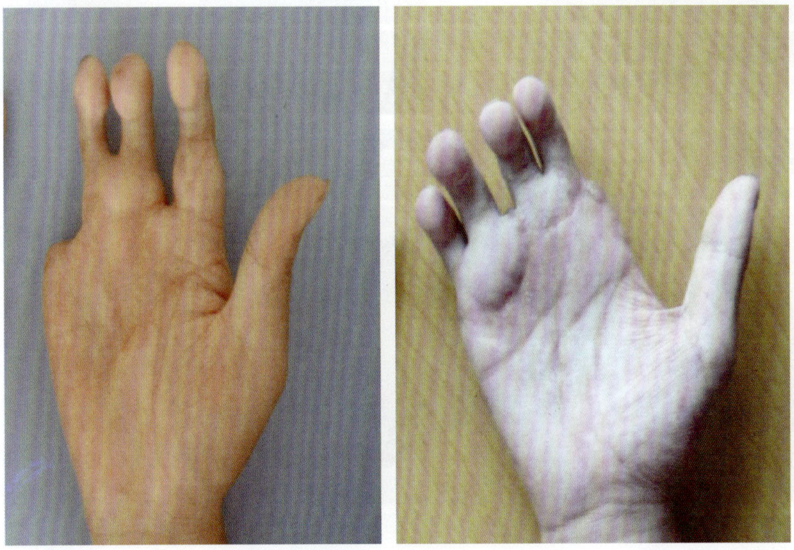

图 3-22-14 再造手指的数量可以根据患者的要求。最多可以进行多达 4 个手指的再造

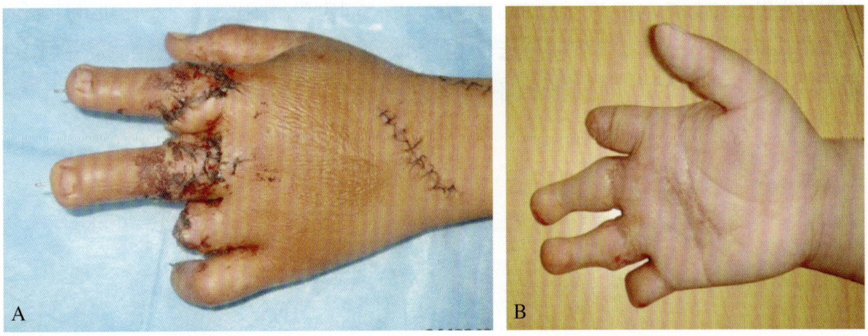

图 3-22-15 A，示、中指再造；B，中、环指再造

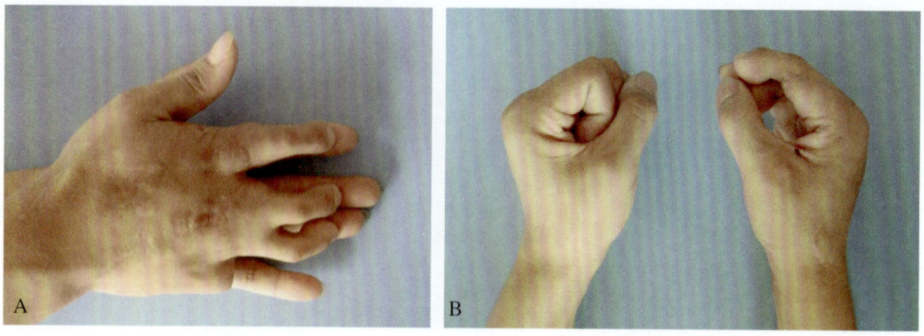

图 3-22-16 A，再造手指的长度较正常手指短；B，相对较短的手指更利于与拇指对捏

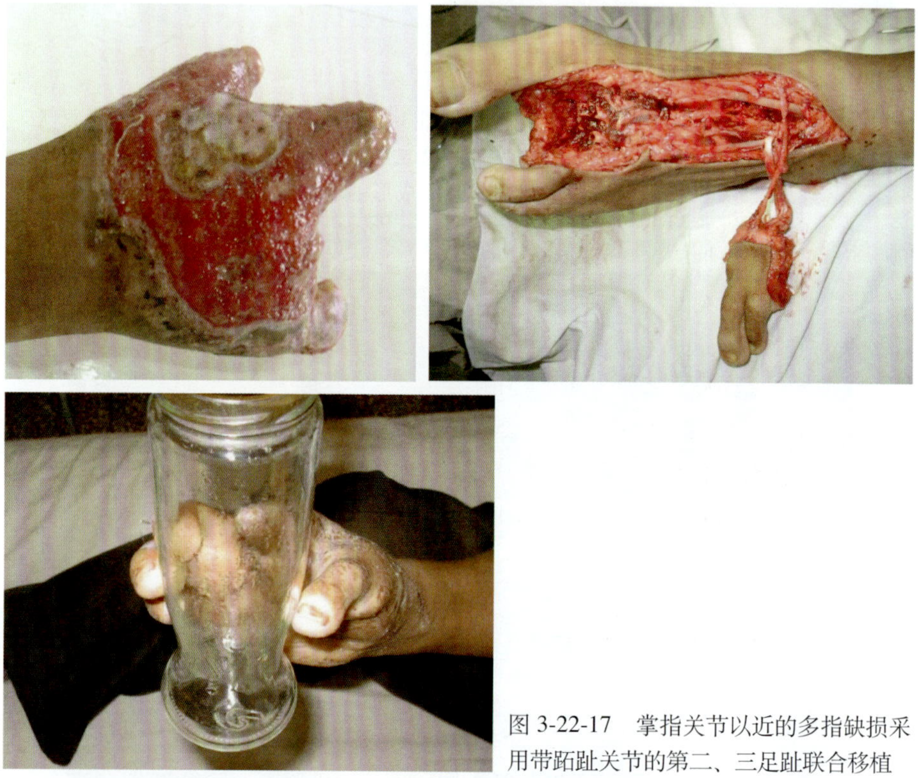

图 3-22-17 掌指关节以近的多指缺损采用带跖趾关节的第二、三足趾联合移植

三足趾联合移植为好。I B 型可以选择带趾骨基底关节囊的第二、三足趾联合移植，也可以和I C 型一样选择带完整跖趾关节的第二、三足趾联合移植。

Ⅱ型由于要重建拇指，因此手指的重建一般采用同侧第二、三足趾的联合移植（图 3-22-17）。如果采用趾指动脉吻合的方法，可以取双侧足趾进行移植，但是手术的难度和风险会大大增加。拇指重建的原则与拇指不同平面缺损的重建原则基本相同。

（李玉成）

23 穿支皮瓣

一、概 论

1. 1986 年澳大利亚的 Rees 和 Taylor 发掘出 Salmon 的法语专著，并改进形成“明胶 - 氧化铅”灌注技术，用来探测皮肤的血管供应。并根据源动脉将全身分为 40 个血管体区（图 3-23-1）。穿支血管在全身的分布规律：

- 躯干部位覆盖大量扁平肌，所以皮肤供血多为肌皮穿支
- 四肢远端多存在肌间隙穿支，并与近端同源穿支形成链式血管吻合
- 腹股沟、腋窝、腋窝等处常有直接皮动脉
- 皮肤活动度大的部位，穿支血管往往少而粗，行程也较长

2. SaintCyr 等于 2009 年针对单个穿支进行血管造影和 CT 扫描，提出了穿支体区（perforasome）的概念。目前发现的穿支大于 0.5mm 的穿支体区有 270 多个。每一个穿支血管及其树形分支所能供养的最大皮肤区域，称为一个穿支体区。每个相邻体区之间皮肤内的微小血管互有交通，主要位于真皮下血管丛平面，有三种交通形式：①不减小口径的真性吻合；②减小口径的阻力性吻合；③正常情况下没有开放的潜在性吻合。

穿支体区之间血管吻合的规律：

- 同一源动脉来源的不同穿支之间，吻合较多。而不同源动脉来源的穿支之间吻合相对较少
- 当有皮神经、浅静脉穿过穿支体区时，沿神经血管走向的真性吻合较多，故穿支体区可相应地扩大
- 在正常情况下，每个穿支体区内血管的压力平衡，很多吻合不开放。当基于一个穿支切取跨多个穿支体区的皮瓣时，穿支体区之间的阻力吻合和潜在吻合可以开放，真性吻合的口径也增粗

3. Mathes 和 Nahai 的穿支血管分型（图 3-23-2）

4. Nakajima 的穿支血管分型（图 3-23-3）

5. 穿支皮瓣的根特共识（表 3-23-1）

6. 皮瓣转移的形式

可以采取基于穿支的局部转移（螺旋桨式、VY 推进、双叶旋转）或游离出合适口径的源动脉进行吻合血管的游离移植。直接在穿支水平切断进行游离移植，称为超级显微外科。

7. 改进穿支皮瓣血供的方式

- 内增压（turbocharge）：如果担心单独基于一个穿支的大型皮瓣血供不充分，而且与

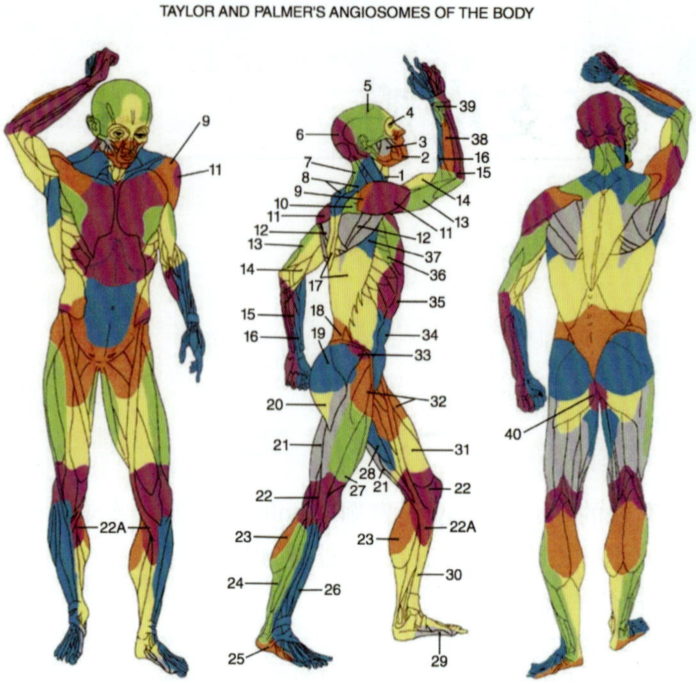

图 3-23-1 全身血管体区

另一个穿支不同源时（即无法追踪到同一源动脉上），可以将另一个穿支与源动脉的分支做吻合，使两个穿支同时向皮瓣供血。此时，称为“内增压”（图 3-23-4）

- 外增压（supercharge）：同样道理，如果担心基于单独穿支的皮瓣血供不充分，在将源动脉与受区血管吻合之后，可以将另一个穿支与受区的其他血管做吻合，增加皮瓣血供，此时称为“外增压”
- 超引流（superdrainage）：如果皮瓣内的穿支偏向一侧，那么另一侧的血运必然稍差，此时，可以将远离穿支的那一侧的浅静脉或穿支静脉与受区的静脉做吻合，增加血液的流出，降低皮瓣血管供血的阻力，也就可以改善远离穿支那一侧的皮瓣血运，这称为“超引流”

8. 皮瓣的修薄

多数情况下，由于受区美观的要求，需要将皮瓣进行修薄。在了解穿支及其树状分支在皮瓣内走行的前提下，对皮瓣可以做大范围高强度的修薄（图 3-23-5）。

9. 皮瓣的分叶

同一源动脉可以发出多个相邻的穿支，这样就可以基于相邻的穿支设计“一蒂两岛”

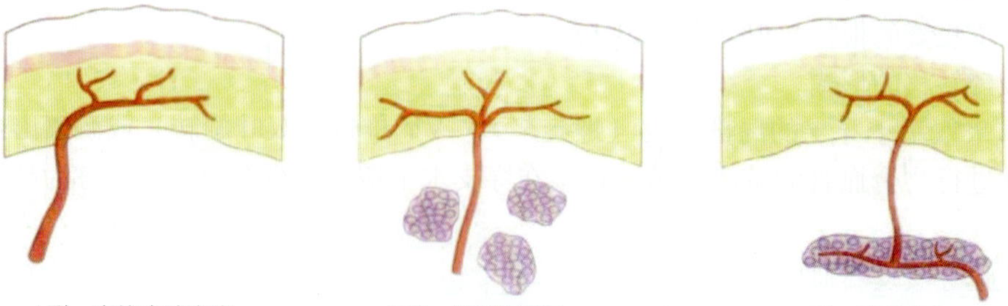

A型：直接皮肤穿支　　B型：肌间隔穿支　　C型：肌皮穿支

图 3-23-2 Mathes 和 Nahai 的穿支血管分型

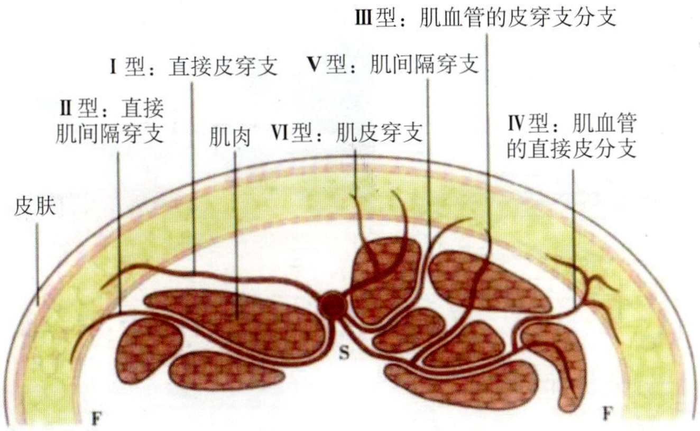

图 3-23-3　Nakajima 的穿支血管分型

的皮瓣，使皮瓣的转移更灵活，也有利于供区的直接闭合。

10. 嵌合皮瓣（chimeric flap）

基于一个源动脉，不同分支携带不同的组织（皮肤、筋膜、骨、肌肉等），可以形成更灵活的组合皮瓣。用于修复复合型的组织缺损、充填死腔等。

11．flowthrough 方式移植皮瓣

如果受区主干血管有缺损，或者不想牺牲主干血管用作移植时，可以在移植皮瓣的同时，利用源动脉和伴行静脉，将受区主干血管进行桥接移植修复。这样就同时解决了皮肤缺损和血管缺损两个问题，对供区肢体

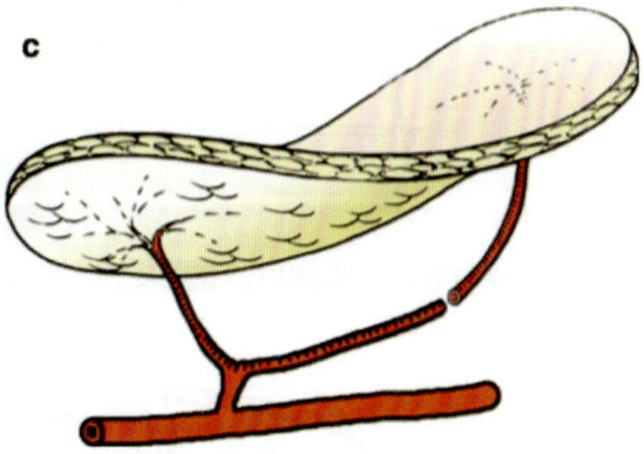

图 3-23-4　内增压

表 3-23-1　穿支皮瓣的根特共识（2003）

项目	中文翻译	说明
定义一	穿支皮瓣由皮肤和（或）皮下脂肪构成，其供养血管是已解剖分离出的一个或几个穿支，这些穿支血管可穿过或位于深部组织（多为肌肉）之间	结构上的成分。强调已经解剖出、分离出（isolated）穿支血管，即皮瓣的直接供养血管是穿支，可以是一个或多个
定义二	肌皮穿支，是指穿过肌肉供养其表面皮肤的血管	解剖追踪较难
定义三	肌间隔穿支，是指仅穿过静脉隔而供养其表面皮肤的血管	解剖追踪较易
定义四	由肌皮穿支供血的皮瓣，称为肌皮穿支皮瓣	
定义五	由肌间隔穿支供血的皮瓣，称为肌间隔穿支皮瓣	
定义六	穿支皮瓣应以其供养血管（近侧的源血管）命名而不是以其下面的肌肉命名 （1）源血管＋穿支皮瓣 （2）如果该源血管能切取多个穿支皮瓣，则以“解剖部位＋穿支皮瓣”“深层肌肉＋穿支皮瓣”的方法命名	（1）腹壁下动脉穿支皮瓣、胸背动脉穿支皮瓣、臂上动脉穿支皮瓣 （2）旋股外侧动脉可供养多个穿支皮瓣，名称分别有“股前外侧穿支皮瓣”“阔筋膜张肌穿支皮瓣”“股外侧肌穿支皮瓣”

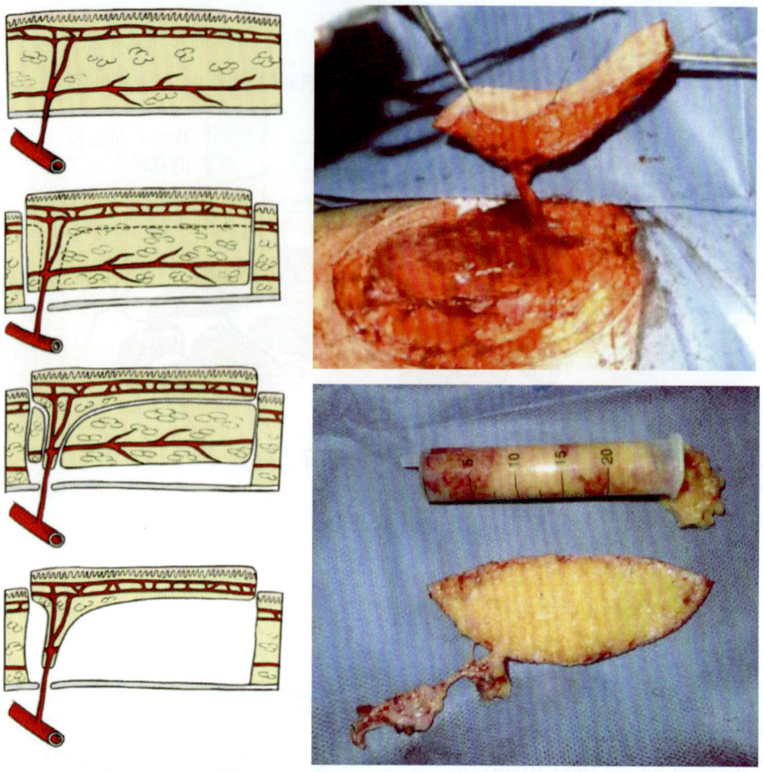

图 3-23-5 穿支血管进入皮瓣后，在其皮和浅筋膜内分别形成血管网，可以只保留真皮下血管网对皮瓣进行修薄

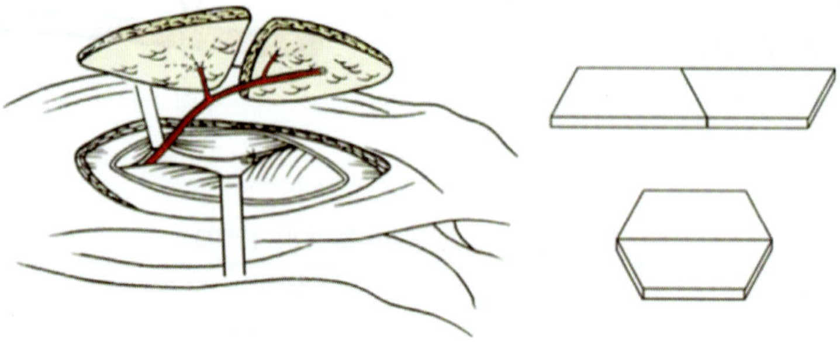

图 3-23-6 采用皮瓣分叶切取技术（有人称之为 Kiss 皮瓣）可以“化宽度为长度”，减少供区损伤，有机会直接闭合供区

保全有更好的作用（图 3-23-6、图 3-23-7）。

12. 穿支皮瓣的切取方法

- 术前准备：借助超声多普勒、彩色超声和 CTA 等手段，在术前对血管穿支部位有个初步的探测。有经验的医生也可以直接手术，按照解剖规律去寻找穿支
- 术中操作：先切开皮瓣的一侧，仔细寻找穿支。在找到更大更合适的穿支之前保留每一个穿支血管。选择的穿支最好位于皮瓣的中央。在证实阻断

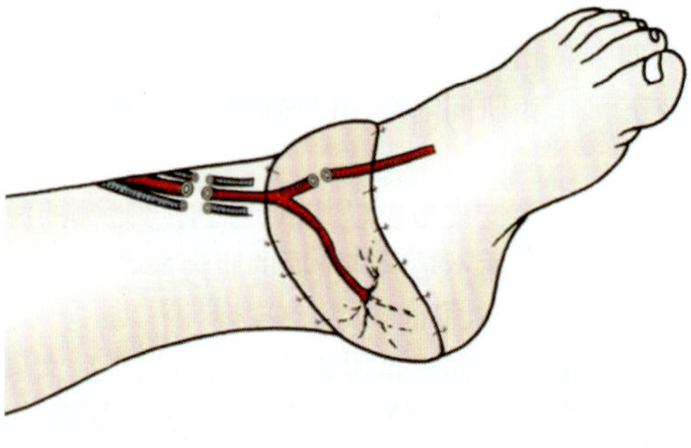

图 3-23-7 flowthrough 方式移植皮瓣

其他穿支后，皮瓣血运仍很可靠时，再切断其他穿支。保留合适管径的其他血管，一旦血运出现问题，可以用于补救。在深筋膜下方寻找穿支比较容易，经验丰富者，可以在阔筋膜浅层解剖穿支

二、常用的穿支皮瓣

- 肩胛背动脉穿支皮瓣（图 3-23-8）
  - ◎ 2003 年 Angrigiani 报道。多采取穿支转移，适用于头颈、肩周、前胸等部位
  - ◎ 肌皮穿支穿出点位于肩胛冈内侧缘下方 6cm，斜方肌外缘内侧 1 ～ 2cm
  - ◎ 可以携带肩胛下角骨瓣
  - ◎ 供区不适合植皮，需要直接关闭
- 肩胛皮瓣和肩胛旁皮瓣（图 3-23-9）
  - ◎ 基于旋肩胛动脉，一种直接皮动脉穿支皮瓣
  - ◎ 旋肩胛动脉从三边孔（小圆肌、大圆肌、肱三头肌长头之间）穿出
  - ◎ 穿支体表定位：腋窝后皱褶向内上两横指，大圆肌与肩胛骨外缘的夹角切取时不要涉及腋窝皮肤
- 胸背动脉穿支皮瓣（图 3-23-10）
  - ◎ 1995 年 Angrigiani 报道
  - ◎ 穿支动脉定位：腋皱襞下方 6 ～ 8cm，背阔肌外缘内侧 2 ～ 4cm
  - ◎ 不携带背阔肌
- 腹壁下动脉穿支皮瓣（图 3-23-11）
  - ◎ 穿支部位：脐近端 2cm、远端 6cm、外侧 1 ～ 6cm 形成的矩形范围内
  - ◎ 横行切取，用于再造乳房。同时携带腹壁浅动脉做补救
  - ◎ 斜行切取，可以到肩胛下角，即胸脐皮瓣
- 肋间后动脉外侧支穿支皮瓣（lateral intercostal artery perforator flap, LICAP）（图 3-23-12）

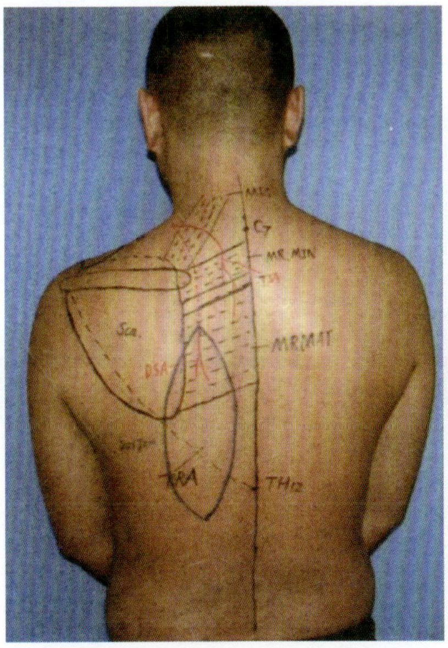

图 3-23-8　肩胛背动脉皮瓣设计图

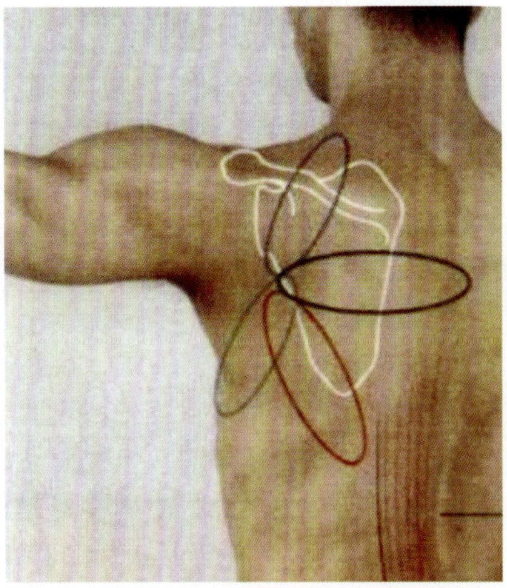

图 3-23-9　肩胛皮瓣的不同切取方式

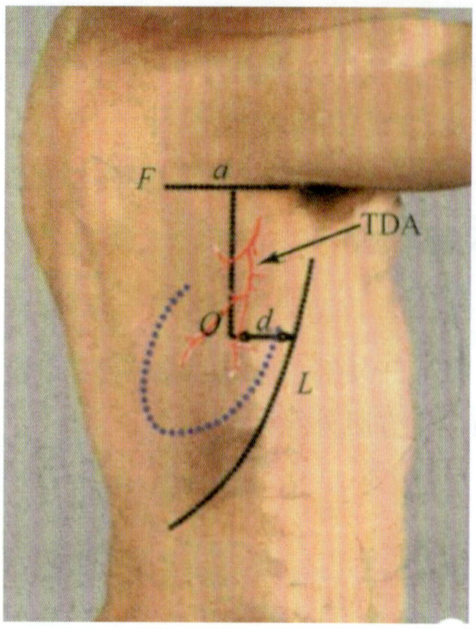

图 3-23-10 胸背动脉肌皮穿支的位置

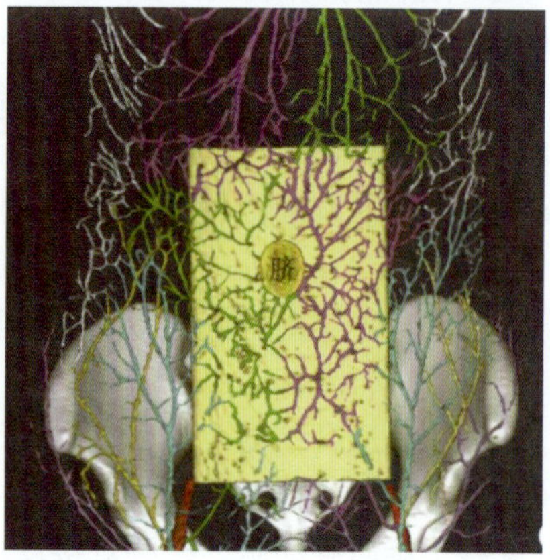

图 3-23-11 脐穿支血管的分布区

- ◎ 第 8 ～ 11 肋间后动脉外侧支走行在躯干侧方
- ◎ 穿支出现在腹内斜肌与前锯肌和背阔肌交界处

- ●腹股沟皮瓣（图 3-23-13）
  - ◎ 旋髂浅动脉为蒂，属于直接皮动脉皮瓣
  - ◎ 旋髂深动脉为蒂，切取髂骨瓣。二者可以通过内增压方式组合移植
  - ◎ 供区隐蔽是最大优点
  - ◎ 供区不能接受植皮，需要直接缝合
- ●股前外侧皮瓣（图 3-23-14）
  - ◎ 穿支位置：髂前上棘到髌骨外上缘连线中点，画圆，穿支多位于外下 1/4 象限
- ●阔筋膜张肌皮瓣
  - ◎ 重建跟腱
  - ◎ 以旋股外动脉升支为蒂

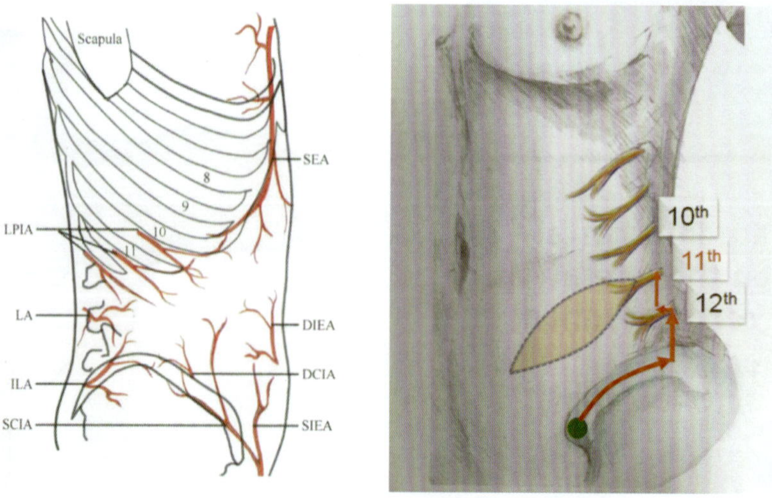

图 3-23-12 肋间动脉穿支皮瓣的设计方式

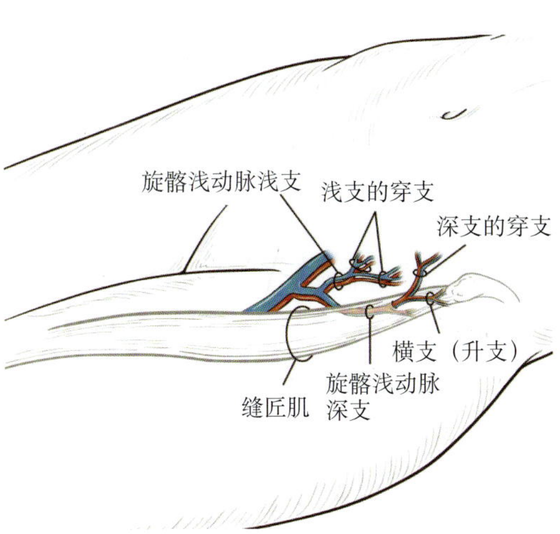

图 3-23-13　腹股沟部位的血管穿支分布

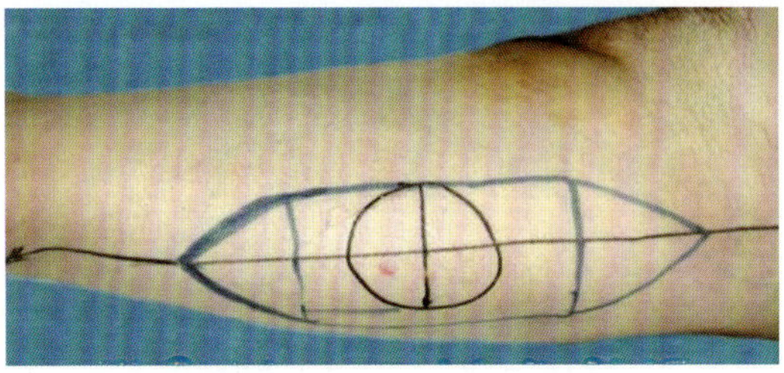

图 3-23-14　股前外侧皮瓣设计

- 股深动脉穿支皮瓣
  - ◎ 大腿后侧皮肤穿支（图 3-23-15）
  - ◎ 逆行转移覆盖臀部、大粗隆皮肤缺损
  - ◎ 顺行转移覆盖腘窝、膝关节周围皮肤缺损
- 膝降动脉皮瓣（图 3-23-16）
- 腓动脉系列穿支
  - ◎ 沿后外侧肌间隙发出一系列穿支，分别位于腓骨头下方 9cm、15cm、20cm
  - ◎ 外踝上 5cm 发出前外侧间隙的穿支（外踝上皮瓣）
  - ◎ 外踝上 5 ～ 7cm 发出后外侧间隙穿支，加入腓肠神经营养血管（腓肠神经营养皮瓣）
- 腓肠内侧穿支皮瓣（图 3-23-17）
  - ◎ 穿支位置：腘窝与内踝连线上，距腘窝 8 ～ 15cm 的圆内
- 胫后动脉穿支皮瓣

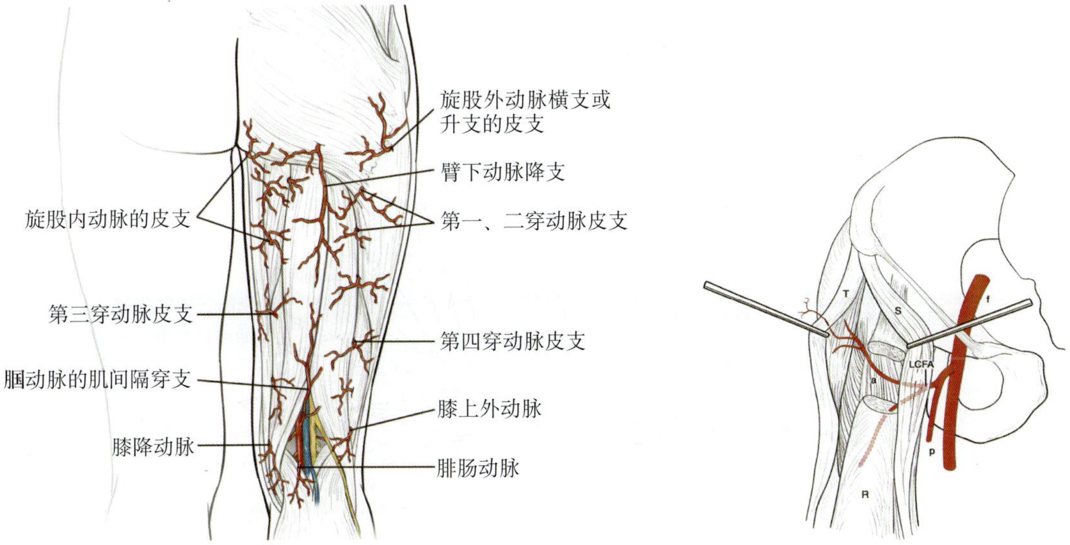

图 3-23-15　大腿后侧穿支血管分布

◎ 内踝上穿支：4cm，6cm

- 足底内皮瓣：足底内侧动脉在跗展肌腓侧发出皮肤穿支
- 跗外侧皮瓣
- 臂外侧皮瓣（图 3-23-18）

  ◎ 肱深动脉 - 桡侧副动脉后支为蒂

  ◎ 三角肌止点到肱骨外上髁连线
- 骨间背动脉皮瓣（图 3-23-19）

  ◎ 尺骨头桡侧到肱骨外上髁连线
- 尺动脉腕上支皮瓣（图 3-23-20）

  ◎ 豆骨近侧 4cm，内侧间隙
- 掌骨背动脉皮瓣（图 3-23-21）
- 指动脉背侧支皮瓣

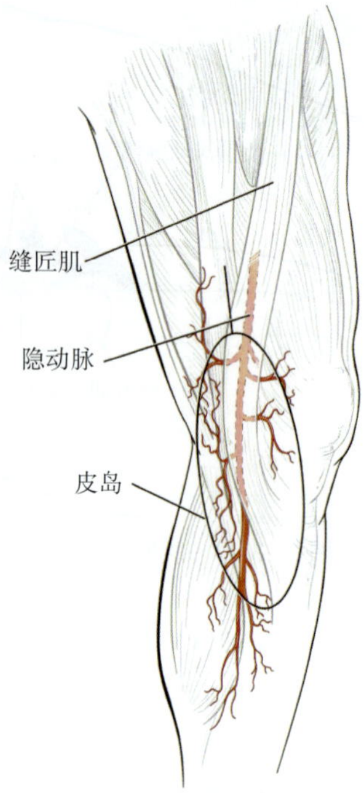

图 3-23-16 基于膝降动脉切取皮瓣

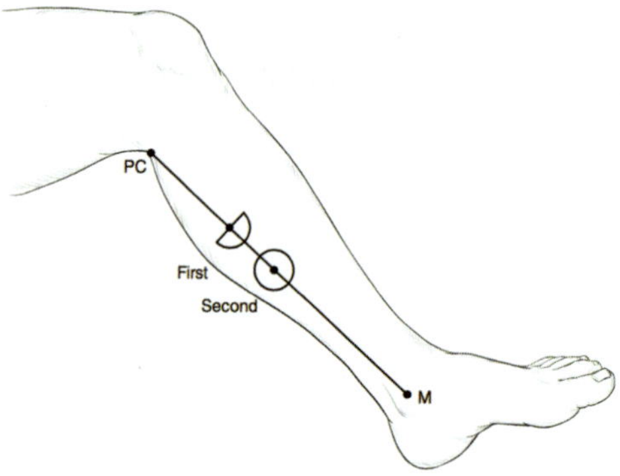

图 3-23-17 腓肠内侧常术皮瓣设计图

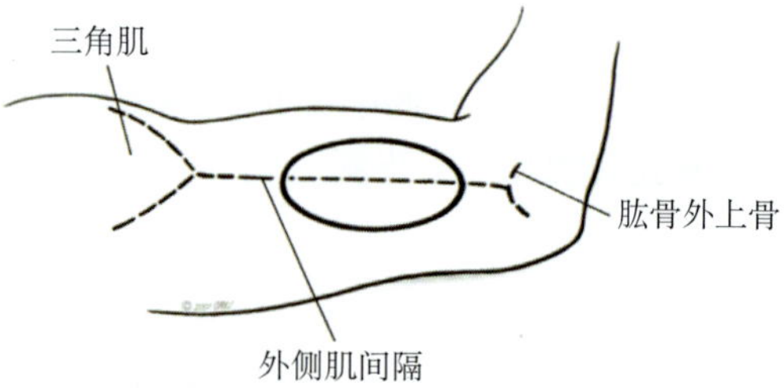

图 3-23-18 臂外侧皮瓣设计图

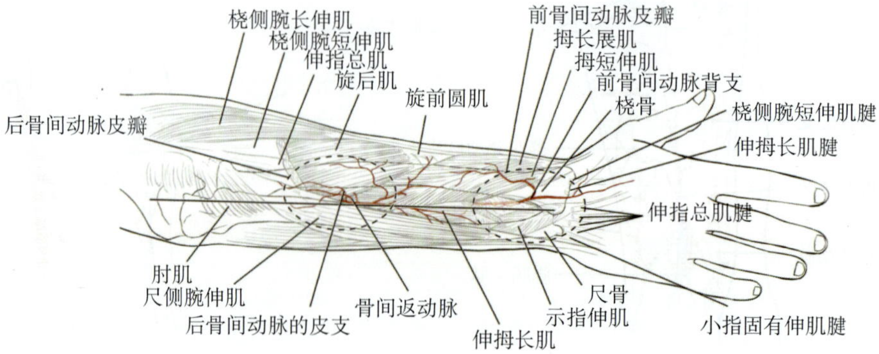

图 3-23-19 基于前骨间动脉和后骨间动脉设计岛状皮瓣

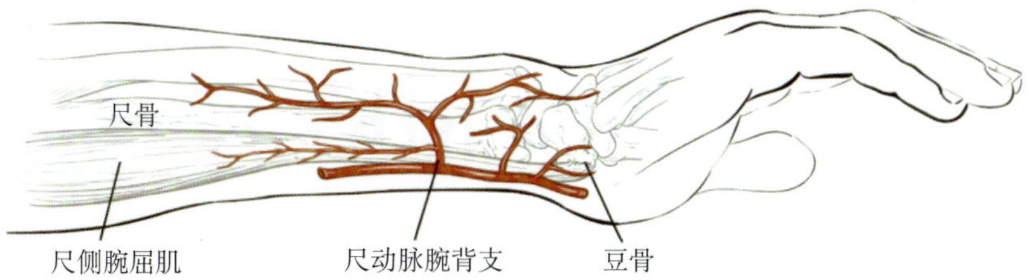

图 3-23-20　尺动脉腕部分支

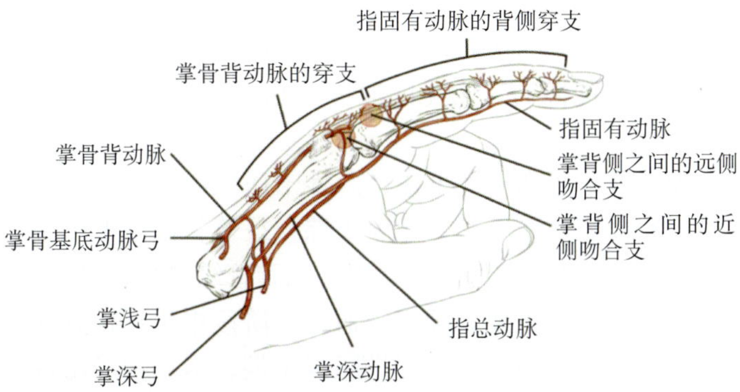

图 3-23-21　手掌和手指动脉之间的血管吻合与穿支分布

（栗鹏程）

24 周围神经卡压

上肢周围神经卡压是临床常见的疾病，是指上肢周围神经由于外在因素卡压而造成肢体感觉、运动及自主神经的功能障碍。常见的原因包括：解剖变异、退行性改变、肿瘤、创伤、先天畸形等。

周围神经卡压可分为急性卡压和慢性卡压。急性卡压是由于神经短时间内压迫造成神经内、外血流阻断而导致的神经功能异常，如周末综合征等。慢性卡压是由于神经长期被压迫造成局部慢性缺血缺氧而导致的神经功能障碍，如腕管综合征和肘管综合征等。

周围神经卡压早期的病理改变主要为神经缺血，该阶段电生理检查并无明显异常，但患者通常出现神经支配区域的感应明显。病程进展至中期，卡压神经出现脱髓鞘改变，可导致卡压部位神经传导速度减慢。卡压晚期，神经纤维的轴突变性，肌电图检查可出现阳性的改变。

周围神经卡压后常见的症状包括神经卡压部位疼痛不适、卡压神经支配区出现麻木或刺痛、肢体力量下降等。体格检查可见神经支配区域的感觉和运动功能障碍。卡压部位Tinel 征阳性。此外，针对不同神经特异性的诱发试验也是重要的诊断依据。电生理检查中可出现神经传导速度下降和肌电图的异常。B 超检查用于观察卡压部位神经形态的变化，以及是否存在滑膜增生和软组织肿物等。X 线检查可以明确神经的通道是否存在骨性的卡压。

周围神经卡压的治疗分为三个阶段。早期为无创的保守治疗，包括避免保持诱发神经症状的体位、支具固定和口服非甾体药物等。若无创的保守治疗无效，则可进行局部封闭治疗，常用的药物为激素与局部麻醉药物。经过规范保守治疗 3~6 个月，症状仍无改善甚至加重，以及出现靶肌肉萎缩的患者，可以考虑手术治疗。手术治疗的方式有内镜手术、小切口手术以及常规松解手术。

上肢周围神经卡压约占周围神经卡压的 90%。常见的上肢神经卡压有腕管综合征、肘管综合征、胸廓出口综合征、周末综合征、桡管综合征、腕尺管综合征、旋前圆肌综合征以及 Wartenberg 综合征等。其中又以腕管综合征、肘管综合征和胸廓出口综合征最为常见。

一、腕管综合征

腕管综合征是由于正中神经在腕管水平卡压所造成的感觉和运动功能障碍。该病的认识最早始于 19 世纪末 20 世纪初。1927 年和 1929 年，Mayo Clinic 的外科医生 Meyerding 和 Learmonth 开始对创伤后及关节炎所造成的腕管综合征患者进行正中神经松解术。1946 年，Canon 和 Love 介绍了腕横韧带切开术，该术式成功治愈了正中神经的腕部卡压。1950 年和 1951 年，Phalen 等发表的相关论文引起了医学界的关注，并将此病命名为“腕管综合征”。

（一）应用解剖

腕管是由腕骨和腕横韧带构成的骨 - 纤维管道。腕管平均长度约 2.5cm。腕管的顶部为腕横韧带，该韧带桡侧附着于大多角骨脊和舟骨结节，尺侧附着于豌豆骨和钩骨钩。广义的腕横韧带还包括前臂深筋膜掌侧的远端部分。腕管的内容物包括指浅屈肌腱、指深屈肌腱、拇长屈肌腱和正中神经（图 3-24-1）。

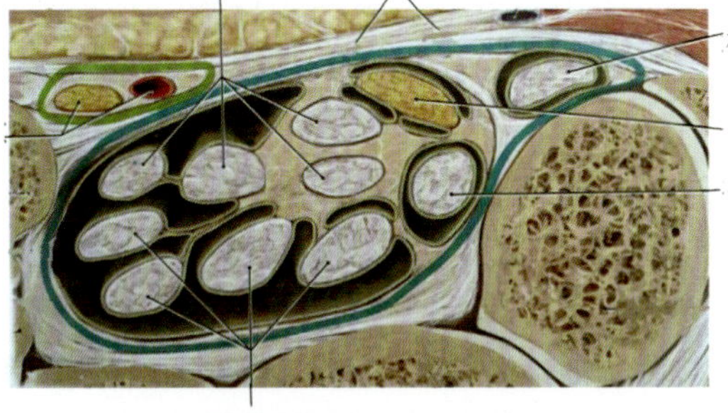

图 3-24-1　腕管的内容物：指浅屈肌腱、指深屈肌腱、拇长屈肌腱和正中神经

正中神经在前臂远端位于掌长肌腱的深面，在腕管内位于桡侧浅层。正中神经掌皮支于腕横纹 5 ~ 6cm 自正中神经的桡侧发出，走行于掌长肌腱和桡侧腕屈肌腱之间，经腕横韧带浅层，支配大鱼际处的皮肤感觉。

正中神经返支多在腕管出口的近端发出，78% 于神经主干的桡侧。正中神经返支细小，长度 1 ~ 1.5cm，主要支配大鱼际处的拇短展肌、拇对掌肌和拇短屈肌浅头。需要注意的是，23% 的鱼际支穿过腕横韧带，因此在进行腕横韧带松解时，应在尺侧切开腕横韧带，以免损伤鱼际支。

正中神经在出腕管后，分为内侧束和外侧束。外侧束包括之前已经发出的鱼际支、拇指桡侧固有神经和拇指掌侧总神经。内侧束包括示指和中指指掌侧总神经（图 3-24-2）。

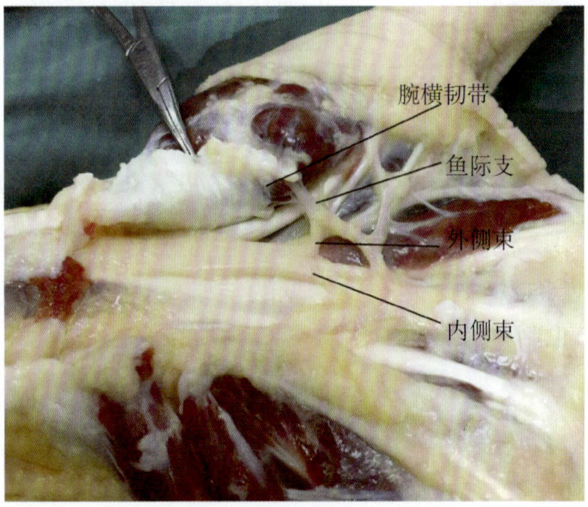

图 3-24-2　正中神经及其分支：正中神经在出腕管后，分为内侧束和外侧束。外侧束包括鱼际支、拇指桡侧固有神经和拇指掌侧总神经；内侧束包括示指和中指的指掌侧总神经

（二）致病原因

临床上常见的致病原因包括局部因素和全身因素。

1. 局部因素

- 腕管容积减小：腕横韧带增厚、腕骨变异
- 腕管内容物增多：腱周滑膜增生、腕骨骨折脱位等
- 位置因素：腕关节过伸或过屈等

2. 全身因素

- 神经源性：糖尿病性神经损伤
- 炎症反应：类风湿关节炎
- 体液失衡：妊娠、甲状腺功能低下、绝经等

（三）临床表现

临床上腕管综合征可以分为两型：急性和慢性腕管综合征。

- 急性腕管综合征相对少见，如桡骨远端骨折、腕骨骨折脱位等急性的创伤因素所造成
- 慢性腕管综合征非常常见，主要由于上述的局部和全身因素长期导致

典型的腕管综合征多见于中年女性，表现为桡侧三个半手指麻木、疼痛，夜间加重，常有麻醒史，醒后甩手可缓解症状。病程长、症状严重的患者可以出现大鱼际肌肉萎缩，对掌功能受限。

查体可见桡侧三个半手指轻触觉减退，严重者出现大鱼际肌肉萎缩和手部力量下降。腕部 Tinel 试验阳性。特殊检查中，Phalen 屈腕试验、反 Phalen 试验以及腕管挤压试验均可表现为阳性。

腕管挤压试验是腕管综合征最敏感的诱发试验。嘱患者拇指与小指相对，并屈曲腕关节。此动作可使掌长肌与尺侧腕屈肌收缩。检查者于这两条肌腱之间用拇指按压，使皮肤下陷 4 ~ 5mm。对于存在正中神经卡压的患者，60 秒内可诱发感觉异常。若 15 秒内或者更短时间便出现感觉异常，则说明病情严重。

辅助检查：电生理检查可见正中神经在腕部传导速度减慢，潜伏期延长，严重患者出现肌电图异常。腕管切线位 X 线检查可以显示骨性占位或病变。B 超检查用于显示腕管内肿物和正中神经的直径变化。

（四）诊断与鉴别诊断

根据特征性的病史、临床表现、影像学检查、超声检查及电生理检查，能够准确地诊断腕管综合征。最常见的与腕管综合征相似的疾病包括神经根型颈椎病、旋前圆肌综合征和糖尿病神经损伤。

- 神经根型颈椎病：常见于中老年患者，多伴有颈部疼痛不适的症状，无夜间麻醒史。颈椎影像学检查和电生理检查有助进行鉴别
- 旋前圆肌综合征：常见于青年和中年，尤其是前臂使用强度较大的患者。前臂近端的压痛和正中神经的损伤症状是该病的主要特征
- 糖尿病神经损伤：糖尿病的神经损伤主要是神经末梢的破坏，表现为手套状的感觉异常

（五）治　疗

1. 保守治疗

首先对造成腕管综合征的原发病进行治疗，如糖尿病、类风湿疾病以及甲状腺功能低下等。其次，使用支具将腕关节控制于中立位，以缓解因腕关节体位造成的腕管内压力增高，避免神经的进一步损伤。同时，口服非甾体类抗炎药物和神经营养药物来改善症状。

2. 局部封闭

对于上述治疗无效的患者，可以进行局部封闭治疗。局部封闭的相对禁忌证包括糖尿病和类风湿疾病等。通常使用 1ml 得宝松（复方倍他米松）混合 1ml 利多卡因，进针部位于掌长肌腱尺侧 8mm 范围内。当麻醉药物失效后会出现短期的不适症状，约经一周左右，

正中神经卡压的症状会改善。激素注射后，腕管综合征的症状可缓解 2 ~ 3 个月，但长期有效的病例不到 30%。激素注射是临时的治疗措施，一般用于因工作、医疗条件或其他原因需要改善症状的患者，以及因其他原因不能行手术治疗的患者。激素注射不应重复进行，除非是妊娠期或者医疗条件受限等特殊情况。

3. 手术治疗

(1) 手术指征：规范保守治疗大于 6 个月，症状无明显缓解，影响正常工作和生活；或已经存在大鱼际肌肉萎缩的患者。

(2) 手术方法：腕管综合征手术的目的是消除在腕管水平对正中神经的压迫，手术方式包括指屈肌腱滑膜切除减压和腕横韧带切开减压。最常用的手术方式为腕横韧带切开减压，术中对于滑膜增生明显的患者，可以同时进行滑膜切除。

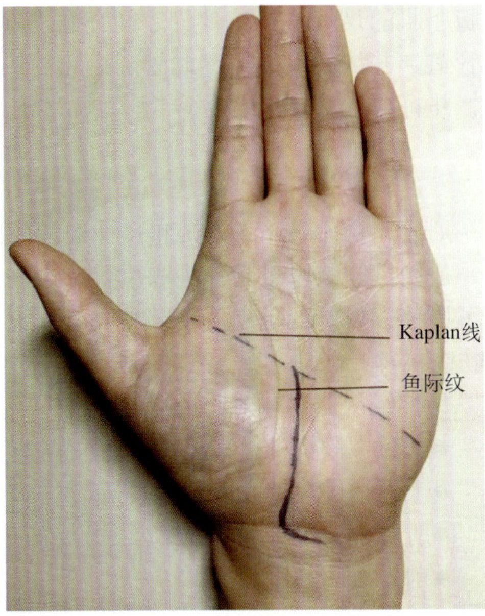

图 3-24-3 腕横韧带切开减压术皮肤切口设计：取手掌鱼际纹尺侧距离鱼际纹 3 ~ 5mm 的弧形皮肤切口，至腕横纹水平弧向尺侧，避免伤及正中神经掌皮支

腕横韧带切开减压：取手掌鱼际纹尺侧距离鱼际纹 3 ~ 5mm 的弧形皮肤切口，至腕横纹水平弧向尺侧（图 3-24-3）。逐层切开皮肤和掌腱膜，暴露腕横韧带。用手指触及钩骨钩，在钩骨钩桡侧完整切开腕横韧带。术中若发现滑膜增生明显，可予以切除。术后腕关节固定于中立位或轻度背伸位，术后 2 天开始手指的屈伸功能锻炼。

术中注意保护正中神经桡侧半的鱼际支和腕横韧带远端的掌浅弓。多数情况下，正中神经的卡压部位在腕横韧带近端缘，即腕管的入口处，因此多数病例完整切开腕横韧带即可获得满意的疗效。但对于滑膜明显增生的病例，可以将切口向前臂远端延长，并切除增生的滑膜（图 3-24-4）；术前怀疑腕管内有肿物的患者，在腕横韧带切开后，检查腕管的底部；此外，正中神经外膜增厚或受压部位存在瘢痕的病例，需要进行正中神经外膜的切开松解。

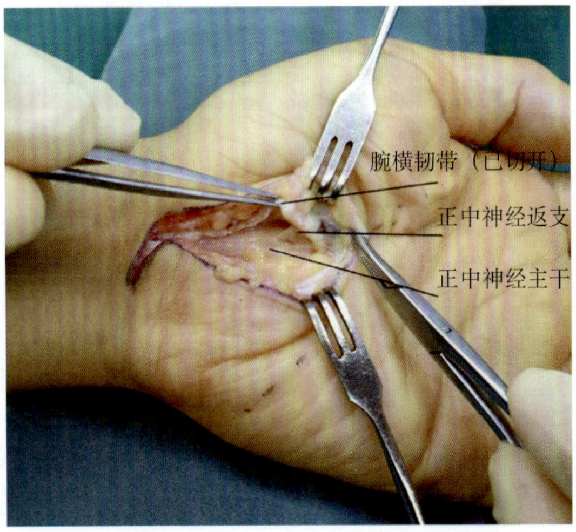

图 3-24-4 鱼际支的显露：对伴有大鱼际萎缩的患者，应当将切口向前臂远端延长，探查鱼际支

二、肘管综合征

肘管综合征也被称作尺神经炎，是指尺神经在肘部卡压所导致的感觉和运动功能障碍。Panas 在 1878 年进行了最早的病例报道，其所描述的病例均有肘部的外伤骨折病史和创伤性关节炎。此后，又有多位学者对肘部创伤后引起的尺神经卡压进行了系列报道。1958 年，Feindel 和 Straford 对一组没有明确诱因的肘部尺神经卡压患者进行研究后发现，在尺

侧腕屈肌的尺骨头和肱骨头之间存在增厚的纤维条带，与其下方的骨性结构构成了骨-纤维管道，并认为尺神经在此管道内走行时可能受到卡压。他们将该骨-纤维管道命名为肘管，并将此处发生的尺神经卡压称为“肘管综合征”。

（一）应用解剖

肘管是由Osborne韧带和尺神经沟所围成的骨-纤维管道。Osborne韧带也称为弓状韧带，是指尺侧腕屈肌肱骨头和尺骨头之间的纤维性筋膜组织，由Osborne于1957年最早进行了描述。肘管的前壁为肱骨内上髁，后内侧壁为Osborne韧带，外侧壁为肱尺韧带。内容物为尺神经。

尺神经从上臂向前臂走行的过程中，共有四处可能发生卡压的解剖结构：

- 上臂中段尺神经穿过内侧肌间隔处
- 上臂远段尺神经Struthers弓处
- 肘管部分
- 前臂近端的深筋膜

（二）致病原因

肘管综合征的发生与解剖因素和肘关节的活动密切相关。常见的致病因素包括：

- 异常的肘部体位和活动：如屈肘位伏案工作导致尺神经的长期牵拉和摩擦，该型多见于中青年女性
- 陈旧的肱骨髁上骨折，肘外翻
- 肘关节退变：老年男性，重体力劳动者
- 局部占位：痛风沉积物、腱鞘囊肿等

（三）临床表现

肘管综合征最常见于两类人群，即中青年女性和老年男性。临床上典型的症状表现为小指和环指尺侧半麻木和刺痛感，手部力量减弱，动作笨拙，精细动作无法完成。查体可见小指和环指尺侧半的轻触觉减退，病程较长的患者常出现手部肌肉萎缩，尤以第一背侧骨间肌最明显（图3-24-5）。此外，肘部查体可触及尺神经沟饱满，屈伸肘关节可能出现尺神经滑脱。

肘部叩击时，Tinel征阳性。屈肘加强试验也是检测肘部尺神经卡压的敏感方法。当手内肌出现功能障碍时，可以出现一些特殊的体征，如Wartenberg征阳性、Froment征阳性以及爪形手畸形等（图3-24-5）。

辅助检查：肘关节拍摄正位、侧位，以及尺神经沟切线位的X线片（图3-24-6），通过上述检查可以发现肘关节周围的陈旧骨折、退行性改变、骨性的解剖异常和尺神经沟内存在的骨性占位等。B超检查可发现尺神经卡压部及其远、近端尺神经直径的变化，以及是否存在软组织肿物。电生理检查在病程的中期可以发现尺神经在肘部传导速度的减慢，晚期的严重患者则可出现肌电图的异常。

（四）诊断与鉴别诊断

根据特征性的病史、临床表现、影像学检查、超声检查及电生理检查，能够准确地诊断肘管综合征。最常见的需要与肘管综合征相鉴别的疾病包括神经根型颈椎病、胸廓出口综合征、腕尺管尺神经卡压等。

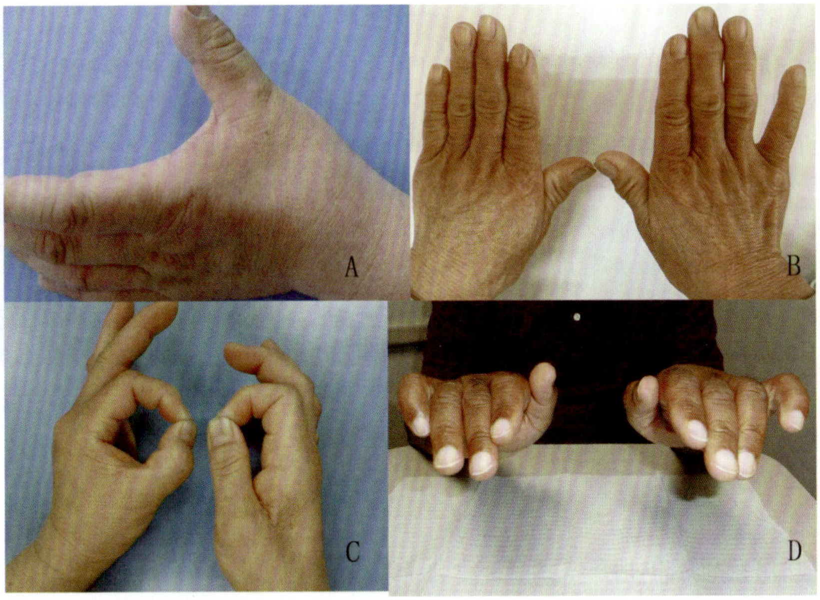

图 3-24-5 尺神经卡压时可能出现的特有体征：A，第一背侧骨间肌明显萎缩；B，Wartenberg 征阳性；C，Froment 征阳性；D，爪形手畸形

- 神经根型颈椎病：常见于中老年患者，多伴有颈部疼痛不适的症状。颈椎影像学检查和电生理检查有助进行鉴别
- 胸廓出口综合征：下干型胸廓出口综合征的表现和肘管综合征的表现相似，但二者分别是在颈部和肘部卡压，因此 Tinel 征的位置不同。此外，在下干卡压的同时，会累及前臂内侧皮神经，因而出现前臂内侧的感觉障碍。辅助检查中，X 线片能够提示是否存在颈肋和横突过长，电生理检查也能协助判断神经卡压的部位
- 腕尺管尺神经卡压：主要累及尺神经及其深、浅支，而未累及尺神经腕背支，因此，手背尺侧的感觉正常。另外，由于尺神经的卡压部位更靠近远端，因而爪形手畸形更为明显。Tinel 征和神经电生理检查有助于定位神经卡压的部位

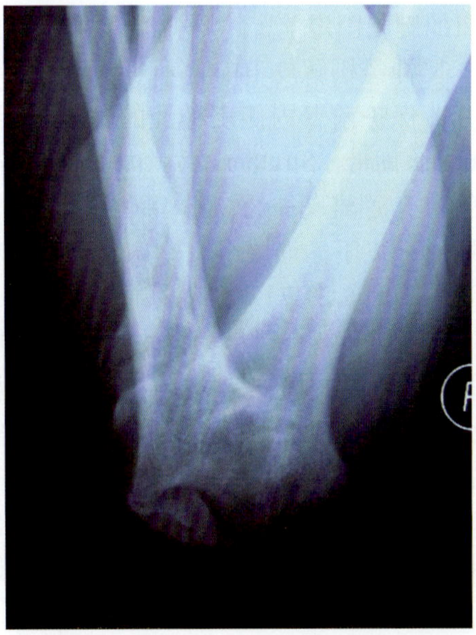

图 3-24-6 尺神经沟切线位的 X 线片：该投照体位有助于发现尺神经沟内存在的骨性占位

（五）治　疗

1. 保守治疗

首先需要改变肘部不当的运动和姿势，避免极度屈肘和频繁地屈伸肘关节。其次，使用支具将肘关节控制于轻度屈曲位，以缓解因体位造成的神经卡压。同时，可以口服非甾体类抗炎药物和神经营养药物来改善症状。肘管综合征患者不建议行局部封闭治疗。

2. 手术治疗

(1) 手术指征：规范保守治疗大于 3 个月，症状无明显缓解，影响正常工作和生活；或已经存在手内肌萎缩的患者。

(2) 手术方法：肘管综合征的手术目的是消除尺神经在肘部的压迫，常用的手术方式包括内镜下尺神经松解术、小切口尺神经松解术以及尺神经松解前置术。对于症状较轻、尺神经沟内解剖结构相对正常，并且没有尺神经滑脱的患者，适合行内镜下尺神经松解及小切口尺神经松解。但对于症状重、尺神经沟解剖异常，如明显的肘外翻或存在大量骨痂或骨赘，以及存在尺神经滑脱的患者，则需要进行尺神经松解前置术。

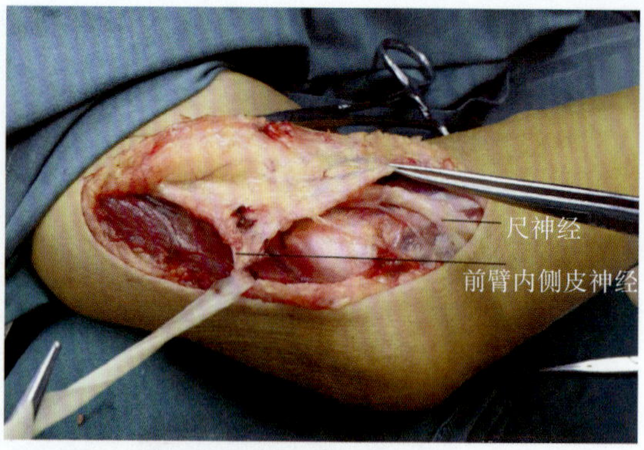

图 3-24-7 尺神经松解皮下前置术：保护前臂内侧皮神经的主干和后支，将肘部尺神经完全游离后，放置于肘前，皮下筋膜瓣固定

尺神经松解前置术包括皮下前置术、肌内前置术以及肌下前置术等。尺神经松解皮下前置术是利用皮下的浅筋膜瓣固定前置的尺神经，该术式目前最为常用。肌内前置术是将尺神经放置于前臂屈肌群起点的肌层间，由于该部位易造成尺神经的动态卡压，因此很少应用。肌下前置术是将尺神经放置于前臂屈肌群起点的深面，该术式适用于皮下脂肪过少的患者和肘管综合征术后复发的患者。此外，还有一些术者利用上臂内侧肌间隔和尺侧腕屈肌的腱膜固定前置的尺神经。

尺神经松解皮下前置术：以尺神经沟为中心，设计并切取肘部内侧的弧形切口。逐层切开，保护前臂内侧皮神经的主干和后支，避免切断形成神经瘤（图 3-24-7）。依次切开 Osborne 韧带、Struthers 弓、内侧肌间隔和前臂深筋膜，全程暴露尺神经和伴行的尺侧上副血管束。游离尺神经，对于神经卡压明显并形成局部瘢痕的尺神经进行尺神经外膜松解。切取肘部皮下的筋膜组织瓣备用，将尺神经摆放至肘前，进而用筋膜瓣固定尺神经于筋膜瓣下方（图 3-24-7）。术毕，肘关节屈曲 45°，固定 3 周。

术中注意保护前臂内侧皮神经和尺神经的尺侧腕屈肌肌支。通常位于肱骨内上髁近端的皮神经为前臂内侧皮神经后支，而位于肱骨内上髁远端的皮神经为前臂内侧皮神经主干（图 3-24-7）。尺神经在上臂段无分支，在肘部发出一支细小的尺神经肘关节支，该分支在尺神经前置时需要切断。肱骨内上髁远端的第一个分支为尺侧腕屈肌肌支，当该分支影响尺神经前置时，需要进行神经束分离，以便尺神经顺利放置于肘前。若皮下组织很薄，可以分别切取条状内侧肌间隔和“己”形切取尺侧腕屈肌的腱膜，利用二者将前置的尺神经固定于肘前。

三、胸廓出口综合征

胸廓出口综合征是指臂丛神经及锁骨下动、静脉在胸廓出口处卡压，造成疼痛不适，以及感觉运动功能障碍。Cooper 于 1921 年最早对该病进行了描述。1927 年，Adson 介绍了斜角肌切除术用于胸廓出口综合征的治疗。Roose 于 1966 年报道了经腋部第 1 肋骨切除治疗胸廓出口综合征。典型的胸廓出口综合征是臂丛下干和锁骨下动脉卡压所致，表现为手及前臂尺侧的麻痛和手部无力。

（一）应用解剖

臂丛神经及锁骨下动、静脉在颈肩部走行时，解剖上共有三处可能发生卡压，分别是斜角肌间隙、肋锁间隙和胸小肌间隙。其中最常见的卡压部位是位于前、中斜角肌之间的斜角肌间隙（图 3-24-8）。

前、中斜角肌在 C2~C7 横突的前、后结节上均有起点，因此臂丛神经根需要通过二者的肌性交叉。这种肌纤维的交叉和相应的纤维束带结构既有助于臂丛神经的保护，但又容易造成神经的压迫。此外，研究表明小斜角肌出现率近 90%，该肌肉起于 C7 横突，止于前、中斜角肌止点之间。小斜角肌的存在也是造成胸廓出口综合征的重要解剖基础。

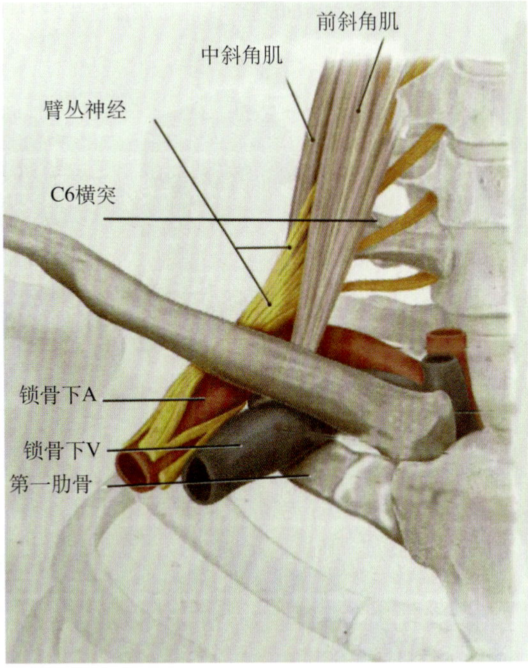

图 3-24-8　臂丛神经及锁骨下动脉在颈肩部可能存在的卡压部位：共有三处，分别是斜角肌间隙、肋锁间隙和胸小肌间隙。其中最常见的卡压部位是位于前、中斜角肌之间的斜角肌间隙

（二）致病原因

胸廓出口综合征的致病原因包括软组织因素和骨性因素。其中软组织因素占 90%，而骨性因素造成的卡压仅占 10% 左右。此外，颈部、肩胛带或上肢的一过或反复的外伤是胸廓出口综合征的重要诱因，70%~80% 患者的发病与外伤的因素有关。常见的致病原因包括：

1. 软组织卡压
- 前、中斜角肌病变
- 小斜角肌：下干型主因
- 异常的纤维条索和韧带

2. 骨性结构卡压
- 颈肋
- C7 横突过长
- 第一肋异常
- 锁骨或第一肋骨折后骨痂形成过多

（三）临床表现

典型的胸廓出口综合征多见于年轻女性，表现为颈肩部疼痛，患肢沉重、无力，半数左右的患者主诉患肢发冷，可伴有远端的神经卡压。

查体时锁骨上窝和锁骨下窝 Tinel 征阳性，可见肢体肿胀、皮温下降、肌肉萎缩和握力下降。手尺侧，尤其是前臂尺侧存在感觉异常。颈肩部可触及点状压痛。按照不同的卡压间隙，相应的特殊检查呈阳性表现，如斜角肌间隙的 Adson 试验和颈部倾斜牵拉试验，肋锁间隙的肋锁挤压试验，胸小肌间隙的 Wright 试验和 Roose 试验等（图 3-24-9）。

在胸廓出口综合征的诊断中，辅助检查的阳性率低，影像学检查中仅有 10% 的阳性率，电生理检查的阳性率也小于 30%。因此，结合病史、主诉和查体是诊断胸廓出口综合征的“金标准”。

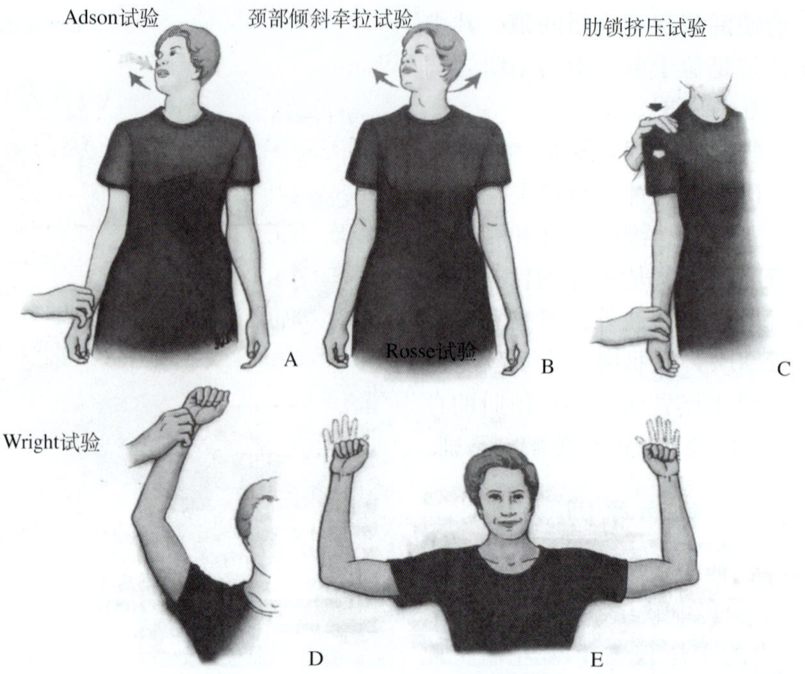

图 3-24-9　胸廓出口综合征的特殊检查：按照不同的卡压间隙，存在相应的特殊检查。A 和 B，斜角肌间隙的 Adson 试验和颈部倾斜牵拉试验；C，肋锁间隙的肋锁挤压试验；D 和 E，胸小肌间隙的 Wright 试验和 Roose 试验

（四）诊断与鉴别诊断

根据特征性的病史、临床表现、影像学检查及电生理检查，多数情况下，能够正确地诊断胸廓出口综合征。最常见的与胸廓出口综合征临床表现相似的疾病包括神经根型颈椎病、运动神经元疾病、脊髓空洞症以及雷诺综合征等。

- 神经根型颈椎病：常见于中老年患者，多伴有颈部疼痛不适的症状，但无上肢血管受压的表现。颈椎影像学检查和电生理检查有助进行鉴别
- 运动神经元疾病：表现为进行性肌萎缩，但不伴有感觉障碍和血管受压症状。肌电图可见巨大电位
- 脊髓空洞症：典型症状为节段性感觉分离（痛温觉消失，触觉存在），MRI 可以明确鉴别
- 雷诺综合征：遇冷和情绪激动时出现双侧指端麻木、苍白和疼痛，不伴有感觉障碍、无肌肉萎缩

（五）治　疗

1. 保守治疗

对于早期的胸廓出口综合征患者可以通过休息和调整适当的体位来改善症状。颈部和上肢进行康复训练，包括牵拉斜角肌、放松第一肋以及臂丛神经的滑动训练等。此外，还可以口服盐酸乙哌立松（妙纳）等肌松剂、NSAIDs 类药物和神经营养药物等。对于颈肩部存在肌筋膜炎的患者，可予以局部封闭治疗。

2. 手术治疗

（1）手术指征：规范保守治疗大于 3 个月，症状无明显缓解或加重，影响正常工作和

生活；或已经存在手内肌萎缩的患者。

(2) 手术方法：

常用的手术方法包括前、中及小斜角肌的切除术，颈肋切除术，横突切除术，经腋部第一肋切除术和经颈部第一肋切除术。前、中及小斜角肌切除术适于无骨性压迫的胸廓出口综合征患者，尤其是合并颈、肩及挥鞭损伤，以及肥胖和肌肉发达的患者。经腋部第一肋切除术，松解压迫彻底，切口隐蔽，适于对外观要求较高的女性患者。经颈部第一肋切除术，可以在切除前、中斜角肌的同时切除第一肋，以达到解除臂丛神经及锁骨下动脉的压迫。目前在临床上应用较多是经颈部的前、中斜角肌切除及第一肋切除术。

经颈部前、中斜角肌及第一肋切除术：切取锁骨上横行切口，颈阔肌深面向两侧掀起皮肤。游离并牵开颈外静脉和肩胛舌骨肌，掀起三角形脂肪组织瓣，游离牵开或结扎颈横血管束，暴露臂丛神经和锁骨下动脉。于切口内侧显露前斜角肌及其表面的膈神经，将膈神经牵开后，切除大部前斜角肌。显露臂丛神经深面的中斜角肌，保护胸长神经，切除远端部分的中斜角肌。若存在小斜角肌、异常索条、过长的横突及颈肋时，需要在切除前、中斜角肌的同时一并切除。对于仍存在臂丛神经或锁骨下动脉受压的患者，可以进一步行第一肋骨切除术。骨膜下剥离第一肋骨，利用磨钻或椎板咬骨钳，尽可能多地切除第一肋骨，以彻底解除臂丛神经的卡压。

（杨　勇）

参考文献

1. 王澍寰．手外科学．3 版．北京：人民卫生出版社，2011.
2. 顾玉东，王澍寰，侍德．手外科手术学．2 版．上海：复旦大学出版社，2010.
3. 陈德松，曹光富．周围神经卡压性疾病．上海：复旦大学出版社，2001.
4. Scott Wolfe. Green's Operative Hand Surgery, 7th edition. Elsevier, 2016.

第四部分

小儿骨科

1 儿童骨折特点

一、概　述

- 儿童绝不是成人简单的成比例缩小版
- 具有独特的解剖和生理特性
- 随生长发育而不断变化
- 骨骺损伤诊断处理难度极高
- X 线等影像学判读非常困难
- 骨折预后的评价需要相当长的时间，绝对不能套用治疗成人骨折的原则和方法处理儿童骨折（图 4-1-1）

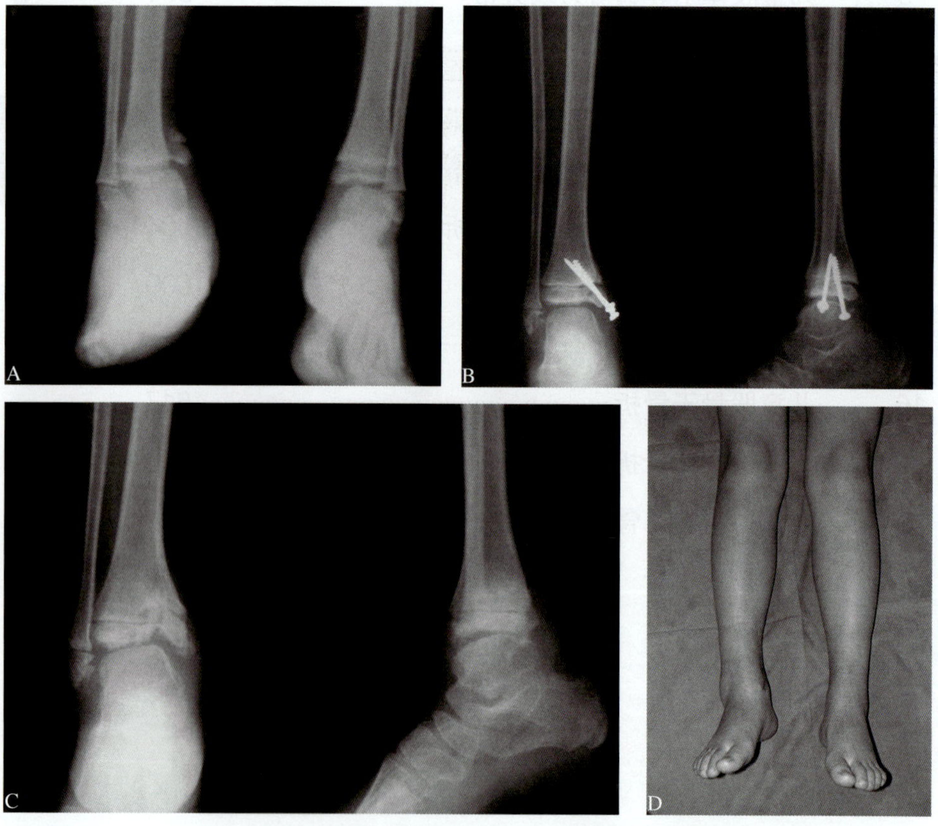

图 4-1-1　错误治疗的 X 线片——内固定损伤骨骺

男，9 岁，胫骨远端骺损伤。螺钉贯穿骺板固定，导致生长发育障碍而出现踝内翻畸形

二、损伤原因

（一）产　伤

- 接生时暴力
- 因各种原因需要迅速结束产程
- 骨骼本身有病理改变，如成骨不全

（二）生活损伤——最常见的损伤原因

- 运动损伤——具有儿童独特的机制和类型
- 意外摔伤
- 挤压、撞击、踩踏伤

（三）高能量损伤

- 交通事故伤害
- 坠落伤
- 特点：合并脏器损伤多，多发损伤骨折多

三、损伤机制特征

- 间接暴力多见，直接暴力较少
- 青枝骨折多，移位程度较小
- 粉碎性骨折较少

四、儿童特殊骨折

（一）骨折部位

1. 新生儿产伤
- 肱骨干占60%
- 锁骨占20%
- 股骨干占10%
- 其他占10%

2. 儿童及青少年
- 上肢骨折占70%，肘部为主
- 下肢骨折占27%，骨干为主
- 脊柱、骨盆骨折占3%

（二）骨折类型

1. 青枝骨折
- 成角的不完全骨折

- 具有明显畸形，但异常活动很小
- 合并损伤发生率极低

2. 骨膜下骨折

- 完全性骨折，皮质断裂，骨膜管完整
- 症状轻微，无明显畸形
- 漏诊概率大，注重体征的检查

3. 骨骺损伤

- 包括骨骺分离和骺骨折
- 可直接损伤骺软骨细胞
- 也可影响骺板血运而干扰骨生长（图 4-1-2）
- 应用最广泛分型：Salter-Harris 分型（1963 年）
- 更详细分型：Ogden 分型

4. 病理骨折

- 发生率远高于成人
- 外力很轻微
- 导致病理骨折的基础病变多样
- 既往病史的询问非常重要

（1）病理骨折的诊断

- 病史
  - ◎ 肢体有无畸形及进展
  - ◎ 有无多次骨折史
  - ◎ 因其他疾病治疗中突然出现症状
  - ◎ 家族中有无类似病史
- 体检
  - ◎ 发育及营养状况
  - ◎ 皮肤异常色素沉着
  - ◎ 全身浅表淋巴结肿大
  - ◎ 头颅形态、眼巩膜颜色异常及听力障碍
- 辅助检查
  - ◎ 钙、磷、碱性磷酸酶
  - ◎ X 线：具有诊断的指导意义
  - ◎ 同位素
  - ◎ 穿刺或手术取活检

（2）导致儿童病理骨折的常见原因

- 儿童特有
  - ◎ 先天性胫骨假关节
  - ◎ 成骨不全（图 4-1-3）
  - ◎ 佝偻病
- 儿童常见
  - ◎ 骨囊肿（图 4-1-4）

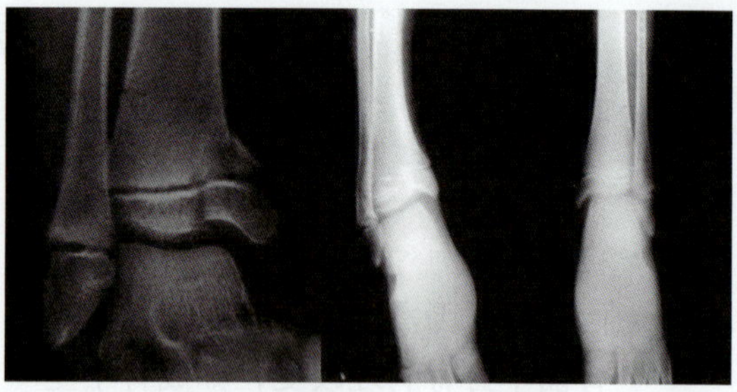

图 4-1-2 胫骨远骺损伤，2 年后出现踝内翻畸形

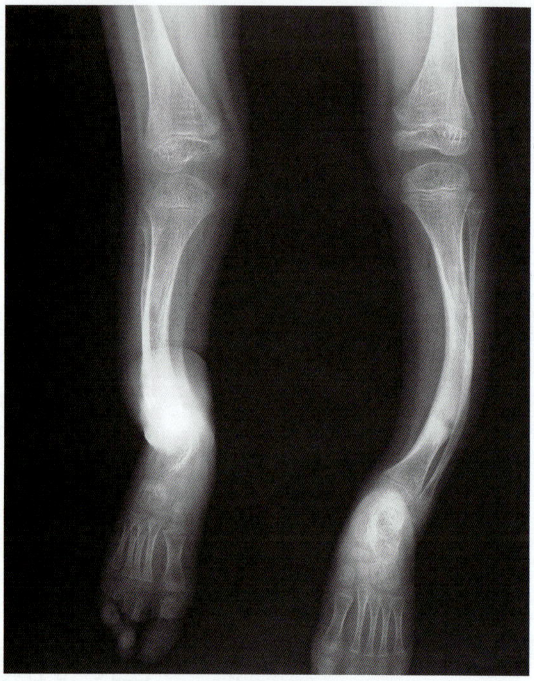

图 4-1-3 男，6 岁，成骨不全，双侧胫骨弓形弯曲

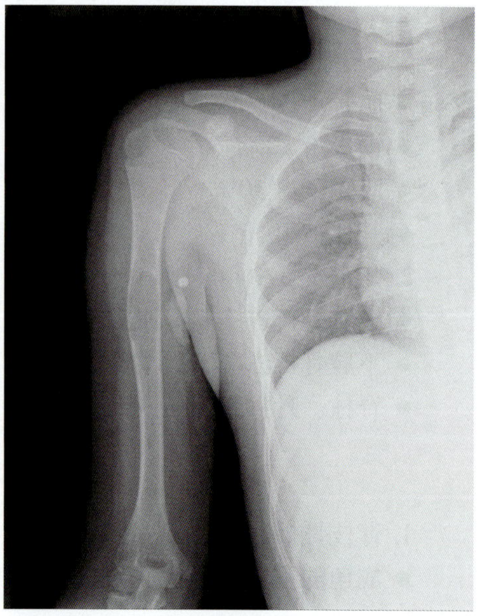

图 4-1-4 男，11 岁，右肱骨干骨囊肿

◎ 骨纤维异样增殖症（图 4-1-5）
◎ 骨感染
◎ 恶性肿瘤
- 骨肉瘤
- 尤文肉瘤
- 白血病（往往以病理骨折为首发症状！）
- 转移癌致骨折在儿童中极少见

● 其他原因
◎ 脊髓灰质炎
◎ 脑性瘫痪
◎ 坏血病
◎ 甲状旁腺功能亢进

(3) 儿童病理骨折的治疗原则
● 首先处理骨折，然后治疗病变
● 病变需手术时，最好在骨折愈合后
● 内固定器材和新技术的进步可以保证治疗病变的同时不影响骨折愈合
◎ 例如：纤维异样增殖症——髓内针 + 植骨（图 4-1-6）

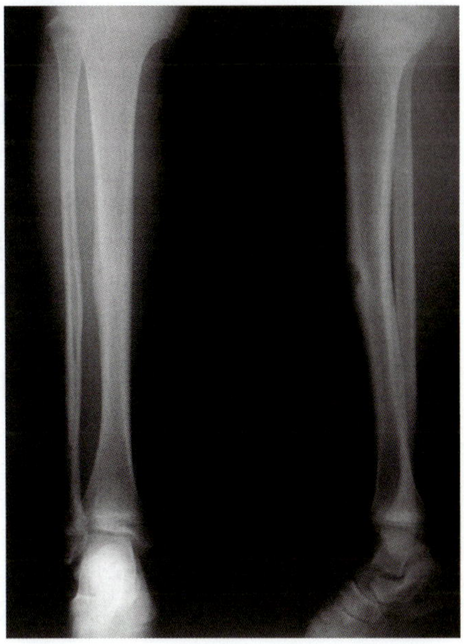

图 4-1-5　男，13 岁，右胫腓骨纤维异样增殖症

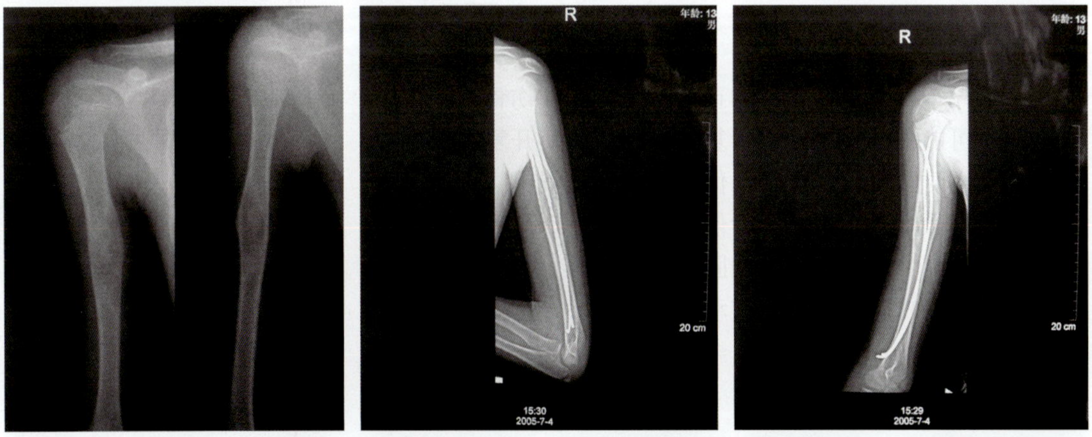

图 4-1-6　男，13 岁，右肱骨纤维异样增殖症合并骨折。肱骨病灶清除、取髂骨植骨，弹性髓内针内固定

五、诊　断

1. 临床症状和体征
● 异常活动、功能障碍不明显，疼痛为主
● 为证实骨折存在而检查骨擦音往往加重损伤

2. 需要注意的问题
● 儿童会由于恐惧而制造假象
● 肿胀迅速可影响治疗效果，应及时处理避免延误
● 有比成人骨折更明显的发热反应
● 失血反应明显

3. 诊断要点
- 局部症状明显时应注意合并其他部位损伤
- 关节部位损伤应考虑骨骺骨折的可能
- 单纯依赖 X 线片很可能将骺线与骨折混淆，此时应注重临床检查
- 坠落伤时应怀疑第 V 型骺损伤
- 病理性骨折的鉴别意义——避免纠纷！
- 注重特殊年龄、特定部位的损伤
  - ◎ Tillaux 骨折好发于青少年
  - ◎ 胫骨干骺端骨折可诱发急性骨髓炎
  - ◎ 肱骨髁上骨折
    - • 桡偏型 — 正中神经损伤
    - • 尺偏型 — 桡神经损伤
    - • 屈曲型 — 尺神经损伤
  - ◎ 孟氏骨折：易发生桡神经深支损伤

4. X 线诊断——重要的、不可替代的方法
- 儿童骨骼在平片上的投影与其本身的实际形态有很大的差别
- 正确掌握骨骺形态、出现和闭合时间可以区别骨折
- 重视骨周围软组织和关节囊周围脂肪的 X 线影像特征

六、治疗原则

1. 治疗本身不能影响骨的正常生长（勿损伤骨骺！）
2. 尽可能手法整复、闭合复位，勿轻率切开复位
3. 整复时争取解剖复位，但接受功能位置
4. 确需手术时应尽可能少使用内固定物
5. 骨折愈合后及时取出内固定物
6. 功能康复时禁忌强力被动活动

七、治　疗

1. 骨折整复的相关问题
- 最理想的整复应当在肿胀发生之前完成
- 极度肿胀时不应勉强整复
- 反复多次整复及整复时间过迟均可引起延迟愈合

2. 复位要求
- 轴线 — 恢复正常
- 成角 — 尽可能矫正
- 旋转 — 必须矫正
- 关节内骨折 — 必须解剖复位

3. 手法整复外固定
- 无移位及轻度移位 — 可靠固定
- 移位骨折 — 争取解剖复位

- 青枝骨折 — 注意回弹成角
- 外固定时间 — 充分

4. 骨折的牵引治疗
- 仍不失为一种有效的治疗方法
- 分为皮牵引和骨牵引两大类
- 作用：逐渐获得复位并维持满意的位置
- 需注意牵引针勿损伤骨骺

5. 骨折的手术治疗指征
- 关节内移位骨折
- 开放骨折
- 合并血管、神经损伤
- 多发骨折
- 合并其他系统严重损伤而便于治疗和护理时

6. 内固定物的选择
- 尽可能少使用
- 首选光滑的克氏针
- 钢板、外固定架、弹性髓内针和带锁髓内钉视病情需要合理使用
- 避免使用环形内固定物，以免影响局部血运及骨愈合

7. 儿童骨折愈合特点
- 愈合速度快
- 骨痂丰富
- 塑形能力极强

8. 塑形规律
- 年龄越小，塑形能力越强
- 骨折距骺板越近，塑形能力越强
- 成角畸形与邻近关节运动方向相同，矫正的可能性大（图 4-1-7）
- 短缩畸形可通过骺生长发育的加速而矫正
- 侧方移位依靠骨干的发育而塑形
- 旋转畸形的塑形能力差
- 骨折后 6 ~ 12 个月内完成大部分塑形

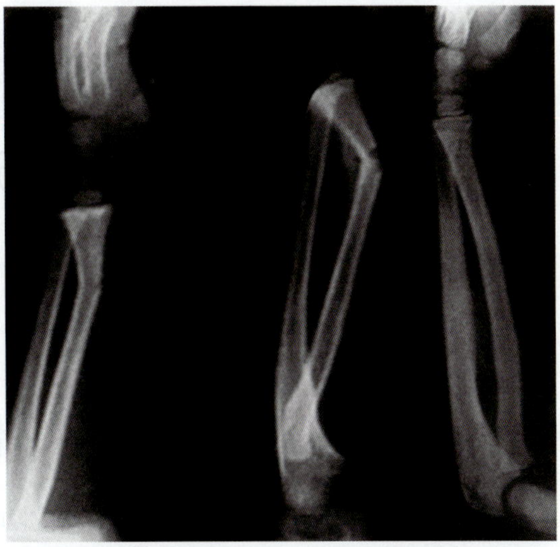

图 4-1-7 男，3 岁，左桡骨骨折畸形愈合。4 年后成角畸形塑形矫正

9. 骨折复位标准与塑形的关系
- 复位要求高标准 — 防止畸形
- 发生畸形愈合时 — 充分估计儿童塑形能力
- 避免不适当的人为干预造成新的损伤！

10. 骨折后的过度生长
- 原因：骺血运增加，刺激骺软骨细胞增殖
- 时间：骨折后的 6 ~ 8 个月，可持续到 18 个月

11. 骨不连问题
- 儿童极少见
- 多为误诊和误治造成
- 胫骨骨折不愈合应考虑先天性因素
- 注意是否合并全身性疾患，如神经纤维瘤病

八、儿童骨折合并症

1. 创伤性休克
- 儿童对创伤的耐受性较高
- 儿童对损伤的反应敏感（一旦发生休克则进展迅速！）

2. 筋膜间隔综合征
- 是儿童骨折最为严重的合并症
- 性质为肌肉急性缺血性坏死，神经失营养麻痹
- 预后极差！肢体功能严重受损而致永久性残疾
- 易导致筋膜间隔综合征的骨折
  - ◎ 肱骨髁上骨折
  - ◎ 尺桡骨骨折
  - ◎ 胫腓骨骨折
  - ◎ 胫骨近端骺损伤
- 筋膜间隔综合征的治疗
  - ◎ 关键是早期诊断
  - ◎ 及时地松解全部外固定物
  - ◎ 果断地减压手术（彻底松解深筋膜及肌腱）

九、儿童再骨折远比成人发生率高

- 拆除固定物过早
- 自我防护意识差而再次受伤
- 不适当的被动强力锻炼

十、儿童骨折的转归

- 功能恢复满意（即使关节内损伤的功能障碍也远低于成人）
- 骺损伤的预后根据分型不同而差异巨大
- 骨愈合后残留畸形对肢体功能影响较小

（郭　源）

2 儿童骨骺损伤

一、概　述

1．定义：骺损伤（physeal injuries）包括骺、干骺端、骺生长板、骺生长板周围环（Ranvier 区）及与生长相关的关节软骨损伤（图 4-2-1）。

2．病因：创伤常见，其他如废用、射线、感染、肿瘤、血运障碍、神经损伤、代谢异常、冻伤、烧伤、电击伤、激光和应力损伤，较少见。

3．并发症：骺损伤并发症发生率高。如股骨远端外侧骺损伤，可引起膝外翻畸形（图 4-2-2）；胫骨远端内侧骺损伤，可以导致踝内翻畸形（图 4-2-3）。

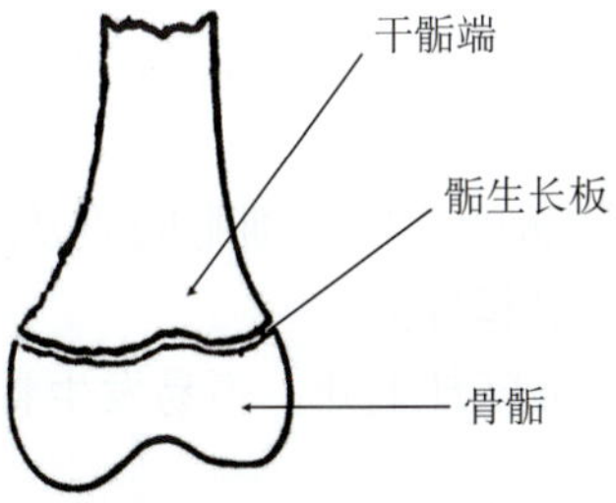

图 4-2-1　骺解剖

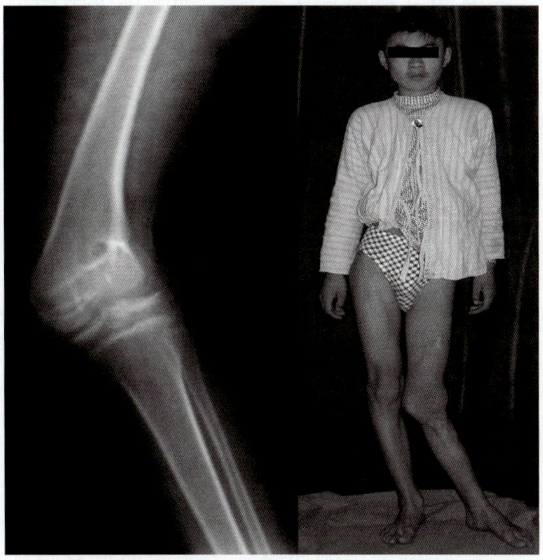
图 4-2-2　股骨远端骺早闭，骨桥形成，膝外翻畸形

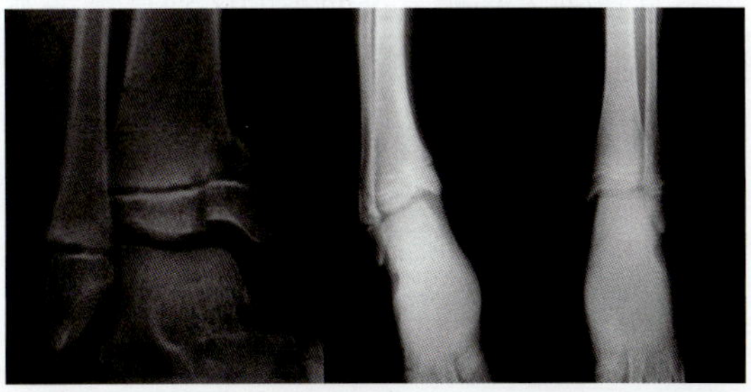
图 4-2-3　胫骨远端骺损伤，2 年后踝内翻畸形

二、骨骺的发育、血液供应、组织学结构和生长机制

1．骨的发育

- 膜内化骨：颅骨、面部诸骨、锁骨，骨干骨折愈合的过程是膜内化骨
- 软骨内化骨：躯干、四肢骨的发育是软骨内化骨。其生长存在以下形式：骺软骨向

心性软骨增殖、成熟、钙化、成骨，使骨骺扩大；在干骺端离心性生长使骨干增长

Ranvier 区：1873 年 Ranvier 首先发现位于骺板周围的环形切迹，此后命名为 Ranvier 软骨膜骨化沟或 Ranvier 区。其内有三种细胞：

- ◎ 密集成团的胚胎细胞→骨母细胞，形成干骺端软骨膜环处的骨组织，使骺生长板环形扩大
- ◎ 弥漫的间质细胞和软骨母细胞，使骨纵向生长
- ◎ 位于胶原纤维中的纤维母细胞，构成 La Corix 软骨膜环，使 Ranvier 区固定于骺生长板上、下软骨膜间

2. 骨骺的分类

- 压迫性骨骺：位于四肢长骨的骨端，是关节内骨骺，承受从关节传来的压力，使骨骼纵向生长
- 牵拉性骨骺：位于肌肉的起止点，承担肌肉的牵拉力，不构成关节，也不影响骨的纵向生长，如股骨大转子、肱骨内上髁

3. 骺板的分类

1867 年 Ollier 对骺（生长）板进行描述。分为两类：

- 盘状骺板：长骨的骺板
- 球状骺板：多见于短管状骨、掌（跖）指（趾）的两端各有一球状骺板，随生长发育，一端变为盘状骺板，而另一端较快被替代，形成球状关节软骨

4. 骺板的组织学结构

- 静止细胞层：基层，细胞稀少呈梭形，间质多，充满胶原纤维，抗应力强度高
- 生发层和增殖层：细胞增多，增殖活跃，梭形细胞转化为小方形软骨细胞，由于细胞间质中胶原纤维存在，故仍有较高的抗应力强度
- 肥大细胞层：此层细胞逐渐扩大，呈柱状增加了骺板的厚度，细胞间质及胶原纤维减少，抗应力强度减弱，是骺生长板最薄弱层，易引起骨折
- 退化细胞层：钙化层，此层细胞间质消失但抗应力强度却上升，不易发生骨折

5. 骨骺的血供

- 骺血管：是骨骺主要的血供。一旦此血管破坏，易造成基质细胞缺血坏死。骺血管可分成两个类型，一类为血管经关节囊进入软骨与干骺端，例如股骨头和桡骨头骨化中心的血循环。另一类血供是不经过关节直接进入骨骺。这两类的区别是第一类血供在骺损伤移位时易受损害，而第二类血供在骺损伤移位时血供可不受影响
- 干骺端血管：是供应骺生长板成骨区的主要血管，由中央区域的滋养动脉和周围区域的软骨膜血管组成，两个系统的终末部分形成一系列袢，在骨小梁间穿透达到骺板肥大层的边缘。干骺端血循环损伤对骺板内软骨生成和随后的软骨成熟没有影响，但对由软骨向骨的转变有影响，使受累区的软骨变厚致一过性软骨骨化停滞。一旦血循环重建，骺板可恢复正常厚度，故干骺端血循环损伤后对骺板的发育影响较少
- Ranvier 区软骨膜血管：一旦血管受压、烧伤、辐射、局部 Ranvier 区的切削，可造成偏心性生长和骺早闭

6. 二次骨化中心出现与闭合

- 胎儿发育成熟的标志是股骨远端二次骨化中心出现（胚胎后期）。骨骺发育成熟的标志是髂嵴全部骨化
- 二次骨化中心出现时间早的部位，生长潜力大，骨骺闭合也较晚，如股骨远端骨骺。二次骨化中心出现时间晚的部位，生长潜力小，闭合也较早，如锁骨内侧骨骺，

18~20 岁出现，23~25 岁闭合

- 积水潭医院流传的孟继懋教授关于二次骨化中心出现时间的简单记忆方法：
  - ◎ 肩肘二次骨化中心出现时间（年龄）：头（肱骨头）、头（肱骨小头）、大（肱骨大结节）、小（桡骨头）、内（内上髁）、滑（肱骨远端滑车）、外（外上髁），1、1、3、5、7、9、11
  - ◎ 腕骨二次骨化中心出现顺序，1 头 2 沟 3 三角，4 月 5 舟，7 大 8 小，9 至 11 全完了

7．长骨两端生长率（%）

下肢长骨两端生长率见表 4-2-1，Digby 研究发现股骨远端和胫骨近端的生长占下肢全部生长的 65%（表 4-2-2），故通俗的记忆方法是：上肢生长在两端，下肢生长在中间。

表 4-2-1 长骨两端生长率（%）

	肱骨	桡骨	尺骨	股骨	胫骨	腓骨
上端	80	25	20	30	60	75
下端	20	75	80	70	40	25

表 4-2-2 下肢全部生长的 65% 围绕膝关节

	股骨	胫骨
上端	15%	30%
下端	35%	20%

三、骨骺损伤的分类

- 1898 年 Poland 骨骺损伤分类法，前 3 型与目前常用的 Salter-Harris 法的前 3 型相同，第 4 型骨骺从中央纵行断裂分离
- 1963 年 Salter-Harris 将儿童骨骺损伤分为 5 型，这是目前最常使用的分类法，1994 年 Salter-Harris 在原有的基础上又加入了第Ⅵ型损伤即 Ranvier 区的损伤
- 1981 年 Ogden 分型，将骺损伤分为 9 型，16 种亚型，共 20 种损伤表现，前 6 型同 Salter-harris Ⅰ ~ Ⅵ型。Ⅶ型是骺骨折（胫骨棘、内外踝撕脱骨折），这种损伤常因撕脱的软骨不显影而误诊为软组织损伤；Ⅷ型是干骺端生长和再塑形结构的损伤；Ⅸ型是骨干骨折后，骨膜损伤，最终引起骨的生长塑形障碍
- 1994 年 Peterson 骺损伤分型：Ⅰ 型是骨折线延伸到骺板的干骺端横形骨折（图 4-2-4）；Ⅱ 型同 Salter Ⅱ 型；Ⅲ 型同 Salter Ⅰ 型；Ⅳ 型同 Salter Ⅲ 型；Ⅴ 型同 Salter Ⅳ 型；Ⅵ 型是部分骺板缺如的骨折（割草机等开放性伤，图 4-2-5）。Peterson 骺损伤分型的意义：
  - ◎ 有良好的解剖基础，连续描述骺损伤从轻到重，从不明显损伤→侵犯骺→骺骨折→生发层受累→骺部分缺失
  - ◎ 对预后的判断提供一定帮助，从 Ⅰ 型到Ⅳ 型手术治疗的概率逐渐加大

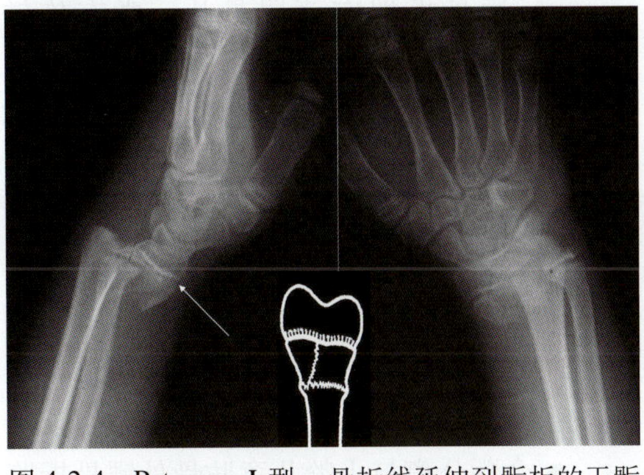

图 4-2-4 Peterson Ⅰ 型：骨折线延伸到骺板的干骺端横形骨折

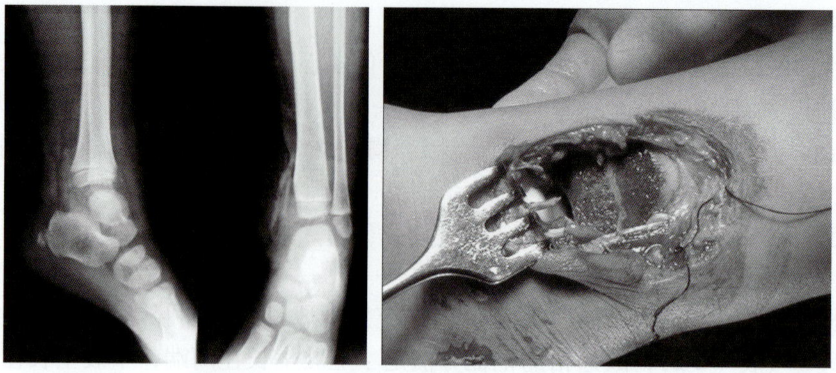

图 4-2-5 Peterson Ⅵ型：部分骺板缺如（开放性伤）

四、骨骺损伤的诊断与治疗

注意区分正常的骨骺，如鹰嘴可表现为多个骨骺或半截骺线、肱骨双重骺线（婴幼儿期骺板为盘状，以后变为圆锥形，锥顶和头颈方向一致，而锥底的前、后缘不在同一水平）、肱骨近端双骨骺、第五跖骨基底骨骺（平行骨干的透亮线是第五跖骨基底骨骺骺板，而垂直骨干的透亮线是骨折，图 4-2-6）。

不同部位骨骺形态可不同，如肱骨近端是圆锥形，股骨远端是波浪形，尺骨近端是半月形，胫骨近端是象鼻形。要区分先天畸形与骨骺损伤，如 Kirner’s 畸形、髋内翻畸形。

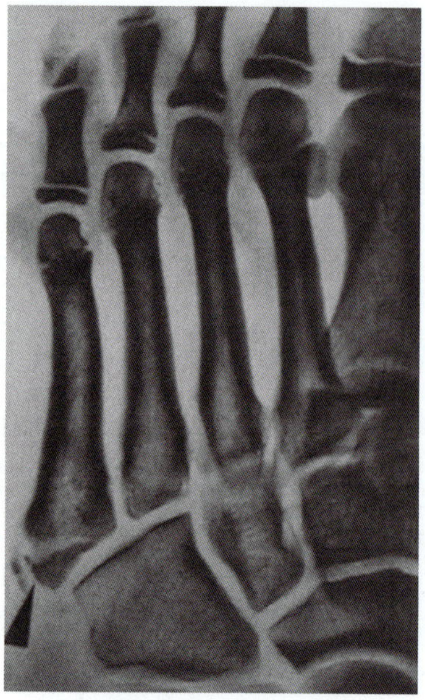

图 4-2-6 第五跖骨基底骨骺，与骨干平行；垂直于骨干透亮线是骨折线

（一）骨骺损伤的诊断

- 儿童骨骺损伤的诊断同儿童骨折，要重视临床查体和仔细分析影像学资料
- 上肢肱骨远端全骺分离与肱骨外髁骨折鉴别
- 1980 年 Delee 肱骨远端全骺分离分型：

  A. 半岁以内的婴儿 S-H Ⅰ型骺损伤（图 4-2-7）

  B. 7 个月 ~3 岁，肱骨小头二次骨化中心已出现，远骨折端有薄层骨片，常有旋转移位，属于 S-H Ⅱ型损伤

  C. 3~7 岁儿童，Ⅱ型骺损伤，带三角形骨片，可有成角畸形
- 肱骨外髁 Milch 分型：

  Ⅰ度无移位；

  Ⅱ度明显移位；

  Ⅲ度完全移位伴旋转；

  Ⅳ度合并肘关节脱位。
- 全骺分离与小龄儿童肱骨外髁骨折鉴别较困难

  ◎鉴别方法：全骺分离多见于 3 岁以内的儿童，

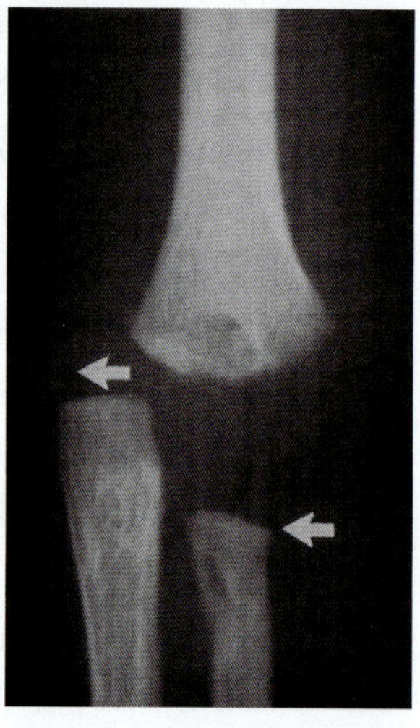

图 4-2-7 肱骨远端全骺分离

肱桡关系正常，肘后三角正常，有复位感，损伤分型为S-H Ⅰ或Ⅱ型，骨折移位方向是向内侧移位。肱骨外髁骨折见于6~10岁的儿童，由于前臂伸肌总腱的牵拉，骨块移位致肱桡关系不正常，肘后三角不正常，复位时有骨擦音，损伤分型为S-H Ⅲ或Ⅳ型，骨折移位方向是向外侧移位

◎ 鉴别意义

- 肱骨外髁骨折需切开复位，而全骺分离可闭合复位。若发生误诊将延误治疗（图4-2-8）
- 全骺分离肘内翻的发生率是30%~70%，一般认为多由于复位或固定不佳而引起（图4-2-9），而肱骨外髁骨折延误治疗可引起肘外翻畸形
- 全骺分离易损伤从后方进入滑车外侧的血管，而造成滑车颈部继发性鱼尾畸形。而肱骨外髁骨折造成的鱼尾畸形成因是：①骨块外移，内外髁距离远（局限性骨不愈合）；②骺软骨吸收和滑车沟附近软骨生长障碍

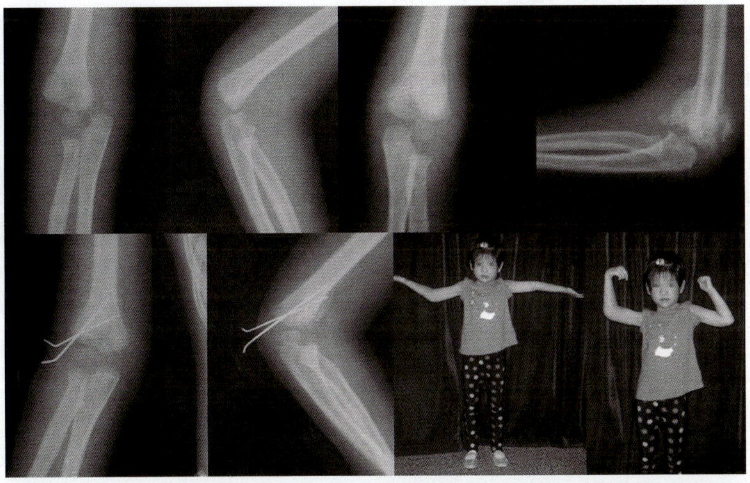

图4-2-8　全骺分离术后肘关节异位骨化，肘关节屈伸活动受限

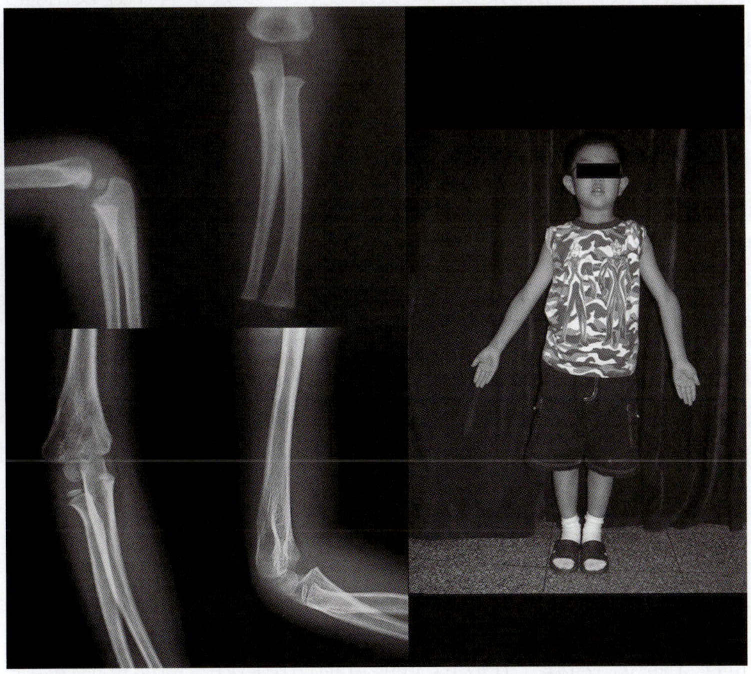

图4-2-9　全骺分离术保守治疗后形成肘内翻畸形

● 桡骨下端骨骺分离：少数移位轻微的骨折正位X线片无异常发现，侧位片可见到骨折（图4-2-10），容易漏诊
● 下肢常见的骨骺损伤包括：儿童胫骨远端骺损伤、股骨远端骺损伤和髌骨套状撕脱骨折
● 儿童胫骨远端骺损伤分型，Digg分类（1978年）：旋后内翻型、旋后跖屈型、旋后外旋型和旋前外翻外旋型。其中旋后内翻和旋前外翻外旋型的畸形发生率高
● 股骨远端骺损伤分型：过伸型、屈曲型、内收型和外展型，尽管股骨远端骺损伤多为Salter-Harris Ⅰ或Ⅱ型损伤，但骺早闭的发生率高
● 儿童髌骨骨折的特点：髌骨下极软骨骨折套状撕脱（图4-2-11），X线片不显影，容易漏诊。临床检查髌骨表面有台阶、固定压痛可为诊断提供重要依据。行MRI检查可以明确诊断

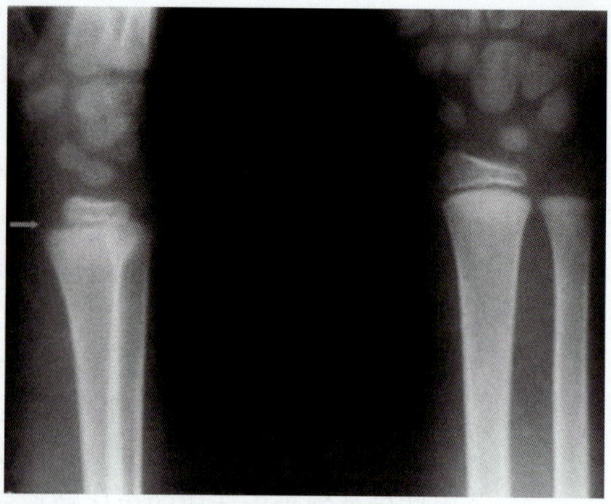
图4-2-10 桡骨下端骨骺分离，正位片未显示骨折，侧位片骨折明显移位

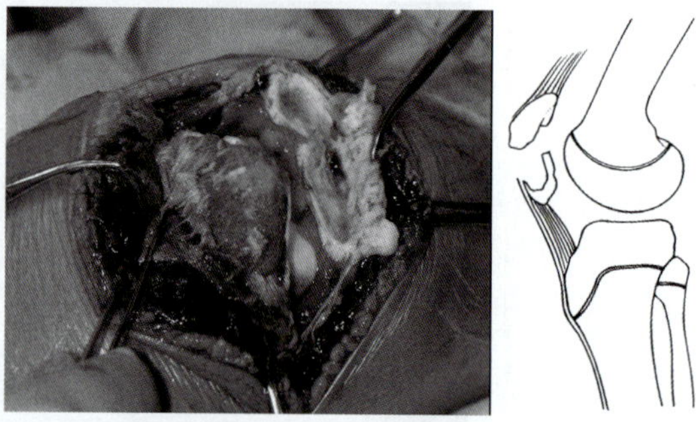
图4-2-11 髌骨套状撕脱骨折

（二）骺损伤治疗

● Salter-Harris Ⅰ和Ⅱ型损伤多数可以闭合复位。任何类型骨骺损伤的复位最好在麻醉下进行，复位要轻柔，禁止粗暴的手法和反复性操作，以免进一步加重骨骺损伤。由于骺损伤愈合快，若损伤超过10天未复位，多数学者不建议用强力手法或手术使其解剖复位，发生的畸形待愈合后截骨矫形
● Salter-Harris Ⅲ和Ⅳ型损伤若骨折缝隙大于2mm，建议切开复位，恢复关节面的光滑、骨折解剖复位和获得肢体的正常力线。术中注意避免过多剥离骨膜和尽量保护骨骺血液循环。内固定物多选择光滑细克氏针。螺钉仅适用于干骺端或骨骺内固定（图4-2-12、4-2-13），禁忌穿透骺板（图4-2-14）。

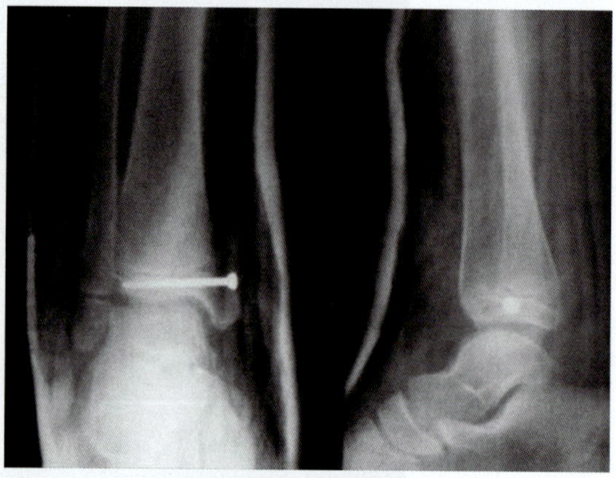
图4-2-12 用螺钉正确固定方法

五、骨骺损伤的预后

影响骨骺损伤预后相关因素包括：
● 创伤严重性（移位、粉碎、开放）：低能量损伤预后好，高能量损伤生长障碍发生率高

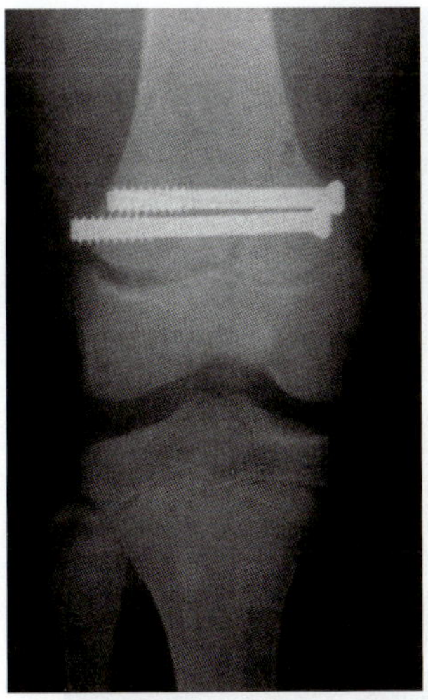

图 4-2-13　用螺钉干骺端正确固定

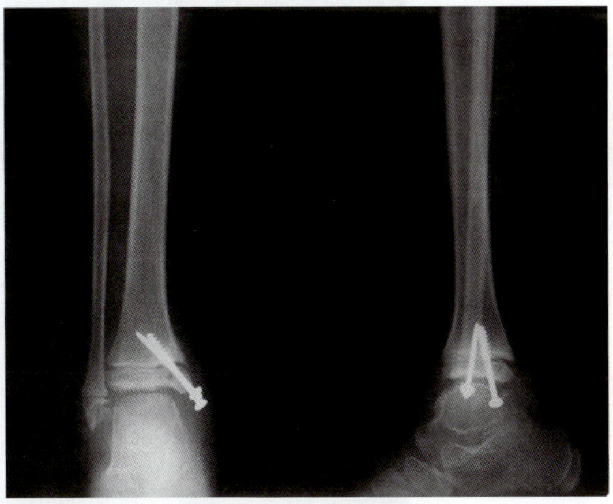

图4-2-14 不正确的螺钉固定

- 年龄因素：年龄小，生长潜力大，若发生骺早闭，随生长畸形严重
- 骺板损伤类型：Salter-Harris Ⅲ和Ⅳ型损伤累及了骺生长板的生发层，预后差。Salter-Harris Ⅰ和Ⅱ型损伤发生在肥大细胞层，一般预后好。但有时同样是 Salter Ⅰ型损伤，股骨远端易发生骺早闭，而腓骨远端少见。可能是由于腓骨远端骨骺小、单平面骺板，股骨远端骨骺大、骺板起伏不规则，同样的损伤累及骺生长板不同层次
- 骨折类型：Salter-Harris Ⅲ和Ⅳ型损伤、三平面骨折属于高危骨折，1/3 出现并发症

六、晚期并发症的处理

- 骨骺损伤出现生长停滞仅占全部骨骺损伤的 1%~10%
- 生长停滞分类：部分生长停滞和全部生长停滞。前者最常见，又分为A周围型，约占 60%；B中央型，约占 20%；C混合型，约占 20%。部分生长停滞可引起肢体成角和短肢畸形。全部生长停滞少见，主要引起短肢畸形
- 骨桥可导致生长的不均衡，但有些畸形可无骨桥，这也许是创伤使骺生长板生长速度减慢而不是使其完全停滞（Tachdjian's Pediatric Orthopaedics，2002）
- 常见并发症的治疗

1．骺开放术

对于部分生长停滞范围在 30%~50% 以下者，多数采用 LangenskiÖid 描述的骺开放术，即骨桥切除，脂肪、软骨或骨水泥填充占位。若合并成角畸形 <20°，可不必同时行截骨矫形术，畸形有可能自行矫正；若成角畸形 >20°，骨桥切除的同时需行截骨矫形术或骨骺另一侧的一过性骺阻滞术。

2．截骨术

骺早闭导致肢体畸形何时选择截骨术要根据患者的年龄和畸形的严重程度综合判断，对生长发育接近成熟的儿童或生长停滞范围大于 50% 者，可首选截骨矫形术。年龄小、畸形严重的患儿也可选择截骨术，但复发率高，术前需向家长讲明。对于合并肢体不等长的儿童，可在截骨矫形的同时行肢体延长术（图 4-2-15）。

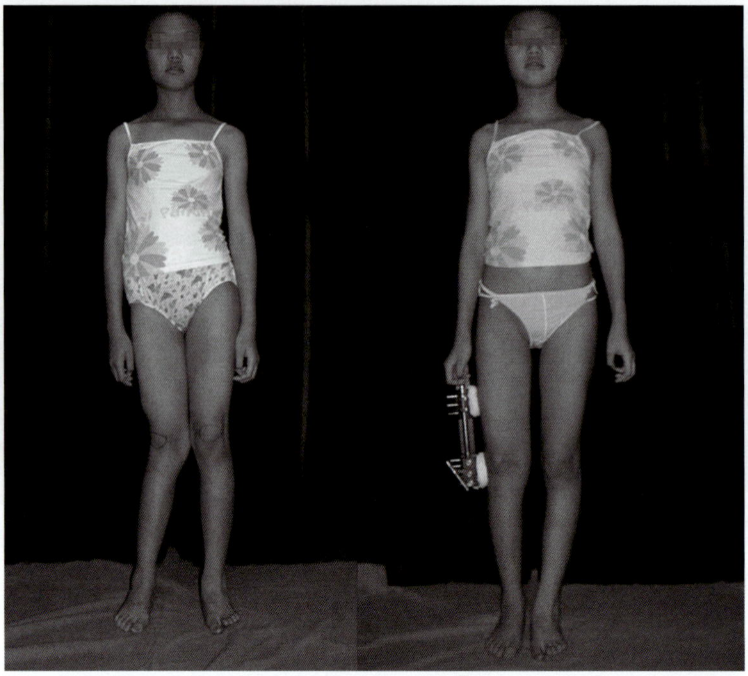

图 4-2-15 延长 + 矫形

3. 骺融合术

对于骺早闭引起的畸形，可以慎重地考虑行骺融合术。在截骨矫形同时行未闭合骺生长板融合，使患儿术后仅存在短肢而无成角畸形。择期行肢体延长。

4. 肢体均衡术

双下肢不等长的患儿，短肢可行肢体延长术，以达到肢体等长。另一选择是有学者提出如果估算发育成熟后肢体不等长小于 2.5cm，可行健侧骺阻滞术，通过抑制健侧的生长，以达到肢体长度的均衡，或直接行健侧肢体短缩术以达到肢体均衡，此种方法需与患儿及家长充分沟通。

5. 骺生长板牵引术（chondrodiastasis）

骨桥范围小于 30% 者适宜。

（朱振华）

3 发育性髋关节发育不良

一、概　述

北美小儿矫形外科学会（POSNA）于1992年将先天性髋脱位（congenital dislocation of the hip, CDH）正式更名为发育性髋关节发育不良（development dysplasia of the hip, DDH），代表着髋关节发育过程中一大类疾病的总称。目前此命名尚未列入WHO的疾病分类。

发育性髋关节发育不良包括以下几种情况：

- 脱位：关节完全移位，关节面无接触
- 半脱位：关节有移位，保留有部分关节面接触
- 发育不良：关节无移位，髋臼发育缺欠

新生儿髋关节不稳定的发生率为0.1%～3.2%，真正的髋脱位发生率仅为1.0‰～1.5‰。

- 发生率存在着明显的地域和种族差异
- 臀位产时此病的发生率比正常胎位产高5倍
- 女性发病比男性高5～6倍
- 阳性家族史的发病率较正常者高7倍

二、病　因

激素和基因调控等多因素影响：

- 韧带松弛
- 胎位异常
- 异常体位（如伸直位捆绑体位——俗称“蜡烛包”）
- 髋臼原始发育异常（多见于畸胎性髋脱位）
- 种族差异

三、病　理

1. 骨性改变

- 髋臼：浅平、狭窄形成三角形，外上方发育差可呈斜坡状
- 股骨头：形态不规则，关节软骨尚光滑，头骺出现时间延迟
- 股骨颈：短粗，颈干角增大，前倾角异常增大

2. 软组织改变
- 关节盂唇：增厚、内翻而妨碍复位；磨损、破裂引起疼痛
- 关节囊：因脱位而增厚拉长，前下方被髂腰肌压迫形成狭窄
- 圆韧带：增宽、肥厚而影响复位
- 髋周围肌肉：继发挛缩
- 臼横韧带：硬韧和增宽，导致股骨头无法中心复位

四、临床表现与诊断

1. 新生儿及婴儿期——严格体检至关重要！
- 大腿皮纹及臀纹不对称
- 股三角空虚，大转子上移
- 患侧髋关节外展受限
- 双下肢不等长（图 4-3-1）

2. 特殊检查
- Barlow 征（弹出、弹入试验）阳性
  — 屈曲内收髋关节，在髋前部施加向后的力量可触及脱位感
- Ortolani 征（外展试验）阳性
  — 屈曲外展髋关节，在髋后部施加向前的力量可触及复位感
- Galleazi 征阳性
  — 髋关节屈曲，膝关节并拢时可见明显的股骨长度差异（图 4-3-2）

3. 幼儿及儿童期（站立及行走期）
- 跛行（单侧脱位）
- 鸭步（双侧脱位）
- 会阴部增宽，腰前凸增大，大转子上移，双下肢不等长
- Trendelenburg 征（单腿直立试验）阳性（图 4-3-3）

4. 青少年期
- 明显跛行
- 髋部疼痛（髋臼发育不良或半脱位常见）
- 双下肢不等长（单侧脱位）
- 腰前凸明显增大（双侧脱位）
- 外展活动受限（脱位侧）

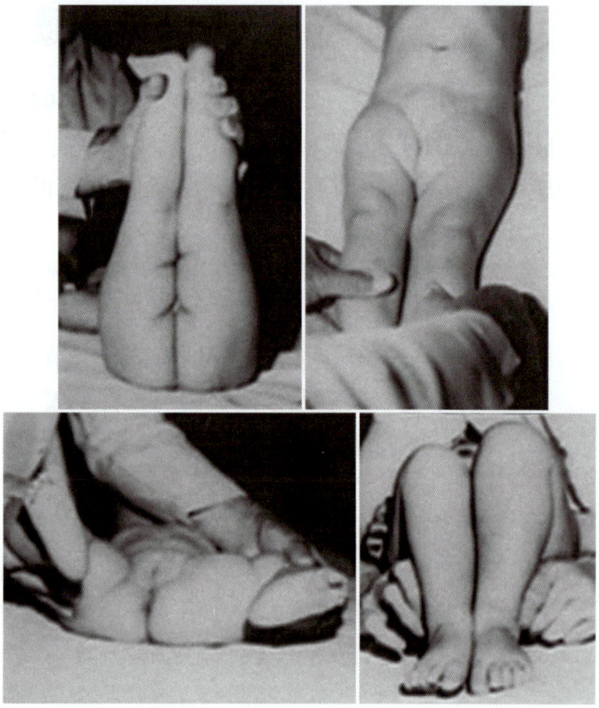

图 4-3-1 大腿皮纹及臀纹不对称、大转子上移、患侧髋关节外展受限、双下肢不等长

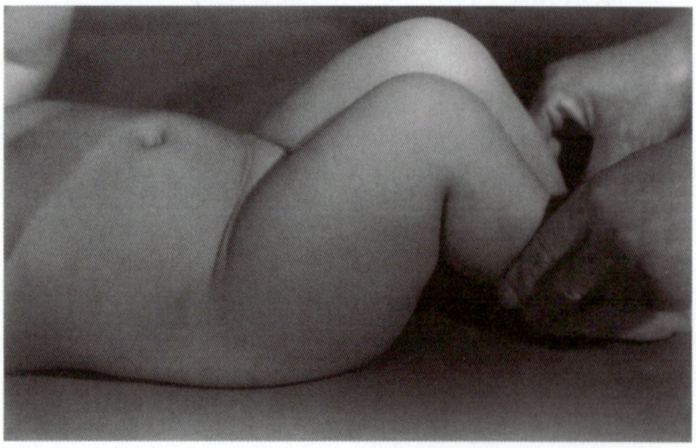

图 4-3-2 Galleazi 征 阳性

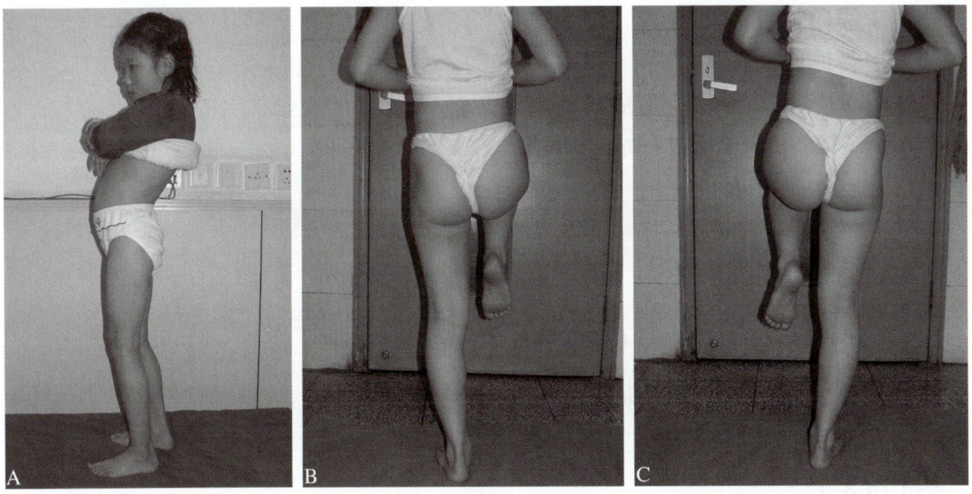

图 4-3-3 A，腰前凸增大；B，Trendelenburg 征 阴性；C，Trendelenburg 征 阳性

五、影像学

重要的影像学指标：

1. X 线片

- 髋臼指数：两侧 Y 形软骨中点间连线与髋臼外上缘的夹角。新生儿平均 27.5°，2 岁儿童< 20°
- Perkin 方格：髋臼外上缘向 Y-Y 线画一垂线，将髋臼分成四个象限。正常时股骨头骺应位于内下象限（图 4-3-4）
- CE 角：头骺中点到髋臼外上缘的连线与头骺中心和 Y-Y 线垂线之间形成的夹角，正常> 20°
- Shenton 线：股骨颈下缘与耻骨下缘的连线。正常时应为一条连续的抛物线

2. B 超：在 DDH 的筛查和早期诊断中具有不可替代的优势。特点：

- 动态观察
- 无创性
- 经济性
- 普及性

3. Graf 外侧影像技术：目前最广泛采用的检查方法。

- 基线：即髂骨线

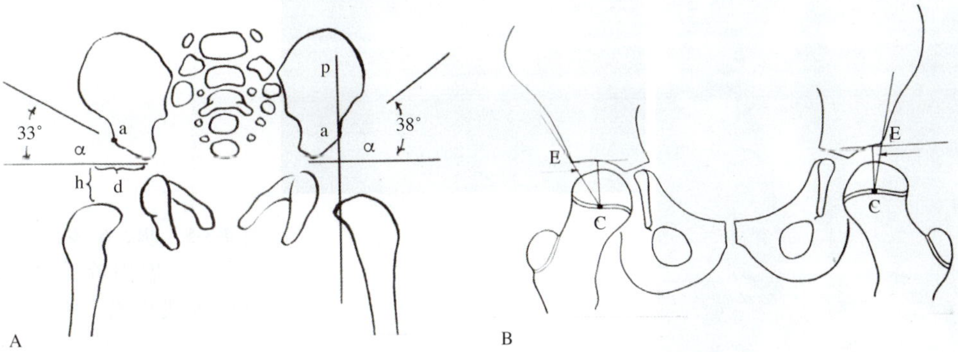

图 4-3-4 A，Perkins 方格和髋臼指数；B，CE 角

- 斜线：髋臼软骨线
- 顶线：骨性臼顶线
- α 角：顶线和基线相交形成的角。正常＞60°
- β 角：斜线和基线相交形成的角

六、鉴别诊断

（一）先天性髋内翻

- 跛行、肢体短缩、外展受限
- Allis 征（+）
- 颈干角变小
- 股骨颈内下方三角形骨块影（图 4-3-5）

（二）病理性髋脱位

- 髋部感染病史（新生儿感染症状可轻微）
- 髋关节活动明显受限
- 髋臼指数可以正常
- X 线可见股骨头骺缺如（图 4-3-6）

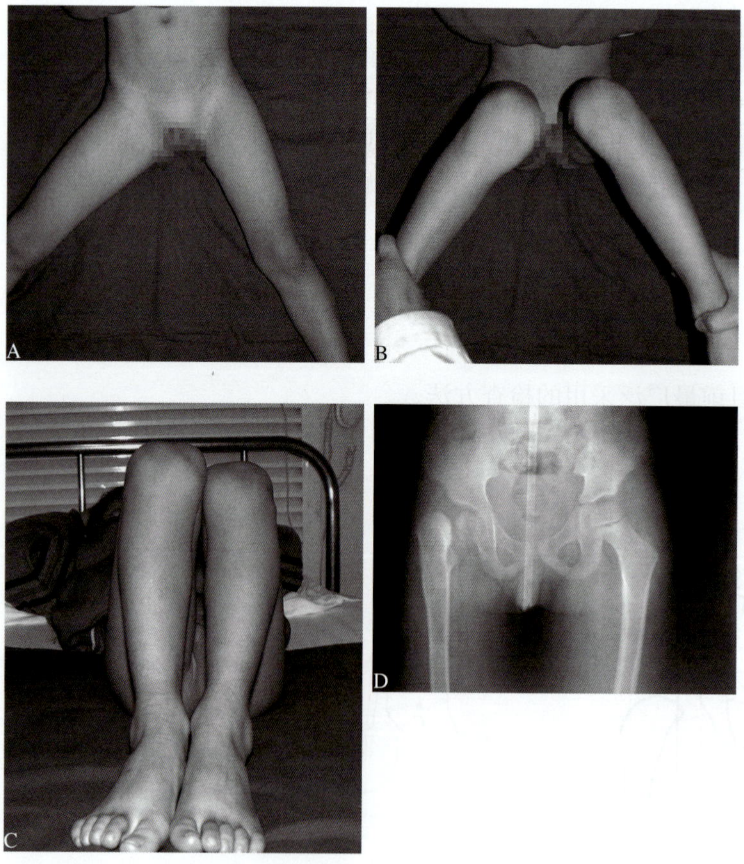

图 4-3-5 男，6 岁，发育性髋内翻，外展内旋受限、Allis 征(+)，X 线片颈干角变小、股骨颈内下方有三角形骨块

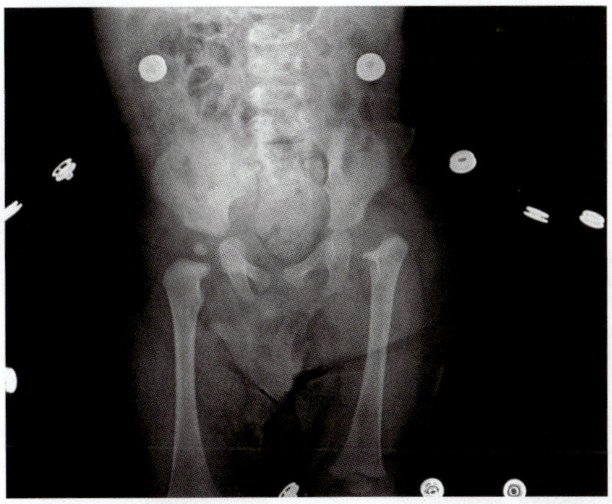

图 4-3-6 男，5 个月，生后 1 周出现过发热、左下肢不活动、屈曲位。经住院静脉点滴抗生素及牵引后，活动渐恢复。临床检查：左下肢短缩，左髋屈曲 45°、内旋 0°。X 线片显示：左侧股骨头、股骨颈缺如

七、治 疗

（一）治疗原则

- 尽早诊断，及时治疗
- 治疗方法不应造成新的损伤
- 不能期望某种方法可以解决所有问题

（二）治疗的最终目标

- 股骨头与髋臼间稳定的同心圆关系
- 良好的髋关节功能

（三）保守治疗原则

- 无论何种复位方法均应轻柔，防止股骨头骺分离及股骨头骺缺血性坏死
- 新生儿及婴儿期，维持髋关节屈曲外展位，有利于股骨头逐渐复位。多种形式可选择：宽尿枕、Pavlik 吊带、连衣挽具、支具、石膏

（四）闭合复位

- 全身麻醉以获得可靠的肌松效果
- 常规行长收肌松解，脱位较高时行髂腰肌切断
- 术中关节造影证实复位
- 复位后髋关节位置：外展≤ 70°，屈曲 90°
- 固定时间
  - ◎ I 期——人类位 2 ~ 3 个月
  - ◎ II 期——外展内旋位 2 ~ 3 个月
  - ◎ III 期——视复位稳定情况而定（图 4-3-7）

（五）切开复位

- 不适合闭合复位或闭合复位失败

- 年龄超过 2 岁
- 术式选择——绝对的个性化！

每种术式均有其优点和不足，没有任何一种术式可以解决所有问题，根据患儿的具体病理变化而选择适当的方法。

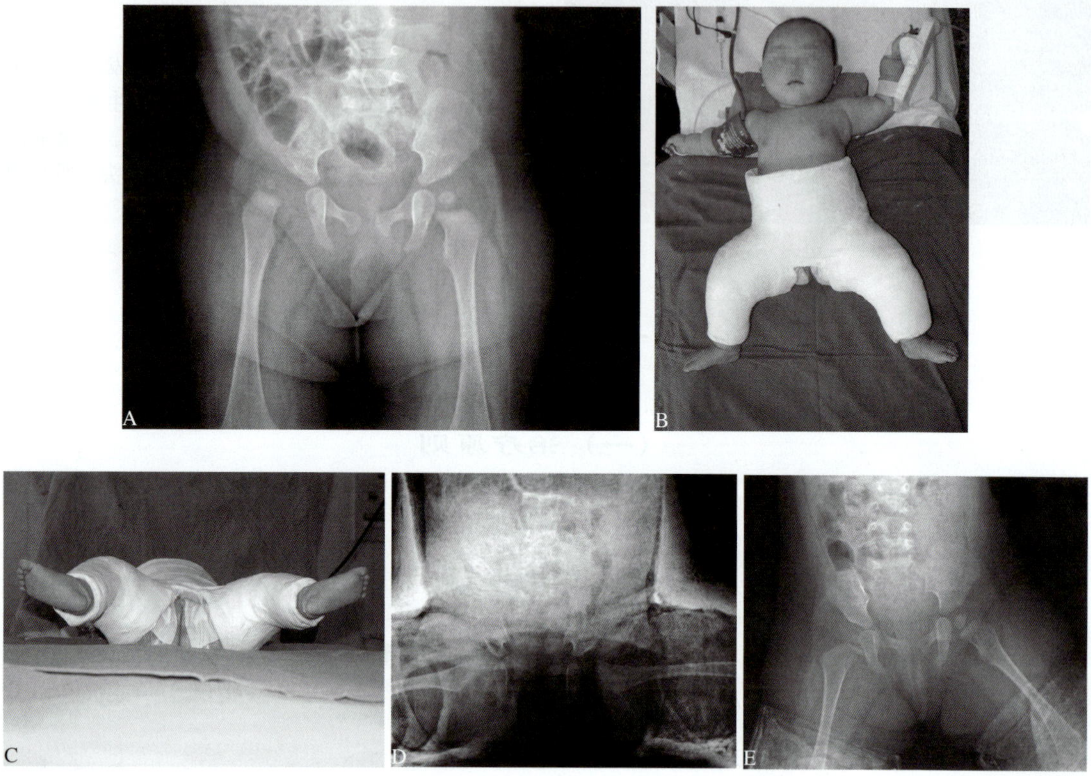

图 4-3-7 女，9 月龄，右 DDH，内收肌髂腰肌切断、闭合复位、人类位石膏固定，3 个月后改外展内旋位固定。A，原始脱位 X 线片；B、C，术后大体像；D，术后 X 线片；E，外展内旋位 X 线片

（六）制订手术方案的依据

- 标准的双髋 X 线片（中立位、外展内旋位等）
- 髋关节 CT 及三维重建片（图 4-3-8）
- 数据测量：髋臼指数、CE 角、股骨前倾角、颈干角
- 股骨头骺形态，有无缺血性坏死
- 髋关节活动范围——非常重要！

（七）手术方法（术式选择）

1. 关节周围截骨术（Pemberton）

以 Y 形软骨为旋转支点、关节囊周围不完全的髂骨截骨术，重点为矫正髋臼前外侧的发育不良（图 4-3-9）。

- 术式优点
  - ◎ 可纠正过大的髋臼指数
  - ◎ 骨盆环维持完整
  - ◎ 髂骨截骨处无需内固定

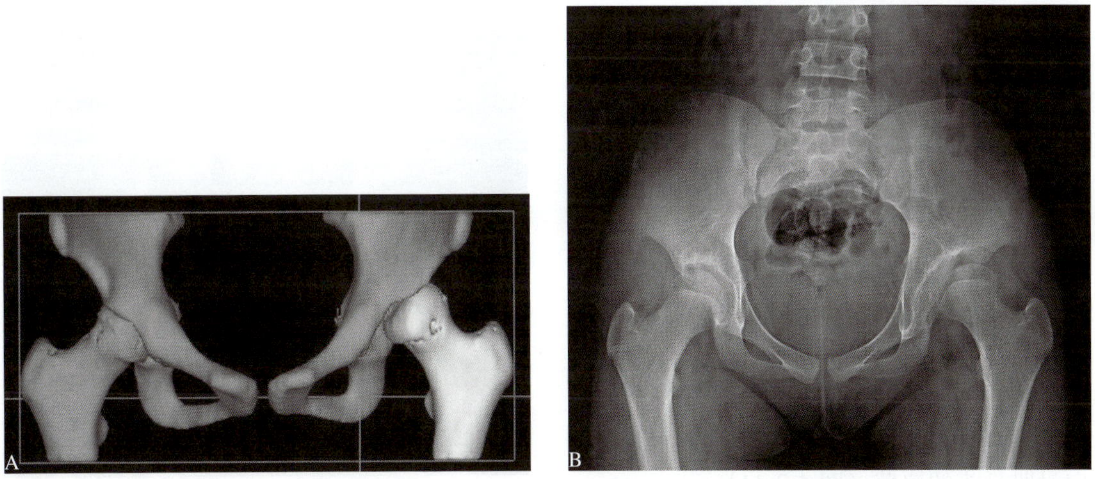

图 4-3-8 女，12 岁，左侧 DDH。三维重建模拟适宜行 Pemberton 手术

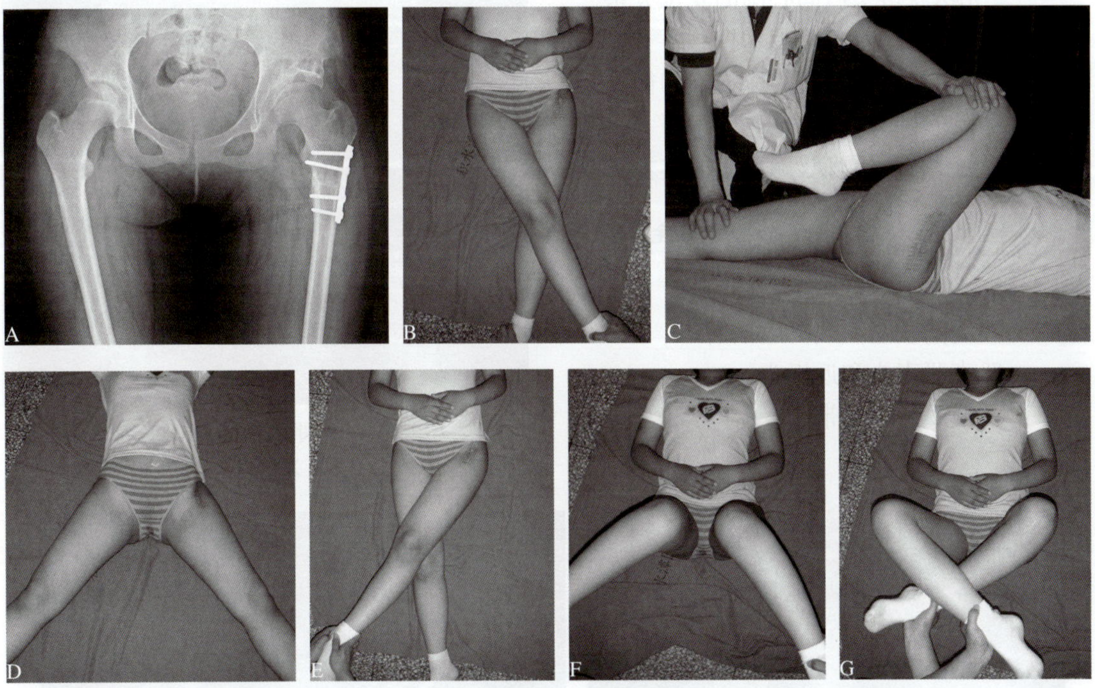

图 4-3-9 9 岁女孩，Pemberton 术后 X 线片及功能情况

◎ 年龄适应范围较宽

- 术式缺点

◎ 操作复杂，难度较大

◎ 成形后的髋臼容易被吸收

◎ 需要高年资且具备相当经验的医生操作

◎ 如截骨失败很难补救

2. 髂骨截骨术（Salter）

髂骨的完全性截骨术。远截骨端以耻骨联合为轴心，向前、下、外侧旋转，以矫正髋臼的方向，而髋臼结构和形状保持不变（图 4-3-10）。

- 术式优点

◎ 操作相对简单
◎ 成形后的髋臼不易被吸收
◎ 髋臼与股骨头的包容性较好

● 术式缺点

◎ 适应证选择较严格（年龄要求 < 6 岁）
◎ 增加股骨头骺的压力
◎ 髂骨截骨处需要内固定

3. 骨盆内移截骨术（Chiari）

髋臼上缘水平的髂骨完全性截骨，通过内移远截骨端使髋臼面积扩大，从而改善髋臼对股骨头的覆盖（图 4-3-11）。

● 术式特点

◎ 无法获得头臼同心圆的复位关系
◎ 性质上为补救性手术！
◎ 股骨头与髋臼间的压力不均衡
◎ 年龄要求严格
◎ 女性患者不宜双侧均采取本术式

（八）切开复位手术中需注意的问题

● 髋周围软组织须彻底松解
● 股直肌直头和返折头
● 关节囊周围韧带

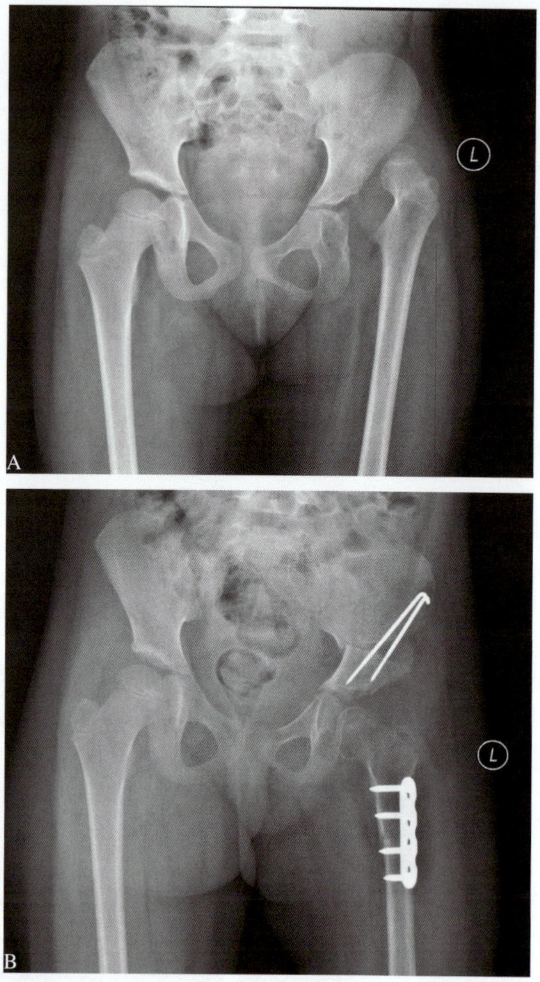

图 4-3-10 Salter 截骨术。术前（A）及术后（B）X 线片

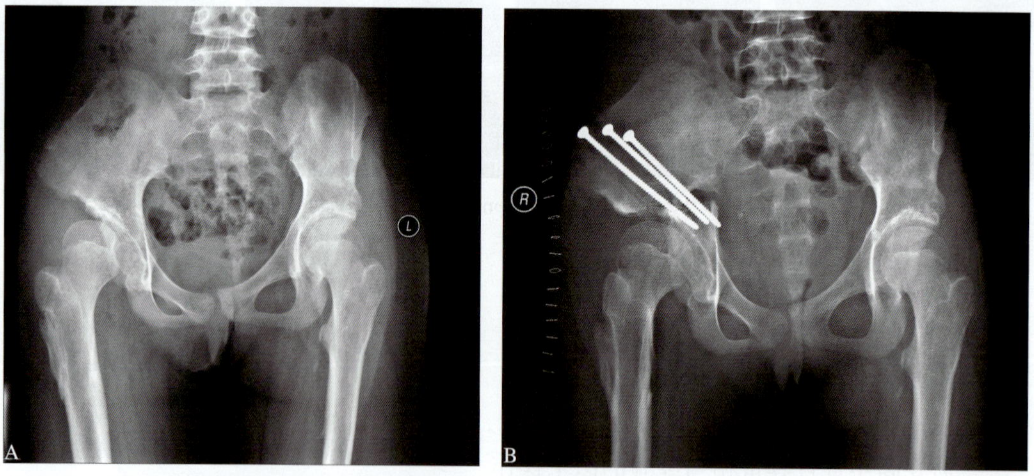

图 4-3-11 Chiari 截骨术。术前（A）及术后（B）X 线片

● 髂腰肌腱松解——直接影响复位的质量
● 髋臼内部结构的处理

◎ 关节盂唇可放射状切开，禁止完全切除

◎ 圆韧带可完整切除
◎ 髋臼横韧带应彻底松解——妨碍股骨头获得中心复位的重要因素
- 骨性结构的处理
◎ 充分短缩股骨，降低头臼压力
◎ 纠正过大的股骨前倾角
◎ 保护股骨头及髋臼软骨勿受损伤

八、并发症

- 再脱位
◎ 软组织松解不彻底，特别是内下方的关节囊和髂腰肌紧张
◎ 股骨短缩不充分，导致头臼压力过大
◎ 前倾角纠正不适当
◎ 关节囊未紧缩缝合
- 髋关节活动受限
- 成形后的髋臼吸收
- 股骨头缺血性坏死
- 肢体不等长

九、治疗提示

- 重视异常体征，早期发现，及时治疗
- 手术方案个性化，充分考虑患儿的年龄、脱位程度、影像学特点来制订治疗方案。切不可一种术式治疗所有患者！
- 注意细节，如髋臼内阻挡复位因素的处理。对于大年龄患者是否切开关节囊需要慎重考虑，更应当注重髋关节的功能

十、与年龄相关的预后分析

- 新生儿——可期望获得完全正常的关节发育
- 1 岁内——90% 患儿可以获得正常的关节功能
- 1 ～ 2 岁——保守治疗的最后时间段，仍可获正常的关节功能
- 2 ～ 7 岁——髋关节重建性手术，大多数关节活动正常
- 8 岁以上——积极治疗，髋关节补救性手术，会有相当比例的患儿关节活动受限，需要医生和患者客观评价和面对

（郭　源）

4 先天性马蹄内翻足

一、定　义

出生时即存在的足踝部畸形，包括：踝关节跖屈、跟骨内翻、前足内收和旋后、小腿内旋。发生率：1 ~ 2 例 / 1000 个活产婴儿。

二、病　因

- 遗传因素：家族史阳性者，风险增加 24.4%（Lochmiller, 1998），可与染色体多位点相关，暂未发现特异性高的单一突变基因
- 宫内因素：羊水过少，足部处于马蹄内翻位，与早期（11 周之前）羊膜穿刺术之间存在关联（Farrell, 1999），也可由宫外压迫导致

三、病理改变

- 大体解剖：足部长度，平均短缩 1.6cm；小腿周径，平均小 2.5cm；肢体长度，平均短 0.6cm
- 距下关节复合体的概念：足踝属于联动关节，马蹄内翻足是以距骨为中心的多关节形态异常，距下关节复位的同时，可以进一步矫正内收和旋后畸形
- 软组织畸形：踝后方及足后内侧的韧带、关节囊、肌腱（跟腱、胫后肌、趾长屈肌、蹞长屈肌）挛缩
- 骨畸形：多为继发表现，年长儿跗骨楔形变会更加明显
- 下肢扭转畸形：临床上以胫骨内扭转最为多见，可有潜在的股骨前倾增大
- 肌力不平衡：以腓骨肌力弱最为常见，导致外翻无力

四、临床表现

（一）病史

- 家族史：部分病例家族史阳性
- 胎儿发育：关注胎位、孕期感染史、缺氧疾病史、运动发育等情况，部分病例在妊娠 4~5 个月时可由 B 超发现畸形
- 原发畸形出现时间、发展变化情况：生后即发现畸形

（二）全身检查

- 注意上肢、背部、腿部有无畸形和异常反射
- 缺氧疾病史，肌张力高，病理征（+）—— 脑瘫
- 腰骶部包块，异常毛发分布 —— 脊柱裂
- 明显韧带松弛 —— Ehlers-Danlos 综合征、Down 综合征、Larsen 综合征
- 腰骶部皮肤小凹和窦道 —— 脊髓栓系
- 上肢力弱 —— 肌营养不良
- 多关节皮纹消失，固定畸形 —— 多发关节挛缩症
- 高热瘫痪病史，肌张力低，腱反射减弱 —— 小儿麻痹

（三）骨科检查

目前临床最常用的畸形严重程度评分系统：Diméglio 评分和 Pirani 评分。

- Diméglio 评分最为常用，需要测量跖屈、内旋、内翻、前足内收四个角度（矫正位时），每项最严重为 4 分，共 16 分，有以下任意一项加一分：后方横纹（4-4-1）、跖底横纹（图 4-4-2）、跖侧挛缩或高弓、肌肉发育差。满分共 20 分

提示：注意检查患儿足趾感觉及运动功能，有助于判断治疗难度及预后。年长儿需检查肌力和步态。

（四）肌电图检查

- 非常规检查项目，有特殊病史或采用特殊治疗手段时需检查

（五）影像学检查

- 正位：距跟角、距骨第一跖骨角（TAMBA）
- 跖底应力侧位：距跟角、胫跟角、距骨第一跖骨角（TAMBA）
- 骨化中心出现时间：距骨、跟骨、跖骨出生即骨化，骰骨 6 个月骨化，楔骨 1 年后骨化，舟骨 3 岁或更晚骨化

五、自然转归

- 宫内受压导致的姿势性马蹄内翻足，通过手法按摩，预后良好
- 存在肌力不平衡的马蹄内翻足不治疗畸形会逐渐加重，骨性变形明显，出现痛性胼胝、关节退变，严重者影响行走

六、治　疗

（一）治疗原则

1. 早诊断，早治疗
2. 非手术治疗
3. 手术治疗
4. 矫正鞋防止复发
5. 残留畸形及复发畸形治疗

6. 大龄患儿的治疗
7. 术后康复的重要作用

（二）Ponseti技术

1. 组成部分

（1）系列石膏矫形

- 起始为旋后位
- 首先矫正高弓
- 之后矫正内收、内翻和跖屈
- 平均 4~5 次
- 长腿管型石膏，屈膝 90°
- 前足外展至股足角 60°~70°即可
- 连续 3 次石膏畸形矫正无进展可终止治疗
- 每周更换一次石膏
- 换石膏间行皮肤护理和手法按摩
- 生后 7 天即可开始
- 年龄越小，治愈率越高

（2）经皮跟腱切断

- 约 90%患者需要腱切断
- 距跟骨结节 1~1.5cm
- 完全横断跟腱
- 注意保护胫后神经血管及踇长屈肌腱
- 1 岁以下患儿不愈合率低
- 术后 3 周石膏固定
- 腱切断矫正范围有限，过度跖屈畸形应考虑松解
- 2 次腱切断应间隔 3 个月

（3）胫前肌外移

- 动力性内翻足
- 行走时跟骨内翻、足旋后
- 足底外侧皮肤增厚
- 手术之前可行 2~3 次石膏固定
- 术前无固定畸形
- 术中可模拟移位点
- 腓骨肌达到 4 级者，不建议做全腱外移
- 非 Ponseti 技术的必然组成部分
- 手术的最佳年龄是 3~5 岁

（4）穿戴矫正鞋

- 腱切断拆除石膏后立即穿戴矫正鞋
- 术后 2 个月内全程佩戴（Full time）
- 之后更改为睡眠支具（Nap time）
- 以 Dennis-Brown 为主流的各类支具

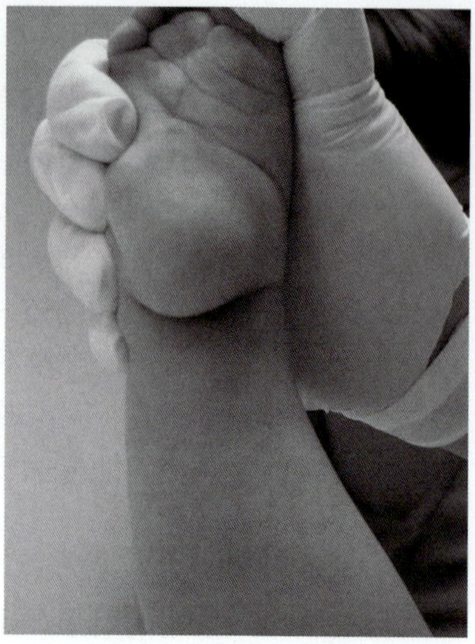

图 4-4-1 后方横纹

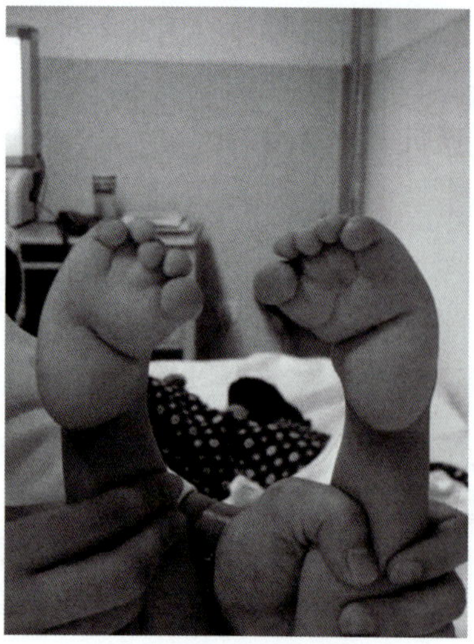

图 4-4-2 跖底横纹

• 固定时间可至 3~6 岁
• 术后矫正鞋顺应性差的患儿复发率显著提高

2. 以上四项技术可先后用于治疗同一患者，也完全可以独立存在。

（三）其他石膏技术

1. Kite 和 Lovell 技术

- 按顺序逐一矫正畸形：前足内收①→跟骨内翻②→跖屈③

2. French 功能性手法矫正技术

- 由 Masse 首创。强调生后头 8 周，由专业理疗师每日按摩矫正

（四）足后内侧软组织松解手术（Turco）

• 经典的马蹄足治疗方法
• 适用于治疗僵硬型马蹄内翻足，充分矫正距舟和距下关节
• 一般适用于学龄前儿童，大龄患儿由于骨性变形明显，难以充分矫正
• 术前多次石膏固定（Ponseti）可有效减少手术松解范围，减少皮瓣坏死风险
• 踝关节内后方及足内侧 L 形切口
• 术中注意保护胫后神经血管
• 延长跟腱、胫后肌、趾长屈肌、踇长屈肌
• 松解距舟关节、距下关节及踝关节后关节囊
• 切口向前延长，可继续松解舟楔、楔跖关节
• 克氏针固定足内侧柱及踝关节
• 术后 6 周拆除石膏并拔针
• 适当的手法按摩及矫正鞋改善术后康复效果

（五）后侧松解手术

• 跖屈畸形 30° 以上的患者（图 4-4-3），单纯跟腱手术矫正往往不彻底
• 跖屈畸形最难通过石膏充分矫正，需行后侧松解
• 包括：跟腱、胫后肌、趾长屈肌、踇长屈肌延长，踝关节及距下关节后关节囊的松解
• 后关节囊包括跟腓韧带的松解是重点，使踝关节达到充分背伸（图 4-4-4）
• 建议术中背伸 10° 度位克氏针固定
• 4~6 周拆除石膏并拔针
• 采用可背伸矫正鞋固定维持

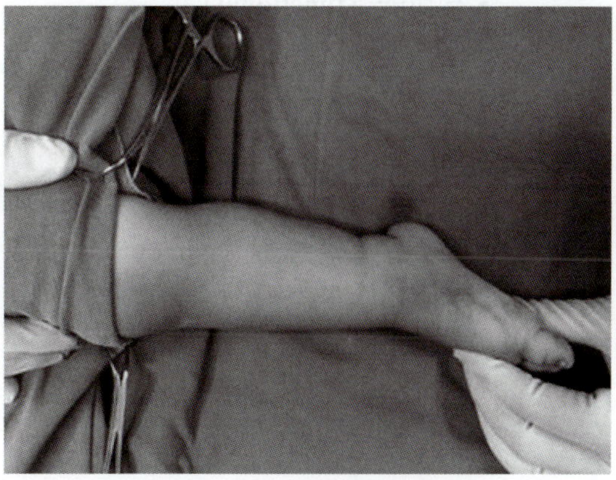

图 4-4-3 术前跖屈畸形

（六）骰骨截骨术

• 存在前足固定内收畸形
• 足内外侧柱长度不均衡
• 足外侧胼胝
• 通常大于 2~3 岁后采用
• 术中需明确跟骰、骰跖关节位置
• 可行克氏针固定

• 对于神经性马蹄内翻足，可考虑跟骰关节融合
• 术后石膏 6 周固定
• 骨性愈合后拔针
• 创伤小，效果明显

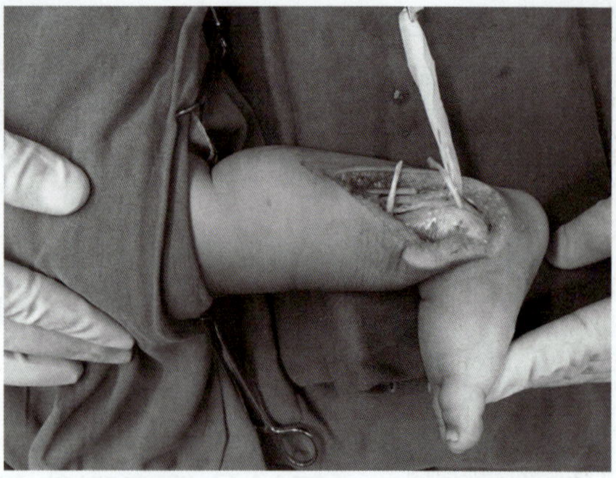
图 4-4-4 后侧松解术后背伸情况

（七）外固定架矫正

• 优势明显：大龄、僵硬、皮肤软组织条件差、神经肌肉疾患等
• Illizarov,Taylor,Turelock 等主流器材均为圈架系统
• 可配合一定范围软组织手术或截骨术
• 缓慢矫正畸形，保障血运安全
• 根据畸形情况随时调整
• 术前设计及术中合理安置的重要性
• 平均带架时间 2~3 个月
• 带架期间注意皮肤护理
• 拆除外架后可临时石膏固定
• 视复查结果判断肌力平衡手术的必要性

（八）其他手术及注意事项

• 马蹄足各类手术繁多，根据畸形部位和年龄选用
• 三关节融合术已较少采用，更多的是各类关节外骨性手术
• 踝后方切口不应位于跟腱正后方，以免粘连
• 术中注意保护各肌腱鞘管，以利于术后康复
• 切忌以跟腱延长、胫前肌外移等单一术式应对所有畸形
• 不彻底的矫正手术为后续治疗带来干扰，往往会使患儿预后更差

七、治疗目标

• 有功能（functional）
• 无痛（pain-free）
• 跖行足（plantigrade foot）
• 灵活性（good mobility）
• 无胼胝（without calluses）
• 无需穿戴矫形鞋（without the need to wear modified shoes）

（杨　征）

5 脑性瘫痪

一、定 义

脑性瘫痪（cerebral palsy, CP）是由发生于尚未发育成熟的胎儿或婴儿的非进行性脑损害所引起的一组动作和姿势发育的永久性异常，并导致活动受限，发生率2‰（1‰~9‰）。

二、病 因

1. 产前：近亲、多胞胎、病毒感染、化学物质、放射损害、妊娠中毒、酒精中毒、吸毒等。
2. 产中：早产、低出生体重、难产、宫内缺氧、生后窒息、脑出血等。
3. 产后：核黄疸、破伤风、外伤、感染等。

三、分 型

（一）神经病理分型

1. 痉挛型（spasiticity）
- 最常见，60%~70%
- 锥体系/皮质脊髓束受损所致
- 常见病因：早产、围产期缺氧、外伤
- 上运动神经元损伤表现
- 挛缩常见，骨科手术效果好

2. 不随意运动型（dyskinesia）
- 20%，包括肌张力障碍型（dystonia）、手足徐动症（athetosis）和舞蹈病等
- 锥体外系（中脑、基底核）受损所致
- 常见病因：核黄疸、胎儿母红细胞增多症、缺氧
- 临床表现为肢体不自主运动
- 挛缩少见，肌腱延长效果无法预测

3. 共济失调型（ataxia）
- 少见，5%
- 小脑受损致平衡和协调运动障碍
- 宽横距步态，易跌倒

4. 混合型（mixed）
- 10%
- 脑损伤范围广泛
- 常见病因：脑炎、缺氧、产伤
- 肌张力障碍和痉挛可发生于同一肢体

（二）解剖分型

1. 双瘫（diplegia）
- 最常见，占 50%
- 早产和低出生体重常合并痉挛型双瘫
- 下肢受累重，上肢仅累及精细动作

2. 偏瘫（hemiplegia）：同侧上下肢均受累。
3. 全身受累型（total body involvement）：四肢、躯干和头颈均受累。
4. 其他：单瘫（monoplegia）、三肢瘫（triplegia）、四肢瘫（quadriplegia/tetreplagia）。

（三）功能分级：粗大运动功能分级系统（Gross Motor Function Classification System，GMFCS）

1. 按照年龄分为 5 组。
2. 根据自主粗大动作（坐、站、走等）水平和是否需要助行装置分为 5 级（图 4-5-1）。
3. 粗大动作发育特点
- 0~2 岁快速增长
- 2~4 岁各组分离
- 6 岁达峰
- 21 岁前Ⅲ ~ Ⅴ组稍有下降

4. GMFSC 分级改善可见于重大干预事件后，但少见；分级恶化常见。

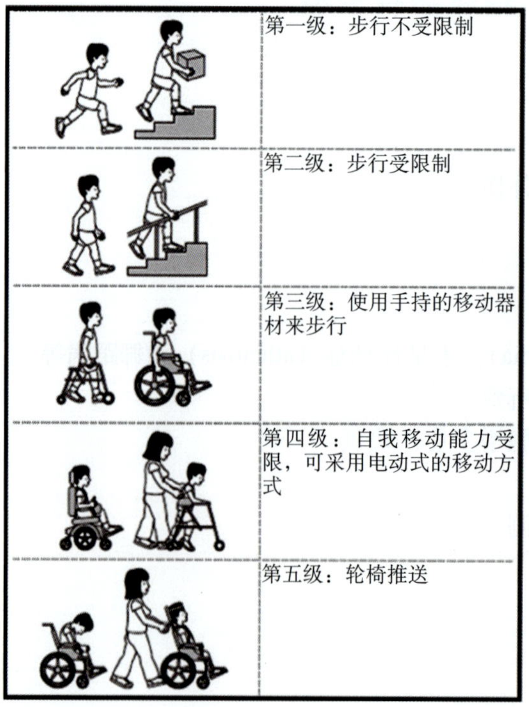

图 4-5-1 粗大运动功能分级系统

四、临床表现

（一）病　史

1. 孕产史（致病因素、胎龄、出生体重……）
2. 发育史（动作、语言、智力……）
3. 主症发展史（痉挛演变、功能演变……）
4. 伴随症状（智力缺陷、构音障碍、流涎……）
5. 日常生活能力（ability of daily life，ADL）
6. 家族史（类似病例以资鉴别）

（二）查　体

1. 姿势（卧、坐、站、走、跑）
2. 关节（挛缩、稳定性）
3. 力量（肌力、控制能力）
4. 肌张力
- 痉挛（spasticity）
- 速度（力量）依赖型抵抗
- 折刀征
- 强直（rigidity）
- 时间依赖型抵抗
- 铅管征、齿轮征

5. 神经系统（生理反射、病理反射）
6. 特殊体征（神经系统、肌肉骨骼系统）
- Thomas 征 /Staheli 征——屈髋挛缩
- Ely 征——股直肌挛缩
- 腘角——腘绳肌挛缩
- Silfverskiöld 试验——鉴别腓肠肌和比目鱼肌挛缩
- 折刀征——被动活动关节初期阻力明显，随后迅速消失
- 铅管征——被动活动关节时阻力始终存在

7. 肌张力分级（Ashworth，1964）
- 1 级：正常
- 2 级：轻度增高，折刀征阳性
- 3 级：增高，关节被动活动困难
- 4 级：明显增高，关节被动活动困难
- 5 级：强直

（三）查体要点

1. 反复检查，鉴别假阳性与假阴性。
2. 不同条件下检查（清醒、睡眠、安静、兴奋）。
3. 不同检查者进行检查。

五、行走能力预测

1. Bleck 7 项判据：1 岁时如 7 项中存在 2 项，无法行走
2. 2 岁可独立坐，最终可行走
3. 6 岁不能行走，终将无法行走！
4. 何时可行走与脑瘫分型有关
- 痉挛型偏瘫：18 ~ 21 个月
- 痉挛型双瘫：4 岁

六、治疗目的——改善功能

1. 交流能力：语言、阅读、写作……
2. 日常活动：进食、如厕、更衣、入浴……
3. 行动方式：室内 / 室外行走、使用助行器械、使用专用 / 标准设施、出行方式……
4. 行走能力：独立 / 介助 / 强化介助行走。

七、治疗方法

（一）系统康复（基本治疗）

1. 预防和教育：特殊教育、康复教育
2. 功能训练：物理治疗（运动康复）、职业治疗
3. 运动疗法（体育疗法）
4. 药物：肉毒素、苯酚、安定等
5. 器具：支具、轮椅、助行器、自助具
6. 外科手术：骨科、神经外科

（二）骨科手术目的

1. 骨科手术的目的
- 为功能训练创造条件
- 预防畸形的出现和进展
- 改善患儿自身条件以方便护理（适用于无法改善功能的极重患者）

2. 软组织松解术的作用
- 矫正固定畸形（直接去除短缩因素）
- 部分缓解痉挛（减少机械长度，降低肌梭兴奋性）
- 保护关节（改善关节位置，恢复力学环境）

（三）骨科手术指征和方法

1. 6 岁前慎重骨科手术干预！
2. 单次多节段手术（Single-Event Multi-Level Surgery，SEMLS）
- 一次手术同时矫正所有的软组织挛缩、骨对线异常和关节不稳定
- 术后 6~9 个月内功能下降，康复至少 1 年，术后 2~3 年逐渐改善

- 减少住院和理疗康复的次数
- 优于分期手术

3. 软组织手术要点
- 留短切长（短肌为关节稳定肌、长肌为主要致畸肌）
- 适量延长（去除挛缩要充分，缓解痉挛仅延长相应长度的一半）
- 适时手术（尽量在挛缩发生之前）
- 慎重移位（脑瘫与小儿麻痹病理不同）

4. 马蹄足
- 慎行跟腱延长
- 6 岁后手术可降低复发率和过度矫正的发生率
- 腓肠肌腱膜切断；指征：无比目鱼肌挛缩
- 跟腱延长；指征：固定跖屈＞ 5°
- 跟骨截骨；指征：跟骨内翻
- 三关节融合；指征：年长儿固定畸形

5. 马蹄外翻足
- 踝足支具（ankle foot orthosis，AFO）± 腓骨短肌延长；指征：轻微、柔软
- Evans 或 Mosca 截骨；指征：柔软，GMFSC Ⅰ / Ⅱ
- 距下关节外融合术（Grice-Green 手术）；指征：严重病例，GMFCS Ⅲ / Ⅳ
- 三关节融合术；指征：＞ 12 岁，穿鞋障碍而无法行走或行走时疼痛的僵硬畸形病例
- 无痛且不能行走的病例无需治疗

6. 马蹄内翻足
- 胫后肌延长 / 平衡移位 + 跟腱延长 +AFO；指征：柔软
- 胫前肌平衡移位；指征：胫前肌过强（少见）
- 软组织平衡 + 跟骨截骨 / 三关节融合；指征：僵硬

7. 屈膝畸形（蹲踞步态）
- 单次多节段手术（SEMLS）
- 屈膝畸形
  - ◎股骨远端伸直截骨（骨发育成熟）
  - ◎股骨远端前方骺阻滞（骨发育未成熟）
- 高位髌骨
  - ◎胫骨结节移位（骨发育成熟）
  - ◎髌韧带短缩（骨发育未成熟）
- 下肢扭转畸形：旋转截骨
- 慎做屈髋屈膝肌腱（腘绳肌、髂肌）延长

8. 髋关节临危或早期半脱位的软组织松解
- 指征：＜ 4 岁，外展＜ 45°，外移率（migration percentage，MP）＜ 30% 或 1 年内进展＞ 10%，GMFCS Ⅲ
- 单独长收肌松解将导致半脱位复发
- 长收肌和股薄肌松解；指征：外展＞ 35°
- 长收肌、股薄肌和部分短收肌；指征：外展＜ 35°

9. 髋关节半脱位
- 内收肌松解 + 股骨近端内翻去旋转截骨（varus derotational osteotomy，VDRO）；指

征：3~8 岁，MP 30%~50%，GMFCS Ⅳ
- 有下列指征时，增加髋臼成形：髋臼指数＞ 25°，＞ 8 岁，MP ＞ 50%
- 髋臼成形术式：Pemberton，Dega

10. 髋关节脱位
- 切开复位 +VDRO+ 髋臼成形；指征：＜ 9 岁，Y 形软骨和股骨头骺板开放，关节无明显退变，且脱位在 1 年之内
- Chiari 或 Staheli 截骨；指征：Y 形软骨已闭合
- 如脱位＞ 1 年且无痛，无需手术
- 姑息性手术（Castle 和 Schneider 切除成形）；指征：慢性疼痛性脱位，GMFCS Ⅴ

11. 屈髋畸形
- 髂腰肌松解；指征：固定屈髋＞ 20°
- 松解部位有争议：髂肌？腰大肌？髂腰肌？

12. 髋关节内收畸形
- 长收肌松解；指征：髋关节外展＜ 20°～30°
- 股薄肌切断；指征：Phelps 征阳性
- 保留大收肌

13. 下肢扭转畸形
- 髋关节内旋：股骨旋转截骨（效果不确切，术后步态无法预测）
- 膝关节扭转：胫骨旋转截骨（效果确切，术后步态可预测）

14. 脊柱侧弯
- 25°～30°：观察
- ＞ 30°：支具治疗
- 手术以大范围内固定和大量植骨（自体或异体）为主
- 后路融合
- ＞ 50°的病例
- 范围从上胸椎（T2）至 L5 或骨盆
- 骨盆倾斜＞ 15°应融合骨盆
- 前路松解 / 融合

（徐 刚 张建立）

6 儿童骨与关节感染

一、概　述

骨关节感染可分为骨髓炎和关节炎。骨髓炎按照病程长短又可分为急性、亚急性和慢性感染；按照病因学又可分为血源性、创伤性（开放骨折后）和手术后引起的骨髓炎；不同的骨髓炎又有不同的致病菌。儿童由于干骺端的解剖及血供特点，相对于成人，血源性骨髓炎和化脓性关节炎更加常见。本章按上述分类逐一进行概述。

- 急性血源性骨髓炎
- 急性骨髓炎（开放骨折或手术后）
- 亚急性血源性骨髓炎
- 慢性骨髓炎
- 急性化脓性关节炎

（一）急性血源性骨髓炎

1. 流行病学
- 14 岁以下儿童的发病率：1/5000
- 男孩更常见（2.5 倍于女孩）
- 最常见于 10 岁以内的儿童，源于该年龄段干骺端的解剖特点及免疫系统的相对不成熟
- 常累及下肢：股骨 27%；胫骨 26%；骨盆 9%；肱骨 8%

2. 病因及微生物学
- 儿童的易感因素
  - ◎ 干骺端血管及血流特点：末端血管环迂曲（由毛细血管至静脉窦），血流缓慢
  - ◎ 干骺端临近骺板处相对缺乏免疫细胞、低 pH 值、低氧分压
  - ◎ 血流丰富
- 微生物学
  - ◎ 年龄较大婴儿和儿童：金黄色葡萄球菌（G+，最常见）；化脓性链球菌（A 组 β 溶血链球菌，G+）
  - ◎ 新生儿和小婴儿：金黄色葡萄球菌；革兰氏阴性杆菌；B 组溶血性链球菌（新生儿最常见）
  - ◎ 流感嗜血杆菌：G- 杆菌，曾经是 1 ～ 4 岁儿童最常见致病菌，目前由于流感疫苗的使用，发病率大大降低，目前低龄儿童常见的 G- 致病菌是金氏金菌（Kingella kingae）

◎ 沙门杆菌：常见于镰状细胞病患儿

3. 病理（图 4-6-1）

- 病理改变因机体反应和致病菌的毒力不同而有不同的结果，但基本的病理过程包括：细菌定植和炎性反应（inflammation）、化脓（suppuration）、骨坏死（bone necrosis-sequestra）、反应性新骨形成（reactive new bone formation-involucrum）、最终吸收愈合或转为慢性感染
- 某些部位干骺端位于关节囊内，如髋关节、肩关节和肘关节，在这些部位的骨感染会蔓延至关节内，导致化脓性关节炎
- 婴儿期（1 岁以内）的急性骨髓炎（图 4-6-2）：由于干骺端和骨骺的血管相交通，骨感染常通过干骺端蔓延至骨骺，导致生长板不可逆的损伤，进一步进入关节，破坏关节软骨，导致永久畸形

4. 临床特点

- 起病急，疼痛，高热，心率快，患肢拒绝活动
- 局部红肿热痛，2 天后局部可触及波动性脓肿
- 新生儿：可并发败血症，易漏诊

5. 影像学诊断

- X 线表现：发病 1 周内 X 线片无明显改变。逐渐可见软组织肿胀（骨膜下脓肿），干骺端骨质疏松。10 天后可见骨膜下新生骨
- B 超：明确骨膜下脓肿的位置，指导治疗
- 全身骨扫描：敏感性高，但特异性低
- MRI：可明确诊断，可用于诊断不明的复杂病例

6. 实验室检查

- CRP：最敏感，12 ～ 24 小时内升高
- ESR：24 ～ 48 小时内升高，3 ～ 5 天达高峰
- 白细胞计数：升高
- 血培养：50% 阳性
- 穿刺：涂片 + 培养（骨髓炎 90% 阳性）

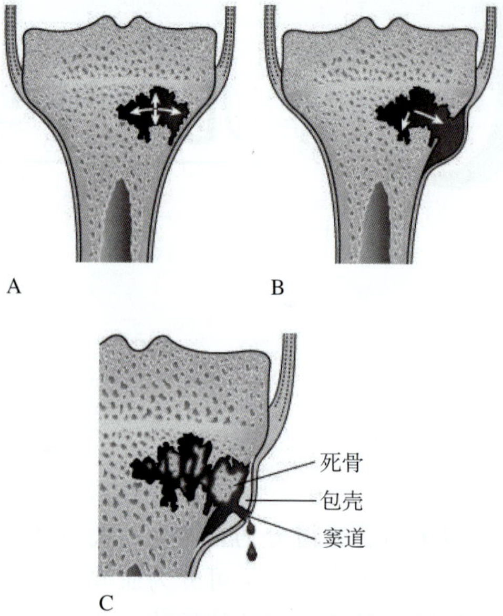

图 4-6-1 急性骨髓炎。A，感染起源于干骺端；B，皮质破溃，形成骨膜下脓肿；C，死骨和骨膜下新生骨形成，窦道形成穿破包壳

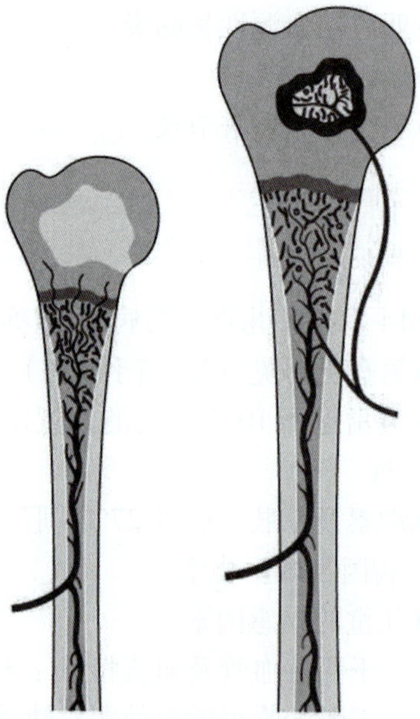

图 4-6-2 干骺端及骨骺的血供：婴儿期干骺端血管可进入骨骺内，成为感染播散的途径；儿童期，骺板形成屏障，血管不相交通

7. 鉴别诊断
- 白血病：可有类似 X 线片表现和临床表现，骨穿明确诊断
- 骨肿瘤：嗜酸性肉芽肿、尤文氏肉瘤、骨肉瘤
- 软组织感染，蜂窝织炎：MRI 提供鉴别
- 化脓性关节炎：可合并存在

8. 治疗原则

1) 全身支持，补充营养，防止脱水

2) 抗生素治疗
- 早期（48 小时内）应用抗生素，可控制脓肿的形成
- 血培养或穿刺培养明确致病菌
- 首先经验给药，根据药敏结果更换抗生素；4 ~ 6 周疗程，静脉给药，化验检查正常后改为口服
- 抗生素的经验治疗
  - ◎ 新生儿（0 ~ 4 个月）：（抗菌谱覆盖金黄色葡萄球菌、G- 杆菌和 B 组链球菌）萘夫西林 / 苯唑西林 + 三代头孢；或者万古霉素 (怀疑 MRSA 感染)+ 三代头孢
  - ◎ 儿童期：（抗菌谱覆盖金黄色葡萄球菌、A 组链球菌）：萘夫西林 / 苯唑西林；或者万古霉素 (怀疑 MRSA 感染)；若涂片发现 G- 杆菌，增加三代头孢

3）手术切开引流
- 切开引流的指征
  - ◎ 抗生素治疗 36 小时症状无改善
  - ◎ 脓肿形成
- 手术方法：肿痛最明显处切开；皮质开窗；钻孔（如果没有明显脓液）；引流管置入 / 负压引流管

4）患肢早期制动，症状控制后积极功能锻炼

（二） 开放骨折或手术后的急性骨髓炎

1. 流行病学：成人急性骨髓炎的常见原因

2. 临床表现：类似于急性血源性骨髓炎

3. 治疗要点
- 需彻底清创、冲洗（radical irrigation, debridement）
- 必要时去除骨内固定（一般认为如果内固定稳定可以保留至骨折愈合后再取出）
- 开放创面的皮瓣覆盖
- 早期抗生素

4. 常见致病菌
- 金黄色葡萄球菌、铜绿假单孢菌、G- 杆菌
- 经验抗生素治疗：万古霉素 + 三代头孢；并药敏结果更换敏感抗生素

（三） 亚急性血源性骨髓炎

1. 概述
- 发病率类似急性骨髓炎
- 症状相对较轻（机体抵抗力 *vs* 细菌毒力）
- 可能累及部位范围更广，股骨远端、胫骨近端和胫骨远端为常见累及部位

2. 病理
- 松质骨内界限清楚的囊腔，内含浆液脓性液体
- 周围的松质骨常出现硬化，可侵犯骨皮质
- 常累及干骺端（Brodie's 脓肿）（图 4-6-3），可穿透骺板，也可见于骨骺内

3. 诊断
- 痛性跛行，不伴有全身症状
- 可能由急性骨髓炎治疗后未痊愈转变而来；有时起源于骨折后的血肿
- X 线片可提示诊断：干骺端常无骨膜反应，可通过骺板侵犯骨骺；若累及骨干，皮质骨显著增厚，密度增高，髓腔消失变窄
- 实验室检查：血常规和血培养常正常，ESR 常升高

4. 鉴别诊断
- 累及骨干鉴别尤文氏肉瘤
- 累及骨骺鉴别软骨母细胞瘤

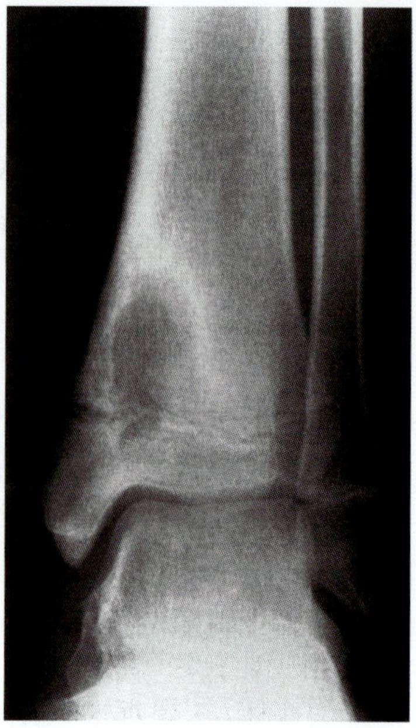
图 4-6-3 Brodie's 脓肿

5. 治疗
- 抗生素治疗 6 周
- 干骺端的 Brodie's 脓肿：需要手术刮除
- 骨骺内的骨髓炎：一般致病菌为金黄色葡萄球菌，需鉴别软骨母细胞瘤，如果证实脓肿形成需要切开引流

（四）慢性骨髓炎

由急性演变而来。特点是出现死骨（sequestra）和新生骨包壳（involucrum）。

1. 特点：反复亚急性发作，局部炎性肿，窦道。
2. 致病菌：除葡萄球菌，可有大肠杆菌、绿脓杆菌。
3. 临床表现：可有急性病史，反复发作、发热、肿胀、排脓、疼痛、窦道。
4. X 线片
- 受累骨不规则硬化，透亮，若骨膜新生骨形成，应与成骨肉瘤鉴别（图 4-6-14）
- 长骨慢性骨髓炎的分期（Cierny 分期）：Ⅰ髓腔内；Ⅱ皮质骨表面；Ⅲ骨内局限性；Ⅳ弥散性

5. 治疗原则和基本流程

1）彻底清除失活组织，稳定骨折：
- 清创的目标是看到骨面新鲜点状出血（胡椒面征，Paprika sign）
- 取多点组织送培养

2）消灭死腔，清创后的死腔处理：
- 填充抗生素骨水泥链珠（药效 2 周，需再次更换）
- 开放自体骨植骨
- 肌瓣填充成形

3）抗生素的应用：
- 依据药敏结果应用敏感抗生素 6 周
- 不必提前经验应用抗生素

4）软组织覆盖：
- 彻底清创后 3 ~ 7 天可行软组织皮瓣覆盖手术

5）感染控制后骨缺损的重建：
- <6cm：自体骨 / 异体骨
- >6cm：骨运输；带血管蒂的骨移植；Masquelet 生物膜

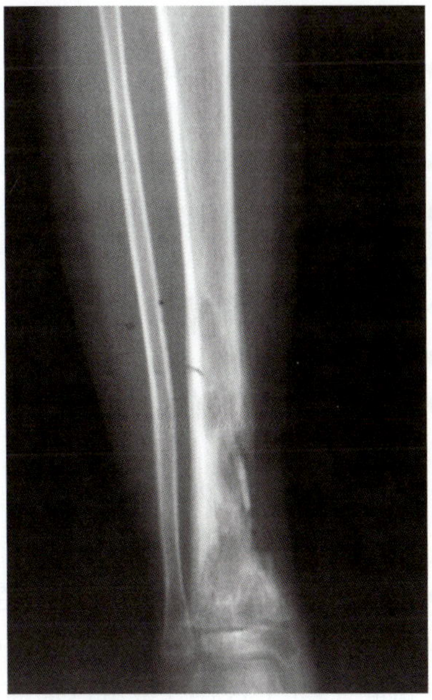
图 4-6-4　慢性骨髓炎，胫骨远端局限性，死骨形成

（五）急性化脓性关节炎

1. 概述
- 外科急症，确诊后立即手术，防止关节软骨、骺板不可逆性损害（图 4-6-5）
- 常见于小于 2 岁的婴幼儿（50%）
- 常累及大关节：髋（36%），膝（35%），踝（10%）

2. 病因

1）血源性播散（最常见）。

2）临近骨和软组织感染：髋、肩、肘、踝的干骺端部分位于关节内，因此骨髓炎可以播散导致关节炎；1 岁以内的骺板两侧的血供相交通，也是干骺端骨髓炎蔓延至关节内途径之一。

3）外伤或手术直接传播。

4）常见致病菌：金黄色葡萄球菌（最常见），A 组链球菌（感染水痘后最常见）。

3. 临床表现
- 全身症状（发热、厌食、萎靡不振）
- 跛行或无法负重
- 关节红、肿、热、痛
- 关节活动受限
- 累及髋关节表现为
  - ◎ 髋关节外旋、外展和轻度屈曲
  - ◎ 婴儿可表现为假性麻痹——患肢无主动活动

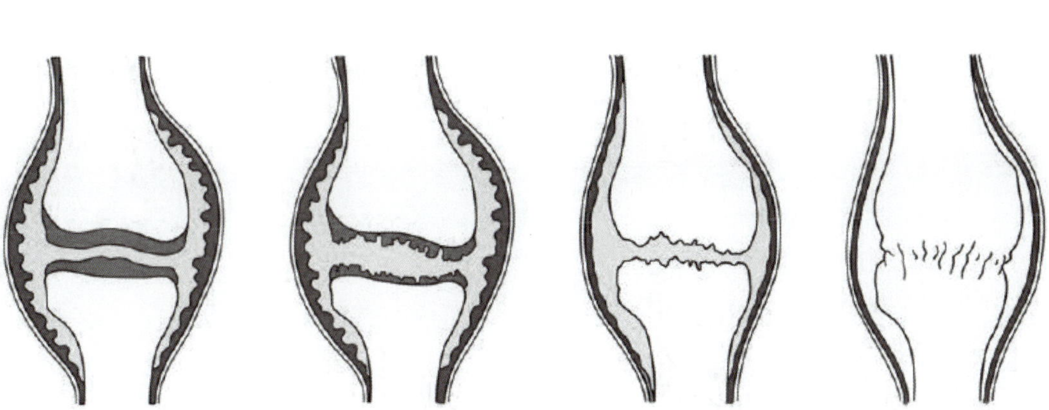
图 4-6-5　急性化脓性关节炎病理演变：滑膜炎；关节积脓；软骨破坏；关节僵直融合

4. 实验室检查

- 血常规、CRP、ESR、血培养、穿刺液涂片 / 培养

5. 影像学检查

- X 线片：关节间隙增宽
- B 超：探及关节内积脓

6. 鉴别诊断

- 髋关节一过性滑膜炎
- 骨髓炎
- 青少年类风湿关节炎

7. 治疗

1）诊断明确后急诊切开引流

2）经验应用抗生素：

- 新生儿（0 ~ 3 个月）：(金黄色葡萄球菌、肠球菌、B 组链球菌）萘夫西林 / 苯唑西林 + 三代头孢；或者万古霉素 (怀疑 MRSA 感染)+ 三代头孢
- 儿童（>3 个月）：(金黄色葡萄球菌、A 组链球菌、G- 杆菌）万古霉素 + 三代头孢

3）根据药敏结果更换敏感抗生素。

（边 臻 徐易京）

7 股骨头缺血坏死

一、一般介绍

1．儿童股骨头缺血坏死于 1910 年先后被美国学者 Legg、法国学者 Calvé 和德国学者 Perthes 报道（图 4-7-1~ 图 4-7-3），故又称为 Legg-Calvé-Perthes 病（LCPD）或简称 Perthes 病。

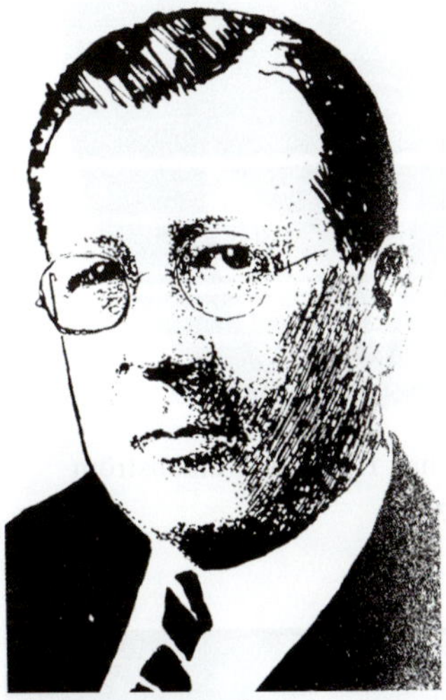

图 4-7-1　Arthur T. Legg (1874 – 1939)

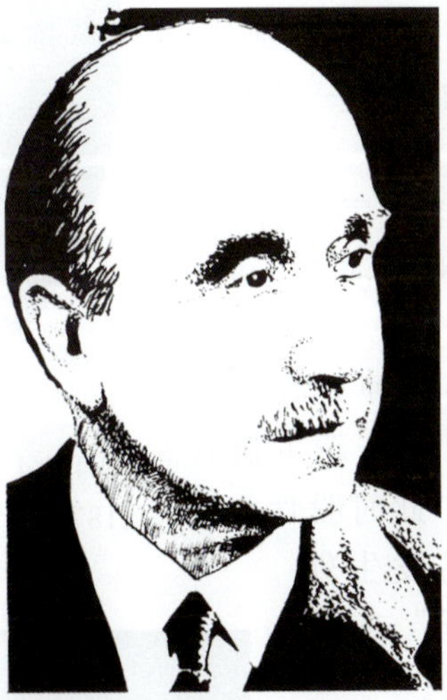

图 4-7-2　Jacques Calvé (1875 – 1954)

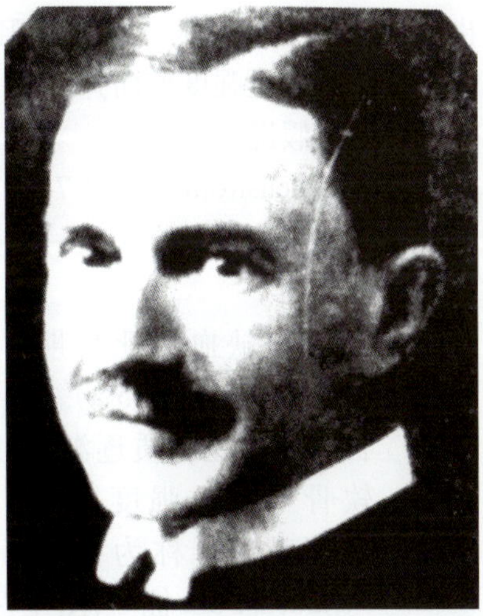

图 4-7-3　Georg Clemens Perthes (1869 – 1927)

2．定义

LCPD 是儿童期股骨头缺血坏死导致其系列 X 线片出现股骨头密度改变、形态不整、轮廓异常乃至头臼关系异常的疾患，若未经正规治疗，最终股骨头扁平膨大，残留髋关节畸形，而在青少年以后造成髋关节退行性改变。

二、流行病学及临床表现

1．LCPD 可见于 18 个月龄至骨发育成熟的患儿，最常见于 4 ~ 9 岁。有报道发病率为 (4~26)/100,000，平均 15.6/100,000；10%~12%的患儿双侧受累。男 : 女为（4 ~ 6）: 1。

2．性别之间不存在发病年龄、双侧受累易患性的差别，但女性患儿无论是疾病严重程度还是最终结果均差于男性。

3．初始阶段可有髋关节滑膜炎表现，但出现率不足 5%。常伴随腹股沟或大腿中下段及膝部的间歇性疼痛，并伴有较长时间跛行；一些患儿甚至表现为对侧痛。疼痛并不明显和严重，常为间断性的隐痛或钝痛，休息后可获缓解。若症状持续时间较长，可造成股及臀部肌肉萎缩。

4．学龄儿童反复发作的以及迁延不愈的髋部激惹症、骨龄存在 2 年以上延迟者，属于高危人群，应警惕 LCPD。

5．LCPD 患儿常规血尿化验检查一般均正常。

三、病因学及自然病程演变

1．骺软骨异常、骺血流异常或血管功能障碍均可导致 LCPD。

2．有发现蛋白 C、S 缺乏造成的血液凝固性异常，以及脂蛋白 A 和纤溶酶原激活因子及其抑制因子 1 的功能异常造成纤维蛋白原溶解下降等因素，可导致 LCPD。

3．多数 LCPD 患儿骨龄迟滞，因此有作者提出骺软骨内血管受压→血流受阻→软骨生长缺陷、缓慢→软骨抗压强度低而弹性大→血管进一步受压的恶性循环假说。

4．Waldenström（图 4-7-4）自然病程分期，为股骨头缺血坏死后的 X 线片自然病程演变，可分为四期。

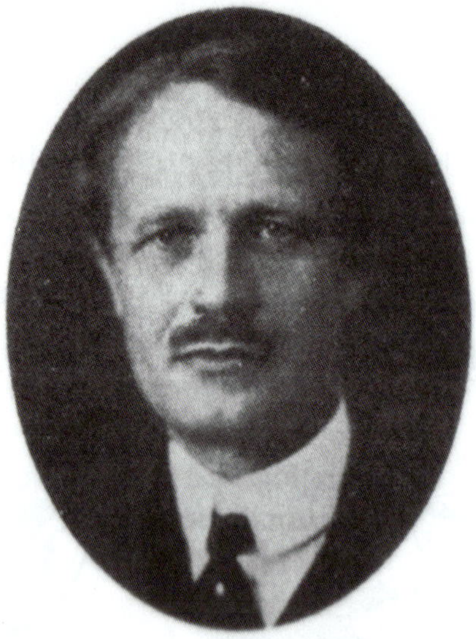

图 4-7-4 Johan Henning Waldenström (1877 – 1972)

(1) 致密（缺血坏死）期：缺血梗死导致密度增高（图 4-7-5-a）。之后随着新生血管长入、坏死骨质逐渐吸收，此时股骨头骺软骨下骨质强度脆弱、易发生软骨下骨折，称为“新月征”或称“Waldenström 征”（图 4-7-6）。

(2) 碎裂期：新生血管长入，死骨吸收，新生骨逐渐生成。负重应力导致软骨下骨折反复发生，造成新生骨塌陷，股骨头骨质破碎，失去完整骨小梁纹理，形态不规则，呈现塌陷。股骨颈干骺端也出现“囊性变”（图 4-7-5-b）。

(3) 修复（再骨化）期：坏死骨逐渐吸收，新生骨形成。股骨头呈现修复性改变：密度趋于均匀、碎裂彼此融合、股骨头膨大。若经正规治疗，则可呈头臼曲率圆弧形适应（图 4-7-5-c）。

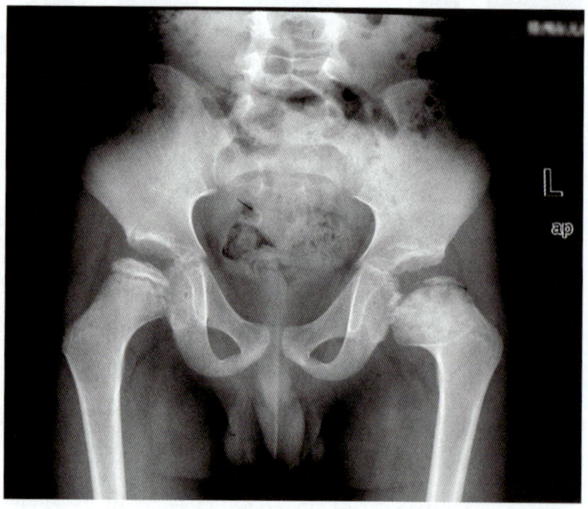

图 4-7-5-a 男，8 岁，双股骨头缺血坏死，右侧致密期

(4) 塑形（后遗症）期：最终，股骨头呈现近乎正常的骨密度和骨小梁纹理（图 4-7-5-d）。但未经正规治疗，股骨头会扁平膨大、轮廓及形态异常，同时有短颈畸形和大转子高位、髋臼发育不良，称之为扁平髋或髋膨大畸形（图 4-7-7）。此种髋关节形态，必然早发骨性关节炎。

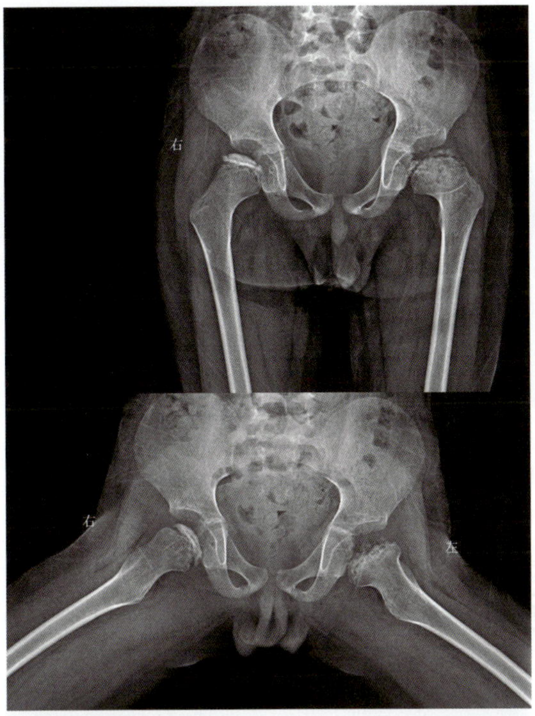

图 4-7-5-b　右股骨头碎裂、密度不均、形态不整且塌陷。干骺端可见囊变

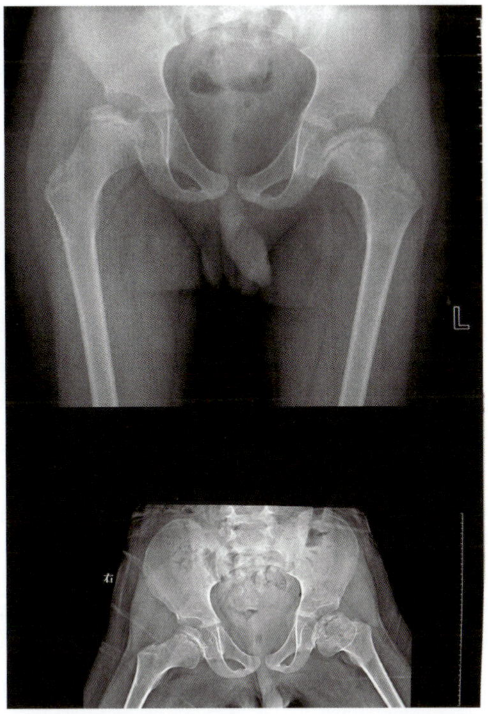

图 4-7-5-c　双股骨头均有融合，形态仍不规整；左头膨大，与髋臼曲率适应

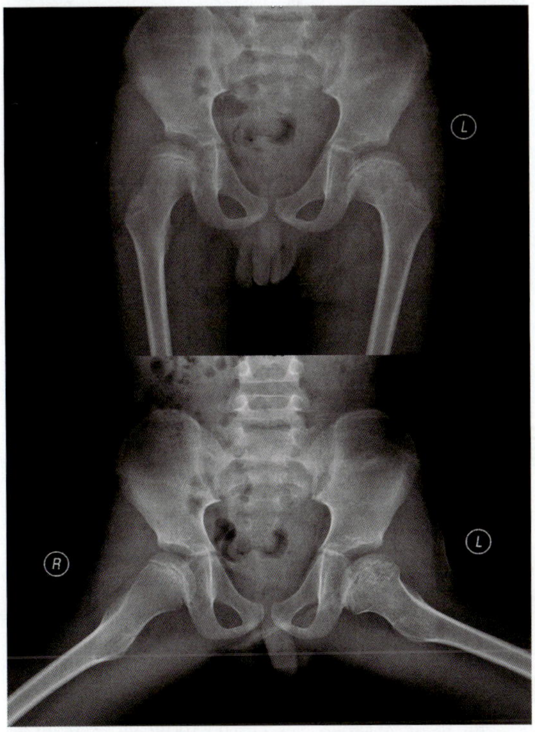

图 4-7-5-d　左侧发病 4 年、右侧发病 3.5 年。双侧股骨头骨纹理正常、密度均匀；虽有头膨大、髋臼覆盖不良，但头臼形态适应

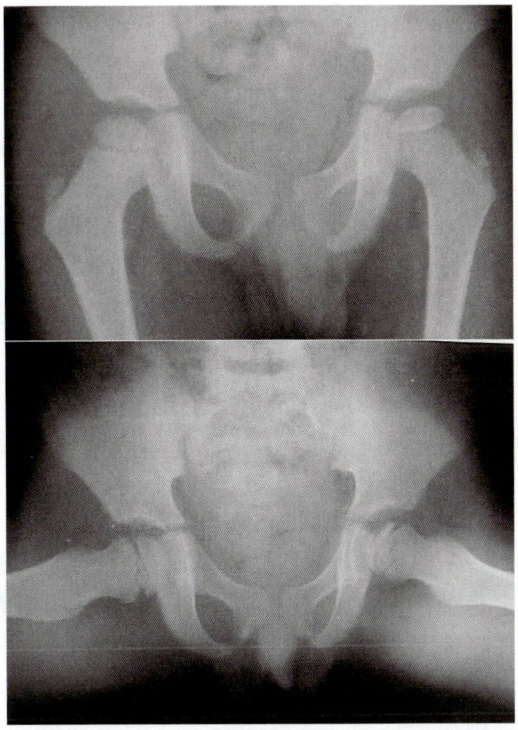

图 4-7-6　男，6 岁，左髋疼痛 2 月余。正位片左股骨头密度增高、骨小梁结构不清；侧位示软骨下骨质内新月状软骨下骨折，又称 Waldenström 征

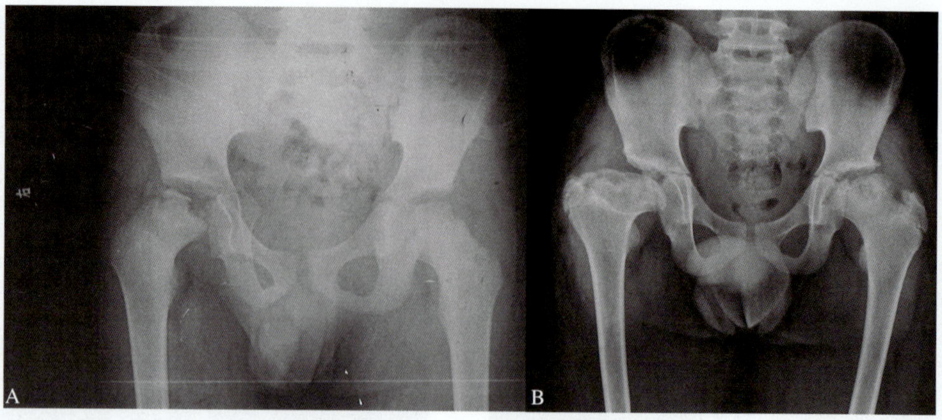

图 4-7-7 男，13 岁。A，4.5 年前双股骨头缺血坏死，未严格免负重、未予包容治疗，仅施行右股骨钻孔减压；B，右股骨头显著畸形、丧失圆弧轮廓，短颈、髋膨大，髋臼形态异常，大转子增高；左侧头膨大、头臼关系异常

四、鉴别诊断

1. 单侧 LCPD，需要鉴别创伤及感染的后遗症状态。如创伤性髋关节脱位及股骨头创伤性骨骺分离（Delbet I 型儿童股骨颈骨折），于恢复期也会有股骨头缺血坏死改变。关节活动显著受限，应警惕结核。

2. 双侧病例，LCPD 一般不同时出现症状，而且双髋受累程度也不一致（图 4-7-8）。身材矮小、双侧病变对称的病例，应思及甲状腺功能低下、Down 综合征、肾功能异常以及多发骨骺发育不良或脊柱骨骺发育不良等症，应投照腕、膝、脊柱 X 线片以及相应化验检查予以排除（图 4-7-9）。

3. 血红蛋白病及长期应用甾体激素的病例也可造成单侧或双侧股骨头坏死。

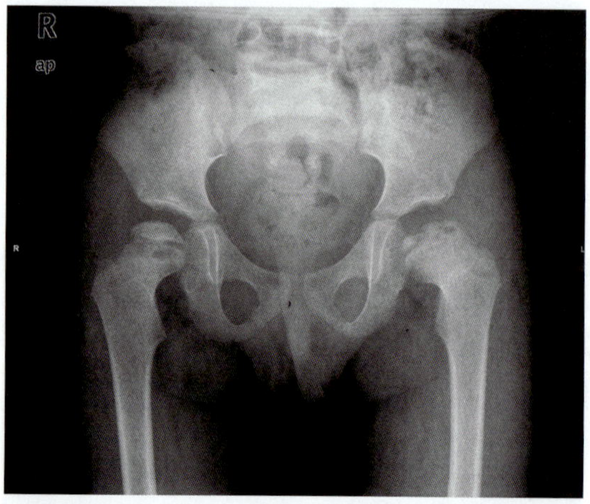

图 4-7-8 男 6 岁，双股骨头缺血坏死。左侧近一年、右髋痛 3 个月

五、辅助检查

1. CT、超声波扫查虽有异常发现，却不具有特异性，只作为诊疗选择的参考。

2. Tc-99m 骨扫描为早期辅助诊断方法，常在 X 线片出现改变之前即可通过锝扫描确定是否存在缺血（图 4-7-10）。但此种检查方法有创，且具有放射性伤害，也不能确定缺血坏死程度，故而临床上应用有限。

3. X 线平片检查历史悠久、费用低廉、操作容易、应用广泛，普遍作为临床诊断和确定疾病分型、选择治疗方式的首要辅助手段。推荐每次随诊，应同时投照骨盆及双髋正位、双髋侧位以及双髋 Von Rosen 位（各外展 30° 且内旋 20° 位）骨盆 X 线片（图 4-7-11），对比观察股骨头骺受累范围、塌陷程度及有否特殊 X 线表现如 Waldenström 征，及有否髋臼覆盖不良或股骨头半脱位等临危征。双髋各外展 30° 且内旋 20° 位骨盆片可判断头臼包容的改善情况，对于判断是否继续保守包容还是进一步需要采取手术包容，极有帮助意义。

4．MRI 可早期发现股骨头骺核骨质 T1 低密度、T2 正常或低密度的髓内水肿改变征象，可早期提示存在缺血坏死（图 4-7-12）。钆增强 MRI 对比成像可显示骺核中央区信号的减弱程度和范围，以及干骺端信号弥散的强弱，因而可指导早期干预治疗。Nando Sanctis 于 2000 年曾提出 MR 分型与 X 线平片以及与最终结果的呼应关系并提出相应的推荐治疗方式。

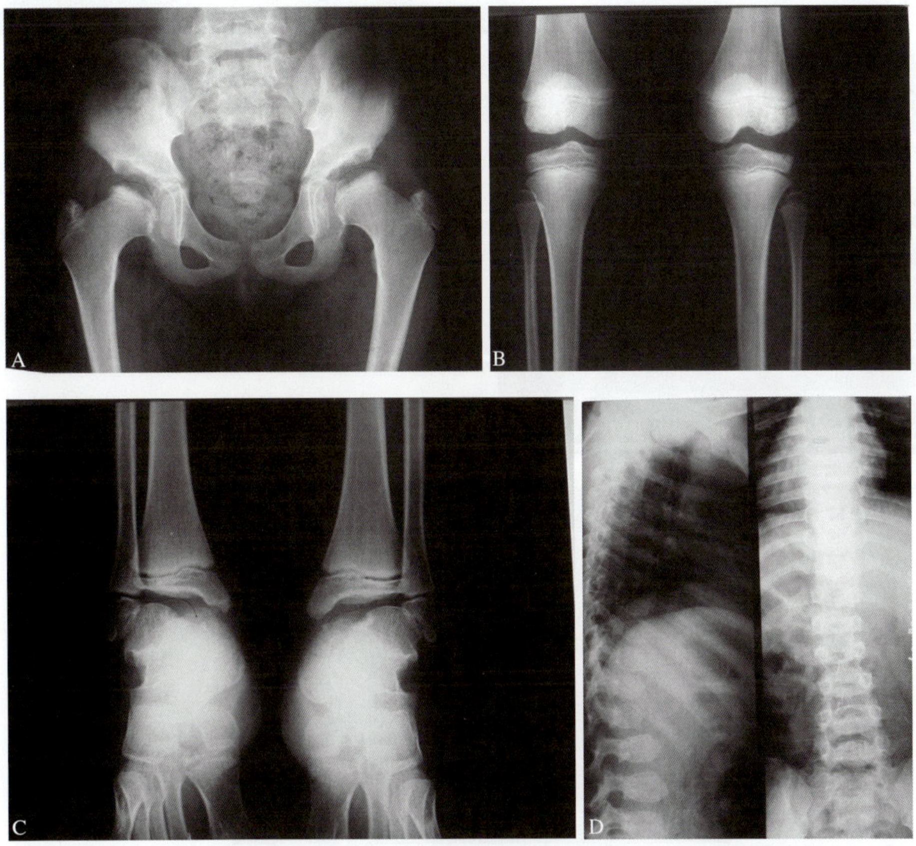

图 4-7-9　男，12 岁。A，双侧股骨头对称性骨质改变，双侧髋臼亦存在对称性变化；B、C，双侧股骨远端、胫骨远近端骨骺形态对称性异常；D，脊椎形态异常、发育不良

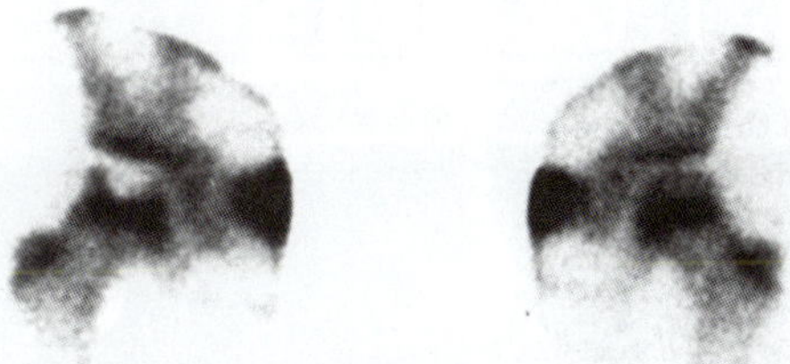

图 4-7-10　锝扫描可早期清晰显示充盈缺损，表示存在缺血

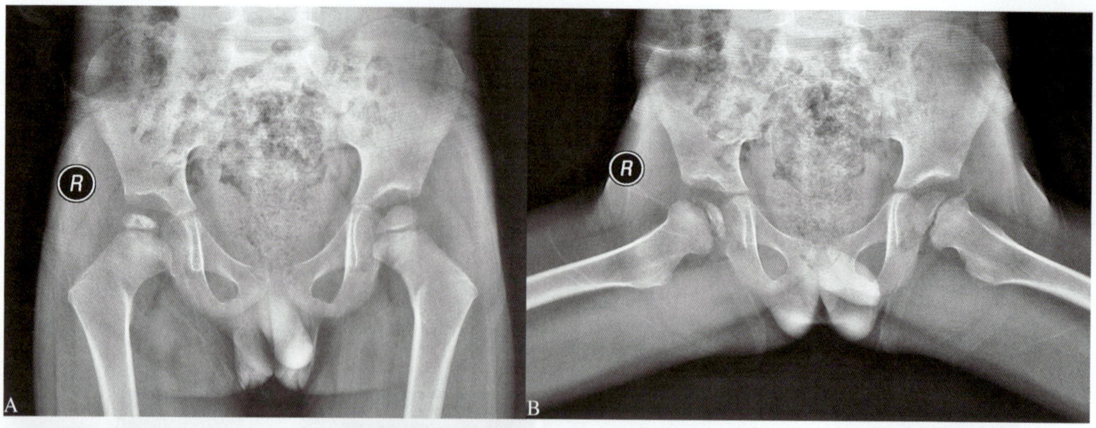

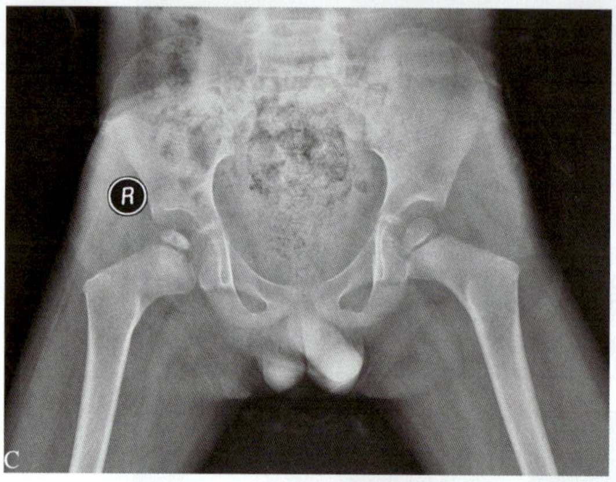

图 4-7-11 A，双髋正位片；B，双髋侧位片；C，双髋各外展 30° 且内旋 20° 位骨盆片

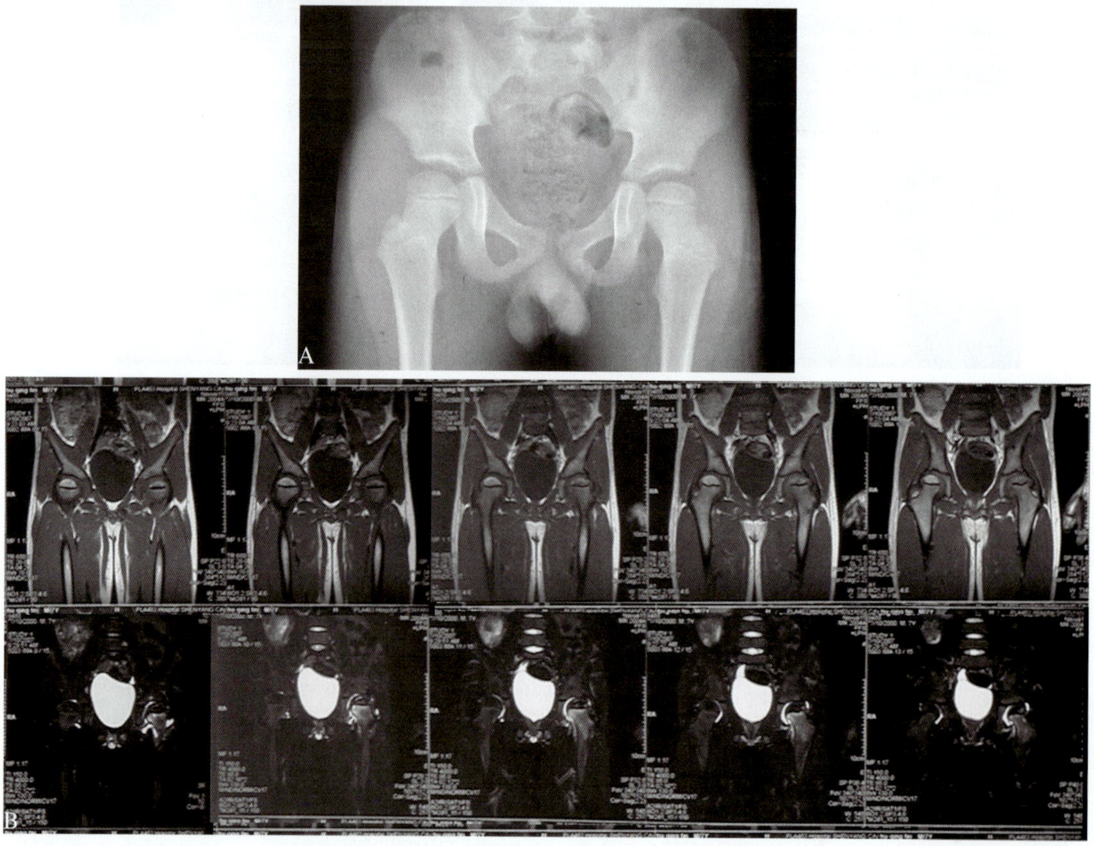

图 4-7-12 男，6 岁。A，左股骨头坏死缺血期；B，MRI 显示股骨头骺核内病变，T1 呈现低密度病灶、T2 较健侧密度稍低

六、分 型

1．Catterall 分组（1971 年）及 Herring 分型（1992 年）（表 4-7-1）是基于头骺受累程度的分型方法，对预后极有指导意义，是目前被广泛接受和最常用的分型体系。

2．Catterall 分组依赖于骺的碎裂程度：骺前部受累为 I 组（图 4-7-13），骺中部及上部受累为 II 组（图 4-7-14）；如果头骺的中、上部碎裂、外部发生塌陷，则为 III 组（图 4-7-15），头骺全部受累为 IV 组（图 4-7-16）。进行 Catterall 分组，应注意选择碎裂最明显时期即最大碎裂期，否则会不准确。但股骨头骺碎裂期一般为 6 ～ 8 个月，针对同一患者，由于不同医生可能选择不同的时期作为最大碎裂期，甚至同一医生在不同的回溯性研究时段所选择的最大碎裂期也会不一样，因而 Catterall 分组的准确性存在较大的差异，同一率仅为 42%。

表 4-7-1 LCPD 的常用分型

分型名称	目的	简要描述	备注及意义
Catterall	指导治疗 判断预后	受累范围： I：中央偏前，≤ 25% II：中上，约 50% III：中外上，≤ 75% IV：全骺受累	分型误差较大
Herring 外侧柱	指导治疗 判断预后	头骺外柱塌陷： A：无或轻微 B：1/4 ～ 1/2 B/C：B 型，外柱密度改变 C：超过 1/2	塌陷程度：与原来高度相比较。单侧病例可与健侧对比
Stulberg	判断恢复后髋关节 OA 的发生可能	Ⅰ：头形态基本正常 Ⅱ：头高度降低、正侧位头直径相差＜ 2mm Ⅲ：椭圆头，正侧位直径差 ≥ 2mm Ⅳ：扁平头，承重区扁平超过 1cm Ⅴ：头塌陷，髋臼形态尚好	Ⅰ、Ⅱ：球形适应 Ⅲ、Ⅳ：非球形适应 Ⅴ：非球形不适应
Mose	判断恢复后髋关节 OA 的发生可能	正位及蛙式侧位片股骨头同心圆半径的差别是否超过 1mm	1mm 以下：好 1~2mm：可 2mm 以上：差

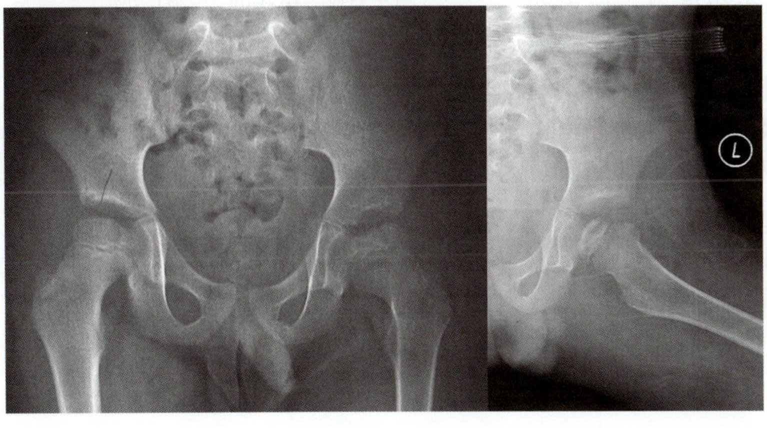

图 4-7-13 男，6 岁，左股骨头缺血坏死、受累程度 ≤ 25%，为 Catterall I 组

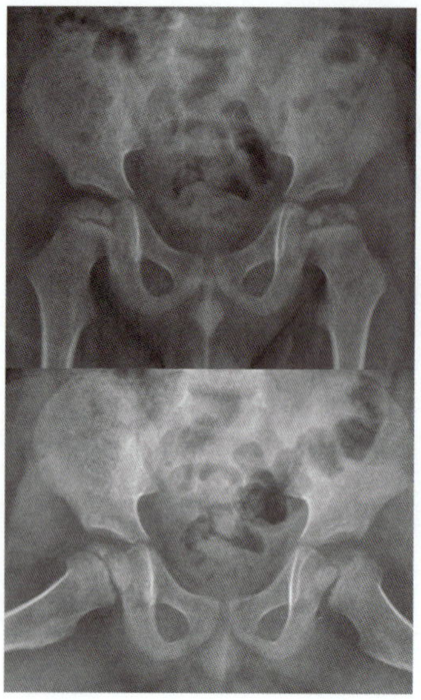

图 4-7-14 男，5 岁，双侧股骨头缺血坏死、受累程度均约 50%、头轻度塌陷；为 Catterall II 组

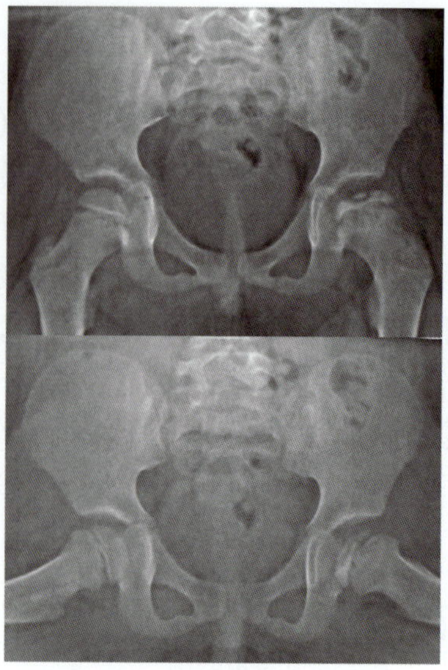

图 4-7-15 男，7 岁，左侧股骨头缺血坏死、受累程度达 75%；头有塌陷和膨大、干骺端明显囊变，为 Catterall III 组

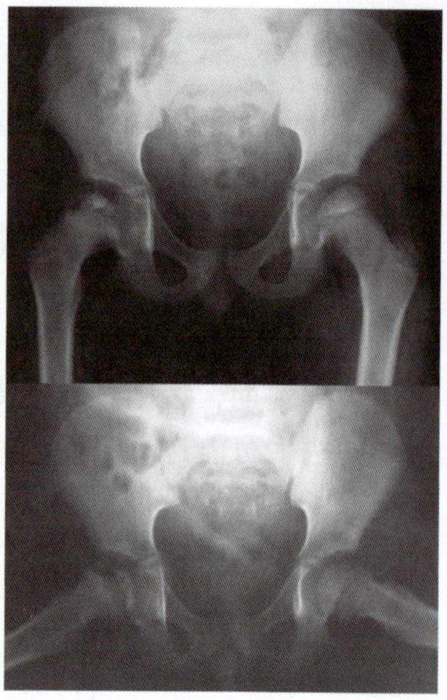

图 4-7-16 男，10 岁，右股骨头缺血坏死，全部骺核受累、骺板不整、干骺端囊变膨大，为 Catterall IV 组

3．Herring 外侧柱分型是现今临床普遍采用的分型体系（图 4-7-17），简单易用而且同一率较高。

- A 型（La）：股骨头外柱高度无塌陷、骨质改变轻微（图 4-7-18）
- B 型（Lb）：外柱高度维持在其原来的 50% 及以上，其内可有囊变（图 4-7-19）
- B/C 边界型（Lb/c）：可有三种表现形式
  - ◎ 外柱高度在原来的 50% 以上，但是窄细，常为 2~3mm 宽（图 4-7-20）
  - ◎ 外柱高度仅维持在原来的 50%，且低于中柱高度（图 4-7-21）
  - ◎ 外柱高度虽维持在 50% 以上，但密度显著不均，形态明显不整（图 4-7-22）
- C 型（Lc）：外柱残余高度不足原来的 50%，或者外柱与中柱之间没有明确界限，不能分辨出外柱结构（图 4-7-23）

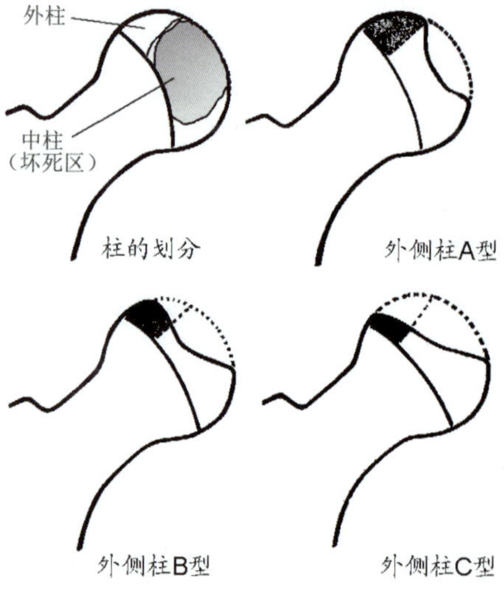

图 4-7-17 Herring 外侧柱分型

5．LCPD 后遗畸形以及治疗后的结果评估，通常采用 Mose 和 Stulberg 分型（表 4-7-1）。

- Stulberg I 型（图 4-7-24）和 Stulberg II 型（图 4-7-25），股骨头呈球形轮廓、髋臼形态正常，属球形适应结果
- Stulberg III 型（图 4-7-25），为图 4-7-23 Lc 患儿左侧发病后 4 年、右侧 3.5 年的随访 X 线片。左侧股骨头呈椭圆形、正侧位轮廓有显著差异，头臼轮廓曲率一致，属 Stulberg III 型
- Stulberg IV 型（图 4-7-26），股骨头轮廓分别呈现椭圆及扁平改变、但仍然存在与髋

臼形态相适应的曲率关系，属于非球形适应结果

- Stulberg V 型（图 4-7-27），股骨头呈 M 形、波浪形（图 4-7-7-B）乃至马鞍状，完全丧失球形或基本的弧形轮廓、完全与髋臼形态不匹配，属非球形不适应结果，髋关节将迅速退变并很快进展成为骨性关节炎

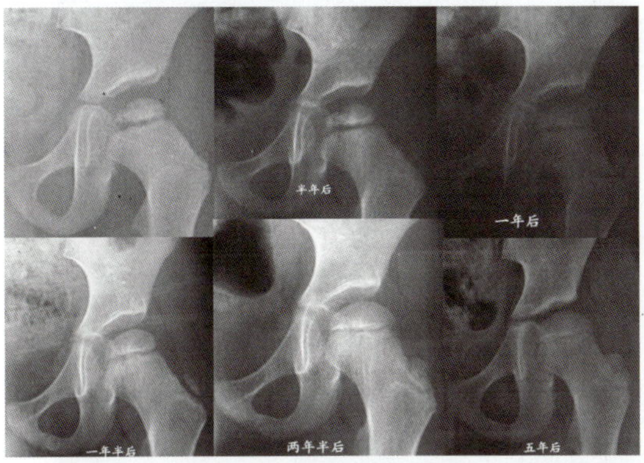

图 4-7-18 Herring 外侧柱 A 型。男，4.5 岁，La

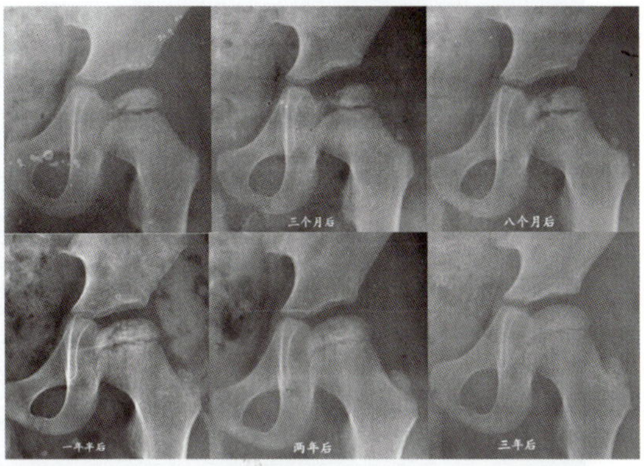

图 4-7-19 Herring 外侧柱分型 B 型。男，5 岁，Lb

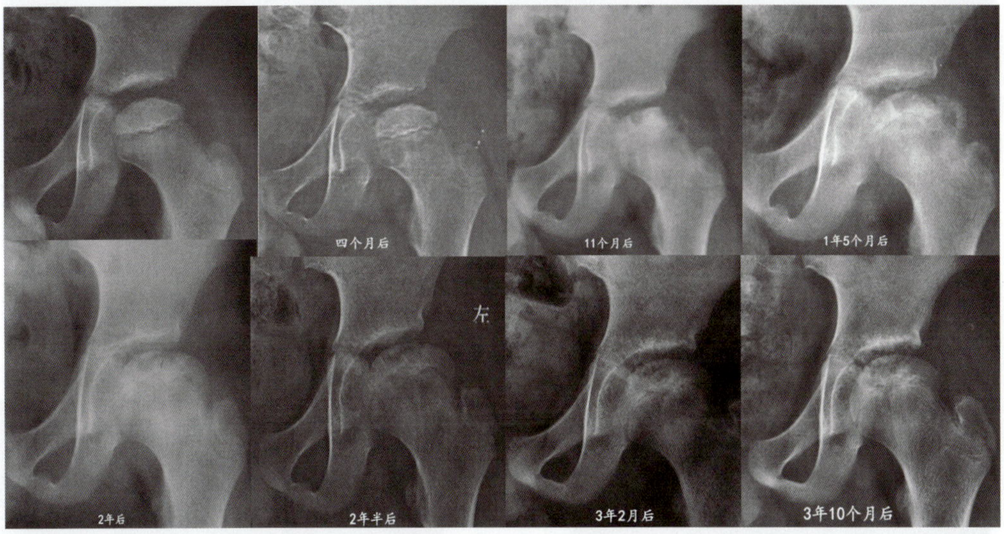

图 4-7-20 Herring 外侧柱分型 B/C 型。男，9 岁，发病后 11 个月外柱高度在 50% 以上，但窄细，为 Lb/c

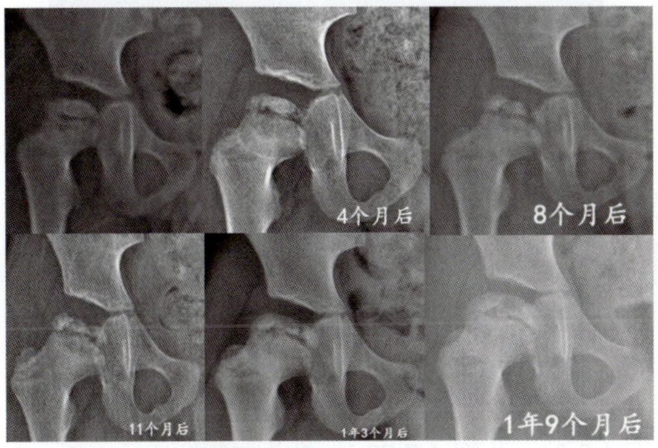

图 4-7-21 Herring 外侧柱分型 B/C 型。男，5 岁，发病后 4 个月外柱高度仅 50%，较中柱低，为 Lb/c

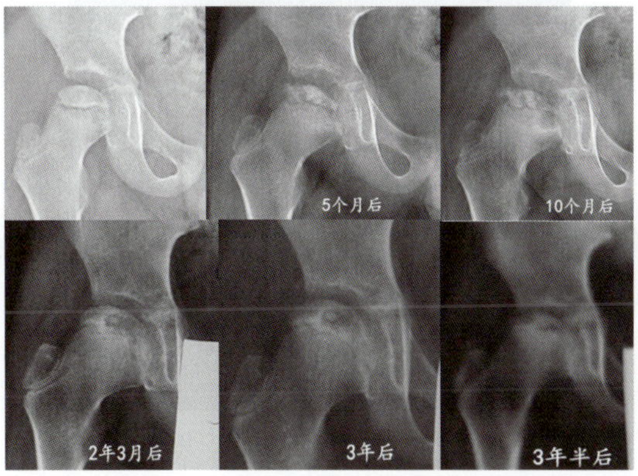

图 4-7-22 Herring 外侧柱分型 B/C 型。男，6.5 岁，发病后 5 个月及 10 个月 X 线片显示外柱高度在 50% 以上，但受累明显、骨质密度不一、形态不规整，全程随访片均示外柱低于中柱。为 Lb/c

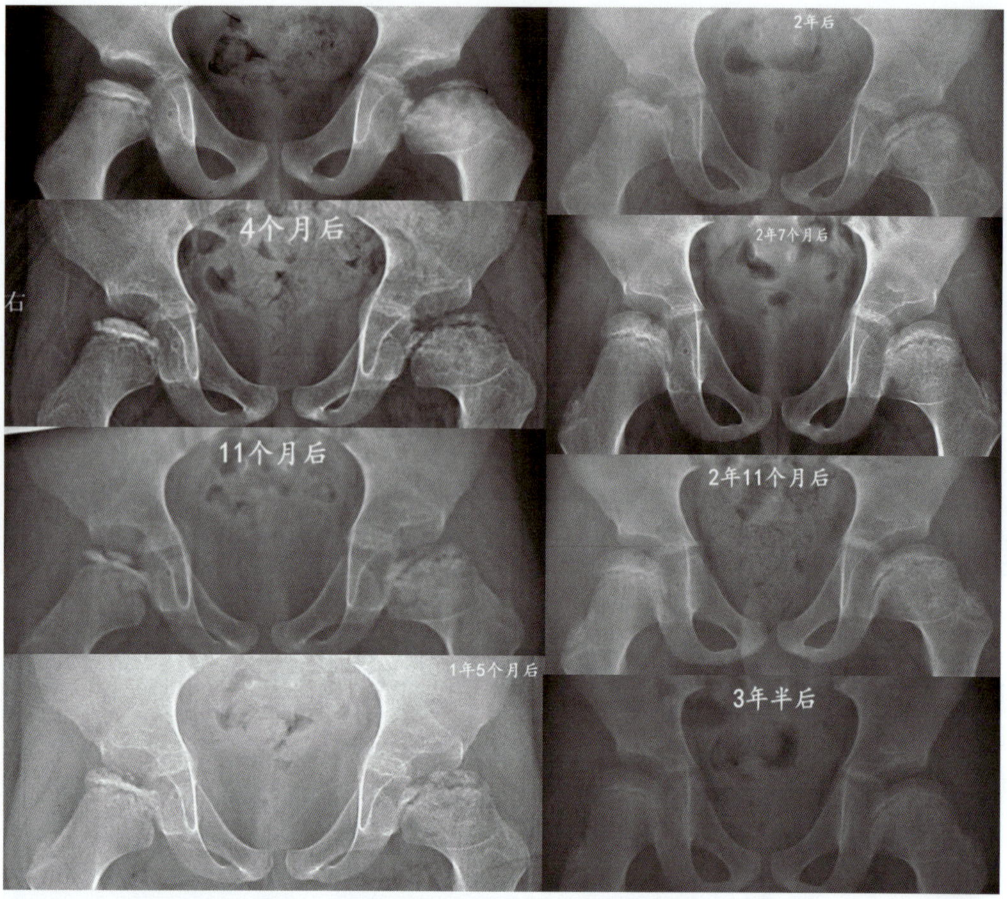

图 4-7-23 Herring 外侧柱分型 C 型。为图 4-7-5 患儿系列片。男，8 岁，右髋痛 1 月余，拍片发现双股骨头缺血坏死，左侧 Lc 型、右侧处于缺血期。4 个月后左侧进入修复期、右侧外柱高度不足 50%，为 Lc 型

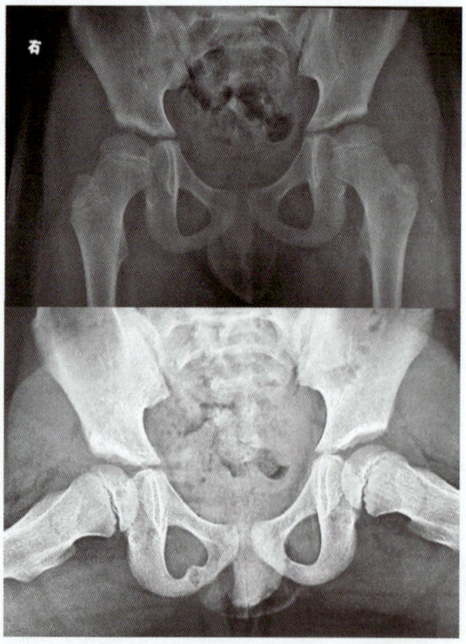

图 4-7-24 为图 4-7-18 La 患儿的 5 年随访 X 线片，Stulberg I 型，股骨头轮廓与正常侧无显著差异，头臼关系正常

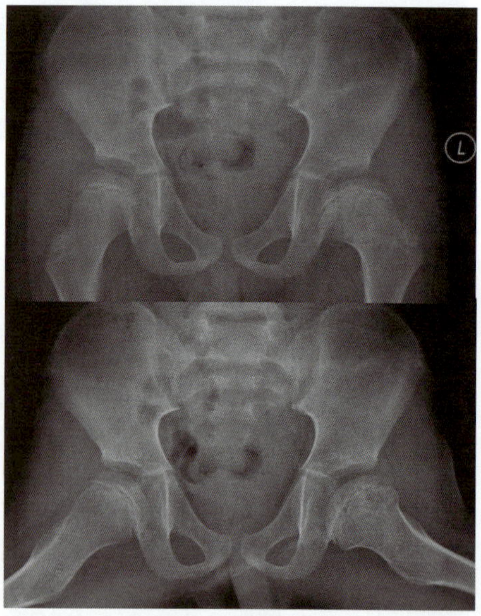

图 4-7-25 为图 4-7-23 Lc 患儿左侧发病后 4 年、右侧 3.5 年的随访 X 线片。右侧股骨头高度有降低、正侧位轮廓无显著差异，头臼形态虽相适应，但臼覆盖不完全，属 Stulberg II 型

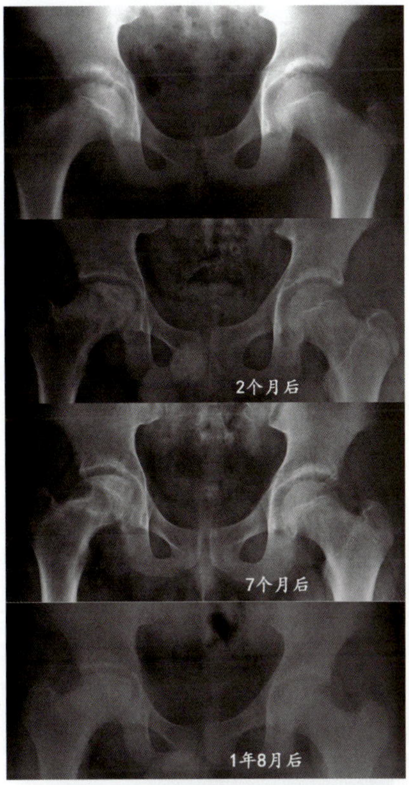

图 4-7-26　男，15 岁，股骨头缺血坏死后迅速发生塌陷，扁平改变，头轮廓及髋臼形态均异常，但头臼关系仍然存在一定程度适应性，属 Stulberg IV 型

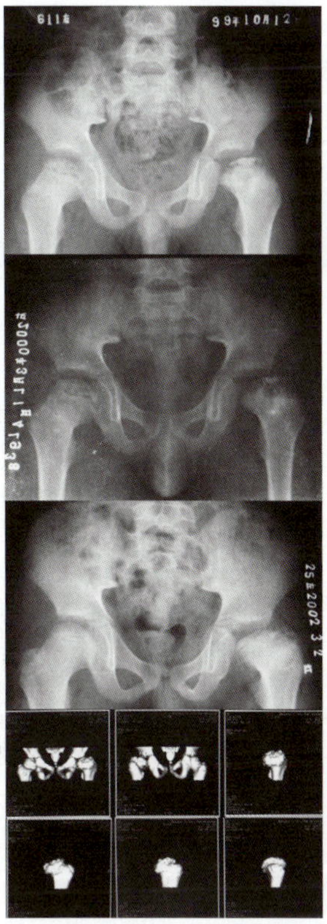

图 4-7-27　男，8 岁，股骨头缺血坏死累及全部头骺、且股骨头持续处于半脱位状态，2.5 年后股骨头呈马鞍状而髋臼形态尚正常，头臼完全丧失适应性，属 Stulberg V 型

七、治　疗

1．在着手治疗本病之前，应当明晰如下三点：

(1) 一旦发生缺血坏死，随着时间推移，就会依次出现 Waldenström 的全部四个病理演变过程（股骨头缺血坏死、碎裂、新骨生成、塑形改建，最后恢复至正常股骨头骨纹理和骨小梁结构但遗留轮廓异常的自然演变），而不为任何因素所影响。截至今日，没有令人信服的任何证据证明何种药物以及何种术式可以肯定有效地改善股骨头血液供应。

(2) 股骨头缺血坏死可导致骺板生长紊乱，造成股骨近端生长失衡，随着生长发育而出现短颈畸形和大转子相对上移，常伴有髋周肌力的下降，会造成长期跛行。应鼓励患儿增强髋外展抬腿锻炼，达到加强髋周肌力的目的。

(3) 治疗后最终结果的评判，着重在于负重区的头臼曲率适应。多数患儿都存在劳累后的轻度髋部痛或不适感，休息后可缓解。若此种症状有加重趋势，应警惕关节退变。

2．包容疗法

通过保守或手术、减少股骨头塌陷扁平所致的形态和轮廓异常，追求球形适应，争取非球形适应，避免非球形不适应的头臼关系，降低髋关节退变的发生率，或推迟其发生年龄。

3．不同的 Waldenström 自然分期，治疗方式不同（表 4-7-2）。

(1) 致密期，免负重、皮牵引、外展内旋位石膏 / 支具制动以及理疗康复等。髋关节

表 4-7-2 LCPD 患者的治疗选择

治疗方式		治疗选择
非手术治疗		不负重、制动 外展内旋石膏 外展内旋支具 皮牵引、骨牵引
手术治疗	塑形期前	包容重塑手术： 内收肌松解 + 外展内旋石膏固定 股骨内翻截骨术 Salter 截骨术 三联截骨术 非重塑手术： 大转子骺阻滞 臼成形术 Staheli 术 Chiari 截骨术
	后遗症	股骨外翻截骨术 股骨颈延长术 大转子下移术 对侧骺阻滞术

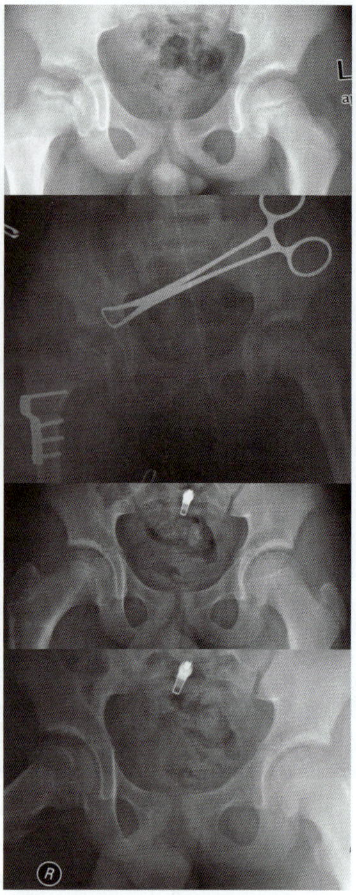

图 4-7-28 男，9 岁，Lb，股骨近端内翻截骨、角钢板固定。术后 3 年 8 个月复查：股骨头圆形、头臼呈同心圆，S-II 结果

显著活动受限、激惹征明显，需行内收肌甚至髂腰肌松解、外展内旋位制动 4 周或股骨髁上骨牵引 2~3 周以恢复髋关节功能及改善头臼包容，尤其是发病年龄较大的年长儿。髋关节活动恢复（六方向活动总和不小于 200°，其中至少内旋 20°、外展 30°）之后，常已进入碎裂期，若股骨头半脱位持续存在，应选择截骨术以永久改善股骨头的覆盖。

（2）所有进入恢复期前的患儿，均应非手术包容系列治疗，并每隔 3 个月密切随访。非手术包容系列治疗包括：禁止承重（防止头塌陷）、外展内旋位制动（改善包容以利头臼相互塑形）、锻炼髋周肌力（防止萎缩），可辅以原地踏车练习（不加阻力）或水疗（水深达剑突水平，以使浮力抵消掉绝大部分体重）。

（3）Herring A 型患者一般均预后良好（图 4-7-18）。

（4）Herring B 型和 B/C 边界型，发病年龄 8 岁（或骨龄 6 岁）以上的患者，股骨近端内翻截骨和（或）Salter 截骨以及骨盆三联截骨术之类重建性包容手术后则一般可获得较满意结果（图 4-7-28）。发病年龄 8 岁（或骨龄 6 岁）以下的 B 型和 B/C 边界型患儿，首先采取非手术包容治疗常可获优良结果（图 4-7-19、图 4-7-21、图 4-7-22）；如果在密切随访观察过程中，出现股骨头半脱位、而髋关节活动无显著受限（六方向活动总和不小于 200°，其中至少内旋 20°、外展 30°），应积极施行重建性包容手术（图 4-7-29）；对于髋活动受限患儿，需要首先按照致密期缓解髋滑膜炎激惹的治疗方式，待活动改善后，予以包容手术。

（5）Herring 认为 C 型预后最差，手术后改善不佳，但有学者提出尽早施行包容手术仍可一定程度改善头臼曲率关系（图 4-7-30）。

（6）全麻下髋关节造影术，可辅助了解软骨性股骨头的真正形态以及头臼软骨关系，从而确定包容手术所能改善的真正程度。

（7）近年倡导施行骨盆三联截骨术、配合关节造影，可满意改善头臼包容，同时避免了 Salter 手术增加头臼压力以及股骨内翻截骨加重短颈、大转子增高及短肢畸形之虞（图 4-7-31）。然而此术式对术者操作能力要求高、术中确定最佳头臼包容关系的评判标准不统一、围术期出血量较大、有发生坐骨神经损伤可能等因素，局限了三联截骨术的应用，建议应用于关节活动尚好、Waldenström 修复早期之前、股骨头膨大显著而 Salter 及股骨近端内翻截骨不能获得满意头臼包容的患者。

（8）发病年龄 12 岁以上的年长儿，病程演变近似于股骨颈骨折后的缺血坏死，常常迅速发生塌陷；又因为接近骺闭合期，股骨头生长塑形能力有限，重建性包容术后头臼的相互塑形磨造能力也降低，往往很难获得满意的头臼球形对应（图 4-7-26）。如果关节造影显示股骨头显著膨大、非球形变异常明显、头臼不称显著，可选择髋臼成形、Staheli 髋臼扩大术或者 Chiari 术增加头臼承重面积。近年有报道股骨外翻截骨、解除合页关节状态并改变头臼负重关系，可有效推迟骨关节炎的发生年龄。

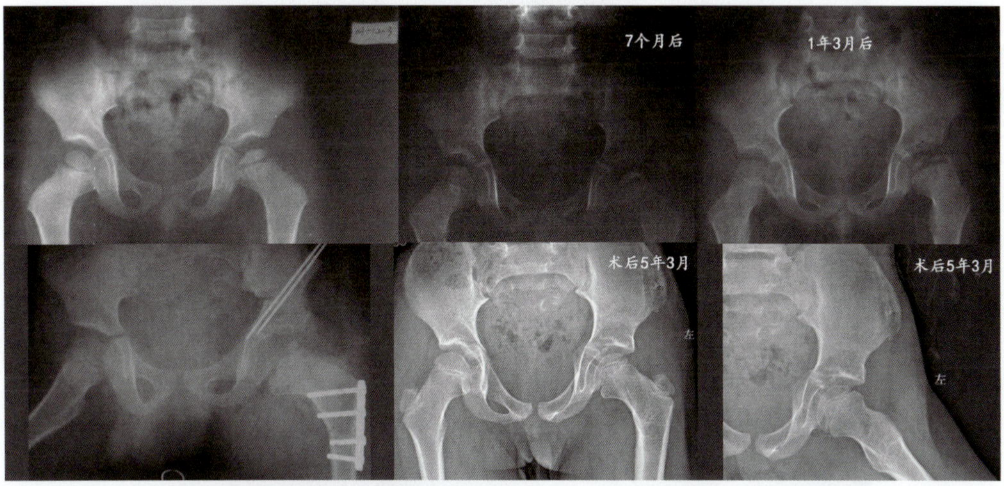

图 4-7-29　男，6.5 岁，左股骨头缺血坏死。经密切随访，发病后 1 年 3 个月最大碎裂期分型 Lb/c、臼覆盖不良，予以包容手术；术后 5 年 3 个月随访：股骨头圆形、髋臼覆盖佳、头臼关系正常，S-II 结果

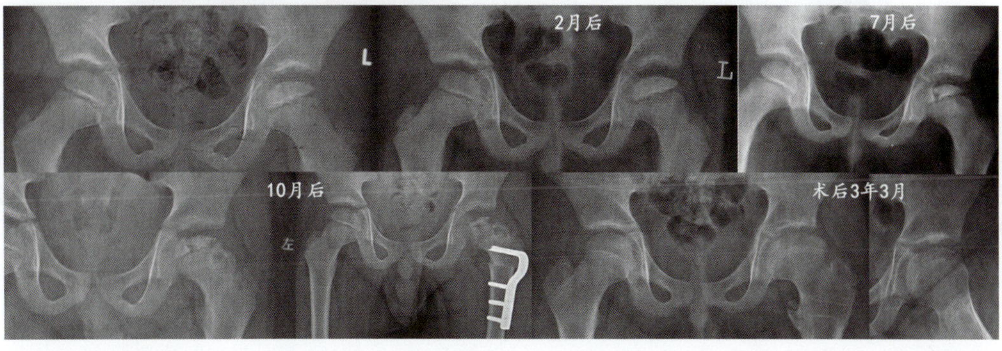

图 4-7-30　男，8 岁，左股骨头缺血坏死，发病后 10 个月来诊，Lc，予以包容手术；术后 3 年 3 个月随诊：股骨头存在椭圆形改变，头臼关系尚好，髋臼覆盖可，S-III 结果

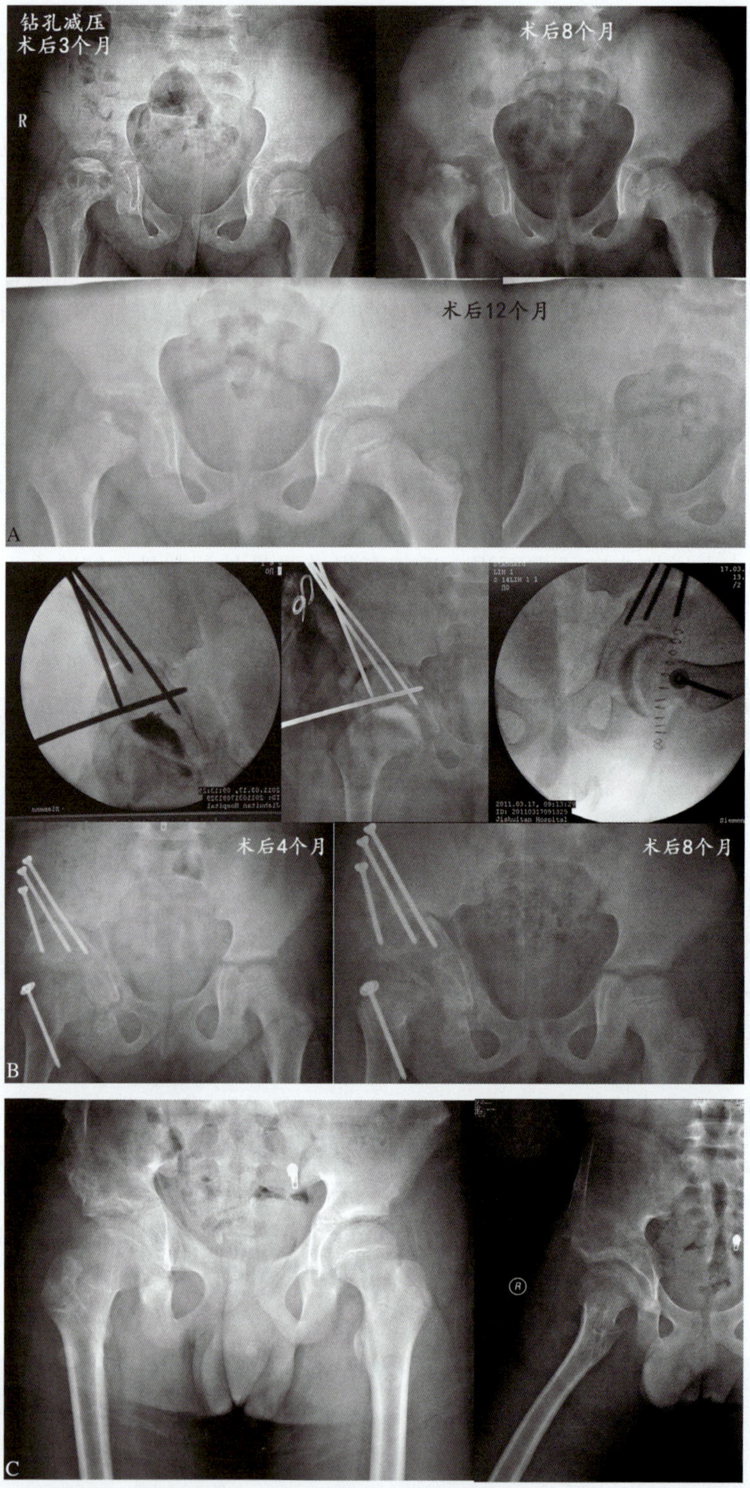

图 4-7-31 A，男，8 岁，第一次术后股骨头仍然呈现致密 - 碎裂的自然演变，并且发生半脱位；B，予以髋关节术中造影、骨盆三联截骨、大转子骺阻滞术，术后 4 个月及 8 个月 X 线片显示股骨头进入修复期，逐渐出现弧形轮廓，头臼曲率适应好。术后 5 年示 S-III 结果

（王玉琨）

参考文献

1. Agus H, Kalenderer O, Eryanlmaz G, et al. Intraobserver and interobserver reliability of Catterall, Herring, Salter-Thompson and Stulberg classification systems in Perthes disease. J Pediatr Orthop B 2004,13:166.

2. Andersen Jr P, Schantz K, Bollerslev J, et al. Bilateral femoral head dysplasia and osteochondritis: Multiple epiphyseal dysplasia tarda, spondylo-epiphyseal dysplasia tarda, and bilateral Legg-Perthes disease. Acta Radiol 1988; 29:705.

3. Balasa VV, Gruppo RA, Glueck CJ, et al. Legg-Calvé-Perthes disease and thrombophilia. J Bone Joint Surg Am 2004; 86:2642.

4. Calvé J. Sur une forme particuliere de pseudo-coxalgie greffee sur des deformations carateristiques de l'extremite superieure du femur. Rev Chir 1910; 30:54.

5. Catterall A. The natural history of Perthes' disease. J Bone Joint Surg Br,1971;53:37-53.

6. de Sanctis N, Rega AN, Rondinella F. Prognostic evaluation of Legg-Calve-Perthes disease by MRI: Part I. J Pediatr Orthop 2000;20:455.

7. de Sanctis N, Rondinella F. Prognostic evaluation of Legg-Calvé-Perthes disease by MRI: Part II. Pathomorphogenesis and new classification. J Pediatr Orthop 2000; 20:463.

8. Ganz R, Parvizi J, Beck M, et al. Femoroacetabular impingement: A cause for osteoarthritis of the hip. Clin Orthop Relat Res,2003; 417:112.

9. Green NE, Beauchamp RD, Griffin PP. Epiphyseal extrusion as a prognostic index in Legg-Calvé-Perthes disease. J Bone Joint Surg Am 1981;63:900–905.

10. Grzegorzewski A, Synder M, Kozłowski P,et al. Leg length discrepancy in Legg-Calve-Perthes disease. J Pediatr Orthop 2005;25:206–209.

11. Grzegorzewski A, Bowen JR, Guille JT, et al. Treatment of the collapsed femoral head by containment in Legg-Calvé-Perthes disease. J Pediatr Orthop 2003; 23:15.

12. Harel L, Kornreich L, Ashkenazi S, et al. Meyer dysplasia in the differential diagnosis of hip disease in young children. Arch Pediatr Adolesc Med 1999; 153:942.

13. Hashemi-Nejad AA, Haddad FSF, Tong KMK,et al. Does Chiari osteotomy compromise subsequent total hip arthroplasty? J Arthroplasty 2002;17:731–739.

14. Hayek S, Kenet G, Lubetsky A, et al. Does thrombophilia play an aetiological role in Legg-Calve-Perthes disease? J Bone Joint Surg Br 1999;81:686-690.

15. Herring JA, Neustadt JB, Williams JJ, et al. The lateral pillar classification of Legg-Calve-Perthes disease. J Pediatr Orthop 1992;12:143-150.

16. Herring JA. Legg-Calvé-Perthes disease at 100: a review of evidence-based treatment. J Pediatr Orthop 2011;31:S137–S140.

17. Herring JA. Legg-Calve-Perthes disease. Rosemont, IL, American Academy of Orthopaedic Surgeons, 1996

18. Herring JA. Tachdjian's Pediatric Orthopaedics.4th Ed.Philadelphia, Saunders Elsevier, 2008.

19. Herring J, Kim H, Browne R. Legg-Calvé-Perthes disease: Part I. Classification of radiographs with use of the modified lateral pillar and Stulberg classifications. J Bone Joint Surg Am 2004; 86:2103.

20. Herring J, Kim H, Browne R. Legg-Calvé-Perthes disease: Part II. Prospective multicenter study of the effect of treatment on outcome. J Bone Joint Surg Am 2004; 86:2121.

21. Hosalkar H, Munhoz da Cunha AL, Baldwin K et al. Triple innominate osteotomy for Legg-Calvé-

Perthes disease in children: does the lateral coverage change with time? Clin Orthop Relat Res 2012;470:2402–2410.

22. Ippolito E, Tudisco C, Farsetti P. Long-term prognosis of Legg-Calvé-Perthes disease developing during adolescence. J Pediatr Orthop 1985; 5:652.
23. Joseph B, Mulpuri K, Varghese G. Perthes' disease in the adolescent. J Bone Joint Surg (Br) 2001;83:715–720.
24. Joseph B, Nair NS, Narasimha Rao KL, et al. Optimal timing for containment surgery for Perthes disease. J Pediatr Orthop 2003;23:601–606.
25. Kellgren JH, Lawrence JS. Radiological assessment of osteoarthrosis. Ann Rheum Dis 1957;16:494–502.
26. Kim H, Skelton D, Quigley E. Pathogenesis of metaphyseal radiolucent changes following ischemic necrosis of the capital femoral epiphysis in immature pigs: A preliminary report. J Bone Joint Surg Am 2004; 86:129.
27. Langenskiöld A. Changes in the capital growth plate and the proximal femoral metaphysis in Legg-Calvé-Perthes disease. Clin Orthop Relat Res 1980; 150:110.
28. Larson AN, Sucato DJ, Herring JA et al. A prospective multicenter study of Legg-Calvé-Perthes disease: functional and radiographic outcomes of nonoperative treatment at a mean follow-up of twenty years. J Bone Joint Surg Am 2012;94:584–592.
29. Legg A. An obscure affliction of the hip joint. Boston Med Surg J 1910; 162:202.
30. McAndrew MP, Weinstein SL. A long-term follow-up of Legg-Calvé-Perthes disease. J Bone Joint Surg Am 1984; 66:860.
31. Meyer J. Dysplasia epiphysealis capitis femoris: A clinical-radiological syndrome and its relationship to Legg-Calvé-Perthes Disease. Acta Orthop Scand 1964; 34:183.
32. Moberg A, Hansson G, Kaniklides C. Results after femoral and innominate osteotomy in Legg-Calve-Perthes disease. Clin Orthop 1997;334:257-264.
33. Mose K. Methods of measuring in Legg-Calvé-Perthes disease with special regard to the prognosis. Clin Orthop Relat Res 1980; 150:103.
34. Nelson D, Zenios M, Ward K et al. The deformity index as a predictor of final radiological outcome in Perthes' disease. J Bone Joint Surg (Br) 2007;89:1369–1374.
35. Neyt JG, Weinstein SL, Spratt KF, et al. Stulberg classification system for evaluation of Legg-Calve-Perthes disease: Intra-rater and inter-rater reliability. J Bone Joint Surg Am 1999;81:1209-1216.
36. Park K-W, Jang K-S, Song H-R. Can residual leg shortening be predicted in patients with Legg-Calvé-Perthes' disease? Clin Orthop Relat Res2013;471:2570–2577.
37. Perthes G. Uber Arthritis Deformans Juvenilis. Dtsche Z Chir 1910; 107:111.
38. Petrie JG, Bitenc I. The abduction weight-bearing treatment in Legg-Perthes' disease. J Bone Joint Surg Br 1971; 53:54.
39. Ratliff AH. Perthes' disease: A study of thirty-four hips observed for thirty years. J Bone Joint Surg Br 1967; 49:102.
40. Régis Pailhé, Etienne Cavaignac, Jérôme Murgier,et al. Triple osteotomy of the pelvis for Legg-Calve-Perthes disease: a mean fifteen year follow-up. International Orthopaedics (SICOT) 2016; 40:115–122.
41. Sales de Gauzy J. Pelvic reorientation osteotomies and acetabuloplasties in children. Surgical technique. Orthop Traumatol Surg Res 2010;96:793–799.
42. Salter RB, Thompson GH. Legg-Calve-Perthes disease: The prognostic significance of the subchondral

fracture and a two-group classification of the femoral head involvement. J Bone Joint Surg Am 1984;66:479-489.

43. Saran N, Varghese R, Mulpuri K. Do femoral or salter innominate osteotomies improve femoral head sphericity in Legg-Calvé-Perthes disease? A meta-analysis. Clin Orthop Relat Res 2012; 470:2383–2393.
44. Song HR, Lee SH, Na JB, et al. Comparison of MRI with subchondral fracture in the evaluation of extent of epiphyseal necrosis in the early stage of Legg-Calve-Perthes disease. J Pediatr Orthop 1999;19:70-75
45. Staheli L, Chew D. Slotted acetabular augmentation in childhood and adolescence. J Pediatr Orthop 1992; 12:569.
46. Stulberg SD, Cooperman DR, Wallensten R. The natural history of Legg-Calve-Perthes disease. J Bone Joint Surg Am 1981;63:1095-1108.
47. Sutherland AD, Savage JP, Paterson DC, et al. The nuclide bone-scan in the diagnosis and management of Perthes' disease. J Bone Joint Surg Br 1980; 62:300.
48. Tannast M, Macintyre N, Steppacher SD, et al. A systematic approach to analyse the sequelae of LCPD. Hip Int 2013;23(Suppl 9):S61–S70.
49. Than P, Halmai V, Shaikh S, et al. Long-term results of derotational femoral varus osteotomy in Legg-Calvé-Perthes disease: 26-year follow-up. Orthopedics 2003; 26:487.
50. Thompson GH, Salter RB. Legg-Calvé-Perthes disease: Current concepts and controversies. Orthop Clin North Am 1987; 18:617.
51. Tokunaga K, Aslam N, Zdero R, et al. Effect of prior Salter or Chiari osteotomy on THA with developmental hip dysplasia. Clin Orthop Relat Res 2011;469:237–243.
52. Tönnis D, Arning A, Bloch M, et al. Triple pelvic osteotomy. J Pediatr Orthop B 1994;3:54.
53. Van Der Geest IC, Kooijman MA, Spruit M, et al. Shelf acetabuloplasty for Perthes' disease: 12-year follow-up. Acta Orthop Belg 2001;67:126–131.
54. Vukasinovic Z, Slavkovic S, Milickovic S, et al. Combined salter innominate osteotomy with femoral shortening versus other methods of treatment for Legg-Calvé-Perthes disease. J Pediatr Orthop B 2000; 9:28.
55. W J Yoo, In H Choi, T J Cho, et al. Risk factors for femoral head deformity in the early stage of legg-calvé-Perthes Disease: MR Contrast Enhancement and Diffusion Indexes. Radiology 2016; 279(2): 562-570.
56. Waldenström H. Der obere tuberkulose Collumherd. Z Orthop Chir 1909; 24:487.
57. Weinstein SL. Long-term follow-up of pediatric orthopaedic conditions: Natural history and outcomes of treatment. J Bone Joint Surg Am 2000;82:980-990.
58. Wenger DR, Rang M. The art and practice of children' s orthopaedics. New York, Raven Press, 1993: 297-330.
59. Wiberg G. Relation between congenital subluxation of the hipand arthritis deformans. Acta Orthop Scand 1939;10:351–371.
60. Wynne-Davies R, Gormley J. The aetiology of Perthes' disease: Genetic, epidemiological and growth factors in 310 Edinburgh and Glasgow patients. J Bone Joint Surg Br 1978; 60:6.
61. Yjonen T. Prognosis in Perthes' disease after noncomtainment treatment: 106 hips followed for 28-47 years. Acta Orthop Scand 1992;63:523-526.
62. Yoo WJ, Choi IH, Chung CY, et al. Valgus femoral osteotomy for hinge abduction in Perthes' disease: Decision-making and outcomes. J Bone Joint Surg Br 2004; 86:726.

8 儿童扁平足与高弓足

扁平足

一、概　述

- 扁平足是对负重下足形态的一种描述，即后足外翻、中足下沉、前足相对于后足处于旋后位
- 非负重时足弓存在、负重时足弓塌陷或消失者，称为柔韧性扁平足（flexible flatfoot），即为通常泛指的扁平足。负重和非负重时足弓均塌陷或丧失者，称为僵硬性扁平足，具有明确的病理学改变，通常进行病因学诊断
- 由于缺乏统一的临床和 X 线诊断标准，确切的发病率尚不清楚
- 足弓形态取决于年龄和遗传因素。Staheli 通过大样本调查发现：2 岁以前均存在不同程度的足扁平。表现为关节活动度过大或脂肪垫征。3 ～ 5 岁，多数出现正常纵弓，7 ～ 10 岁足弓发育成熟。10 岁以后仅 4% 的人存在持久的扁平足

二、病 因 学

（一）相关因素

- 跟腱紧张
- 胫后肌无力
- 腓骨短肌紧张
- 韧带（特别是弹簧韧带）松弛
- 足外侧柱短缩

（二）疼痛原因

- 骨 - 韧带复合体（bone-ligament complex）决定足纵弓的高度，肌肉参与维持平衡、适应不平路面、保护韧带免受异常应力，并推进身体前行，起到动态稳定的作用
- 距下关节复合体是一个功能单元，运动轴位于斜面上，其运动形式为内翻转（inversion）和外翻转（eversion）
- 柔韧性扁平足站立初期为外翻转、解锁位，而站立后期不能充分内翻转、扣锁成为刚性杠杆，理论上，将导致肌肉疲劳和疼痛

- 挛缩的跟腱妨碍踝关节的正常背屈、并将背屈应力转移至距下关节复合体，而距骨仍处于跖屈位，于是距骨头下的软组织便承受过多的直接轴向负荷和剪式应力，引起局部疼痛和胼胝形成

三、鉴别诊断

- 先天性垂直距骨
- 副舟骨
- 跗骨联合
- 小腿外扭转

四、临床表现

- 通常无症状
- 运动相关的疼痛（足内在肌疲劳）
- 站立中期疼痛，距骨头下胼胝（跟腱紧张）
- 距骨背屈受限（跟腱紧张）
- 距舟关节背屈、外展（外翻转）

五、临床检查

- 后足外翻
- 中足下沉，足弓丧失
- 前足相对于后足旋后（需被动纠正后足外翻后观察）
- 评价柔韧性
  - ◎ 足尖站立试验（toe standing test）或 Jack 抬趾试验（Jack toe-raise test）（图 4-8-1）
  - ◎ 跖筋膜的绞盘效应使距下关节内翻转重塑足弓
- 评价有无跟腱紧张
  - ◎ Silfverskiöld 试验（图 4-8-2）：判断有无腓肠肌或小腿三头肌挛缩

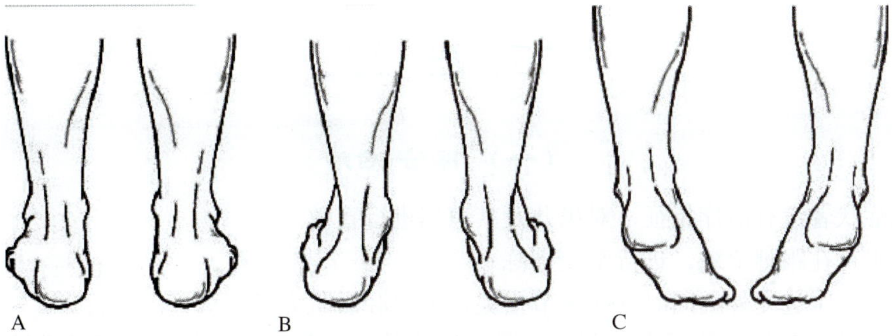

图 4-8-1 足尖站立试验：足尖站立时，后足内翻、足弓重塑，提示距下关节具有活动性，为柔韧性扁平足；反之，则为僵硬性扁平足

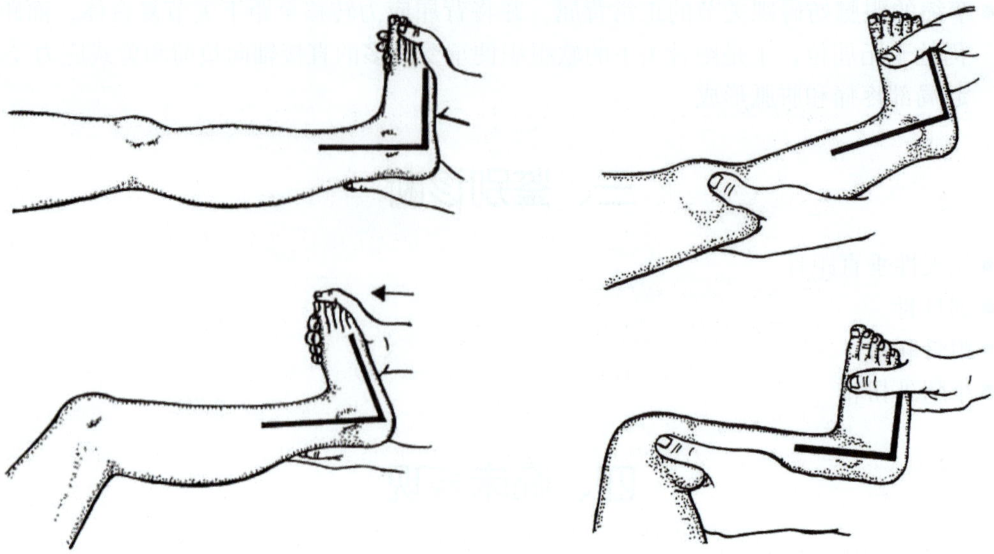

A B

图 4-8-2 Silfverskiöld 试验。A，腓肠肌挛缩试验：维持跟骨中立或轻度内翻位、前足旋后位，膝关节全伸时踝背屈＜ 5°，而屈膝时踝背屈＞ 10°；B，小腿三头肌挛缩试验：维持跟骨中立或轻度内翻位、前足旋后位，膝关节全伸时踝背屈＜ 5°，而屈膝时踝背屈仍然＜ 5°

六、X 线检查

- 有助于评估畸形程度、进行鉴别诊断和制订手术计划
- 通常拍摄负重正侧位 X 线片、斜位和跟骨轴位 X 线片

（一）负重侧位X线片

- 跟骨跖屈：跟骨倾斜角减小
- 距骨跖屈：距骨 - 水平线角增大
- 舟骨相对于距骨头背屈
- 中足下沉：Meary 距骨 - 第一跖骨角向跖侧成角（正常为 0° ～ 20° 背侧成角）

（二）负重正位X线片

- 前足外展
- 距骨 - 第一跖骨角、距舟覆盖角可辅助判断距下复合体（或足臼）外翻转的程度

七、治 疗

（一）保守治疗

- 无症状者没有治疗指征，对患儿及其家属进行宣教
- 如果存在跟腱挛缩，进行牵拉训练
- 如果足跟过度外翻同时存在关节松弛，需要胫后肌力量训练——趾行
- 有症状的病例，除了牵拉跟腱、肌力训练外，推荐穿用跑鞋或使用足弓托或特制鞋垫，以缓解疼痛症状

（二）手术治疗

- 手术指征
  - ◎ 经过长期保守治疗跖屈的距骨头下和（或）跗骨窦处疼痛不能缓解
- 术式评价
  - ◎ 软组织手术（软组织紧缩、肌腱延长和 / 或移位）：短期即告失败
  - ◎ 一个或多个关节融合术：由于损害了缓冲震荡的功能，同时应力向邻近关节转移导致早期退行性关节病也被弃用
  - ◎ 距下关节制动术（subtalar arthroereisis）：作用机制为机械性阻挡距下关节外翻转，但同时减小了距下关节总的活动度，提示其影响实际上是关节内的。由于并发症发生率高，又缺乏远期随访结果，故不建议在儿童扁平足病例中使用
  - ◎ 跟骨后部内移截骨术：通过纠正后足的外翻成角，使负重力线在冠状面通过踝关节和距下关节的中心。但没有矫正距下关节的异常顺列，很少出现足弓的改善。联合内侧柱短缩 - 紧缩术可获得良好的结果，能够明显改善疼痛和 X 线参数，需要同时进行跟腱延长、腓骨短肌延长，如果前足存在过大旋后应行第一跖骨或内侧楔骨跖屈截骨
  - ◎ 3C 截骨术（跟骨内移截骨联合内侧楔骨闭合楔形截骨、骰骨楔形撑开截骨和距舟关节内侧紧缩）：Rathjen 和 Mubarak 报道了良好的矫正效果
  - ◎ 跟骨延长截骨术（图 4-8-3）：Evans 首先采用并引入治疗理念，Mosca 进行了详细阐述。跟骨延长术能够缓解内侧足弓疼痛、消灭胼胝、矫正后足外翻、改进足弓外观、恢复正常的 Meary 角和侧位距跟角、保留距下关节活动。远期预后良好

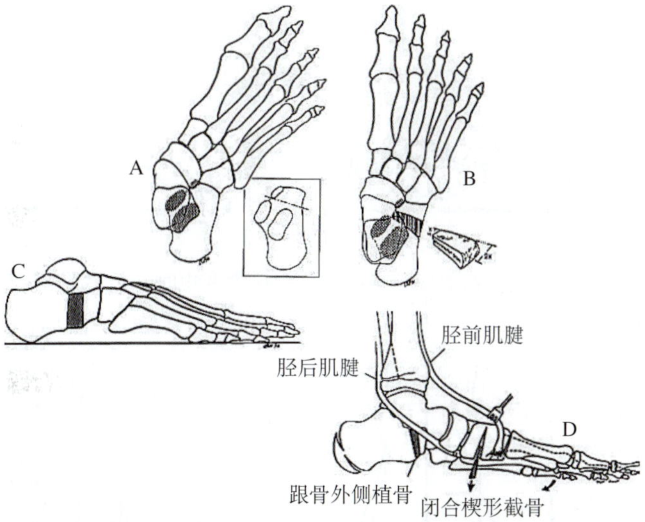

图 4-8-3 跟骨延长截骨术：斜行截骨面位于前、中关节面之间，梯形三皮质髂骨块插入后矫正了后足外翻畸形的所有成分，内侧楔骨跖侧闭合楔形截骨矫正前足旋后畸形，几乎均需要延长腓肠肌或跟腱

高弓足

一、概 述

- 高弓足（Pes cavus）是一类以足纵弓抬高为主征的畸形
- 根据足底三脚架（由跟骨跖侧与第一、第五跖骨头组成）的负重状态分型
  - ◎ 单纯高弓足（simple pes cavus）：三脚架保持平衡
  - ◎ 高弓内翻足（pes cavovarus）：三脚架内侧抬高，为最常见类型
  - ◎ 跟骨高弓足（pes calcaneocavus）：三脚架后侧抬高，也称为跟足
- 初期具有柔韧性，随病程延伸逐渐加重和僵硬

二、病因与病理机制

- 2/3 患者有神经肌肉疾患（大约 1/2 为 Charcot-Marie-Tooth 病）
- 跟足高弓常见于小儿麻痹和脊髓脊膜膨出，为小腿三头肌麻痹所致
- 高弓内翻足常见于 Charcot-Marie-Tooth 病和 Friedrich 共济失调
  - ◎ 足内在肌麻痹，跖趾关节背屈，趾间关节屈曲（爪趾），跖筋膜被拉紧，启动绞盘效应（Windlass effect）（图 4-8-4）
  - ◎ 腓骨长肌强于胫前肌——第一跖骨跖屈，启动三脚架效应（Tripod effect）（图 4-8-5）
  - ◎ 胫后肌强于腓骨短肌——足跟内翻

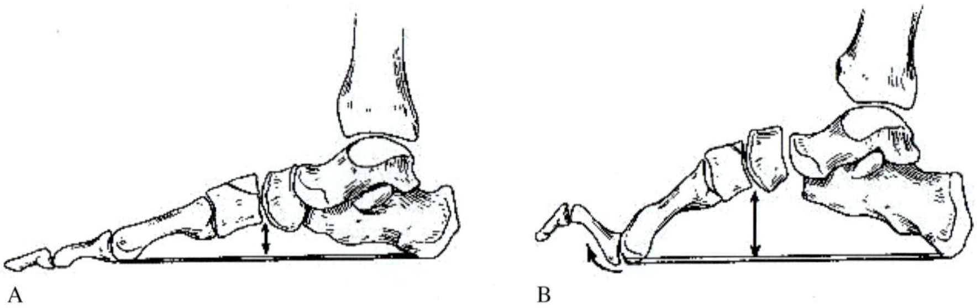

图 4-8-4 绞盘效应：当跖侧组织拉紧变短时，足弓抬高

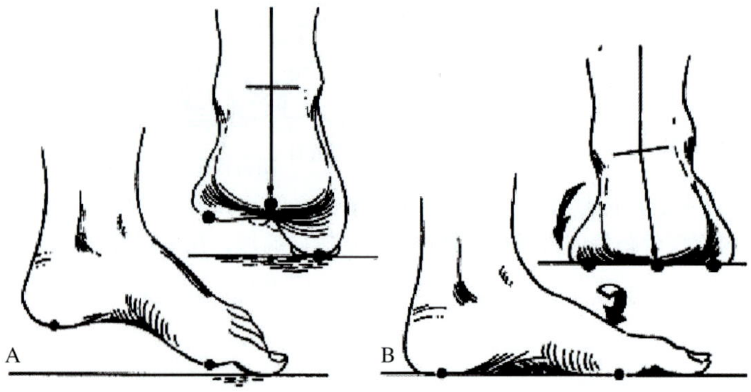

图 4-8-5 三脚架效应：如果第一跖骨固定在跖屈位，后足负重下则呈内翻位。跖屈的第一跖骨首先触地使前足旋后，从而第五跖骨触地，并迫使后足内翻

三、临床表现

- 胼胝（第一跖骨头 / 第五跖骨基底 / 前足背外侧），疼痛
- 前足：第一跖骨跖屈、旋前，爪趾
- 中足：跖筋膜挛缩，距舟 / 舟楔关节跖屈，足背凸起的最高点为高弓畸形的顶点
- 后足：柔韧性（前足驱动）或僵硬性（后足驱动）内翻

四、评 估

- 非负重和负重站立位观察
- 分别评价前足、中足和后足
- Coleman 木块试验（图 4-8-6）评价后足内翻——柔韧性或僵硬性
- 神经系统检查和评估，必要时专科会诊

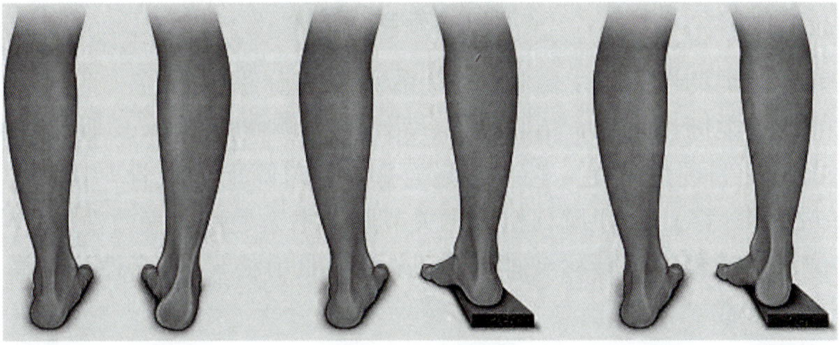

图 4-8-6 Coleman 木块试验：足跟和外侧缘踩在木块上，使第一跖骨头从木块边缘下垂并跖屈。如果后足内翻继发于第一列跖屈的三脚架效应，则后足可矫正至中立或外翻位（中）。如果后足内翻是僵硬的，则不能矫正（右）

五、X 线片

（一）负重侧位

- 内翻：距下关节透视征，距跟角减小 / 平行
- 跟骨：跟骨倾斜角增大（正常 15° ~ 20° ）
- 高弓：Meary 距骨——第一跖骨角增大（正常 0° ~ 10° ），Hibb 跟骨——第一跖骨角减小（正常 >150° ）

（二）负重正位

- 距跟平行
- Kite 距跟角减小（正常 20° ~ 40° ）
- 前足内收（距骨 - 第一跖骨角：向外侧成角）

六、治 疗

（一）总 则

- 矫正畸形，平衡肌力
- 单纯软组织手术适用于年幼、柔韧性畸形
- 大龄、僵硬畸形需要增加截骨术
- 尽可能避免关节融合术

（二）术 式

- 跖侧松解
- 肌腱移位
- 跖骨截骨（第一或更多）
- 中足截骨（内侧楔骨跖侧撑开 /Cole 中足截骨）
- 跟骨截骨（矫正僵硬性后足内翻 / 跟足高弓）
- 三关节融合术（挽救性治疗）

（三）术式选择

- 柔韧性前足 + 柔韧性后足 ：跖侧松解 / 系列石膏 ± 肌腱移位
- 僵硬性前足 + 柔韧性后足 ：跖侧松解，跖骨 / 内侧楔骨截骨 ± 肌腱移位
- 僵硬性前足 + 僵硬性后足 ：跖侧松解，跖骨 / 内侧楔骨截骨 / 中足截骨，跟骨截骨（Dwyer/ 跟骨外移） ± 肌腱移位 ；三关节融合术为最后的挽救性治疗
- 肌腱移位术（腓骨长肌转移至腓骨短肌 / 胫后肌前移）：需个性化选择，可在畸形矫正充分后一期或二期进行
- Jones 肌腱移位术适用于柔韧性爪趾畸形

（闫桂森）

9 儿童肢体不等长与力线异常

一、病　因

- 特发性
- 感染、骨折、肿瘤及类肿瘤疾患、血管畸形：可能导致受累肢体生长加速或生长抑制
- 代谢性疾患：肾功能不全 / 佝偻病
- 先天性疾患 / 肢体不等长［胫 / 腓侧轴旁半肢，股骨近端局灶性发育不良 (Proximal Femoral Focal Dysplasia, PFFD)］
- 神经源性疾患
- 各种合并全身系统综合征

表 4-9-1　肢体不等长的常见疾患

	短缩	过度增长
先天性	股骨缺损 先天性髋内翻 先天性肢体缺陷： ●胫骨后内侧弓形 ●腓侧轴旁半肢 ●胫侧轴旁半肢 ●先天性胫骨假关节	肢体大小不等（半侧肢体肥大及半侧肢体萎缩） ●Russell-Silver 综合征 ●Klippel-Trenaunay-Weber 综合征
	神经纤维瘤病	脉管畸形
创伤性	反复骨折 骨骺损伤导致生长障碍	骨折愈合过程的过度刺激
感染性	骨髓炎导致生长障碍 化脓性关节炎	骨髓炎造成过度刺激
神经疾患性	脑性瘫痪 脊髓发育不良 脊髓灰质炎	
肿瘤及新生物	恶性肿瘤 骨干续连症 纤维异样增殖症（FD） Ollier 病	血管瘤
炎症性	类风湿性关节炎（RA） 血友病	RA 或血友病导致过度刺激

引自：Moseley CF: Leg length discrepancy. Orthop Clin North Am, 18:529-535, 1987.

二、相关概念与测量方法

1. 正常儿童下肢力线发育变化（图 4-9-1）
2. 基本概念（图 4-9-2）
- 机械轴线：股骨头中心－膝关节中心－踝关节中心
- 解剖轴线：股胫角：外翻 5°～7°，女稍大于男
  - ◎ 胫骨的机械轴线与解剖轴线重叠
  - ◎ 股骨的机械轴线与解剖轴线相差 5°～7°

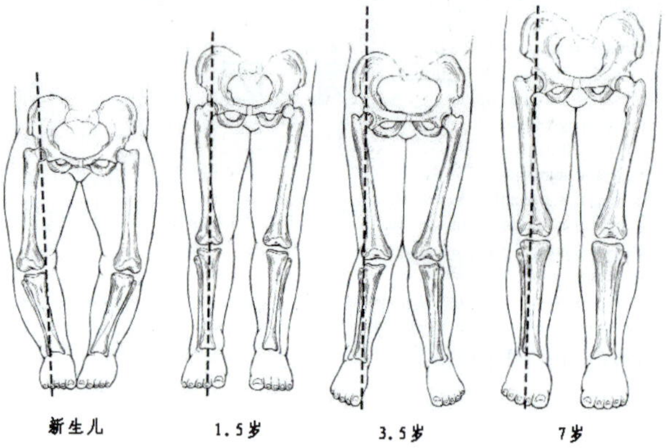

图 4-9-1 正常儿童下肢力线发育变化

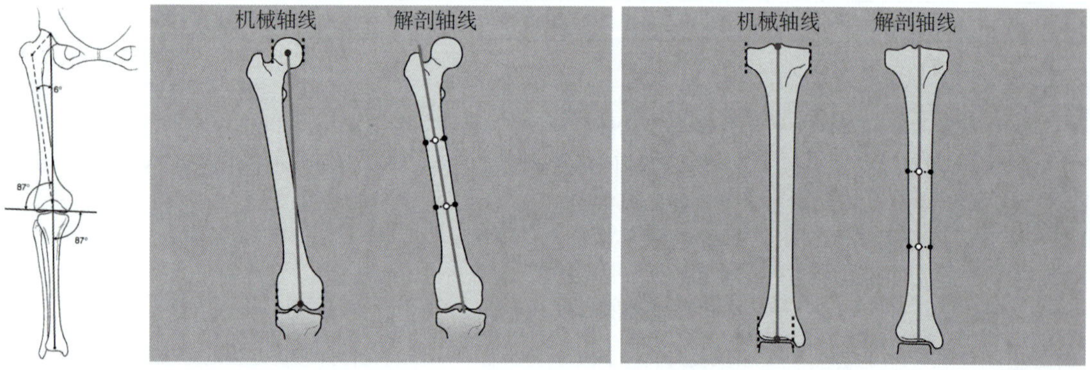

图 4-9-2 左为正常下肢机械轴 右为股骨胫骨的解剖轴与机械轴

3. 测量方法（图 4-9-3）
- 髂前上棘（ASIS）到内踝
- 垫板
- 功能性不等长
  - ◎ 髋关节每发生 10°的外展或内收畸形，即可导致 3cm 的肢体不等长
  - ◎ 髋关节屈曲挛缩畸形
  - ◎ 关节脱位等
- X 线全长测量
- CT 平扫确定股骨及胫骨扭转角度

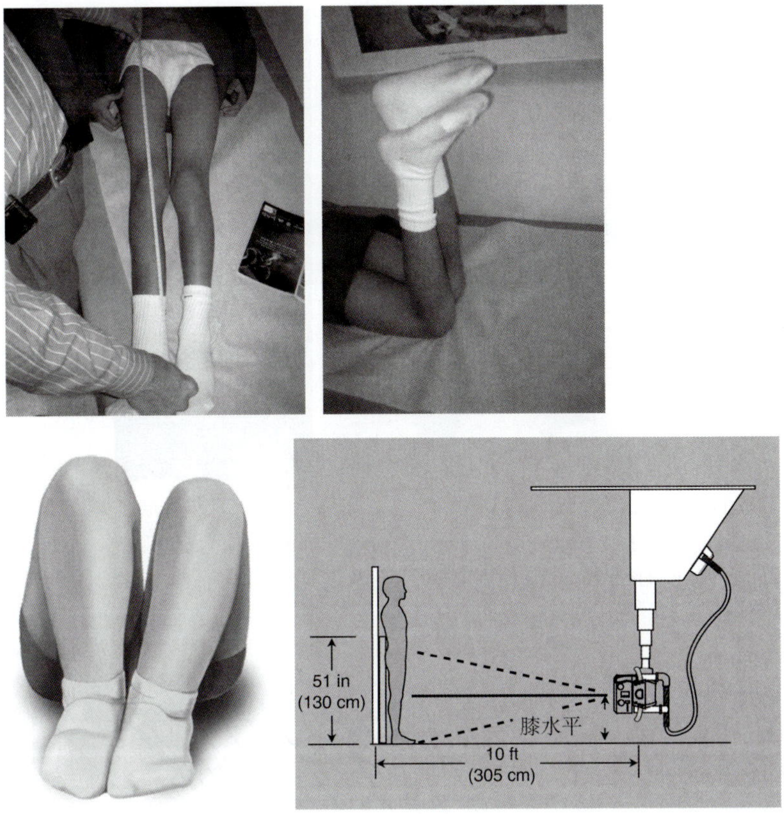

图 4-9-3 下肢长度的测量方法与 X 线测量时的标准投照

三、下肢成角及短缩畸形的评估（图 4-9-4）

- 畸形数量
  - ◎ 单一畸形
  - ◎ 多发畸形
- 畸形位置
  - ◎ 骺板
  - ◎ 干骺端
  - ◎ 骨干
- 畸形大小
- 肢体不等长的严重程度

四、肢体发育潜力估算

- 生长峰速（Peak Growth Velocity，PGV）估计
  - ◎ 通常为 Tanner 3 ～ 4 级
  - ◎ 女孩，峰速可能恰为初潮之前
    - • 通常情况下使用生理年龄估计可以获得大致结果
    - • 接近青春期可使用下列方法估计骨骼成熟度
      - ◎ Risser 法（髂骨翼骨化范围），PGV 之后

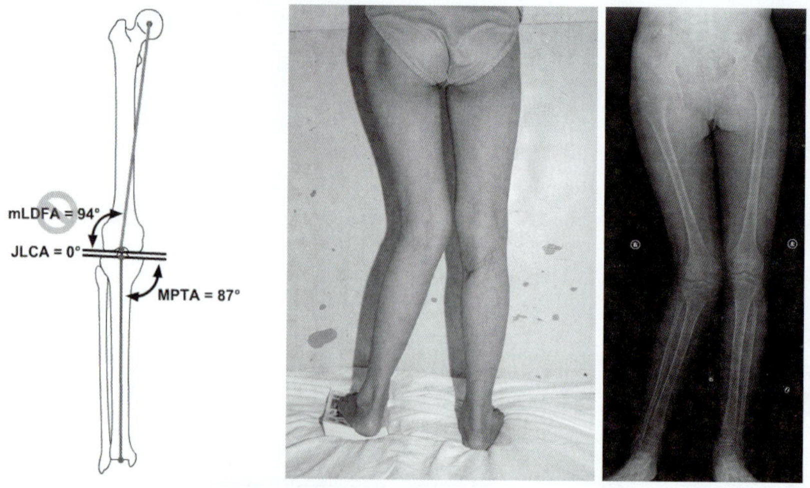

图 4-9-4　下肢成角畸形的测量值，右图为实际病例
mLDFA，股骨远端外侧机械轴角（mechanical Lateral Distal Femur Angle）；JLCA，关节线相交角（joint line convergence angle）；MPTA，胫骨近端内侧角（medial proximal tibial angle）

◎ Sauvegrain 法：肘关节侧位片，精确，但太复杂

◎ Greulich & Pyle 腕关节平片估计骨龄：较为常用

• 拇指桡侧籽骨的出现提示进入青春期早期

● 长度差异估计：较为常用的方法

◎ 比例不变：如果幼儿时短肢位于长肢小腿中部，这种比例将一直保持到骨骼发育成熟

• 可以通过测量父母肢体的长度大体估算

◎ 3-2-1（英寸）原则

• 股骨远端每年 0.9 cm 或 3/8 英寸每年

• 胫骨近端 0.6 cm 或 2/8 英寸每年

• 股骨近端 0.4 cm 或 1/8 英寸每年

• 一般估计到女孩 14 岁，男孩 16 岁肢体最终长度差异为 4 岁时差异的 2 倍！

● Mosley 直线图法（图 4-9-5）

● 相关软件

◎ Multiplier Method: 免费 app（图 4-9-6）

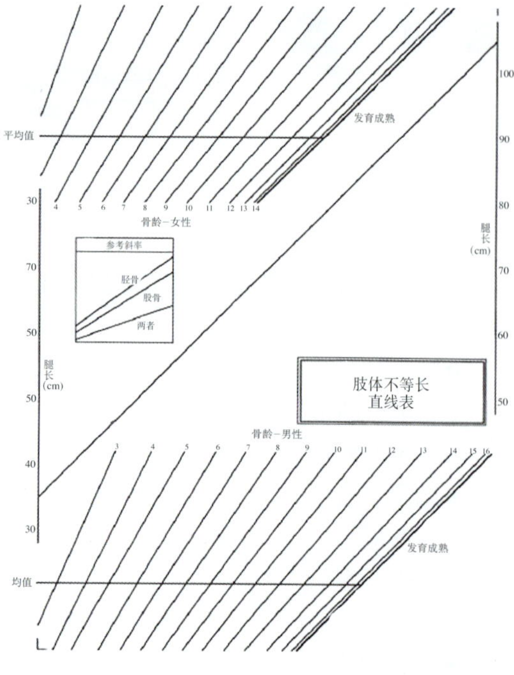

图 4-9-5　Mosley 下肢生长发育趋势图

五、下肢力线异常的矫正原则

● 重建机械轴线

- 恢复关节方向
- 恢复肢体长度

六、肢体不等长（LLD）矫正原则

◎ LLD 0 ～ 2 cm：不治疗

◎ LLD 2 ～ 6 cm：补高鞋垫，骺阻滞，股骨短缩截骨或肢体延长

◎ LLD 6 ～ 20 cm：延长术 (1 mm/day, 骨膜内成骨)

◎ LLD>20 cm：截肢或假体

七、矫正策略

图 4-9-6　下肢发育 Multiplier 软件

- 结合诸多因素分析：　如生长潜力、不同病因的复发机会、骨的质量、肢体不等长、患儿依从性、术者经验等
- 骨骺阻滞术
  ◎ Phemister 技术 (将骺板旋转 90° 重新插入)
    • 侵袭性大、技术难度高
  ◎ 经骺板螺钉
  ◎ 经皮骺板切除骺融合手术
  ◎ 半侧骺板阻滞术：一侧 8 字钢板或门型钉 (Staple)
    • 生长调控技术、保留其余部分生长能力
- 8 字钢板骺板阻滞术（生长控制、微创）（图 4-9-7）
  ◎ 经皮插入螺钉钢板固定一侧骨骺
  ◎ 使生长不对称性减慢
  ◎ 畸形矫正后去除钢板
  ◎ 恢复生长
  ◎ 8 字钢板是一种引导生长性钢板，专门为长骨成角畸形矫正设计的，运用张力带原理，逐步纠正发育期儿童的肢体成角畸形
  ◎ 基本原理：像一个铰链，发挥张力带的作用，局部限制骺板的单侧生长，对侧正常生长，从而矫正骨骼的成角畸形
- 8 字钢板使用技术（图 4-9-8）
  ◎ 骺板内插入导针
  ◎ 导入 8 字钢板
  ◎ 定位螺钉
  ◎ 用钻头导向器和空心限位钻，钻深 5mm。先骨骺端，后骨干端
  ◎ 依次拧入 2 枚固定空心螺钉，不强求与骨面完全贴附，螺钉也不要过紧，以避免 8 字板压迫下方血运造成骺损伤
- 8 字钢板指征
  ◎ 骺板未闭合，有生长潜力
  ◎ 单平面畸形（不能矫正旋转畸形）

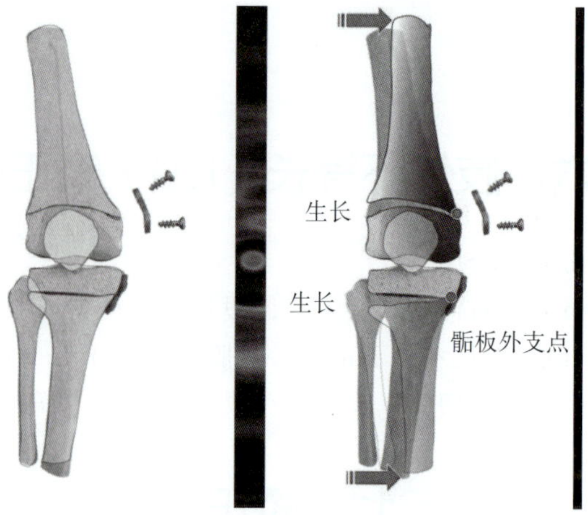

图 4-9-7 8 字钢板骺阻滞原理

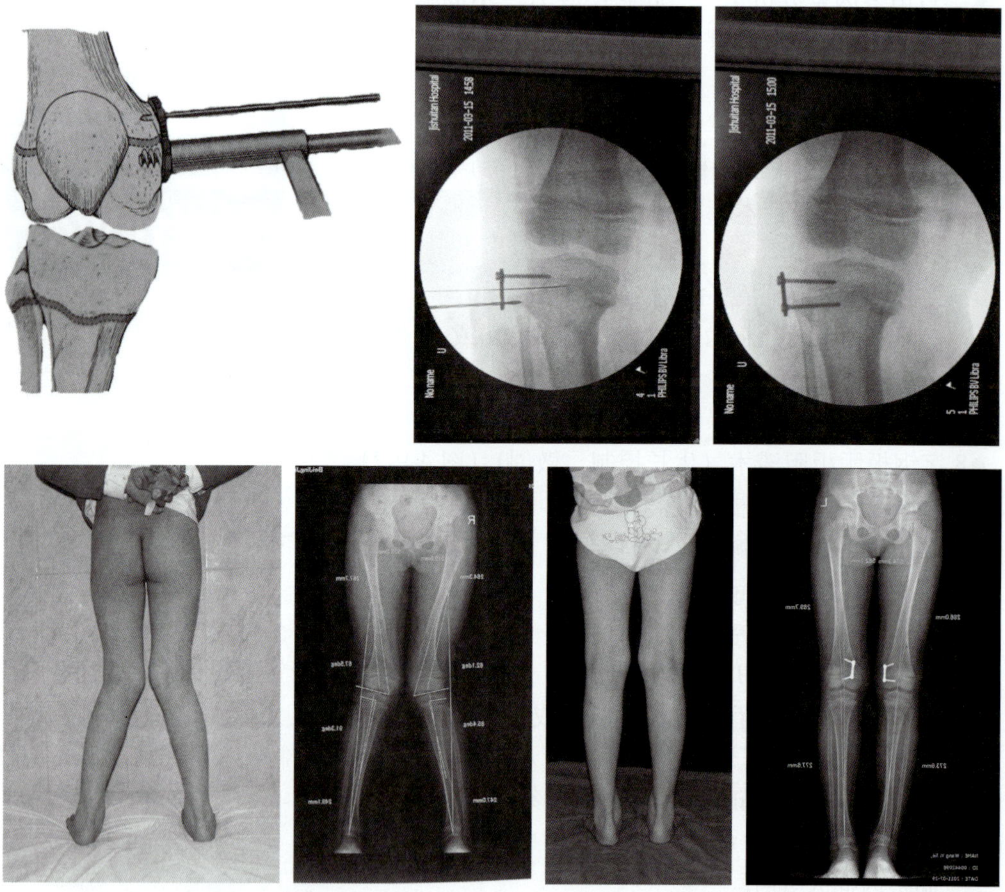

图 4-9-8 上方为 8 字钢板使用流程；下方为实际病例在使用 8 字钢板后力线基本恢复

◎ 畸形接近骺板
◎ 严密随访：内固定去除后生长不确定性
◎ 可重复应用

- 截骨术：一期矫形
  ◎ 优点
    - 即刻矫形，内固定简单
    - 康复时间短

◎ 缺点

• 术中非负重条件下矫形不准确

• 需多处截骨时，手术创伤大

• 如伴短缩畸形，日后需骨延长术

● 截骨矫形术原则（图 4-9-9）

◎ 确认成角旋转中心 (CORA)

◎ 畸形的近端机械轴线与远端机械轴线的交点称为 CORA(center of rotation of angulation, CORA）

◎ 成角畸形的顶点（CORA）：骺板只能选择干骺端作截骨

◎ 截骨远端在去旋转同时需平移

◎ 重建机械轴、恢复关节方向

● 截骨 + 外固定架逐渐矫形（图 4-9-10）

◎ 逐渐矫形

◎ 适于成角伴短缩畸形

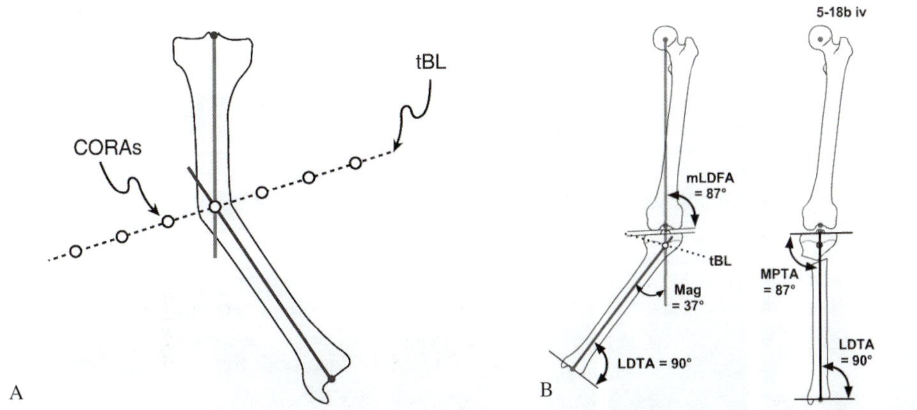

图 4-9-9 A 图为 CORA 的确认；B 图为矫形计划

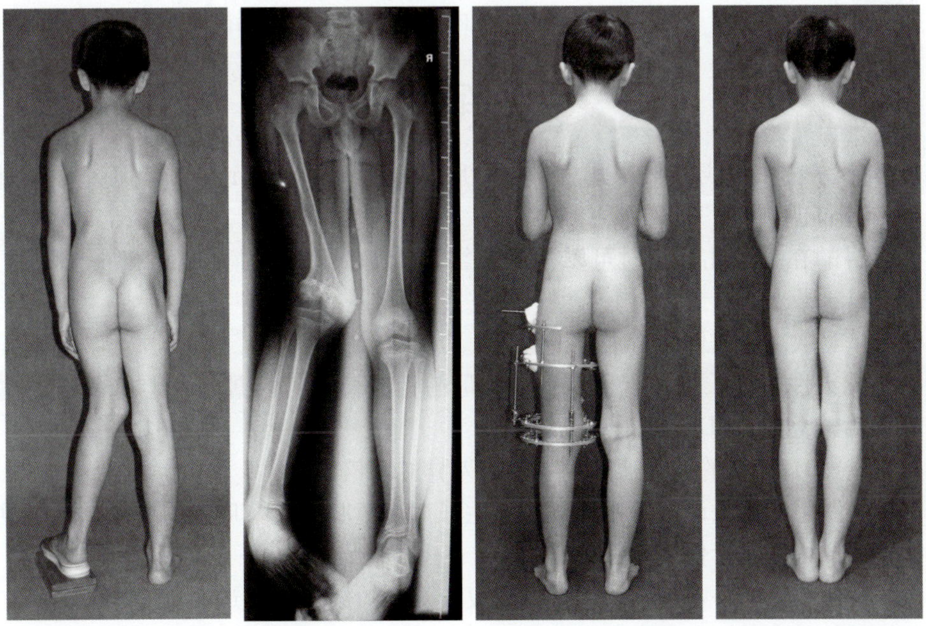

图 4-9-10 截骨 + 延长术后患儿长度及力线均恢复

八、截骨延长原则

- 合适的骨、合适的患者、合适的延长设备
- 不适合邻近关节合并关节炎及骨骼系统的发育不良：可能导致僵硬、加重功能障碍
- 邻近远近端关节必须是稳定的关节
  - ◎ PFFD/ 先天性股骨短缩畸形将使延长极为困难
  - ◎ 延长之前纠正存在的髋关节发育不良，否则可能导致关节半脱位和僵硬
- 一次延长小于骨的 25%，以避免关节僵硬和神经症状
- 延长计划应和患儿家长充分沟通
- 密切观察神经症状，可能出现不可恢复的神经损伤及关节僵硬
- 固定装置去除后再骨折率可达 15%

九、进　展

- 髓内延长技术（图 4-9-11）
  - ◎ Precise Nail：外置驱动装置

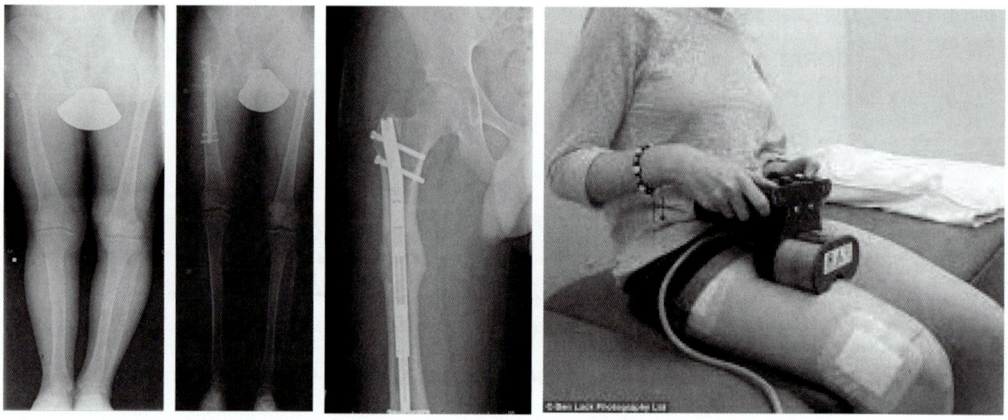

图 4-9-11　使用 PreciseNail 的髓内延长。右图为体外遥控操作延长

十、结　语

- 肢体不等长和力线异常是儿童常见的肢体疾患，可以导致跛行及关节的快速退变，治疗指征明确
- 治疗目的在于患儿行走时可以保持骨盆和脊柱的平衡，髋、膝、踝关节中心连线为直线
- 治疗策略取决于肢体发育成熟的程度
- 对于先天性不等长，可以通过测量父母的骨骼长度，依据已经建立的生长表大体估计发育成熟后 LLD 的大小
- 发育成熟时 LLD 的差异通常为 4 岁时差异的 2 倍
- 骺半侧骺阻滞生长调控手术对于矫正生长期儿童膝踝关节周围的成角畸形简单有效
- 截骨矫形可以用于任何年龄
- 短缩健侧肢体的手术慎用，术前需反复交流，短缩不可超过 5cm
- 肢体延长手术需细心的术后随访护理，髓内延长为近年来发展的重要趋势

（吕学敏　张建立）

10 儿童屡发性髌骨脱位

一、定义及发病率

- 儿童屡发性髌骨脱位（recurrent patellar dislocation，RPD）少见，通常是指一次以上的可证实的髌骨脱位；复位是常态，偶尔脱位；常常伴有下肢先天解剖异常
- 好发于 10 ～ 19 岁人群，发生率约为 31/10 0000

二、损伤机制

- 发生原因可以是创伤性脱位后支持组织愈合不良引起的
- 但临床上更常见于潜在解剖结构异常患者（1/3 的患者无外伤史）
- 揭示和纠正这些潜在解剖结构异常是治疗 RPD 的关键。潜在解剖结构异常包括两方面：
  - ◎骨性因素
    - 髌骨、股骨髁发育不良
    - 下肢扭转，角度畸形
    - 高位髌骨
  - ◎软组织因素
    - 髌腱止点偏外（Q 角增大）
    - 内侧支持带 /MPFL 松弛，外侧支持带紧张
    - 肌力不平衡（股内侧肌斜头发育不良、股外侧肌低位）
- 在这些潜在解剖结构异常因素中
  - ◎髌骨发育不良是导致髌骨脱位的原因还是髌骨脱位所造成的结果目前还存在争议，还没有人尝试在儿童期去纠正髌骨发育不良
  - ◎股骨髁发育不良和下肢扭转的纠正目前文献中只有少数几个病例，尚缺乏相关经验
  - ◎其他因素的纠正已日趋成熟，将在后面介绍

三、临床特征

（一）症状

- 患者既往曾有一次或一次以上的外侧方向的髌骨脱出或错动史
- 膝部的疼痛常常不明显，有些只是在运动后出现

- 膝关节可有不稳感，运动能力下降甚至不能参加运动

（二）查 体

查体可有髌骨摩擦音及膝关节肿胀。特殊检查包括：

- 恐惧试验：在外推髌骨时，如果患者表现出明显的不适和恐惧，开始股四头肌收缩，对抗髌骨半脱位，并且试图屈曲，牵拉髌骨复位，则为髌骨外推恐惧试验阳性。RPD 复位是常态，与先天性、习惯性髌骨脱位不同，常常难于检查出明确脱位过程，因此恐惧试验是屡发性髌骨脱位的重要体征
- 推髌试验：屈膝 30° 位或伸膝位侧方推髌骨，髌骨一半以上超出外侧股骨髁缘为阳性。说明内侧支持结构松弛
- 髌骨倾斜试验：患者屈膝 15°，检查者将髌骨外侧抬高，如果存在明显外倾不能抬高至水平位为阳性，提示外侧支持带紧张
- Q 角增大：Q 角相当于髂前上棘到髌骨中心连线与胫骨结节到髌骨中心连线的交角，正常值男性为 8° ~ 10°，女性为 10° ~ 20°，若大于此范围则有脱位的倾向。有文献证实 Q 角增大与胫骨结节 - 股骨滑车沟（TT-TG 值）增大具有高度相关性
- J-sign（J 形征）：正常情况下，在主动屈膝的过程中，髌骨应当在屈膝 30° ~ 40° 位置能够平顺地进入股骨滑车。如果在此过程中髌骨运动存在异常，例如髌骨进入股骨滑车延迟或者髌骨存在异常的移动，包括伸膝过程中髌骨脱离滑车沟向外侧滑动或屈膝过程中进入滑车沟时向内侧滑动，都被认为是 J-sign 阳性，即髌骨相对于股骨滑车的运动轨迹呈 J 形。J-sign 意味着髌骨轨迹过度偏外，可能是由于髌骨内外侧拉力不平衡，或由于髌骨的外侧拉力过大

四、影像学检查

（一）X线片

1. 正位

- 髌骨位置：正常髌骨中心点应位于下肢轴线上或稍内侧
- 髌骨高度：正常髌骨下极刚好位于两侧股骨髁最低点连线之上。其下极在该连线近侧，距离大于 20 mm 者为高位髌骨

2. 侧位

- Insall-Salvati 指数：具体操作方法是：摄屈膝 30° 位侧位像，测量髌腱长度，即自髌骨下极至胫骨结节顶点上缘；再测量髌骨最长对角线的长度，两者之比正常值为 0.8 ~ 1.2，大于 1.2 为高位髌骨，小于 0.8 为低位髌骨，见图 4-10-1
- 小儿髌骨高位测定法（中点法）：在侧位 X 线片中找出股骨下端骺线的中点 (F)、胫骨上端骺线的中点 (T) 及髌骨长轴对角线的中点 (P)。正常膝关节屈曲 50° ~ 150° 时 PT 与 FT 的比值为 0.9 ~ 1.1，比值大于 1.2 时为髌骨高位，小于 0.8 时为低位，见图 4-10-2
- 滑车 Dejour 分型：依据滑车发育情况分型，指导治疗和预后。儿童滑车成形仅有个别文献报道，因骨骺的存在，并非常规手术方式，对于严重滑车发育不良患者，可以考虑通过 MPFL 重建等方式进行髌股关节内侧加强，预防再脱位。

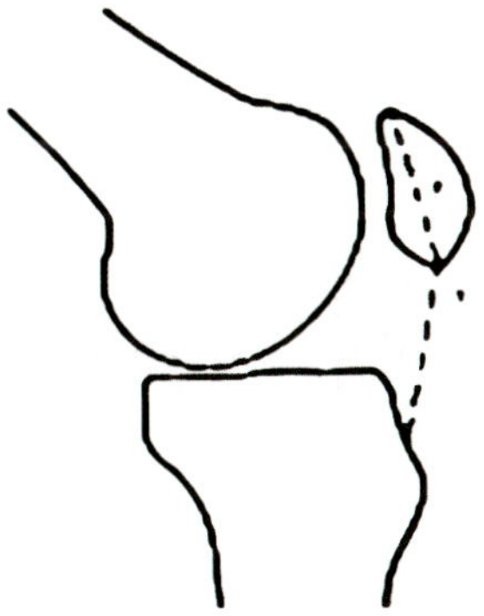

图 4-10-1 Insall 指数

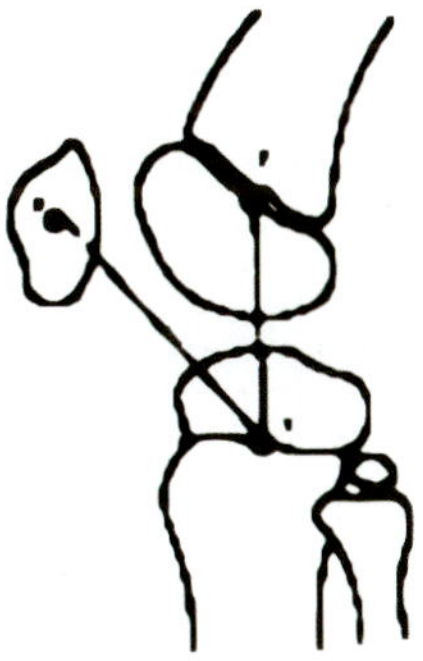

图 4-10-2 小儿髌骨高位测定法（中点法）

3. 轴位

- 沟角：自股骨髁间沟的最低点分别向内、外髁的最高点画两条直线。沟角的大小代表股骨髁间沟的深浅以及滑车的发育情况，正常沟角为 (138 ± 6)°，见图 4-10-3
- 适合角：沟角的角分线和沟角顶与髌骨下极连线形成的夹角称适合角。该角位于角分线内侧为负角，位于外侧为正角。适合角正常为负角，正常适合角为 (-8 ± 9)°，见图 4-10-3
- 外侧髌股角：股骨内、外髁最高点连线与髌骨外侧关节面切线的夹角为外侧髌股角，正常该角开口向外，若开口向内或两线平行，则表示髌骨有外侧倾斜，正常外侧髌股角为 (7.8 ± 3.1)°
- 髌骨倾斜角：为股骨内、外髁最高点连线与髌骨切位的最大横径延长线形成的夹角。此角增大，表示髌骨的倾斜度增大，正常髌骨倾斜角为 (11 ± 2.5)°，见图 4-10-4
- 髌骨 Wiberg 分型：了解髌骨发育情况，髌骨发育不良是髌脱位的原因还是结果目前还有争议

（二）CT

- 胫骨结节股骨滑车沟间距（TT-TG）：在成人应用广泛，用于测量胫骨结节外移度，指导胫骨结节截骨内移。儿童胫骨结节软骨成分多，测量不准确，目前仅供参考
- 髋膝踝 CT：测量股骨前倾角等下肢扭转畸形，为去旋转截骨提供依据

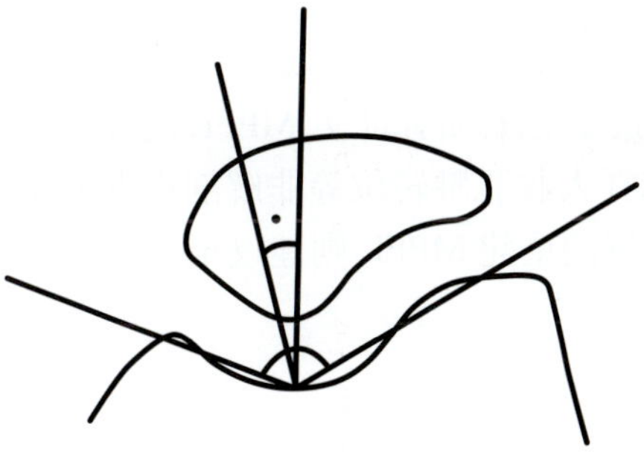

图 4-10-3 沟角 A 和适合角 B

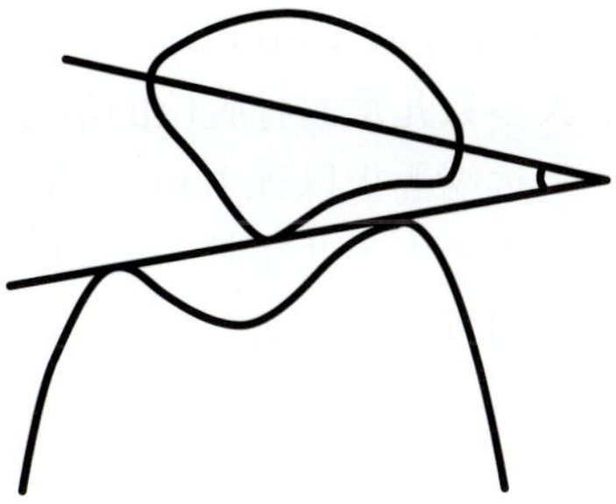

图 4-10-4 髌骨倾斜角

（三）MRI

MRI 的测量日益受到重视，已经有很多文献证实了 MRI 测量优势，原因有以下两点：

- 因髌股关节在 0°～20° 位（伸直位）时，股四头肌及内、外侧支持韧带放松，髌股关节处于相对不稳定状态，此时拍摄髌股关节切位像，诊断髌骨不稳定的阳性率最高。但实际上，膝关节屈曲 20° 位摄髌股关节切位像存在投照技术困难，而用 MRI 技术，在膝关节伸直位，对髌骨关节中部做横断面扫描，便于测量与计算
- 尽管 CT 在髌骨发育异常的评估中已经被证实是可信的，但它与 MRI 相比有致命的弱点，它无法对软骨进行显像，而软骨显像对于关节的匹配性及关节的稳定性是相当重要的（儿童膝关节软骨成分更多）。

尽管影像技术在髌股关节的评价中极为重要，但对髌骨脱位或半脱位的诊断取决于临床检查而不是 X 线片。

五、自然病程

病程越长，脱位引起的损害就越严重，可引起一系列并发症：滑膜肥厚、髌骨软骨发生变性、骨性关节炎、骨软骨游离体。患肢运动能力下降，逐渐发生膝关节周围肌肉萎缩。

六、治　疗

1. 儿童期以软组织手术为主

- 近端重排
  - ◎ 外侧支持带松解，内侧支持带紧缩，股内侧肌前移（Green 术式）（图 4-10-5）
  - ◎ 各种肌腱转位（大收肌腱移位）或移植（MPFL 重建）增强内侧静态稳定结构（图 4-10-6、图 4-10-7）
- 远端重排
  - ◎ 半腱肌移位（Galeazzi 术式）（4-10-8）
  - ◎ 髌腱止点全部（Eilert 术式 ）或部分内移（Roux & Goldthwait 术式）（图 4-10-9）
  - ◎ 髌腱止点下移（图 4-10-10）

2. 以下简单介绍各个术式相应的指征

- 外侧支持带松解，内侧支持带紧缩，股内侧肌前移（Green 术式）：推髌试验阳性，髌骨倾斜试验阳性，存在股内侧肌斜头发育不良、股外侧肌低位的情况
- MPFL 修复：MPFL 损伤为髌骨侧止点撕脱骨折且骨块较大具有固定条件，MPFL 实质部及股骨侧损伤通常不可修复
- MPFL 重建：MPFL 损伤不可修复为前提，MPFL 重建应视作是一种增强措施，对于大多数儿童髌骨脱位的治疗不是必需的步骤 。已有研究证实 MPFL 股骨侧止点在股骨远端骺板以远 1cm 以内，因此，如果选择大收肌腱转位等非解剖止点重建手术可以不考虑患儿年龄，但如果选择肌腱移位解剖重建 MPFL 则建议至少等到接近骨成熟期再进行手术

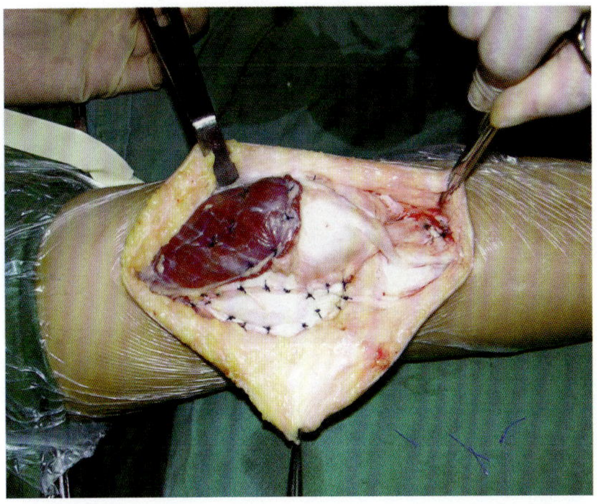

图 4-10-5　外侧支持带松解，内侧支持带紧缩，股内侧肌前移（Green 术式），前移的股内侧肌部分覆盖髌骨，在其外侧可见内侧紧缩切除的剩余滑膜瓣修补到松解后外侧缺损处

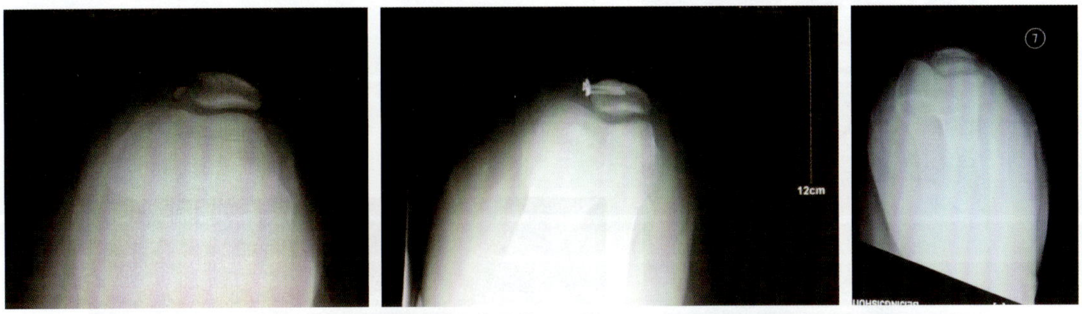

图 4-10-6　MPFL 髌骨侧止点撕脱骨折空心钉固定及术后 1 年随访

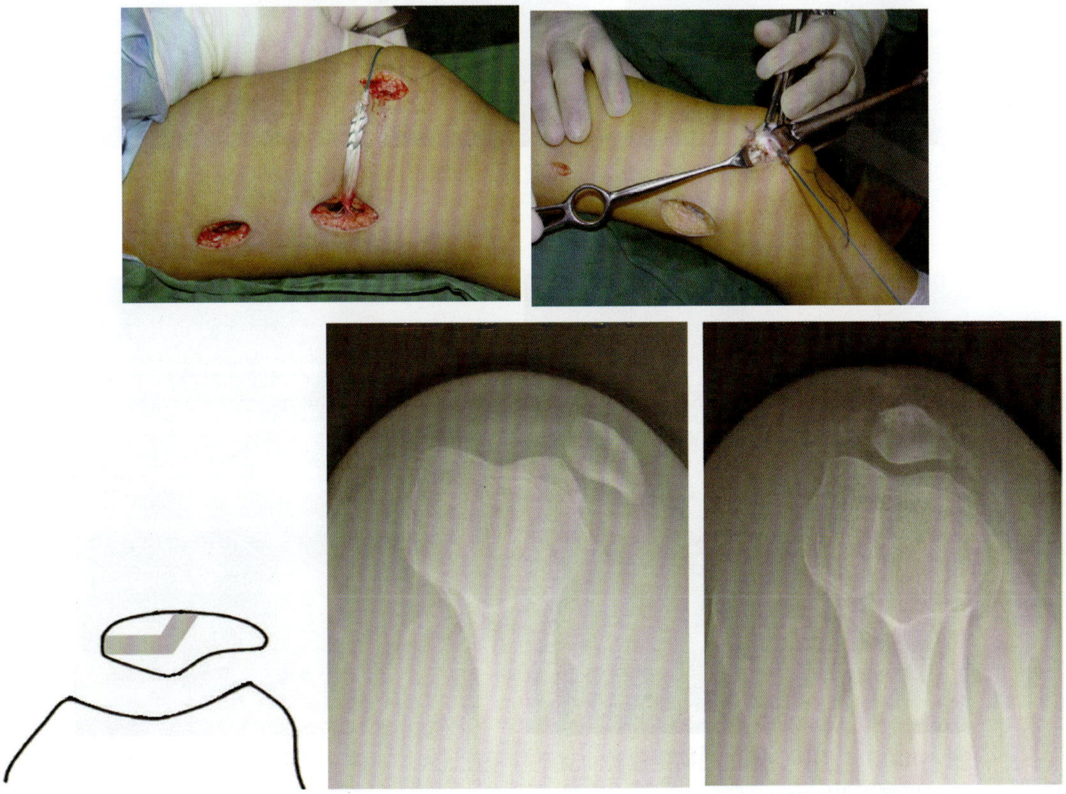

图 4-10-7　女孩，13 岁，大收肌腱转位重建 MPFL，术前及术后 12 个月时轴位像

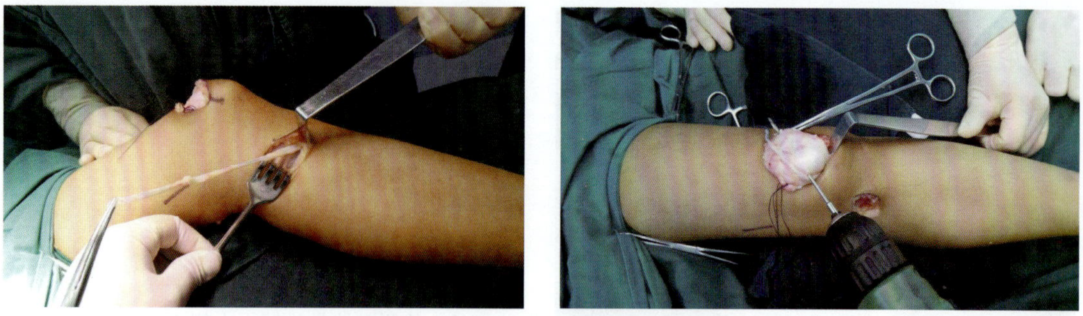

图 4-10-8 半腱肌移位 (Galeazzi 术式)

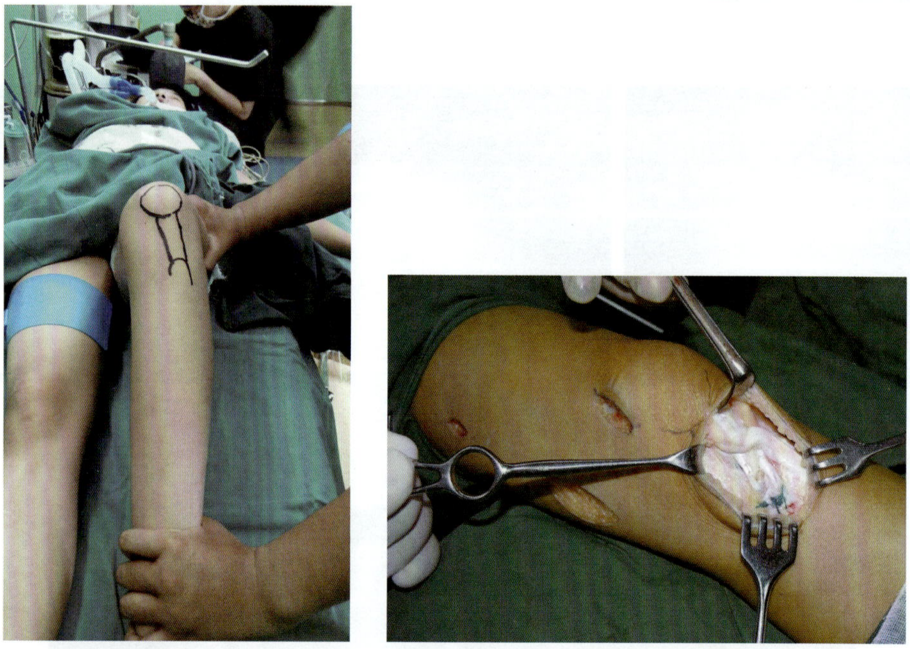

图 4-10-9 屈膝 90° 位 Q 角 >20°，髌腱止点外侧半内移 (Roux & Goldthwait 术式)

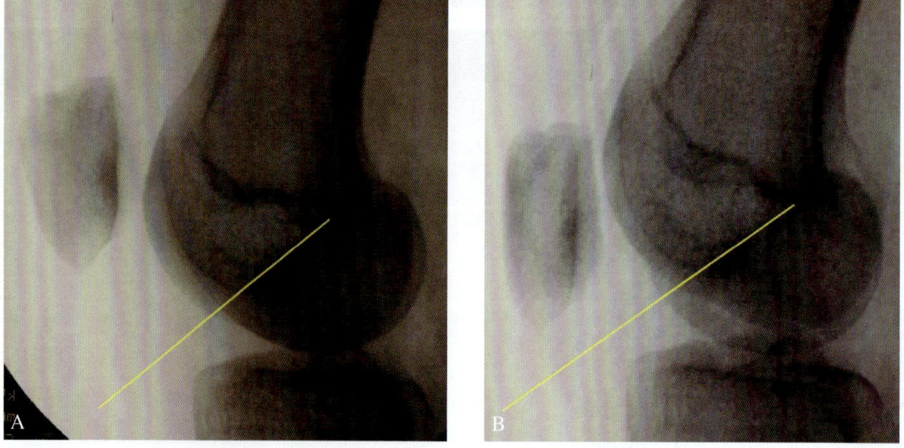

图 4-10-10 术中 C 臂透视确定髌腱止点下移程度。A，下移前髌骨位置；B，下移后髌骨下极接近 Blumensaat 线

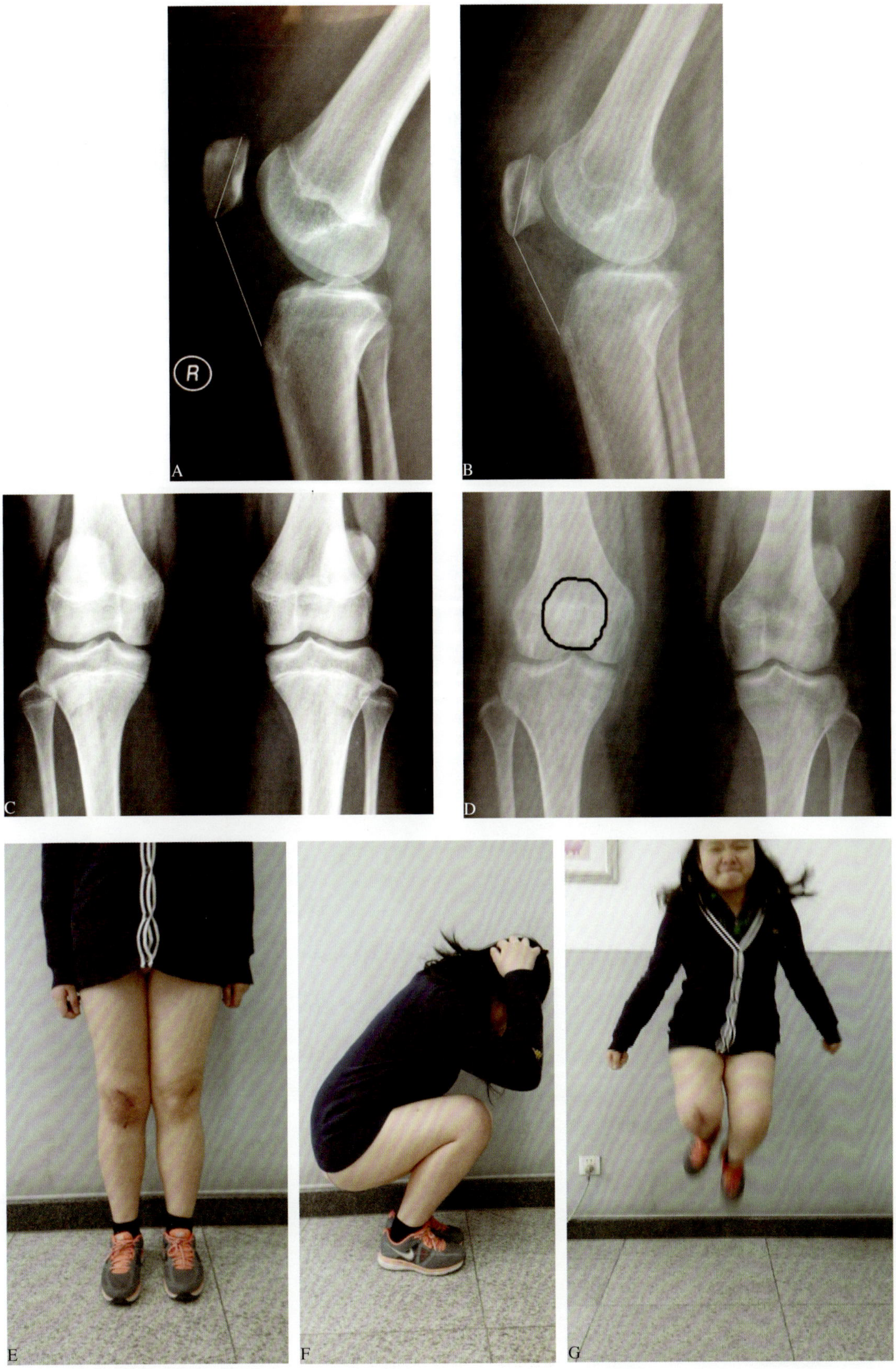

图 4-10-11 女孩，12 岁，无诱因双髌骨间断脱位 2 年，术前拒绝跳跃活动，查体：双膝轻度外翻，Apprehension 试验双侧（+）。A，术前 Insall 指数 1.40；B，术后 Insall 指数 1.17；C，术前双膝正位明显髌骨高位；D，右侧术后降至正常位置，左侧尚未手术。E ~ G，术后膝关节活动正常，可依靠右侧作为支撑腿进行跳跃活动

- 髌腱止点外侧半内移（Roux & Goldthwait 术式）：Q 角 >20° 或 TT-TG>20mm，不推荐髌腱止点全部内移（Eilert 术式），失败后会导致伸膝装置丧失连续性
- 半腱肌移位（Galeazzi 术式）：实际上是调整远端力线的另一种手术方式，适应证同 Goldthwait 术式，半腱肌发育差者不推荐
- 髌腱止点下移：高位髌骨适用，年龄较大患儿可以使用可吸收锚钉固定，对于同时合并 Q 角增大者可以内移同时下移

（冯 超 俞志涛）

11 先天性髌骨脱位

一、概 念

1925 年，Conn 等给出了先天性髌骨脱位的诊断标准：① 永久性（permanent）脱位；② 不能主动伸膝；③ 膝关节被动活动不受限；④ 出生时股骨髁间窝无髌骨。

针对以上几点，学者们陆续有新的发现：

- Jones 发现部分患者可以通过手法施加外力使髌骨复位并在一定屈伸弧度内维持其复位，但是撤销外力后，髌骨立刻脱回原位。Stanisavljevic 曾经提出“不可复位（irreducible）”作为诊断依据之一，这一观点也是不恰当的，实际上“永久性（permanent）”主要是指不施加外力的情况下，髌骨在膝关节屈伸全程中均不能自行复位并维持其复位，这一点主要用于区别于习惯性髌骨脱位，后者在膝关节伸直时不需施加外力自行复位，屈曲时发生脱位（屈曲时复位、伸直时发生脱位的情况也存在）
- 1975 年，Jones 还发现在治疗过的 7 个先天性髌骨脱位病例中，只有 4 个严重到完全不能主动伸膝
- 1968 年，Green 和 Waugh 发现先天性髌骨脱位可以合并有膝关节固定屈曲畸形

因此，Conn 等给出的②、③两点并不适合作为诊断依据，结合 Conn 的①、④点给出定义更为妥当：出生时股骨髁间窝无髌骨，髌骨永久性脱位。

二、病因与病理学特点

（一）病 因

先天性髌骨脱位的病因目前尚不明确。Stanisavljvic 等认为本病的发生可能与胚胎时期组成股四头肌和髌骨的肌节内旋障碍有关。

（二）病理特点

McCall 等归纳为以下 6 个方面：

（1）股四头肌旋转异常伴有髌腱在胫骨前外侧的异常止点；

（2）髂胫束因胫骨旋转而止于胫骨的外侧；

（3）髌骨发育不良并固定在膝关节的外侧面；

（4）股骨外髁的前面扁平；

（5）膝关节前内侧关节囊增厚；

（6）膝外翻和胫骨外旋。

三、临床表现

（一）症 状

先天性髌骨脱位临床症状差异很大：

- 最严重的类型在新生儿期就表现出明显的屈膝挛缩，完全不能主动伸膝，很容易诊断
- 轻症患者可以直到学龄期出现因股四头肌力弱或力线改变导致的功能障碍（易摔倒、下楼困难等）才被发现
- 甚至也存在成年后因出现膝关节疼痛或畸形才来就诊的情况（图 4-11-1、图 4-11-2）

（二）体 检

- 先天性髌骨脱位很少能在分娩时被诊断。Green、Wangh 报告，当小儿在分娩时膝关节固定在屈曲位先露时，要警惕可能有先天性髌骨脱位
- 在产后检查时，要仔细检查膝前有无髌骨存在，如此可增加早期诊断率
- 婴幼儿期，患膝前方股骨滑车间凹内不能摸到髌骨，而在股骨外髁外侧可扪及一个较小的髌骨（图 4-11-2）

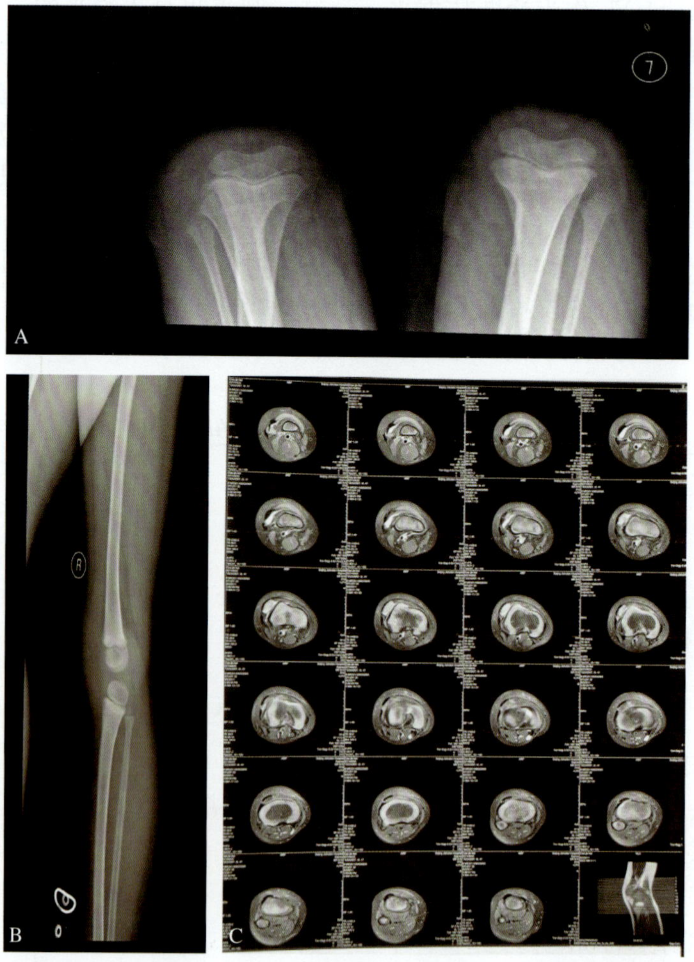

图 4-11-1 先天性髌骨脱位病例。女孩，4 岁，因跑步易摔倒就诊。A，切线位可疑髌骨外侧脱位；B，侧位片看不到髌骨；C，MRI 确诊髌骨外侧脱位

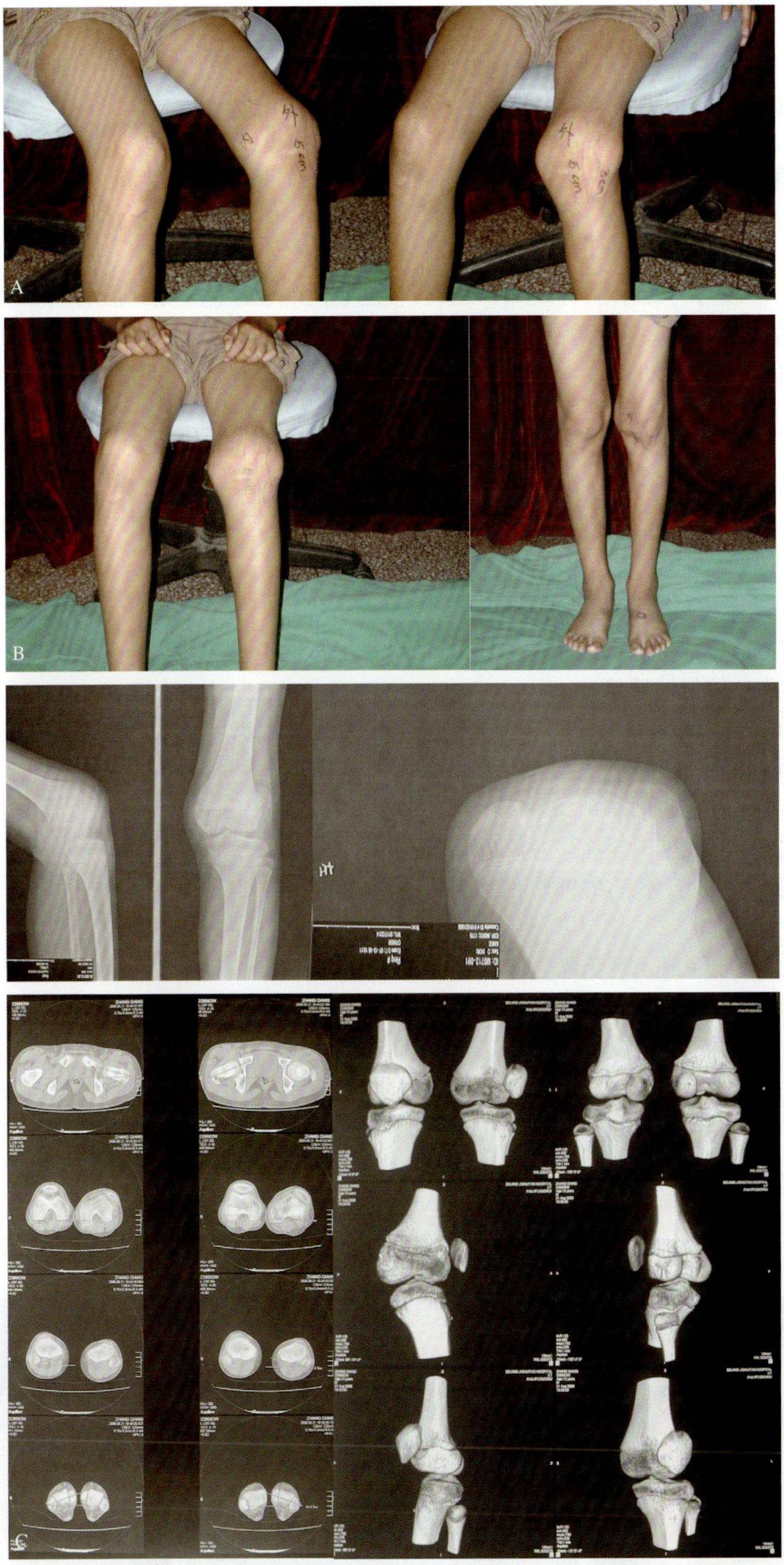

图 4-11-2　先天性髌骨脱位病例。A，男孩，12 岁，因左膝外观异常就诊，可见髌骨与股骨外髁之间形成假关节；B，股骨内髁；股骨外髁，外侧髁以外可见髌骨轮廓；C，放射学检查证实髌骨外侧脱位

- 伸膝力量明显减弱，患膝常呈屈曲畸形，但通常被动伸膝正常。产生这种症状的机制，并非是股四头肌肌力减弱的缘故，而是正常力线的改变，使股四头肌不但不能充分发挥正常的伸膝作用，反而产生了屈膝作用
- 患儿如得不到及时治疗，随着病程的延续，有部分患儿尤其是年龄较大的患儿，因长期膝关节屈曲，可产生膝关节屈曲挛缩而导致膝关节不能被动伸直

（三） X线检查

- 侧位X线片可显示髌骨缺如，正位片在大年龄儿童中可见到股骨外髁外侧有一较小的髌骨。而在小年龄患儿因为脱位的髌骨发育迟缓，常常不能显示出来。因此对怀疑本病的幼儿，建议应用超声波或磁共振检查，以帮助诊断（图4-11-1、图4-11-2）。

四、先天性髌骨脱位常见的综合征

（一） 甲髌综合征（Nail-Patella Syndrome）

- 又称为遗传性甲-骨发育异常（Hereditary Onycho-osteodysplasia）
- 属常染色体显性遗传
- Wynne-Davies等报道的发病率大约为1/100 0000（1820年）
- Chatelain最先报道了一例先天性指甲、肘关节、髌骨发育异常的患者。1946年，Fong最先发现了除甲、肘、髌骨以外的第四个特征——髂后上棘骨性突起，称之为髂骨角。上述四个特征称为“四联征”
- 指(趾)甲发育不良在98%的患者中都存在（图4-11-3）
  - ◎ 常为对称性
  - ◎ 表现为指(趾)甲变色、匙状甲、纵向嵴、指(趾)甲缺失或营养障碍、三角形甲弧影
  - ◎ 指甲较趾甲更易受累
  - ◎ 拇指受累频率最高。大拇指表现最为明显，严重程度向尺侧4指依次递减
- 髂骨角在80%的病例中都会出现（图4-11-4）
  - ◎ 髂骨角以及髂前上棘突起是骨盆异常表现的两个重要类型
  - ◎ 除了在平片中可以发现外，体表也常可以看到或触摸到

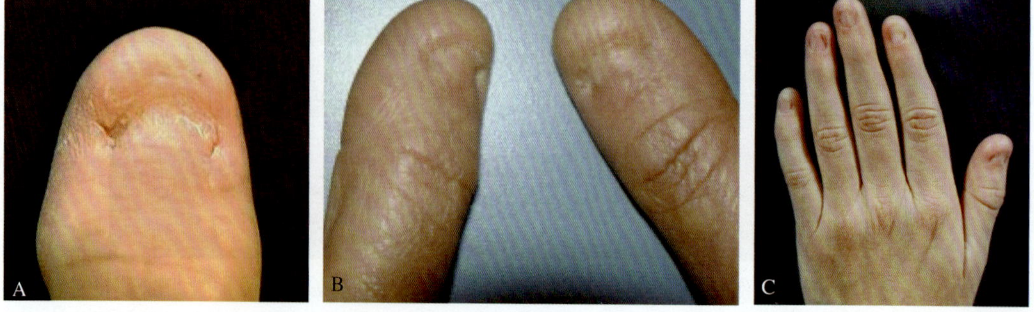

图4-11-3 甲髌综合征病例。A，匙状甲、三角形甲弧影、指甲营养障碍；B，纵向嵴、指甲营养障碍；C，大拇指表现最为明显，严重程度向尺侧4指依次递减

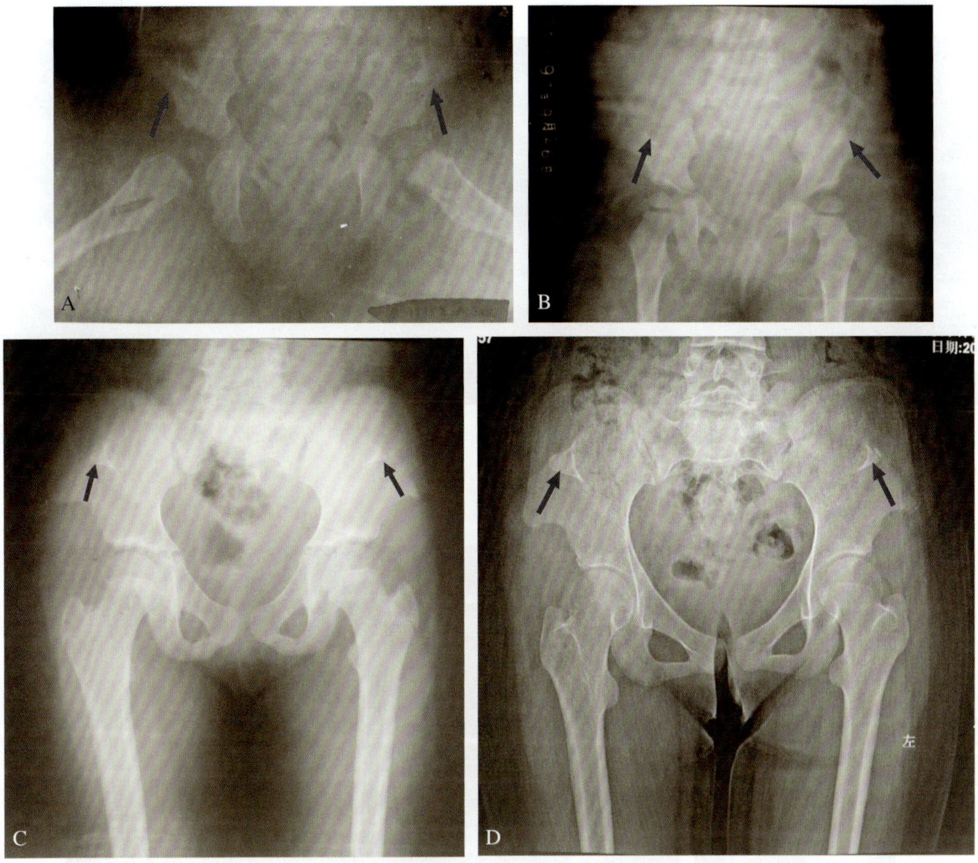

图 4-11-4 甲髌综合征髂骨角的系列 X 线片。A，1 岁半；B，3 岁 4 个月；C，11 岁 4 个月；D，14 岁 8 个月。箭头所示为髂骨角

- 肘关节发育异常（图 4-11-5）
  - ◎ 肱骨小头、外髁、桡骨头均可发育不良
  - ◎ 肘关节外翻，活动受限
  - ◎ 肱桡关节可以发生半脱位及脱位
- 髌骨发育异常（图 4-11-6、图 4-11-7）
  - ◎ 髌骨表现为缺如或发育不良
  - ◎ 可以是卵圆形、三角形、不规则形
  - ◎ 可以有多个骨化中心
  - ◎ 股骨外侧髁低平，髌骨位置可以低于正常位置
  - ◎ 临床上经常表现为膝部疼痛、髌骨脱位
- 该病还可合并
  - ◎ 足部畸形
  - ◎ 肩关节畸形
  - ◎ 发育性髋脱位
  - ◎ 脊柱侧弯
  - ◎ 小指屈曲挛缩
  - ◎ 30 ～ 40 岁还可出现蛋白尿、肾衰竭

髌骨脱位导致的功能障碍，可通过近、远端重排手术进行治疗。

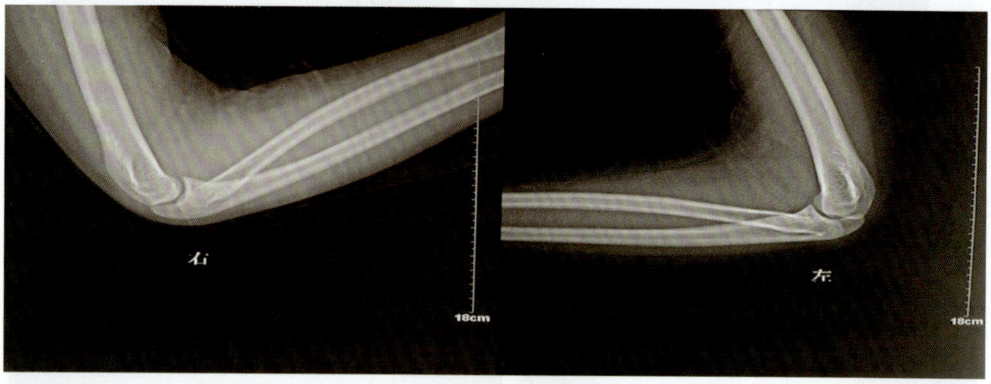

图 4-11-5 同一甲髌综合征患者 14 岁 8 个月时肘关节 X 线片。显示肱骨小头、肱骨外髁、桡骨头均发育不良，肱桡关节脱位

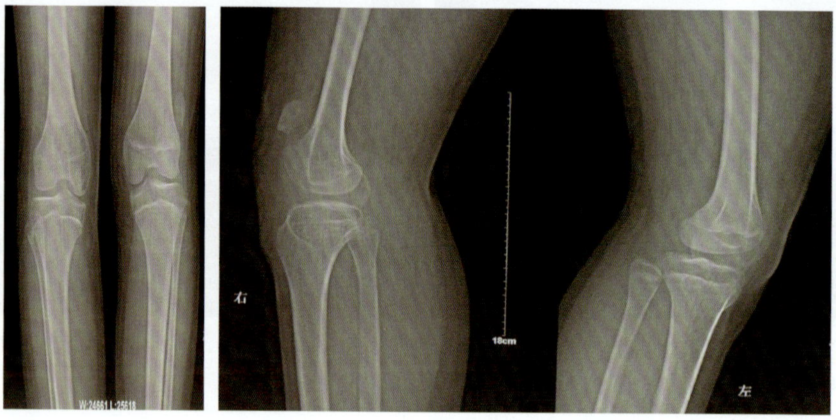

图 4-11- 6 同一甲髌综合征患者 14 岁 8 个月时膝关节 X 线片。显示髌骨发育不良，呈卵圆形、髌骨外侧脱位

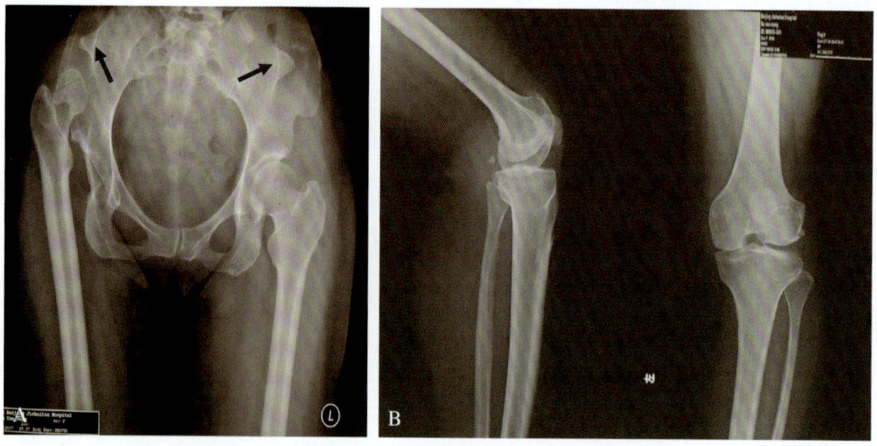

图 4-11-7 同一甲髌综合征患者母亲 X 线片。A，显示髂骨角（箭头）和右髋发育性髋脱位；B，髌骨低位，外侧脱位

（二） Down 综合征

- 1866 年由 Down 首先报道
- 1959 年，Lejeune 和 Turpin 发现是 21 号染色体三体畸形造成的。母亲的孕龄与该病发病率密切相关。怀孕年龄 15 ~ 29 岁，所生儿童发病率 1/1500，而到 40 ~ 44 岁，发病率会升至 1/100
- 尽管 5% ~ 8% 的 Down 综合征患者合并髌股关节不稳定，但通常无症状
- Down 综合征患者合并髌股关节不稳定可以是先天性的，也可以是获得性的
- 因为滑车发育较浅以及结缔组织松弛，治疗上存在一些困难，比较容易复发
- 保守治疗选择四头肌功能锻炼和髌骨承托支具对于部分患者有效
- 保守治疗无效，可选择包括 Dewar-Galeazzi 术式在内的手术治疗。有报道，高达 86% 的患者获得了成功

（三） Larson综合征

- 与 Down 综合征发病机制类似。主要是膝关节脱位，而不是髌骨脱位
- 所造成的关节脱位也是由于结缔组织松弛造成的
- 常规软组织手术容易失败，纠正骨性对线异常似乎更有效

（四） Ehlers-Danlos 综合征

- 是一组遗传性的胶原代谢缺陷引发的关节松弛、皮肤高弹性伴有其他器官异常的综合征
- 一些患者可以出现髌骨或肩关节屡发性脱位，最严重的病例可以出现慢性固定性脱位
- 许多患者存在慢性顽固性关节疼痛而且对治疗不敏感。有时会出现关节内血肿
- 偶尔有脊柱侧弯、脊柱滑脱、寰枢椎旋转不稳定
- Ehlers-Danlos 综合征也是结缔组织松弛造成的，常规软组织手术容易失败，纠正骨性对线异常更有效
- 为了应对切口裂开的问题，建议应用比较积极的缝合技术

（五） Rubinstein–Taybi 综合征

- 是由于 16 号染色体基因变异导致的罕见的身体多部位的先天变异
- 发病率约为活产婴儿的 1/300 000
- 典型表现是宽拇指、宽踇趾、特征性面容（宽而长的鼻子）、智力障碍
- 此外，也常存在眼、耳、口腔及呼吸、循环、骨骼肌肉系统发育障碍
- 骨科表现主要有三个：拇指 / 趾畸形、先天性椎体畸形、髌骨股骨关节不稳定（3.4% 的病例可见），也有合并股骨头骺滑脱、脊柱侧弯等的报道
- 手术治疗已经有取得成功的报道

五、治 疗

- 先天性髌骨脱位一经确诊，手术越早越好
- 畸形的严重程度直接同畸形存在的时间长短和治疗效果有关。由于伸肌装置位于异常的位置，可导致一系列继发性畸形，如膝外翻、下肢扭转、内侧副韧带松弛和固定的膝屈曲畸形

- 既往多重视髌骨脱位局部的矫正，近年来，对下肢力线调整的重视程度在逐渐增加

患儿6个月后就可以手术。Akifusa Wada 等收治6例先天性髌骨脱位患儿中，平均年龄为1.3岁。积水潭医院小儿骨科收治的患儿最小年龄15个月。目前国内对先天性髌骨脱位的认识及重视程度还尚待完善。

（一）文献中介绍的主要方法

儿童主要采用软组织手术，胫骨结节截骨、滑车成形等骨性手术在骨骺闭合前一般不采用。儿童期各种术式应用指征参见屡发性髌骨脱位章节。手术目的都是复位髌骨、改善伸膝装置力线并增加复位后髌骨的静态和动态稳定性，分为：

1. 近端重排

- 髌骨外侧挛缩软组织松解
- 髌骨内侧支持带结构紧缩
- 各种肌腱转位或移植增强内侧静态稳定结构
- 股内侧肌前移重建内侧动力稳定结构

2. 远端重排

- 半腱肌移位
- 髌腱止点全部或部分内移等

各种软组织术式名称及演化历史：

- 1899年，Goldthwait 介绍了包括半侧髌腱内移在内的手术治疗髌骨脱位的方法
- 1925年，Conn 介绍了股内侧肌斜头（VMO）移位的方法
- 1945年 McCarrall 首次详尽描述了胫骨结节移位和半腱肌移位的手术方法和效果
- 1957年及1972年，Dewar 报道了 Dewar-Galeazzi 术式，联合应用髌骨外侧挛缩软组织松解、股内侧肌前移、半腱肌移位（图4-11-8）
- 1965年，Green 介绍了联合应用髌骨外侧挛缩软组织松解、髌骨内侧支持带结构紧缩、股内侧肌前移术
- 1976年，Stanisavljevic 报道了为先天性髌骨脱位专门设计的骨膜下整体剥离股四头肌并向内侧转位的方法
- 2011年 Eilert RE 报道了不带胫骨结节骨块的髌腱止点移位术，临床效果好并且不伤及骨骺

如果髌骨复位后膝关节屈曲明显受限，可以通过股四头肌延长、V-Y成形或股骨短缩予以解决，有报道术后出现持续伸膝装置松弛的现象。

（二）积水潭医院小儿骨科的方法

1. 根据积水潭医院小儿骨科的经验，一般需采用联合的手术方法。包括四步：

（1）外侧广泛松解；

（2）内侧关节囊紧缩；

（3）股内侧肌下移；

（4）髌腱止点外侧半内移。

2. 经典的“Ω”形切口手术方法及步骤

（1）采用连续硬膜外麻醉或全身麻醉，患者仰卧位。自膝关节前方做“Ω”形切口，自膝关节上方、股内侧肌股直肌汇合处，沿着脱位的髌骨内侧向下延长，止于胫骨结节水平，充分显露髌骨、髌韧带、髌旁筋膜及肌肉瓣、髂胫束下段、股四头肌。

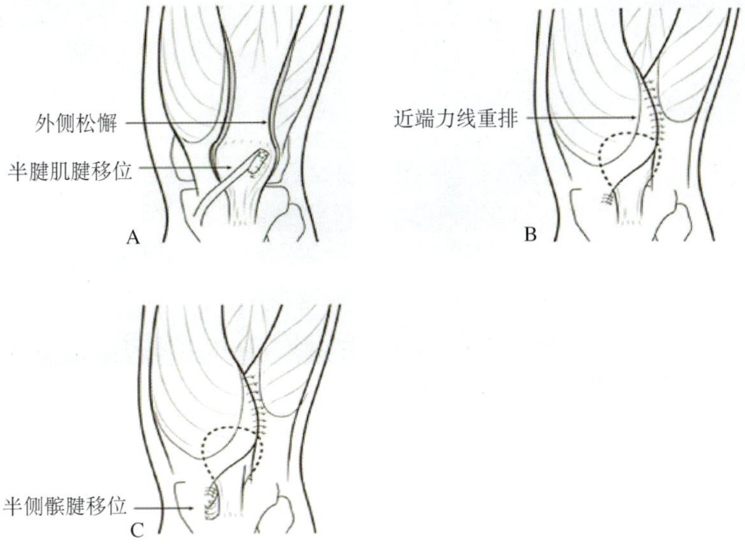

图 4-11-8 A，Dewar-Galeazzi 术；B，Green 术；C，Goldthwait 术

(2) 膝关节外侧松解术：沿髌骨外侧斜形切断挛缩的髂胫束下段，切开外侧支持带和关节囊，挛缩严重时可将滑膜一并切开，将股外侧肌于髌骨附着点处切断，充分松解至髌骨无阻力能复位为止（图 4-11-9 ～图 4-11-12）。

(3) 内侧关节囊紧缩术：将内侧关节囊切开，向上至股内侧肌止点与股中间肌交界处，向下至髌韧带，切除多余的关节囊，并将切除部分用于修补外侧关节囊缺损，然后将切开的关节囊及支持带行褥式紧缩缝合。

(4) 股内侧肌止点移位术：将股内侧肌止点游离，向外下方牵引，远端缝合于髌骨外下缘，加强髌骨内侧的肌肉拉力。

(5) 髌韧带止点内移术：将髌腱在止点处外侧半切断，然后在胫骨结节内侧骨膜下骨皮质开口，直接用丝线或骨锚将髌腱固定于开口处。

(6) 屈曲 50° ～ 70° 调整髌骨内外侧重建之软组织张力，维持髌骨复位（图 4-11-13、图 4-11-14）。

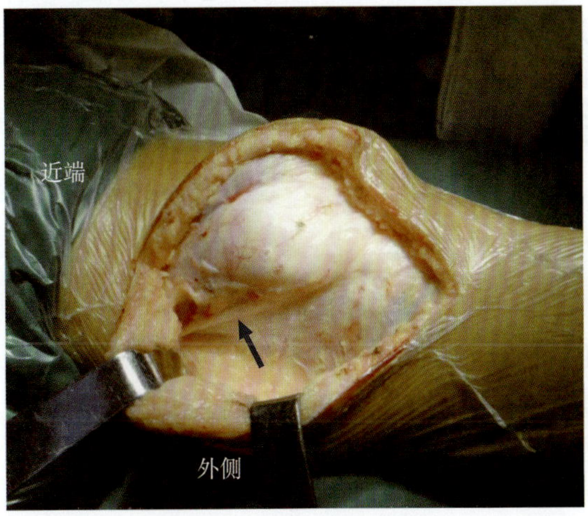

图 4-11-9 右膝先天性髌骨脱位联合手术。可见挛缩的外侧结构。箭头所示为挛缩的髂胫束

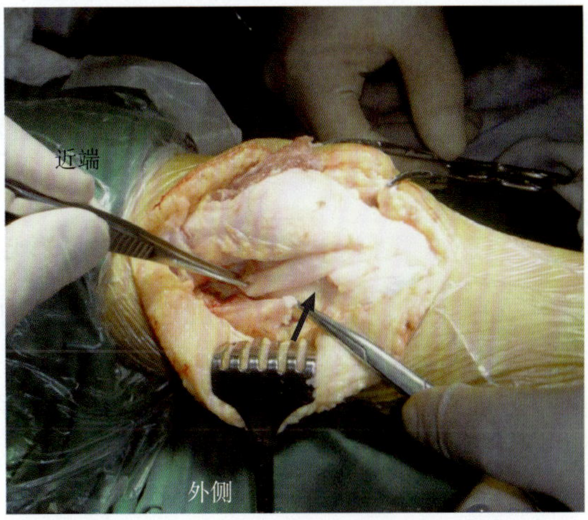

图 4-11-10 同一患者，右膝。髂胫术 Z 字延长术，箭头所示

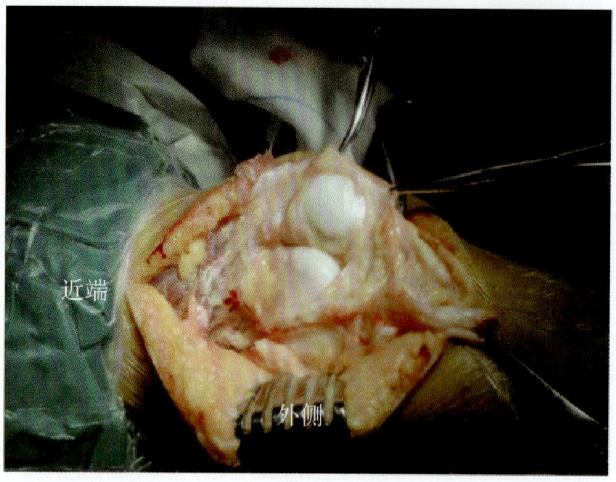

图 4-11-11 同一患者，右膝。彻底外侧松解后，髌骨得以显露。术中见髌骨发育不良，完全位于股骨外侧髁以外

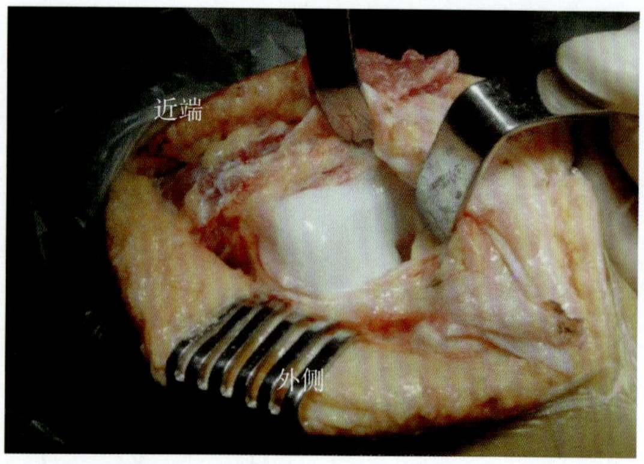

图 4-11-12 同一患者，右膝。彻底外侧松解后，股骨滑车得以显露。术中见股骨滑车发育不良

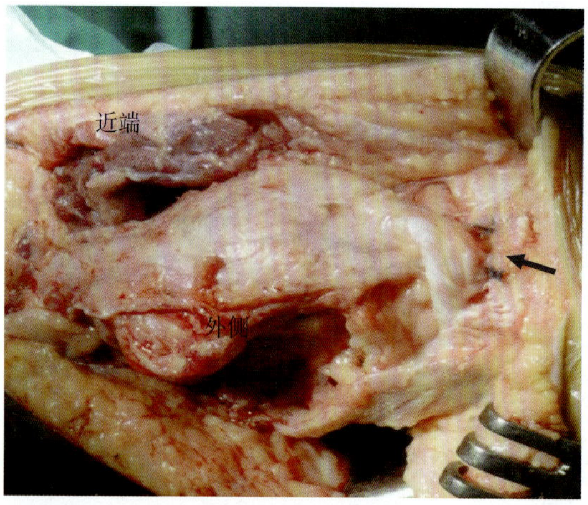

图 4-11-13 同一患者，右膝。髌腱转位手术。缝线为重建之新止点，箭头所示

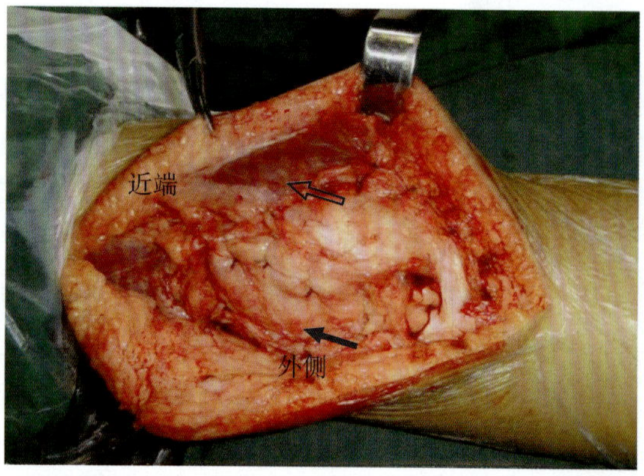

图 4-11-14 同一患者，右膝。于髌骨外侧可见内侧紧缩后多余之筋膜瓣保留近端软组织蒂转移修补外侧软组织缺损（箭头），本例股内侧肌（空心箭头）仅需要向外下少许移位即可维持髌骨位置

（7）术后处理：术后预防性使用抗生素 1 ～ 2 天，患肢以长腿支具固定于伸膝位 4 周，并早期开始行股四头肌等长收缩，拆除后行膝关节屈伸功能锻炼。

六、临床疗效

（一）文献中报道的效果

文献记录较为少见，再脱位的发生率约为 10%。持续的伸膝装置松弛（特别是骨性结构严重发育不良以及合并神经肌肉疾患者）、内侧再脱位以及腓总神经损伤也有报道。

Jones 对自己治疗的 7 例（8 膝）进行了最长 19 年的随访。手术方式为：膝关节外侧松解、内侧关节囊紧缩、股内侧肌前移位、髌韧带止点内移术（其中有 3 膝还做了股四头肌延长）。详细记录了膝外翻、关节活动度、稳定性的改善情况。

- 膝外翻得到改善，其中一例随访 19 年的患者，术前膝外翻 25°，末次随访膝关节对线正常

- 稳定性得到改善，术前存在不稳定（包括前后方 / 侧方直向不稳定及旋转不稳定）的患儿末次随访时无或仅残留轻微不稳定
- 膝关节活动度方面屈曲挛缩改善明显，但髌骨复位术后出现了 2 例屈曲角度明显丢失的情况。2 例术前存在 30°～35° 屈曲挛缩的患儿，末次随访均能完全伸直，有意思的是 2 例术前仅存在 10°～15° 屈曲挛缩的患儿，改善并不明显。另外，2 例屈曲角度明显丢失的患儿屈膝角度分别由 130° 减少到 75° 和由 150° 度减少到 100°
- 8 膝中有 1 膝出现了再脱位，经再次手术后位置维持满意

（二）积水潭医院小儿骨科的疗效总结

自 1997 – 2013 年共施行 18 例（19 膝）手术，年龄从 15 个月至 14 岁 8 个月，均行膝关节外侧松解、内侧关节囊紧缩、股内侧肌前移位术，Q 角大于 20° 时选用髌韧带止点内移术（Goldthwait 术式），有 1 膝还做了股四头肌延长术。18 例（19 膝）中有 12（13 膝）例获得了随访，随访时间 2 ～ 6 年，平均 3.5 年。

- 本组患者均无疼痛感
- 术前主诉之膝部无力、易摔倒等症状消失，患者股四头肌肌力均正常，主动伸膝有力。膝关节功能改善满意
- 无术后再脱位发生，屈膝时髌骨未向外侧方移位，行走时步态正常
- 1 例甲髌综合征患者术后发生了切口皮缘坏死及腓总神经损伤，经过转移皮瓣和神经松解术完全恢复
- 12 例中 10 例患者膝关节均能完全伸直，2 例（2 膝）存在 5° 伸直受限
- 12 例中 9 例膝关节屈曲良好（120°～150°），3 例（3 膝）膝关节屈曲轻度受限（100°～120°）
- 测量 Q 角为 8°～15°，平均 11.2°。X 线检查示髌骨处于正常位置（图 4-11-15）

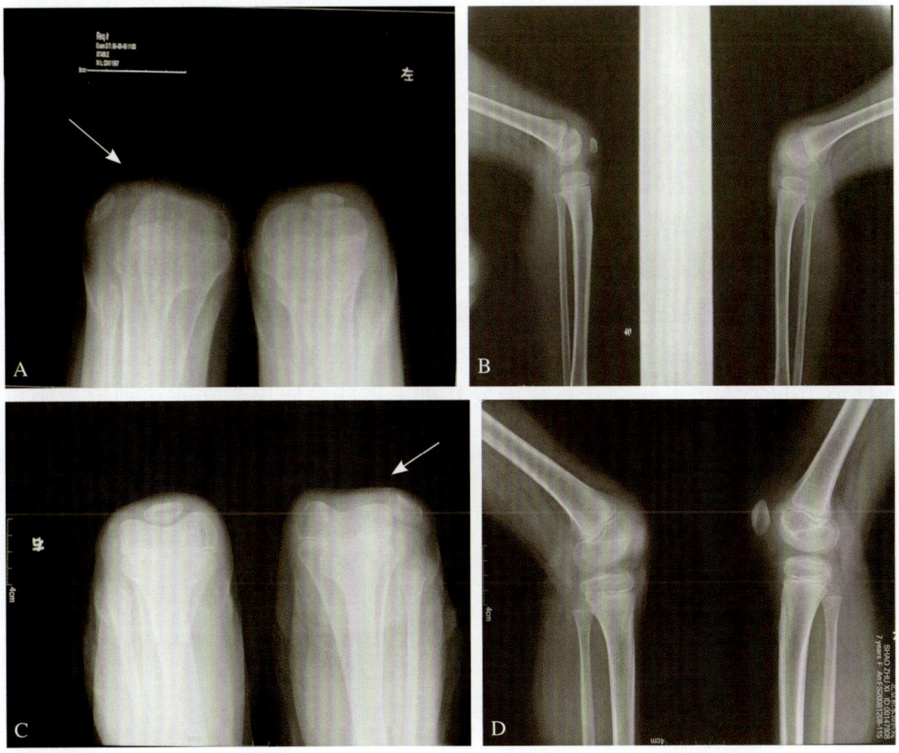

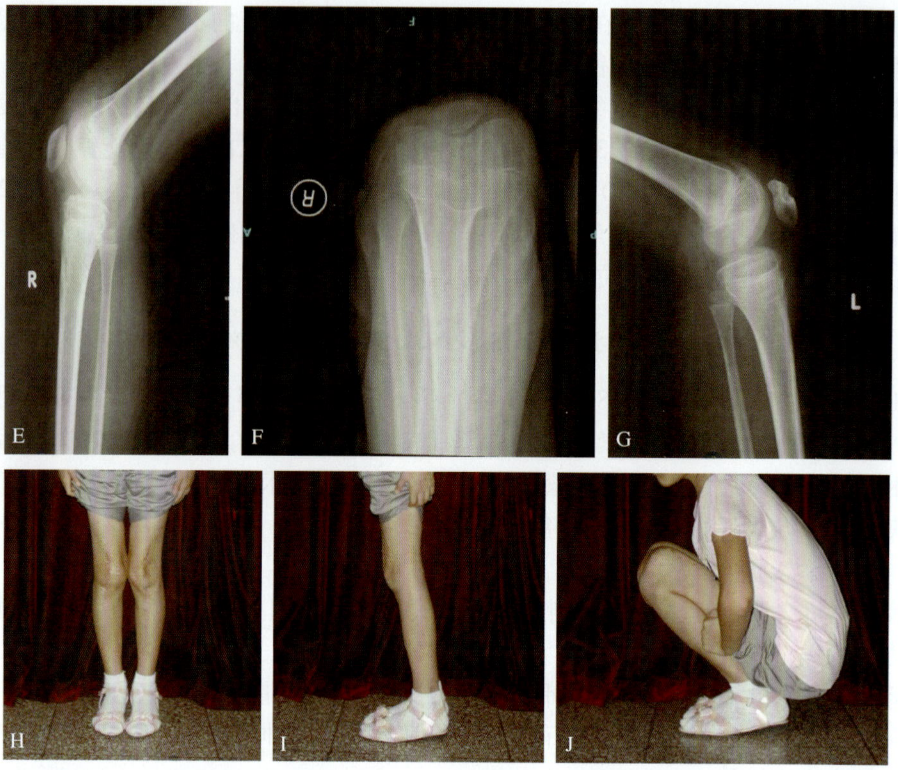

图 4-11-15 先天性髌骨脱位病例介绍。A，B：5 岁女孩，右侧先天性髌骨脱位（白色箭头示）；C，D：右膝手术治疗后 2 年半，髌骨股骨关节对位好。左侧逐渐出现习惯性髌骨脱位（白色箭头示）；E，F：右侧术后 4 年 2 个月，髌股关节对位满意；G，左侧术后 20 个月，髌骨已经复位；H，I，J：双侧膝关节功能满意

七、小 结

- 先天性髌骨脱位早期诊断存在一定困难
- 当小儿在分娩时膝关节固定在屈曲位先露，特别是分娩后不能主动伸直膝关节时，要警惕可能有先天性髌骨脱位
- 幼儿期患儿伸膝力量减弱，易跌倒，下楼困难并伴有膝关节屈曲畸形时应提高警惕
- 3 岁以前髌骨尚未骨化，X 线片上不能显影，同时幼儿髌骨较小，膝部脂肪组织较多，触诊不易发现，必要时应完善 B 超、MRI 检查，尽早确诊
- 一旦确诊，应及早行手术治疗，时间越长，畸形会越严重，会严重影响手术效果
- 由于本病病变结构上的复杂性，没有一种手术能适用于所有患者，应根据具体情况选择适当的个体化术式，并常常需要几种手术联合应用，才能达到较为满意的效果

（冯 超）

12 儿童膝关节盘状软骨损伤

一、定　义

膝关节盘状软骨是一种膝关节半月板形态学的发育异常。由于盘状软骨较正常半月板宽厚，因而比正常半月状的外侧半月板更容易发生退变、损伤和破裂。

二、病因及病生理

病因：膝关节盘状软骨可能是先天性或半月板发育过程中的异常结果。

病生理：

- 因为形态上的变异，正常膝关节可以承受的外力或一般运动，均可造成盘状半月板损伤
- 半月板外侧三分之一的血管较丰富，而中间三分之一仅有很少的毛细血管，内侧为无血区，自然更容易受到损伤
- 正常半月板在膝关节屈伸活动过程中，可适应性微动，而盘状半月板中间肥厚的部分缺乏韧带的制导，无法随股骨髁的运动而相应形变，导致应力集中，从而诱发关节内损伤
- 另外，从组织学的角度来讲，盘状半月板失去了正常半月板所具有的径向和环形纤维的规则排列，更没有纵向排列的纤维，其纤维排列杂乱无序，这些导致它不能很好地完成负荷的传递和转化，更易在承受负荷时损伤

三、发病率及分型

东方人发生盘状半月板的概率高于欧美人。在包括我国在内的东方人群中的发生率远较西方人群为高。在解剖学统计中，西方文献为 1.4% ~ 5%，而日本报道的盘状软骨的出现率可高达 16.6%。我国的统计资料为 8.2% ~ 12%。东方人盘状软骨以外侧多见(98%)，而内侧盘状软骨则少见报道（2%）。而欧美人以内侧多见。

最常用的分型是 Watanabe 分型（图 4-12-1、图 4-12-2），依据胫骨平台覆盖的程度以及后方半月板胫骨附着处是否正常分为：

- 完全型：半月板几乎覆盖全部胫骨内（外）侧平台关节面
- 不完全型：半月板体部覆盖胫骨内（外）侧平台关节面的一半以上
- Wrisberg 韧带型：半月板大小、形态接近正常，但后方与胫骨无附丽，仅通过 Wrisberg 韧带与股骨内侧髁相连，导致半月板活动度增加

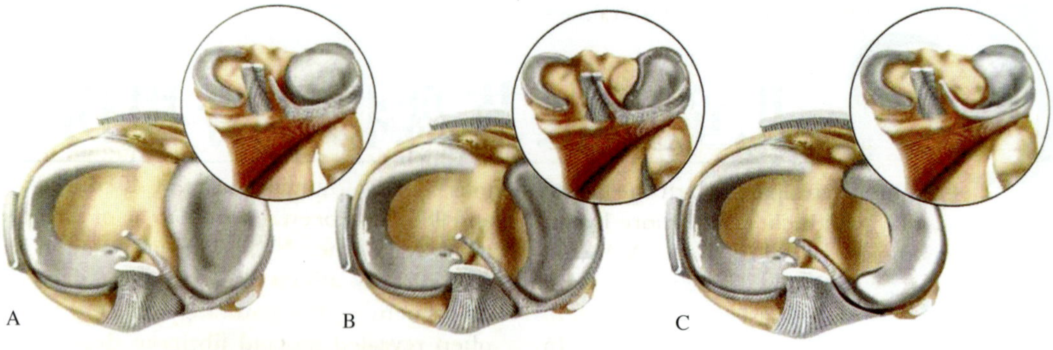

图 4-12-1 盘状软骨 Watanabe 分型：A，完全型；B，不完全型；C，Wrisberg 韧带型

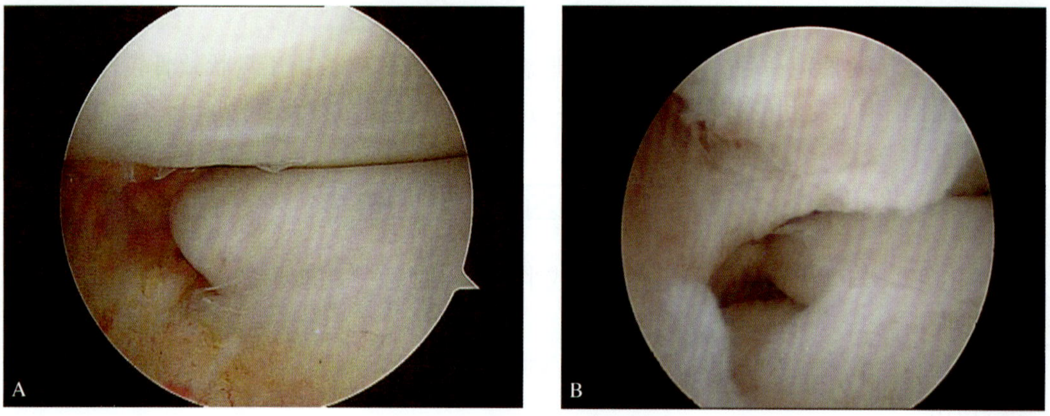

图 4-12-2 不同分型镜下所见：A，完全型；B，不完全型

四、诊 断

- 症状：盘状半月板患者，未受伤前，多与常人无异，少数可在屈膝等活动时发现膝关节有弹响。多数患者是在膝关节受伤拍片时发现的
- X 平片常表现不明显，比如外侧盘状半月板者查 X 线平片，可发现膝关节外侧间隙增宽、腓骨高位及胫骨前棘发育不良等，但这些均不能作为确诊依据
- 现在临床最常用的还是 MRI 诊断，其诊断标准就是：矢状面上以 5mm 层厚扫描，有 3 个或 3 个以上层面半月板前后角相连形成“领结”样改变；冠状面上半月板体部最窄处的宽度大于 15mm 或者超过胫骨内（外）侧平台关节面的一半以上（图 4-12-3）
- 诊断的金标准是关节镜检查所见，而且关节镜下可以直接手术将损伤的盘状半月板修整成形。但关节镜也是有创的，作为诊断，临床一般用骨科查体配合 MRI 检查

五、查体方法及意义

- 压痛部位

压痛的部位一般即为病变的部位，对半月板损伤的诊断及确定其损伤部位均有重要意义。检查时将膝置于半屈曲位，在膝关节内侧和外侧间隙，沿胫骨髁的上缘（即半月板的边缘部），用拇指由前往后逐点按压，在半月板损伤处有固定压痛。如在按压的同时，将膝

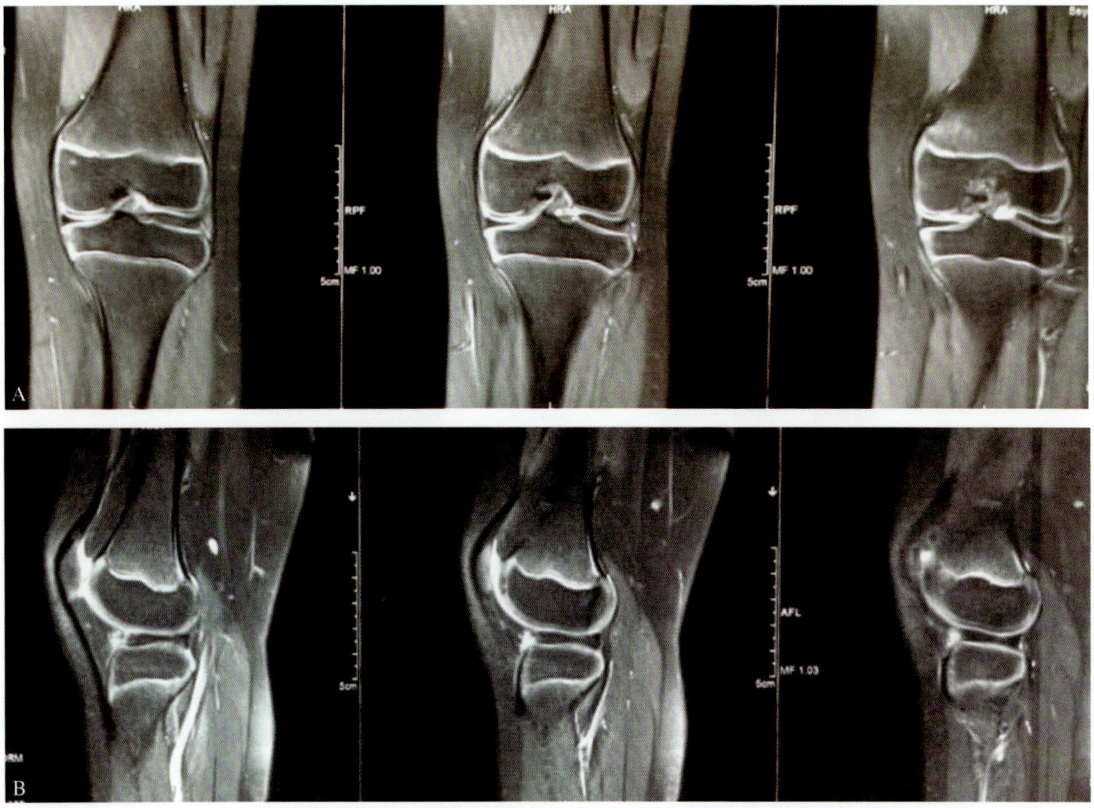

图 4-12-3 完全型 MRI 所见：A，冠状面；B，矢状面

被动屈伸或内外旋转小腿，疼痛更为显著，有时还可触及到异常活动的半月板。

- 麦氏（McMurray）试验

患者仰卧，检查者一手握小腿踝部，另一手扶住膝部将髋与膝尽量屈曲，然后使小腿外展、外旋和外展、内旋，或内收、内旋，或内收、外旋，逐渐伸直。出现疼痛或响声即为阳性，根据疼痛和响声部位确定损伤的部位。

- 强力过伸或过屈试验

将膝关节强力被动过伸或过屈，如半月板前部损伤，过伸可引起疼痛；如半月板后部损伤，过屈可引起疼痛。

- 侧压试验

膝伸直位，强力被动内收或外展膝部，如有半月板损伤，患侧关节间隙处因受挤压引起疼痛。

- 单腿下蹲试验

用单腿持重从站立位逐渐下蹲，再从下蹲位站起，健侧正常，患侧下蹲或站起到一定位置时，因损伤的半月板受挤压，可引起关节间隙处疼痛，甚至不能下蹲或站起。

- 重力试验

病人取侧卧位，抬起下肢作膝关节主动屈伸活动，患侧关节间隙向下时，因损伤的半月板受挤压而引起疼痛；反之，患侧关节间隙向上时，则无疼痛。

- 研磨试验

病人取俯卧位，膝关节屈曲，检查者双手握住踝部将小腿下压同时作内外旋活动，损伤的半月板因受挤压和研磨而引起疼痛；反之，如将小腿向上提再作内外旋活动，则无疼痛。

六、治 疗

盘状半月板未损伤前，一般不主张手术切除，特别需要注意的是单纯弹响不是手术指征。在出现损伤后，会出现疼痛（有时候是运动后疼痛）、活动受限（伸直受限或不能下蹲）甚至别卡、绞索，此时可尝试保守治疗，无效则建议尽早手术。

- 对于儿童患者，只要条件允许，应尽可能切除多余部分以及损伤部分，尽可能多地保留正常的部分，将盘状半月板修整成正常形状的半月板，以免膝关节上下软骨直接接触，更早地引起关节退变。有研究证实关节接触面积减少 10%，承重会增加 67%，而半月板修补缝合后承重仅有 4% ～ 13% 的变化（图 4-12-4 ～图 4-12-7）
- 在切除盘状半月板及损伤区保留边沿区后，能慢慢恢复成正常形状纤维结缔组织成分（而非软骨成分）的半月板，仍能完全正常生活，但这种形状正常但由纤维结缔组织成分构成的半月板缓冲关节运动、保护关节面的作用较弱
- 全部或部分切除半月板不会影响生长发育，半月板并不参与下肢长度的生长
- 儿童有生长塑形能力，这是成人所不具备的，因此，中长期恢复效果较好（有文献支持即使全部切除半月板，正常生活时间多可超过 20 年，若修整成形，多数可使用更长时间，使用终生的患者也很多）
- 影响使用时间因素较多：如工作性质、体重大小、下肢力线是否正常等
- 可以适度参加体育活动，争取一个好的中高考体育成绩（国外同行允许正常参加所有体育运动，但存在缩短关节使用寿命的可能）
- 手术前后，为保护关节的稳定性，患者宜加强股四头肌锻炼

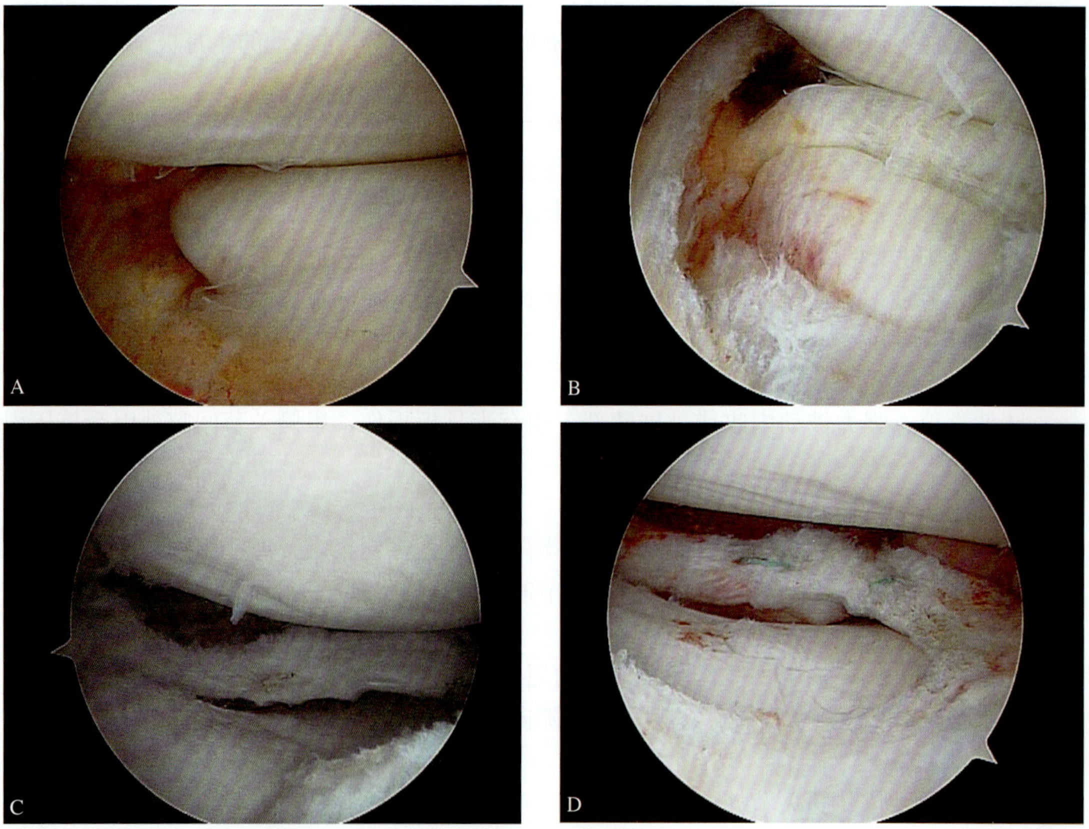

图 4-12-4 左膝外侧完全型盘状软骨损伤伴后角撕裂术中所见：A，成形术前；B，成形术中；C，成形术后，后角周缘撕裂；D，后角缝合后

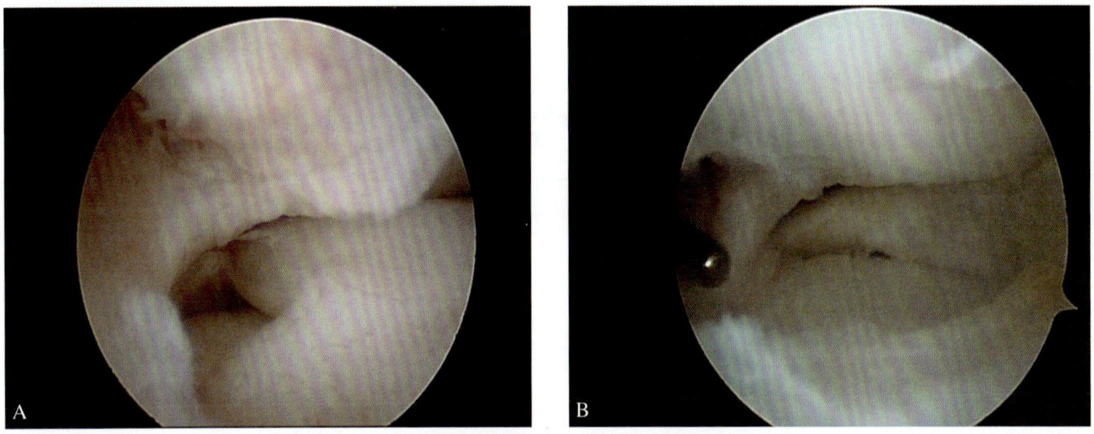

图 4-12-5　左膝外侧不完全型盘状软骨损伤术中所见：A，成形术前；B，成形术后

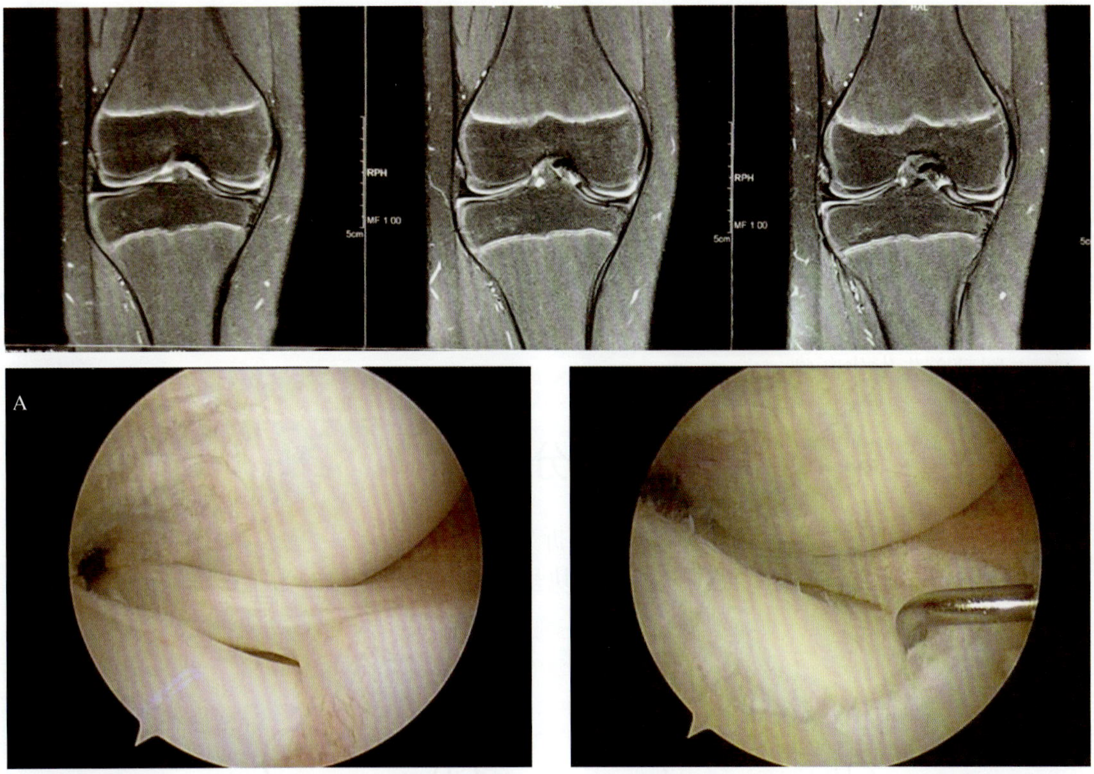

图 4-12-6　右膝内侧不完全型盘状软骨损伤：A，MRI 所见；B，成形术前；C，成形术后

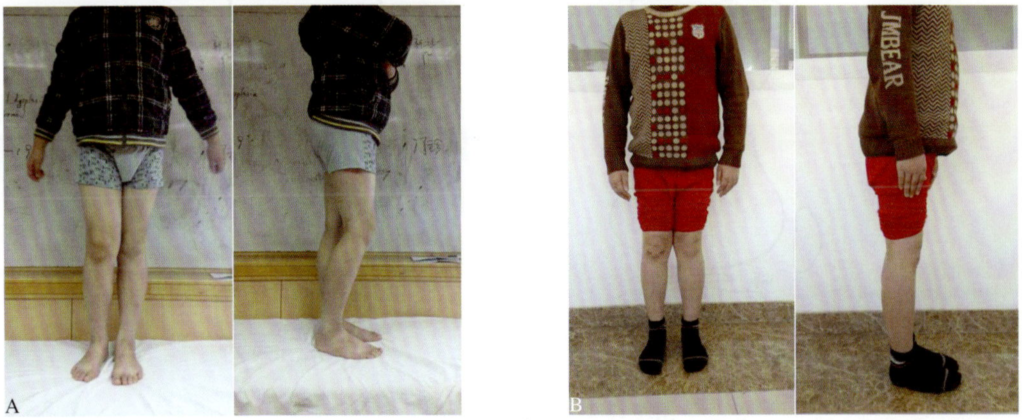

图 4-12-7　与图 4-12-6 同一患者：A，术前；B，术后 1 个月

（冯　超）

13 儿童与青少年胫骨髁间棘骨折

一、定义及发病率

- 是指发生于胫骨髁间棘部位的骨折
- 少见，最常见于儿童及青少年，正常儿童人群：3/10 万。发病年龄：8~13 岁

二、损伤机制

- 通常认为屈膝位胫骨内旋 ACL 紧张牵拉所致
- 也存在过伸损伤的情况
- 等同于成人前交叉韧带损伤，在相对强壮的前交叉韧带断裂前，尚未完全骨化的髁间棘首先发生断裂

三、分　型

- Meyers 根据移位程度将胫骨髁间棘骨折分三型
- Zaricznyj 在此基础上，进一步将骨折块呈粉碎状的Ⅲ型增补为第Ⅳ型（图 4-13-1）

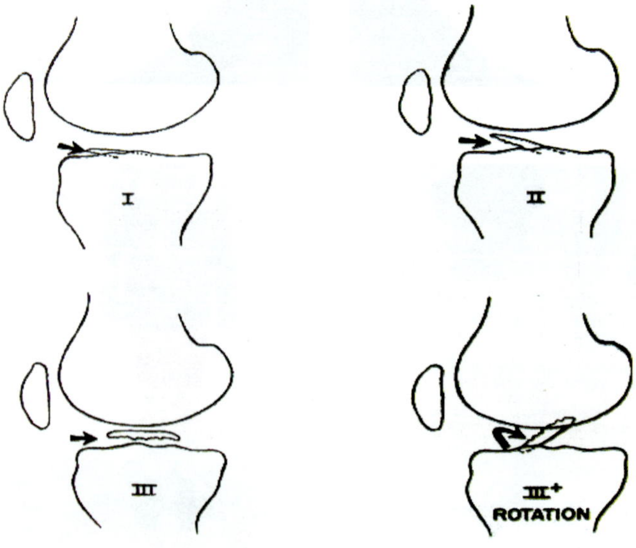

图 4-13-1　胫骨髁间棘骨折分型

四、临床表现

（一）症状查体

- 膝关节疼痛、肿胀，不能负重，难于进行全面检查
- 但要关注神经血管状况
- 尽可能确定髌骨周缘、内外侧膝间隙、内外侧副韧带走行有无压痛，可以尝试通过直抬腿动作检验伸膝装置连续性（避免漏诊 X 线阴性的伸膝装置损伤）
- 另外，浮髌试验也非常重要，此试验阳性者建议 CT 检查

（二）影像学评估

- 膝关节损伤时，先拍摄前后位及侧位平片
- 浮髌试验阳性者建议积极行 CT 检查
- 对于 X 线及 CT 阴性的膝关节损伤必要时行 MRI 检查，以除外半月板或交叉韧带等损伤

五、自然转归

1. 相对于成人，儿童胫骨髁间棘骨折有如下特点：

- 致伤暴力较小
- 较少合并膝关节内其他结构的损伤
- 预后较好

2. 漏诊或不恰当的治疗常导致骨折不愈合或畸形愈合。导致疼痛、伸膝受限、膝关节不稳定的机制如下：

- 不愈合或畸形愈合时，高耸的骨块与髁间窝顶形成撞击，可能导致伸膝受限、疼痛
- 骨折不愈合还会导致前交叉韧带松弛，前交叉韧带持续松弛会进一步造成继发稳定结构损伤，最终影响膝关节稳定性，患儿常诉下楼（坡）时有恐惧感、不能参加体育运动
- 膝关节长期不稳定会导致关节软骨、半月板损伤，造成膝关节的过早退变

六、治　疗

- Ⅰ型适用于非手术治疗
- 其他型均可能需手术。骨折后急诊首先试行伸膝位石膏固定，固定后复查 X 线片及 CT，骨折复位不佳者建议积极手术治疗

1. Ⅱ型新鲜骨折保守治疗后复位不良者是否手术一直存在争议，对于Ⅱ型新鲜骨折保守治疗后复位不良者，我们主张积极手术，原因如下：

- Key 等分别报道了持续保守治疗后的疼痛、骨折不愈合、伸膝受限等问题
- Kocher 等研究发现Ⅱ型骨折软组织嵌插的发生率为 26%（Ⅲ型骨折软组织嵌插的发生率为 35%）
- Peter 等发现Ⅱ型骨折亦常累及胫骨平台关节面

2. 陈旧骨折是否手术也存在争议，Bernardo 等认为，即使是Ⅱ型陈旧骨折也应手术治疗，

否则膝关节存在永久性的不稳定。Meyers 等主张有条件时尽可能手术复位，原因有三个：

- 手术简单，效果好
- 有时难以明确是否合并有其他稳定结构的损伤
- 具有正常结构的关节才不易受到伤害

3. 固定方法

- 张力带的方法因操作繁琐用时长，我们目前已很少应用
- 金属螺钉因为本身直径较大且需要二次手术取出内固定现在已不再使用
- 直径 1.5mm 可吸收软骨钉固定可靠，不需要二次手术取出，我们有相当多的使用经验
- 我们也应用直径 2.0mm 钛合金克氏针从干骺端导向器导引下逆行交叉固定的方法（图 4-13-2、图 4-13-3）

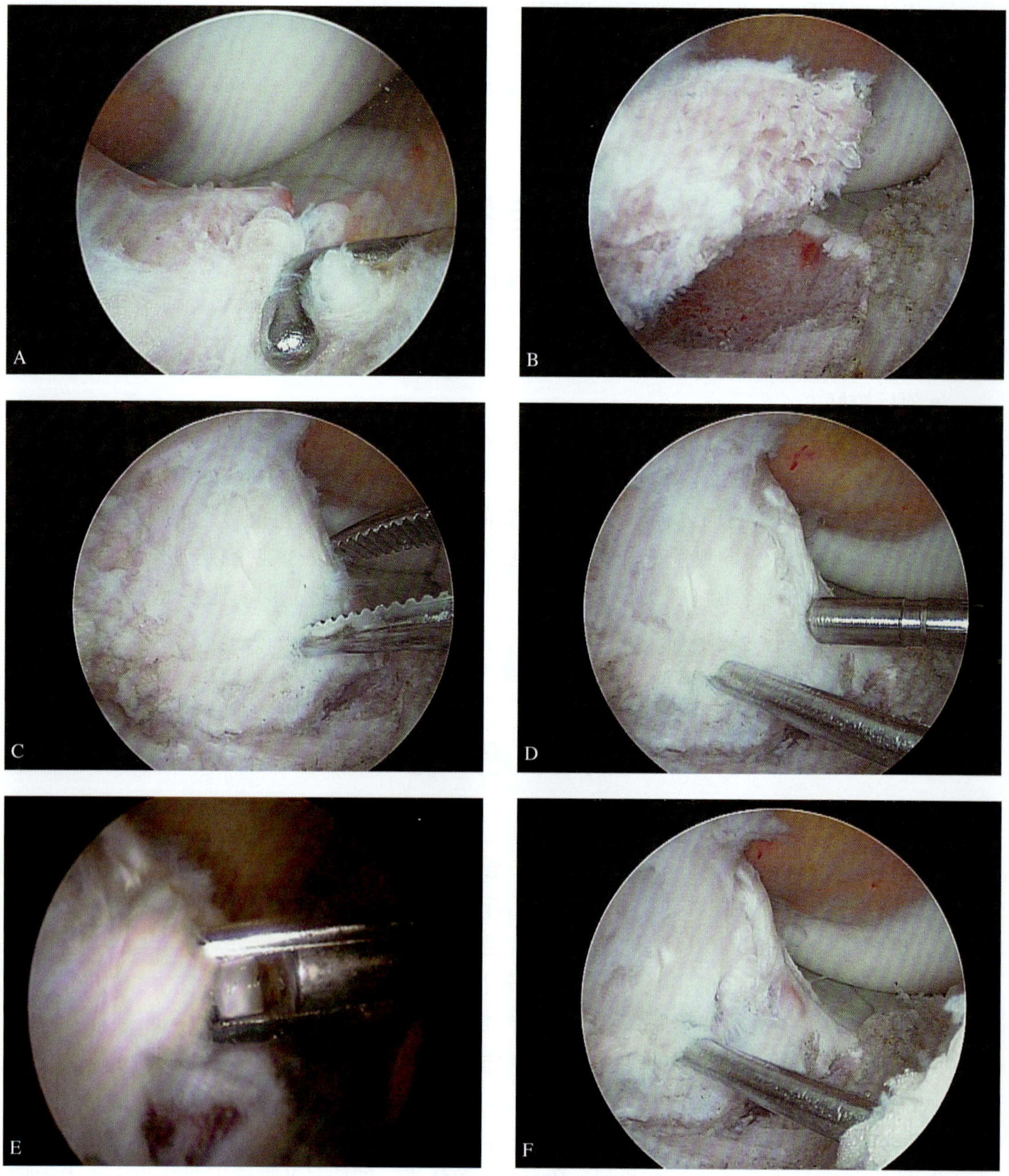

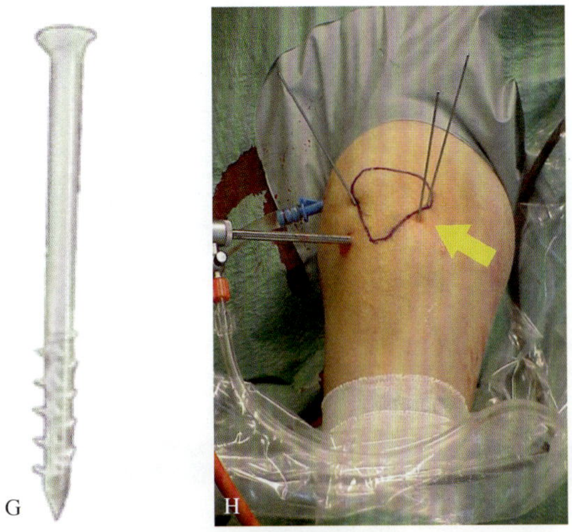

图 4-13-2 女孩，10 岁，右侧新鲜Ⅲ型骨折。A，镜下证实膝横韧带嵌插；B，解除嵌插，清理骨折端；C，弯血管钳复位骨折端；D，导针临时固定；E，沿套筒用顶棒打入可吸收钉；F，复位并固定后；G，百优公司可吸收软骨钉，直径 1.5mm，长度 15~25mm；H，术中导针位置

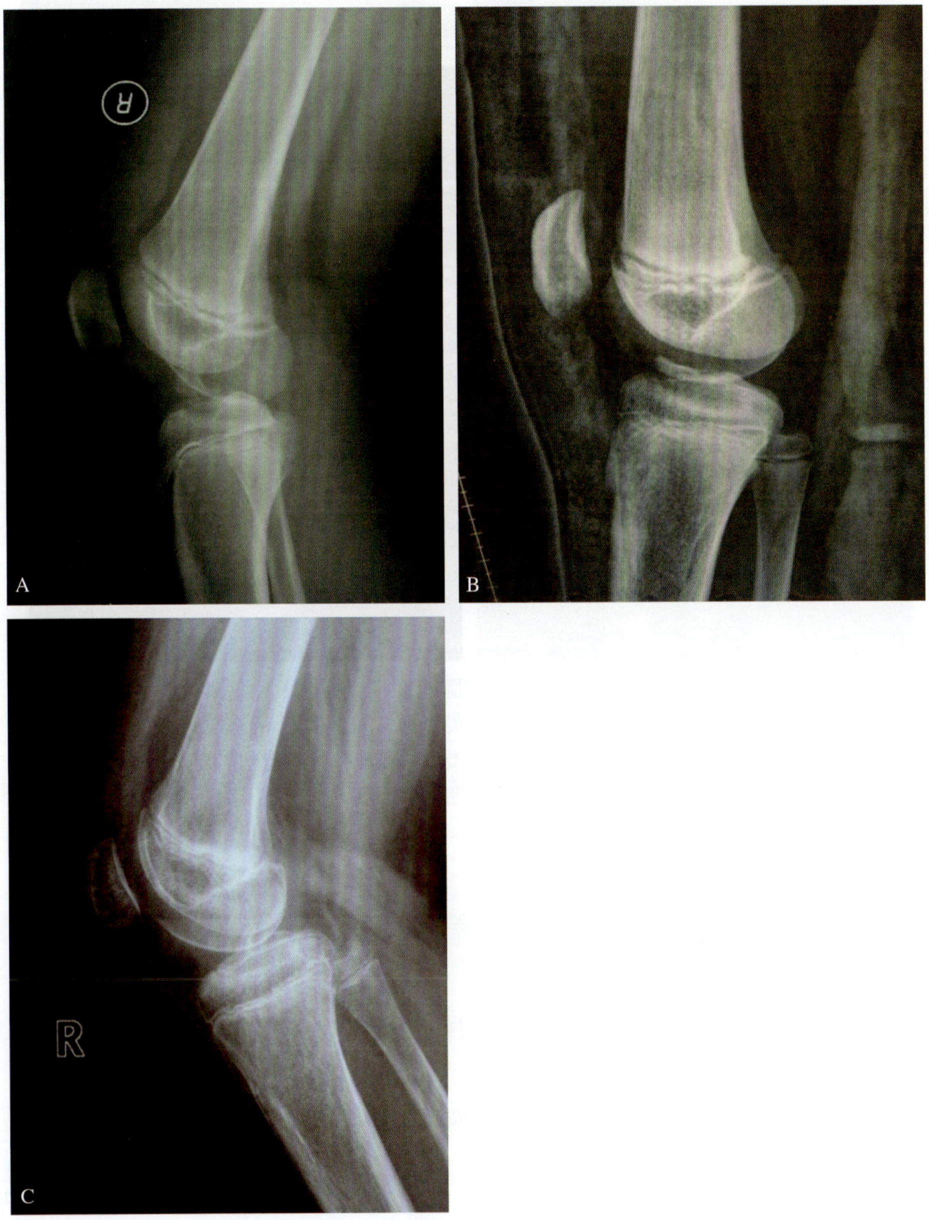

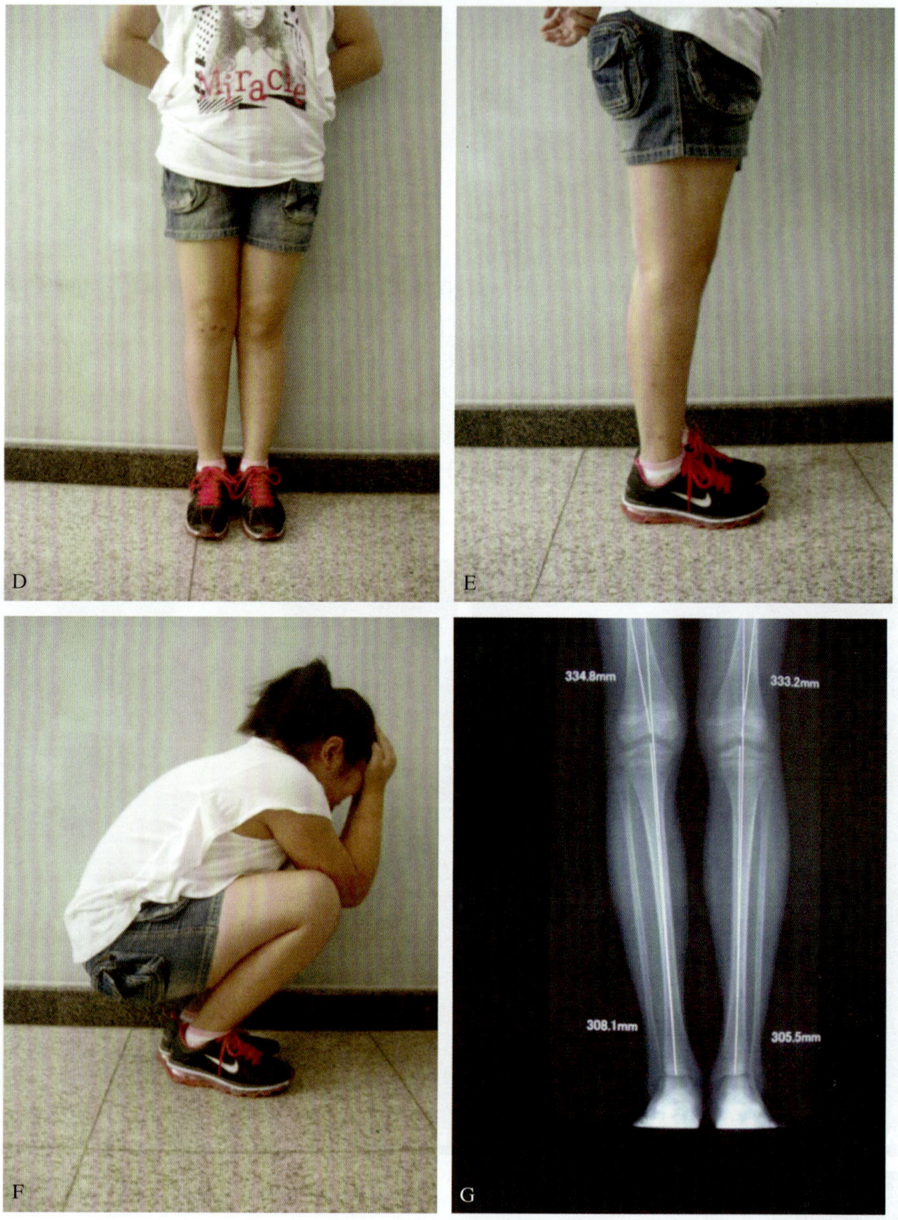

图 4-13-3 同一患者，镜下已证实骨折端间膝横韧带嵌插。A，受伤时平片；B，急诊闭合复位后复位不良，骨块仍翘起，镜下证实骨折端间膝横韧带嵌插；C，术后 2 个月平片，骨折线模糊；D,E,F，术后 3 个月体位像，关节活动度完全恢复；G，术后 18 个月，患侧胫骨轻微（3mm）过度生长，符合创伤后改变，无短缩成角等骺早闭表现

4. 术后功能锻炼

- 术后即刻伸膝位长腿支具固定
- 鼓励患者尽早开始股四头肌等长收缩
- 术后 3 周拆除支具，开始主动膝关节屈伸训练（限 0°～30°），并逐步加大关节活动度
- 若复查 X 线片无异常，可于术后 6 周开始扶双拐伤肢部分负重下地活动

（冯 超）

14 股骨头骺滑脱

一、定　义

股骨头骺滑脱（slipped capital femoral epiphysis, SCFE）是青少年的常见髋关节疾患，按英文字面译来，是指股骨头骺相对于股骨颈发生了向后的移位。其实质是股骨头骺在髋臼内位置固定，股骨颈和股骨干通常相对于股骨头骺发生向前和向上的移位。

二、流行病学

1. 发生率：日本 0.2/10 万人，美国西南部 2.13/10 万人，美国东北部 10.08/10 万人。
2. 男性多见。
3. 确诊时的平均年龄：男性 13.5 岁，女性 12 岁。
4. 体重越大，发病时年龄越小。
5. 双侧发病率：18% ～ 50%。

三、病　因

1. 机械因素：肥胖，剪切力大。
2. 结构因素：青春期，骺板生理活性增加，同时骺板宽度增加，骺板强度减低。
3. 内分泌异常：影响骨代谢。

四、分　型

1. 按发病时间分类
- 急性（3 周内）
- 慢性
- 慢性急性发作

2. 按临床症状分类
- 稳定型：可以拄或不拄拐行走
- 不稳定型：拄或不拄拐均不能行走

3. 按 X 片测量角度分度（southwick 法）：侧位片股骨头骺板基底连线的垂线与股骨干长轴的夹角即为 southwick 角（图 4-14-1）。小于 30°：轻度；30° ～ 50°：中度；大于 50°：重度。

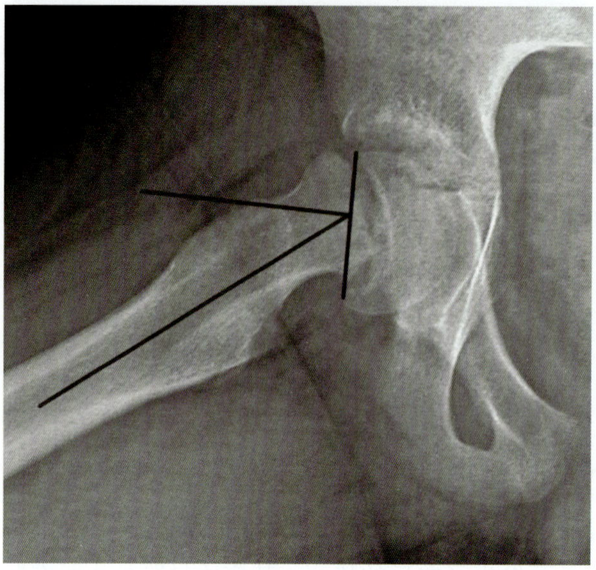

图 4-14-1 按 X 线片测量角度分度（southwick 法）：侧位片股骨头骺板基底连线的垂线与股骨干长轴的夹角即为 southwick 角

五、临床症状和体征

1. 跛行、髋或膝部的不适甚至疼痛，通常没有外伤史或可回忆起不剧烈的外伤史。
2. 临床体检常发现髋关节活动受限，尤以外展、内旋受限明显。
3. 如患儿肥胖，一定要考虑 SCFE。

六、影像学检查

1. 双髋正位 X 线片，双髋蛙式侧位 X 线片：在正位 X 线片上骺板区域的增宽、不规则和形态紊乱是 SCFE 最典型的特征，侧位片上往往能看见股骨头骺的向后倾倒（图 4-14-2、图 4-14-3）。

2. 髋关节 CT 加三维重建：可帮助进一步明确诊断和制订手术计划。

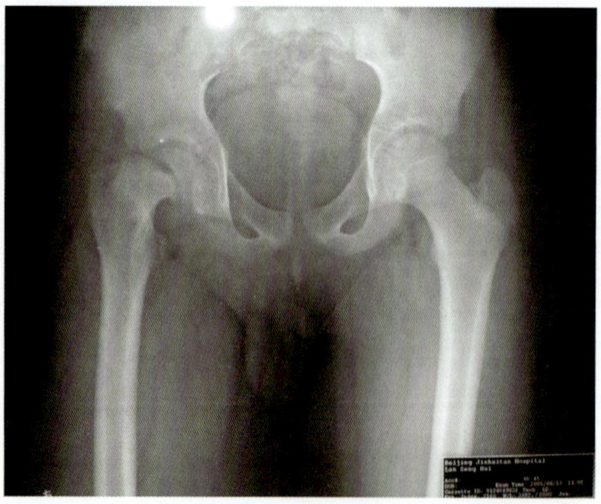

图 4-14-2 在髋关节正位 X 线片上骺板区域的增宽、不规则和形态紊乱是 SCFE 最典型的特征

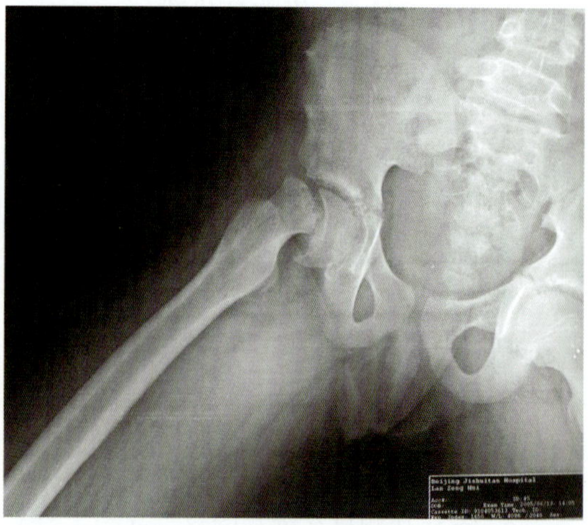

图 4-14-3 侧位片上往往能看见股骨头骺的向后倾倒

七、治疗目的

1. 防止继续滑脱。

2. 减少并发症：股骨头缺血坏死、软骨溶解、骨性关节炎。

3. 维持和改善关节功能。

八、治疗方法

1. 经典治疗方法：以 1 ~ 2 枚空心螺钉原位固定。

2. 在麻醉后，患儿在骨折牵引床上摆放体位时，部分不稳定型的 SCFE 可发生部分自发复位。

3. 对于急性的不稳定型的中重度滑脱，可尝试术前采用 Russell 牵引来实现逐渐复位和改善髋关节功能。

4. 重度滑脱，术前或术中判断无法实现原位固定的病例，可考虑经髋关节脱位入路，改良 Dunn 技术来行切开复位。

5. 螺钉固定的要求：螺钉垂直经过骺板达到股骨头骨骺中心软骨下 5mm，多方向透视确认螺钉没有穿出关节面。螺钉入点多位于股骨颈前侧，螺钉避免进入股骨头后上部。

6. 螺钉数量：稳定型一枚螺钉即可，不稳定型可加用一枚以增加稳定性。

九、对侧预防性固定

1. 高危人群（内分泌疾病、肾病长期用药、骨盆接受放疗、小于 10 岁发病者）可行对侧预防性内固定，

2. 余者密切随访。

十、术后处理

1. 6 周后可逐渐负重，复查直至骺板完全闭合。

2. 螺钉取出困难，在手术固定之前，一定要交待取出时的风险，患儿及其家属要有内固定物存留体内的心理准备。

3. 如果是单侧 SCFE，一定要交待对侧出现 SCFE 的可能性，如果出现对侧髋、大腿或膝关节的症状，要尽快就诊。

十一、并 发 症

股骨头缺血坏死、软骨溶解、撞击综合征、骨性关节炎。

（傅　刚）

15 儿童股骨颈骨折

一、定　义

儿童股骨颈骨折是指发生在股骨头至股骨转子间的骨折。

二、儿童髋部骨折 Delbet 分型（图 4-15-1）

- Ⅰ型：经骺型（骺分离），约 1/2 可有股骨头脱位，< 10%
- Ⅱ型：经颈型，40% ~ 50%
- Ⅲ型：颈基底骨折，25% ~ 30%
- Ⅳ型：转子间骨折，10% ~ 15%

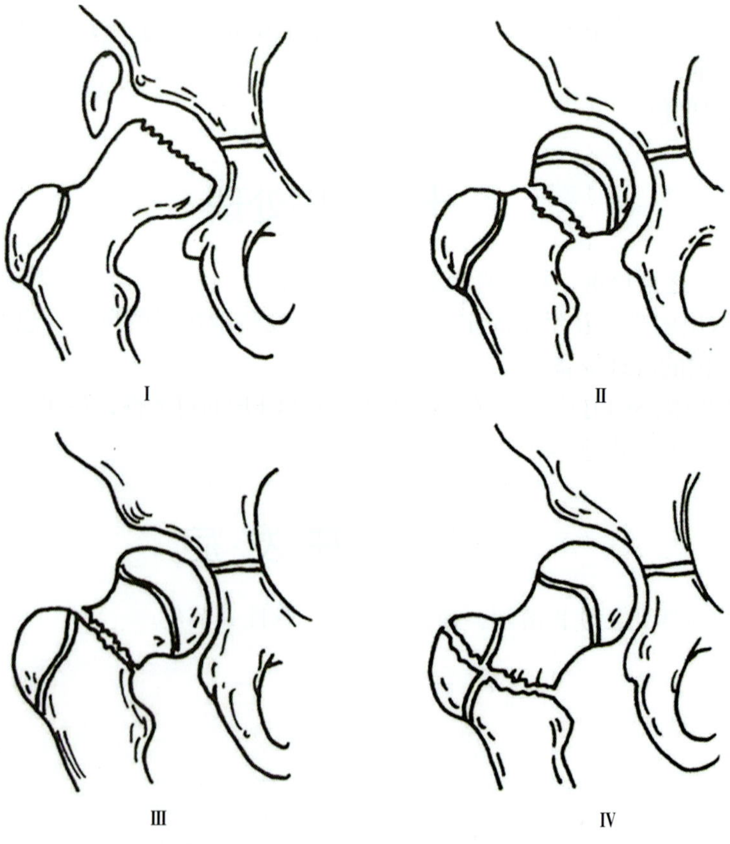

图 4-15-1　儿童髋部骨折 Delbet 分型

- 应力骨折
  - ◎ 罕见
  - ◎ 大部分 X 线片上可发现，少部分无异常改变或者仅有线状硬化
  - ◎ 可行骨扫描、CT 或 MRI 检查
  - ◎ 与其他可导致股骨颈硬化的疾病（如骨样骨瘤、慢性硬化型骨髓炎、骨梗塞及骨肉瘤等）鉴别

三、损伤机制

- 85% 为高能量损伤（坠落伤和交通伤等）
- 大龄儿童在摔倒时，扭转应力作用于相对比较薄弱的股骨颈，也可以导致股骨颈骨折
- 30% 以上的病例还同时合并有其他脏器或者部位的损伤
  - ◎ 最常见的为腹腔、盆腔脏器损伤和颅脑损伤
  - ◎ 骨骼肌肉系统其他部位的损伤，如创伤性髋脱位、骨盆骨折、髋臼骨折以及股骨干骨折等
- 轻微暴力导致的儿童股骨颈骨折要注意除外病理性骨折
- 小于 1 岁的婴儿发生股骨颈骨折应怀疑虐婴

四、诊　断

- 病史：绝大多数为高能量损伤
- 临床表现：髋部疼痛，活动受限，不能站立和行走
- 查体：局部压痛明显，移位骨折可有患肢外旋、短缩和轻微内收
  - ◎ 应仔细检查，以除外合并损伤
  - ◎ 其他部位的严重损伤也可以掩盖股骨颈骨折的症状，易漏诊
- 极少数无移位骨折和应力骨折症状不明显，常主诉滑倒或运动时扭伤，伤后甚至可以行走，体征亦很轻微
- 影像学检查
  - ◎ 双髋正位和患髋侧位 X 线片
  - ◎ CT 可以详细显示骨折类型、骨折移位程度和股骨头脱位方向等，从而指导治疗方法和手术入路的选择，还可以发现无移位骨折和应力骨折并除外骨盆或髋臼骨折，应作为常规检查
  - ◎ MRI：早期发现无移位骨折和应力骨折的最佳方法
  - ◎ 骨扫描：受伤 24 ～ 36 小时之后检查可以显示无移位骨折和应力骨折

五、治　疗

（一）治疗原则：首选早期手术（24～36小时之内）内固定

- 应根据患儿的年龄、体型和骨折分型合理选择内固定物
- 根据患儿的年龄和内固定物的种类合理使用外固定
- 稳定骨折可选择保守治疗（髋人字石膏 / 支具）

- 无移位骨折属于不稳定骨折，应手术治疗
- 必须保证骨折端的加压和稳定，在此前提下内固定物尽量避免穿过股骨近端骺板
- 力争解剖复位，闭合复位 1 ～ 2 次失败后应改为切开复位

（二） Ⅰ型骨折

- 无股骨头脱位
  - ◎ 幼儿：闭合复位，骨圆针或螺纹针固定
  - ◎ 青少年：空心钉固定
- 股骨头脱位
  - ◎ 全麻下尝试一次闭合复位
  - ◎ 如闭合复位不成功，则应立即行切开复位内固定术

（三） Ⅱ型骨折

- 为不稳定性骨折，均应手术内固定
- 复位方法
  - ◎ McElevenny 法：将双足固定在牵引复位手术床足托上，双腿呈伸膝伸髋外展 30°位，以会阴为对抗牵引支点，逐渐牵引，将双下肢内旋 20° ～ 30°，再将患肢内收至中立或轻度外展位，多数病例可以获得复位
  - ◎ Leadbetter 法：屈髋屈膝 90°，先垂直轴向牵引，然后将远骨折端内旋外展，逐渐伸膝伸髋
- 内固定物尽量不穿过股骨近端骺板，但必须首先保证骨折端的加压和稳定

（四） Ⅲ型骨折

- 治疗原则同Ⅱ型骨折
- 内固定物不可穿过股骨近端骺板

（五） Ⅳ型骨折

- 为关节外骨折，通常可在 6 ～ 8 周内迅速愈合，很少发生骨折并发症
- 小于 8 岁的无移位骨折：保守治疗
- 移位骨折和大于 8 岁的无移位骨折：闭合 / 切开复位内固定

六、骨折并发症

（一） 股骨头缺血坏死（avascular necrosis，AVN）

- 通常发生在伤后 1 年内，是儿童股骨颈骨折最常见的并发症
- 主要影响因素：骨折分型低、骨折移位、受伤年龄＞ 10 岁和延迟手术
- Ratliff 分型（图 4-15-2）
  - ◎ Ⅰ型为全部股骨头受累
  - ◎ Ⅱ型仅累及部分股骨头
  - ◎ Ⅲ型指从骨折线至骺板间的区域发生缺血坏死，而股骨头二次骨化中心不受累
  - ◎ 可判断预后：Ⅰ型最差，Ⅱ型次之，Ⅲ型最好

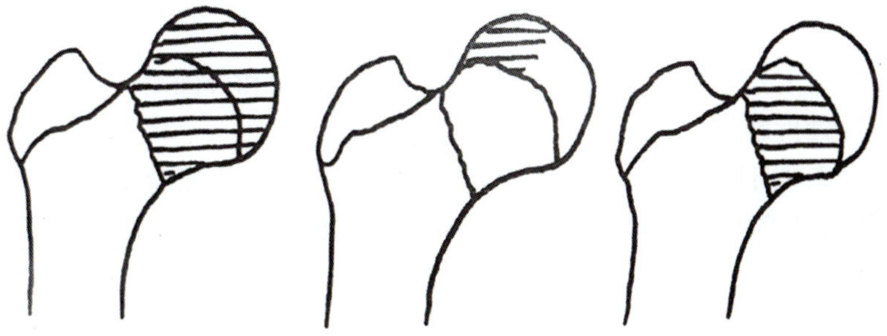

图 4-15-2　儿童股骨颈骨折股骨头缺血坏死 Ratliff 分型

- AVN 是儿童股骨颈骨折最重要的预后影响因素，一旦发生则预后不良
- AVN 目前尚无有效的治疗方法
  - ◎ 治疗包括避免负重、外展支具和手术治疗
  - ◎ 手术治疗：软组织松解术（用于治疗髋关节屈曲内收畸形）、截骨术、关节融合术和关节成形术等
  - ◎ 对于 10 岁以下 Ⅰ 型或者 Ⅱ 型 AVN 的患儿，取出内固定后佩带外展支具的"包含"疗法也许可以获得相对满意的结果

（二）骺早闭

- 主要影响因素同 AVN
- 多合并有 AVN
- 临床表现主要为肢体短缩和（或）髋内外翻畸形
- 股骨头二次骨化中心的生长潜力有限，因此除婴幼儿骨折以及合并有 AVN 的病例之外，肢体短缩常＜ 2cm，通常不会导致很差的结果
- 治疗
  - ◎ 无直接干预的方法，肢体短缩通常无需特殊治疗
  - ◎ 常用的矫形方法：外展截骨和大转子下移
  - ◎ 当预计会出现严重的肢体不等长时
    - 行健侧肢体股骨远端骺阻滞术来加以预防
    - 发育未成熟前穿补高鞋
    - 接近发育成熟后行患侧股骨延长

（三）髋内翻

- 发生原因：复位质量不佳或复位丧失、骨折延迟愈合 / 不愈合以及骺早闭
- 临床表现：严重的髋内翻会导致肢体短缩和臀肌步态
  - ◎ 婴幼儿的颈干角＞ 120° 时可发生塑形，即使不塑形也很少导致残障
  - ◎ 当颈干角＜ 110° 或者年龄＞ 8 岁时，髋内翻无法塑形而是持续存在
- 预防方法：解剖复位、坚强内固定并辅以外固定
- 治疗：持续存在的重度髋内翻应行转子下外展截骨术

（四）骨折延迟愈合/不愈合

- 发生原因：未获得解剖复位、未正确使用内固定和外固定
- 股骨颈骨折延迟愈合
  - ◎ 术后 3 个月时有骨折愈合迹象，但术后半年骨折未完全愈合
  - ◎ 治疗：及时更换正确的内固定或外固定，稳定骨折端
- 骨折不愈合
  - ◎ 术后 3 个月无骨折愈合迹象
  - ◎ 无自愈的可能，一旦发现应积极手术治疗
  - ◎ 当骨折线与水平线的夹角 $> 45°$ 时，行转子下外展截骨术以消除剪式应力
  - ◎ 使用坚强的内固定物，截骨的同时可植骨
  - ◎ 术后髋人字石膏制动，CT 证实有愈合迹象后方可去除石膏

（五）其　他

其他少见并发症包括感染、软骨溶解、髋外翻、髋膨大、过度生长及异位骨化等

（徐　刚　张建立）

16 儿童股骨干骨折

一、损伤机制

- 直接暴力：重物砸伤，撞伤
- 间接暴力：跌倒
- 病理骨折：轻微外伤即发生骨折，应想到病理骨折可能
- 疲劳骨折：极罕见，仅见于从事剧烈动力或特殊技能练习的青少年

二、骨折分型

1. 开放与闭合骨折
2. 按损伤部位分类：中段骨折发生率约为 70%

   特殊骨折：
- 转子下骨折：小转子下 1 ～ 2cm 处的骨折
- 髁上骨折：腓肠肌起点以上的骨折
3. 按骨折形态分类：横型，斜型，螺旋型，粉碎型
4. 按移位的大小分类：侧方移位，前后移位，旋转移位
5. 按成角大小分类
6. 特殊骨折
- 产伤
- 虐婴
- 病理骨折

三、诊　断

- 临床表现：肿胀，畸形，疼痛，压痛，骨擦感，异常活动
- 辅助检查：拍 X 线片即可明确诊断
- 注意事项：神经血管损伤，其他部位与相邻部位损伤

四、治　疗

治疗方法很多，在选择治疗方法时一定要注意以下几点：
- 了解小儿骨股骨干骨折的治疗原则

- 特定骨折的特殊性
- 仔细评估患儿的整体情况
- 正确评价患儿的社会心理及家庭情况

概括地说：年龄是决定小儿股骨干骨折选择治疗方法的决定性因素

（一）小儿股骨干骨折的治疗方法

1. 皮牵引

- 直接牵引（Buck 牵引）：先行牵引 2 周，待有少量骨痂形成后行髂人字石膏固定 2 ~ 4 周，也可持续地牵引至骨折愈合 (图 4-16-1)

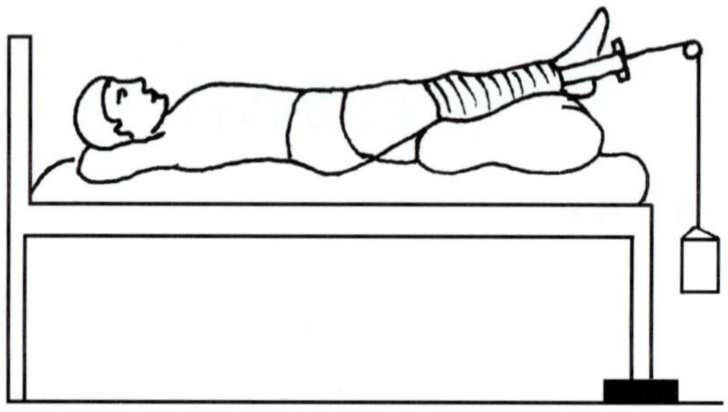

图 4-16-1 Bucket 牵引

- 合力牵引（Russell 牵引）：适用于 2 岁以上各年龄段的股骨干骨折 (图 4-16-2)

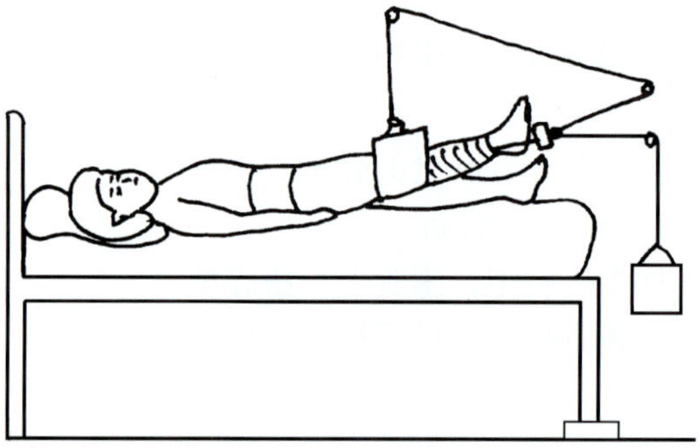

图 4-16-2 Russell 牵引

- 垂直皮牵引（Bryant 牵引）：适用于 2 岁以下的婴幼儿的股骨干骨折（图 4-16-3)

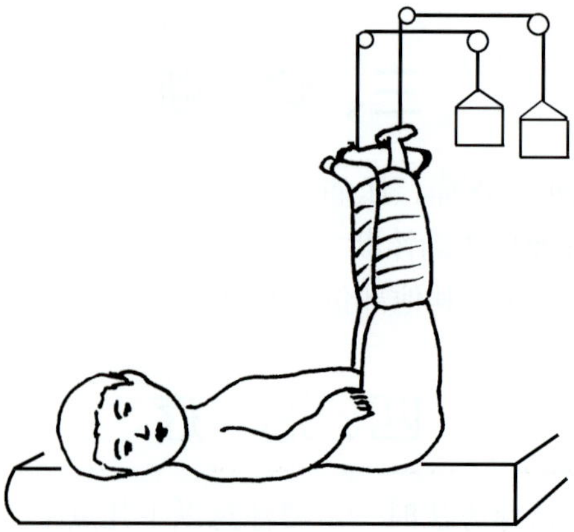

图 4-16-3 Bryant 牵引

2. 骨牵引

- 优点：避免了皮肤与牵引交界面的相应问题，能提供更大的牵引力
- 缺点
  - 穿针并发症
  - 更适用于年龄较大的需要较大牵引力病例
- 胫骨牵引：不使用胫骨结节骨牵引，避免因为胫骨结节骨骺损伤出现膝反屈的可能性
- 股骨髁上骨牵引：注意避开股骨远端骺生长板，屈膝 90°，由内向外进针，避免损伤股动脉（图 4-16-4）

3. 石膏固定

- 骨折无移位：可选择即刻髂人字石膏固定
- 骨折有移位：先牵引 2 ～ 3 周，待骨痂形成再进行髋人字石膏固定

4. 手术治疗

（1）切开复位钢板螺钉固定（图 4-16-5）：

- 优点：解剖复位
- 缺点：出血多，损伤大，应力屏蔽，再骨折，延迟愈合，不愈合，术后感染风险，钢板断裂，螺钉松动，仅适用于特殊部位的骨折，如转子下骨折，但需术后髋人字石膏制动 6 ～ 8 周

（2）闭合复位，弹性髓内钉（TEN）固定（图 4-16-6）：

- 优点：微创，对骨折端骚扰小，可达到或接近解剖复位，有效维持对位对线，轴向固定避免应力屏蔽，取出容易。
- 缺点：需透视下操作。
- 适应证：5 ～ 10 岁小儿股骨干骨折。

（3）闭合复位，交锁髓内针固定（图 4-16-7）：

- 优点：与 TEN 相同，强度与稳定性更好
- 缺点：大转子骨骺损伤
- 适应证：年龄 12 岁以上是绝对适应证。10 ～ 12 岁是相对适应证，尤其适用于斜形或粉碎性不稳定骨折

（4）外固定架固定：

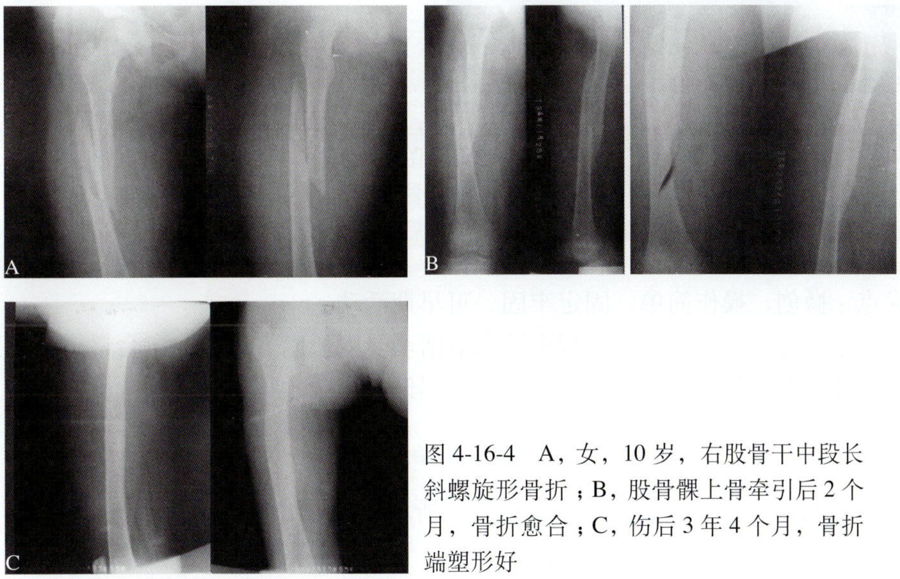

图 4-16-4　A，女，10 岁，右股骨干中段长斜螺旋形骨折；B，股骨髁上骨牵引后 2 个月，骨折愈合；C，伤后 3 年 4 个月，骨折端塑形好

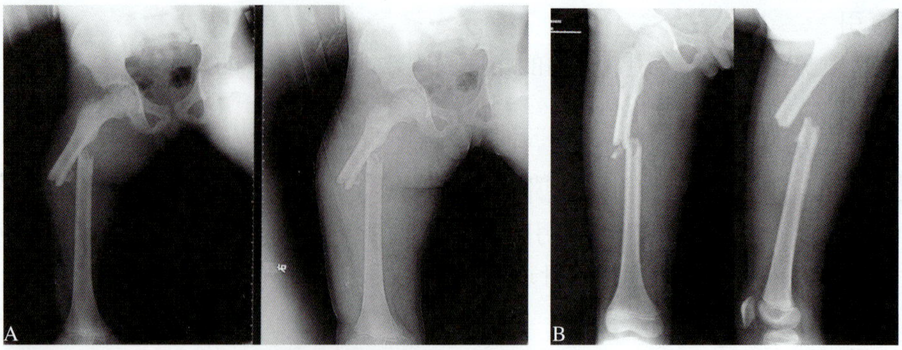

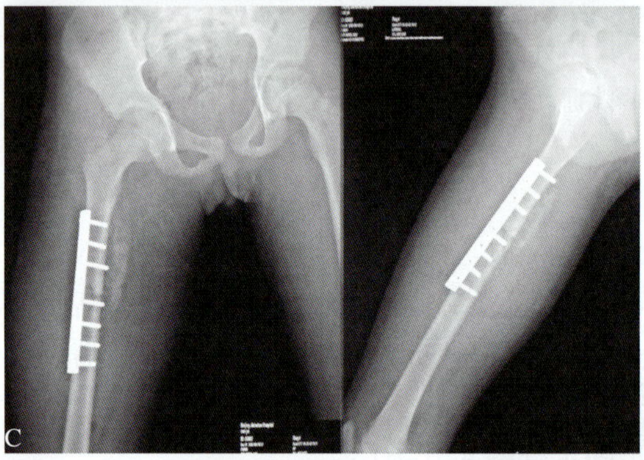

图 4-16-5 A：男，11 岁，右股骨干粉碎骨折。B：牵引治疗位置不佳。C：切开复位，AO 加压钢板螺钉内固定

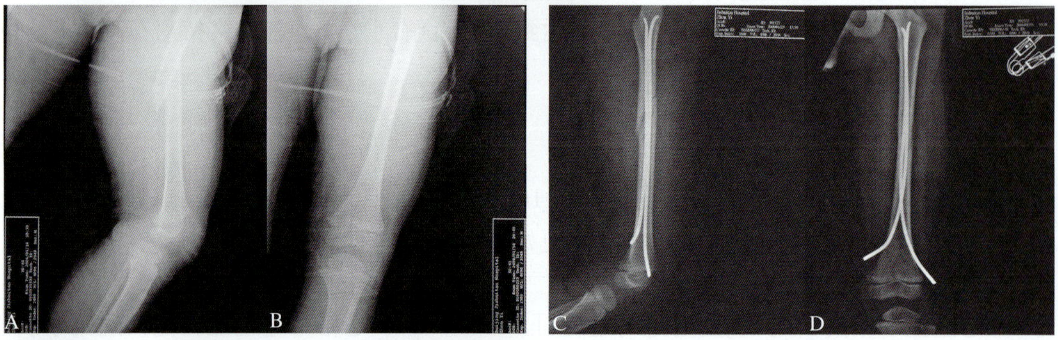

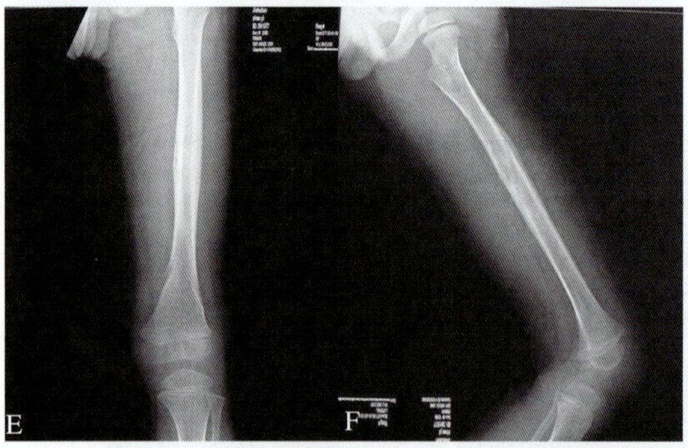

图 4-16-6 A、B，男，6 岁，股骨干中段骨折；C、D，弹性髓内针固定；E、F，术后 4 个月骨折愈合好

- 优点：微创，操作简单，固定牢固，可早期活动
- 缺点：舒适度较差，固定过程中膝关节活动受限，应力屏蔽，愈合慢，针道感染
- 适应证：开放骨折，合并大面积软组织损伤，合并颅脑外伤

（二）特殊类型的股骨干骨折

1. 开放骨折：较少见，但近年来发病率有所增加

治疗应彻底清创，牢固固定，预防感染

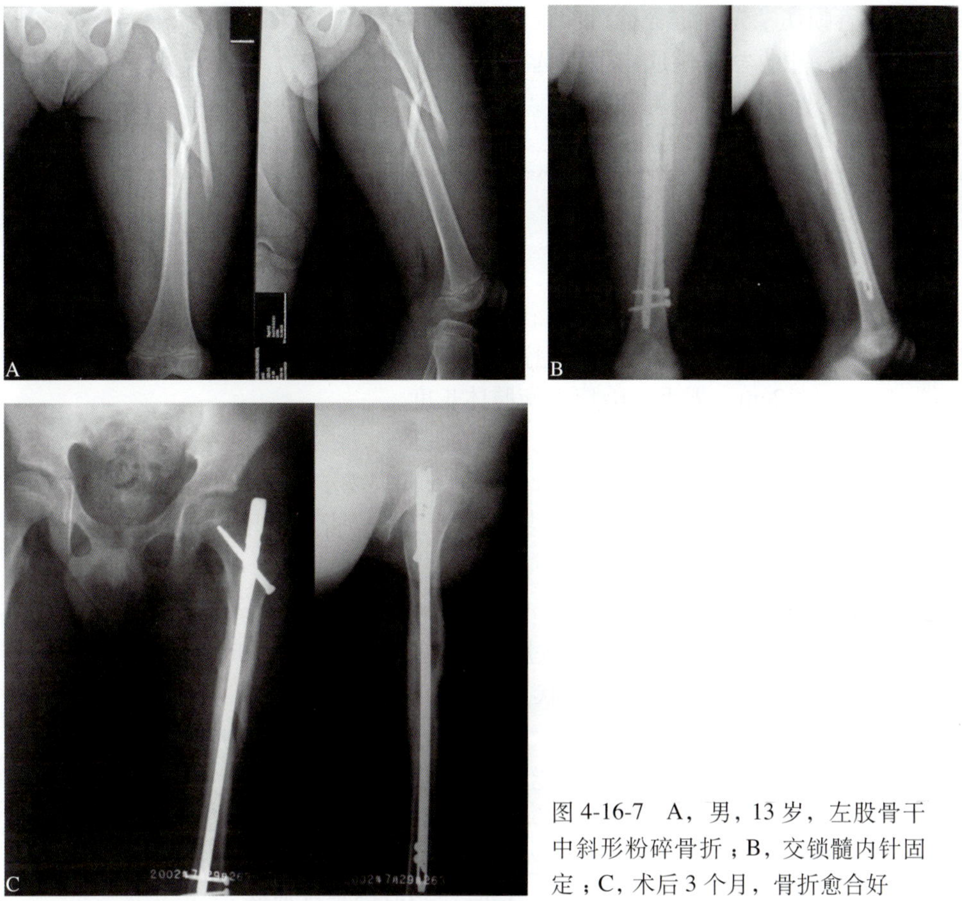

图 4-16-7 A，男，13 岁，左股骨干中斜形粉碎骨折；B，交锁髓内针固定；C，术后 3 个月，骨折愈合好

2. 产伤：Pavlik 挽具、髋人字石膏、胸壁固定。

3. 虐婴骨折：国内罕见，需改变患儿原生活环境。

4. 病理性骨折：根据病变的良恶性，范围大小，单发或多发选择不同的治疗（保守或手术）与固定方式（临时或永久固定）。

（三）股骨干骨折合并其他下肢骨折

1. 双侧股骨干骨折：损伤大，失血多，为方便护理建议手术治疗。

2. 合并同侧髋关节脱位：较少见，治疗时先将髋关节复位，再对股骨干骨折做常规治疗，注意有无合并髋臼骨折，注意股骨头缺血坏死风险。

3. 合并同侧股骨颈骨折：先固定股骨干骨折再固定股骨颈骨折，术后密切随访有无股骨头缺血坏死。

4. 合并同侧股骨远端骺损伤：极易漏诊，必要时 CT 检查，容易造成股骨远端生长障碍。

5. 合并胫骨骨折：同时固定或至少牢固固定一个骨折，方便护理，注意有无血管神经损伤。

（四）小儿股骨干骨折的手术适应证

1. 合并脑瘫或颅脑损伤：肢体抽搐与痉挛极易使闭合骨折变成开放骨折，应尽快手术治疗。

2. 合并血管损伤：先固定骨折再探查修复血管损伤。
3. 病理骨折：根据病变性质与范围选择不同治疗方式。
4. 合并大面积皮肤缺损或剥脱伤。
5. 同一肢体多发骨折。
6. 不能配合保守治疗的患儿。

五、并发症

1. 短缩畸形：<2cm，观察或保守治疗；
>2cm，需手术治疗平衡肢体长度。
2. 成角畸形：年龄越小，可接受的范围越大。
3. 旋转畸形：无法通过生长塑形自行纠正，有明显功能障碍需手术矫正。
4. 不愈合或延迟愈合：比较少见，多发生于开放骨折，或不恰当的手术治疗、感染、固定材料或固定方式不合适。
5. 肢体缺血：必要时需行血管造影。
6. 肠系膜动脉综合征：髋人字石膏过紧，压迫肠系膜动脉造成胃肠反应及自主神经症状，可通过松解石膏或改变体位缓解症状。
7. 胫骨结骺损伤：胫骨结节骨牵引，损伤胫骨结节骨骺容易造成膝反屈畸形。
8. 针道感染：骨牵引及外固定架可能造成针道感染。
9. 发热：排除其他发热因素后对症治疗。
10. 骨折血肿感染：少见，一般发生在有局部或全身感染的基础上。
11. 腓总神经麻痹：石膏固定或牵引治疗时注意保护腓总神经。
12. 再骨折：病理骨折、钢板螺钉取出术后。

（尤海峰）

17 儿童胫腓骨骨折

一、流行病学

1. 儿童胫腓骨骨折是较常见的骨折，约占儿童管状骨骨折的 15%，仅次于股骨、桡骨及尺骨的骨折。

2. 胫骨骨折男女比例约 2 ∶ 1。

3. 骨折多发生于学龄前后年龄段。随着年龄的增大骨质愈加坚固，骨折的发生率降低。

4. 30% 的胫骨骨折合并有腓骨骨折。9% 的胫骨骨折是开放性损伤。

二、损伤机制

1. 胫骨干及干骺端骨折多数是由于间接暴力而引起，旋转扭曲暴力导致的骨折是斜形或螺旋形。直接暴力引起的骨折较少，骨折多为横形或粉碎性。

2. 严重创伤多发生于交通事故，如摩托车事故伤或 3 米以上高度的坠落伤；中度创伤多发生于运动伤、摔伤。

3. 不同的年龄组可引起不同的骨折。1 ～ 4 岁的儿童摔伤及自行车辐条伤多见。4 ～ 8 岁的儿童运动伤或交通事故伤多见。

三、分　型

根据骨折和损伤的部位分类：

A　胫骨近端干骺端骨折

B　胫腓骨骨干骨折

（1）胫骨干骨折

（2）胫腓骨骨干双骨折

（3）腓骨干骨折

C　胫骨远端干骺端骨折

D　特殊类型的骨折

（1）Toddler 骨折

（2）自行车辐条伤

（3）病理性骨折

（4）应力性骨折

四、不同类型胫腓骨骨折与治疗

（一）胫骨近端骺损伤

1. 概述 胫骨近端骨骺骨折非常少见，北京积水潭医院小儿骨科的统计显示，胫骨近端骨骺骨折仅占小儿骨折的 0.13%，占全部骺损伤的 0.7%。胫骨近端骨骺骨折可以是直接或间接损伤，发生率低与其解剖结构有关。这种骨折虽然少见，临床上一旦发现这种病例一定要加倍警惕，注意以下问题：

（1）由于胫骨近端骨骺紧邻腘动脉，所以有移位的胫骨近端骺损伤可以合并血管的损伤，一旦出现，后果险恶，严重者可发生肢体坏死；

（2）胫骨近端骺生长阻滞，导致短肢或成角畸形，此种情况亦可见于胫骨近端 Salter-Harris Ⅰ型与Ⅱ型的骺损伤；

（3）警惕漂浮膝损伤；

（4）由于骨折后肿胀十分明显，有发生小腿筋膜室综合征的可能；

（5）此处骨折等同于行胫骨近端高位截骨术，应尽量达到解剖复位。

2. 损伤机制 胫骨近端骨骺骨折好发于两个年龄段，即学龄前儿童及青少年。前者多为直接应力损伤，如汽车撞伤；后者间接损伤较多见，如跳高或跨栏运动伤。

3. 分型 按损伤机制分型（图 4-17-1）：

Ⅰ型：过伸型，直接暴力所致向后的成角畸形，易损伤血管。

Ⅱ型：内、外翻型，向内或外的成角畸形。常见于骨骺接近闭合的青少年运动损伤。

Ⅲ型：屈曲型，间接暴力所致向前的成角畸形。

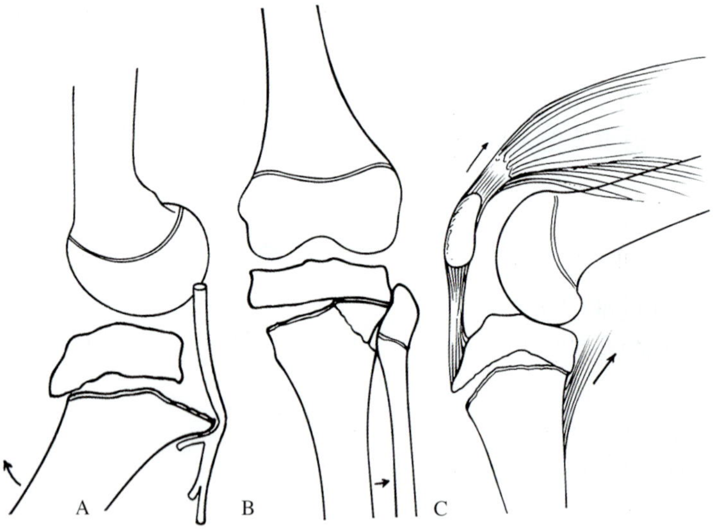

图 4-17-1 胫骨近端骨骺骨折分型示意图

4. 临床表现 膝关节肿胀明显，伸直受限，膝下有固定压痛点。对于干骺端有明显后移的过伸型损伤，要警惕腘动脉损伤，伤后 48 ～ 72 小时内严密观察肢端血运情况，包括足背动脉、胫后动脉的搏动，皮肤的颜色、温度，足趾主动屈伸活动，足及小腿的皮肤感觉变化。警惕同一肢体胫骨近端与股骨远端骨骺同时骨折造成的漂浮膝损伤。

5. 影像学检查

（1）X 线检查：无移位者由于局部血肿可呈软组织肿胀阴影，髌骨与股骨之间的距离加宽，此时可摄冠状面与矢状面的应力 X 线片或摄斜位 X 线照片，有时斜位片可显示干骺端骨折线。

（2）CT 扫描：有助于 Salter-Harris Ⅲ型骺损伤的诊断和治疗。

（3）MRI：有助于判断是否有软组织嵌入骨折端。

6. 治疗

（1）保守治疗：无移位的胫骨近端骺损伤在确诊无合并损伤后，可采用长腿石膏固定。有移位的骨折需要在全麻下闭合复位。如果在透视下复位后的位置稳定，可以采用长腿前后石膏托固定。不稳定的骨折需要经皮克氏针固定和长腿石膏固定。固定时间根据骨折的愈合情况而定，一般固定 6 ～ 10 周，8 ～ 12 周取出克氏针后开始康复训练。由于此骨折属骺损伤，要给软骨足够的修复机会，3 ～ 6 个月内患肢不负重，直至膝关节无触痛，关节活动范围及股四头肌接近正常。以后应定期复查，检查有无继发的生长发育畸形。伤后应随诊 1 ～ 2 年。

（2）切开复位治疗：手术适应证包括：①闭合复位失败，或 Salter-Harris Ⅲ型或Ⅳ型骨折移位大于 2mm 者；②为探查修复血管损伤，需切开复位内固定以稳定骨折端；③发生小腿筋膜室综合征，行筋膜切开减压术的同时行骨折内固定。神经损伤不是手术的绝对适应证，因为多数的神经损伤可自行恢复。

7. 并发症　胫骨近端骨骺骨折的并发症包括损伤后即刻出现的合并损伤、延迟出现的继发损伤以及远期出现的晚期并发症。根据文献统计，约 10% 的病例出现血管损伤，3% 的病例出现腓总神经麻痹，20% 的病例出现膝关节不稳定、远期退行性的关节改变，10% 的病例出现生长畸形。

（二）胫骨近端干骺端骨折

1. 定义　胫骨近端干骺端骨折指距离骺板 5cm 以内的骨折，常发生在 3 ～ 6 岁的儿童。

2. 损伤机制　常见于膝部伸直位，暴力作用于小腿上端的外侧面，胫骨内侧的骨皮质张力加大，引起内侧皮质的青枝、隆突骨折，但一般很少出现完全性移位。腓骨虽偶尔可发生变形，但一般不发生骨折。

3. 临床表现　疼痛、肿胀和小腿上端骨折部位的固定压痛，膝关节因疼痛而导致活动受限，有纵向叩击痛。无骨擦音。

4. 影像学检查　摄小腿全长正侧位片，可以显示胫骨近端内侧皮质隆起或轻微的断开，骨折向内成角。

5. 并发症

（1）骨筋膜室综合征；

（2）血管损伤；

（3）胫外翻畸形。

6. 治疗

（1）首先需要和家属强调尽管采取了合适的治疗方法，仍可出现成角、过度生长的问题。

（2）治疗前要详细记录神经、血管的情况，并摄全伸位膝关节及小腿的正侧位 X 线片。

（3）无移位骨折，通常用屈膝 10°位的长腿前、后石膏托制动。

（4）有移位的骨折，可以在麻醉下闭合复位，摄 X 线片证实达到解剖复位后，按上述石膏固定。

（5）固定 24 小时内观察足趾血液循环，防止缺血挛缩的发生。

（6）固定后 1 周和 2 周拍片复查，如果骨折的位置在石膏内发生改变并有外翻的倾向需再次闭合复位和重新更换石膏。

（7）6 ~ 8 周骨折愈合后可拆除石膏，练习膝、踝关节活动，伤后 8 ~ 10 周开始部分负重。

（8）如果通过保守治疗方法不能矫正外翻畸形则应手术治疗。

（9）对于伤后出现外翻畸形的病人，可以等待其自发矫形。如果无法通过生长塑形矫正，可采用生长调控或截骨矫形治疗（图 4-17-2）。

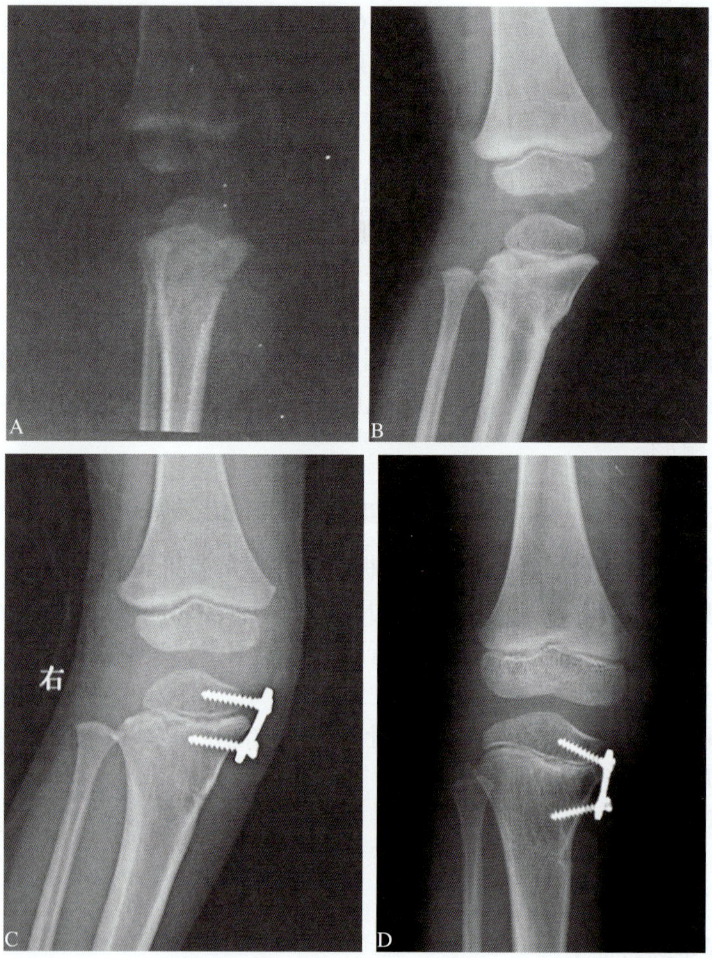

图 4-17-2 A，3 岁男童，车祸致胫骨近端骨折；B，伤后 10 个月出现明显胫外翻畸形；C，伤后 2 年畸形无改善，行一过性骺阻滞术；D，术后 18 个月畸形完全矫正

（三）胫腓骨骨干骨折

1. 损伤机制及解剖特点

（1）婴幼儿通常由于扭转暴力引起胫骨下 1/3 的骨折，而腓骨无骨折。

（2）5 ~ 10 岁的儿童以直接暴力引起的胫骨横断骨折多见，骨折可以发生移位或无移位，有时合并腓骨的骨折。

（3）11 ～ 14 的儿童胫骨中下 1/3 的螺旋形骨折多见，多见于间接暴力引起的损伤，如运动伤。

（4）胫骨骨折而腓骨未发生骨折者，完整的腓骨和骨间膜可以防止胫骨短缩，但是也可造成胫骨的成角畸形（图 4-17-3）。

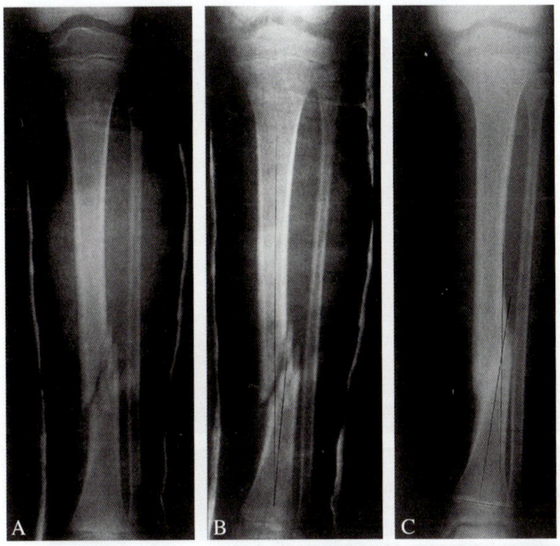

图 4-17-3　A，10 岁男性，单纯胫骨中下 1/3 骨折，复位后对线好；B，伤后 2 周，轻度向外侧成角；C，骨折愈合后，存在 10° 外翻成角

（5）腓骨无明显的骨折线但有异常弯曲者，称为腓骨的可塑性畸形，它会对矫正胫骨骨折的力线造成困难。

2. 症状及体征

（1）婴幼儿因其不能用语言来描述疼痛，常表现为烦躁、哭闹、患肢拒绝步行和负重。

（2）2 岁以上的儿童具有典型的骨折体征：骨折后局部出现肿胀，存在压痛和固定压痛点，骨擦音。

（3）神经损伤少见，腓骨颈骨折有时可引起腓总神经的损伤。骨干骨折合并血管损伤并不多见。

3. 影像学检查　对于任何怀疑有胫腓骨骨折的病人都应摄包括包括膝、踝关节的小腿正位和侧位 X 线片。腓骨的可塑性畸形和胫骨的隆突型骨折，有时从 X 线片上很难判断，可以拍摄对侧的 X 线片仔细对比。

4. 治疗

（1）保守治疗：8 岁以下儿童绝大多数胫腓骨骨折可通过保守治疗获得满意结果，复位的最低标准应达到骨折复位对位达到 50% 以上，对线要求任一方向的成角不大于 5° ～ 10° 。骨折复位后，用长腿石膏前后托固定时应注意以下问题：

①为防止骨折端向后成角，踝关节可固定于跖屈位。

②不稳定性骨折，应在屈膝 45° 位固定以控制旋转，屈膝位还可防止患儿早期负重。

③石膏固定 2 ～ 3 周后仍可再次出现移位。

（2）手术治疗：

①手术适应证：多发骨折；不稳定性骨折、粉碎性骨折或难复位的骨折；合并筋膜室综合征的骨折；合并神经血管损伤的骨折；开放性骨折以及存在其他特殊情况的骨折。

②弹性髓内针：闭合复位不干扰折端血运，髓内固定，愈合时间短，是闭合胫骨干骨折的首选内固定物（图 4-17-4）。

③外固定架：适用于闭合或开放胫骨骨折，操作简单，固定可靠，但存在生活不便，有针道感染风险（图 4-17-5）。

④钢板：更多应用于大龄儿童。

5. 并发症　早期并发症包括筋膜室综合征、血管损伤、畸形愈合、迟延愈合或不愈合和感染，晚期并发症有医源性骺早闭导致的膝反屈畸形。

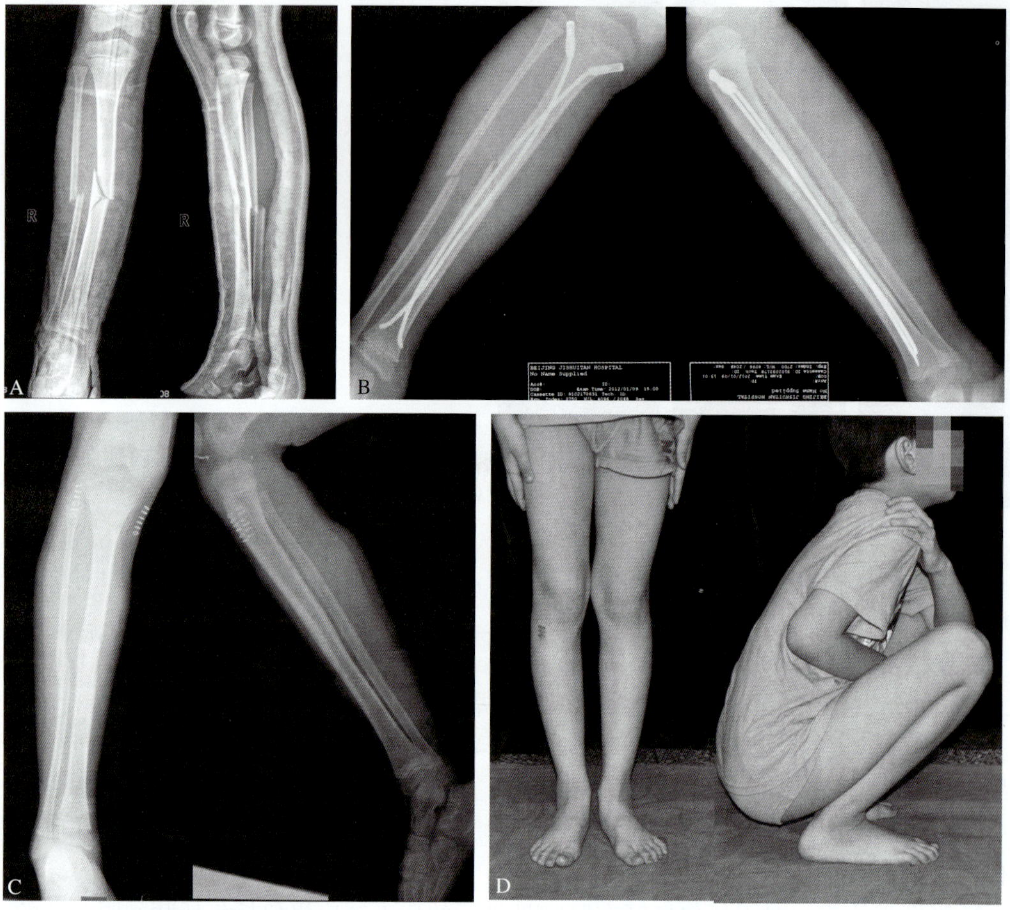

图 4-17-4　A，7 岁男性，胫腓骨骨折，石膏固定后向内成角；B，弹性髓内针固定；C，术后半年愈合满意，取出内固定；D，功能完全恢复

（四）胫骨远端干骺端骨折

该部位骨折常为青枝骨折，胫骨前方皮质完整而后侧皮质断裂，可表现为胫骨远端的反屈畸形。这种骨折应在麻醉下行闭合复位。为了防止胫骨反屈畸形复发，畸形矫正后应用长腿石膏固定，并将踝关节置于中度跖屈位，3 ~ 4 周后改为短腿石膏直至骨折愈合（图 4-17-6）。若复位后骨折不稳定，可以用克氏针固定。骨折并发症少见，文献中有骨折后出现下胫腓骨性融合和踝外翻的报道。

（五）胫腓骨远端骺损伤

1. 损伤机制　多数损伤是由间接暴力而引起，当足固定旋后（内翻）或旋前（外翻）位时，小腿发生旋转的应力引起骨折。直接暴力的损伤较少见。要注意由旋前外翻外旋应力作用引起胫骨远端骨骺损伤者，可同时合并腓骨高位骨折。由于儿童的韧带的强度高于骨骺及骺生长板，故儿童少见有韧带损伤。

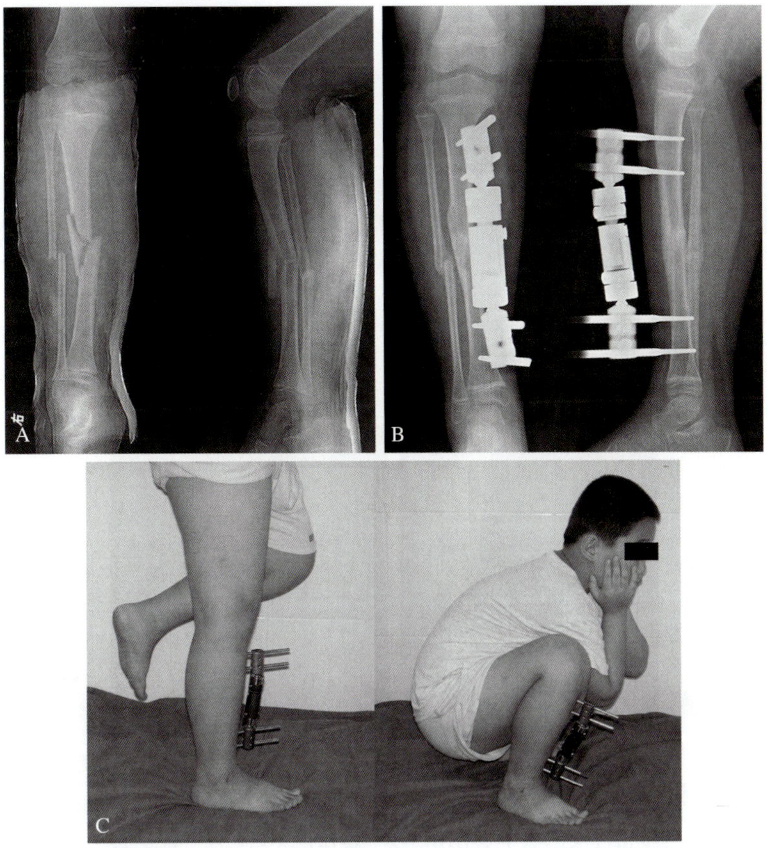

图 4-17-5 A，8 岁男性，右胫腓骨双骨折，闭合复位后向内后侧成角；B，Orthofix 外固定术后 4 个月，骨折愈合；C，膝关节屈伸活动正常

2. 分型

（1）常使用的是 Salter-Harris 骺损伤分型，这种分型法由于适用于所有的骺损伤故至今仍被广泛接受。它的优点是容易记忆，不用想象受伤时足的位置，同时对骨折预后的判断有帮助。但显而易见的缺点是它不是儿童踝关节特有的分型，不能为手法复位提供依据。

（2）按损伤机制分型：1978 年 Dias 和 Tachdjian 提出的分型：旋后内翻型 (SI)、旋后跖屈型 (SPF)、旋后外旋型 (SER) 及旋前外翻外旋型 (PEER)（图 4-17-7）。1985 年他们又增加了 4 型：垂直压缩型、青少年 Tillaux 骨折（图 4-17-8）、三平面骨折及其他骺骨折。

3. 诊断　临床表现根据损伤程度不同而异，无移位或轻度移位病人常表现为无畸形、轻度肿胀和疼痛，易漏诊。有明显骨折移位者可表现为剧烈疼痛，足相对于小腿畸形位置可提示损伤机制，为手法整复提供参考。皮肤的状态、肿胀和淤斑、神经血管的情况，固定触痛的部位应仔细地记录，要注意有胫骨骨折者，应检查踝关节。在旋前外翻外旋型的损伤中可能会发生高位的腓骨骨折。

4. 影像学检查

（1）踝关节正侧位 X 线片，根据临床检查，为了排除高位的腓骨骨折有时需摄胫腓骨全长的 X 线正侧位片，对于无明显畸形的踝关节创伤者，根据需要有时还应摄斜位 X 线片。

（2）CT 及 MRI：踝关节 CT 一般只需行横切面的检查，其有助于了解关节内骨折的移位情况。无移位的青少年的胫骨远端 Tillaux 骨折（图 4-17-9）或三平面骨折在 X 线片上很容易漏诊。对于三平面骨折，CT 有助于判断是两块、三块还是四块的三平面骨折。我们对这些关节内骨折也建议使用 CT。

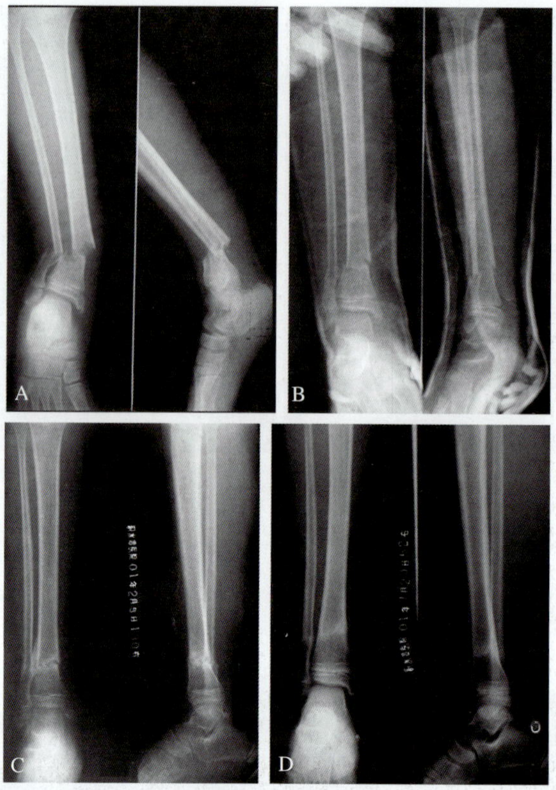

图 4-17-6 A，7 岁男性，右胫腓骨远端双骨折；B，予以闭合整复石膏固定；C，复位后 2.5 个月，骨折愈合；D，复位后 8 个月愈合满意

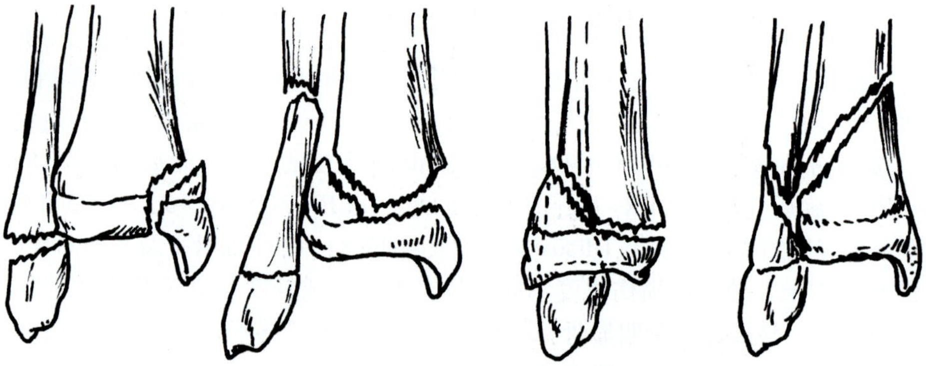

图 4-17-7 踝关节骨折的 Dias 和 Tachdjian 分型

5. 治疗 在决定治疗前应考虑的问题包括：骨折的部位、骺损伤的类型 (Salter-Harris 分型)、损伤机制、移位程度、神经血管情况、开放或闭合损伤以及病人的年龄、全身情况和受伤时间。

(1) 保守治疗：多数胫骨远端骺损伤均可经保守方法治疗，无移位骨折，仅行制动即可；移位的骨折，通过反损伤机制方法闭合复位，为防止医源性骺损伤，可在全麻下行骨折复位。

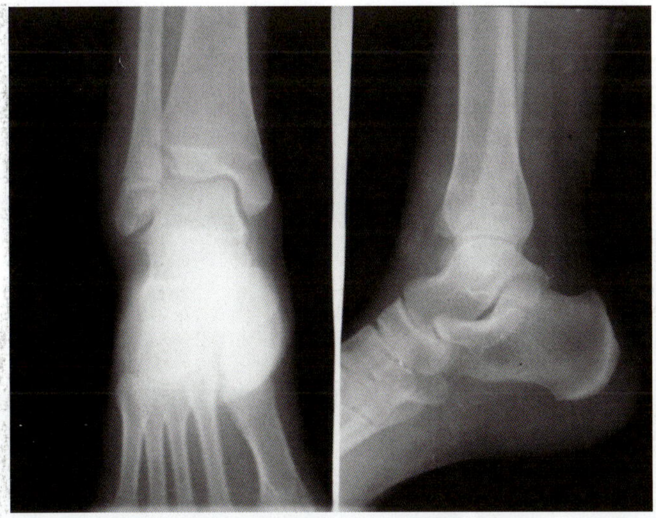

图 4-17-8　13 岁女性，右踝 Tillaux 骨折

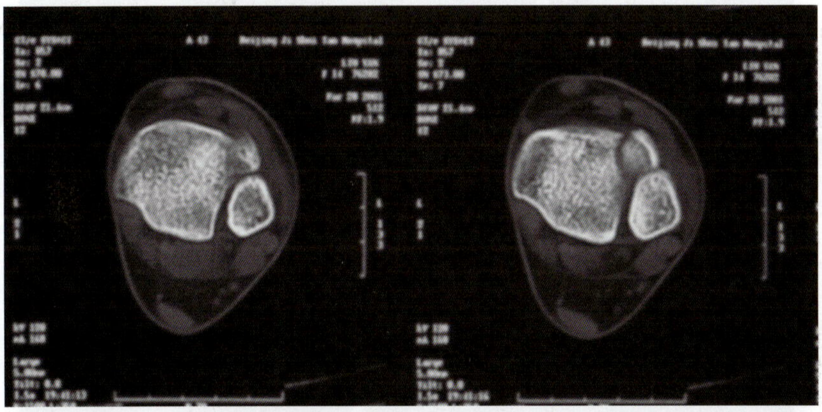

图 4-17-9　14 岁女性，CT 扫描确认为 Tillaux 移位骨折

（2）手术治疗：对于 S-H Ⅲ型或Ⅳ型骨折，如果通过闭合的方法达不到解剖复位，骨折移位大于 2mm，应行切开复位。使用内固定物时应避免经骺生长板固定，常用的固定方法是与骺生长板平行的骨骺内固定或干骺端固定（图 4-17-10）。内固定物的选择可用螺钉、可吸收螺钉或克氏针。

6. 并发症

（1）骺早闭：可导致内、外翻畸形或短缩畸形。在骺生长板损伤后生长停滞并不是立即发生的，可于伤后 6 个月或更长时间才表现出来，因此任何踝关节的损伤至少要随访一年。不恰当的操作可能导致医源性骺早闭（图 4-17-11）。

（2）创伤性关节炎：累及关节的骨折可以产生创伤性关节炎。

（六）开放性胫腓骨骨折

GusTillo Ⅰ度损伤和部分Ⅱ度损伤多采用清创、冲洗、一期闭合伤口、闭合复位、石膏固定的方法。

对于 Gustillo Ⅱ度以上的损伤，可采用 Edwards 提出的方法（图 4-17-12）：①清创和应用抗菌素；②外固定维持骨折的对位；③对于伤肢血运循环差者，术中行血管造影和筋膜室应力的测量、必要时行减张术；④不一期闭合伤口，用纱布和棉垫覆盖创面；⑤术后下肢悬吊；⑥每 24 ~ 72 小时在手术室定期地行清创术，切除坏死的组织直至生成良好的肉芽组织；⑦迟延伤口的闭合，包括取皮植皮和皮瓣术；⑧若有骨缺损，植松质骨；⑨若胫腓骨骨折未愈合，而软组织已愈合，可试用负重石膏；⑩身体其他非受力部位的骨折可继续使用外固定和植骨，直至愈合。

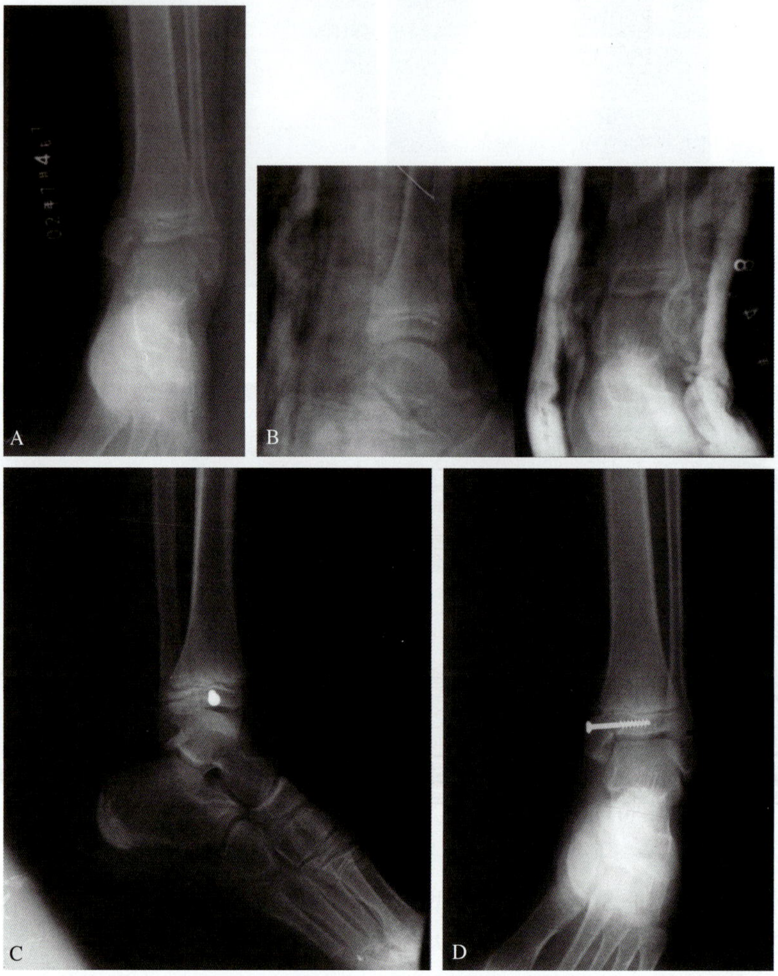

图 4-17-10 A，14 岁男性，左踝旋后内翻型骨折；B，闭合复位后位置差；C、D，术后 X 线片

（七）特殊类型骨折

1. Toddler 骨折

（1）概述：指由隐匿性损伤引起难以观测的小腿骨折，临床上常因症状不明显和 X 线片未见明显骨折而误诊。这种骨折多见于蹒跚学步的婴儿或 30 个月以内的幼儿。

（2）临床表现：小腿远端局部皮温升高、固定的压痛、肿胀和瘀斑。多数患儿仅表现为患肢拒绝负重，或为轻微外伤后的跛行，无固定压痛点，查体困难。

（3）影像学检查：13% ~ 43% 的病例可早期 X 线表现为阴性，7 ~ 10 天后才能出现轻微的骨膜反应。有时加摄小腿内旋位片有助于发现无移位的骨折（图 4-17-13）。

（4）治疗：对患肢不能负重、小腿有固定压痛、局部皮温高和踝关节背伸痛的婴幼儿均应考虑到有这种骨折的可能性。为避免延误治疗，对可疑骨折的患儿都应给予长腿石膏

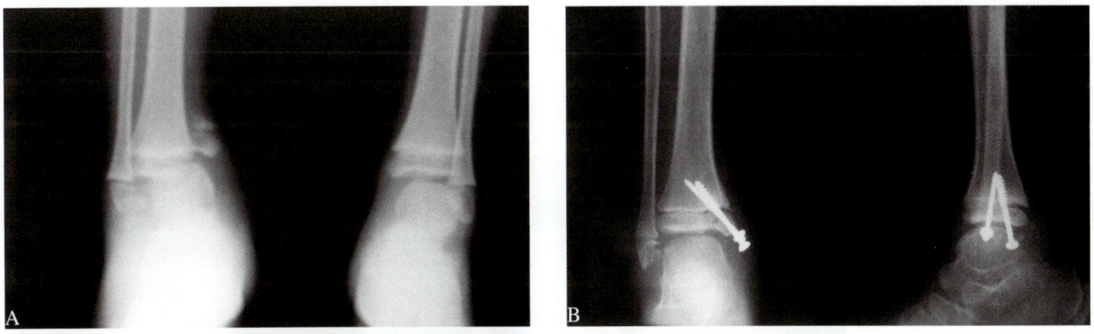

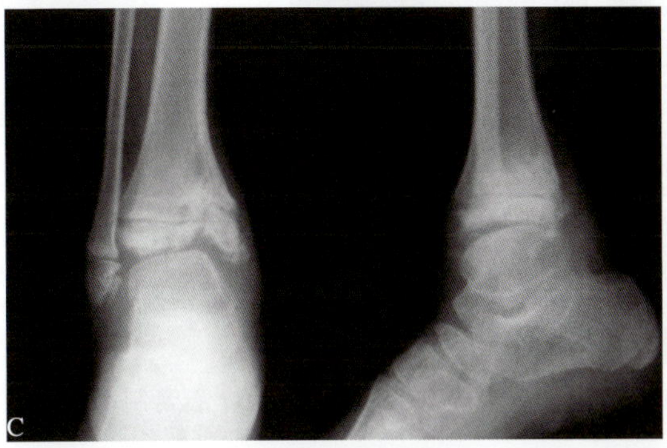

图 4-17-11　A，7 岁女性，右踝旋后内翻Ⅱ度骨折；B，手术复位、螺钉经骺板固定；C，术后 10 个月，骨桥形成、踝内翻畸形

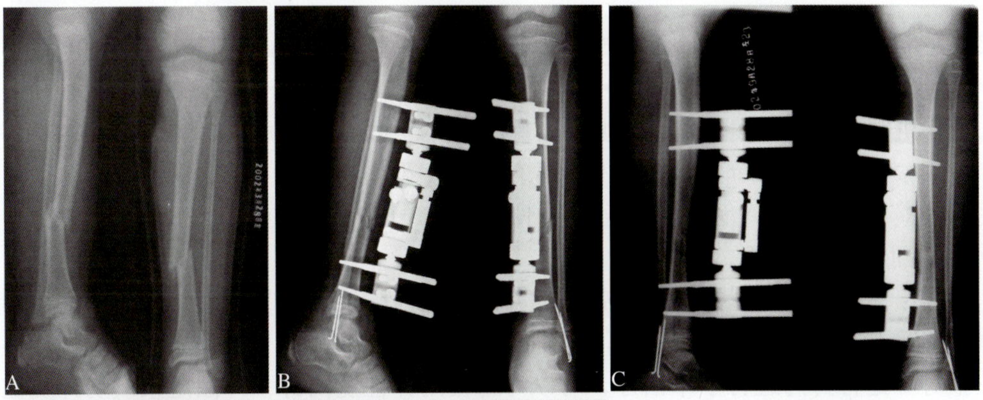

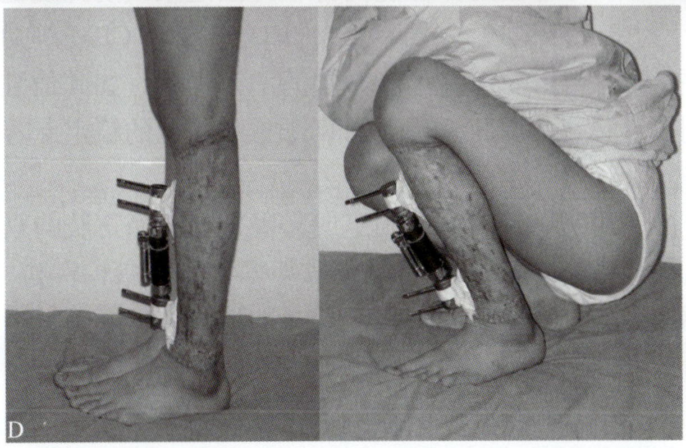

图 4-17-12　A，8 岁女性，Gustillo Ⅲ度胫骨中下 1/3 开放骨折、腓骨远端骺损伤；B，清创、反取皮植皮后、胫骨骨折 Orthofix 外固定架固定，腓骨远端骺克氏针固定；C，术后半年，骨折愈合；D，膝关节屈伸活动正常

前后托固定 3 周，然后改用短腿石膏固定 3 周。

2. 漂浮膝

（1）概述：1975 年美国的 Blake 和 Mcbryde 在“漂浮膝”一文中首先将同侧的股骨和胫骨骨折称为漂浮膝，1984 年 Winquist 提出漂浮膝的定义：漂浮膝是指同侧股骨干和胫骨

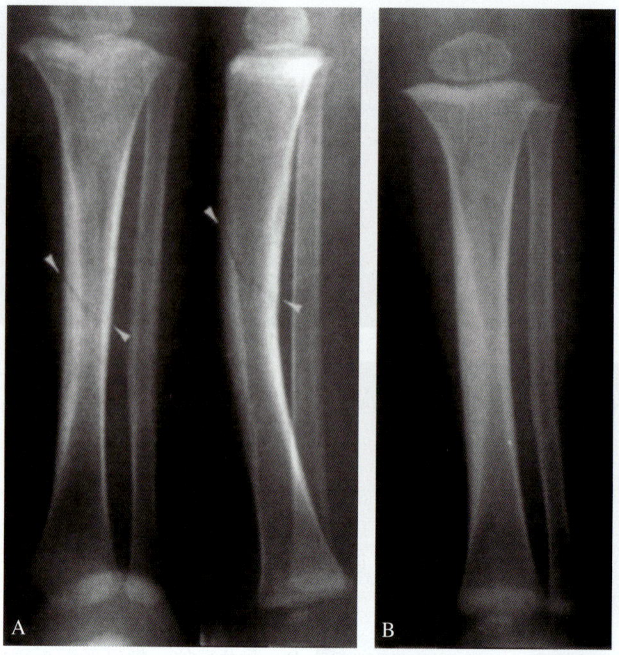

图 4-17-13 A，18 个月女童，左下肢拒绝负重，X 线片发现胫骨中 1/3 Toddler 骨折；B，石膏制动 4 周后骨折愈合

干或相邻的干骺端骨折而导致整个膝关节段呈连枷状。一直以来对此类损伤的处理均很慎重且治疗较为棘手。

（2）损伤机制：漂浮膝损伤是一种由高能量撞击所导致的严重损伤。

（3）分型：1978 年 Fraser 将此类损伤分为两型：Ⅰ型为股骨干 + 胫骨干骨折；Ⅱ型为累及膝关节的损伤，其中ⅡA 为胫骨平台 + 股骨干骨折，ⅡB 为单纯胫骨干 + 股骨髁骨折，ⅡC 为股骨髁 + 胫骨平台骨折。

（4）治疗：保守治疗可以避免手术带来的并发症及风险，但容易发生骨折畸形愈合和肢体不等长。对于 10 岁以上且胫骨为不稳定性骨折的儿童，在生命体征稳定的情况下，多数学者主张对二处骨折均进行手术治疗，可以考虑使用弹性髓内针、外固定架或切开复位钢板内固定（图 4-17-14）。全部手术治疗为患者接受进一步的治疗（如高压氧或 CPM 等功能康复治疗）创造了条件；同时有利于排除因骨折的干扰可能导致的漏诊误诊（如其他脏器损伤或关节韧带损伤等）；亦去除了创伤性休克的骨折病因，有利于生命体征的稳定；若合并有其他脏器损伤时，更利于患儿的转诊。

10 岁以下儿童可采用有限手术的方法，即一处骨折行内固定或外固定架，使下肢的双处骨折成为单一骨折。股骨干骨折可以用弹性髓内针、外固定架或切开复位钢板内固定。股骨的骨折固定后，胫骨的骨折可以用闭合复位、石膏外固定。反之，胫骨的骨折手术治疗而股骨干骨折行牵引治疗，由于卧床时间长而较少采用。

3. 儿童胫腓骨应力（疲劳）性骨折

（1）概述：因长期、反复、快速、轻微的外力集中于骨骼的某一部位，逐渐发生慢性骨折，到临床上就诊时，骨痂已经形成，这种骨折称为应力性骨折（行军骨折或疲劳骨折）。应力性骨折好发于第二跖骨、胫腓骨和尺桡骨。

（2）临床表现：临床表现较轻，只有局部疼痛和肿胀，骨折后仍能行走。病人常在骨折 2 ～ 3 周后就诊，主诉运动时有明显的小腿疼痛，有些人不运动的情况下也会有胫前疼

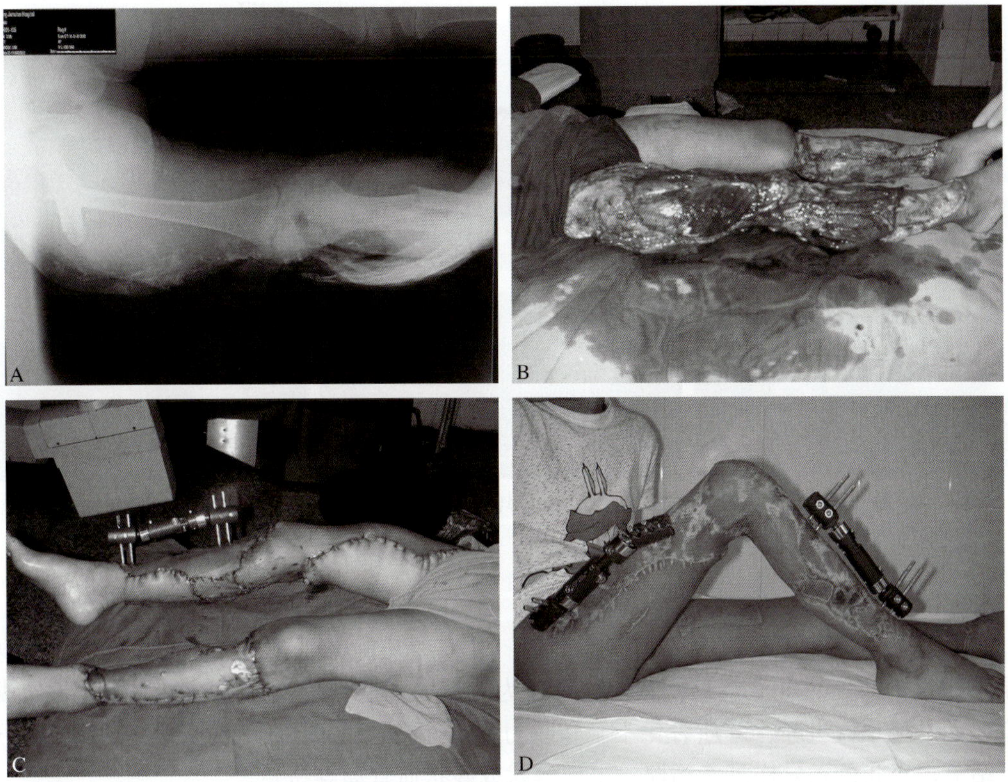

图 4-17-14 A，男，8 岁，开放性浮膝损伤；B，清创后；C，骨折固定，反取皮植皮术后；D，术后 4 个月，膝关节功能情况

痛。临床检查膝和踝关节活动正常。有时胫骨上端内侧面腓肠肌触痛，胫骨嵴的一侧或双侧有固定压痛，而腓骨应力骨折常无肿胀。

（3）影像学检查：儿童胫骨应力骨折好发于胫骨上 1/3 的内后侧，有时能显示细微的骨折线，骨折无移位。因病人多是伤后 2 ~ 3 周就诊，X 线呈骨折修复的表现：①外骨膜新生骨形成；②内骨膜增厚；③骨皮质上有透亮的骨折线。腓骨应力骨折的典型 X 线改变为沿着腓骨干的“蛋壳样”骨痂形成，而见不到骨折线。同位素骨扫描用于应力骨折的早期诊断已经有很多的报道，表现为骨折部位的摄取量增多。CT 扫描不能发现骨折线，但可以显示髓腔密度增高、内外骨膜的新生骨以及软组织水肿（图 4-17-15）。MRI 可以显示在骨皮质上有一条连续的极低信号条带，具有诊断意义，可以与恶性疾病鉴别。

（4）鉴别诊断：儿童胫腓骨应力骨折应注意和软组织损伤、成骨肉瘤、Ewing 肉瘤、骨髓炎和骨样骨瘤等鉴别。有时儿童应力骨折与感染或恶性肿瘤的表现相似，临床上很难鉴别，需行活检。

（5）治疗：儿童胫腓骨应力骨折时休息即可，好动的儿童可以用长腿石膏固定 4 ~ 6 周。临床上曾有儿童胫腓骨应力骨折不愈合的报道。

4. 病理性骨折

（1）概述：儿童病理性骨折是因骨骼有先天或后天因素的变化如骨囊肿、纤维异样增殖症、动脉瘤样骨囊肿、嗜伊红肉芽肿、急性血源性骨髓炎、骨肉瘤、成骨不全、神经纤维瘤病、胫骨假关节或失用性骨萎缩等，使骨结构变得薄弱，甚至其完整性受到破坏，难以承受自身重量，在轻微外力或无明显外力作用下即发生骨折。病理性骨折的症状和体征均比外伤性骨折轻，多表现为横形或短斜形骨折。骨折移位不明显。

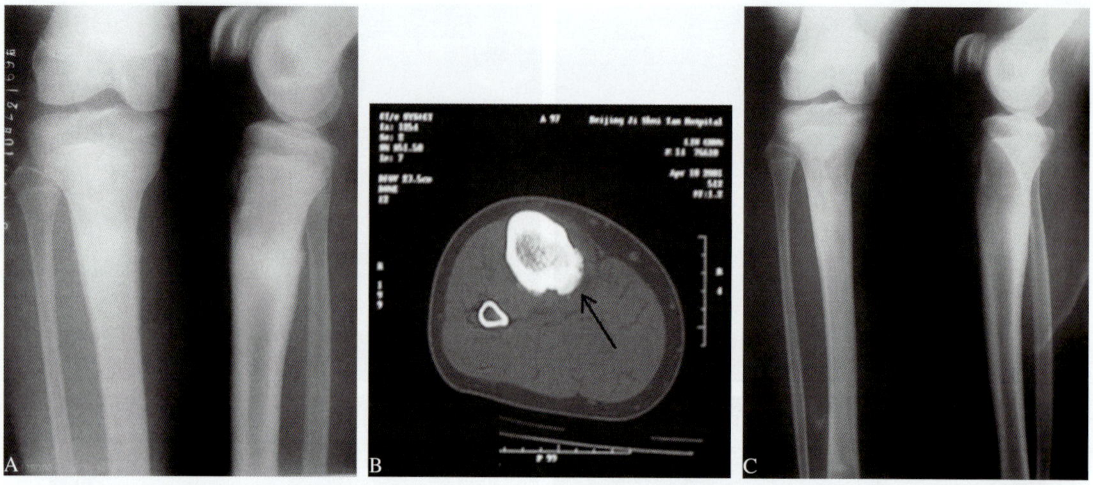

图 4-17-15 A，12 岁男性，右小腿近端疼痛 3 周后 X 线片示胫骨疲劳性骨折；B，CT 显示胫骨后外侧皮质存在，新生骨形成；C，5 个月后 X 线片

（2）临床表现：应通过全身和局部体检，进一步发现病理性骨折的特殊体征。全身体检是指非骨折部位的全身检查，其往往可以为诊断病理性骨折提供进一步的线索。如成骨不全患者可呈现蓝巩膜、牙质骨化不全和听力障碍等特征；神经纤维瘤病可有牛奶咖啡斑，皮下结节，皮肤色素异样沉着增厚，呈现囊状或蔓状血管瘤等特点。

（3）治疗：治疗方法的选择取决于病变的性质、部位及移位的程度。如果骨折为完全移位，通常需要坚强的固定。腓骨的病理性骨折只需要保护性的固定。成骨不全的患者胫骨发生病理性骨折后多数可以正常愈合，但严重者即使原始治疗充分也有可能出现骨折不愈合。

（董轶非）

18 儿童肘部常见骨折

一、儿童肱骨髁上骨折

（一）病因及流行病学

儿童和成人在肱骨髁上部位的骨性结构上存在明显差别。儿童容易发生肱骨髁上骨折的三个主要因素分别是韧带松弛、过伸位时关节结构的相互关系、髁上区域的骨性结构。

在儿童全部肢体骨折中，肱骨髁上骨折的发生率排在前臂骨折之后，为儿童最常见骨折的第二位。

（二）分　型

1. 根据损伤机制分型

- 伸直型肱骨髁上骨折
- 屈曲型肱骨髁上骨折

2. Gartland 骨折移位程度分型（图 4-18-1）

- Ⅰ型：骨折无移位
- Ⅱ型：明显的骨折移位、后侧骨皮质连续
- Ⅲ型：完全移位，两骨折端之间无任何接触

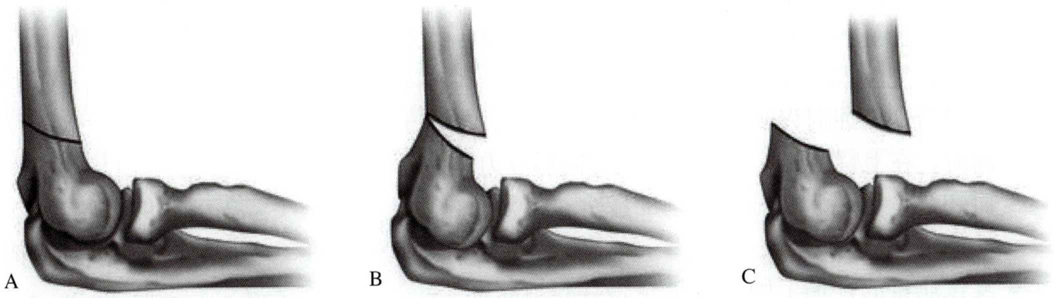

图 4-18-1　Gartland 分型

3. 北京积水潭医院常用的临床分型

- 无移位型（青枝骨折）
- 移位型（伸直尺偏型、伸直桡偏型）

（三）临床表现

1．肘关节及前臂近端肿胀。

2．完全骨折（Ⅲ型）患肢可成角呈 S 状畸形。

3．显著移位的骨折近端，可穿透肱肌乃至皮肤，产生严重的软组织损伤。

4．常合并血管、神经损伤症状。

（四）影像学检查

1．肱骨髁上骨质断裂，远骨折端成角或移位。

2．轻微、无移位肱骨髁上骨折诊断较为困难。由于骨膜下积血，特征性的“脂肪垫”征可见于纯侧位 X 线片。

3．纯侧位 X 线片的肱骨小头骨化中心后移、与肱骨前皮质线的关系改变，是判断骨折端轻微过伸的非常有价值的征象。

（五）治 疗

1. 治疗原则

- 纠正骨折移位，稳定骨折端，预防并发症。

2. 治疗方法的选择

（1）无移位的髁上骨折（Gartland Ⅰ型）

- 确认无神经血管损伤后，以长臂石膏后托或管型石膏制动 3 ~ 4 周，允许保护下进行主动功能锻炼

（2）有成角但后侧皮质完整的髁上骨折（Gartland Ⅱ型）

- 切记肱骨髁上区域的内侧柱骨容量较少、横断面上比外侧柱要小，即使青枝骨折，内侧柱也可有部分塌陷从而后遗肘内翻畸形
- 轻微移位的骨折，应根据移位程度和方向来决定手法整复方法。第一步纠正远折端的旋转和成角，随后屈肘纠正内侧成角：拇指在远折端内侧面施加力量以克服内翻畸形。注意此手法有时可致后侧皮质的完全断裂，导致折端复位后不稳定。复位后若临床检查稳定并经 X 线片证实位置满意后，于肘关节屈曲、前臂旋前位制动来维持复位。若折端不稳定，需要麻醉下经皮穿针固定

（3）完全移位的肱骨髁上骨折（Gartland Ⅲ型）

- 遵守两个基本原则：第一，获得满意的复位；第二，选择适宜方法来维持复位
- 手法整复技术：首先在肘关节伸直位行纵向牵引，一旦恢复了长度并使骨折端的边缘对合，则屈肘以矫正远骨折段成角。屈肘同时，在上臂前侧近骨折端上施加向后应力、而在远骨折端后侧施加向前的应力，纠正折端移位
- 复位质量的评估：确定骨折是否存在冠状面成角，可测量 Baumann 角（肱骨小头骺线与肱骨干轴线的交角）。正常 Baumann 角约为 75°（图 4-18-2）
- 复位后维持：如果闭合复位满意，则必须通过外固定或内固定或两者结合来维持位置，直到骨折临床愈合

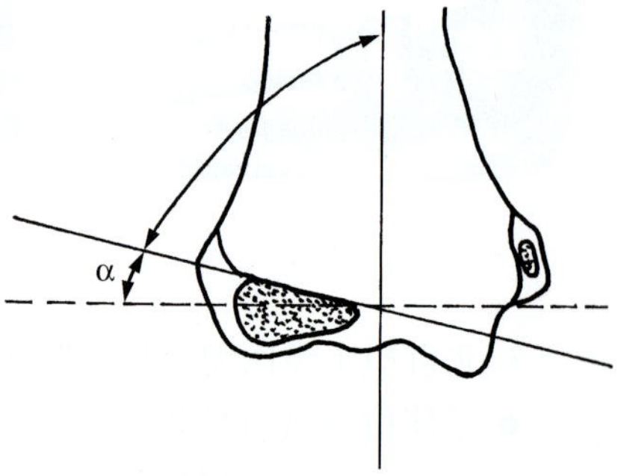

图4-18-2 Baumann角

◎ 外固定：应能够控制远骨折端在全部三个解剖平面上的旋转

◎ 内固定：无法维持复位后的稳定位置时，需行内固定，一般不需切开显露骨折部位。目前国际通行方法是经皮穿针固定，术后肘内翻发生率低于 5%（图 4-18-3）

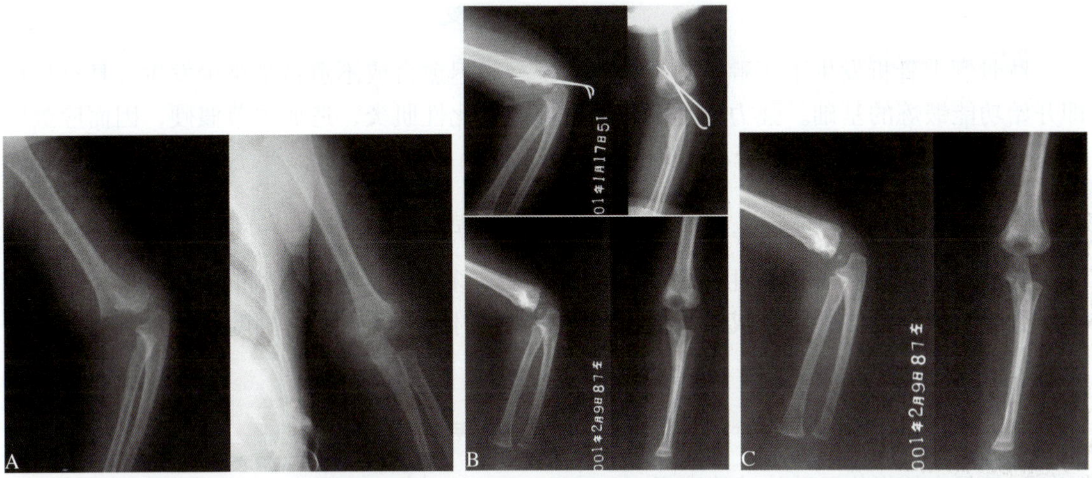

图 4-18-3 男，1 岁。A，左肱骨髁上骨折；B，闭合复位经皮穿针术后；C，术后 14 周随访 X 线片

- 切开复位的适应证：切开复位手术可导致关节僵硬以及骨化性肌炎的危险。Watson Jones 和 Smith 均反对切开复位治疗肱骨髁上骨折，认为只有不到 1% 的髁上骨折需要切开复位

切开复位的绝对适应证有：①开放骨折；②严重的血管损伤，特别是复位后血运障碍加重的病例、提示肱动脉卡压，必须切开探查。神经功能障碍并不是手术指征，更不应单纯为获得满意的位置而行切开复位。

（4）严重粉碎性骨折或合并严重软组织损伤的肱骨髁上骨折

手术治疗有风险，可首先采用牵引术治疗，等待肿胀消退或软组织条件改善后，再行进一步治疗。牵引可单独使用或与手法整复配合使用：可以先行手法整复，而后以牵引维持复位；还可首先施行牵引，肿胀缓解后再延期手法整复以增加复位的成功率。

- 皮牵引：最简单，方法是通过上肢皮肤行垂直或体侧牵引
- 骨牵引：通常用一根细钢针贯穿鹰嘴，行过头位或体侧位牵引

（5）屈曲型髁上骨折

屈曲型髁上骨折比较少见，多由于肘后直接撞击或屈肘位直接跌倒所致。需要手法整复并在肘关节伸直位石膏制动，如整复过程中前侧骨皮质折断、分离并且不稳定，则需要整复后经皮穿针内固定，然后制动于肘关节半屈曲位。如果手法整复不能获得满意复位，可选择切开复位内固定术。

6．有关髁上骨折治疗的几个问题

（1）麻醉方式的选择。

（2）整复前应获得准确的肘关节正侧位 X 线片并确认骨折端的移位方向。

（3）整复后的位置：伸直尺偏型应使前臂处于旋前位；伸直桡偏型则前臂置于最大限度的旋后位。

（4）经皮穿针技术以其痛苦小、操作简单、住院时间短、疗效可靠等诸多优势，目前已成为国际公认的标准治疗手段，应大力提倡。

（5）对于局部或全身情况不适于手术的，不要强行手法整复，可采用牵引作为替代方

法。

(6) 无论采取何种方法治疗，都不可能达到 100% 的满意结果，这是髁上骨折本身的损伤性质所决定的。治疗前需要与患者家长仔细沟通、详尽地解释病情。

(六) 康 复

肱骨髁上骨折发生于干骺端，愈合速度快，延迟愈合或不愈合都极少发生，具有早期即开始功能锻炼的基础。强力的被动活动可导致骨化性肌炎，造成关节僵硬，因而应鼓励患儿进行主动的功能锻炼。开始时间至少要在骨折后 3 周。

(七) 预 后

除非有严重的合并症发生，肱骨髁上骨折后，多可恢复几乎全部的肘关节屈伸功能。但移位明显、复位效果不佳或伴有如下合并症发生时，可遗留肘内翻畸形以及肘关节活动受限。

(八) 合并症及后遗症

1. 神经血管损伤及肢体功能障碍

(1) 神经损伤：神经损伤总发生率大约为 7%，其中以桡神经损伤最常见。

(2) 血管损伤：伸直型髁上骨折合并血管损伤，是儿童骨折中最严重的并发症之一。

(3) 功能障碍：不恰当地选择切开复位，可造成肘关节永久性活动障碍。

(4) 骨化性肌炎：绝大多数为功能锻炼时手法粗暴所致。各种原因导致未能及时闭合复位，骨折后 2 周以上为达到复位目的而延期手术切开复位，极易造成骨化性肌炎。

2. 肘内翻和肘外翻畸形，以及肘关节的过伸畸形。属外观异常，极少造成肘关节功能丧失。

(1) 肘内翻畸形：不是简单的外观畸形。需要通过肱骨髁上楔形截骨进行矫正。术式选择可有多种，如外侧闭合楔形截骨、内侧开放楔形截骨、拱型截骨等。

(2) 肘外翻畸形：最常发生于后外侧移位的骨折类型，特别是远骨折端外旋时。

二、儿童孟氏骨折

孟氏骨折脱位是一种前臂与肘关节的复合损伤，1814 年意大利医生 Giovanni Battista Monteggia 首先描述了尺骨近侧 1/3 骨折合并桡骨头前脱位病例，此后即称此类损伤为孟氏骨折（Monteggia fracture）。

(一) 分 型

Bado 将孟氏骨折分为 4 型（图 4-18-4）。

- Ⅰ型或伸展型：尺骨干骨折向掌侧成角，合并桡骨头向前脱位
- Ⅱ型或屈曲型：尺骨干骨折向背侧成角，合并桡骨头向后脱位
- Ⅲ型或内收型：尺骨干骺端骨折向外侧成角，合并桡骨头向外侧或前外侧脱位。此型常伴有桡神经损伤。儿童最常见
- Ⅳ型：非常少见，为尺桡骨骨折合并桡骨头向前脱位

1990 年 Dormans 等人又提出孟氏骨折第 **V** 型，即前臂旋前时桡骨头发生脱位，在旋后时桡骨头复位。

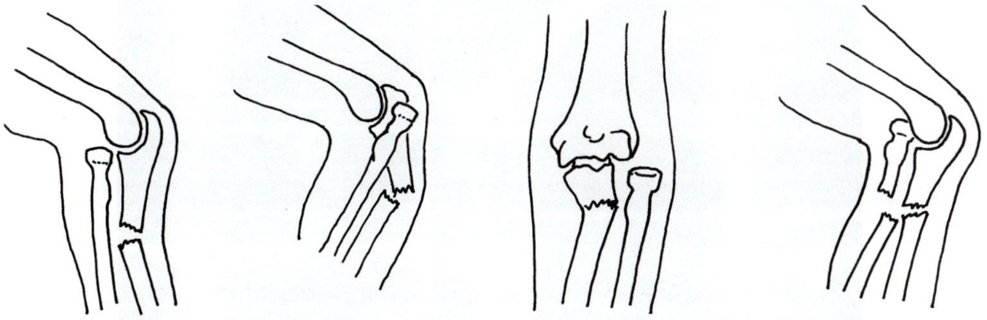

图4-18-4 孟氏骨折分型

（二）临床表现

前臂和肘关节肿胀、疼痛。压痛限于尺骨骨折处及桡骨头部位，有时可以触及脱位的桡骨头。肘关节屈伸和前臂旋转活动均受限。在检查时应特别注意有无合并桡神经损伤。

（三）影像学检查

在拍摄前臂正侧位 X 线片时，应包括肘关节和腕关节。怀疑有孟氏骨折时，应以肘关节为中心，开大光栅，拍摄前臂正侧位片。Ogden 强调：尺骨骨折有成角或重叠移位而不合并有桡骨骨折，都应怀疑有桡骨头脱位。在正常肘关节侧位 X 片，不论肘关节屈伸角度如何，桡骨颈的纵轴应通过肱骨小头骨化中心，否则即为桡骨头脱位或半脱位。6 岁以前的儿童，桡骨头骨骺二次骨化中心尚未出现，难以判断肱桡关系。此时必须仔细阅片，切勿漏诊。必要时拍摄对侧肘关节和前臂 X 线片，以资对比。

（四）治 疗

1. 新鲜孟氏骨折的治疗

（1）保守治疗

- 各种类型的孟氏骨折，都应尽量争取早期闭合复位，以追求满意效果
- 孟氏骨折是复合损伤，为尺骨骨折合并桡骨头脱位，有两种方法行闭合复位：一是先整复尺骨、矫正尺骨畸形，前臂长度恢复后，桡骨头多可复位；二是首先整复脱位的桡骨头恢复前臂长度，尺骨畸形也可大部矫正
- Ⅰ型和Ⅲ型孟氏骨折，整复后应用长臂石膏后托，屈肘 95°～100°、前臂旋后位固定。Ⅱ型孟氏骨折整复后应用长臂前后托，肘关节于伸直位、前臂旋前位固定。一般石膏固定 3～4 周，之后拆除，练习肘关节屈伸及前臂旋转活动（图 4-18-5）

（2）手术治疗

- Ⅳ型孟氏骨折常需要手术治疗
- 其他类型骨折，若闭合复位失败，应考虑手术治疗

闭合复位失败的原因有：① 桡骨头完全从环状韧带内脱出，完整的环状韧带嵌入肱桡关节之间阻挡复位；② 尺骨桡骨切迹部位的软骨或骨软骨骨折碎片的阻挡；③ 桡骨头向前脱位后，桡神经深支滑向桡骨头背侧，阻碍桡骨头复位。

2. 陈旧性孟氏骨折的治疗

孟氏骨折超过 2 周者，闭合复位常不成功，应尽早行桡骨头切开复位、环状韧带成形或还纳术。

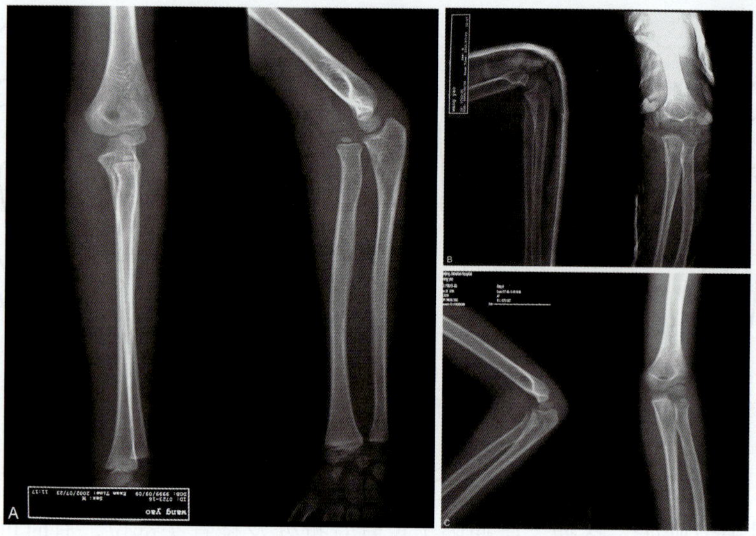

图 4-18-5 孟氏骨折闭合复位，石膏固定治疗

儿童陈旧孟氏骨折与成人不同：①尺骨骨折多为畸形愈合；②随着儿童生长发育，尺骨畸形可发生进行性改变。脱位的桡骨头也可出现过度生长，甚至发生下尺桡关节不稳定，影响腕关节功能活动；③小于骺闭合年龄 2 年以下的儿童，不宜做桡骨头切除术，否则会对下尺桡关节造成影响。因而年龄越小的儿童，切开复位的适应证越强；已接近发育成熟的大龄儿童，手术治疗应采取慎重态度。

三、肱骨外髁骨折

儿童肱骨外髁骨折较常见，其发生率仅次于儿童肱骨髁上骨折与儿童孟氏骨折，儿童肘部常见骨折而居第三位。肱骨外髁骨折既有生长板损伤又是关节内骨折，当治疗不妥时，肘关节功能受限和发育畸形的发生率很高，且难以通过手术矫正。

（一）病理改变

1．骨折线通常起始于后外侧干骺端，然后经骺生长板，向下到达滑车并可直达关节面（图 4-18-6）。

2．软组织损伤始于桡侧伸腕长肌和肱桡肌附丽之间，通常会有撕裂，可伴有前侧和后侧关节囊的撕裂。

3．肌腱牵拉应力可致骨折块翻转移位。

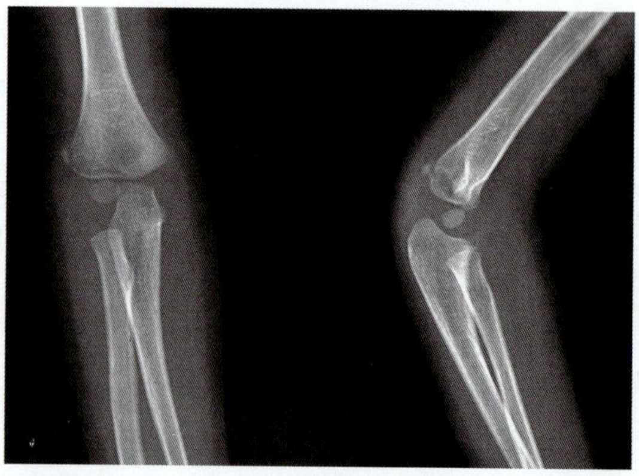

图 4-18-6 骨折线经干骺端向内下方至滑车关节面

（二）损伤机制

1．肘关节处于内翻应力位时，伸肌总腱和外侧副韧带的撕脱应力施加于外髁，形成骨折。

2．肱骨外髁冠状面骨折，是由于桡骨头的传导撞击或剪式应力所致。

（三）分　型

1．根据移位程度可分为三度（图 4-18-7）

- Ⅰ度：骨折未移位，关节面完整
- Ⅱ度：骨折延伸经过关节面，骨折块有较大分离移位
- Ⅲ度：外髁骨折块旋转并向外侧和近侧完全移位，相应的鹰嘴和桡骨头均发生移位

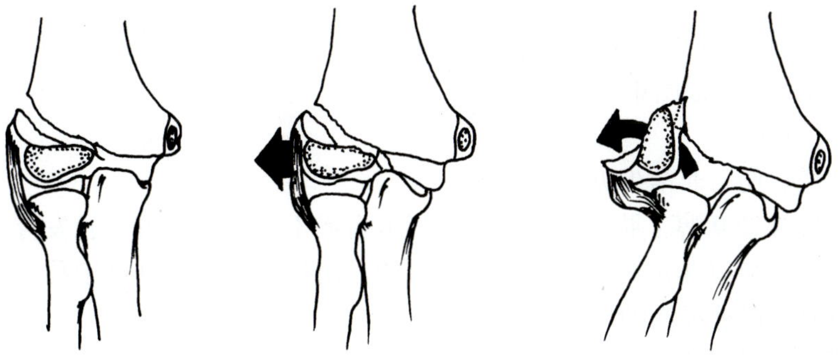

图4-18-7　肱骨外髁骨折，根据移位程度分型

2．从临床治疗与预后考虑，分为四度。

- Ⅰ度：无移位，骨折处呈裂纹状，伸肌腱膜与骨膜未撕裂
- Ⅱ度：骨折块侧方移位，或向前外侧、后外侧移位，骨折端间隙加大，伸肌腱膜及骨膜部分撕裂或完全撕裂
- Ⅲ度：骨折块旋转移位，伸肌腱膜及骨膜完全撕裂，关节囊撕裂明显
- Ⅳ度：骨折脱位型，骨折块侧方旋转移位；同时，肘关节囊及侧副韧带撕裂，肘关节脱位

（四）临床表现

软组织肿胀部位集中在肱骨远端外侧。如果骨折为Ⅰ度移位，仅有局部压痛。Ⅱ或Ⅲ度骨折，则有外髁骨折块活动产生的局部骨擦感（音）。

（五）治　疗

1．无移位的骨折，石膏制动即可。

2．轻度移位时可选择闭合复位后经皮穿针固定。

3．明显移位骨折块即有翻转，则应切开复位并内固定。

（1）固定方式可采用三种类型，一种是可吸收缝线缝合固定；第二种为使用光滑的钢针交叉固定；第三种类型是选择小型的松质骨螺钉固定干骺端。

（2）光滑的钢针是固定骨折块的最常用方法，也是最佳选择。为预防骨块旋转最少需要两根针固定。已证实直径 2mm 以下光滑的克氏针穿过骨骺不会造成生长紊乱（图 4-18-8）。

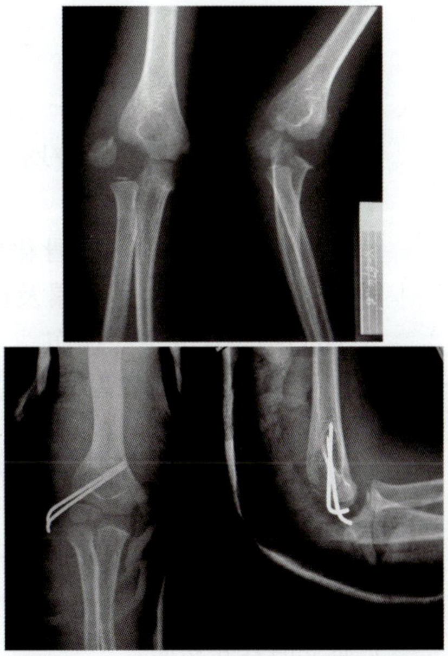
图 4-18-8　肱骨外髁骨折，切开复位克氏针内固定

(3) 延迟切开复位会导致缺血坏死。陈旧性小儿肱骨外髁骨折如果没有明显的骨化性肌炎、骨折未畸形愈合、骨折块未出现明显变形，都应当积极地切开复位内固定手术治疗。术前关节活动差并不是手术禁忌证。

(六) 并发症

1. 肱骨外髁过度生长伴骨刺形成为外髁骨折后最常见的畸形之一。

2. 延迟愈合和不愈合。

3. 不愈合后伴随发生的继发性肘外翻畸形，可进一步导致迟发性尺神经麻痹。骨折不愈合合并肘外翻的治疗很困难。

4. 神经损伤

- 急性神经损伤：非常少见
- 迟发性尺神经麻痹：肱骨外髁骨折畸形愈合或不愈合，随着生长发育可出现肘外翻畸形，之后会有非常高的尺神经麻痹可能。治疗可选择尺神经前移，症状较轻的患者可行肘部尺神经沟的单纯松解

5. 骨骺阻滞　骺阻滞可仅表现二次骨化中心提早融合而不伴有任何畸形。

6. 缺血性坏死　外髁骨折块缺血坏死，多与晚期治疗时为达暴露和复位目的，广泛剥离造成血运受损有直接联系。

7. 骨化性肌炎　为严重损伤或错误治疗所造成的不可逆恶果。

8. 肱骨外髁冠状面骨折，常见并发症有肱骨小头缺血性坏死、关节僵直、骨化性肌炎以及晚期退行性关节改变。

四、儿童肱骨远端全骺分离

我院小儿创伤急诊 1992—1996 年 5 年统计资料，肱骨远端全骺分离占儿童全身各部位骺损伤的 2.4%，占肘部损伤的 1.2%，并不非常少见。此种骺损伤极易漏诊或误诊，而导致严重的生长发育畸形，应当引起特别重视。

(一) 实用解剖

- 1 岁前，肱骨小头骨骺二次骨化中心主要为软骨性质，X 线尚未完全呈现；骨骺的内外侧致密度相对比较均匀，骺生长板也相对比较平滑，因而损伤后易出现 Salter-Harris Ⅰ型骺分离
- 当肱骨小头骨骺二次骨化中心完全出现后，肱骨远端骨骺外侧的密度大于内侧，发生骺分离应力容易累及内侧干骺端，造成带有内侧干骺端骨折块的骺分离，即 Salter-Harris Ⅱ型骺损伤
- 年龄愈小，骨骺所占据的肱骨远端的体积愈大
- 滑车内侧嵴的血液供应中，一部分直接经骨骺走行。此区域发生骨折后，血供非常容易受损，从而造成滑车的缺血性改变，影响其正常生长发育能力

(二) 损伤机制及分型

此种损伤的确切机制尚不清楚，可能随受伤时患者的年龄不同，而机制不同。

1. 难产时合并产伤。

2. 幼儿及小龄儿童，伸肘外展位跌倒损伤。

3. Delee 等根据外髁的骨化程度将此损伤分为三型

- Ⅰ型：见于肱骨外髁骨骺二次骨化中心出现以前的婴儿，通常是 Salter-Harris Ⅰ型骺损伤
- Ⅱ型：肱骨远端全骺分离的骨折块中外髁骺已清晰可见，常带有非常薄的干骺端骨片。多见于 7 个月～3 岁患儿
- Ⅲ型：肱骨远端全骺分离的骨折块中包含着较大的内侧干骺端骨块（图 4-18-9）。此型骨折多见于 3～7 岁患儿

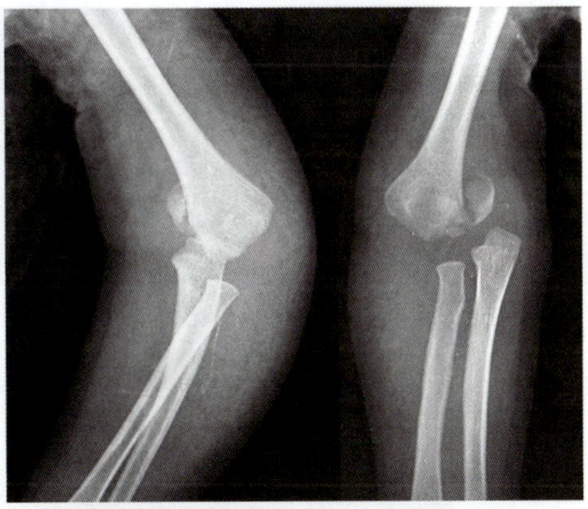

图 4-18-9 Delee Ⅲ型损伤，肱骨远端全骺分离的骨折块中包含着较大的内侧干骺端骨块

（三）诊 断

- 小于 1 岁的婴儿、肘关节于创伤或可疑创伤后发生肿胀，应考虑是否存在肱骨远端全骺分离
- X 线片评价是明确诊断的主要方法
  - ◎ 肱骨外髁骨骺二次骨化中心未出现前发生肱骨远端全骺分离时，X 线显示肱尺、肱桡对应关系改变，而上尺桡关系无改变。此时极易误诊为肘关节脱位
  - ◎ Ⅲ型骨折中因为存在较大的内侧干骺端骨块，很容易与低位髁上骨折或外髁骨折相混淆
  - ◎ 鉴别外髁骨折和更为少见的肘关节脱位也要依靠 X 线片：移位的外髁骨折、外髁骺和肱骨远端明显分离（图 4-18-10）

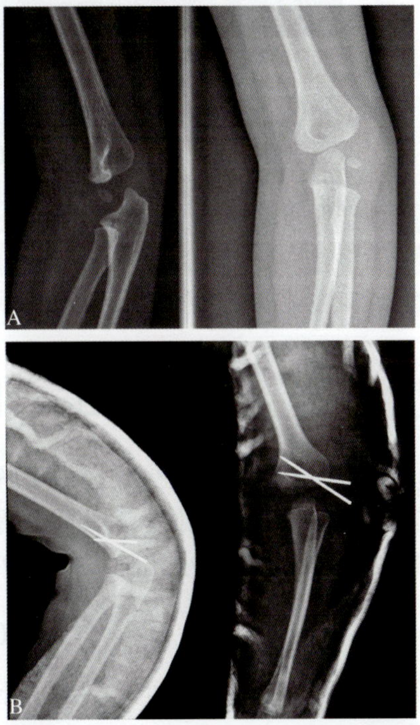

图 4-18-10 A，患儿女，1 岁 8 个月，左肱骨外髁骨折。注意肱尺关系正常，而肱桡关系改变；B，肱骨外髁切开复位，克氏针固定术后

（四）治 疗

- 早期发现、早期治疗。此骨折多发生在婴儿和较小儿童中，患儿不可能准确地表达疼痛，所以极容易使诊断延误
- 手法整复闭合复位后，骨折端常不稳定；可尝试将肘关节屈曲及前臂旋前，有助于维持远端骺的位置。推荐闭合复位后经皮穿针治疗
- 如果骨折时间较长（已经超过 1 周），骨折端已无异常活动，则不要强行手法整复，石膏制动维持即可。否则，一味追求折端位置，可加重肱骨远端骨骺的损伤程度，造成生长发育畸形
- Ⅲ型骨折，经皮穿针固定可获得很好的稳定（图 4-18-11）。延迟的切开复位术将导致骺损伤或骺血运阻断等合并症，造成生长发育畸形，临床上应尽可能避免

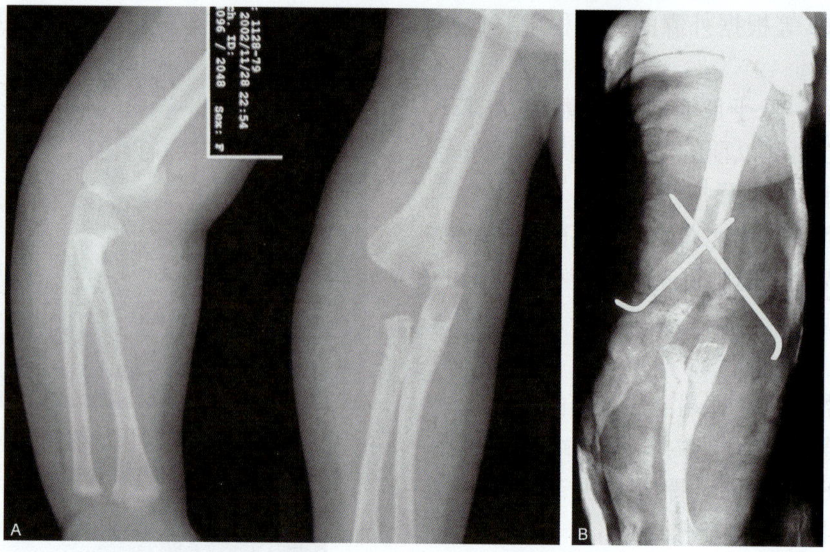

图 4-18-11 肱骨远端全骺分离，经皮穿针内固定

（五）合并症

- 神经血管损伤
- 畸形愈合后，肘内翻常见
- 缺血性坏死：外髁骨骺缺血性坏死，较少见

五、儿童肘关节脱位

儿童肘关节脱位相当少见。由于解剖上的特点，肱骨远端前后扁平呈薄片状，且在 10 岁以前，肱骨远端大部由骨骺及骺软骨组成，骨质比较薄弱，而肘关节周围的韧带相比之下则比较坚强，所以在小儿肘部外伤中，通常引起骨折或骺损伤而很少发生肘关节脱位。

（一）定 义

肘关节脱位是指尺桡骨近端与肱骨远端的解剖位置发生改变。

（二）分 型

- 根据受力的方向不同，尺桡骨可发生向后、前、内和外四个方向的脱位。其中以后外侧脱位最为常见。在少见情况下，尺桡骨近端也可发生分离，称爆裂型脱位
- 在儿童肘关节脱位中，常伴有肘关节部位的骨折，而没有骨折的单纯脱位少见

（三）肘关节后脱位

1. 发生机制

肘关节后脱位多为传导外力所致。

2. 诊断

肘关节多呈半屈曲位，软组织肿胀，疼痛。仔细检查时，在肘关节后侧可触及肱骨远端的钝性关节面，鹰嘴明显向后突出。此时要详细检查桡动脉搏动及手指活动情况，以排除血管神经损伤。

3. X 线片表现

在正位X线片上，肱骨远端与尺骨近端和鹰嘴有更多的重叠。在侧位X线片上，鹰嘴向后突出，冠状突位于髁的后方（图4-18-12）。

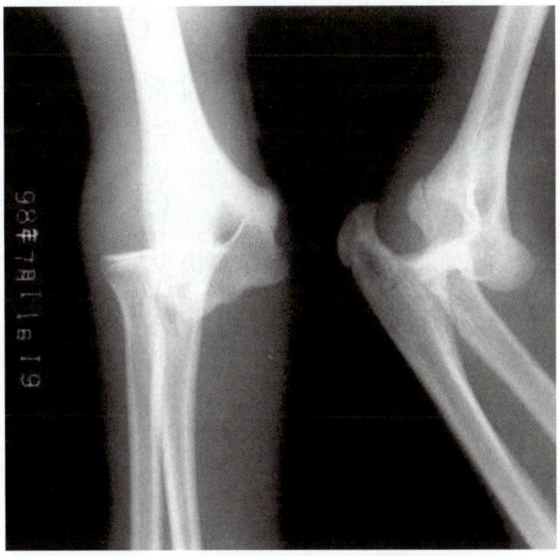
图 4-18-12 肘关节后外侧脱位

4. 治疗

（1）保守治疗：闭合复位肘关节后脱位，复位后用长臂石膏后托屈肘90°，前臂中立位固定3周。

（2）手术治疗：如果闭合复位不成功或复位后不稳定，说明关节内有物体嵌入。最常见的有：①肱骨内上髁撕脱骨折，撕脱的内上髁骨块嵌入关节内；②脱位时撕裂的关节囊和韧带卷入关节内；③关节内骨软骨骨折，游离的骨软骨块使关节不能复位；④正中神经或尺神经的嵌入。一般用肘内侧切口，做肘关节探查，去除影响复位的因素，复位后屈肘位石膏托固定3周。

5. 并发症

（1）神经损伤：大多数为一过性麻痹并能迅速恢复。尺神经位于肘关节内侧，内上髁的后面，发生肘关节脱位时，很容易受到损伤。

（2）血管损伤：单纯肘关节脱位合并血管损伤者极为少见。在有些肘关节脱位，特别是同时合并有骨折时，肘关节周围软组织肿胀很严重，可并发Volkmann缺血挛缩。

（3）骨化性肌炎：骨化性肌炎多发生在肘关节前方肱肌内，一旦发生可严重影响肘关节屈伸活动。

（4）尺桡骨近端易位：尺桡骨近端易位即尺桡骨近端完全颠倒了与肱骨远端的相互关系，虽然罕见但很容易被忽略。此合并症认为是医源性的，常常发生在复位过程中。

（5）Volkmann缺血挛缩。

（四）肘关节前脱位

肘关节前脱位是非常少见的。常合并尺骨鹰嘴骨折（图4-18-13）。

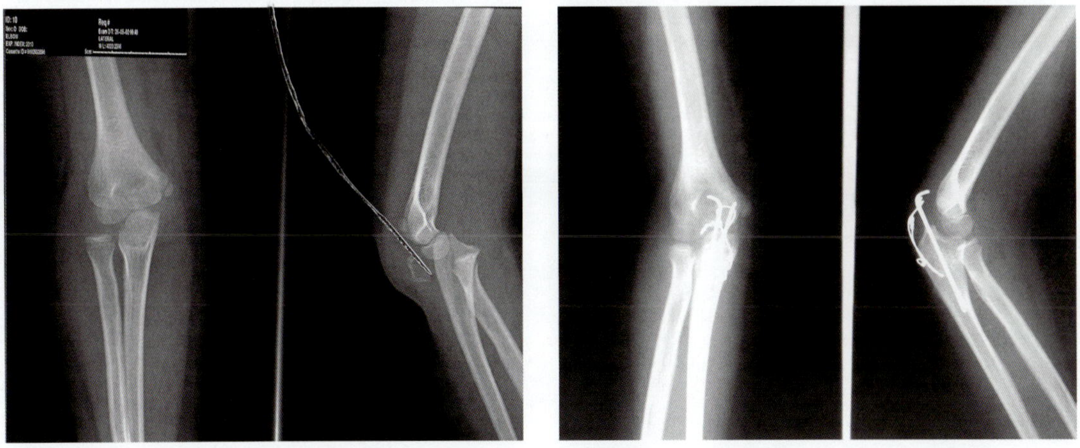
图 4-18-13 肘关节前脱位，尺骨鹰嘴切开复位内固定

（五）肘关节侧方脱位

在儿童肘关节侧方脱位非常罕见，可分为完全性脱位和不完全性脱位。对于肘关节侧方脱位，闭合复位很易成功，在牵引下，对脱位的远端施以侧方挤压即可复位。

（六）肘关节爆裂型脱位

此种肘关节脱位在儿童极少见，为高能量损伤所致，可伴有桡骨颈骨折与冠状突骨折。可分为前后型和内外型。前后型即脱位后，桡骨位于肱骨前面，尺骨在后面。而内外型即尺桡骨分离向两侧移位，肱骨下端处于尺桡骨之间。爆裂型肘关节脱位多数可闭合复位成功。

（七）复发性肘关节脱位

复发性肘关节脱位是非常少见的。其发病原因是由于初次外伤脱位时，肘关节骨与软组织发生一系列骨与软组织稳定结构被破坏、改变所致。

（八）陈旧性肘关节脱位

1. 定义　3 周以上未复位的肘关节脱位为陈旧性脱位。临床所见肘关节处半屈曲位。关节僵硬，肘后三点关系明显紊乱。

2. 治疗

（1）损伤在 3 周左右的单纯肘关节脱位，首先麻醉下试行闭合复位。

（2）闭合复位失败，选择切开复位，复位后将肘关节周围软组织缝合修补并充分止血，术后屈肘 90° 位石膏托固定 3 周。

（3）假复位：对关节脱位已久，已无切开复位条件者而肘关节僵硬在非功能位，可考虑行假复位术，即在麻醉下，通过手法活动将肘关节放在功能位，用石膏固定 3 周后，再行功能锻炼，力争肘关节在功能位有一定的屈伸活动。

（杨　劼）

19 儿童前臂骨折

1. 定义：主要包括尺桡骨干骨折、干骺端骨折、骺损伤和儿童盖氏损伤。
2. 流行病学特点
3. 解剖学特点

一、尺桡骨干骨折

（一）分　类

1. 骨折发生部位
- 上 1/3 骨折：肱二头肌和旋后肌
- 中 1/3 骨折：旋前圆肌
- 下 1/3 骨折：旋前方肌

2. 骨折损伤程度
- 完全骨折
- 青枝骨折
- 塑性变形

3. 成角方向（青枝骨折）（图 4-19-1）
- 旋前型：背侧成角
- 旋后型：掌侧成角

4. 尺桡关节损伤
- 上尺桡：孟氏损伤
- 下尺桡：盖式损伤

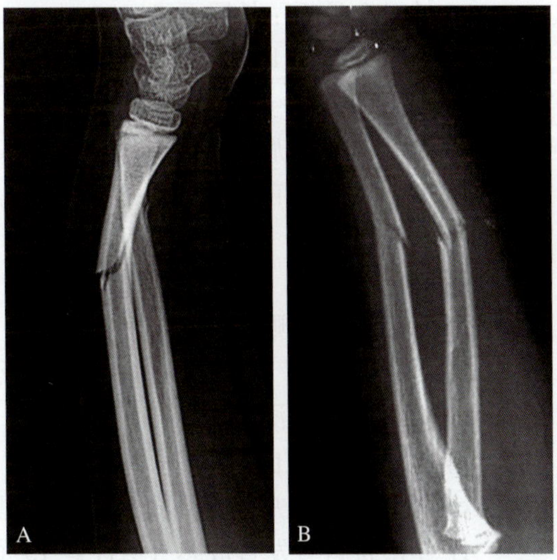

图 4-19-1　尺桡骨青枝骨折。A，旋前型损伤，尺桡骨向背侧成角；B，旋后型损伤，尺桡骨向掌侧成角

（二）损伤机制

1. 间接暴力
2. 直接暴力
3. 特殊暴力

（三）诊　断

1. 诊断依据：外伤史、体格检查和 X 线平片。
2. 幼儿或特殊类型骨折：前臂旋转活动受限。
3. 鉴别诊断

- 孟氏骨折
- 盖式骨折

（四）治 疗

1. 治疗目的
- 恢复前臂旋转功能
- 恢复前臂力线

2. 保守治疗
- 复位标准（Price）
  a) <9 岁：15° 以内的成角，45° 以内的旋转，桡骨弯曲丧失
  b) >9 岁：10° 以内的成角，30° 以内的旋转，桡骨弯曲部分丧失
  c) 可接受完全移位或 1cm 以内的短缩
- 判断旋转：骨折部位，成角方向，桡骨结节和尺骨茎突
- 整复方法：牵引，折顶，分骨
- 制动体位
  a) 上 1/3 骨折：旋后位
  b) 中 1/3 和下 1/3 骨折：中立位
- 固定范围
  a) 上 1/3 骨折：长臂石膏
  b) 中 1/3 和下 1/3 骨折：前臂 U 形石膏
- 青枝骨折
  a) 旋前型：旋后位固定
  b) 旋后型：旋前位固定

3. 手术治疗
- 手术适应证
  a) 闭合复位失败
  b) 不稳定骨折：成角或移位方向相反，粉碎骨折，多段骨折
  c) 多发创伤，漂浮肘
  d) 对位对线不良的再骨折
  e) 并发症或合并症：开放骨折，病理骨折，神经血管损伤，骨筋膜室综合征
  f) 年龄接近骨发育成熟（男性≥ 15 岁，女性≥ 14 岁）
- 弹性髓内针固定（图 4-19-2）
  a) 髓内针优势：应用范围广，微创，固定可靠，操作简单
  b) 原理：六点支撑
  c) 手术操作：入针点选择，骨折复位和进针，调整顶端方向，处理针尾
- 钢板内固定
  a) 切开复位指征：骨骼发育成熟患儿，桡骨下 1/3 骨折，尺骨上 1/3 骨折，开放骨折，再骨折，骨折不愈合，畸形愈合
  b) 内固定原则：DCP（每端各 3 ～ 4 枚螺钉），LCP（每端至少固定 4 层骨皮质）
- 克氏针固定：桡骨下 1/3 骨折，尺骨上 1/3 骨折

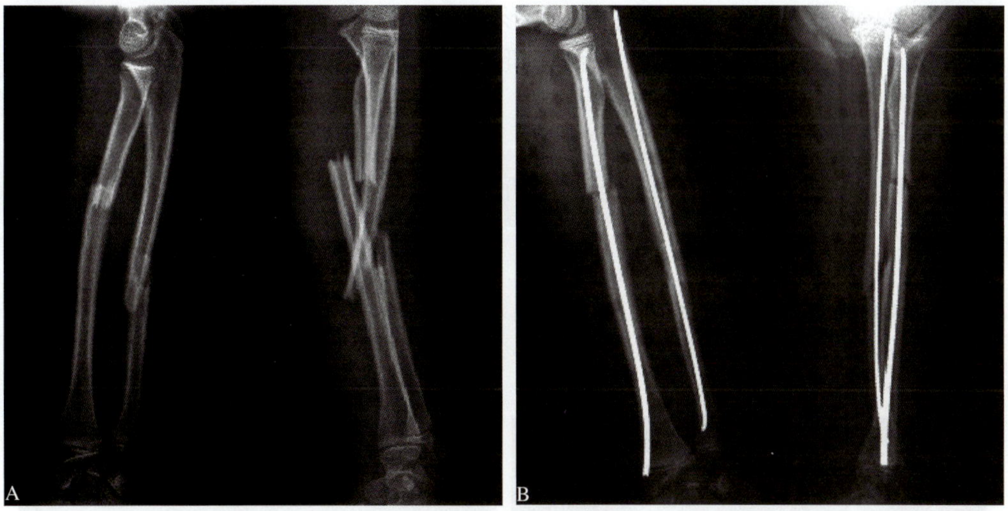

图 4-19-2 尺桡骨干骨折

A，女，11 岁，左尺桡骨干中 1/3 骨折，完全移位且方向相反；B，尺桡骨闭合复位弹性髓内针固定

（五）并发症

1. 畸形愈合
2. 功能受限
3. 再骨折
4. Volkmann 挛缩
5. 延迟愈合、不愈合
6. 尺桡骨融合
7. 感染、骨髓炎
8. 神经损伤

二、尺桡骨塑性变形

（一）特　点

1. 定义：当骨骼凹面承受压力时，胶原束扭曲发生显微骨折。压力超过弹性极限，但低于发生骨折的极限压力时，将导致骨的固定弯曲，其并不随着负荷去除而改变。

2. 儿童骨骼的组织解剖：无机成分少，多孔，哈弗管较大

3. 分类

- 双骨塑性变形
- 单骨塑性变形，另一骨青枝骨折（图 4-19-3）

（二）诊　断

1. 诊断依据：外伤史，体格检查和 X 线平片
2. 鉴别诊断：MRI 和骨扫描

（三）治　疗

1. 原则

- 4 岁以下或成角小于 20° ：可生长塑形
- 大龄儿童或成角大于 20° ：需矫正畸形

2. 处理顺序

- 双骨变形：先矫正变形较大的骨
- 单骨变形：先矫正变形骨，再复位骨折骨

3. 复位方法

- 良好的麻醉
- 弯曲的顶点持续施加足够的压力
- 延长制动时间（6 周）

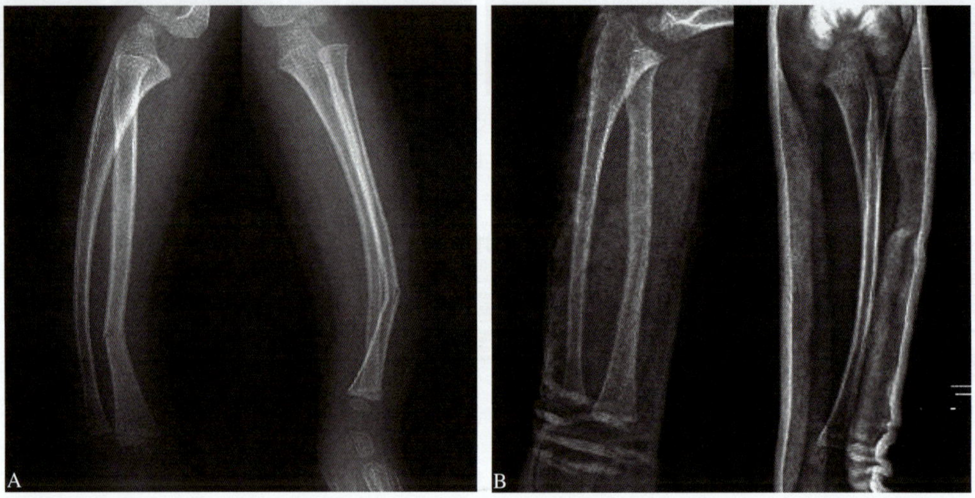

图 4-19-3　塑性变形

A，男，4 岁，左尺骨向桡背侧弓形弯曲，桡骨下 1/3 青枝骨折；B，闭合复位，前臂 U 型石膏固定

（四）并发症

1. 前臂旋转功能受限
2. 桡骨头脱位

三、干骺端骨折

（一）分　类

1. Torus 骨折（Buckle 骨折）
2. 青枝骨折
3. 完全骨折

（二）损伤机制

1. 伸腕位损伤和屈腕位损伤
2. Torus 骨折：轴向压缩损伤

（三）诊　断

1. 诊断依据：外伤史，体格检查，X 线平片。

2. Torus 骨折：骨皮质皱褶。

（四）治　疗

1. 保守治疗
- Torus 骨折：肘下石膏固定
- 青枝骨折
  a) 可接受的矢状面成角畸形：5 岁以下，10° ~ 35°；10 岁以下，10° ~ 25°；10 岁以上，5° ~ 20°
  b) 可接受的冠状面成角畸形：10° 以下
  c) 治疗争论：可接受的残余成角，是否需要变成完全骨折，制动体位，石膏类型
- 完全骨折（图 4-19-4）
  a) 复位方法：远折端背伸加重畸形，下压纠正重叠，掌屈复位骨折
  b) 不稳定因素：石膏固定不良，刺刀样畸形，平行移位超过桡骨直径 50%，掌侧成角超过 30%，桡骨单骨折，尺桡骨干骺端骨折位于同一水平

2. 闭合复位经皮穿针固定
- 不稳定骨折
- 局部肿胀明显
- 合并同侧肢体骨折

3. 切开复位克氏针固定
- 开放骨折
- 软组织嵌顿导致闭合复位失败
- 局部高度水肿导致闭合复位失败

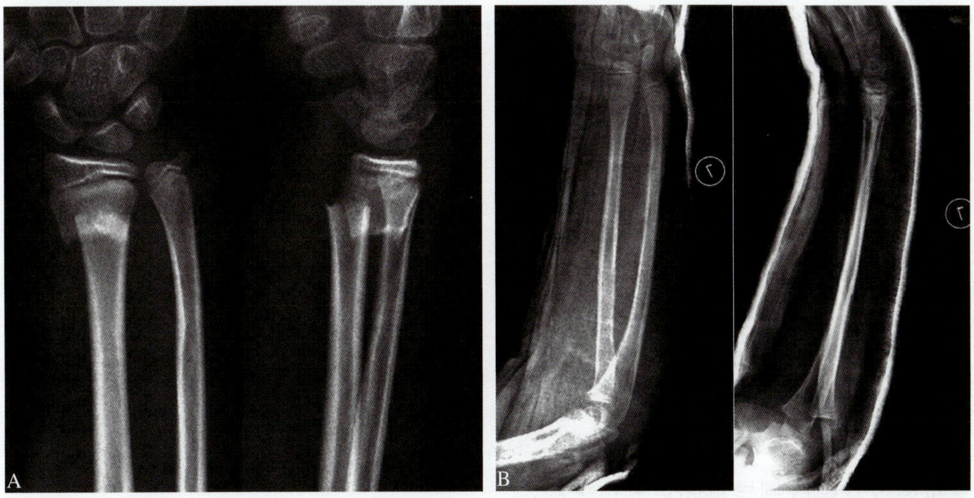

图 4-19-4　干骺端骨折
A, 男，11 岁，左桡骨远端骨折，远折端向背侧完全移位，尺骨茎突骨折；B, 闭合复位，前臂 U 型石膏固定

（五）并 发 症

1. 畸形愈合
2. 骨不连

3. 尺桡骨融合
4. 再骨折

四、尺桡骨远端骺损伤

（一）损伤机制

1. 背侧移位
2. 掌侧移位
3. 慢性损伤

（二）分　型

1. 背侧移位型和掌侧移位型
2. Salter-Harris 分型
1) 桡骨远端：Ⅱ型最多见
2) 尺骨远端：骺分离或茎突骨折

（三）诊　断

1. 诊断依据：外伤史、体格检查、X 线平片。
2. 无移位的桡骨远端 Salter-Harris Ⅰ型损伤：旋前方肌脂肪垫征。

（四）治　疗

1. 保守治疗
- 早期复位：充分牵引，避免粗暴手法和多次整复
- 未及时复位骺损伤的处理
- 制动体位
  a) 背侧移位型：旋前掌屈位固定
  b) 掌侧移位型：旋后背伸位固定

2. 闭合复位经皮穿针固定
- 正中神经损伤
- 局部肿胀明显
- 合并同侧肢体骨折

3. 切开复位内固定
- 开放骨折
- 肌肉或骨膜嵌顿导致闭合复位失败
- Salter-Harris Ⅲ或Ⅳ型损伤（图 4-19-5）

（五）并 发 症

1. 畸形愈合
2. 骺板早闭
3. 正中神经损伤和腕管综合征

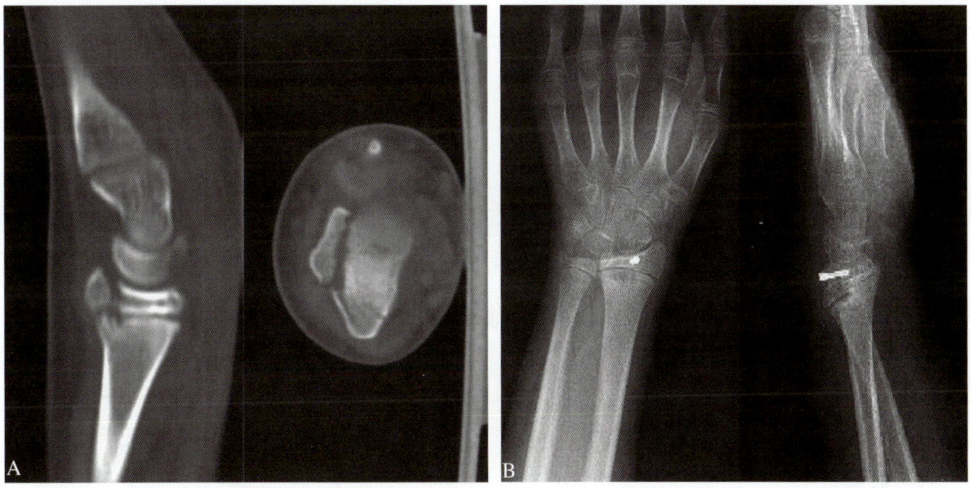

图 4-19-5　桡骨远端骺损伤

A，男，12 岁，右桡骨远端 Salter-Harris Ⅲ型骺损伤，骨折块移位；B，切开复位，骺内空心螺钉内固定

五、儿童盖氏损伤

（一）损伤机制

1. 儿童盖氏损伤特点：尺骨远端骺分离多见
2. 旋后损伤
3. 旋前损伤

（二）分　型

1. Walsh 分型（图 4-19-6）
2. Letts 和 Rowhani 分型
3. 改良 Walsh 和 Mclaren 分型
- Ⅰ型（旋后损伤）：桡骨远折端背侧移位（掌侧成角）
- Ⅱ型（旋前损伤）：桡骨远折端掌侧移位（背侧成角）

亚型：桡骨骨折类型（青枝骨折，完全骨折）
　　　尺骨远端骨骺（完整，骺分离）

（三）诊　断

1. 诊断依据：外伤史、体格检查和 X 线平片。
2. 鉴别诊断：腕关节标准侧位片。

（四）治　疗

1. 保守治疗
- 整复方法：首先恢复桡骨的长度和力线
- 制动体位
  a) 旋后损伤：旋前位固定
  b) 旋前损伤：旋后位固定

2. 手术治疗

- 手术适应证

a) 桡骨完全骨折或闭合复位失败

b) 下尺桡关节不能复位

c) 尺骨远端骨骺不能复位

- 切开复位内固定（图 4-19-7）

a) 桡骨远端骨折：钢板内固定

b) 下尺桡关节复位后不稳定：横向穿针固定

c) 尺骨远端骺分离：克氏针交叉固定

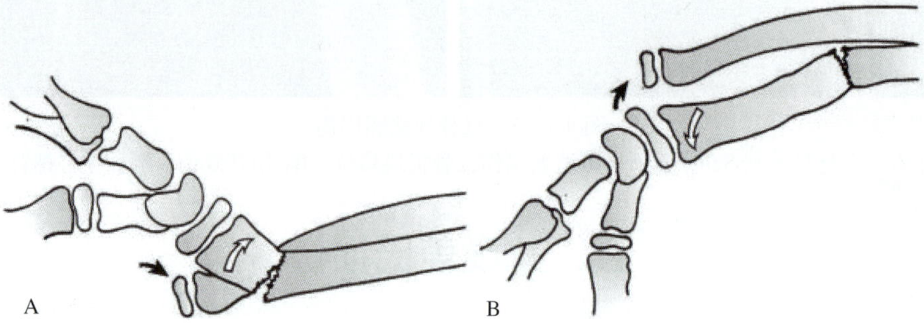

图 4-19-6 盖式损伤 Walsh 分型

A，旋后型，桡骨远折端背侧移位，尺骨远端位于桡骨远端掌侧；B，旋前型，桡骨远折端掌侧移位，尺骨远端位于桡骨远端背侧

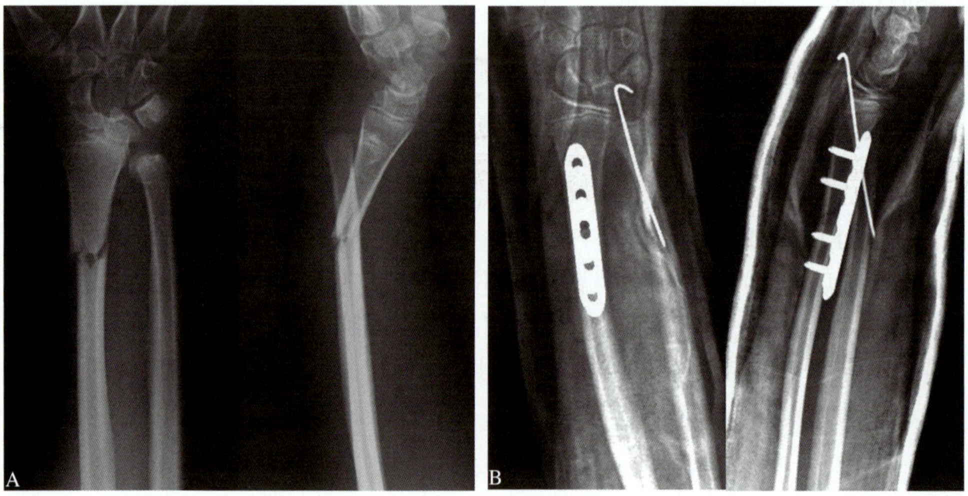

图 4-19-7 儿童盖式损伤

A，男，12 岁，左桡骨下 1/3 骨折，向背侧成角，尺骨远端骺分离，干骺端位于背侧；B，桡骨切开复位钢板内固定，尺骨闭合复位经皮穿针固定

（五）并发症

1. 畸形愈合

2. 尺骨远端骺早闭

3. 下尺桡关节脱位

4. 神经损伤

（张 骥）

第五部分

矫形骨科

1 矫形骨科人工关节进展

一、历　史

采用人工全髋关节置换术前，髋关节疾病手术方法的选择。

1. 髋关节成形术
2. 髋部截骨术

（一）髋关节成形术

目的：恢复关节活动和控制该关节有关肌肉、韧带、软组织功能。

1. 间隔式关节成形术
2. 头颈切除术
3. 髋关节融合术

（二）髋部截骨术

目的：矫正畸形，改变力线，增加血运，减轻疼痛，是一种力学要求较高的手术，不需要复杂的设备、手术器械，安全可靠。

1. 贝氏截骨术
2. 麦氏截骨术
3. 骨盆截骨术
4. 髋臼加盖截骨术
5. 髋臼旋转截骨术
6. 髋关节外翻截骨术
7. 髋关节内翻截骨术
8. 髋关节外展截骨术（图 5-1-1 ～图 5-1-7）

这些经典手术为解决患者痛苦立下了汗马功劳，目前这些治疗方法仍在临床应用。

（三）矫形骨科人工关节发展历程

随着工业发展，生物材料、生物力学水平的提高及国外信息、新技术的传入，20 世纪 70 年代初是我科人工关节起步发展的重要阶段。

从 1971 年起北京市积水潭医院与钢铁研究总院合作，生产国产不锈钢人工股骨头，自制 72 型人工全髋关节于 1972 应用于临床。

我科自 1972 年 7 月～ 1999 年 3 月共行人工全髋关节置换术 963 例（1019 髋）（图 5-1-8、图 5-1-9）。

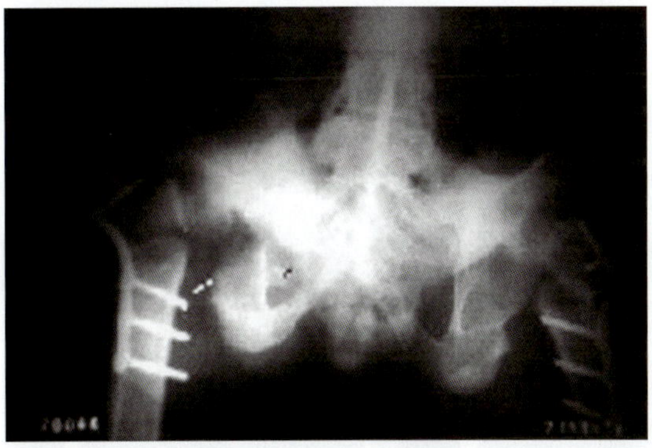

图 5-1-1　贝氏截骨术

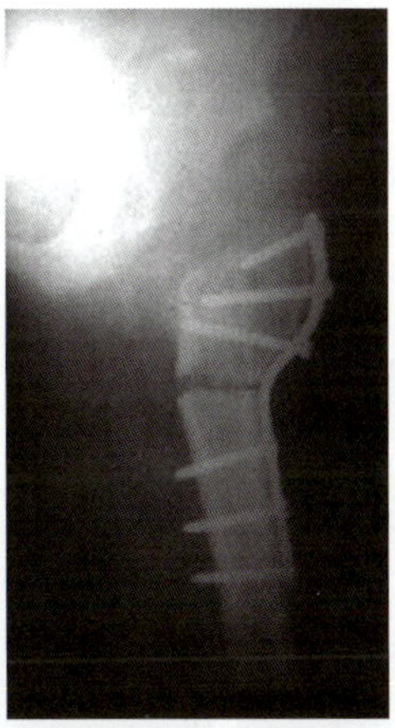

图 5-1-2　贝氏截骨术

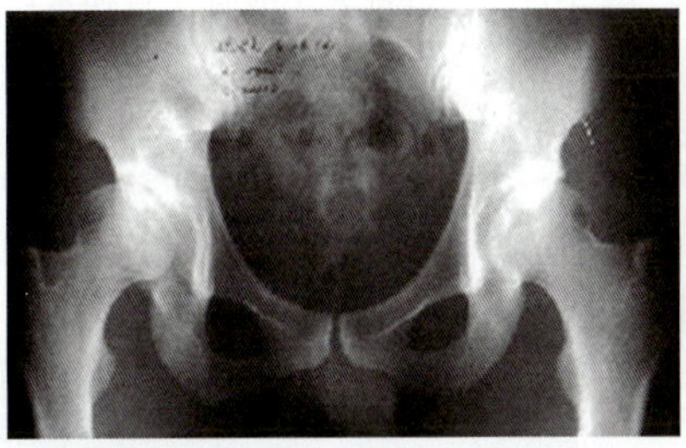

图 5-1-3　术前 髋臼发育不良

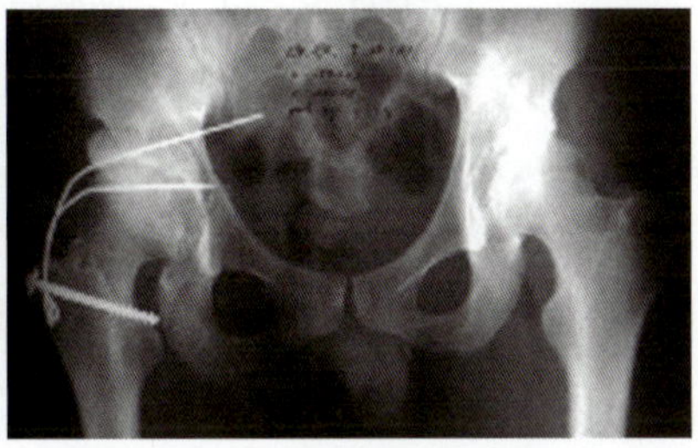

图 5-1-4　髋臼旋转截骨术后

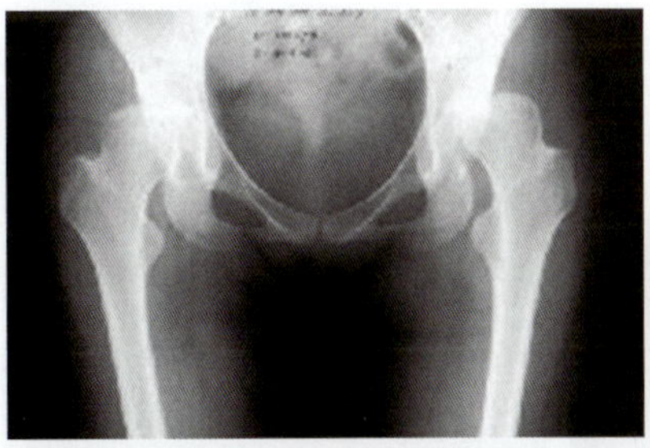

图 5-1-5　术前 髋臼发育不良 半脱位

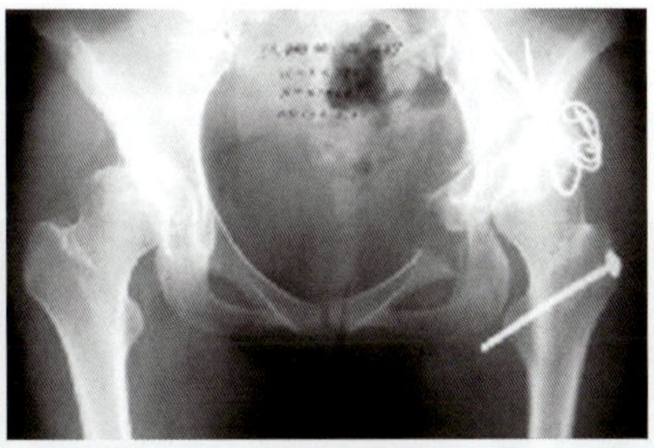

图 5-1-6　髋臼旋转截骨术后

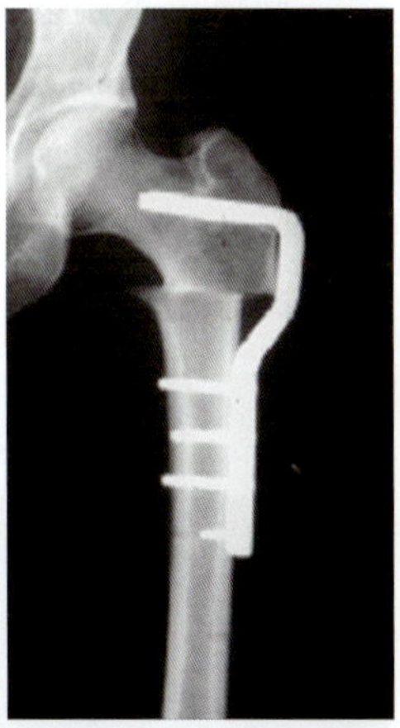

图 5-1-7　麦氏截骨术

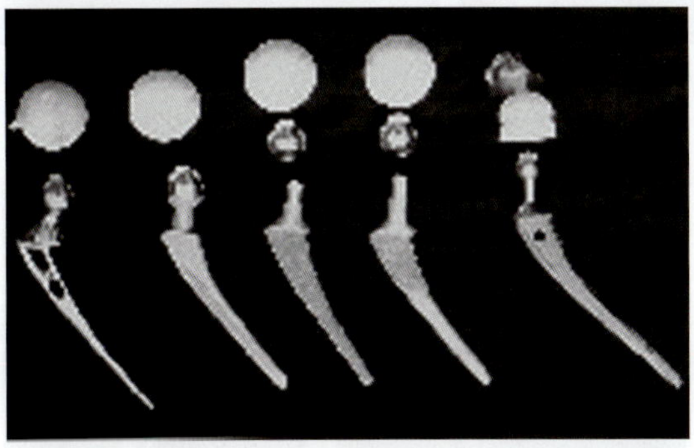

图 5-1-8　最初国产人工关节

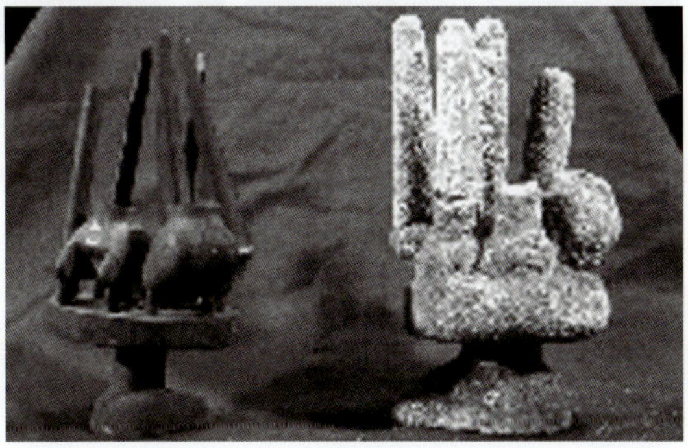

图 5-1-9　人工膝关节原始毛坯

二、人工关节进展大事记

1. 摩尔型（1972 年开始使用）

不锈钢人工股骨头

假体：内孔植骨的生物内固定（图 5-1-10 ～图 5-1-12）

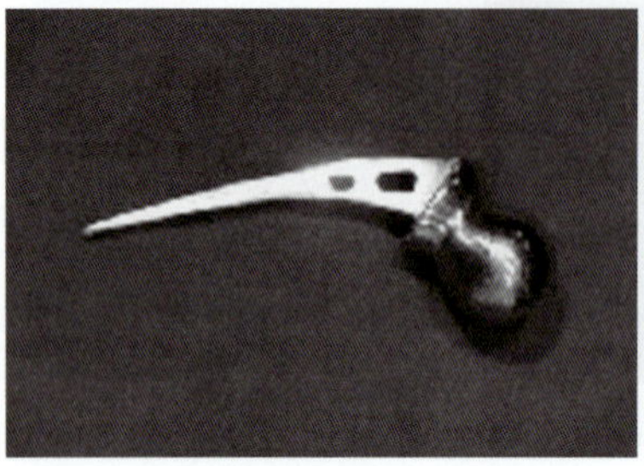
图 5-1-10 More 型

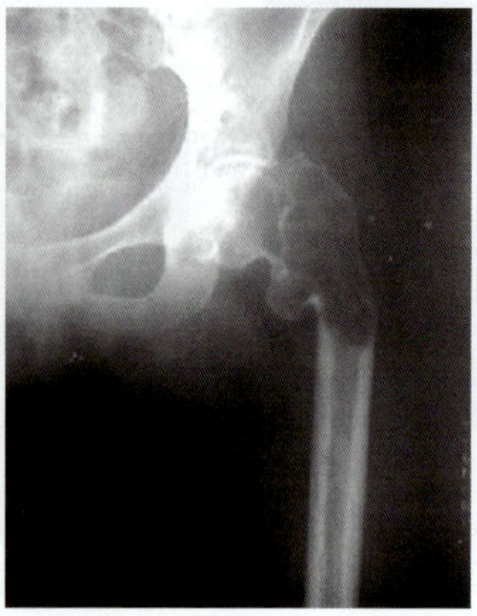
图 5-1-11 女，21 岁，动脉瘤样骨囊肿

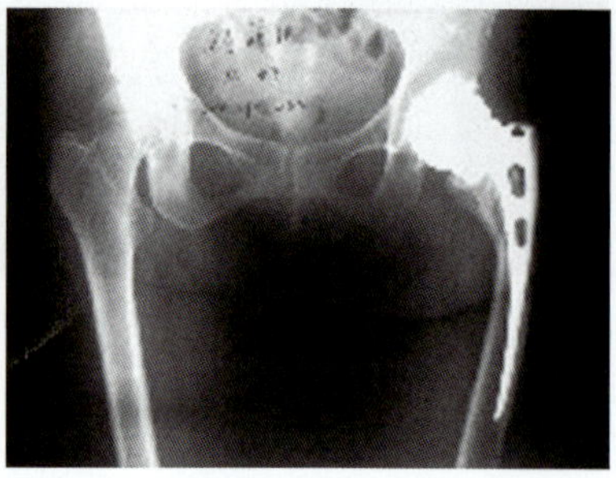
图 5-1-12 患者人工股骨头置换术后

2. 自制 72 型人工全髋关节（1972 年使用）

髋臼：尼龙 1010

假体：不锈钢，内孔植骨生物内固定（图 5-1-13 ～图 5-1-15）

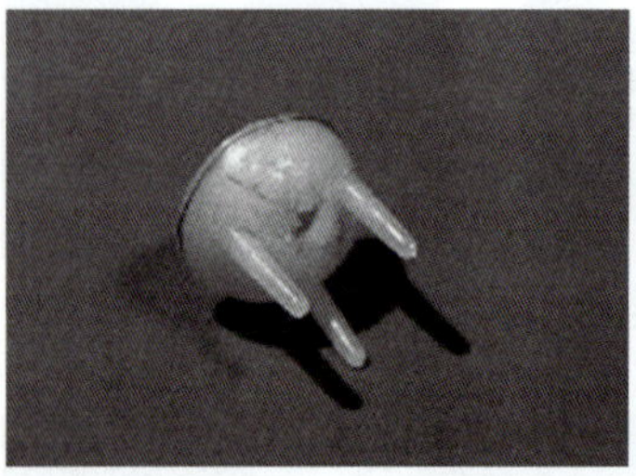
图 5-1-13 尼龙 1010

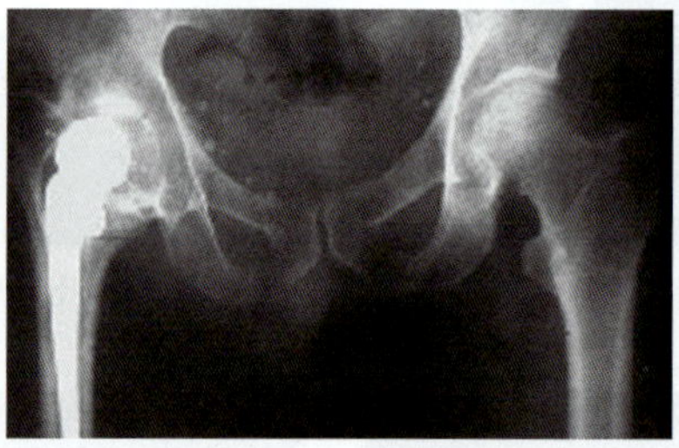
图 5-1-14 术后 20 年

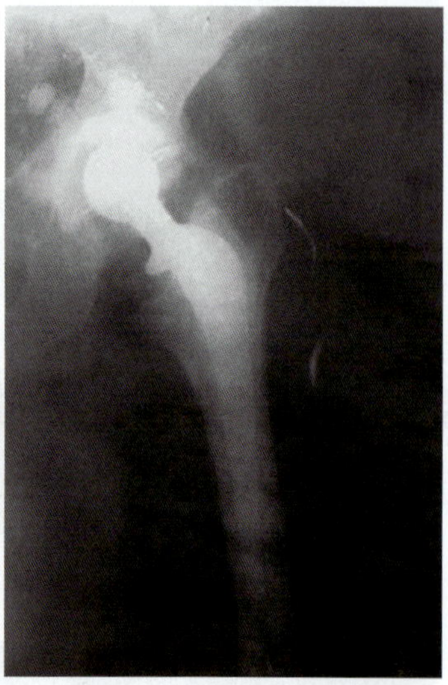
图 5-1-15 术后 20 年翻修后

3. Müller 型人工全髋关节（1978 年使用）

髋臼：超高分子聚乙烯

假体：钛合金（图 5-1-16）

4. 我科自 1979 年开始使用国产（天津）骨水泥内固定技术，同年研制陶瓷头（Al_2O_3）用于临床，1980 年使用双杯型表面人工髋关节（图 5-1-17、图 5-1-18）

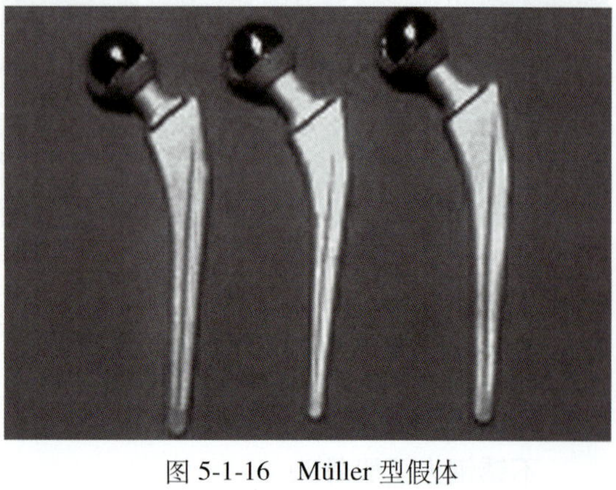
图 5-1-16 Müller 型假体

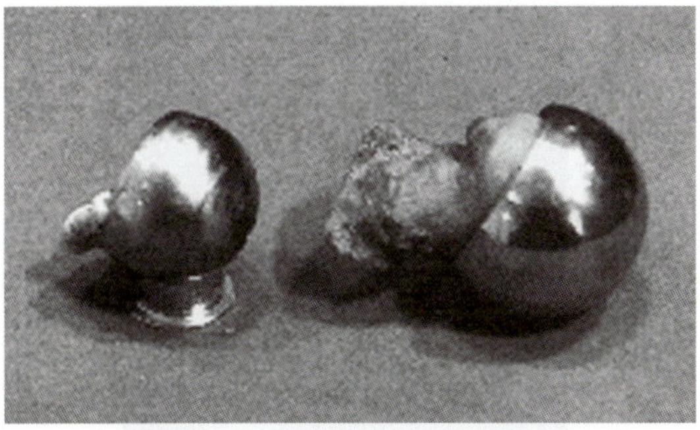

图 5-1-17　双杯置换术后股骨颈骨折

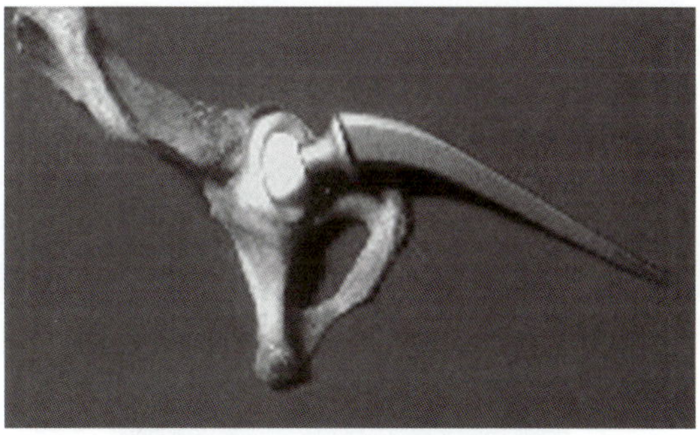

图 5-1-18　标本

5. 新 Müller 型人工髋关节（1980 年使用）

髋臼：超高分子聚乙烯

假体：钛合金（图 5-1-19）

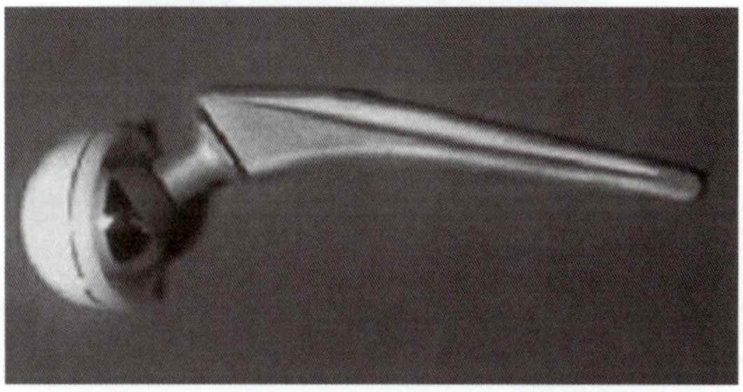

图 5-1-19　新 Müller 型人工全髋假体

6. 我科自 1983 年使用全珊瑚型人工髋关节，1985 年使用 Batemen 型人工关节，1986 年使用半珊瑚型人工全髋关节（图 5-1-20 ~图 5-1-22）

7. 我科自 1985 年使用注氮钛六铝四矾人工全髋关节，1991 年我科将新 Müller 型人工全髋关节的股骨头从直径 32mm 改为 28mm（图 5-1-23、图 5-1-24）

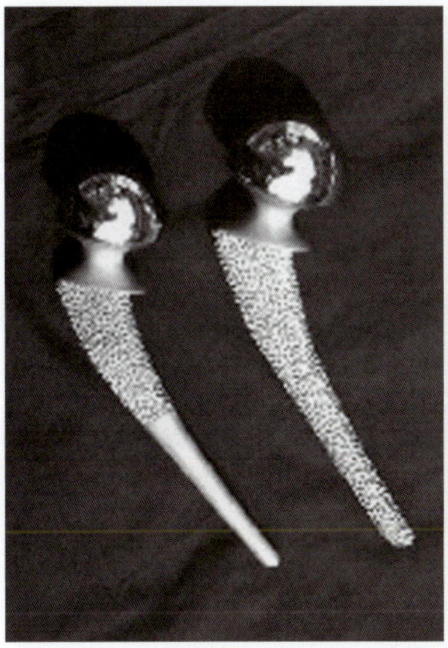

图 5-1-20　全珊瑚、半珊瑚人工股骨头

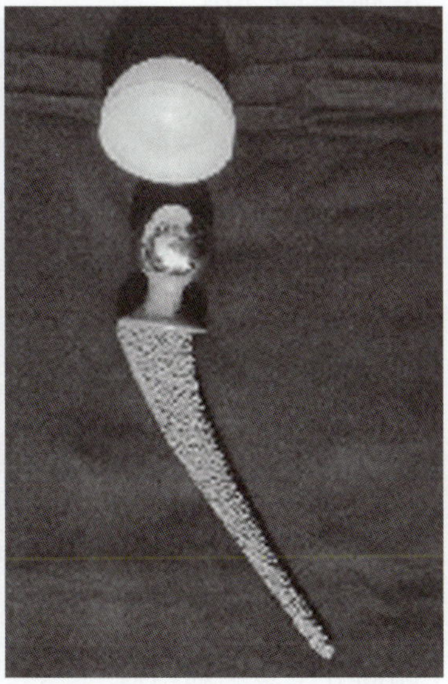

图 5-1-21　全珊瑚人工全髋假体

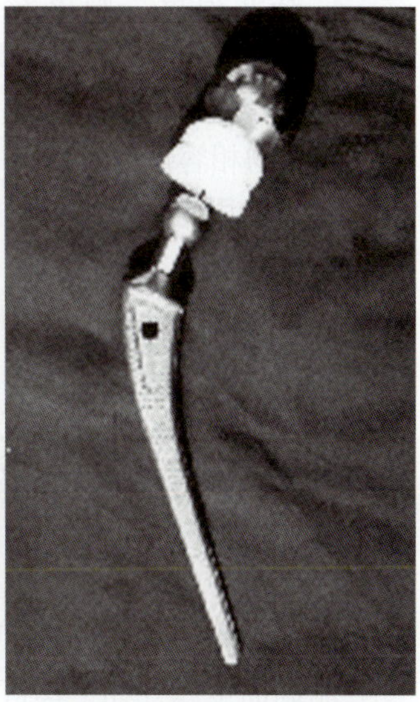

图 5-1-22 Batemen 型假体

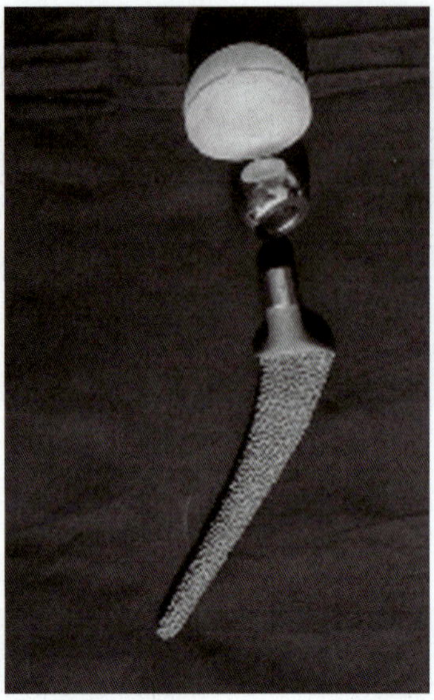

图 5-1-23 全珊瑚活头人工全髋假体

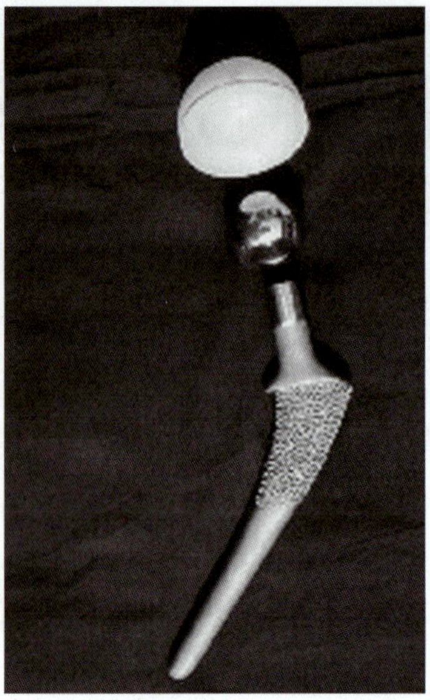

图 5-1-24 半珊瑚活头人工全髋假体

8. 髋臼部分

尼龙 1010 臼

- 优点：固定牢靠
- 缺点：耐磨差，磨损 0.6mm / 年
- 半圆形凹球面→桶状形→大量碎屑→骨溶解→松动、旋转

超高分子聚乙烯臼：压模或机加压制成

- 压模：臼杯凹球面光滑度好，圆度好，但臼杯易有缩口现象
- 机加压：手控机床 - 棒材 - 制成臼杯，其光滑度、圆度差，磨损率高（图 5-1-25）
- 耐磨损
- 生物相容性好（图 5-1-26）

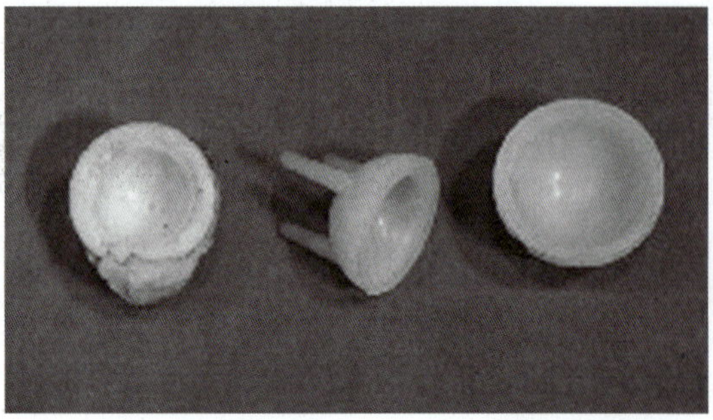

图 5-1-25 各种臼杯

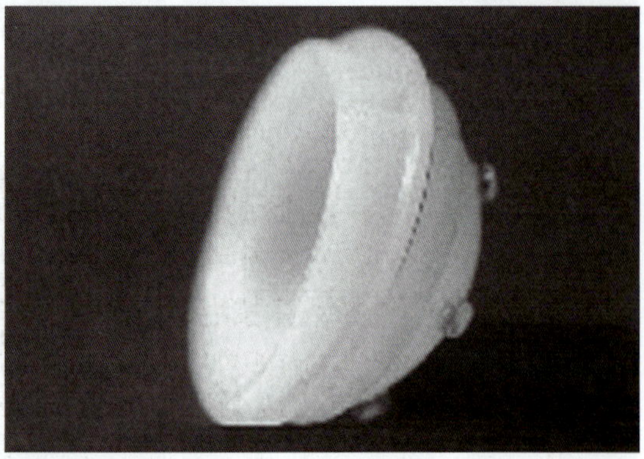

图 5-1-26 新型高分子聚乙烯防脱位及骨水泥均匀分布的髋臼假体

髋臼的固定

- 骨水泥：效果较好，但髋臼周围骨水泥厚薄不均，或有所损，致松动、脱位

（国外文献：骨吸收区与骨水泥缺损区及骨水泥薄的区域是一致的，我们的临床经验与国外文献报道一致）

- 非骨水泥

尼龙 1010：臼杯有三爪固定牢靠

珊瑚面金属外杯 + 螺钉 + 超高分子聚乙烯内衬

HA：利用喷涂技术或烧结技术，使金属臼外表结合一层 HA，羟基磷灰石可诱导骨长入，以提高髋臼与骨界面的结合强度。

9. 股骨假体部分

国产假体包括头、颈、柄三部分，材料包括钛合金、钴铬钼合金、不锈钢。

优点：生物相容性好，强度高，弹性模量低，是理想的永久性植入材料。

缺点：质软、耐磨性差、碎屑组织反应，导致假体周围骨溶解，损害骨结构，使假体松动。

我科于1979年使用自制陶瓷头（Al_2O_3），耐磨、坚硬、生物相容性好，但脆性差，陶瓷头碎裂可能，国内外均有发生（图5-1-27～图5-1-29）。

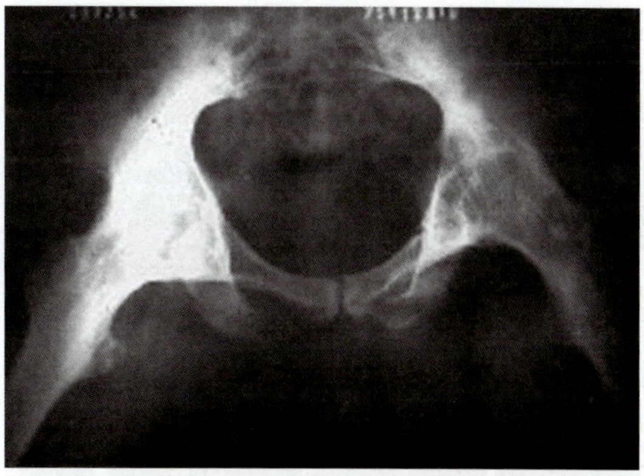

图5-1-27　AS双髋强直术前

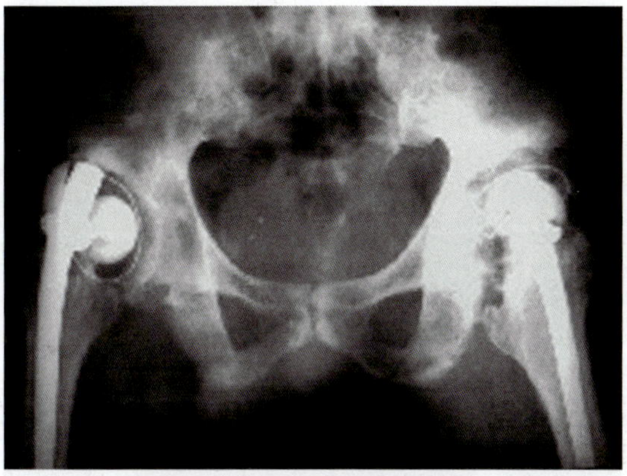

图5-1-28　国产陶瓷头碎裂

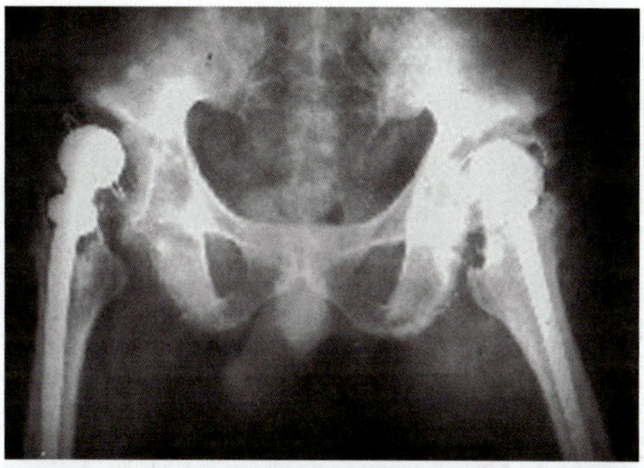

图5-1-29　翻修术取出破碎陶瓷头，植入一个定制假体头

三合一关节：超高分子聚乙烯臼杯-陶瓷头-钛合金柄。

注氮钛六铝四钒头

氮元素→注入机器中离子化→强电场作用后，高能离子束→击入靶金属表面。

渗氮法：要求非常严格（国外用）

翻修术中可见注氮头尤在负重区可见注氮后的金黄色外表面被磨损，内层钛合金外露。

双杯髋关节表面置换术（1980年）

特点：切除骨质少，符合髋关节生理解剖特点，推迟年轻患者做人工全髋置换的时间。

结果：松动、骨吸收、股骨颈骨折、杯脱落，但有的患者已用15～19年。

10. 骨水泥固定

适用于老年人、骨质疏松患者，成功的关键在于骨水泥技术（图5-1-30～图5-1-33）。

骨水泥技术的发展

- 第一代骨水泥技术
  - ◎ 手拌法搅拌骨水泥
  - ◎ 一般水冲和吸引法冲洗骨髓腔
  - ◎ 扩大后的髓腔远端没有髓腔塞

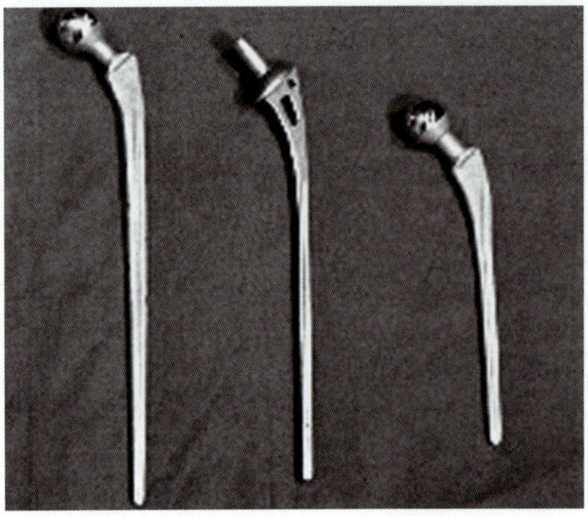
图 5-1-30 各种国产长柄假体

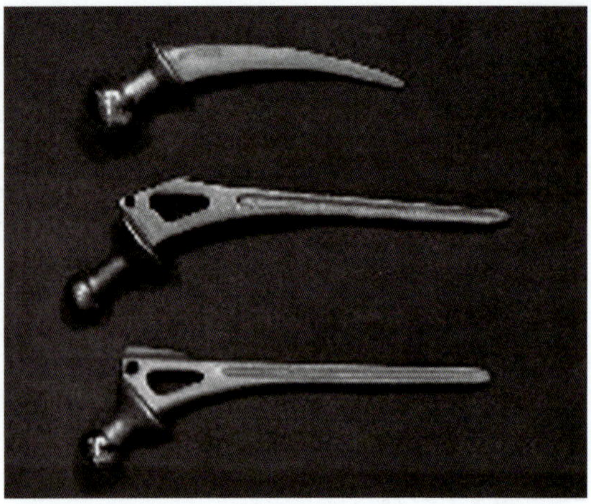
图 5-1-31 各种国产非骨水泥假体

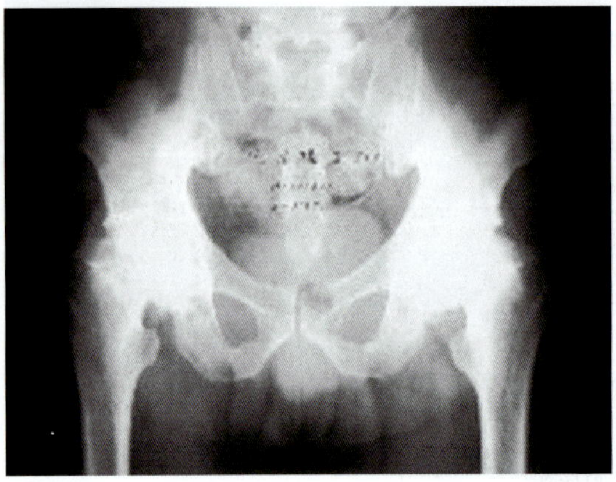
图 5-1-32 髋 OA 术前

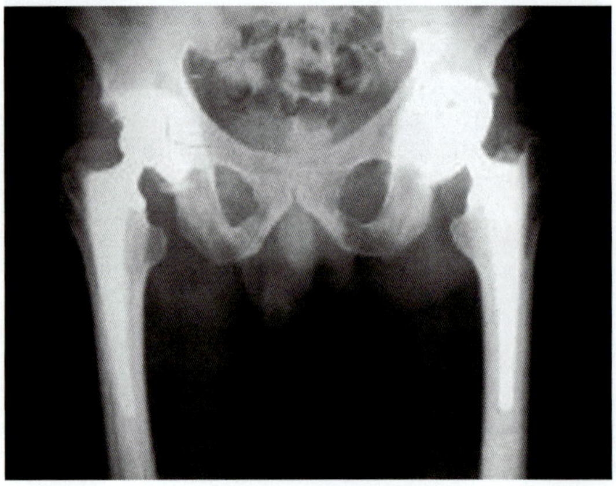
图 5-1-33 髋 OA 术后

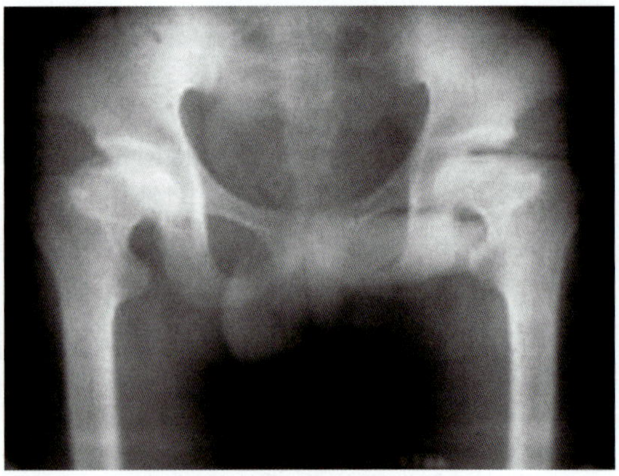
图 5-1-34 股骨头缺血坏死

- ◎ 用手填塞骨水泥于股骨髓腔内（图 5-1-34 ~图 5-1-36）
- 第二代骨水泥技术
  - ◎ 手拌法搅拌骨水泥
  - ◎ 开始重视股骨髓腔的冲洗
  - ◎ 扩大后的股骨髓腔远端用髓腔塞
  - ◎ 用骨水泥枪向髓腔内注入（图 5-1-37、图 5-1-38）
- 第三代骨水泥技术
  - ◎ 真空搅拌，以减少空气进入骨水泥的概率（空气微泡可减少水泥的强度）
  - ◎ 加压脉冲冲洗髓腔，去除骨碎屑，减少髓腔内出血股骨远端塞
  - ◎ 用加压骨水泥枪填塞骨水泥
  - ◎ 使用中置装置使假体位于髓腔中置位（图 5-1-39 ~图 5-1-41）

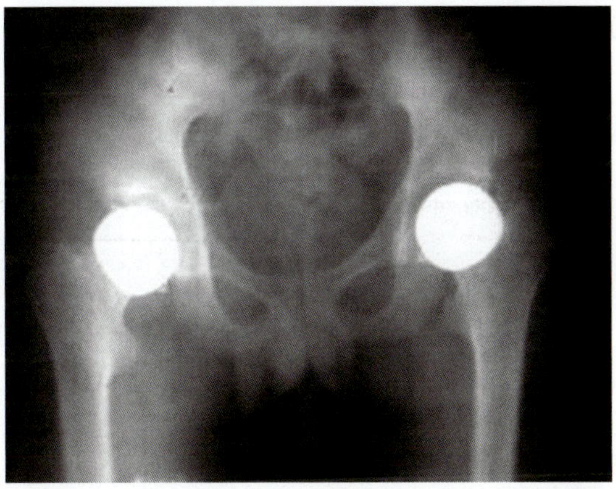

图 5-1-35 双杯术后

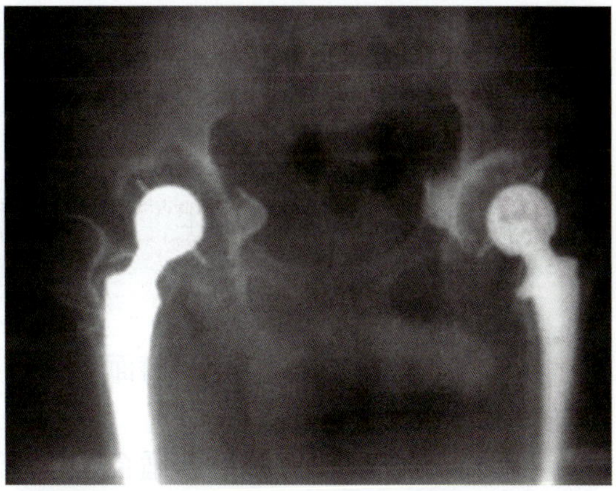

图 5-1-36 全髋术后（第一代骨水泥技术）

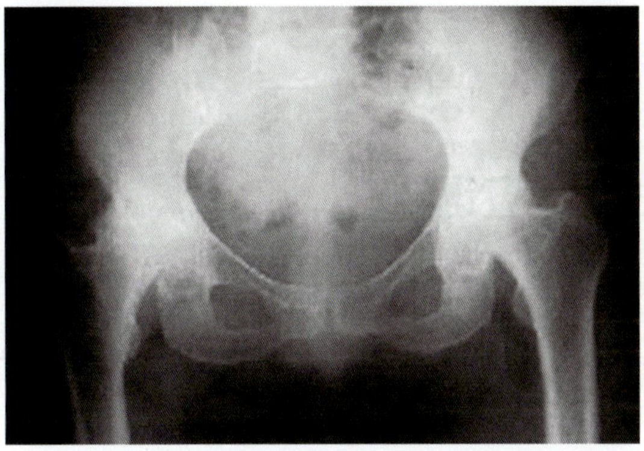

图 5-1-37 髋 OA

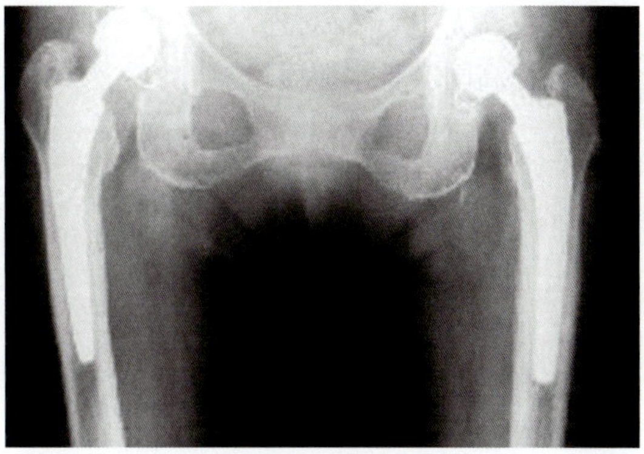

图 5-1-38 双髋置换术后（第二代骨水泥技术）

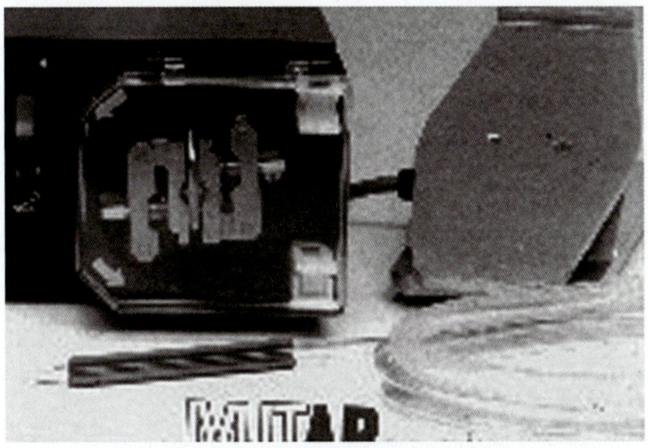

图 5-1-39 第三代骨水泥技术脉冲冲洗装置

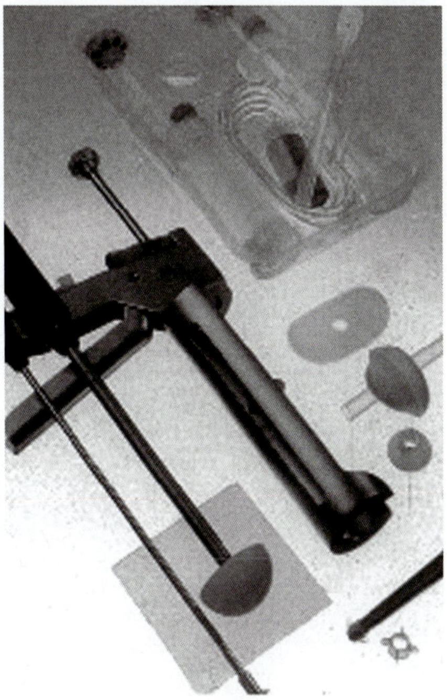

图 5-1-41 加压骨水泥枪

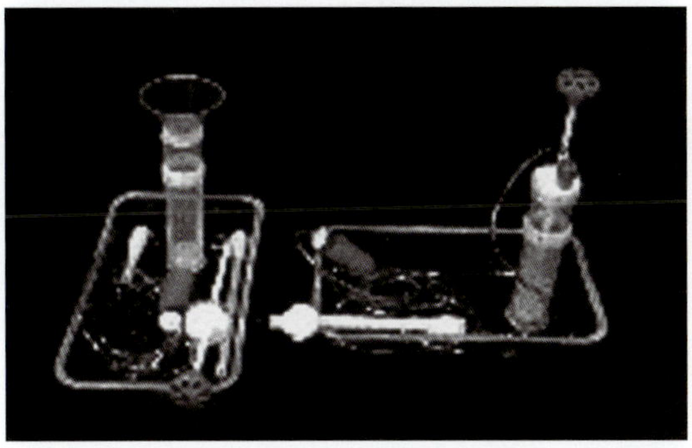

图 5-1-40 真空搅拌骨水泥

11. 非骨水泥固定适合年轻及骨质条件好的患者

- 全珊瑚柄型人工全髋关节
- 半珊瑚柄型人工全髋关节
- 国产微孔面关节假体

12. 进口人工全髋关节假体

- 羟基磷灰石喷涂——HA
- 复锁股骨假体——钛丝
- 复锁压配假体——金刚砂磨面

13. 几点建议

- 优先发展国产关节，研制适合国人解剖特点的人工关节
- 型号系列化
- 配套手术器械
- 提高人工关节质量
- 提高国产骨水泥质量

三、人工关节适应证

1. 原发髋关节 OA
2. 股骨头缺血坏死
3. 髋臼发育不良
4. AS
5. 陈旧股骨颈骨折
6. 陈旧性感染后遗症
7. 翻修术

（周乙雄）

2 髋关节骨关节炎

一、髋关节的运动学和动力学

1. 髋关节为杵臼关节（图 5-2-1）

2. 髋关节的活动范围

总活动度：240°～300°

屈伸：120°～140°　（图 5-2-2）

收展：60°～80°　（图 5-2-2）

内外旋 60°～90°　（图 5-2-2）

3. 日常活动所需活动范围

平路行走：50°～60°

穿鞋袜：160°～180°

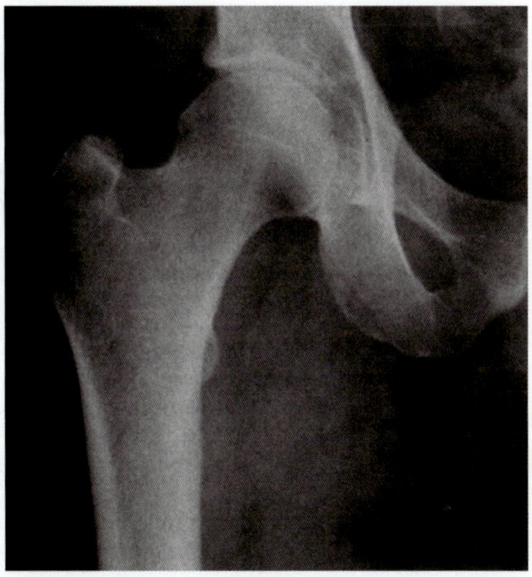

图 5-2-1　正常髋关节 X 线片

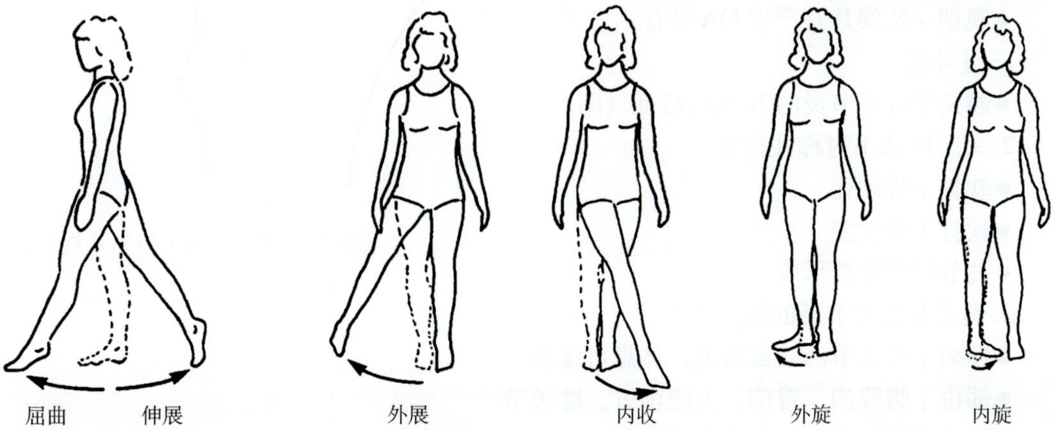

图 5-2-2　髋关节活动范围

4. 髋关节的动力学

- 日常生活中髋关节所受应力是体重的 2 倍以上，其中较大部分为肌肉对关节的作用力
- 肌肉对关节的作用力与其力臂有关（图 5-2-3）
- 关节囊、韧带、瘢痕也对关节应力产生影响

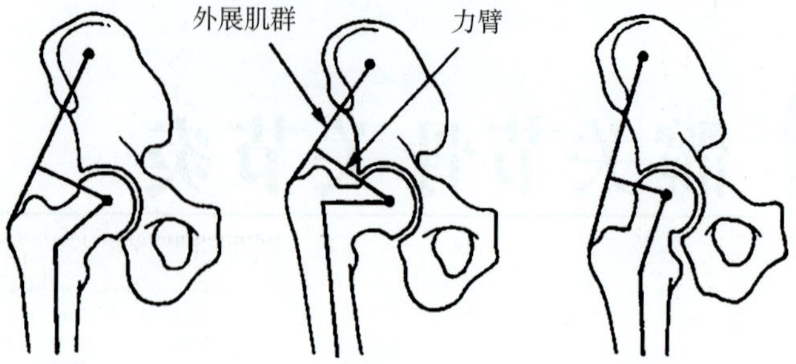

图 5-2-3 髋关节受力及力臂示意图

人工关节术后髋关节接触应力的测量：(n=2；8 ~ 33 个月)

	髋关节应力（体重的倍数）
行走	2.7 ~ 4.3
上台阶	3.4 ~ 5.5
下台阶	3.9 ~ 5.1

(Bergmann, et al. J Biomech. 1993;1995)

二、髋关节骨关节炎 X 线片分期、临床表现及分类

1. 髋关节骨关节炎（osteoarthritis，OA）X 线片分期
- 前期：有致 OA 因素，病理上有软骨退变，X 线片正常
- 早期：X 线片有轻度 OA 特征，关节形态基本正常
- 进展期：X 线片明显 OA 特征，关节形态有改变
- 晚期：X 线片有严重 OA 特征，关节形态严重异常
- 髋关节骨关节炎的 X 线片特征（图 5-2-4）

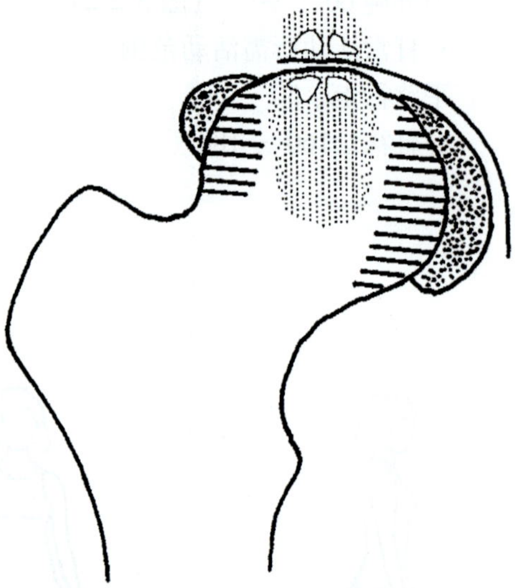

图 5-2-4 髋关节骨关节炎 X 线片特征

2. 关节间隙不对称性狭窄
- 软骨下骨硬化
- 软骨下囊性变
- 关节周围骨赘形成

3. 髋关节骨关节炎的临床特点
- 疼痛：与关节活动量有关，休息可缓解
- 部位：腹股沟、臀部、大腿前方、膝关节
- 活动受限：与骨关节炎程度有关
- 晨僵：小于 30 分钟

4. 髋性关节炎致病因素分析
- 内源性：软骨组织学改变引起，例如：炎症、代谢性疾病、老龄化等
- 外源性：关节形态异常造成机械应力异常引起，例如：创伤、先天发育不良、股骨头坏死塌陷等

5. 髋关节骨关节炎的分类

●原发性：原因不明
●继发性：可以找到明确的致病原因

6. 原发性髋关节骨关节炎（图 5-2-5 ~图 5-2-7）

我国很少见，美国、加拿大等国很常见，占总数 80% 以上，与年龄有关。

7. 继发性髋骨关节炎分类

● 髋关节发育异常性疾病（Developmental Disorders of the Hip）

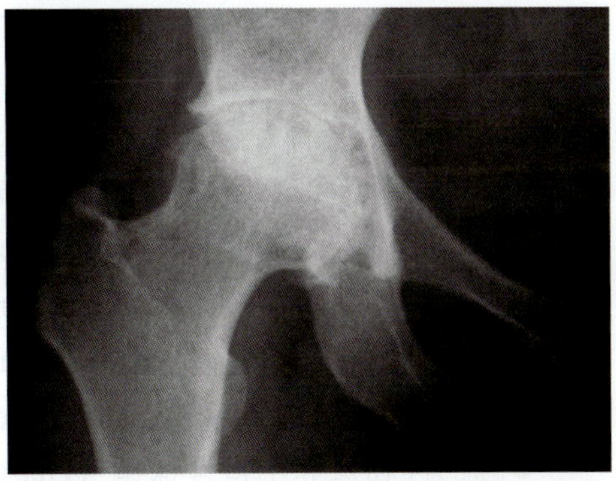
图 5-2-5 女，60 岁，原发性髋关节骨关节炎

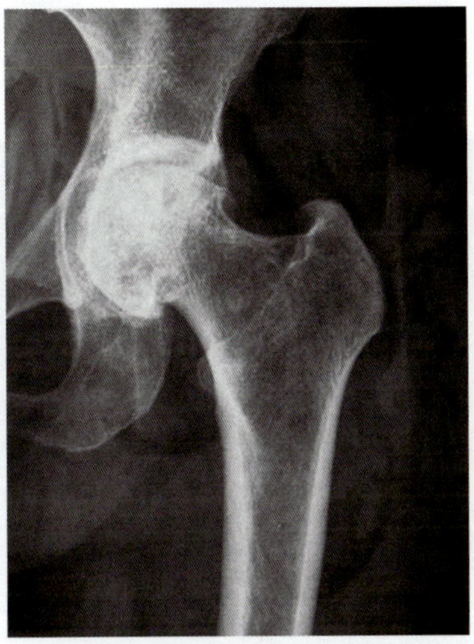
图 5-2-6 股骨头软骨磨损情况

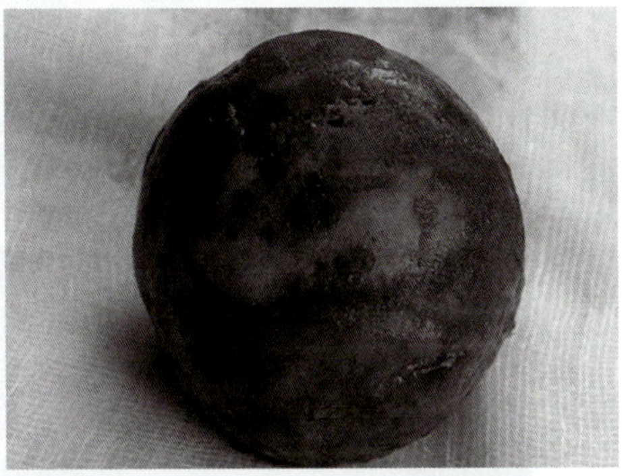
图 5-2-7 女，64 岁，原发性髋关节骨关节炎

●遗传性全身性骨发育不良（The Inherited Skeletal General Dysplasia）
●局部骨发育障碍（Local Developmental Disorders）
●获得性髋关节疾病（Acquired Disorders of the Hip）
●股骨头缺血坏死（Avascular Necrosis of the Femoral Head）
●创伤性髋关节骨关节炎（Traumatic Osteoarthritis of the Hip）
●内分泌、代谢性疾病（Endocrinic and Metabolic Disorders of the Hip）
●神经源性疾病（Neuropathic Disorders of the Hip）

8. 北美风湿病学会髋骨关节炎分类标准

●临床标准

1. 髋关节疼痛（+）
2a. 髋关节内旋受限小于 15°
2b. ESR 小于 44mm/h
3a. 髋关节内旋受限大于 15°
3b. 晨僵小于 60 分钟
3c. 年龄大于 50 岁
3d. 髋关节内旋时疼痛

●临床和放射学标准

1. 髋关节疼痛（+）以下两条以上
2a. ESR 小于 20mm/h
2b. X 线片有骨赘形成
2c. X 线片关节间隙变窄

三、各种髋关节骨关节炎的 X 线表现

1. 遗传性全身骨发育不良
- 多发骨骺发育不良（Multiple Epiphyseal Dysplasia）
- 迟发性脊柱骨骺发育不良（Spondyloepiphyseal Dysplasia Tarda）
- 假性软骨发育不良（Pseudoachondroplasia）
- 先天性脊柱骨骺发育不良（Spondyloepiphyseeal Dysplasia Gongenita）
- 黏多糖病（Mucopolysaccharidoses）
- 畸形性和营养不良性侏儒（Diastrophic and Metatrophic Fwarfism）

2. 多发骨骺发育不良（图 5-2-8）
- 先天性遗传性疾病

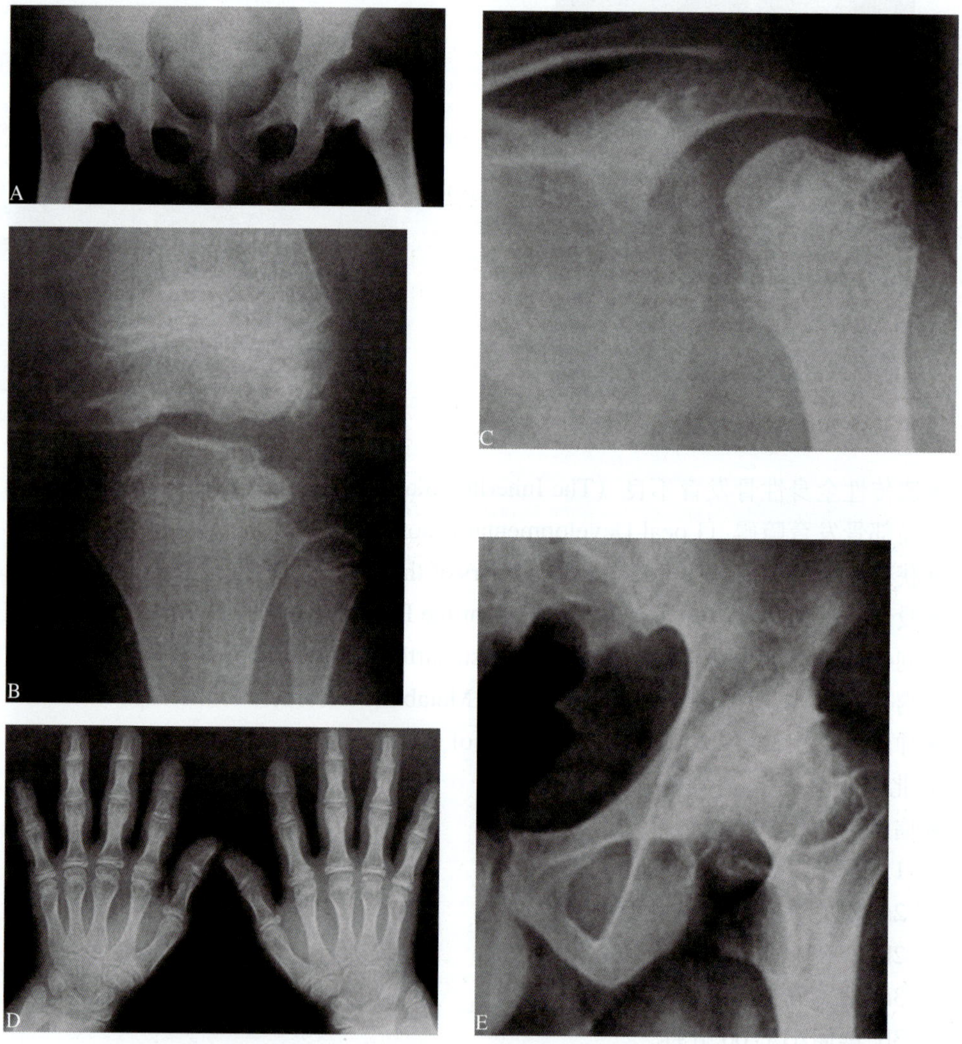

图 5-2-8 男，14 岁，多发骨骺发育不良

- 青少年发病
- 全身关节受累
- 身材矮小，多发关节骨关节炎

3. 迟发性脊柱骨骺发育不良（图 5-2-9）

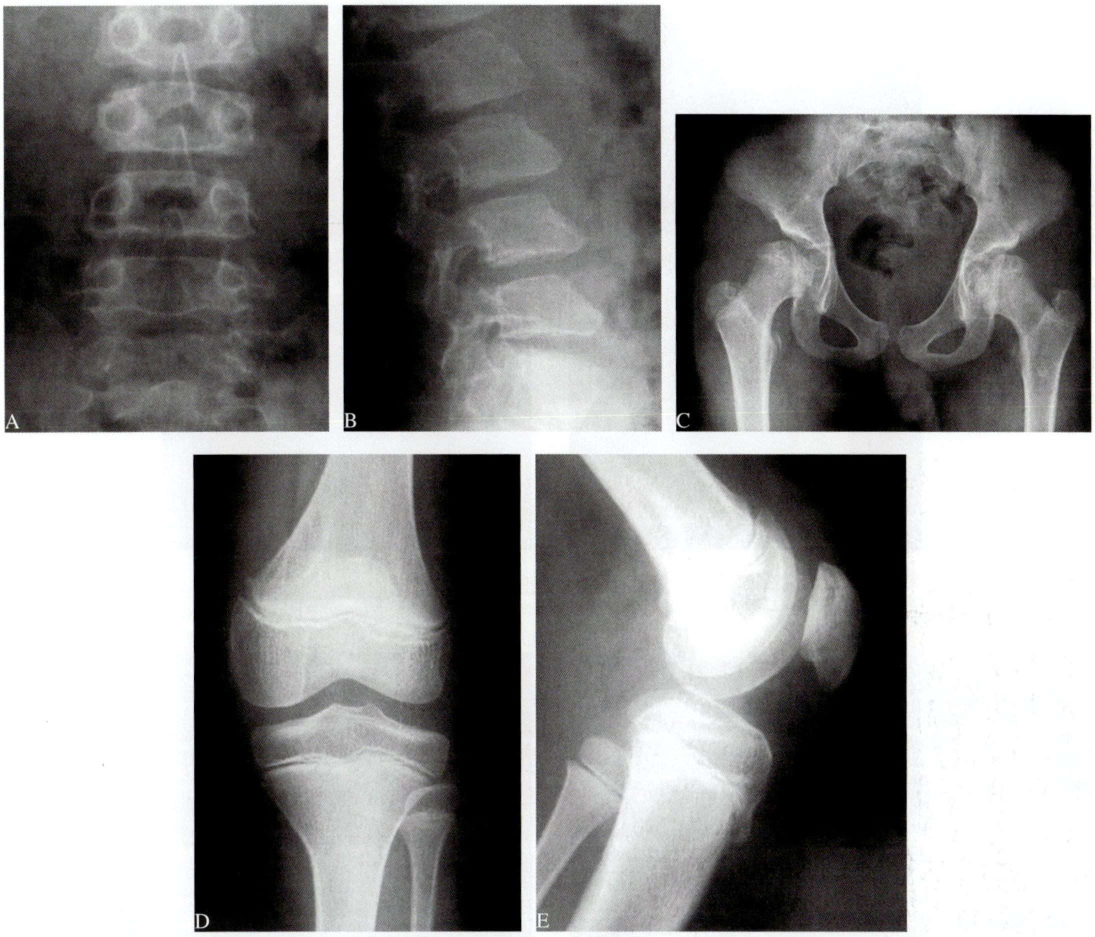

图 5-2-9　迟发性脊柱骨骺发育不良

- 先天性遗传性疾病
- 青少年发病
- 全身关节受累，脊柱为主
- 身材矮小，多发骨关节炎
- 髋关节脱位（图 5-2-10）

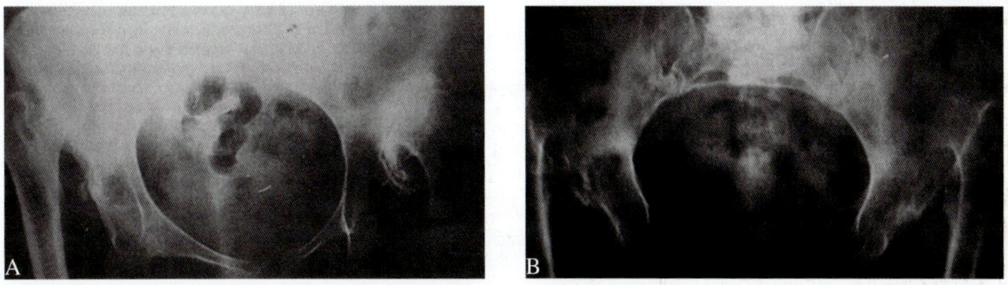

图 5-2-10　髋关节脱位

- 髋臼发育不良（图 5-2-11、图 5-2-12）
  - ◎ 疼痛
  - ◎ 跛行与半脱位程度和骨关节炎程度有关
- 发育性髋关节脱位（图 5-2-13）

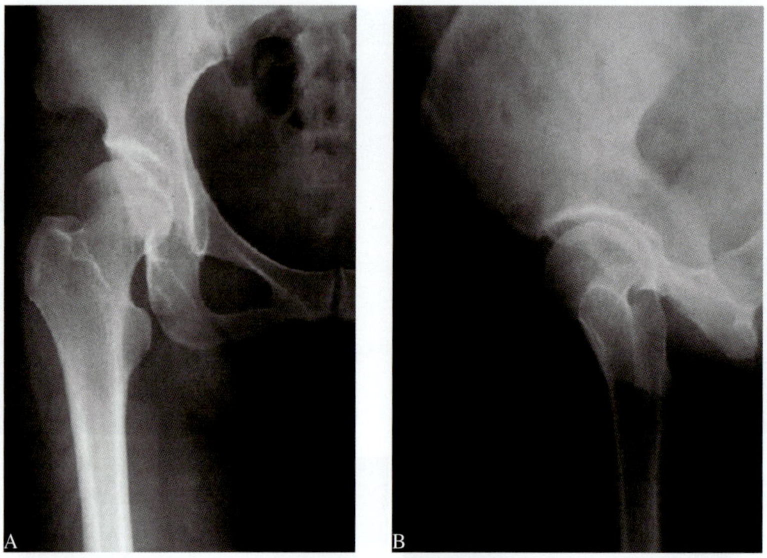

图 5-2-11 髋臼发育不良

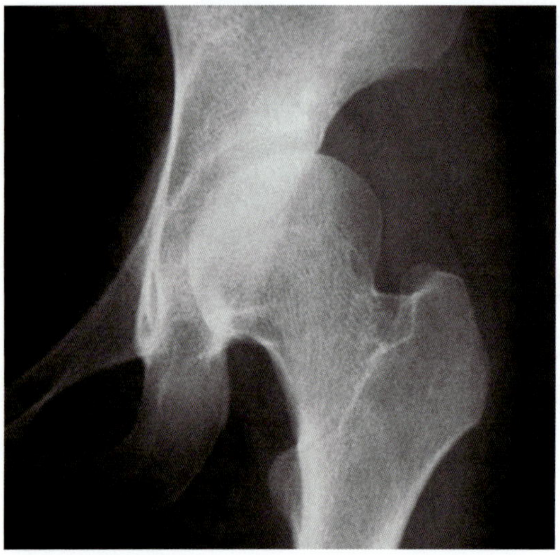

图 5-2-12 髋臼发育不良

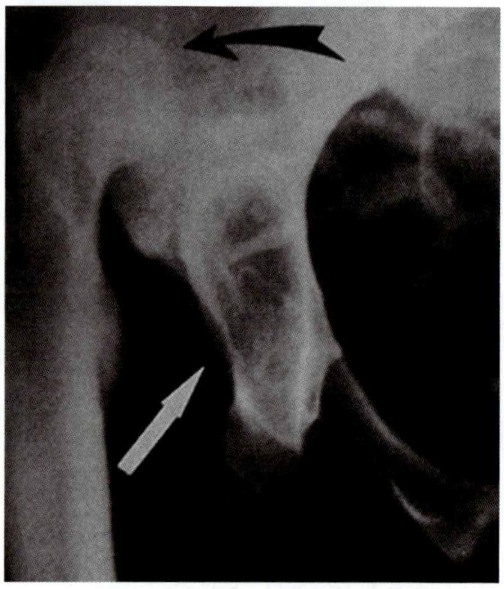

图 5-2-13 发育性髋关节脱位

- ◎ 跛行
- ◎ 疼痛与是否存在假关节有关

● 髋臼测量

- ◎ CE 角 > 25°（图 5-2-14A）
- ◎ 臼顶倾斜角 < 10°（图 5-2-14B）
- ◎ Shenton 线（图 5-2-14C）
- ◎ 髋臼发育不良的病程进展（图 5-2-15）

● 髋臼发育不良的治疗

- ◎ 早期：髋臼周围截骨术（图 5-2-16）
- ◎ 晚期：人工关节置换术（图 5-2-17）

● Legg-Calve-Perthes 病与扁平髋

- ◎ 4 ~ 10 岁时股骨头骨骺炎，症状可自愈

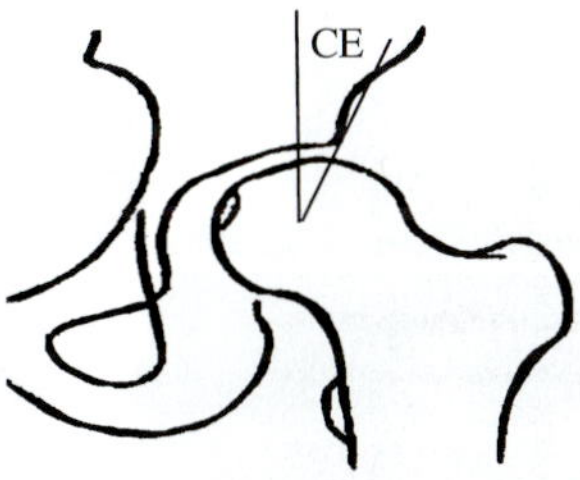

图 5-2-14A CE 角< 25°

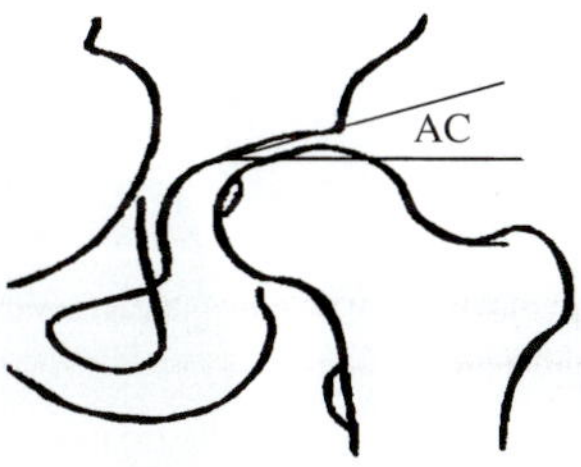

图 5-2-14B 臼顶倾斜角< 10°

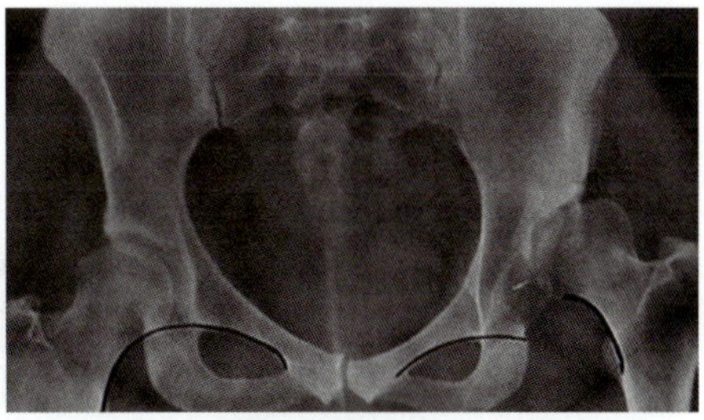

图 5-2-14C Shenton 线不连续

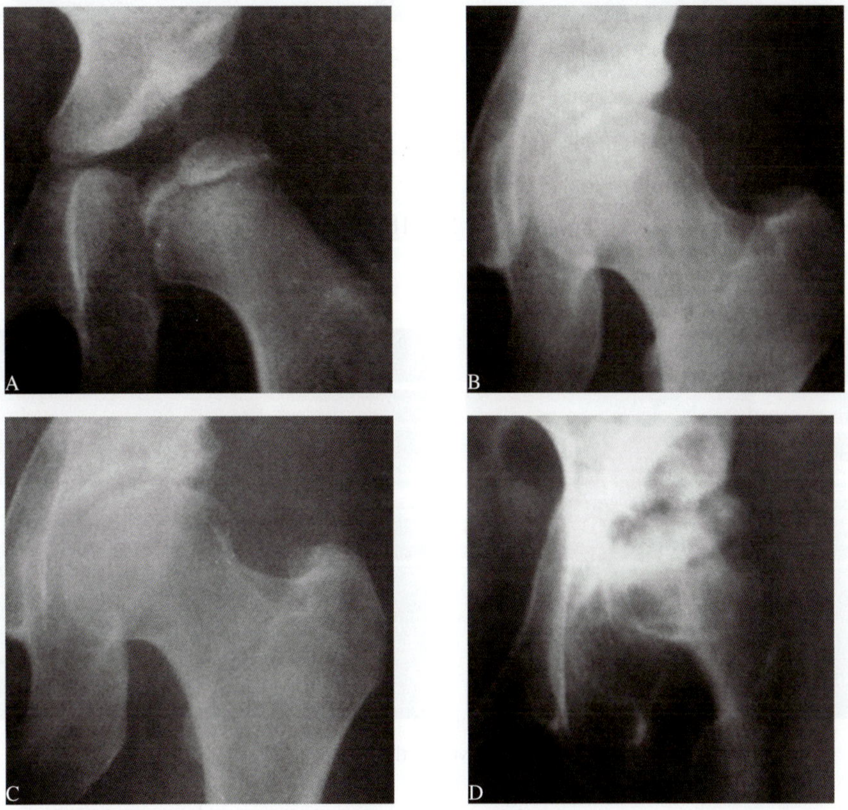

图 5-2-15 髋臼发育不良的病程进展

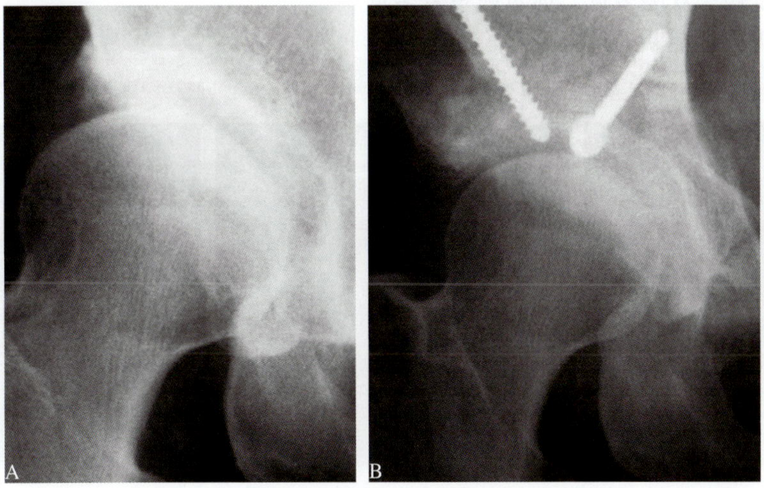

图 5-2-16 髋臼发育不良早期行髋臼周围截骨术

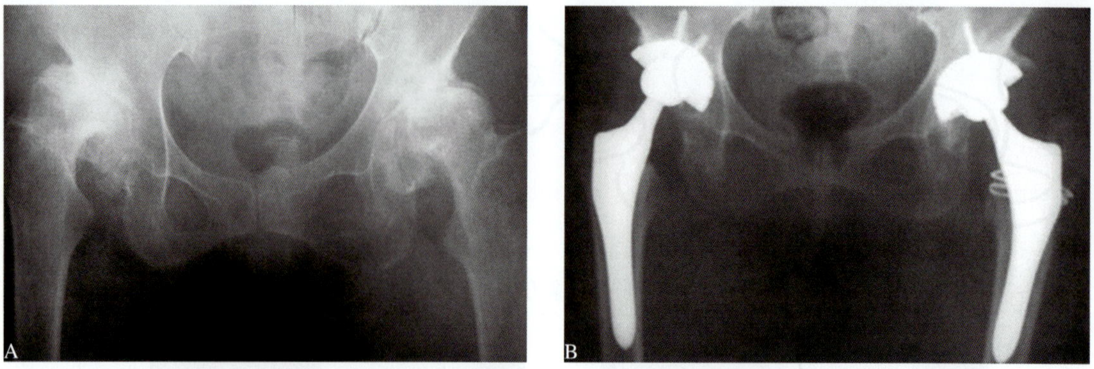

图 5-2-17 髋臼发育不良晚期行人工关节置换术

◎ 成年后可出现不同程度的骨关节炎症状

◎ X 线特征性表现

- Legg-Calve-Perthes 病的病程发展（图 5-2-18）
- 扁平髋与骨关节炎（图 5-2-19）

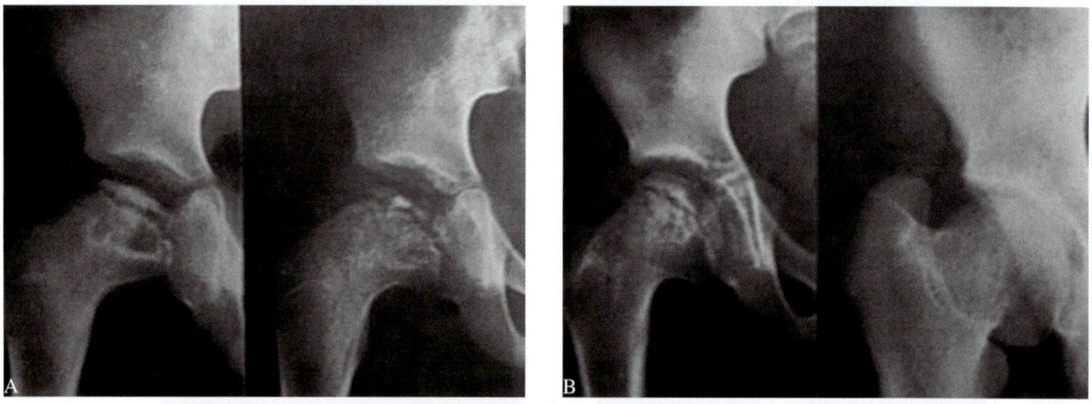

图 5-2-18 Legg-Calve-Perthes 病的病程发展

- 股骨头骺滑脱（图 5-2-20）

◎ 少年发病，双侧多见，体重超重者多见

◎ 50% 无明显症状

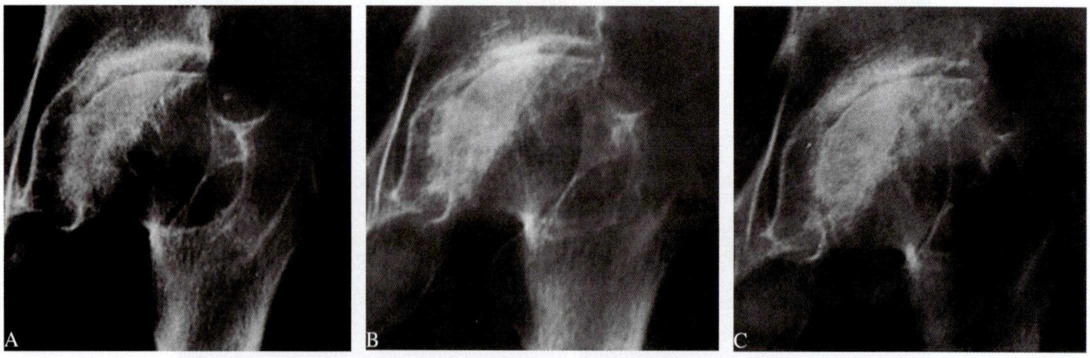

图 5-2-19 扁平髋与骨关节炎

◎ 晚期骨关节炎发病较晚，症状较轻，与病变严重程度有关

股骨头骺滑脱截骨术后骨关节炎（图 5-2-21）

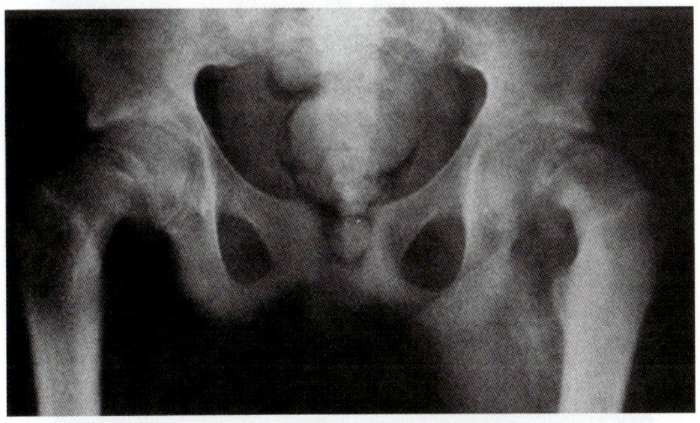

图 5-2-20　股骨头骺滑脱

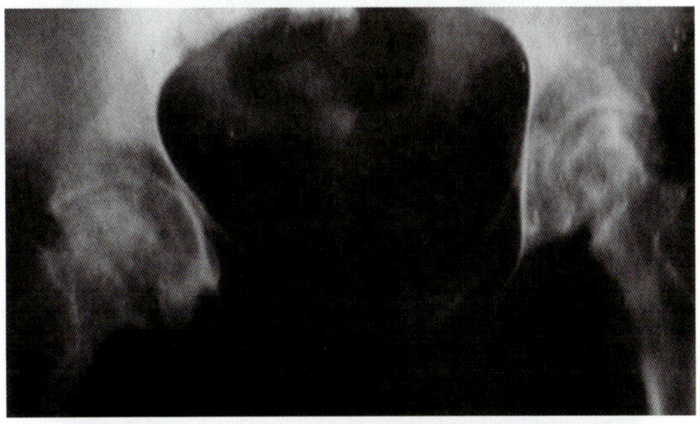

图 5-2-21　股骨头骺滑脱截骨术后骨关节炎

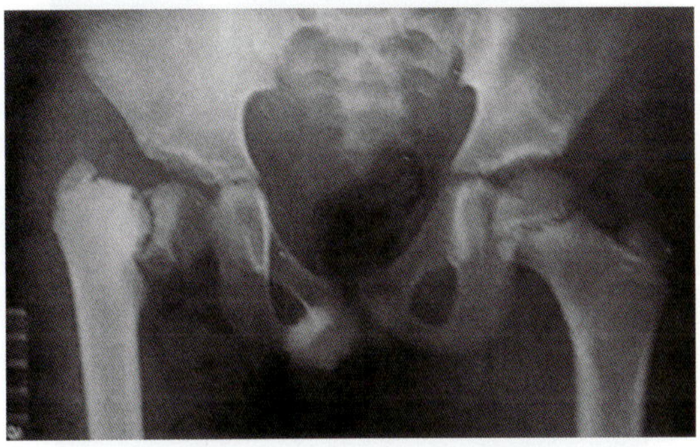

图 5-2-22A　发育性髋内翻

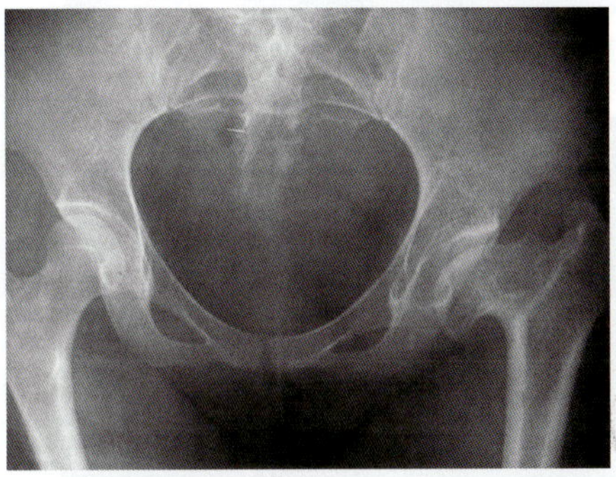

图 5-2-22B　女，25 岁，发育性髋内翻

● 发育性髋内翻（图 5-2-22）
  ◎ 少见
  ◎ 幼儿发病
  ◎ 疼痛不著，跛行明显，肢体不等长
  ◎ 晚期可发生骨关节炎

发育性髋内翻 X 线特点（图 5-2-23）

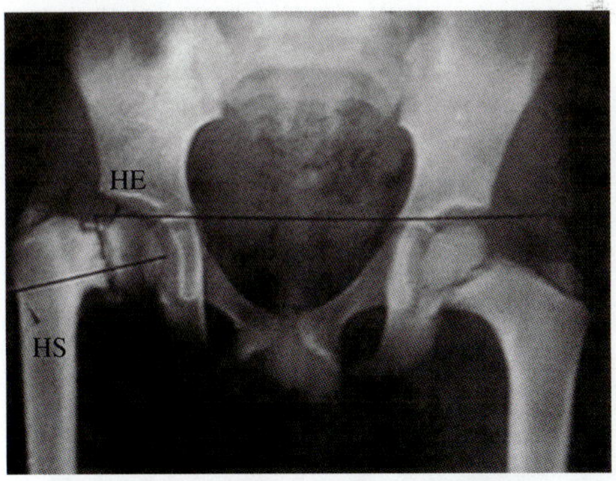

图 5-2-23　发育性髋内翻 X 线特点

四、股骨头缺血坏死

1. 男性常见，中年发病
2. 疼痛部位：腹股沟区、臀部、大腿前方、膝关节
3. 疼痛严重程度与坏死分期有关（图 5-2-24、图 5-2-25）

● 股骨头缺血坏死的病因分类
  ◎ 外伤性

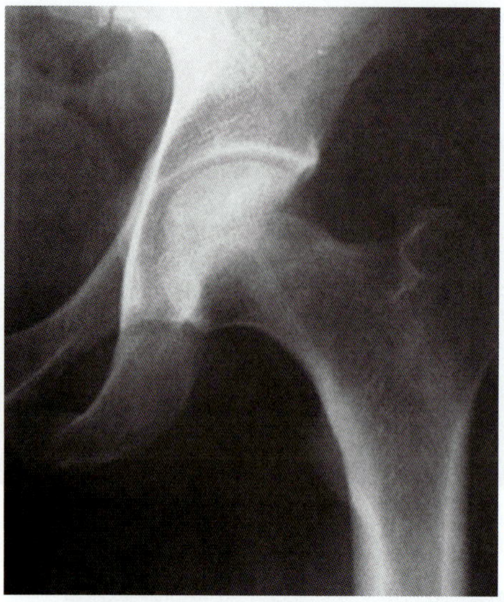

图 5-2-24A 女，36 岁，股骨头坏死。X 线改变

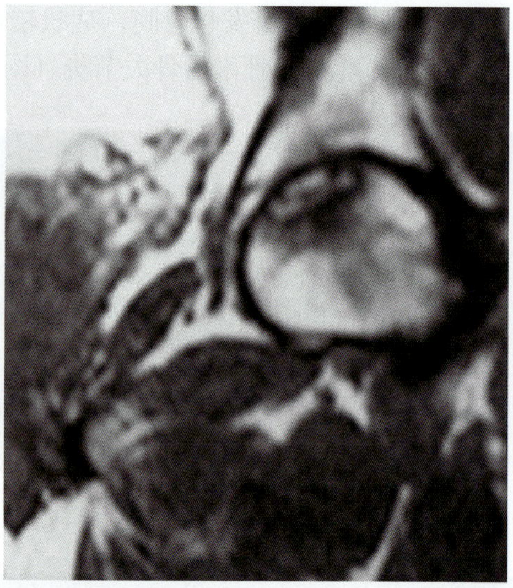

图 5-2-24B 女，36 岁，股骨头坏死。MRI 表现

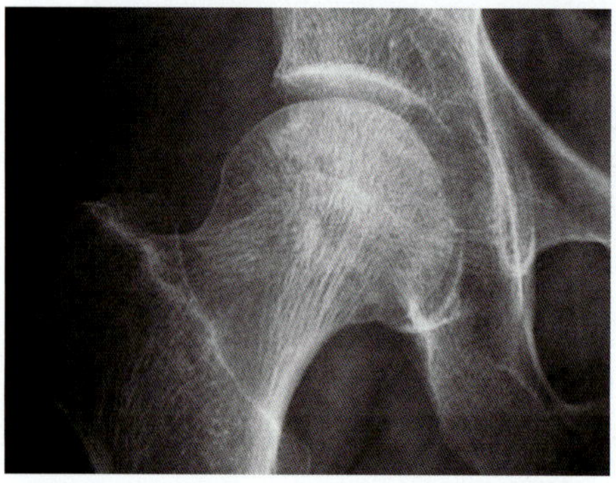

图 5-2-25A 女，60 岁，股骨头坏死。X 线改变

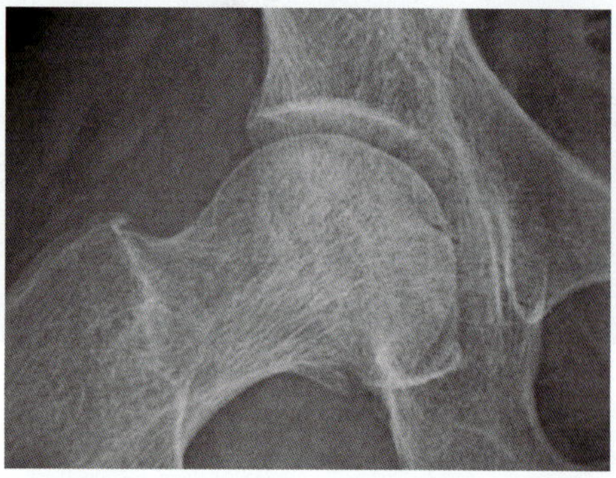

图 5-2-25B 女，60 岁，股骨头坏死。X 线改变

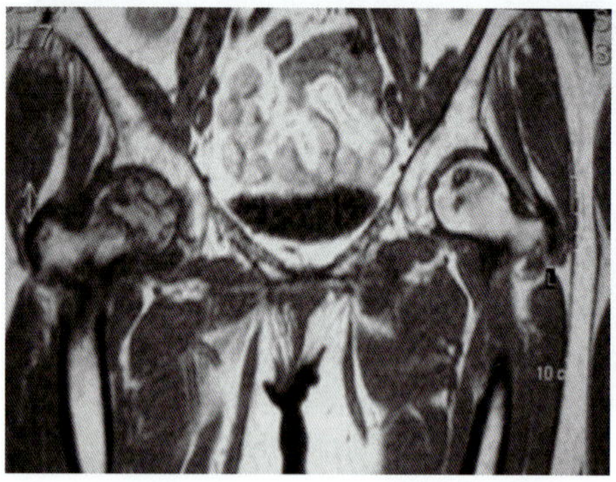

图 5-2-25C 女，60 岁，股骨头坏死。MRI 表现

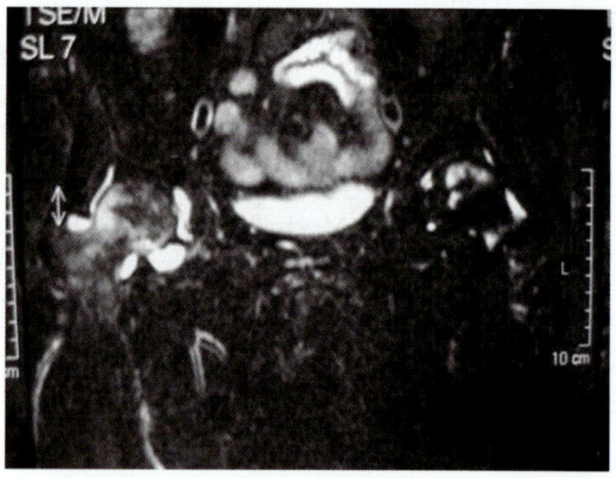

图 5-2-25D 女，60 岁，股骨头坏死。MRI 表现

◎ 非外伤性

- 酒精中毒
- 高尿酸血症胰腺炎
- 高雪病
- 潜水病
- 糖尿病
- 原发性高脂血症

◎ 原发性股骨头缺血坏死

- 激素类药物
- 镰状红细胞贫血
- 肝病
- 红细胞增多症
- 肥胖症

- 早期：药物治疗
  - ◎NSAIDs
  - ◎控制病情药：柳氮黄吡啶、MTX
- 晚期：人工关节置换术

● 髋关节感染晚期骨关节炎（图 5-2-37）

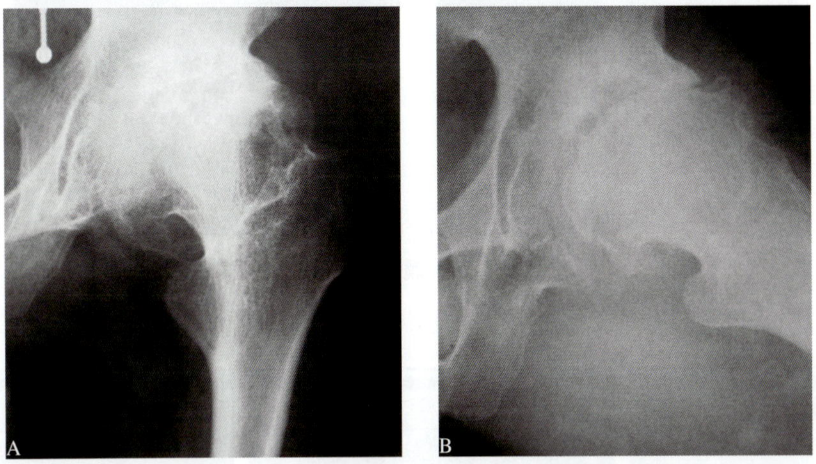

图 5-2-37　髋关节感染晚期骨关节炎

- ◎ 化脓性或结核性关节炎晚期
- ◎ 有时无明确病史
- ◎ X 线片特点：骨质增生明显

● 髋关节绒毛结节性滑膜炎（图 5-2-38）

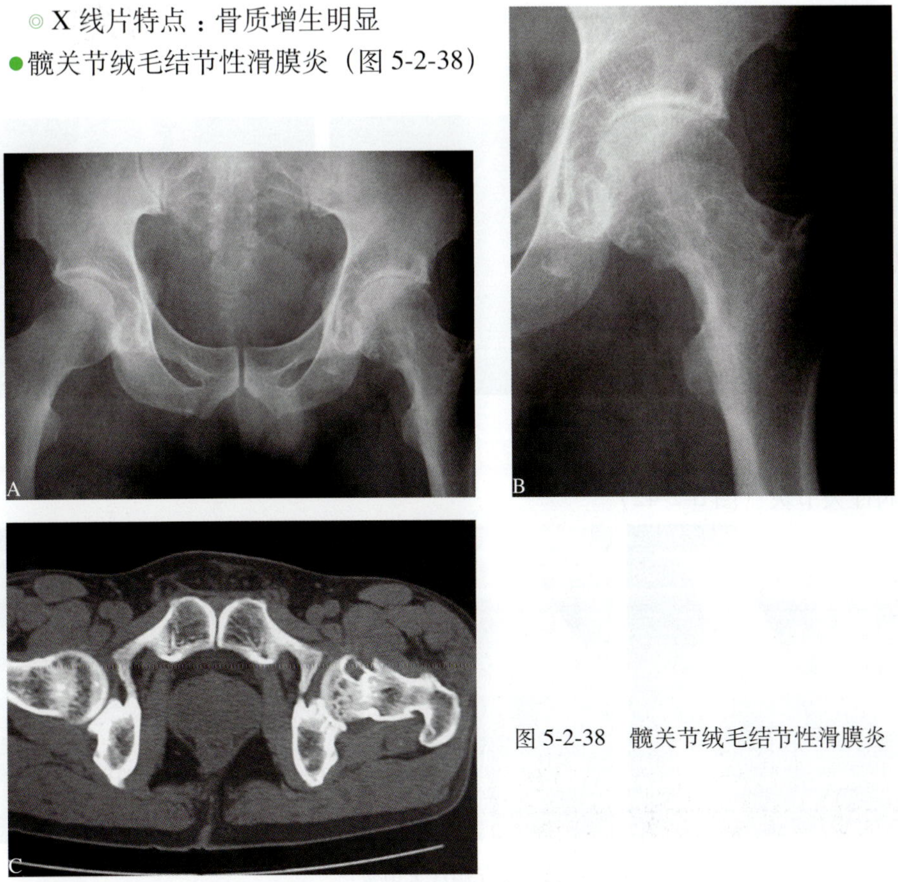

图 5-2-38　髋关节绒毛结节性滑膜炎

● 髋关节滑膜软骨瘤病（图 5-2-39）

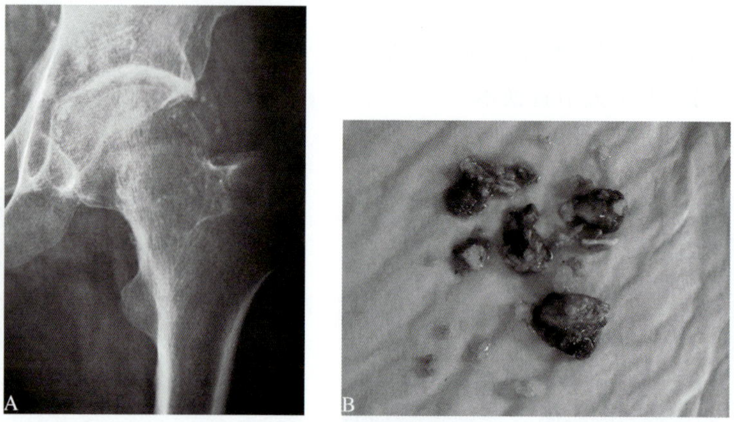

图 5-2-39　髋关节滑膜软骨瘤病

● 髋关节一过性滑膜炎（图 5-2-40）

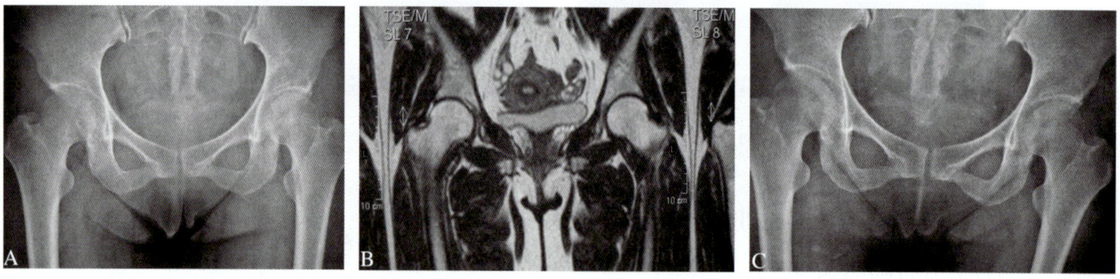

图 5-2-40　髋关节一过性滑膜炎

● 大骨节病（图 5-2-41）

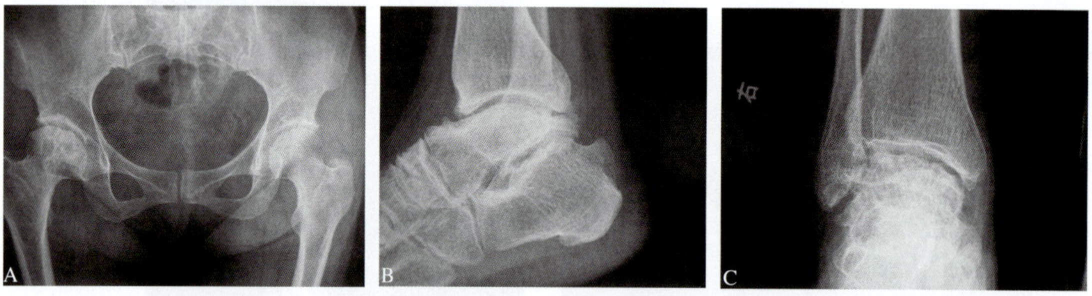

图 5-2-41　大骨节病

● 血友病性关节炎（图 5-2-42）

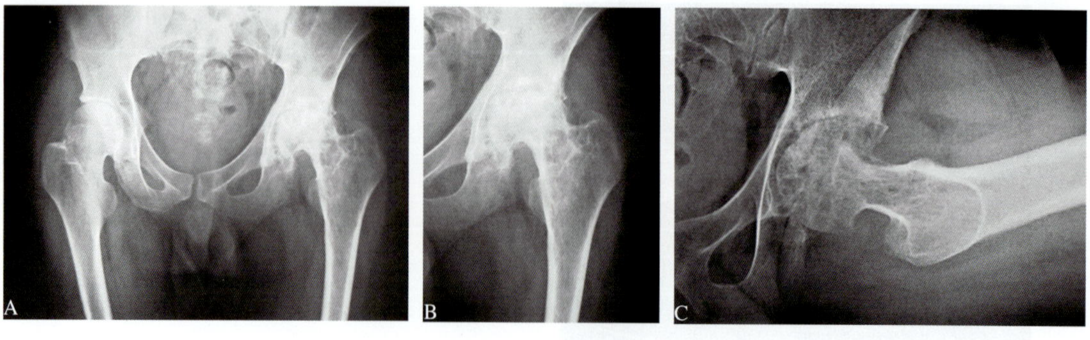

图 5-2-42　血友病性关节炎

六、髋关节骨关节炎的非手术治疗

- 患者教育
- 脱离体力劳动
- 局部休息
- 止痛药物：NSAIDs
- 软骨营养类药物：维骨力
- 理疗、肌肉功能锻炼

七、髋关节骨关节炎的手术治疗

1. 姑息手术
- 髋关节镜扩清冲洗术
- 髋关节软组织松解术
- 股骨近端截骨术
- 髋臼周围截骨术

2. 根治手术
- 髋关节融合术
- 股骨头颈切除术
- 髋人工关节置换术

3. 髋关节镜扩清冲洗术（图 5-2-43）

4. 髋关节软组织松解术
- 手术目的
  - ◎ 止痛
  - ◎ 改善髋关节活动度
- 手术适应证
  - ◎ 头臼对合关系好
  - ◎ 负重面关节间隙较好
  - ◎ 为推迟人工关节置换术而做的姑息手术
- 方法
  - ◎ 髂腰肌
  - ◎ 股直肌长头，返折头
  - ◎ 缝匠肌
  - ◎ 部分关节囊

5. 股骨近端截骨术
- 手术目的
  - ◎ 扩大或改善关节负重面
  - ◎ 改善臀中肌力臂
- 手术方法
  - ◎ 股骨粗隆间内翻截骨术
  - ◎ 股骨粗隆间外翻截骨术

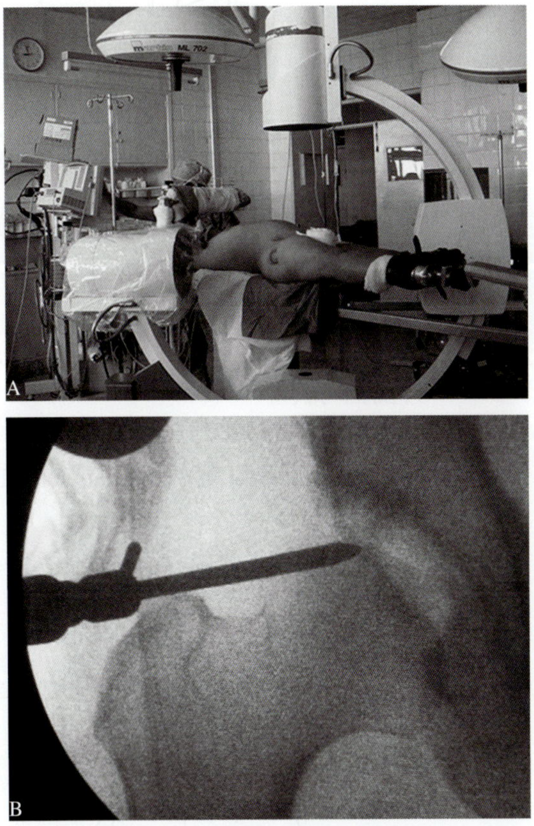

图 5-2-43 髋关节镜扩清冲洗术

◎ 股骨大粗隆下移或外移术

6. 股骨粗隆间内翻截骨术 Pauwels Ⅰ（图 5-2-44）

● 适应证：髋关节外展位头臼对合关系好

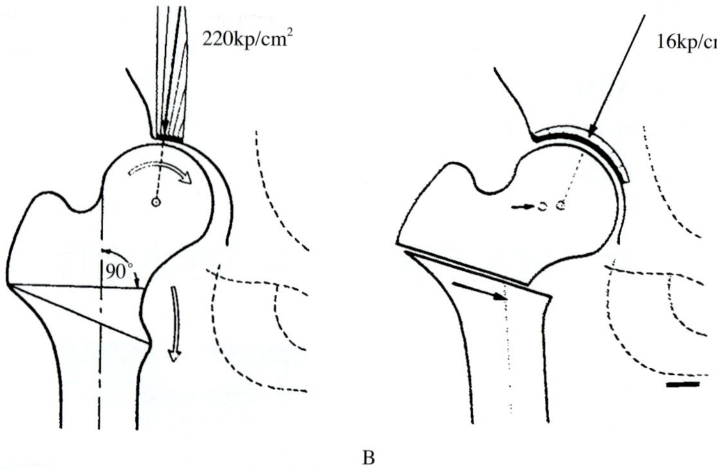

图 5-2-44 股骨粗隆间内翻截骨术 Pauwels I

7. 股骨大粗隆外移、下移术（图 5-2-45）

● 适应证

◎ 大粗隆高位

◎ 头臼对合关系在中立位、内翻位、外翻位均较好

◎ 无髋外翻畸形

8. 股骨粗隆间外翻截骨术 Pauwels Ⅱ（图 5-2-46）

● 适应证：髋关节内收位头臼对合关系好

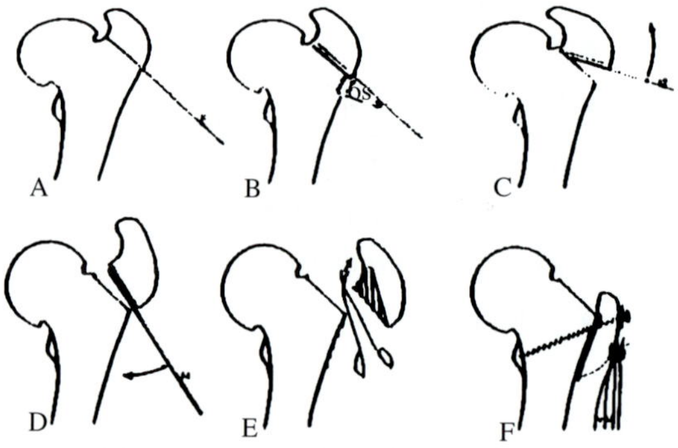

图 5-2-45 股骨大粗隆外移、下移术

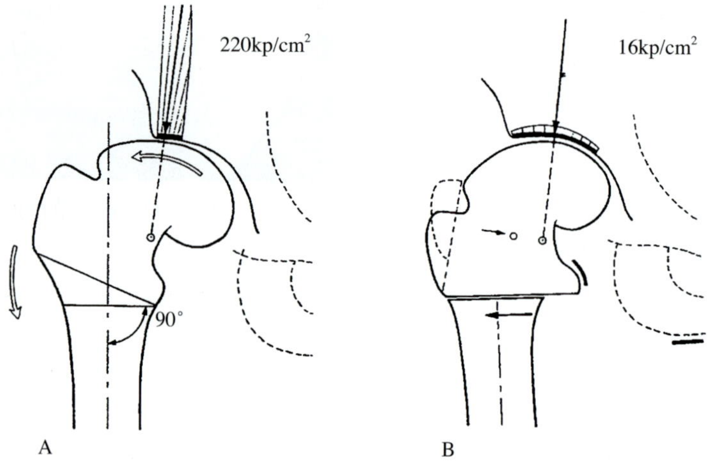

图 5-2-46 股骨粗隆间外翻截骨术

9. 髋关节融合术（图 5-2-47）

● 适应证

◎ 单关节病变

◎ 年龄小于 40 岁
◎ 腰、对侧髋关节及同侧膝关节正常
● 髋关节融合位置（图 5-2-48）
◎ 屈曲 20°～30°
◎ 中立位或内收 5°
◎ 旋转中立位
10. 股骨头颈切除术（图 5-2-49）
● 特点
◎ 止痛
◎ 保留关节活动度

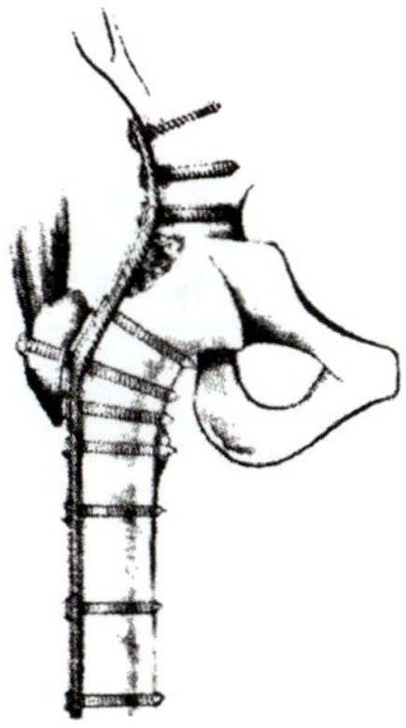
图 5-2-47 髋关节融合术

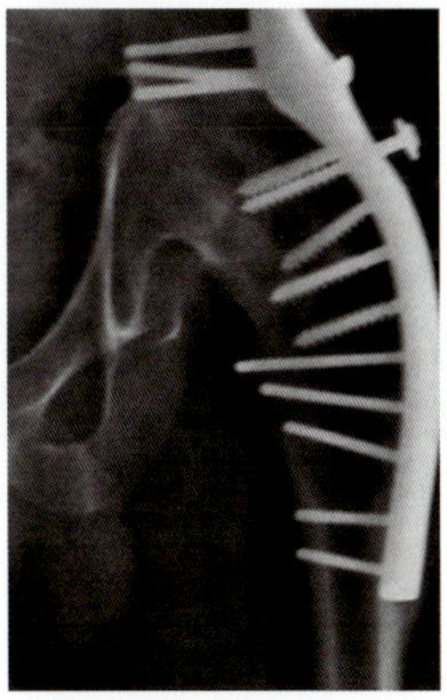
图 5-2-48 髋关节融合位置

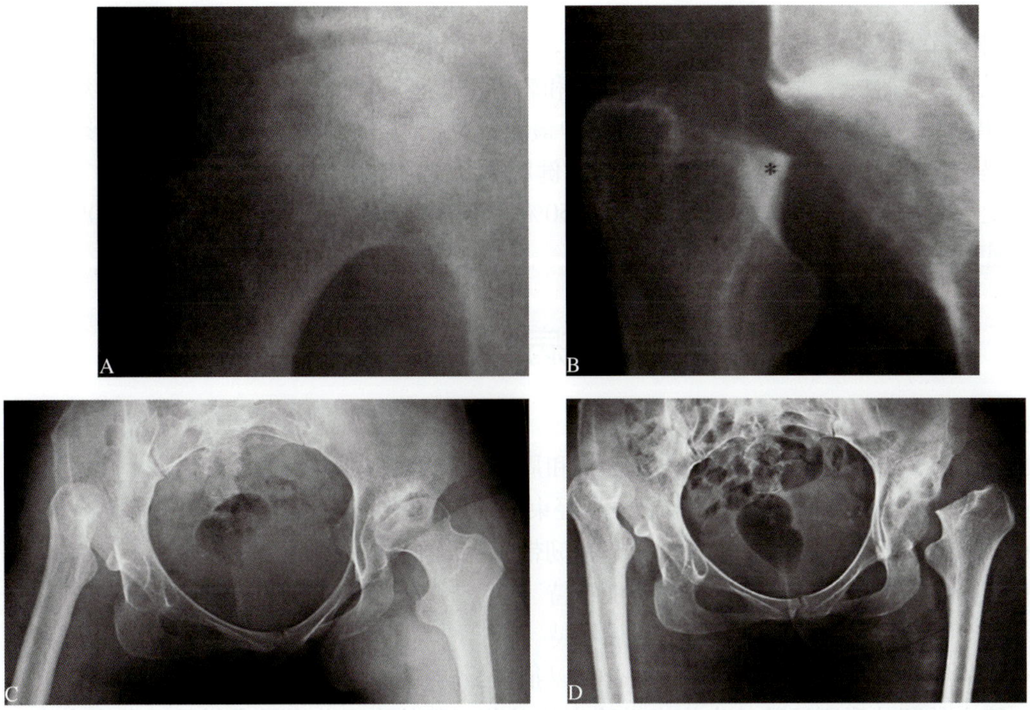

图 5-2-49 股骨头颈切除术

◎ 髋关节稳定性差
◎ 步态异常
◎ 肢体短缩
11. 髋人工关节置换术（图 5-2-50）
● 特点
◎ 止痛
◎ 稳定
◎ 活动
◎ 有一定寿命

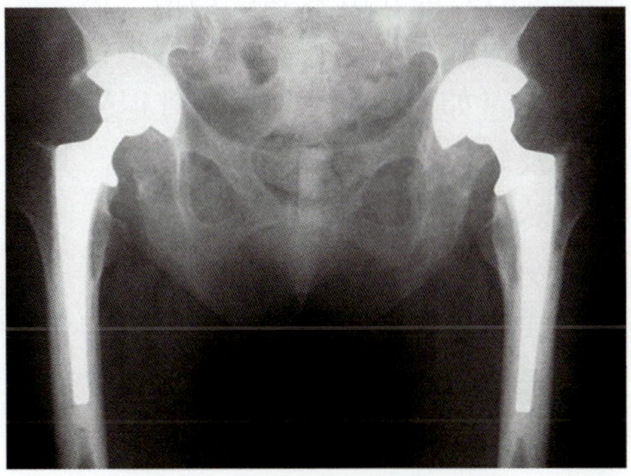
图 5-2-50 髋人工关节置换术

（张 洪）

3 膝关节骨关节炎

一、概　述

1. 膝关节是人体中最易受损的关节之一，而骨关节炎又是膝关节炎症中最常见的病因，是一种以关节软骨的变性和丢失及关节边缘和软骨下骨骨质增生为特征的慢性关节炎疾病。

2. 男女均可发病，尤其在中老年人群中最为常见，表现为膝关节的疼痛、畸形、活动受限并呈进行性发展，直接影响这个人群的健康以及生活质量。60 岁以上人群中，50% 在 X 线片上有骨关节炎的表现，其中 35% ～ 50% 有临床症状，75 岁以上人群中，80% 有骨关节炎症状。

二、病　因

1. 关节力学改变

- 正常膝关节最重要的稳定结构是韧带和周围的软组织
- 膝关节外侧稳定性结构由关节囊、髂胫束、外侧副韧带、外侧半月板和交叉韧带维持
- 膝关节内部稳定性由关节囊、内侧副韧带、内侧半月板和交叉韧带维持
- 前侧稳定性由前交叉韧带和关节囊维持
- 后侧稳定性由后交叉韧带和关节囊维持
- 旋转的稳定性由这些结构适当组合，以抵抗旋转暴力
- 膝内外翻畸形所导致的生物力学改变使关节间隙的应力分布异常是骨关节炎发生和发展的重要原因
- 软骨的局部异常负载，包括一次超负荷的应力以及反复多次损伤应力（如肥胖），造成软骨退变以及软骨下硬化

2. 老龄化

- 原发性骨关节炎在老人中多见，但病检发现一些老年人中并不存在骨关节炎，所以说骨关节炎并非衰老后的必然结果，年龄增大只是增加了发病的危险性

3. 化学因素

如滑液及软骨来源的介质改变，自身免疫反应等，尚待研究（图 5-3-1）。

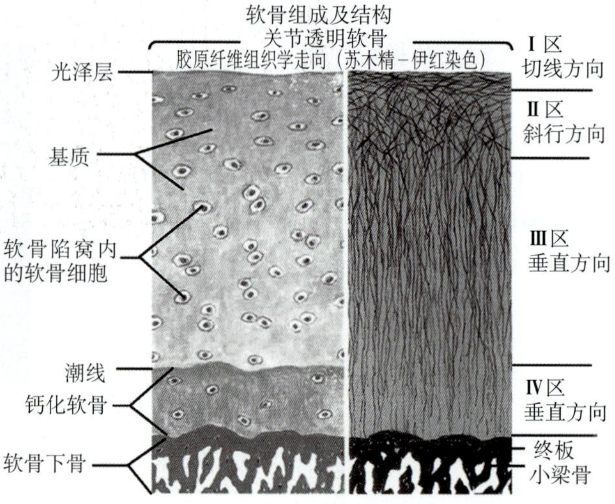

图 5-3-1　关节软骨组织结构示意图

三、病理改变

1. 疾病的早期病变集中于软骨，软骨的厚度发生了变化，表面光滑度丧失呈毛刷状，或软骨面出现剥脱与溃疡。

2. 随着疾病的发展，软骨脱落使软骨下骨板裸露，还可以在软骨骨板下出现大小不等的囊性变，这些囊性变还可以穿破骨板破向关节腔内，使关节软骨面更残缺不全，此时病变已从软骨扩展至骨组织，提示疾病进一步恶化。

3. 骨关节炎的病理变化不仅局限于软骨与骨组织，还可以影响到滑膜与韧带甚至关节囊。软骨破坏的同时还有修复与增生，滑膜与韧带的病变都可以使它们在附着点发生骨质增生，由于它们附着的部位与增生的位置都在关节的边缘，因此可以在X线片上看到关节边缘有唇状骨质增生（图5-3-2）。

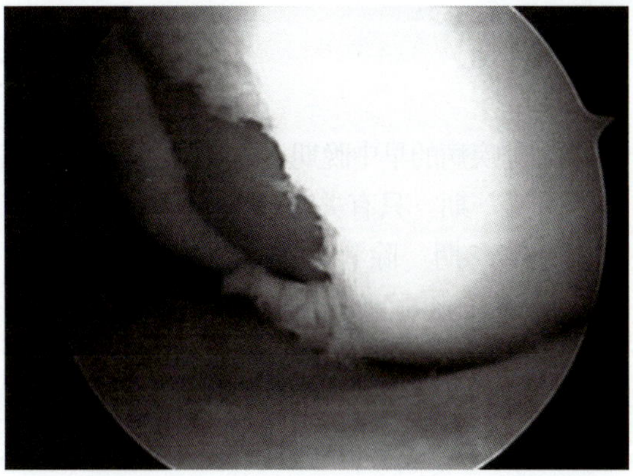

图5-3-2 骨关节炎的软骨剥脱表现

四、分 型

1. 膝关节骨关节炎可分为单室及多室性。其中，髌骨改变约占81%，髁间滑车占65%，股骨外侧髁占64%，胫骨内侧髁占55%，股骨内侧髁占43%，胫骨外侧髁占36%。

2. 通过X线片分析可以分为单室性改变、双室性改变（内或外侧髁+髌股间室）。当前交叉韧带完整时，内侧间室的前部改变最为显著，临床上很少见到内外侧间室的对称性改变。

五、临床表现

1. 病史 为缓慢持续的过程，如剧痛，发热，关节肿胀明显，应注意与膝关节的感染性疾病（如结核）、代谢性疾病（如痛风）、类肿瘤样疾病（如绒毛结节性滑膜炎、滑膜软骨瘤病）、免疫性疾病（如类风湿、强直型脊柱炎）相鉴别。

2. 疼痛 间歇性关节间隙疼痛，运动时加重，休息后缓解，病变发展到后期可有持续性疼痛甚至夜间疼痛，伴有滑膜炎时可有全膝疼痛。

3. 晨僵 与类风湿关节炎不同，持续时间一般不超过30分钟。

4. 关节积液 只有在急性滑膜炎时才明显，有时伴有滑膜增厚。

5. 膝关节畸形 属病变晚期表现，多见膝内翻畸形。

六、检 查

1. 步态 观察行走中的步幅，如果步幅变小且伴有跛行应引起重视。

2. 站姿 注意膝间距和踝间距，注意有无膝内翻或外翻畸形。

3. 膝关节活动度的变化及股四头肌周径的变化。

4. 滑膜变化 有无滑膜炎产生以及其严重程度。

5. 髌骨活动轨迹　在膝关节屈伸活动中用手触摸髌骨在股骨髁间的活动情况。

6. 半月板检查。

7. 韧带检查　包括侧副韧带、交叉韧带的检查。

8. 影像学检查　负重位膝关节正侧位、双下肢全长像、髌骨轴位片等，必要时做 MRI 以及关节镜检查。

七、分　期

划分疾病的早中晚期，可参照 X 线片上的表现。一般从 X 线片上可以将骨关节炎分为 4 期：

- 第一期　只有关节边缘骨质增生，关节间隙并不狭窄，说明关节软骨的厚度没有改变
- 第二期　除有关节边缘骨质增生外，还有关节间隙变窄，说明由于磨损，关节软骨正在逐渐变薄
- 第三期　除有上述变化外，还有软骨下囊性变，说明软骨下骨板亦因疾病的进展而累及。软骨下囊性变可有程度上的差别
- 第四期　关节已经毁坏，出现屈曲挛缩，X 形腿或 O 形腿，并有不同程度的骨缺损

可以认为第一期属于早期病变，第二期与第三期的早期尚处于病变的中期，而第三期的后期与第四期处于病变的晚期。应该指出，X 线分期往往轻于手术时发现，说明疾病的实际情况要比 X 线表现重些。

八、治　疗

（一）一般治疗

1. 患者教育

应该让患者明白，不是每个 40 或 50 岁以上的人都会患本病。除了增龄，外伤、肥胖、炎症、遗传、内分泌异常、不良的生物力学等因素都与本病的发生、发展有关。因此，教育患者消除或避免致病因素，如适当休息，减肥，避免机械性损伤，使用手杖、拐杖或其他辅助设施以减轻受累关节负荷，进行有关肌肉锻炼以增加关节稳定性等，均有利于病情的恢复和疾病的控制。

2. 物理治疗

- 理疗在骨关节炎的治疗中占重要地位，尤其对药物不能缓解症状或不能耐受者
- 急性期以止痛、消肿和改善功能为主
- 慢性期以增强局部血循环，改善关节功能为主

3. 医疗体育

适当锻炼对保持和改善关节活动以及增强受累关节肌力有利，可分为以下三类：

- 保持关节最大活动度的运动：应由患者主动进行，循序渐进，每日锻炼 3 次以上
- 增强肌力的运动：静力锻炼或称等长运动，为增强肌力的简便有效运动
- 增加耐力的运动：散步、游泳等户外运动适用于骨关节炎患者，能增强患者的耐力、日常活动能力、消除抑郁和焦虑。不同患者应着重不同锻炼，如颈椎、腰椎骨关节炎患者，经常进行颈、腰旋转、屈、伸运动，手骨关节炎患者经常作抓、握锻炼等
- 患膝或髋关节骨关节炎的患者，应避免作负重的运动锻炼，如爬山、爬楼梯、长距离行走等

（二）药物治疗

1. 镇痛剂和非甾体类抗炎药

由于老年人对非甾体类抗炎药易于发生不良反应，且在骨关节炎中滑膜炎症，尤其在初期并非主要因素，故可先选用一般镇痛剂，如对乙酰氨基酚。非甾体类抗炎药使用原则及注意事项与其他疾病中应用相同，老年人易对非甾体类抗炎药产生不良反应，尤其应注意胃肠道和肾的不良反应。可选用 COX-2 抑制剂（如塞来昔布），如仍无效可用曲马多。

2. 糖皮质激素

全身使用糖皮质激素对骨关节炎绝对没有必要。对其他治疗无效的个别急性炎症表现的关节，以及关节周围肌腱炎等可予关节内或病变部位行糖皮质激素局部注射，但是注射本身可损害软骨，因此不宜反复使用。同一部位两次注射间隔至少 3 个月以上。

3. 软骨保护剂

目前有一些过去所谓的“软骨保护剂”，现改称为改变病情药，含氨基葡聚糖多硫酸盐酯、氨基葡聚糖多肽复合物、透明质酸、硫酸葡糖胺、腺苷基蛋氨酸 S 等。这些制剂有的是软骨中氨基葡聚糖的基本成分，是软骨细胞合成氨基葡聚糖的主要原料，有的能抑制软骨中多种蛋白酶活性，有的能增加软骨分化或刺激软骨细胞生长。目前这些制剂还在探索研究阶段，不宜推荐给患者常规应用。透明质酸为关节液的主要成分，也见于关节软骨，关节腔内注射透明质酸对缓解症状及保护关节软骨有一定作用。

（三）手术治疗

1. 关节冲洗清理术　关节清理术是通过关节镜将关节内的软骨碎屑、滑膜碎片、游离体清除出关节腔，同时检查关节内的结构，如发现半月板或韧带损伤，可同期进行处理。关节清理术之所以能治疗骨关节炎，其原理是：

- 关节清理术时关节内大量灌洗，清除了引起疼痛、肿胀等症状的炎性物质
- 关节清理术清除了软骨、滑膜碎屑和游离体，防止了它们长入关节内加速关节面的磨损
- 关节清理术治愈了半月板和韧带的伴发损伤，恢复关节稳定性，去除了使关节退变进一步发展的因素

2. 关节镜下关节刨削术　是在关节清理术的基础上，对软骨和滑膜进行刨削，清除浮动的不稳定软骨，促使软骨再生，刨削增生的滑膜，可以减少炎性反应。

3. 关节镜下关节钻孔术和关节镜下软骨下骨微骨折术　是在前两种手术的基础上，对软骨缺损区域的软骨下骨钻孔或凿洞造成细微骨折，从而刺激骨髓内细胞分化，形成纤维软骨覆盖软骨缺损区，必须说明的是：这样获得的软骨是纤维软骨而不是正常关节软骨所特有的透明软骨，与透明软骨相比，纤维软骨的耐磨性、抗张力均较差，但比软骨缺损、软骨下骨裸露要好得多（图 5-3-3）。

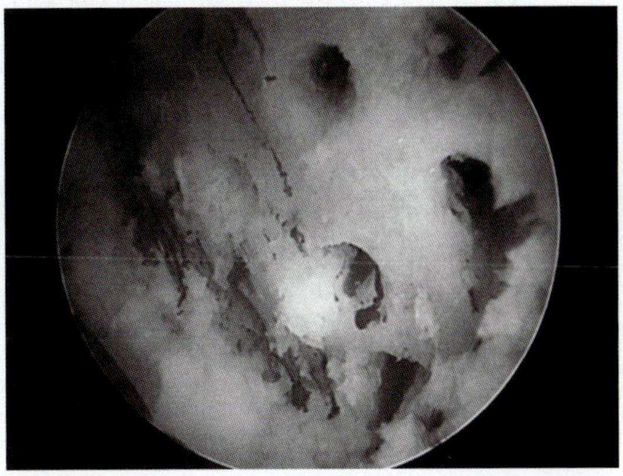

图 5-3-3　关节镜下关节钻孔术和关节镜下软骨下骨微骨折术

4. 自体软骨马赛克移植　即在膝关节边缘部位，取自体骨软骨栓，移植到缺损的软骨负重区（图 5-3-4）。

5. 组织工程技术 取自体软骨组织，在体外增殖培养出大量软骨细胞，移植到用骨膜覆盖了的软骨缺损处（图 5-3-5）。

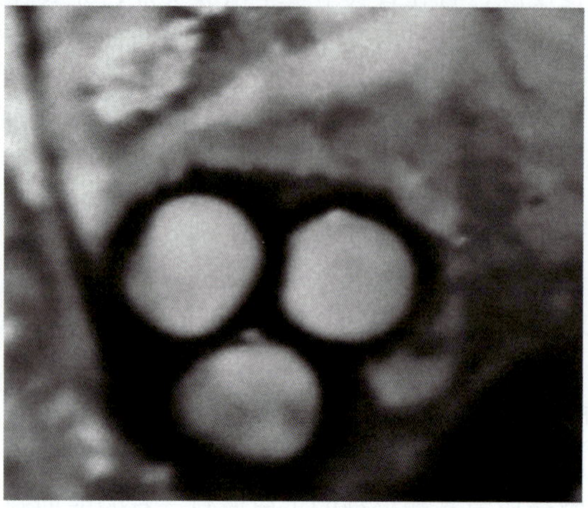

图 5-3-4 自体软骨马赛克移植

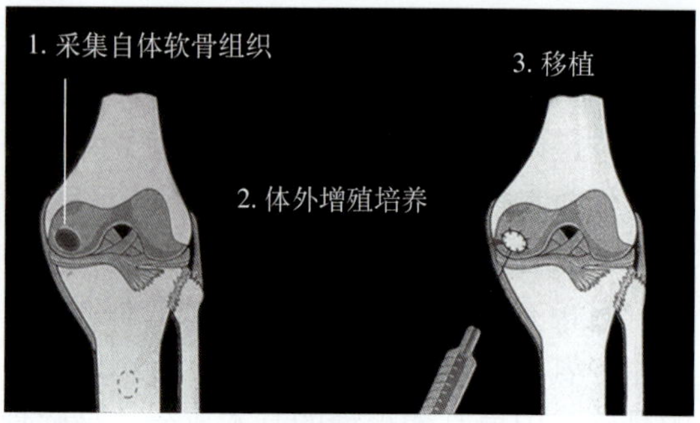

图 5-3-5 自体软骨组织工程技术

6. 截骨术 针对具有膝痛并且力线不正的患者，目的是纠正力线，使股胫关节保持 5°～7° 的外翻位，使膝关节的负荷由损坏的关节间隙转移到比较正常的关节间隙。条件是与病变关节间隙相应的关节间隙必须基本正常，膝关节必须是稳定的并有接近正常的关节活动范围。

- 膝内侧间隙骨关节炎胫骨截骨术
  适用于年轻患者，轻度胫骨塌陷，内翻角度不超过 10°，术前膝关节屈曲活动范围在 90° 以上，挛缩屈曲畸形不超过 10°。膝关节稳定，无前后方及侧方异常活动（图 5-3-6）
- 膝外侧间隙骨关节炎股骨髁上截骨术
  适用于 65 岁以下患者，股胫外翻角大于 12°～15°，关节线与水平线倾斜超过 10°，胫骨外侧平台骨塌陷不超过 0.5cm，术前膝关节屈曲在 90° 以上，挛缩屈曲畸形不超过 10°。膝关节稳定，无前后方及侧方异常活动

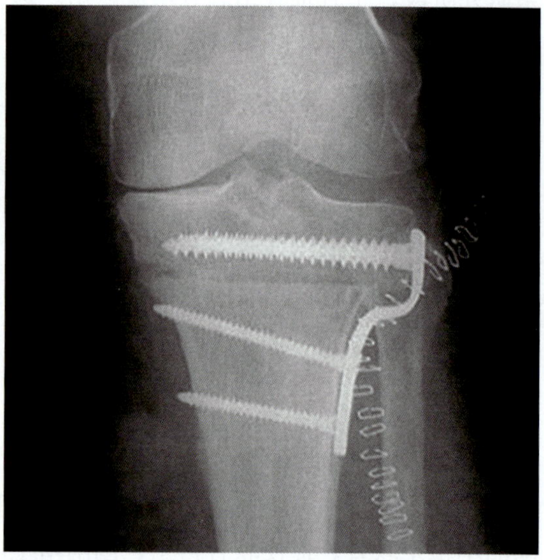

图 5-3-6 胫骨高位截骨术

7. 膝关节表面置换术 解除疼痛，矫正畸形，提供一个活动良好的稳定的膝关节。将在专门的章节中详细论述。

（窦宝信）

4 血栓栓塞性疾病

对于血栓栓塞性疾病的处理和预防原则虽然在最近 50 年来有大量的建议和研究，但仍存有争议。这个章节将复习这些争议的由来，在充分理解这些差异的同时，推荐最好的处理和预防血栓栓塞性疾病的方法。

争议是多方面的，但它与研究设计的假设及问题的定义有关。术后深静脉血栓（DVT）的重要性与其他医疗情况不同，是不确定的。由于它没有确定 DVT 的减少与致死性肺栓塞减少之间的关系。争议的焦点，是如何确定诊断深静脉血栓和肺栓塞，和如何有效应用预防和治疗方法。

这一章节的目的不是去回顾所有关于 DVT 的问题，目的是去激发读者关心这一问题，找出更好的解决方法。

1. 深静脉血栓（DVT）
- 确定血栓最准确的方法：静脉造影，它能帮助诊断、定位、定量血栓
- 诊断 DVT 的普及的方法：B 型多普勒超声（图 5-4-1、图 5-4-2）

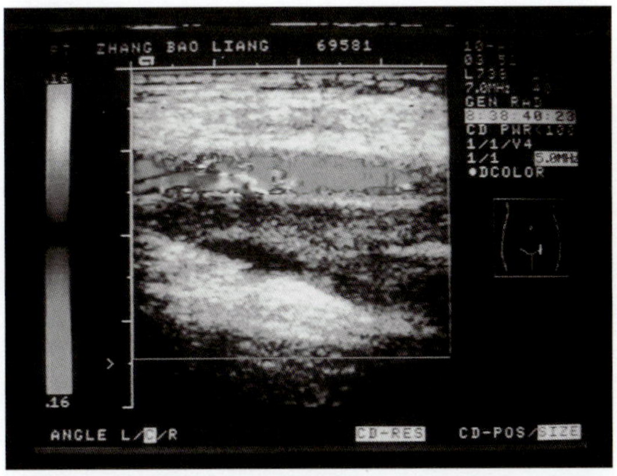

图 5-4-1　髂静脉血栓多普勒影像

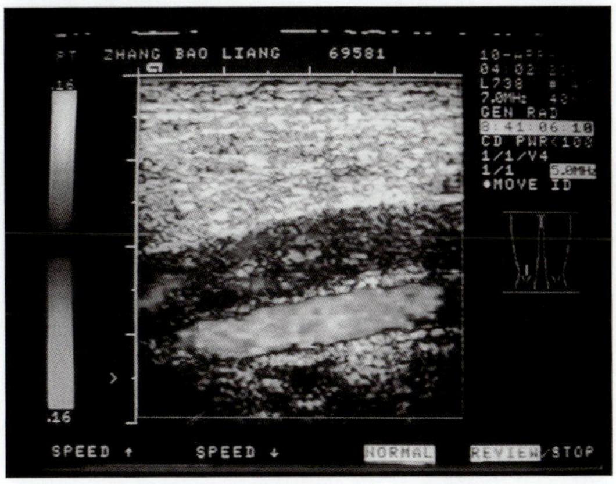

图 5-4-2　静脉血栓多普勒影像

2. 深静脉血栓（DVT）的意义
- 深静脉血栓定位及大小的重要性
- 无症状栓塞
- 血栓栓塞性疾病与凝血病
3. 肺栓塞
- 诊断：通气 / 灌注扫描，血管造影
- 肺栓塞在许多研究中不好确定
4. 脂肪栓塞
- 对于全髋全膝置换术后脂肪栓塞的认识
- 脂肪栓塞综合征
5. 血栓栓塞性疾病的预防
- 关节置换术后患者肺栓塞的发生率
- 预防措施
  - ◎ 药物预防：低分子肝素、华法令、阿司匹林
  - ◎ 机械预防：小腿或足底压缩装置
6. 处理血栓栓塞性疾病
- 总的来说，患者有肺栓塞和大腿静脉

的血块将要治疗

- 标准治疗：应用肝素及随之 3 ~ 6 个月的华法令治疗
- 争议：术后出血危险性高

7. 持续的争议

- 在诊断深静脉血栓的方法上及血栓的位置及大小上存在一些争议
- 确定肺栓塞及其存在是困难的
- 高凝状态的不同因素在统计学上的争议
- 关节置换患者术后护理以及血栓预防措施的进展

8. 如何选择

- 目前选择：阿司匹林、机械足底泵
- 其他选择：华法令和低分子肝素
- 在目前的医疗法治环境下，可能选择不同的预防方法

9. 总结

矫形医师要认识对于血栓性疾病产生争议的原因、起源以及不同的解决方案。虽然有许多好的诊断及治疗方案，但对于预防血栓栓塞性疾病，仍需几年后才能将产生的争议全部解决。

（张春雨）

5 人工跖趾关节置换术

一、概　述

治疗跖趾关节疾患的手术方法通常包括：关节切除成形术、关节融合术以及关节置换术。

1. 关节切除成形术可造成趾短缩，肌力减弱，引起推进动力降低，发生转移性跖痛症以及趾间关节 cock-up 畸形。

2. 关节融合术虽有良好的疗效，但它对手术技术、内固定类型的要求极高，术后恢复时间较长，并且导致邻近关节应力增加并发疼痛，穿鞋类型也受到很大限制。因此，患者接受此手术相当困难。

3. 1967 年，Swanson 首次用单柄硅胶假体置换 Keller 成形术后缺损的近节趾骨基底，明显提高了 Keller 成形术的治疗效果。但这种假体与其他关节的半关节假体一样存在着与对侧关节软骨面和骨组织的磨损，其次是硅胶本身的磨损。近二十年来，Swanson 对假体进行多次改进，研制出新一代带金属垫圈的双柄铰链式硅胶假体，国外文献报道较多，而国内则报道较少。

新一代人工跖趾关节置换术（Total Metatarsophalangeal Arthroplasty，TMPA）在我国才刚刚起步，北京积水潭医院矫形骨科从 2002 年开始施行 TMPA 术，主要见于类风湿前足畸形、僵硬、老年性外翻畸形伴有严重的骨关节炎以及跖骨头坏死等疾病患者，其短期疗效令人鼓舞。

二、手术方法

1. 手术适应证

- 类风湿前足畸形
- 踇僵症
- 严重的老年性踇外翻畸形伴有严重的骨关节炎
- 跖骨头坏死
- 踇外翻手术失败者
- 适用于行跖趾关节融合或关节切除成形术的患者
- 无感染及周围神经血管病变

2. 操作方法

- 第一跖趾关节背内侧切口，“Y”形切开关节囊，切除滑囊及第一跖骨头内侧增生骨赘，显露第一跖趾关节

- 松解并切断内收肌及关节囊外侧部分，切除约 6mm 厚的跖骨头远侧骨组织，截骨面应有 10°外翻以恢复正常的外翻角度（其他跖骨截骨面则垂直于跖骨纵轴）
- 切除近节趾骨基底及周围的骨赘，截骨面垂直于趾骨纵轴。两截骨面的间隙宽度相当于假体的铰链部分大小，约 8 ～ 10mm
- 根据假体的型号，用相应的髓腔扩大器和电钻，逐级扩大跖骨、近节趾骨髓腔，并使髓腔成方锥形，与假体柄一致
- 选择合适尺寸的假体，分别插入跖骨和趾骨髓腔，假体铰链部远近两端与截骨面紧密相贴。紧缩内侧关节囊，使两侧软组织张力平衡，跖趾关节稳定。外侧各趾跖趾关节进行假体植入可与第一跖趾关节成形术同时进行
- 若伸肌腱挛缩，则需行“Z”字延长术。若第一、二跖间角大于 15°，应行第一跖骨基底截骨，BIOFIX 可吸收拉力螺钉或金属螺钉内固定术，矫正跖骨内翻畸形。若伴有其他足趾畸形，可同时行跖趾关节成形如跖骨头切除术等
- 缝合各层，关闭伤口，加压包扎（图 5-5-1 ～图 5-5-4）

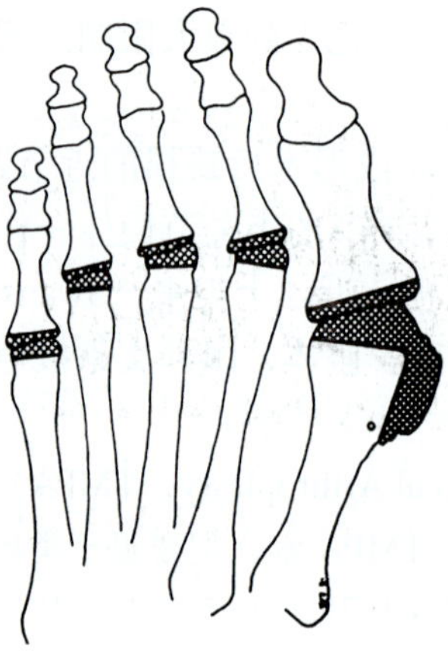

图 5-5-1 跖骨头截除平面

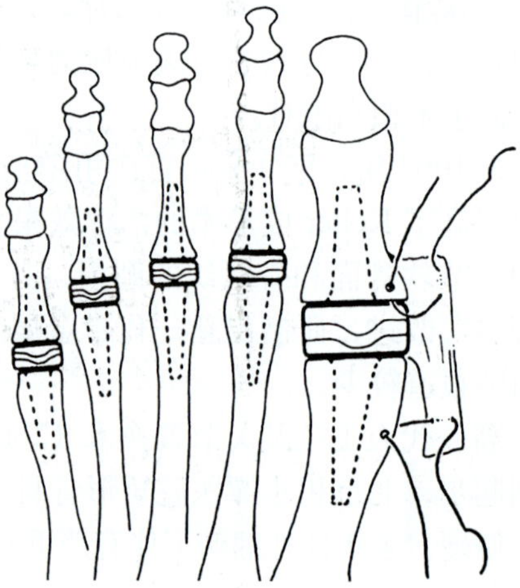

图 5-5-2 合适的假体应是与髓腔有良好的匹配，关节间隙适当，内侧关节囊应拉紧缝合（近端、远端），这对于矫正外翻畸形是重要的

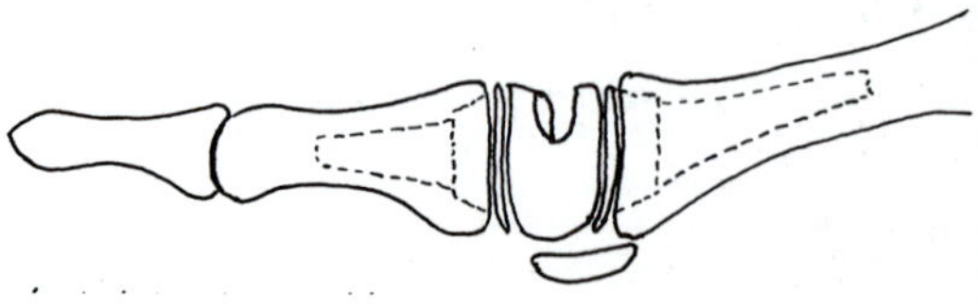

图 5-5-3 假体和垫圈应与截骨面匹配，不应有任何方向的突出

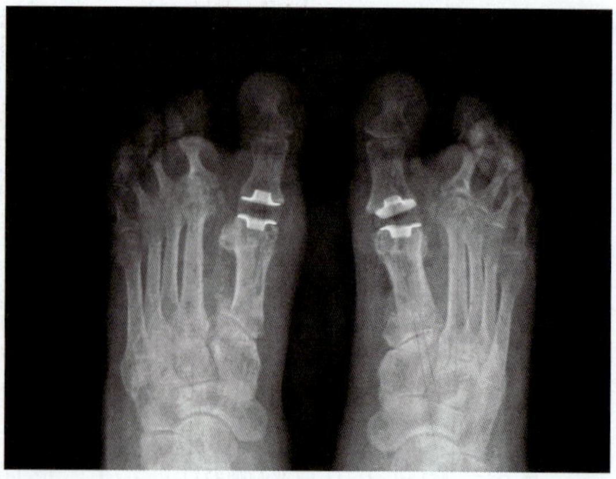

图 5-5-4 TMPA 加第一跖骨基底截骨，可吸收拉力螺钉内固定术

三、术后处理

1. 卧床休息，患肢抬高 3 ~ 4 天减轻肿胀。

2. 术后第一天开始做跖趾关节的被动和主动屈伸活动，术后一周可下地行走。若合并有截骨术者，则应制动 6 ~ 8 周。

3. 术后预防性使用抗生素 3 ~ 6 天，术后 2 周拆线，患者术后 6 个月内不允许穿窄鞋或高跟鞋。

四、术后并发症

- 感染：严重并发症
- 伤口愈合不良
- 跖、趾骨边缘骨折
- 人工假体松动、脱位、断裂
- 反应性滑膜炎

五、问题与展望

人工跖趾关节置换术（TMPA）在缓解疼痛、增加关节活动度、改善步态方面具有明显的优势。但在人工假体发展的早期阶段（20 世纪 60 ~ 70 年代）也存在着假体断裂、反应性滑膜炎和骨溶解等并发症。同其他关节一样，TMPA 也经历了一个较长时期的发展过程。进入 20 世纪 80 年代，TMPA 技术在以 60 年代 Swanson 等研究假体的基础上得到迅猛发展。无论假体设计、手术器械更新与技术提高，还是手术适应证和治疗效果等方面都有了长足的进步。

- Swanson 可屈曲铰链式趾关节假体（Swanson Flexible Hinge Toe Implant）就是新一代双柄可屈曲铰链形假体，尤其是采用压配合固定的垫圈，放置在假体的近端及远端，保护假体在关节活动时不受骨床的腐蚀、磨损、切割等破坏
- Swanson 等报道 303 例未带金属垫圈的 TMPA 患者中骨端的 overgrowth 为 15 例（5%），反应性滑膜炎、骨溶解以及骨床的腐蚀共 6 例（2%），其并发症发生率为 11%，而带金属垫圈的 94 例 TMPA 患者术后 30 个月，疼痛消失，踇外翻角（HAA）从术前 44° 减少到术后 11°，无假体断裂以及假体周围骨吸收或硬化
- Could 报道 20 RA 患者 40 TMPA，随访 3 ~ 5 年疗效满意，未见一例并发症，与其他手术方法比较，具有很好的关节稳定性和动力
- Sebold 等认为 TMPA 可改善关节功能，保护屈短肌，恢复籽骨的位置，从而降低了转移性跖痛症的发生率
- Cracchiolo 报道跖侧胼胝发生率从术前的 50% 降低到术后的 26%，术后无一例转移性跖痛症
- 我科 TMPA 患者在足的外形（足趾的长度及力线）、步态（推进动力）以及关节功能（稳定性和活动度）方面明显优于 Keller 术后患者，尤其是降低了 Keller 术所致的转移性跖痛症。HVA 从术前平均 40.5° 减少到术后 16.5°，跖趾关节 ROM 从术前平均 35.5° 增加到术后平均 44.5°

我科 2 例（4 足）第一、二跖骨间角（IMA）> 15°，TMPA 手术的同时，行第一跖骨

基底楔形截骨术，矫正第一跖骨内翻畸形。Kampner 认为若不矫正跖内翻畸形，可造成假体外侧异常应力增高，扭转应力增加，发生假体断裂。他强调跖骨截骨术可延长 TMPA 假体寿命。我科有并发症 3 例（4 足），伤口迟延愈合 2 足；假体脱位 1 足，可能与跖趾关节脱位有关，只好行假体取出，跖趾关节脱位不适合行 TMPA 手术；反应性滑膜炎 1 足，经保守治疗治愈，可能与假体的硅胶材料有关，这还有待于进一步研究证实。

TMPA 手术可缓解疼痛，增加关节 ROM，并提高其稳定性。与其他手术比较，在改善步态（活动能力）、改进足外观（足趾长度）、维持力线、便于术后康复以及减少转移性跖痛症等方面优势明显。但 TMPA 不适于从事跑步、漫步、网球等运动的患者；也不适于穿后跟高度大于 5cm 的高跟鞋的患者。本组随访时间较短，远期疗效尚有待于进一步观察。

（李　为）

参考文献

1. Swanson AB, de Groot Swanson G. Use of grommets for flexible hinge implant arthroplast of the great toe.Clin Orthop, 1997, 340: 87-94.
2. Granberry WM, Noble PC, Bishop JO, et al. Use of a hinged silicone prosthesis for replacement arthroplasty of the first metatarsophalangeal joint. J Bone Joint Surg(Am), 1991, 73:1453-1459.
3. Cracchiolo A, Weltmerr JB, Lian G, et al. Arthroplasty of the first metatarophalangeal joint with a double-stem silicone implant. J Bone joint Surg(Am), 1992, 74:552-563.
4. Moeckel BH. Sculco TP, Alexiades MM, et al. The double-stemmed silicone-rubber implant for rheumatoid arthritis of the first metatarophalangeal joint. J Bone Joint Surg(Am), 1992, 74:564-570.
5. Sebold EJ, Cracchiolo A. Use of titanium grommets in silicone implant arthroplasty of the hallux metatarsophalangeal joint. Foot Ankle Int, 1996, 17:145-151.
6. Kitaoka HB, Alexander IJ, Adelaar RS, et al. Clinical rating systems for the ankle-hindfoot, midfoot, hallux, and lesser toes. Foot ankle Int, 1994, 15:349-353.
7. Kampner SL. Total joint prosthetic arthroplasty of the great toe —— A 12-year experience. Foot Ankle, 1984, 4: 249-261.

6 全髋关节翻修术中骨移植物的选择

一、背　景

1. 由于全髋关节置换术后的失败日益增多，骨移植的需求也日益增多。

2. 由于自体骨来源有限，且供骨部位可出现残疾，因而异体骨的使用更为广泛。

3. 异体骨的使用必须注意的问题

- 异体骨的获取、加工和储藏方式对移植骨性质的影响
- 异体骨移植可能会传播疾病
- 异体骨仍然具有免疫原性，并且存在较高的移植失败率

4. 移植骨的整合是一个复杂的问题

二、骨移植的作用

1. 骨移植主要提供两种功能，即骨形成和机械支撑。

2. 骨传导：是指移植骨提供一种三维结构，以便宿主的毛细血管和骨祖细胞长入，而形成新骨的过程。

3. 骨诱导：是指移植骨从周围宿主骨中募集骨祖细胞分化为成骨细胞的过程。

4. 所有移植骨均通过多年连续的主动反应而产生整合。

三、骨移植在全髋关节翻修术中的应用

1. 术前评估骨缺损和骨移植的方式的重要性。

2. 自体移植骨是最有效的骨移植材料，但全髋关节置换失败后的骨缺损往往较大，一般需要使用异体骨。

3. 骨缺损的分型较多，但根据骨缺损是腔隙性或节段性、包容性或非包容性却是一种简单的分型方法，这种方法可确定重建所需要的骨移植方式

- 在Ⅰ型翻修术中，不需要移植骨固定假体或修复骨缺损
- 在Ⅱ型翻修术中，假体稳定，需要使用移植骨填充腔隙性骨缺损或重建节段性骨缺损
- 在Ⅲ型翻修术中，往往需要使用大量移植骨才能稳定假体，当然如果可能的话，应尽量避免使用异体骨

4. 髋臼骨移植

- 髋臼重建所需要的骨移植方式和范围取决于重建的需要和骨缺损的程度
- 髋臼的包容性骨缺损（Ⅱ型）通常可采用颗粒性自体骨或异体松质骨进行植骨，采用

脱钙骨基质或自体骨髓可提高骨形成能力
- 臼底的包容性骨缺损可采用全厚自体髂骨嵴或异体皮质松质骨条辅以异体松质骨粒
- 重建髋臼时，如果臼壁 60% 以上的骨面出现渗血，应考虑使用生物固定型假体。通常不需要使用内固定，如果使用较大尺寸的臼杯能够贴附于髋臼的前柱和后柱，一般外加几枚螺钉固定即可满足要求（图 5-6-1）

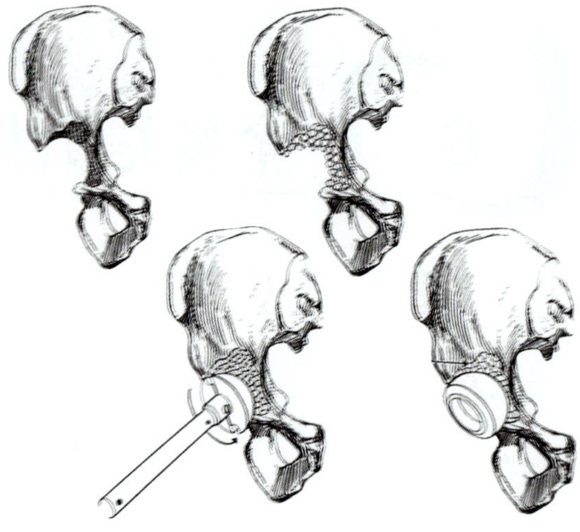
图 5-6-1 II 型（包容性骨缺损）

- 髋臼前柱或后柱以及臼顶（Ⅲ型）的明显腔隙性和节段性骨缺损通常需要使用皮质异体骨或皮松质异体骨，通常可采用包容性螺钉或加强环将这种移植骨固定于骨盆，有时也可使用骨盆重建钢板
- 对于存在明显骨缺损的Ⅱ型和Ⅲ型骨缺损，采用异体松质骨打压入节段性和腔隙性缺损，并用丝网包容后，使用水泥型臼杯已有数篇成功的报告（图 5-6-2）

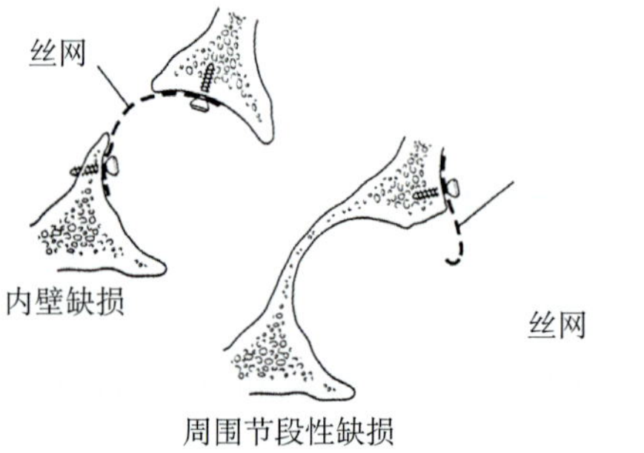

图 5-6-2A III 型（明显腔隙性和节段性骨缺损）

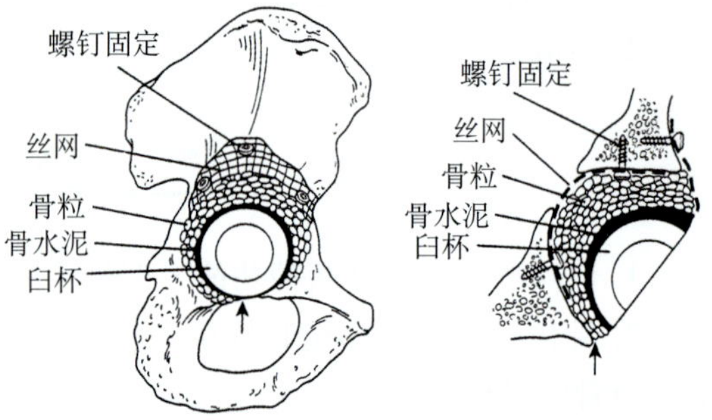

图 5-6-2B 存在明显骨缺损的 II 型和 III 型骨缺损

髋臼存在明显的节段性骨缺损（Ⅱ型和Ⅲ型）时，需要使用大块异体骨修复骨缺损。处理髋臼顶和前后柱节段性骨缺损时，异体股骨髁和股骨头是非常有用且有效的材料。文献报道，使用大块异体骨和加强环，以及有宿主骨良好支撑的水泥型臼杯后，结果满意。但如果假体的支撑 50% 以上依靠异体移植骨（Ⅲ型）时，则骨移植的失败率明显增高。重建较大的节段性骨缺损时，需要使用大块异体骨，Muller 或 Ganz 环的延展性较差，没有 Burch-Schneider 笼的柔韧性好。必须用多枚螺钉将异体骨或笼固定于重建后的髋臼上，然后使用骨水泥型全聚乙烯臼杯安放于笼中（图 5-6-3、图 5-6-4）。

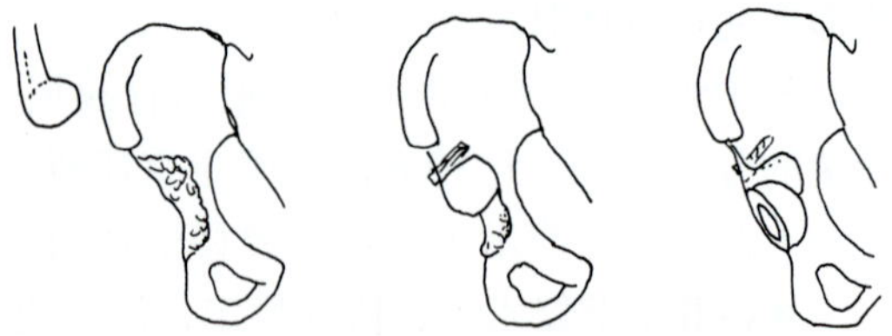
图 5-6-3 髋臼顶和前后柱节段性骨缺损

5. 股骨骨移植

股骨缺损的分型也有助于确定拟用移植骨的类型。对于腔隙性或包容性缺损，可采用松质骨颗粒或自体与异体混合骨移植。将脱钙骨基质和颗粒性移植骨混合后，可产生骨诱导功能，增强移植骨的作用。一些作者介绍了一种有意义的处理明显腔隙性骨缺损（Ⅱ型或Ⅲ型翻修）的方法，即在股骨近端对异体骨进行打压。异体松质骨颗粒打压入股骨近端后，当即可提供一些机械功能。碎骨机提供

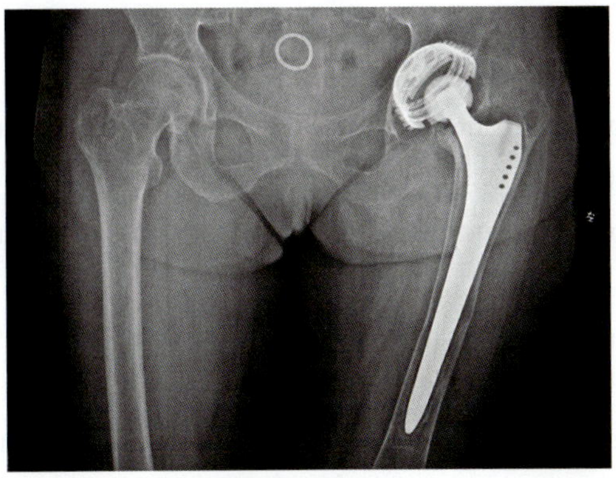

图 5-6-4A 使用大块异体骨，Muller 臼杯重建

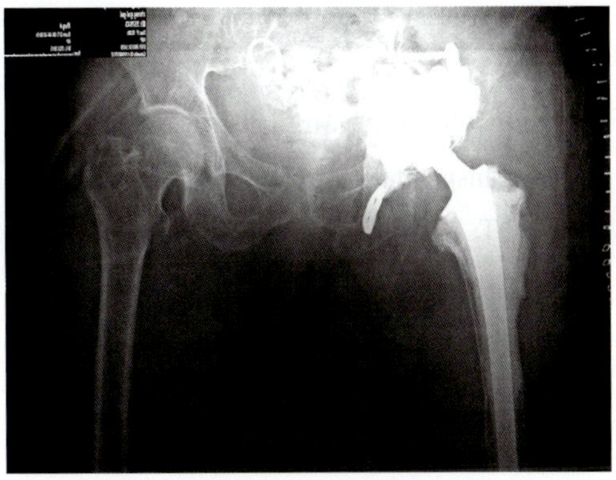

图 5-6-4B Burch-Schneider 笼重建臼杯，螺钉固定，然后使用骨水泥型全聚乙烯臼于笼中

的异体骨颗粒的临床使用效果并不满意，因为只有移植骨颗粒的大小在 5 ± 2mm 时，才能在打压植骨时提供机械稳定作用（图 5-6-5）。

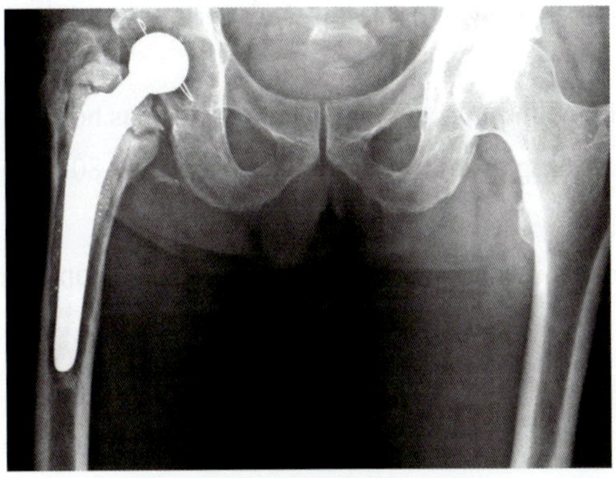

图 5-6-5A II 型或 III 型翻修

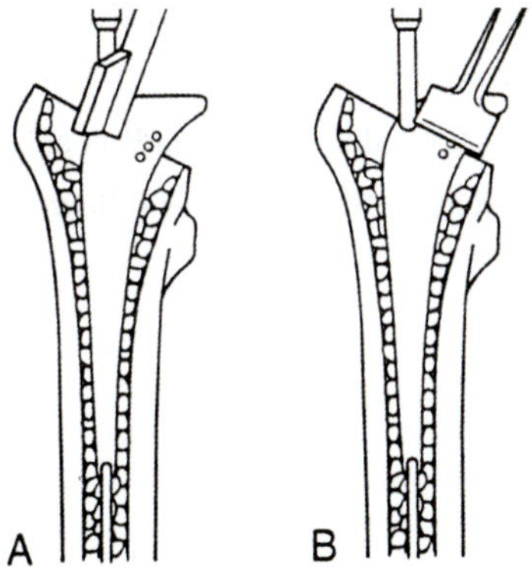

图 5-6-5B 在股骨近端对异体骨进行打压

对于股骨的节段性皮质骨缺损，通常采用异体皮质骨板进行修复。存在节段性骨缺损的 II 型翻修，可采用深冻或冷冻干燥异体皮质骨进行修复。使用皮质移植骨时，必须牢固固定于宿主骨，一般要求至少覆盖 1/2 的受体骨表面。文献报道，异体骨与宿主骨的结合同样满意。如果出现结合，异体骨会出现塑形，可接受近端固定型假体。在有些情况下，如果假体出现不稳定，且移植骨出现吸收，应使用远端固定型假体。股骨的Ⅲ型翻修中，需要使用大块异体移植骨修复节段性骨缺损（图 5-6-6）。

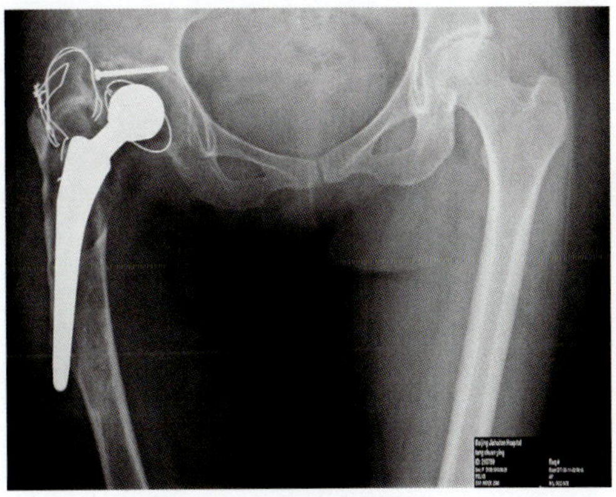

图 5-6-6A 节段性皮质骨缺损

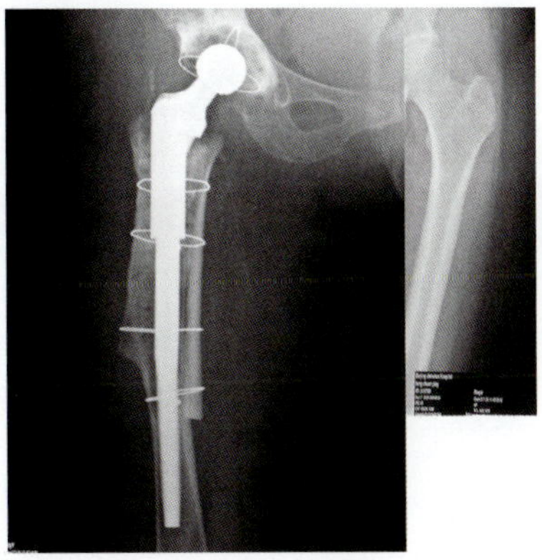

图 5-6-6B 牢固固定于宿主骨，至少覆盖 1/2 的受体骨表面采用异体皮质骨板

（李玉军）

参考文献

1. Burwell RG. Studies in the transplantation: V. The capacity of fresh and treated homografts of bone to evoke transplantation immunity. J Bone. Joint Surg, 1963, 45B: 386-401.
2. Boyce T, Edwards J Scarborough N. Allograft bone: The influence of processing on safety and performance. Orthop Clin North Am, 1999, 30: 571-581.
3. Tomford WW, Mankin HJ. Bone banking: Update on methods and materials. Orthop Clin North Am, 1999, 30: 565-570.
4. Tomford WW. Transmission of disease through transplantation of musculoskeletal allografts: Current concepts review. J Bone Joint Surg, 1995, 77A: 1742-1754.
5. Stevenson S, Horowitz M. Current concepts review: The response to bone allografts. J Bone Joint Surg, 1992, 74A: 939-950.
6. Goldberg VM, Stevenson S. The biology of bone grafts. Semin Arthroplasty, 1996, 7:12-17.
7. Goldberg VM. Bone grafting in revision total hip arthroplasty. Instr Course Lect, 1992, 40: 177-184.
8. Heekin RD, Engh CA, Vinh T. Morselized allograft in acetabular reconstruction: A postmortem retrieval analysis. Clin Orthop, 1995, 319: 184-209.
9. Schreurs BW, Sloof TJ, Buma P, et al. Acetabular revision with impacted morselized cancellous bone graft and cement: A 10- to 15-year follow-up of 60 revision arthroplasties. J Bone Joint Surg, 1998, 80B: 391-395.
10. Ling RS, Timperley AJ, Linder L. Histology of cancellous impaction grafting in the femur. J Bone Joint Surg, 1993, 75B: 693-696.

7 髋关节人工关节寿命及影响因素

一、前　言

髋关节人工关节置换术越来越普遍地应用于髋关节不可逆性病变和损伤的治疗，随之，人工关节翻修术也呈上升之势，总结髋关节人工关节寿命及其影响因素，对提高人工关节生存率（survival）有着重要的临床意义。

二、影响因素

1. 患者因素
- 年龄、性别、体重、身体状况
- 关节病损种类和程度
- 是否施行过其他手术
- 患髋骨质及局部情况
- 术前功能及术后锻炼恢复情况
- 术后活动情况

2. 手术医生因素
- 对人工关节的理解程度
- 手术技术掌握的程度
- 对手术适应证的掌握
- 假体类型的选择
- 术中假体安放的位置

3. 关节假体和技术支持因素
- 假体的材料
- 假体的设计（类型）
- 假体加工工艺水平
- 骨水泥技术
- 手术器械
- 无菌技术条件

4. 年龄
- 年龄小，活动较积极使用寿命减少，骨质好使用寿命延长
- 年龄大，并发症多使用寿命减少，骨质疏松使用寿命减少，活动少使用寿命延长

5. 性别：男性活动积极使用寿命减少；骨质好使用寿命延长

6. 体重：体重大使用寿命减少；体重小使用寿命延长
7. 身体状况：身体状况差使用寿命减少
8. 关节病损种类和程度

- 强直性脊柱炎特点
  - ◎ 多双侧同时受累
  - ◎ 髋强直，活动功能差
  - ◎ 容易异位骨化
  - ◎ 腰强直，髋关节应力大
  - ◎ 骨质疏松，易松动
- 股骨头坏死特点
  - ◎ 多双侧受累
  - ◎ 骨质量较差，成骨不佳
  - ◎ 患者常较年轻
- 先天性髋脱位特点
  - ◎ 复位真臼处较困难
  - ◎ 髋臼发育差，骨量不足，需重建
  - ◎ 坐骨神经易损伤（> 4cm）
  - ◎ 力学改变易脱位
  - ◎ 股骨前倾角大，可能需截骨
- 外伤性髋脱位特点
  - ◎ 暴力伤，髋臼破坏大，多需重建髋臼
  - ◎ THA 手术时机分三种情况
  - ◎ 一期同时髋臼重建 +THA
  - ◎ 一期髋臼重建，二期行 THA
  - ◎ 一期保守治疗，二期行 THA 时多需重建髋臼
- 股骨颈骨折特点
  - ◎ 多为年龄长者，骨质较疏松
  - ◎ 常单侧受累
  - ◎ 年轻人骨折时，常受较大暴力，髋周围损伤重
  - ◎ 内固定者，股骨头缺血坏死多
  - ◎ 未行固定骨不愈合多
- 类风湿关节炎特点
  - ◎ 多关节受累，术后康复困难
  - ◎ 骨质普遍疏松，使用寿命减少
  - ◎ 术前关节功能差者，术后使用寿命减少；术后功能恢复差者，使用寿命减少
- 骨关节炎特点
  - ◎ 老年人多，手术效果较好使用寿命延长
  - ◎ 髋臼多有硬化，影响关节固定
- 髋臼发育不良
  - ◎ 多继发骨关节炎
  - ◎ 多需髋臼加深或成形手术
  - ◎ 覆盖不好时，需行髋臼成形术

三、材料和方法

1979 年 1 月～1998 年 12 月 20 年间，我院共行翻修术 171 例 185 髋，男性 101 例，女性 70 例。翻修时平均年龄为 56 岁（22 ～ 80 岁）。资料完整者 143 例 156 髋，男性 82 例，女性 61 例；翻修时平均年龄 55.7 岁（22 ～ 80 岁）；初次手术平均年龄 51.6 岁（18 ～ 76 岁）。按 Collis（Clin Orth Rel Res, 1997,344:69-80.）方法将病历中患者的一般情况、原始诊断、本次诊断、髋关节手术次数、前次手术及再出症状时间、翻修时间、原手术医院、假体失败类型、翻修原因及翻修手术等情况记录在案，以供统计之用；统计学分析用 χ^2 检验。人工关节失败的定义：因感染而取出假体；因其他原因取出假体或再次手术；有临床症状而未行翻修术者不计入本研究之列。

1. 按初次术后出现症状及翻修时间分四组

- 即刻失败 ≤ 1 年
- 早期 1 ～ 5 年
- 中期 6 ～ 10 年
- 长期 ≥ 10 年

2. 按初次手术年代分作

- 1988 年以前手术
- 1989 年以后手术

3. 按患者的因素分别讨论

- 年龄、性别、体重、身体状况
- 关节病损种类和程度
- 是否施行过其他手术
- 患髋骨质及局部情况
- 术前功能及术后锻炼恢复情况
- 术后活动情况

4. 按手术医生因素分别讨论

- 对人工关节的理解程度
- 手术技术掌握的程度
- 对手术适应证的掌握
- 假体类型的选择
- 术中假体安放的位置

5. 按关节假体和技术支持因素讨论

- 假体的材料
- 假体的设计（类型）
- 假体加工工艺水平
- 骨水泥技术
- 手术器械
- 无菌技术条件

四、结 果

1. 良好的人工关节置换术疗效
- 短中期生存率极高（96% ~ 98%）
- 中长期的翻修率缓慢增加（20 年时 15% ~ 20% 的翻修率）
- 在翻修病例中短中期所占比率应较低
- 长期使用后所占比率应较高
- 无菌松动和磨损应是翻修的主要原因
- 感染率低（0.2% ~ 0.4%）

2. 术后疗效的影响因素
- 术后 5 年之内失败的比率均较高，本组人工股骨头为 94.24%，THA 为 87.28，χ^2 检验，$P > 0.05$，无显著性差异（图 5-7-1）

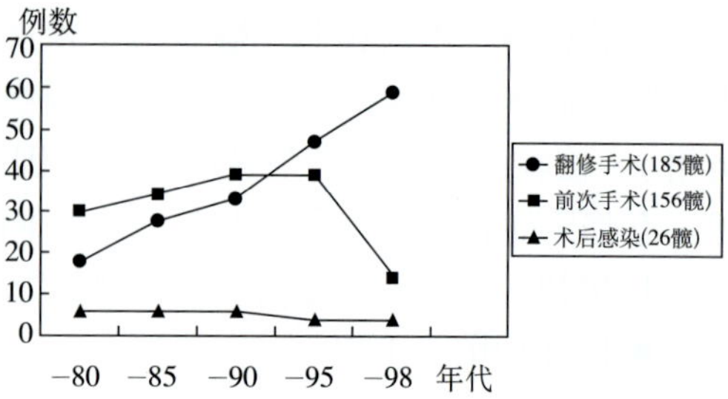

图 5-7-1 各年代翻修术、前次手术、感染例数

- 1 年之内出现临床症状者，人工股骨头为 60.91%，THA 为 34.55%，χ^2 检验，$P < 0.05$，有显著性差异
- 5 年之内翻修术者，人工股骨头为 86.21%，THA 为 61.82%，χ^2 检验，$P < 0.05$，有显著性差异
- 1 年之内翻修术者，人工股骨头为 17.25%，THA 为 7.27%，χ^2 检验，$P < 0.05$，也有显著性差异
- 6 年之上翻修术者，人工股骨头为 14.1%，THA 为 40%（图 5-7-2、图 5-7-3）

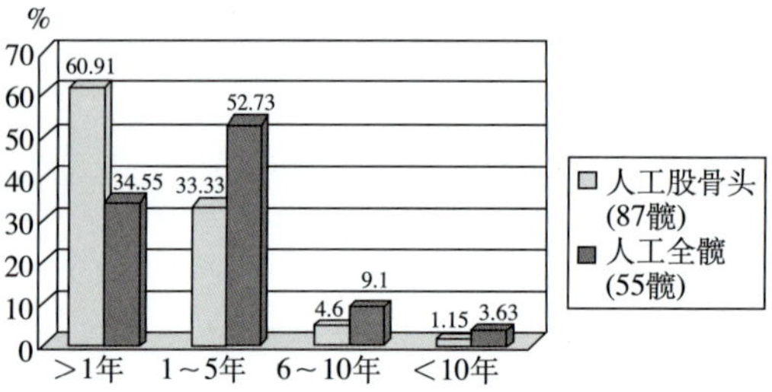

图 5-7-2 假体类型与出现症状的时间关系（%）

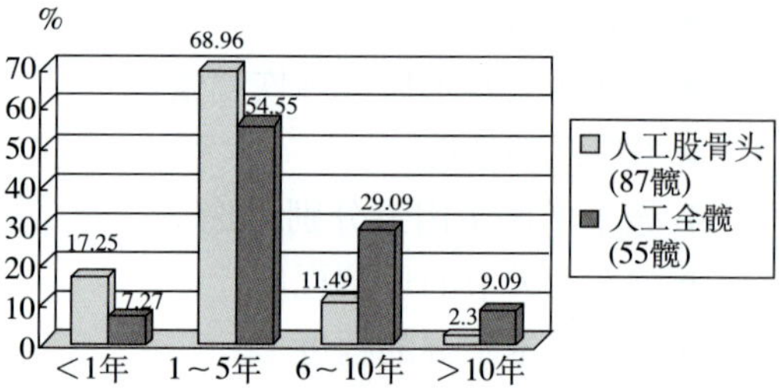

图 5-7-3 假体类型与翻修的时间关系（%）

上述事实表明：
- ◎ 本组人工股骨头和 THA 短期疗效都差
- ◎ 术后 1 年之内，人工股骨头出临床症状和翻修比率高于 THA
- ◎ 人工股骨头假体比全髋假体可能存在更多的问题
- ◎ 术后疗效的影响因素
- ◎ 本组人工股骨头 87 髋约为 THA 55 髋的 1.58 倍
- ◎ 一方面反映我国人工股骨头适应证范围大，基数较大
- ◎ 另一方面也反映出人工股骨头较之 THA 可能存在更多的问题

从假体固定方式与出现症状的时间关系可看出：
- ◎ 1 年之内，骨水泥型为 34.42%，非骨水泥型为 56.36%，χ^2 检验，$P < 0.05$，有显著性差异

◎ 其余时间分期，$P>0.05$，无显著性差异

◎ 从假体固定方式与翻修的时间关系可看出：骨水泥型和非骨水泥型各时期分期的 χ^2 检验，$P>0.05$，均无显著性差异（图 5-7-4、图 5-7-5）

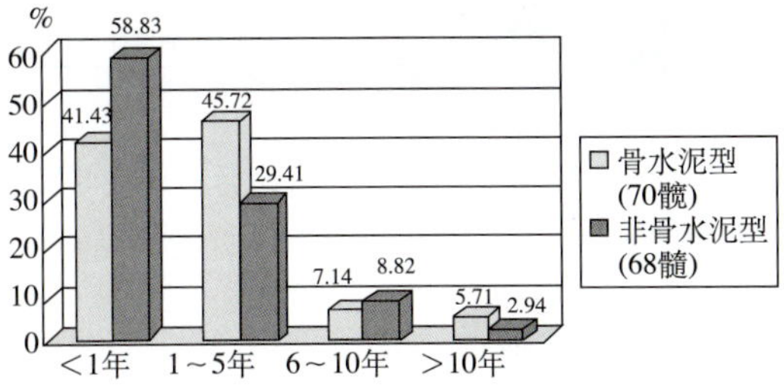

图 5-7-4 假体固定方式与出现症状的时间关系（%）

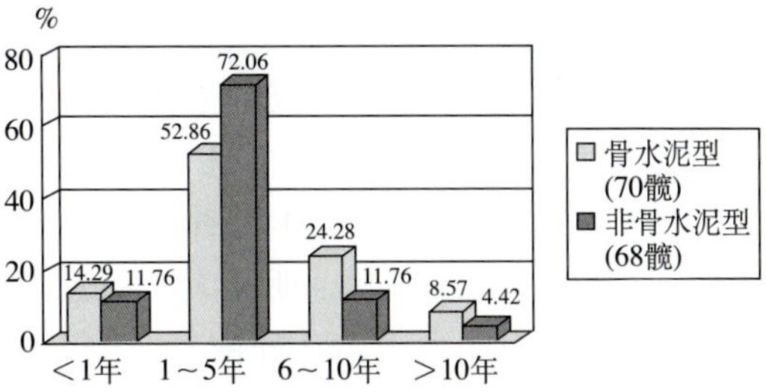

图 5-7-5 假体固定方式与翻修的时间关系（%）

从 1988 年前和后初次手术至出现症状和翻修时间可见：

◎ 1 年内出症状者，1988 年后高于之前者，χ^2 检验，$P<0.05$，有显著性差异

◎ 其余各时间分组，无显著性差异

◎ 初次手术至翻修的各时间分组，也无显著性差异（$P>0.05$）（图 5-7-6、图 5-7-7）

从三级和二级医院初次手术至出现症状和翻修的时间关系看：

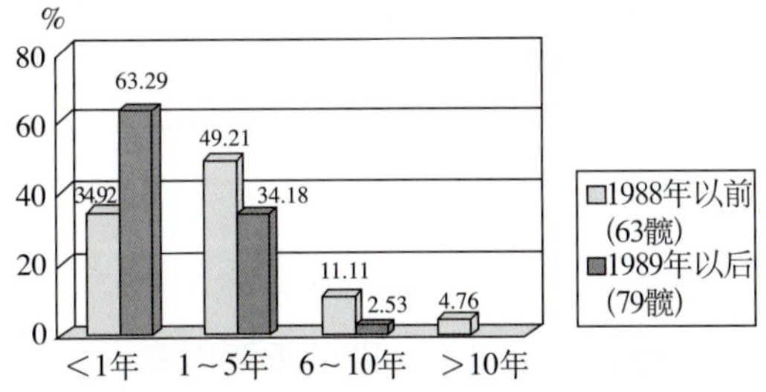

图 5-7-6 1988 年前和后初次手术至出现症状的时间关系（%）

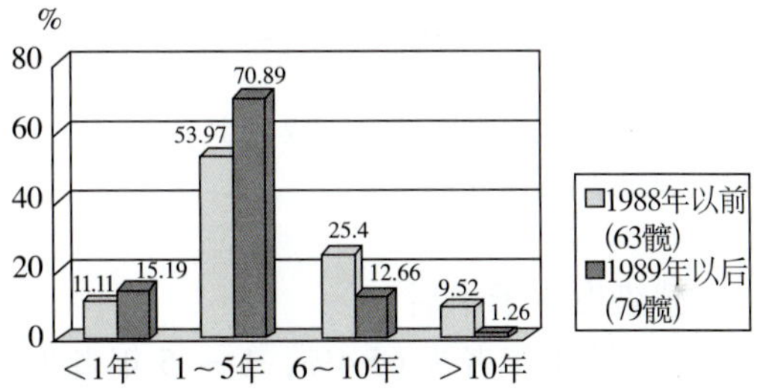

图 5-7-7 1988 年前和后初次手术至翻修的时间关系（%）

◎ 1 年之内出现症状，二级医院明显高于三级医院，$P<0.05$，有显著性差异

◎ 5 年之内出症状者，二级医院高达 97.78%，$P<0.05$，有显著性差异

◎ 5 年之内翻修者，二级医院高达 86.67%，$P<0.05$，有显著性差异（图 5-7-8、图 5-7-9）

从初次手术出现技术错误后出现症状及翻修的时间关系可见：

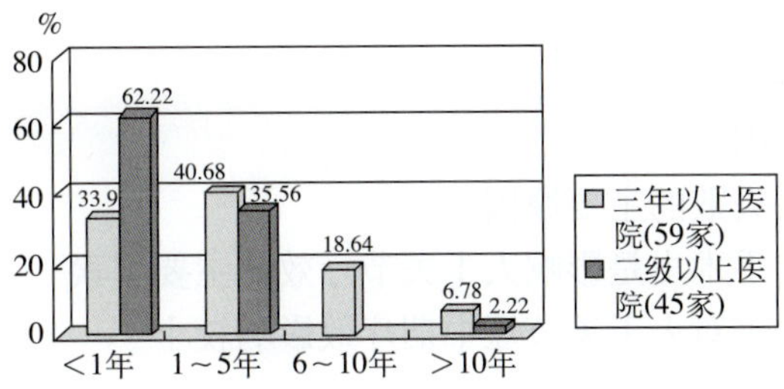

图 5-7-8 三级和二级医院初次手术至出现症状的时间关系（%）

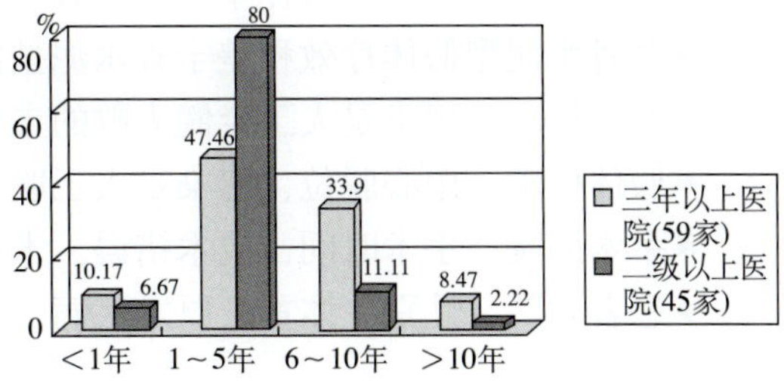

图 5-7-9 三级和二级医院初次手术至翻修的时间关系（%）

◎ 1年之内出现症状者高达81.82%，5年之内全部出现症状；可见技术错误是人工关节失败的最主要原因之一

◎ 90.9%的患者5年之内再次手术治疗（图5-7-10）

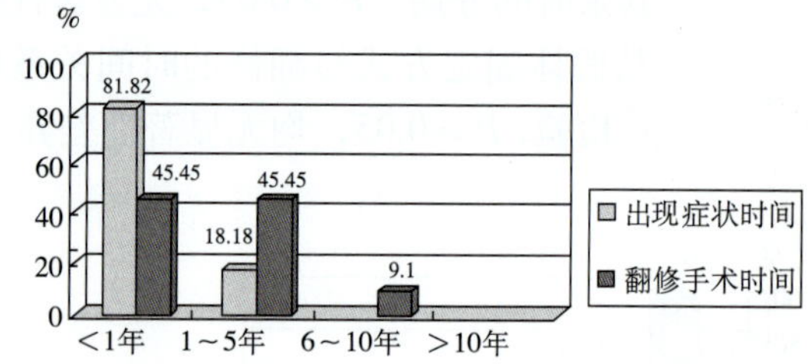

图5-7-10 初次手术出现技术错误后出现症状及翻修的时间关系

从初次手术时间小于或大于180分钟与出现症状和翻修的时间关系可见：

◎ 手术时间大于180分钟者，53.84% 1年内出现症状，明显大于前者

◎ 手术时间大于180分钟者，1年内翻修者，明显多于前者

◎ 由此证实手术的熟练与否，也是影响手术效果的重要因素之一（图5-7-11、图5-7-12）

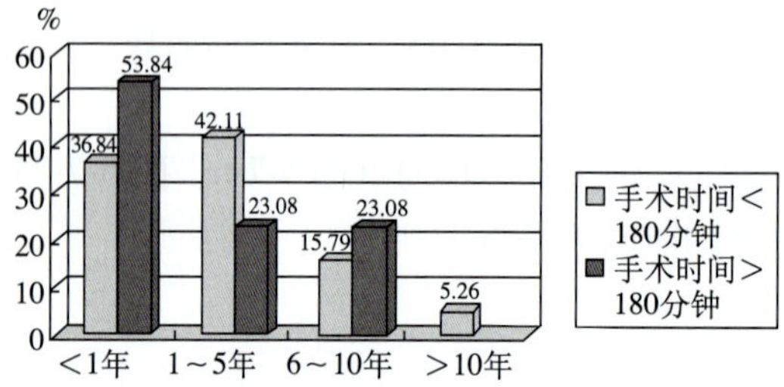

图5-7-11 初次手术时间小于或大于180分钟与出现症状的时间关系（%）

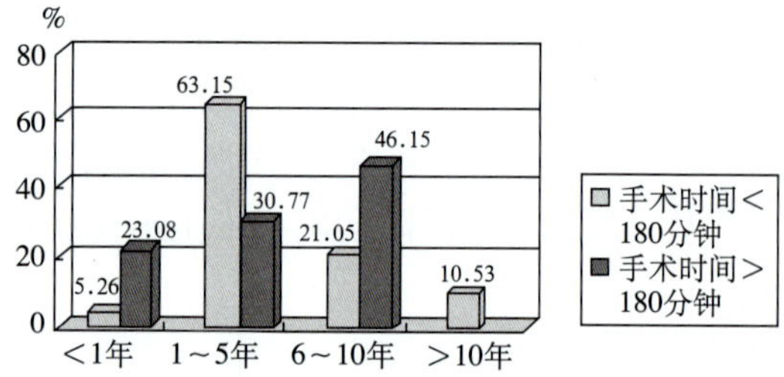

图5-7-12 初次手术时间小于或大于180分钟与行翻修的时间关系（%）

感染发生于术后

◎ 第1年者为65.4%，1～5年者为23.1%，可见感染是早期失败的重要因素

◎ 1年之内翻修者仅占25%，1～5年为58.33%，6年之后手术者为16.67%。可见感染之后，绝大多数患者未能及时发现和处理

◎ 培养阳性者22例，占感染的84.62%

◎ 阴性者4例，占感染的15.38%

◎ 金黄色葡萄球菌为感染的最常见致病菌

五、结 论

- 在人工关节失败的病例中，短期失败比率较高
- 人工股骨头短期失败比率更高于人工全髋置换术
- 非骨水泥型假体疗效稍差于骨水泥型假体
- 假体松动、感染是人工全髋失败的主要原因
- 假体松动、中心脱位、感染是人工股骨头失败的主要原因
- 手术医院、手术时间、技术错误、术前的手术史是影响人工关节疗效的主要因素
- 患者年龄、性别、体重、原发疾病、病种等对人工关节短中期疗效影响较小

（郭晓忠）

8 人工髋关节不稳定的影响因素及防治

一、人工全髋关节不稳定的发生率

1. 人工全髋关节术后脱位和半脱位是最常见的并发症之一。
2. 对患者和医生都有极大的影响。
3. 目前平均的发生率为 0.5% ～ 3%。
4. Eftekhar 报道 75% 的脱位发生在翻修术的患者。
5. Mallory 报道初次置换脱位率为 0.6%，翻修术为 20%。
6. Woo 和 Morrey 报道采用后外侧入路的脱位率为 5.8%，前外侧入路为 2.3%。

二、材料和方法

自 1995 年收治全髋置换术后脱位患者 12 例，男 4 例，女 8 例，平均年龄 59.1 岁。所有患者均拍摄 X 线双髋正位片，同时测量髋臼的外倾角，估计前倾角。

（一）原发疾病

- 先天性髋关节脱位 3 例
- 骨关节炎 2 例
- 股骨头无菌性坏死 1 例
- 股骨颈骨折 2 例
- 病理性股骨颈骨折 1 例
- 人工关节翻修术后 3 例

（二）关节脱位的分型

根据假体安放的位置和周围软组织的状况，将关节脱位分为 4 种类型：

- Ⅰ型：假体位置安放正常
- Ⅱ型：假体（髋臼或股骨）位置安放不当
- Ⅲ型：软组织不平衡
- Ⅳ型：假体位置不当和软组织不平衡同时存在

（三）治　疗

- 8 例患者采用闭合复位石膏固定 3 ～ 6 周
- 1 例在闭合复位时死亡

- 3 例采用手术切开复位

（四）结　果

- 8 例患者采用闭合复位，石膏固定获得成功
- 2 例患者闭合复位石膏固定失败，手术切开获得成功
- 1 例患者闭合复位失败直接手术切开获得成功

三、讨　论

1. 髋关节不稳定的影响因素
- 影响髋关节不稳定的因素很多，如年龄、体重、身高、既往手术情况等
- 原发疾病，如先天性髋脱位和强直性脊柱炎
- 手术入路
  - ◎ 前外侧入路：臀中肌前方进入
  - ◎ 外侧入路：经臀中肌入路
  - ◎ 后外侧入路：臀中肌后方进入
- 假体间是否匹配（位置是否恰当）
- 股骨假体与周围是否有碰撞
- 关节周围软组织的张力

2. 手术入路的影响
- 前外侧入路
  - ◎ 前外侧关节囊切除
  - ◎ 前方不稳定
  - ◎ 易从前方脱位
  - ◎ 伸髋时易脱位
- 后外侧入路
  - ◎ 切除后外侧关节囊
  - ◎ 切断小旋转肌
  - ◎ 后方不稳定
  - ◎ 易向后方脱位
  - ◎ 屈髋时脱位
- 经大粗隆入路
  - ◎ 大粗隆截骨
  - ◎ 切除外侧和前后部分关节囊
  - ◎ 外侧不稳定
  - ◎ 负重时间延长
  - ◎ 骨不愈合
  - ◎ 大粗隆滑囊炎

3. 髋臼假体位置的影响因素
- 正常髋关节假体的位置（图 5-8-1）
  - ◎ 髋臼假体
  - ◎ 外倾 35°～55°

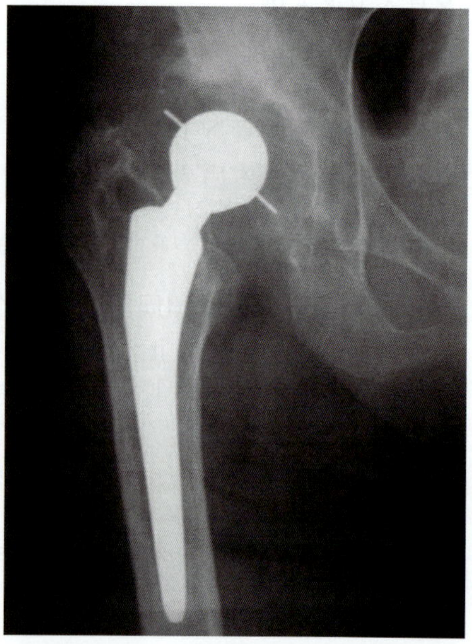

图 5-8-1　正常股骨假体的位置

◎ 前倾 0°～25°
- 股骨假体
  ◎ 假体中置
  ◎ 股骨颈前倾 10°～15°
- 患者体位
- 平卧位
  ◎ 臀部是否用垫
  ◎ 垫的高度
  ◎ 腰椎僵直
  ◎ 屈髋畸形
  ◎ 髋臼的暴露
  ◎ 髋臼周围的增生
  ◎ 定向器的应用
- 侧卧位
  ◎ 躯干的位置
  ◎ 躯干固定的位置
  ◎ 腰椎僵直
  ◎ 屈髋畸形
  ◎ 髋臼的暴露
  ◎ 髋臼周围的增生
  ◎ 定向器的应用
- 观察的躯干位置
- 使用定向器，分解为两个步骤
  ◎ 外倾 40°
  ◎ 前倾 10°
- 观察臼杯与髋臼周围的关系
  ◎ 正常时看前缘
  ◎ 发育不良时看周围

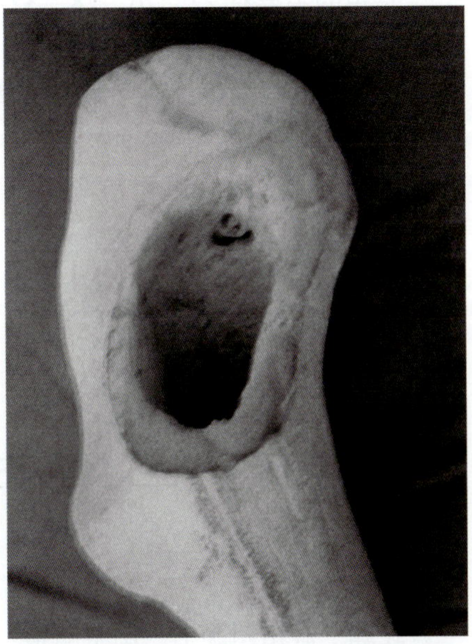
图 5-8-2 股骨开髓的位置

4. 如何确定股骨假体的位置
- 股骨的开髓：偏外侧保证假体中置（图 5-8-2）
- 保证假体的前倾角

5. 髋关节假体头臼间的匹配
(1) 头臼间的匹配是指在中立位时，将头臼看作一个整体，观察头臼间的对合关系
(2) 头臼匹配时股骨头与臼缘四周的距离应相同
(3) 髋臼前倾角、外倾角及股骨前倾角共同决定头臼匹配关系
(4) 一个角度变化时，应相应调整其他角度，以获得良好匹配
- 假体头臼间匹配良好
  ◎ 保证了活动时假体的稳定性
  ◎ 保证了假体各个方向的活动度
- 假体头臼间的匹配不良
  ◎ 如前方增宽则前方不稳定
- 髋臼外倾角过大

- 髋臼或股骨的前倾角过大
  - ◎ 如后方增宽则后方不稳定
- 髋臼外倾角过大
- 髋臼或股骨前倾角过小甚至后倾
- 正常髋关节假体头臼间的匹配
  - ◎ 生理状态下头臼间向前方开口约 10°，增加了后方的稳定，有利于屈髋活动
  - ◎ 达到了生理状态下的头臼匹配

6. 髋臼周围组织对髋关节稳定性的影响
- 周围增生骨赘：增加髋臼覆盖，与股骨颈发生碰撞
- 瘢痕组织：保持张力，造成固定畸形，影响关节活动
- 关节囊：保持关节稳定，保持关节张力，挛缩后影响关节活动
- 肌肉组织：保持关节张力，促进关节运动

7. 假体设计对髋关节稳定性的影响
- 股骨头直径的大小
  - ◎ 常用的主要有 22、26、28、32（mm）
  - ◎ 直径大的比小的稳定
  - ◎ 在活动同样角度时，活动的距离不同
- 颈干角的不同
  - ◎ 可调节偏心距（offset）
  - ◎ 关节的张力
  - ◎ 肢体的长短
- 假体颈的长短
  - ◎ 调整关节的张力

四、髋关节不稳定的预防

1. 术前
- 要了解患者的状况
  - ◎ 疾病、软组织张力、固定畸形、既往手术史
- 仔细阅片，做好术前设计
- 根据患者的情况选择适当关节

2. 术中应做到
- 软组织的松解要适当，防止过度松解
- 保证假体覆盖下，清除髋臼周围增生的骨赘，防止碰撞
- 正确的安放髋臼和股骨假体的角度
- 要特别注意髋臼和股骨头间的关系，应使其匹配
- 假体试模的应用是非常重要的
- 保留关节囊并修复软组织

3. 假体的选择
- 适当选用带有帽檐的臼杯
- 正确选用防脱位装置的臼杯或限制性臼杯，但磨损会增加
- 调整颈的长度，增加软组织张力

- 选用双极股骨头：不能单凭假体设计弥补假体位置安放不当造成的脱位

4. 术后应注意

- 避免过度屈曲、坐低凳、下蹲
- 避免盘腿
- 侧身卧要注意，如两腿间夹厚垫
- 分析脱位的原因
- 各种类型的脱位，多可先行闭合复位
- 石膏固定 3 ~ 6 周
- 屈髋后脱位，下肢固定于伸直外展中立位
- 外旋前脱位，下肢固定于屈髋内旋位

五、髋关节不稳定的治疗

对于闭合复位失败和反复脱位的需手术治疗。

1. 对于位置正常的脱位

- 清除骨赘、平衡组织、调整软组织张力
- 按需调整假体的位置
- 软组织张力问题可采用限制性假体
- 选用双极股骨头假体

2. 假体位置不当时

- 手术调整髋臼或股骨假体的位置
- 特别注意头臼间的匹配
- 必要时按需放置假体

3. 根据脱位类型治疗

- Ⅰ型：闭合复位，石膏固定
- Ⅱ型：手术调整假体位置成功率高
- Ⅲ型：手术去除组织不平衡的原因
- Ⅳ型：手术治疗，调整假体位置，可能需要防脱位的特殊假体

（徐　辉）

9 人工膝关节假体设计对 TKA 术后髌股关节功能的影响

一、前　言

1. 全膝置换术后髌股关节并发症。
2. 膝关节置换术中髌股关节处理的争议。
3. 髌股关节的高度复杂性。
4. 假体设计对 TKA 术后髌股关节的功能具有重要影响。

二、关于影响髌股关节功能的若干问题的探讨

（一）股骨滑车的设计

1. 正常股骨滑车的生理状态。
2. 延长了股骨假体前关节面的设计。
3. 当前常用的股骨假体多为不对称设计。
4. 将股骨假体安置于外旋位置——降低髌股关节内剪切应力。
5. 合理的股骨假体设计必须使股骨滑车向远端有足够的延伸范围（图 5-9-1、5-9-2）。

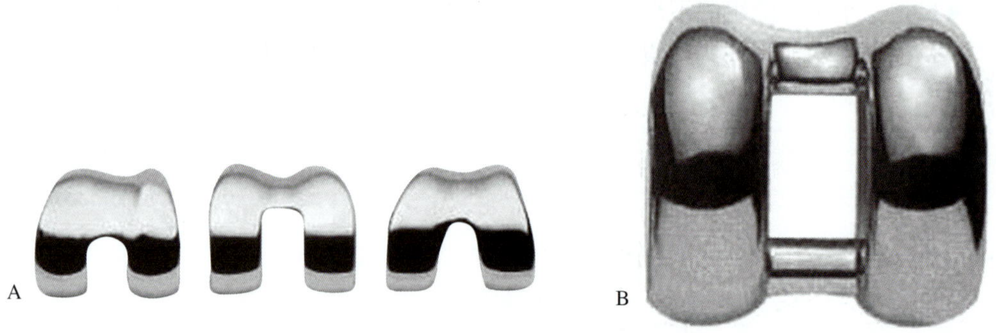

图 5-9-1　不同设计的股骨假体，股骨滑车的延伸范围不同

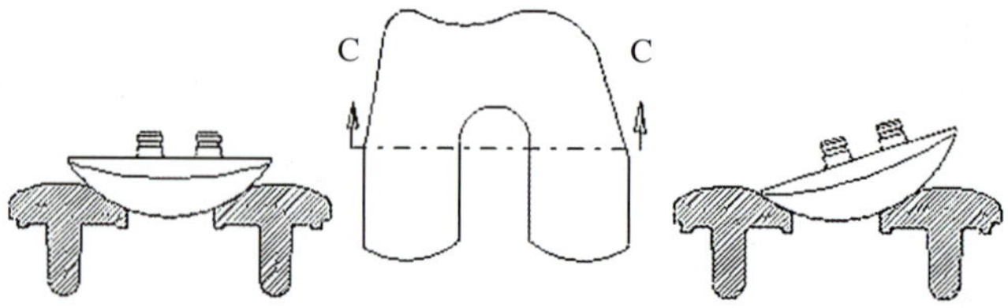

图 5-9-2　PFC Σ 股骨假体，股骨髁间窝顶点以远部分的股骨髁上仍设计有与髌骨相关节的关节面，有利于降低髌股关节接触应力

6. 导致髌骨弹响与膝前痛的三大高危因素
- 髌骨滑槽向髁间窝延伸较短
- 股骨假体采用“盒子形设计”(图 5-9-3)
- 后方稳定

7. 髌骨在冠状面上的水平运动(图 5-9-4)。
8. 真正影响 TKA 术后膝前痛的因素是假体选择与置换技术，而非置换或不置换髌骨。

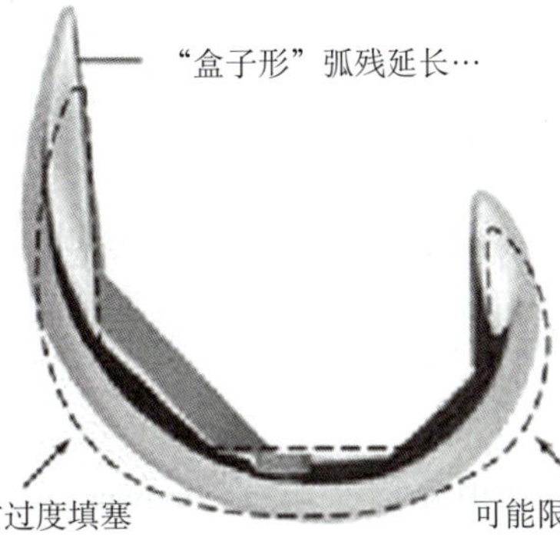

图 5-9-3 “盒子形设计”股骨假体前方与远端关节面移行部分较锐利，容易增大髌股关节内接触应力

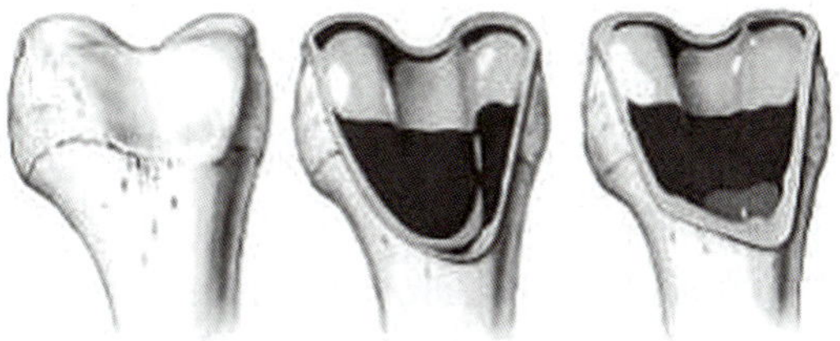
图 5-9-4 不同设计的股骨假体其滑车的深度与宽度各不相同，滑车深且宽的股骨假体有利于维持髌骨正常运行轨迹，降低髌股关节内接触应力

(二) 膝关节屈曲轴线对髌股关节的影响

1. 经典的反“J”型瞬时旋转中心理论。
2. 现代功能解剖学与运动学研究对“J”型瞬时旋转中心理论提出的质疑(图 5-9-5A、B)。

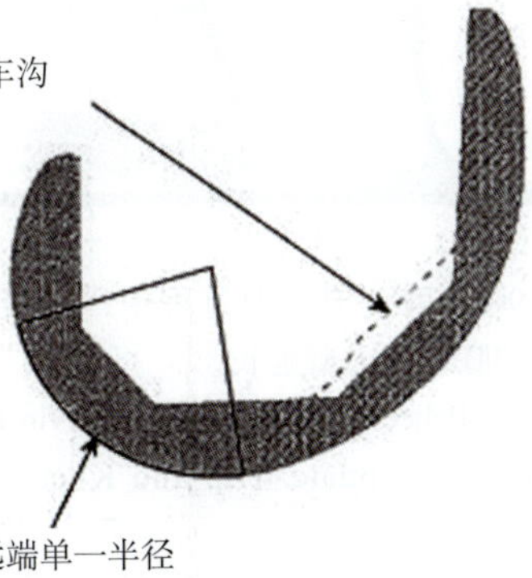

图 5-9-5A Scorpio 为在 ROM − 15° ~ 75° 范围内采用单一半径设计的股骨假体

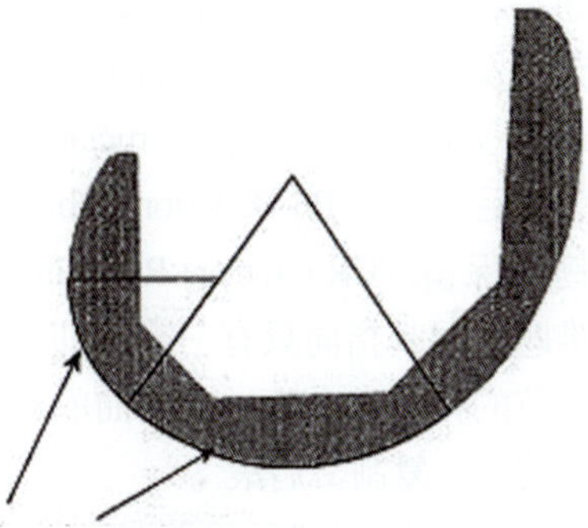

图 5-9-5B Series 7000 股骨假体，采用多半径设计。注意：一定 ROM 范围内，图 A 较 B 的旋转中心后移了 1cm

3. 单一曲率半径的理论。
4. 对于单一曲率半径的膝关节假体的评价应持保守与审慎的态度的理由
- Scorpio 是晚近推出的假体，迄今为止，尚未见随访 2 年以上的完整临床资料，而设计合理的多半径膝关节假体经 10 年以上随访膝关节评分优良率仍高达 85% 以上
- “J”型瞬时旋转中心与膝关节固定屈伸轴线，极可能是从不同角度观察同一现象而得出的不同结论
- 片面强调单一半径设计有可能人为破坏股骨髁不同曲率半径对侧副韧带两止点间

距离的调节作用，而牺牲膝关节稳定性与活动度之间的和谐统一（该观点源于与 W.K.Chung 的个人交流）

- 人为将膝关节屈曲轴线后移，在延长伸膝装置力臂的同时缩短了腘绳肌的力臂
- 无论如何，单一曲率半径假体的设计与使用是一有益的尝试。在膝关节过伸 15° 到屈曲 75° （ROM：−15°～75° ）的范围内，将膝关节屈曲轴线后移 1cm 可能有利于在伸膝装置负荷最大时（膝关节屈曲 50°～60° 时），有效地降低股四头肌负荷与髌骨关节内接触应力。可以期望这一设计有可能改善患者上下楼梯或坡地行走的步态

（三） “后滚” 运动对髌股关节的影响

1. “ 后滚” 现象

膝关节屈曲过程中胫股关节的接触点不断后移，经典膝关节运动学认为这种胫股关节的接触点必须后移的现象主要是由股骨髁在胫骨平台上向后滚动造成的，因此人们把这种膝关节屈曲过程中胫股关节的接触点不断后移的现象命名为“后滚”。

2. “ 后滚” 运动对伸膝装置的重要影响

历史上，人们对全膝置换术后复制“后滚”重要性的认识源于对 Total Condylar Knee 置换术后若干并发症的认识。现代人工膝关节外科学发端于 Total Condylar Knee 的问世，Total Condylar Knee 向人们展示了膝关节表面置换的广阔前景，直至今日 Total Condylar Knee 的假体生存率可能都不逊于当前任何一款现代设计的人工膝关节。但在获得理想假体生存率的同时，Total Condylar Knee 遭遇了无法回避的两大难题：①膝关节置换术后活动度较差；②髌股关节并发症率很高。尽管后来的学者分别通过①后交叉韧带替代（CR Cruciate Substuting, 或称为：后方稳定 PS Posterior Stablized）；②后交叉韧带保留（CR Cruciate Retaining）解决了上述难题，但其指向只有一个，即：如何引导胫股关节的接触点在膝关节屈曲的过程中不断向后移动——复制“后滚”。

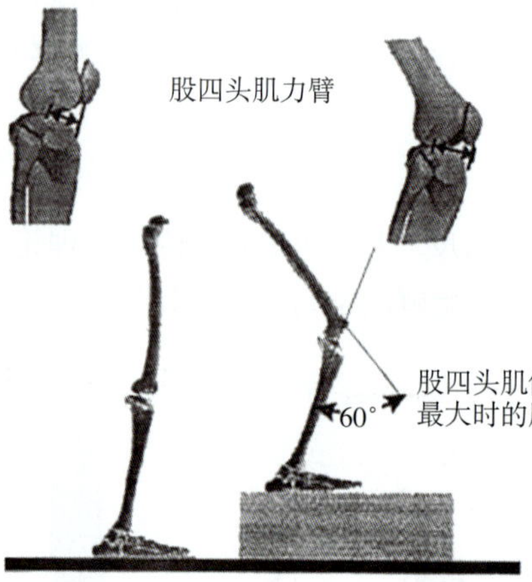

图 5-9-6 膝关节屈曲过程中，胫股关节接触点后移，伸膝装置力臂延长。
（引自：Pelicci PM, Tria AJ Jr, Garvin KL. Orthopaedic Knowledge Update: Hip and Knee Reconstruction. AAOS, 2000.）

虽然，复制“后滚”的努力并非完全为解决 Total Condylar Knee 高髌股关节并发症的问题，Total Condylar Knee 髌股关节并发症也并非完全由“后滚”缺失造成的。但“后滚”运动确实对伸膝装置具有重要影响。

如前所述，胫股关节的接触点至髌骨的垂直距离为伸膝装置的力臂，因此胫股关节接触点的瞬时位置也是直接影响装置效能与髌股关节内应力的重要变量。患者接受后方稳定型膝关节置换或后交叉韧带保留型膝关节置换术后，在上楼梯时表现出的不同步态即是这一事实的最佳例证与注解（图 5-9-6）。

3. 后方稳定型膝关节对伸膝装置的影响

步态分析认为，接受后方稳定型膝关节置换与接受后交叉韧带保留型膝关节置换的患者在平地行走时，其步态并无明显差异。但在上楼梯时接受后方稳定型膝关节置换的患者常表现出一典型的步态——上身前倾。上身前倾实际为伸膝装置无力的代偿机制，作为控

制股骨髁相对胫骨平台前移的主要机制——后交叉韧带被切除后，腘绳肌在膝关节负重时将胫骨上端相对股骨远端向后牵引（此时股骨髁相对胫骨平台前移），胫股关节接触点前移，伸膝装置力臂缩短，伸膝效能受限。患者被迫采用上身前倾以代偿受损的伸膝功能。对于后方稳定型假体而言，这种胫股关节接触点前移的现象将持续至膝关节屈曲 60°～70°，胫骨假体上的立柱与股骨假体凸轮接触时，才能被终止与逆转（图5-9-7）。

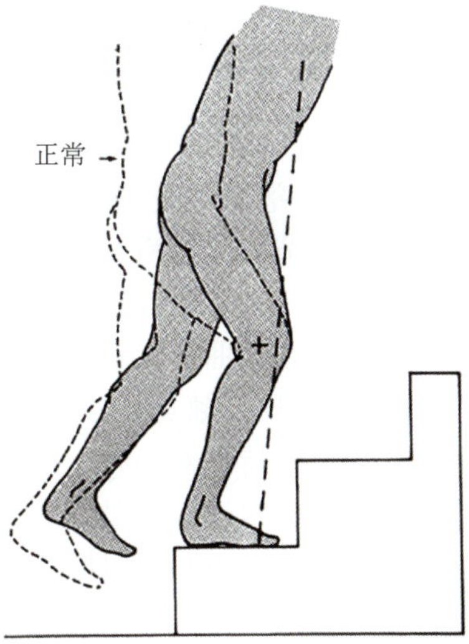

图 5-9-7 上楼梯时接受后方稳定型膝关节置换的患者常表现出的典型的步态—上身前倾（引自：Insall, Scott. Surgery of Knee, 3rd edition. Churchill Livingstone, 2001.）

4.“后滚”现象和膝前疼痛并发症的关系

目前来看，多数研究支持，采用后方稳定型假体全膝置换术后髌股关节并发症高于采用后交叉韧带保留型假体者。尽管绝大多数学者把这种现象归因于：如采用立柱 - 凸轮的后方稳定型设计，为容纳胫骨聚乙烯衬垫上的立柱，就必须牺牲股骨假体的髌骨滑槽向远端延伸的长度。届时，髌骨滑行至髌骨滑槽末端即髁间窝顶点时常可因软组织的卡压、撞击、接触应力增大等原因造成髌股关节疼痛或弹响。但临床实践中，多数膝前疼痛并非仅发生于上下楼梯等需要膝关节大幅度屈曲的运动。也即：髌骨并未滑移至髁间窝顶点时，膝前疼痛业已发生。因此，笔者认为，除上述股骨滑车设计不同外，采用后方稳定型假体者髌股关节并发症高于采用后交叉韧带保留型假体者的另一重要原因在于“后滚”。

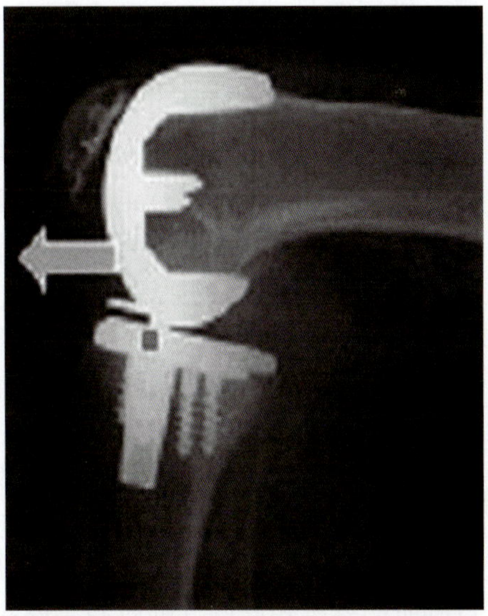

图 5-9-8 TKA 术后膝关节屈曲时，胫股关节接触点前移，即：“反常前移（Parodoxical Anterior Sliding）“或“前滚（Rollforward）”。

如前所述，多数后方稳定型假体立柱与凸轮的接触发生于膝关节屈曲至 60°～70°时。在此之前，由于后交叉韧带缺失与腘绳肌的牵引作用，胫股关节接触点前移，伸膝装置力臂缩短。同时，股骨髁前移本身可对髌骨造成推移作用，使髌股关节紧张(Overstuff)，增高髌股关节的接触应力。

5.“反常前移”对髌股关节造成的影响

对于后交叉韧带保留型全膝置换术而言，膝关节轻度屈曲时后交叉韧带的部分纤维已经紧张，引导股骨髁相对胫骨平台向后“滚动”，胫股关节接触点后移。需要指出的是，后交叉韧带对“后滚”的引导作用很大程度上取决于手术时术者对后交叉韧带张力的调控，后交叉韧带过于紧张常造成聚乙烯衬垫严重磨损或膝关节活动度受限；后交叉韧带过于松弛则常造成膝关节屈曲过程中胫股关节接触点前移，人们常将这种病理现象定义为“反常前移(Parodoxical AnteriorSliding)”或“前滚（Rollforward)”。这一现象已为 Komistek 与 Dennis 等采用计算机影像重叠减影技术对全膝置换术后患者进行的运动学研究所证实。无论如何，“反常前移”对髌股关节造成的影响是不言而喻的（图 5-9-8）。

（四）对“后滚”现象的再认识与内侧轴心膝关节

1. MP（Medial Pivot）内侧轴心理论

大量研究结果表明：膝关节屈曲的过程中，膝关节内外侧室胫股关节的接触点移动的模式是不一致的。在外侧室胫股关节接触点随膝关节屈曲而大幅度后移的同时，内侧室胫股关节接触点并没有表现出较大幅度的移动而保持相对静止。上述现象直接提示，膝关节屈曲过程中股骨远端以内侧室胫股关节接触点为中心相对胫骨平台发生了外旋运动（也即：膝关节屈曲过程中，胫骨相对股骨远端内旋），世人将这一理论称为：MP（Medial Pivot）内侧轴心理论（图 5-9-9）。

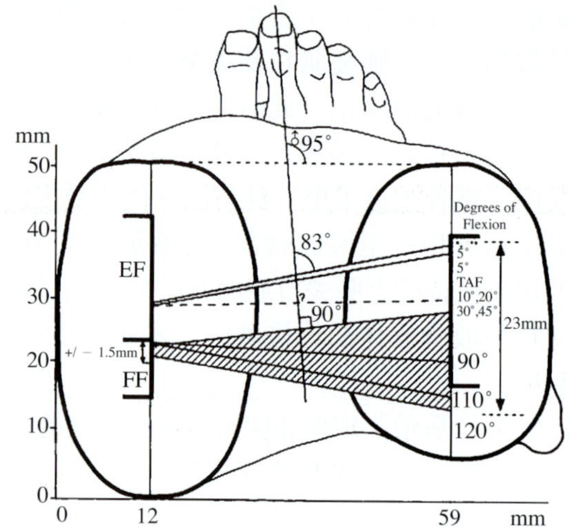

图 5-9-9 在外侧室胫股关节接触点随膝关节屈曲而大幅度后移的同时，内侧室胫股关节接触点并没有表现出较大幅度的移动而保持相对静止（引自：Hill PF, Vedi V, Iwaki H, et al. Tibiofemoral movement 2: The loaded and unloaded living knee studied by MRI. J Bone Joint Surg, 2000, 82B:1196-1198.）

2. 膝关节功能解剖学对于 MP 理论的支持

MP 理论具有深厚的形态学基础。从比较解剖学的角度来看，陆地四足爬行动物（*Terrestrial Quadrupeds*）膝关节区别于人类的最重要特征之一是，与人类膝关节相比较，其胫股关节轴向旋转的幅度十分有限。与之相反，树栖四足动物（*Arboreal Quadrupes*）膝关节的轴向旋转幅度却远大于人类。胫股关节间的大幅度轴向旋转可能是为了适应树栖动物对树枝的抓握功能。树栖灵长类动物向人类进化过程中，双足行走步态对膝关节的稳定性提出了更高的要求可能是胫股关节轴向旋转幅度逐渐减小的原因。

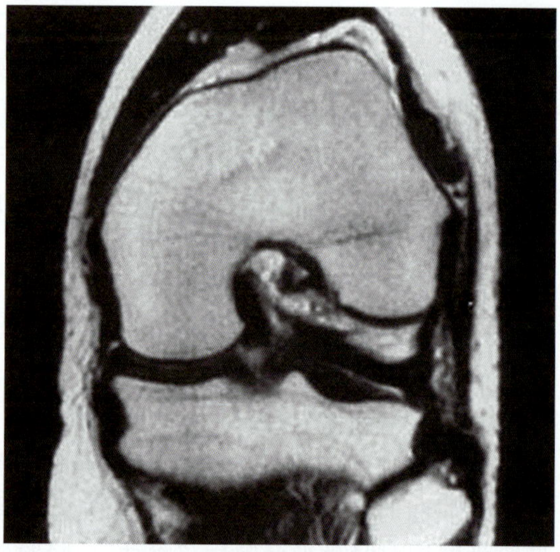
图 5-9-10 膝关节屈曲时内侧软组织紧张外侧软组织松弛（引自：Freeman, M. A. R, Pinskerova, V. The Movement of the knee studied by magnetic resonance imaging. Clin Orthop, 2003, 410: 35-43.）

从膝关节功能解剖学的角度来看，膝关节的诸多解剖结构似乎也是为 MP 理论量身定做的。内侧副韧带宽阔强大位于膝关节内侧，而外侧副韧带相对薄弱位于膝关节外后方；内侧半月板固定于侧副韧带与胫骨近端，前后活动度差，而外侧半月板较为活动并与来自腘肌的纤维相联结（腘肌起于胫骨上内侧斜向外上止于股骨外侧髁、腓骨头及外侧半月板，膝关节屈曲时紧张），膝关节屈曲时肌牵引外侧半月板向后移动；胫骨内侧平台向下凹陷在内侧半月板加强外缘后形成类似于肩关节关节盂的结构，而胫骨外侧平台则稍稍向上隆起。所有上述结构营造了膝关节屈曲位时膝关节内侧紧张外侧松弛，禁止内侧股骨髁而允许外侧股骨髁相对胫骨平台运动的环境（图 5-9-10）。

3. MP 理论与“后滚”理论的矛盾面与统一面。

(五) 膝关节高度屈曲对髌股关节的影响

1. “高屈曲膝关节”的本质。

2. 膝关节大幅度屈曲时对髌股关节的影响（图 5-9-11）。

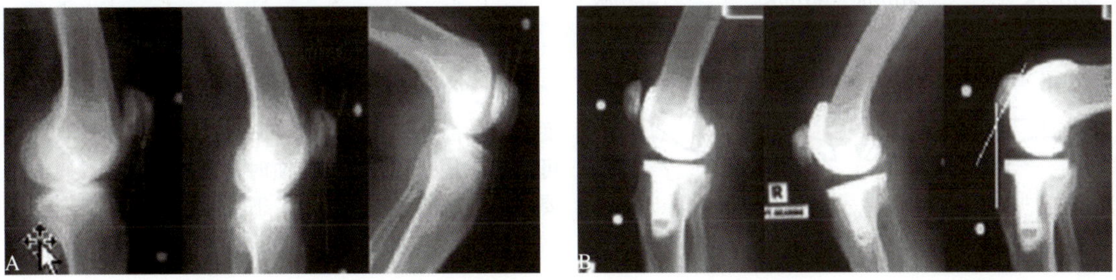

图 5-9-11 膝关节置换前后，膝关节屈曲过程中，髌骨在矢状面上的屈曲模式发生改变，直接影响股四头肌腱针对股骨滑车的包绕作用。(图片由 W K CHUNG 惠赠)

3. 髌骨“下沉”现象对于增加膝关节屈曲幅度，降低髌股关节并发症的重要意义

2002 年，Takaaki 等利用 MRI 技术研究高屈曲时髌股关节的相对关系发现，膝关节大幅度屈曲（135°）时，髌骨相对于股骨内外髁的切线大幅度向后运动，即：髌骨向后下沉于股骨滑车 / 髁间窝内。此前仅有 Hsu 等曾于 1990 年报道：利用尸体膝关节研究发现，膝关节从 0° 位屈曲至 105° 位的过程中，髌骨相对股骨髁不断向后移动。虽然关于髌骨前后向位移的报道甚少，但不难理解由近端向远端股骨滑车不断加深并与髁间窝相衔接，髌骨“下沉”于股骨滑车或髁间窝底部当然是再自然不过的事了。在股四头肌及其肌腱延展性有限，髌骨向远端位移有限的情况下，髌骨“下沉”有利于股四头肌对股骨滑车的包绕（wraps around）作用，对缓解伸膝装置内张力，降低髌股关节内应力，从而增加膝关节屈曲幅度、降低髌股关节并发症具有重要意义（图 5-9-12）。

4. 髌骨内倾运动

膝关节高度屈曲时髌骨运动的另一特征是髌骨内倾。Kampen 与 Huiskes 曾报道：膝关节屈曲至平均 100° 时，髌骨可发生剧烈的内倾运动，仅有髌骨的奇面（Odd Facet）与股骨内侧髁相接触。这一现象也为 Takaaki 的研究与作者的研究所证实，并且事实证明髌骨的内倾运动并没有因为膝关节置换术而消失（图 5-9-13）。

5. 目前高屈曲膝关节假体面临的问题

综上所述，当前流行的高屈曲膝关节假体仍停留于如何获得较大活动度的阶段，从髌股关节角度出发，其几何外形与运动学特征尚远没有达到与膝关节高度屈曲功能相适应的要求。对于当前流行的高屈曲膝关节应严格掌握其适应证，目前较普遍接受的观点是高屈曲膝关节仅适用于术前具备良好活动度的患者。

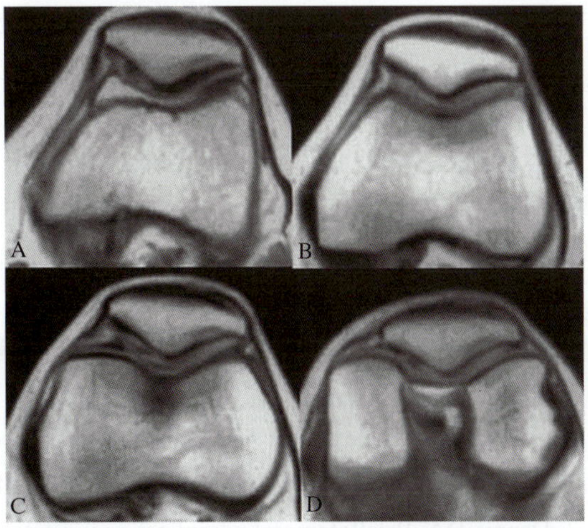

图 5-9-12 膝关节屈曲时，髌骨逐渐下沉于股骨髁间窝（引自：Takaaki M, Shuichi M,Hiromasa M, et al. Patellar tracking and patellofemoral geometry in deep knee flexion. Clin Orthop, 2002, 394:161-168.）

如何恢复膝关节屈曲过程中髌骨的屈曲

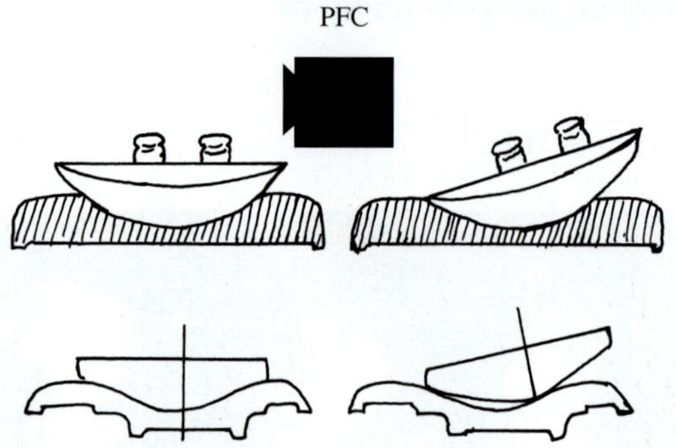

图 5-9-13 不同设计的髌股关节，对髌骨倾斜的容许度不同。目前 Legacy LPS-Flex 假体仍采用下图设计，可能不能适应膝关节高屈曲时，髌骨大幅度倾斜的需要。（图片由 Lawrence Dorr 惠赠）

运动与股四头肌对股骨滑车的包绕作用，如何使股骨滑车与髁间窝的设计更好地适应膝关节高屈曲过程中的大幅度侧倾与侧方移位，可能将成为如何重建膝关节高屈曲时髌股关节功能中着重需要解决的问题。

三、小　结

“髌骨友好”一词越来越频繁地被用来描述股骨假体的设计是否有利于降低膝前痛或其他髌骨关节并发症的发生。到目前为止，“髌骨友好”一词尚无准确定义，事实上，虽然在一部分医生中已取得相当共识，目前尚没有文献对“髌骨友好”与否提出明确的概念。笔者对这一概念的认识也是来自个人交流（Douglas Dennis，Richard Scott 等）。一般情况下人们约定俗成地将髌骨滑槽深且宽，股骨假体自前方向远端转折舒缓，髌骨滑槽向远端有足够的延伸范围等描述为“髌骨友好”。

股骨假体的设计确实直接影响着保留髌骨 TKA 术后膝前痛的发生率与疼痛程度。因此，施行 TKA 手术时除严格遵循的外科操作规则外，选用设计合理的假体，正确重建伸膝装置，并在整个膝关节屈伸过程中髌股关节有良好的吻合，以降低接触应力也应引起足够重视。施行保留髌骨 TKA 时应选择“髌骨友好”假体，采用“髌骨不友好”假体时应置换髌骨。

“髌骨友好”是一不断发展、完善的概念。当前，尚没有某一特定假体能整合“髌骨友好”假体的所有特点，但随着对髌股关节运动学与动力学认识的深入，相信在不久的将来会出现更为“髌骨友好”的人工关节。通过：(1) 降低关节内接触应力；(2) 维持正常髌骨运行轨迹；(3) 提高伸膝装置效能，降低 TKA 术后膝前痛发生率，改善膝关节功能。

（周一新）

参考文献

1. Colwell CW. The extensor mechanism in total knee replacement. Clin Orthop, 2003, 416:74-75.
2. Vince Kg. Why Knees fail. J Arthroplasty, 2003, 18(3):39-44.
3. Dennis DA. Patellofemoral complications in total knee arthroplasty: a literature review. Am J Knee Surg, 1992, 5:156.
4. Barrack RL. All patellae should be resurfaced during primary total knee arthroplasty: In opposition. J Arthroplasty, 2003, 18(3):35-38.

5. Hanssen AD. All patellae should be resurfaced during primary total knee arthroplasty: In affirmative. J Arthroplasty, 2003, 18(3):31-34.
6. Grelsamer RP, Weinstein CH. Applied biomechanics of the patella. Clin Orthop, 2001, 389:9-14.
7. Barrack RL, Burak C. Patella in total knee arthroplasty. Clin Orthop, 2001, 389:62-73.
8. Kulkarni SK, Freeman MAR, Poal-Manresa JC, et al. The patellofemoral joint in total knee arthroplasty: is the design of the trochlea the critical factor? J Arthroplasty, 2000, 15:424.
9. LCS Complete. LCS Mobile Bearing Knee Arthroplasty: 25 Years of Worldwide Experience. Springer, 2002.
10. D'Lima DD, Chen PC, Kester MA, et al. Impact of patellofemoral design on patellofemoral forces and polyethylene stresses. J Bone joint Surg, 2003 Am(85):84-93.
11. Archibeck MJ, Camarata D, Trauger J, et al. Indications for lateral retinecular release in total knee replacement. Clin Orthop, 2003, 414:157-161.
12. Akagi M, Matsusue Y, Mata T, et al. Effect of rotational aligment on patellar tracking in total knee arthroplasty. Clin Orthop, 1999, 366:155-163.
13. Laskin RS. Lateral release rates after total knee arthroplasty. Clin Orthop, 2001, 392:88-93.
14. American Academy of Orthopaedic Surgeons, Committee on Biomedical Engineering(1990). The Patella in TKR Biomedical Considerations. Scientific Exhibit, 59th Ann Meeting of the AAOS, Wahingtong D.C.
15. Larson C, Lachiewicz P. Patellofemoral complications with the Insall-Burstein II posterior stabilized total knee arthroplasty. J Arthroplasty, 1999, 14:288.
16. Maloney WJ, Schmidt R, Sculco TP. Femoral component design and patellar clunk syndrome. Clin Orthop, 2003, 410:199-202.
17. Sheehan FT, Zajac FE, Drace JE. In vivo tracking of the human patella using cine phase contrast magnetic resonance imaging. J Biomech Eng, 1999, 121:650-661.
18. Nagamine R, Otani T, White SE, et al. Patellar tracking measurement in the normal knee. J Orthop Res, 1995, 13:115-120.
19. Heegaard J, Leyvraz PF, Curnier A, et al. The biomechanics of the human patella during passive knee flexion. J Biomech, 1995, 28:1265-1269.
20. Insall JN, Aglietti P, Tria AJ Jr. Patellar pain and incongruence. II. Clinical application. Clin Orthop, 1983, 176:225-232.
21. Theiss SM, Kitziger K J, Lotke PS, et al. Component design affecting patellofemoral complications after total knee arthroplasty. Clin Orthop, 1996, 326:183-187.
22. Fulkerson JP, Tennant R, Jaivin JS, et al. Histologic evidence of retinacular nerve injury associated with patellofemoral malalignment. Clin Orhtop, 1985, 197:196-205.
23. Adriacchi TP, Yoder D, Conley A, et al. Patelllofemoral design influences function following total knee arthroplasty. J Arthoroplasty, 1997, 12:243-249.
24. Barrack RL, Bertot AJ, Wolfe MW. Patellar resurfacing in total knee arthroplasty: A prospective, randonmized, double-blind study with five to sevenyears of follow-up. J Bone Joint Surg, 2001, 83A(9): 1376-1381.
25. Barrack RL, Wolfe MW, Waldman DA, et al. Resurfacing of the patella in total knee arthroplasty: a prospective, randomized, double bling study. J Bone Joint Surg, 1997; 79A:1121.
26. Bourne RB, Rorebeck CH, Vaz M, et al. Resurfacing versus not resurfacing the patella duing total knee arthroplasty. Clin Orthop, 1995, 321:156.

27. D'Lima DD, Poole C, Harbinder C, et al. Quadriceps moment arm and quadriceps forces after total knee arthroplasty. Clin Orthop, 2001, 392:213-220.
28. Mahoney OM, McClung CD, Rosa MAD, et al. The effect of total knee arthroplasty design on extensor mechanism function. J Arthroplasty, 2002, 17(4):416-421.
29. Silva M, shepherd EF, Jackson WO, et al. Knee strength after total knee arthroplasty. J Arthroplasty, 2003, 18(5):605-611.
30. Insall JN, Dorr LD, Scott RD, et al. Rationale of the Knee Society clinical rating system. Clin Orthop, 1989, 248: 13-14.
31. Giove TP, Miller SJ, Kent BE, et al. Non-operative treatment of the torn anterior cruciate ligament. J Bone Joint Surg, 1983, 65A(2): 184-193.
32. Ranawat CS, Flynn Jr WF, Saddler S, et al. Long-term results of the total condylar knee arthroplasty: A 15 year survivorship study. Clin Orthop, 1993, 286:94-102.
33. Yau WP, Wong JW, Chiu KY. Patellar clunk syndrome after posterior stabilized total knee arthroplasty. J Arthroplasty, 2003 Dec, 18(8):1023-1028.
34. Maloney WJ, Schmidt R, Sculco TP. Femoral component design and patellar clunk syndrome. Clin Orthop, 2003, 410:199-202.
35. Dennis DA, Komistek RD, Mahfouz MR, et al. Multicenter determination of invivo kinematics after total knee arthroplasty. Clin Orthop, 2003, 416:37-57.
36. Popovic N, Lemaire R. Anterior knee pain with a posterior-stabilized mobile-bearing knee prosthesis: the effect of femoral component design. J Arthroplasty, 2003 Jun, 18(4):396-400.
37. Niitsu M, Akisada M, Anno I, et al. Moving knee joint: Technique for kinematic MR imaging. Radiology, 1990, 174:569-570.
38. Freeman, M. A. R, Pinskerova, V. The movement of the knee studied by magnetic resonance imaging. Clin Orthop, 2003, 410: 35-43.
39. Hill PF, Vedi V, Iwaki H, et al. Tibiofemoral movement 2: The loaded and unloaded living knee studied by MRI. J Bone Joint Surg, 2000, 82B:1196-1198.
40. Iwaki H, Pinskerova V, Freeman MAR. Tibiofemoral movement 1: The shapes and relative movements of the femur and tibia in the unloaded cadaver knee: Studied by dissection and MRI. J Bone Joint Surg, 2000, 82B: 1199-1203.
41. Nakagawa SMD, Kadoya Y, Todo S, Kobayashi A, et al. Tibiofemoral movement 3: Full flexion in the living knee studied by MRI. J Bone Joint Surg, 2000, 82B: 1199-1200.
42. Karrholm J, Brandsson S, Freeman MAR. Tibiofemoralmovement 4: changes of axial tibial rotation casused by forced rotation at the weight-bearing knee studied by RSA. J Bone Joint Surg, 2000, 82B:1201-1203.
43. You BM, Sly P, Anderst W, Tashman S. In vivo measurement of 3-D skeletal kinematics from sequences of biplane radiographic application to knee kinematics. Trans Med Imaging, 2001, 20:514-525.
44. Iwaki H, Pinskerova V, Freeman MAR. Femoral Roll-Back is Obtainable and Desirable in Total Knee Arthroplasty: The Case Against. In Laskin R(ed). Controversies in Total Knee Replacement. Oxford: Oxford University Press, 106-118, 2001.
45. Stiehl JB, Komistek RD, Dennis DA, et al. Fluoroscopic analysis of kinematics after posterior-cruciateretaining knee arthroplasty. J Bone Joint Surg, 1995, Br(77)884-889.
46. Stiehl JB, Dennis DA, Komistek RD, et al. In vivio kinematic analysis of a mobile bearing total knee

prosthesis. Clin Orthop, 1997, 345:60-65.

47. Dennis DA, Komistek RD, Colwell CE, et al. In vivo anteroposterior femorotibial translation of total knee arthroplasty: a multicenter analysis. Clin Orthop, 1998, 356:47-57.
48. Anderson MJ, Becker DL, Kieckbusch T. Patellofemoral complications after posterior stabilized total knee arthroplasty: A comparison of 2 different implant designs. J Arhroplasty, 2002, 17(4):422-426.
49. Ranawat CS. Design may be counterproductive for optimizing flexion after TKR. Clin Orthop, 2003, 416: 174-176.
50. Sultan PG, Most E, Schule S, et al. Optimizing flexion after total knee arthroplasty. Clin Othop, 2003, 416: 167-173.
51. Akagi M, Nakamura T, Matsusue Y, et al. The bisurface total knee re placement: A unique design for flexion: four to nine year follow-up study. J Bone Joint Surg, 2000, 82A: 1626-1633.
52. Yamaguchi GT, Zajac FE. A planar model of the knee joint to characterize the knee extensor mechanism. J Biomech, 1989, 22:1.
53. Coughlin KM, Incavo SJ, Churchill DL, et al. Tibial axis and patellar position relative to the femoral epicondylar axis during squatting. J Arthroplasty, 2003, 18(8):347-356.
54. Katchburian MV, Bull AMJ, Shih YF, et al. Mearsurement of patellar tracking: assessment and anyalysis of the literature. Clin Orthop, 2003, 412:241-259.
55. Stiehl JB, Komistek RD, Dennis DA, et al. Kinematics of the patellofemoral joint in total knee arthroplasty. J Arthroplasty, 2001, 16(6):706-714.
56. Takaaki M, Shuichi M, Hiromasa M, et al. Patellar tracking and patellofemoral geometry in deep knee flexion. Clin Orthop, 2002, 394:161-168.
57. Hsu HC, Luo ZP, Rand JA, et al. Influence of patellar thickness on patellar tracking and patellofemoral contact characteristics after total knee arthroplasty. J Arthroplasty, 1996,11: 69-80.
58. Kampen VA, Huiskes R. The three-dimensional tracking pattern of the human patella. J Orthop Res, 1990, 8: 372-382.

10 对 Paprosky 髋臼侧骨缺损分型的一点认识

"Plan is nothing,Planning is everything."

——Dwight D. Eisenhower

"计划本身一文不值，但计划的过程价值万金。"

——艾森豪威尔将军

对髋臼侧骨缺损进行定义和分型，正是全髋关节翻修术 Planning 的重中之重，是决定髋关节翻修成败的关键所在。

髋臼侧骨缺损的处理，是复杂髋翻修的难点重点。髋臼重建的方式方法需依据残留髋臼骨的质与量而定。一个好的分型需满足以下两种需求：①精准描述缺损（Personalize defeciency），②指导临床决策（Guide clinical decision）。

Paprosky 的分型不仅满足了上述两个要求，而且赋予了人们在思想中描摹髋臼影像和骨缺损特点的能力。为了让思想的眼睛（Minds eye）看见骨缺损，需要深入理解 Paprosky 分型的原理和方法，而不是急于得出 Type Ⅱ B 或 Type Ⅲ A 的结果。

一、Paprosky 髋臼侧骨缺损分型的原理

Paprosky 分型的原理基于两点：①骨缺损部位及严重程度的描述；②存留骨质对非骨水泥假体（主要指半球形非骨水泥臼杯）固定的支持能力。值得指出的是，后者在 Paprosky 分型中占有极高的比重，以至于前者（即对骨缺损进行个性化的刻画和描述）都报膺于后者的要求。

上述原理赋予了 Paprosky 分型极强的生命力，也是其明显区别于 AAOS 分型等其他分型的鲜明特点。

多数术者都会或早或晚地转而使用 Paprosky 分型，究其原因，就是其对缺损的精准描述，及其对临床实操的指导价值。

不仅如此，Paprosky 分型对于骨缺损的刻画不需要 CT 或是 MRI 的断层成像，更不需要三维重建影像，仅凭 X 线平片即能在脑海中栩栩如生地再现髋臼甚至骨盆的影像。这才是这一分型深入人心、长盛不衰的真正原因。

二、分型与影像的相关性

Paprosky 髋臼骨缺损分型大致把缺损分成三型：

- Ⅰ 型，臼缘相对完整

- Ⅱ型，臼缘受损但存留骨质仍足以支撑一半球形非骨水泥臼
- Ⅲ型，单凭臼缘已无法支撑半球形髋臼，使其获得初始稳定

Paprosky 分型仅依据一张前后位 X 线平片即能精准地描述缺损并指导临床决策。分型主要依据以下四个征象：①旋转中心向上方移位的方向和程度；②坐骨骨溶解；③泪滴骨溶解；④臼杯相对 Kohler's 线的位置。

- 旋转中心的上方移位

臼杯的上方移位提示前柱与后柱受累的程度。臼杯上内向移位提示前柱受损，臼杯上外向移位则常提示后柱受损。

- 坐骨骨溶解

坐骨骨溶解提示后柱及后壁向下骨缺损的程度。

- 泪滴骨溶解

泪滴骨溶解提示包括前柱下方耻骨外缘及内壁等骨性结构受累的程度。轻度受累者，可见"泪滴"内缘保留完好；重度受累者，"泪滴"可消失殆尽。

- 臼杯与 Kohler's 线的关系

Kohler's 线指在正位片上骨盆最外缘与闭孔外缘的连线。臼杯向 Kohler's 线移动通常提示前柱受累。

三、分型方法

- Ⅰ型缺损

尽管骨床上有数量不等小凹样骨缺损，臼缘总体完整，髋臼前柱后柱完好。X 线平片上臼杯没有移动，坐骨支、"泪滴"、Kohler's 线均未受累。非骨水泥臼杯可获得充分的初始稳定和良好的骨性覆盖。

- Ⅱ型缺损

Ⅱ型缺损的髋臼，臼缘不再完整，但骨质仍足以支撑非骨水泥臼杯的内源稳定性，也足以提供 50% 的自体骨与非骨水泥臼杯的接触面积，从而提供长期生物固定。

X 线平片上，Ⅱ型缺损可见臼杯向上移位在 3cm 以内，"泪滴"与坐骨支没有或仅有轻微受累（<7cm）。

Ⅱ型缺损又依据缺损的部位及程度分为 3 个亚型：

- ◎ Ⅱ A 型，骨缺损在上内侧，但尽管菲薄，外上臼缘尚在，为腔洞样缺损
- ◎ Ⅱ B 型，为臼上缘 <1/3 的节段性缺损，但臼的前后柱仍足以提供前后向的夹持（pinch fixation）
- ◎ Ⅱ C 型，指臼杯向 Kohler's 线移位，类似于内陷髋臼，但臼缘仍能提供固定

- Ⅲ型缺损

指髋臼缘严重受损，不足以固定半球形非骨水泥臼杯。这种情况下常需利用异体结构植骨或金属垫块来恢复旋转中心并获得初始稳定性。

- ◎ Ⅲ A 型，髋臼尽管缺损严重，臼缘缺失在 1/3~1/2 之间（10 点 ~ 2 点钟），但前上与后下仍相对完好，两者之间可为臼杯提供部分稳定性。可以期待臼杯与骨床之间 40% ~ 60% 的接触。X 线平片上可见臼杯向上向外移位 >3cm，坐骨支有轻到中度受累（<15mm），"泪滴"可轻度受累，但一般骨盆内侧皮质尚在，Kohler's 线未受累，髂耻线、髂坐线完好。
- ◎ Ⅲ B 型，缺损更加严重，臼缘缺失 1/2 以上（9 点 ~ 5 点钟），臼杯与宿主骨接触

面积<40%，臼杯于骨床内已无法期及内缘稳定性。X线平片上可见坐骨支严重受损（>15mm），“泪滴”消失，Kohler's线被臼杯向内突破，臼杯向上、向内移位>3cm。

此型缺损常与隐匿型骨盆横断难以厘清，但两者处理方式有较大不同，术前应充分鉴别。

四、总 结

Paprosky髋臼骨缺损的分型既提供用以描述缺损和重建髋臼的足够的细节，又简捷到不同观察者之间对缺损的判定有极高的均一性。

Paprosky曾向笔者用双手比划，如臼锉在前后稍有夹持，但稍受向上推力，臼锉即向上方移动，“那是ⅢA型”；如果臼锉可在骨床上前后上下移动，“那是ⅢB型”。演示完毕，一切豁然开朗，两人对视，不觉莞尔。其分型的临床相关性（clinical relevence）不证自明。

（周一新）

11 下肢畸形矫正原则

一、正常下肢力线

（一）基本概念

- 机械轴：长管状骨的机械轴一般定义为该骨近端及远端关节中心点的连线。
- 解剖轴：长管状骨的解剖轴一般定义为该骨骨干中点的连线。

（二）术　语

- CORA：the center of rotation of angulation 成角旋转中心
- ACA：angulation correction axis 成角旋转轴
- MAD：mechanical axis deviation 机械轴偏移值
- MAT：malalignment test 对线异常试验
- JLCA：joint line convergence angle 关节线相交角
- LPFA：lateral proximal femoral angle 股骨近端外侧角
- MNSA：medial neck shaft angle 内侧颈干角
- aLDFA：anatomic lateral distal femoral angle 股骨远端解剖轴外侧角
- mLDFA：mechanical lateral distal femoral angle 股骨远端机械轴外侧角
- MPTA：medial proximal tibial angle 胫骨近端内侧角
- LDTA：lateral distal tibial angle 胫骨远端外侧角
- ANSA：anterior neck shaft angle 前方颈干角
- PDFA：posterior distal femoral angle 股骨远端后方角
- PPTA：posterior proximal tibial angle 胫骨近端后方角
- ADTA：anterior distal tibial angle 胫骨远端前方角

（三）正常力线各角度值

- 冠状面（图 5-11-1、图 5-11-2）
- 矢状面（图 5-11-3）

二、异常力线的分析方法

（一）CORA法

- MAT
  - ◎ 第 0 步：测量 MAD
  - ◎ 第 1 步：测量 mLDFA（图 5-11-4）
  - ◎ 第 2 步：测量 MPTA
  - ◎ 第 3 步：测量 JLCA（图 5-11-5）

通过以上四步 MAT 可以判断畸形属于内翻还是外翻，畸形来源于股骨、胫骨还是膝关节间隙。

接下来可以通过机械轴计划方法或解剖轴计划方法寻找 CORA，下面以胫骨机械轴举例：

- 第 1 步：画胫骨近端机械轴，有三种方法：如果同侧 LDFA 正常，可直接将股骨机械轴延长即为胫骨近端机械轴；如果同侧 LDFA 不正常，则看对侧 MPTA，如果对侧 MPTA 正常，参考对侧 MPTA 值画出胫骨近端机械轴；如对侧 MPTA 不正常，按正常值 87° 画图（图 5-11-6）
- 第 2 步：画胫骨远端机械轴，并检查 LDTA 是否正常。有三种画法：如果胫骨远端无明显畸形，从踝关节中点引一条平行于解剖轴的线即为远端机械轴；如果远端有畸形且对侧 LDTA 正常，则以对侧 LDTA 值参考踝关节面画出胫骨远端机械轴；如对侧 LDTA 不正常，则以标准值 90° 做参考（图 5-11-7）
- 第 3 步：观察是否存在多顶点畸形（图 5-11-8）

（二）Miniaci法

以胫骨上端截骨为例（图 5-11-9）。

- 第 1 步：设定好目标力线并找到合页点作为旋转轴
- 第 2 步：从合页点画线连接远端关节面中点，测量长度
- 第 3 步：从合页点画出同样长度的线段，另一端刚好在目标力线上
- 第 4 步：测量这两条线段之间的夹角即为需要绕旋转轴纠正的角度
- 第 5 步：在旋转轴画出截骨线，测量响应角度对应对侧皮质的长度

三、截骨术的基本概念

- 截骨原则 1：如果截骨线和 ACA 都通过同一个 CORA，当矫正度数正确时，远近端骨段轴线恢复共线，无侧向移位（图 5-11-10）
- 截骨原则 2： 如果 ACA 通过 CORA，截骨线并没有通过 CORA，当矫正度数正确时，远近端骨段轴线恢复共线，无侧向移位（图 5-11-11）
- 截骨原则 3：如果 ACA 没有通过 CORA，当矫正度数正确时，远近端骨段轴线恢复平行但不共线，有侧向移位（图 5-11-12）

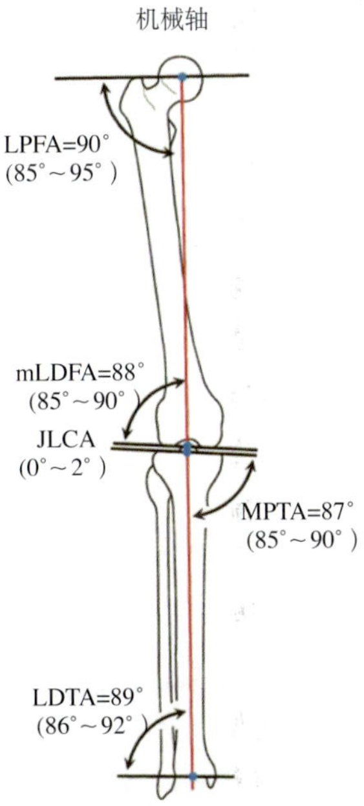

图 5-11-1　冠状面正常力线值（机械轴）

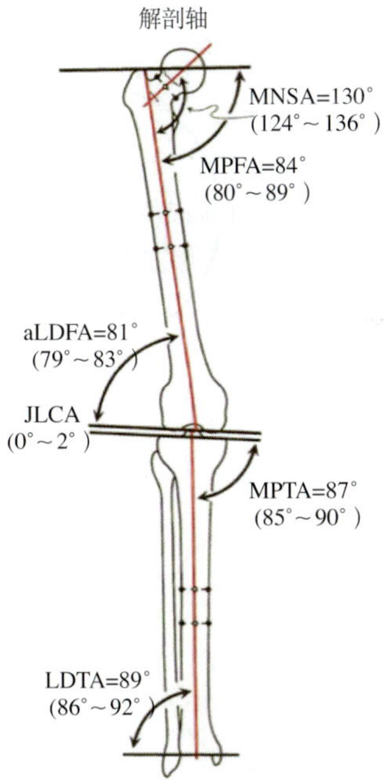

图 5-11-2　冠状面正常力线值（解剖轴）

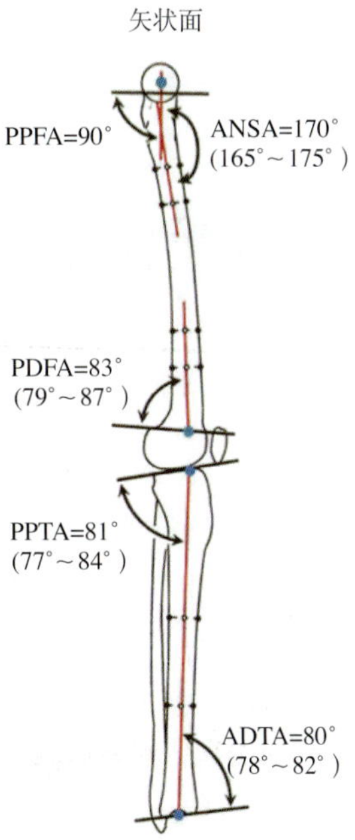

图 5-11-3　矢状面正常力线值（解剖轴）

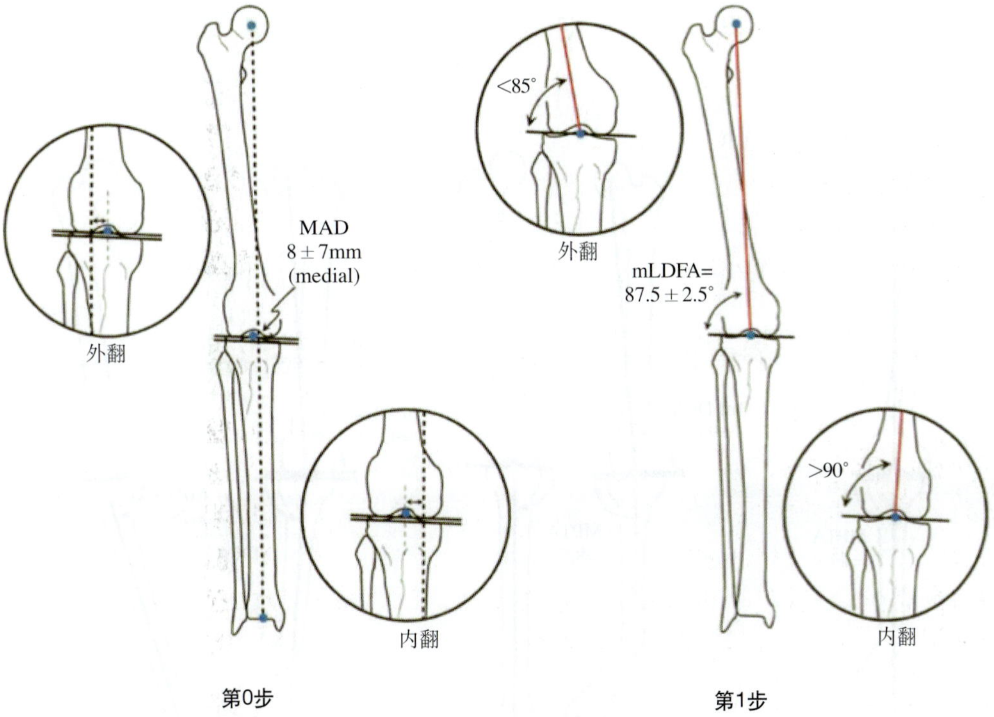

图 5-11-4　MAT 第 0 步和第 1 步

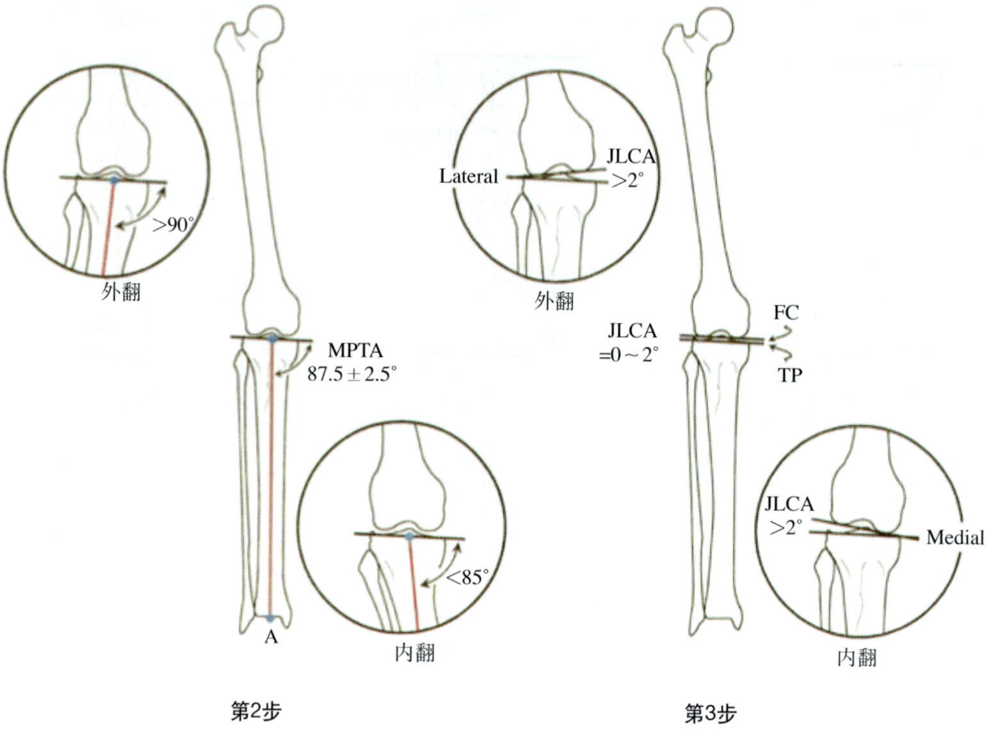

图 5-11-5 MAT 第 2 步和第 3 步

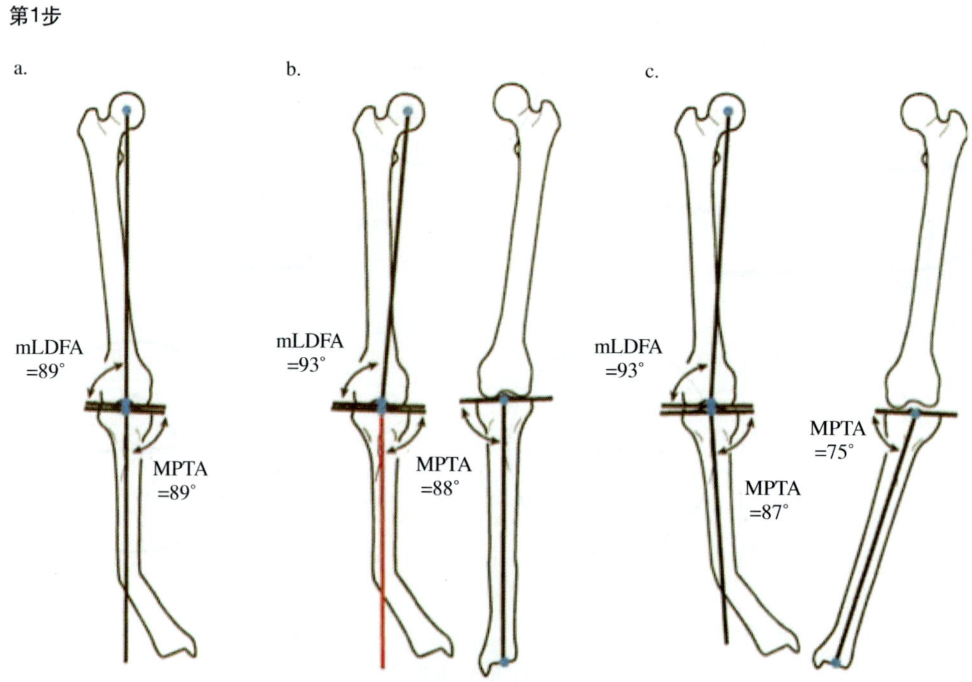

图 5-11-6 胫骨近端机械轴的三种画法

第2步

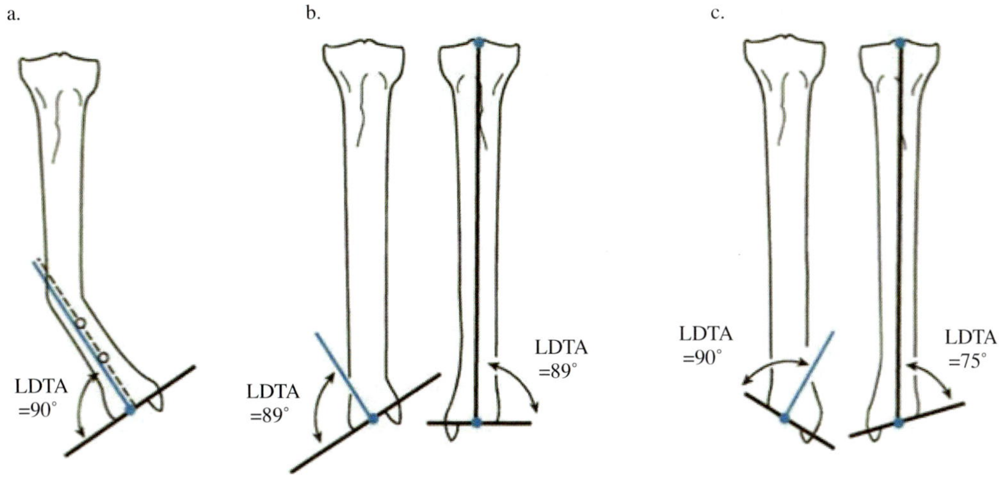

图 5-11-7 胫骨远端机械轴的三种画法

第3步

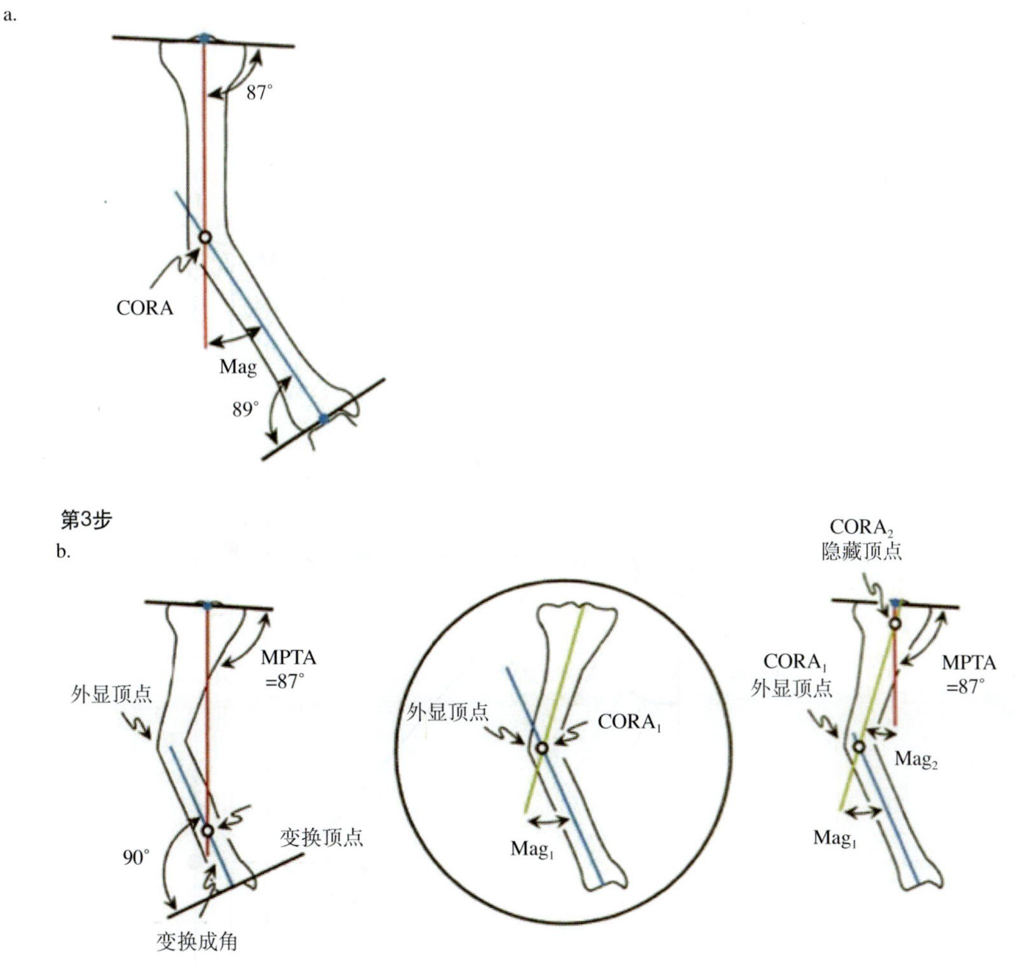

图 5-11-8 找到 CORA 寻找有无多顶点畸形

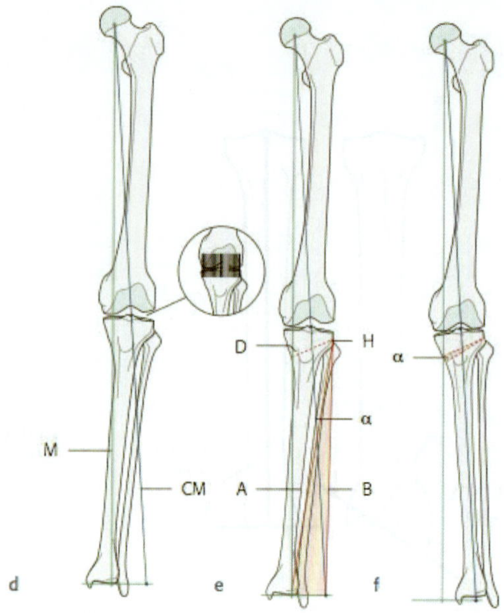

M＝Mikulicz线
CM=矫正后机械轴
D＝截骨处内外经
H＝铰链
A＝铰链与术前踝关节中心连线
B＝铰链与术后踝关节中心连线
α＝纠正角度

图 5-11-9 Miniaci 法

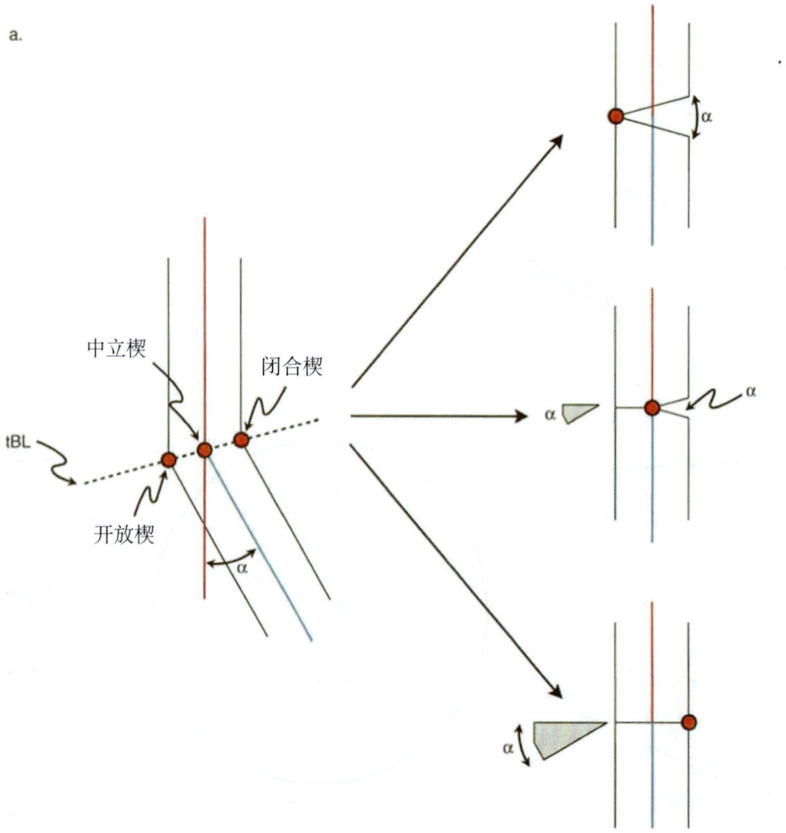

图 5-11-10 截骨原则 1

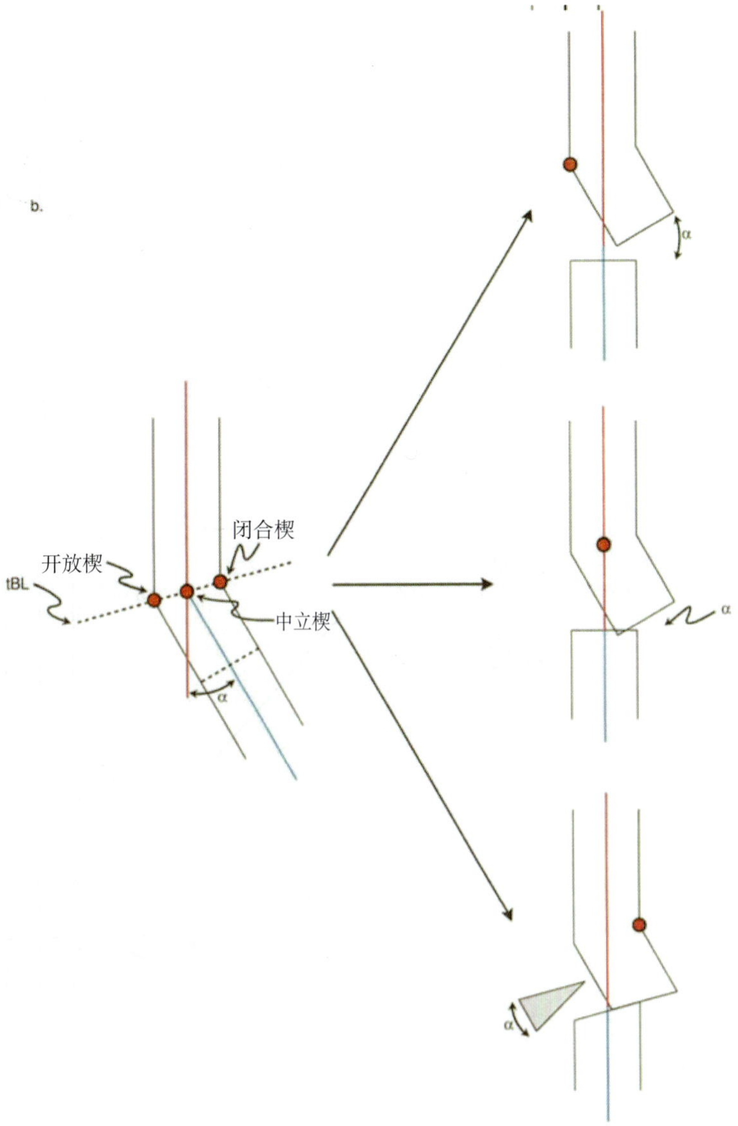

图 5-11-11 截骨原则 2

四、截骨方式

（一）电 锯

常用于内固定下开放或闭合楔形截骨术，优点是截骨线非常整齐，不容易出现蝶形片，使用预先放置好的克氏针或截骨模块可以非常准确地在需要的水平截除预先设计的骨量。缺点是发热较多，如不给予充分的流水降温或锯片较钝、动力不足时容易出现大量发热引起截骨端的骨坏死，影响愈合时间。

（二）骨 刀

- 皮质截骨术 (corticotomy)：常用于外固定下胫骨近端微创截骨术，切口一般 1cm 长，骨膜下剥离，以 5mm 宽骨刀沿胫骨前内侧皮质打入约 1/3 深度，然后拔出骨刀沿前外侧皮质打入约 1/3 深度，如此交替截开内侧及外侧皮质。后方皮质靠扭转远近端

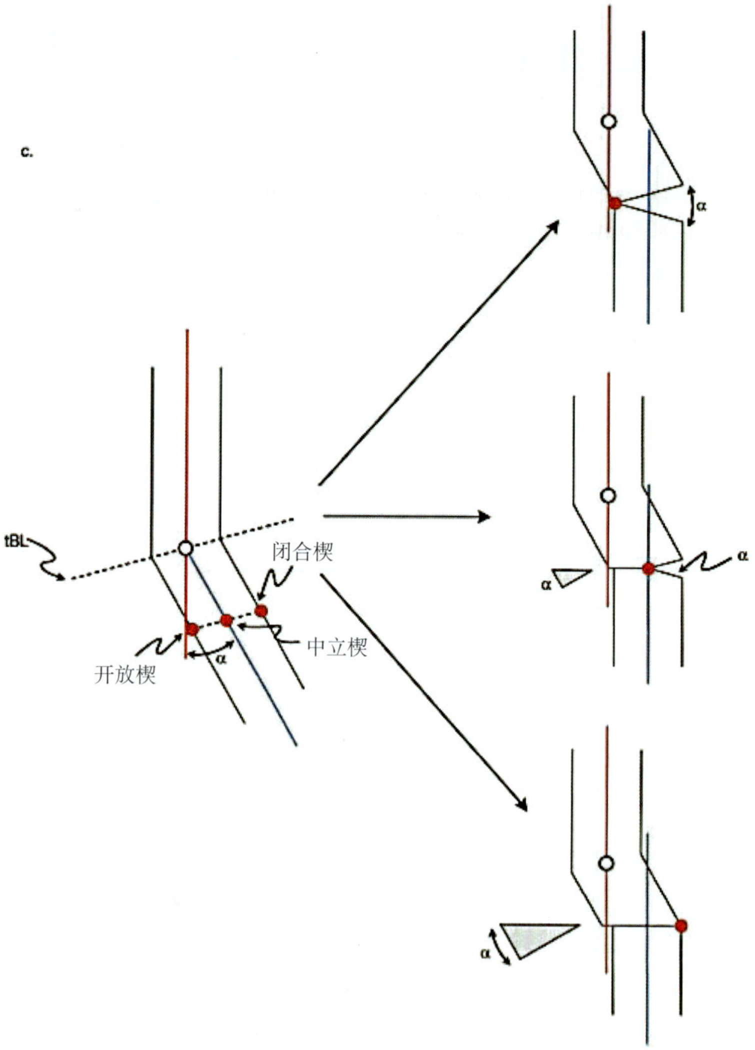

图 5-11-12 截骨原则 3

骨块打开，过程中不破坏松质骨中的髓内血运，外骨膜也是剥离未切断，血运亦仍然保留。在各种截骨方式中这种方式保留截骨端的血运是最好的，也没有热损伤，所以愈合极快。缺点是技术要求非常高，容易造成蝶形骨块。

- 用电锯进行的截骨都可以用骨刀替代，缺点是截骨线不太整齐，容易造成蝶形片，截骨量控制不够精确。

（三）钻孔+骨刀

钻孔+骨刀是外固定下截骨最常用的方式，可用于股骨近端、骨干、远端，胫骨近端、骨干、远端，腓骨，中后足和跖骨截骨术；在没有特殊弧形电锯的情况下穹顶样截骨亦通常采用这种方式。一般使用 1cm 左右的切口，以 3.2mm 或 4.8mm 钻头向不同方向钻孔，亦可使用特制的排形钻孔模块进行平行钻孔，然后用窄骨刀小心地将其余的皮质截开，可在打入骨刀后使用扭转动作帮助打开皮质。此方法优点是切口小，软组织剥离少，外骨膜血运保留良好，产热较电锯及线锯少，愈合较快。缺点是也可能产生蝶形骨块或垂直截骨线方向的骨折，可能造成截骨不全，方法使用不当时可能损伤血管神经。

（四）线　锯

常用于中足、踝上及胫骨近端截骨，亦可用于股骨截骨。缺点是经过较厚的皮质骨时产热较多，所以在胫骨中段通常禁忌使用；另一个缺点是在弧形的骨端控制截骨线水平不如电锯和骨刀容易。优点是截骨线非常整齐，不会造成蝶形骨块，不会造成截骨不全，如果线锯置入时没有将血管神经包入，通常不会造成血管神经损伤。

五、固定方式

（一）内固定

内固定方式一般用于急性矫正，优点是简单方便，不需要患者每天护理，生活及康复锻炼更方便，尤其是在股骨侧，对膝关节活动度的干扰小于外固定。缺点是调整较大畸形时发生神经损伤风险高于外固定，不能像外固定术后仍连续可调，对较复杂的畸形调整不如外固定精确。

- 接骨板：最常选用角度稳定的锁定钢板，常用于畸形位于干骺端或关节内截骨，优点是操作相对简单，对松质骨部位的截骨线控制力好，不容易造成矫正度数的丢失
- 髓内钉：常用于骨干部位的畸形，亦可用于干骺端截骨，轴心固定稳定性强，尤其适用于骨干部位骨折畸形愈合，也可用于佝偻病等弧形骨干需要多处截骨的情况下。缺点是对骨端的把持力弱，干骺端截骨一般需要置入阻挡钉

（二）外固定

外固定适用于慢性或急性矫正或肢体延长，优点是术后仍连续可调，保证畸形矫正的精确性，减少神经损伤发生率，可纠正较大程度的下肢不等长；缺点是对患者的日常生活和功能锻炼有一定干扰，有针道感染风险。

- 环式外固定架
  - ◎ Ilizarov 架：伟大的俄罗斯骨科医生 Gavriil. A. Ilizarov 发现了骨和软组织的牵张法则，并发明了 Ilizarov 环式外架，可以治疗成角、短缩等各种畸形。
  - ◎ 六轴环式外固定架：在 Ilizarov 环式外架的基础上，结合了航天技术里的 Stewart 平台的原理（首尾连接的六根杆可以固定两个平面的相对位置，调整其中任何一根杆，可以连续改变两个平面的位置关系），出现了泰勒空间外固定架（Taylor Spatial Frame，TSF）（图 5-11-13）、奥尔托夫架（Ortho-SUV）、TL-HEX 等六轴环式外固定架，可以使用同一个

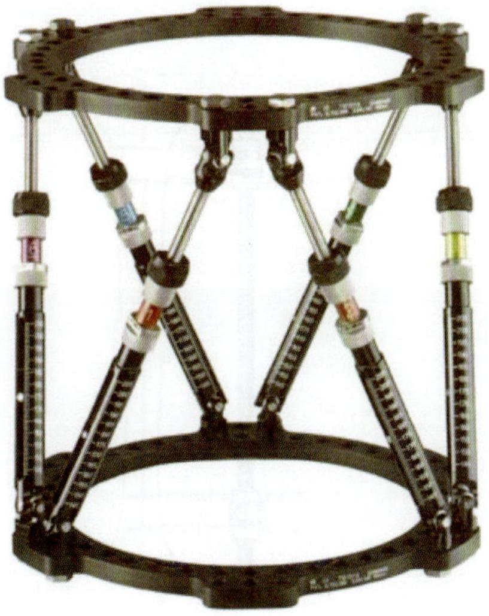

图 5-11-13　TSF

构型的外架同时调整同一个畸形部位的三维六个参数的畸形

- 单边式外固定架：单边式外固定架常用于肢体延长，在股骨侧可给患者提供比环式外架更好的舒适性。

（三）内固定结合外固定

- FAP（fixator assisted plating）：对于不能完整保留合页术中较难控制截骨端稳定性的截骨，尤其是在股骨侧，可使用远近端各置入的根针，用外固定架临时固定调整到所需力线加压并透视确认，然后使用接骨板固定截骨端（图 5-11-14）
- FAN（fixator assisted nailing）：与 FAP 类似，可使用髓内钉代替接骨板，但要注意的是如果截骨端靠近干骺端，需要植入阻挡钉以防止矫正度数丢失（图 5-11-15）
- LON（lengthening over nail）：髓腔内预置入髓内钉，只在其中一侧拧入锁钉，然后截骨两端分别植入 2 ～ 3 枚半针，使用外固定架牵拉，带骨痂具备一定强度后可以拧入另一侧的锁定并拆除外固定架（图 5-11-16）
- LATN（lengthening and then nailing）：先使用外固定架牵拉延长，带骨痂达到一定强度后植入髓内钉并拆除外固定架，需尽量保证内固定与外固定不接触
- LOP（lengthening over plate）：与 LON 类似，先在骨表面预置入接骨板，截骨端另一

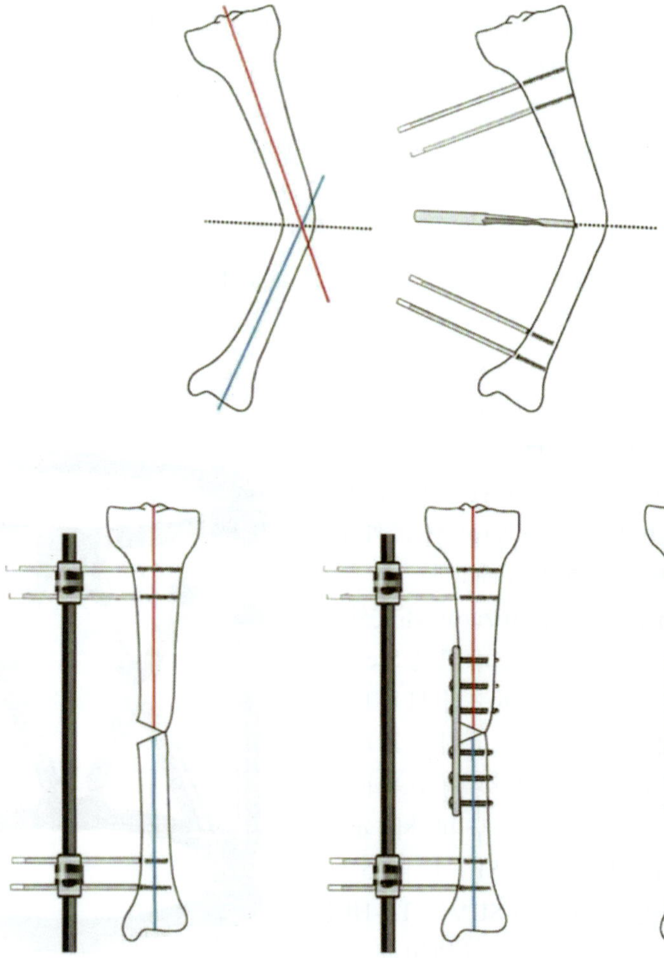

图 5-11-14 FAP

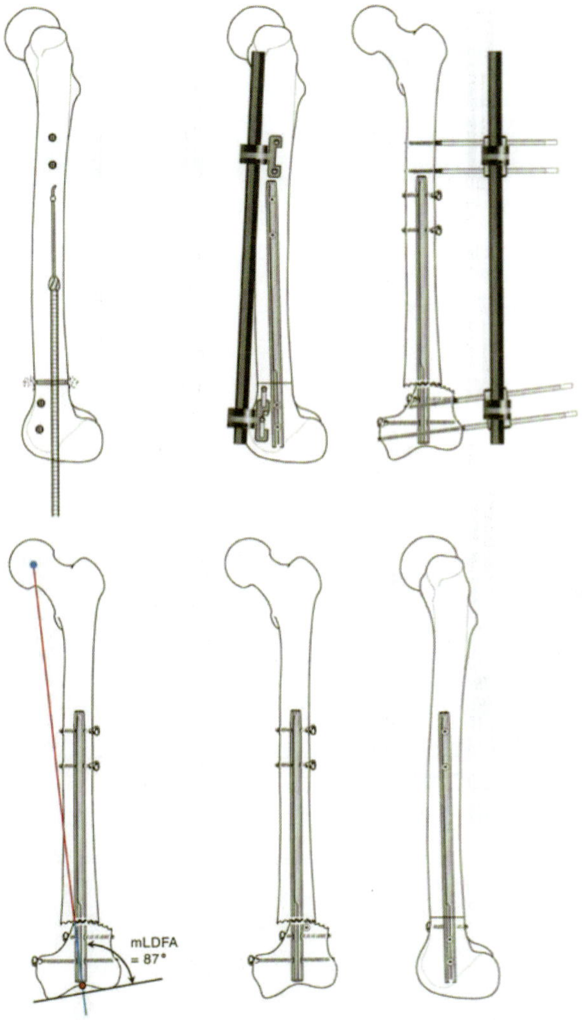

图 5-11-15 FAN

侧不打螺钉，带延长后再植入螺钉拆除外固定架

●LATP（lengthening and then plating）：与 LATN 类似，牵拉完成后替换成接骨板。

LON、LOP、LATN、LATP 均可减少带架时间，减少拆架后骨折风险。

六、下肢畸形矫正的并发症

●矫正不足或过度矫正

因术后无法调整，故在内固定下截骨矫形更为常见，避免的方法是术中采用力线杆结合透视或导航等手段，也可以考虑使用外固定替代。

●截骨不愈合或延迟愈合

当固定方式不够坚强时，可以出现不愈合或延迟愈合，解决的方案是条件允许的情况下尽量在松质骨截骨，皮质骨截骨尽量采用髓内钉固定。

●肌肉挛缩

常见于骨延长手术，可出现跟腱、股四头肌或腘绳肌的挛缩，预防的方法是跨关节置环牵开关节间隙，如果已出现挛缩可以行松解手术。

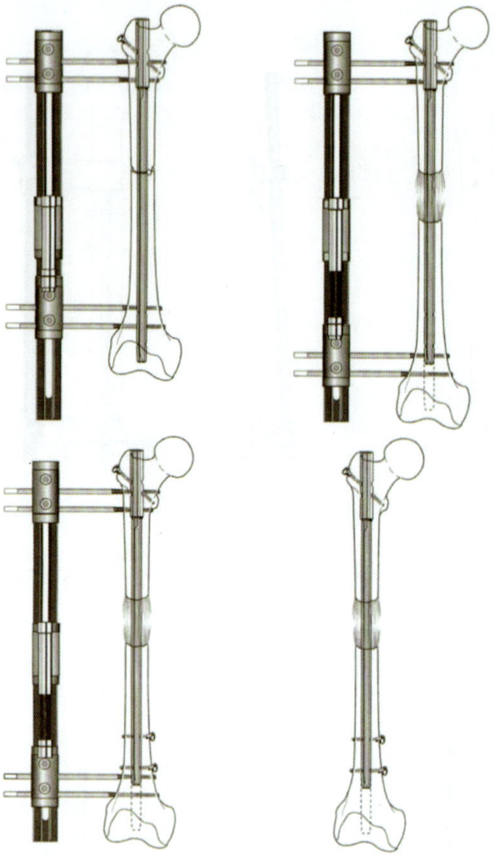

图 5-11-16 LON

●关节僵硬

可由于功能锻炼不足引起，也可能由于接骨板的边缘或外固定植入的针影响肌肉滑动造成活动疼痛导致，在股骨侧更常见，预防方法是外固定置针时屈膝位置入前方的针，伸膝位置入后方的针，对于股骨外侧接骨板如果摩擦髂胫束可行相应松解。

●关节脱位

见于骨延长手术，当延长长度超过骨干总长度的 20% 后脱位风险会明显增加，预防方法是跨关节放置带铰链的环或者将延长分为两期进行。

●针道或深部感染

外固定出现针道感染较为常见，一般加强针道护理或结合抗生素可以治疗。内外固定都存在深部感染可能。

●血管神经损伤

股骨截骨存在股动脉损伤风险，胫腓骨截骨存在腓总神经损伤风险。

●筋膜室综合征

对于高危的病例可以经皮行筋膜室预防性减张。

●骨延长部位变形或骨折

延长后骨质不够坚强时可能出现延长部位变形或骨折，如果用 LON 或 LATN 等方法可以降低此风险。

（杜 辉）

12 膝关节周围截骨的基本原则

一、介　绍

仔细对患者检查之后，矫正计划是截骨术成功的关键。不同的方法均可实现良好的结果。可根据术者个人偏好和经验进行手术技术的选择。

计算机辅助手术，尤其是计算机导航，对截骨手术的帮助日益显现，并在将来可能成为膝关节周围截骨手术的常用工具。这也势必会改变整个手术计划过程。然而，计算机辅助手术在目前各级医院尚未成为常规手段，大部分截骨术仍需按照传统技术进行设计和实施。

理解下肢的正常解剖、生理角度和轴线，对术前计划至关重要。下肢的负重线(Mikulicz 线，机械轴）是指股骨头中心和踝关节中线的连线。机械轴通过膝关节线的交点有重要意义。机械轴到膝关节中心的距离即为机械轴偏差。生理状态下机械轴与膝关节线的交点位于膝关节中心或稍偏内侧。可通过以下方式定义偏差：

- 测量该交点至膝关节中心的距离(mm)
- 每一间室的 Fujisawa 比例，膝关节中心为 0%，内外侧缘为 100%（图 5-12-1)。偏差以百分比定义
- 另一种方法是衡量整个胫骨平台的宽度，内缘为 0%，外缘为 100%

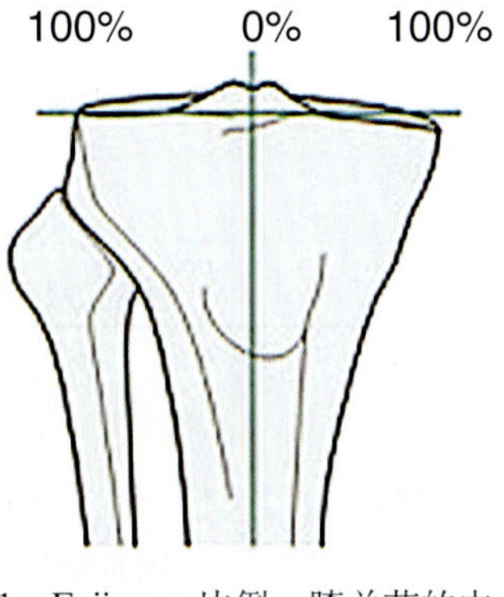

图 5-12-1　Fujisawa 比例。膝关节的中心定义为 0%，内外侧缘定义为 100%

二、畸形的定位

进行术前计划之前应理解畸形的性质。轴线畸形既可能是股骨或胫骨单独畸形所致，也可以是两者的联合偏差引起。识别复杂畸形的患者非常重要，因为他们需要更仔细的分析和计划。然而，大多数准备行截骨矫形术的患者畸形较轻，位于膝关节周围。为防止骨关节炎的进展，即便机械轴偏差在生理范围内，减少负荷的截骨术也可适用。

三、计划步骤 A

术前计划过程的先决条件：

- 质量良好的下肢全长负重位片
- 确定畸形类型和位置
- 认识任何相关的韧带不稳定

（一）截骨的水平

确定截骨的水平和类型是截骨手术计划的第一步。不同的设计方式各有优缺点。可以根据术者最熟悉的技术进行选择。然而，所有方法均应遵循以下原则：

- 截骨应位于畸形的顶点。这有助于获得最佳的矫正。在其他水平的截骨术不能恢复生理轴线而是产生新的畸形
- 长骨的干骺端是愈合能力最强的部位。在骨干骨愈合能力明显下降

股骨远端的解剖特点决定截骨位于骨干和干骺端移行处，而胫骨截骨术较易在干骺端进行。因此，胫骨截骨愈合更快。特别是股骨远端开放楔形截骨术可能出现延迟愈合或不愈合。

膝关节周围不同截骨术合页的最佳位置如图 5-12-2 所示。

- DFO= distal femoral osteotomy= 股骨远端截骨
- HTO= high tibia osteotomy= 胫骨高位截骨

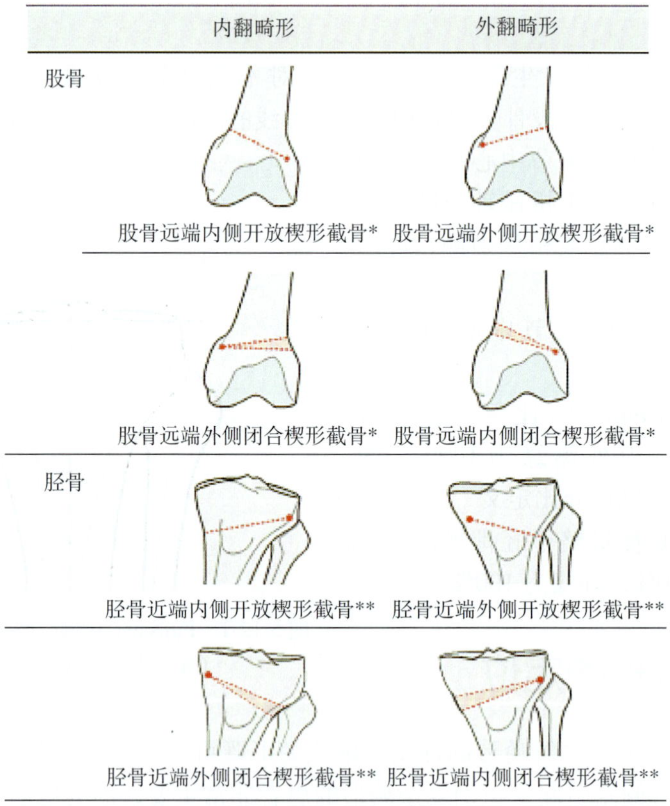

图 5-12-2 左膝股骨远端（上）和胫骨近端（下）内翻（左）及外翻（右）畸形截骨计划的合页位置

- 与闭合楔形截骨相比，开放楔形截骨更易实施且更加精确。并且，开放楔形截骨允许使用撑开器撑开对截骨角度进行术中微调。在大多数病例如果使用角度稳定钢板，植骨并非必要

- 胫骨近端外侧的闭合楔形截骨术是治疗内翻骨关节炎的经典术式，其长期效果优良。然而，术中需行腓骨近端截骨，有损伤腓总神经的风险。术后腓总神经损伤的发生率在 2% ～ 16%
- 矢状位不稳定可以通过改变胫骨后倾角得到纠正
- 为获得良好结果，必须恢复和保留水平关节线（关节中线）

（二）矢状面矫正

如果存在膝关节前方不稳定（例如前交叉韧带缺陷），应减少胫骨后倾，而后交叉韧带缺陷则应增加胫骨后倾。如果在慢性膝关节前方不稳定，后倾超过 8° ~ 10°，建议将后倾减少至 5°，在矢状面矫正不引起膝关节过伸的前提下，尽可能减少前方力矢量。

慢性后交叉韧带不稳定在胫骨后倾约 12° 时获得改善，是由于后倾增加增加了前方力矢量。

（三）横断面矫正

下肢的横断面或旋转畸形应在畸形存在的水平进行矫正。由于膝关节周围矫形将明显改变髌骨轨迹，分析髌股关节的对位非常重要。

（四）矫 正 量

在生理状态下，机械轴通过膝关节的中心或稍偏内。然而，在对线良好的膝关节，负荷并非均匀分布，而是内侧间室 60%，外侧间室 40%。因此内侧间室骨关节炎仅恢复正常对线并不够，而建议通过过度矫正将力线转移至稍偏向外侧间室。作者认为矫正轴线应在 Fujisawa 比例外侧间室的 10% ～ 35% 范围内（图 5-12-3），而更多的矫正适用于更加严重的骨关节炎。对于丢失 1/3 内侧间室软骨的患者，机械轴的矫正目标应是在外侧的 10% ～ 15%，而 2/3 软骨丢失，目标应在 20% ～ 25%，内侧软骨完全丢失，机械轴应在外侧间室的 30% ～ 35%。膝外翻畸形外侧间室骨关节炎的患者，根据软骨丢失的程度，矫正的机械轴应位于内侧 0 ～ 20%。过度矫正到对侧间室并不像内翻膝骨关节炎那样重要，因为膝关节的负荷并非对称分布（图 5-12-3）。

四、计划步骤 B（Miniaci 法）

截骨的类型和位置确定后可以进行术前绘图。这既可以在下肢负重 X 线片也可在数字工作站进行。现有文献描述了几种截骨计划的方法。基于 Fujisawa 等人的研究和 Miniaci 所述的方法，作者提出了一种确定矫正角度的技术。设计步骤分为三步，本章所示的是内翻膝骨关节炎。

步骤 1

第一步仅在外侧膝不稳定的外翻截骨术中是必要的：为避免过度矫正，必须考虑到外侧副韧带的不稳定或松弛。如图 5-12-4a ～ c 所示画出虚拟的 push view 图。需拍摄内翻及外翻应力像。首先，在一张透亮纸上描出胫骨轮廓。然后将应力像中应力间室的关节间隙高度添加到轮廓图中。再根据改变后的内外侧关节间隙将胫骨轮廓图在修正位置叠加到下肢负重位片上。该修正后的 X 线片作为下一步计划的基础。这一方法避免了由于外侧不稳定导致的过度矫正。

残余软骨	计划矫正后的机械轴
2/3	10% ~ 15%
1/3	20% ~ 25%
无	30% ~ 35%

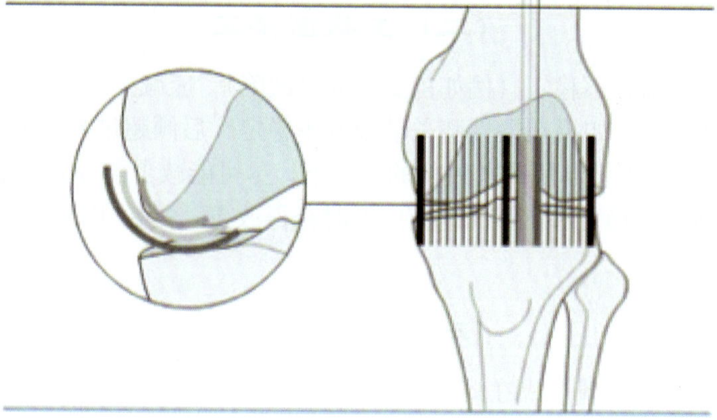

图 5-12-3 Fujisawa 比例。矫正程度由受累间室的残余软骨厚度决定，如内侧间室仅残余 1/3 的软骨厚度，机械轴矫正后应位于外侧间室 Fujisawa 比例的 20% ~ 25%

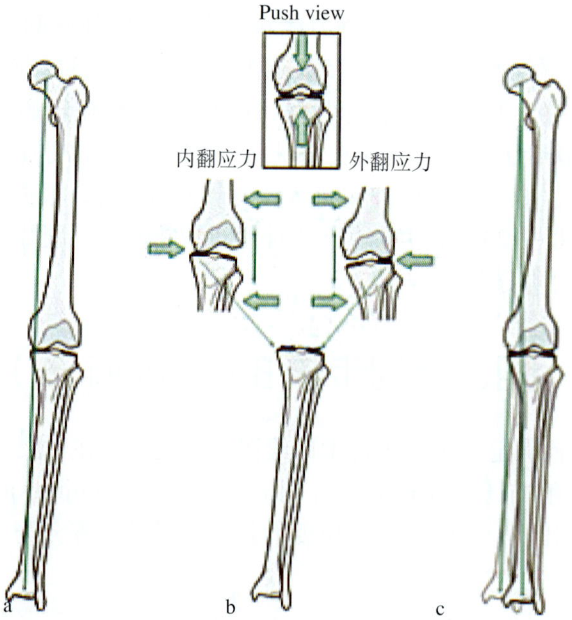

图 5-12-4a ~ c 虚拟的 push view 图帮助避免外侧不稳定导致的过度矫正。内外翻应力像中的关节间隙（绿色箭头）被添加到胫骨平台上。然后将关节间隙计算在内把胫骨在修正位置叠加到下肢负重位 X 线片上

步骤 2

在外翻截骨术，根据内侧间室软骨丢失的严重程度，机械轴应设计在外侧间室 Fujisawa 比例的 10% ~ 35%。而在内翻截骨术，机械轴应设计在内侧间室的 0 ~ 20%。

步骤 3

截骨的矫正角度和截骨间隙的高度则根据 Miniaci 描述的设计方法进行确定。新的力线通过股骨头中心，膝关节线经步骤 2 设定的点到踝关节线的水平。截骨的折叶（H）确定在胫骨外侧皮质，远端与新旧踝关节中心相连。通过测量 A 和 B 两线间的角度确定矫正角度 α（图 5-12-4d ～ f）。胫骨近端的截骨角度与 A 和 B 两线间的夹角一致。

Hernigou 设计了三角函数表（表 5-12-1），通过截骨线的内外侧直径 (D，图 5-12-4e) 和所需的矫正角度，确定截骨间隙的张开距离。例如，需在水平线截骨矫正 11°，截骨线宽度为 65mm（D 线），则截骨的张开距离为 12mm。然而这不应取代术前的影像学计划。

表 5-12-1　三角函数表

	矫正角度															
截骨线的内外侧径（D）(mm)	4°	5°	6°	7°	8°	9°	10°	11°	12°	13°	14°	15°	16°	17°	18°	19°
50mm	3	4	5	6	7	8	9	10	10	11	12	13	14	15	16	16
55mm	4	5	6	7	8	9	10	10	11	12	13	14	15	16	17	18
60mm	4	5	6	7	8	9	10	11	12	14	15	16	17	18	19	20
65mm	5	6	7	8	9	10	11	12	14	15	16	17	18	19	20	21
70mm	5	6	7	8	10	11	12	13	15	16	17	18	20	21	22	23
75mm	5	6	8	9	10	12	13	14	16	17	18	20	21	22	24	25
80mm	6	7	8	10	11	13	14	15	17	18	19	21	22	24	25	26

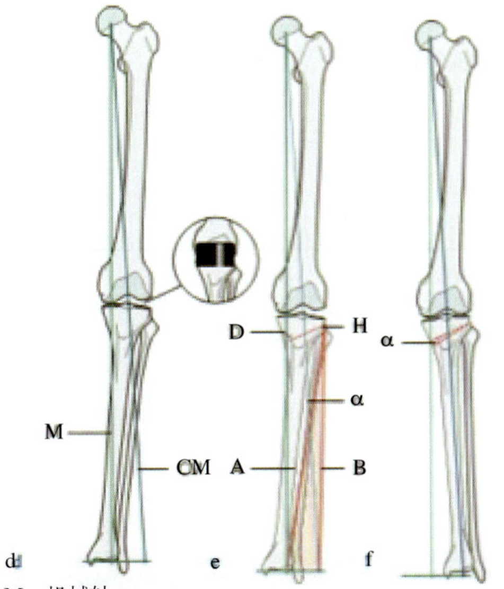

M＝机械轴
CM＝矫正后的机械轴
D＝截骨线后的内外侧径
H＝合页
A＝合页至术前踝关节中心的连线
B＝合页至术后踝关节中心的连线
α＝矫正角度

图 5-12-4（续）d ～ f　矫正角度的确定

五、手术计划的形成

明确诊断和确定畸形矫正计划，并将其应用于手术设计之中，膝关节周围的畸形矫正将获得满意效果。下面的问题，改编自骨折治疗的计划，将帮助进行最终的手术准备：

1. 计划的截骨位置在术中是否切实可行？
2. 该计划能否通过使用术中导向器（克氏针、模板、电锯导向器等）提高操作的准确性？
3. 截骨的部位在生物学方面（非死骨，无感染，严重瘢痕，神经血管病变，既往行肌皮瓣手术）是否可行？
4. 能否进行稳定固定以及选择何种固定方式？
5. 局部软组织条件能否耐受预计的截骨矫正角度（延长，缩短，或矫直）？

回答了这些问题就会形成明晰的手术策略，这也是手术计划形成的最后一步（表5-12-2）。

表 5-12-2 下肢畸形矫正手术计划的示意图

下肢畸形矫正的术前计划		
1 体格检查	冠状面和矢状面	a 力线
		b 股骨和胫骨的机械轴
		c 关节方向角
		d 畸形的位置（CORA）
	横断面	a 肢体旋转的 CT 测量
		b 髌骨轨迹分析
	多平面分析	
2 影像学畸形分析		
3 体格检查和影像学畸形分析的相关性		
4 畸形和矫正目标的确定		
5 矫形计划设计		
6 植入物选择		
7 手术策略的描述		

（黄 野）

13 髋关节翻修术中髋臼侧的生物性重建

髋关节翻修术中如何重建髋臼侧的骨缺损对于关节外科医生而言是一个极大的挑战。为了尽可能地恢复髋关节生物力学环境并且获得长期的生存率，对于大多数翻修术而言髋臼侧的重建需遵循以下原则：获得良好的初始稳定性，尽可能恢复髋关节旋转中心，尽可能采用生物学重建以获得可靠的远期固定。目前所采用的重建方法有：大臼杯技术、大块异体骨结构植骨、防内陷金属笼、定制假体、微孔金属垫块重建等。

何为大臼杯技术（图 5-13-1）？ 2001 年 Mayo Clinic 给出如下定义：女性患者使用超过 62mm 臼杯，男性患者使用超过 66mm 臼杯，或使用超过正常侧 10mm 的臼杯。在临床实践中 Jumbo Cup 作为一种技术方法可不必局限于量化的标准限制，该方法的涵义在于：可以通过残留的宿主骨的环形结构或有限的点获得初始稳定，具有雪地靴（snowshoe）效应，并且臼杯多孔可以选择有效的钉孔辅助固定。

迄今为止，使用非水泥微孔涂层的臼杯对大多数（90%~95%）的髋臼侧骨缺损进行翻修获得了很高的成功率。只要微孔涂层臼杯与宿主骨的接触面积在 50% 以上并且具有很好初始稳定性的话，大多病例可以获得良好的骨整合，可期待长期的存活率，很多随访研究结果证实了这一点，10 年以上的无菌性松动率可以在 5% 以下。

但某些情况下，一味地使用大臼杯技术并不能理想地重建髋关节生物力学，并且可能会造成进一步的医源性骨量丢失。

如果髋臼侧骨缺损明显，单纯使用标准的半球形臼杯并不足以重建骨缺损，既往曾采用大块异体骨结构植骨、防内陷金属笼或定制假体等方法，尽管取得了相对满意的短中期随访结果，但长期生存率并不理想。Lee 等随访了使用大块异体骨结构植骨重建 30%~50% 非包容性骨缺损的临床结果，15 年和 20 年生存率分别为 67% 和 61%，约 19% 因为异体骨

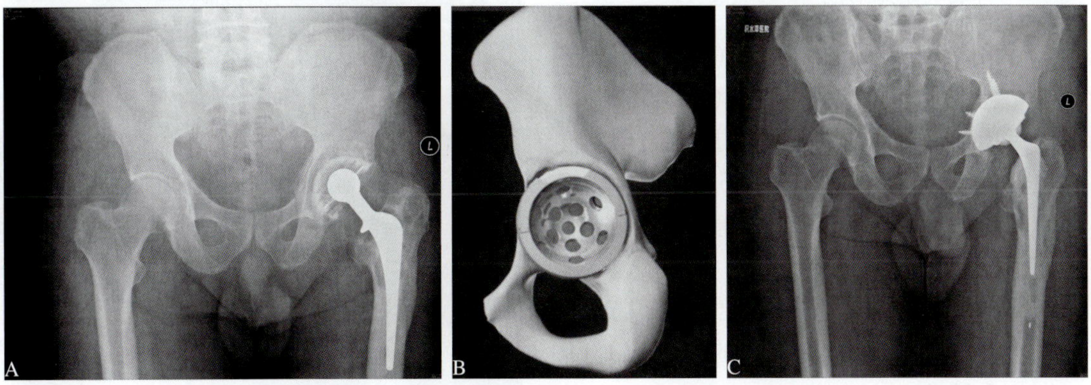

图 5-13-1　无菌性松动，使用 Jumbo Cup 技术进行翻修

的吸收出现臼杯移动而最终失败。防内陷金属笼的中期随访结果失败率在 15% 左右，且并发症发生率较高，表现为坐骨神经损伤、固定失效、金属笼折断等。定制假体则存在花费较高、安装困难、制作时间长等问题。

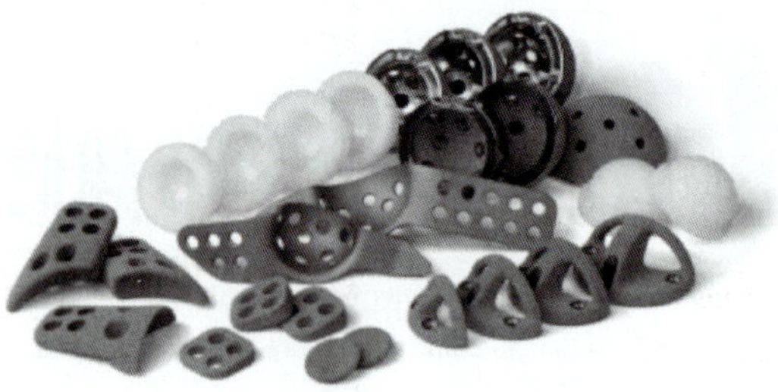
图 5-13-2 用于髋臼翻修的 TMARS 系统（Zimmer）

面对日益增多的尤其是髋臼侧骨缺损明显的翻修手术，为了克服上述重建方法长期生存率不高的缺陷，如何相对简便有效地进行骨缺损重建并且获得生物学固定以期提高长期生存率成为学者们研究的焦点。20 世纪 90 年后期具有较高摩擦系数和良好骨长入能力的微孔骨小梁金属臼杯开始应用于临床，随后出现了骨小梁金属填充块系统（图 5-13-2），该系统既可以相对简单有效地重建骨缺损，又可以通过与宿主骨接触获得长期的生物学固定。

临床上通常采用 Paprosky 分类系统来评估髋臼侧骨缺损情况（表 5-13-1），该系统的建立是基于骨缺损的严重程度以及在既定骨缺损情况下获得生物学固定的能力，其核心是有助于术者清楚了解残余宿主骨的结构情况以便计划如何进行生物学重建。生物学重建的原则为充分利用残余的宿主骨结构尤其是髋臼骨性环结构，使用骨小梁金属填充块可以重建骨性环结构或重建对臼杯初始稳定起重要作用的关键部位。

表 5-13-1 髋臼骨缺损 Paprosky 分类系统

Ⅰ型	髋臼边缘形态正常	
Ⅱ型	髋臼边缘形态扭曲但残余骨量足够支撑非骨水泥臼杯	Ⅱa. 上内侧缺损 Ⅱb. 上外侧缺损 Ⅱc. 内侧 / 内陷缺损
Ⅲ型	髋臼缘无支撑作用	Ⅲa.1/3～1/2 髋臼缘缺损，40%～60% 宿主骨接触 Ⅲb.>1/2 髋臼缘，<40% 宿主骨接触，包括骨盆不连续

根据 Paprosky 分类系统可以大致了解髋臼侧骨缺损的情况以及残余的宿主骨结构，有条件的情况下，术前可以 3D 打印出髋臼结构（图 5-13-3）以便更好地进行重建设计。

根据骨缺损的部位以及使用骨小梁金属填充块进行重建的情况大致可以将髋臼重建技术分解为以下几种：

- Roofing 技术（用于重建髋臼上方包容性骨缺损）（图 5-13-4）
- Flying buttressing 技术（用于重建髋臼上方非包容性骨缺损）（图 5-13-5）
- Buttressing 技术（用于重建髋臼后上方负重区骨缺损）（图 5-13-6）
- Doming 技术（用于重建髋臼内壁骨缺损）（图 5-13-7）
- Footing 技术（用于重建髋臼下方包括坐骨支或耻骨支部位的骨缺损）（图 5-13-8）
- 上述技术的复合应用（图 5-13-9）

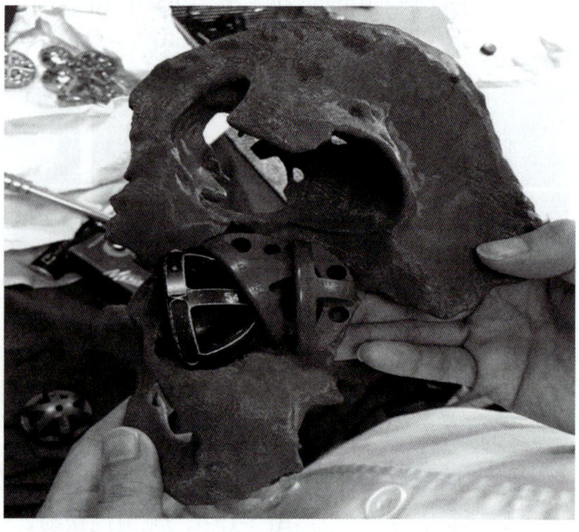
图 5-13-3 术前 3D 打印之髋臼结构

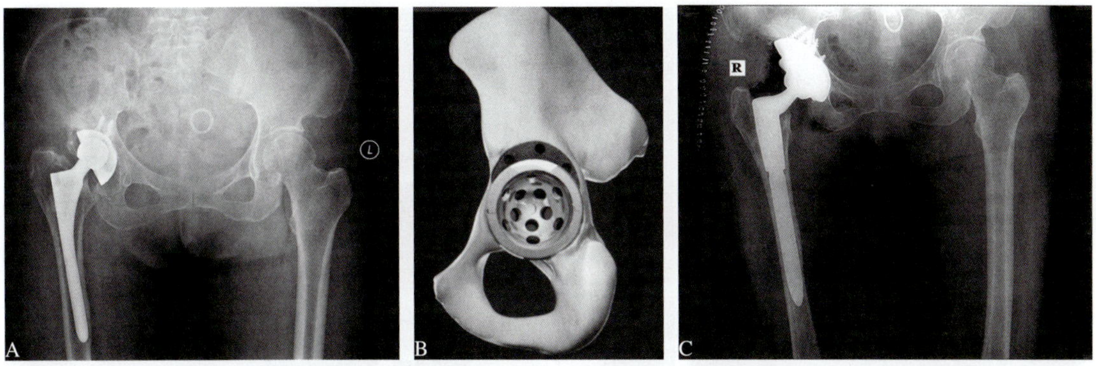

图 5-13-4 Roofing 技术。A，为术前 X 线片；B，为示意图；C，为术后 X 线片

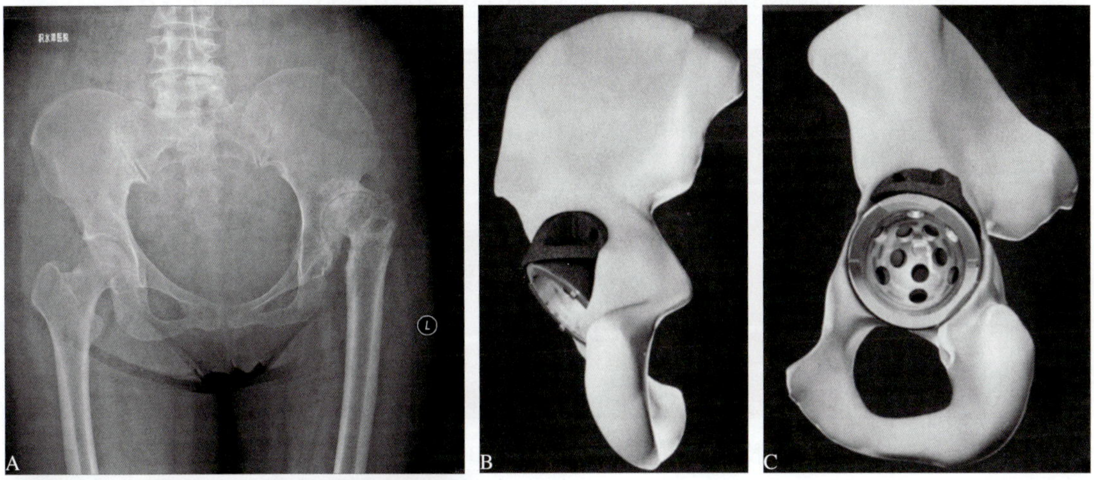

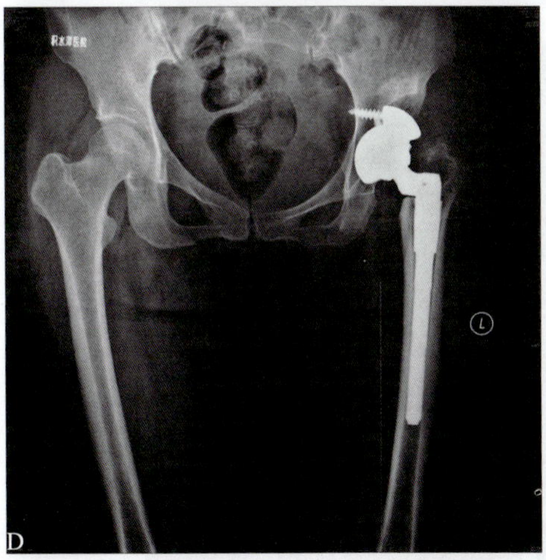

图 5-13-5 Flying buttressing 技术。A，为术前 X 线片；B 和 C 为示意图；D，为术后 X 线片

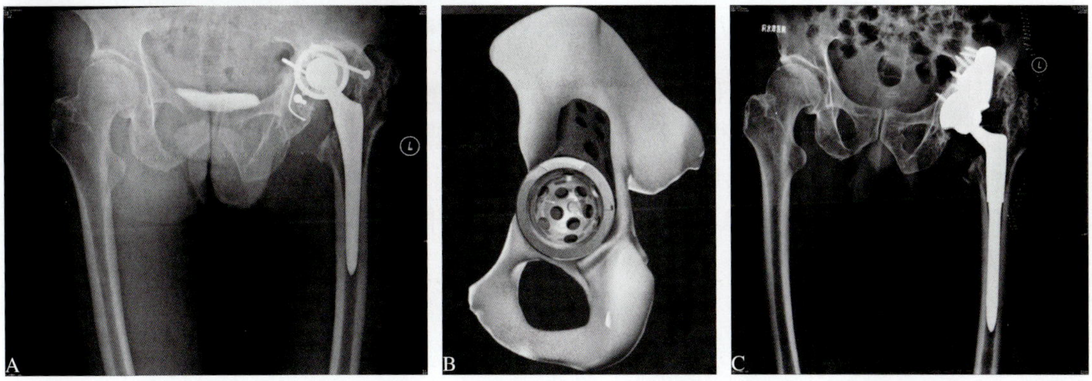

图 5-13-6 Buttressing 技术。A，为术前 X 线片；B，为示意图；C，为术后 X 线片

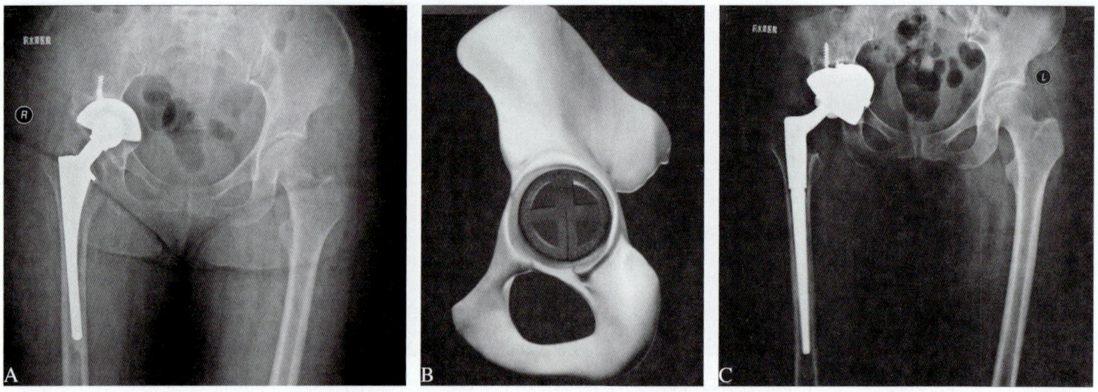

图 5-13-7 Doming 技术。A，为术前 X 线片；B，为示意图；C，为术后 X 线片

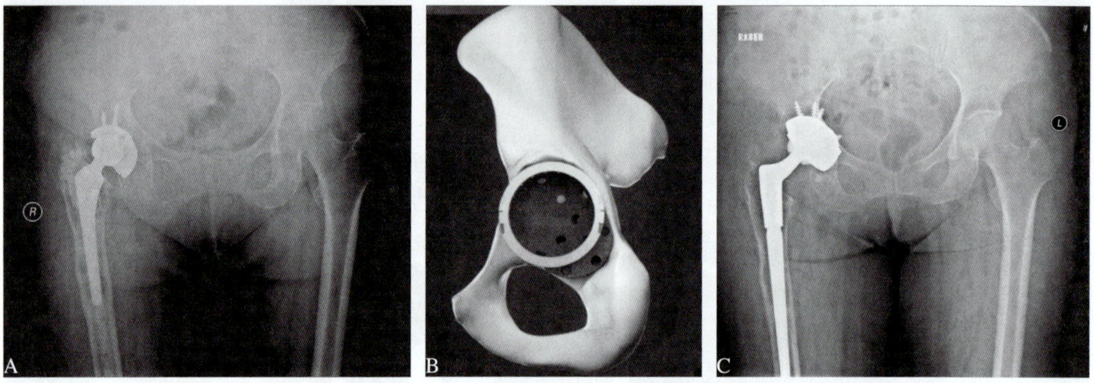

图 5-13-8 Footing 技术。A，为术前 X 线片；B，为示意图；C，为术后 X 线片

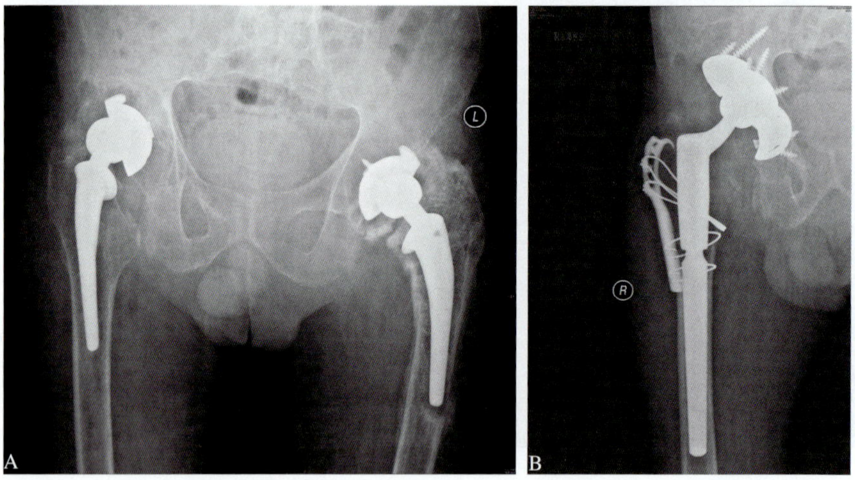

图 5-13-9 复合应用。A，为术前 X 线片（右髋）；B，为术后 X 线片

填充块和多孔生物臼杯之间以骨水泥黏合连接，整体上可视为一个异形的生物臼杯，并且以螺钉辅助固定，可以获得良好的初始稳定性。通过填充块和臼杯之间灵活多变的组合，弥补了大臼杯技术和传统重建方法的缺陷，既可以更为理想地重建髋关节生物力学，又能够最大程度上填充骨缺损、减少医源性骨量丢失并与宿主骨床充分接触，可以期待长期的生物学稳定。

（郭盛杰 周一新）

14 膝关节部分间室置换术

一、概　述

膝关节骨关节炎是中老年人常见病，人群发病率较高，主要原因包括人口老龄化、肥胖、运动损伤等。流行病学调查发现，人一生中症状性骨关节炎的发生率高达50%。骨关节炎可以累及膝关节的不同间室。一项结合术前检查和术中发现的研究显示，在行膝关节置换术的患者中，59%的患者骨关节病变累及所有3个间室，28%累及2个间室，4%仅累及1个间室。

膝关节终末期骨关节炎需要关节置换手术。根据骨关节病变的部位和程度，可以使用全膝关节假体行整个膝关节置换，也可以使用部分间室假体选择性置换1～2个间室。目前临床上常见的膝关节部分间室置换术包括：膝关节单间室置换术（内侧间室置换术、外侧间室置换术）、髌股关节置换术、双间室置换术（内侧间室置换术+髌股关节置换术、外侧间室置换术+髌股关节置换术）。

膝关节部分间室置换术的历史可以追溯到20世纪60年代，医生用金属垫片（MacIntosh、McKeever等假体）替换胫骨平台表面来治疗膝关节内侧或外侧间室骨关节病变。此后的单间室假体（St. Georg Sled、Polycentric Knee、Marmor等假体）演变成同时置换股骨髁和胫骨平台关节面。早期的部分间室置换术总体结果并不理想，而同期全膝关节置换术的发展更快，进步更大，以其稳定、良好的疗效和远期生存率成为治疗终末期骨关节炎的主流术式。20世纪90年代后，膝关节部分间室假体设计、材料及消毒方法有了很大的改进和进步，手术技术有了很大的提高，引入了微创理念，再加上对膝关节解剖、运动学及骨关节炎病理的认识和理解不断深入以及对患者选择和适应证的明确，膝关节部分间室置换术又重新得到重视和发展。目前，膝关节部分间室置换术已经成为膝关节骨关节炎阶梯治疗方案的重要组成部分。

二、单间室置换术

全世界范围内，膝关节单间室置换术占整个膝关节置换术的比例在0～50%，平均为8%。相比于全膝关节置换术，膝关节单间室置换术具有几个非常明显的优点：保留了前、后交叉韧带，术后膝关节的运动学、功能和本体感觉更接近正常膝关节，活动度更大；保留了更多的骨量，如果将来需要翻修，通常可以转换成初次全膝关节置换术，翻修手术的难度明显降低；手术创伤小，出血少，术后康复快，住院日缩短；手术并发症少，患者满意度高。当然，膝关节单间室置换术不是部分全膝关节置换术，它有相应的手术原理、假体和工具，需要学习曲线。当代的单间室置换术多使用微创入路和工具，给学习和掌握这一手术带来了新的挑战。

（一）手术适应证与禁忌证

经典的单间室置换术适应证主要是关节炎局限于内侧或外侧间室的患者，年龄最好在60岁以上，不肥胖（体重最好小于82kg），不能太活跃或从事体力劳动，无静息痛，膝关节活动度超过90°，屈曲挛缩小于5°，冠状面畸形小于15°，前后交叉韧带功能良好，对侧间室负重区和髌股关节无骨外露，无系统性炎症性疾病。

随着假体设计、材料学和手术技术的进步，单间室置换术的疗效和生存率较前有了很大的提升。单间室置换术的适应证也有了扩展。最近，在文献复习和经验交流的基础上，已经形成了单间室置换术适应证和禁忌证的专家共识。

1. 适应证

- 首要适应证为前内侧骨关节炎。前内侧骨关节炎的特征：内侧关节间隙明显狭窄或股骨髁与胫骨平台骨接触、功能完好的外侧间室、可纠正的内翻畸形、前交叉韧带功能良好。通常情况下，前内侧骨关节炎意味着膝关节内翻畸形小于10°，屈曲挛缩畸形小于15°。超过前述程度的畸形提示前交叉韧带缺陷和更严重的关节病变
- 次要适应证为缺血性骨坏死。累及和局限于单间室的缺血性骨坏死也是单间室置换术的适应证。术前MRI检查可以明确坏死病变的范围

2. 禁忌证

- 炎症性疾病。系统性炎症性疾病是单间室置换术的禁忌证
- 先前的胫骨高位截骨术。先前的胫骨高位截骨术通常会将下肢力线置于中立或过度矫正位，这种情况被认为是单间室置换术的禁忌证
- 前交叉韧带缺陷。前交叉韧带功能完好是前内侧骨关节炎的特征之一，前交叉韧带松弛或缺陷不宜行单间室置换术

3. 不再被认为是禁忌证的情况

- 肥胖。尽管肥胖不再被认为是单间室置换术的禁忌证，但是，无论是行全膝关节置换术还是单间室置换术，肥胖对假体远期生存率的影响还是令人担心。对于肥胖患者，相对于全聚乙烯胫骨假体，组合式（有金属背托）胫骨假体的远期生存率更佳
- 年龄。对于患有前内侧骨关节炎的年轻患者，年龄本身不再被认为是单间室置换术的禁忌证。早期研究显示年轻患者的翻修率较高，可能与关节炎程度不重、不明原因疼痛或不能满足患者高期望值有关
- 髌股关节疾病。对于单间室骨关节炎，如果伴有髌股关节外侧部全层软骨缺失、骨质硬化、磨损、髌骨外侧半脱位，不宜行单间室置换术。其他的情况，诸如术前影像学上的骨赘、术中发现髌股关节内侧部退变、术前膝前痛等不再被认为是单间室置换术的绝对禁忌证
- 软骨钙质沉着病。单纯影像学上显示的软骨或半月板钙化不是单间室置换术的禁忌证。如果伴有炎症性疾病，则不宜行单间室置换术

（二）手术要点

1. 内侧间室置换术（图5-14-1 A～D）

- 皮肤切口从髌骨内上极至胫骨结节内侧（关节线下2～4cm处），髌旁内侧切开关节囊。清除骨赘，避免做软组织松解
- 胫骨近端截骨：膝关节屈曲位，使用胫骨截骨导向器，垂直胫骨机械轴用摆锯横向

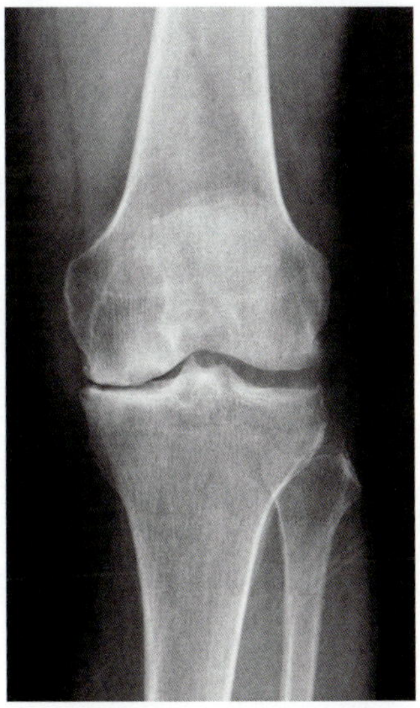

图 5-14-1A　术前正位片

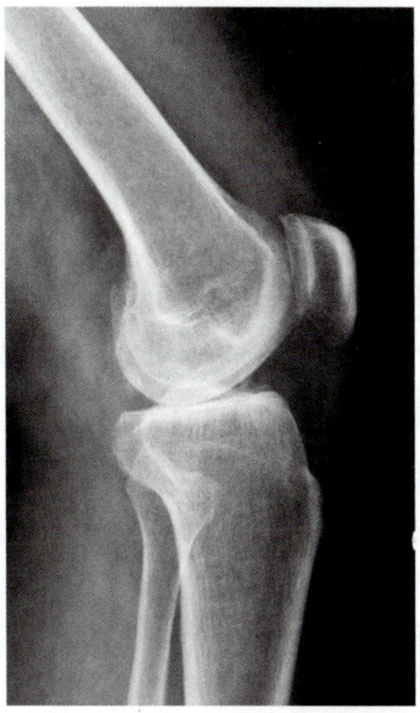

图 5-14-1B　术前侧位片

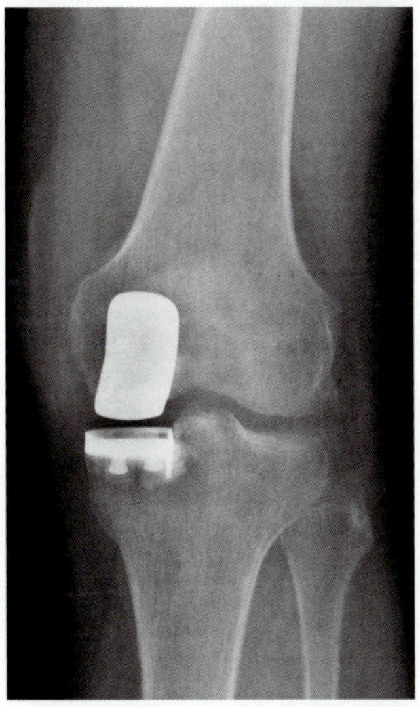

图 5-14-1C　术后正位片

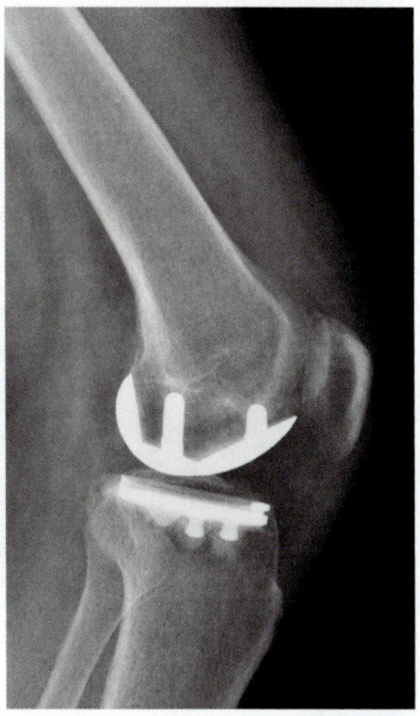

图 5-14-1D　术后侧位片

截骨，通常后倾不要超过 7°，截骨厚度尽量保守（胫骨平台磨损面下 2 ~ 4mm），注意保护侧副韧带；用往复锯在内侧髁间嵴基底处沿胫骨前后方向垂直截骨，注意不要超过横向截骨水平，不要损伤前交叉韧带止点

- 检查屈曲 / 伸直间隙。使用最薄的间隙测块测试，如果间隙张力大，可以行胫骨近端再次截骨
- 股骨远端截骨：膝关节伸直位，在关节间隙中插入与间隙测块厚度一致的间隙垫块，使其平稳坐落于胫骨截骨面上。维持合适的软组织张力和下肢力线，将股骨截骨导向器连接于间隙测块上并固定于股骨髁，行股骨远端截骨
- 用股骨尺寸测定器测量选择股骨假体尺寸；如果介于两个尺寸之间，选择较小尺寸，避免髌骨撞击假体
- 完成股骨截骨：使用截骨导向器，行股骨后髁和斜面截骨，钻固定桩孔

- 清除后方骨赘和半月板
- 用胫骨尺寸测定器测量选择胫骨假体尺寸；胫骨假体最好不要悬出，也不宜过小
- 使用胫骨基板模块，钻固定桩孔
- 试模复位测试，检查膝关节活动度、软组织张力和下肢力线。下肢力线不要过度纠正
- 安装假体，注意清除假体周围骨水泥
- 关闭切口

2. 外侧间室置换术（图 5-14-2A ～ D）

外侧间室置换术与内侧间室置换术的手术原理类似。但是，由于外侧间室和内侧间室的解剖和运动学不一样，外侧间室置换术需注意几点：

- 皮肤切口从髌骨外上极至胫骨结节外侧，髌旁外侧切开关节囊
- 外侧入路，髌骨不容易被牵向内侧，术野显露相对困难。利用牵开工具移动切口并配合改变膝关节屈曲角度有助于手术操作

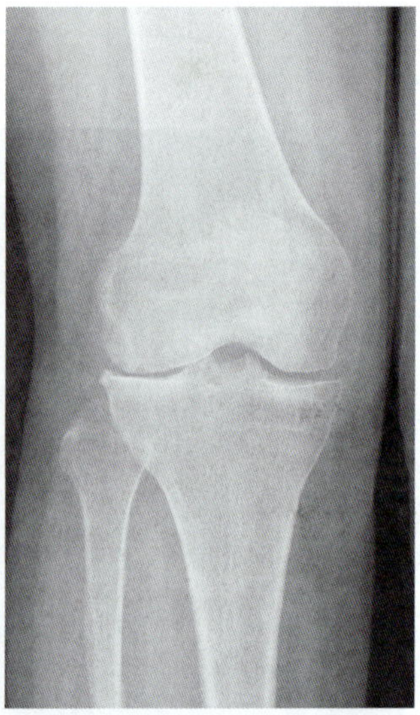

图 5-14-2A 术前正位片

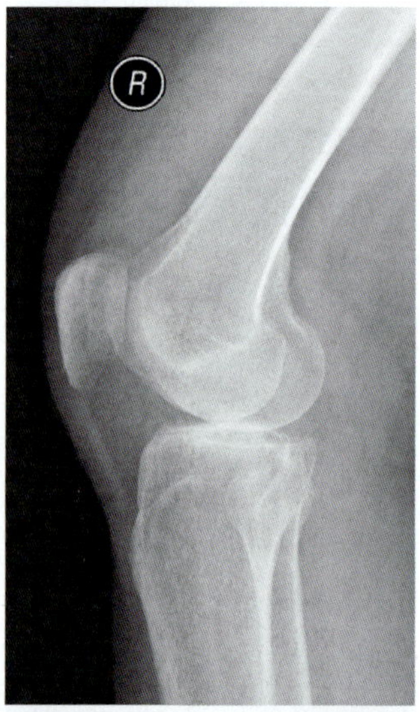

图 5-14-2B 术前侧位片

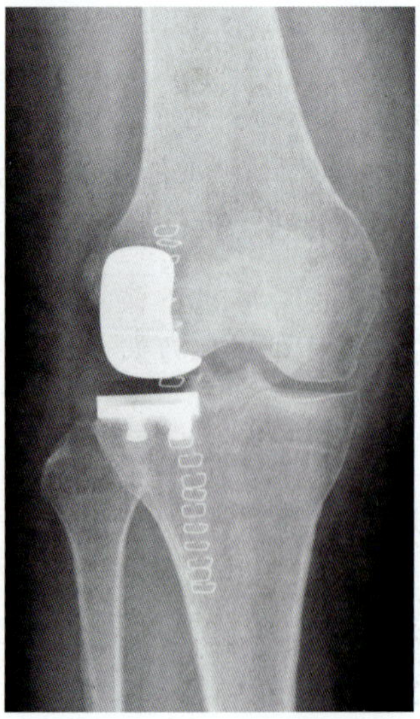

图 5-14-2C 术后正位片

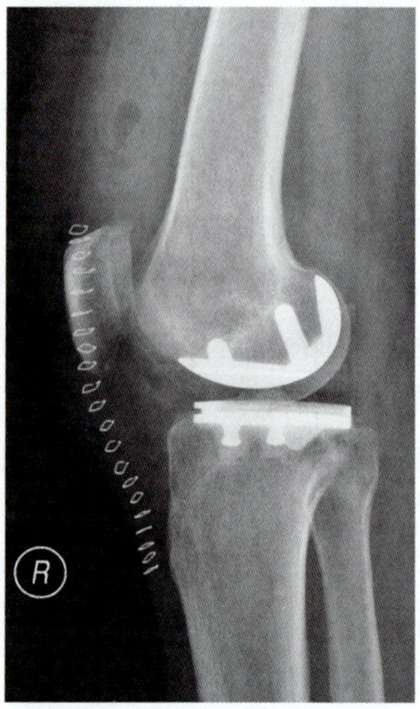

图 5-14-2D 术后侧位片

- 膝关节从伸直到屈曲，外侧股骨髁在外侧胫骨平台上的移动和旋转变化较大。胫骨近端垂直截骨方向应适当内旋，以避免伸直位股骨假体和胫骨假体旋转关系不匹配和撞击
- 外侧胫骨平台和内侧胫骨平台的形态不同。相比内侧胫骨平台，外侧胫骨平台的前后径短、左右径大。选择胫骨假体尺寸时需要注意胫骨假体不要悬出，也不宜偏小
- 术中试模复位测试检查膝关节活动度、软组织张力和下肢力线。膝关节外侧软组织张力通常不大，膝关节外翻畸形尽量不要过度矫正

（三）结　果

早期膝关节内侧间室置换术后疗效和远期生存率低于全膝关节置换术。这与早期膝关节内侧间室假体设计、假体材料和手术技术尚不完善有关。近年的研究报道，膝关节内侧间室置换术能够有效缓解疼痛和改善膝关节功能。术后 10 年生存率为 86% ~ 98%，20 年生存率为 85% ~ 90%。最近的研究报道，相对年轻的患者（60 岁以下）行内侧间室置换术后 10 年的生存率超过 90%。膝关节外侧单间室置换术的数量相对较少。有研究报道，膝关节外侧间室置换术后有良好的早中期结果，10 年生存率可达 92%。

三、髌股关节置换术

在临床上，骨关节炎可以发生和局限于髌股关节。髌股关节骨关节炎的发生率不低。有研究报道，55 岁以上有骨关节炎症状的患者中，24% 的女性和 11% 的男性有髌股关节骨关节炎。迄今为止，已有多种手术方法应用于髌股关节炎的治疗，包括软组织手术、胫骨结节移位手术、截骨术、髌骨切除术、髌股关节置换术、全膝关节置换术等。对于合适的患者，髌股关节置换术是可靠、有效的治疗方法之一。

（一）手术适应证与禁忌证

- 髌股关节置换术主要适用于局限于髌股关节的严重骨关节炎，包括原发性或创伤性关节炎
- 如果胫股关节也有骨关节炎表现，或者膝关节有系统性炎症性关节炎表现，则是髌股关节置换术的禁忌证。这种情况下，可以考虑双间室置换术或全膝关节置换术
- 髌股关节置换术仅仅是髌股关节的表面置换，不能改变下肢力线和骨性畸形，术中对髌骨不稳定的调整作用有限。因此，如果髌股关节骨关节炎合并有膝关节畸形、髌骨不稳定等情况，有必要在髌股关节置换术前或者在髌股关节置换术同期行截骨术或髌骨对线手术

（二）手术要点（图5-14-3A～D）

根据髌股关节炎部位和程度，髌股关节置换术可以同时置换股骨滑车和髌骨关节面，也可以仅置换股骨滑车。

- 切口可以采用膝前正中切口，髌旁内侧入路。在切开关节囊时注意避免损伤内侧半月板前角和膝横韧带
- 股骨滑车截骨使用髓内定位。入髓点位置通常在后交叉韧带前方 1cm 处。安装截骨导向器。参考股骨前后轴（Whiteside 线）和通髁轴（Insall 线）设置外旋截骨角度。截骨厚度参考股骨前皮质，避免损伤前皮质（Notching）

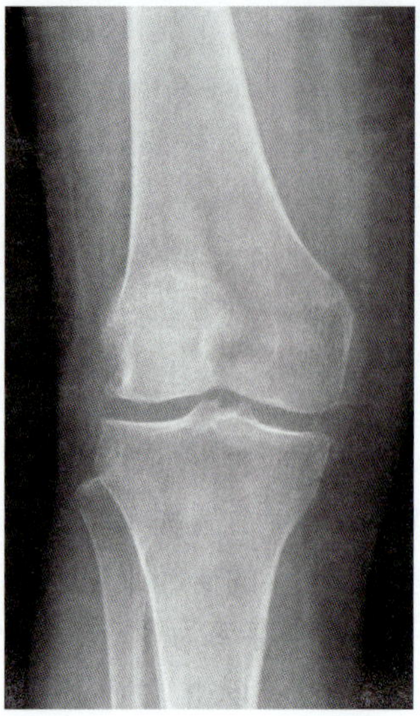

图 5-14-3A 术前正位片

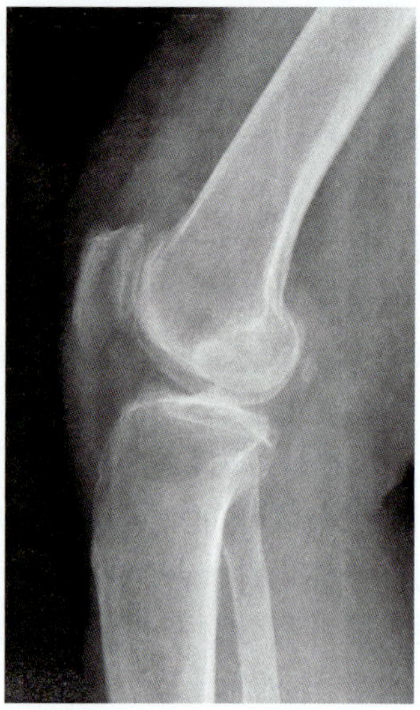

图 5-14-3B 术前侧位片

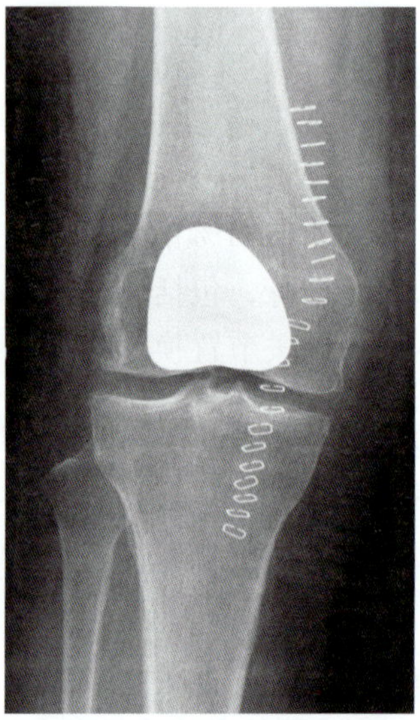

图 5-14-3C 术后正位片

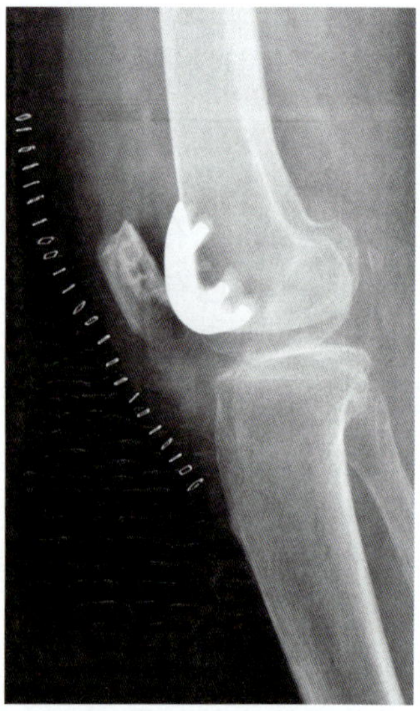

图 5-14-3 D 术后侧位片

- 确定股骨假体尺寸：假体应尽量覆盖截骨面，但不要悬出
- 选择并安装合适尺寸的磨锉导向器，使导向器体部与股骨滑车截骨面贴合平稳，使导向器内、外侧触脚与内、外侧髁关节面接触
- 使用磨钻在磨锉导向器轨道内磨锉股骨滑车骨床
- 安装固定桩导向器，钻固定桩孔
- 安装股骨假体试模，检查假体与骨床贴合是否紧密，表面与股骨髁关节面过渡是否平稳
- 如果髌骨也需要置换，则按髌骨置换常规步骤操作
- 试模复位测试，检查膝关节活动度和髌骨轨迹
- 安装假体，注意清除假体周围骨水泥
- 关闭切口

（三）结　果

早期髌股关节置换术的随访结果并不理想。失败的主要原因有：下肢畸形、髌骨不稳定、假体磨损、松动、撞击、胫股关节退变进展等。

随着新假体的出现、工具的改进、手术技术的提升以及对患者的严格选择，髌股关节置换术的疗效有了明显改善。目前，大部分的研究证实，髌股关节置换术后早中期随访结果良好，术后 5 年生存率达 95.8%。

四、双间室置换术

当前，膝关节骨关节炎的治疗趋向阶梯化、精准化治疗。对于膝关节终末期广泛退变，全膝关节置换术是经典、成熟、效果确切的术式。对于单间室或髌股关节骨关节炎，单间室置换术或髌股关节置换术是推荐术式。临床上还会遇见膝关节病变累及两个间室的情况。影像学研究发现，50% 的膝关节骨关节炎患者，关节病变同时累及内侧间室和髌股关节。对于双间室骨关节炎，传统的治疗是全膝关节置换术。而双间室置换术（内侧间室置换术 + 髌股关节置换术、外侧间室置换术 + 髌股关节置换术），相对于全膝关节置换术，保留了前后交叉韧带和另一个间室的骨量，术后膝关节功能更接近正常，近年来受到关注和重视。

（一）手术适应证与禁忌证

双间室置换术的适应证结合前述单间室置换术和髌股关节置换术的适应证。合适的患者应是骨关节炎累及内侧或外侧间室及髌股关节，畸形不重，活动无明显受限，交叉韧带和另一间室功能完好。当然，系统性炎症性关节炎也是双间室置换术的禁忌证。

（二）手术要点（图5-14-4 A～D）

双间室置换术可以使用股骨滑车和股骨髁连为一体的假体，也可以组合使用独立的髌股关节假体和单间室假体。相对于一体化假体，组合型假体可以更好地控制两个间室的假体大小和方位，目前是双间室置换术的主要选择。

- 同期双间室置换术入路通常采用全膝关节置换术入路，膝前正中切口，髌旁内侧入路

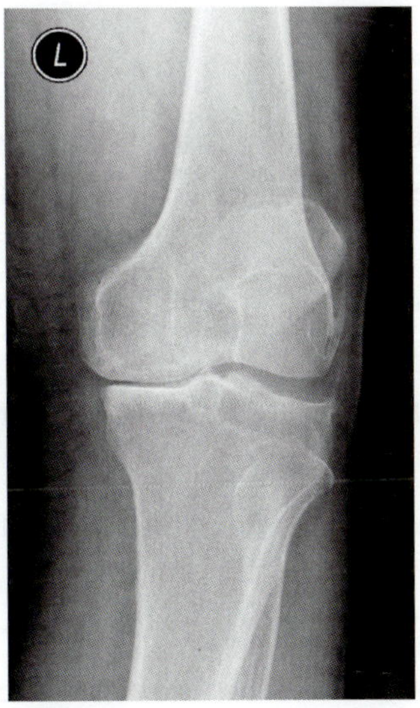

图 5-14-4A　术前正位片

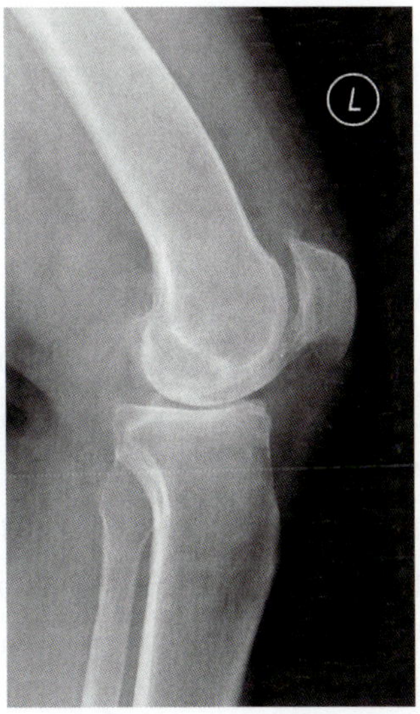

图 5-14-4B　术前侧位片

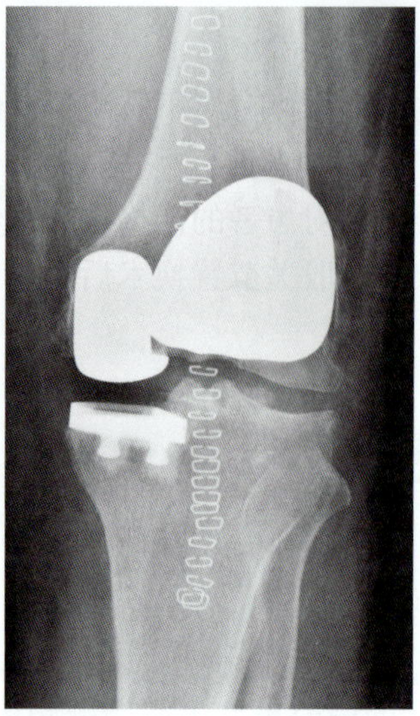

图 5-14-4C 术后正位片

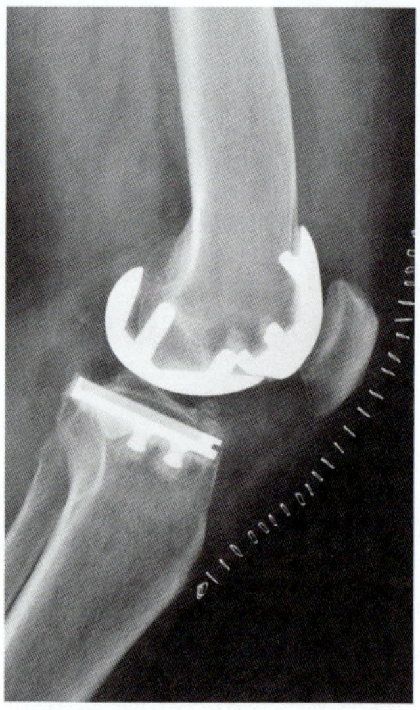

图 5-14-4D 术后侧位片

- 术中髌股关节置换术和单间室置换术按各自的操作标准进行手术操作
- 因髌股关节置换术的股骨滑车置换操作需要参考股骨髁关节面，故最好先行髌股关节置换术，再行单间室置换术

（三）结　果

早期随访结果显示，双间室置换术能够很好地缓解疼痛，改善膝关节功能，术后膝关节的运动学和步态也更接近正常。

双间室置换术 2 年的翻修率为 3% ～ 5%。失败原因包括疼痛、假体松动、另一间室骨关节炎进展等。假体设计、假体材料、手术技术和患者选择都会影响到假体的生存率。由于双间室置换术应用于临床时间不长，目前还没有中长期的随访报道。

（唐杞衡　周一新）

参考文献

1. Heekin RD, Fokin AA. Incidence of bicompartmental osteoarthritis in patients undergoing total and unicompartmental knee arthroplasty: is the time ripe for a less radical treatment? J Knee Surg,2014,27(1):77-81.
2. Jamali AA, Scott RD, Rubash HE, Freiberg AA. Unicompartmental knee arthroplasty: past, present, and future. Am J Orthop (Belle Mead NJ),2009,38(1):17-23.
3. Repicci JA, Eberle RW. Minimally invasive surgical technique for unicondylar knee arthroplasty. J South Orthop Assoc,1999,8(1):20-27.
4. Murray DW, Liddle AD, Dodd CA, et al. Unicompartmental knee arthroplasty: is the glass half full or half empty? Bone Joint J,2015,97-B(10 Suppl A):3-8.
5. Kozinn SC, Scott R. Unicondylar knee arthroplasty. J Bone Joint Surg Am,1989,71(1):145-150.
6. Berend KR, Berend ME, Dalury DF, et al. Consensus statement on indications and contraindications for medial unicompartmental knee arthroplasty. J Surg Orthop Adv,2015,24(4):252-256.

7. Naudie D, Guerin J, Parker DA, et al. Medial unicompartmental knee arthroplasty with the Miller-Galante prosthesis. J Bone Joint Surg Am,2004,86-A(9):1931-1935.
8. Berger RA, Meneghini RM, Jacobs JJ, et al. Results of unicompartmental knee arthroplasty at a minimum of ten years of follow-up. J Bone Joint Surg Am,2005,87(5):999-1006.
9. O'Rourke MR, Gardner JJ, Callaghan JJ, et al. The John Insall Award: unicompartmental knee replacement: a minimum twenty-one-year followup, end-result study. Clin Orthop Relat Res,2005,440:27-37.
10. Foran JR, Brown NM, Della Valle CJ, et al. Long-term survivorship and failure modes of unicompartmental knee arthroplasty. Clin Orthop Relat Res,2013,471(1):102-108.
11. Swienckowski JJ, Pennington DW. Unicompartmental knee arthroplasty in patients sixty years of age or younger. J Bone Joint Surg Am,2004,86-A Suppl 1(Pt 2):131-142.
12. Biswas D, Van Thiel GS, Wetters NG, et al. Medial unicompartmental knee arthroplasty in patients less than 55 years old: minimum of two years of follow-up. J Arthroplasty,2014,29(1):101-105.
13. Marmor L. Lateral compartment arthroplasty of the knee. Clin Orthop Relat Res,1984,(186):115-121.
14. Scott RD. Lateral unicompartmental replacement: a road less traveled. Orthopedics,2005,28(9):983-984.
15. Volpi P, Marinoni L, Bait C, et al. Lateral unicompartimental knee arthroplasty: indications, technique and short-medium term results. Knee Surg Sports Traumatol Arthrosc,2007,15(8):1028-1034.
16. Argenson JN, Parratte S, Bertani A, et al. Long-term results with a lateral unicondylar replacement. Clin Orthop Relat Res,2008,466(11):2686-2693.
17. McAlindon TE, Snow S, Cooper C, et al. Radiographic patterns of osteoarthritis of the knee joint in the community: the importance of the patellofemoral joint. Ann Rheum Dis,1992,51(7):844-849.
18. Grelsamer RP, Stein DA. Patellofemoral arthritis. J Bone Joint Surg Am,2006,88(8):1849-1860.
19. Mont MA, Haas S, Mullick T, et al. Total knee arthroplasty for patellofemoral arthritis. J Bone Joint Surg Am,2002,84-A(11):1977-1981.
20. Lonner JH. Patellofemoral arthroplasty: the impact of design on outcomes. Orthop Clin North Am,2008,39(3):347-354.
21. Ackroyd CE, Newman JH, Evans R, et al. The Avon patellofemoral arthroplasty: five-year survivorship and functional results. J Bone Joint Surg Br,2007,89(3):310-315.
22. Ledingham J, Regan M, Jones A, et al. Radiographic patterns and associations of osteoarthritis of the knee in patients referred to hospital. Ann Rheum Dis,1993,52(7):520-526.
23. Wang H, Dugan E, Frame J, et al. Gait analysis after bi-compartmental knee replacement. Clin Biomech,2009,24(9):751-754.
24. Noble PC, Gordon MJ, Weiss JM, et al. Does total knee replacement restore normal knee function? Clin Orthop Relat Res,2005,(431):157-165.
25. Rolston L, Bresch J, Engh G, et al. Bicompartmental knee arthroplasty: a bone-sparing, ligament-sparing, and minimally invasive alternative for active patients. Orthopedics,2007,30(8 Suppl):70-73.
26. Tria AJ Jr. Bicompartmental arthroplasty of the knee. Instr Course Lect,2010,59:61-73.
27. Lonner JH. Modular bicompartmental knee arthroplasty with robotic arm assistance. Am J Orthop,2009,38(2 Suppl):28-31.
28. Tria AJ Jr. Bicompartmental knee arthroplasty: the clinical outcomes. Orthop Clin North Am,2013,44(3):281-286.
29. Kamath AF, Levack A, John T, et al. Minimum two-year outcomes of modular bicompartmental knee arthroplasty. J Arthroplasty,2014,29(1):75-79.

第六部分

骨肿瘤科

1 积水潭医院骨肿瘤60年诊治历程

- 积水潭医院地址历史渊源：北京二环内的西北隅，有一水面，名为积水潭。系元代为了加强大都的漕运而修建的人工河——通惠河，在流入城市以后形成的一个巨大的湖泊。积水潭曾经是漕运的总码头，也曾是皇家的洗象池。从元代起，来自暹罗、缅甸的大象，就作为运输工具和宫廷仪仗队使用，在夏伏之日，驯养员会带领大象到积水潭洗浴
- 清雍正八年（1730年）首建诚亲王新府——固山贝子弘景府，嘉庆改赐四公主庄静固伦，末代府主为庄静重孙棍布扎贝，因此又被称为“棍贝子府”“棍王府”
- 北京积水潭医院院训：“精诚、精艺、精心”
- 北京积水潭医院骨肿瘤科
  - ◎ 骨科名院之中
  - ◎ 最先成立独立骨肿瘤专业
  - ◎ 位于京城，影响广泛
  - ◎ 国家卫生计生委进修班，学员多
  - ◎ 主委多，权威性强
  - ◎ 数据库大
  - ◎ 国际交流多
- 20世纪50年代的一次骨科学术活动（图6–1–1），参加的专家包括：
  左起第一排：冯传汉、王桂生、外籍专家、孟继懋、吕式瑗、洪若诗、宋献文
  左起第二排：郭兴唐、常致德、杨克勤、赵钟岳、赵德田、周同轼、王福权
  左起第三排：王澍寰、贾化成、郭子恒、陈加尔、姚岱

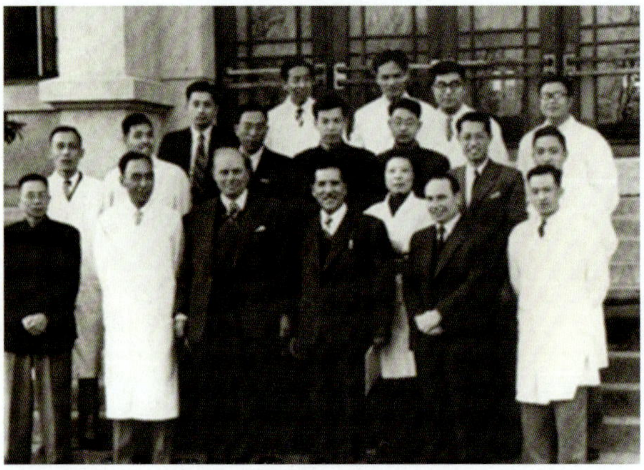

图6-1-1　20世纪50年代的一次骨科学术活动

- 宋献文于美国纽约回忆骨肿瘤诊治情况及骨肿瘤专业组成立背景：治疗方面，有的可行放疗，有的可行化疗，但主要治疗常以手术为主，适用于良性和中间性肿瘤，恶性者常常结合术前化疗和术后化疗。软骨组织恶性者例外。鉴于上述的复杂情况，成立专业组进行处理，较为妥善
- 全国骨肿瘤专家汇集积水潭学习班授课 ：宋献文、刘子君、冯传汉、过邦辅、黄承达等(1983年)
- 1985年宋献文教授投稿参加ISOLS
- 第一届中国恶性骨肿瘤保肢大会(1992年)
- Dr.Enneking来华举办两届全国骨肿瘤诊治学习班（2000年和2002年）

我国缺乏条件进行大样本的骨与软组织肿瘤流行病学调查，目前使用的大量数据都是参考欧美、日本等国的数据。北京积水潭医院骨肿瘤科自1977年建立以来，致力于对临床数据的积累，建立专业数据库系统。希望在骨与软组织肿瘤诊治领域拿出中国人自己的数据。随着计算机技术、网络技术、数据库技术的发展，在我们不同时期进行了大量数据库研发工作，在不断开发升级过程中，积累了大量经验，最终建立了比较完善的骨与软组织肿瘤数据库（图6-1-2）。北京积水潭医院数据库系统（截至2016-05-10）里各种骨与软组织肿瘤的诊治情况如下（图6-1-3～图6-1-17）：

1957-02-25开始第一例骨肉瘤手术，70年代开始骨肉瘤综合治疗，最早在国内开展骨盆和骶骨肿瘤的诊治，其骨盆肿瘤的诊治见图6-1-18～图6-1-28，骶骨肿瘤最早开展于20世

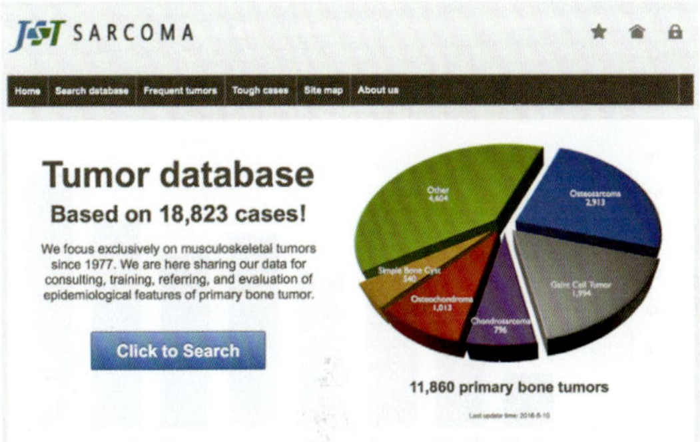

图 6-1-2　建立骨与软组织肿瘤临床资料数据库（截至2016-05-10）

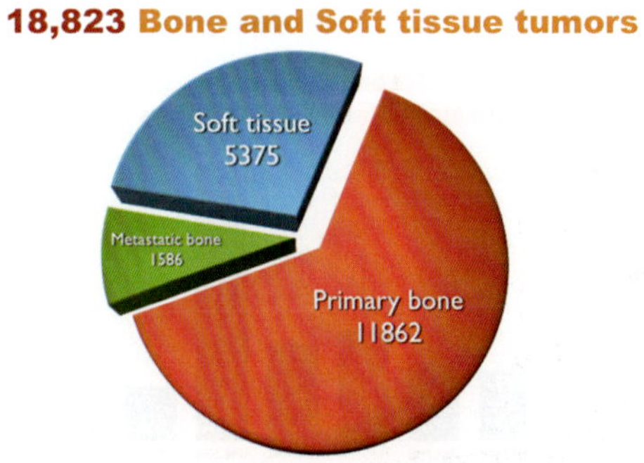

图6-1-3　原发骨与软组织肿瘤的情况

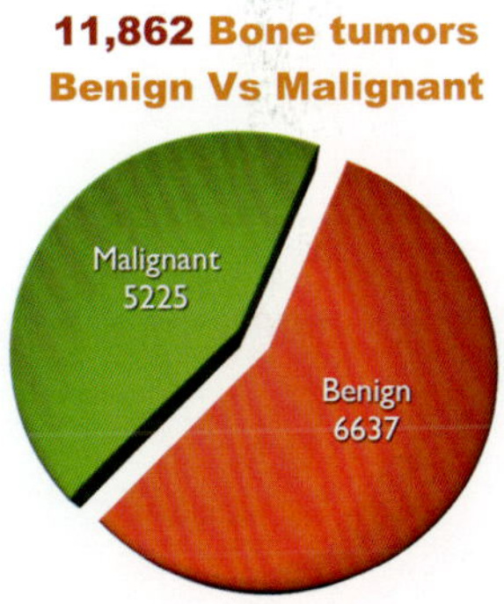

图6-1-4　原发骨肿瘤的组成

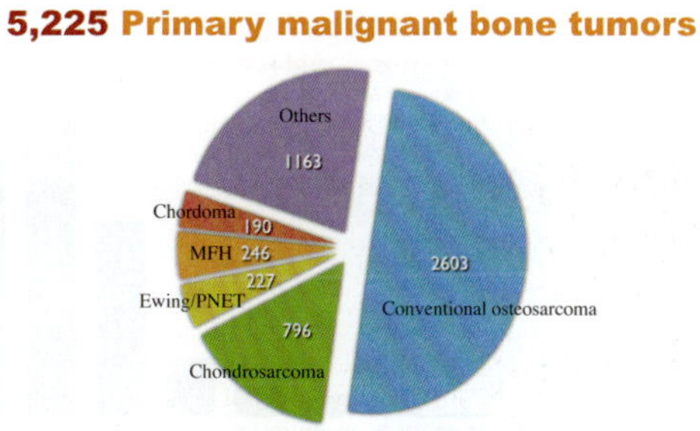

图6-1-5　原发恶性骨肿瘤的情况

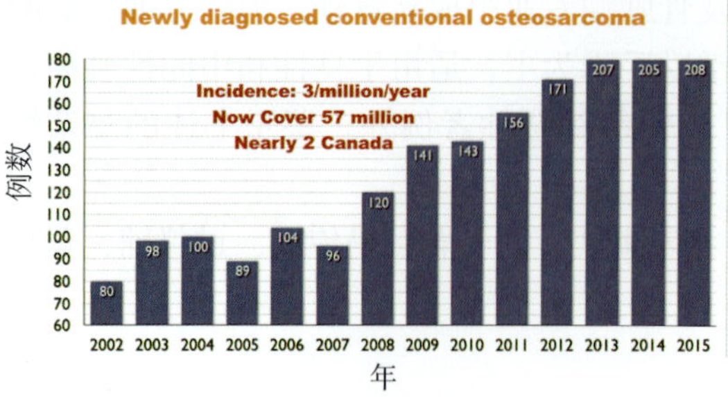

图6-1-6 北京积水潭医院近年新诊治普通型骨肉瘤的情况

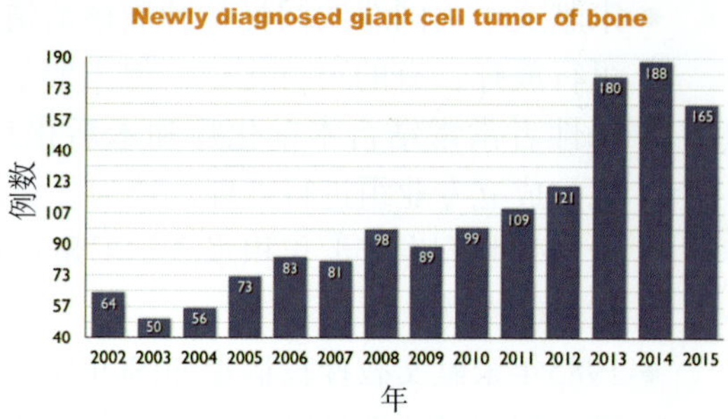

图6-1-7 北京积水潭医院近年诊治骨巨细胞瘤的情况

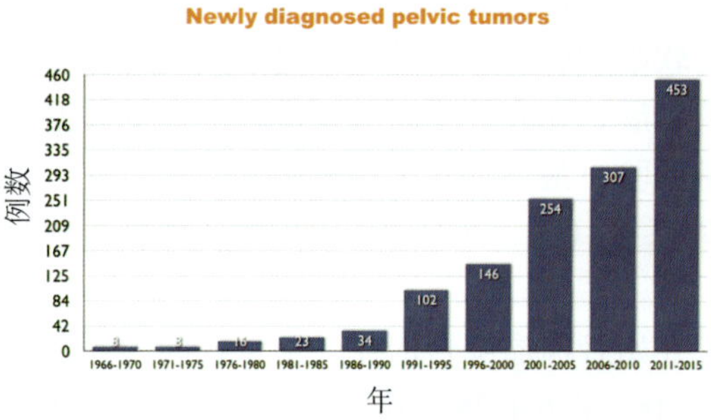

图6-1-8 北京积水潭医院近年诊治骨盆肿瘤的情况

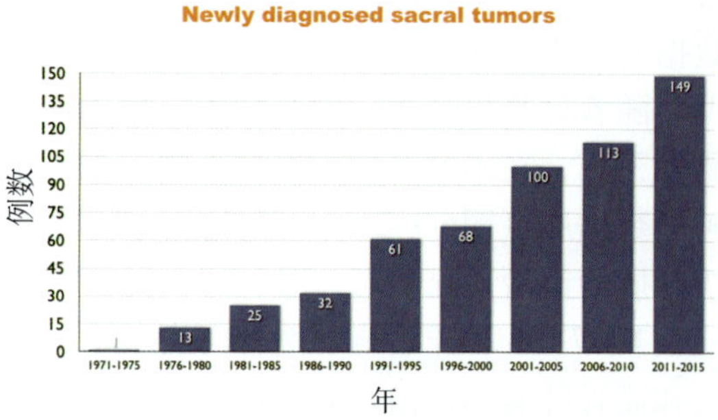

图6-1-9 北京积水潭医院近年诊治骶骨肿瘤的情况

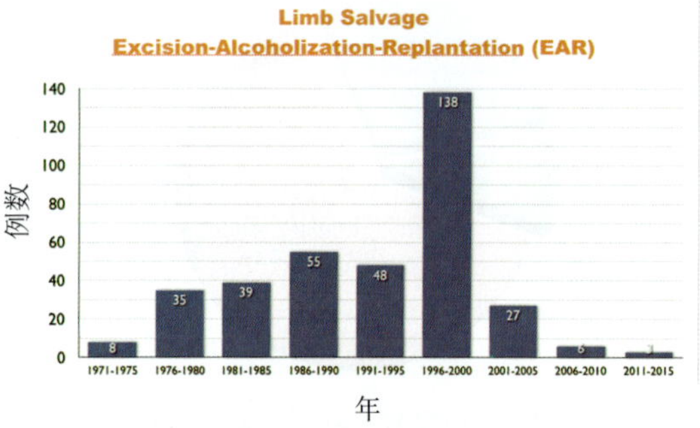

图6-1-10 北京积水潭医院近年行灭活再植的情况

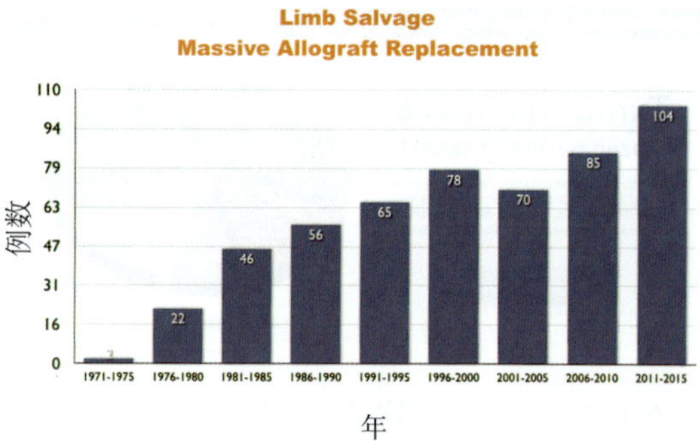

图6-1-11 北京积水潭医院近年行大块异体骨移植的情况

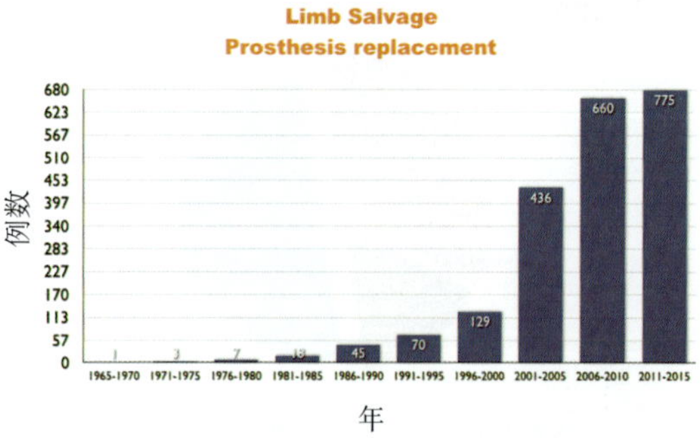

图6-1-12 北京积水潭医院近年行人工假体置换的情况

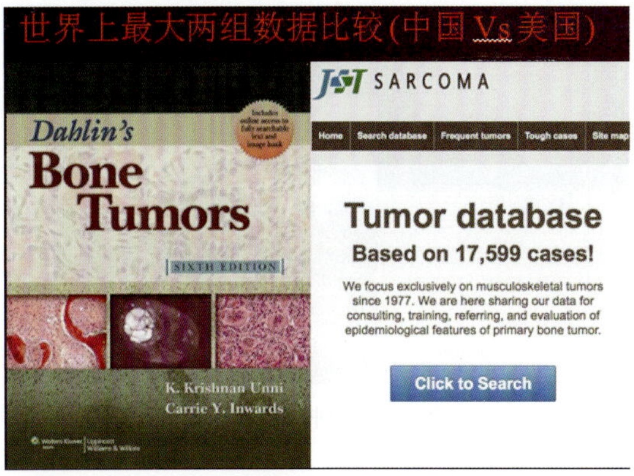

图6-1-13　将Mayo Clinic 和北京积水潭医院的数据进行比较

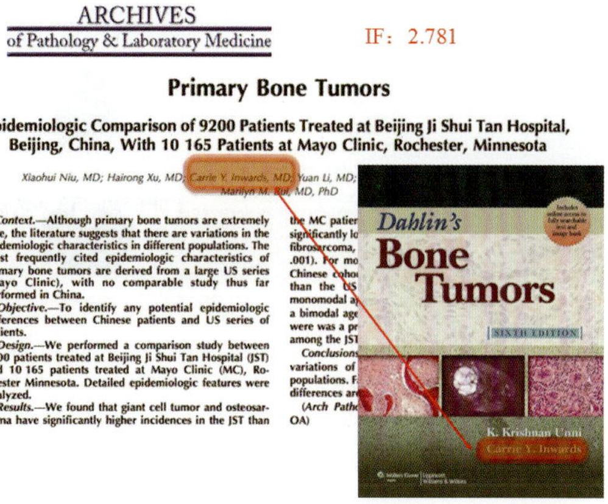

图6-1-14　流行病学比较文章已发表于 Aarchieves of Pathology & Laboratory Medicine

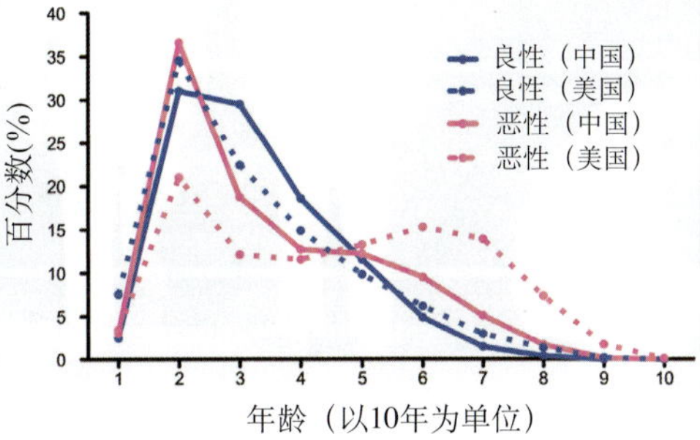

图6-1-15　中美两国良恶性肿瘤的年龄分布情况

良性骨肿瘤（按部位）

中国			美国		
股骨	1,720	36.2%	股骨	826	28.6%
胫骨	1,038	21.8%	胫骨	471	16.3%
肱骨	401	8.4%	肱骨	328	11.4%
椎体	278	5.8%	手骨	251	8.7%
骨盆	267	5.6%	椎体	183	6.3%
足骨	186	3.9%	骨盆	155	5.4%
骶骨	152	3.2%	桡骨	113	3.9%
桡骨	152	3.2%	骶骨	91	3.2%
其他	559	11.9%	其他	469	16.2%
总共	**4,753**	**100%**	**总共**	**2,887**	**100%**

图6-1-16　中美两国良性肿瘤的部位分布情况

恶性骨肿瘤（按部位）

中国			美国		
股骨	1,749	42.3%	股骨	1,771	25.0%
胫骨	809	19.6%	骨盆	999	14.1%
骨盆	457	11.1%	胫骨	682	9.6%
肱骨	372	9.0%	椎体	675	9.5%
骶骨	235	5.7%	肱骨	632	8.9%
椎体	180	4.4%	肋骨	457	6.4%
肩胛骨	104	2.5%	骶骨	434	6.1%
腓骨	101	2.4%	肩胛骨	206	2.9%
其他	126	3.0%	其他	1,230	17.6%
总共	**4,133**	**100%**	**总共**	**7,806**	**100%**

图6-1-17　中美两国恶性肿瘤的部位分布情况

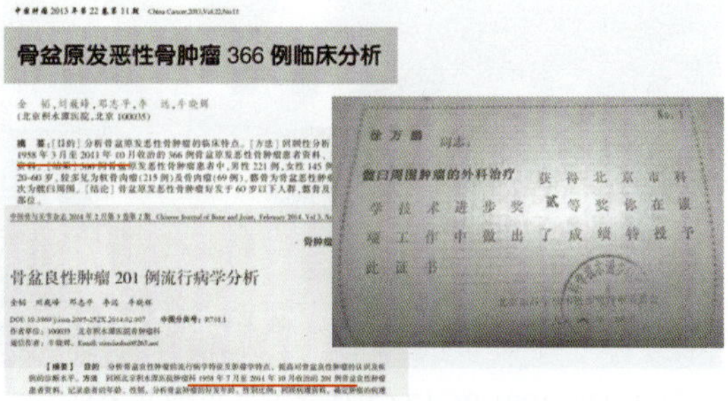

图6-1-18　1958年开展骨盆肿瘤治疗

纪50年代，其成果获科学技术成果奖（图6-1-29）。

- 1959年　异体骨在骨肿瘤外科治疗的应用
- 1965年　宋献文教授开展灭活再植在骨肿瘤外科治疗的应用
- 1986年　腹主动脉阻断血流技术

其中人工关节、Tinkhoff-Linberg手术、APC异体骨人工关节复合物、旋转成形术等手术的情况见图6-1-30～图6-1-36。

- 1980年　骨库的建立和应用

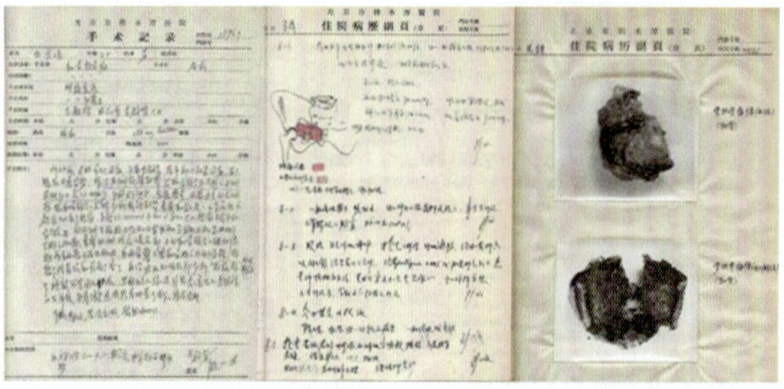

图6-1-19 1958年3月及6月进行第一、二例骨盆肿瘤手术（有史料记载的）

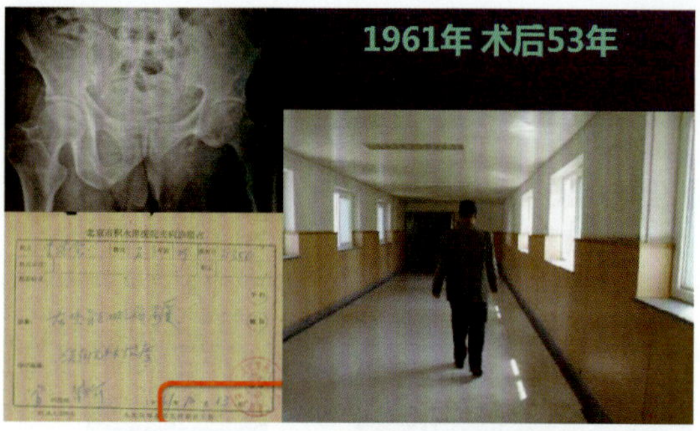

图6-1-20 骨盆肿瘤的诊治与随访

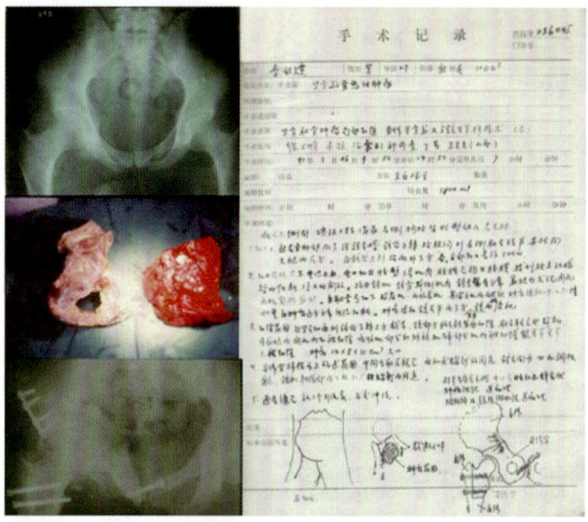

图6-1-21 1991-03-26异体骨盆置换（病历记载）

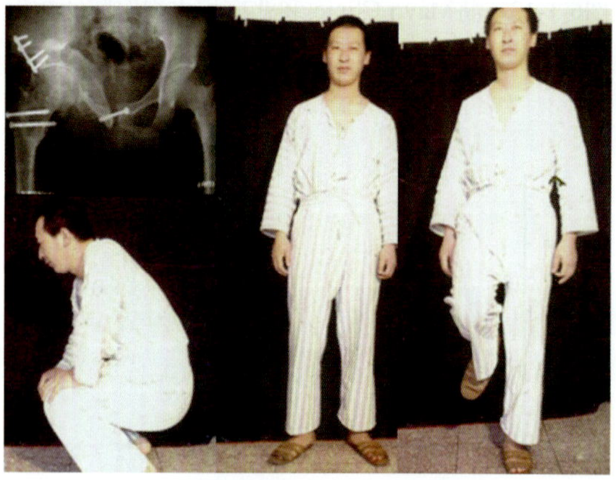

图6-1-22 术后随访时的功能情况

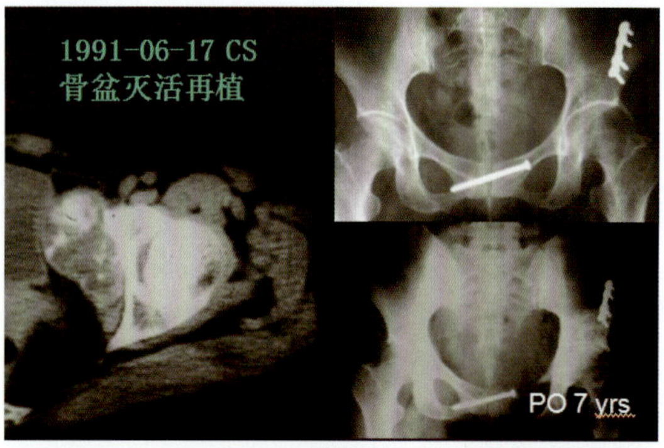

图6-1-23 1991-06-17 CS骨盆灭活再植及术后7年

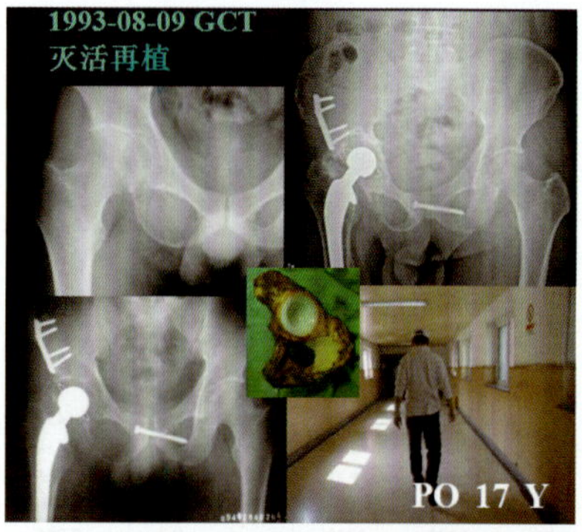

图6-1-24 1993-08-09 GCT灭活再植及术后17年

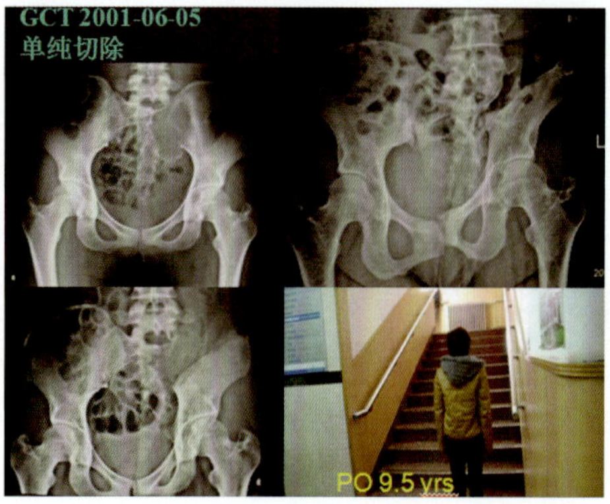

图6-1- 25 2001-06-05 GCT 单纯切除及术后9年半

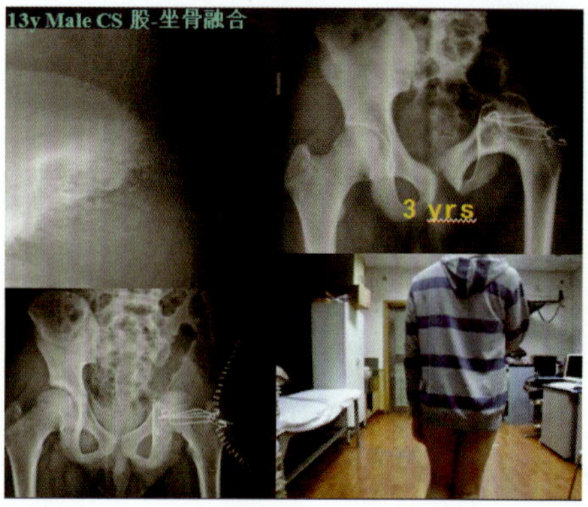

图6-1-26 13岁男性骨盆软骨肉瘤融合术后3年

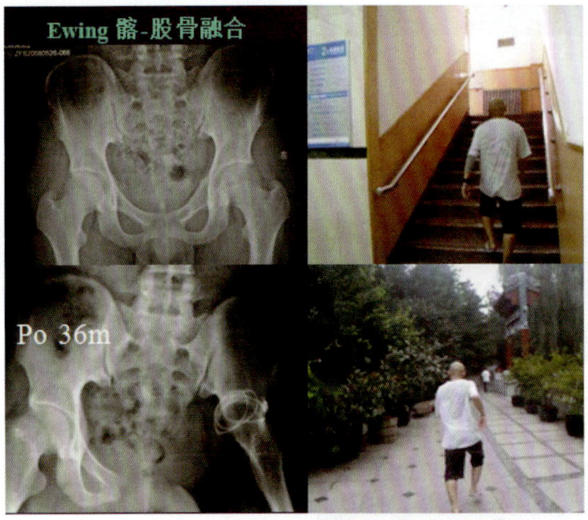

图6-1-27　Ewing 髂-股骨融合及术后36个月

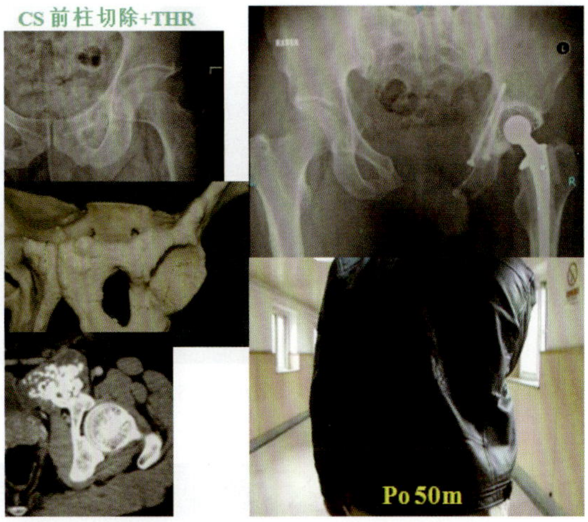

图6-1-28　软骨肉瘤前柱切除+THR及术后50个月

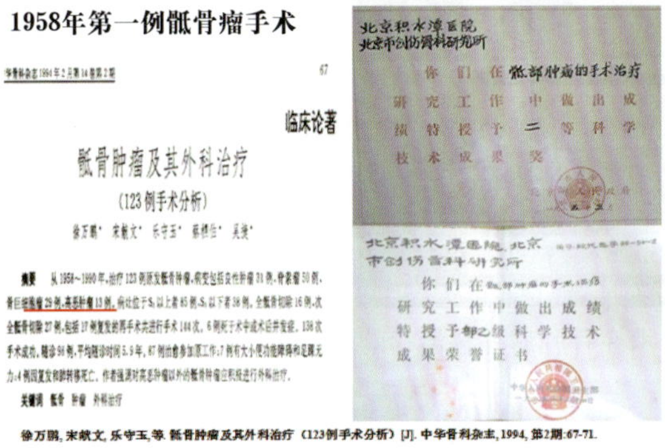

图6-1-29　1958年开始第一例骶骨瘤手术

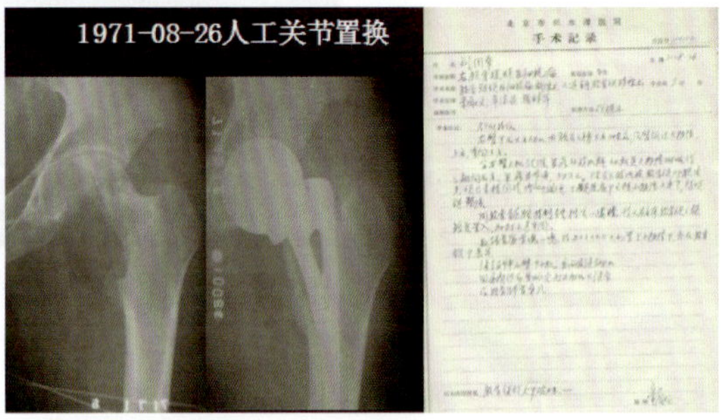

图6-1-30　1971-08-26人工关节置换

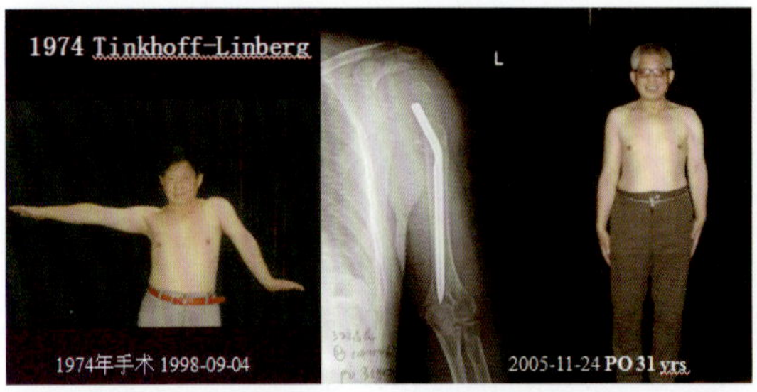

图6-1-31　1974 年Tinkhoff-Linberg手术

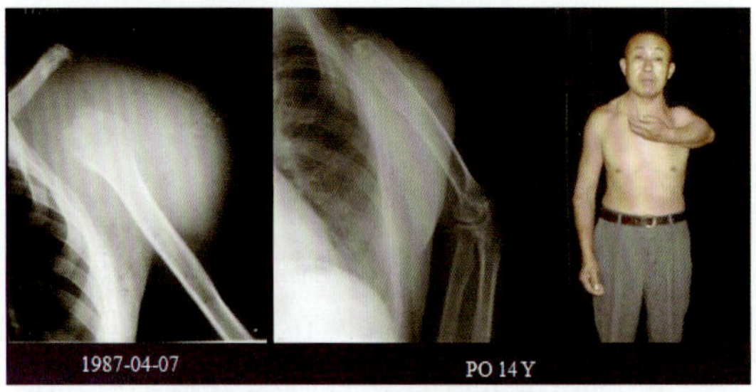

图6-1-32　术后X线片和体位像

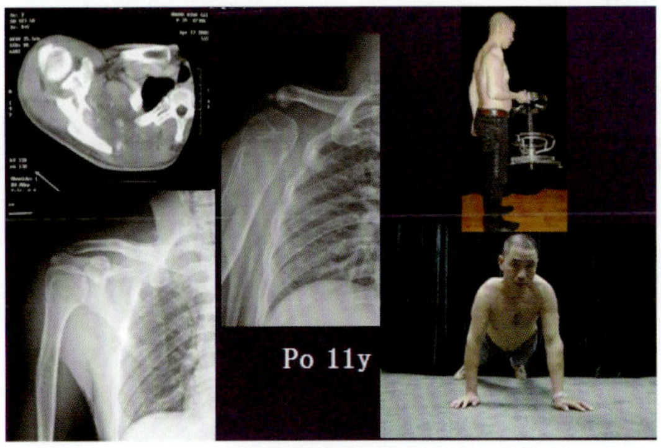

图6-1-33　上述患者术后提重物和俯卧撑功能良好

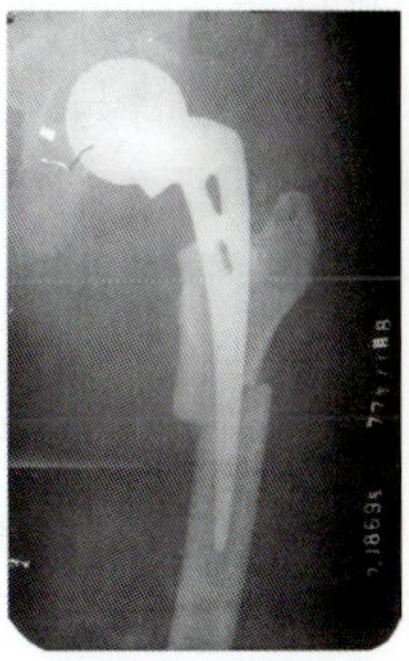

图6-1-34　1977年APC异体骨人工关节复合物

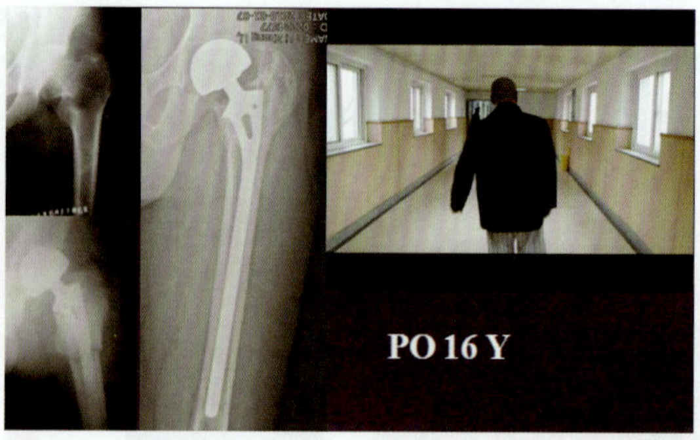

图6-1-35 上述患者术后16年的X线片和功能状况良好

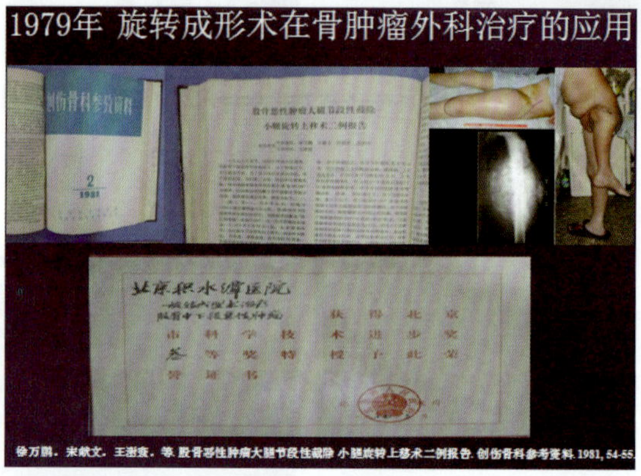

图6-1-36 1979年旋转成形术在骨肿瘤外科治疗的应用

- ◎ 20世纪80年代，王澍寰院长根据骨科临床发展的需求，决定建立积水潭医院骨库，北京市卫生局给予30万元人民币的资助。北京电视台1992年在北京新闻报道了这条消息
- ◎ 当时的技术有酒精保存异体骨技术，骨肿瘤科的宋献文、徐万鹏、牛晓辉等在手术室中制备异体骨材料
- 1981年骨水泥的应用
- 1981年股上FD髋内翻畸形矫正
- 1982年全股骨置换在骨肿瘤外科治疗的应用
- 1985年全肱骨在骨肿瘤外科治疗的应用
- 1986年上颈椎骨肿瘤的外科治疗
- 1986年人工智能在骨肿瘤专家系统中的应用
- 1992年骨转移癌的外科治疗和临床研究
- 1994年开始原发骨与软组织肿瘤数据库的建设（图6-1-37）
- 2005年开始对原发骨与软组织肿瘤数据库进行系统升级和完善，并取得丰硕成果（图6-1-38～图6-1-42）
- 2006年在全国推出
  - ◎《经典型骨肉瘤临床诊疗专家共识》
  - ◎《肢体软组织肉瘤临床诊疗专家共识》
- 2007年计算机导航下肿瘤精确切除与重建（脊柱、骨盆、肢体）
- 北京积水潭医院骨肿瘤科

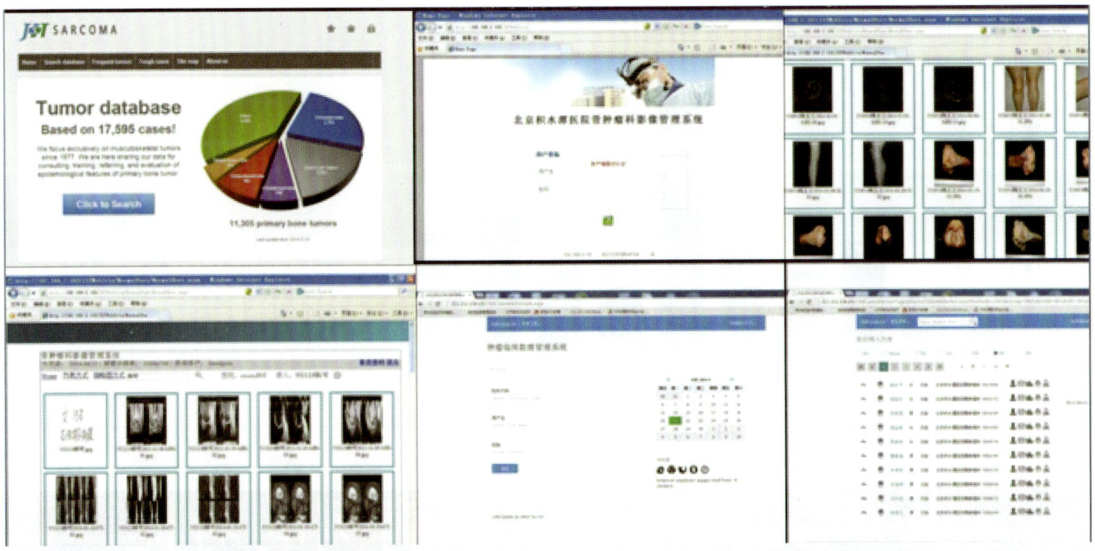

图6-1- 37 1994年开始骨肿瘤数据库建设

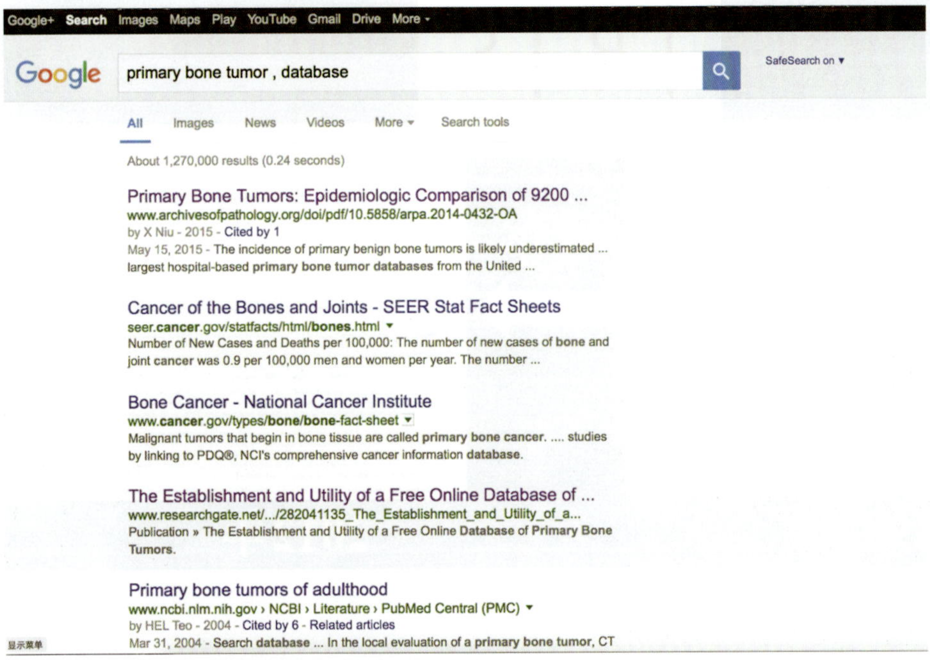

图6-1-38 在google 中查询原发骨肿瘤、数据库的结果情况

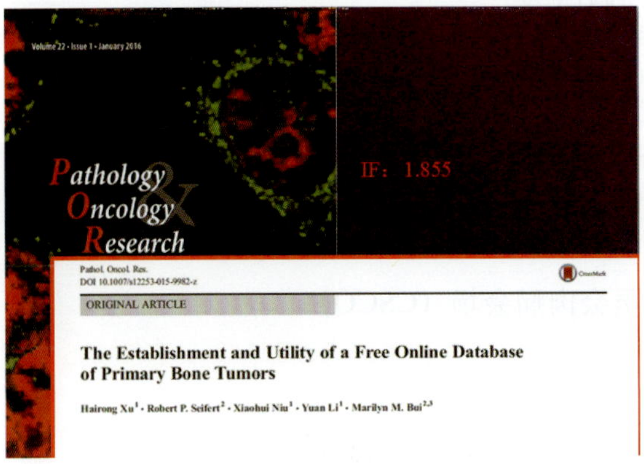

Pathol. Oncol. Res.
DOI 10.1007/s12253-015-9982-z

ORIGINAL ARTICLE

The Establishment and Utility of a Free Online Database of Primary Bone Tumors

Hairong Xu[1] · Robert P. Seifert[2] · Xiaohui Niu[1] · Yuan Li[1] · Marilyn M. Bui[2,3]

图6-1-39 建立数据库的方法的文章在SCI期刊中发表

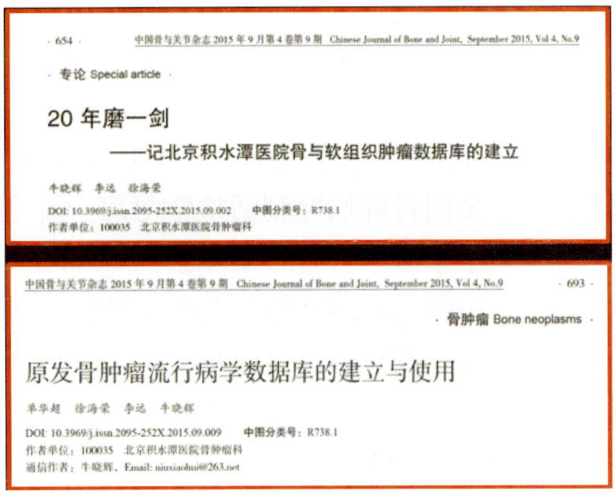

· 654 · 中国骨与关节杂志 2015 年 9 月第 4 卷第 9 期 Chinese Journal of Bone and Joint, September 2015, Vol 4, No.9

· 专论 Special article ·

20 年磨一剑

——记北京积水潭医院骨与软组织肿瘤数据库的建立

牛晓辉 李远 徐海荣

DOI: 10.3969/j.issn.2095-252X.2015.09.002 中图分类号：R738.1

作者单位：100035 北京积水潭医院骨肿瘤科

中国骨与关节杂志 2015 年 9 月第 4 卷第 9 期 Chinese Journal of Bone and Joint, September 2015, Vol 4, No.9 · 693 ·

· 骨肿瘤 Bone neoplasms ·

原发骨肿瘤流行病学数据库的建立与使用

单华超 徐海荣 李远 牛晓辉

DOI: 10.3969/j.issn.2095-252X.2015.09.009 中图分类号：R738.1

作者单位：100035 北京积水潭医院骨肿瘤科

通信作者：牛晓辉，Email: niuxiaohui@263.net

图6-1- 40 在中文期刊中发表数据库建立的相关文章

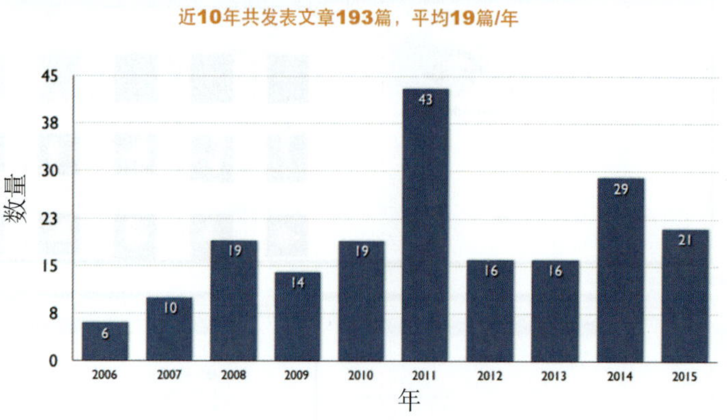

图6-1-41　近些年我中心文章发表情况

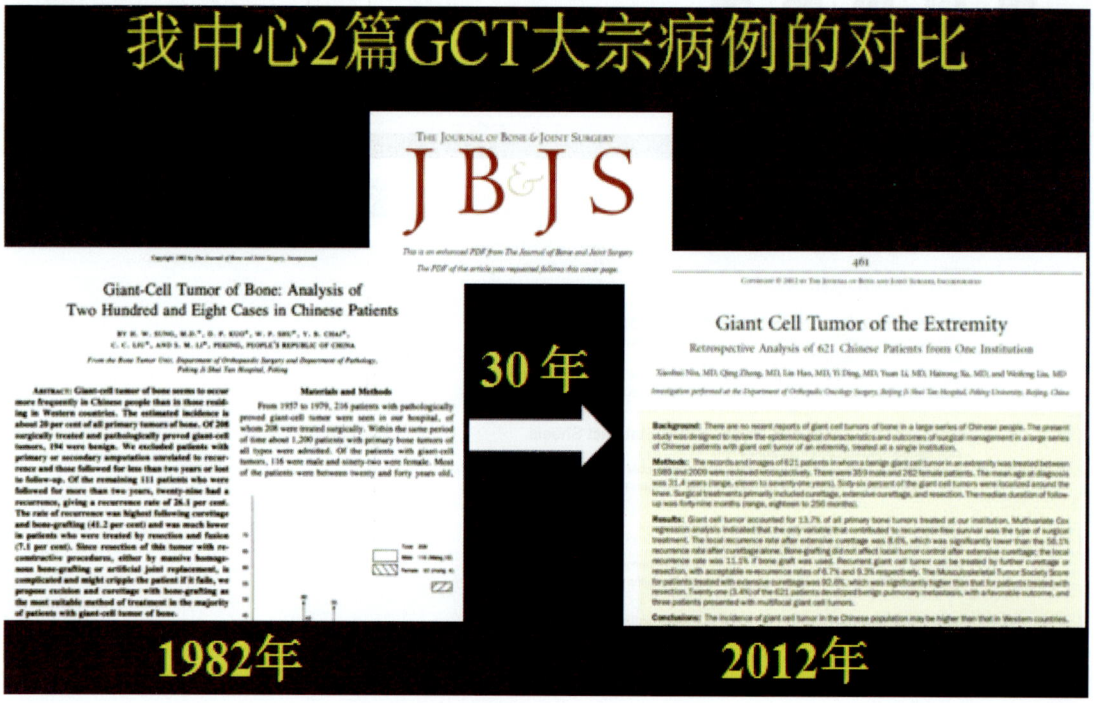

图6-1-42　我中心2篇GCT大宗病例的对比

- ◎北京大学医学部和清华大学医学院博士授予点
- ◎全国骨科进修班，从1956年至今学员2000多名
- ◎创办骨肿瘤疑难病理讨论会
- ◎全国骨肉瘤化疗学习班
  （北京-杭州-石家庄-郑州-哈尔滨-沈阳-长春-南宁）
- ◎全国骨肿瘤穿刺活检学习班
- ◎中华医学会骨科学年会（COA）
- ◎中国抗癌协会临床肿瘤学协作专业委员会肉瘤会场（CSCO）
- ◎北京骨科年会（BOA）
- ◎积水潭骨科论坛（JOF）

（牛晓辉）

2 肌肉骨骼系统肿瘤的自然病程及外科分期

一、概　述

- 与其他骨科专业不同点
  - ◎ 以构成细胞名称命名疾病名称
  - ◎ 治疗后功能为疗效评价的次要评价终点
    - 第一评价终点：生存
    - 第二评价终点：复发
  - ◎ 任何肿瘤学的治疗失败均标志着整体治疗的失败
- 世界卫生组织（WHO）骨肉瘤定义

"A malignant tumor characterized by the direct formation of bone or osteoid by the proliferating tumor cells." 增生肿瘤细胞直接产生骨或骨基质的恶性肿瘤。

- 医疗
  - ◎ 诊断
  - ◎ 治疗
- 骨肿瘤诊断
  - ◎ 病名诊断
  - ◎ 病变范围诊断
- 骨肿瘤外科治疗
  - ◎ 肿瘤彻底切除（不复发为目的）
  - ◎ 功能重建
  - ◎ Knowing the correct diagnosis is never an impediment to proper treatment. 知道正确的诊断绝不会是正确治疗的障碍
  - ◎ "First, I am an oncologist; then I am a reconstructive surgeon." – Rainer Kotz
    "首先，我是一个肿瘤科医生；其次我是一个骨科医生。"
- 恶性肿瘤外科治疗的术前计划和术后评估
- 在对恶性肿瘤的治疗上也要满足肿瘤学及骨科学两个方面的要求，即完整地彻底切除肿瘤（细胞学意义上去除肿瘤）及重建因切除肿瘤所造成的运动系统功能病损（骨及软组织的重建）。普通骨科医生最常犯的错误是过分地重视肢体功能的保留和重建，而忽略了肿瘤的治疗，即以牺牲肿瘤治疗的外科边界为代价，保留维持良好功能所需的组织解剖结构
- 只有能够生存，才谈得到质量的好坏。生命已不存在，再完美的功能也只是空谈
- 肌肉骨骼系统肿瘤的自然病程。知其然，知其所以然

- 肿瘤是什么
  - ◎ 肿瘤
    - 正常体细胞在内因（遗传、心理压力、基因突变等）或外因（感染、物理、化学、照射）的刺激下出现了无节制的增生
    - 良性：不威胁生命
    - 恶性：危及生命（原位肿瘤或转移）
    - 构成骨骼的细胞及其各个时期都可形成肿瘤
  - ◎ Tumour
    - 也可拼写为 tumor，也称为 neoplasm
    - 是无明显原因由原有体细胞生成的大量异常组织，没有目的性的功能，其特点是倾向于独立自由地生长
  - ◎ 恶性
    - 指肿瘤的能力最终导致死亡
  - ◎ 恶性肿瘤
    - 如果它们获得循环或淋巴系统的路径，肿瘤可以迁移至整个身体，在遥远的地区播种（这个过程称为转移）。以这种方式生长和扩散的肿瘤是恶性的，或癌性的。它们是恶性肿瘤。——引自《大英百科全书》（2005版）
- 肌肉骨骼系统肿瘤
  - ◎ 发生自肌肉骨骼系统的间质组织
  - ◎ 组织学结构不同
  - ◎ 具有相似性
    - 自然病程
    - 生长方式
    - 与周围正常组织的反应
    - 传播方式
  - ◎ 结构
    - 肿瘤组织
    - 包膜
    - 反应区
    - 周围正常组织
    - 自然屏障
  - ◎ 反应区
    - 形成于包膜与正常组织之间
    - 具有增殖的间质细胞
    - 具有增生的新生血管
    - 有炎性组织浸润
  - ◎ 恶性
    - 反应区与不完整包膜构成假包膜
    - 肿瘤穿出包膜到反应区中，与瘤体脱离而形成“卫星灶”
    - 反应区与正常组织界限不清，反应区穿入正常组织
    - 少有肿瘤穿过反应区而侵入正常组织
    - “卫星灶”出现于正常组织中形成“远跃病灶”

- 出现远隔转移

◎ 自然屏障
- 限制肿瘤生长的解剖结构
- 皮质骨、关节软骨、筋膜、肌间隙、关节囊、腱鞘、神经鞘、韧带
- “接触抑制”
- 肿瘤本身内在生长速度
- 骨内膨胀生长
- 关节软骨无血管穿入而抑制肿瘤生长

二、骨骼肌肉系统肿瘤外科分期

● 作用

◎ 恶性骨肿瘤保肢治疗
- 术前计划
- 术后评估

● 外科分期

◎ Enneking
- 基础
- 被发展
- 世界性

◎ Kawaguchi
- 更精细
- 仍在发展
- 可能成为世界性

● 外科分期所要达到的目的

◎ 系统组合有意义的预后参数表达疾病的程度（危险性）

◎ 描述肿瘤的侵袭性，为外科治疗提供依据

◎ 指导辅助治疗

◎ 提供一种医学参数以比较相同参数肿瘤的治疗效果

● 外科分期参数

◎ 外科等级（G）

◎ 局部范围（T）

◎ 转移情况（M）

● 外科等级（G）

◎ 生物学行为和侵袭性

◎ 肿瘤增长速度、卫星灶和跳跃灶形成的危险性

◎ 区域性和远隔转移倾向

◎ 它取决于
- 组织学形态分级（Broder system）
- 放射学分级（Lodwick system）
- 临床病程

◎ G0良性，G1低度恶性，G2高度恶性

◎低度恶性

- 骨旁骨肉瘤
- 骨内骨肉瘤
- 继发性软骨肉瘤
- 纤维肉瘤
- Kaposi肉瘤
- 血管内皮瘤
- 血管外皮瘤
- 黏液样脂肪肉瘤
- 腱鞘透明细胞肉瘤
- 上皮样肉瘤
- 脊索瘤
- 牙釉质瘤
- 腺泡样软组织肉瘤
- 其他和未分化的肿瘤

◎高度恶性

- 典型骨肉瘤
- 放射后肉瘤畸形性骨炎继发性肉瘤
- 原发性软骨肉瘤
- 恶性纤维组织细胞瘤/未分化原发性肉瘤
- 恶性骨巨细胞瘤
- 血管肉瘤
- 血管外皮肉瘤
- 多形脂肪肉瘤
- 神经纤维肉瘤
- 横纹肌肉瘤
- 滑膜肉瘤
- 腺泡样软组织肉瘤
- 其他和未分化的肿瘤

● 局部范围（T）

◎表示此时肿瘤所侵犯的范围，即肿瘤与包囊和解剖间室的关系

◎T0囊内

T1囊外间室内

T2囊外间室外

◎间室内（T1）

- 骨内
- 关节内
- 深筋膜之间
- 骨旁
- 筋膜内间室
- 手指、足趾
- 小腿后侧

- 小腿前外侧
- 大腿前侧
- 大腿内侧
- 大腿后侧
- 臂部
- 前臂背部
- 前臂背侧
- 上臂前侧
- 上臂后侧
- 肩胛骨周围

◎ 间室外（T2）
- 向软组织侵犯
- 向深筋膜侵犯
- 骨髓内或筋膜外平面
- 筋膜外间室
- 足中部和后部
- 腘窝
- 腹股沟——股三角
- 骨盆内
- 手中部
- 肘窝
- 腋窝
- 锁骨周围
- 脊柱旁
- 头颈部

● 转移情况（M）

◎ M0 无转移

◎ M1 有转移

区域(跳跃灶及淋巴结）或远隔转移

三、骨及肌肉肿瘤的外科治疗

● 骨及肌肉肿瘤的外科治疗

◎ 囊内切除

◎ 边缘切除

◎ 广泛切除

◎ 根治性切除

● 什么是边缘

◎ 客观上：肿瘤局部延伸到的地方

◎ 主观上：肿瘤如何根治性切除

● 为什么有边缘

◎ 肿瘤通过某种模式扩散

- ◎ 存在天然屏障
- ◎ 可计算
- 安全边界
  - ◎ 终身不复发
  - ◎ 由临床试验和基础研究提供（循证医学）
  - ◎ 可计算
  - ◎ 不是绝对的（例如：取决于寿命）
- 骨及肌肉肿瘤的边界
  - ◎ 囊内边界
  - ◎ 边缘边界
  - ◎ 广泛边界（图6-2-1～图6-2-9）
  - ◎ 根治性边界
- 外科边界
  - ◎ 囊内：留有包膜
  - ◎ 边缘：留有反应区（卫星灶）
  - ◎ 广泛：留有跳跃灶

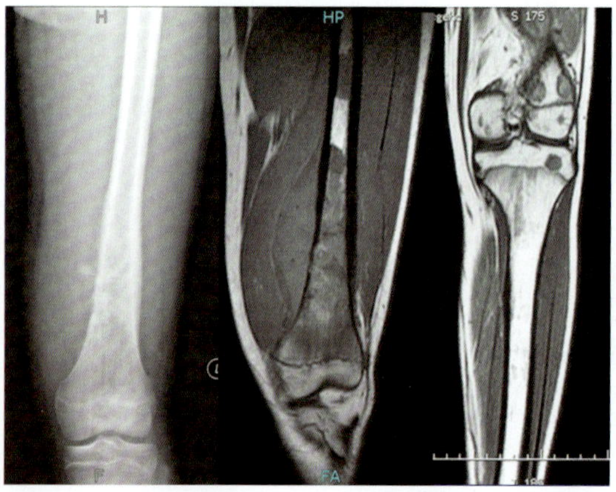

图6-2-1　股骨远端骨肉瘤，胫骨近端有跳跃病灶

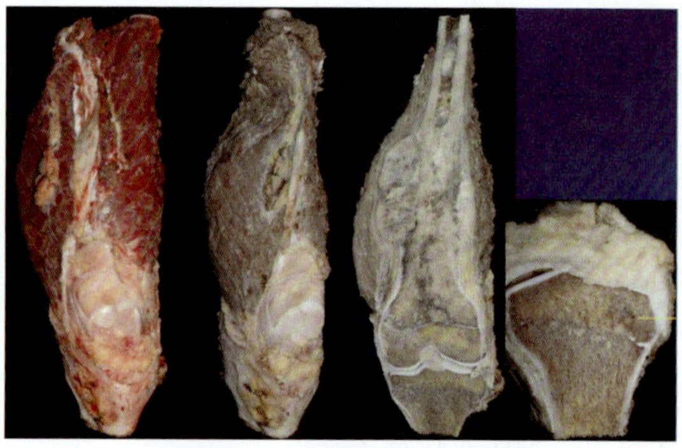

图6-2-2　手术切除的标本

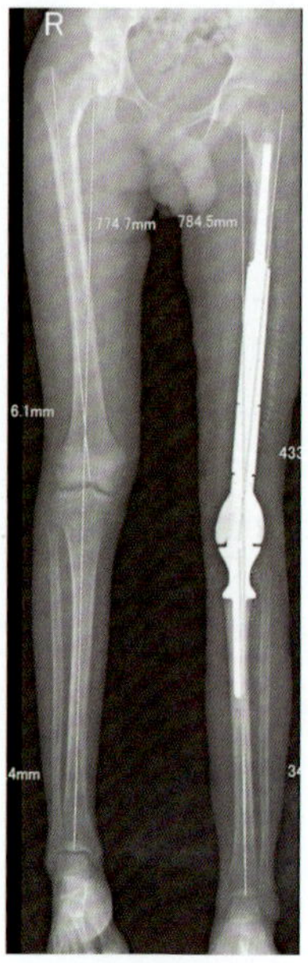

图6-2-3　术后X线片

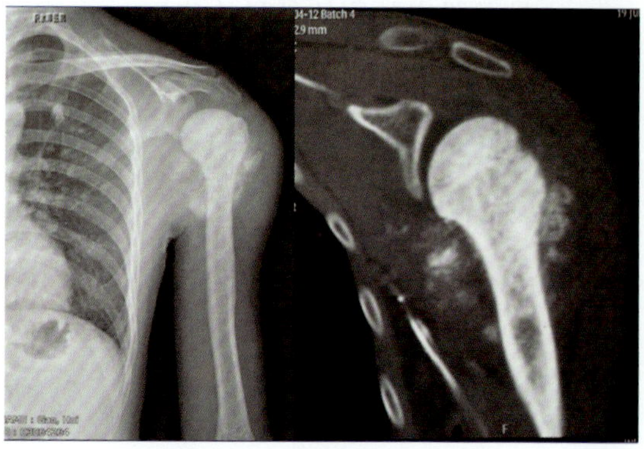

图6-2-4　肱骨近端骨肉瘤

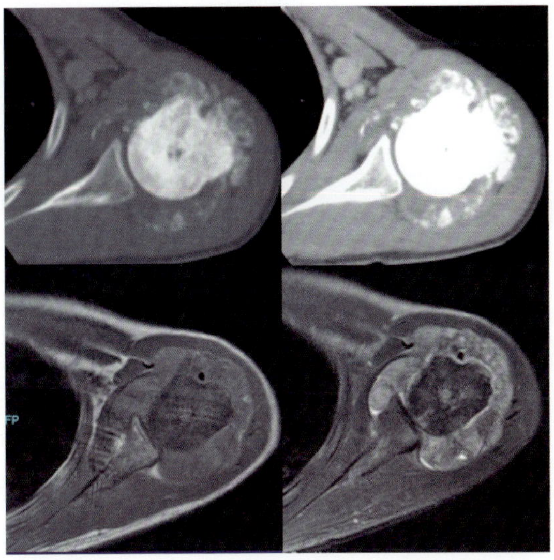

图6-2-5　CT和MRI提示肿瘤累及肩关节

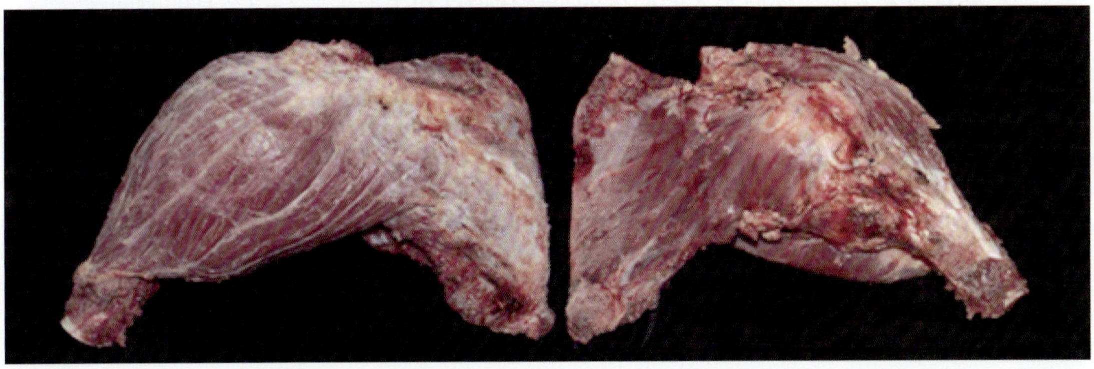

图6-2-6　行肩关节全关节切除术

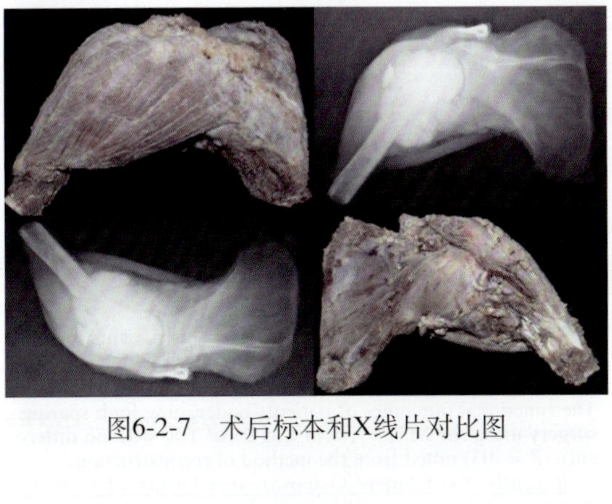

图6-2-7　术后标本和X线片对比图

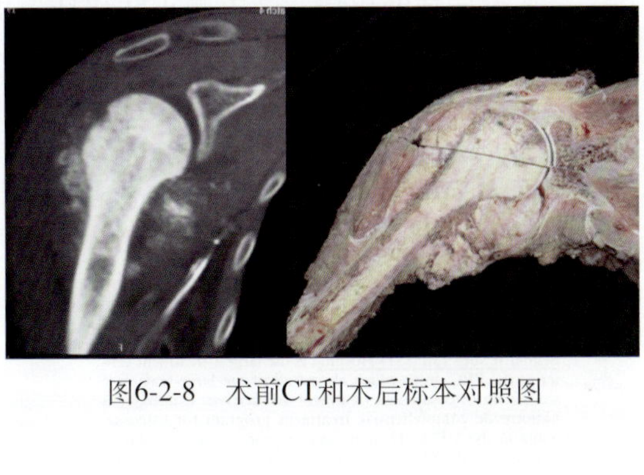

图6-2-8　术前CT和术后标本对照图

- 根治：区域淋巴结切除，但留有转移灶
- 辅助化疗的出现
- 1972年Jaffe报道大剂量甲氨蝶呤和四氢叶酸解救方案治疗骨肉瘤肺转移患者
  10例中4例获得反应
- 同年，阿霉素用于治疗骨肉瘤
  13例中4例获得反应

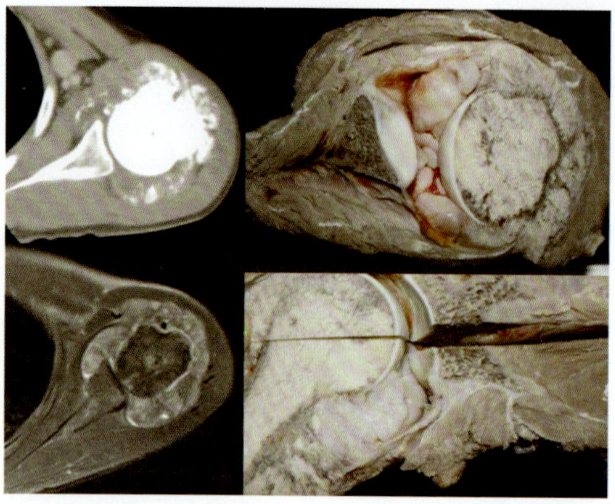

图6-2-9 术前CT、MRI和标本对比图

- ◎ 总体生存率得到显著提高
- 新辅助化疗
  - ◎ 外科技术发展，保肢手术的假体的个体化设计和生产需要2～3个月的时间
  - ◎ 1979年Rosen设计了第一个术前化疗（新辅助化疗）方案T7
  - ◎ 药物包括MTX、VCR、CY、ADM
- 中国的工作
  - ◎ 积水潭医院骨肿瘤科率先开展骨肉瘤辅助及新辅助化疗
    - 发起人：宋献文教授；孙燕院士
    - 方案：改良T7
    - 药物：HT-MTX、VCR、DDP、ADM
- 我国恶性骨肿瘤保留肢体治疗
  - ◎ 由积水潭医院率先开展（图6-2-10～图6-2-11）
  - ◎ 发明了酒精灭活再植的治疗方法
  - ◎ 术前化疗，缩小外科边界，降低复发危险
  - ◎ 术后辅助化疗，消灭微小转移灶，提高生存率
- 积水潭医院采用计算机导航辅助手术治疗

CHAPTER 116 SARCOMAS OF BONE

MARTIN M. MALAWER, LEE J. HELMAN, AND BRIAN O'SULLIVAN [AU1]

Since the previous edition of this text, several large studies from the Peoples Republic of China (PRC; University of Peking) and from India (Tata Memorial Hospital) have been reported. Beijing Ji Shui Tan (JST) Hospital is the largest treatment center in the PRC, from which almost all of the large-scale case studies on osteosarcoma treatment are derived. It initiated a nationwide comprehensive treatment program for osteosarcoma in the 1970s. Their treatment protocol was similar to that used in the West—combining preoperative chemotherapy,

图6-2-10 Devita, Hellman,and Rosenberg's Cancer: Principles & Practice of Oncology 在第9版书中介绍北京积水潭医院治疗骨肉瘤的情况

surgery (either limb-salvage approaches or amputation), and postoperative chemotherapy. Since the 1970s the chemotherapeutic drugs used included HD-MTX, ADR, and DDP, and more recently IFO (since the 1990s).[151–153]

Niu et al.[154] reported on 189 osteosarcoma patients treated at the University of Peking (Beijing) after 1990 with a survival rate of 78.5% and a local recurrence rate of 16.6%(15 of 90). The functional outcomes of patients undergoing limb sparing surgery using the MSTS system was 85 of 100 with no difference (P = .05) noted from the method of reconstruction.

Recently, the Chinese Osteosarcoma Group of Chinese Anti-Cancer Association[155] organized a multiprosthesis center study to analyze the data of 2,015 patients treated in 17 facilities from 1998 to 2008. They reported an overall survival rate of 64.0%; overall response rate of 86.0%; disease-free survival rate of 56.0%; recurrence-free survival of 60.0%; limb salvage rate of 79%; local recurrence rate of 9.1%; and lung metastasis rate of 24.8%.

图6-2-11 在书中还提到北京积水潭医院组织的多中心骨肉瘤数据分析结果

◎ 积水潭医院采用的导航系统（图6-2-12）

◎ 计算机导航辅助股骨远端骨肉瘤的手术治疗，保留关节（图6-2-13～图6-2-20）

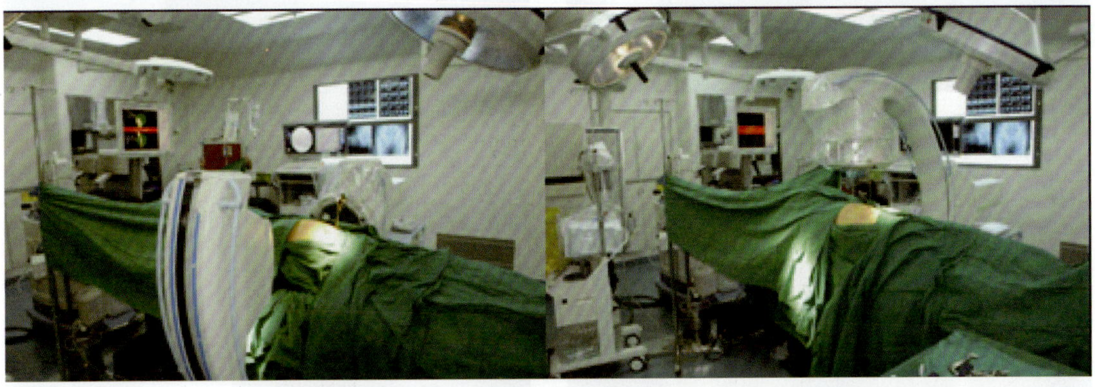

图6-2-12　北京积水潭医院在使用中的导航系统

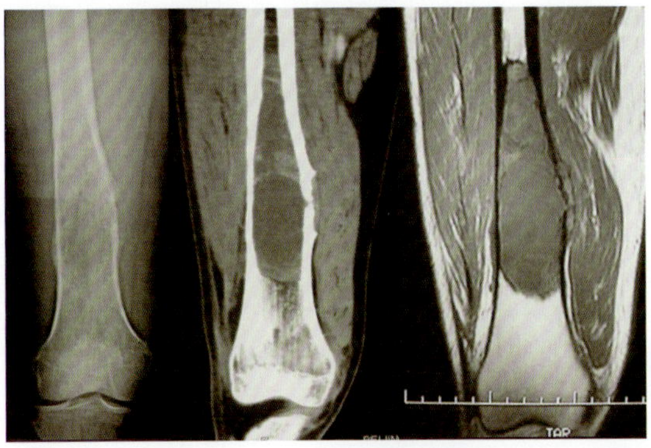

图6-2-13　股骨远端骨肉瘤

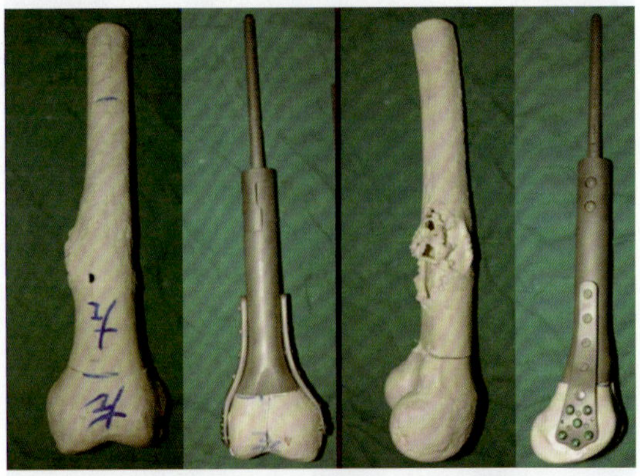

图6-2-14　体外设计和模拟保留关节的假体置换

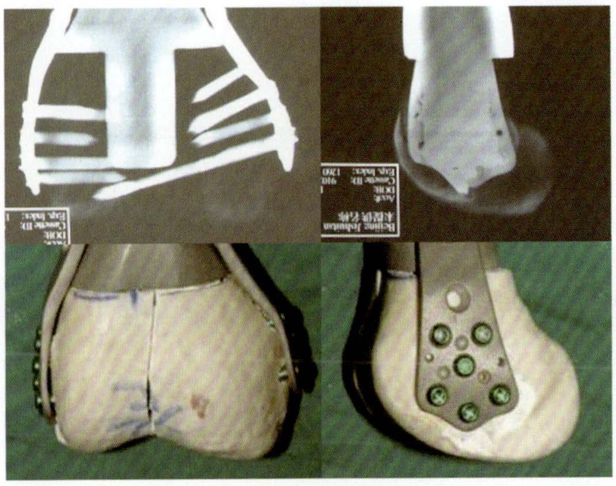

图6-2-15　模拟假体关节股骨远端保留部分图像和CT

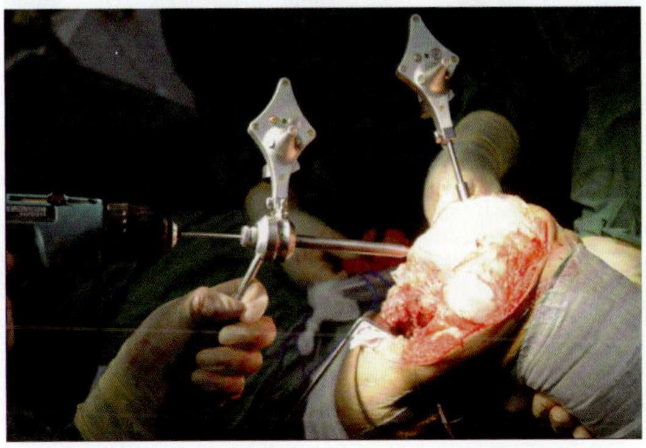

图6-2-16　在计算机导航下完成手术实施

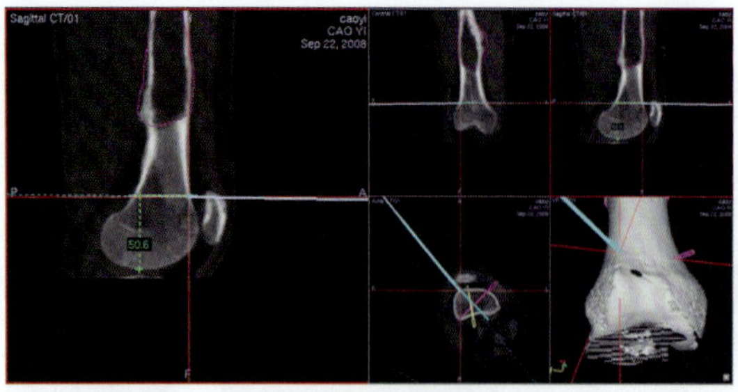

图6-2-17 计算机导航上显示的设计截骨线

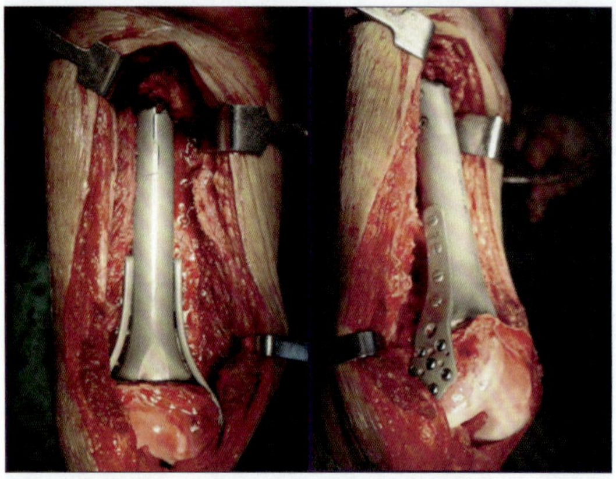

图6-2-18 安装完假体后的图像

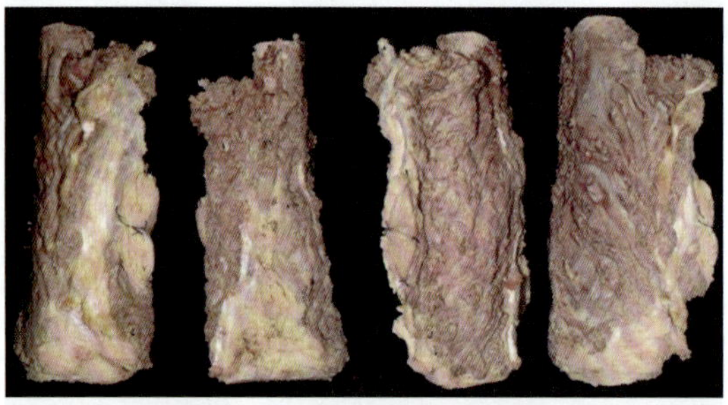

图6-2-19 术后肿瘤标本评估

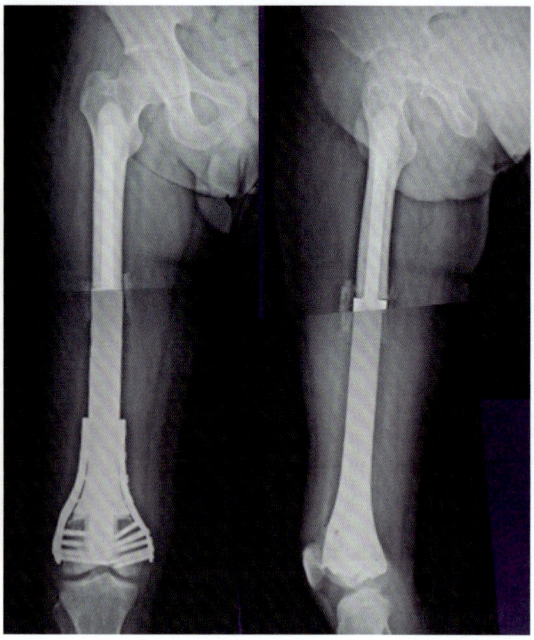

图6-2-20 术后X线片

（牛晓辉）

3 骨肿瘤的诊断

骨肿瘤的诊断需要遵循临床、影像、病理三结合的原则，需要由临床医生、放射科医生和病理科医生共同完成。临床医生提供病史、体格检查、实验室检查及进行活检获取病理标本等，并协调综合诊疗工作；放射科医生负责影像学分析；病理科医生提供组织学分析。

目前骨肿瘤的诊断遵循2013年出版的世界卫生组织（WHO）骨肿瘤分类。其中骨肿瘤分类如下：

- 骨肿瘤分类
  - ◎ 软骨来源肿瘤
  - ◎ 成骨性肿瘤
  - ◎ 成纤维型肿瘤
  - ◎ 纤维组织细胞性肿瘤
  - ◎ Ewing肉瘤/原始神经外胚瘤
  - ◎ 造血系统肿瘤
  - ◎ 巨细胞瘤
  - ◎ 脊索的肿瘤
  - ◎ 血管肿瘤
  - ◎ 平滑肌肿瘤
  - ◎ 脂肪肿瘤
  - ◎ 神经肿瘤
  - ◎ 分化不确定的肿瘤
- 诊断原则

临床表现、影像学表现和病理三个方面相结合。

一、临床表现

临床表现包括：年龄、性别、部位、诱因、病程长短、症状、体征、发展规律、既往史等。

1. 年龄

不同骨原发肿瘤，其发病年龄存在很大差异，对于某一特定类型肿瘤年龄可成为决定性因素或与其他疾病鉴别的关键点，见下表。

10～20岁	动脉瘤样骨囊肿（ABC） 软骨母细胞瘤 Ewing肉瘤 朗格汉斯细胞组织细胞增生症 骨肉瘤 非骨化性纤维瘤 单纯性（单房性）骨囊肿
20～40岁	骨巨细胞瘤 淋巴瘤 骨旁骨肉瘤
40～70岁	软骨肉瘤 脊索瘤 纤维肉瘤 淋巴瘤 转移瘤 多发性骨髓瘤

2. 性别

大多数骨肿瘤没有明显的性别差异，但是对于乳腺癌骨转移及前列腺癌骨转移等发病率与性别有关。

3. 部位

肿瘤发生的部位很重要。例如：骨肉瘤好发于膝关节周围；软骨母细胞瘤好发于膝、髋、肱骨近端等骨骺；脊索瘤好发于颅底、骶骨；神经鞘瘤一般沿神经走行；大多数软组织良性肿瘤位置表浅；在软组织肉瘤中75%发生于肢体，10%发生于胸壁及腹膜后。

4. 症状

骨肿瘤常见症状包括疼痛、肿胀、包块、功能障碍（病理骨折）及全身症状。骨肿瘤的症状一般是逐渐加重。

5. 疼痛

- 疼痛的主要特点：夜间痛、静息痛、不规则痛
- 疼痛原因
  - ◎ 炎症反应：骨样骨瘤、软骨母细胞瘤、Ewing肉瘤、嗜酸性肉芽肿
  - ◎ 恶变：骨软骨瘤恶变
  - ◎ 压迫神经：特别需要注意有些闭孔周围的骨盆肿瘤可能刺激闭孔神经造成膝关节疼痛
  - ◎ 病理骨折
- 有些疾病有特征性疼痛
  - ◎ 骨样骨瘤
  - ◎ 软骨母细胞瘤
  - ◎ 神经鞘瘤
  - ◎ 血管球瘤、血管瘤

6. 肿块
- 生长速度：良性、恶性、恶变
- 皮肤表现：皮温、静脉曲张
- 压迫、梗阻
- 关节内：肿胀、积液
- 活动度

7. 病理骨折
- 病史长短
- 外力大小
- 良性：之前无症状
- 恶性：破坏快

8. 全身症状
- 早期：无
- 晚期：恶病质
- 淋巴瘤：全身淋巴结肿大
- 甲状旁腺功能亢进：多发骨代谢异常
- 骨纤维结构不良、多发神经纤维瘤：皮疹

9. 既往病史
- 肿瘤病史：转移瘤
- 骨髓炎：恶变
- 放疗史：继发性肉瘤
- 手术史
  - ◎良性肿瘤切除史
  - ◎痣切除（黑色素瘤）
  - ◎脂肪瘤切除（脂肪肉瘤）
  - ◎甲状腺瘤（甲状腺癌）

10. 体检
- 体检遵循望、触、动、量的方式。需要记录肿瘤位置、深浅、大小、边界是否清晰、活动度、血运是否丰富、是否有破溃等信息
- 在检查过程中需要注意：动作轻柔，避免挤压，主动活动为主，避免骨折，先健侧后患侧，双侧对比

二、影像学检查

影像学检查包括：X线、CT、MRI、ECT、PET-CT、B超等检查方法。

（一）影像学检查需要考虑的因素

- 病变部位
- 病变密度
- 骨破坏的形式和病变边缘
- 基质和基质矿化
- 骨膜反应

- 软组织肿块
- 单发或多发病变

1. 肿瘤发病部位

- 位于哪个骨上
- 纵向位于骨的什么部位
- 横向位于什么部位
- 常见好发部位
  - ◎ 长骨末端
  - ◎ 骨骼快速生长和重塑的区域
  - ◎ 特定细胞类型的肿瘤发生于其相应的正常细胞最活跃的部位
  - ◎ 圆细胞肿瘤：髓内
  - ◎ 解剖结构
    - 转移、感染：干骺端
    - 原因：血流缓慢的袢状血管和血窦

（1）位于哪个骨上：

- 颅骨病变
  - ◎ 转移瘤
  - ◎ 骨髓瘤
  - ◎ 朗格汉斯细胞组织细胞增生症
  - ◎ 表皮样瘤
  - ◎ 类肉瘤
  - ◎ Paget病
- 肋骨病变
  - ◎ 骨髓瘤
  - ◎ 转移瘤
  - ◎ 纤维结构不良
  - ◎ 朗格汉斯细胞组织细胞增生症
  - ◎ 软骨肉瘤（肋软骨或肋椎关节）
  - ◎ Ewing肉瘤
  - ◎ 淋巴瘤
- 骨肉瘤
  - ◎ 指、趾骨病变
    - 内生软骨瘤
    - 表皮样包涵囊肿
    - 异物肉芽肿
    - 血管球瘤
    - 转移瘤（肺、乳腺和肾）
    - 骨髓炎
    - 类肉瘤
  - ◎ 跟骨病变
    - 骨内脂肪瘤
    - 单纯性（单房性）骨囊肿

- 动脉瘤样骨囊肿
- 巨细胞瘤
- 软骨母细胞瘤

◎ 脊柱病变

- 椎体
  - 血管瘤
  - 骨髓瘤
  - 转移瘤
  - 淋巴瘤（HL和NHL）
- 附件
  - 骨母细胞瘤
  - 骨样骨瘤
  - 动脉瘤样骨囊肿
  - 转移瘤

◎ 骶骨病变

- 转移瘤
- 浆细胞瘤
- 脊索瘤
- 软骨肉瘤
- 骨巨细胞瘤

◎ 其他

- 斜坡、骶骨：脊索瘤
- 胫骨：釉质瘤、骨性纤维结构不良

（2）纵向位于骨的部位：

- 长轴描述方式

◎ 骨骺
◎ 干骺端
◎ 骨干
◎ 骨端

骨骺好发肿瘤（包括骨端和骨骺等同部位）

良　性	恶　性
软骨下囊肿（淋巴腔）	透明细胞软骨肉瘤
侵蚀（炎症性关节炎、PVNS、滑膜骨软骨瘤病）	
骨髓炎（＜18个月，成人中为结核和真菌感染）	
软骨母细胞瘤（骺板开放）	
骨巨细胞瘤（骺板闭合，由干骺端蔓延而来）	
骨样骨瘤	

干骺端好发肿瘤

良 性	恶 性
纤维黄色瘤（NOF和FCD）	转移瘤、骨髓瘤（>40岁）
内生软骨瘤	淋巴瘤
骨巨细胞瘤（蔓延至骨骺）	骨肉瘤
单纯性（单房性）骨囊肿（中心型）	软骨肉瘤
动脉瘤样骨囊肿（偏心型）	
骨软骨瘤	
骨髓炎、Brodie脓肿	
骨样骨瘤（皮质型）	

骨干好发肿瘤

良性	恶性
纤维结构不良	转移瘤、骨髓瘤
内生软骨瘤	淋巴瘤、白血病
单纯性（单房性）骨囊肿（后期）	Ewing肉瘤
骨性纤维结构不良	釉质瘤

◎骨骺（骨端）等同部位
- 肋骨
- 大、小结节（肱骨）
- 腕部的小骨
- 髋臼（由3个不同方向的软骨融合而成）
- 大、小转子（股骨）
- 髌骨
- 胫骨结节
- 跟骨
- 中足的小骨
- 任何骨突

（3）横向部位：

- 描述方式

◎中心（髓内）

◎偏心（髓内）

◎皮质

◎皮质旁（骨膜或骨旁）
- 骨膜病变起自骨膜深层，将骨膜和骨皮质分开
- 骨旁病变起自骨膜外层，并向外部生长

◎关节内

不同部位好发肿瘤

中心	内生软骨瘤 纤维结构不良 单纯性（单房性）骨囊肿
偏心	骨巨细胞瘤 软骨黏液样纤维瘤 纤维肉瘤 非骨化性纤维瘤 内生软骨瘤 动脉瘤样骨囊肿
皮质	纤维性骨皮质缺损 骨样骨瘤（皮质型） 骨皮质转移瘤（肺、乳腺）
皮质旁	皮质旁（骨膜）软骨瘤 骨膜骨肉瘤 骨旁骨肉瘤 骨软骨瘤

2. 病变密度

（1）溶骨：

- 皮质骨：骨质丢失50%
- 松质骨：骨质丢失70%

（2）低密度组织：

- 液体
- 软骨
- 纤维组织
- 黏液组织
- 编织骨
- 肉芽组织
- 肿瘤细胞

（3）溶骨性病变：

- 纤维结构不良
- 脊柱的骨母细胞瘤（尽管在其他部位是硬化性的）
- 骨巨细胞瘤
- 骨髓瘤、浆细胞瘤
- 转移瘤
- 动脉瘤样骨囊肿
- 软骨黏液样纤维瘤
- 软骨母细胞瘤
- 朗格汉斯细胞组织细胞增生症
- 棕色瘤（甲状旁腺功能亢进症）

- 骨髓炎
- 纤维黄色瘤（非骨化性纤维瘤和纤维性骨皮质缺损）
- 手和足的内生软骨瘤
- 表皮样包涵囊肿
- 单纯性（单房性）骨囊肿

溶骨性病变（低密度、透光）

实 性	囊 性
成骨性肿瘤（骨样骨瘤、毛细血管扩张性骨肉瘤）	单纯性骨囊肿
软骨性（内生软骨瘤、软骨肉瘤、软骨黏液纤维瘤）	动脉瘤样骨囊肿
纤维性、组织细胞性（非骨化性纤维瘤、FD、硬纤维瘤、纤维肉瘤、MFH）	骨囊性变
骨内脂肪瘤	甲状旁腺功能亢进（棕色瘤）
淋巴瘤	脉管性肿瘤
骨髓瘤	骨脓肿
嗜酸性肉芽肿	
Paget病	
转移癌（肺、胃肠、肾、甲状腺）	

（4）硬化性病变：

- 骨岛
- 修复性病变（骨折、非骨化性纤维瘤、转移瘤和棕色瘤）
- 骨样骨瘤（被硬化掩盖的溶骨性瘤巢）
- 骨瘤
- 成骨性转移瘤（前列腺和乳腺）
- 骨肉瘤
- Ewing肉瘤（少见）
- 淋巴瘤（少见）
- Paget 病（成骨期）
- 慢性骨髓炎
- 骨梗死
- 严重钙化的内生软骨瘤

（5）溶骨和硬化混合性病变：

- 釉质瘤
- 淋巴瘤
- 骨髓炎
- 骨样骨瘤
- 纤维结构不良
- 朗格汉斯细胞组织细胞增生症
- 转移瘤

3. 骨基质类型

（1）基质定义：

- 间充质细胞产生细胞间物质
- 类骨质

- 骨
- 软骨
- 黏液
- 胶原

（2）基质的变化：

- 矿化
  - ◎ 骨化
  - ◎ 钙化

（3）软骨样基质矿化：

- 弧形和环形，也可为点状或絮状
- 软骨成分病变，如内生软骨瘤

（4）骨样基质矿化：

- 云雾状、毛绒状或象牙质样密度
- 成骨性病变，如骨肉瘤

（5）可含有软骨样基质矿化的病变：

- 内生软骨瘤
- 骨软骨瘤
- 皮质旁软骨瘤
- 软骨母细胞瘤
- 软骨肉瘤
- 软骨黏液样纤维瘤（较少见）

（6）可含有骨样基质矿化的病变：

- 骨肉瘤
- 骨旁骨肉瘤
- 骨化性纤维瘤
- 骨瘤
- 骨样骨瘤
- 骨母细胞瘤

4. 骨破坏类型（病变边缘）

（1）破坏类型反映病变的生长速度：

- 地图状（geographic）
- 虫蚀状（moth-eaten）
- 穿透样（permeative）

（2）宿主骨反应：

- 边缘清楚且无硬化缘
- 边缘清楚且有硬化缘
- 边缘不清楚

（3）移行区：

- 窄带（边缘清楚）
- 宽带（边缘不清）

（4）Lodwick溶骨性骨病变X线破坏形式分类：

- Ⅰ型，伴或不伴硬化缘的地图样边缘清楚的病变

- ◎ I A：边缘清楚、伴硬化缘
- ◎ I B：边缘清楚、不伴硬化缘
- ◎ I C：边缘不清
- Ⅱ型，边缘不清，有虫蚀样表现
- Ⅲ型，穿透样且几乎无法显现

（5）地图状：
- 均匀一致破坏，锐利边缘，生长慢，良性肿瘤
- 单纯性骨囊肿
- 内生软骨瘤
- 软骨黏液纤维瘤
- 骨巨细胞瘤

（6）虫蚀状：
- 小的，多发的，葡萄状囊性区
- 骨皮质被肿瘤细胞侵蚀
- 恶性肿瘤
- 骨肉瘤
- 软骨肉瘤
- MFH

（7）穿透样：
- 边界不清、很小的卵圆形或条纹状透光区
- 生长迅速肿瘤
- 骨皮质没有完全被破坏，肿瘤就穿透骨皮质
  - ◎ 骨髓瘤
  - ◎ 淋巴瘤
  - ◎ Ewing肉瘤
  - ◎ 转移癌
  - ◎ 甲状旁腺功能亢进症

5. 骨膜反应
- 骨膜新生骨
  - ◎ 骨膜对下方“刺激”的非特异性反应
- 非侵袭性
  - ◎ 薄的
  - ◎ 坚实的
  - ◎ 厚且不规则的
  - ◎ 分隔的
  - ◎ 侵袭性
  - ◎ 层状（葱皮样）
  - ◎ 针状
    - • 垂直状/立发状
    - • 日光放射状
  - ◎ 无序状
  - ◎ Codman三角

6. 软组织肿块
- 蔓延至骨外的软组织肿块通常表明是侵袭性病变
- 良性骨肿瘤也可能有
  - ◎骨巨细胞瘤
  - ◎动脉瘤样骨囊肿
  - ◎硬纤维瘤
  - ◎骨髓炎

7. 单发性或多发性病变

（1）多发溶骨性病变：
- 纤维结构不良
- 内生软骨瘤
- EG（朗格汉斯细胞组织细胞增生症）
- 转移瘤、骨髓瘤
- 甲状旁腺功能亢进症（棕色瘤）
- 感染（骨髓炎）
- 类肉瘤

（2）多发硬化性病变：
- 成骨性转移瘤
  - ◎乳腺癌、膀胱癌、类癌、肺癌、髓母细胞瘤、前列腺癌
- 治疗过的转移瘤
- 治疗过的棕色瘤
- 脆性骨硬化
- 多发性骨瘤（Gardner综合征）
- 肢骨纹状肥大
- 先天性点状骨骺（先天性钙化性软骨营养不良）
- 肥大细胞增多症
- 结节性硬化症

（二）各种影像学检查特点

1. X线
- 影像学的基础：不同组织密度不同
- 用于可疑或已知骨肿瘤的最初评价
- 通过确定发病位置、矿化和边缘来指导可能的鉴别诊断
- 是显示原发骨肿瘤特征的最佳宏观检查方法
- 对软组织部分的评估有限

2. 计算机断层成像（CT）
- 当X线片表现不明确时可用来确定骨性来源
- 可显示病变的细微特征：边缘、内部基质、矿化、骨皮质破坏和骨膜反应

3. 磁共振成像（MRI）
- 成像原理
  - ◎氢原子核质子（^1H）
    - 信号最强

- 人体组织内广泛存在

- 影响磁共振影像因素
  - ◎质子的密度
  - ◎弛豫时间长短
  - ◎血液和脑脊液的流动
  - ◎顺磁性物质
  - ◎蛋白质
- 常用序列
  - ◎自旋回波序列（SE）
    - 自旋-晶格弛豫时间（T1）
    - 自旋-自旋弛豫时间（T2）
  - ◎反转恢复序列（IR）
  - ◎短时反转恢复序列（STIR）
  - ◎梯度回波序列
  - ◎快速T2
  - ◎脂肪抑制T2加权序列
- MRI强化
  - ◎静脉钆-二乙烯五胺乙酸（Gd-DTPA）
    - 强化后：肿瘤T1高信号
    - 多血管区域：高信号
    - 组织坏死：低信号
- 各种组织MRI信号强度

组 织	MRI	
	T1加权像	T2加权像
血肿	高	高
脂肪，脂肪性骨髓	高	中到高
肌肉，神经，透明软骨	中	中
骨皮质，肌腱，韧带，纤维软骨，瘢痕组织，空气	低	低
透明软骨	中	中
红骨髓（造血功能）	低	中
液体	低	高
肿瘤（一般）	中到低	高
脂肪瘤	高	中
血管瘤	中（稍高于肌肉）	高

- 磁共振成像（MRI）
  - ◎评估骨髓和软组织受累范围的大小和位置
  - ◎对于钙化和骨膜反应的显示并不很敏感
  - ◎对于诊断无特异性，但可通过某些特定的表现来显示一些病变的特征
  - ◎可指导术前计划，包括神经血管束和关节受累情况的评估
  - ◎常规检查不能进行远隔转移的检测，但其他序列可发现特定骨内的跳跃灶并可做全身影像学检查

◎ 可评估肿瘤的血运并有助于确定活检的靶点区域
◎ 可有助于监测病变对治疗的反应和复发的情况
- MRI缺点
  ◎ 肿瘤基质：钙化、骨化
  ◎ 皮质破坏
  ◎ 骨膜反应
  ◎ 原因：组织成分混杂，各个成分比例不均一，不同单位TE及TR值不同

4. ECT
- ECT成像原理
  ◎ ^{99m}锝
  ◎ 有活性的羟基磷灰石
- 核素骨显像作用
  ◎ 可显示许多X线片隐匿未见的骨病变
  ◎ 特异性有限，良性和恶性病变均可表现为活性增加
  ◎ 可用于全身性检查以发现多发病变并有助于分期
  ◎ 可显示病变的分布情况以分析其特点或指导活检计划
  ◎ 可有助于监测病变对治疗的反应

5. 氟脱氧葡萄糖正电子发射断层成像（FDG-PET）
  ◎ 尚缺乏对原发骨肿瘤的诊断经验
  ◎ 有助于检测各种非骨性恶性肿瘤的转移病灶
  ◎ 其放射性显影剂包括FDG和NaF，对于骨肿瘤的诊断、分期及随访有潜在的应用前景

6. 超声
- 由于骨皮质的声影，其在骨肿瘤影像学检查中的作用微乎其微
- CT和MRI可显示骨外软组织肿块时，其可用于骨肿瘤的活检
- 随诊
- 软组织肿瘤

（三）侵袭性或非侵袭性

1. 侵袭性特征
- 虫蚀样或穿透样骨破坏
- 边缘不清或宽带移行区
- 骨皮质穿透
- 侵袭性骨膜反应
  ◎ 层状（葱皮样）
  ◎ 针状
    • 垂直状或立发状
    • 日光放射状
  ◎ 无序状
  ◎ Codman三角
- 软组织肿块
- 血运丰富

2. 非侵袭性特征

- 地图样骨破坏
- 边缘清楚或窄带移行区
- 硬化缘
- 骨皮质完整
- 非侵袭性或无骨膜反应
  - ◎薄的
  - ◎坚实的
  - ◎厚且不规则的
  - ◎分隔的
- 无软组织肿块
- 血运不丰富

（四）影像学检查结论

- 诊断（如果可能）
- 如不能诊断，应鉴别侵袭性或非侵袭性——“最具侵袭性的特征”
- 简要的、相关的鉴别诊断，并附上理由
- 任何有助于确定病变为慢性的既往资料
- 建议进一步检查或随访，包括活检（如果可行）

三、实验室检查

- 常规检查
  - ◎血常规、生化、免疫
- 肿瘤标记物
- 骨代谢相关

1. 肿瘤标记物

- 肿瘤基因表型标记物
  - ◎AFP、CEA、CA125、CA199、PSA
  - ◎骨与软组织肿瘤没有
  - ◎常用于转移癌
- 肿瘤基因标记物
  - ◎Rb、P53、nm23、erb-2等

2. 骨代谢相关

- Ca、P
- 溶骨
  - ◎I型胶原碳端肽（ICTP）
  - ◎I型胶原氮端肽（NTX）
  - ◎I型胶原羧基端交联肽（CTX）
  - ◎骨唾液酸糖蛋白（BSP）
- 成骨
  - ◎碱性磷酸酶（ALP）
  - ◎骨特异性碱性磷酸酶（BALP）

  - ◎ I型前胶原氮端前肽（PINP）
- 碱性磷酸酶
  - ◎ 作用：分解无机磷化合物，使局部磷酸达饱和，便于磷酸钙沉积
  - ◎ 肝内排泄：肝功异常，AKP升高
  - ◎ 生长的骨AKP高：儿童可高于成人3倍
  - ◎ Ca和P缺乏：代偿性升高
    - 佝偻病，甲状旁腺功能亢进
  - ◎ 正常或异常成骨AKP高
    - 骨折，骨肉瘤，成骨转移，畸形性骨炎，软组织钙化（骨化性肌炎）
  - ◎ 溶骨性病损+AKP升高
    - 甲状旁腺功能亢进
    - 其他部位成骨性病变：畸形性骨炎、成骨转移
    - 有成骨，但是肿瘤生长过快，没有表现修复。如转移癌、甲状旁腺功能亢进 、高度恶性骨肉瘤
    - 术后检测AKP，监测有无复发转移
  - ◎ 放疗后监测
  - ◎ 骨肉瘤判断预后：>400IU/L死亡率2倍

四、组织学检查

1. 概述
- 病名诊断
- “金标准”
- 方法
  - ◎ HE染色
  - ◎ 特殊染色
  - ◎ 酶组织化学
  - ◎ 免疫组织化学
  - ◎ 电子显微镜镜检
  - ◎ 流式细胞计数法
  - ◎ 细胞遗传学

2. 常见活检方式
- 针吸活检
- 穿刺活检
- 切开活检、切除活检
- 冰冻活检

（1）针吸活检：
- 用细针进行，16G以上
- 损伤小
- 获得的组织少（散在的细胞或较小的细胞团）
- 常常不能获得准确的诊断
- 难以取得骨内组织

- 主要用于普外科（乳腺、肝、肾等）
- 筛查感染性：关节腔、脓液

（2）切开活检：

- 直视、取材准确、符合病理检查要求
- 损伤大、污染范围大
  - ◎破坏自然屏障、血肿、病理骨折
- 不恰当的切口
  - ◎邻近血管神经，丧失保肢机会
- 恢复时间长，延误后续治疗

（3）术中冰冻：

- 术中暴露肿瘤
- 无法染色、免疫组化
- 误诊率高
- 应急使用
- 配合切开活检使用

（4）穿刺活检：

- 7～14G穿刺针
- 取得组织块，有组织结构
- 损伤小
- 安全、费用低
- 取材量少
- 非直视
- 组织标本不典型时，需二次活检（切开活检）

3. 穿刺活检过程

- 器材准备
  - ◎无菌台
  - ◎消毒
  - ◎穿刺针
  - ◎盐水
  - ◎肝素
  - ◎注射器
  - ◎刀片
- 定位
  - ◎体表标志
  - ◎C臂
  - ◎B超
  - ◎CT
- 麻醉
  - ◎尽量避免局部麻醉
- 标本保存
  - ◎动作轻柔
  - ◎福尔马林溶液

◎ 标签

4. 穿刺取材部位的选择

- 最大原则
  - ◎ 取材最大可能达到病理诊断要求
  - ◎ 有可能得到病理诊断部位
  - ◎ 根据：影像学检查
  - ◎ 活检前必须完成必要影像学检查
- 影像学检查是前提
  - ◎ X线：正侧位
  - ◎ CT：强化
  - ◎ MRI：强化
  - ◎ 全身骨扫描、PET-CT
- 最小原则
  - ◎ 污染邻近组织最小
  - ◎ 手术时需要再切除的组织最少
  - ◎ 避免
    - 肌肉间隙
    - 主要神经血管束
    - 出血，血肿

5. 穿刺入路的选择

- 手术入路
- 根据：穿刺前的初步诊断；治疗计划的确定
- 由有经验的骨与软组织肿瘤专科医师进行，最好是最终手术医师或医师做

6. 切开活检

- 切开活检概述
  - ◎ 病理科医生需要较多组织诊断
  - ◎ 穿刺活检失败
  - ◎ 骨化性病损，穿刺难以取材
  - ◎ 部位危险，穿刺困难
  - ◎ 淋巴瘤等需要较多组织进行组织学检查
- 切开活检原则
  - ◎ 基本原则同穿刺活检
  - ◎ 尽量仔细止血
  - ◎ 减少牵拉
  - ◎ 经肌腹入路
  - ◎ 术中冰冻：反应区？坏死？
  - ◎ 引流管使用：用？不用？ 放置位置

7. 切除活检

- 特殊肿瘤：软骨肉瘤
- 特殊部位：腓骨近端，尺骨远端，肋骨

8. 活检并发症

- 血肿

- 骨折
- 感染
- 周围组织损伤：气胸
- 诊断错误

8.1血肿

- 危害
- 避免使用止血带
- 仔细止血
- 骨切开活检：骨水泥封闭

8.2骨折

- 轻柔操作
- 椭圆形开骨窗

8.3诊断错误

- 临床医生对疾病认识
- 取材部位
- 取材量
- 病理科医生对肿瘤的认识

（李　远）

4 良性骨与软组织肿瘤的外科治疗

一、良性肿瘤

1. 定义

起源于正常组织，无浸润及转移能力的肿瘤。通常有包膜且边界清楚，呈膨胀性生长，生长缓慢，肿瘤细胞分化成熟，对机体危害较小。

2. 良性骨与软组织肿瘤的诊断

- 病种较多，命名复杂，多根据组织来源命名
- 临床表现多样，通常无特异表现
- 很多疾病无临床症状，为偶然发现
- 正确的诊断需临床表现、影像学特点及病理学检查相结合才能得出
- 正确的诊断是治疗的基础
- 病理学诊断是诊断的金标准
- 正确的活检是得出正确诊断的基础，是治疗的开始

3. 活检技术

- 分为：细针穿刺活检、套管针穿刺活检、切开活检及切除活检四种方式
- 因为活检可造成肿瘤局部扩散，其必须由有经验的医生或主刀医生来完成
- 活检取材部位需位于以后手术的切口上，要求远离重要的血管神经束
- 要取出足够的有代表性的肿瘤组织标本
- 必要时需术中定位，以确定取材部位的准确

4. 切除活检

- 对于临床诊断相对明确的良性肿瘤，如脂肪瘤、纤维瘤、骨软骨瘤、内生软骨瘤、血管瘤，在与患者充分沟通的基础上，可做切除活检
- 术后如发现诊断有误，应尽快做扩大切除
- 一定要谨慎选择适应证。三思而后行
- 对于体积较大者（直径超过2cm），应先明确诊断，然后采取相应的治疗措施
- 最好由专科医生进行诊治

5. 良性肿瘤临床表现

- 常无明显症状，偶然被发现
- 肿瘤边界清晰，包膜光滑，活动度好或虽无活动，但无皮温升高及压痛
- 肿物生长缓慢，常年无变化，无症状
- 有时影像学表现较重，但临床症状很轻微
- 通常不对日常生活产生影响

- 有时肿瘤长得很大，而患者毫无察觉
- 但上述表现出现改变，常提示肿瘤发生恶变

6. 良性肿瘤的影像学特点

- 边界清晰，包膜完整，质地均匀
- 血运不丰富，周围无反应区
- 骨质破坏呈地图样，常有硬化缘
- 常不伴有骨膜反应及软组织肿物

7. 良性骨与软组织肿瘤治疗

- 治愈或治疗疾病
- 最大程度减少对功能的影响
- 把握合适治疗时机
- 选择恰当治疗方式

二、常见的类肿瘤疾患

- 骨纤维结构不良或纤维异常增殖症（fibrous dysplasia of bone，FD）
- 单纯性骨囊肿（simple bone cyst, BC）
- 动脉瘤骨囊肿（aneurymal bone cyst, ABC）
- 骨嗜酸性肉芽肿（eosinophlic granuloma of bone）

1. 骨纤维结构不良或纤维异常增殖症

- 分为单骨型、多骨型、ALBRIGHT综合征
- 青少年患者如未出现明显畸形或症状轻微建议随诊观察。成年后可以采用二膦酸盐控制
- 治疗目的为矫正畸形及预防、治疗病理骨折
- 儿童期手术有较高复发率，不建议手术
- 髋关节出现“牧羊杖”畸形造成下肢不等长，是常见的手术适应证
- 较大的骨缺损需填充骨水泥+内固定

2. 单纯性骨囊肿

- 青少年发病，比较常见，好发于肱骨及股骨
- 分为静止期、活跃期，根据病灶距骨骺板长度来划分，1cm以内为活跃期
- 活跃期手术，易损伤骺板，有较高的复发率
- 儿童期首选激素治疗
- 病理骨折是常见的就诊原因，待骨折愈合后再做手术治疗
- 刮除植骨是常用的治疗方法

（1）激素治疗的依据：

- 1960年Cohen提出“静脉阻滞学说”，认为静脉阻塞导致骨内压增高可能为病因
- Komiya等提出囊液内前列腺素、白介素1B及蛋白水解酶浓度增高，造成骨质吸收
- 1983年Chigira基于以上观点采用骨皮质开孔引流的方法治疗7例病例，4例取得成功
- 2006年我院小儿骨科朱振华教授采用病灶钻孔留针的方法治疗16例患儿，完全愈合率为68%
- 在病灶骨壁上钻孔引流囊液，减少了囊内压力
- 用穿刺针搔刮囊肿骨壁，破坏其纤维膜

- 用生理盐水冲洗囊腔，至冲洗液完全清亮为止，囊液中含有的各种生物活性物质不利于囊肿愈合，操作中血液进入囊腔带入干细胞
- 向囊腔内注入泛影葡胺，显示囊腔完全被充盈。冲洗出造影剂注入甲泼尼龙
- 激素具有消除炎症、稳定溶酶体膜的作用，可减少生物活性物质释放

（2）效果评价标准（Neer分类标准）：

- 愈合：囊腔完全为新生骨填充，伴或不伴有小于1cm的囊腔
- 部分愈合：囊腔明显缩小，小于病灶骨直径50%。骨壁增厚，强度足以预防病理骨折的发生
- 治疗无效：囊腔缩小不明显 ，大于病灶骨直径50%，需继续治疗并限制活动以避免病理骨折的发生
- 囊肿复发：囊肿愈合的地方再次出现新的囊肿或残余缩小囊腔明显扩大

3.动脉瘤骨囊肿

- 青壮年好发，可见于长管状骨及脊柱
- X线表现：偏心性，膨胀性，溶骨性破坏区，MRI可见液平征
- 发生于长管状骨的可采用刮除骨水泥填充钢板内固定
- 位于脊柱及骨盆的病变，如瘤体较大，无法彻底切除，或切除后重建困难并可造成较大的功能障碍，采取单纯多次血管栓塞+甲泼尼龙注射是明智的选择

3.骨嗜酸性肉芽肿

- 属于局限于骨的组织细胞增多症的一种类型
- 好发年龄为青少年，好发部位为颅骨，肋骨、脊柱、肩胛骨 、长管状骨病损多见于干骺端和骨干
- 可引起病理性骨折。椎体破坏后塌陷者，部分病例可出现脊髓或神经根压迫症状
- 单发病灶可采用刮除植骨术，多发病变可采用激素治疗及小剂量化疗，对于手术难以切除的病灶可采用局部放疗

三、成骨性良性肿瘤

- 骨瘤（osteoma）
- 骨样骨瘤（ostoid osteoma）
- 骨母细胞瘤（osteoblastoma）

1. 骨瘤

- 一种良性成骨性肿瘤
- 生长缓慢，较小的骨瘤可无症状，较大者可以引起压迫症状
- 好发于颅骨、颜面骨及下颌骨，可造成外貌畸形 ，骨骺闭合后肿块停止生长
- 瘤体细小，无症状且不继续生长，可以不作治疗
- 有症状，瘤体较大，影响外貌者可以手术切除

2. 骨样骨瘤

- 良性成骨性肿瘤，由成骨细胞及其产生的骨样组织构成
- 病灶为一小的瘤巢，周围有许多成熟的反应骨
- 常见于30岁以下的青少年，好发年龄为8～18岁
- 病初为间歇性疼痛，夜间加重，服用止痛药可以减轻
- 个别患者可以自愈，但必须经很长时间

- 彻底切除瘤巢，是治疗的关键，不必去除反应骨。也可用射频消融去除瘤巢

骨样骨瘤的特点：

- 皮质骨样骨瘤有小的透射线区域，周围是致密骨，病灶位于皮质内，硬化环更明显
- 松质骨骨样骨瘤最常见于股骨颈，其次是手足的小管状骨和椎体。病灶周围常无很多新骨形成，但有密度增加的骨环包绕病灶
- 骨膜下骨样骨瘤通常表现为骨附近的软组织肿块，最常见于股骨颈的内面及手和足
- 位于骨皮质的Brodie脓肿或慢性硬化性骨髓炎，有时可误诊为骨样骨瘤

3. 骨母细胞瘤

- 良性肿瘤，具有多量骨母细胞增生为特点
- 可称良性成骨细胞瘤、巨大骨样骨瘤、良性骨母细胞瘤
- 好发于胫骨、股骨及脊柱的附件
- 局部疼痛及根性放射痛，夜间疼痛多不剧烈，且对阿司匹林反应不敏感
- 类圆形溶骨性破坏伴厚薄不一的高密度硬化缘和不同程度的钙化和骨化
- 常有侵袭性，甚至会出现肺转移或恶变
- 骨母细胞瘤的治疗
  - ◎ 长管状骨的肿瘤彻底刮除+植骨或骨水泥，如骨缺损较大需做相应内固定
  - ◎ 脊椎骨上的经局部刮除后多可治愈，复发率也较低，如切除不彻底，术后需放疗
  - ◎ 同时有神经根或脊髓压迫症状时，应做椎板减压
  - ◎ 无法手术、术后复发的患者需辅助放疗，剂量一般为20～50Gy

四、成软骨性良性肿瘤

- 软骨瘤（chondroma）：内生软骨瘤、骨膜软骨瘤
- 内生软骨瘤（enchondroma）：单发性、多发性（Ollier病）；同时伴有软组织血管瘤（Maffucci综合征）
- 骨软骨瘤（osteochondroma）：单发性骨软骨瘤，遗传性多发性骨软骨瘤
- 软骨母细胞瘤（chondroblastoma）
- 软骨黏液样纤维瘤（chondromyxofibroma）

1. 软骨瘤

- 发生于手掌指骨及四肢长管状骨的单发病变，如无明显外观畸形及不适症状，可以随诊观察，不做手术
- 发生于肩胛骨及骨盆的病灶，有较高的恶变概率，需采取积极的外科治疗
- 病理骨折需手术治疗
- Ollier病：对畸形明显及出现严重功能障碍的部位进行相应的外科治疗
- 无症状的病灶出现疼痛及肿块增大应手术治疗

Maffucci综合征

- ◎ 多发内生软骨瘤合并血管瘤
- ◎ 部分患者身材矮小或伴有严重残疾
- ◎ 在结节和肿块部位发生血管瘤
- ◎ 约20%的患者可恶变为软骨肉瘤及纤维肉瘤、血管肉瘤
- ◎ X线表现、治疗同Ollier病

2. 骨软骨瘤
- 青少年常见的良性肿瘤
- 骨骺闭合前，不建议手术，避免影响骨骼发育
- 手术适应证：肿瘤恶变；肿瘤蒂骨折；瘤体巨大影响美观；肿瘤压迫血管神经及重要脏器影响日常生活
- 切除肿瘤时应将肿瘤表面的骨膜及软骨帽完整切除，以免复发
- 对于多发病变应做选择性切除

3. 软骨母细胞瘤
- 来源于幼稚软骨细胞（软骨母细胞）的良性肿瘤，位于长管状骨骨端，青少年期多发
- 有典型的影像学特点
- 临近关节症状出现较早，主要表现为疼痛及活动受限，到后期可表现为屈曲畸形
- 界限明确，有骨硬化缘，直径从1～2cm到6～7cm。溶骨常为中心性或偏心性
- 刮除植骨常可治愈。复发率低。对于反复复发且骨质破坏较广泛的需做关节置换

4. 软骨黏液样纤维瘤
- 其肿瘤组织向黏液样和软骨样细胞分化，呈分叶状生长。10～30岁最常见 ，男性多于女性
- 病程缓慢，症状为轻微疼痛、肿胀、运动受限
- 大约1/3病例累及胫骨，特别好发于胫骨近端，股骨远端干骺端亦常见
- 肿瘤多累及干骺端，呈偏心生长的卵圆形或圆形溶骨病变 、边缘清晰、硬化“呈扇贝样”
- 行扩大刮除术可治愈，病变广泛可行关节置换，很少恶变

五、骨成纤维来源肿瘤

- 骨成纤维性肿瘤（desmoplastic fibroma of bone）：又称为骨内硬纤维瘤，或骨内韧带样纤维瘤
- 骨化性纤维瘤（ossifying fibroma）
- 非骨化性纤维瘤（nonossifying fibroma）

1. 骨成纤维性肿瘤
- 较少见，好发于青少年，四肢长管状骨多见
- X线表现：多位于干骺端，略膨胀圆形溶骨性破坏，骨皮质变薄，常呈多房状，偶可侵入软组织
- 症状轻微，病理骨折为常见就诊原因
- 术中：病灶内充满质地坚韧、富于弹性灰白色胶原纤维。骨壳内可见粗大增生骨脊
- 预后较好，刮除植骨或骨水泥+内固定，复发率低，无需放疗

2. 骨化性纤维瘤
- 较常见，好发于青少年，女性多见
- 是先天性骨结构不良所致，瘤体由纤维样和骨样物质组成，主要发生在胫骨
- 生长缓慢，早期无症状，后期出现局部肿胀伴胫骨前屈畸形
- X线表现：偏心性骨皮质内的溶骨病变，骨皮质变薄，有不同程度的膨胀，有硬化缘，髓腔变窄

- 部分可自愈，瘤体较大、畸形较重或出现骨折是手术适应证，尽可能延期手术

3. 非骨化性纤维瘤

- 是由成纤维细胞组成的干骺端错构瘤，又称干骺端纤维性缺损，皮质内发病
- 最常见于儿童及青少年，下肢长骨最多见，多于膝关节周围。可有多发病灶
- 多无临床症状，偶以轻微疼痛为主要表现，极少数因病理骨折就诊
- X线表现：一侧皮质上出现膨胀、偏心性、分叶状卵圆形溶骨性破坏，周边有一硬化缘
- 无症状的不需治疗。有骨折可能时需手术治疗

六、滑膜来源的病变

- 结节性滑膜炎（nodular synovitis）：分为弥漫性结节性滑膜炎即色素绒毛结节性滑膜炎（PVNS）、局灶性结节性滑膜炎即腱鞘巨细胞瘤
- 滑膜囊肿（bursai cyst）与腱鞘囊肿（ganglion）
- 滑膜软骨瘤病（synovial chondromatosis）

1. 色素绒毛结节性滑膜炎

- 比较常见，男女比例相当，年龄多在20～40岁，好发于膝关节和踝关节，其次是髋、肘关节
- 发病缓慢，症状为关节肿胀，疼痛多比较轻 微，局部皮温有时稍高，关节功能受限多不明显
- X线平片征象包括关节肿胀和关节骨骼侵蚀破坏，MRI典型表现是T1WI、T2WI均呈低信号
- 穿刺活检可抽出血性液体及黄褐色滑膜组织
- 全滑膜切除可治愈。如骨质破坏较重可行关节置换，少数病例可恶变并发生转移

2. 腱鞘巨细胞瘤

- 多见于青壮年的手部及手指部，足趾部少见
- 呈坚实性无痛性肿块，生长缓慢
- 起源于腱鞘及滑囊的滑膜，也可发生于非滑膜区
- 可侵袭邻近骨骼
- 治疗以手术切除为主，切除不彻底可致局部复发（25%）；如病变位于骨内，行刮除植骨。必要时可考虑截指（趾）术
- 该病易复发，但不转移

3. 滑膜骨软骨瘤病

- 起源于关节、滑囊、踺鞘的滑膜组织
- 良性的结节样软骨增生

（1）流行病学：

- 不常见
- 成人发病，男性发病率为女性的2倍
- 膝关节发病者常见，其次为髋、肘、腕、踝、肩等关节

（2）临床表现：

- 表现为关节间断性疼痛、肿胀、僵硬及关节交锁
- 表现为邻近关节的无痛性肿块

（3）X线表现：

- 钙化的游离体
- 圆形、椭圆形或结节状
- 如无钙化可不显影
- 可呈“暴风雪征”

（4）肉眼所见：

- 滑膜充血、肥厚
- 灰白色游离体，可融合成团块
- 关节软骨可有磨损

（5）镜下所见：

- 滑膜下结缔组织内可见透明软骨岛
- 周围有纤维组织包膜
- 软骨细胞内可见不典型核
- 软骨基质有钙化

（6）治疗方法：

- 切除肿物及滑膜
- 进行功能锻炼
- 滑膜切除不彻底可复发

七、骨巨细胞瘤

1. 临床特点

- 又称破骨细胞瘤，是常见的良性肿瘤
- 具有较强侵袭性，对骨质的溶蚀破坏作用大，可破坏皮质形成较大软组织肿块
- 具有典型影像学特点
- 刮除术后复发率高，少数可出现局部恶性变或肺转移（即所谓良性转移）。需做扩大刮除术
- 如发生病理骨折，做牵引制动，使用二膦酸盐类药物，待骨折愈合后，做刮除+骨水泥+内固定术，尽量避免人工关节置换

2. 扩大刮除术

- 主要针对骨巨细胞瘤及部分低度恶性肿瘤
- 开大骨窗，用高速磨钻彻底刮除距病变边缘1cm的松质骨，用蒸馏水反复冲洗，用无水酒精或石碳酸浸泡或处理病灶，用氩气刀烧灼骨壁
- 用骨水泥填充骨缺损，不用异体骨填充
- 为避免关节软骨变形，在关节软骨下方垫大约1cm异体松质骨
- 通过上述处理可大大降低肿瘤的复发率

八、良性软组织肿瘤

1. 一般情况

- 较常见，与软组织肉瘤比例为200:1
- 来源于中胚层：脂肪、纤维组织、神经血管、平滑肌、滑膜等

- 临床表现多样，诊断分期困难
- 分期：1、2、3期
- 治疗：手术为主要治疗方法，通常无需放化疗。对侵袭性较强的3期肿瘤可考虑综合治疗
- 正确的诊断需临床、影像及病理三结合

2. 良性软组织肿瘤的治疗原则

- 深筋膜浅层较小的肿物，如生长缓慢，无症状且不影响美观，可随诊观察
- 浅表软组织肿物如生长较快且有症状，应切除活检
- 深部软组织肿物，如诊断明确，可切除活检
- 深筋膜深层大于5cm肿物，建议活检明确诊断后，再做手术
- 神经来源肿瘤，慎做活检

3. 脂肪来源肿瘤

- 最常见的软组织肿瘤，表现多样
- 不建议对该类肿瘤做穿刺活检，MRI通常可明确诊断。但当肿瘤内出现出血或坏死时，会出现类似脂肪肉瘤的表现
- 较小的病变做切除活检，较大的做边缘切除
- 当肿瘤较大且临近重要血管神经束时，可做囊内切除
- 预后较好，很少复发及恶变

4. 良性脉管来源肿瘤

- 第二种常见良性软组织肿瘤
- 包括血管瘤、淋巴管瘤、血管球瘤
- 血管瘤、淋巴管瘤起源于脉管系统内皮细胞异常增生，多为先天性疾病
- 血管球瘤起源于血管外皮细胞，多位于甲下，有明显触痛，对温度感觉过敏
- 手术切除是主要治疗方法。对于不能手术的，可考虑栓塞及硬化疗法
- 不建议放疗，可带来严重并发症及恶变

5. 良性纤维组织来源肿瘤

- 是所有良性肿瘤中最复杂、种类最多的肿瘤
- 包括：良性纤维增生症；婴儿和儿童纤维组织增生；纤维增生症（Duputren病、Ledderhose病、Peyronie病）；侵袭性纤维瘤（硬纤维瘤）
- 边缘切除是治疗这类肿瘤的首选方法
- 硬纤维瘤是真正意义上的肿瘤，其边界欠清，常包绕重要血管神经束，彻底切除困难，为防止复发，通常采取广泛切除，甚至截肢
- 对于硬纤维瘤需采取综合治疗，等待观察有时可作为首选治疗

6. 外周神经的良性肿瘤

- 较常见，起源于施旺细胞
- 包括神经鞘瘤、单发神经纤维瘤、神经纤维瘤病
- 无临床症状，偶然发现的病灶可随诊观察
- 出现疼痛或放射性疼痛，应外科治疗
- 切除肿瘤时，应操作仔细，避免损伤过多的神经纤维，造成神经功能障碍
- 多发病变应做选择性切除

（刘文生）

5 恶性骨肿瘤切除原则与重建方式的选择

一、恶性骨肿瘤的切除

1. 正确、完整的治疗计划

（1）治疗方案的选择：

- 目前治疗恶性肿瘤有效的方法
  - ◎ 手术
  - ◎ 化疗
  - ◎ 放疗
  - ◎ 免疫
  - ◎ 其他
- 每个治疗方法都有其适应证、禁忌证。不同的肿瘤，需要选择恰当的治疗方法

（2）手术时机的选择 ：

- 化疗—手术—化疗
- 手术—放疗
- 是单纯手术，还是联合治疗，需要明确

（3）手术方案：

- 保肢
- 截肢
- 取决于肿瘤的位置、大小，也取决于患者的意愿
- 恶性肿瘤截肢是一种简单有效的手术方式

2. 手术计划：

（1）切除计划：

- 切除边界
  - ◎ 骨肿瘤切除范围（Enneking）
    - 囊内切除：假包膜内切除 （刮除或分块切除）
    - 边缘切除 ：在反应区内完整切除肿瘤（切除的内容包括肿瘤实体及假包膜）
    - 广泛切除：在肿瘤范围外正常组织中进行切除（切除的范围包括肿瘤实体、假包膜反应区 ，切除范围在间室内）
    - 根治性切除：在肿瘤所在间室外进行切除（切除范围包括肿瘤实体、假包膜、反应区及包括正常组织在内的整个间室内容物）
- 恶性肿瘤应该行广泛切除或根治性切除
- 术前确定手术切除计划（边界），术中应该严格执行

- 不能因为保留功能而牺牲边界
- 手术切除范围制订考虑因素
  - ◎ 良好的局部控制：局部复发必定增加转移的危险性
  - ◎ 良好的功能：防止复发和转移与保证功能和生活质量之间进行平衡

（2）恶性骨肿瘤切除计划的制订：

- 确定肿瘤范围
  - ◎ 平片
  - ◎ CT
  - ◎ MRI
  - ◎ ECT
- 要确定髓腔范围、软组织受侵范围

（3）确定切除边界

- 至少广泛切除
- 确定肿瘤近端、远端、前、后、左、右六个面的切除范围

3. 重建计划

- 骨重建
  - ◎ 功能重建
  - ◎ 解剖重建
- 软组织重建

4. 保肢的适应证

- IIA期肿瘤
- 术前化疗有效的IIB期肿瘤
- 重要血管神经未受侵
- 软组织条件好，术后达到良好的覆盖
- 预计保留肢体功能优于义肢

5. 术前计划的重要性

- 切除计划的要点
  - ◎ 边界明确
  - ◎ 可操作性

二、骨的重建

1. 可以不重建的部位
  - ◎ 骨盆Ⅰ区和Ⅲ区（图6-5-1、图6-5-2）
  - ◎ 腓骨上端、干（图6-5-3）
  - ◎ 尺骨远端（图6-5-4）
  - ◎ 桡骨近端

2. 重建目的

（1）功能重建：

- 膝关节融合
- 腕关节融合
- 锁骨移位，代肱骨近端

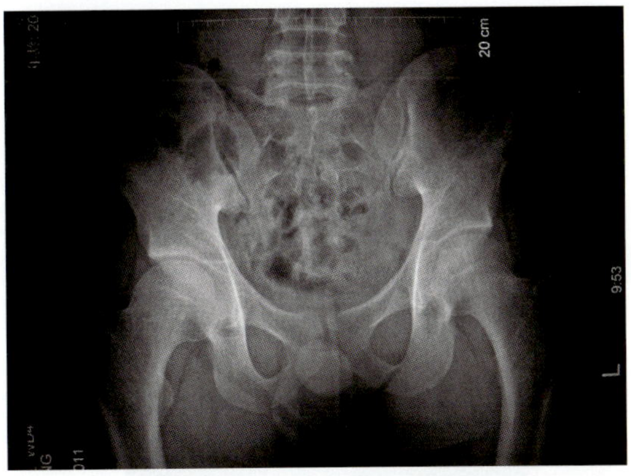

图6-5-1A　骨盆Ⅰ区（左）Ewing肉瘤，先行新辅助化疗。X线平片

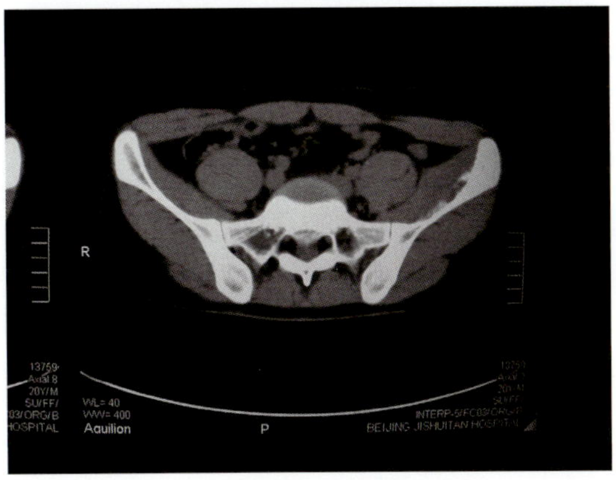

图6-5-1B　术前CT

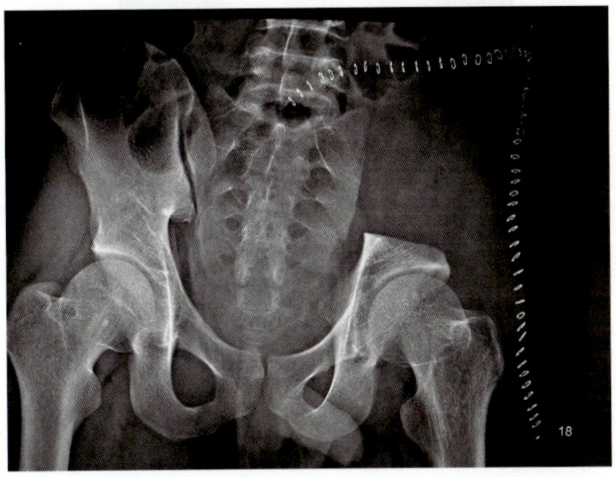

图6-5-1C　行骨盆Ⅰ区切除，未重建

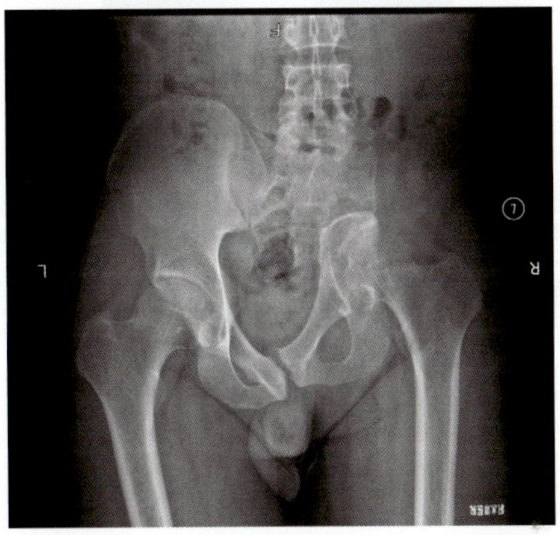

图6-5-1D　行骨盆Ⅰ区切除，未重建，术后4年

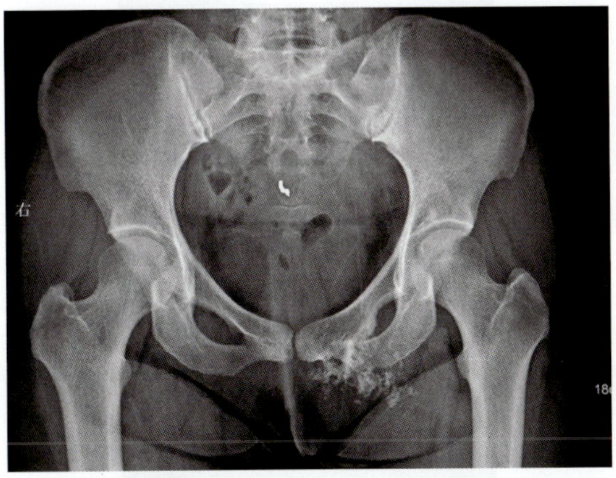

图6-5-2A　骨盆Ⅲ区软骨肉瘤，X线平片

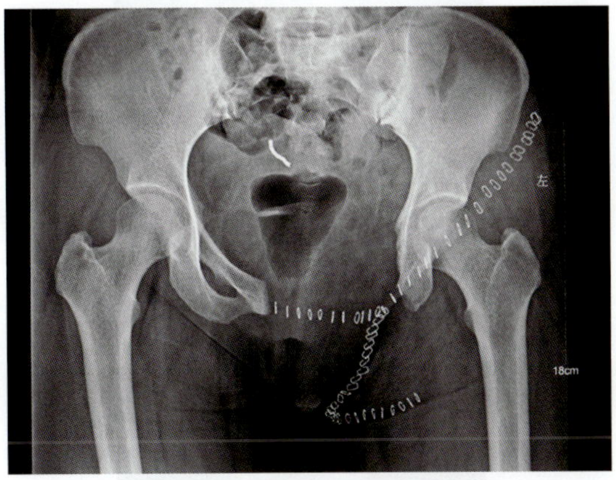

图6-5-2B　骨盆Ⅲ区软骨肉瘤局部切除，未重建

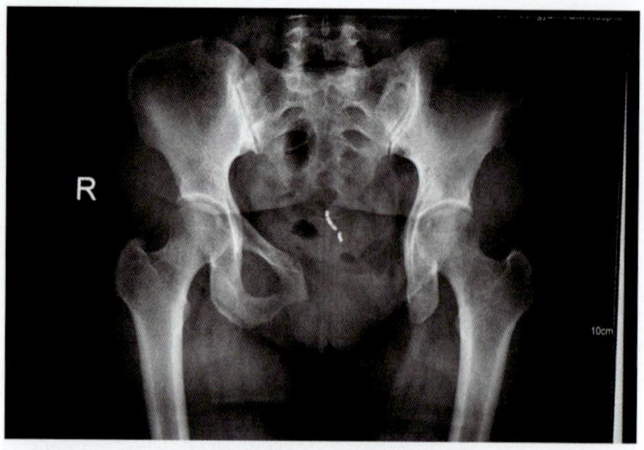

图6-5-2C 骨盆Ⅲ区软骨肉瘤局部切除，未重建，术后7年

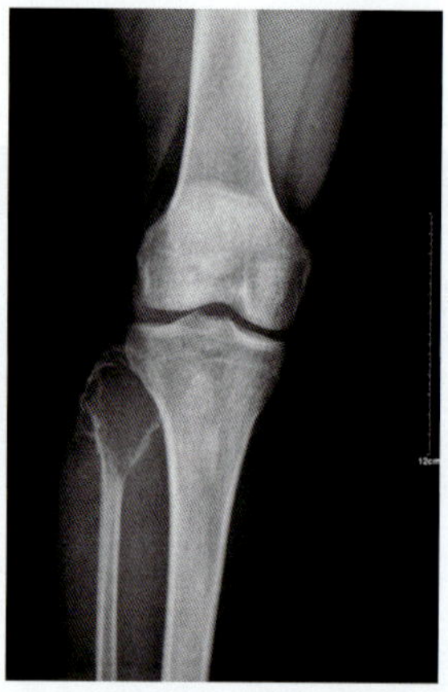

图6-5-3A 腓骨上端骨肉瘤

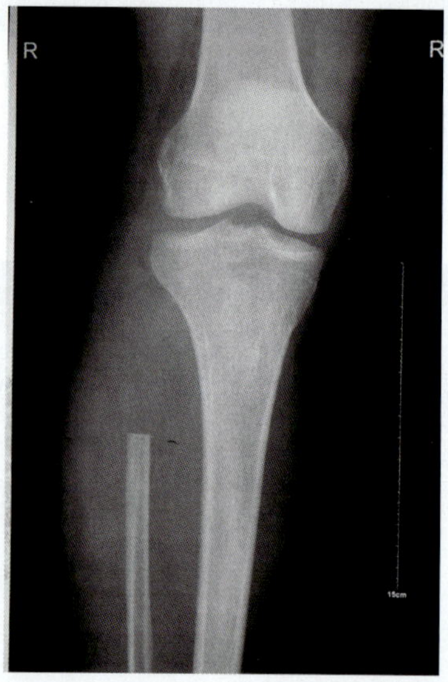

图6-5-3B 腓骨上端骨肉瘤，行瘤段切除，未重建

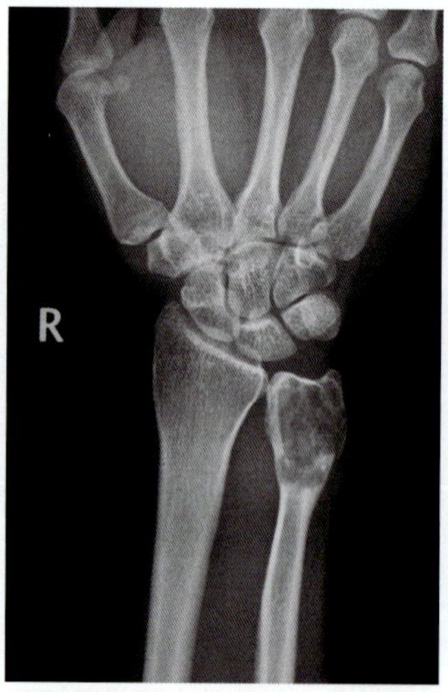

图6-5-4A 尺骨远端骨巨细胞瘤

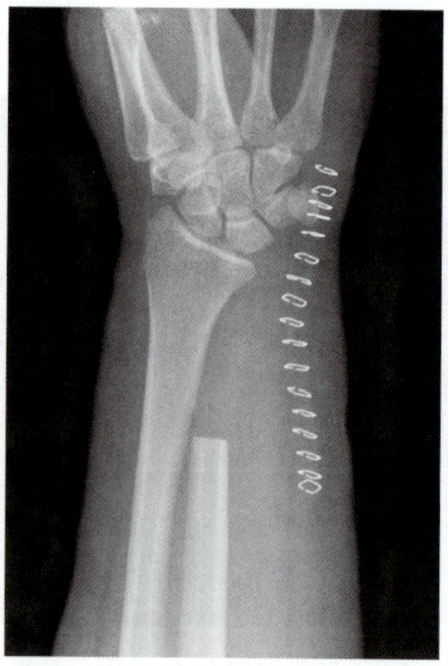

图6-5-4B 尺骨远端骨巨细胞瘤，行瘤段截除，未重建

- 自体腓骨移植，代肱骨近端（图6-5-5）

（2）解剖重建：

- 人工假体置换
- 异体骨置换
- 灭活再植

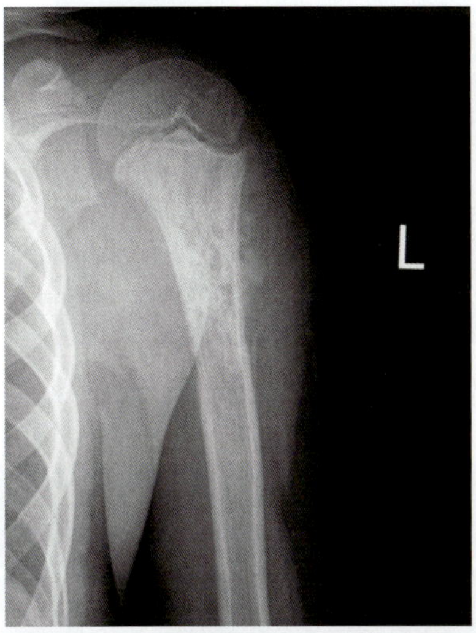

图6-5-5A 肱骨近端骨肉瘤，新辅助化疗后

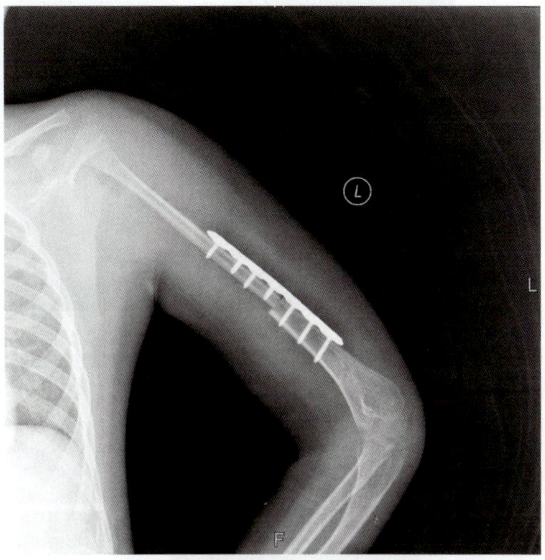

图6-5-5B 肱骨近端骨肉瘤，新辅助化疗后，行瘤段截除，带血管蒂腓骨移植术

3. 重建方法

- 自体髂骨移植
- 自体腓骨移植
- 灭活再植 （图6-5-6）
- 大块异体骨移植
- 人工假体置换
- 自体髂骨移植
- 大块髂骨

4. 融合术

- 桡骨远端切除、腕关节融合（图6-5-7）
- 大块髂骨移植优缺点
  - ◎优点：愈合好、融合可靠、费用低
  - ◎缺点：适用于小的缺损、重建部分功能

5. 自体腓骨移植

- 带血管蒂
- 适应证
  - ◎肱骨近端（儿童）
  - ◎桡骨远端
  - ◎骨干（双腓骨、腓骨+异体骨复合物）

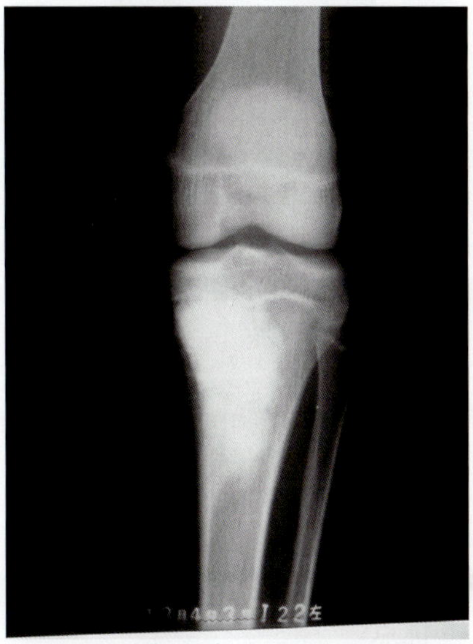

图6-5-6A 胫骨近端骨肉瘤新辅助化疗后

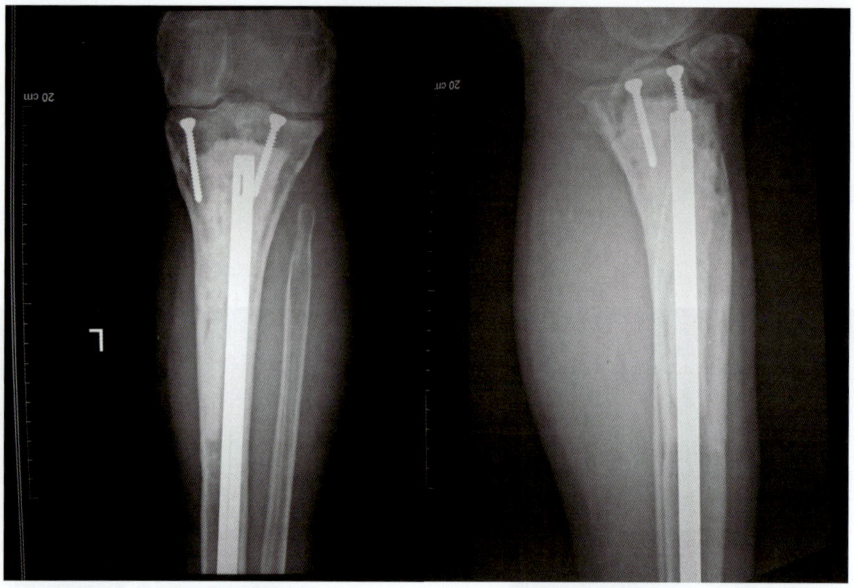

图6-5-6B 胫骨近端切除，灭活再植术后10年，灭活愈合，功能良好

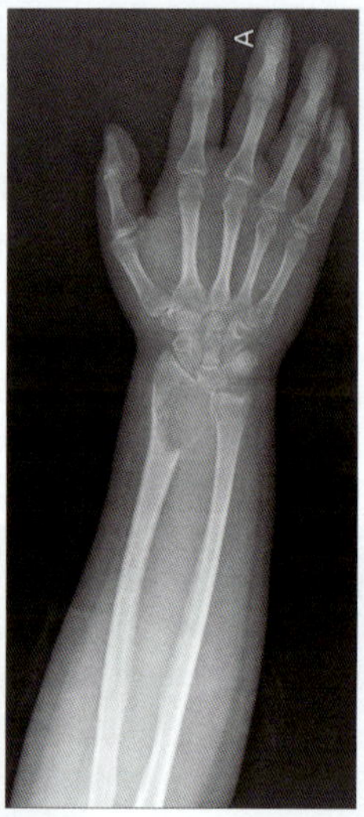

图6-5-7A 桡骨远端骨巨细胞瘤

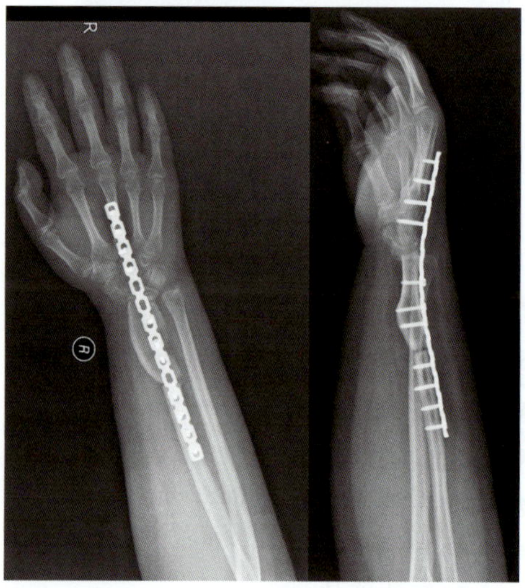

图6-5-7B 桡骨远端切除，自体髂骨移植，腕关节融合术

- ◎ 肱骨近端
- ◎ 桡骨远端
- ◎ 股骨干

- 自体腓骨移植优缺点
  - ◎ 优点
    - 儿童可以塑形
    - 愈合好
    - 桡骨远端形状匹配
  - ◎ 缺点
    - 骨折可能

• 供区并发症：腓总神经麻痹、踝关节不稳
- 供区注意事项
  - ◎腓总神经保护
  - ◎腓骨远端保留大于10cm（图6-5-8）

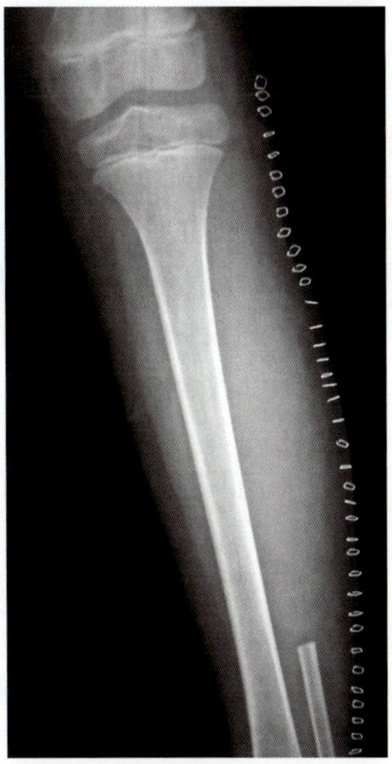

图6-5-8 腓骨远端保留大于10cm，术中保护腓总神经

6. 灭活再植
- 历史
- 方法
- ◎ 95%酒精（图6-5-9）
- ◎ 煮沸
- ◎ 放射（Co60）
- ◎ 液氮冷冻
- 灭活再植优点
  - ◎费用低
  - ◎重建骨匹配度最好
- 灭活再植缺点
  - ◎骨折
  - ◎感染
  - ◎骨性关节炎

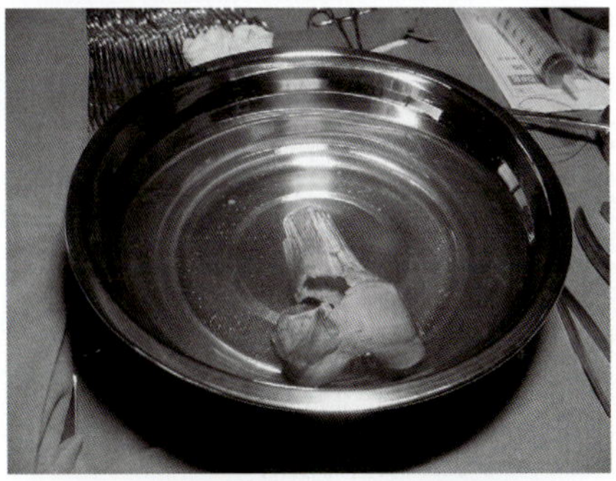

图6-5-9 瘤段截除后，另铺无菌手术台，将软组织以及髓腔组织清除，仅保留骨壳，95%酒精灭活30分钟

7. 大块异体骨移植
- 优点
  - ◎正常骨强度
  - ◎形态、大小相近
  - ◎有可应用的关节面、关节软骨
  - ◎有软组织附丽点
  - ◎愈合后可以塑形
  - ◎可以终身使用
- 保存
  - ◎化学制剂（酒精）
  - ◎深低温
- 免疫原性
  - ◎1960 年前Brooks 和Chalmers 通过研究证实低温及低温脱水后保存的异体骨免疫原性最低，不会引起不可接受的免疫反应
  - ◎Gzitrom于1985 年提出异体骨的抗原性主要来自骨髓细胞表面，引起的免疫反应以细胞免疫为主，在术中如能去除骨髓组织或许能降低其免疫原性
  - ◎化学制剂保存骨的免疫原性高于深低温冷藏的异体骨
- 临床应用异体骨的安全性
  - ◎深低温保存的异体骨完整保留了骨的形态、大小及强度，降低了异体骨的免疫原性，在临床应用中不会引起不可接受的免疫反应
  - ◎供体严格的化验检查，可以避免异体骨移植传播的疾病。所以应用异体骨是安全的
  - ◎与瘤骨灭活再植相比，异体骨在强度、骨诱导性、骨传导性及降低肿瘤复发危险性方面均显优势
- 异体骨的有效性

- ◎冷冻异体骨经过修整可适合应用于各种形态及大小的骨缺损重建
- ◎大块异体骨移植中，由于骨缺损小及不累及关节重要结构，因此功能恢复较好
- ◎1/4异体关节移植，由于累及部分关节重要结构，所以功能稍差
- ◎1/2关节移植，应用异体骨体积大，异体松质骨成分多，涉及关节软骨及维持关节稳定的主要韧带，所以相应的并发症发生率也较高

- 深低温冷冻异体骨优点
  - ◎免疫原性最低
  - ◎正常骨强度
  - ◎形态、大小相近
  - ◎有可应用的关节面、关节软骨
  - ◎有软组织附丽点
  - ◎愈合后可以塑形
  - ◎可以终身使用
- 深低温冷冻异体骨缺点
  - ◎复发以外的并发症发生率为36.4%
  - ◎骨端不愈合 15.4%
  - ◎脱位 9.0%
  - ◎骨折 6.4%
  - ◎感染 6.4%
  - ◎内固定断裂 6.4%

8. 人工假体置换

- 人工假体的种类
  - ◎定制型
  - ◎组配型
  - ◎可延长假体
- 人工假体优点
  - ◎来源不受限制
  - ◎早期活动，负重
  - ◎关节稳定
  - ◎无痛
- 人工假体缺点
  - ◎磨损
  - ◎折断
  - ◎松动（图6-5-10）
  - ◎感染
  - ◎脱位

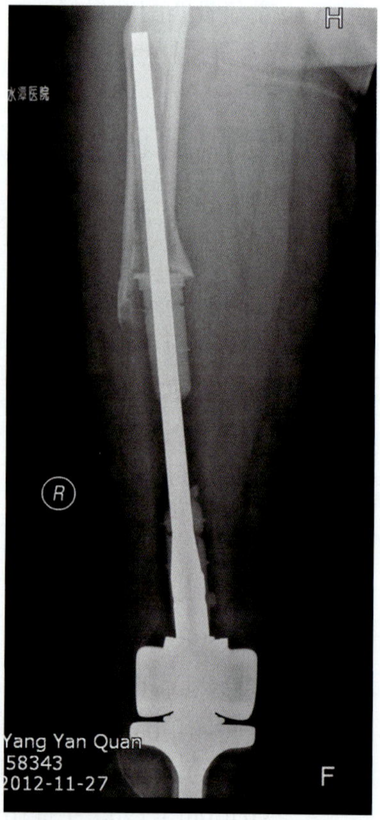

图6-5-10 股骨远端骨肉瘤，术后11年松动

三、软组织重建

- 动力：伸膝装置、肩袖、臀中肌
- 覆盖：肌瓣、肌皮瓣、游离植皮

四、如何选取恰当的重建方式

1. 股骨远端和胫骨近端（图6-5-11）
- 人工假体

2. 股骨近端
- 人工假体（图6-5-12）
- 异体骨+人工假体复合物（图6-5-13）
- 臀中肌附丽重建

3. 全股骨
- 人工全股骨置换（图6-5-14）

4. 胫骨远端（图6-5-15）
- 大块异体骨移植
- 踝关节融合

5. 肱骨近端
- 异体骨置换（图6-5-16）
- 人工假体置换（图6-5-17）

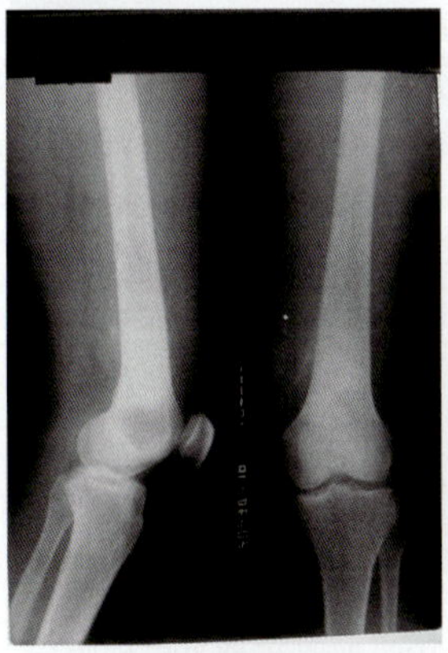

图6-5-11A　股骨远端骨肉瘤

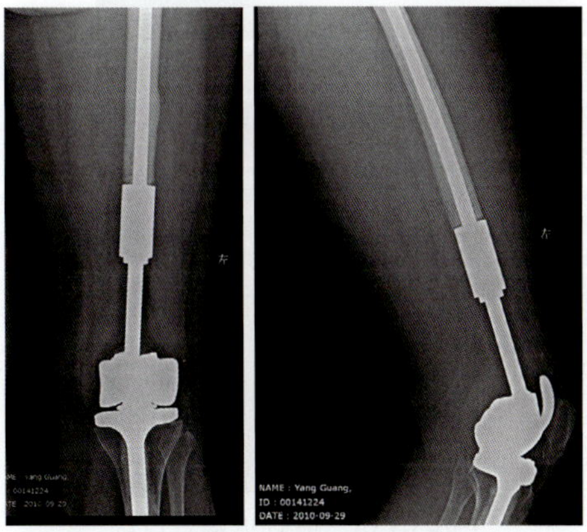

图6-5-11B　股骨远端骨肉瘤，人工假体置换，术后5年

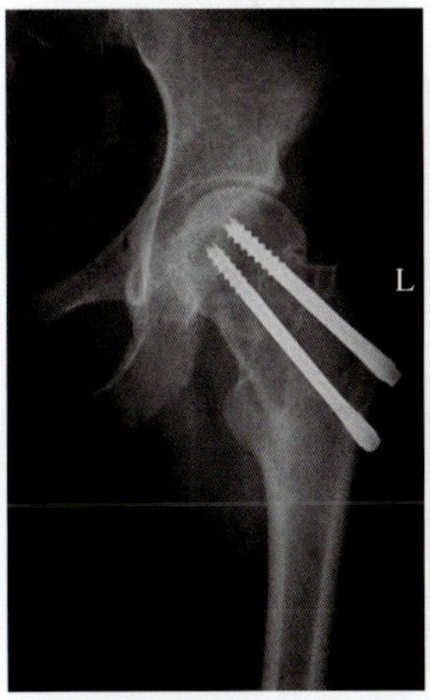

图6-5-12A　股骨近端骨巨细胞瘤术后复发

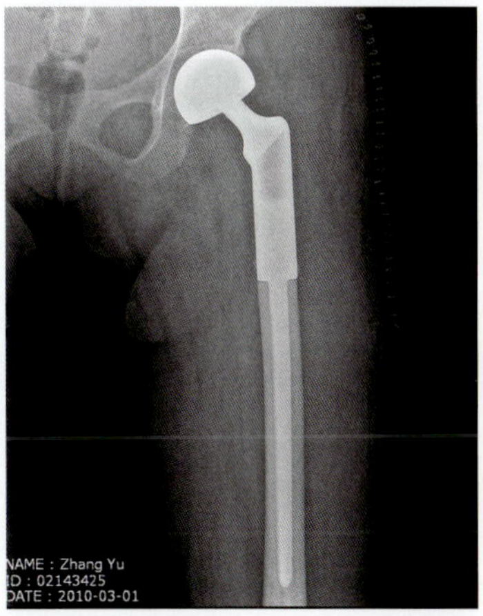

图6-5-12B　股骨近端骨巨细胞瘤术后复发，人工假体置换

6. 桡骨远端

（1）关节成形术（图6-5-18）

- 条件
  - ◎ 腕关节的软组织支持结构相对完整，包括关节囊、韧带、肌腱等，以保证术后关节的稳定
  - ◎ 替代材料的关节面应该与宿主关节面适配良好，以防止术后关节退行性变和出现相关症状
  - ◎ 术后应保留关节有相当的功能活动，应与术前的功能相当
- 方法
  - ◎ 自体腓骨移植
  - ◎ 髂骨块移植
  - ◎ 异体骨
  - ◎ 人工假体
  - ◎ 关节成形术

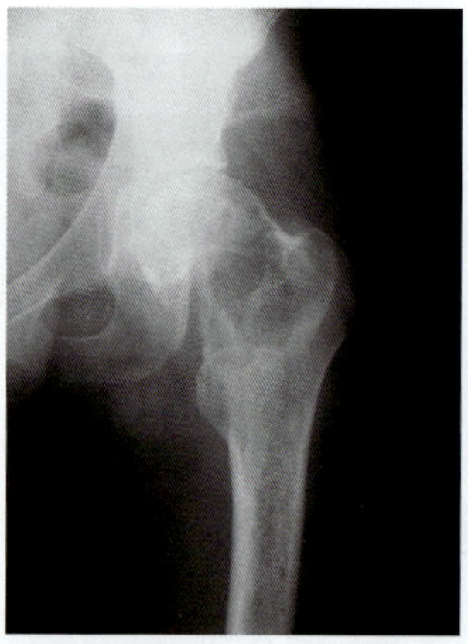

图6-5-13A 股骨近端骨巨细胞瘤，病理骨折

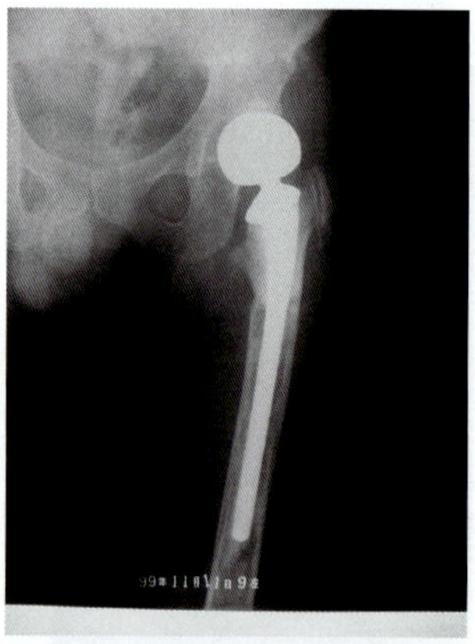

图6-5-13B 股骨近端骨巨细胞瘤，病理骨折，行瘤段截除，人工假体+异体骨复合物置换术（术后10个月）

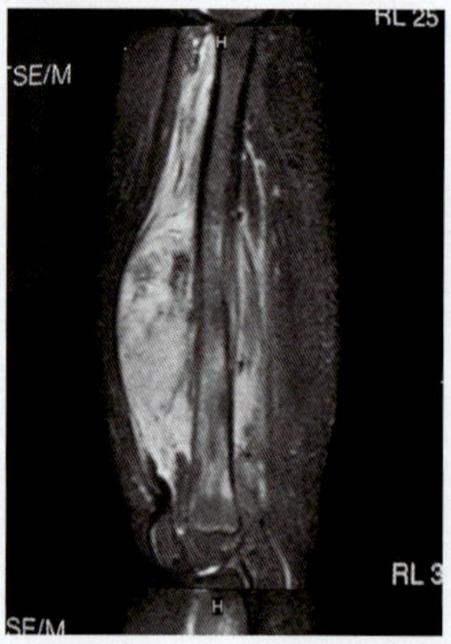

图6-5-14A 股骨干骨肉瘤，术前MRI

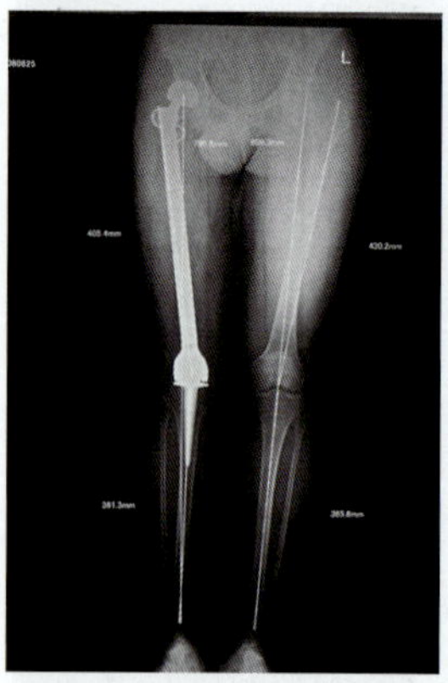

图6-5-14B 股骨干骨肉瘤，新辅助化疗后，行全股骨切除，人工全股骨置换术（术后12年）

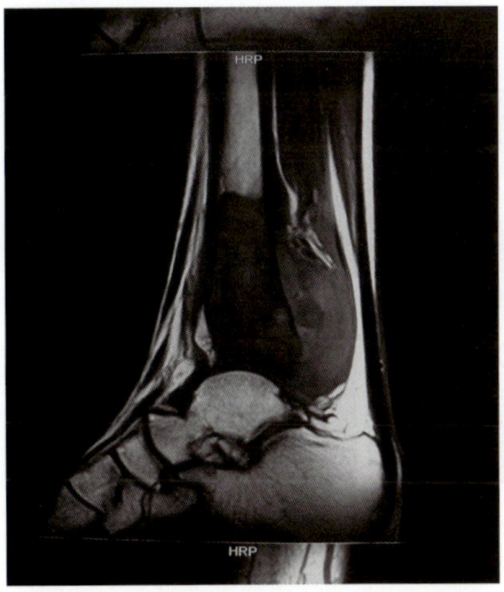

图6-5-15A　胫骨远端骨肉瘤，新辅助化疗后MRI

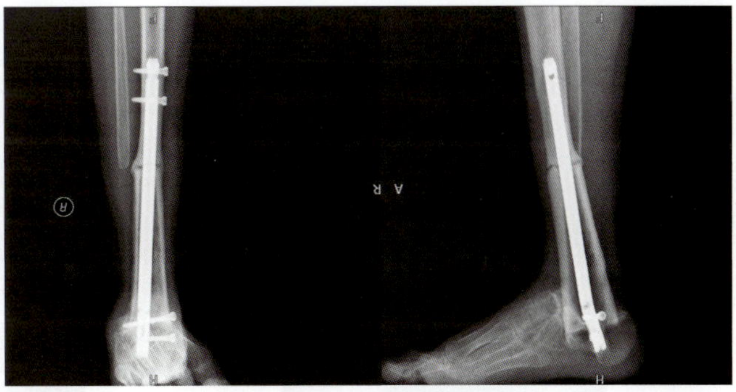
图6-5-15B　行近端远端切除，异体骨置换，踝关节融合术后4年

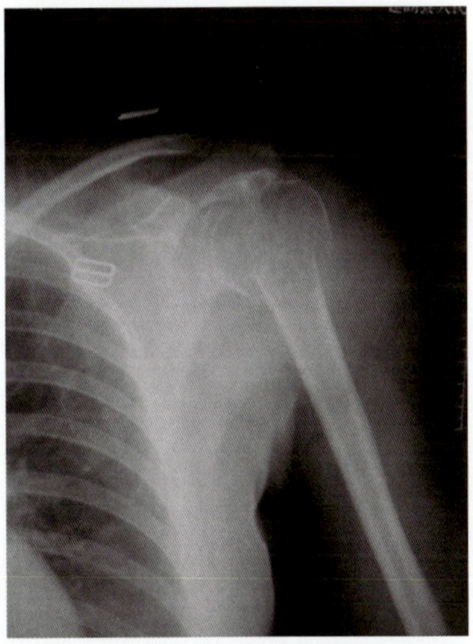
图6-5-16A　肱骨近端骨巨细胞瘤，合并病理骨折

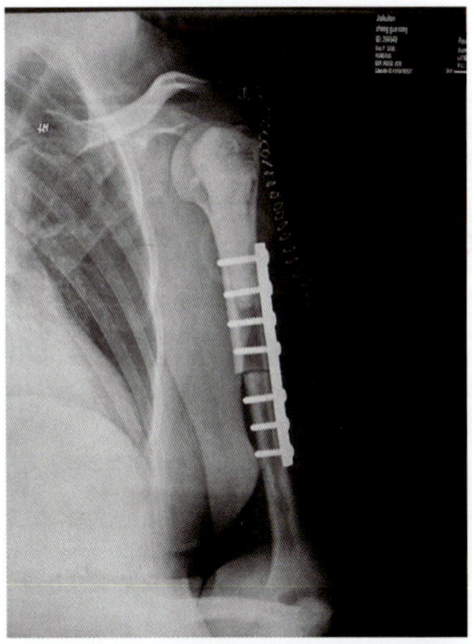
图6-5-16B　肱骨近端切除，异体骨置换，钢板固定

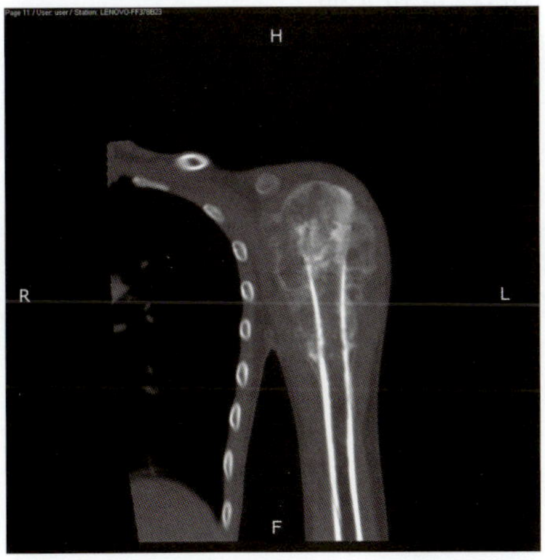

图6-5-17A　肱骨近端骨肉瘤，新辅助化疗后

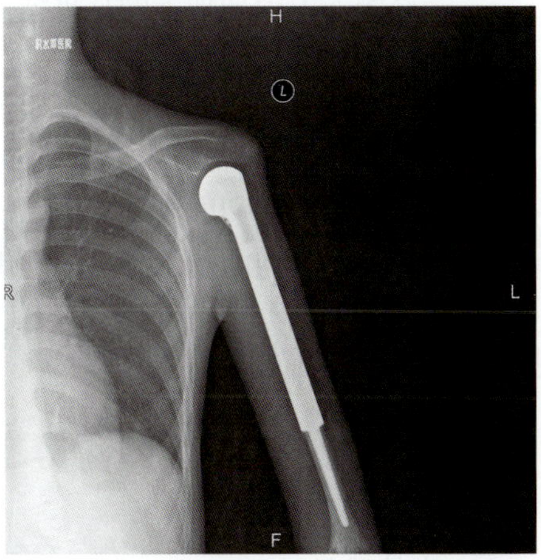

图6-5-17B　肱骨近端切除，人工假体置换术

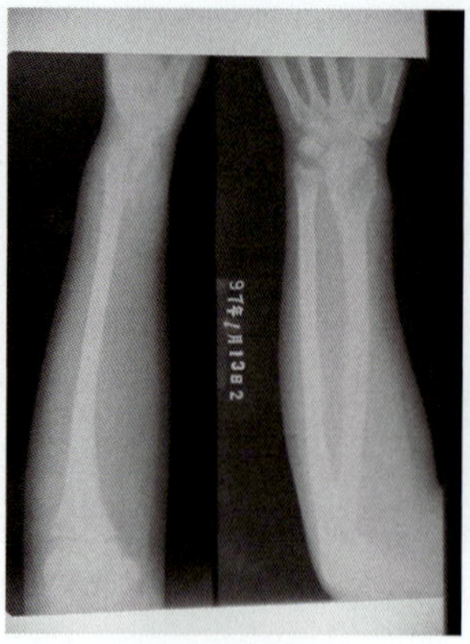

图6-5-18A 桡骨远端骨巨细胞瘤，合并病理骨折

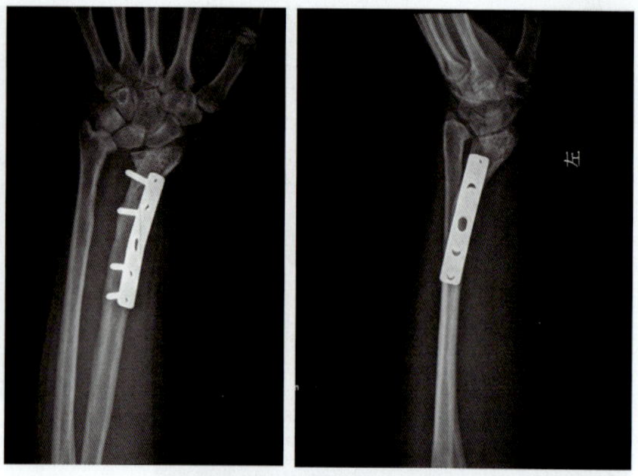

图6-5-18B 桡骨远端切除，自体腓骨近端移植，腕关节成形术

- 优点
  - ◎ 最大程度地恢复了腕关节的形态和功能
  - ◎ 关节成形失败，还可以用关节融合来补救
- 缺点
  - ◎ 腕关节半脱位、下尺桡关节分离、延迟愈合和不愈合、移植骨疲劳骨折、植骨吸收、腕关节退行性改变，供区并发症包括腓总神经损伤、下胫腓关节不稳定等

（2）关节融合：

- 适应证
  - ◎ 桡骨远端切除后缺乏关节囊和韧带支持
  - ◎ 对腕关节稳定有较高要求的患者
  - ◎ 融合位置：背伸10°～20°
- 方法
  - ◎ 自体腓骨移植
  - ◎ 髂骨块移植
  - ◎ 胫骨骨块
  - ◎ 自体同侧尺骨
- 腕关节融合优点
  - ◎ 以腕关节活动损失的代价提供了腕关节的稳定和无痛
  - ◎ 由于保留了腕骨间关节，还可以有一些背伸和掌屈
  - ◎ 提供了稳定而又有用的腕关节功能
- 腕关节融合缺点
  - ◎ 腕关节活动功能的损失
  - ◎ 骨愈合方面的相关并发症如延迟愈合、不愈合、疲劳或应力骨折

（3）由于腕关节特殊的结构，目前尚没有一种术式既能够保留腕关节功能，又可以保持腕关节的稳定有力。

7. 长骨骨干

- 异体骨
- 人工假体
- 自体腓骨

◎ 异体骨+带血管蒂自体腓骨（图6-5-19）

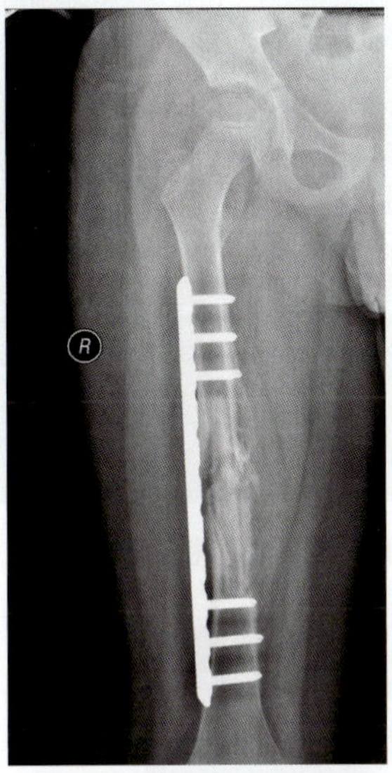

图6-5-19A 股骨干恶性肿瘤，术后复发

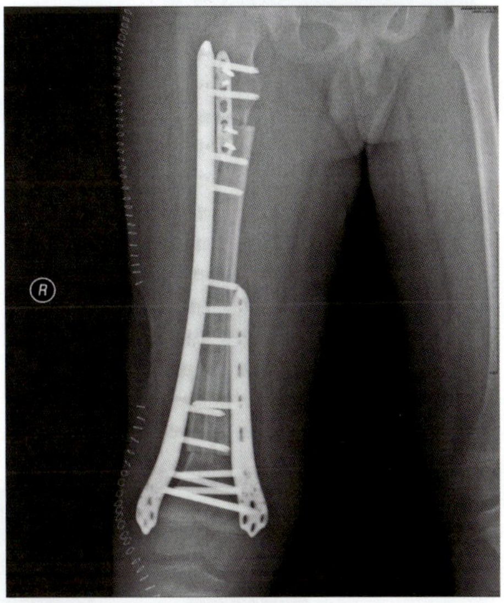

图6-5-19B 行瘤段截除，异体骨干+带血管蒂腓骨移植，钢板固定

五、精确切除与重建（图6-5-20）

1. 计算机导航下肿瘤切除
- 术前计划的制订
- 定制假体或异体骨
- 术中精确操作

2. 功能重建
- 人工假体
- 异体骨

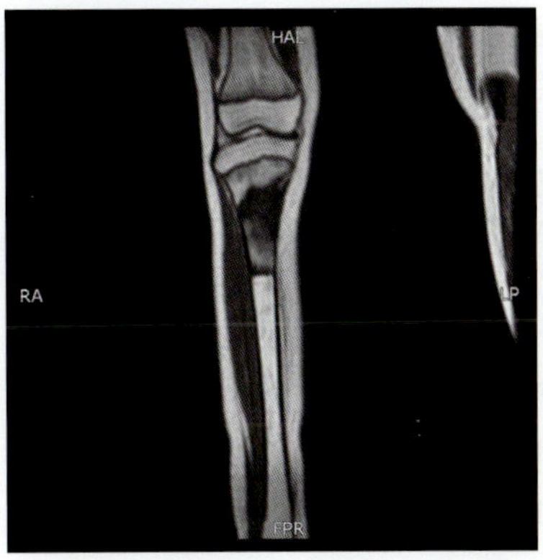

图6-5-20A 胫骨近端骨肉瘤，新辅助化疗后MRI

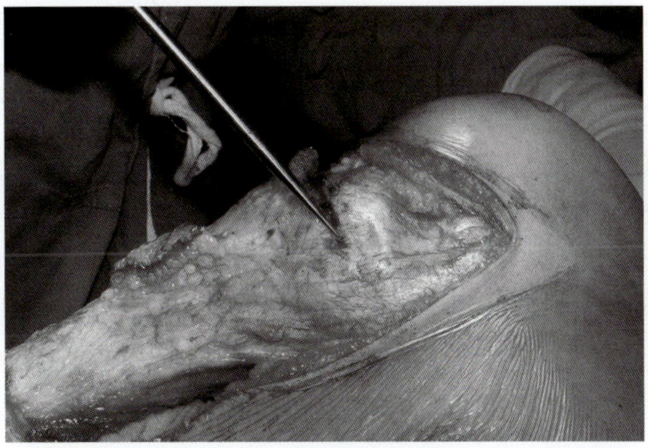

图6-5-20B 计算机导航下，从骺板切除，保留胫骨近端骨骺

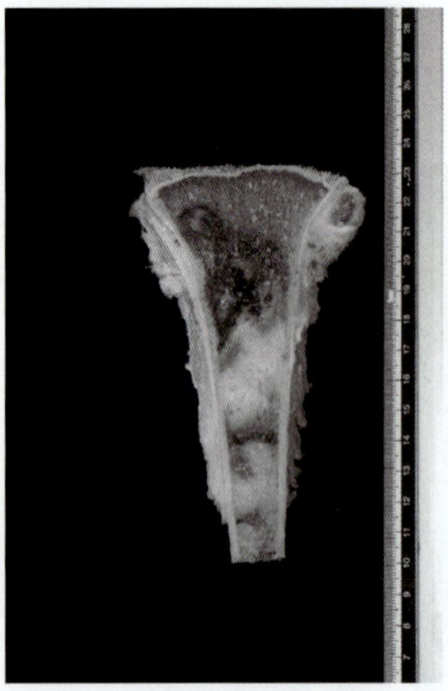

图6-5-20C 切除的肿瘤

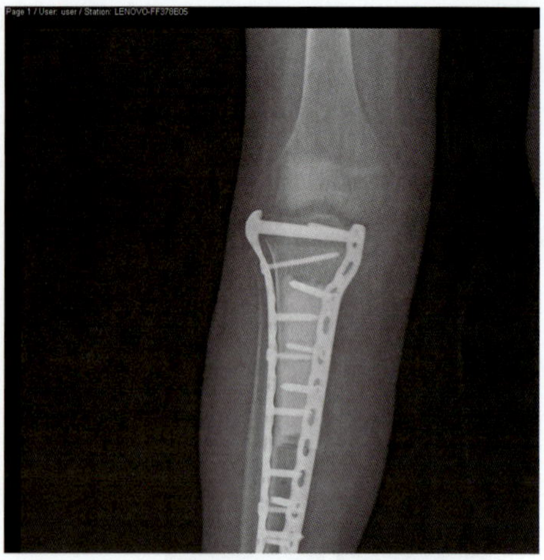

图6-5-20D 异体骨移植，钢板固定

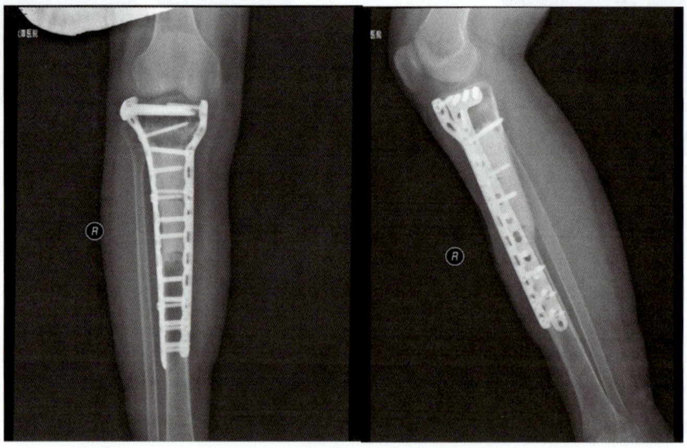

图6-5-20E 术后5年X线片，异体骨愈合，功能优

（鱼 锋）

参考文献

1. Enneking WF, Spanier SS, Goodman MA.A system for the surgical staging of musculoskeletal sarcoma. Clin Orthop Relat Res, 1980(153):106-120.
2. 牛晓辉，徐万鹏，郝林，等.异体骨移植治疗骨肿瘤,中华骨科杂志，1997, 2(17):87-91.
3. 牛晓辉，蔡槱伯，张清，等. ⅡB期肢体骨肉瘤189例综合治疗临床分析. 中华外科杂志, 2005, 43(24):1576-1579.
4. 张清，牛晓辉，蔡槱伯，等.影响肢体骨肉瘤的综合治疗局部复发因素分析. 中华外科杂志, 2007, 45(16):1114-1117.
5. 牛晓辉，张清，郝林，等.大块异体骨移植的并发症. 中国骨肿瘤骨病, 2006, 5(1):7-11.
6. 牛晓辉，徐海荣，张清.骨肉瘤的综合治疗. 中国骨肿瘤骨病, 2008, 7(1): 36-39.
7. 牛晓辉. 原发恶性骨肿瘤的分期和保肢治疗. 中国骨肿瘤骨病, 2010, 9(2):112-115.
8. 丁易. 酒精灭活再植术在骨肿瘤治疗中的应用. 中华骨科杂志, 2011, 31(6):652-657.

6 骨巨细胞瘤

一、简 介

1. 骨巨细胞瘤（giant cell tumor, GCT），又称破骨细胞瘤（osteoclastoma）。

2. 组织学特征：具有丰富血管性组织内，含有增殖的单核基质细胞和大量随机分布的多核巨细胞。

3. 在原发骨肿瘤中占5% ～ 8.6%，占良性骨肿瘤的22.7%，发病数量占常见原发骨肿瘤的第6位。

4. WHO的分类：侵袭性潜在恶性病变（an aggressive potentially malignant lesion）（图6-4-1A、B）。

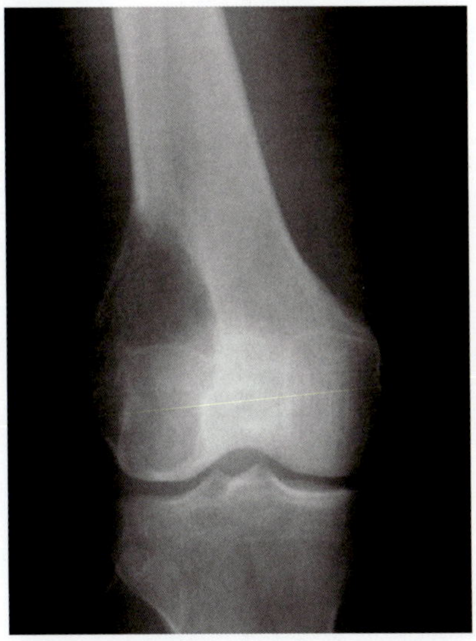

图 6-6-1A 股骨下端骨巨细胞瘤，位于股端、偏心、膨胀性溶骨破坏

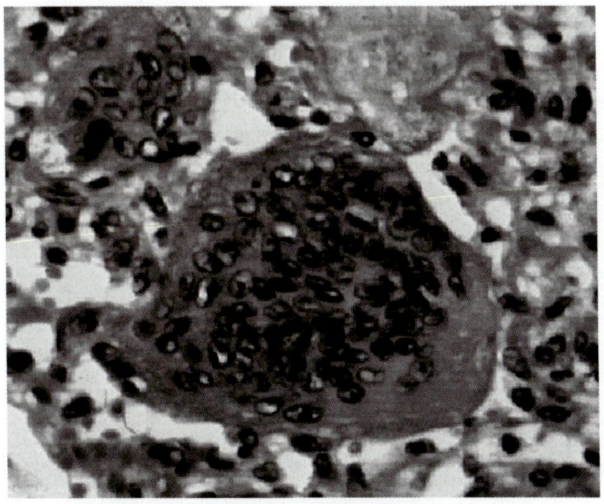

图 6-6-1B 组织学以多核巨细胞为特征

5. 病变因含巨细胞而得名，并不是唯一具有巨细胞的病变，巨细胞可见于

- 骨巨细胞瘤
- 非骨化性纤维瘤
- 动脉瘤样骨囊肿
- 甲状旁腺功能亢进性巨细胞瘤
- 单纯性骨囊肿
- 软骨母细胞瘤
- 骨纤维异样增殖症

- 巨细胞修复性肉芽肿
- 骨化性纤维瘤
- 骨肉瘤
- 软骨黏液样纤维瘤
- 骨母细胞瘤

6. 骨巨细胞瘤

- 单独一类肿瘤，未确定组织来源
- 生物学表现多样性，组织学表现不能预示临床表现
- 局部易复发
- 较少出现远隔转移
- 曾被称为
  - ◎ 良性骨巨细胞瘤（或良性破骨细胞瘤）
  - ◎ 恶性骨巨细胞瘤

7. Jaffe（1940年）称其为：骨巨细胞瘤

- 不冠以良性或恶性
- 80%患者的疾病过程为良性
- 单纯刮除后局部复发率 20%～50%
  - ◎ 复发部位
    - 骨内
    - 关节内
    - 软组织中
    - 皮下组织
  - ◎ 结果：功能严重受损，甚至截肢
- 10%的病灶在复发时恶变
- 发生于骶骨、脊柱或骨盆
  - ◎ 侵及
    - 脊髓
    - 重要神经
    - 重要血管
    - 盆腔脏器
  - ◎ 导致：死亡
- 极少数出现肺转移（1%～4%），而其组织学可能为良性表现
- 具有低度恶性肿瘤特征
  - ◎ 缓慢、持续性生长
  - ◎ 局部复发率高
  - ◎ 远隔转移率低（< 10 %）
- 转移瘤特征
  - ◎ 缓慢持续生长
  - ◎ 可导致死亡（如不切除）
  - ◎ 很少出现播散性转移
  - ◎ 外科手术可治愈
  - ◎ 可有生长自限性
  - ◎ 可见自行退化

◎可长时间存活（5 ~ 22 年）

8. 其他低度恶性肿瘤

- 脊索瘤
- 皮质旁骨肉瘤
- 低度恶性骨内骨肉瘤

9. 骨巨细胞瘤

- 由于
  - ◎易复发
  - ◎可局部组织种植
  - ◎可致截肢
  - ◎可致死亡
- 应为：特殊型低度恶性肿瘤
- 而非：良性肿瘤

10. 恶性骨巨细胞瘤（III 级）

- 低度恶性骨巨细胞瘤
- 假肉瘤性骨巨细胞瘤
- 富含破骨细胞样巨细胞的骨肉瘤
- 富含破骨细胞样巨细胞的纤维肉瘤
- 恶性纤维组织细胞瘤
- Paget 病性破骨细胞肉瘤
- 放疗后肉瘤
- GCT 恶变后恶性骨巨细胞瘤
- 去分化软骨肉瘤伴假GCT 组织学表现

二、诊 断

1. 临床表现

- 发病年龄（图 6-6-2A、B）
  - ◎20 ~ 50岁：占80%
  - ◎15 ~ 20岁：占10%
  - ◎< 15岁：占2%
  - ◎骨骺闭合后：98%
  - ◎骨骺闭合前：2%
- 性别
  - ◎男：女 = 1：1.3
  - ◎17 以下：女性>男性
  - ◎男性17 岁以后骨骺闭合
- 女性15 岁以下，男性17 岁以下，应与以下疾病鉴别：
  - ◎软骨母细胞瘤
  - ◎富巨细胞骨肉瘤

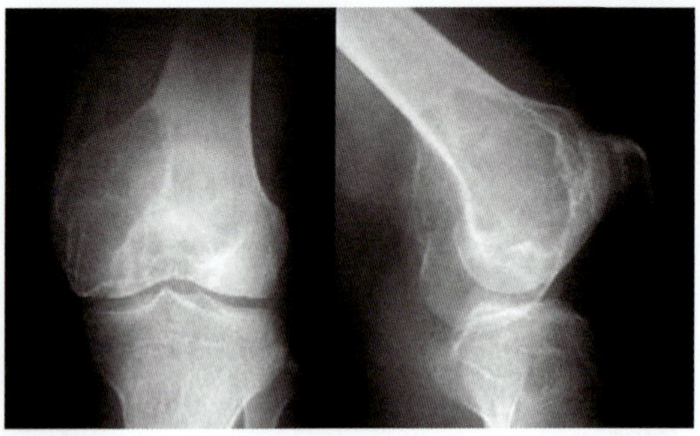

图 6-6-2A 常见于长骨骨端，发病年龄 20～50岁

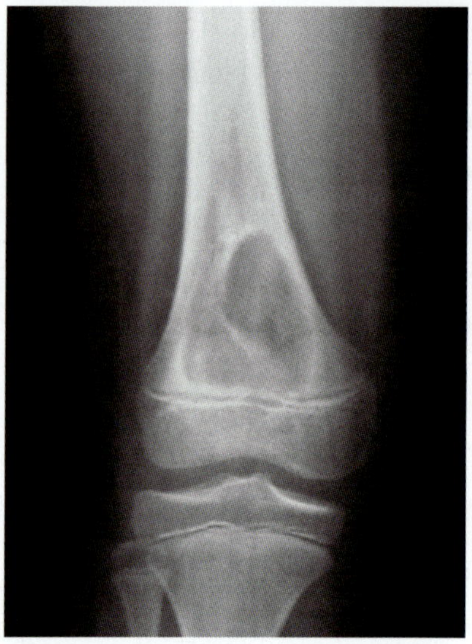

图 6-6-2B 位于长骨干骺端，年龄 17岁

◎ 甲状旁腺功能亢进性 GCT

- 脊柱骨巨细胞瘤
  - ◎ 发病年龄：10～30岁
  - ◎ 性别：男：女＝1：2.5
- 发病率在原发骨肿瘤中占 5%～ 8.6%，占良性骨肿瘤的 22.7%，发病数量占常见原发骨肿瘤的第6位

亚洲与欧美地区不同。

	作者	骨肿瘤	良性GCT	恶性GCP	骨肉瘤
美国	Dahlin	6221	264（4.2%）	20（0.32%）	962（15.5%）
中国	刘子君	11055	1440（13.8%）	122 （1.10%）	1724（15.6%）
日本	JOA	4967	484（9.7%）	51（1.03%）	773（15.5%）

- 发病部位（1）
  - ◎ 长管状骨（75%～ 90%）
  - ◎ 股骨（30%）
  - ◎ 胫骨（25%）
  - ◎ 桡骨（10%）
  - ◎ 肱骨（6%）
  - ◎ 脊柱（7%）
  - ◎ 骨盆（4%）
  - ◎ 手及足（5%）
- 发病部位（2）
  - ◎ 膝关节周围：55%
  - ◎ 桡骨远端：10%
  - ◎ 肱骨近端：6%
- 发病位置

◎ 长骨：骨端（98%～99%）
◎ 脊柱：椎体
见图 6-6-3A～M。

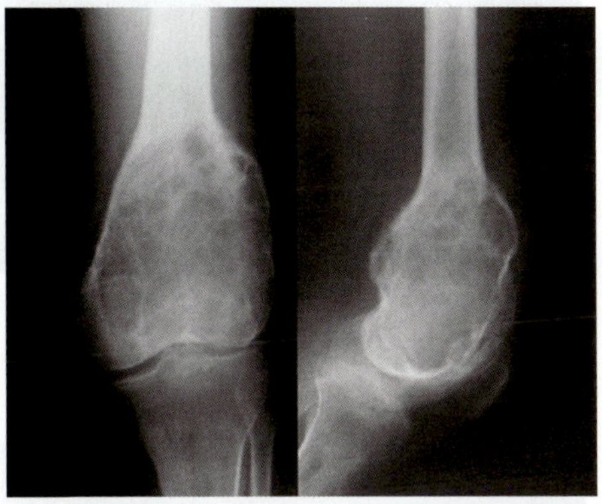
图 6-6-3A　发病部位：股骨下端

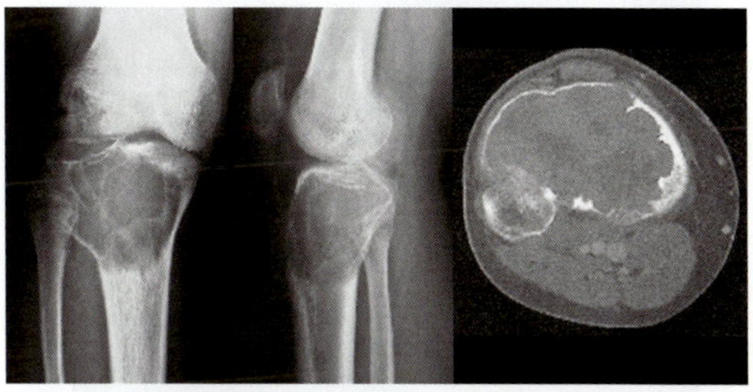
图 6-6-3B　发病部位：胫骨上端

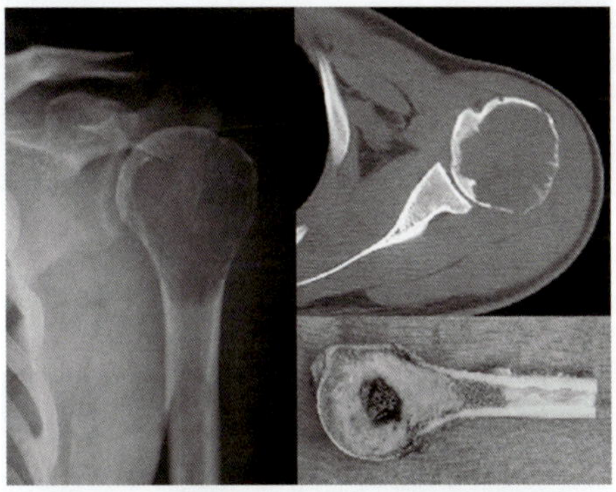
图 6-6-3C　发病部位：肱骨上端

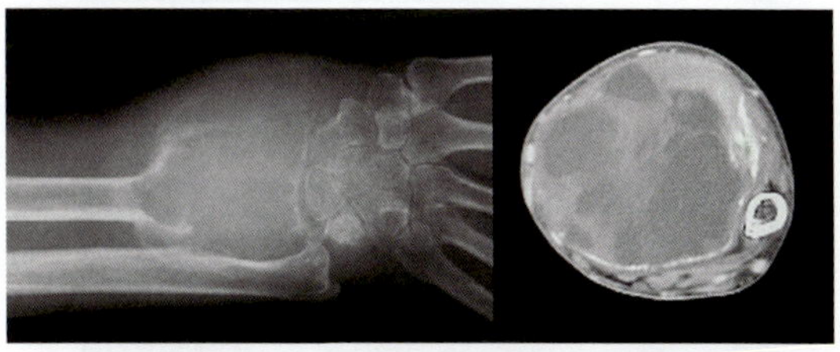
图 6-6-3D　发病部位：桡骨远端

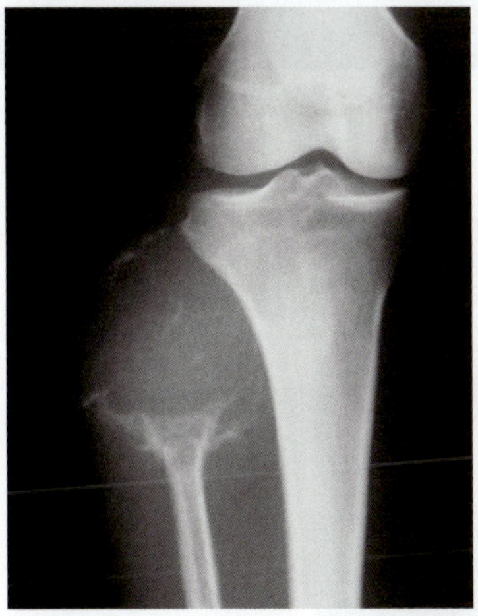
图 6-6-3E　发病部位：腓骨上端

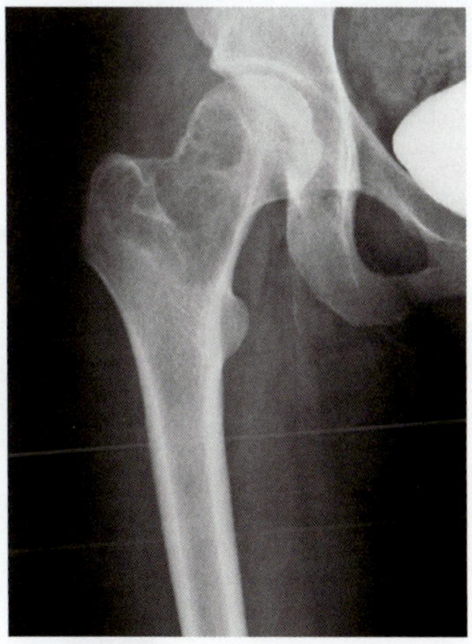
图 6-6-3F　发病部位：股骨上端

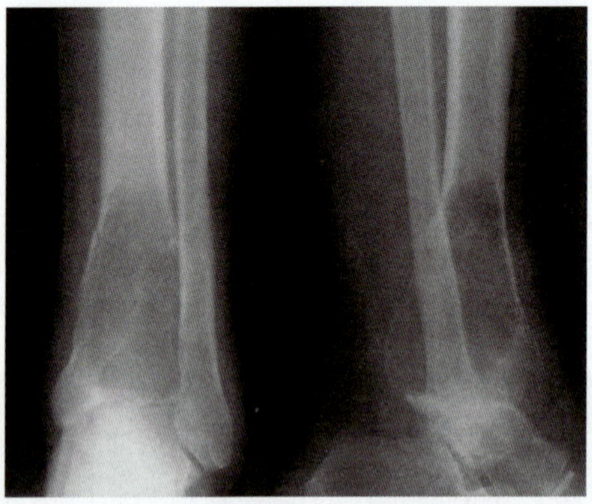

图 6-6-3G 发病部位：胫骨下端

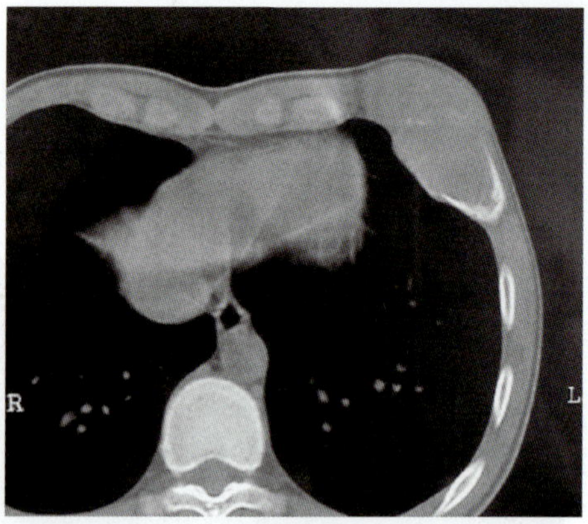

图 6-6-3H 发病部位：肋骨

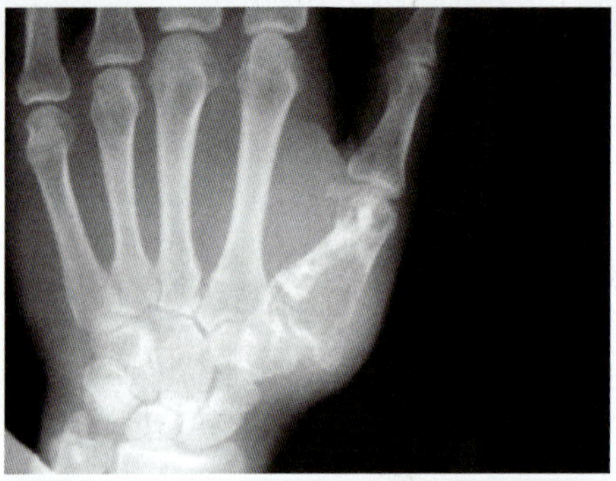

图 6-6-3I 发病部位：掌骨

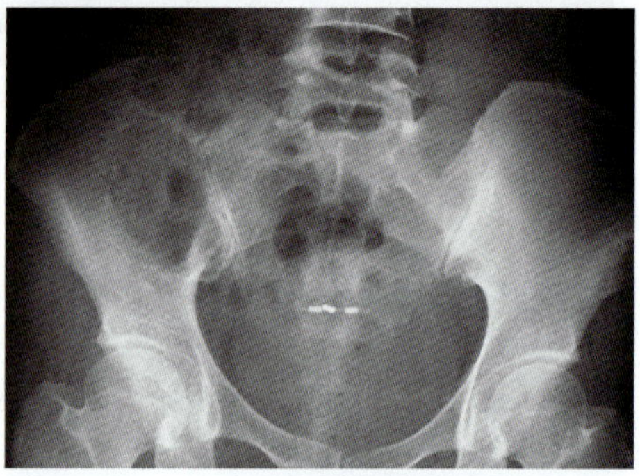

图 6-6-3J 发病部位：髂骨

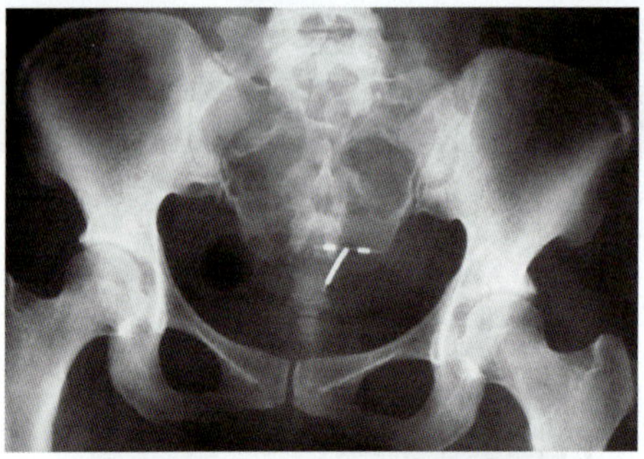

图 6-6-3K 发病部位：骶骨

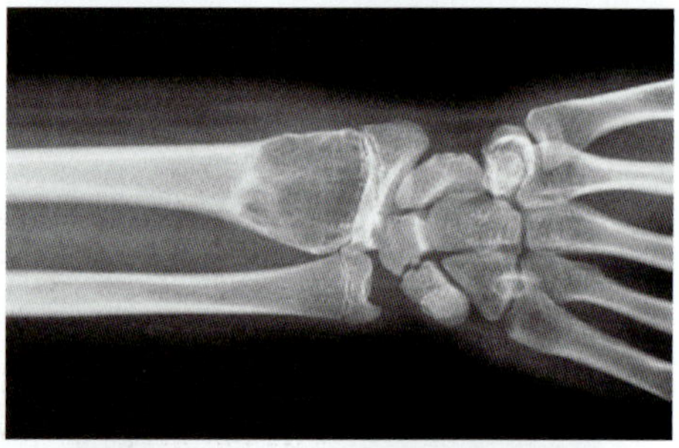

图 6-6-3L 发病部位：干骺端

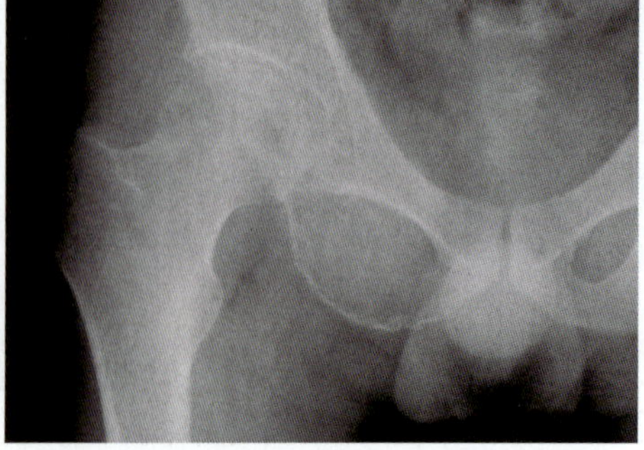

图 6-6-3M 发病部位：坐骨

- 病变大小
  - ◎ 范围：2～20cm
  - ◎ 常见：5～7cm
  - ◎ 长骨及骨盆病变较大
  - ◎ ＜ 3 ～ 4 cm 骨骺未闭应考虑软骨母细胞瘤
- 症状及体征
  - ◎ 疼痛：90%
  - ◎ 病理骨折：10%
  - ◎ 肿胀、疼痛、活动受限
  - ◎ 症状持续数月
  - ◎ 活动后加重，休息后缓解
  - ◎ 脊柱：神经压迫症状
  - ◎ 压痛、肿胀、肌肉萎缩
- 实验室检查
  - ◎ 无特殊指导意义
  - ◎ 可进行鉴别诊断
    - 甲状旁腺功能亢进（血磷、血钙）
    - Paget病（AKP）

2. 影像学表现：偏心性、膨胀性、溶骨性、皂泡征

- X线平片
  - ◎ 长管状骨
    - 位于骨端
    - 髓内发病
    - 偏心（大多数）
    - 中心（小或细骨）
    - 皮质变薄，膨胀性生长
    - 少有软组织包块
    - 完全溶骨（图 6-6-4A）
  - ◎ 破坏形式
    - 边界清楚或不清楚
    - 地图形破坏（80%）
    - 虫噬或穿透样破坏（10%～20%）
    - 皂泡征（图 6-6-4B～C）
    - 病变至关节软骨
    - 无硬化缘（95%）
    - 有硬化缘（5%）
    - 少有骨膜反应
  - ◎ 脊柱及扁平骨
    - 影像学特征与长管状骨相同
    - 边界更加不清（解剖复杂）
    - 椎体发病

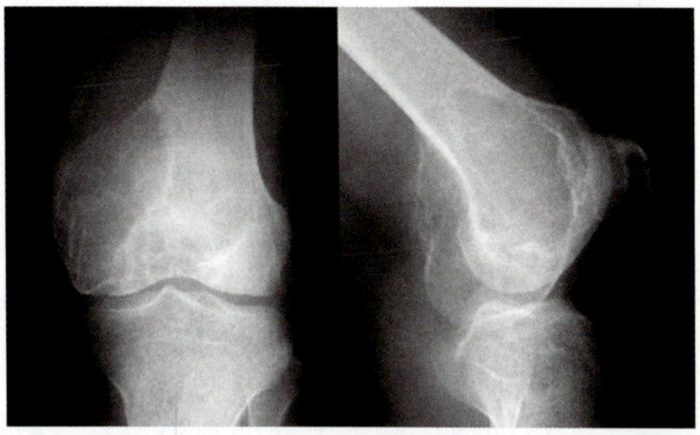

图 6-6-4A　X线片特征：骨端、偏心、膨胀性溶骨破坏

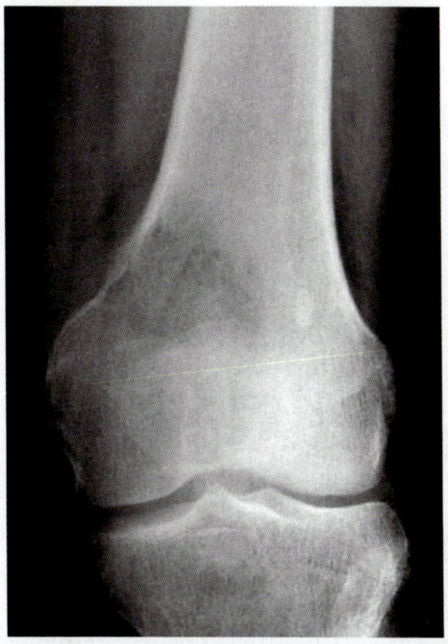

图 6-6-4B　X线片特征：虫噬或穿透样破坏

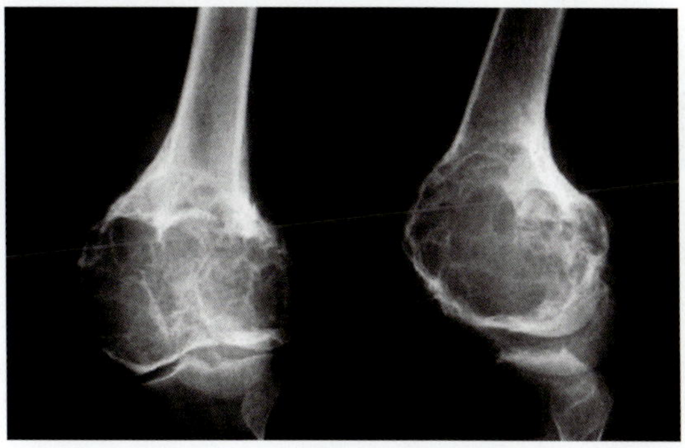

图 6-6-4C　X线片特征：皂泡征

• 可累及附件
• 可侵及邻近单个或数个椎体

- CT：评价范围优于 X线平片
  - ◎ 早期发现病变
  - ◎ 显示软组织包块
  - ◎ 显示骨受侵范围
  - ◎ 显示骨受侵形式
  - ◎ 显示病变与重要血管、神经关系
  - ◎ 可显示关节内受侵
  - ◎ 病变内可见液平面
  - ◎ 肿瘤实质性，少有液化
  - ◎ CT值接近于肌肉
  - ◎ 造影加强显示血运丰富（图 6-6-4D）

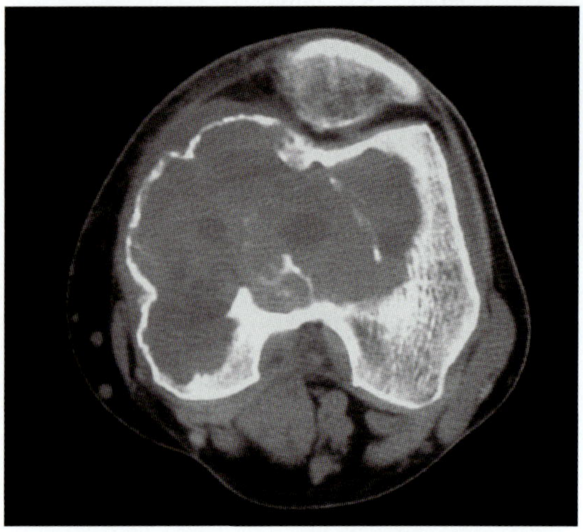
图 6-6-4D　骨巨细胞瘤的 CT表现

- MRI
  - ◎ 三维显示骨内外病变范围、髓腔范围更加精确
  - ◎ T1加权：低至中等加强信号； T2加权：高信号（图 6-6-4E）

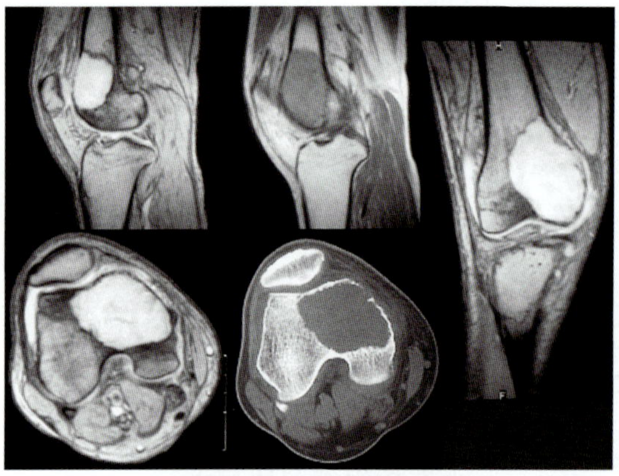
图 6-6-4E　骨巨细胞瘤的 MRI表现

- 血管造影
  - ◎ 显示软组织受累范围
  - ◎ 显示肿瘤血供及与血管关系
  - ◎ 可同时行血管栓塞
    - • 减少术中出血
    - • 用于治疗手术难以治愈的病变
  - ◎ 无特异性表现
  - ◎ 肿瘤血管数目及类型与肿瘤细胞分化无关
- 骨扫描
  - ◎ 用于 GCT的检查发现多发病变
  - ◎ 49%的病例异常，放射物在肿瘤周围浓集，周边异常强化，周边有新骨形成，中心相对较淡呈“炸面包圈”样
  - ◎ 显像范围大于肿瘤范围
  - ◎ 软组织肿块不显影（图 6-6-4F）

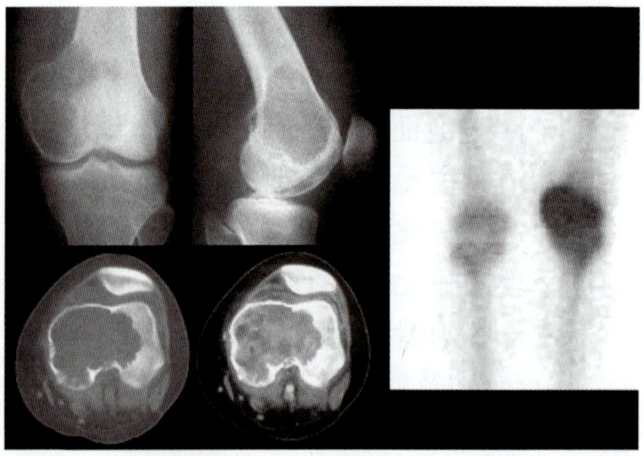
图 6-6-4F　骨巨细胞瘤的 ECT表现

3. 病理表现

- 刮除术的大体标本
  - ◎ 质软
  - ◎ 黄褐色
  - ◎ 黑红色（出血）
  - ◎ 灰白色（纤维化）
  - ◎ 黄色（坏死）
  - ◎ 囊变区（坏死）

◎ 血腔（合并动脉瘤样骨囊肿）

- 切除术的大体标本
  - ◎ 偏心或梭形膨胀
  - ◎ 骨膜所形成包膜完整
  - ◎ 侵至关节软骨
  - ◎ 软组织包块（可有骨膜覆于表面）
  - ◎ 软组织内肿块
  - ◎ 皮下肿块
  - ◎ 关节内肿块
  - ◎ 骨间播散（1%～2%经交叉韧带、侧副韧带、关节囊）
- 分级
  - ◎ Jaffe：1, 2, 3
  - ◎ 预后与分级无关
  - ◎ 停止继续使用
- 镜下所见
  - ◎ 破骨细胞样巨细胞：巨大，多核（可达数百个），核为圆形或卵圆形，核大小一致，无分裂象
  - ◎ 梭形基质细胞：单核，与巨细胞核一样，可见核分裂象， 5～10/10高倍镜视野
  - ◎ 侵至关节软骨：几乎总能见到（图 6-6-5A～B）
  - ◎ 还可见
    - 反应性骨基质及编织骨（40%）
    - 病变表面反应性成骨（40%～50%）
    - 间质细胞 Storiform（轮辐状）排列
    - 胶原灶
    - 出血、坏死、含铁血黄素区
    - 血管内破骨细胞（30%，与预后无关）
    - 泡沫细胞（5%～10%，退化表现）
    - 动脉瘤样骨囊肿成分（＜10%）

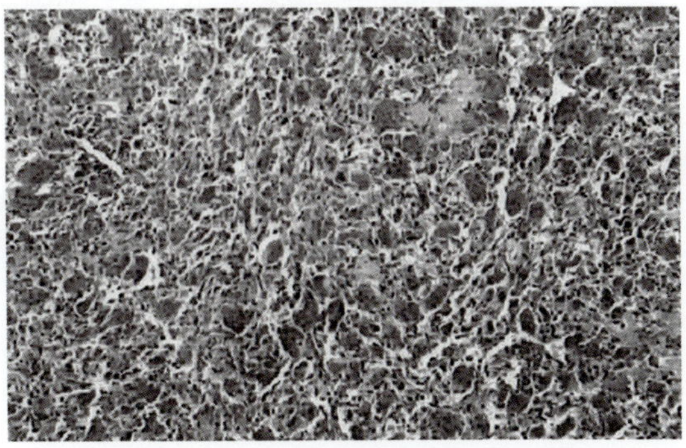

图 6-6-5A　骨巨细胞瘤的组织学表现

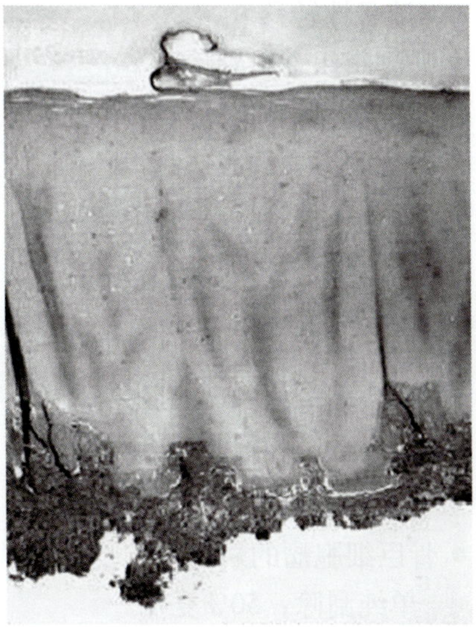

图 6-6-5B　骨巨细胞瘤侵及软骨

4. 骨巨细胞瘤的临床、X线、组织病理学分级（1975年 Campanacci）

- Ⅰ级　静止性
  - ◎ 约占全部GCT的10%
  - ◎ 症状轻或无，病程平稳
  - ◎ 皮质完整，溶骨破坏局限，膨胀
  - ◎ 同位素浓集中度，限于病灶内
  - ◎ 血运不丰富
  - ◎ 组织学Ⅰ级，可有大片坏死和纤维化
- Ⅲ级　侵袭性
  - ◎ 占25%以下，更多见于复发者
  - ◎ 症状重，进展快，病理骨折
  - ◎ 溶骨破坏，界不清，皮质破坏消失
  - ◎ 软组织肿块
  - ◎ 同位素浓集于肿瘤及周围
  - ◎ 血运丰富
  - ◎ 组织学2～3级
- Ⅱ级　活动性
  - ◎ 介于Ⅰ级和Ⅲ级之间

5. 鉴别诊断

- 影像学鉴别诊断
  - ◎ 巨细胞反应性肉芽肿
  - ◎ 甲状旁腺功能亢进性巨细胞瘤
  - ◎ 良性纤维组织细胞瘤
  - ◎ 恶性纤维组织细胞瘤
  - ◎ 纤维肉瘤
  - ◎ 动脉瘤样骨囊肿
  - ◎ 软骨母细胞瘤
  - ◎ 浆细胞瘤
  - ◎ 溶骨性转移癌
- 病理组织学鉴别诊断
  - ◎ 甲状旁腺功能亢进性巨细胞瘤
  - ◎ Paget病性GCT
  - ◎ 非骨化性纤维瘤
  - ◎ 软骨母细胞瘤
  - ◎ 骨母细胞瘤
  - ◎ 富巨细胞骨肉瘤
  - ◎ 纤维肉瘤
  - ◎ 富巨细胞恶性纤维组织细胞瘤
  - ◎ 假巨细胞瘤型去分化软骨肉瘤
- 骨巨细胞瘤的病程
  - ◎ 单纯刮除：50%复发

◎ 刮除＋石炭酸烧灼：25% 复发
◎ 冷冻或大块切除：< 5% 复发
◎ 肺转移：< 3%，与手术有关
◎ 少数自行或放疗后恶变

三、骨巨细胞瘤的治疗

- 外科治疗应为唯一手段
- 不能施行手术患者可行
  ◎ 放射治疗
  ◎ 血管栓塞治疗
- 典型GCT 化疗无效

1. 影响骨巨细胞瘤的局部复发的因素

（1）囊内切除：

	复发率
刮除植骨或无植骨	27%～55%
北京积水潭医院	41.2%（1980 年代以前）
刮除+ 酚+ 植骨	10%～35%
刮除+ 液氮冷冻	11%～36%
刮除+ 骨水泥	3%～15%
北京积水潭医院原发病例102 例次	12.7%

囊壁的辅助处理	骨破坏深度
酚	1～1.5mm
液氮	1～2cm
骨水泥	1.5～2mm
95% 酒精	1～2mm

（2）边缘切除或广泛切除：人工关节、异体骨、灭活再植

北京积水潭医院原发病例162 例，复发率6.8%

2. 骨巨细胞瘤的外科治疗

（1）刮除：

- 可达外科边界：囊内切除
- 要求：近边缘切除
- 手术目的：囊内边缘切除
- 适应证
  ◎ 完全位于骨内，1 或2 期病灶
  ◎ 三侧边缘距皮质> 1cm
  ◎ 软骨下骨破坏不严重
  ◎ 皮质膨胀区定为手术入路侧
- 刮除手术方法
  ◎ 设计开窗部位，勿损伤重要结构

◎ 保护周围组织，防止污染
◎ 开窗纵径大于病变纵径（尤其是骨干侧）
◎ 尽量整体刮除肿瘤
◎ 高速磨钻打磨至正常骨（图 6-6-6A）
◎ 冲洗、植骨（关节侧）、骨水泥、外固定（图 6-6-6B ~ D）

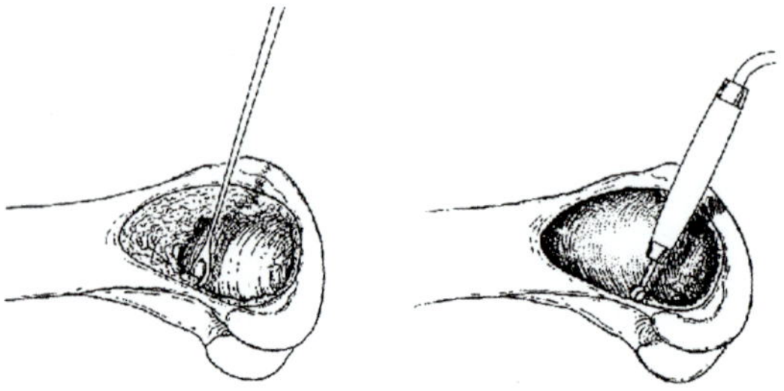

图 6-6-6A 病灶开窗：高速磨钻打磨至正常骨

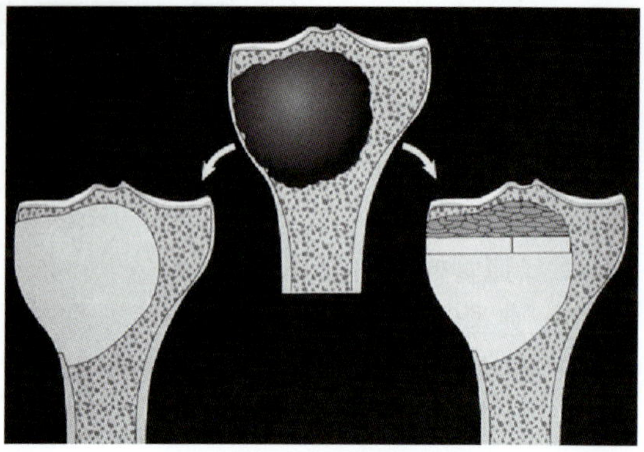

图 6-6-6B 病灶开窗：关节软骨下骨植骨，病灶内填充骨水泥

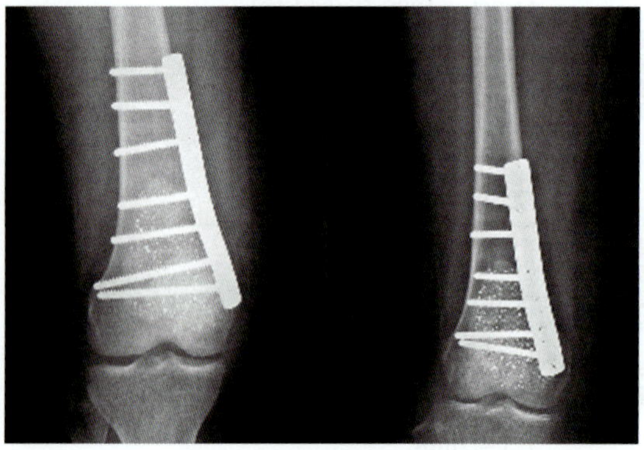

图 6-6-6C 病灶切刮填充骨水泥，钢板内固定

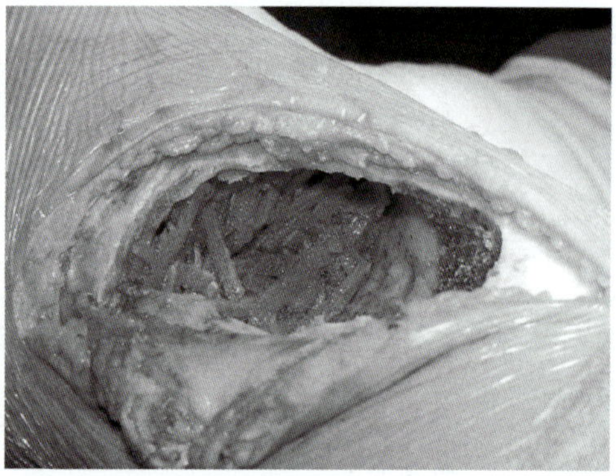

图 6-6-6D 病灶开窗：关节软骨下骨植骨

（2）切除：
- 可达外科边界：边缘 根治切除
- 要求：边缘 广泛切除
- 手术目的：边缘 广泛切除
- 适应证：3期或复发病灶，病变范围大，骨内破坏广泛，软骨下骨破坏严重，具有软组织肿块，刮除难达要求的外科边界
- 切除手术方法
  ◎ 单纯切除：腓骨、肋骨、肩胛骨、髂骨、骶骨
  ◎ 切除＋重建：完整切除（见其他章节的保肢治疗方法）
    • 人工关节
    • 异体骨
    • 关节融合
    • 复合物
    • 灭活再植

（张 清）

参考文献

1. Athanasian EA. Aneurysmal bone cyst and giant cell tumor of bone of the hand and distalradius. Hand Clin, 2004 Aug, 20(3): 269-281.
2. Leggon RE, Zlotecki R, Reith J, Scarborough MT. Giant cell tumor of the pelvis and sacrum: 17 cases and analysis of the literature. Clin Orthop, 2004 Jun, (423): 196-207. Review .
3. Szendroi M. Giant-cell tumour of bone. J Bone Joint Surg Br, 2004 Jan, 86(1): 5-12. Review.
4. Wurapa RK, Whipple R. Distal radioulnar allograft reconstruction after giant cell tumor resection. Am J Orthop, 2003 Aug, 32(8): 397-400.
5. Mondal A, Kundu B, Gupta S, Biswas J. Secondary malignant giant cell tumour of bone-a study of five cases with short review of literature.Indian J Pathol Microbiol, 2002 Jul, 45(3): 273-275.
6. Yasko AW. Giant cell tumor of bone.Curr Oncol Rep, 2002 Nov, 4(6): 520-526.
7. Boutou-Bredaki S, Agapios P, Papachristou G. Prognosis of giant cell tumor of bone. Histopathological analysis of 15 cases and review of the literature. Adv Clin Path, 2001 Jul, 5(3): 71-78.
8. Marui T, Yamamoto T, Yoshihara H, Kurosaka M, Mizuno K, Akamatsu T. De novo malignant transformation of giant cell tumor of bone. Skeletal Radiol, 2001 Feb, 30(2): 104-108.
9. Alvarez Ramos A, Valverde Garcia JA, Garcia Alonso MG. Giant cell tumor of the foot phalanges in children: a case report. J Pediatr Orthop B,1999 Apr, 8(2): 132-135.
10. Malawer MM, Bickels J, Meller I, Buch RG, Henshaw RM, Kollender Y. Cryosurgery in the treatment of giant cell tumor. A long-term followup study. Clin Orthop, 1999 Feb, (359): 176-188.
11. Schwartz HS. Update on giant cell tumor of bone. Compr Ther, 1998 Oct, 24(10): 488-493.
12. Roux S. Giant cell tumors of bone. Rev Rhum Engl Ed, 1998 Feb, 65(2): 139-147.
13. Molinie V, Pouchot J, Vinceneux P, Barge J. Osteoclastoma-like giant cell tumor of the renal pelvis associated with papillary transitional cell carcinoma. Arch Pathol Lab Med, 1997 Feb, 121(2): 162-166.
14. Sanjay BK, Younge DA. Giant cell tumour of metacarpal with pulmonary and skeletal metastases. J Hand Surg [Br], 1996 Feb, 21(1): 126-132.
15. Kay RM, Eckardt JJ, Seeger LL, Mirra JM, Hak DJ. Pulmonary metastasis of benign giant cell tumor of bone. Six histologically confirmed cases, including one of spontaneous regression. Clin Orthop, 1994 May (302): 219-230.
16. Bennett CJ Jr, Marcus RB Jr, Million RR, Enneking WF. Radiation therapy for giant cell tumor of bone. Int J Radiat Oncol Biol Phys, 1993 May 20, 26(2), 299-304.
17. Shankman S, Greenspan A, Klein MJ, Lewis MM. Giant cell tumor of the ischium. A report of two cases and review of the literature. Skeletal Radiol, 1988, 17(1): 46-51.
18. Unni KK. Dahlin's bone tumors: general aspects and data on 11087 cases. 5th ed. New York: Lippincott-Raven, 1996.
19. Xiaohui Niu, Qing Zhang, Lin Hao, et al. Giant cell tumor of the extremity retrospective analysis of 621 Chinese patients from one institution. J Bone Joint Surg Am, 2012, 94: 461-467.

7 纤维类及纤维组织类肿瘤

- 骨的成纤维性肿瘤
  - ◎ 促结缔组织增生性纤维瘤
  - ◎ 纤维肉瘤
- 骨的成纤维组织细胞性肿瘤
  - ◎ 良性纤维组织细胞瘤
  - ◎ 非骨化性纤维瘤
- 未分化高级别多形性肉瘤（恶性纤维组织细胞瘤）

一、骨的成纤维性肿瘤

成纤维性肿瘤（fibrogenic tumours）不含有矿物化基质，一般可产生胶原纤维，但高级别肿瘤可不产生任何基质。

（一）骨的促结缔组织增生性纤维瘤（desmoplastic fibroma of bone）

- 同义词：骨的硬纤维瘤
- 定义：罕见的良性骨肿瘤，由轻度异形的梭形细胞及其产生的大量胶原形成
- 流行病学
  - ◎ 最罕见的骨肿瘤之一
  - ◎ 原发骨肿瘤的0.1%
  - ◎ 青少年好发
- 发病部位：任何骨
- 临床表现
  - ◎ 病程长
  - ◎ 症状轻
- 影像学（图6-7-1）
  - ◎ 溶骨破坏
  - ◎ 边界不清
  - ◎ 有硬化缘
  - ◎ 皮质有破坏
  - ◎ 无软组织包块
- 治疗及预后（图6-7-2）

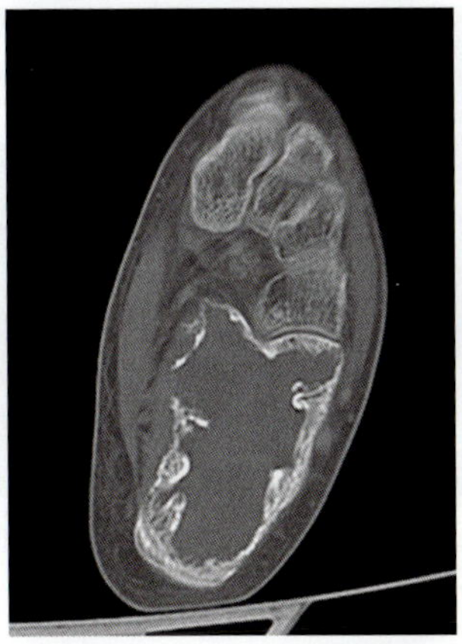

图6-7-1 男，14岁，跟骨硬纤维瘤

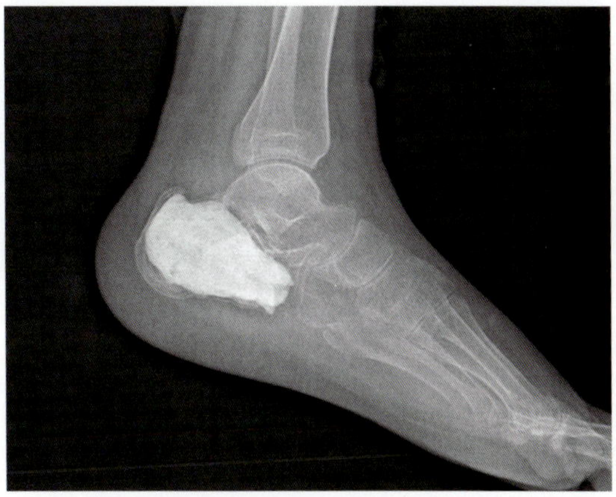

图6-7-2 跟骨硬纤维瘤，刮除、骨水泥填充术后3个月

◎分期：3期
◎囊内切除复发率 72%
◎边缘切除复发率 17%

（二）软组织硬纤维瘤

- 硬纤维瘤
- 纤维瘤病
- 韧带样纤维瘤
- 纤维瘤是指一组生物学活性介于良性纤维瘤与纤维肉瘤之间、由良性纤维组织构成的肿瘤
- 肿瘤由致密的、均匀的、肌腱样的、成熟的纤维组织构成
- 3期
- 自然病程
  ◎表浅的肿瘤生长缓慢，体积较小，多发或双侧发病
  ◎深部的肿瘤生长较快，体积较大且具有侵袭性。复发率高
- 临床表现
  ◎浅表
    • 早期增生期：结节有触痛并且经常发炎
    • 后期收缩期：固定的、无痛的结节
  ◎深部：大的、坚硬的、无痛性的包块，固定于深部组织。常为多发，沿着肢体向近端发展
- 影像学检查（图6-7-3、图6-7-4、图6-7-5）
- 肉眼所见（图6-7-6）
  ◎无包膜，肿瘤直接发出纤维组织，侵入邻近组织，因此，钝性分离困难
  ◎白色的、坚韧的、编织样纤维组织，类似瘢痕组织
  ◎外观均匀，出血及坏死区很少见
- 镜下所见
  ◎早期的、处于增生期的肿瘤，为大量的不成熟的纤维母细胞，期间混杂有毛细血管及细胶原纤维。肿块周围，胶原组织绕过包膜细胞穿入邻近组织

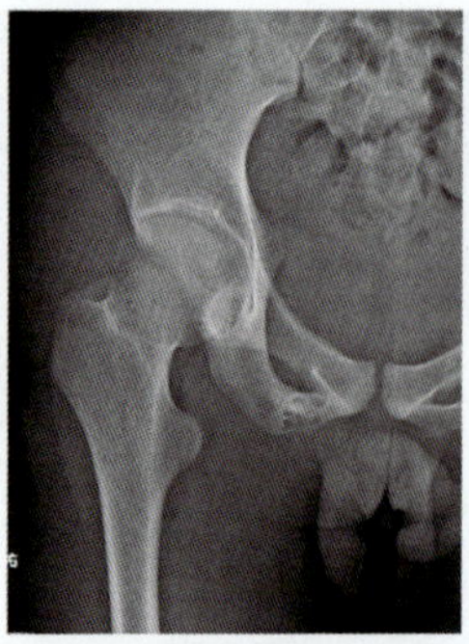

图6-7-3 X线片示软组织肿物，邻近骨质呈外压性破坏

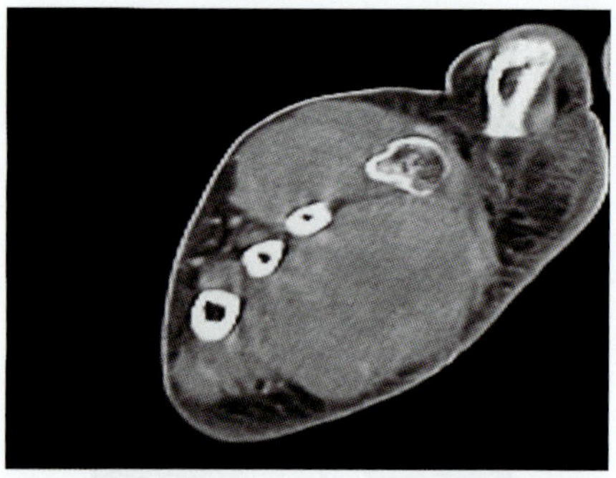

图6-7-4 CT示软组织肿物，边界不清，血运不丰富

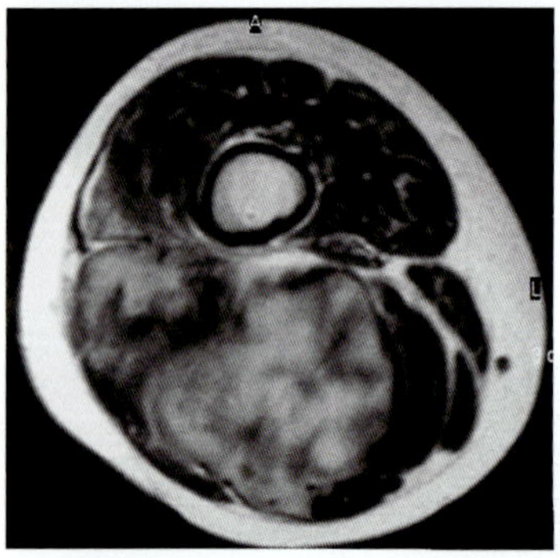

图6-7-5 MRI示软组织异常信号，肿物边界不清

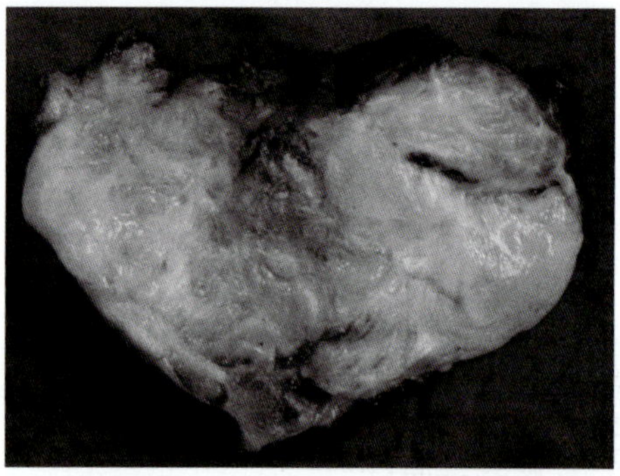

图6-7-6 硬纤维瘤大体标本

◎ 后期，成熟期，致密的胶原束，围绕在孤立的梭形细胞周围，细胞无异形性。无核分裂象

- 鉴别诊断
  ◎ MFH
  ◎ 纤维肉瘤
- 治疗：
  ◎ 手术
    - 边缘切除（复发率 50%～70%）
    - 广泛切除（复发率 20%）
    - 截肢
  ◎ 放疗
    - 可作为主要治疗手段，也可作为边缘切除术后的辅助治疗
    - 放疗效果：少数完全缓解，常见的为部分缓解（停止生长），以及无效
    - 边缘切除后，配合放疗，能显著降低复发率，50%～70%降为 20%～30%
  ◎ 化疗
    - 部分有效
    - 阿霉素
    - 氮烯咪氨
    - 其他药物：非甾体抗炎药、抗雌激素药物、格列卫

（三）骨的纤维肉瘤（fibrosarcoma of bone）

- 定义：由纤维组织构成的原发恶性肿瘤，不含骨样组织、软骨及骨小梁。软组织多

见，可原发于骨内（中央型）或骨膜（骨膜型）

- 流行病学
  - ◎ 占原发恶性骨肿瘤的5%
  - ◎ 10～60岁均可发病
  - ◎ 最好发于长骨干骺端，偏骨干
- 病因学
  - ◎ 不明
  - ◎ 继发于放疗、Paget病、骨巨细胞瘤、骨纤维异样增殖症
- 临床表现
  - ◎ 症状：疼痛、肿胀、病理骨折
- 影像学表现（图6-7-7）
  - ◎ 软组织
    - 深部肿块
    - 散在钙化（10%）
  - ◎ 骨
    - 长骨干骺端偏干
    - 溶骨性破坏、边界不清、有软组织肿物
    - 无肿瘤性成骨，无硬化缘
    - 病理骨折
- 病理表现（图6-7-8）
  - ◎ 大体：与分化程度有关
    - 分化好：灰白色、质韧、略带弹性
    - 分化差：灰白色、质软、呈鱼肉样
  - ◎ 镜下：由成纤维细胞及胶原纤维构成
    - Ⅰ级、Ⅱ级、Ⅲ级
- 亚型
  - ◎ 婴儿型
    - 发生于婴儿和低龄儿童
    - 组织学同成人型
    - 生物学行为相反，预后好

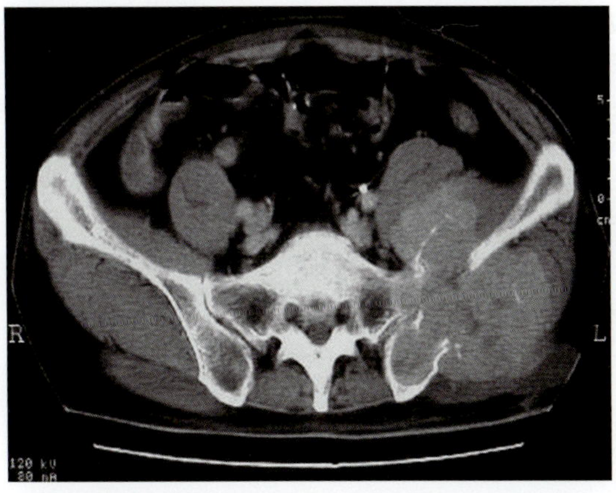

图6-7-7　男性，55岁，髂骨纤维肉瘤

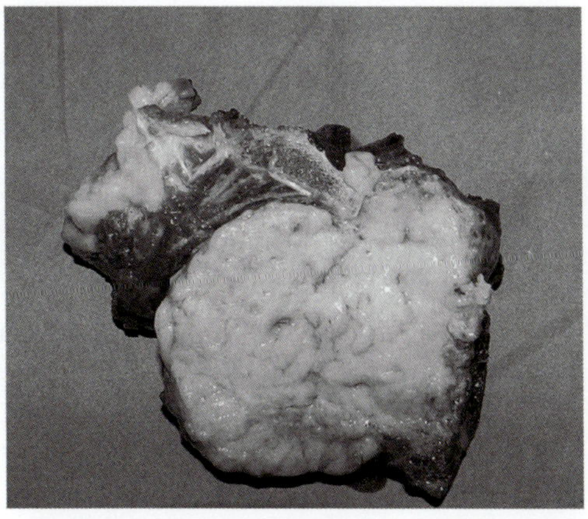

图6-7-8　髂骨纤维肉瘤大体标本。肿瘤呈鱼肉样

- 广泛性手术切除后80%以上可以治愈，即使复发，再次手术，仍可治愈
  - ◎ 隆突性纤维肉瘤
    - 罕见
    - 起源于皮肤真皮层的纤维成分，肿瘤逐渐增大穿透皮肤突出体外，形成质脆的菜花样肿块，呈紫罗兰色
    - 无痛性生长
  - ◎ 组织学：I 级
  - ◎ 治疗
    - 广泛切除（100%治愈）
    - 病变内切除或边缘性切除，迅速复发
- 鉴别诊断
  - ◎ 软组织
    - 恶性纤维组织细胞瘤
    - 滑膜肉瘤
    - 横纹肌肉瘤
    - 脂肪肉瘤
    - 硬纤维瘤
  - ◎ 骨
    - 恶性纤维组织细胞瘤
    - 骨肉瘤
    - 转移癌
- 治疗
  - ◎ 手术
    - 广泛切除
    - 根治性切除
  - ◎ 化疗
    - 低分化纤维肉瘤有效
    - ADR
    - DDP
    - DTIC（软组织）
  - ◎ 术前放疗（软组织）
    - 目的：刺激形成致密的纤维组织区取代假包膜以及除去反应区内的卫星灶，使截肢治疗变为低风险的保肢治疗
    - 方法：21天照射5400 rad，照射野覆盖病变所在的整个间室，保护手术切口部位的皮肤
    - 术前放疗的优点
      - 照射野精确
      - 较小的放疗剂量（术前5400 rad，术后6500～7000 rad）
      - 较短的疗程（术前21天，术后28～45天）
      - 对肿瘤细胞可能有更好的杀灭效果
    - 术前放疗的并发症
      - 发生率20%

–组织血运减少，延迟或阻碍了伤口的愈合，继发感染
–骨强度下降
–迟发的水肿和/或纤维化，使活动受限，力量丧失
◎术前化疗
•动脉灌注（DDP，ADR）
•联合中等量放疗（3500 rad）
● 预后
◎低级别：10年生存率83%
◎高级别：10年生存率34%

二、骨的良性纤维组织细胞瘤 (benign fibrous histiocytoma of bone)

● WHO （2013）：骨的良性纤维组织细胞瘤和非骨化性纤维瘤组织学相同，但其临床和影像学表现不同，将二者归为一类
● 定义：骨的良性肿瘤。由旋涡（storiform）状的梭形纤维母细胞构成的、伴有多少不等的小的破骨细胞样多核巨细胞，常见泡沫细胞、慢性炎细胞、间质出血和含铁血黄素

（一）骨的良性纤维组织细胞瘤

● X线表现（图6-7-9、图6-7-10））
◎长骨的骨干或骨骺溶骨性破坏，偏心性，有硬化缘，有时边界模糊，少数有膨胀性
◎也见于骨盆、肋骨、锁骨、脊椎、颅骨
◎似骨巨细胞瘤
● 病理表现
◎肿瘤致密，由胶冻状物质、纤维样物质组成
◎含梭形细胞的纤维组织，成旋涡状排列
◎含多核巨细胞、含铁血黄素、含脂肪的组织细胞

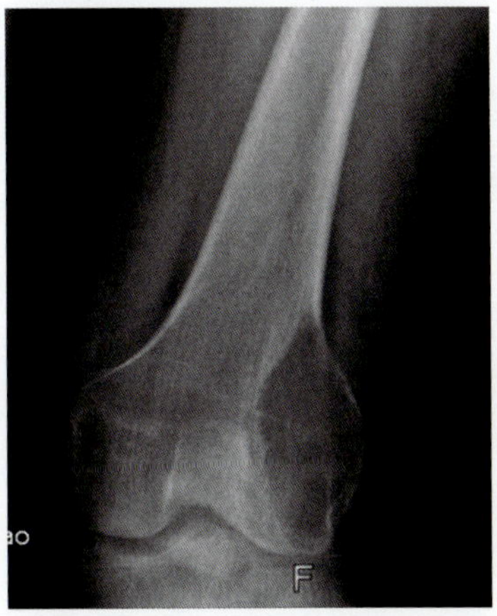

图6-7-9 男性，22岁，左膝疼痛18个月，股骨下良性纤维组织细胞瘤。X线片示股骨下端偏心、膨胀、溶骨性破坏

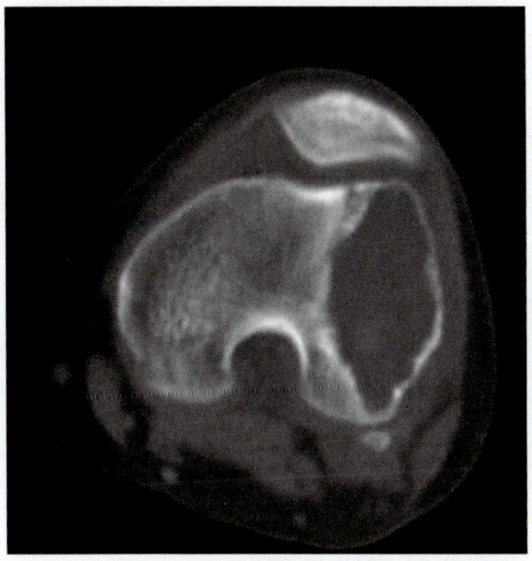

图6-7-10 股骨远端良性纤维组织细胞瘤CT

（二）非骨化性纤维瘤（nonossifying fibroma）

- 早期：纤维性皮质缺损（图6-7-11）
- 发展：非骨化性纤维瘤（NOF）（图6-7-12）
- 年龄：10～20岁
- 性别：男 = 女

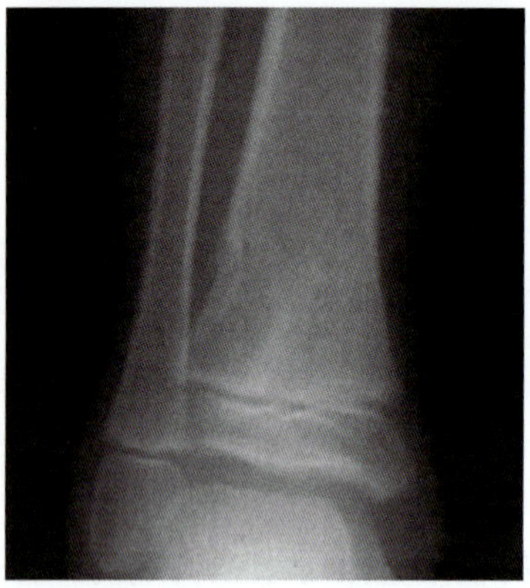

图6-7-11　女性，7岁。胫骨下端纤维皮质缺损

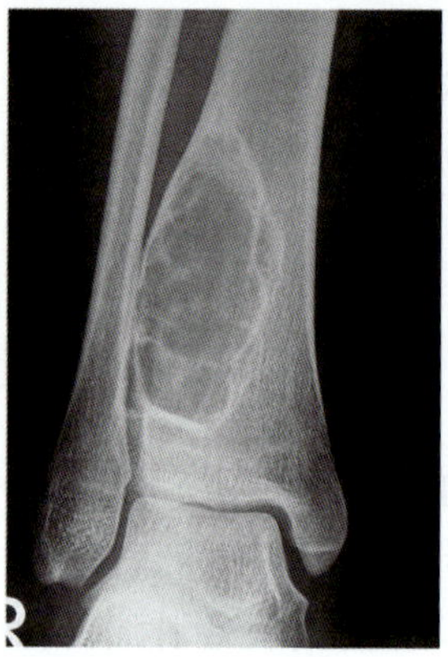

图6-7-12　胫骨下端纤维皮质缺损8年后，病灶增大，发展为非骨化性纤维瘤

- 部位：四肢长骨，以股骨下端、胫骨上端常见
- 症状
  - ◎ 较轻微：多为偶然发现，可以以病理骨折就诊
- X线表现（图6-7-13）
  - ◎ 长骨干骺端
  - ◎ 骨皮质内
  - ◎ 边界清楚：硬化缘
  - ◎ 向髓腔膨胀
- 病理表现
  - ◎ 大体：肿物质软，呈灰白或灰褐色
  - ◎ 镜下
    - 由成纤维细胞及胶原纤维组成
    - 可见多核巨细胞和泡沫细胞
    - 无新生骨
- 鉴别诊断
  - ◎ 骨巨细胞瘤
  - ◎ 纤维异样增殖症
  - ◎ 骨囊肿
  - ◎ 动脉瘤样骨囊肿
- 治疗
  - ◎ 观察

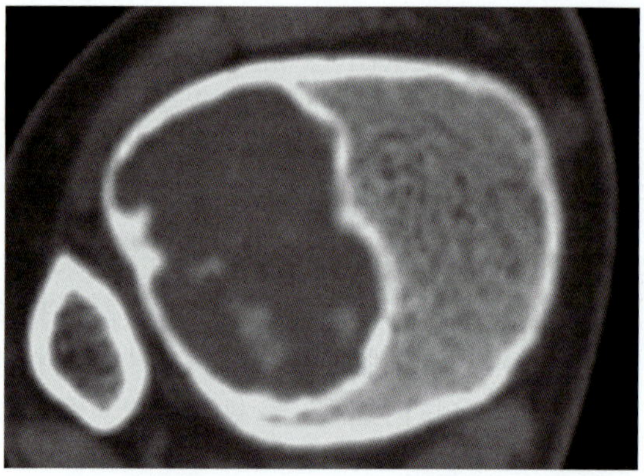

图6-7-13　CT示非骨化性纤维瘤为皮质病变

• 无变化—成年后静止—可能自愈
• 进展—手术
◎ 手术指征
• 病灶超过患骨横径一半、有骨折风险
• 刮除、植骨（内固定术）（图6-7-14）
● 预后：预后好，很少复发

三、未分化高级别多形性肉瘤 (undifferentiatated high-grade pleomorphic sarcoma)

● WHO（2013）单设未分化高级别多形性肉瘤，将恶性纤维组织细胞瘤（Malignant Fibrous Histiocytoma, MFH）归到此病
● 定义：是骨和软组织的原发高度恶性肿瘤，细胞分化不明确，呈多种形态
● 流行病学
◎ 年龄：40～70岁
◎ 性别：男>女
● 部位
◎ 软组织
• 85%起源于深筋膜深层
• 下肢（大腿多于小腿）
• 上肢（上臂多于前臂）
• 后腹膜
◎ 骨
• 长骨的干骺端
• 股骨远端
• 胫骨近端

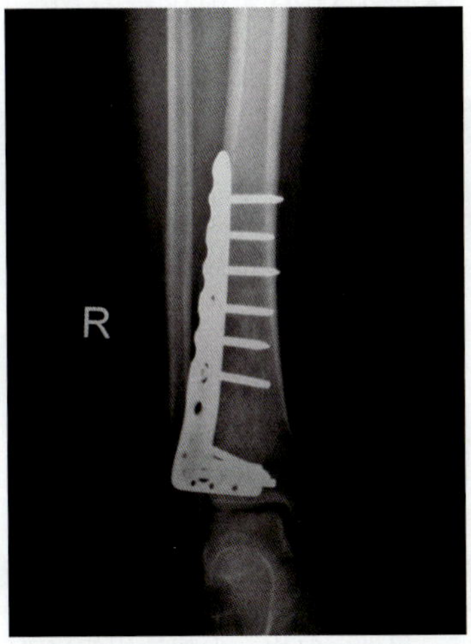

图6-7-14 胫骨远端非骨化性纤维瘤，行刮除植骨，预防性内固定术

● 发病机制
◎ 病因不明
◎ 最常见的放射诱导产生的肉瘤
◎ 50%的骨内MFH与其他病变的发生有关：如骨梗死、Paget病、纤维异样增殖症
● 自然病程
◎ 高恶的ⅡB期病变
◎ 90%转移到肺，10%～15%转移到局部淋巴结
◎ 影响预后的因素：深度、大小、分级/分期
◎ 最佳治疗后，整体存活率为50%
● 临床表现
◎ 软组织：侵袭性大、位置深在但症状非常轻微的软组织肿块
◎ 骨：发生于主要长骨，呈侵袭性生长，有疼痛、肿胀，常出现病理骨折
● 影像学表现
◎ 软组织：无独特的征象与其他软组织肉瘤鉴别。无钙化和骨化区（图6-7-15）

◎骨：穿透样密度减低区、边缘不清、皮质破坏并伴有软组织包块（图6-7-16、图6-7-17）

◎陈旧性骨梗死、FD或Paget病，出现穿透样侵袭性病变时，高度怀疑MFH

- 病理表现
  - ◎大体：灰白色鱼肉状，有时呈灰红、灰褐或黄色，有囊变区（图6-7-18）
  - ◎镜下：由高度间变的组织细胞、成纤维细胞构成，有散在的慢性炎症细胞
- 治疗
  - ◎放疗
    - 软组织：术前放疗非常有用，可使病变内产生大量坏死，可刺激产生一层致密的纤维包壳，从而使保肢术成为比较安全的手术
    - 骨：作用有限
  - ◎化疗
    - 骨内MFH术前化疗有效

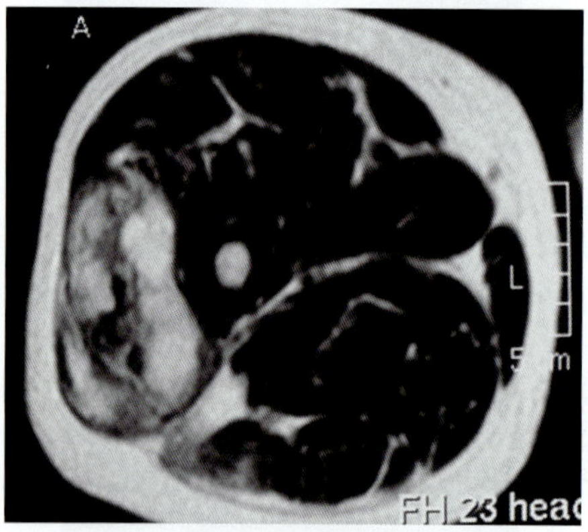

图6-7-15 男性，51岁，大腿软组织MFH MRI

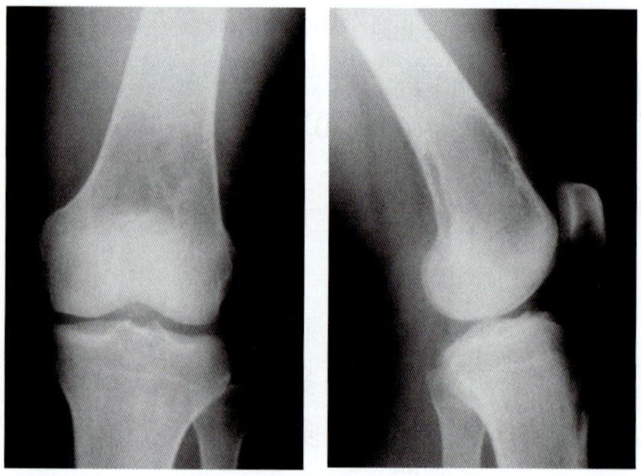

图6-7-16 男性，38岁，股骨远端MFH X线片示溶骨性破坏，边界不清

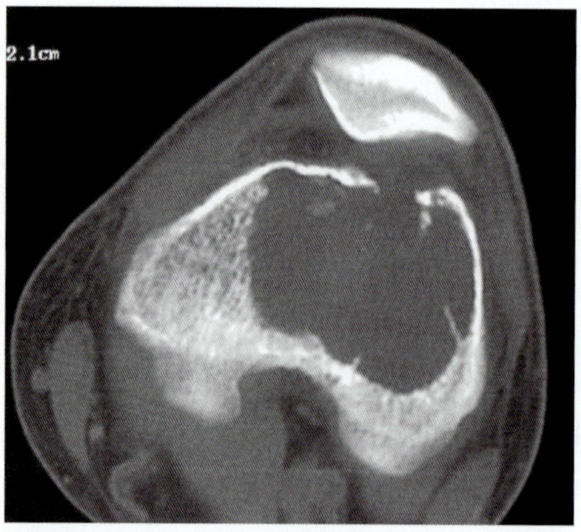

图6-7-17 男性，38岁，股骨远端MFH，CT示股骨远端破坏，皮质有破坏，边界不清

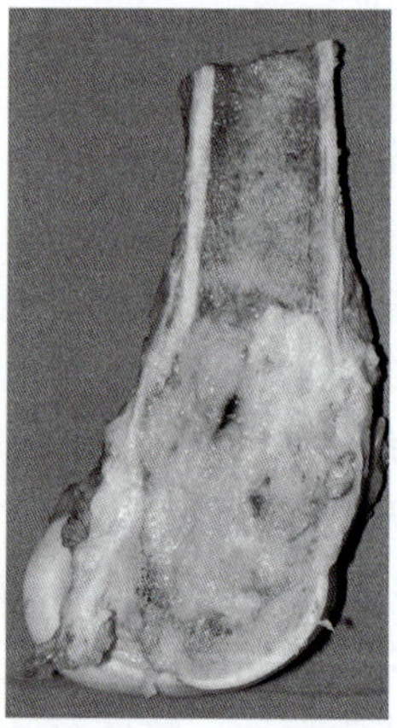

图6-7-18 股骨远端MFH，肿瘤呈灰白色，鱼肉样。骨皮质受侵

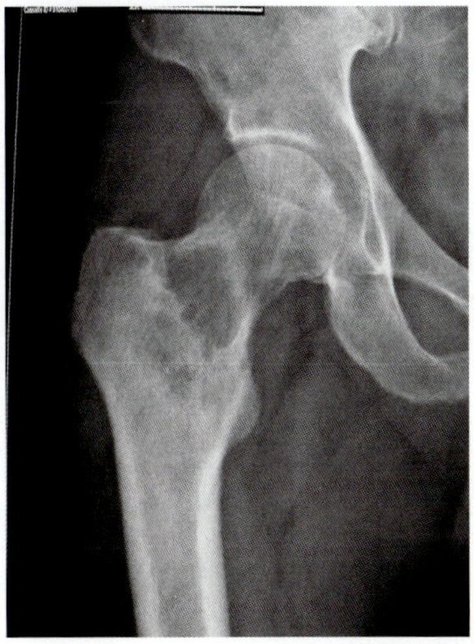

图6-7-19　男性，48岁，股骨近端MFH

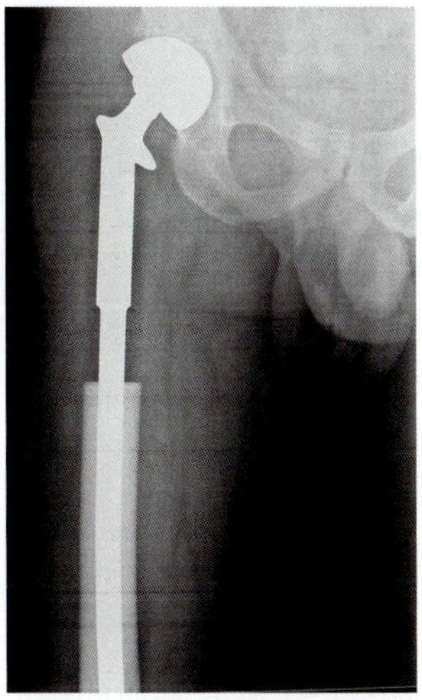

图6-7-20　行瘤段截除（广泛切除），人工假体置换术

- 化疗方案：同骨肉瘤（大剂量MTX、ADR、IFO、DDP）

◎手术（图6-7-19、图6-7-20）

- Ⅰ期：不进行术前辅助治疗时行广泛切除
- Ⅱ期：对术前辅助治疗反应满意者可行广泛切除，不满意者行根治性切除

（鱼　锋）

参考文献

1. Enneking WF, Spanier SS, Goodman MA. A system for the surgical staging of musculoskeletal sarcoma. Clin Orthop Relat Res, 1980(153):106-120.
2. 牛晓辉. 原发恶性骨肿瘤的分期和保肢治疗. 中国骨肿瘤骨病, 2010, 9(2):112-115.

8 软骨类肿瘤

1. 定义
- 由具有产生软骨基质的肿瘤细胞构成的一类肿瘤
- 既包括完全良性的肿瘤也包括高度恶性肿瘤

2. 特点
- 在骨肿瘤中最常见，约占全部肿瘤的1/3
- 病种较多，发病率高
- 诊断更强调临床、影像及病理相结合

3. 良性软骨类肿瘤
- 软骨瘤
- 骨软骨瘤
- 软骨母细胞瘤
- 软骨粘液样纤维瘤
- 滑膜软骨瘤病

4. 恶性软骨类肿瘤
- 恶性软骨母细胞瘤
- 软骨肉瘤
- 间充质软骨肉瘤
- 去分化软骨肉瘤
- 骨膜软骨肉瘤
- 透明细胞软骨肉瘤

一、软骨瘤

- 内生软骨瘤
- 外生软骨瘤

1. 内生软骨瘤
- 发生于骨的髓腔内
- 由透明软骨细胞及其软骨基质构成的肿瘤

（1）流行病学：
- 年龄：11～30岁
- 性别：男>女
- 部位

◎ 单发病变：手足短管状骨，长骨干骺端骨干交界处多见
◎ 多发病变：Ollier病，Maffucci综合征

（2）临床表现：

- 单发病变多无症状，偶然发现
- 手足病变常导致畸形及病理骨折

（3）X线表现：

- 位于髓腔内
- 边界清晰，溶骨性破坏
- 膨胀有硬化缘
- 可有病理骨折

（4）CT表现：

- 可见“扇贝”征、“拱架”征
- 皮质穿透，病灶内可见钙化点
- 血运不丰富，强化不明显

（5）肉眼所见：

- 蓝灰色、质硬、沙砾样组织
- 病灶呈结节或小叶状
- 有硬化缘、可有囊变区

（6）镜下特点：

- 软骨细胞及透明软骨基质构成
- 呈分叶状
- 软骨细胞无异型性

（7）治疗及预后：

- 诊断明确，若无症状无需治疗
- 有症状或发生病理骨折，可行刮除植骨术
- 位于骨盆及肩胛骨的病变应按恶性肿瘤治疗
- 儿童术后复发率高

2. 外生软骨瘤或骨膜软骨瘤

- 指发生于骨膜下和皮质外，由透明软骨与基质构成的良性软骨性肿瘤

（1）流行病学：

- 较少见
- 年龄：20～40岁
- 性别：男＝女
- 部位：手足各骨多见，可发生于股骨、胫骨，肿物与骺板无关，位于骨膜下方

（2）临床表现：

- 局部疼痛性，坚硬的骨性突起
- 病期较长，生长缓慢

（3）X 线表现：

- 位于骨皮质外，骨皮质破坏
- 基底骨质硬化，表现碟形、半月形
- 骨膜新生骨于病变两端形成拱型
- 肿瘤一部分位于骨皮质内，一部分位于软组织

（4）肉眼所见：
- 肿物表面覆一层纤维组织，常有肌腱、韧带附着
- 呈分叶状、半透明、色白或浅蓝
- 切面可见钙化或骨化灶

（5）镜下所见：
- 呈分叶状，由软骨细胞与基质构成
- 周边细胞可呈多形性，可见双核细胞
- 可见钙化、骨化、黏液部位

（6）治疗及预后：
- 切除肿物表面纤维膜、软骨瘤整体及其下硬化反应骨
- 骨缺损大时可植骨
- 刮除术可治愈，复发率低，很少恶变

3. 多发性内生软骨瘤（Ollier病）
- 发生于一侧肢体（上肢或下肢）或两下肢多数骨内的软骨瘤病变，常伴有发育畸形
- 偶有遗传倾向

（1）流行病学：
- 较少见
- 年龄：青少年
- 性别：男>女
- 部位：单侧或双侧肢体

（2）临床表现：
- 单侧病变：该侧肢体生长缓慢
- 双侧病变：双侧肢体生长延迟
- 骨骼畸形，受累关节面常呈凹凸不平
- 易发生关节退行性变，下肢不等长可继发脊柱侧弯、骨盆倾斜

（3）X线表现：
- 位于手足掌跖趾的病变和单发的内生或外生软骨瘤相似
- 位于长骨的病变，可见干骺端增粗、膨大，有时呈囊性病变，伴畸形或关节脱位

（4）肉眼所见：
- 肿物呈大小不等圆形或椭圆形灰白团块，质脆
- 肿块之间有骨性间隔
- 有骨化、钙化区
- 骨皮质变薄

（5）镜下所见：
- 呈分叶状，由软骨细胞及基质构成
- 软骨细胞多而致密，可见双核、巨核细胞

（6）治疗及预后：
- 有明显症状的部位可行刮除术
- 肢体畸形可行截骨矫形术
- 恶变成软骨肉瘤应行根治性手术
- 恶变率为20%～30%

4. Maffucci综合征
- 多发内生软骨瘤合并血管瘤
- 部分患者身材矮小或伴有严重残疾
- 在结节和肿块部位发生血管瘤
- 约20%的患者可恶变为软骨肉瘤及纤维肉瘤、血管肉瘤
- X线表现、治疗同Ollier病

二、骨软骨瘤

- 单发性骨软骨瘤
- 多发性骨软骨瘤

1. 单发性骨软骨瘤
- 一种错构瘤，由骨骺软骨自骨骺板分离异向生长构成
- 骨骼成熟，其生长停止

（1）流行病学：
- 性别：男>女
- 年龄：青少年，多见于20岁以前
- 部位：多发于四肢长管状骨

（2）临床表现：
- 偶然发现
- 生长缓慢，无症状的骨性突起
- 体积大时可产生压迫症状
- 偶因瘤体蒂部骨折出现疼痛就诊

（3）X线表现：
- 位于长骨干骺端
- 皮质与骨干相连
- 髓腔相通

（4）肉眼所见：
- 骨性肿块
- 表面覆薄厚不一的软骨帽
- 肿物实体为松质骨

（5）镜下特点：
- 软骨帽由软骨细胞与基质构成
- 骨性成分与松质骨相同

（6）治疗及预后：
- 无症状，无需治疗
- 位于躯干中轴骨部位的需切除
- 有症状或影响美观，需切除
- 避免在儿童期手术

2. 多发性骨软骨瘤
- 多发性骨软骨性外生骨疣
- 具有遗传性，也称遗传性多发性外生骨疣

- 骨缩短或干骺端比骨干增宽与畸形
- 恶变成周围型软骨肉瘤发生率高

（1）流行病学：
- 性别：男>女
- 年龄：11～20岁多见
- 部位：多发生于四肢长管状骨的干骺端
- 双侧发病，但不对称
- 软骨内化骨的骨骼均可发生

（2）临床表现：
- 多个缓慢生长的骨性肿块
- 影响患肢或邻近关节的活动
- 可产生压迫症状
- 可产生骨骼弯曲、短缩畸形及关节脱位

（3）X线表现：
- 多发性骨软骨瘤的单个肿瘤与单发性骨软骨瘤相似
- 肿物更加突出、畸形更明显

（4）肉眼所见：
- 骨内可见多数具有光泽的软骨岛
- 位于二次骨化中心，关节软骨、骨骺板附近

（5）镜下所见：
- 分叶状，相互分隔
- 小叶周围正常骨髓脂肪细胞间不见软骨细胞
- 软骨小叶间可见板层骨

（6）治疗及预后：
- 有明显功能障碍与疼痛者宜手术切除
- 肢体畸形可行截骨术
- 发生恶变的概率10%～20%

三、软骨母细胞瘤

- 来源于幼稚软骨细胞（软骨母细胞）的良性肿瘤
- 富含边界清晰的圆形或多角形软骨母样细胞
- 可见多核巨细胞

（1）流行病学：
- 年龄：10～20岁
- 性别：男<女
- 部位：好发于长骨的二次骨化中心
- 肱骨头、股骨髁及股骨头、胫骨骨端，约10%发生于距骨及跟骨

（2）临床表现：
- 间断性疼痛及邻近关节肿胀
- 关节活动受限
- 局部有压痛，可有关节积液

（3）X线表现：
- 骨骺及其附近圆形或不规则骨破坏
- 轻度偏心性，边界清晰，有硬化缘
- 骨皮质膨胀，变薄
- 可穿透骨骺板

（4）肉眼所见：
- 灰白色或暗红色、质脆
- 可见钙化
- 有出血、坏死及囊变区

（5）镜下所见：
- 肿瘤细胞体积大，核深染，胞浆透亮
- 周围可见格子样钙化

（6）治疗及预后：
- 刮除植骨术多可治愈
- 2～3期肿瘤，复发率高
- 关节内种植的复发性肿瘤，需行关节外大块切除

四、恶性软骨母细胞瘤（侵袭性软骨母细胞瘤）

- 具有侵袭性，局部易复发
- 发生肺转移
- 侵犯关节腔及邻近骨与软组织
- 软骨母细胞瘤样软骨肉瘤

五、软骨黏液样纤维瘤

- 良性肿瘤
- 由分叶状梭形或星形细胞构成
- 伴丰富黏液样或软骨样基质
- 可见多核巨细胞

（1）流行病学：
- 年龄：10～30岁
- 性别：男>女
- 部位：长骨干骺端、胫骨近端最常见

（2）X线表现：
- 局限性溶骨性破坏
- 边界清，有硬化缘，可见分房状
- 靠近髓腔侧有硬化缘，另一侧突出于骨外
- 骨皮质可膨胀、变薄或消失

（3）肉眼所见：
- 实性肿物，灰白色或浅蓝灰色
- 部分区域因富含黏液呈囊性，形成空腔

- 肿物与正常骨分界清晰

（4）镜下所见：
- 淡染的黏液样软骨排成小叶状
- 深染的基质细胞点缀其中
- 基质为梭形细胞及多核巨细胞

（5）治疗及预后：
- 2期病变行刮除术，复发率小于10%
- 3期应行广泛切除
- 放、化疗不敏感

六、软骨肉瘤

- 来源于软骨细胞的原发恶性肿瘤或在原有良性软骨肿瘤基础上恶变的肿瘤

（1）流行病学：
- 年龄：40～70岁
- 性别：男>女
- 部位：常见于骨盆、肩胛带、长骨近端

（2）临床表现：
- 疼痛、缓慢增大的质硬肿物
- 功能障碍

（3）X线表现：
- 溶骨性破坏，边界不清
- 相邻皮质可膨胀变薄
- 内有絮状钙化

（4）其他影像学检查：
- 同位素骨扫描
- 核素浓集区大于X线所示病变区

（5）CT表现：
- 提示病灶呈溶骨性破坏，边缘呈穿透样
- 内有不规则斑点状或云雾状钙化

（6）肉眼所见：
- 蓝灰色，半透明状，略带光泽
- 有白色、灰黄色钙化区
- 可见囊变区、出血坏死区
- 钙化区组织质地硬韧

（7）镜下所见：
- 肿瘤性软骨细胞及软骨基质
- 胞核肥大，可见双核细胞
- 细胞/基质比率随分级不同而异

（8）治疗：
- ⅠA或ⅠB行广泛大块切除
- ⅡA或ⅡB行根治性切除或截肢
- 放、化疗无效

七、透明细胞软骨肉瘤

- 少见的、由不成熟软骨组织发生的原发恶性肿瘤

（1）流行病学：

- 年龄：15～75岁
- 性别：男>女
- 部位：好发于长骨骨端特别是肱骨近端和股骨头

（2）临床表现：

- 疼痛轻微，进展缓慢
- 能触及肿块者少见，偶可发生病理骨折

（3）自然病程：

- 因好发于骨骺部位，易被误诊为软骨母细胞瘤，导致治疗不充分

（4）X线表现：

- 骨骺或干骺端膨胀性溶骨性破坏
- 骨皮质完整，病变很少钙化
- 病变边缘整齐，有硬化缘

（5）其他影像学检查：

- 同位素扫描：核素浓集区大于X线所示病变范围
- 血管造影：显示高血运的病灶

（6）CT表现：

- 溶骨性破坏，外有薄层皮质骨可被造影剂增强，可见钙化

（7）肉眼所见：

- 质软、浅灰红色，一般见不到软骨样组织
- 偶见小的充血性囊腔

（8）镜下所见：

- 弥漫而大小一致的似软骨细胞的肿瘤细胞，胞膜清晰，胞浆丰富
- 细胞排列紧密，基质量大，核位于中央，散在体小核少的多核巨细胞
- 可见普通软骨肉瘤成分

（9）治疗及预后：

- 广泛大块切除
- 囊内切除，复发率高

八、去分化软骨肉瘤

- 指同时具有软骨和纤维成分的原发恶性肿瘤

（1）临床表现：

- 既往无痛性肿块突然增大和疼痛

（2）流行病学：

- 年龄：50～70岁
- 性别：男>女
- 部位：好发于骨盆和肩胛带

（3）自然病程：

- 生长迅速，骨破坏严重
- 早期发生肺转移，生存率低
- 低度恶性软骨肉瘤于发病数年后去分化，表现出爆发性骨破坏的临床过程

（4）X线表现：
- 分叶状钙化病灶，呈缓慢生长状
- 巨大的低密度软组织成分，位于去分化部分
- 纤维成分位于骨内时，呈穿透样表现

（5）其他影像学表现：
- ECT：广泛的核素浓集
- DSA：纤维成分为高血运病灶
- CT：絮状钙化与低密度分叶组织相混
- MRI：软骨成分呈低信号，纤维成分为高信号

（6）肉眼所见：
- 中央为质硬蓝灰色软骨状病灶
- 周围为灰白色质软的肉瘤成分
- 常以纤维肉瘤成分为主，且可破坏软骨肿瘤成分
- 纤维肉瘤成分可遍及骨及软组织

（7）镜下所见：
- 低度恶性的、活跃的、细胞丰富的软骨小叶，突然转变为高度恶性的梭形细胞区域
- 纤维成分呈核分裂较多的纤维肉瘤或恶性纤维组织细胞瘤表现
- 穿刺或切开取材不当，可造成误诊

（8）治疗：
- 手术：需行根治性切除以达到局部控制。广泛及边缘切除，局部复发率较高
- 放疗：可获得短暂的缓解
- 化疗：无效

九、皮质旁软骨肉瘤

- 指位于骨表面并破坏外层皮质的软骨组织发生的恶性肿瘤

（1）流行病学：
- 年龄：20～50岁
- 性别：男＝女
- 部位：长骨的表面

（2）临床表现：
- 质硬、固定、相对无痛的肿块，多为无意中发现

（3）自然病程：
- 为生长缓慢的侵袭性肿瘤，在很长一段时间内不会发生转移，但后期会发生肺转移

（4）X线表现：
- 病灶位于长骨表面，通常位于干骺端
- 早期肿瘤常无钙化，呈软组织密度影
- 肿瘤与相邻骨之间无透亮间隙
- 常无骨膜反应

- 晚期则发生皮质破坏

(5) 其他影像学检查：
- ECT：病灶区表现为核素浓集
- DSA：表现为低血运病灶
- CT：可显示出病变的情况和软组织肿块范围
- MRI：软骨表现T1低信号

(6) 肉眼所见：
- 肿物位于骨表面，向软组织生长。质地和外观类似成熟骨，其未钙化部分呈分叶状、蓝灰色病灶

(7) 镜下所见：
- 组织学特点与其他软骨肉瘤相似
- 多数为低度恶性病灶，组织分化较好
- 有时呈较高恶性度，呈相应细胞学特点

(8) 治疗：
- Ⅰ期皮质旁软骨肉瘤，局部广泛切除即可得到安全的外科边界，不必行截肢
- Ⅱ期或反复复发的Ⅰ期病灶，应考虑根治性切除

十、间叶性软骨肉瘤

- 含有软骨和富于血管的梭形细胞或圆形细胞的间充质成分的原发恶性肿瘤

(1) 流行病学：
- 年龄：10～40岁
- 性别：男女发病率相同，占全部软骨肉瘤不足2%
- 部位：好发于扁平骨，上下颌骨最好发，其他如椎体、肋骨、骨盆、肱骨，有时可多骨同时受累。1/3的病例发生于躯体软组织

(2) 临床表现：
- 疼痛或肿胀，或两者均有
- 症状可持续1年
- 以软组织肿物为主要表现

(3) 自然病程：
- 肿瘤生长缓慢，多在5年内转移肺。生存率低

(4) X线表现：
- 溶骨性病灶，伴程度不同的点状钙化及穿透样恶性征象
- 骨皮质可膨胀，变薄，伴轻度硬化
- 50%以上形成软组织肿块

(5) 其他影像学检查：
- ECT：显示广泛的核素浓集
- DSA：呈高血运病灶
- CT：低密度病灶、穿透样边缘、点状钙化提示软骨肉瘤，只有同时多部位发病才提示为间叶性软骨肉瘤
- MRI：高信号病灶

（6）肉眼所见：
- 呈灰红色，可见分叶状
- 质软，有的部位硬韧，或似软骨
- 可见钙化灶
- 少见出血及坏死灶

（7）镜下所见：
- 可见双向表现的两种肿瘤细胞
- 分化好或不成熟的软骨及未分化的呈腺泡状排列的小细胞。两种成分呈过渡样排列

（8）治疗：
- 手术：应行广泛性或根治性切除
- 放疗：对局部控制暂时有效
- 化疗：通常有效

十一、继发于骨软骨瘤的软骨肉瘤

- 指发生于骨软骨瘤的软骨成分的恶性肿瘤

（1）流行病学：
- 年龄：30～50岁
- 性别：男>女
- 部位：10%的多发性遗传性骨软骨瘤可发生此肿瘤，骨盆及肩胛骨为好发部位。越位于肢体远端，则发生率越低

（2）临床表现：
- 在原骨软骨瘤部位出现缓慢增大的肿块
- 疼痛加剧
- 软骨帽钙化有所增加
- 骨骺发育成熟而肿块继续生长

（3）X线表现：
- 原骨软骨瘤的部位出现钙化加重的病灶
- 软骨帽下的骨通常不受侵

（4）肉眼所见：
- 表面为分叶状、质硬软骨
- 肿瘤边缘可有钙化，深部钙化较重

（5）镜下所见：
- 肉瘤样软骨表现为细胞丰富的软骨
- 呈轻度－中度的细胞异型性
- 可见较多含有双核的软骨细胞

（6）治疗及预后：
- 应行广泛性切除
- 边缘切除复发率非常高
- 化疗无效
- 放疗可获暂时的缓解

十二、滑膜骨软骨瘤病

- 起源于关节、滑囊、腱鞘的滑膜组织
- 良性的结节样软骨增生

（1）流行病学：

- 不常见
- 成人发病，男性发病率为女性的2倍
- 膝关节发病者，其次为髋、肘、腕、踝、肩等关节

（2）临床表现：

- 表现为关节间断性疼痛、肿胀、僵硬及关节交锁
- 表现为邻近关节的无痛性肿块

（3）X线表现：

- 钙化的游离体
- 圆形、椭圆形或结节状
- 如无钙化可不显影
- 可呈“暴风雪征”

（4）肉眼所见：

- 滑膜充血，肥厚
- 灰白色游离体，可融合成团块
- 关节软骨可有磨损

（5）镜下所见：

- 滑膜下结缔组织内可见透明软骨岛
- 周围有纤维组织胞膜
- 软骨细胞内可见不典型核
- 软骨基质有钙化

（6）治疗及预后：

- 切除肿物及滑膜
- 进行功能锻炼
- 滑膜切除不彻底可复发

（刘文生）

9 软组织肉瘤的诊断与外科治疗

一、简　介

1. 定义
- 软组织肉瘤是一组来源于中胚层的恶性肿瘤
- 发病率低，欧洲的年发病率为十万分之五。美国的年发病率为十万分之三左右，约占恶性肿瘤发病率的1%
- 发病种类多，有50多种软组织肉瘤
- 恶性纤维组织细胞瘤最常见，其次为脂肪肉瘤和滑膜肉瘤
- 儿童最常见的软组织肉瘤是横纹肌肉瘤
- 发生于四肢者约占60%；发生于躯干者约占19%

2. 分类
- 脂肪细胞性肿瘤
- 纤维母细胞/肌纤维母细胞性肿瘤
- 纤维组织细胞肿瘤
- 骨骼肌肿瘤
- 脉管肿瘤
- 软骨/骨肿瘤
- 分化不确定

3. 病理分级
- NCI 美国国家癌症中心
- FNCLCC 法国联邦国家癌症中心
- Broders 分级
- 根据肿瘤组织学表现，评价其恶性程度，主要是其发生远处转移的可能性

4. 外科分期种类
- Enneking 分期
- 美国 AJCC

5. Enneking 分期
- 组织学分级（G）
- 侵犯部位（T）
- 有无转移（M）
  - ◎ G0 —良性
  - ◎ G1 —低度恶性

◎ G2 —高度恶性

◎ T0 —包膜内

◎ T1 —包膜外间室内

◎ T2 —包膜外间室外

良性肿瘤				
1.（静止性）		G0	T0	M0
2.（活跃性）		G0	T0	M0
3.（侵袭性）		G0	T1-2	M0
恶性肿瘤				
I（低度恶性）	A	G1	T1	M0
	B	G1	T2	M0
II（高度恶性）	A	G2	T1	M0
	B	G2	T2	M0
III（转　　移）	A	G1-2	T1	M1
	B	G1-2	T2	M1

二、诊　断

1. 软组织肉瘤的正确诊断方法

- 临床
- 影像
- 病理

2. 软组织肉瘤的临床特点

- 病史
  - ◎ 病史可长达数月至数年
  - ◎ 大部分表现为肿大软组织肿块
  - ◎ 部分肉瘤可表现为疼痛，如滑膜肉瘤
- 查体
  - ◎ 位置：最重要区分肿瘤是位于深筋膜的浅层或深层
  - ◎ 大小：肿瘤最大径大于5cm考虑肉瘤的可能
  - ◎ 部位：大腿、臀部、躯干为肉瘤的好发部位
  - ◎ 当病理结果是如下肉瘤时：滑膜肉瘤、上皮样肉瘤、腺泡状肉瘤、透明细胞肉瘤应检查区域淋巴结的大小

3. 软组织肉瘤的影像学特点

- X线
  - ◎ 滑膜肉瘤、脂肪肉瘤等可在X线上有钙化影
  - ◎ 可见软组织肿块的轮廓
- B超
  - ◎ 了解软组织肿块实性或囊性
  - ◎ 了解肿块的血流情况（有助于判断肿瘤的性质）
  - ◎ 对血管瘤的诊断有特别的意义
- MRI

◎ 准确定位肿瘤的位置
◎ 肿瘤与血管的关系
◎ 为手术及活检方案的制订提供重要的依据

- CT
  ◎ 软组织肉瘤最常见的远处转移器官是肺
  ◎ 为分期诊断提供帮助
- ECT
  ◎ 可发现软组织肉瘤骨转移

4. 软组织肉瘤的病理

- 穿刺活检：最好由术者或第一助手来完成。穿刺点应在未来切口线上，便于手术切除。穿刺道要经过肌肉，不要经过肌肉间隙
- 切开活检：穿刺活检不能明确诊断，需明确诊断的患者
- 切除活检：病灶小；肿瘤为良性肿瘤的可能性很大；即使术后病理报告为恶性肿瘤，也能行扩大切除术，以达到广泛切除的外科边界，从而不影响预后
- 活检原则：活检部位的选择应以手术时需要再切除的组织最少为原则
  ◎ 不要横行切口、暴露主要的神经血管束、出血以及肿瘤组织污染邻近组织
  ◎ 切开活检所得之标本应常规行冰冻切片
  ◎ 止血，避免使用引流
  ◎ 切除活检
  ◎ 影像学检查后进行活检
  ◎ 活检也不应作为决定是否转诊的依据

5. 软组织肉瘤的诊断原则

- 临床、影像、病理三结合原则

6. 软组织肉瘤的诊断

- 病名诊断
- 分期诊断（肺部检查和区域淋巴结检查）

三、鉴别诊断

- 软组织转移癌
  ◎ 发病率低
  ◎ 原发灶：肺癌、肾癌多见
  ◎ 临床可表现为：有压痛的软组织肿块
  ◎ 手术治疗是最主要的治疗手段
- 积水潭医院的资料
  ◎ 2002—2011年我科治疗7例骨骼肌转移癌
  ◎ 男5例，女2例
  ◎ 年龄46～76岁，平均63岁
  ◎ 5例有癌症病史，2例原发灶不明
  ◎ 7例患者中5例患者的软组织肿块伴有疼痛
  ◎ 6例患者手术治疗
  ◎ 预后差（3～19个月后死亡）

四、软组织肉瘤的治疗

1. 手术

- 手术是软组织肉瘤最主要的治疗手段
- Enneking的外科边界
  - ◎ 根治切除—间室外切除
  - ◎ 广泛切除—通过正常组织
  - ◎ 边缘切除—通过反应区
  - ◎ 囊内切除—通过肿瘤
- Enneking边界理论的不足
  - ◎ 原则性好
  - ◎ 但实际操作困难（尤其是根治性切除和广泛性切除边界）
- 日本骨科协会外科边界评价系统（1989年）
  - ◎ 治愈性广泛切除：切缘距反应区的距离在5cm以上
  - ◎ 广泛切除：切缘经过正常组织，但距反应区的距离小于5cm
  - ◎ 边缘切除：切缘经过反应区
  - ◎ 囊内切除：切缘经过肿瘤
- 屏障的量化方法
  - ◎ 屏障分为厚屏障和薄屏障
  - ◎ 厚屏障为厚的膜性组织，不透明，如关节囊、儿童的骨膜、髂胫束等，等同于3cm正常组织
  - ◎ 薄屏障为薄的膜性组织，透明，通过它可看见下面的组织，如肌膜、血管外膜、成人骨膜等，等同于2cm的正常组织
  - ◎ 关节软骨等同于5cm正常组织
- 边界的量化方法
  - ◎ 切缘距反应区在几毫米至1cm记为1cm，1～2cm记为2cm，依次类推
  - ◎ 从而可以量化广泛切除的边界为W1、W2、W3、W4、W5等
- 软组织肉瘤所需的安全边界
  - ◎ 对于高恶的软组织肉瘤
    - • 如果无术前治疗或治疗无效，所需的安全边界应该在W3以上
    - • 如果术前治疗有效，W2的外科边界是允许的
  - ◎ 对于低度恶性的软组织肉瘤：W1以上的外科边界
  - ◎ 对于复发的恶性肿瘤，不管是低度恶性肿瘤还是高度恶性肿瘤，需要治愈性外科边界
- 软组织肉瘤的术前计划
  - ◎ 根据MRI确定病变的范围
  - ◎ 然后确定手术范围
  - ◎ 术后分析标本是否达到术前的设计
- 软组织肉瘤无计划切除的治疗原则
  - ◎ 复习以前的影像学资料及手术记录
  - ◎ 行MRI检查
  - ◎ 术前制订的手术计划

- 软组织肉瘤无计划切除对预后的影响
  - ◎有研究显示，对于软组织肉瘤，如果术前没有明确诊断而盲目切除，肿瘤残留的发生率很高
  - ◎因此，如果出现上述情况，患者应至专业的肉瘤治疗中心，进行再次手术切除，手术边界应达到广泛切除，并应用辅助治疗，以最大限度减少局部复发
- 软组织肉瘤术前计划时易犯的错误
  - ◎有时软组织肉瘤会沿深筋膜蔓延，术前计划时一定要考虑到，否则会局部复发

2. 化疗

- 软组织肉瘤是否化疗争议较大
- 术前一般不化疗（除非对化疗特别敏感的肉瘤）
- 化疗指征
  - ◎高度恶性
  - ◎位置深在
  - ◎最大径大于5cm
  - ◎肺转移
- 常用化疗药物
  - ◎阿霉素
  - ◎异环磷酰胺
  - ◎氮烯咪胺

3. 放疗

- 提高局部治愈率的有效辅助治疗方法
- 单独的放疗治疗对于拒绝手术或不能耐受手术的肢体肿瘤的患者是有效的
- 术前放疗的优点
  - ◎放射野变小
  - ◎反应区无菌化，放疗可使肿瘤包被变薄
  - ◎避免手术野的污染
  - ◎避免降低由于手术带来的放射治疗敏感性下降
  - ◎早期多重治疗可能给患者带来的最大益处
- 术后放疗的优点
  - ◎避免伤口并发症
  - ◎在特定情况下，如果手术边界阴性，可不再加放疗
  - ◎手术治疗不被延误
  - ◎不会干扰病理诊断
- 放疗并发症
  - ◎放疗性皮炎
  - ◎放疗后肉瘤
    - •2004—2010年我科共收治7例
    - •女性5例，男性2例
    - •发病部位：骨内5例 ；软组织2例
    - •原发肿瘤：乳腺癌5例；淋巴瘤2例
- 放疗后肉瘤的诊断标准
  - ◎发病骨有放疗史

◎ 病理证实放疗野内新生恶性肿瘤
◎ 一个相对长的无症状期，至少5年
◎ 既往病史与新生的继发肿瘤无关

五、软组织肉瘤的随访

- 高度恶性肉瘤通常在术后2～3年内复发
- 低度恶性肿瘤则较晚
- 软组织肉瘤远隔转移通常发生在肺
- MRI检测局部有无复发
- 胸部CT检测肺部有无转移
- 术后2年内每3个月一次
- 术后第3年每4个月一次
- 后第4～5年每6个月一次
- 5年以后，每年一次

（杨发军）

10 脊柱、骶骨肿瘤的治疗

I. 脊柱肿瘤

一、脊柱良性肿瘤

- 常见
  - ◎ 血管瘤（椎体）
  - ◎ 动脉瘤样骨囊肿（附件）
  - ◎ 嗜酸细胞肉芽肿（椎体）
  - ◎ 骨样骨瘤与骨母细胞瘤（附件）
- 少见
  - ◎ 骨软骨瘤
  - ◎ 软骨瘤
  - ◎ 纤维异常增殖症
- 骨巨细胞瘤

（一） 血管瘤（图6-10-1～图6-10-6）

- 血管瘤是脊柱最常见的良性肿瘤。大部分椎体血管瘤没有症状，或仅表现为偶发的局部疼痛。多为就诊其他疾病时偶然发现。椎体血管瘤进展极其缓慢或不进展。如果椎体血管瘤完全位于椎体中，且对椎体强度没有造成过多的影响，则不需治疗，仅随诊观察
- 如若椎体强度受血管瘤的影响，明显减弱，可行椎体成形术。骨水泥进入椎体的骨小梁间隙中，既起到栓塞止血的作用，又增加了椎体的骨强度
- 少部分血管瘤对椎体破坏严重，甚至发生压缩骨折。肿瘤出到椎体外，进入椎管压迫脊髓或神经根，则需行手术减压，切除肿瘤，并进行相应的椎体骨水泥填充，以及相应的内固定
- 椎体血管瘤手术时出血较多。术前行血管栓塞可有效减少出血，也可作为一种独立的治疗，减缓临床症状，阻碍病灶发展

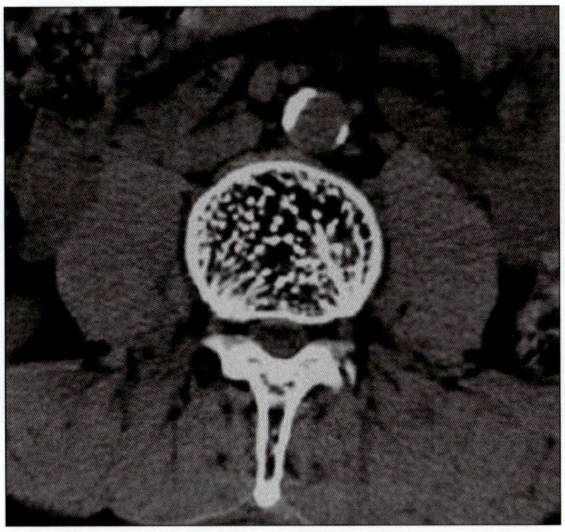

图6-10-1 椎体血管瘤

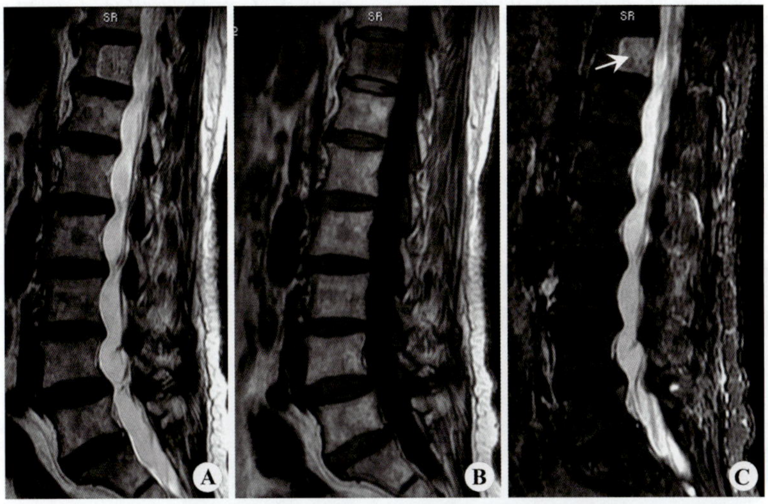

图6-10-2 血管瘤的MRI

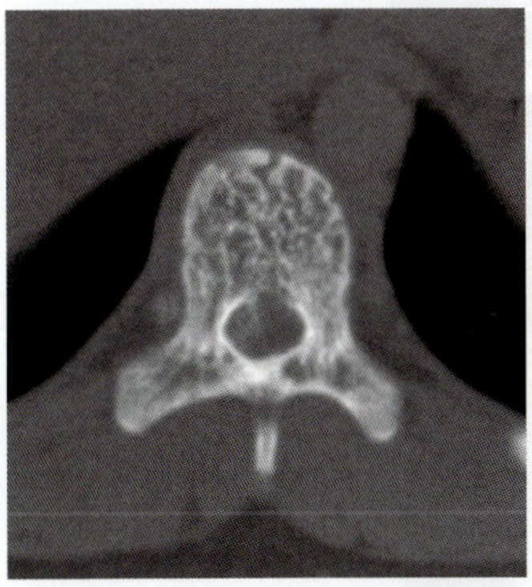

图6-10-3 男性，15岁，胸椎血管瘤，脊髓受压

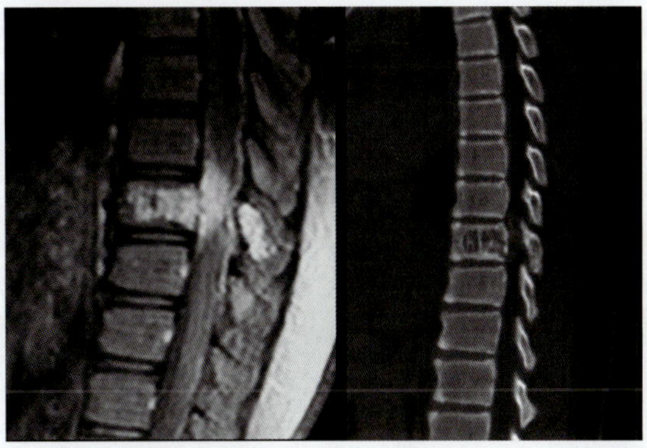

图6-10-4 椎管受压更加明显

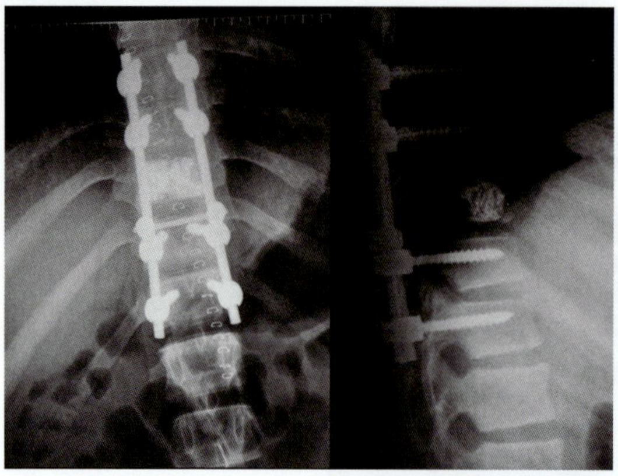

图6-10-5 行后路减压，肿瘤切除，椎体骨水泥注入，椎弓根钉固定

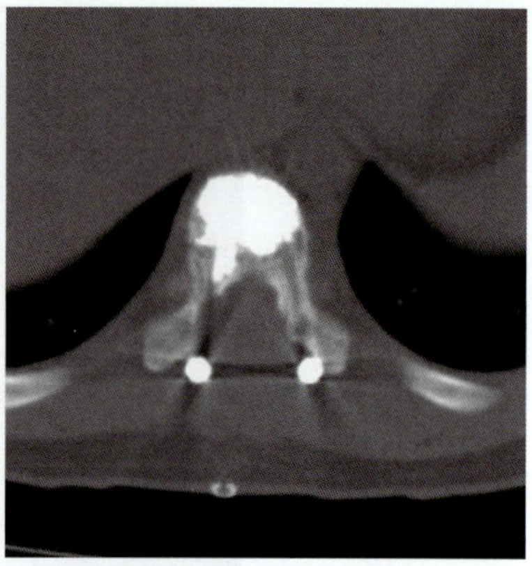

图6-10-6 术后CT影像

（二）动脉瘤样骨囊肿（图6-10-7～图6-10-8）

- 动脉瘤样骨囊肿在脊柱较为多见。它一般发生在脊柱的附件中，呈膨胀性的骨破坏，皮质变薄，边缘清晰。椎体则极为少见
- 脊柱的动脉瘤样骨囊肿虽可手术切除，但近年来，人们希望通过更加安全、有效的方法来控制这种疾病，使其不再进展，增加骨质强度，缩小囊腔。这些方法包括：应用激素囊腔内注射刺激新骨形成。通过选择性动脉栓塞的方法来阻断囊肿的营养

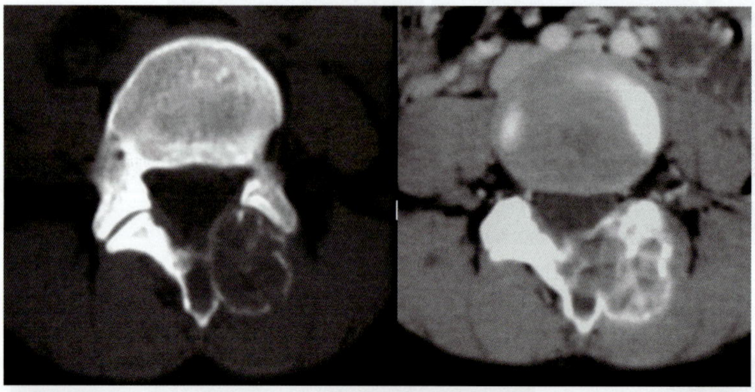

图6-10-7 椎板动脉瘤样骨囊肿

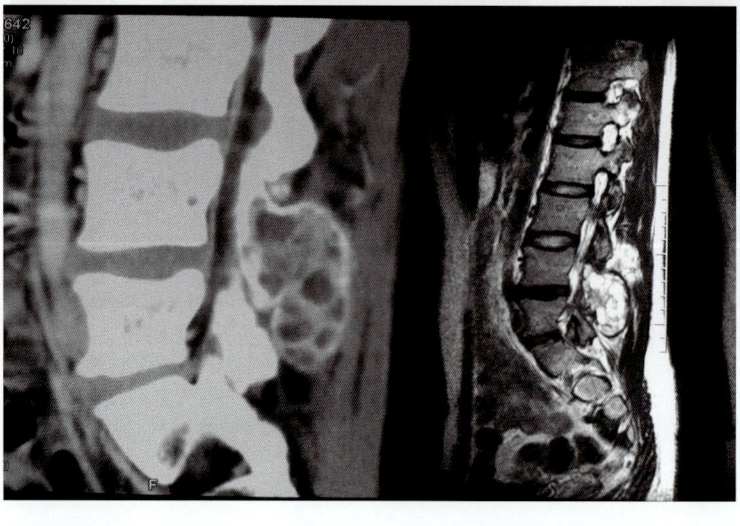

图6-10-8 侧位

血管，促进其成熟和骨化

- 当然，对于有神经压迫，造成神经症状者，外科手术是必要的

（三）嗜酸细胞肉芽肿（图6-10-9）

- 嗜酸性肉芽肿是组织细胞增多症-X中症状最轻微的一种。年轻人发病，可单发也可多发，不同部位在不同时间相继发病。脊柱椎体常受累
- 影像上最大的特点是易形成扁平椎。病变早期只是溶骨性改变，随后较快发生压缩性骨折，完全塌陷
- 影像表现与临床症状不相符是本病的另一个特点。影像上已经表现扁平椎，压缩骨折，而临床症状轻微
- 该病为自限性疾病，最终可自行缓解，但发病时造成的功能损害无可恢复。治疗的意义在于尽可能挽救或减轻功能损害
- 当影响功能时，才需要治疗。治疗除刮除病变并植骨重建外，局部激素治疗也常被认为有效

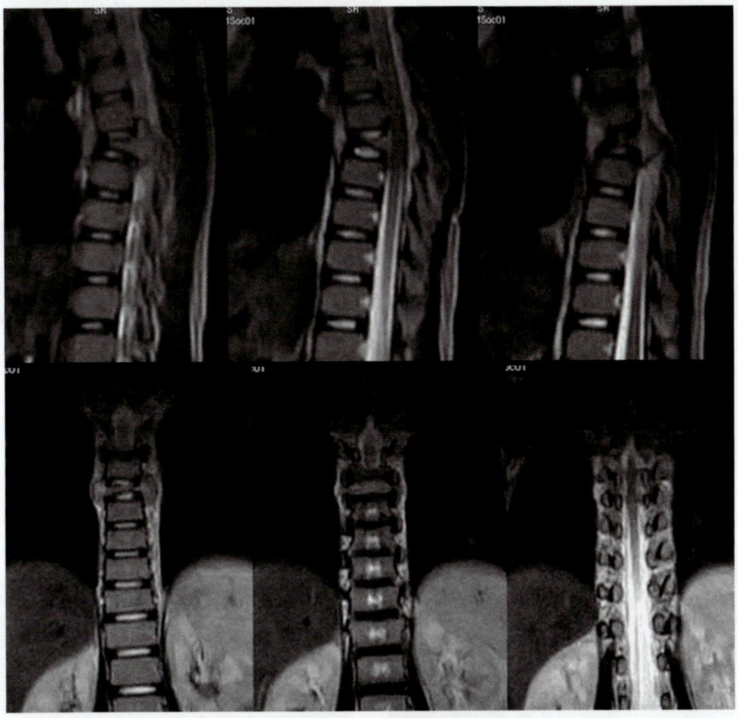

图6-10-9　嗜酸性肉芽肿导致的扁平椎

（四）骨样骨瘤与骨母细胞瘤（图6-10-10、图6-10-11）

- 这两种肿瘤多发生在脊椎附件上。骨样骨瘤症状明显，但影像隐匿，而骨母细胞瘤主要为局部钝痛，影像上因体积明显大于骨样骨瘤而易于被发现
- 骨母细胞瘤可行刮除手术，但相邻骨壳需磨钻打磨并做其他相应处理，否则复发率较高
- 骨样骨瘤手术治疗的主要困难为定位。近年来，骨科导航技术的应用使得这一问题迎刃而解，小切口的精准治疗成为可能

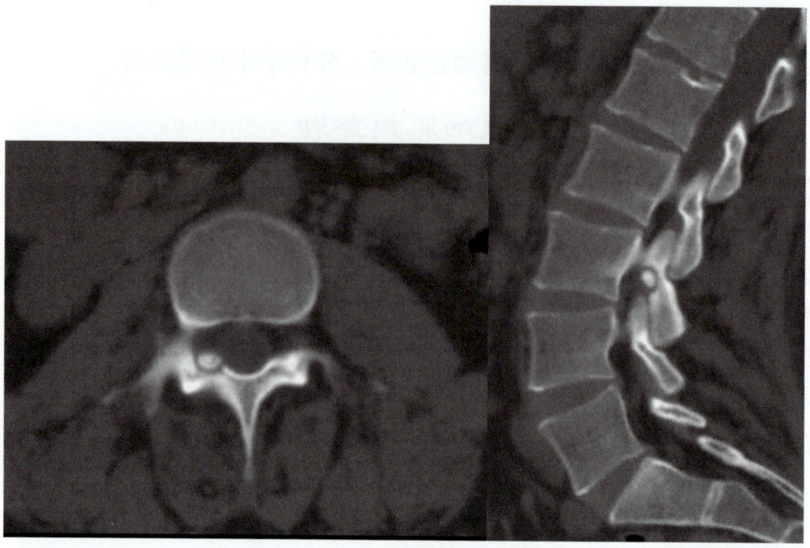

图6-10-10 椎板的骨样骨瘤

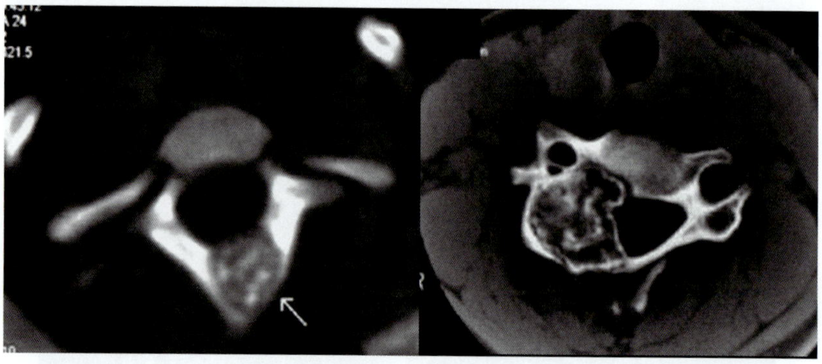

图6-10-11 二例骨母细胞瘤

（五）其他良性肿瘤（图6-10-12、图6-10-13）

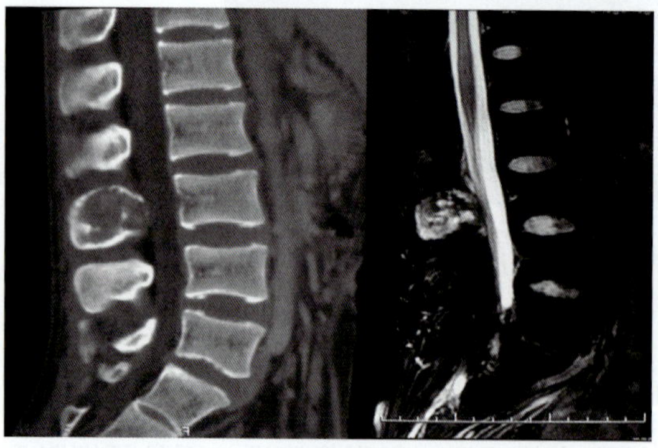

图6-10-12 腰椎棘突纤维异常增殖症

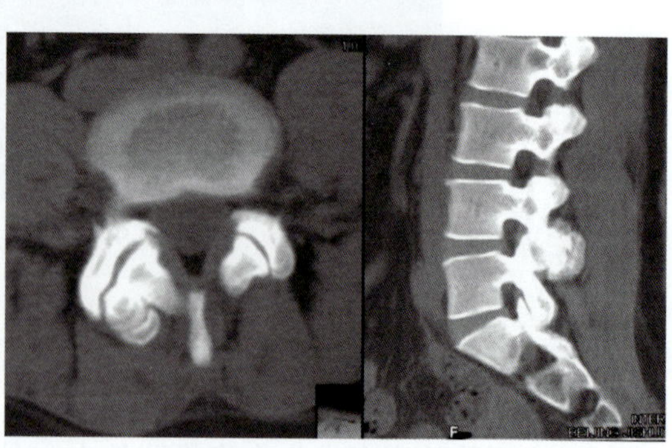

图6-10-13 小关节骨软骨瘤

（六）骨巨细胞瘤（图6-10-14）

- 局部侵袭性较强的良性肿瘤，发生于脊柱者占全部骨巨细胞瘤的1.4%～9.4%
- 合并神经压迫（35%～42%）

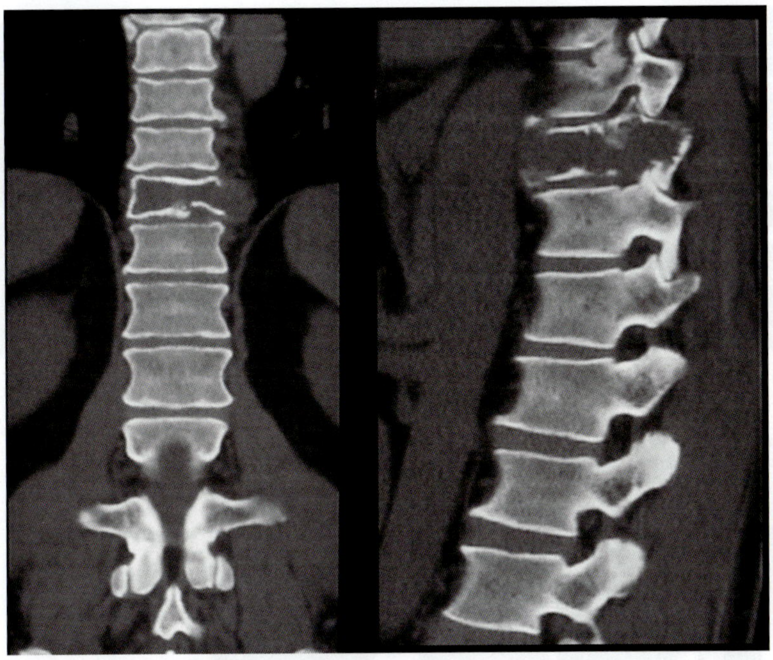

图6-10-14 胸10椎体、附件骨巨细胞瘤

- 复发率较肢体偏高（22%～42%）
- 患者存活时间较长

（七）手术治疗方式

1. 椎体成形术
- 适应证
  - ◎ 椎体压缩骨折
  - ◎ 椎体血管瘤
  - ◎ 椎体转移瘤（多发）

2. 脊柱骨巨细胞瘤手术方式（图6-10-15～图6-10-19）
- 刮除术（切刮术）：单纯囊内刮除复发率较高，接近50%
- 分块切除，磨钻及化学制剂处理腔面：复发率较单纯刮除明显下降
- 全椎切除术（TES）：适应证较窄，高选择性，操作复杂，风险大

二、脊柱恶性肿瘤

（一）原发恶性肿瘤

1. 概述
- 脊柱原发恶性实体肿瘤较肢体、骨盆要少见得多。病史短，症状重
- 主要是软骨肉瘤、骨肉瘤、Ewing肉瘤等（图6-10-20、图6-10-21）。软骨肉瘤相对病史较长
- 治疗效果差：广泛的外科边界很难达到，复发率较高
- 大块切除（en bloc）：指肿瘤与其周围连带的正常组织整块地被切除。整块切除并不一定是将肿瘤完全切除（广泛切除，wide），它仍然可以是部分处于病变内的囊

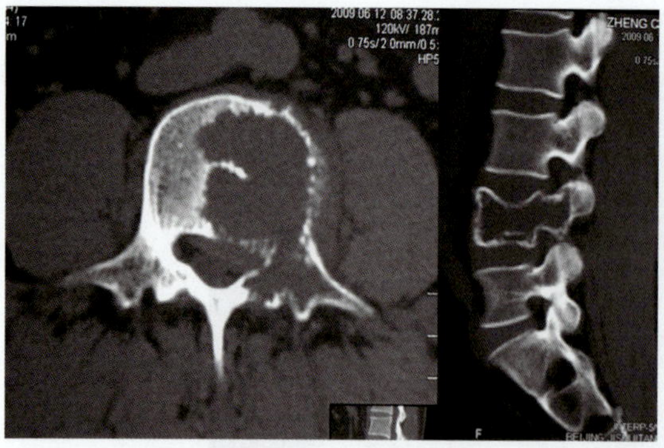

图6-10-15 腰4骨巨细胞瘤

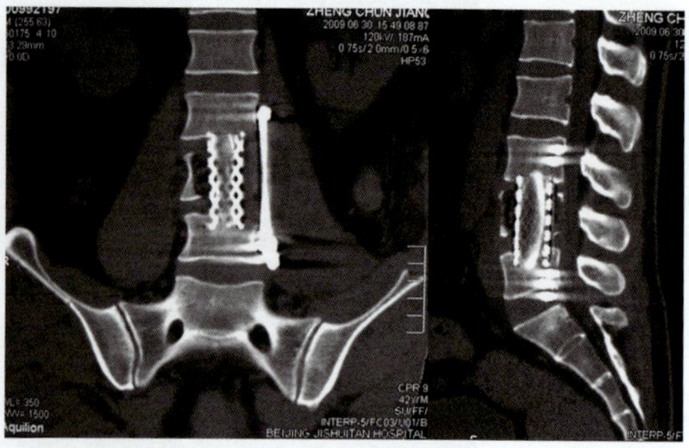

图6-10-16 前路切刮，钛网植骨，前方内固定

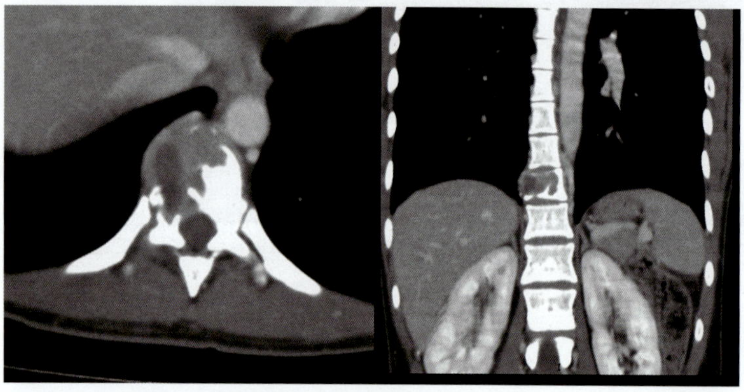

图6-10-17 胸9骨巨细胞瘤

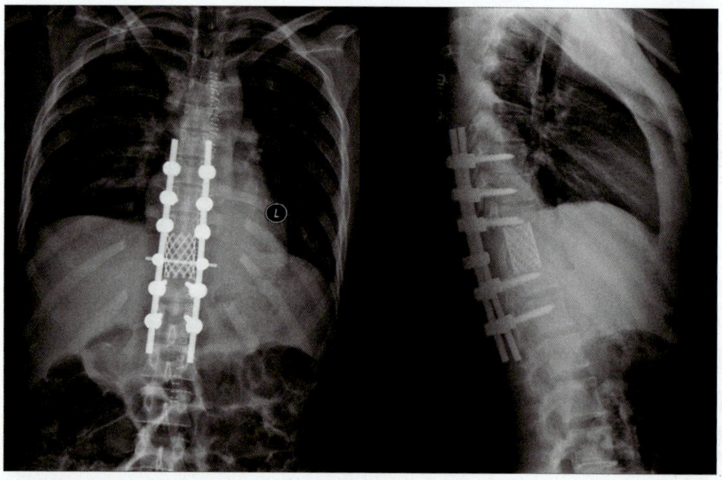

图6-10-18 全椎体切除术

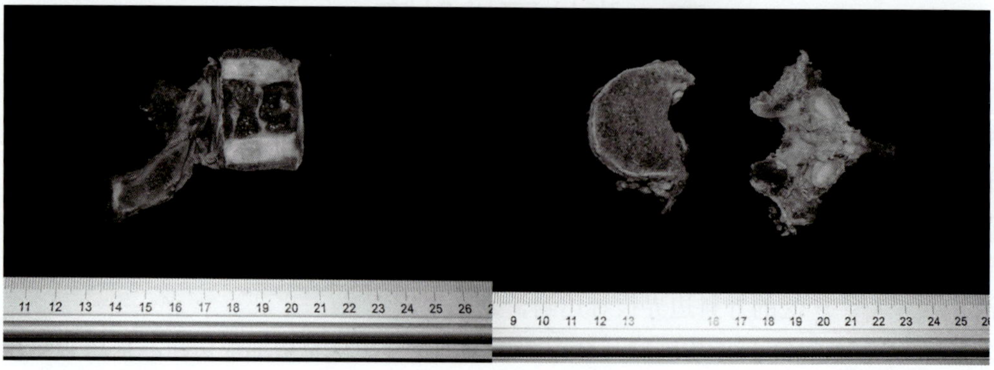

图6-10-19 术后标本

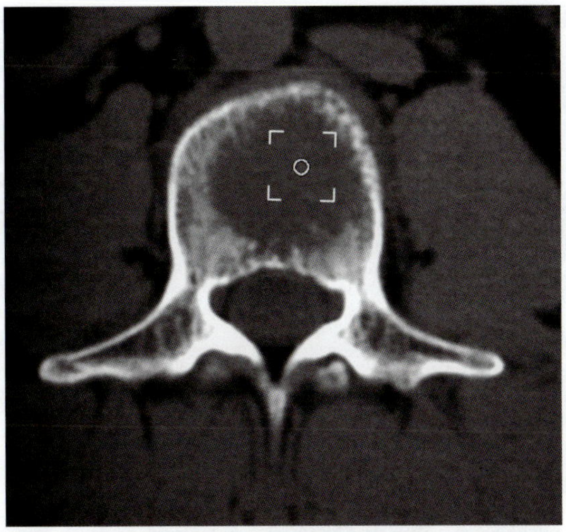

图6-10-20 腰3 Ewing肉瘤

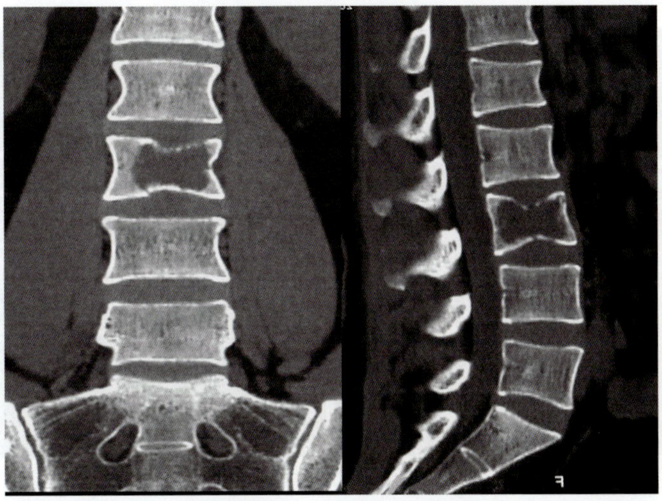

图6-10-21 腰3 Ewing肉瘤

内切除（intralesional），或仅沿假包膜周围的边缘切除（ marginal)

- 彻底切除：指整块切除肿瘤与肿瘤发生所在间室。这对脊柱肿瘤非常不易实现，因为椎管内的脊髓是不能切除的，所以真正意义上的彻底切除在脊柱肿瘤的治疗中是不易实现的
- 全脊椎切除：解剖学上的全脊椎切除，并不正对肿瘤学意义上的广泛切除

2. 鉴别诊断

- 结核（图6-10-22、图6-10-23）
- 压缩骨折（图6-10-24）

在鉴别外伤性压缩骨折和肿瘤性病理骨折时，我们更希望应用CT扫描。外伤性骨折虽有椎体的碎裂，但不会存在像病理骨折那样的片状溶骨区域（肿瘤破坏区域）。

3. 脊柱肿瘤穿刺活检

- 穿刺活检对于明确肿瘤性质，避免误诊误治的意义已经得到公认
- 因肿瘤的良恶性不同，手术所要达到的外科边界也不同，术前是否进行放化疗亦有不同

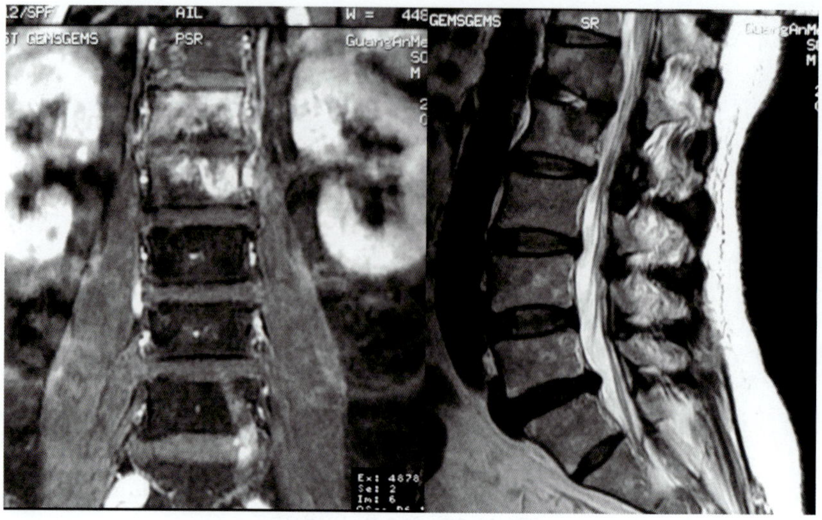

图6-10-22 腰椎结核

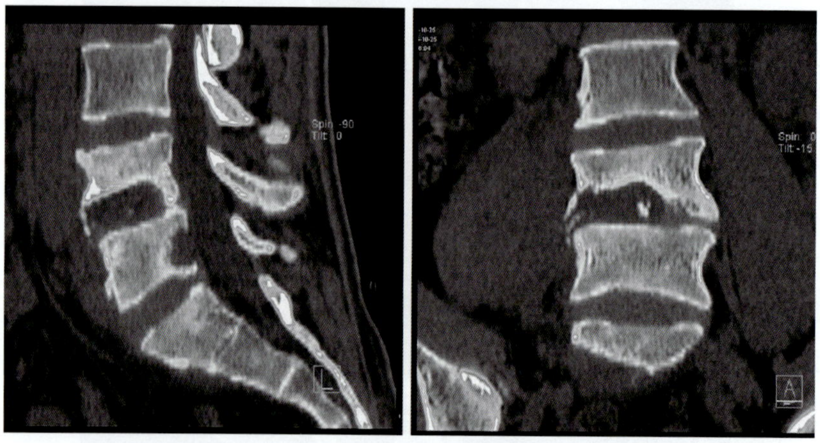

图6-10-23 腰椎结核

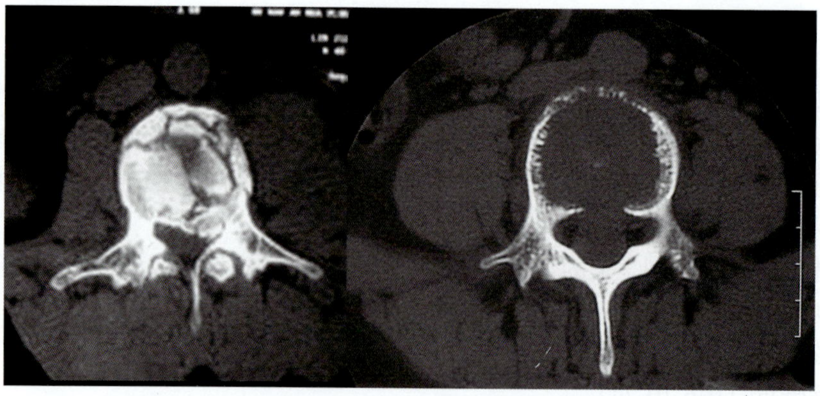

图6-10-24 外伤性压缩骨折和肿瘤性病理骨折的鉴别

- 对于脊柱病灶，我们更主张CT引导下的穿刺活检。在CT确认穿刺针已插入病灶后，拔除枕芯，取得组织块（图6-10-25）

4. 脊柱肿瘤外科分期：WBB(Weinstein-Boriani-Biagini)分期（1991年），根据肿瘤的

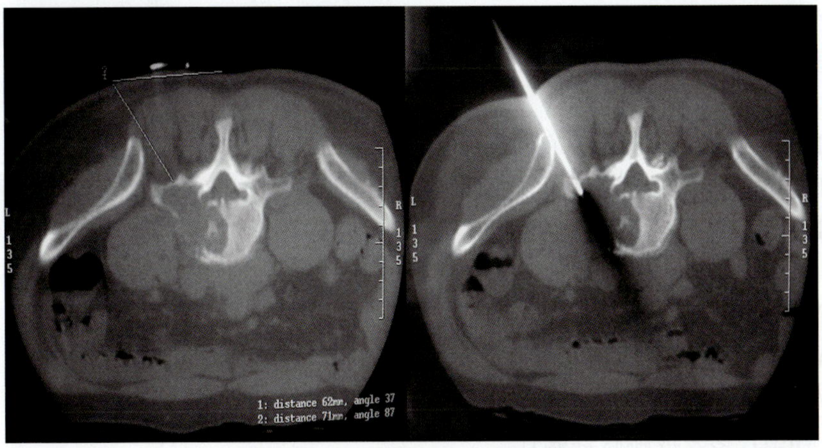

图6-10-25 CT引导下穿刺活检

空间位置和范围，制订手术方案。

（1）按照 X 线片、CT 、MRI 影像，把椎体水平断面分为 12 个放射状的区域

（2）在水平断面上由外层向内层分为 A 、B 、C 、D 、E 5 层。

（3）纵向侵及节段。

- 12个放射状区
  - ◎ 4 ～ 9 区为前部结构
  - ◎ 1 ～ 3 区和10～12区为后部结构

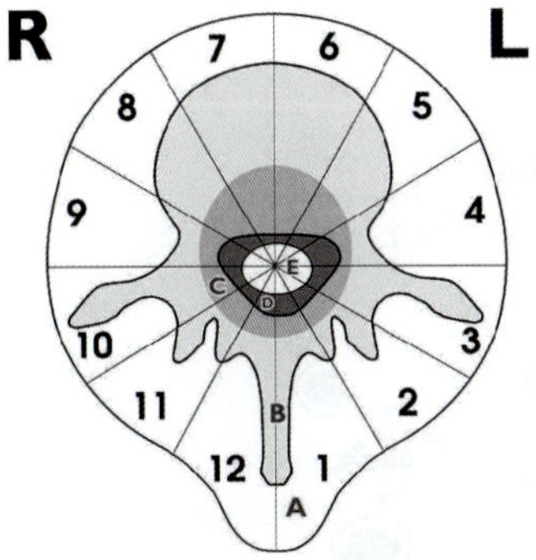

- 5个深浅层
  - ◎ A（骨外软组织）
  - ◎ B（骨性结构的浅层）
  - ◎ C（骨性结构的深层）
  - ◎ D（椎管内硬膜外部分）
  - ◎ E（硬膜内部分）
- 纵向节段

5. 脊柱肿瘤外科分期：Tomita分期

- 按解剖学分为五区
  - ◎ 椎体区（1区）
  - ◎ 椎弓根区（2区）
  - ◎ 椎板、横突和棘突区（3区）
  - ◎ 椎管内硬膜外区（4区）

◎椎旁区（5区）

- 按病灶受累顺序及范围分为三类七型
  - ◎A, 病变局限在椎骨质内
    - Ⅰ型：单纯前部或后部的原位病灶（1或2或3）
    - Ⅱ型：前部或后部病灶累及椎弓根（1+2或3+2）
    - Ⅲ型：前部、后部及椎弓根均受累（1+2+3）
  - ◎B, 病变累及椎骨外
    - Ⅳ型：累及蛛网膜下腔（任何部位+4）
    - Ⅴ型：累及椎旁（任何部位+5）
    - Ⅵ型：累及相邻脊椎
  - ◎M, Ⅶ型：多发或跳跃性病灶
  - ◎ Ⅰ～Ⅲ型属间室内
  - ◎Ⅳ～Ⅵ型属间室外
  - ◎Ⅶ型为多发或跳跃性病灶

6. 脊柱肿瘤的Enneking外科边界

- Enneking外科边界
  - ◎病灶内、边缘、广泛、根治
- 脊柱肿瘤所能达到的外科边界
  - ◎病灶内、污染边缘、边缘（广泛）
- Enneking外科边界
  - ◎最初不包括脊柱肿瘤和转移性肿瘤

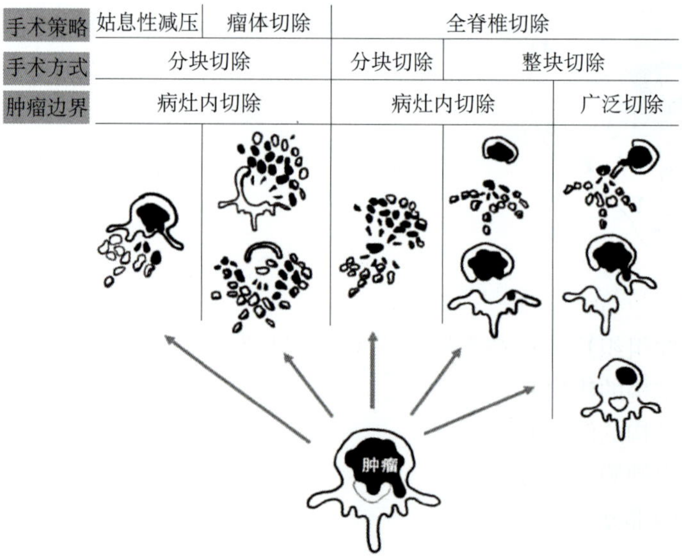

7. 脊柱肿瘤手术方式与肿瘤边界

- 刮除（curettage）：进入肿瘤腔内的手术，残留有肿瘤包壳壁上的肿瘤组织。为囊内手术（intralesional）。即便是将包壳壁完全地用磨钻磨净，也仅能做到污染的边缘手术
- 整块切除（en bloc）：指肿瘤与其周围连带的正常组织整块地被切除。整块切除并不

一定是将肿瘤完全切除，切除后的外科边界可以为囊内、边缘，广泛切除极为少见

- 减轻症状（palliation）的手术：是指椎管减压，维持脊柱稳定等操作，实施这种手术时，肿瘤切除与否不是主要目的，旨在减轻疼痛，稳定脊柱，防止截瘫发生
- 全椎体切除（vertebrectomy，spondylectomy），指切除一个椎体的所有部分，是现今在解剖学意义上的最大范围的肿瘤切除。至于是否能够达到恶性肿瘤所要求的广泛切除，还要依具体病例个案而定

8. 全脊椎切除（Total en bloc spondylectomy，TES）

- Tomita：1994年，单纯后路全脊椎切除，包括
  - ◎ 整块切除椎板
  - ◎ 椎体整块移除
- 适应证
  - ◎ 脊柱原发恶性肿瘤
  - ◎ 良性侵袭性肿瘤（骨巨细胞瘤）
  - ◎ 部分转移瘤和造血系统肿瘤
- 局限性
  - ◎ 极少数广泛
  - ◎ 少数边缘
  - ◎ 大多数污染边缘

9. 全脊椎切除（TES）手术过程

- 病例：胸10椎体骨巨细胞瘤（图6-10-26、图6-10-27）
- 操作步骤（图6-10-28～图6-10-32）

（1）正后方显露。病椎上下两椎体打好椎弓根钉。病椎及上下各一椎体两侧骨下剥离后，各去除一段肋骨，以方便双手进入剥离胸膜。胸膜剥离至椎体前方，双手交汇，放入隔板将前后隔开。

（2）分离开病椎上下关节突，线锯套入病椎的双侧椎弓根，分别锯断，将后侧附件轻轻提起移开。

（3）安装一侧的金属棒并固定。在病椎上下间盘外将椎体截断，轻轻将病椎自金属棒对侧转出。

（4）将对侧金属棒安装上。选择合适粗细的钛网，截取相应的长度，取自体骨剪碎后填充其中，将钛网放置在前方椎体位置上。

（5）位置满意后，以金属棒为滑轨加压，至前方钛网牢固后即可。

（6）术后标本（图6-10-33、图6-10-34）。

（7）术后影像（图6-10-35、图6-10-36）。

10. 全脊椎切除（TES）并发症

- 脊髓损伤
- 神经根损伤
- 脑脊液漏
- 气胸
- 内固定失效

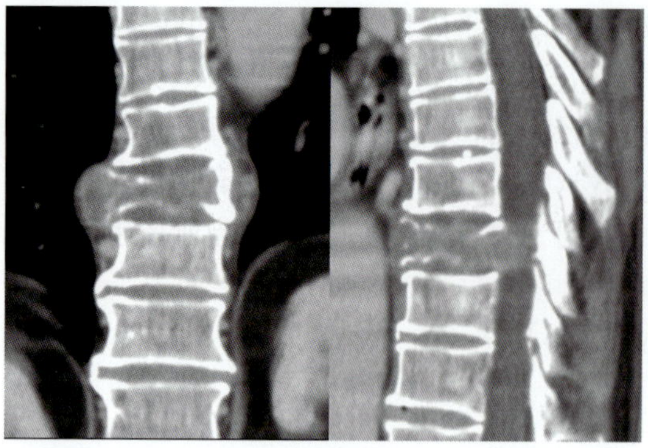

图6-10-26 胸10椎体骨巨细胞瘤

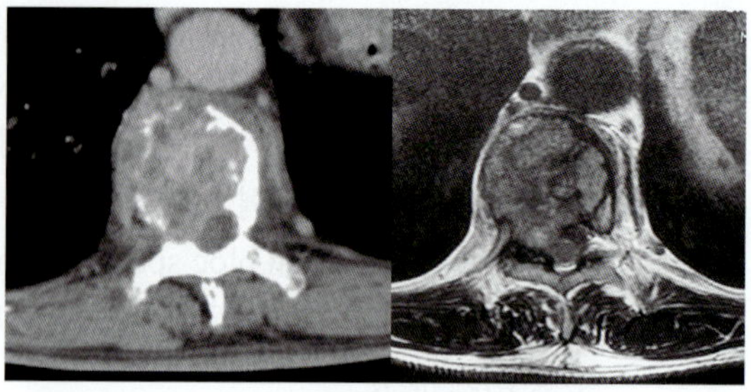

图6-10-27 胸10椎体骨巨细胞瘤

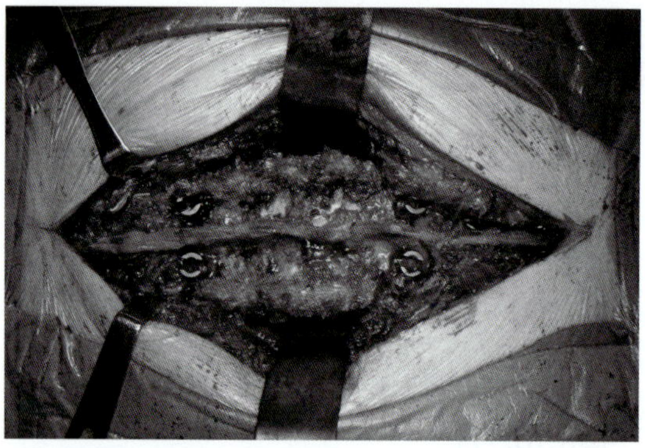

图6-10-28 胸膜剥离至椎体前方，双手交汇，放入隔板将前后隔开

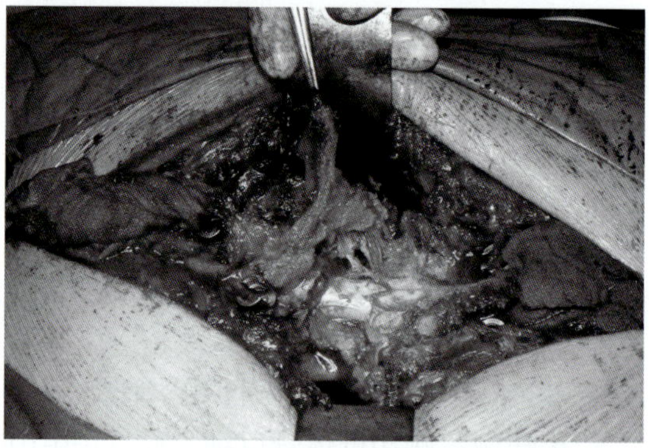

图6-10-29 显示提起的附件，和裸露的硬膜

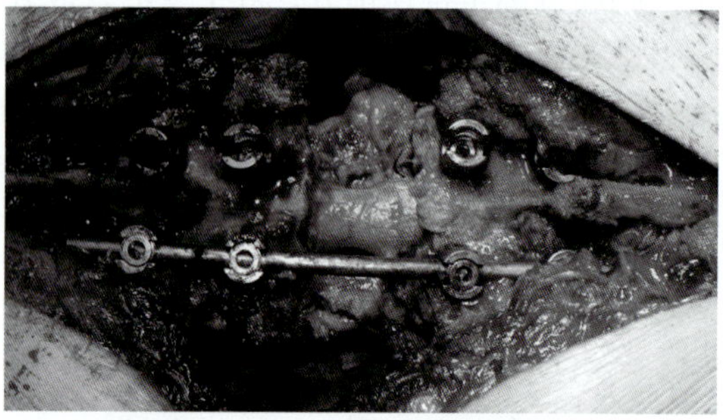

图6-10-30 安装一侧的金属棒并固定

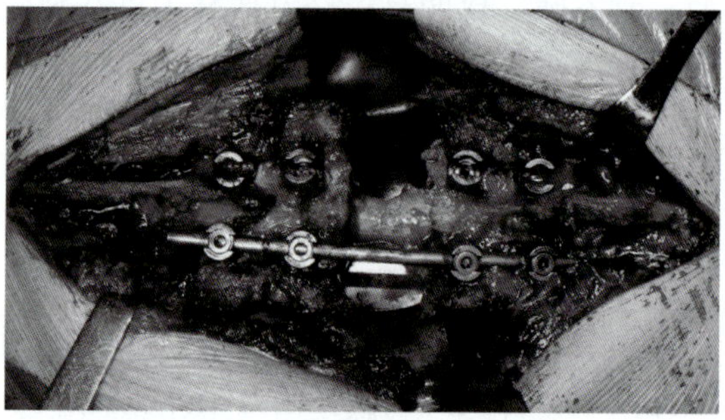

图6-10-31 将椎体转出后遗留的空间

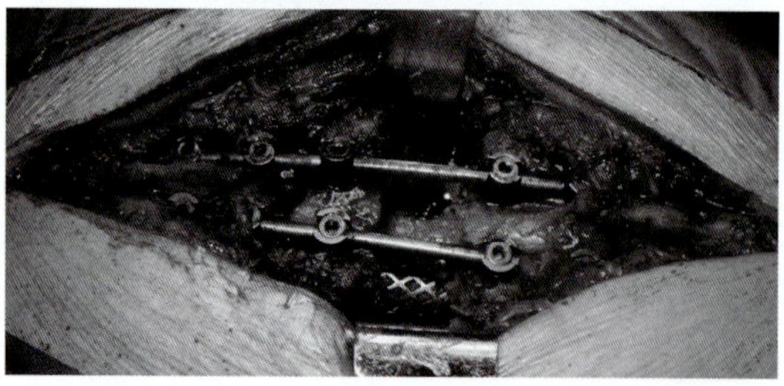

图6-10-32 安装对侧金属棒和前方放置钛网

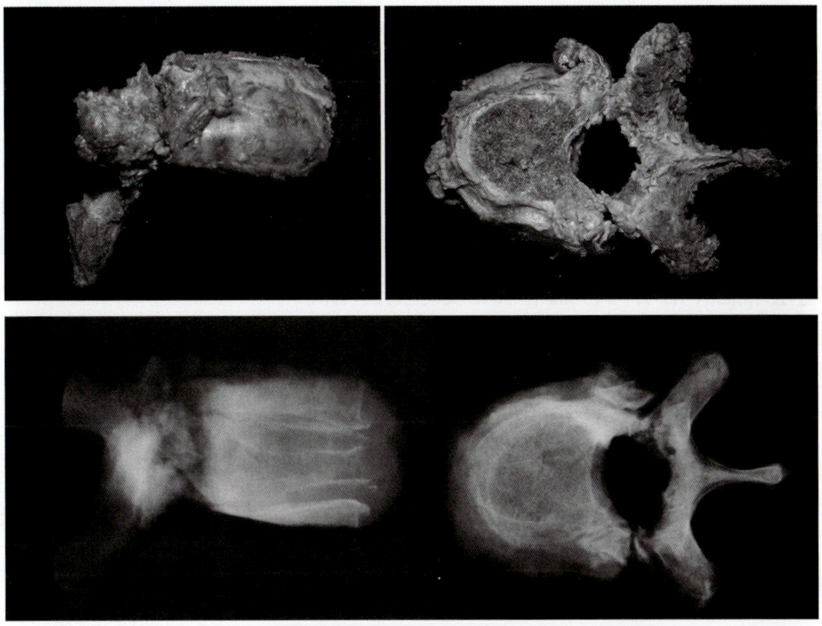

图6-10-33 术后标本和影像

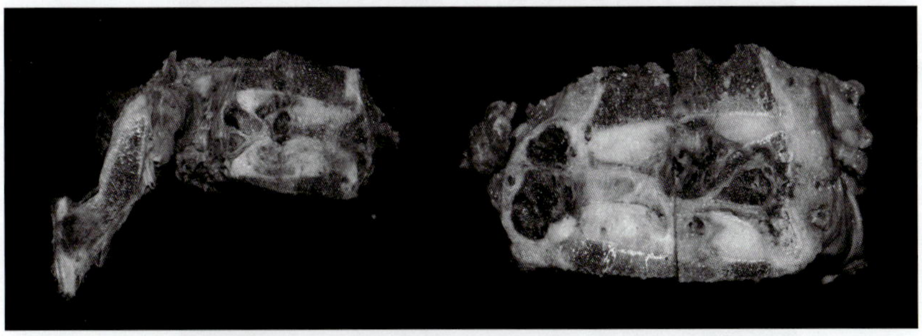

图6-10-34 标本剖开，显示肿瘤切除完整

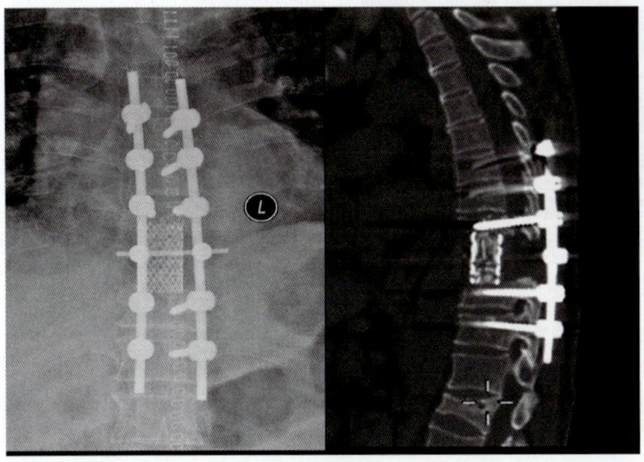

图6-10-35 术后X线片和CT重建

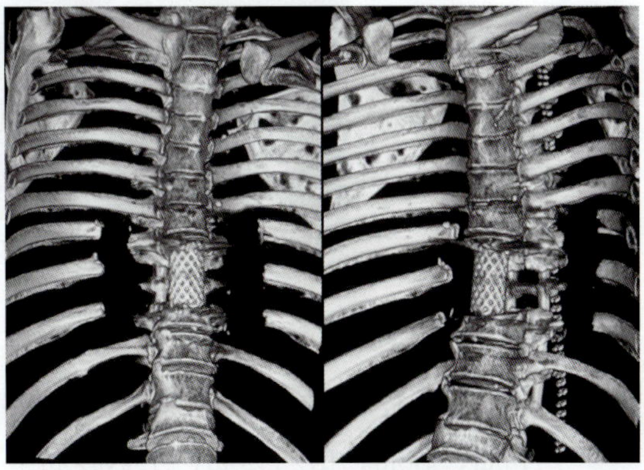

图6-10-36 CT重建显示术后结构

（二）骨髓造血系统肿瘤

1. 浆细胞骨髓瘤
- 浆细胞瘤（单发骨髓瘤）
  - ◎骨髓穿刺正常，血免疫球蛋白正常
  - ◎手术切除肿瘤，术后放化疗
- 多发骨髓瘤（图6-10-37）
  - ◎骨髓浆细胞异常增高，血单项免疫球蛋白增高
  - ◎化疗放疗为主，手术治疗为辅
- 单发骨髓瘤大部分转变为多发

2. 骨淋巴瘤（图6-10-38、图6-10-39）
- 结外型淋巴瘤一种
- 多发骨破坏，可有（无）淋巴结肿大
- 病灶或淋巴结活检明确诊断
- 化疗放疗为主，手术治疗为辅

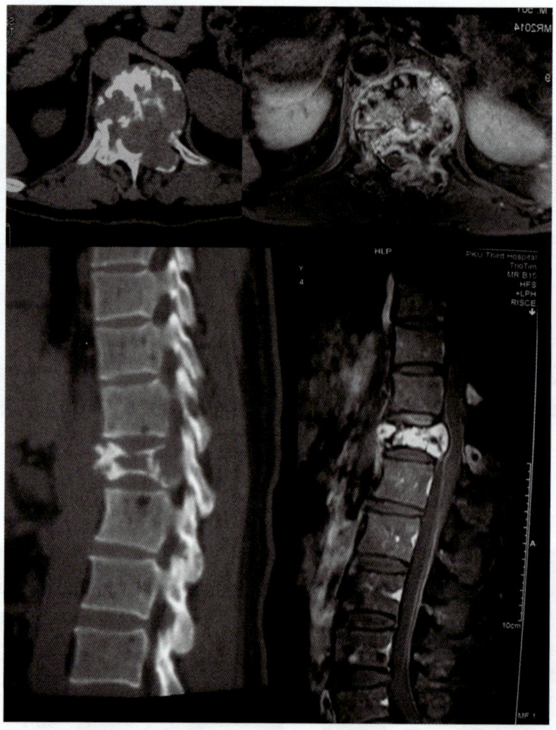

图6-10-37 CT、MRI显示胸椎多发性骨髓瘤

（三）骨转移瘤

1. 易发生脊柱转移的肿瘤
- 乳癌、肺癌、前列腺癌、甲状腺癌

2. 临床过程
- 疼痛进行性加重
- 胸椎症状早于腰椎
- 胸椎压迫根性痛——束带痛
- 感觉运动障碍，大小便障碍，不全截瘫，完全截瘫

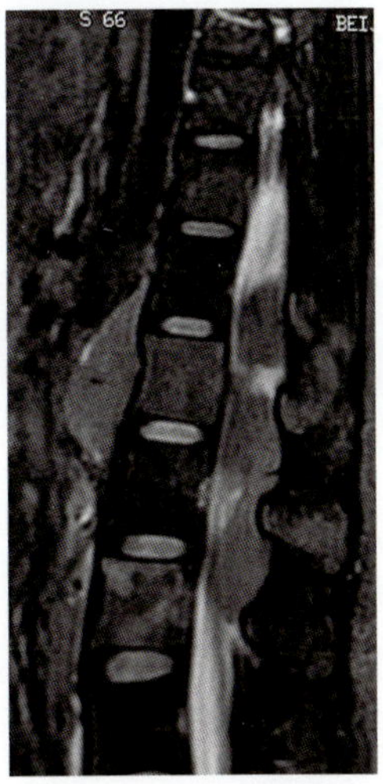

图6-10-38 多节段的淋巴瘤

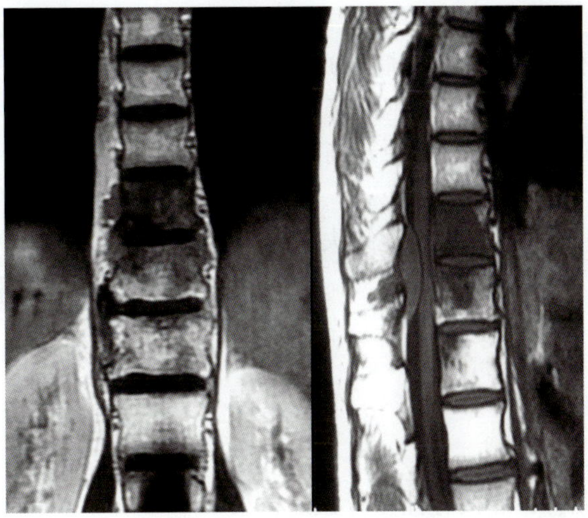

图6-10-39 多节段的淋巴瘤

3. 脊柱转移瘤症状产生原因

- 骨破坏
- 不稳定
- 脊髓受压

4. 脊柱转移瘤治疗方法

- 放疗
  - ◎多发
  - ◎稳定性尚可
  - ◎无神经压迫
- 骨水泥椎体成形（PVP）
- 手术治疗
  - ◎肿瘤切除+重建+内固定
  - ◎单纯后路减压（+内固定）

5. 手术目的

- 去除肿瘤
- 解除神经压迫
- 增加脊柱稳定性

6. 脊柱转移瘤与脊柱压缩骨折鉴别

- 不同点
  - ◎平片显示骨破坏区
  - ◎CT 示软组织肿块
  - ◎ECT：点片状浓聚

    压缩骨折易发生在胸腰段

7. 脊柱转移瘤与多发骨髓瘤鉴别

- 相似点
  - ◎中老年，病史数月
  - ◎多发，脊柱为主
  - ◎骨痛，病理骨折，神经症状
  - ◎全身症状，贫血

- ◎ 影像特点相同
- 不同点（多发骨髓瘤）
  - ◎ 可发热，红细胞沉降率快
  - ◎ 免疫球蛋白单项升高
  - ◎ 骨髓象确诊
  - ◎ ECT 大多放射性缺失

Ⅱ. 骶骨肿瘤

一、解剖特点

- 骶骨：连接脊柱和骨盆的桥梁
- 骶神经
  - ◎ 二便功能，性功能，鞍区感觉
  - ◎ 下肢部分感觉运动
- 解剖复杂：骶前静脉丛
  - ◎ 臀上下血管
  - ◎ 盆腔脏器
  - ◎ 骶神经
- 重建困难：承载上半身重量，骶骨后倾。单纯金属固定均不能长久，大块自体骨植骨来源困难

二、骶骨好发肿瘤

- 原发肿瘤
  - ◎ 脊索瘤最为好发，约占骶骨肿瘤总数的一半。其次为骨巨细胞瘤，神经鞘瘤位于第三位
  - ◎ 其他恶性肿瘤如骨肉瘤、Ewing肉瘤；良性肿瘤如动脉瘤样骨囊肿、骨样骨瘤等，虽偶可见，但数量上远不如前三位
- 转移瘤
  - ◎ 转移瘤为转移至骶骨的一组疾病，故而数量上远多于前者。但在脊柱的转移瘤中，骶骨要少于其他节段

三、常见骶骨肿瘤

（一）脊索瘤（图6-10-40、图6-10-41）

- 为胚胎残留的脊索组织发展而成的低度恶性肿瘤。好发于脊椎两端，既颅底与骶骨。脊柱其他节段偶有发病
- 40～60岁的男性患者多见，诊断并不困难。但因起病隐匿，早期症状轻微，故而发现比较困难。因与老年患者的下腰痛症状相似，故被长期误诊者并不少见
- 起病于低位骶骨，可蔓延至全骶骨，以溶骨性破坏为主，位置居中。一般形成较大软组织肿块，向前推挤直肠、膀胱等盆腔脏器

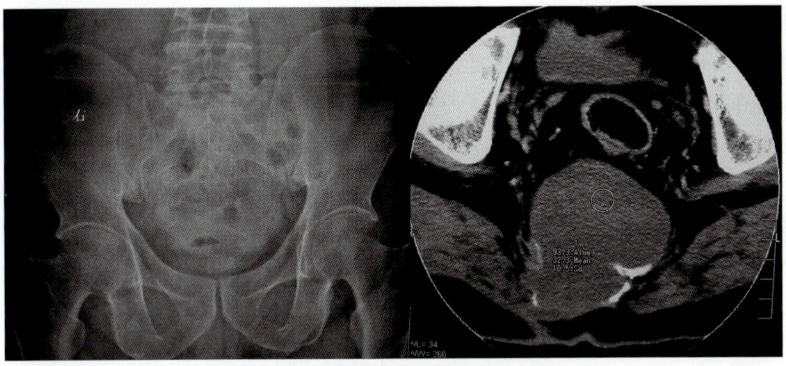

图6-10-40 骶骨脊索瘤，平片与CT

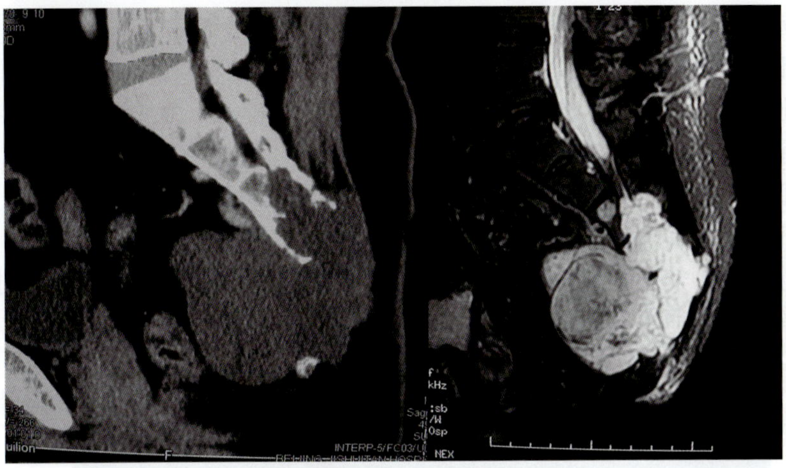

图6-10-41 CT与MRI侧位

- 治疗以手术为主，但手术一般风险较大。本病低度恶性，术后复发率较高。加之部分患者要求保留二便功能的心理，使术中骶神经的处理受到制约，更加大了复发的概率

（二）骨巨细胞瘤（图6-10-42）

- 为仅次于脊索瘤的第二大骶骨好发肿瘤。与脊索瘤不同，骶骨巨细胞瘤往往发生在高位骶骨，即以骶1、2为中心开始骨破坏。骨破坏区常偏于骶骨一侧，溶骨彻底。部分骨巨细胞瘤生长较缓慢，可出现骨壳膨胀改变

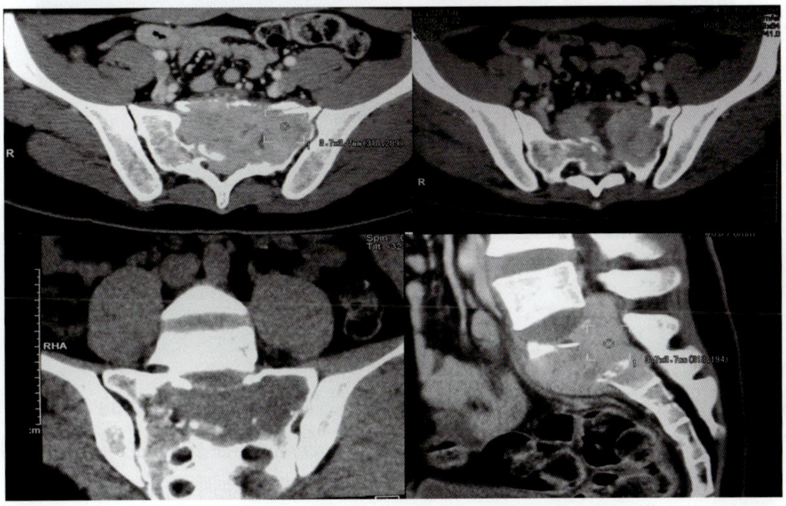

图6-10-42 骶骨骨巨细胞瘤CT表现

- 骨巨细胞瘤为良性侵袭性肿瘤，极少表现为低度恶性。因此同其他部位一样，手术治疗以刮除为主。但因骶骨结果复杂，且骶神经穿行于其内，因此术中很难做到像其他部位一样刮除彻底，亦无法或很难应用魔钻及化学制剂处理骨壳，因此术后复发率远高于其他部位。尽管如此，仍低于脊索瘤的复发率
- 对于骶骨巨细胞瘤患者，术后放疗可明显降低复发率，现已成为我们行刮除手术后的常规治疗
- 近年，抑制破骨细胞活性的药物地诺单抗被应用于骨巨细胞瘤，取得了较为明显的效果。它抑制了肿瘤的破坏，增加了骨壳的强度，并有可能降低肿瘤的复发率

（三）神经纤维（鞘）瘤（图6-10-43）

- 为一种病程较长、发展缓慢的良性肿瘤。产生于神经鞘细胞
- 产生于骶骨内骶神经的肿瘤在骶骨内缓慢生长，将骶神经孔挤压扩大，并可顺骶神经孔钻出骶骨，在骶前形成软组织肿块。骶前空间较大，肿块在骶前可生长巨大而不引起症状
- X线片可见到病变区骶神经孔的扩大，CT显示骶骨由内受挤压膨胀变薄，周缘有硬化，骶孔明显扩大，大部分患者在扩大的骶孔前有软组织肿块
- 手术切除肿瘤为较大肿瘤患者的唯一手段。手术关键在于切除肿瘤的同时要尽可能多地保留神经，手术虽极难彻底，但因肿瘤生长缓慢，复发率不高

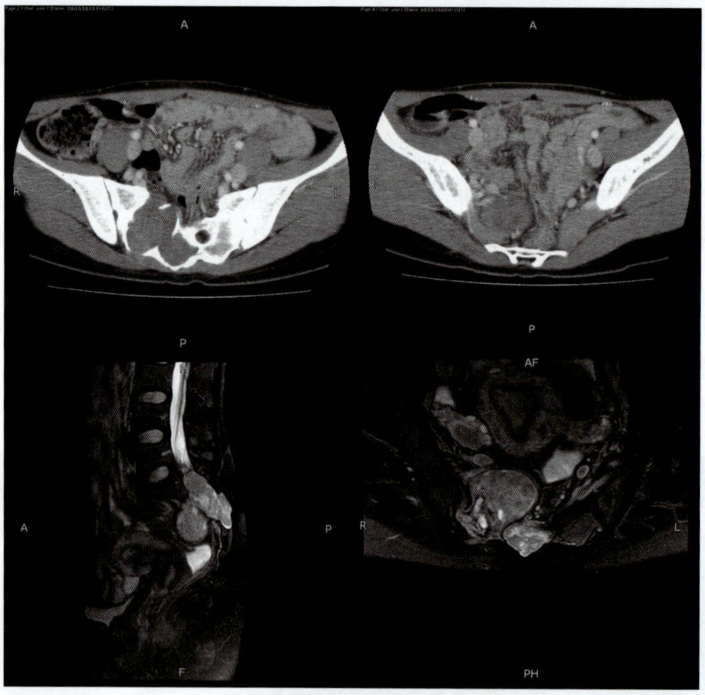

图6-10-43 骶骨神经鞘瘤CT与MRI

（四）转移瘤（图6-10-44）

- 需要经常同上述常见肿瘤相鉴别的，尤其要同脊索瘤相鉴别的，是骶骨的转移瘤。40～60岁的年龄，骶骨的恶性肿瘤性破坏，使它们容易发生混淆。但骶骨转移瘤的患者，往往病史短，症状重，疼痛剧烈。与骶骨其他肿瘤对比明显

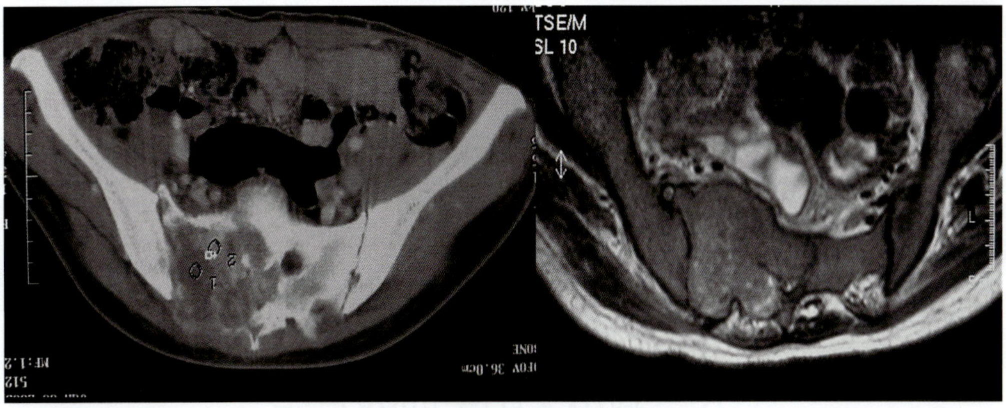

图6-10-44 骶骨转移瘤CT与MRI

- 影像学上，我们需要记住的是
  - ◎脊索瘤：下段发病，中心溶骨，软组织包块
  - ◎骨巨细胞瘤：上段发病，偏心膨胀
  - ◎神经鞘瘤：骶管占位，骶孔扩大，骶前肿块

四、骶骨肿瘤的症状

- 无症状

  原发骶骨肿瘤病史长，进展缓慢，往往不能说清症状开始时间
- 局部痛

  脊索瘤和骨巨细胞瘤的局部疼痛进展缓慢，半年至一年，甚至更长
- 腰腿痛

  当肿瘤压迫坐骨神经时，疼痛由下腰部发展至下肢，易误诊为腰椎间盘突出或椎管狭窄
- 鞍区麻木和括约肌障碍

  出现较晚，引起二便的功能障碍
- 骶骨转移瘤

  病史短，疼痛严重

五、骶骨肿瘤手术风险和问题

- 出血

  出血量大是骶骨肿瘤手术最严重的问题。骶骨断面及骶前血管的广泛渗血，会造成手术操作不从容，造成出血性休克甚至生命危险
- 复发

  脊索瘤和骨巨细胞瘤均是容易复发的肿瘤。脊索瘤因患者对二便功能的要求而保留部分神经，从而不能广泛切除，而即使低位脊索瘤做到了完整切除肿瘤，仍有较高的复发率。骨巨细胞瘤因骶神经的解剖结构造成刮除困难，也使得复发率较高
- 神经症状加重

  骶骨肿瘤只有部分患者较晚期出现二便症状。而一旦手术后，因神经的去除或牵拉，加之骶骨切除后直肠的膨胀，均会出现二便的影响。尤其脊索瘤手术需切除相

应的神经，使得二便影响更大

- 脏器损伤

  当脊索瘤、神经鞘瘤骶前肿块较大时，将盆腔的直肠、膀胱、输尿管向前推挤，与之关系紧密。尤其是复发患者，之前的剥离会造成直接的粘连。手术时可能会造成这些器官的破损

- 感染

  骶骨术区靠近肛门，骶骨切除后遗留较大的空腔，为减少出血术前给予局部栓塞，这些都是术后感染的因素

六、减少术中出血的方法

出血是骶骨肿瘤手术的最大障碍，减少术中出血的方法，主要为如下三种：

- 血管栓塞

  术前经导管将临时或永久性栓塞物经高选放置于骶骨的主要供血血管，起到栓塞作用，减少术中出血

- 球囊阻断

  术前经导管将充气球囊运送到预定部位，如髂内、髂总、腹主动脉，临时充气阻断供血，完成手术后恢复供血

- 术中临时阻断

  现已很少使用。术中先开前方切口，寻找到髂总、腹主动脉，直视下采用机械的方法临时阻断供血，完成手术后恢复供血

七、骶骨手术怎么做

- 除前方临时阻断血管外，骶骨肿瘤一般采用俯卧位，背侧切口。切口在纵行后正中的基础上，依肿瘤的大小，上下端可分别向两侧扩展（图6-10-45～图6-10-49）
- 将两侧骶棘肌沿骶骨背面剥离后向上提起，显露骶骨背面
- 沿骶骨两侧剥离，切断梨状肌等肌肉，切断骶结节韧带和骶棘韧带，游离尾骨尖部，用手钝性分离骶骨前方与直肠后方的间隙。一般分离至骶前软组织肿块的上方，填塞纱布

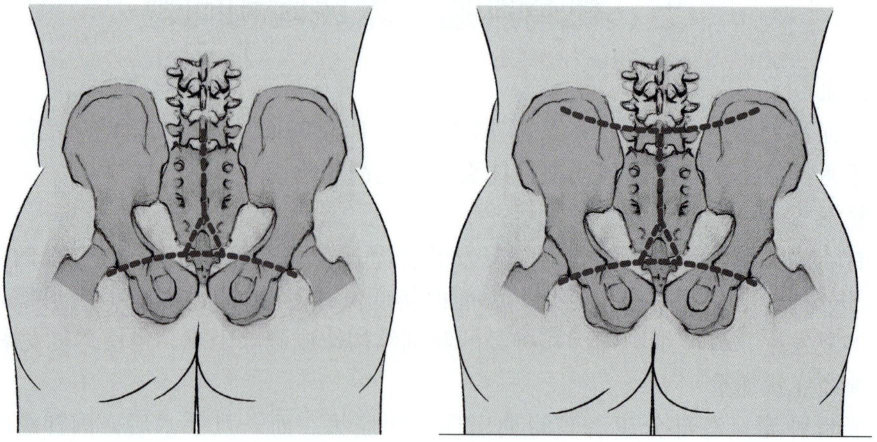

图6-10-45 骶骨肿瘤手术切口

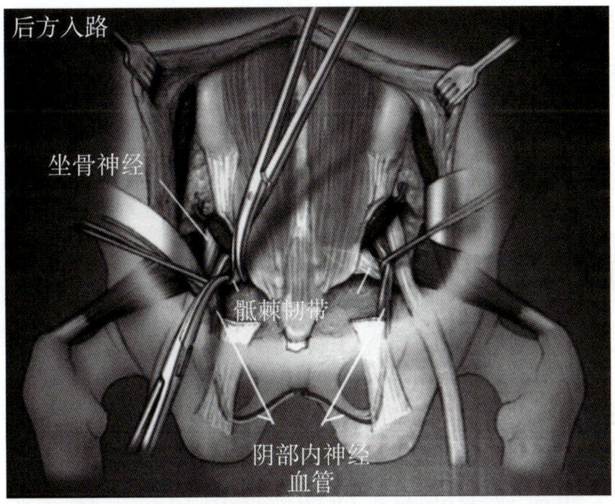

图6-10-46 骶骨两侧结构

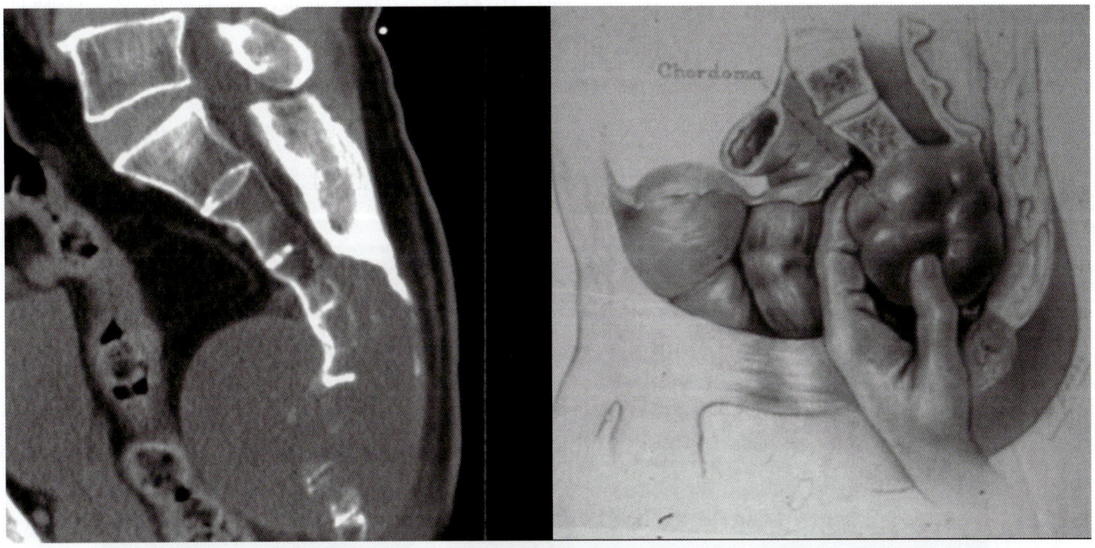

图6-10-47 用手钝性分离骶骨前方与直肠后方的间隙

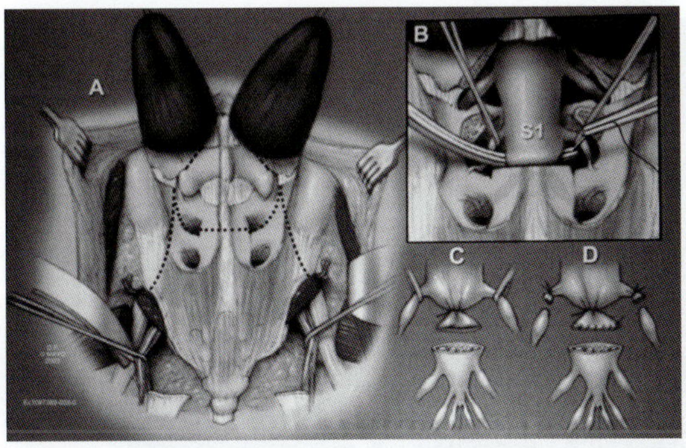

图6-10-48 在骶骨背侧开窗。游离神经根，结扎马尾神经

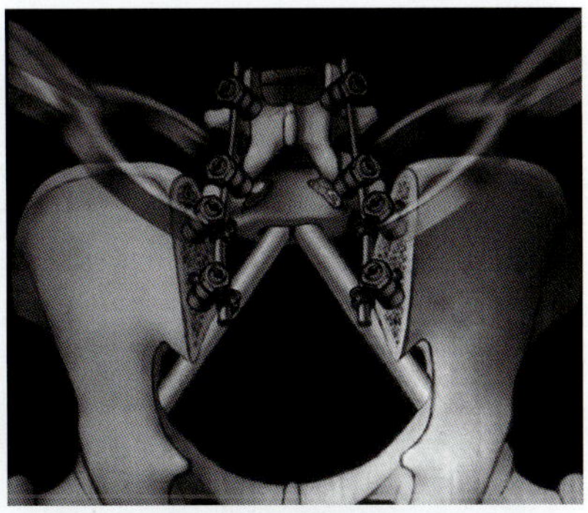
图6-10-49 金属固定及植骨融合

- 选择截骨平面，在骶骨背侧开窗。游离神经根，结扎马尾神经
- 在保护神经根的情况下，将骶骨截断，取下骶骨及肿瘤
- 在高位骶骨被切除，骶髂关节完全失效，或仅存少量连接时，需行重建。金属重建只能短时间内临时有效，如果需要永久固定，则应植骨融合

八、不同骶骨肿瘤的切除方式

- 脊索瘤（图6-10-50～图6-10-52）
  - ◎低度恶性肿瘤，广泛切除是应采取的方式，但仍有一定的复发率。在实际运作中，因广泛切除需将整块骶骨从受侵部位以上的正常骶骨中，包括骶神经一并切除。这在骶1、2等高位骶骨受累时，会造成严重的大小便功能障碍甚至失禁，严重影响患者的接受程度。因此，各种原因使得术中不能做到广泛切除，甚至只是做到污染的边缘切除或囊内切除，是复发率居高不下的原因
  - ◎骶骨脊索瘤极易复发。图6-10-53～图6-10-56是一例骶3水平的脊索瘤患者，完整切除后，至第7年，周围软组织复发，肿瘤遍及周围臀肌中
- 骨巨细胞瘤（图6-10-57～图6-10-59）

良性侵袭性肿瘤，虽然复发率高，但在肢体上，扩大刮除加瘤壳灭活仍为主要的方法。在骶骨骨巨细胞瘤中我们仍然应用这样的方法。但由于解剖结构、术中出血、特

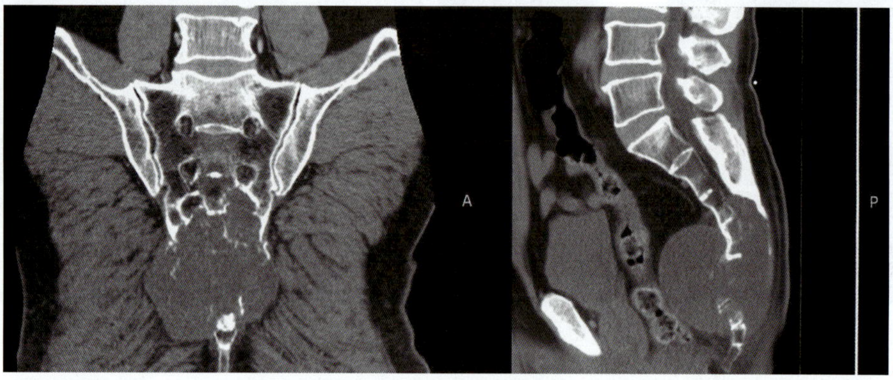

图6-10-50 骶骨脊索瘤

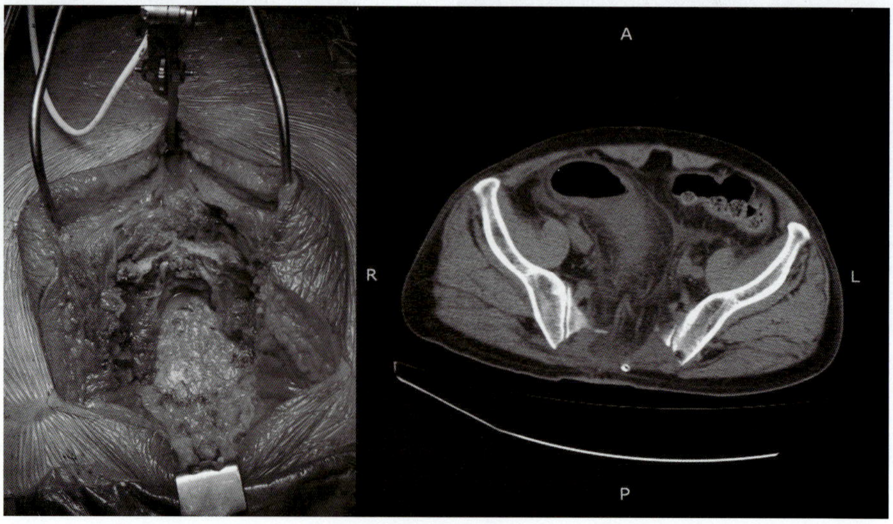

图6-10-51 切除后

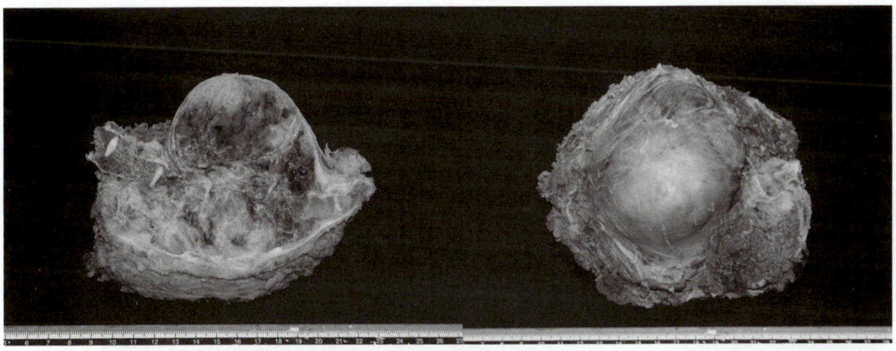

图6-10-52　标本像

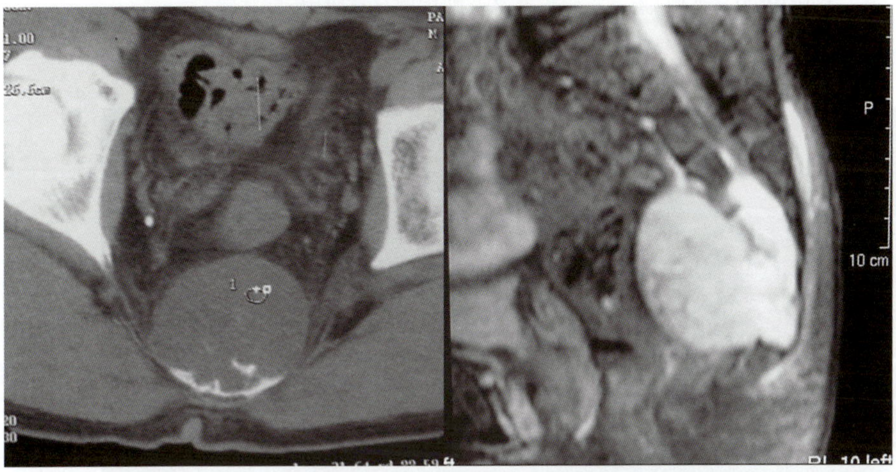

图6-10-53　骶3水平的脊索瘤

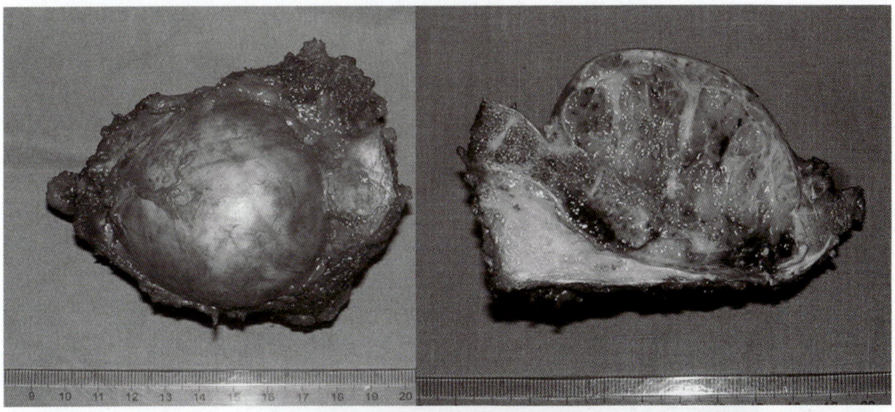

图6-10-54　切除后标本

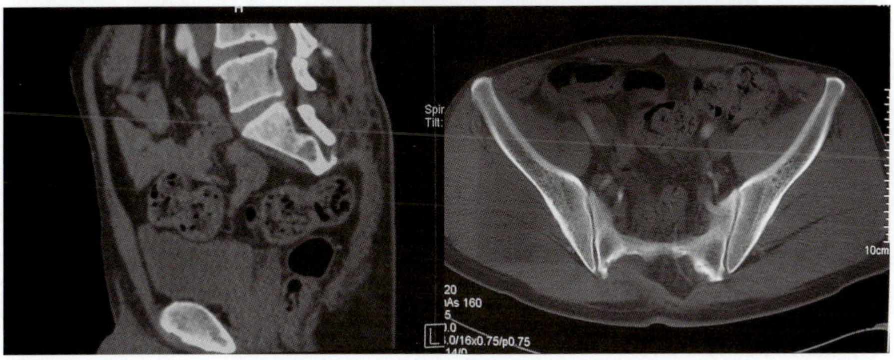

图6-10-55　术后5年影像

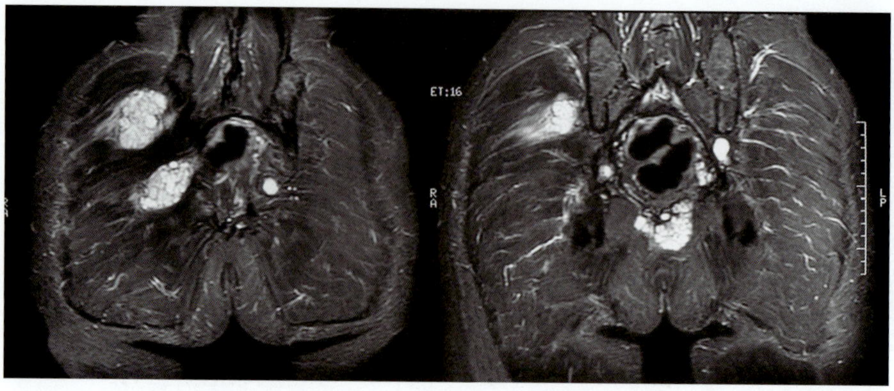

图6-10-56 术后7年，软组织复发，肿块遍及臀肌中

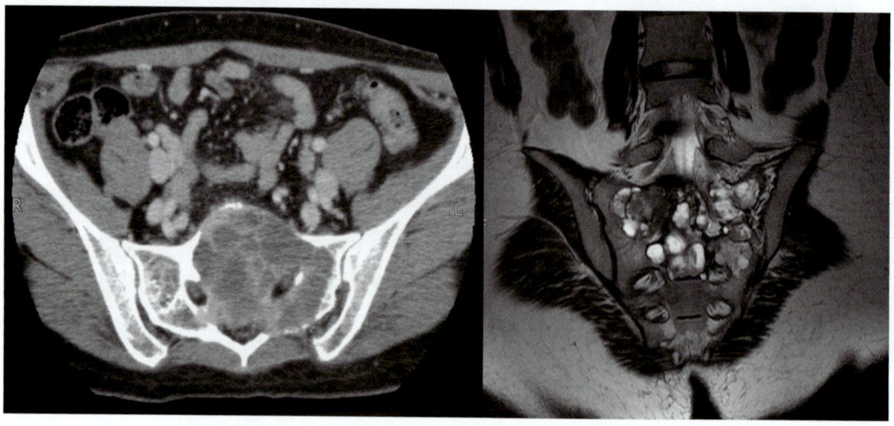

图6-10-57 骶骨骨巨细胞瘤

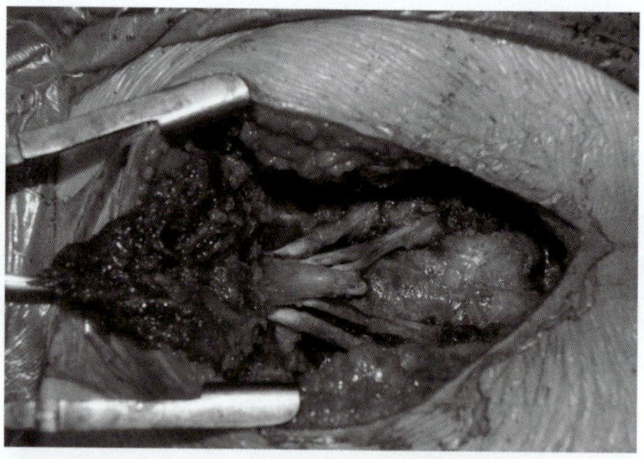

图6-10-58 切刮术后，骶神经显露

别是树枝状的骶神经周边肿瘤清除困难等原因，使得其复发率要高于肢体骨巨细胞瘤

- 神经鞘瘤

良性，单纯刮除即可。术中需仔细剥离辨别神经和肿瘤，切除肿瘤，尽可能减少神经的损伤。另外，部分神经鞘瘤发现时已有较大的骶前软组织肿块，切除时应注意盆腔脏器的损伤风险，甚至有时需行前方切口帮助分离。神经鞘瘤一般生长缓慢复发率较前两者明显减少

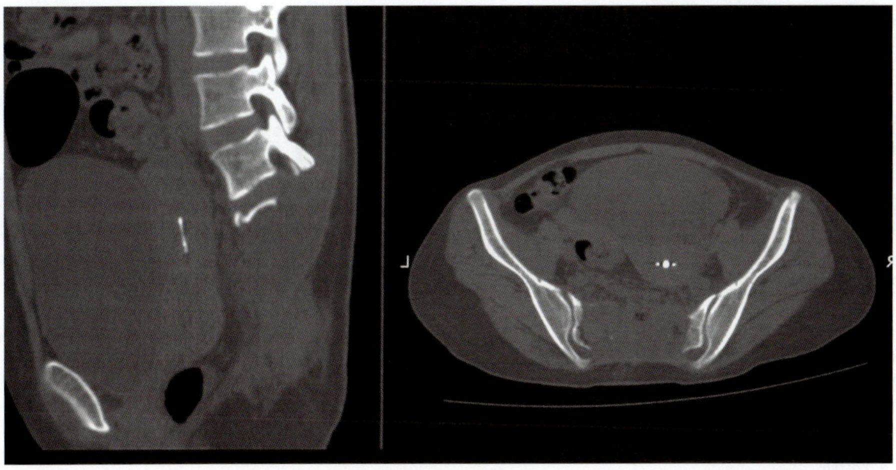

图6-10-59 术后影像

九、骶神经切除后的功能影响

骶神经主要控制大小便功能和性功能，其次参与鞍区感觉和下肢的部分感觉运动。骶神经切除后主要影响是大小便功能和性功能。双侧高位骶神经切除后，引起大小便失禁需行造瘘。

切除	剩余	正常排便	正常排尿
双侧S2-S5	双侧S1	0/10(0%)	0/10(0%)
双侧S3-S5	双侧S2	2/5(40%)	3/12(25%)
双侧S4-S5	双侧S3	4/4(100%)	9/13(69%)
不确定	单侧S3	2/3(67%)	3/5(60%)
单侧S1-S5	另侧S1-S5	7/8(87%)	8/9(89%)

（Todd LT, Yaszemski MJ, Sim FH, et al. Bowel and bladder function after major sacral resection. Department of Orthopaedic Surgery, Mayo Clinic, Rochester MN, Clin Orthop Relat Res, 2002）

（郝 林）

11 骨盆肿瘤的外科治疗

- 骨盆肿瘤的保肢治疗
  - ◎ 非常困难
    - 诊断
    - 评估
    - 活检
    - 治疗
      - –切除
      - –重建
  - ◎ 并发症高发生率
  - ◎ 预后：骨盆＜肢体
- 困难
  - ◎ 延迟诊断
  - ◎ 解剖复杂，暴露困难
  - ◎ 安全外科边界难实现
  - ◎ 重建困难
  - ◎ 肿瘤学结果及重建结果：都差
  - ◎ 肿瘤巨大
  - ◎ 高侵袭性
  - ◎ 易复发
  - ◎ 并发症：多，高发生率
- 骨肿瘤外科治疗策略
  - ◎ 外科边界
    - 最重要（图6-11-1～图6-11-25）
    - 必须诚实
  - ◎ 重建
    - 方法多样
    - 需要智慧
- 骨盆肿瘤切除后骨重建
  - ◎ 没有“最佳”选择
  - ◎ 传统：骨融合术
  - ◎ 技术上“困难”
  - ◎ 结果 +/-
  - ◎ 患者满意度：不一

- 结果：保肢术
  - ◎ 无“定式”
  - ◎ 数量少
  - ◎ 患者、病情各不相同
  - ◎ 缺乏患者间、各术式间比较
  - ◎ 各中心不同偏好
  - ◎ 评价标准不统一
- 积水潭医院骨盆肿瘤治疗历史
  - ◎ 1956－1976年
  - ◎ 1977－1985年
  - ◎ 1986－1996年
- 术前工作
  - ◎ 准确诊断及影像学检查
  - ◎ 术前血管造影及栓塞
  - ◎ 计划切除安全范围及相应限制因素
  - ◎ 准备重建所需
- 重建之前应先考虑
  - ◎ 肿瘤切除时最重要的
  - ◎ 术前计划
    - 1st 切除
    - 2nd 重建
  - ◎ 随访
    - 1st 肿瘤学方面
    - 2nd 功能
- 骨盆恶性骨肿瘤保肢治疗
  - ◎ 高度或低度恶性肿瘤
  - ◎ 高度恶性肿瘤必须对辅助治疗有很好的反应
  - ◎ 姑息性手术仅适用于对放化疗反应敏感的骨转移癌
- 骨盆重建
  - ◎ “好”的意义：有功能、可持久应用
  - ◎ 传统方法：融合术
  - ◎ 技术：困难
  - ◎ 结果：不一
  - ◎ 患者满意度：不一
- 骨盆重建要点
  - ◎ 应力传导
    - 体重：需要重建
    - 骨盆环完整性：无需重建
  - ◎ 关节
    - THR：有并发症
    - Saddle：非真关节，cut-out
    - 融合：

        - 经久，稳定
        - 有功能损失，但相比并发症来讲是值得的
    - ◎ 平片不完美：不代表功能差
    - ◎ 并发症：重建方面<肿瘤切除
    - ● 重建方法
    - ◎ 假关节（无重建）
    - ◎ 融合
    - ◎ 异体骨/灭活再植
    - ◎ 假体：组配，saddle, THR
    - ◎ 股骨旋转上移异体骨复合融合术
    - ◎ 消融术（微波）
- ● 单纯切除（旷置）
    - ◎ 易行
    - ◎ 并发症发生率低
    - ◎ 不现代
    - ◎ 被认为功能不良
    - ◎ 功能“差”
- ● 髋假关节
    - ◎ 活动强度要求低的患者
    - ◎ 技术简单
    - ◎ 稳定性差，经久性强
    - ◎ 并发症少
    - ◎ 便宜
    - ◎ 可屈髋
    - ◎ 行走可能需手杖
- ● 髋关节融合（股-髂）
    - ◎ 年轻、活动多患者
    - ◎ 骨融合后：稳定、经久
    - ◎ 步态受影响
    - ◎ 短肢
    - ◎ 不需要手杖
    - ◎ 并发症少
    - ◎ 可出现骨不愈合
- ● 髋关节融合（股-坐骨）
    - ◎ 有技术难度
    - ◎ 无肢体短缩
    - ◎ 可出现耻骨联合部位疼痛
    - ◎ 融合困难
- ● 异体骨/灭活再植 +/- THK
    - ◎ 功能更佳的重建
    - ◎ 保持肢体长度
    - ◎ 技术上困难

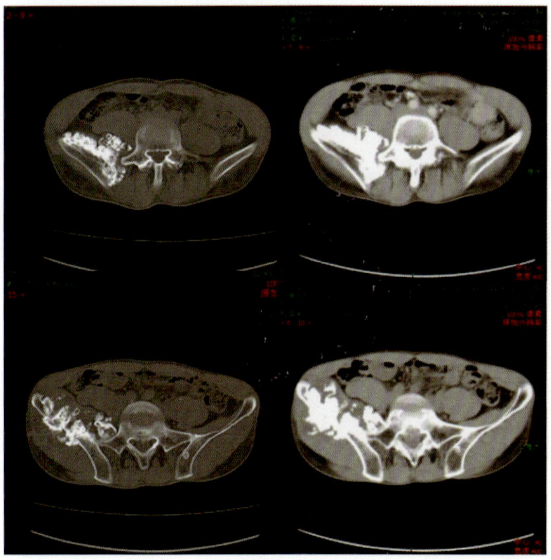

图6-11-1 骨盆Ⅰ～Ⅳ区恶性肿瘤

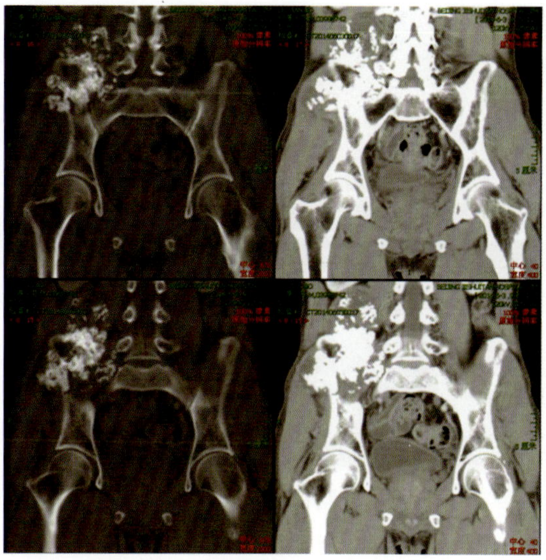

图6-11-2 CT骨窗和软组织窗图像

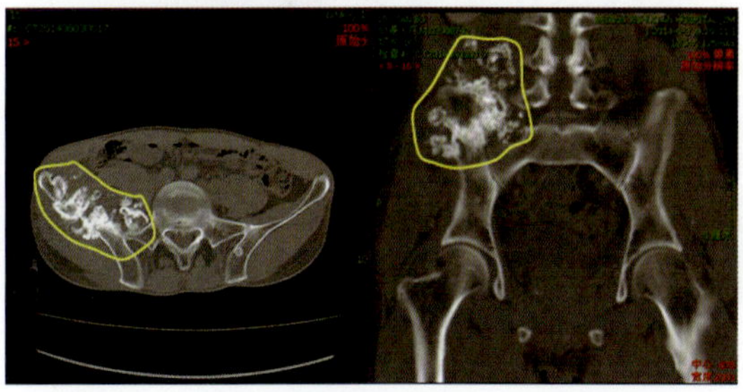

图6-11-3 标记肿瘤边界和切除范围

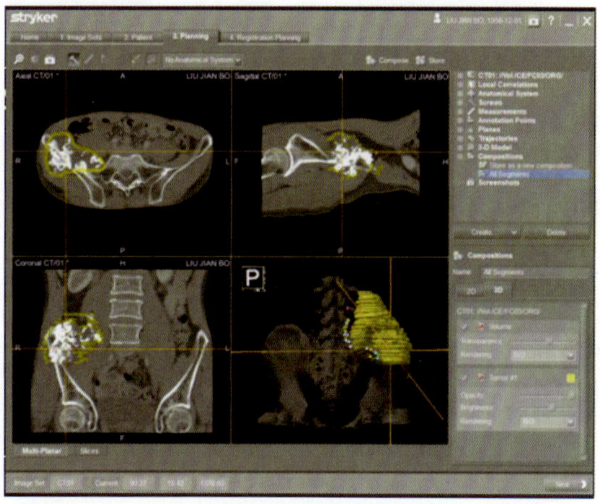

图6-11-4 在计算机导航上可见肿瘤和切除范围

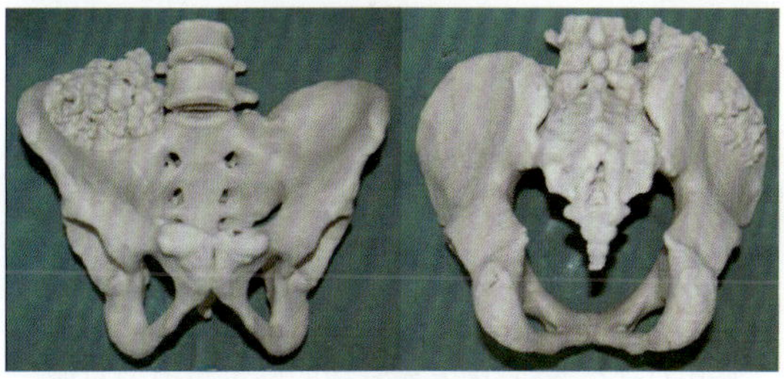

图6-11-5 骨盆肿瘤3D模型

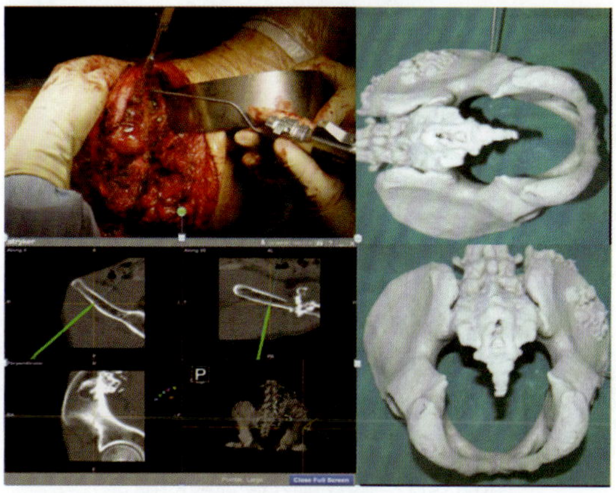

图6-11-6 手术在计算机导航下进行，髂骨后方截骨线的确定

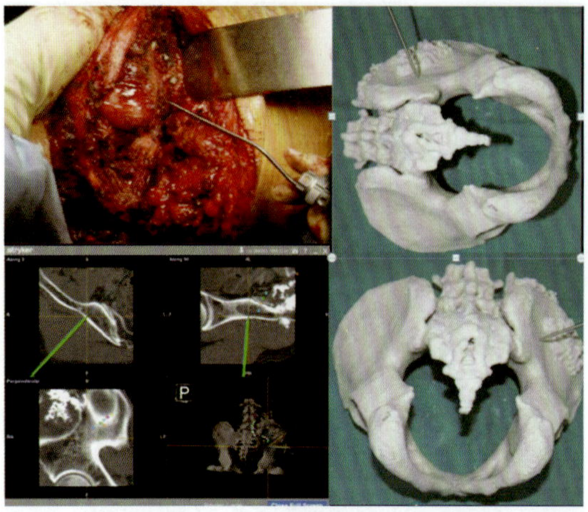

图6-11-7 髂骨后方截骨线的确定

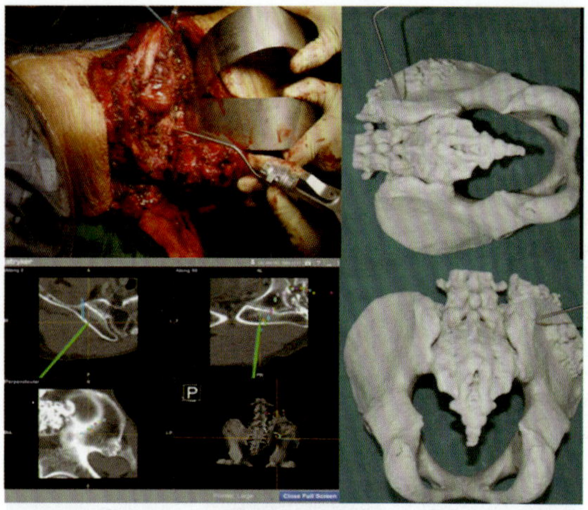

图6-11-8 髂骨前方截骨线的确定

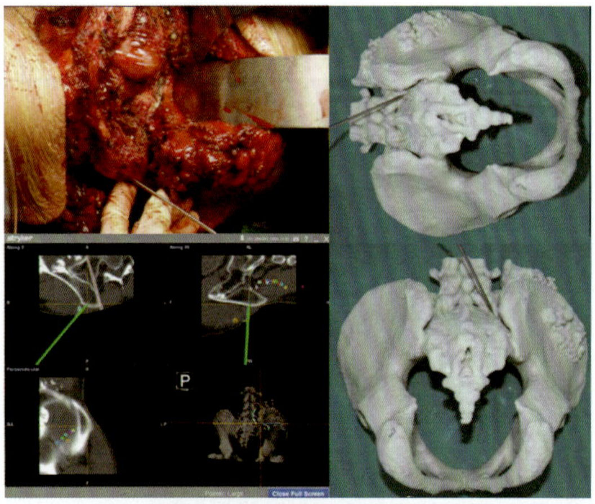

图6-11-9 髂骨后方截骨线的确定

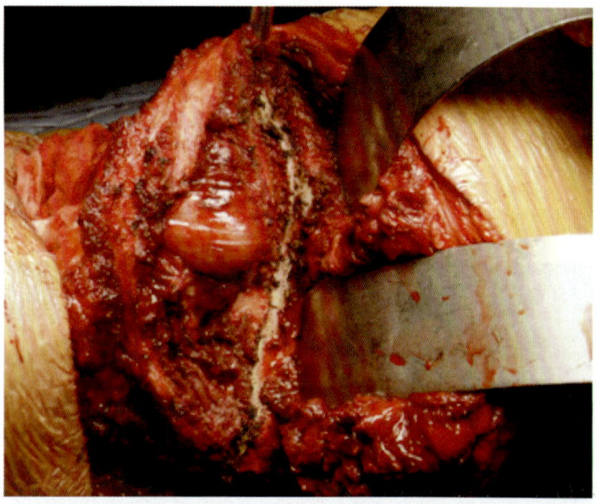

图6-11-10 髂骨后方截骨线

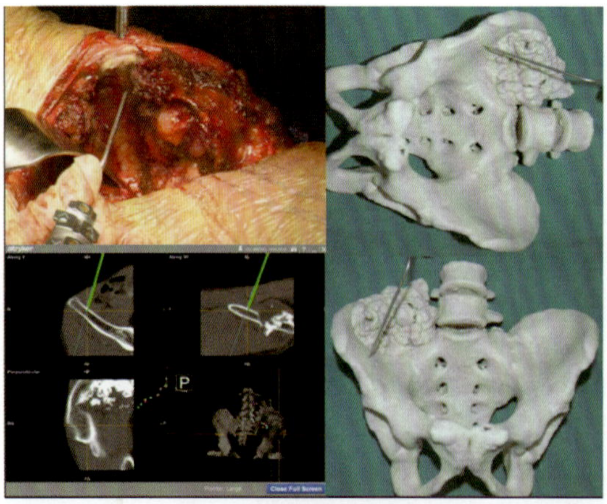

图6-11-11 髂骨前方截骨线的确定

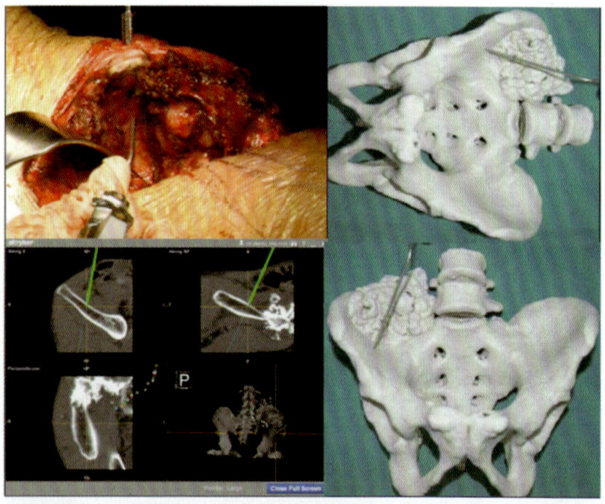

图6-11-12 髂骨前方截骨线的确定与模型对照

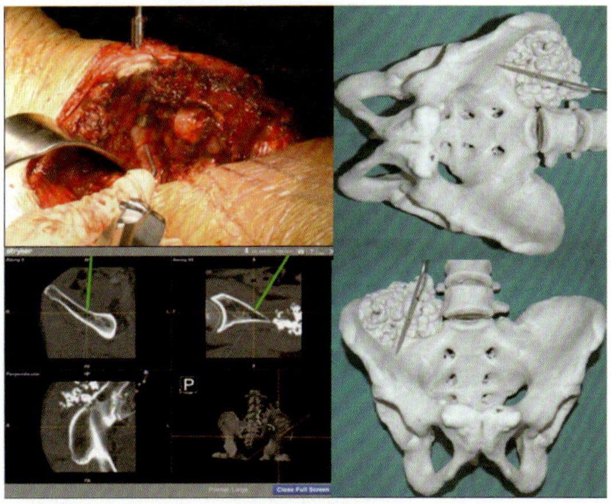

图6-11-13 髂骨前方内板截骨线的确定

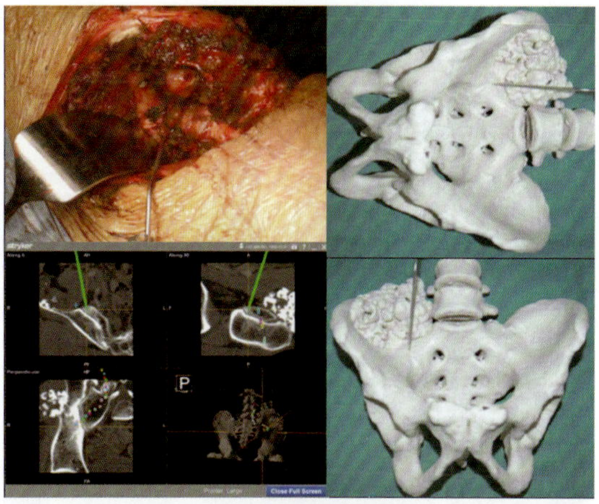

图6-11-14 髂骨前方内板截骨线的确定

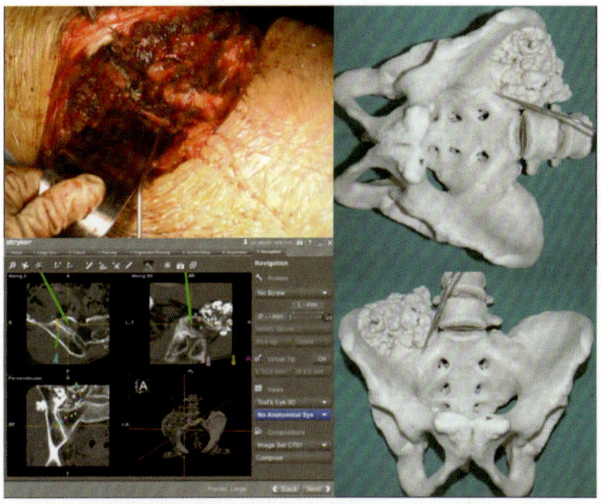

图6-11-15 髂骨前方截骨的实施

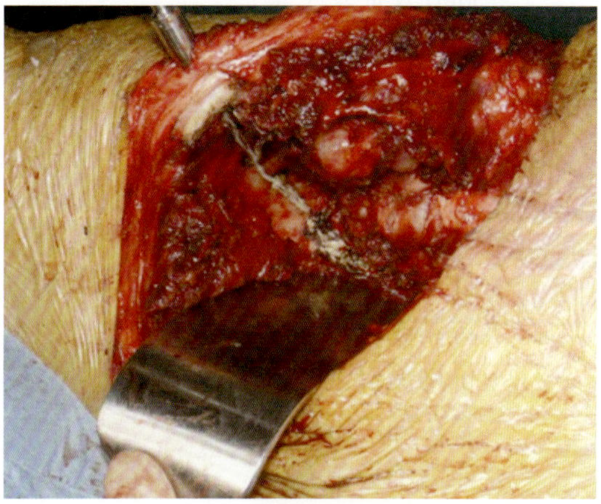

图6-11-16 髂骨前方截骨线的确定

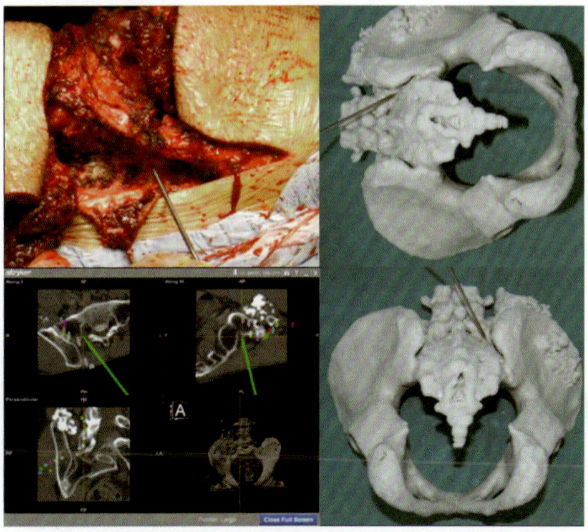

图6-11-17 骶骨及腰椎横突截骨线的确定

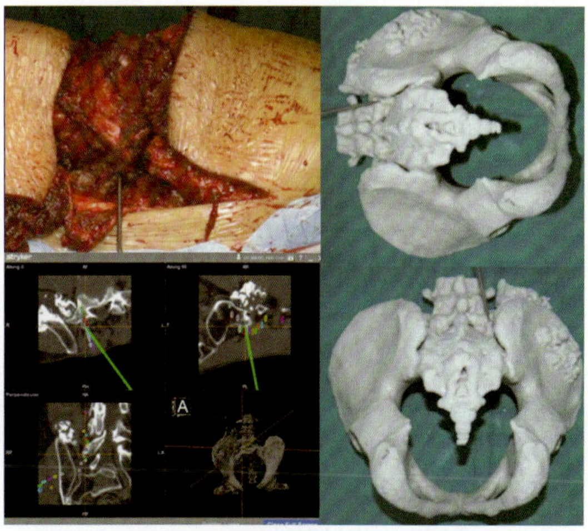

图6-11-18 骶骨横突截骨线的确定

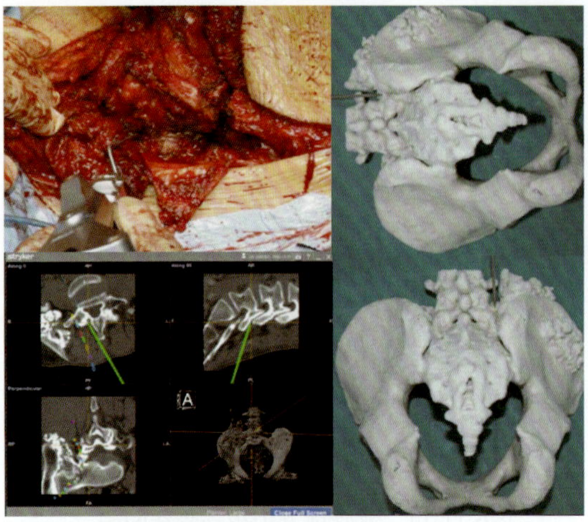

图6-11-19 腰椎横突截骨线的确定

- ◎高并发症发生率
- 人工假体
  - ◎无理想假体
  - ◎固定问题未解决
  - ◎与金属相关并发症发生率高
  - ◎长期存活患者需“数次”翻修
  - ◎技术层面“简单”
  - ◎特制或组配
  - ◎价格昂贵
  - ◎长久固定困难
  - ◎非常不稳定
  - ◎无软组织附丽
  - ◎应用补片可提高THR稳定性
  - ◎常见失败原因：松动、解体
- Saddle 假体
  - ◎提供稳定性
  - ◎保持肢体长度
  - ◎价格昂贵
  - ◎常痛
  - ◎cut-out
  - ◎步态差
  - ◎松动
- 保留关节的保肢手术：功能更好，并发症更少
  - ◎理想肿瘤切除
    精确切除——安全边界
  - ◎保留关节结构
  - ◎重建缺损
- 旋转-延长上移-异体骨 复合融合术（图6-11-26～图6-11-32）
  - ◎新方法

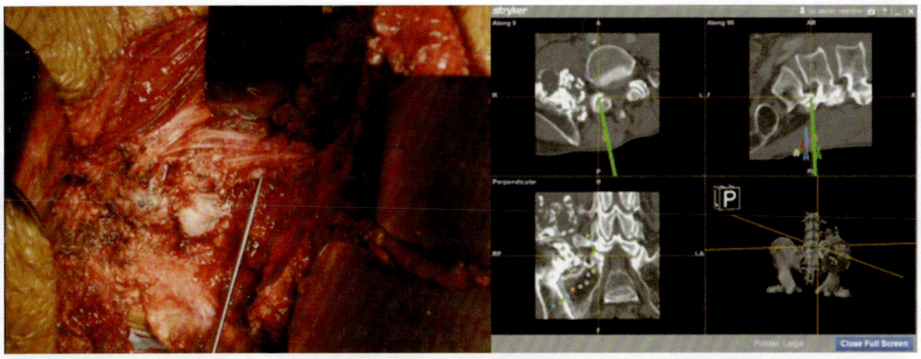

图6-11-20 切除肿瘤后再次确认边界

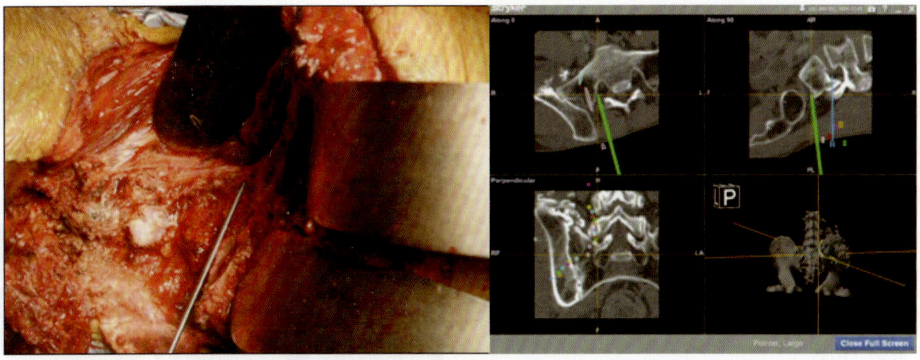

图6-11-21 切除肿瘤后再次确认边界（后面方向）

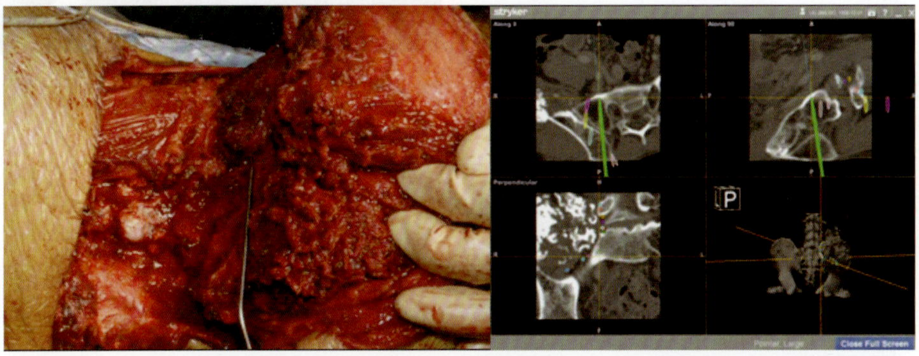

图6-11-22 切除肿瘤后再次确认边界（后面方向）

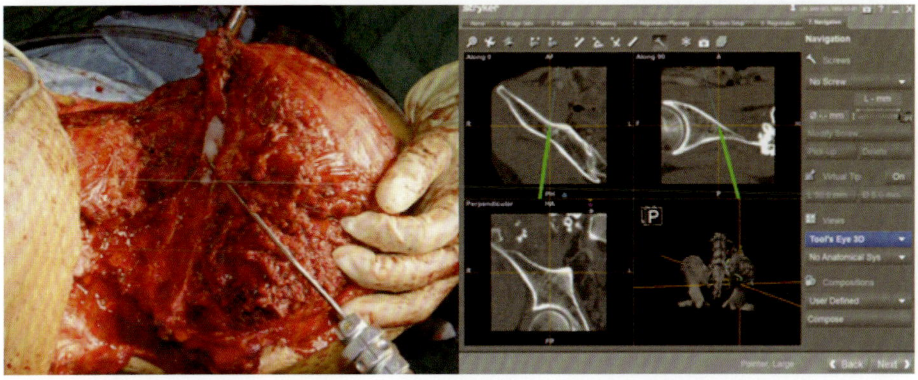

图6-11-23 切除肿瘤后再次确认边界（髂骨外板方向）

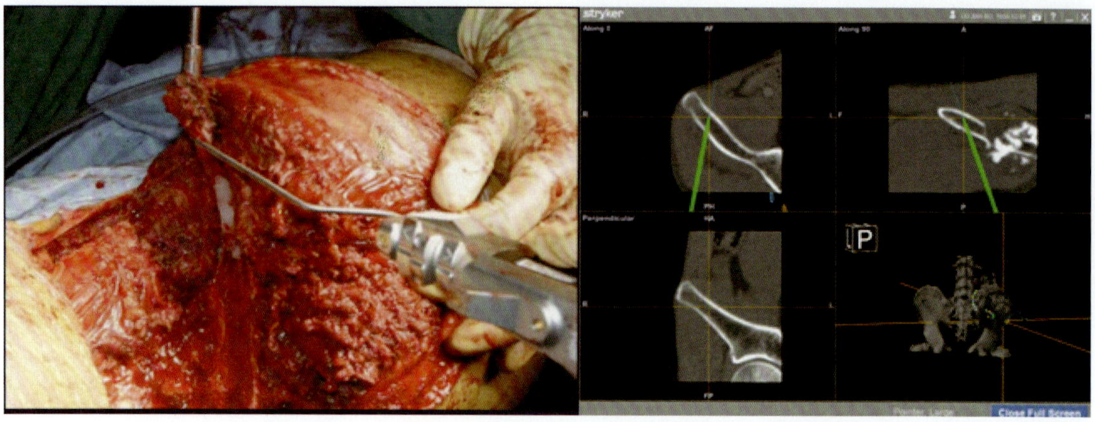

图6-11-24 切除肿瘤后再次确认边界（髂骨外板方向）

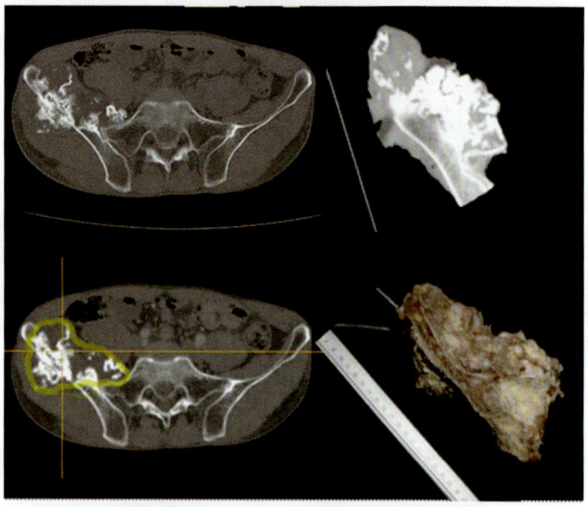
图6-11-25 术后与术前设计对照

- ◎ 积水潭医院首先应用
- ◎ 应用于缺损大的病例（Ⅰ+Ⅱ+Ⅲ，Ⅰ+Ⅱ+Ⅳ）
- ◎ 保肢肢体长度
- ◎ 步骤复杂
- ◎ 技术要求高
- ◎ 骨愈合时间长

- 消融技术
- 骨盆肿瘤切除分类

Ⅰ型：

- ◎ 单骨
- ◎ 不涉及关节
- ◎ 切除后丧失肌肉附丽
- ◎ 体重传导
  - • 骨连续性存在
    - －无需重建
  - • 骨连续性中断
    - －需要重建
      - －功能良好
      - －方法复杂
      - －骨愈合时间长
      - －伴并发症
    - －不重建
      - －不好看
      - －功能好
      - －并发症少

Ⅱ型：

- ◎ 3骨连接
- ◎ 很少只涉及3区
- ◎ 重要

• 身体的重量转移
• 关节
• 复杂的解剖
• 很难达到

◎ 假关节
◎ 关节固定术
◎ 局部切除+全髋置换
◎ 同种异体移植+ / -全髋置换
◎ 鞍形假体
◎ 上述的组合

Ⅲ型：

◎ 2块骨头
◎ 更多的韧带附着
◎ 近神经血管
◎ 关节（髋关节）
  • 易受累
  • 需要重建
  • 累及少，不需重建
◎ 骨连接
  • 应力传递
  • 不需重建

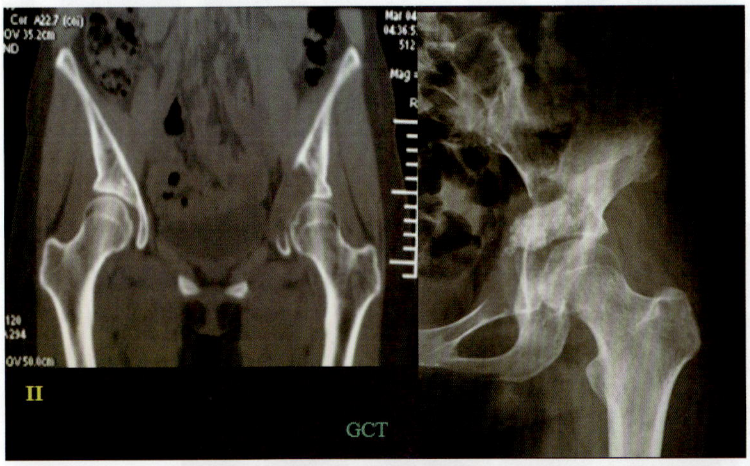

图6-11-26 髋臼恶性肿瘤

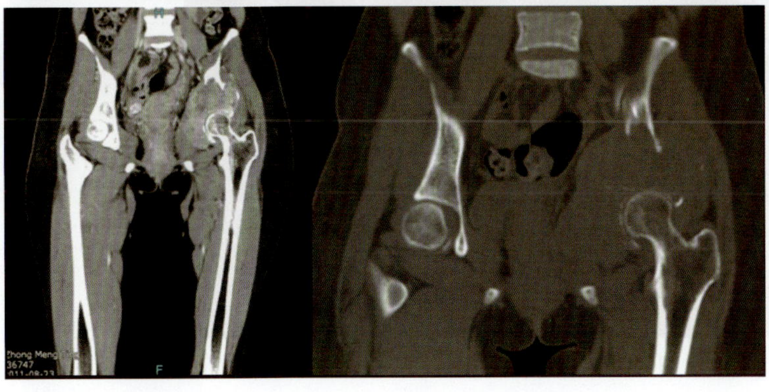

图6-11-27 CT显示肿瘤范围

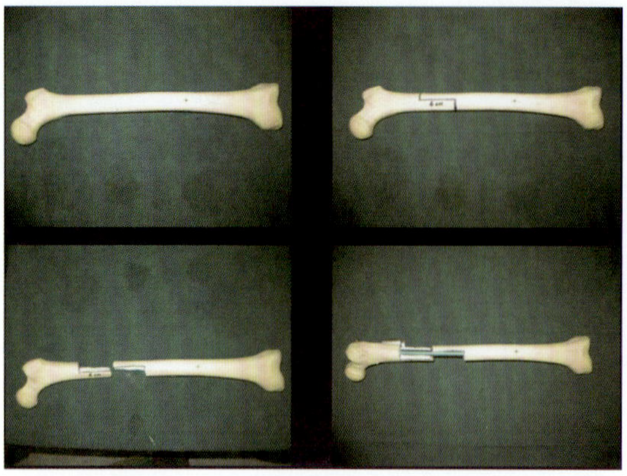

图6-11-28 体外模型模拟截骨情况

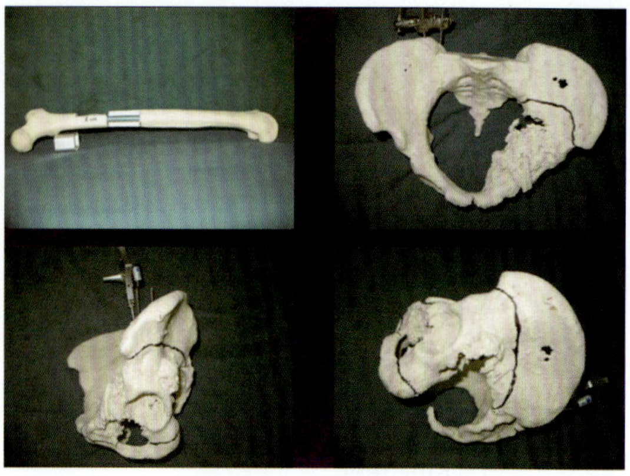

图6-11-29 在计算机导航下进行模拟肿瘤切除

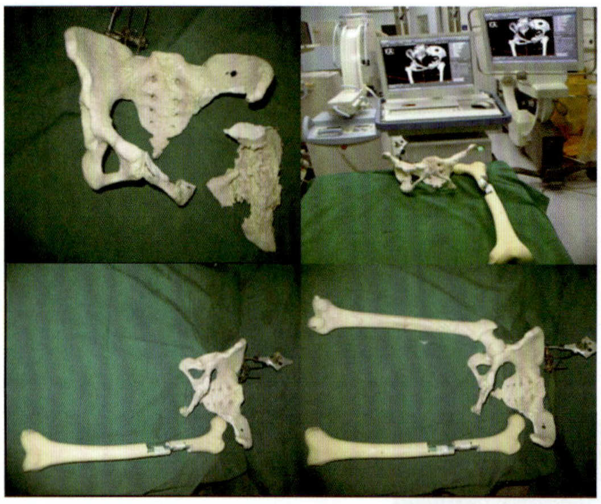

图6-11-30 切除肿瘤后模型情况

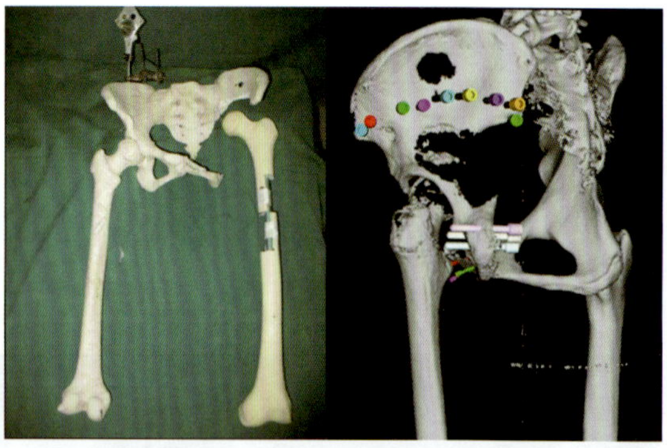

图6-11-31 术前设计显示术后情况

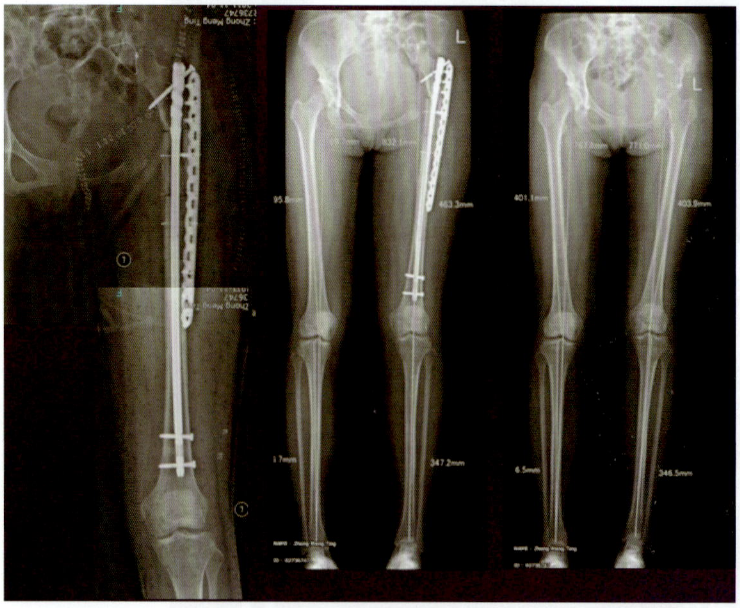

图6-11-32 术后X线片

- 假体连接不良部位
◎ 可能达到出色的功能学结果
◎ 不累及髋臼，无需重建
◎ 或许需要补片软组织重建，防止腹壁疝

Ⅳ型：
◎ 2骨连接
◎ 重要
- 身体重量的传递
- 许多坚强的韧带
- 复杂的解剖（神经和血管）
- 很难达到

◎ 假关节
- 影像片上不好看
- 腿短缩
- 功能良好

◎ 关节融合术
- 理论上：好
- 固定和融合的高失败率

组合型：
◎ 很少累及单个区域
◎ 综合多个要点
◎ 综合重建方法
◎ 也综合了多个并发症
Ⅰ&Ⅱ型
Ⅱ&Ⅲ型
Ⅰ、Ⅱ&Ⅲ型

- 骨盆肿瘤5年生存率
◎ OGS 18% - Grimer JBJS 9/99
◎ Chondrosarcoma 47% - Mankin JBJS 3/99

- 骨盆肿瘤的保肢重建
◎ "正常"不是一个选项
◎ 数量少
◎ 患者的变化
◎ 很难有患者的相互对比
◎ 制度偏好
◎ 诚实的评价功能/肿瘤学结局

- 第一：肿瘤控制
◎ 截肢（图6-11-33～图6-11-43）
- 最有效的
- 需要
- 变量
- 残疾人

- 转移
  - ◎ 更缓和的方法
  - ◎ 原发恶性肿瘤的治疗
  - ◎ 寿命预期
  - ◎ 辅助治疗的反应
  - ◎ 主要目的
    - • 提高生活质量
- 预后不良的相关因素
  - ◎ 延误治疗/误诊
  - ◎ 病变间室化不佳
  - ◎ 化疗反应差
- 骨盆保肢
  - ◎ 手术要求
  - ◎ 精心的术前计划
  - ◎ 有足够的手术切缘
  - ◎ 高并发症发生率：感染与复发
  - ◎ 优于截肢：功能和美容
- 哲学是骨科肿瘤外科医生的基础。哲学必须以想象、研究和科学为支撑。

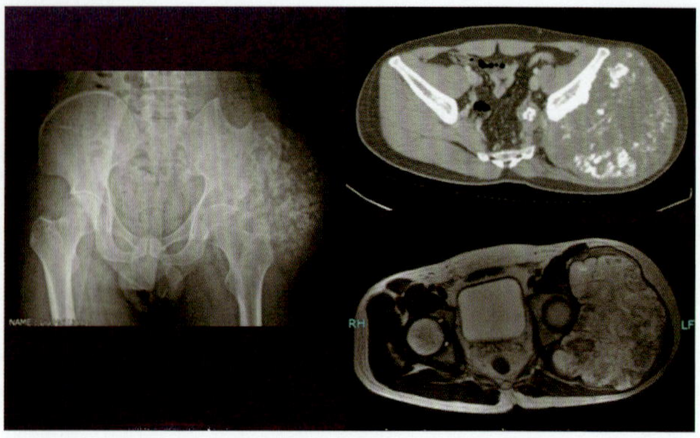

图6-11-33 骨盆巨大肿瘤（软骨肉瘤）

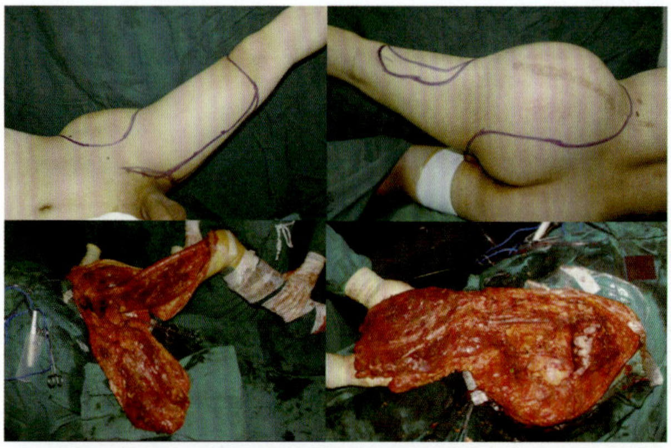

图6-11-34 前侧皮瓣半盆截肢的切口和手术实施

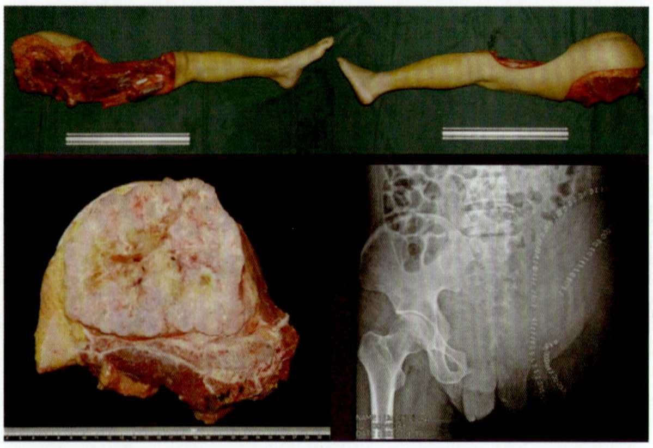

图6-11-35 切除后标本和术后X线片

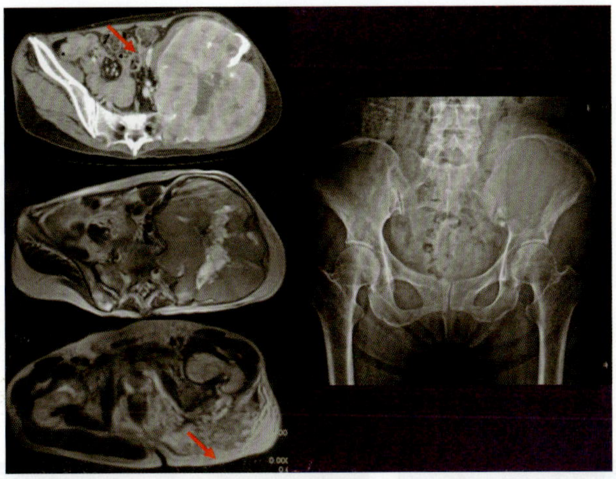

图6-11-36 MRI显示该病例无法行常规半盆截肢术

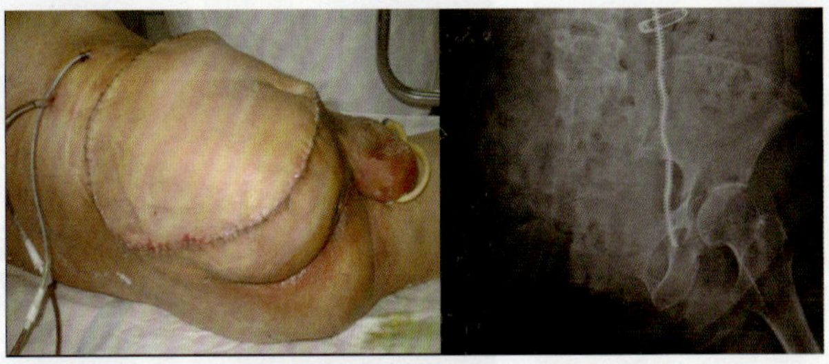

图6-11-37 术后X线片和体位像

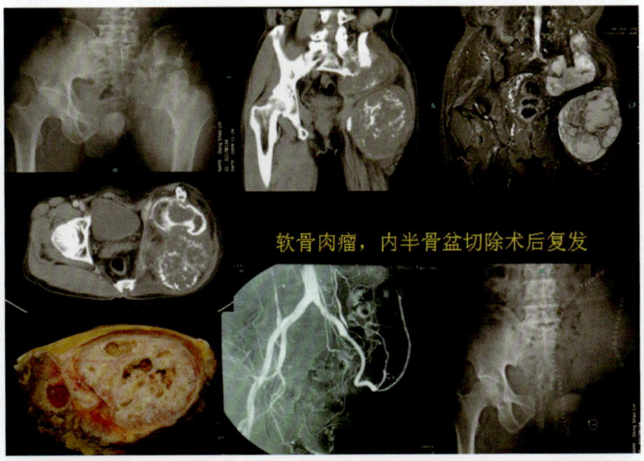

图6-11-38 显示一例患者做保肢手术后局部复发

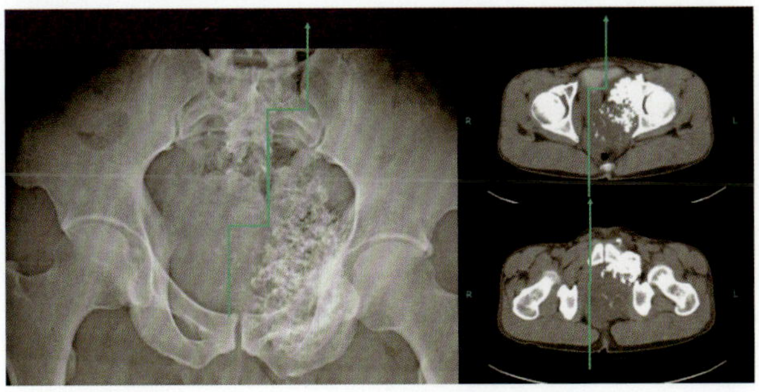

图6-11-39 手术拟定为超半盆截肢术

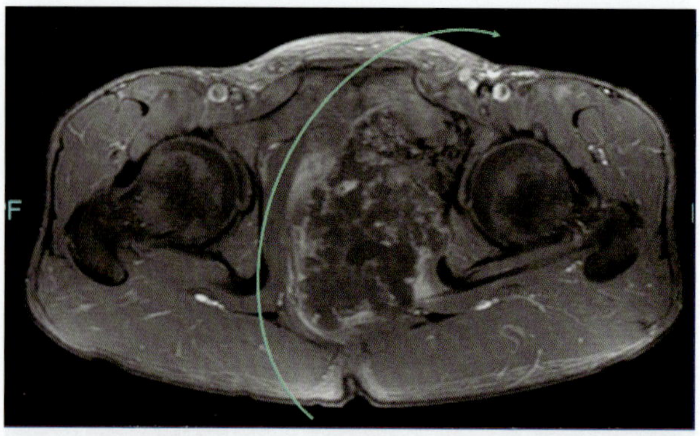

图6-11-40 MRI显示肿瘤范围和切除范围

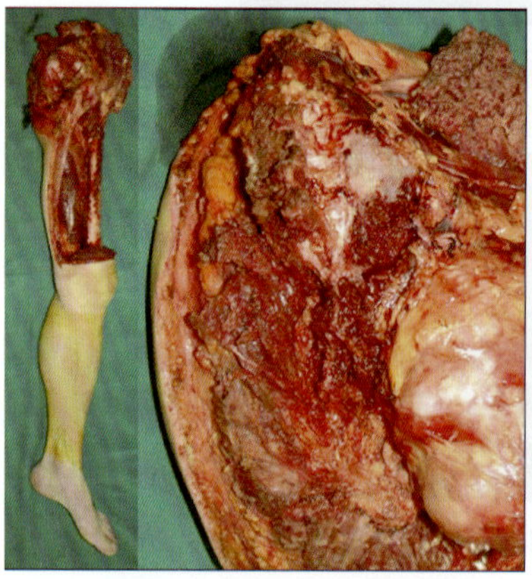

图6-11-41 切除后标本照片

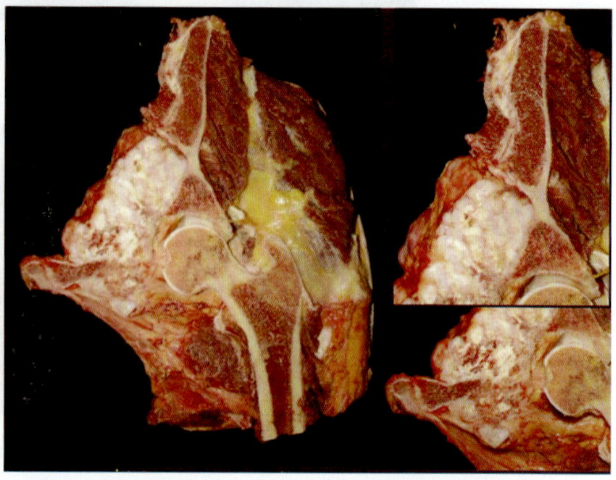

图6-11-42 标本显示肿瘤被完整切除

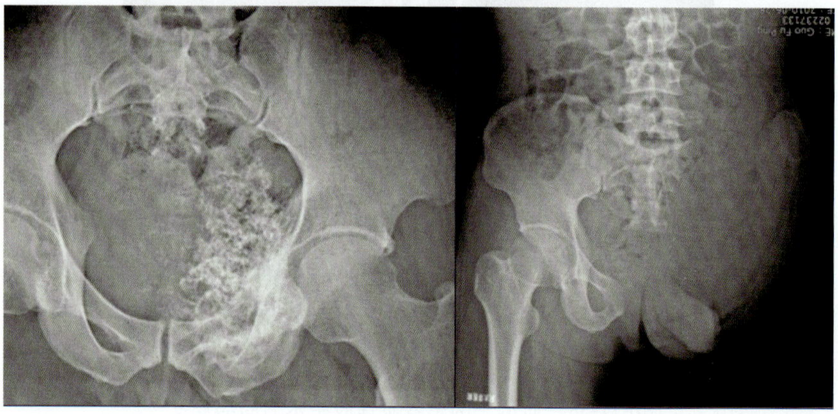

图6-11-43 术前X线片和术后X线片比较

（牛晓辉）

12 骨转移瘤的诊断与治疗

一、概　述

1. 什么是肿瘤

- 人体器官组织的细胞，在外来和内在有害因素的长期作用下所产生的以细胞过度增殖为主要特点的新生物
- 新生物不按正常器官的规律生长，丧失正常细胞的功能，破坏了原来器官结构

2. 肿瘤分类

- 良性肿瘤
- 恶性肿瘤
  - ◎ 上皮细胞发生恶变——癌，如肺癌、胃癌
  - ◎ 间叶组织发生恶变——肉瘤，如平滑肌肉瘤、纤维肉瘤
- 癌与肉瘤之比大约为9:1

3. 骨转移瘤

- 原发恶性肿瘤（癌或肉瘤）通过血液或淋巴系统转移到骨骼产生的继发肿瘤——骨转移瘤

（癌多见，血行转移为主）

4. 转移的机制

- 肿瘤细胞从原发灶脱落
- 进入周围淋巴管和血管
- 播散到远隔部位
- 附着于血管内皮并进入组织
- 在该组织内形成病灶

5. 转移灶形成的条件

- 肿瘤细胞直接侵犯血管内皮
  （Ⅳ型胶原酶）
- 肿瘤分泌血管刺激因子（TAF）
- 肿瘤分泌破骨细胞促进因子
- 肿瘤细胞具有免疫防御系统
- 晚期肿瘤患者的低免疫状态

6. 骨转移癌需要外科治疗吗（图6-12-1～图6-12-3）

- 晚期肿瘤
- 预计生存时间短
- 生存质量差

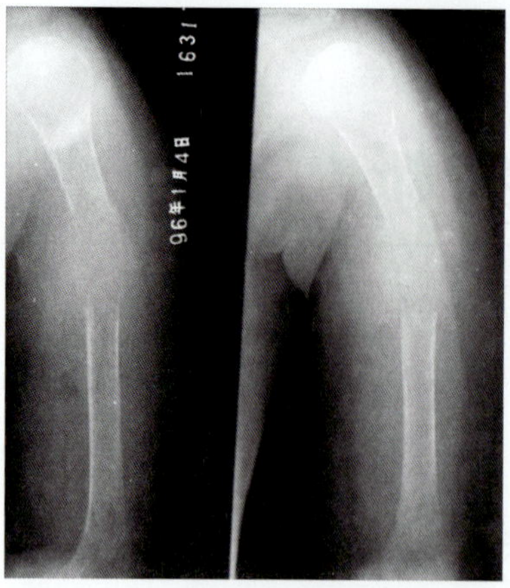

图6-12-1 肱骨中段转移瘤，病理骨折

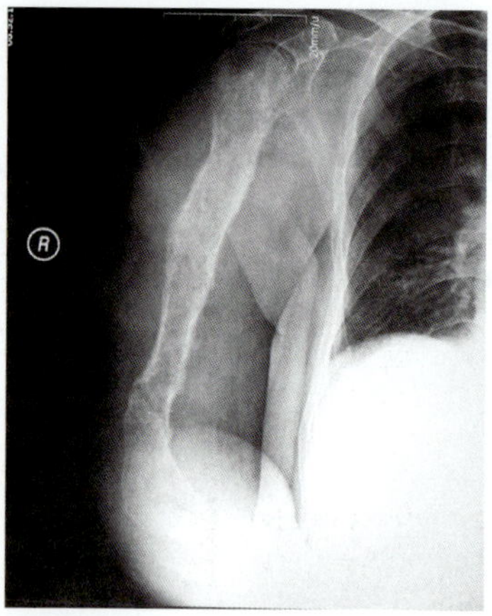

图6-12-2 未治疗3个月后，肱骨广泛的破坏

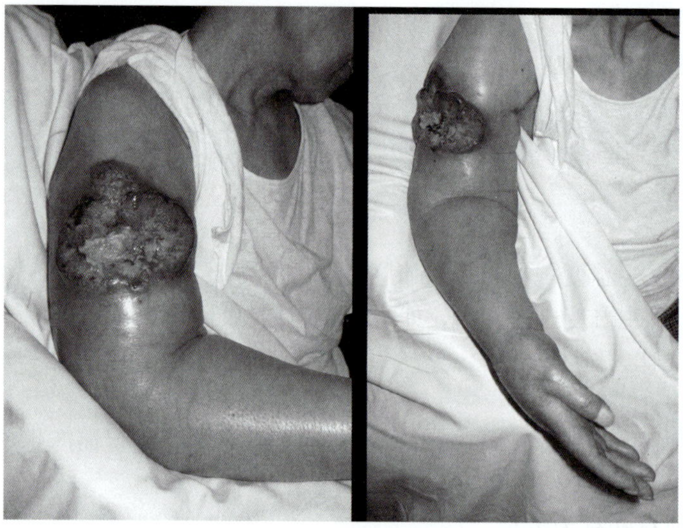

图6-12-3 患肢局部逐渐肿大，破溃，远端肿胀。疼痛并严重影响功能

- 支持及止痛治疗为主
- 化、放疗治疗骨转移即可
- 已无外科治疗意义

7. 骨破坏的原因

- 肿瘤直接破坏骨
- 破骨细胞活性增加，溶骨活跃
- 导致
  - ◎ 肿瘤包块形成
  - ◎ 骨强度下降
  - ◎ 运动功能受损

8. 占器官转移发生率第三位：肺、肝、骨
9. 转移易发生在骨（图6-12-4）

- 器官选择论
- 与血流量无关，骨血流占全身10%
- 骨内循环血和肿瘤细胞几乎静止
- 骨内静脉壁不完善

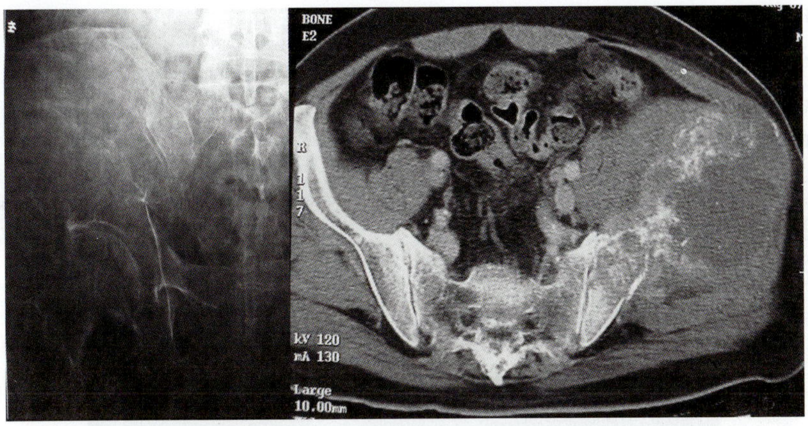

图6-12-4 一例肺癌患者的髂骨转移

二、发病情况

1. 发病率
- 恶性骨肿瘤中占第一位
- 大部分为癌，小部分为肉瘤
- 最常见：乳腺、肺、前列腺、肾、甲状腺、子宫、肝、胃、膀胱

2. 尸解中骨转移瘤的发病率
- 乳腺 50%～70%
- 前列腺 40%～80%
- 肺 30%～60%
- 甲状腺 30%～50%
- 肾 30%～40%
- 消化道 5%～15%

3. 骨转移的发病和生存时间（图6-12-5、图6-12-6）

疾病	骨转移发生率	中位生存时间
乳腺	65%～75%	15～25个月
前列腺	65%～75%	12～53个月
肺	30%～40%	6～10个月
膀胱	40%	15个月
黑色素瘤	14%～45%	6个月
骨髓瘤	70%～95%	6～54个月

4. 发病部位（1）（图6-12-7）
- 椎体 69%
- 骨盆 41%
- 股骨 25%
- 肋骨 25%
- 肱骨 10%

- 肩胛骨 6%
- 锁骨 4%
- Batson静脉系统
  - ◎转移瘤多发于脊柱和骨盆的原因
  - ◎脊柱静脉系统
    - •硬膜和脊椎周围的独立系统
    - •无静脉瓣
    - •与上下腔静脉交通

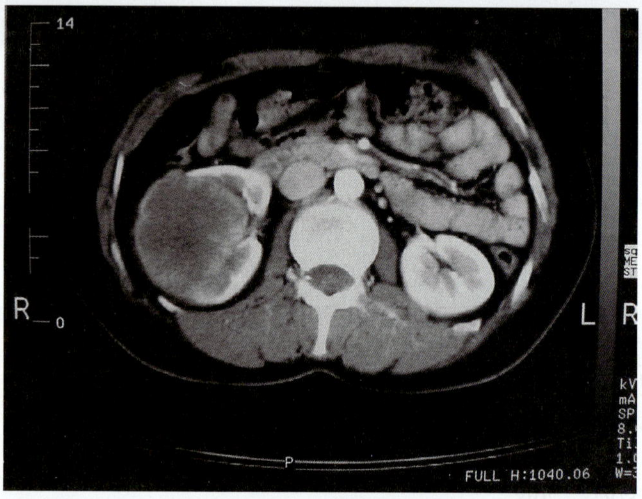

图6-12-5 一例肾癌患者

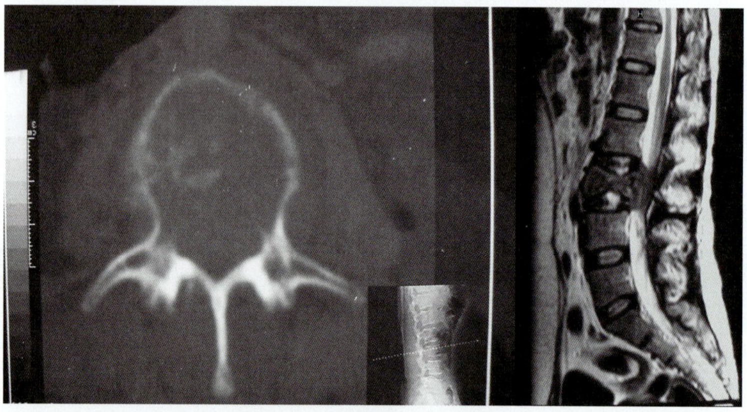
图6-12-6 腰3椎体发生转移

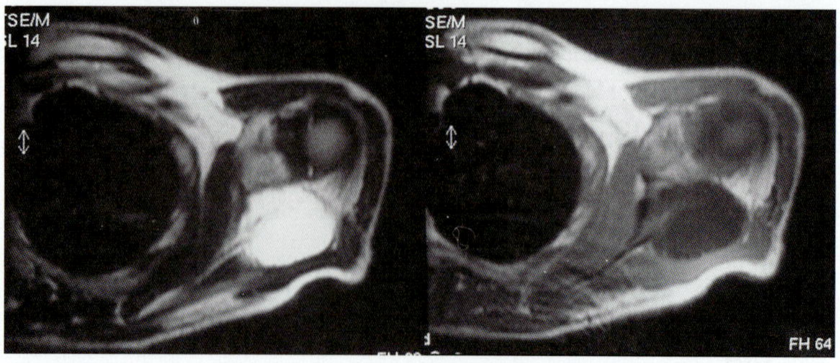

图6-12-7 一例肩胛骨转移瘤患者

◎ 胸腹腔压力增大——血流缓慢、停滞、逆流
◎ 瘤细胞停留、繁殖

5. 发病部位（2）
- 脊柱：腰—胸—颈—骶
- 骨盆：三区无明显差别
- 下肢
  ◎ 股骨上端 80%
  ◎ 膝以远 10%
- 上肢
  ◎ 肱骨上端—肩胛骨 70%
  ◎ 肘以远 10%
- 肋骨

6. 较长生存期转移瘤
- 肾癌（肾上腺癌）
- 甲状腺滤泡癌
- 雌激素依赖型乳腺癌

骨转移瘤可长时间保持单发。

三、临床特点

1. 临床特点（1）
- 中年以上，男女均等
- 一半左右有原发病史
- 病史较短，进行性加重
- 15%～20%病理骨折首诊
  ◎ 病理骨折发生率7.5%～45%
  ◎ 平均30%

2. 临床特点（2）
- 较早
  ◎ 局部疼痛，无全身症状，无纳差，无消瘦，无发热
  ◎ 红细胞沉降率（血沉）不快，血象正常，AKP升高
  ◎ 病理骨折
- 较晚
  ◎ 消瘦，纳差，偶可发热
  ◎ 血沉可快，贫血
  ◎ AKP极高，高钙血症

3. 骨转移的表现及后果
- 骨痛
  ◎ 癌症诊断时50%有疼痛主诉
  ◎ WHO统计全世界每天400万人受折磨
- 病理性骨折
  ◎ 缩短生存时间，髋部骨折后16%死于30天内

◎60%有永久性活动受限

◎严重心理影响

- 高钙血症

◎占10%～20%，晚期发生率高（20%～40%）

◎无转移也可有高钙血症，一旦出现易发生肾衰竭，预后差

- 脊髓压迫：神经症状

四、影像学特点

- 溶骨性破坏（少量成骨性）
- 穿透样破坏
- 侵髓性破坏
- 无骨膜反应
- 软组织肿块
- 病理骨折

1. 平片、CT、MRI（图6-12-8～图6-12-12）

- 平片：形态的整体认识
- CT：横断面，骨破坏细部结构，增强看血管和血运
- MRI：破坏范围，软组织结构，神经受压，不易区分良恶性

2. 全身骨扫描（ECT）（图6-12-13）

- 明确多发病灶
- 特异性不强，灵敏度较高
- 早期发现无症状病灶
- 辅助诊断，多发浓聚或可确诊

3. 正电子发射计算机断层（PET-CT）（图6-12-14、图6-12-15）

- 测定肿瘤细胞本身对葡萄糖的摄入
- 将PET图像和CT图像原位叠加
- 同时显示骨和软组织病变
- 机制上讲，可能较骨扫描更敏感，特异性更高
- 成本过高，普及困难

4. 容易混淆疾病

- 脊柱压缩骨折
- 多发性骨髓瘤
- 其他骨原发恶性肿瘤
- 骨的其他疾病

5. 与脊柱压缩骨折鉴别

- 相似点

◎年龄

◎骨痛

◎平片表现骨质疏松

◎轻微受力压缩骨折

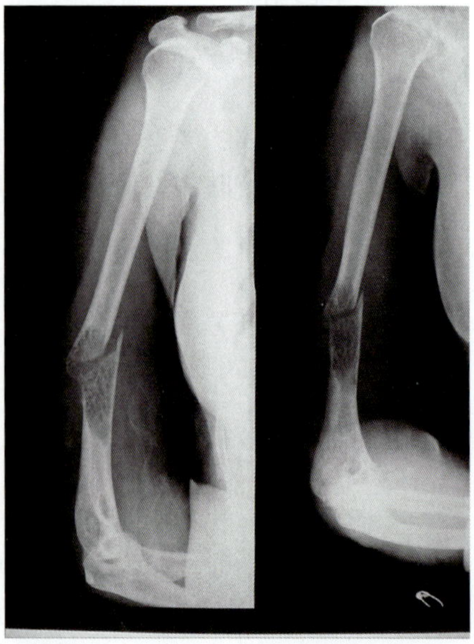

图6-12-8 X线平片显示骨折的同时，也显示骨断端两侧的溶骨性破坏

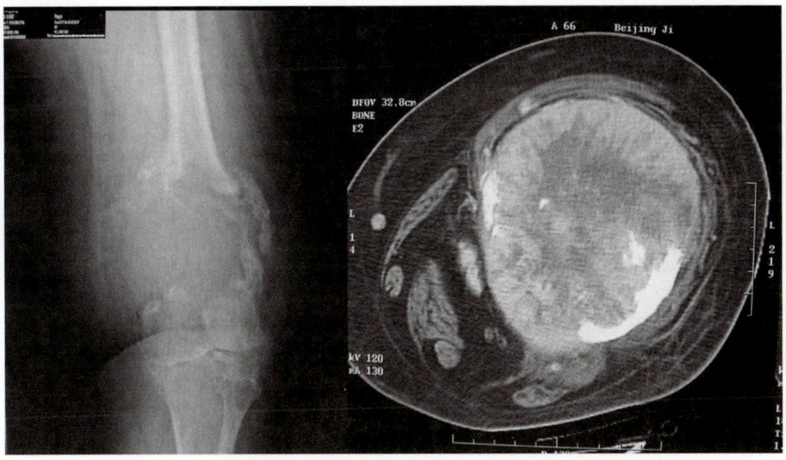

图6-12-9　乳腺癌患者骨转移，CT显示肿块与血管的关系

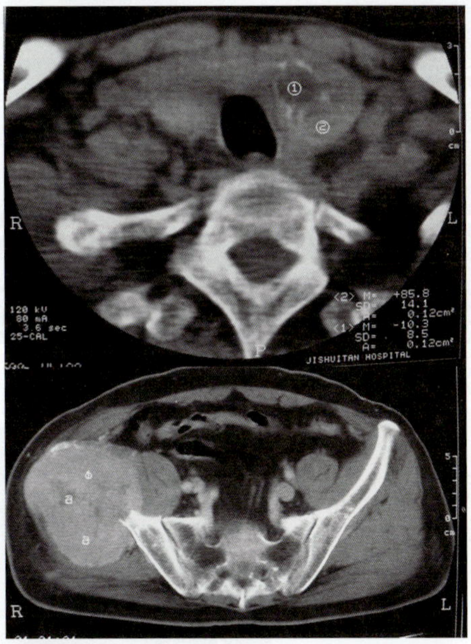

图6-12-10　一例甲状腺癌患者的髂骨转移

◎ 脊髓或神经症状

- 不同点（图6-12-16）

◎ CT显示片状骨破坏区

◎ CT示软组织肿块

◎ ECT 点片状浓聚

◎ 压缩骨折易发生在胸腰段

◎ 晚期易于诊断

6. 与多发骨髓瘤鉴别

- 相似点

◎ 中老年，病史数月

◎ 多发，脊柱为主

◎ 骨痛，病理骨折，神经症状

◎ 全身症状，贫血

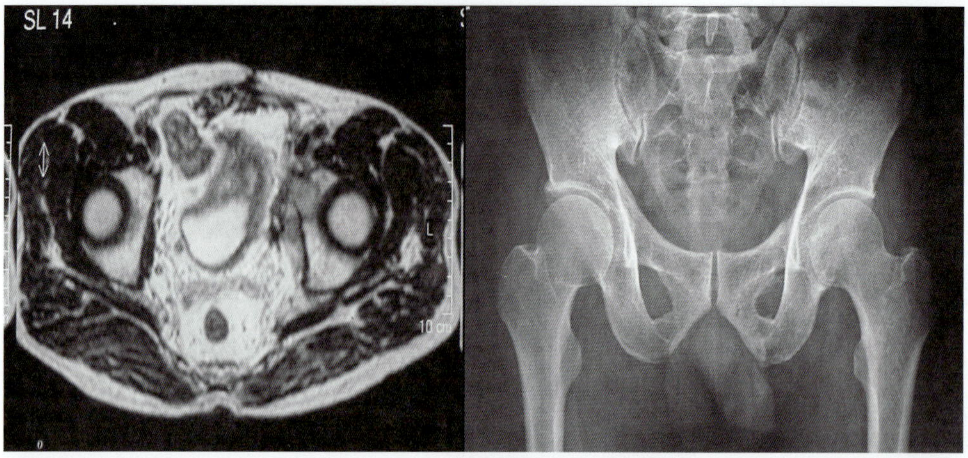

图6-12-11 一例膀胱癌患者的髋臼转移

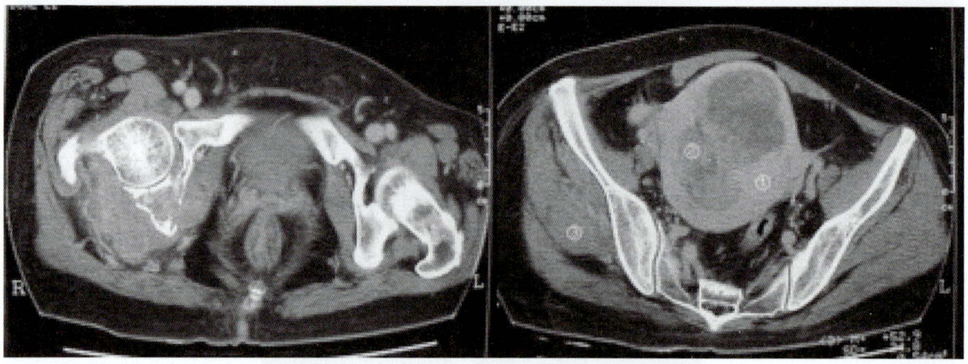

图6-12-12 一例子宫体癌患者的髋臼转移

◎ 影像特点相同

- 不同点：多发骨髓瘤

◎ 可发热，红细胞沉降率快

◎ 免疫球蛋白单项升高

◎ 骨髓象确诊

◎ ECT大多放射性缺失

7. 成骨性转移（图6-12-17）

- 前列腺癌：PSA
- 部分乳腺癌
- 少部分膀胱癌、肺癌

8. 确诊

- 病史、影像、ECT均不能确诊
- 靠ECT，误诊常见
- 穿刺、切开活检必要（图6-12-18）

9. 原发病灶检查

- 20%～30%患者致死无法找到原发灶
- 依好发部位检查

◎ 肺平片、CT

◎ 腹部B超

◎ 甲状腺、前列腺触诊、B超

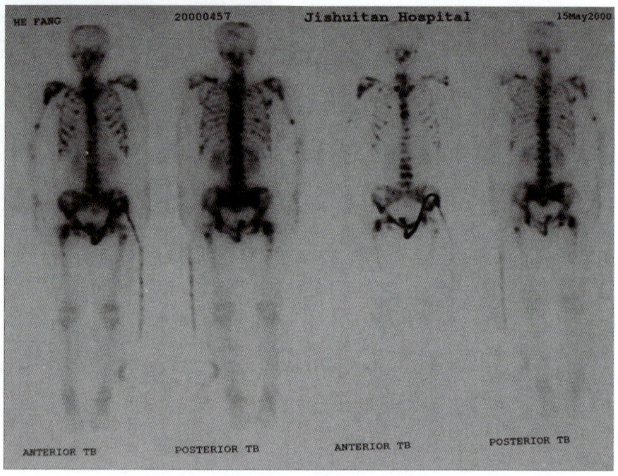

图6-12-13 核素浓集反映骨代谢的变化而非肿瘤细胞

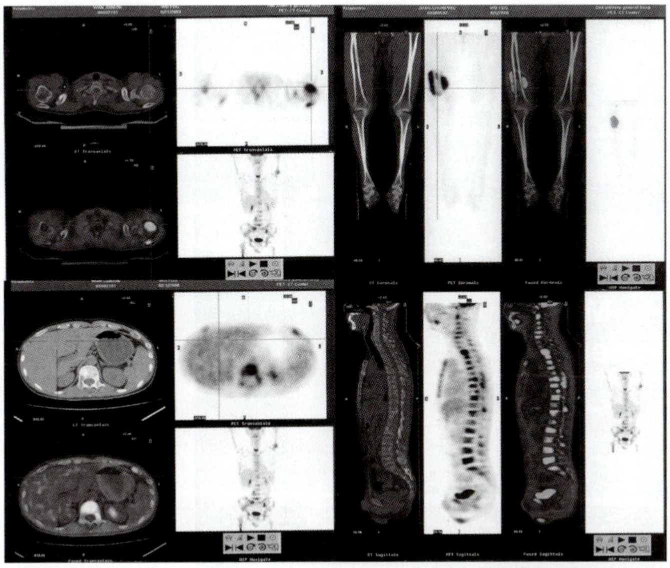

图6-12-14 PET-CT显示骨肿瘤破坏影像

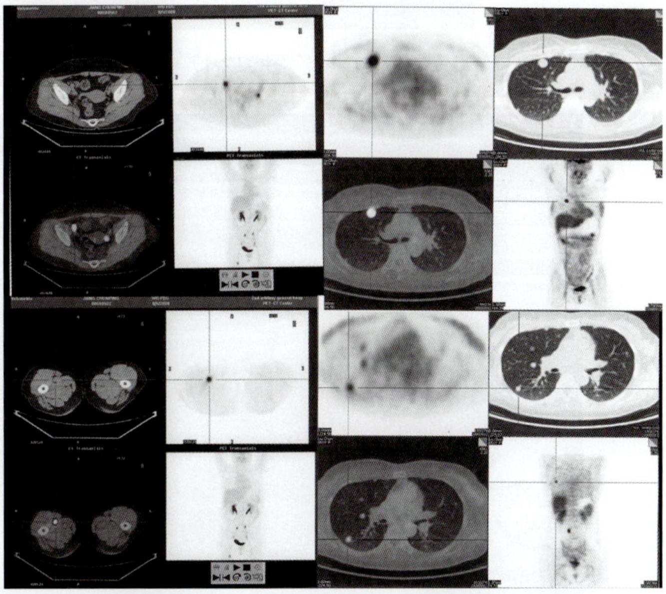

图6-12-15 PET-CT显示软组织肿瘤影像

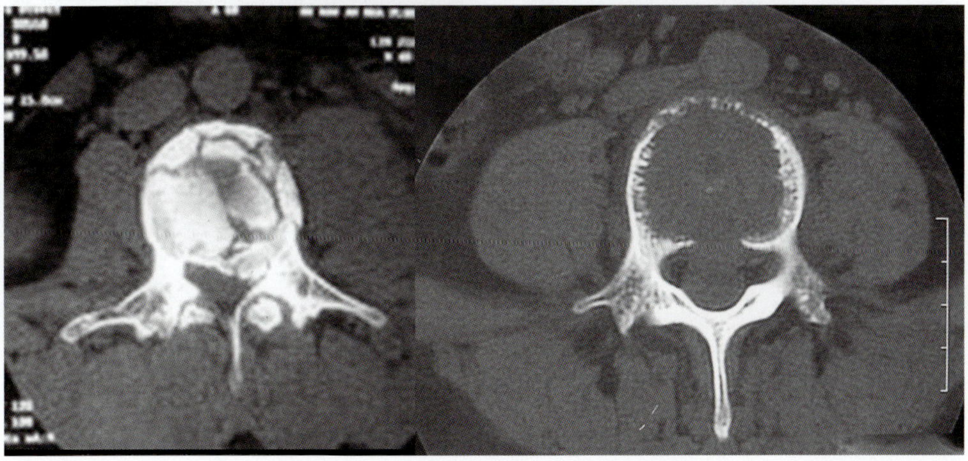

图6-12-16 肿瘤性病理骨折与脊柱压缩骨

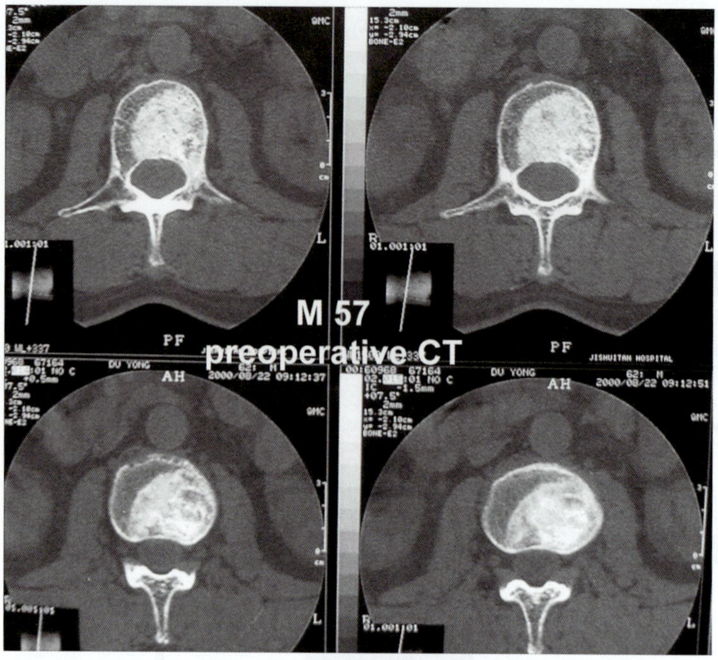

图6-12-17 前列腺癌的成骨转移

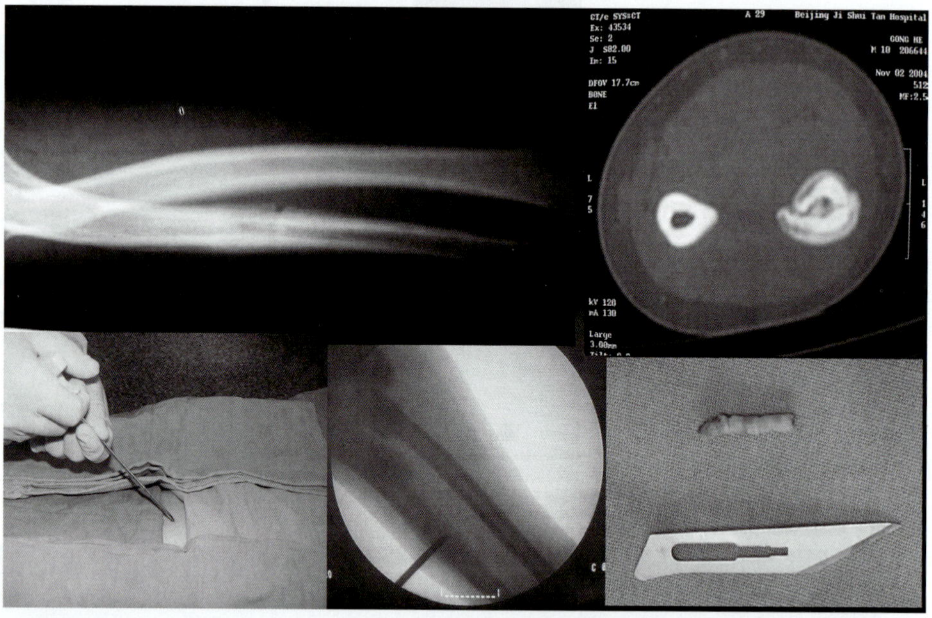

图6-12-18 穿刺活检取得标本

◎ 乳腺检查
◎ 妇科检查
◎ 消化道检查
◎ PET-CT

- 依活检病理提示检查

五、外科治疗

既然对于转移瘤患者只有极少数可治愈，那么针对绝大多数患者来讲，延长生命、提高生存质量成为治疗的目的。

1. 决定外科治疗的因素

- 肿瘤局部情况，局部症状
- 病理种类
- 原发灶情况
- 是否多发转移灶
- 预计生存时间
- 全身情况，手术耐受
- 其他治疗的效果
- 经济情况

2. 预后好的因素

- 原发癌预后较好
  - ◎ 分化好的甲状腺、前列腺癌
  - ◎ 对激素或化疗敏感的乳腺癌
  - ◎ 透明细胞肾癌、结直肠癌
- 原发癌可根治
- 单发骨转移
- 原发与转移灶之间超过3年
  - ◎ 可按原发恶性肿瘤行广泛切除

3. 局部手术原则

- 去除肿瘤，恢复骨连续性、稳定性
- 只恢复骨连续性、稳定性，加放疗
- 采用尽快恢复功能的重建方法
- 尽量用对全身影响小的手术
- 手术有利于患者活动和护理
- 局部复发晚于全身转移
- 预计存活2个月以上

4. 常用手术方法

- 病灶刮除，骨水泥填充内固定
- 单纯内固定（术后放疗）
- 微波灭活后刮除骨水泥内固定
- 瘤段切除，人工假体置换（图6-12-19）
- 可去除骨切除
- 脊髓减压，前/后路内固定
- 截肢术（非常用方法）

5. 骨水泥的应用

- 愈合可能很小
- 迅速恢复功能
- 可塑性强，固定牢靠

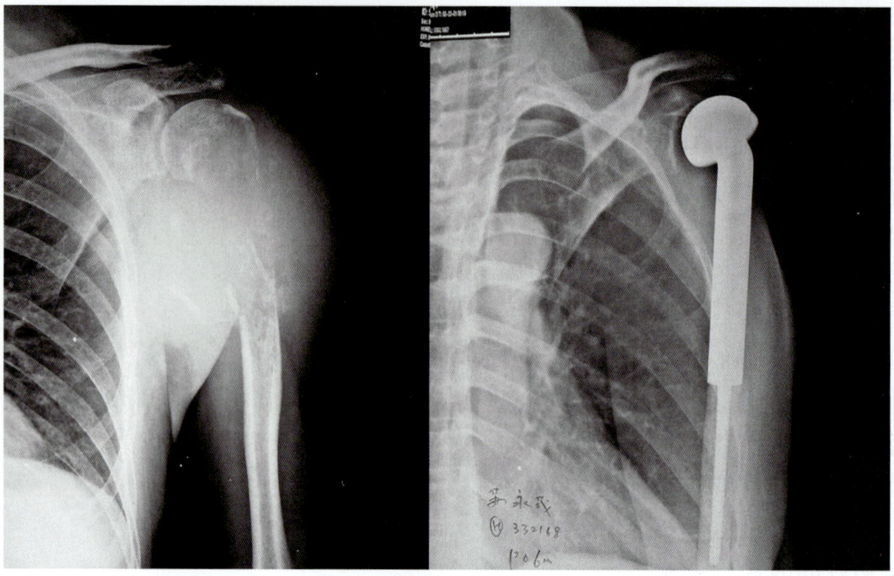

图6-12-19 肱骨上端转移瘤切除，人工假体置换术

- 局部毒、热作用
- 脆性大，需加金属内固定物

6. 术前注意
- 全血细胞减少
- 高钙血症
- 非特异性凝血功能障碍
- 低蛋白，营养状态差
- 术后代偿、恢复功能差

7. 股骨上端
- 病灶刮除，骨水泥填充，内固定（带锁髓内针、DHS）（图6-12-20、图6-12-21）
- 肿瘤用人工假体置换（图6-12-22～图6-12-25）

8. 股骨干及下端
- 干：刮除骨水泥＋普通、带锁髓内针（图6-12-26～图6-12-28）
- 下端：刮除骨水泥＋角钢板、Rush针
  人工膝关节

9. 肱骨
- 上端：刮除骨水泥＋（带锁）髓内针
  人工假体（图6-12-29、图6-12-30）

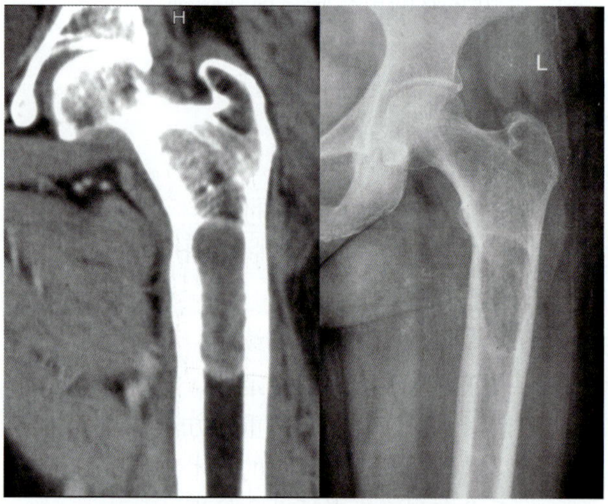

图6-12-20 股骨中上段转移瘤

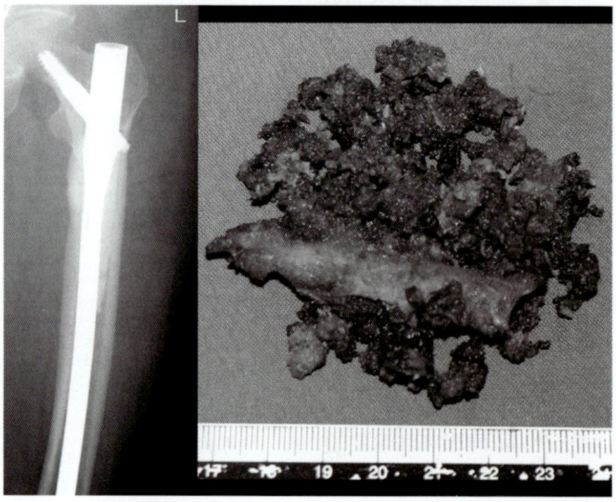

图6-12-21 微波灭活后刮除，骨水泥填充，带锁髓内钉固定

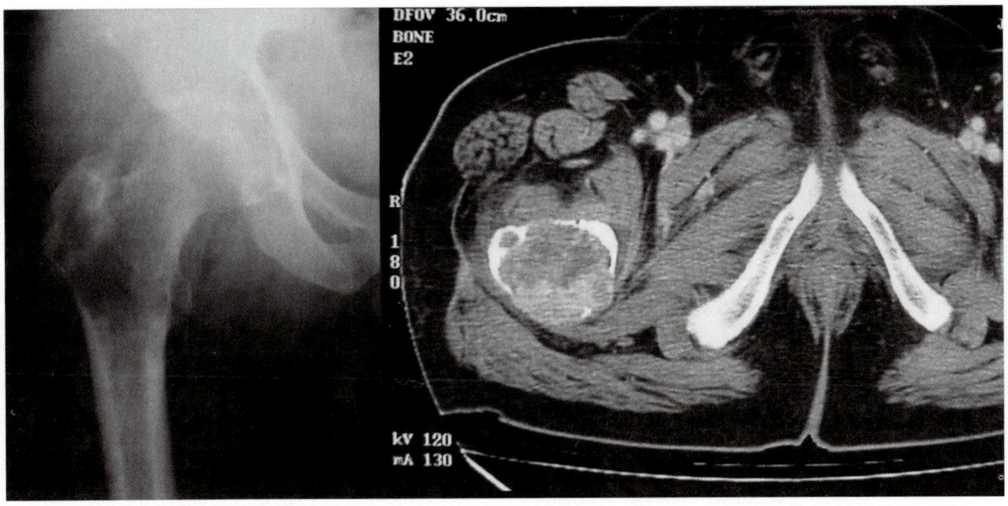

图6-12-22 股骨上端转移瘤

- 干：刮除骨水泥
  ＋（带锁）髓内针、钢板（图6-12-31～图6-12-33）
- 下端：刮除骨水泥＋钢板、Rush针
  人工假体

10.肩胛骨转移瘤（图6-12-34、图6-12-35）

11. 骨盆（图6-12-36～图6-12-42）

- 一、三区
  ◎ 单纯切除
- 二区
  ◎ 刮除骨水泥＋内固定
  ◎ 刮除骨水泥＋全髋
  ◎ 切除旷置
  ◎ Saddle假体

12. 预防性内固定指征

- 将要发生骨折的患者，为减少骨折痛苦，提前固定
- 皮质骨破坏50%以上
- 股骨上端2.5cm或以上病变
- 小粗隆病理性撕脱骨折
- 放疗后仍有持续应力性疼痛

13. 预防性内固定技术

- 术中防止骨折发生
- 尽量保护骨膜血运
- 尽可能刮净肿瘤组织
- 骨水泥填充薄壳腔，减少应力

14. 微波在治疗骨转移瘤中的应用

- 目的：在基本不改变刮除骨水泥填充这种手术方式的同时，在刮除前现将肿瘤组织微波灭活，既可以相应地扩大外科边界，又可以减少术中的出血

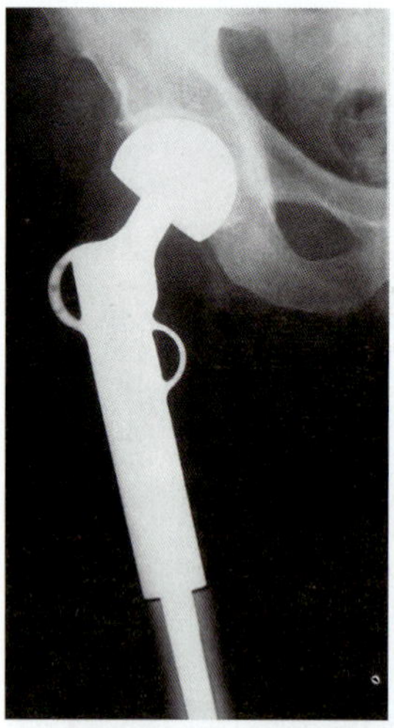

图6-12-23　人工假体置换

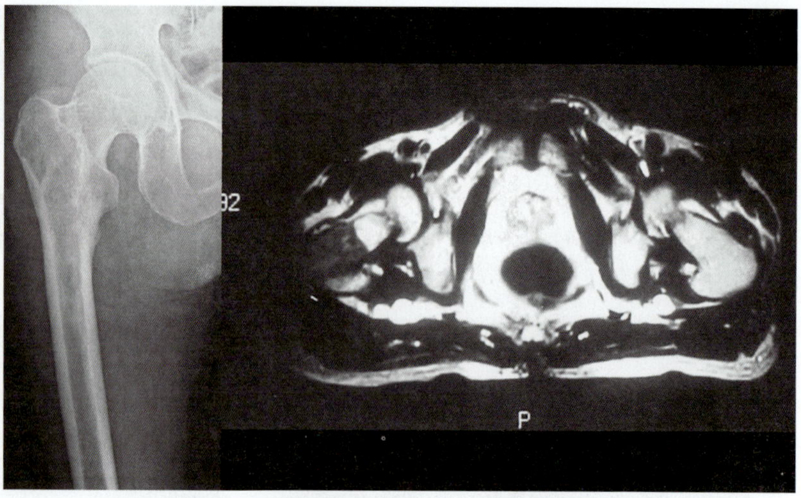

图6-12-24　股骨上端转移瘤

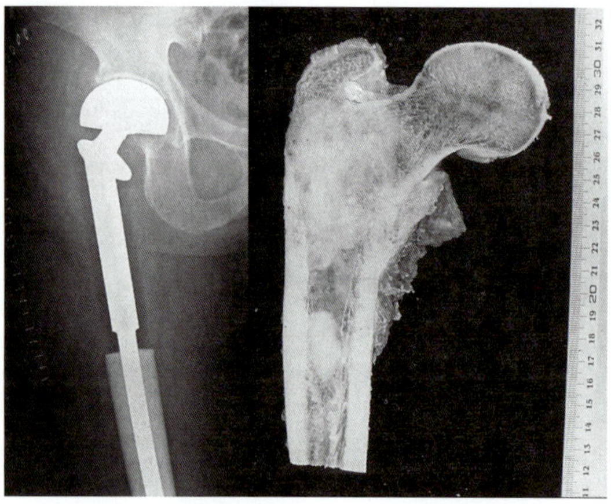

图6-12-25　人工假体置换及切除后标本

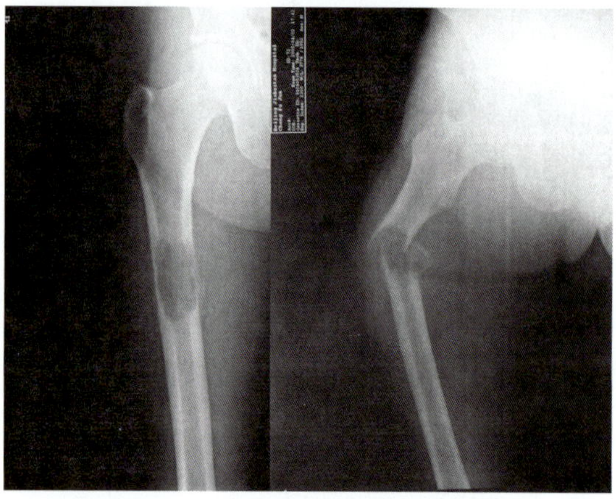

图6-12-26　股骨中上段转移瘤病理骨折

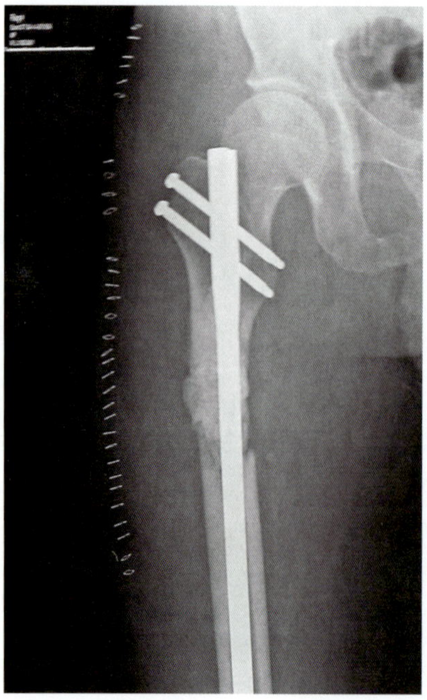

图6-12-27　刮除骨水泥填充，带锁髓内钉固定

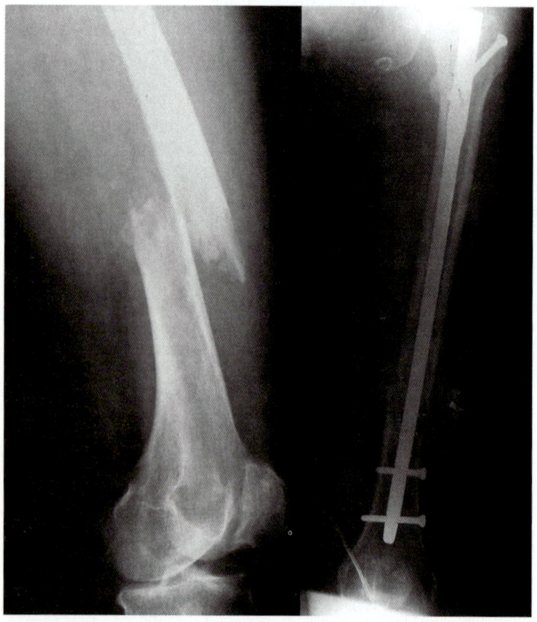

图6-12-28　股骨中下段转移瘤病理骨折，刮除骨水泥填充，带锁髓内钉固定

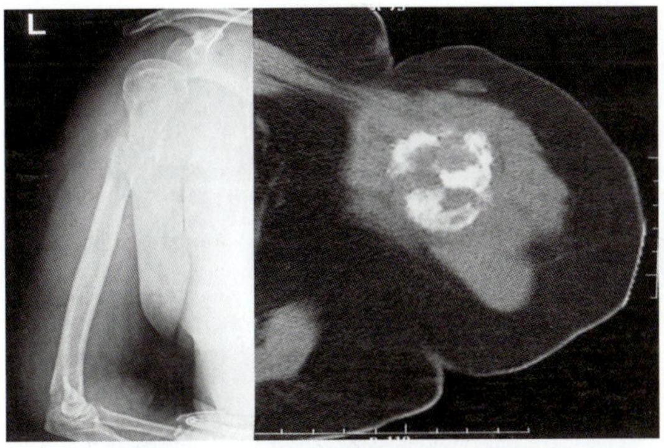

图6-12-29 肱骨上端转移瘤病理骨折

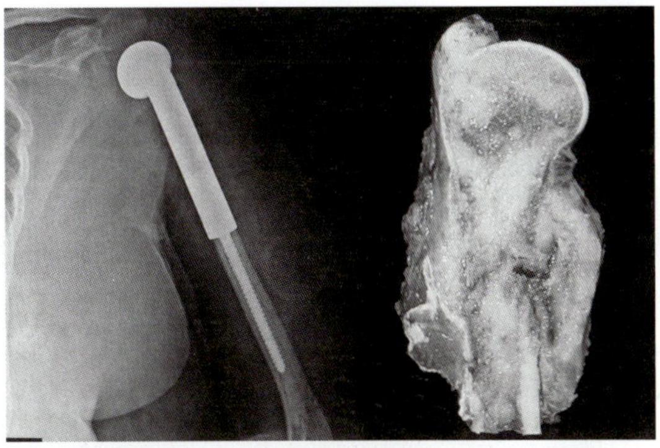

图6-12-30 瘤段切除，人工假体置换术

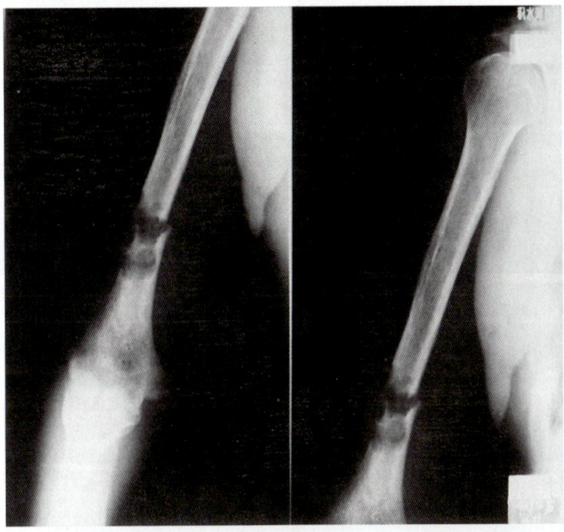

图6-12-31 肱骨中下段转移瘤病理骨折

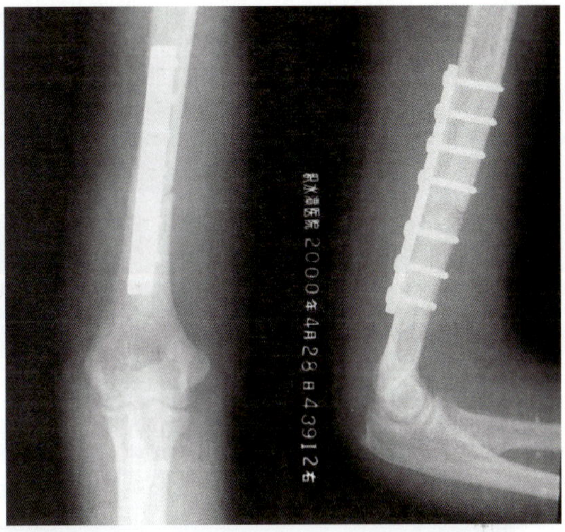

图6-12-32 刮除骨水泥填充，钢板螺丝钉固定

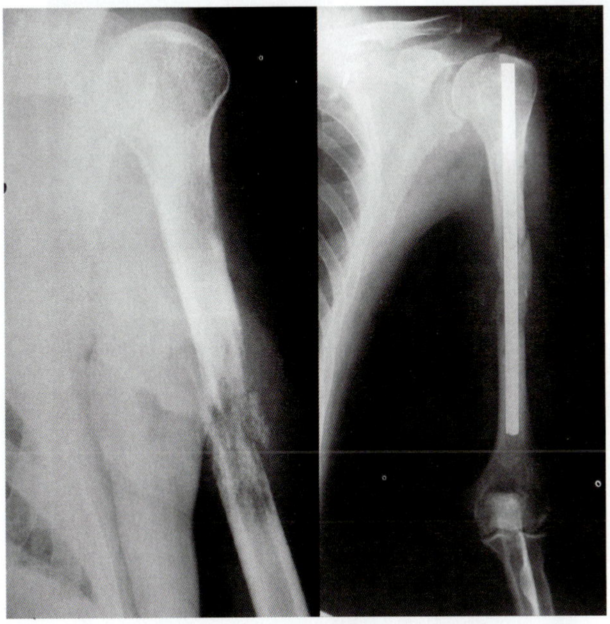

图6-12-33 肱骨多段转移瘤病理骨折，刮除骨水泥填充，髓内钉固定

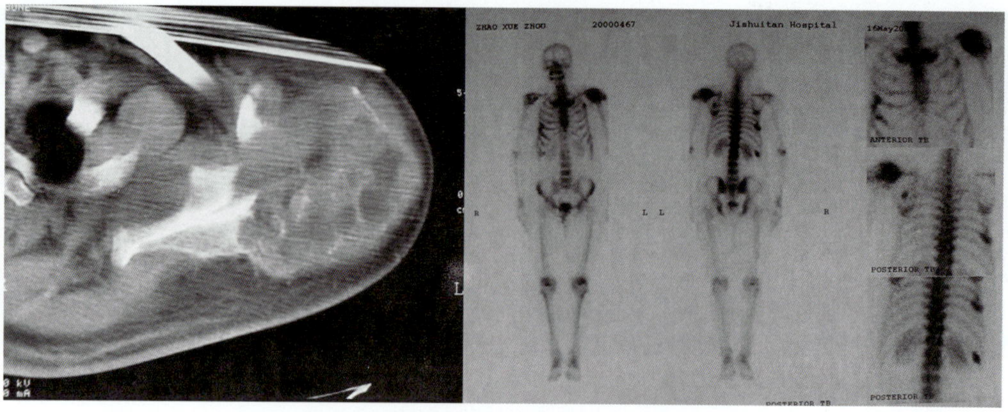

图6-12-34 肩胛骨及肩关节转移瘤

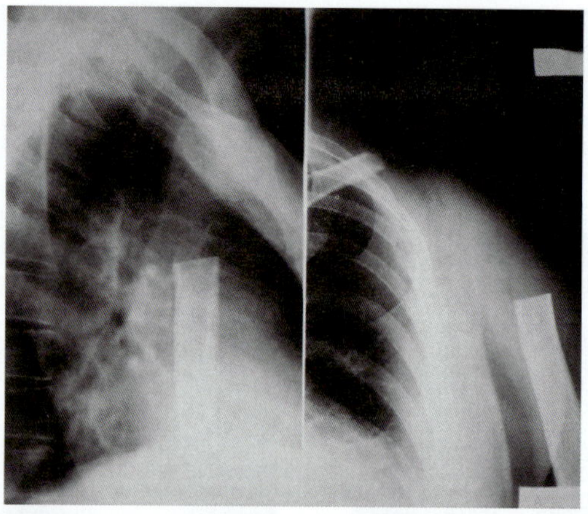

图6-12-35 行肩胛骨及肱骨上端（肩关节）切除

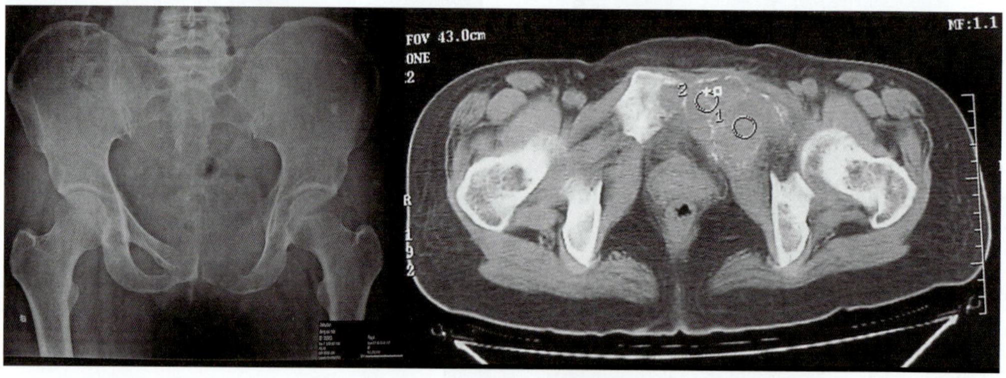

图6-12-36 耻骨转移瘤

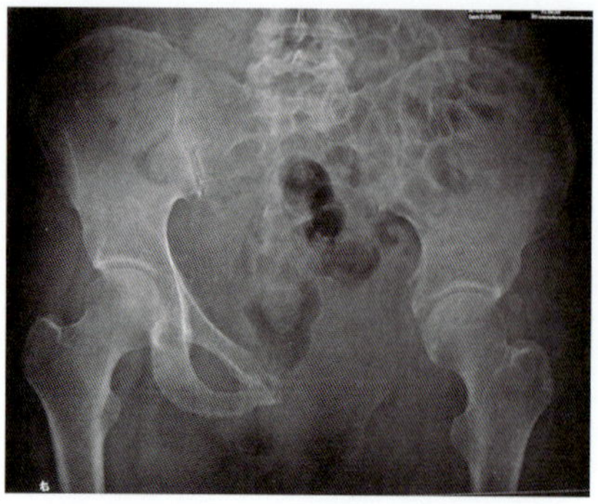

图6-12-37 单纯耻骨切除术

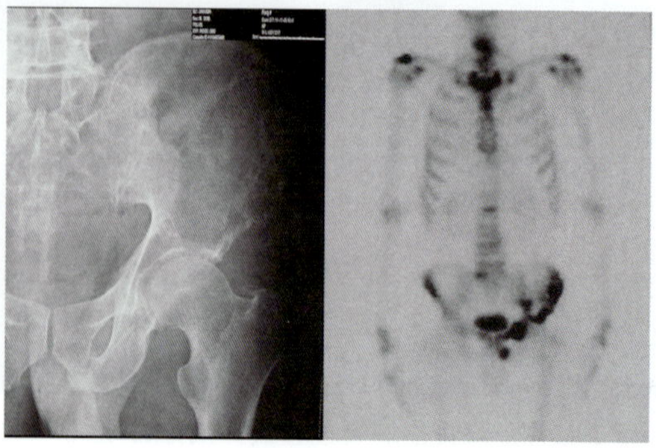

图6-12-38 Ⅰ～Ⅱ区转移瘤

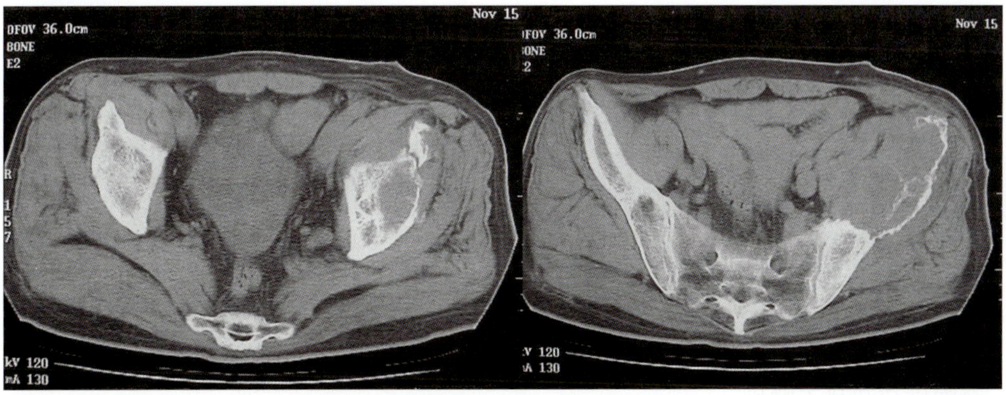

图6-12-39　CT所见

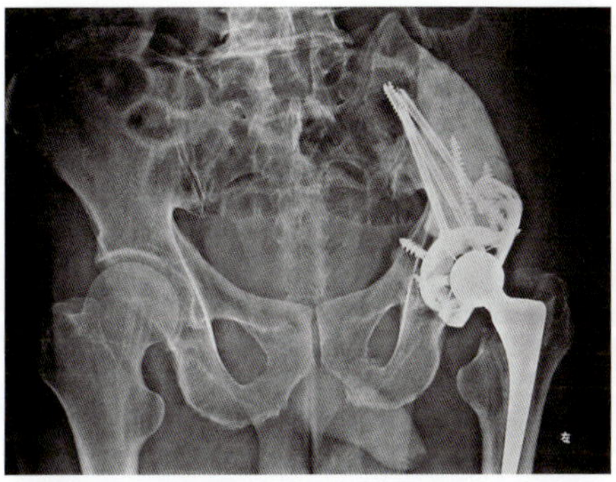

图6-12-40　行髂骨、髋臼肿瘤刮除，带翼网杯全髋置换，螺钉骨水泥内固定

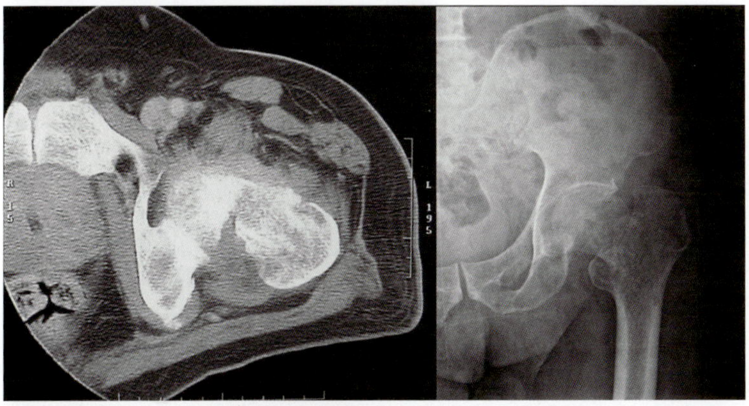

图6-12-41　转移癌，股骨颈骨折

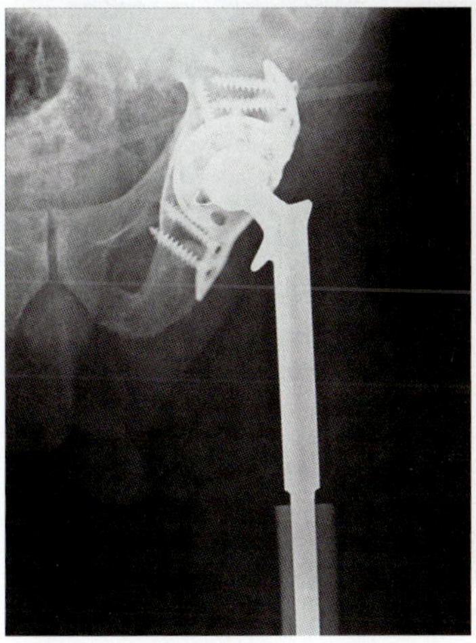

图6-12-42　带翼网杯固定，股骨上端假体，全髋置换

六、脊柱转移瘤

1. 易发生脊柱转移的肿瘤（图6-12-43～图6-12-46）
- 乳癌
- 肺癌
- 前列腺癌
- 甲状腺癌

2. 临床过程
- 疼痛进行性加重
- 胸椎症状早于腰椎
- 胸椎压迫根性痛——束带痛
- 感觉运动障碍，大小便障碍，不全截瘫，完全截瘫

3. 手术后截瘫不易恢复
- 急剧发作的截瘫
- 软瘫较硬瘫
- 治疗前完全截瘫
- 大小便失控

4. 脊柱转移瘤症状产生原因
- 骨破坏
- 不稳定
- 脊髓受压

5. 手术目的
- 解除神经压迫
- 增加脊柱稳定性

6. 后路减压的误区
- 椎板切除
  - ◎ 加重不稳定
  - ◎ 加重后凸畸形
  - ◎ 导致加重神经症状

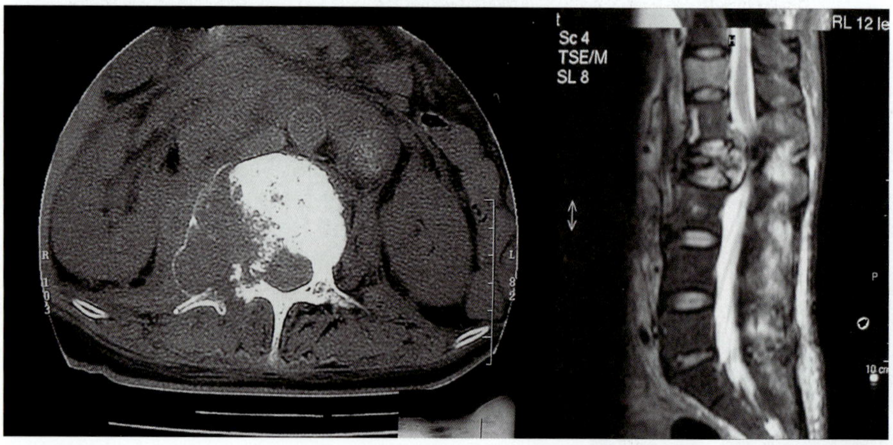

图6-12-43　肺癌胸12、腰2转移

- 颈、胸椎管窄，无法由后路切除脊髓
  - ◎ 前方压迫

7. 后路减压的应用

- 附件肿瘤
- 肿瘤或反应组织造成脊髓环型狭窄

8. 固定

- 广泛椎板减压需伴随固定，无论其前方椎体是否萎陷

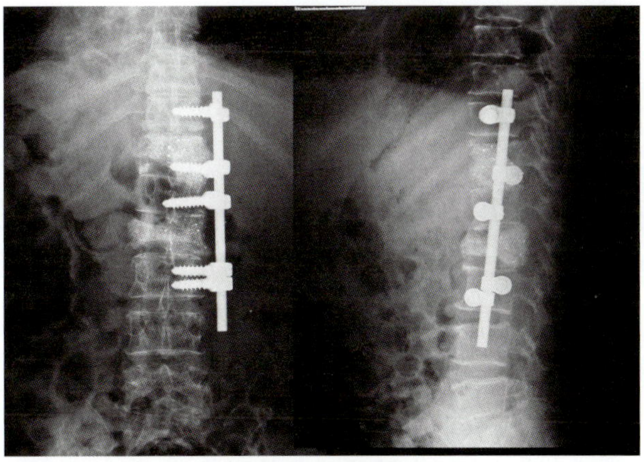

图6-12-44 刮除骨水泥填充，前路内固定

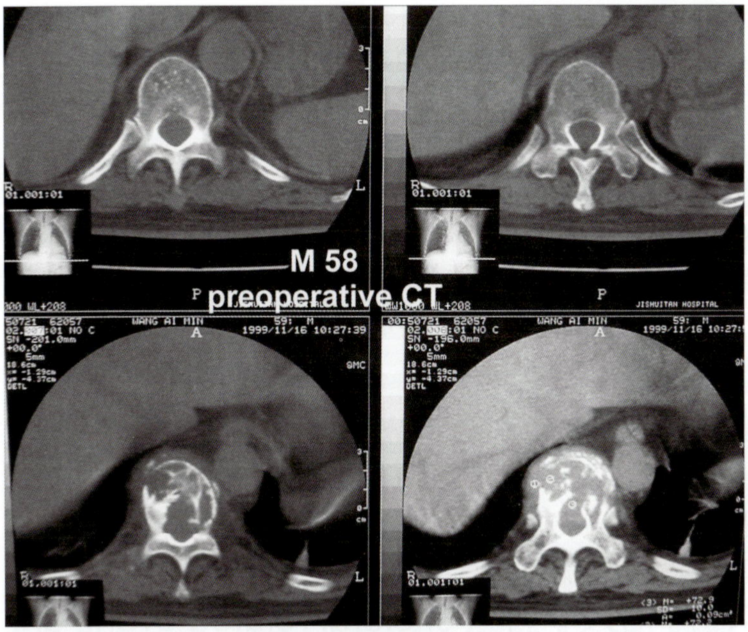

图6-12-45 肺癌胸椎转移

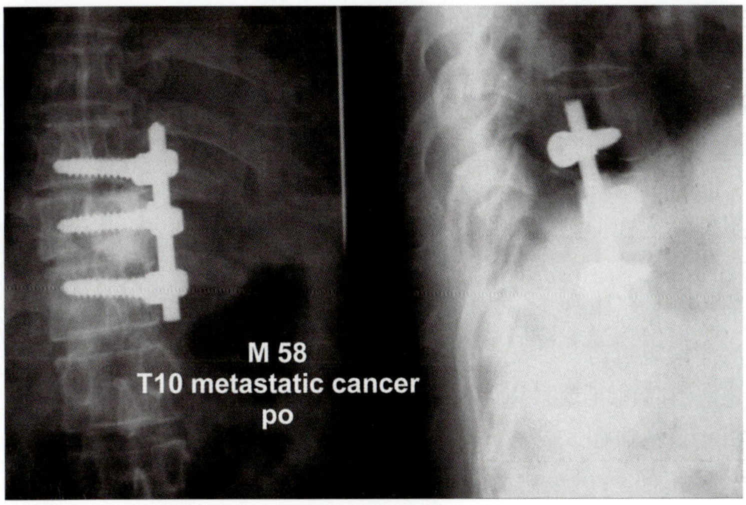

图6-12-46 刮除，骨水泥填充，前路内固定

- 无论前后，不选用生物固定或融合
  - ◎宜选用机械固定
- 骨水泥
  - ◎用于前路（抗压力）
  - ◎不用于后路（不抗扭力）

9. 对于下列因素应考虑非手术治疗

- 高度恶性侵袭性原发肿瘤
- 预计原发肿瘤治疗后无瘤生存期很短
- 经全身治疗后，骨转移灶的溶骨破坏好转
- 全身多发骨破坏
- 涉及多器官转移（尤其肝）
- 全身一般条件差，有手术禁忌证

七、骨转移瘤的化疗

- 是针对原发病灶肿瘤的化疗
- 一般应在局部病灶手术或放疗后
- 以全身静脉化疗为主

八、骨转移瘤的放疗

- 作用
  - ◎控制疼痛
  - ◎延缓病灶发展
  - ◎术后巩固疗效

九、骨相关事件（skeletal related event, SRE）

- 放疗：缓解疼痛和预防病理骨折
- 病理性骨折：椎体压缩，其他骨折
- 脊髓压迫
- 骨骼手术
- 高钙血症

1. 双磷酸盐的应用

- 破骨细胞抑制剂：抑制破骨细胞介导的骨吸收
- 治疗骨疼痛
- 预防和治疗骨相关事件
- 转移瘤治疗常规用药

2. 双磷酸盐用药时机（专家共识）

- 骨转移引起高钙血症　　推荐
- 骨转移引起骨痛　　推荐
- ECT异常，X线CT或MRI证实　　推荐

- ECT异常，X线正常，CT或MRI异常　　推荐
- 影像学证实，没有骨痛　　推荐
- ECT异常，X线、CT或MRI均正常　　不推荐
- 存在骨转移风险的患者　　推荐

十、疼痛治疗

- 当转移瘤患者无法根本治愈时：延长生命、控制疼痛成为所有治疗的根本

1. 骨转移瘤疼痛原因

- 肿瘤直接破坏骨
- 破骨细胞活化因子
- 肿块压迫痛觉感受器
- 肿瘤致炎性、间质、血管反应
- 神经压迫：脊柱　颅骨　脑　脊髓　神经根
- 病理骨折
- 治疗引起：手术、化疗、放疗

2. WHO癌痛治疗五要点

- 口服
- 按时
- 按阶梯
- 个体化给药
- 注意具体细节

3. 三阶梯止痛药物

- 非阿片类：非甾体类为主
  阿司匹林　布洛芬　萘普生
- 弱阿片类：非甾体类和阿片类联合使用
  可待因　氢可酮　曲马多
- 强阿片类：无天花板效应
  吗啡　哌替啶　芬太尼

4. 给药途径

- 口服
- 静脉或皮下
- 直肠或鼻腔：吸收迅速
- 经皮：芬太尼贴
- 椎管给药：硬膜外插管
  吗啡　芬太尼
- 脑室内给药：吗啡

（郝 林）

13 骨肉瘤及其治疗

一、概 述

（一）定 义

- 大量肿瘤基质
- 恶性结缔组织直接产生肿瘤性骨基质及未成熟骨

（二）流行病学

- 仅占全部恶性肿瘤的 0.2%
- 2～3 例/百万人/年
- 原发骨肿瘤　20.2%
- 骨髓瘤及淋巴瘤以外原发肿瘤　45.3%
- 好发于10～30岁，男＞女

（三）传统分类

- 传统型
- 骨旁型

（四）按部位分类

- 骨内型
- 皮质内型
- 骨旁型
- 骨膜型

（五）按细胞分化分类

- 高恶型
- 低恶型

（六）按组织构成分类

- 成骨型
- 成软骨型
- 成纤维型
- 纤维组织细胞型

- 毛细血管扩张型
- 小细胞型

（七）按受侵部位分类

- 单发
- 多发

（八）按宿主骨是否有病变分类

- 原发
- 继发

二、各 论

（一）传统型骨肉瘤

1. 一般情况
- 好发年龄：10 ～ 29 岁，约占 75%
- 男 / 女 =（1.5 ～ 2）/1
- 临床表现
  - ◎ 炎症 + 肿块
  - ◎ 疼痛、肿胀、活动受限、皮温增高、发热

2. 临床特点
- 早期发生肺转移，就诊时 80%
- ⅡB：90%，ⅡA：5%，Ⅲ：5%
- 卫星灶：反应区内，非转移
- 跳跃灶：同一间室转移，预后差

3. 发病部位
- 周围骨 80%　膝关节 50% ～ 75%
  股骨 40%　胫骨 16%
  肱骨 15%
- 干骺端发病最常见
- 骨干 2%～11%
- 骨端罕见

4. 影像学特点
- 初次就诊表现明显
- 表现特点依赖于成骨程度
- 混合型最常见
- 单纯成骨型最少见

5. 影像学表现（图 6-13-1）
- 边界不清
- 皮质不整
- 软组织包块
- 骨膜反应　Codman 三角、“日光线”征等

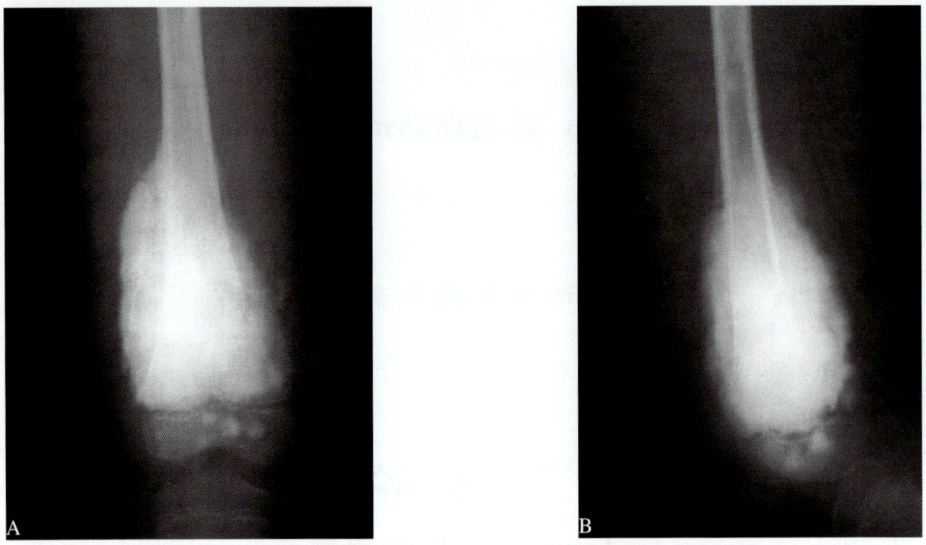

图 6-13-1A、B 传统型骨肉瘤，可见髓腔内跳跃灶及骨骺受累

- 骨干发病可出现骨硬化、内骨膜增厚及无皮质缺损和骨膜反应

6. 发生于脊柱骨盆时

- 扁平骨发病者年龄偏大
- 脊柱以椎体发病为著
- 特征与长管状骨类似

（二）毛细血管扩张型骨肉瘤

1. 一般情况

- 原发骨肿瘤
- 巨大囊腔，充满新鲜及陈旧血
- 10 ~ 20 岁，男＞女
- 好发部位：股骨、胫骨
- 干骺端发病，骨端可受侵
- 骨干＜ 10%

2. 临床特点

- 生长迅速，病理骨折 25%～30%
- 肺转移率高，预后差
- 易误诊，应充分取材

3. 影像学表现（图 6-13-2）

- 完全溶骨为特点
- 病变内硬化少见
- 有时可见清楚边缘
- “爆裂样”软组织肿块

4. 治疗

- 与传统型骨肉瘤相同
- 即使局部控制良好，生存率也低

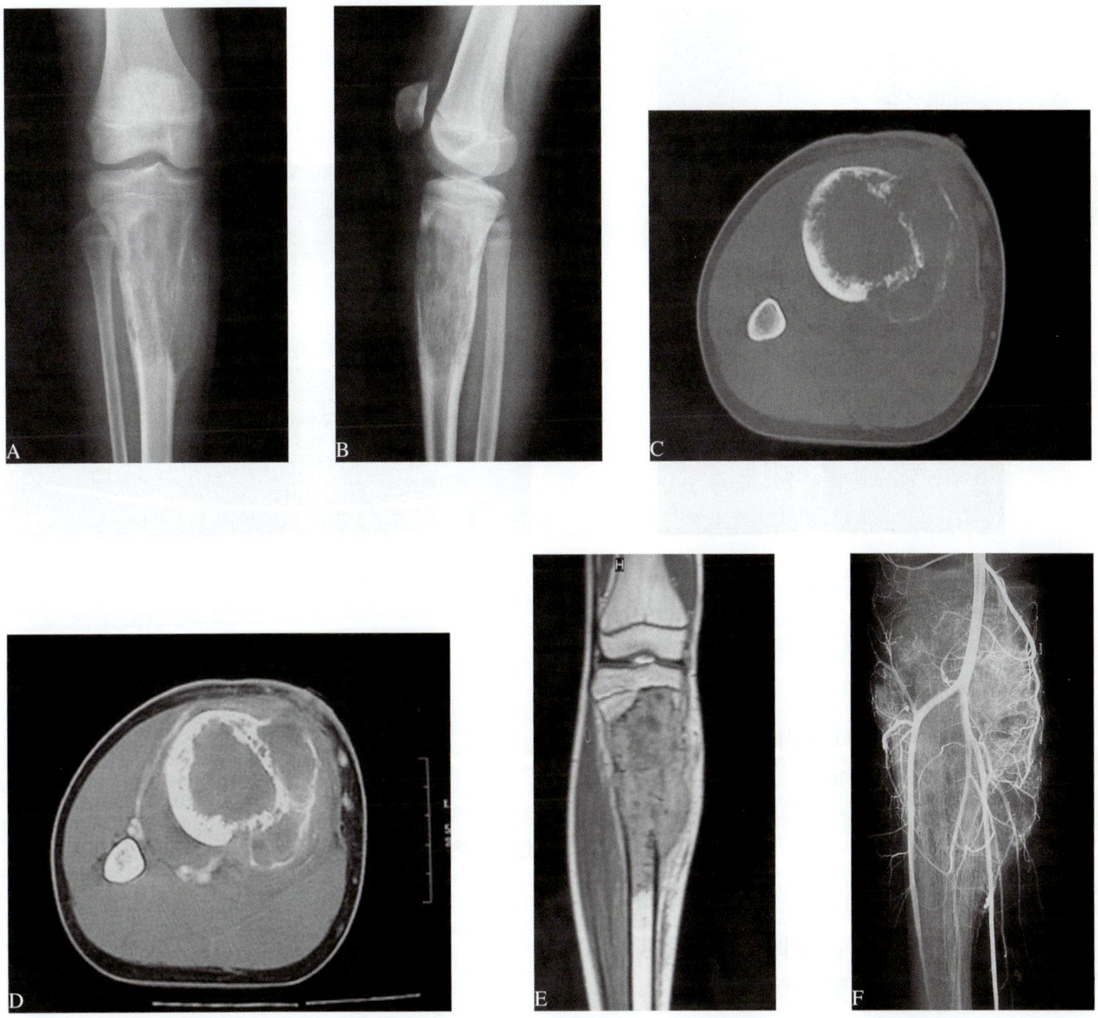

图 6-13-2A～F　毛细血管扩张型骨肉瘤，可见溶骨改变，巨大软组织肿块，血运丰富

（三）小细胞骨肉瘤

1. 一般情况
- Sim （1979）：占骨肉瘤病例＜ 1%
- 特点：圆形细胞类似 Ewing 肉瘤
- 5 ～ 20 岁，男 = 女
- 好发部位：干骺端，股骨＞肱骨＞胫骨＞髂骨
- 典型表现：短期出现肿痛

2. 影像学表现（图 6-13-3）
- 干骺端
- 巨大溶骨病变
- 骨膜反应
- 软组织肿块

3. 治疗
- 与传统型骨肉瘤相同

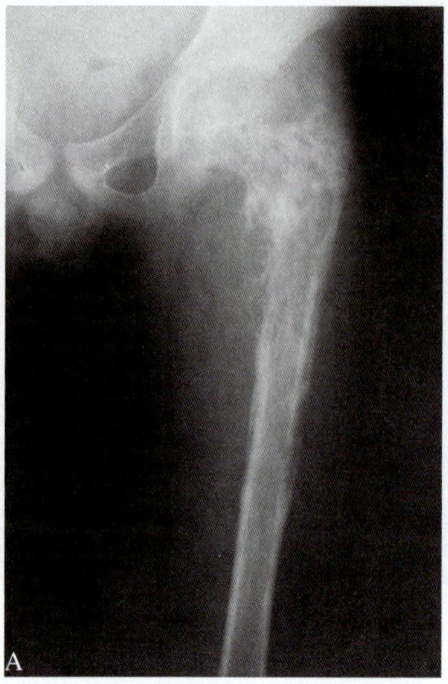

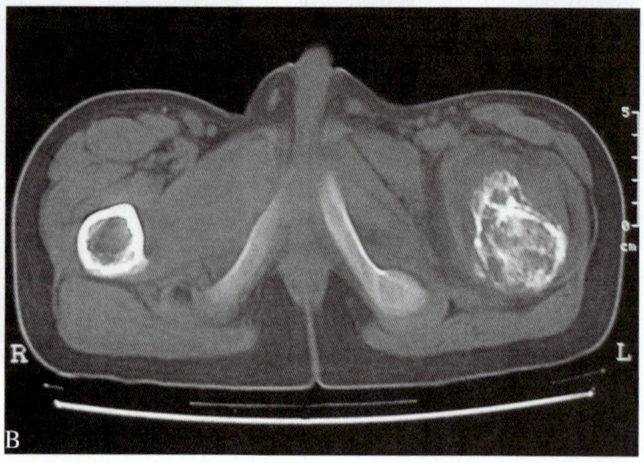

图 6-13-3A、B 小细胞骨肉瘤

- 化疗效果差
- 预后差，多数1年内死亡
- 5年生存率< 30%

（四）低度恶性髓内骨肉瘤

1. 一般情况

- Unni （1977）：占骨肉瘤病例少于 1%
- 10 ~ 30 岁，男>女
- 病程长，症状轻
- 骨内的骨旁骨肉瘤
- 预后比传统型好
- 主要为胫骨、股骨发病
- 干骺端，病变大

2. 影像学表现（图 6-13-4）

- 致密的、质地均匀的病灶
- 起自骨内膜
- 充满髓腔或干骺端
- 边界不清
- 少见骨膜反应

3. 治疗

- ⅠA：初次手术，几乎均可保肢 广泛切除，无需化疗

不当治疗致反复复发，去分化成为ⅡB

- ⅡB：化疗、手术，必要时截肢

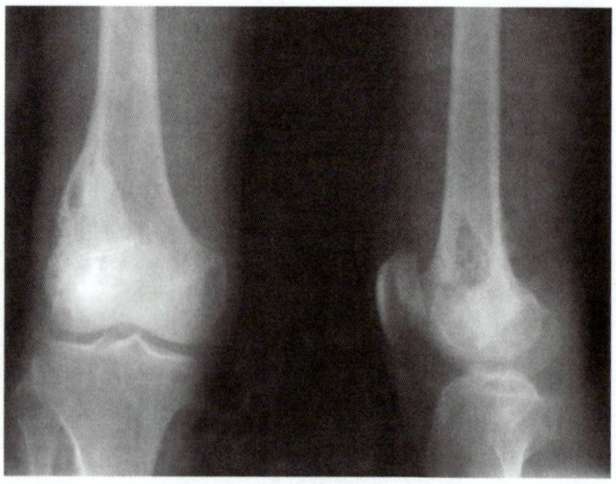

图 6-13-4 低度恶性髓内骨肉瘤

（五）皮质内骨肉瘤

- 极少见
- 单独一类病变
- 不是其他肿瘤的早期表现
- 青年发病
- 位于皮质内
- 组织像与传统型骨母细胞型骨肉瘤一样
- 周围硬化
- 无骨膜反应
- 病例少，预后不详
- 骨干发病

（六）表面高度恶性骨肉瘤

- Dahlin 和 Unni （1977）：占骨肉瘤病例少于 1%（图 6-13-5）
- 位于骨表面，肱骨、胫骨多见
- 恶性程度与传统型相同
- 宽基底
- 软组织肿物，部分矿化

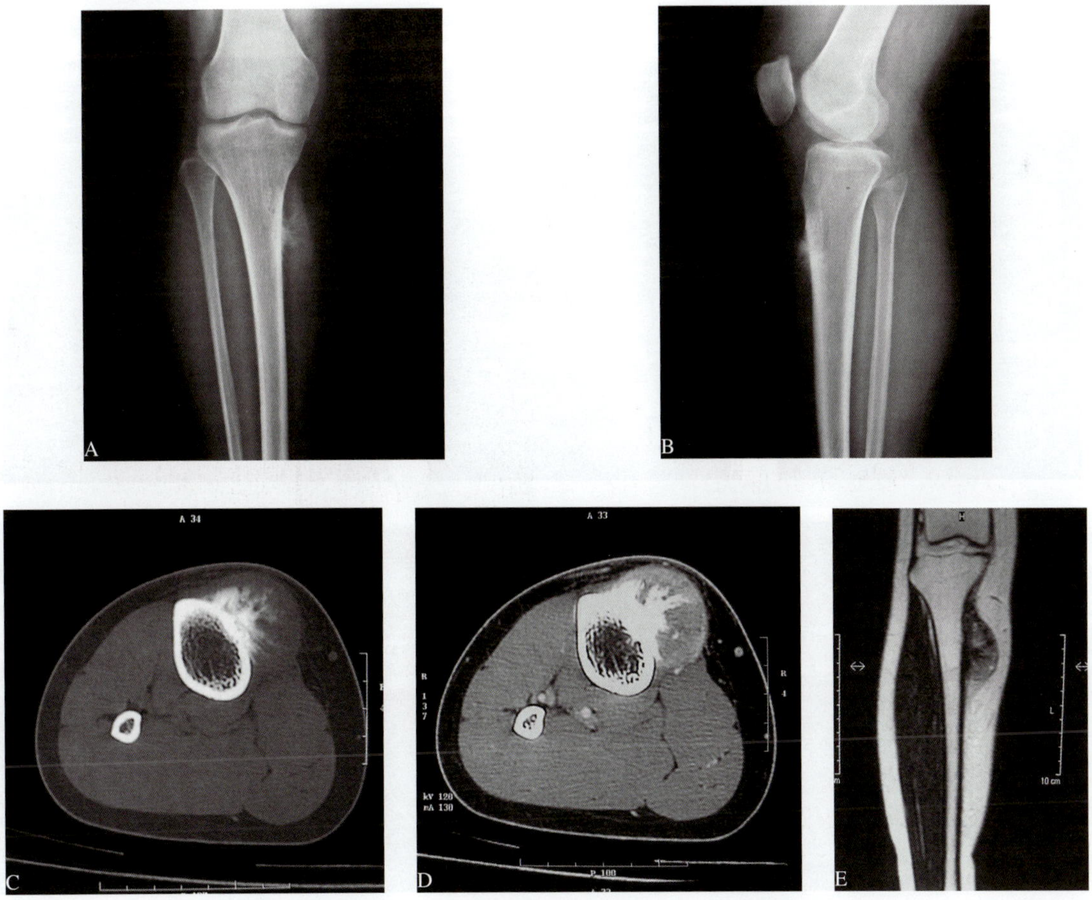

图 6-13-5A～E　表面高度恶性骨肉瘤，此例未见髓腔受累

- 皮质骨受侵
- 早期可有髓腔内受侵
- 预后与传统型骨肉瘤相同

（七）骨膜型骨肉瘤

1. 一般情况
- Unni (1976) 报道
- 少见骨肿瘤
- 恶性度低于传统型骨肉瘤
- 10 ～ 30 岁，男＞女
- 好发部位：长管状骨骨干，股骨、胫骨

2. 影像学表现（图 6-13-6）
- 限于骨皮质表面
- 肿瘤边缘 Codman 三角
- 病灶内有日光样骨针
- 髓腔内不受侵

3. 治疗
- 广泛切除，无需化疗，转移少
- 预后好于传统型骨肉瘤

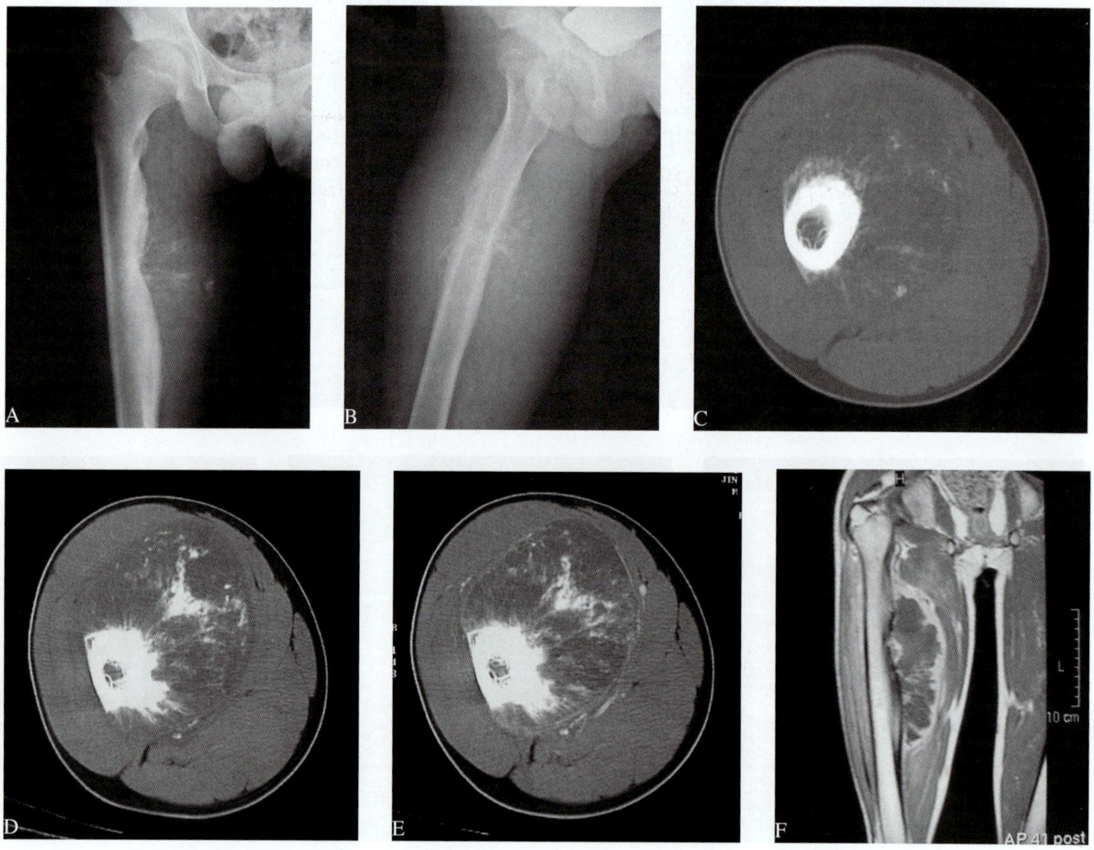

图 6-13-6A～F 骨膜型骨肉瘤，位于骨表面，髓腔未受累，可见日光样骨针

（八）骨旁骨肉瘤

1. 一般情况
- 好发年龄：20 ~ 40 岁，骺闭前少见
- 症状及体征：症状轻，质硬无痛肿块
- AKP 可正常
- 病程长，发展慢，可数月至数年

2. 好发部位
- 仅见于长管状骨
- 干骺端发病
- 膝关节 70%
  股骨 65%　后侧多见
  肱骨 15%
  胫骨 10%

3. 影像学表现（图 6-13-7）
- 巨大、圆形或卵圆形高密度肿块
- 无骨膜反应
- 表面光滑或不规则，晚期外周卫星结节
- 座生于外骨膜，可包绕宿主骨生长
- 座外骨皮质与肿瘤之间可有透明带
- 骨化自中心开始向周缘放射
- 肿瘤周缘可有清晰之透亮区或囊性变
- 晚期中央透亮区多为去分化

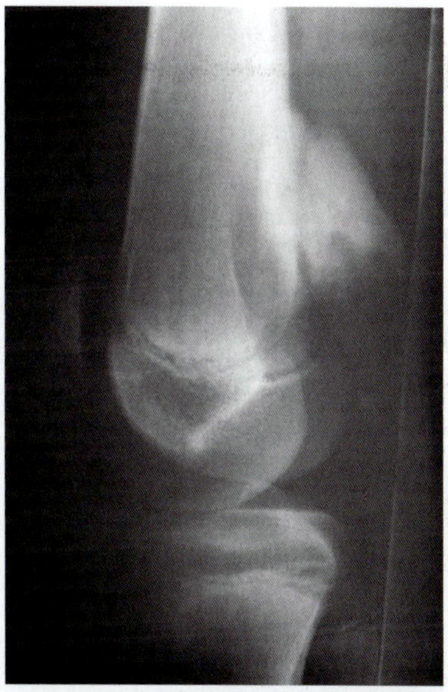

图 6-13-7　骨旁骨肉瘤，座生于外骨膜，可见透明带

4. 鉴别诊断
- 骨化性肌炎
- 阔基型骨软骨瘤
- 骨膜骨肉瘤
- 骨瘤
- 高度恶性表面型骨肉瘤
- 骨软骨瘤恶变骨肉瘤

5. 治疗
- 预后与宿主骨髓腔是否受累无关，与恶性度、去分化情况有关
- 广泛切除，生存率 80% ~ 90%
- Ⅰ期无需化疗，去分化为Ⅱ或Ⅲ期，应行化疗

（九）继发于 Paget 病的骨肉瘤

1. 60 ~ 80 岁，男＞女
2. 原 Paget 病部位包块、疼痛
3. 多发 Paget 病恶变率 10%，单发少于 1%
4. 进展快，早期转移，死亡率高
5. 根治性切除，截肢为主
6. 大剂量放疗可短期缓解
7. 化疗差

（十）放疗后骨肉瘤

1. 一般情况
- 占骨肉瘤的 3.4% ~ 5.5%，放疗后肉瘤的 50% ~ 60%
- 骨放疗后肉瘤变风险 0.03% ~ 0.8%
- 儿童大剂量放疗后风险高
- 骨盆、肩关节多见

2. 诊断标准
- 受累骨既往无恶性骨肿瘤
- 既往放疗史、放疗后无症状静止期（平均 11 年）
- 放疗野新生肿物
- 病理证实

3. 与放疗剂量的关系
- 一般大于 20Gy
- 多数发生在 55Gy 后

4. 影像学表现
- 致密硬化或溶骨病变伴软组织肿块
- 约 50% 有放射性骨炎表现（小梁粗糙、皮质溶骨）（图 6-13-8）

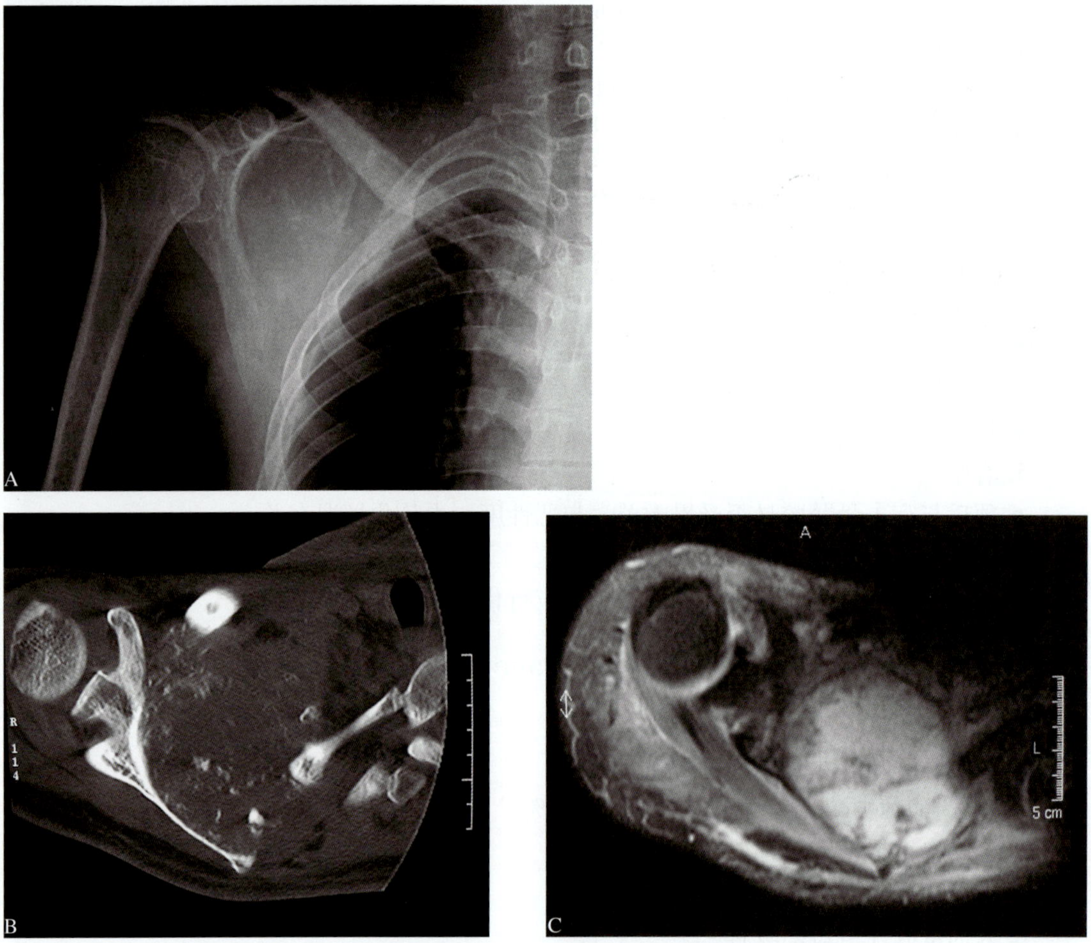

图 6-13-8A、B、C 放疗后骨肉瘤，继往因白血病接受该区域放射治疗

5. 治疗
- 保肢复发率高，重建易失败
- 根治性截肢或关节离断
- 化疗效果不定

6. 预后
- 5 年累积生存率：肢　体：68.2%
  　　　　　　　　中轴骨：27.3%
- 骨盆、脊柱、肩部预后差

（十一）软组织骨肉瘤

1. 具有一切骨肉瘤特征的原发软组织肿瘤
2. 15 ～ 30 岁，男 = 女
3. 临床表现：邻近骨的软组织中迅速增大、疼痛、质硬肿块
4. 好发部位：肢体近端及臀部，大腿多见
5. 影像：卵圆形肿块内不规则肿瘤性成骨
6. 治疗与传统型骨肉瘤相同（图 6-13-9）

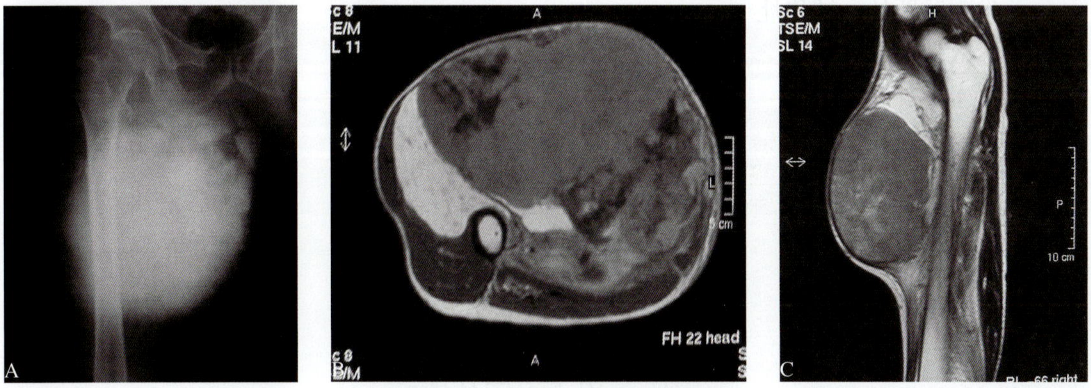

图 6-13-9A、B、C　软组织骨肉瘤

三、影像学作用

- 诊断
- 评价化疗反应
- 确定范围与血管关系
- 制订手术计划

（一）平　片

- 诊断的基础
- 评估疗效
- 手术设计
- 随访

（二）ECT

- 提示多发病灶
- 发现卫星灶、跳跃灶
- 估计病变范围
- 评估疗效

（三）CT

- 诊断
- 明确骨内范围
- 加强后提示软组织肿块、血运
- 疗效评估
- 肺 CT 早期发现转移灶
- 手术设计

（四）MRI

- 明确软组织范围
- 提示反应区
- 发现跳跃灶、转移灶
- 疗效评估
- 手术设计

（五）DSA

- 血运情况
- 疗效评估
- 手术设计

四、新辅助化疗

活检确诊后应用术前化疗，经临床、影像学、病理评估疗效后，进行手术治疗，术后根据疗效调整方案，继续化疗。

（一）新辅助化疗的意义

- 为保肢手术创造条件
- 组织学上评价化疗反应
- 尽早全身治疗，消灭微小转移灶

（二）术前化疗疗效评价

- 疼痛减轻或消失
- 周径差减小，肿瘤体积缩小
- AKP 下降
- X 线、CT：骨化增加、反应骨包壳形成、边界清楚

- DSA：肿瘤血管减少
- ECT：范围缩小

（三）术后组织学分级

- Ⅰ级：坏死率 0 ～ 60%
- Ⅱ级：坏死率 60% ～ 90%
- Ⅲ级：坏死率＞ 90%
- Ⅳ级：所有组织切片未见肿瘤组织
- 化疗满意：坏死率＞ 90%
- 2/3 化疗效果满意

（四）化疗药物

- 甲氨蝶呤（MTX）8～12g/m^2
- 阿霉素（ADR）30mg/（m^2 × 3d）
- 异环磷酰胺（IFO）3g /（m^2 × 5d）
- 顺铂（DDP）120mg /m^2
- 长春新碱（VCR）1.5mg/m^2

（五）化疗方案

- 多药联合化疗
- T 系列、COSS、Rizzoli、Jaffe 方案等

（六）化疗禁忌证

- WBC ＜ 4000/mm^3；PLT ＜ 10 万 /mm^3
- 严重的肝、肾功能障碍
- 骨髓功能障碍
- 心功能障碍
- 一般情况差、恶病质
- 感染
- 术前、术后 2 周内

（七）化疗应注意的问题

- 多药化疗
- 剂量强度
- 合理用药
- 给药途径
- 疗效评估
- 毒副作用

五、外科治疗

（一）方　式

- 截肢术、旋转成形术
- 切除 + 旷置、Tikhoff-Linberg 术
- 切除 + 融合
- 特制人工假体置换术
- 异体骨置换术
- 异体骨 + 人工关节置换术
- 灭活再植术
- 骨水泥临时假体

（二）保肢适应证

- 骨成熟或接近成熟者（14 岁以上）
- 有广泛切除的外科边界
- 肿瘤未侵及，或仅机械压迫血管神经束
- ⅡA 期肿瘤及对化疗反应好的ⅡB 期肿瘤
- 术后功能优于义肢
- 患者接受保肢治疗

（三）截肢术

- 传统有效的治疗方法
- 广泛或根治性截肢
- 保肢手术失败后的补救方法
- 术后装配义肢
- 残端处理、训练

（四）特制人工假体置换术

- 术后恢复快、早期功能良好
- 手术相对简单、时间短
- 标本可行化疗疗效评价
- 发育期患者可致肢体不等长
- 肌肉附丽重建困难
- 假体磨损、折断、脱位
- 晚期假体松动、翻修
- 感染

（五）异体骨置换术

- 形态适配
- 可重建肌肉附丽
- 可评价化疗疗效
- 愈合后功能良好

- 愈合缓慢
- 肢体不等长
- 关节退变
- 骨折
- 感染
- 传播疾病
- 排斥反应

（六）异体骨+人工关节置换术

- 兼有二者优点
- 互相弥补缺陷

（七）灭活再植术

- 可再植的骨壳
- 形态适配
- 愈合后功能良好
- 经济适用
- 手术时间长
- 化疗疗效评价困难
- 肢体不等长
- 不愈合
- 骨折
- 骺滑脱
- 晚期关节功能差
- 感染

（八）骨水泥临时假体

- 有效的挽救方法
- 进一步治疗的基础
- 有一定的功能
- 强度差
- 关节不稳定、脱位
- 折断
- 感染

（九）总　结

- 功能应建立在生存的基础上
- 保肢是一个复杂、漫长的过程
- 一旦复发，不要轻易尝试二次保肢

（丁　易）

14 普通骨科医生所面临的骨与软组织肿瘤“陷阱”

- 骨与软组织肿瘤是一门跨越肿瘤与骨科的学科，要求医生既要有骨科学知识和临床诊疗技术，又要掌握肿瘤学的基本知识，了解原发肿瘤和继发肿瘤的特点
  - ◎普通骨科医生
    - •仅有骨科领域的培训，甚至有很高深的骨科学造诣
    - •缺乏肿瘤学的基本知识
    - •缺乏肿瘤学不断发展的知识培训
    - •重视肢体重建、关节功能
    - •忽视不当治疗造成的危害，尤其对生命的危害
    - •不了解骨骼肌肉系统肿瘤诊疗的进步与现状
      - –盲目截肢
      - –盲目劝导患者放弃治疗
      - –盲目应用化疗、放疗、中药治疗
- 所谓“陷阱”
  - ◎人为：超出能力所及，非本专业
不尊崇医疗常规
  - ◎主观：盲目相信自己的能力
不遵守专业指南、共识
  - ◎客观：病例的复杂性超出诊疗医生的能力
诊疗设备的局限
- 骨骼肌肉系统肿瘤诊断的进步取决于
  - ◎影像学技术发展
    - •数字化影像
    - •CT、MRI、DSA
    - •ECT、PETCT
  - ◎对肿瘤生物学特性的认识逐步深入
  - ◎对肿瘤的组织学认识不断提高
    - •组织化学
    - •免疫组织化学
    - •电镜
    - •遗传学方法
- 骨肿瘤治疗的进步取决于
  - ◎肿瘤外科分期的建立：指导肿瘤外科切除边界的确定

- ◎ 恶性肿瘤的综合治疗的开展：新辅助化疗
- ◎ 外科技术提高
  - •保肢治疗
  - •重建技术
    - –异体骨关节移植
    - –肿瘤型人工关节置换
    - –脊柱肿瘤切除重建
    - –儿童肿瘤的保肢
- ◎ 辅助治疗
  - •化疗：5年生存率显著提高
  - •放疗
  - •热疗
  - •生物治疗
- 全国骨与软组织肿瘤治疗中心特点
  - ◎ 专一于骨与软组织肿瘤专业的不超过10个
  - ◎ 规模有限、成立时间短
  - ◎ 医生缺乏专业培训，尤其是肿瘤学知识的培训
- 出现“陷阱”的危害
  - ◎ 对于患者
    - •关乎生命威胁
    - •肢体存留及功能重建
  - ◎ 对于医生
    - •关乎医疗质量、医疗安全
    - •避免医疗纠纷，保护自身安全

病例1（图6-14-1、图6-14-2）

- 男性，45岁，髋关节疼痛6个月，在某医院就诊
  - ◎ 诊断：病理骨折
  - ◎ 术中冰冻病理未明确恶性肿瘤，行病灶刮除植骨内固定术
  - ◎ 术后5个月就诊我院
    - •局部术后持续肿痛
    - •髋关节活动受限

病例2（图6-14-3、图6-14-4）

- 男性，29岁，偶然发现右大腿软组织肿物，约3.5 cm × 3.5 cm × 3cm大小，住院手术切除
  - ◎ 诊断：大腿肿物，未明确诊断
  - ◎ 手术切除
  - ◎ 术后病理会诊：肉瘤、横纹肌肉瘤

病例3（图6-14-5～图6-14-6）

- 男性，17岁，因右股骨干骨折就诊，急诊手术，发现骨折端骨质部分缺损，行钢板内固定植骨术，术后2个月局部持续肿胀，并加重

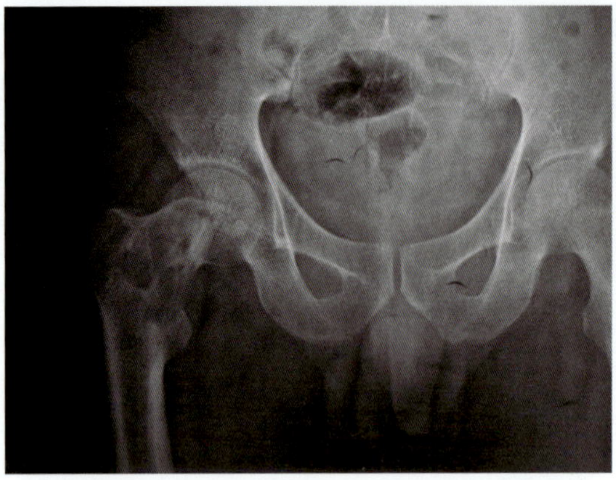

图6-14-1 股骨上端病理骨折X线正位片

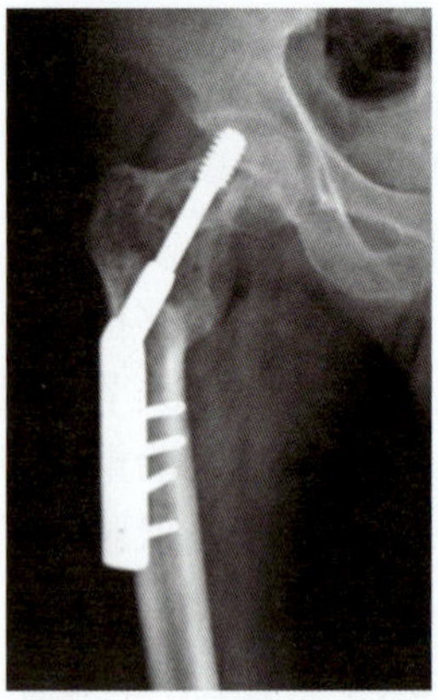

图6-14-2 股骨上端病理骨折DHS内固定术后正位X线片

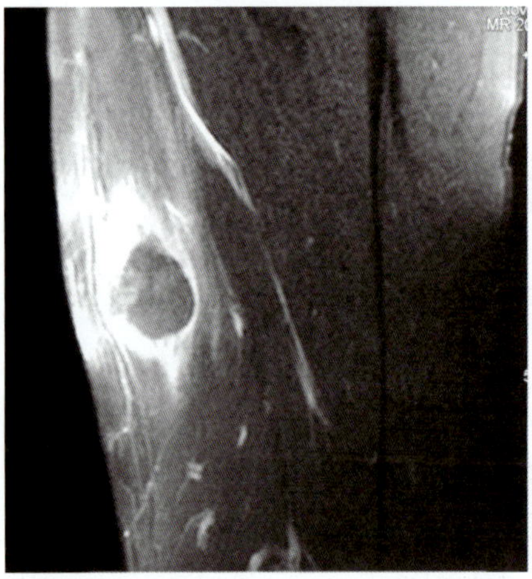

图6-14-3 MRI 显示肌肉内软组织肿物

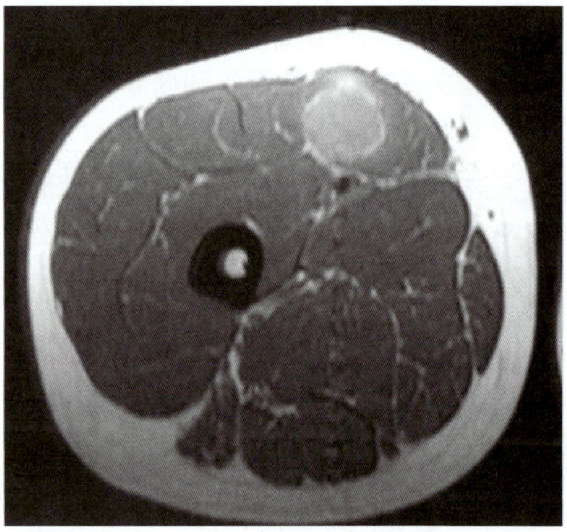

图6-14-4 MRI 显示肌肉内软组织肿物

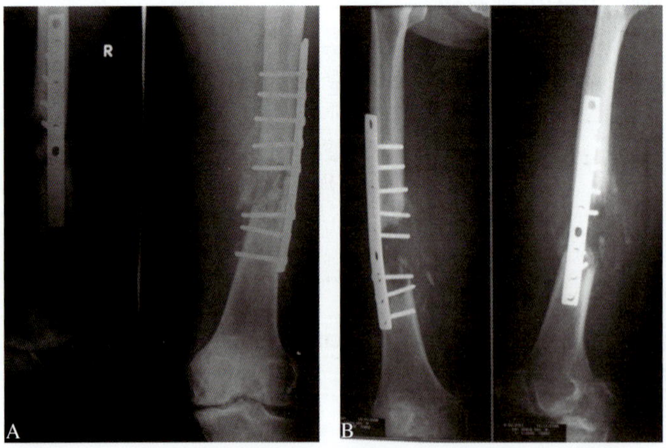

图6-14-5 A，股骨干骨折，钢板内固定术后X线片，术中发现折端骨质破坏，刮除植骨；B，术后2个月X线片示折端骨质破坏加重

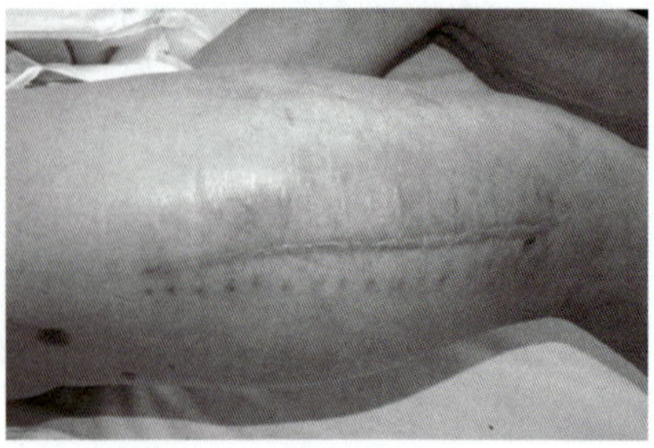

图6-14-6 临床患肢术后持续肿胀

- 出现“陷阱”的原因
  - ◎骨与软组织肿瘤发病率低
    - •美国
      - –肺癌169500例/年
      - –乳癌193700例/年
      - –骨的肉瘤 2900例/年
    - •我国没有具体统计数字
  - ◎医生缺少专业培训
  - ◎缺少骨肿瘤专科治疗的准入制度
  - ◎患者就诊科室为外科或骨科，而非骨与软组织肿瘤科
- 落入“陷阱”的原因
  - ◎主观因素
    - •创业、攀登医疗事业的高峰
    - •朋友，热心助人
    - •其他专业著名专家过于自信
    - •新技术的开展，忽略了肿瘤学的特殊性
    - •不遵守专业指南、共识
  - ◎客观因素：病例的复杂性超出诊疗医生的能力
  - ◎被动因素
    - •急诊
    - •未按照专业指南，完善各种诊疗资料的准备

病例4（图6-14-7）

- 男性，33岁，左髋肿胀3年
  - ◎3年前股骨颈骨折，外院行3枚空心钉内固定术
  - ◎术后未规律复查
  - ◎在就诊时，局部肿胀，髋关节活动受限
- 术前准备（图6-14-8～图6-14-10）
  - ◎双侧肢体全长X线片
  - ◎双侧肢体CT
  - ◎CT三维重建
- 全麻下行左股骨上段骨巨细胞瘤切除，人工肿瘤全髋假体置换（图6-14-11～图6-14-14）
- 非骨肿瘤骨科医生的考虑
  - ◎肿瘤切除但不了解肿瘤学外科分期的要求
  - ◎重视肢体重建：肢体长度的恢复、关节活动度的恢复
- 骨肿瘤专业医生考虑
  - ◎前次术后病理诊断需会诊，确定诊断无误
  - ◎胸部CT扫描：检查是否存在远隔转移
  - ◎完善局部影像检查，依据外科分期，明确肿瘤边界
  - ◎依据肿瘤外科边界确定是否肢体重建

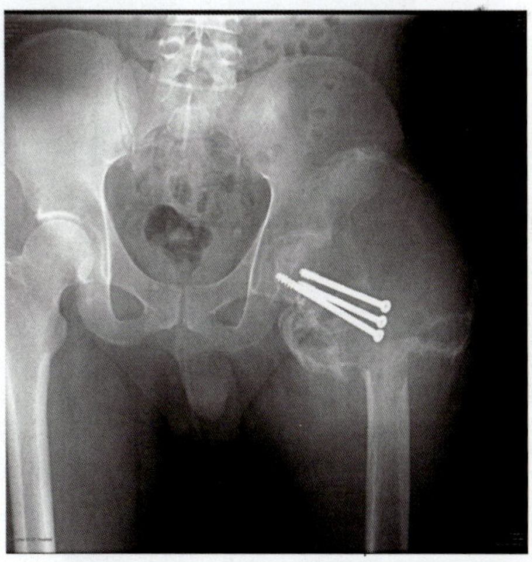

图6-14-7 男性，33岁，左髋肿胀3年，3年前股骨颈骨折，外院行3枚空心钉内固定术

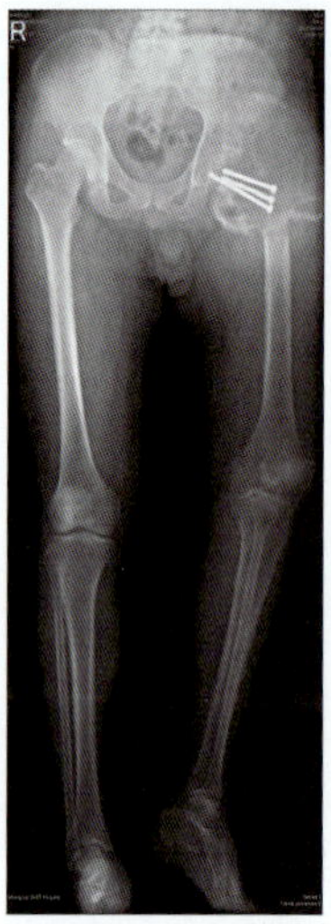

图6-14-8 双下肢全长X线正位片

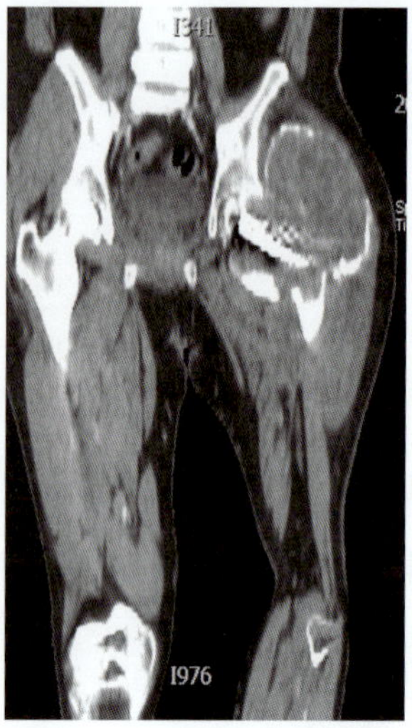

图6-14-9 CT重建，显示肿瘤位于左股骨上端复发

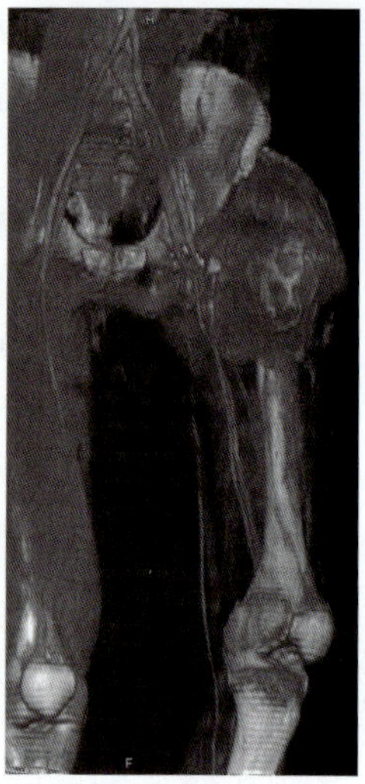

图6-14-10 患肢CT三维重建

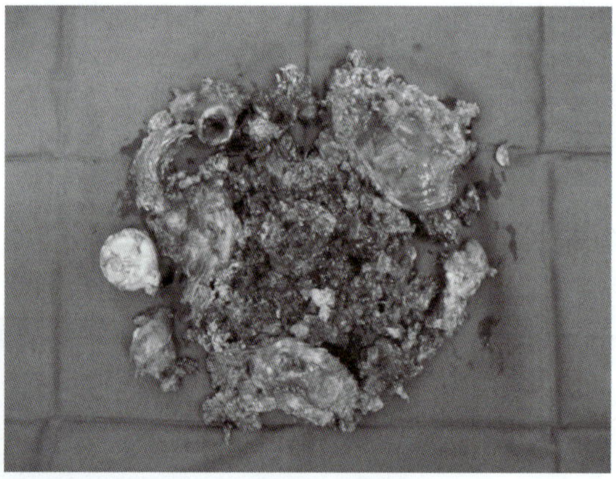

图6-14-11 术后肿瘤标本与手术设计要求的不一致

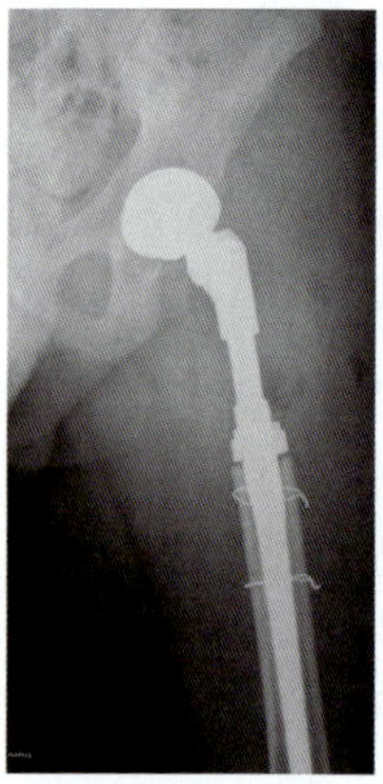

图6-14-12 人工关节置换术后正位X线片

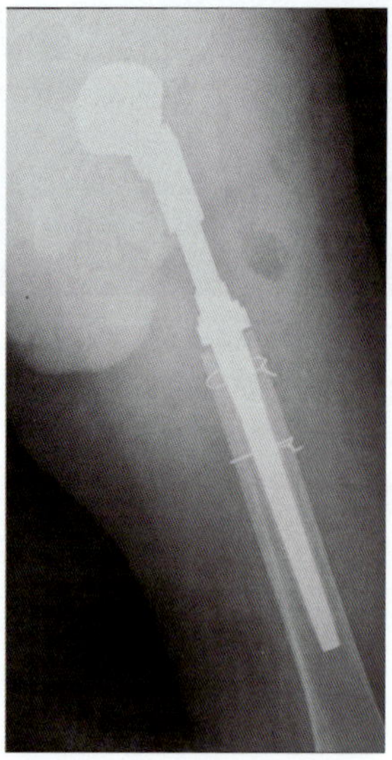

图6-14-13 人工关节置换术后侧位X线片

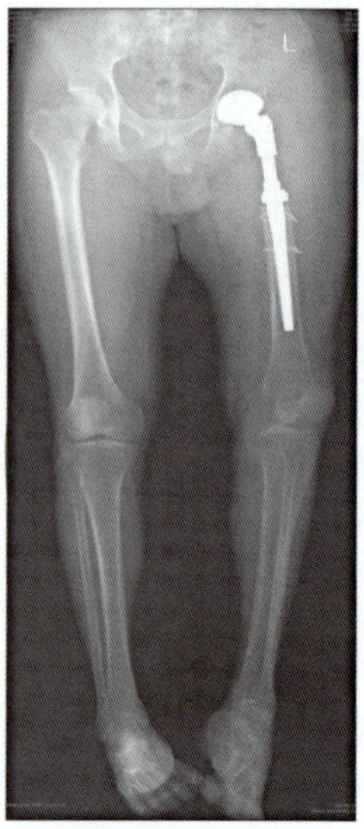

图6-14-14 术后双下肢全长X线正位片

◎ 是否需要综合治疗

病例5（图6-14-15～图6-14-18）

- 男性，64岁，因右股骨上端病理骨折就诊
  - ◎ 影像检查：X线片、MRI、CT
  - ◎ 诊断：高分化软骨肉瘤
- 非骨肿瘤骨科医生的考虑
  - ◎ 肿瘤切除但不了解肿瘤学外科分期所要求的外科边界
  - ◎ 重视肢体重建

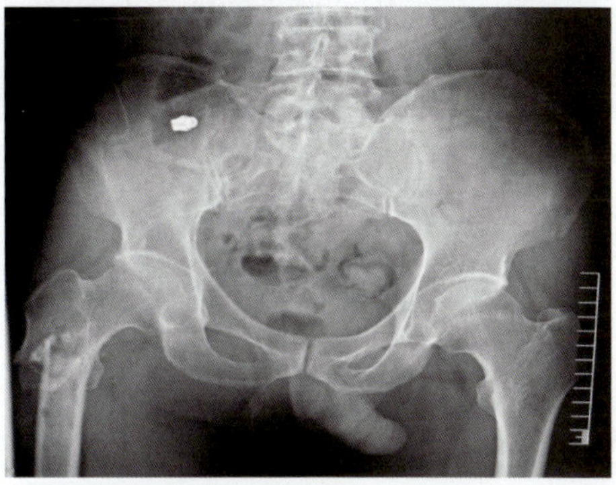

图6-14-15 双髋正位X线片显示左股骨上段病理骨折，折端髓内钙化样病灶

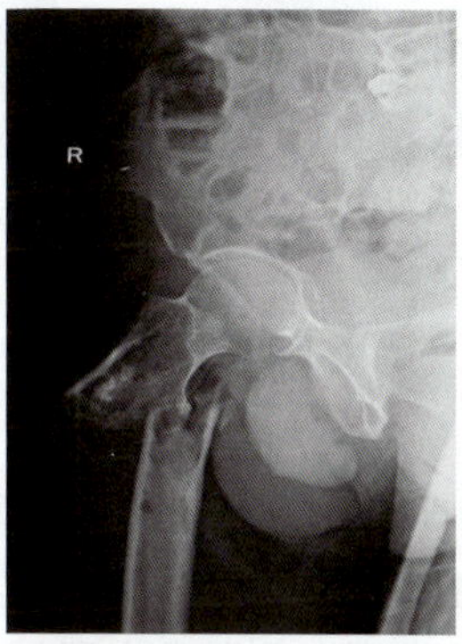

图6-14-16 患髋侧位X线片，显示股骨上段病理骨折，折端髓内钙化样病灶

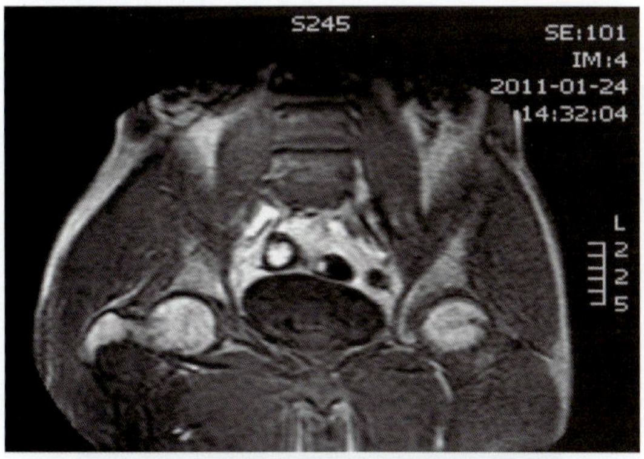

图6-14-17 病灶部位MR影像未显示病灶全部

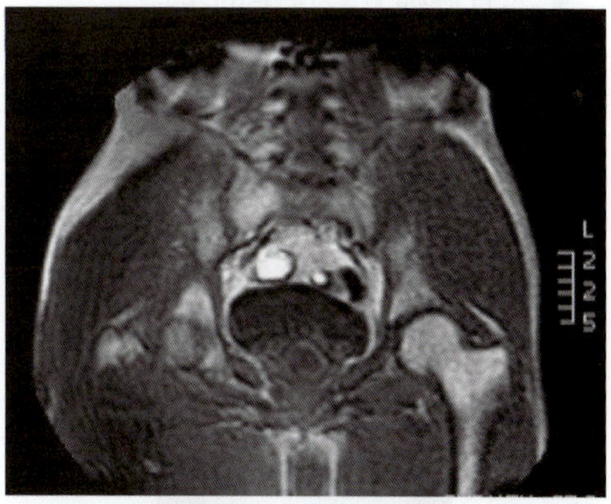

图6-14-18 病灶部位MR影像未显示病灶全部

- •外展装置重建——保留大粗隆部分骨质（图6-14-19、图6-14-20）
- •肢体长度的恢复
- •关节活动度的恢复

- 骨肿瘤专业医生考虑
  - ◎ 术前活检，明确诊断
  - ◎ 胸部CT扫描：检查是否存在远隔转移
  - ◎ 完善局部影像检查
  - ◎ 依据临床、影像和病理分级，进行外科分期，明确肿瘤外科切除边界
  - ◎ 依据肿瘤外科边界确定是否肢体重建、如何重建相关结构
  - ◎ 是否需要综合治疗

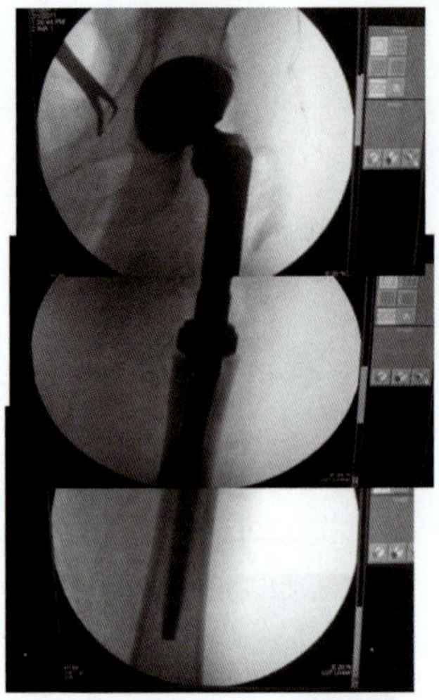

图6-14-19 患髋术中正位X线片

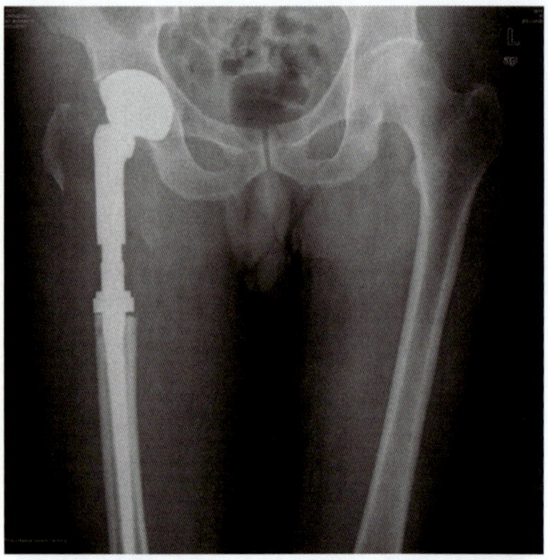

图6-14-20 患髋术中正位X线片，显示保留大粗隆骨块，保留重建臀中肌附丽结构，与肿瘤外科切除要求矛盾

病例6（图6-14-21～图6-14-24）

- 男性，52岁，摔倒致右髋肿痛、活动受限3小时
  拍片发现左侧股骨上段异常
  术中病理：骨纤维结构发育不良
- 非骨肿瘤骨科医生的考虑
  - ◎病灶切除置换人工关节还是病灶刮除植骨内固定
  - ◎不了解肿瘤学外科分期所要求的外科边界
  - ◎重视肢体重建
    - 外展装置重建——保留大粗隆部分骨质
    - 肢体长度的恢复
    - 关节活动度的恢复

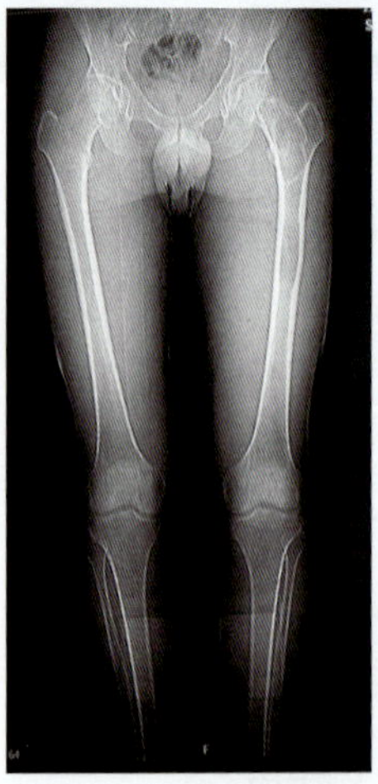

图6-14-21 男性，52岁，摔倒致右髋肿痛、活动受限3小时，拍片发现左侧股骨上段异常（双下肢全长正位X线片）

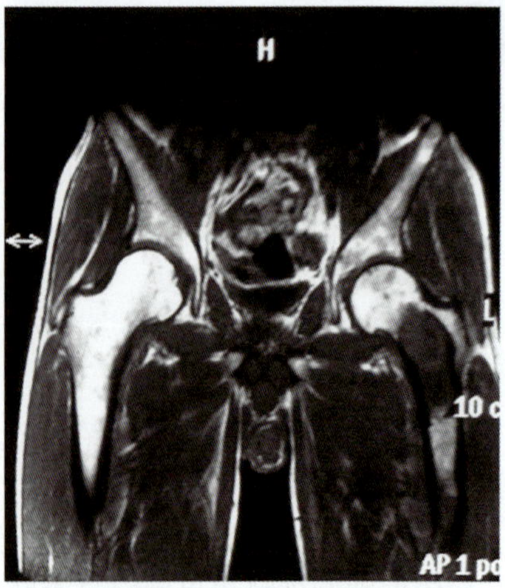

图6-14-22 MR影像显示病灶位于股骨上段

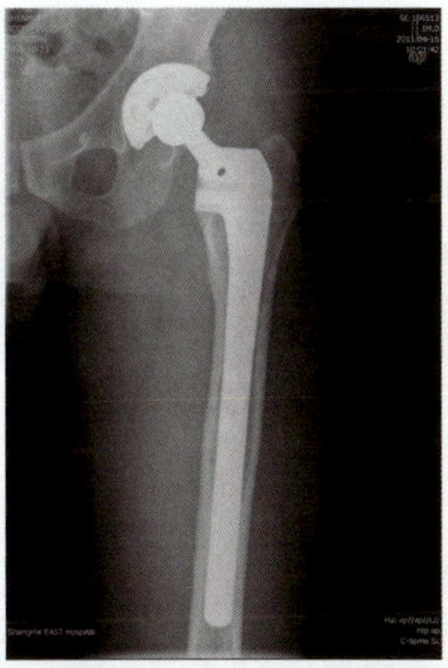

图6-14-23 患髋术后正位X线片

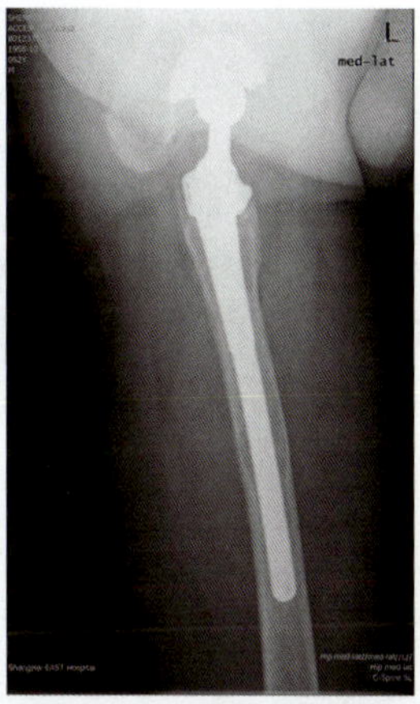

图6-14-24 患髋术后侧位X线片

- 骨肿瘤专业医生考虑
  - ◎术前了解病史
    - •完善局部影像检查
    - •胸部CT扫描：检查是否存在远隔转移
    - •依据活检，明确诊断
      鉴别肿瘤、非肿瘤、感染等问题
  - ◎临床、影像和病理分级，进行外科分期，明确肿瘤外科切除边界
  - ◎依据肿瘤外科边界确定是否肢体重建、如何重建相关结构
  - ◎是否需要综合治疗
- 以上三例（病例4、5、6）充分反映了骨肿瘤医生和非肿瘤医生对病灶考虑的内容差异
- 落入“陷阱”的原因 见前述

病例7（图6-14-25～图6-14-30）

- 男性，27岁，右膝关节疼痛3个月，肿胀就诊
  - ◎X线片显示，右股骨下端溶骨破坏
  - ◎临床诊断股骨下端GCT
  - ◎行股骨下段人工关节置换术
  - ◎术后半年髌骨前逐渐肿胀，形成肿块
- 非骨肿瘤骨科医生的考虑
  - ◎骨巨细胞瘤常见病，但不了解治疗方式的进展
  - ◎不了解病灶切除置换人工关节、病灶刮除植骨内固定、扩大刮除术填充骨水泥的不同适应证
  - ◎降低复发，重建关节功能
- 骨肿瘤专业医生考虑
  - ◎术前了解病史
    - •完善局部影像检查
    - •胸部CT扫描：检查是否存在远隔转移
    - •依据活检，明确诊断

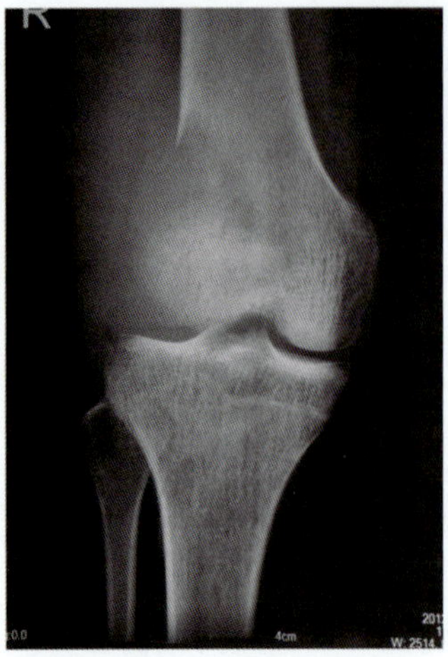

图6-14-25 膝关节正位X线片，股骨远端外侧髁溶骨破坏

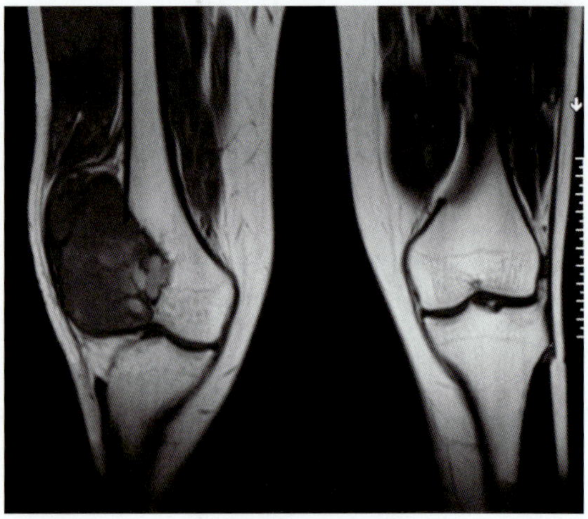

图6-14-26 MR显示病灶位于股骨远端外侧髁

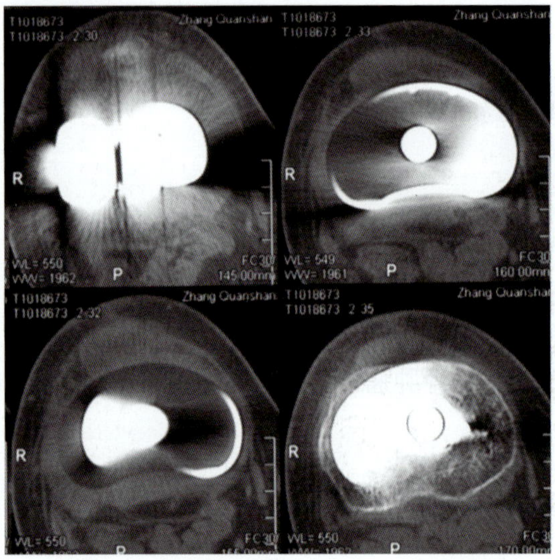

图6-14-27 CT显示髌骨前软组织肿块

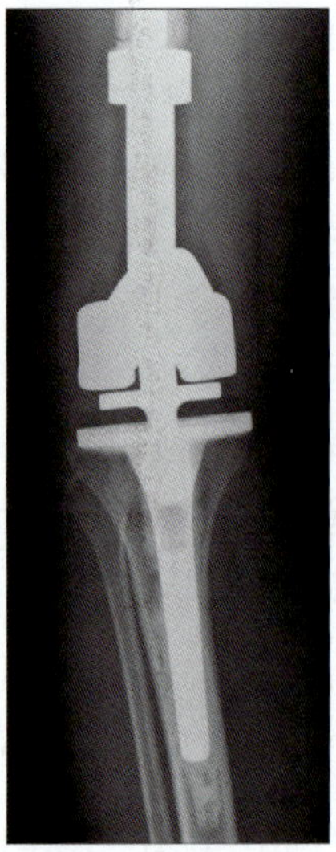

图6-14-28 术后正位X线片，假体有内翻角度

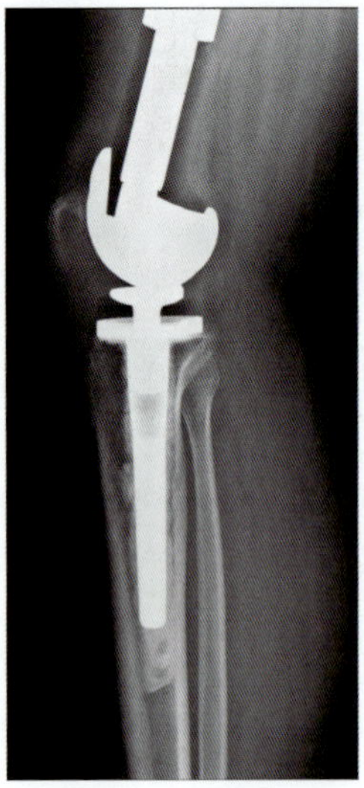

图6-14-29 术后侧位X线片

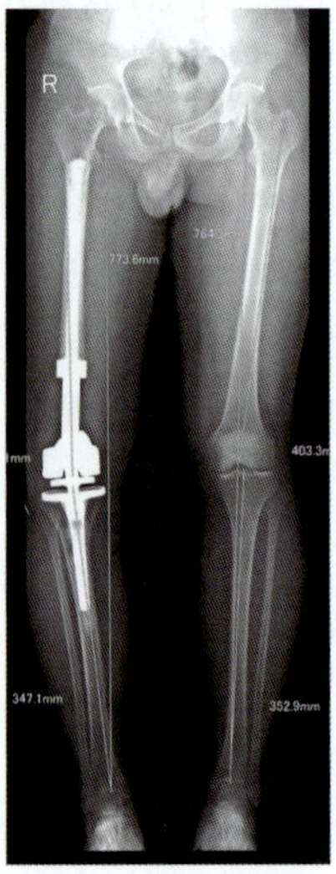

图6-14-30 双下肢全长X线正位片

  - ◎临床、影像和病理分级，进行外科分期，明确肿瘤外科切除边界
  - ◎对于骨巨细胞瘤，如果病灶周围骨壳尚存，能达到扩大切刮术，尽量避免人工关节的应用，因生存期较长，人工关节的感染、松动均不易处理。目前骨巨细胞瘤扩大切刮术，局部复发率不超过5%
- 此例患者术后复发可能源于术中肿瘤切除外科边界不足，并且肿瘤假体侧别准备不足

病例8（图6-14-31～图6-14-41）

- 女性，32岁，右髋关节疼痛曾在半年前就诊，未明确诊断，病理骨折时再次就诊
  - ◎X线片、CT显示病灶为溶骨性破坏，骨皮质变薄、膨胀
  - ◎骨巨细胞瘤典型表现
  - ◎经髋关节外侧入路，行病灶刮除，髂骨取骨植骨、空心钉固定
  - ◎术后8个月髋关节前侧可触及软组织包块
  - ◎再次术后1、3个月复查，发现股骨上端后侧与坐骨之间软组织包块
  - ◎同时CT检查发现股骨病灶内溶骨破坏
- 非骨肿瘤骨科医生的考虑
  - ◎骨巨细胞瘤常见病，但未接受专业培训，处理骨肿瘤必然存在欠缺
  - ◎患者的髋关节疼痛主诉应予重视
  - ◎影像检查：双髋正位X线片对比影像可能会发现股骨颈、粗隆的溶骨破坏，如增加CT、MR检查会更容易发现病灶
  - ◎股骨上端肿瘤的诊断是本专业公认困难区域，需认真检查，结合临床、影像和病理相结合，慎重诊断
- 骨肿瘤专业医生考虑
  - ◎了解病史
    - 完善局部影像检查：X线片、增强CT、MRI
    - ECT、胸部CT扫描：检查是否存在远隔转移
    - 依据活检，明确诊断及病理分级
  - ◎临床、影像和病理分级，进行外科分期，明确肿瘤外科切除边界
  - ◎对于骨巨细胞瘤，发生在股骨颈区域，病灶扩大刮除对于专业骨肿瘤医生也较为困难，对于病理骨折，其困难更加突出
  - ◎外科手术常常选择肿瘤型人工关节置换
- 本例诊疗过程中，股骨颈肿瘤病理骨折对于专业医生存在巨大挑战，而医生与患者的朋友关系更加影响专业判断，医生应遵从专业指南、共识，转诊专业医生治疗
- 落入“陷阱”的原因　见前述

病例9（图6-14-42～图6-14-46）

- 男性，47岁，体检正位X线胸片发现右肩胛骨外缘异常
  - ◎X线片、CT均可见右肩胛骨外缘病变
  - ◎影像报告为良性、骨化性纤维瘤
  - ◎非骨肿瘤专业著名医生治疗：交代良性、小手术、明天切除就行了
  - ◎局切术后，病理“高分化软骨肉瘤”
  - ◎术后各方反应
    - 患者：认为问题严重、恶性肿瘤、生存期有限担心有无转移

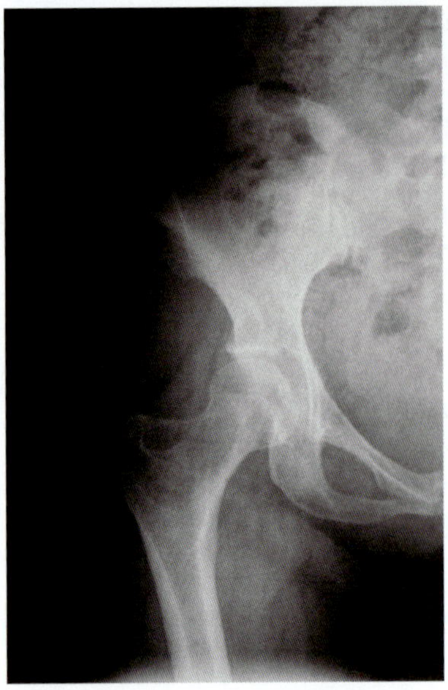

图6-14-31 患髋正位X线片，局部疼痛，医生认为未见异常

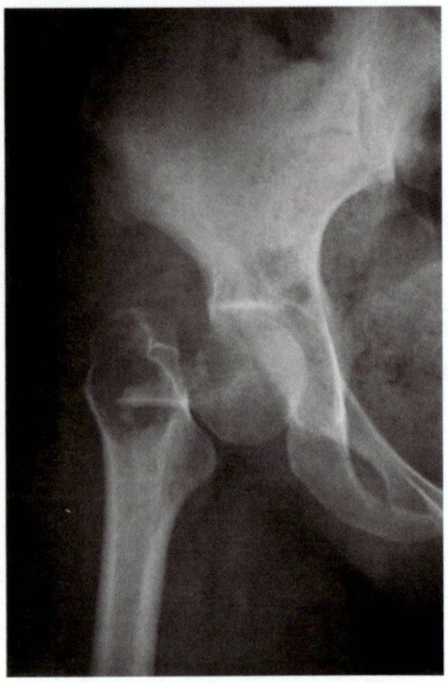

图6-14-32 半年后病理骨折

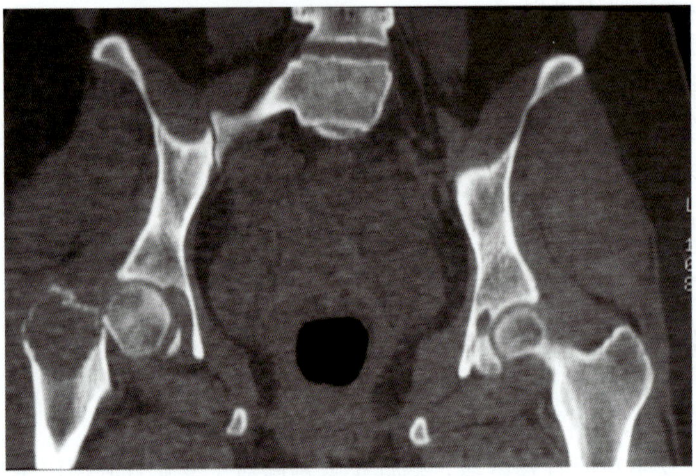

图6-14-33 患髋CT重建片

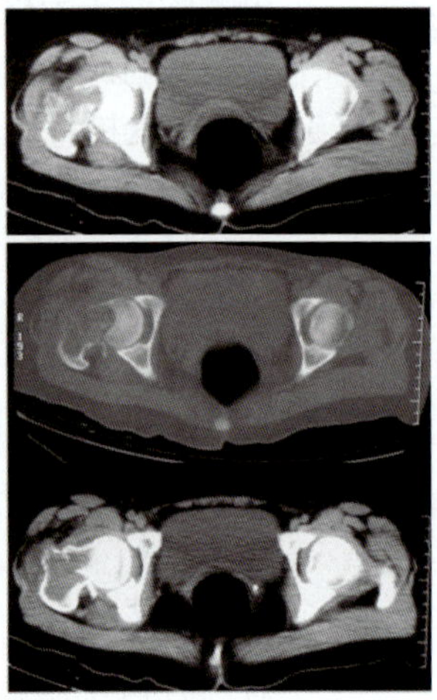

图6-14-34 病灶部位CT：软组织窗、骨窗、强化的软组织窗

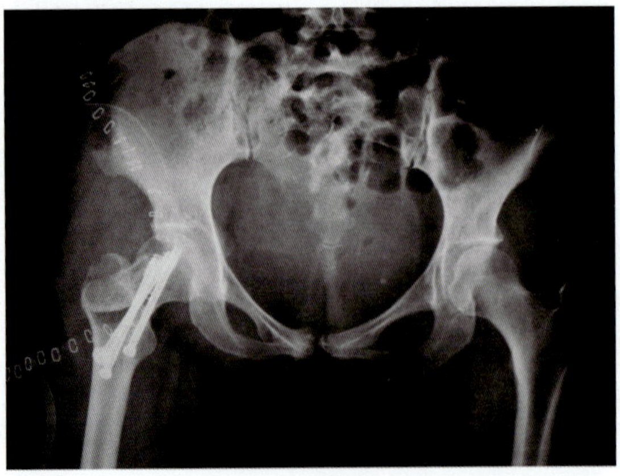

图6-14-35 病灶刮除植骨术后正位X线片

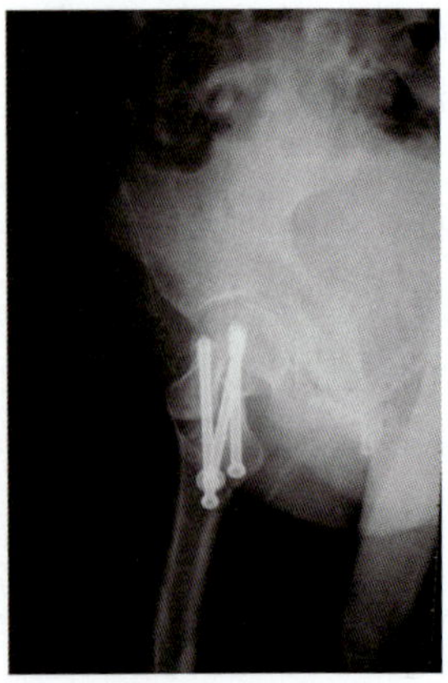

图6-14-36 病灶刮除植骨术后侧位X线片

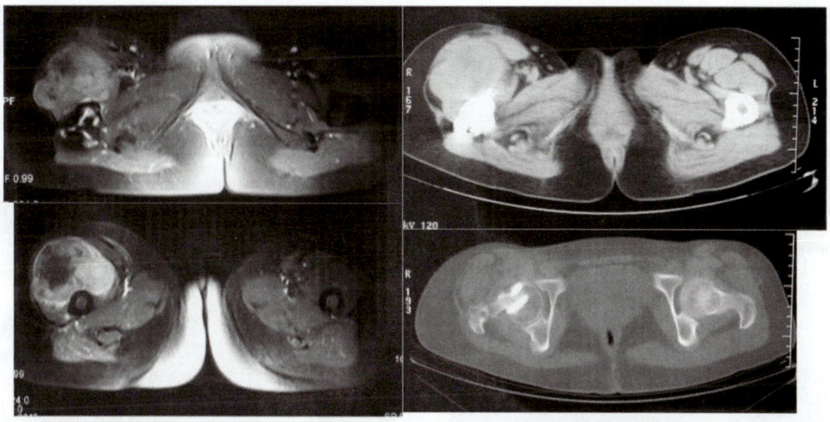

图6-14-37　CT显示：术后1个月伤口前侧皮下软组织包块

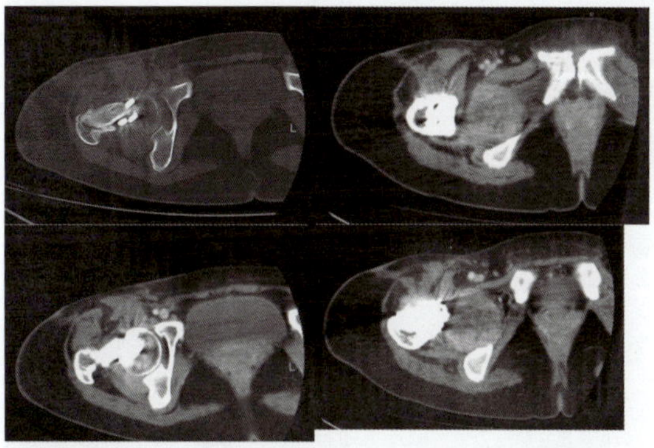

图6-14-38　CT显示：术后1个月伤口后侧股骨与坐骨间软组织包块

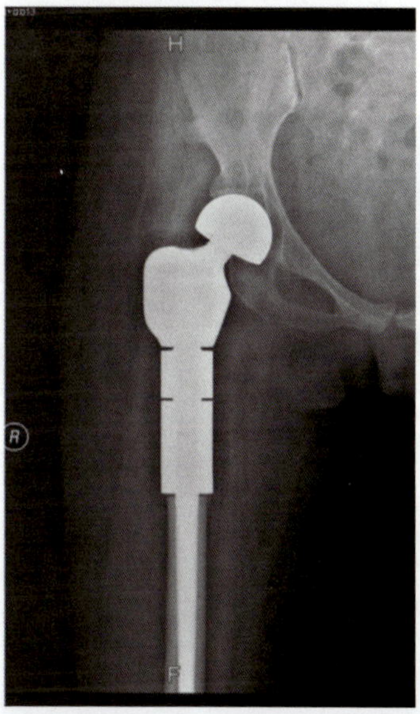

图6-14-39　术后正位X线片

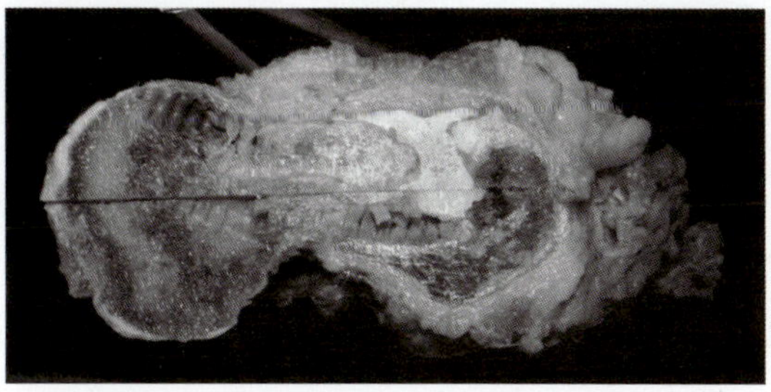

图6-14-40　标本显示骨内复发病灶

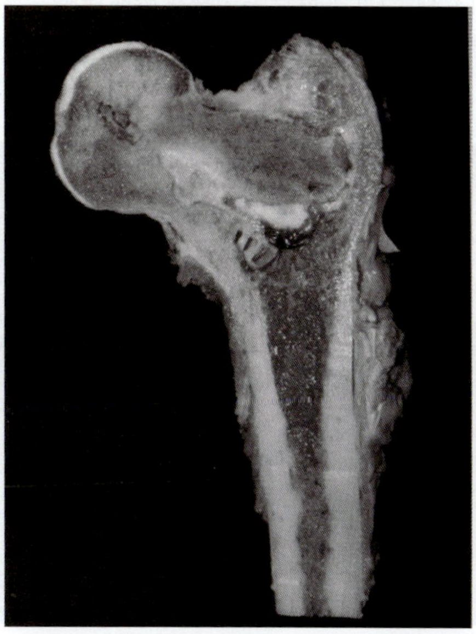

图6-14-41　标本显示骨内复发病灶

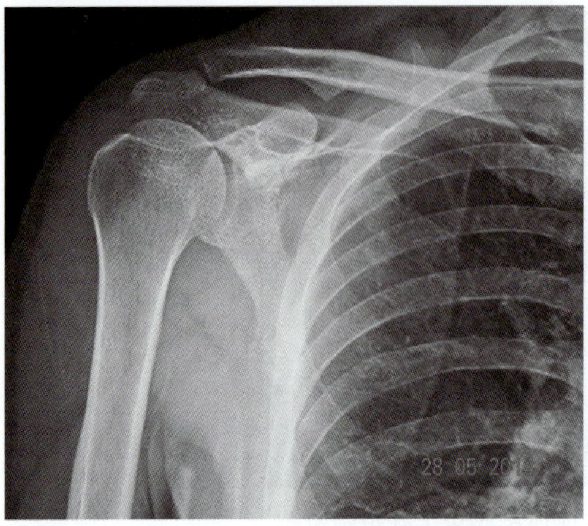

图6-14-42　肩关节正位X线片，体检偶然发现肩胛骨外缘肿物

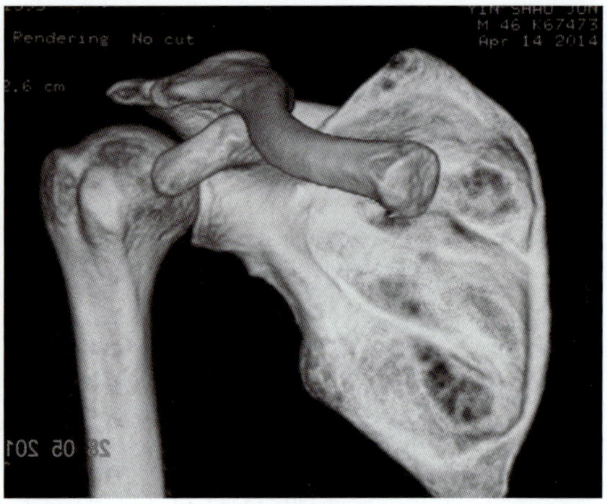

图6-14-43　CT三维重建显示肩胛骨外缘肿物

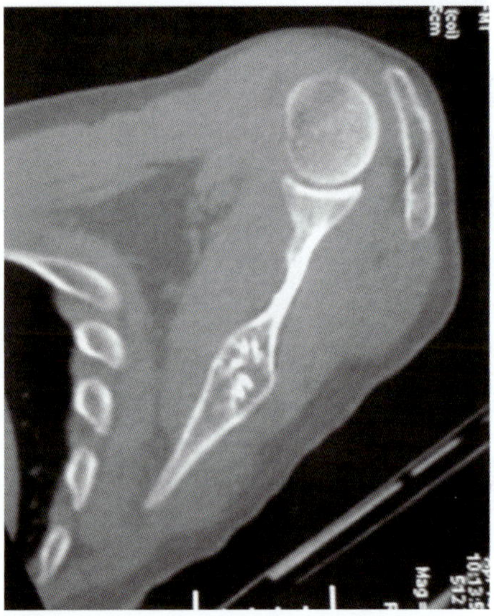

图6-14-44　CT骨窗显示病灶骨质变薄喷张，内有钙化

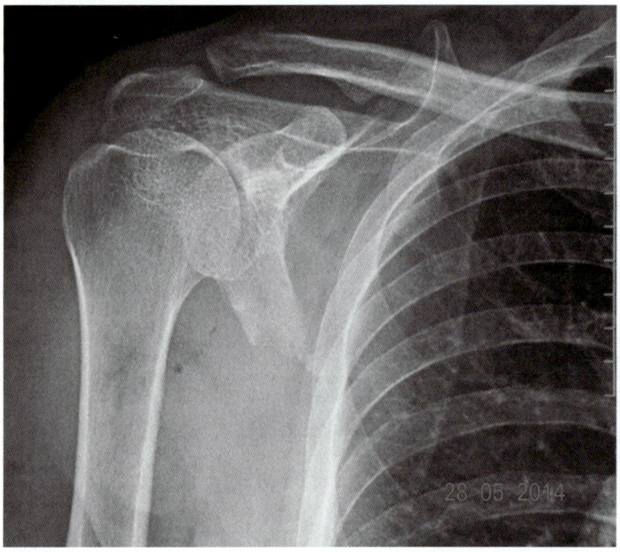

图6-14-45　术后肩关节正位X线片

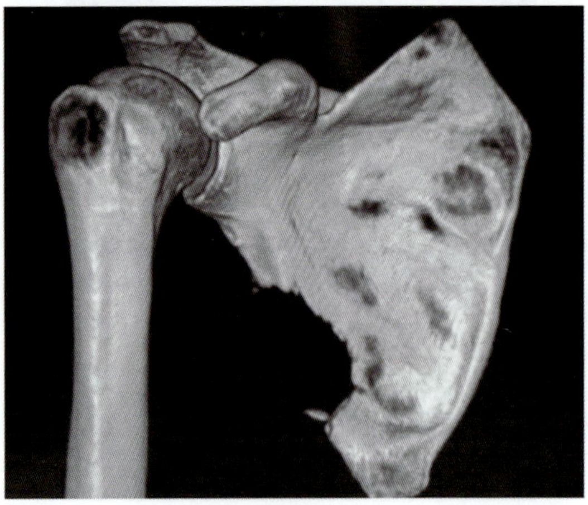

图6-14-46　术后CT三维重建

- 众多亲属陪同：当初取个活检就好了、当初应该如何、现在是否扩大切除、北京会诊、出国会诊
- 手术医生：也认为问题严重了、没想到、兄弟实在没办法了、我给你介绍最好的医院抓紧去看看、我切除得挺彻底了，不知道还是否化疗？放疗？扩大切除

◎ 地方名医的声誉受到重创

● 非骨肿瘤骨科医生的考虑

◎ 病变是偶然发现、多个影像科室报告良性肿瘤

◎ 忽视术前肿瘤分期、规划肿瘤外科切除边界

◎ 不了解骨肿瘤的生物学表现

◎ 病理报告与术前考虑不一致时，出现恐慌

● 骨肿瘤专业医生考虑

◎ 尊崇临床诊疗常规

- 病程：无症状，偶然发现
- 完善局部影像检查：X线片、增强CT、MRI
  - 位于肩胛骨外侧缘
  - 膨胀、皮质变薄
  - 病灶内钙化
- ECT、胸部CT扫描：检查是否存在远隔转移
- 依据活检，明确诊断及病理分级
- 明确诊断后确定外科分期，规划肿瘤外科切除边界

◎ 病理报告的解读，要了解肿瘤的生物学特性交代病情，规划随访方案，避免不必要的恐慌

◎ 当病种为少见病时，影像学的诊断报告需慎重解读

● 本例诊疗过程中，非本专业医生，即使在其专业声誉再高，骨肿瘤专业的特殊性是不能忽略的，否则治疗就会失当。医生应遵从专业指南、共识，转诊专业医生诊断治疗，对患者更好

病例10（图6-14-47～图6-14-50）

● 女性，38岁，因屈膝受限，膝关节疼痛就诊

◎ 患者仅提供MRI

◎ 接诊医生虽为本专业医生，但未体检

◎ 诊断为软组织肿瘤

◎ 寻找著名医院老乡解决困难

◎ 行关节镜手术探查关节病变、切除股骨后侧“软组织肿物”

◎ 病理诊断：结合术后2周的X线片，诊断皮质旁骨肉瘤

● 非骨肿瘤骨科医生的考虑

◎ 病程较长

◎ 骨肿瘤专业医生诊断软组织肿瘤

◎ 忽视临床常规，未按临床、影像、病理三结合做出恰当诊断

◎ 未做术前肿瘤分期、规划肿瘤外科切除边界

◎ 直至手术并未专注“股骨下端后侧软组织肿瘤”如何切除，而是专注于关节疼痛，探查半月板损伤

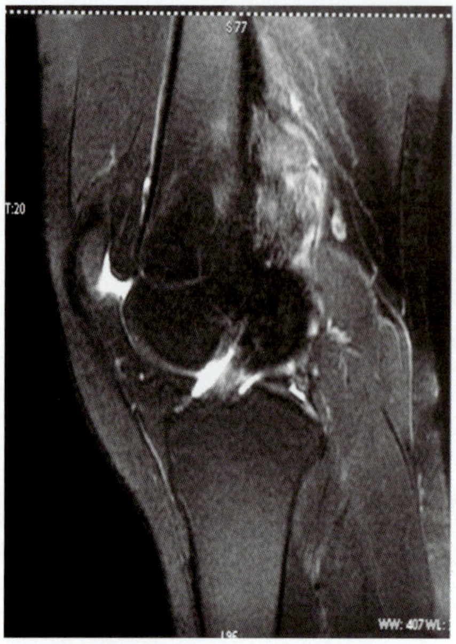

图6-14-47 MR显示膝后肿物位于股骨下端后侧

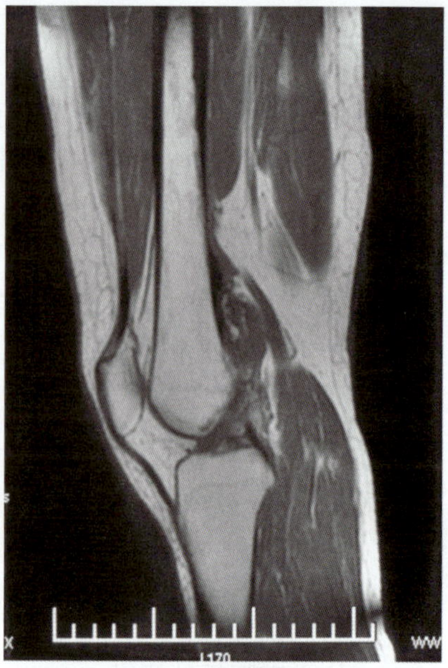

图6-14-48 MR显示膝后肿物位于股骨下端后侧

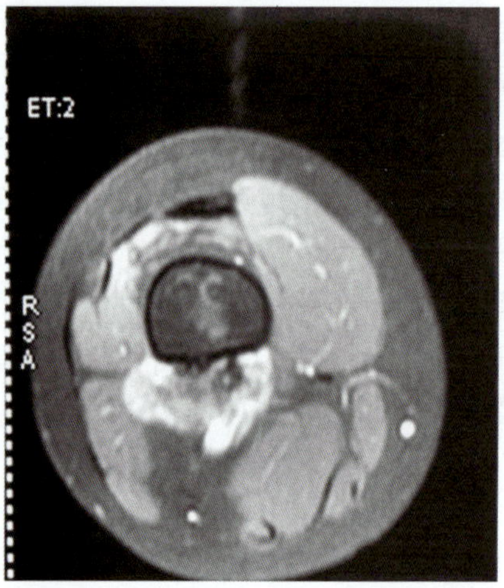

图6-14-49 MR显示膝后肿物位于股骨下端后侧

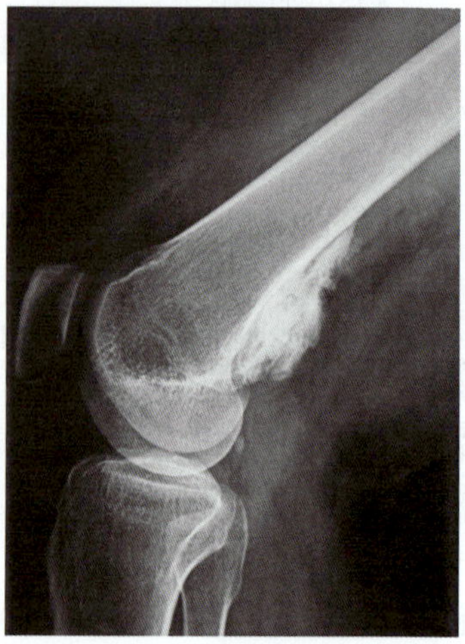

图6-14-50 典型皮质旁骨肉瘤X线片

◎ 病理诊断是结合术后X线片，得出恰当诊断

- 骨肿瘤专业医生考虑
  - ◎ 尊崇临床诊疗常规
    - •临床病史，更重要的是临床查体
    - •完善局部影像检查：X线片、增强CT、MRI
    - •ECT、胸部CT扫描：检查是否存在远隔转移
    - •依据活检，明确诊断及病理分级
    - •明确诊断后确定外科分期，规划肿瘤外科切除边界
- 本例诊疗过程中，本专业医生，同样在忽视临床规范的情况下，未经临床体检、未见到全部影像学检查做出临床诊断。手术医生同样是著名综合医院科室专家，未尊崇骨肿瘤专业临床常规，而盲目认可了专业医生的诊断，直至病理科再结合术后X

线片做出恰当诊断

- 落入“陷阱”的原因　见前述

病例11（图6-14-51～图6-14-54）

- 女性，21岁，骨盆Ⅱ区骨巨细胞瘤
  - ◎骨盆肿瘤切除，骨盆重建恢复功能是患者和医生共同追求的理想治疗
  - ◎但是如切除范围未按诊疗常规，即使重建非常满意，重建的结果不能获得长期满意结果
  - ◎后期的治疗也非常困难

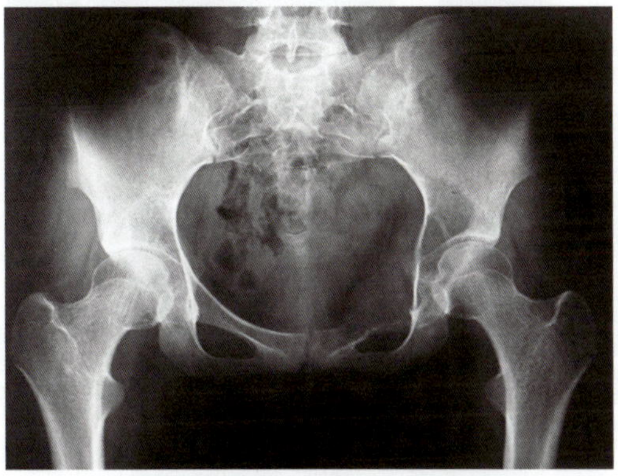
图6-14-51　骨盆X线片显示髋臼溶骨破坏

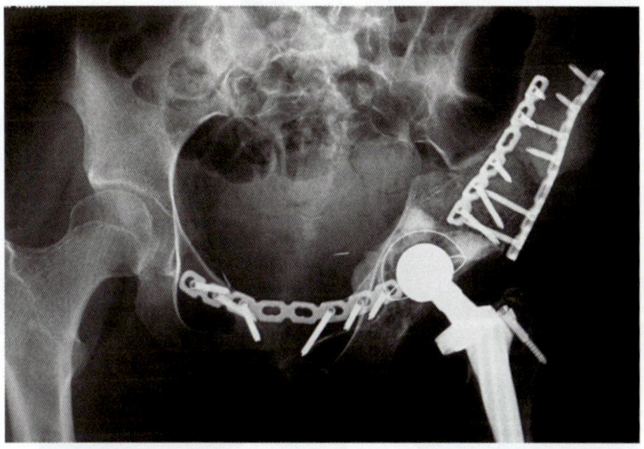
图6-14-52　异体半骨盆置换术后X线片

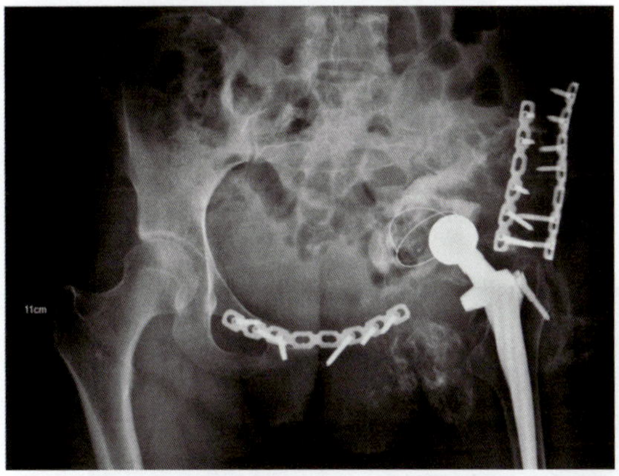

图6-14-53　术后复发

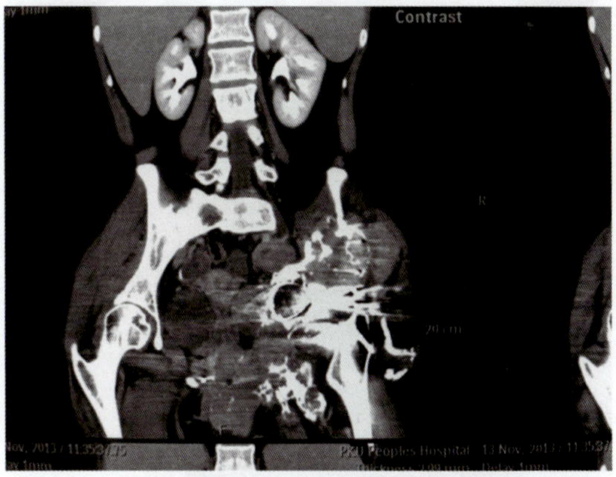

图6-14-54　术后复发的CT重建

病例12（图6-14-55～图6-14-63）

- 男性，25岁，胸12椎体骨巨细胞瘤
  - ◎对骨肿瘤专业医生，全椎体切除是极具挑战性的治疗
  - ◎对非专业医生，外科治疗更具挑战性
  - ◎对患者，不仅仅需要彻底切除肿瘤，获得结构重建，更重要的是，需要肿瘤学结果是持续的局部不复发

这两例在肿瘤复发后很难处理，对患者和医生均是灾难。

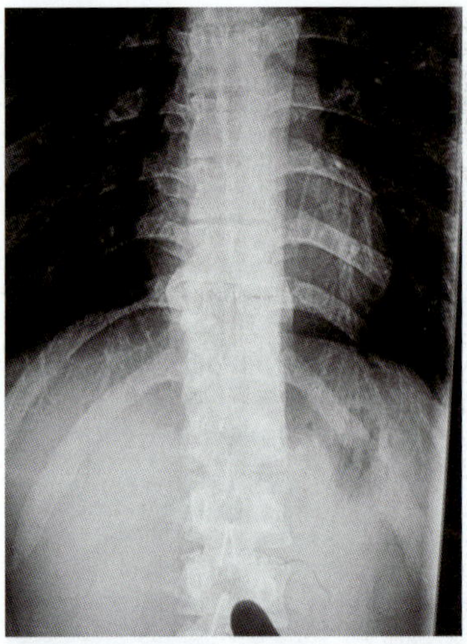

图6-14-55 男性，25岁，胸12椎体骨巨细胞瘤正位X线片

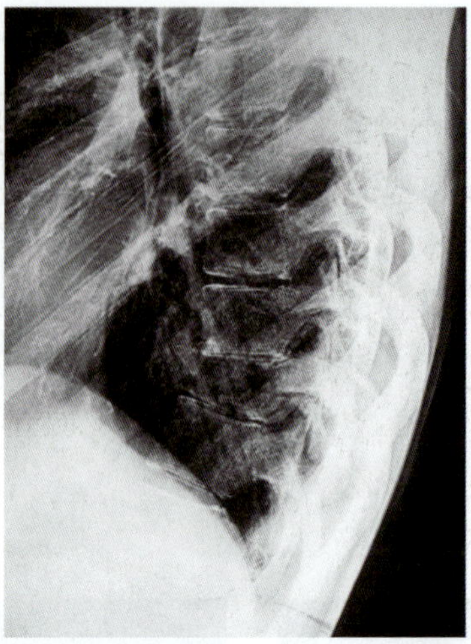

图6-14-56 侧位X线片

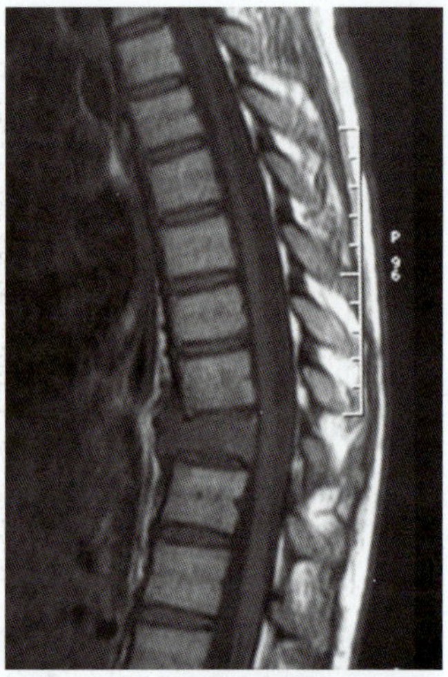

图6-14-57 MR显示病灶

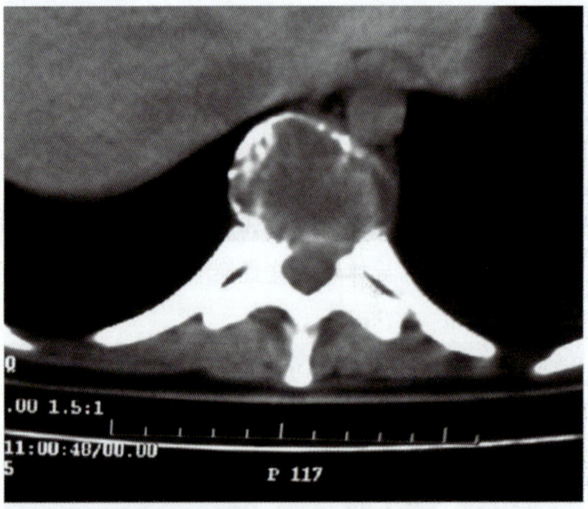

图6-14-58 CT显示病椎

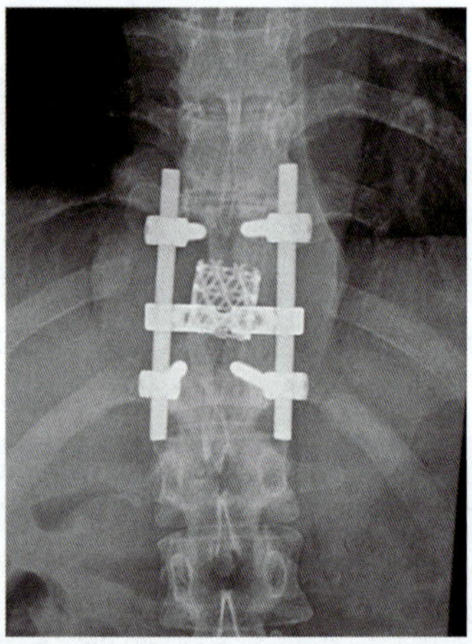

图6-14-59 术后正位X线片

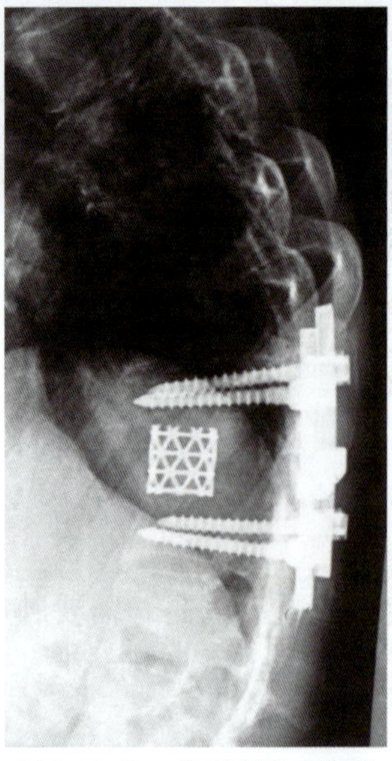

图6-14-60 术后侧位X线片

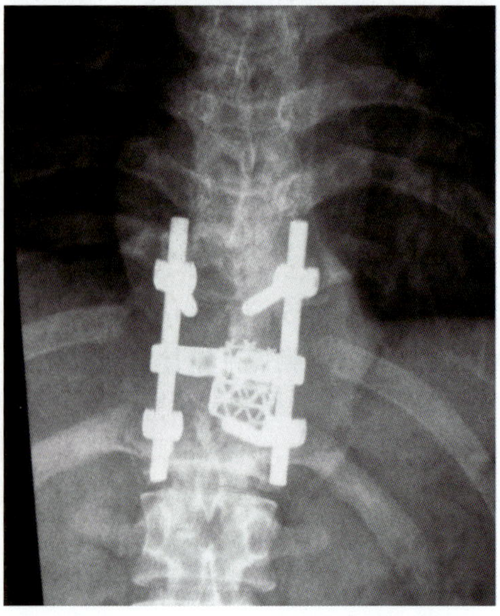

图6-14-61 术后半年复发X线片

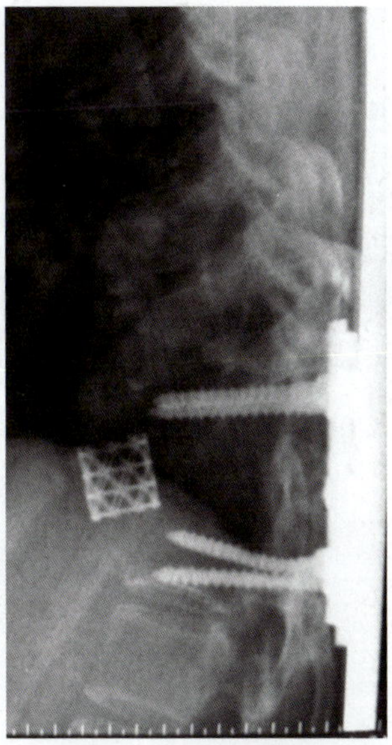

图6-14-62 术后半年复发X线片

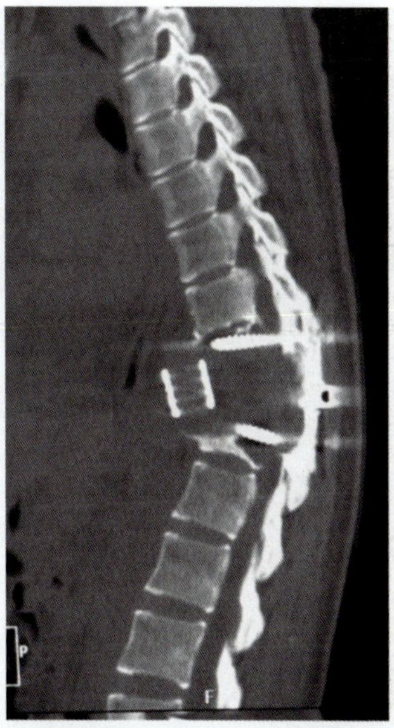

图6-14-63 术后半年复发X线片

病例13（图6-14-64～图6-14-68）

- 男性，15岁，股骨干骨肉瘤
  - ◎行股骨肿瘤截除，髓内钉固定，骨缺损处植骨
  - ◎术后2个月局部肿胀，可触及软组织包块
  - ◎经检查发现肿瘤复发于截骨近端
- 此例回顾术前影像学检查资料，发现术前影像过小，不能有效地设计手术方案，截骨端的确立困难，即肿瘤外科切除边界不能有效规划，术中截骨线与术后肿瘤复发的影像对比，显示截骨平面可能是囊内
- 如何避免“陷阱”的危害
  - ◎实质问题：缺乏临床可遵循的诊疗规范
  - ◎骨与软组织肿瘤专业组织有义务提出临床规范和指南
  - ◎目前CSCO肉瘤专家委员会发布
    - 经典骨肉瘤临床诊疗中国专家共识
    - 肢体软组织肉瘤临床诊疗中国专家共识
- 有文献报告误诊率（图6-14-69）
- 骨与软组织肿瘤诊疗基本规范
  - ◎病名诊断：结合临床病史及检查、影像学检查和病理
    - 临床：病史、体检、实验室检查
    - 影像学：X线片、增强CT、MR
    - 活检：组织病理学
  - ◎范围诊断
    - 局部：X线片、CT、MR
    - 远隔：ECT、胸部CT
- 术前分期、确定肿瘤外科切除边界、制订术前计划
- 术后病理：确认切除边界

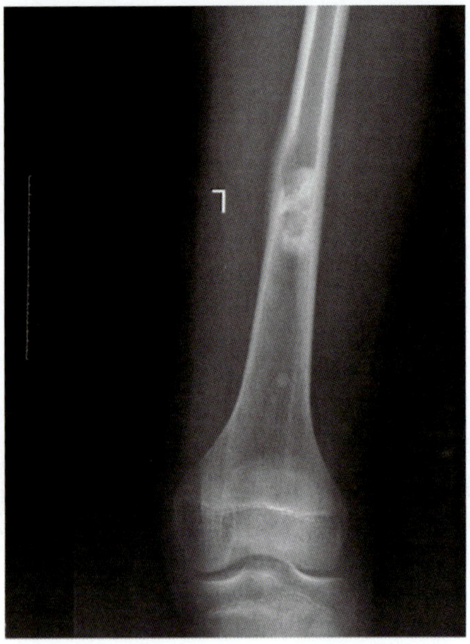

图6-14-64 股骨干骨肉瘤正位X线片

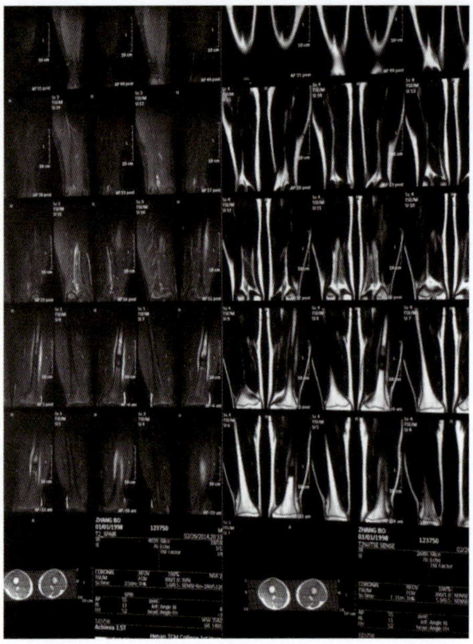

图6-14-65 MR显示股骨干骨肉瘤，图像过小，不能有效用于术前计划

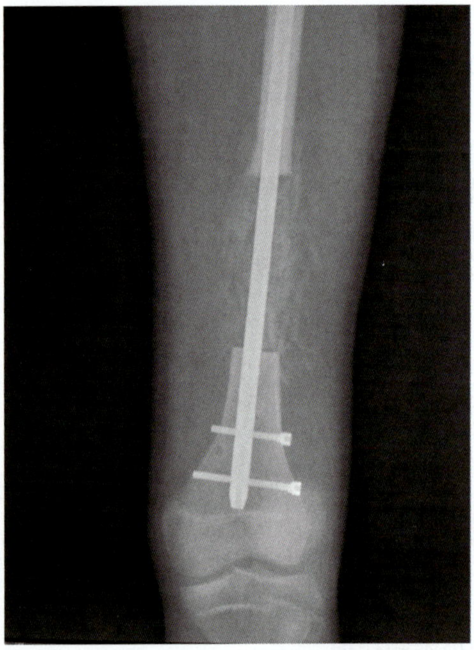

图6-14-66 术后X线片，瘤骨截除植骨髓内钉固定

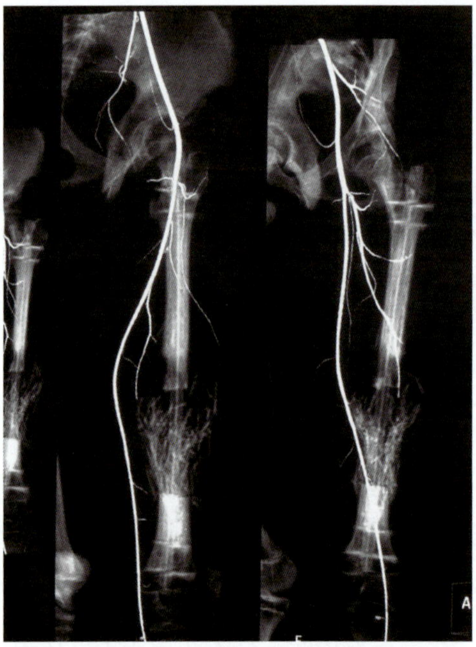

图6-14-67 术区肿胀，血管推移

- 如何获得正确的诊断
- 重视临床病史、实验室检查
- 甲状旁腺功能亢进
  - ◎ 甲状旁腺瘤
- 症状
  - ◎ 骨表现：多发骨囊性病变、病理骨折（图6-14-70、图6-14-71）

◎全身表现：四肢肌肉无力、肾绞痛、血尿

◎血：高血钙、低血磷、PTH增高

- 治疗
  - ◎切除甲状旁腺瘤
  - ◎预防骨折
  - ◎预防畸形的形成
- 重视临床病史、实验室检查
- 重视影像学检查的有效性、全面性
- 骨肿瘤影像检查规范
  - ◎X线片：骨、软组织（脂肪瘤）
  - ◎CT：骨窗、软组织窗、增强
  - ◎MRI：T1、T2、强化
  - ◎功能影像：ECT、 PETCT

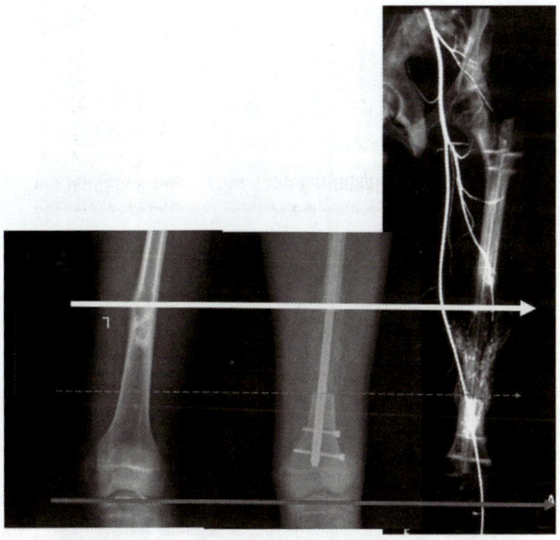

图6-14-68　对比术前，推测肿瘤为囊内切除

• 误诊率：

	总数	会诊误诊	中心误诊
骨肉瘤	110	8	3
皮质旁骨肉瘤	11	3	3
软骨肉瘤	49	9	4
尤文肉瘤	15	1	0
恶纤组	27	6	0
总计	212	27	10
		12.7%	4.7%

图6-14-69　不同医疗机构的误诊率

- 骨肉瘤注意多发病灶
- 对于诊断不明确的处理
  - ◎非骨肿瘤专业医生
    - •打开看看
    - •术中冰冻
    - •术后有问题再转院
  - ◎骨肿瘤专业医生
    - •先明确诊断
    - •再次详问病史
    - •完善影像学检查
    - •分析活检部位，及活检组织的局限性
    - •切开活检

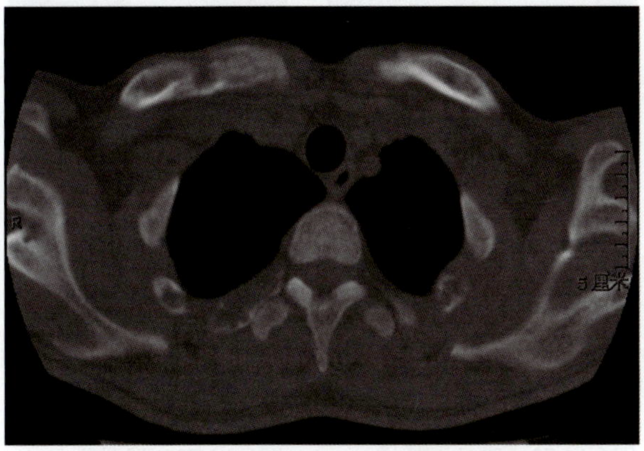

图6-14-70　CT显示锁骨囊变、病理骨折

- 落入“陷阱”的原因
  - ◎主观因素、客观因素　见前述
  - ◎被动因素
    - •急诊
    - •未按照专业指南，完善各种诊疗资料的准备
    - •设施所限： 骨样骨瘤（图6-14-72～图6-14-77）
    - •认识有限：骨巨细胞瘤及其他肿瘤

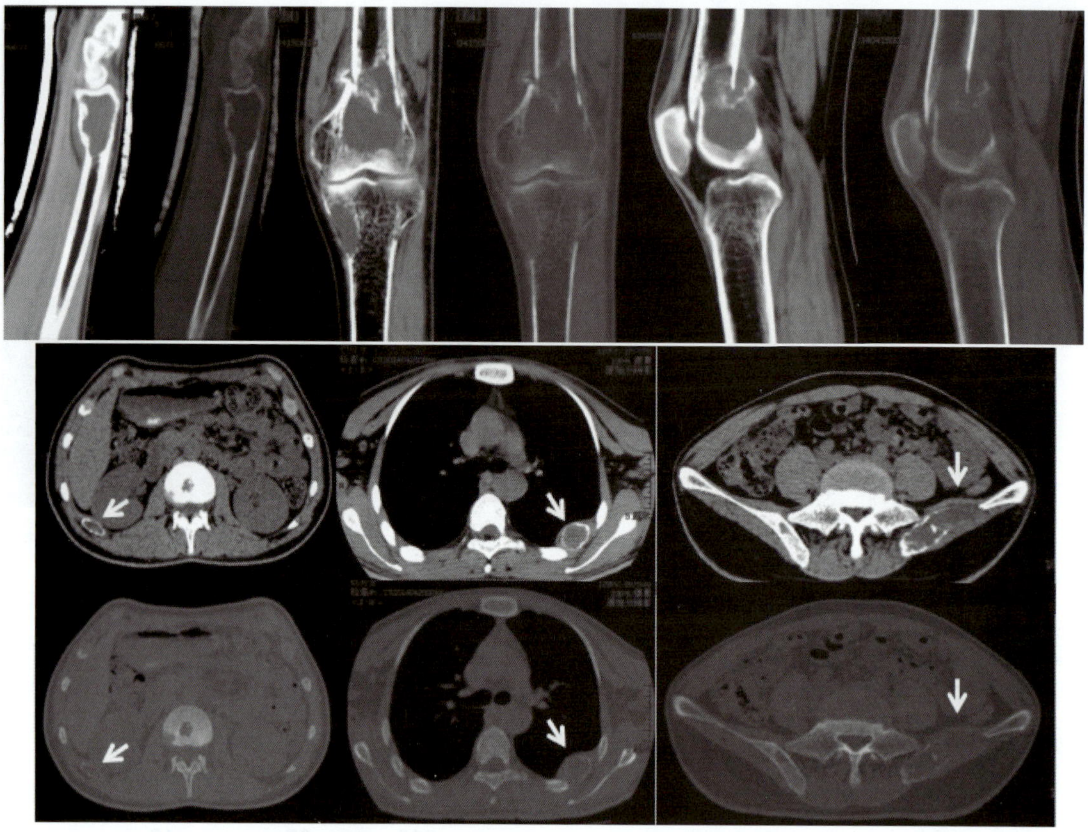

图6-14-71 多发部位的囊变、病理骨折

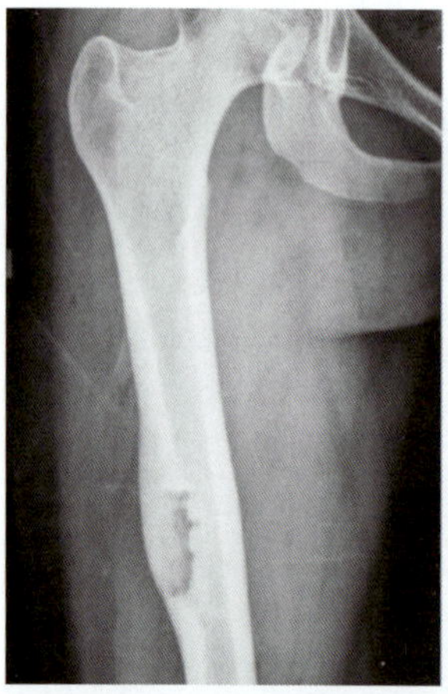

图6-14-72 股骨干骨样骨瘤术后正位X线片

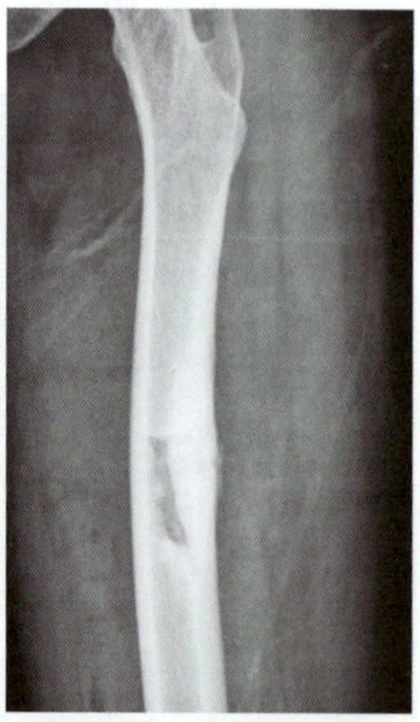

图6-14-73 股骨干骨样骨瘤术后侧位X线片

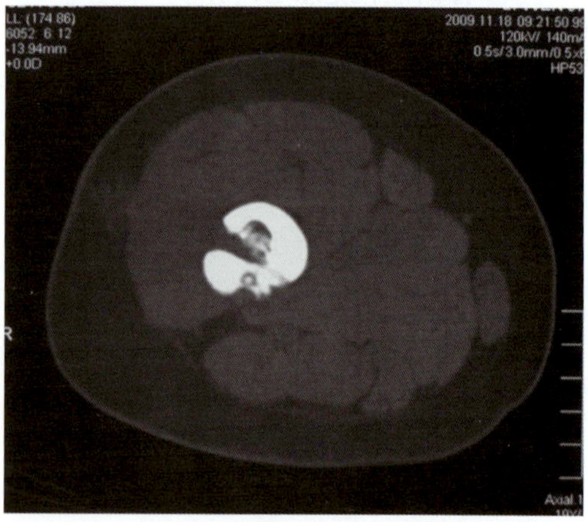

图6-14-74 术后CT显示手术未触及肿瘤

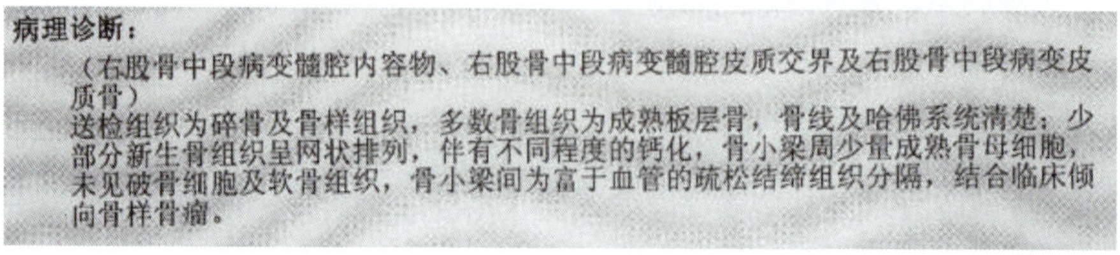

病理诊断：

（右股骨中段病变髓腔内容物、右股骨中段病变髓腔皮质交界及右股骨中段病变皮质骨）

送检组织为碎骨及骨样组织，多数骨组织为成熟板层骨，骨线及哈佛系统清楚；少部分新生骨组织呈网状排列，伴有不同程度的钙化，骨小梁周少量成熟骨母细胞，未见破骨细胞及软骨组织，骨小梁间为富于血管的疏松结缔组织分隔，结合临床倾向骨样骨瘤。

图6-14-75 病理不一定正确

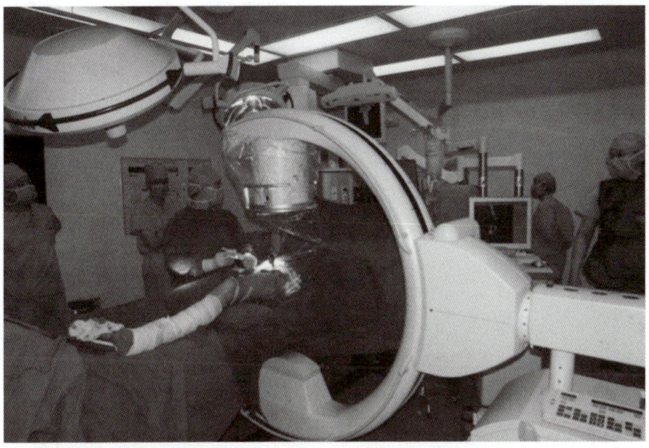

图6-14-76 计算机导航辅助手术

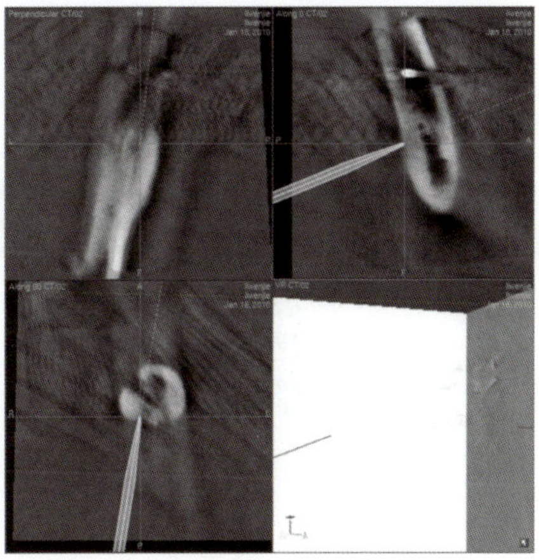

图6-14-77 术中实时显示病灶位置

总 结

- 骨肿瘤的治疗要考虑
  - ◎肿瘤学
    - •肿瘤的生长方式
    - •肿瘤的侵袭性
    - •肿瘤累及的范围
  - ◎骨科学：对运动功能的影响程度
- 骨肿瘤治疗的实施
  - ◎肿瘤学：完整地切除肿瘤
  - ◎骨科学：重建因切除肿瘤造成的骨与软组织的缺损
- 非专业骨肿瘤医生
  - ◎忽视肿瘤的恰当处理
  - ◎重视肢体功能的保留与重建
- 不当诊疗危害
  - ◎恶性肿瘤的生物学行为：危及生命
  - ◎肢体运动功能状况：生活质量
  - ◎局部复发、远隔转移
- 骨科医生与骨肿瘤医生
  - ◎骨科医生重视
    - •骨的解剖复位
    - •力线恢复
    - •关节功能的恢复
    - •骨的愈合
    - •缺乏肿瘤知识
  - ◎骨肿瘤医生：重视肿瘤学的诊断与治疗
- 骨与软组织肿瘤中心有待进一步发展
  - ◎骨科医院：骨肿瘤70%，软组织肿瘤30%
  - ◎肿瘤医院：骨肿瘤30%，软组织肿瘤70%
  - ◎临床诊疗的缺陷有不同的表现

- 如何避免不当治疗
  - ◎需团队长期合作
    - •临床医生
    - •影像学专家
    - •病理学专家
- 需有临床诊断治疗规范
  - ◎专家广泛共识
  - ◎循证医学数据支持

（张 清）

参考文献

1. Unni KK. Dahlin's Bone Tumors: General Aspects and Data on 11087 Cases. 5th ed. New York: Lippincott-Raven, 1996.
2. Baratti D, Gronchi A, Pennacchioli E, et al. Chordoma: natural history and results in 28 patients treated at a single institution. Ann Surg Oncol, 2003, 10: 291-296.
3. York JE, Kaczaraj A, Abi-Said D, et al. Sacral chordoma: 40- year experience at a major cancer center. Neurosurgery, 1999, 44(1): 74-79.
4. Samson IR, Springfield DS, Suit HD. Operative treatment of sacrococcygeal chordoma. J Bone and Joint Surg (Am), 1993, 75(10): 1476-1484.
5. Enneking WF, Dunham W, Gebhardt MC, et al. A system for the functional evaluation of reconstructive procedures after surgical treatment of tumors of the musculoskeletal system. Clin Orthop Relat Res, 1993, 286(1): 241-246.
6. Schulz-Ertner D, Haberer T, Jakel O, et al. Radiotherapy for chordomas and low-grade chondrosarcomas of the skull base with carbon ions. Int J Radiat Oncol Biol Phys, 2002, 53(1): 36-42.
7. Bergh P, Kindblom LG, Gunterg B, et al. Prognostic factors in chordoma of the sacrum and mobile spine: a study of 39 patients. Cancer, 2000, 88(9): 2122-2134.
8. Ruggieri P, Angelini A, Ussia G, et al. Surgical margins and local control in resection of sacral chordomas. Clin Orthop Relat Res, 2010, 468(11): 2939-2947.
9. Martin C, Mc Carthy EF. Giant cell tumor of the sacrum and spine: series of 23 cases and a review of the literature. Iowa Ortho J, 2010, 30: 69-75.
10. Ozdemir MH, Gurkan I, Yilmaz C, et al. Surgical treatment of malignant tumours of the sacrum. Eur J Surg Oncol, 1999, 25(1): 44-49.

第七部分

运动医学科

1 膝关节 MRI 诊断

1. 普通 MRI 中的协议
- 矢状位，冠状位，轴位
- Spin echo（SE）
- FSE, STIR
- T1，T2，PD
- 积水潭医院 MRI
  - ◎ 冠状位：T2 FFE，T2 STIR
  - ◎ 矢状位：T1，T2，T2 FFE，T2 STIR

2. TR 和 TE 决定成像加权

	短 TE	长 TE
短 TR	T1 加权	无用途
长 TR	PD 加权	T2 加权

3. 膝关节 MRI 不同组织的特点

	T1	T2
脂肪组织 脂肪 / 黄骨髓	白	灰
水	暗	白
皮质骨	黑	黑
软骨	灰	灰
肌腱 / 韧带 / 半月板	黑 / 灰	黑 / 灰
肌肉	灰	灰
血肿	白	白
慢性出血	暗	暗

4. 前交叉韧带（ACL）的正常 MR 表现（图 7-1-1、图 7-1-2）
   伸膝位，外旋 15° ～ 20°
5. 前交叉韧带损伤的直接征象
- 不连续（图 7-1-3）
- 方向异常（ACL 下垂征）（图 7-1-4）
- ACL 消失（图 7-1-5）
- 撕脱骨折（图 7-1-6）

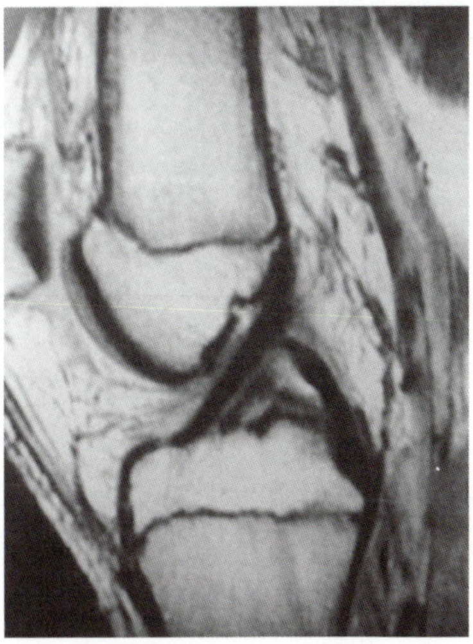

图 7-1-1 正常 ACL 表现（矢状位）

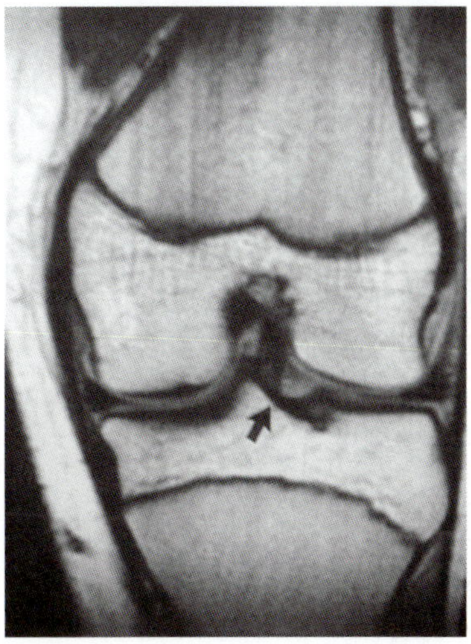

图 7-1-2 正常 ACL 表现（冠状位）

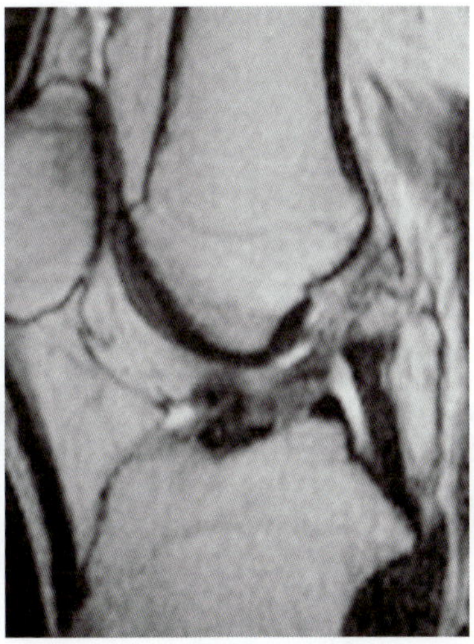

图 7-1-3 ACL 损伤的直接征象——不连续

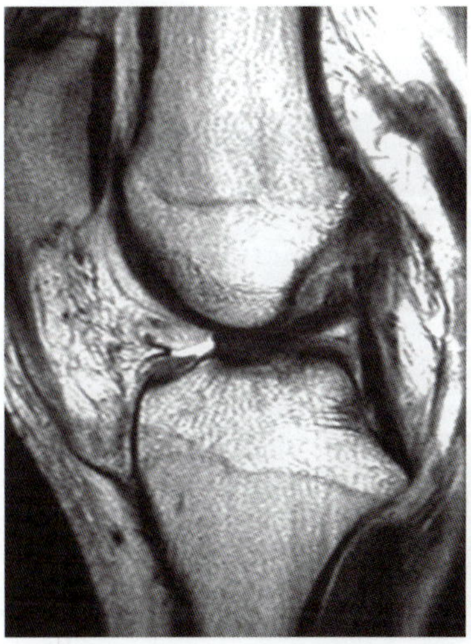

图 7-1-4 ACL 损伤的直接征象——方向异常

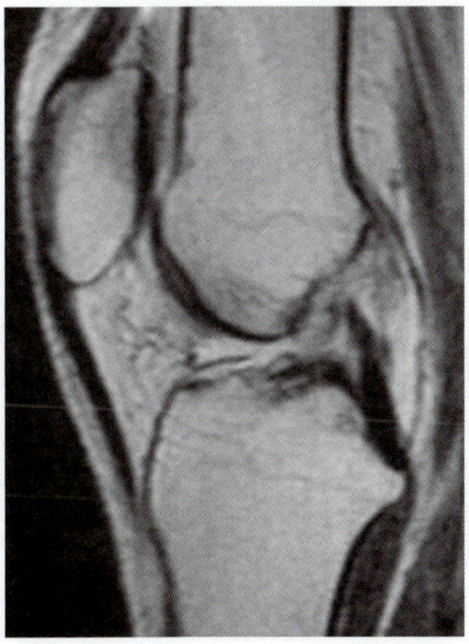

图 7-1-5 ACL 损伤的直接征象—— ACL 消失

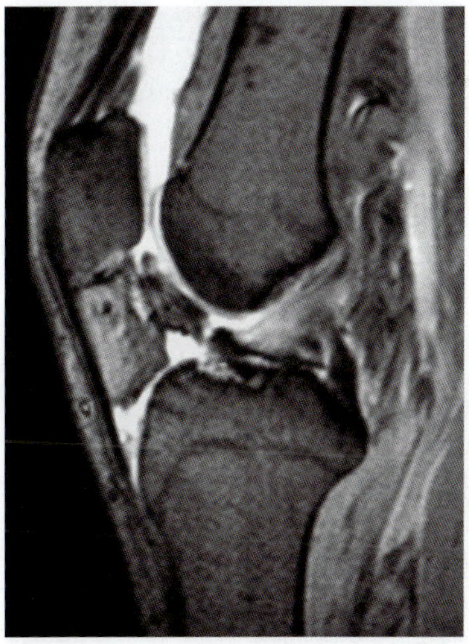

图 7-1-6 ACL 损伤的直接征象——胫骨髁间嵴撕脱骨折

6. ACL 损伤的间接征象
- 骨挫伤（轴移征）（图 7-1-7）
- 沟槽征（图 7-1-8）
- Segond 骨折
- ACL 影像出现高信号（图 7-1-9）
- 前抽屉征
- 急性关节血肿
- 后交叉韧带弯曲角度异常（图 7-1-10）

7. 相关软组织损伤
- 内侧半月板后角撕裂
- 半月板桶柄撕裂
- 内侧副韧带损伤

8. 后交叉韧带

9. 正常后交叉韧带（PCL）的 MRI 表现（图 7-1-11）

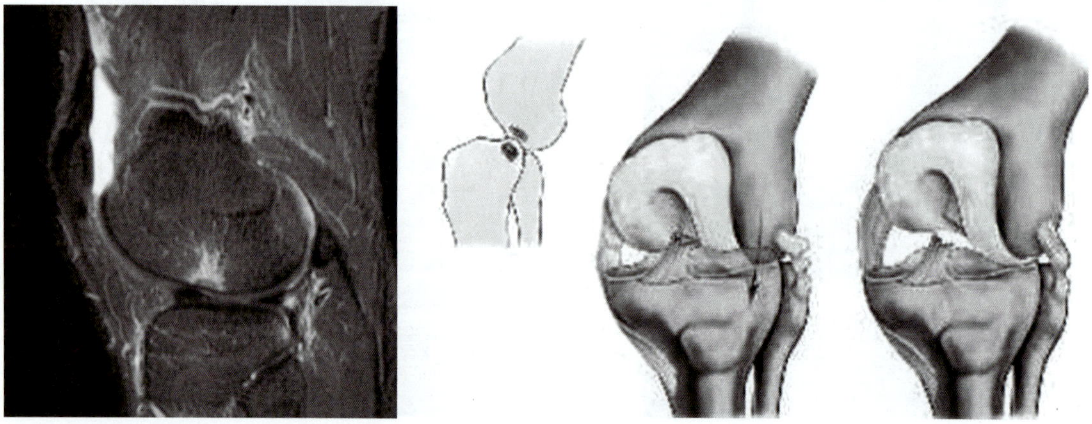

图 7-1-7 ACL 损伤的间接征象——骨挫伤（轴移征）

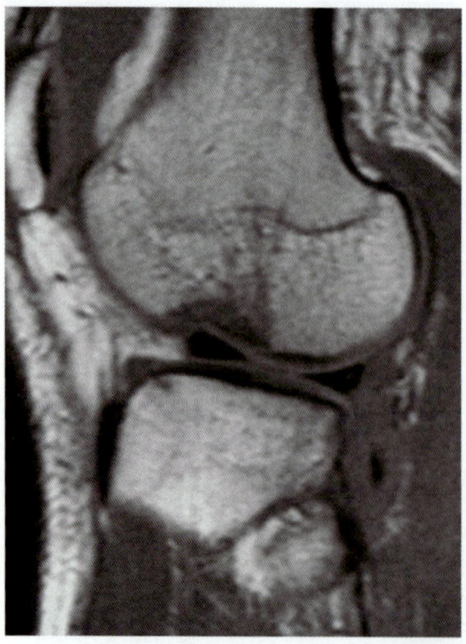

图 7-1-8 ACL 损伤的间接征象——沟槽征（> 2mm）

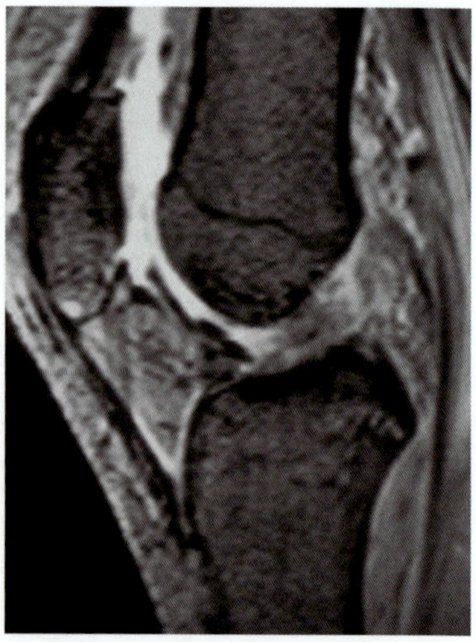

图 7-1-9 ACL 损伤的间接征象——ACL 高信号

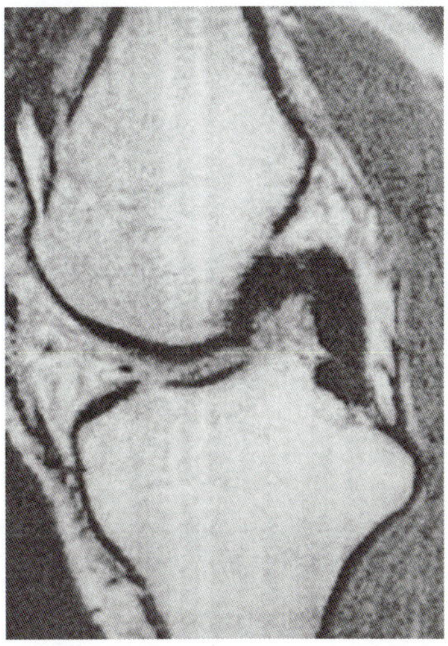

图 7-1-10 ACL 损伤的间接征象——后交叉韧带弯曲角度异常

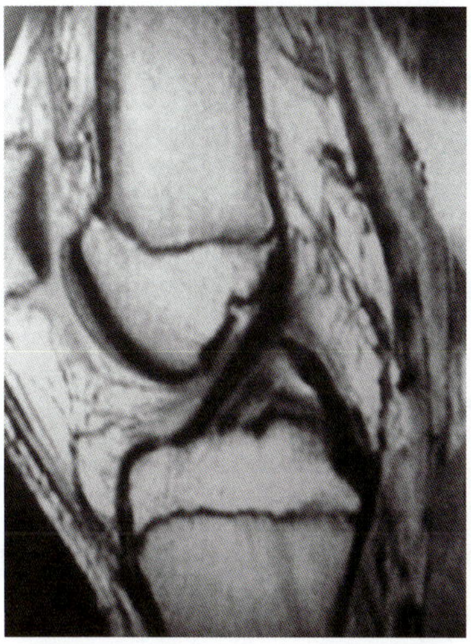

图 7-1-11 正常 PCL 的 MRI 表现

10. 半月板股骨韧带的 MRI 表现（图 7-1-12）
11. 后交叉韧带撕裂的直接表现
- 完全撕裂（图 7-1-13）
- 部分撕裂
- 后交叉韧带股骨附丽点撕脱（“peel off ” injury）
12. 后交叉韧带撕裂的间接表现
- 髓内水肿
- 撕脱骨折
13. PCL 撕裂的相关软组织损伤
- ACL 损伤
- MCL 损伤
- PLC/LCL 损伤
14. 内侧副韧带

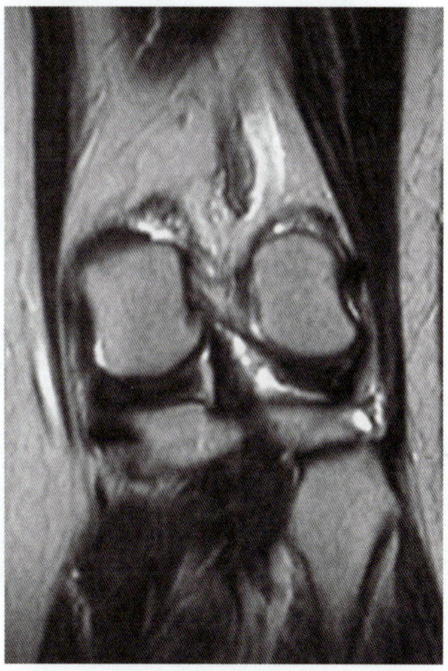

图 7-1-12 半月板股骨韧带的 MRI 表现

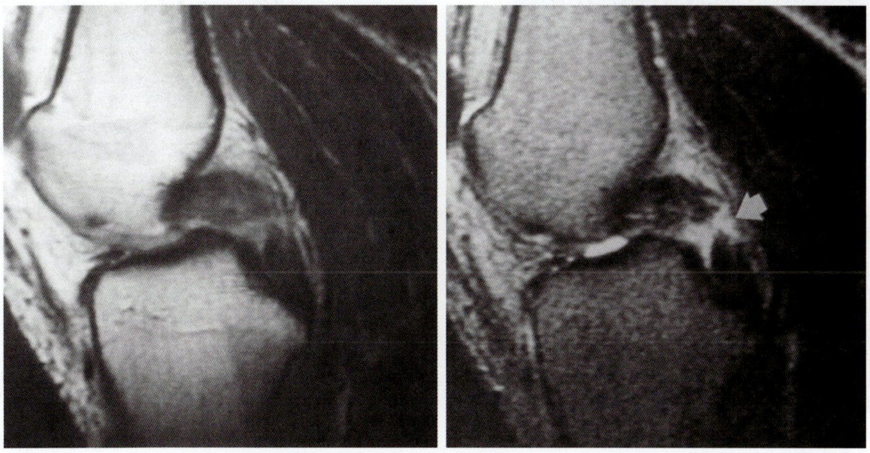

图 7-1-13 PCL 完全撕裂的 MRI 表现

- 正常内侧副韧带的 MRI 表现（图 7-1-14）
- 内侧副韧带损伤分度

15. 外侧副韧带 / 后外角复合体

- 正常解剖
  - ◎ 髂胫束和外侧副韧带（图 7-1-15）
  - ◎ 腘肌复合体（图 7-1-16）
  - ◎ 股二头肌腱
- 后外角损伤的征象
  - ◎ 明显的后外侧关节囊结构撕开
  - ◎ 广泛的周围软组织水肿
  - ◎ 撕脱骨折或髓内水肿累及到腓骨内侧面

16. 半月板损伤

- 正常半月板形态（类矩形的，蝴蝶结形＜ 2 个，三角形的）（图 7-1-17）

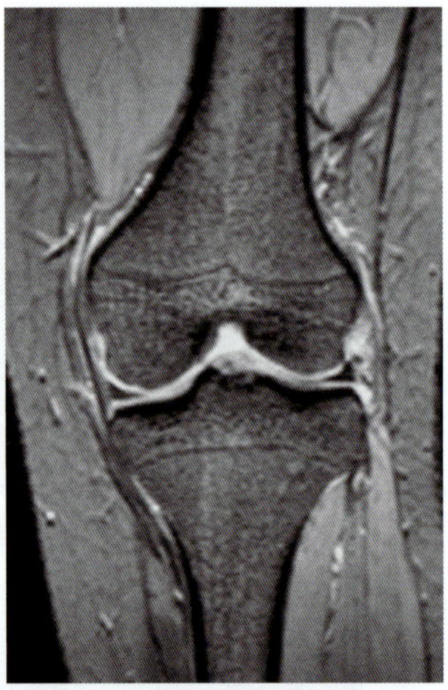

图 7-1-14 正常内侧副韧带的 MRI 表现

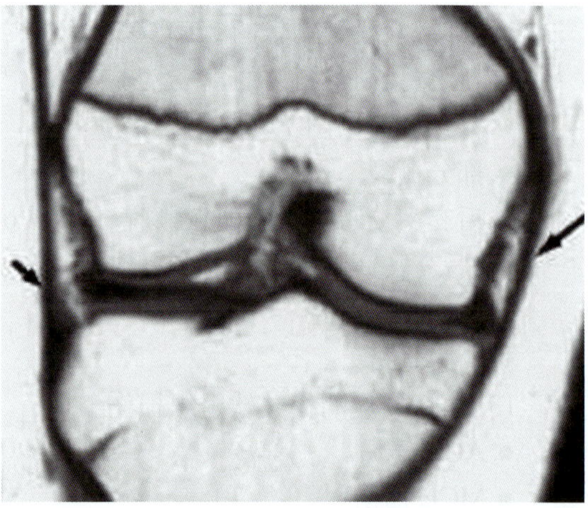

图 7-1-15 正常外侧结构的 MRI 表现——外侧副韧带

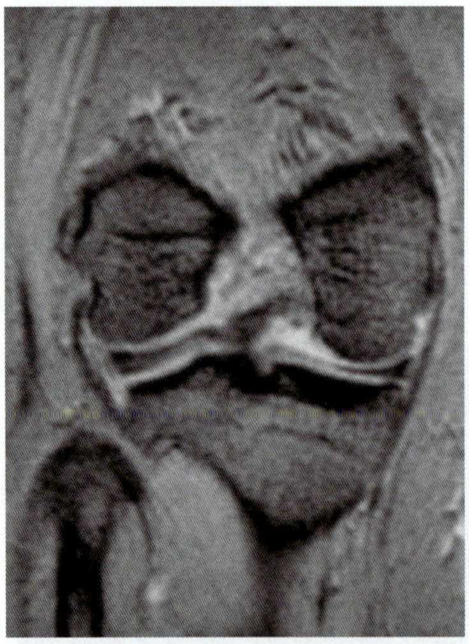

图 7-1-16 正常后外侧结构的 MRI 表现—— 腘肌复合体

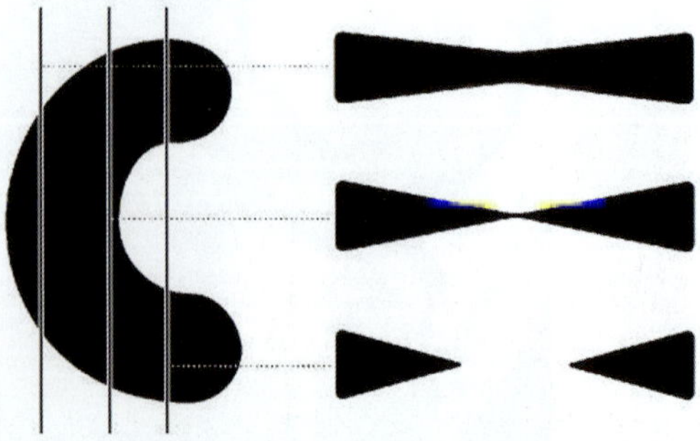

图 7-1-17 正常半月板的 MRI 表现示意图

● 损伤的半月板 MRI 表现示意图（图 7-1-18）

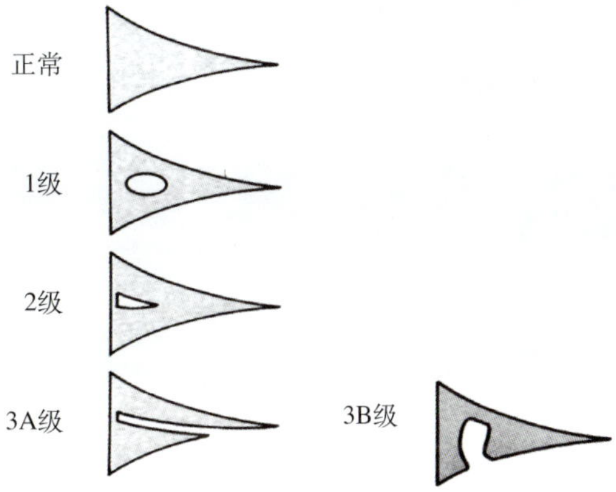

图 7-1-18 损伤的半月板 MRI 表现示意图

17. 半月板撕裂的 MRI 诊断标准
● 3 级信号
● 半月板形态异常
● 半月板移位或消失
● 半月板关节囊分离

18. 半月板撕裂的 MRI 表现
● 缺少蝴蝶结征（仅有 1 个或更少）
● 双后交叉韧带征
● 巨大半月板前角征
● 过多的蝴蝶结征（3 个或更多）
● 半月板有缺口表现

19. 半月板桶柄撕裂

20. 盘状软骨损伤（图 7-1-19）

21. 半月板损伤诊断中的“陷阱”
● Ⅱ级信号
● 半月板横韧带
● 腘肌腱沟
● 半月板股骨韧带
● 内侧副韧带的滑囊或脂肪层

22. 内侧半月板后角的上隐窝
● 特点：垂直、光滑、不连通

23. 髓内水肿（bone marrow edema, BME）
● 轴移损伤
●“仪表板”（dashboard）损伤
● 过伸损伤：“对吻征”（kissing sign）
● clip 损伤
● 髌脱位

24. 剥脱性骨软骨炎（图 7-1-20）

25. 腘窝囊肿

26. 半月板囊肿

27. 交叉韧带囊肿（图 7-1-21）

28. 色素沉着性绒毛结节性滑膜炎（图 7-1-22）

29. 髌脱位（图 7-1-23）

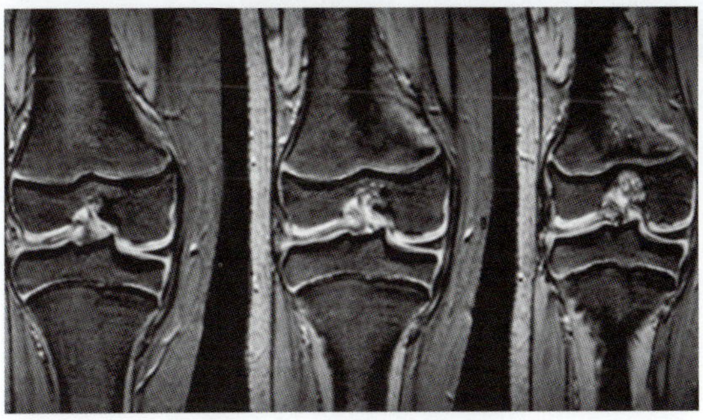
图 7-1-19 盘状软骨损伤

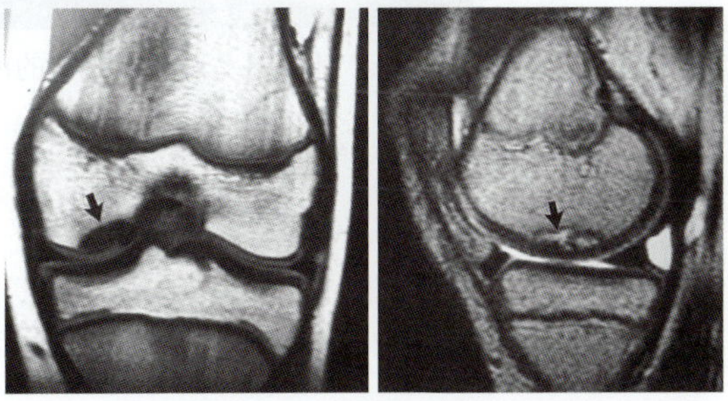
图 7-1-20 剥脱性骨软骨炎

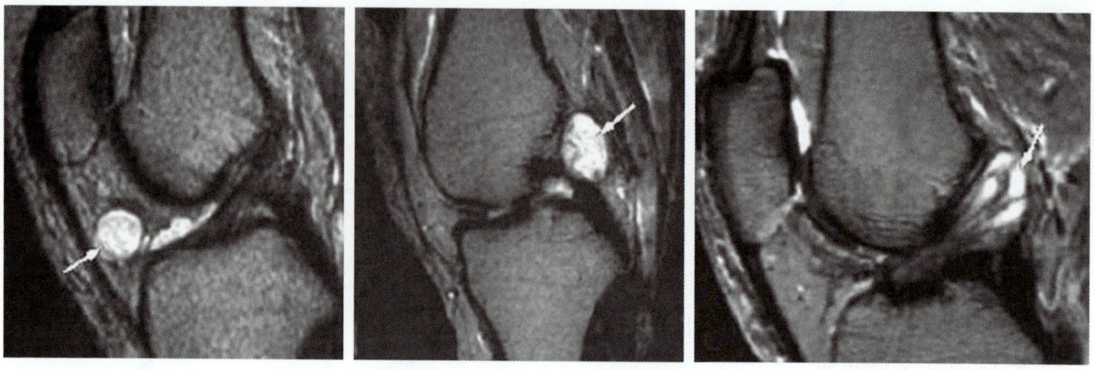

图 7-1-21 交叉韧带囊肿

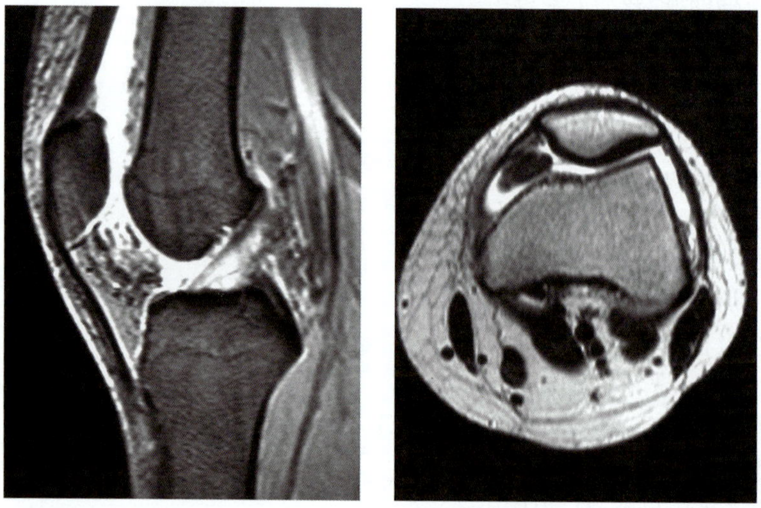

图 7-1-22 色素沉着性绒毛结节性滑膜炎

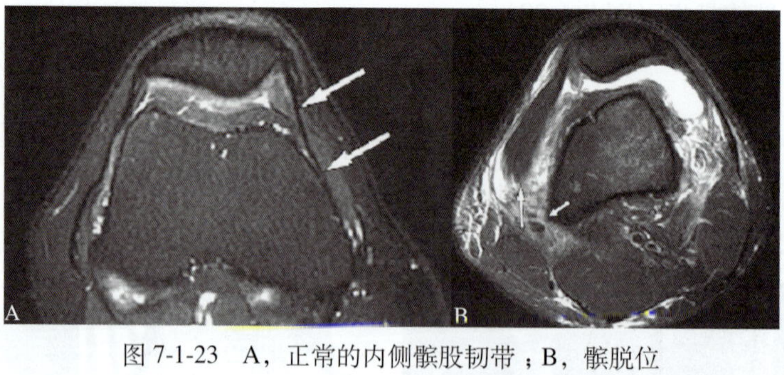

图 7-1-23 A，正常的内侧髌股韧带；B，髌脱位

（冯 华）

2 膝关节后交叉韧带（PCL）损伤

1. 后交叉韧带致伤因素（图 7-2-1）
2. 后交叉韧带的解剖（图 7-2-2 ～图 7-2-4）
- 后交叉韧带分为前外束和后内束
- 横截面积：前外束 = 后内束 ×2
- 强度：前外束 = 后内束 ×1.5
3. 半月板股骨韧带（图 7-2-5、图 7-2-6）
- 半月板股骨韧带包括 Humphry 韧带和（或）Wrisberg 韧带，半月板股骨韧带 = 后内束

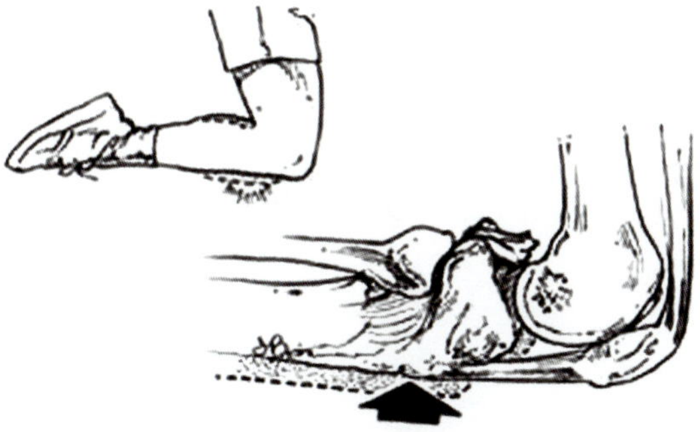

图 7-2-1　图示后交叉韧带损伤的常见原因

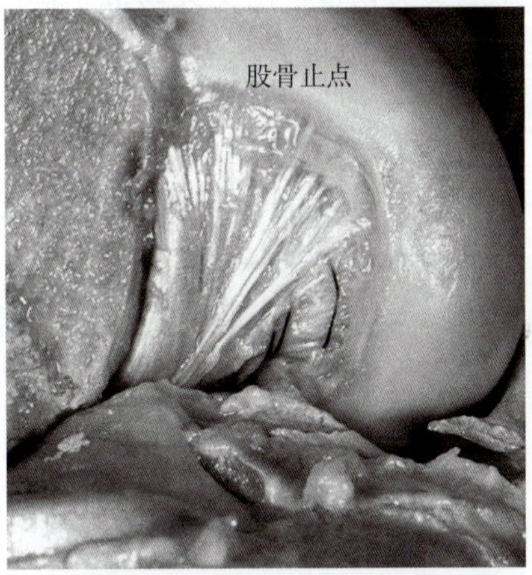

图 7-2-2　后交叉韧带的解剖

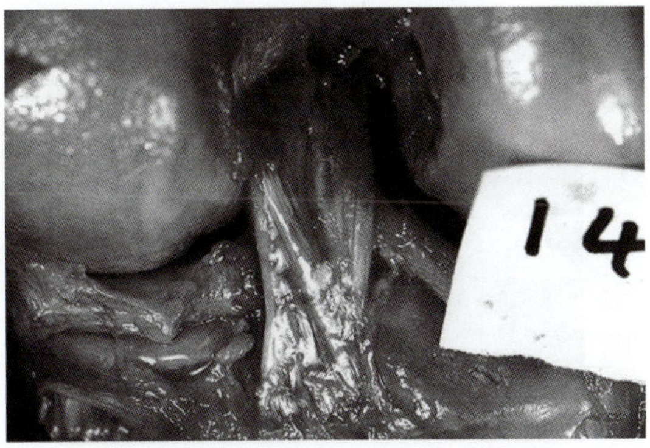

图 7-2-3　后交叉韧带的解剖（后前观）

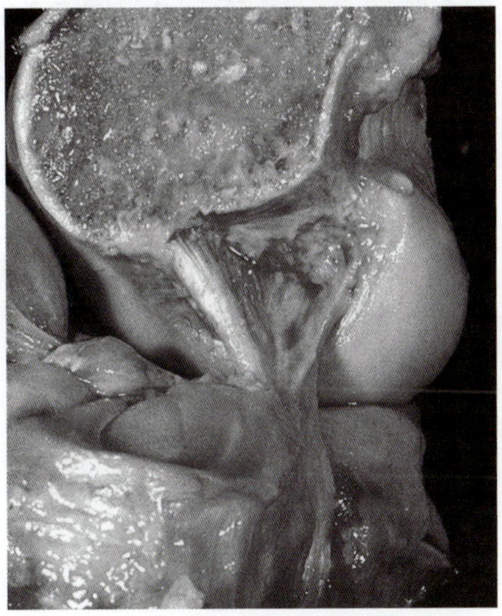

图 7-2-4　后交叉韧带的解剖（侧面观）

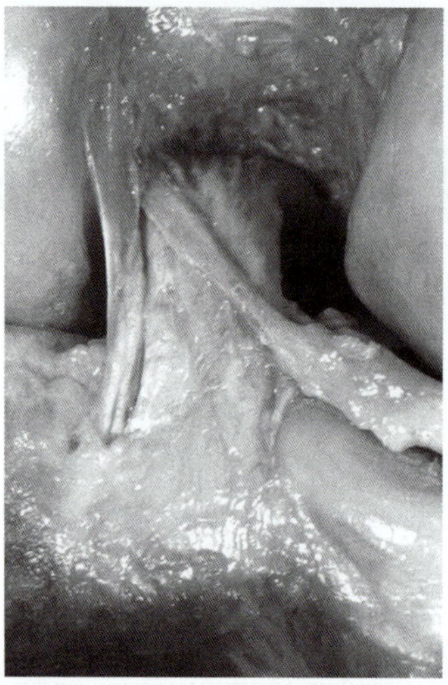

图 7-2-5 半月板股骨韧带

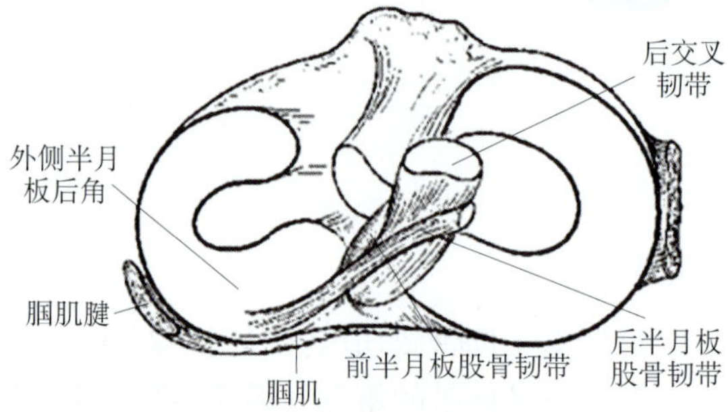

图 7-2-6 半月板股骨韧带

4. 生物力学
- 后交叉韧带＞前交叉韧带
- 前外束＞后内束
- 前外束：屈膝时紧张
- 后内束：伸膝时紧张
- 作用：屈膝 90° 时限制胫骨后移；限制外旋的次要结构

5. 临床诊断
- 体检：后抽屉试验、台阶征、后沉试验等
- 影像学：MRI 诊断
- 关节镜检查

6. 后抽屉试验（图 7-2-7）
- 敏感性、特异性最强
- 终末点：弹性 / 非弹性

7. 台阶征（step-off sign）（图 7-2-8、图 7-2-9）
- 关键点：起始位置（台阶征判断）
- 常与前交叉韧带损伤混淆

8. 后沉试验（posterior sag test）（图 7-2-10）
- 双侧下肢屈膝 90° / 90°
- 可以检查到胫骨后沉，但是敏感性差

9. 后交叉韧带的 MRI 解剖

后交叉韧带的外观形状（图 7-2-11）
- 弓形（88.2%）
- 搭扣状（7.8%）
- U 形（4.0%）

10. 急性期：MRI 诊断后交叉韧带损伤，准确率 100%（图 7-2-12）

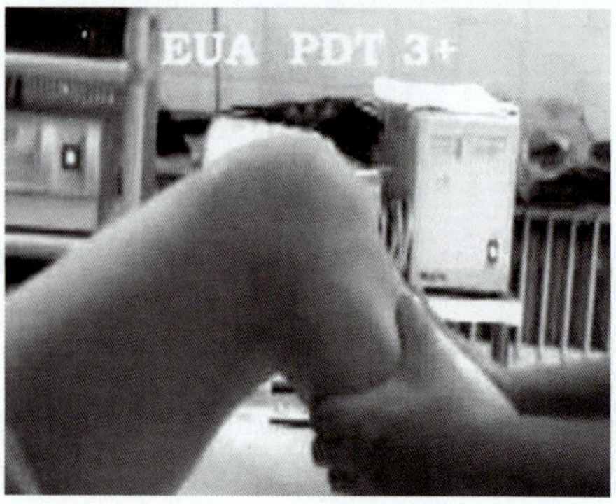

图 7-2-7 后抽屉试验

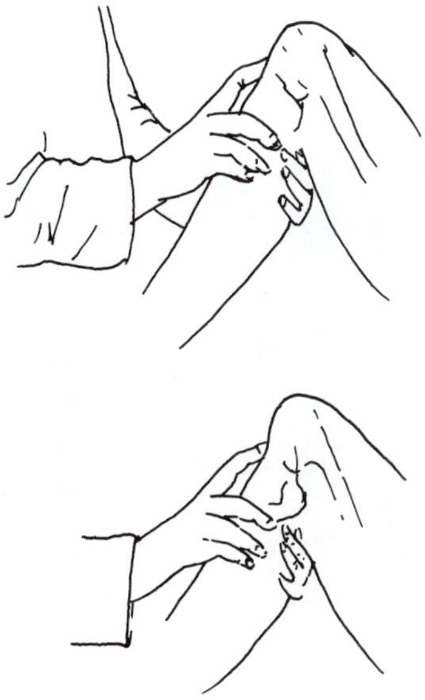

图 7-2-8　台阶征

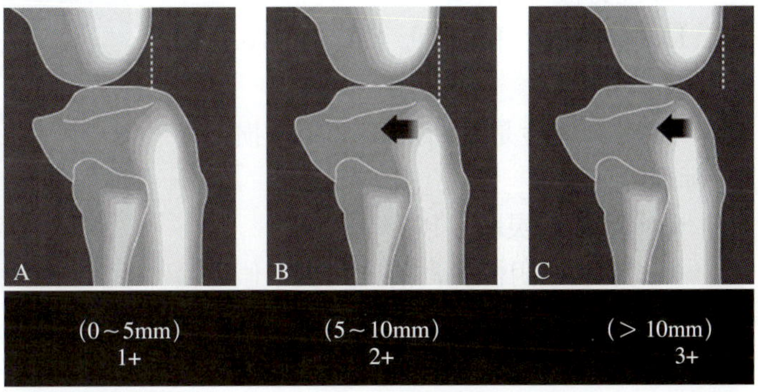

图 7-2-9　台阶征分度

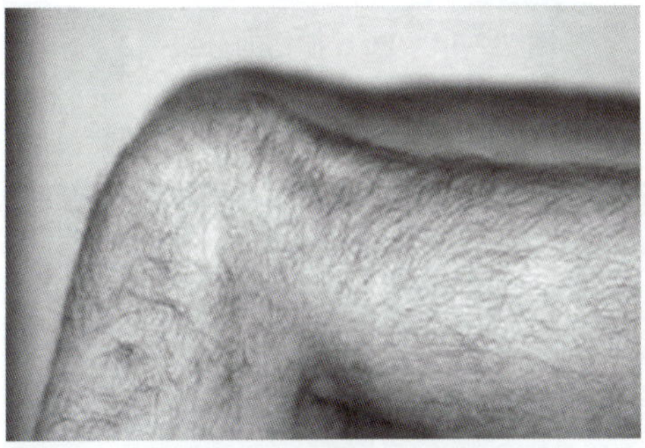

图 7-2-10　胫骨后沉征

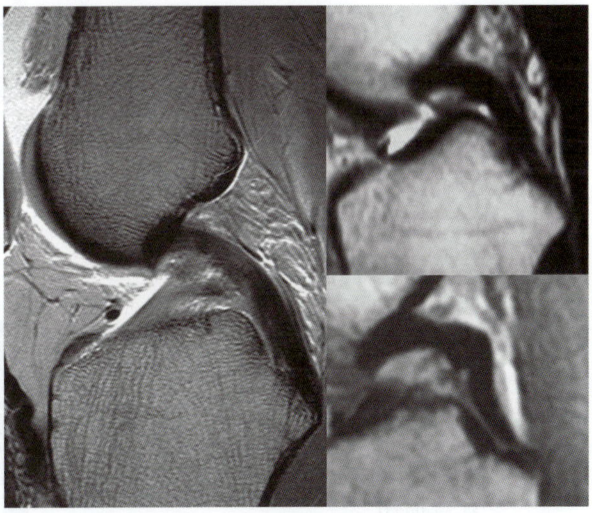

图 7-2-11　PCL 的 MRI 解剖

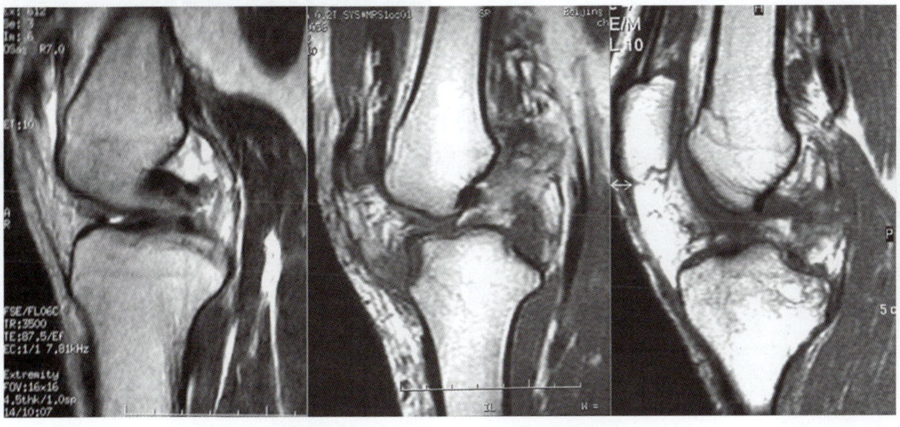

图 7-2-12　急性期 PCL 损伤的判断

11. PCL 损伤的 MRI 分级（图 7-2-13、图 7-2-14）

- 1 级：韧带尚连续，水肿，部分呈高信号影像
- 2 级：韧带呈不规则的条带状，部分出现低信号点状影像，伴有高信号影像
- 3 级：韧带连续性中断

12. 应力像（图 7-2-15）

13. 关节镜下所见（图 7-2-16、图 7-2.17）

14. 临床体检是诊断后交叉韧带损伤的“金标准”

- MRI 过度灵敏：100%
- 关节镜假阴性多，前交叉韧带假性松弛

15. 治疗的一般原则

- 保守治疗
  - ◎ 单纯损伤

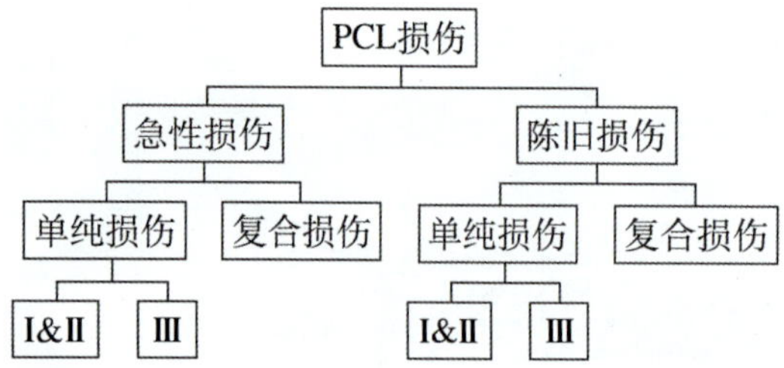

  - ◎ 低度损伤
  - ◎ I度、II度＜ 10mm

急性期损伤治疗

- 手术治疗
  - ◎ III度损伤
  - ◎ 复合损伤
  - ◎ 疼痛明显

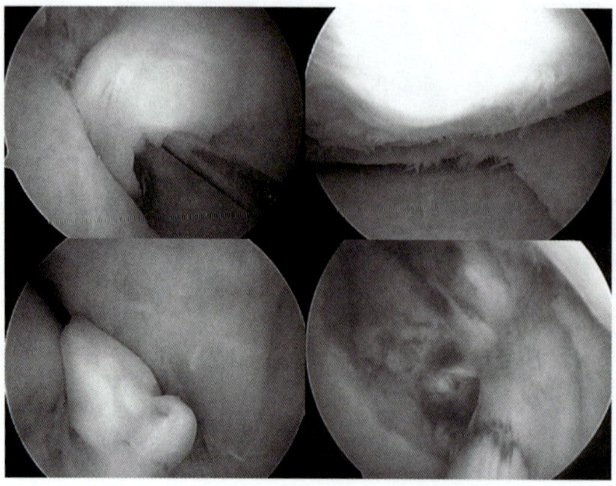

图 7-2-16　PCL 损伤关节镜下所见

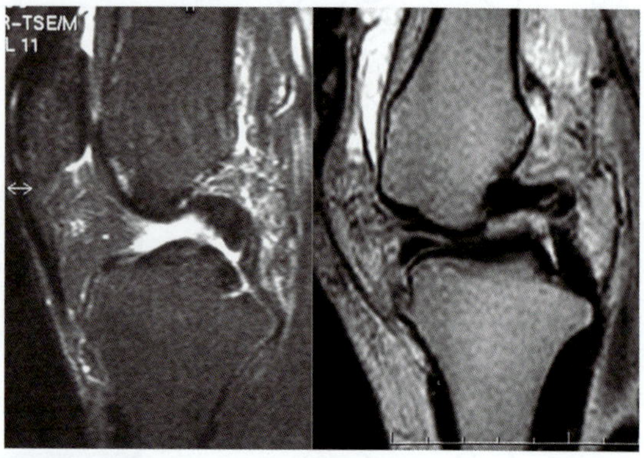

图 7-2-13　PCL 损伤的 MRI 诊断

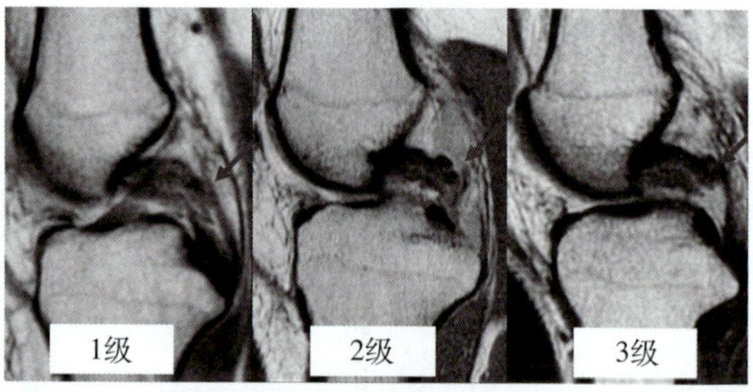

图 7-2-14　PCL 损伤的分级

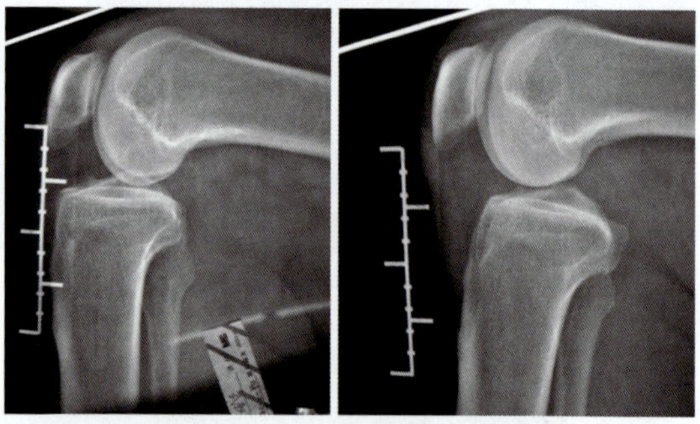

图 7-2-15　PCL 损伤的应力像

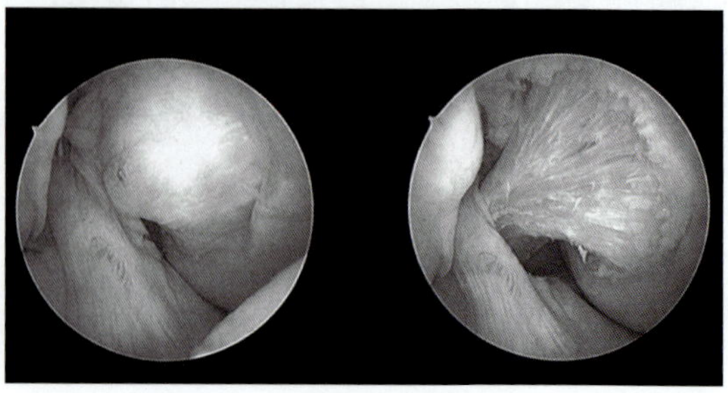

图 7-2-17　PCL 损伤关节镜下所见

16. 单纯 PCL 损伤

- 急性期无手术指征
- 伸膝位制动 6 ～ 8 周，使用支具（图 7-2-18）
- 3 个月后评估

17. 急性复合损伤与膝关节脱位——PCL 优先重建（图 7-2-19）

18. 移植物的选择

- 骨 - 髌腱 - 骨（图 7-2-20）
- 股四头肌腱
- 半腱、股薄肌腱
- 异体肌腱作为移植物

19. 胫骨隧道

- 胫骨隧道出口在关节面下方 1 ～ 1.5cm（图 7-2-21）
- 胫骨隧道出口位置（图 7-2-22）
- 常见错误：胫骨隧道出口位置偏高

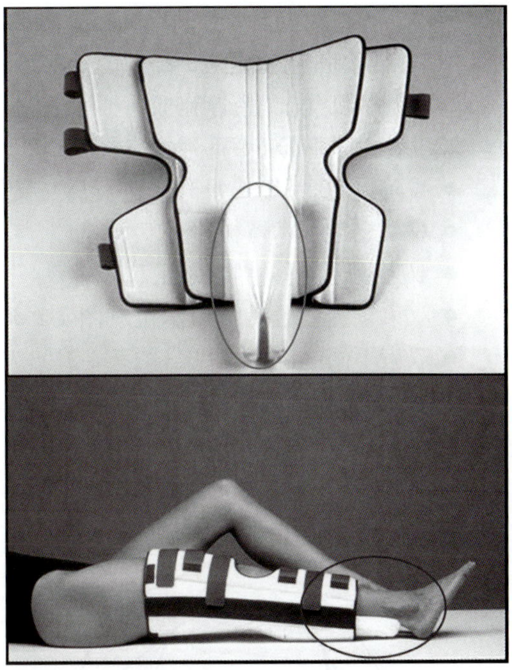
图 7-2-18　PCL 损伤的保守治疗

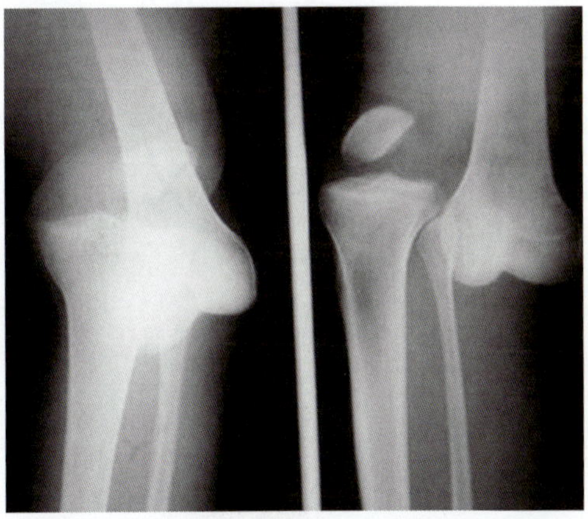
图 7-2-19　膝关节脱位

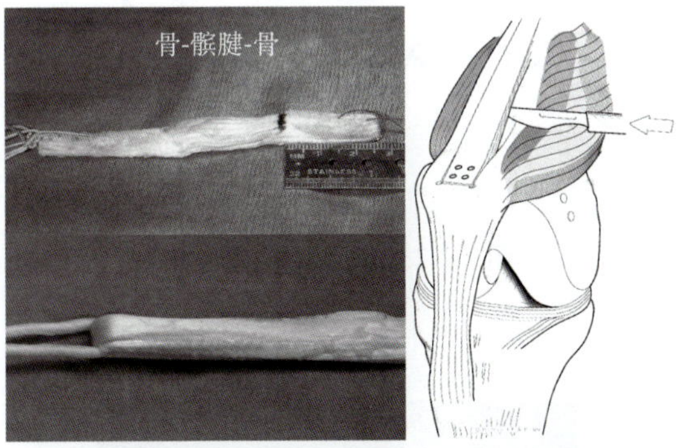

图 7-2-20　移植物的选择

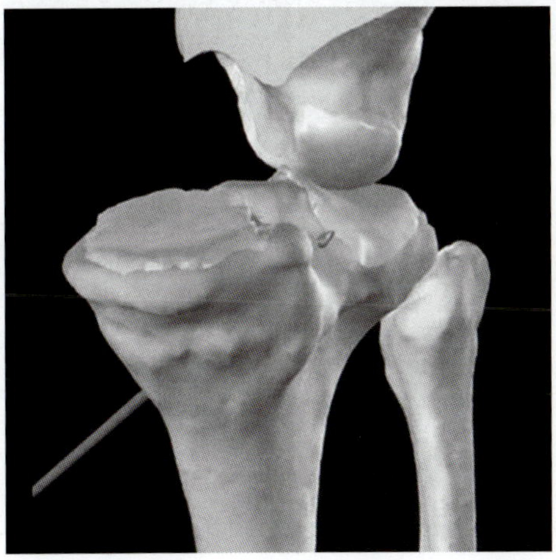
图 7-2-21　胫骨隧道示意图

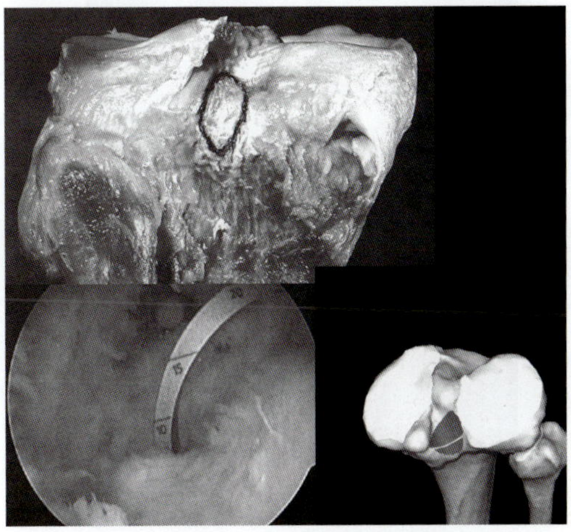
图 7-2-22　胫骨隧道出口位置

20. 股骨隧道位置（图 7-2-23、图 7-2-24）

21. 移植物固定（图 7-2-25、图 7-2-26）

屈膝 90° 位，胫骨施加前抽屉应力，拉紧移植物

22. 后交叉韧带双束重建术（图 7-2-27）

- 我院自 2001 年 6 月开始进行后交叉韧带双束重建
- 双束重建手术器械（图 7-2-28）
- 双束重建的移植物（图 7-2-29）
- 双束重建之股骨隧道定位（图 7-2-30）
- 双束不同的固定角度（图 7-2-31）

23. 后交叉韧带重建——镶嵌技术（Inlay technique）（图 7-2-32）

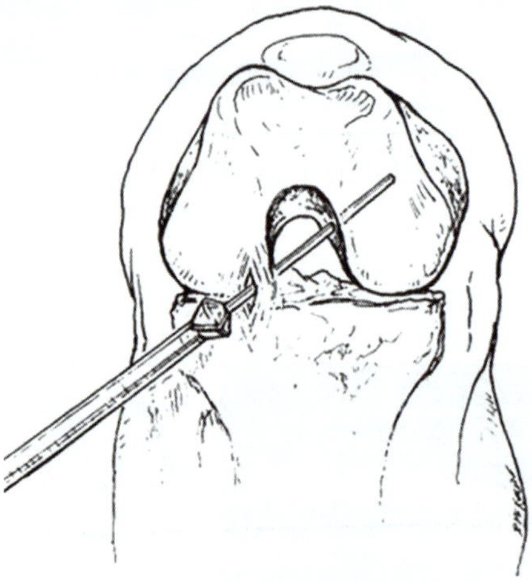

图 7-2-23 股骨隧道示意图

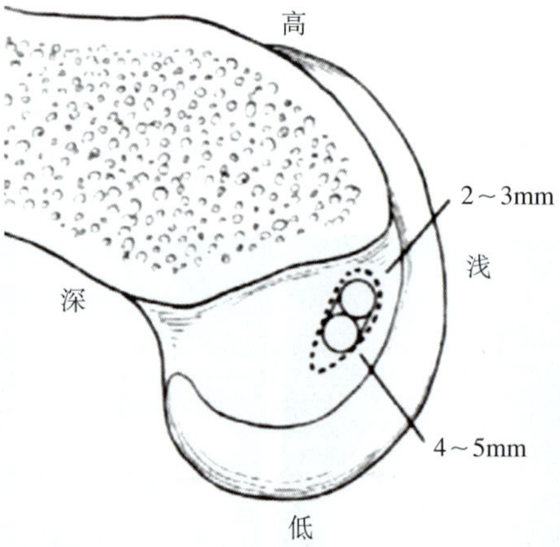

图 7-2-24 股骨入口位置

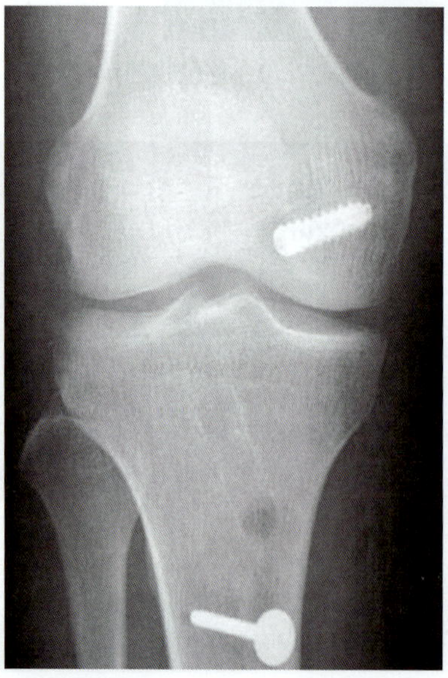

图 7-2-25 移植物的固定

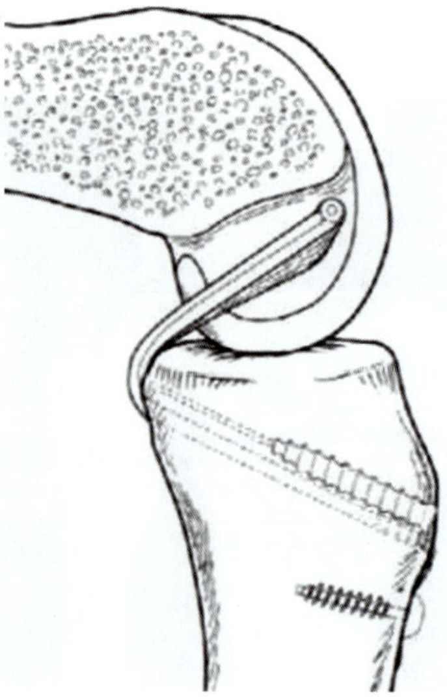

图 7-2-26 移植物的固定

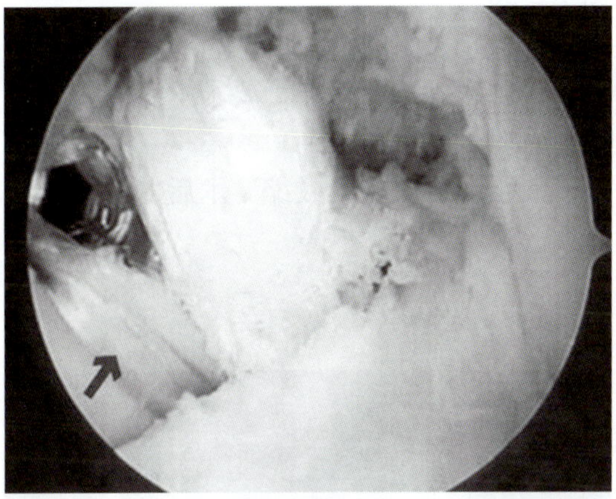

图 7-2-27 重建术后关节镜下所见

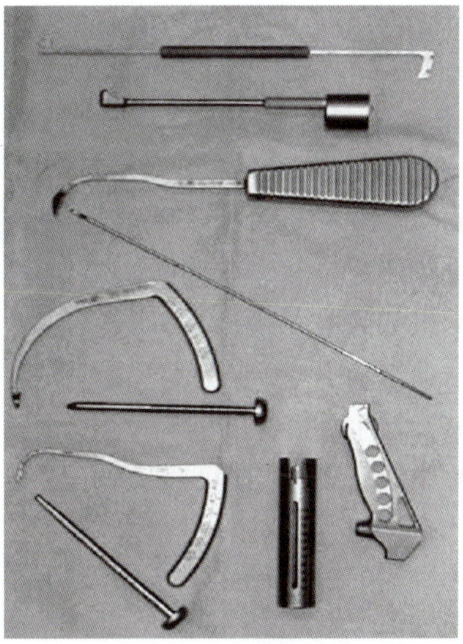

图 7-2-28 PCL 双束重建手术器械

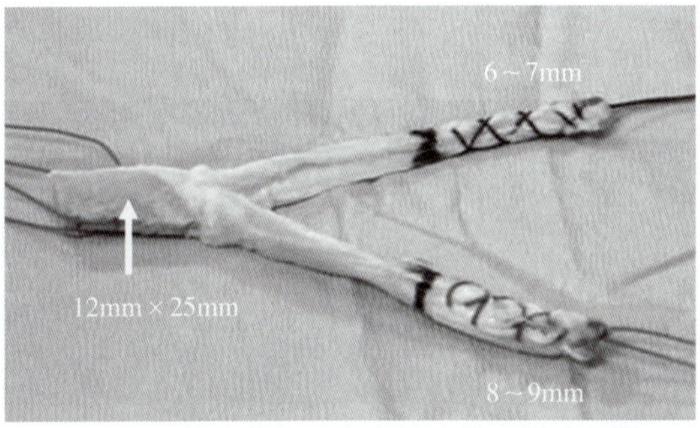

图 7-2-29 双束重建之移植物

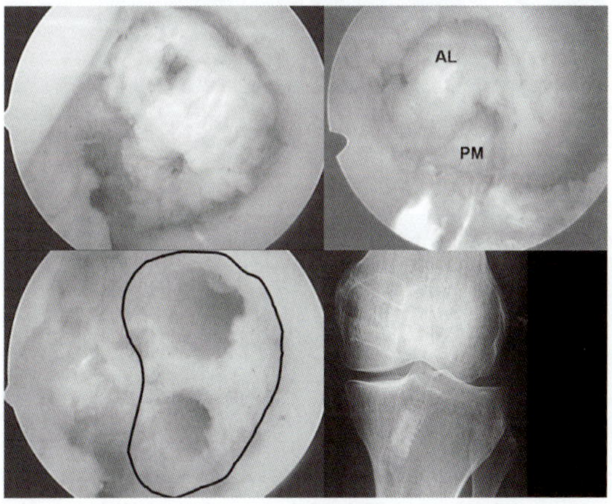

图 7-2-30 双束重建股骨隧道定位

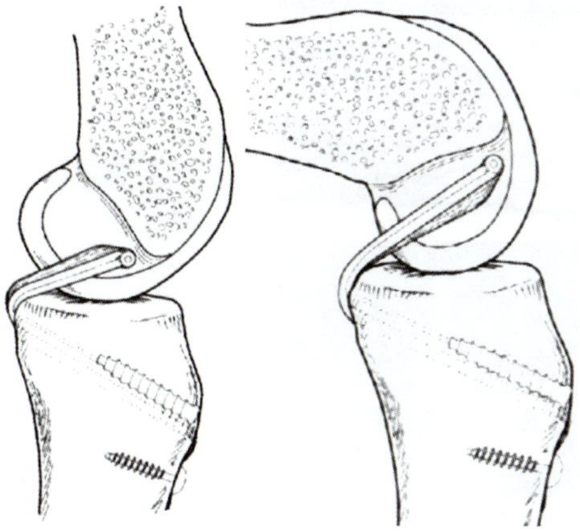

图 7-2-31 双束重建时双束不同角度固定

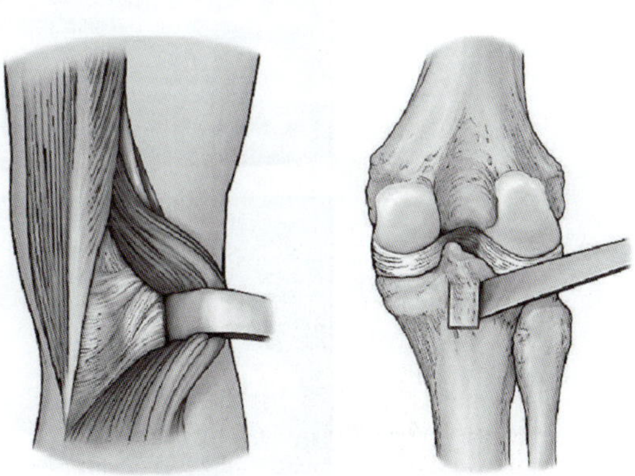

图 7-2-32 Inlay 手术

- Inlay 手术中变换体位（图 7-2-33）
- Inlay 术后像（图 7-2-34）

24. 保留后内束，重建前外束（图 7-2-35、图 7-2-36）
25. 康复（图 7-2-37）

- 后交叉韧带重建术后的功能康复比前交叉韧带重建术后更保守，要求术后 6 周保护阶段；患肢完全伸膝位制动 4 周，并要防止胫骨后沉
- 患侧膝关节被动屈伸活动要在 4 周后进行，禁止腘绳肌主动收缩；术后 8 周开始主动活动
- 3 个月后完全负重
- 股四头肌、腘绳肌训练

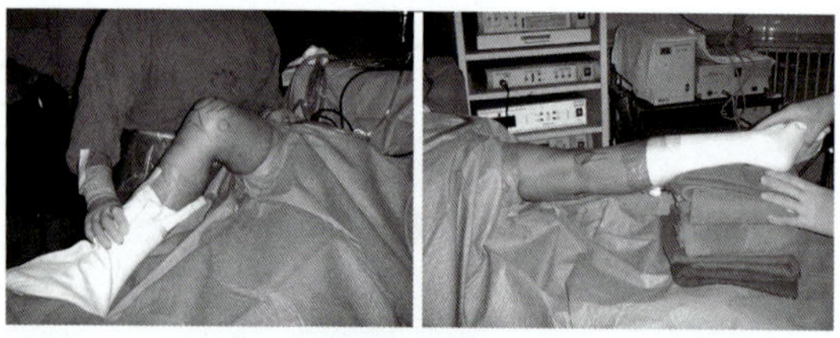

图 7-2-33 Inlay 手术中变换体位

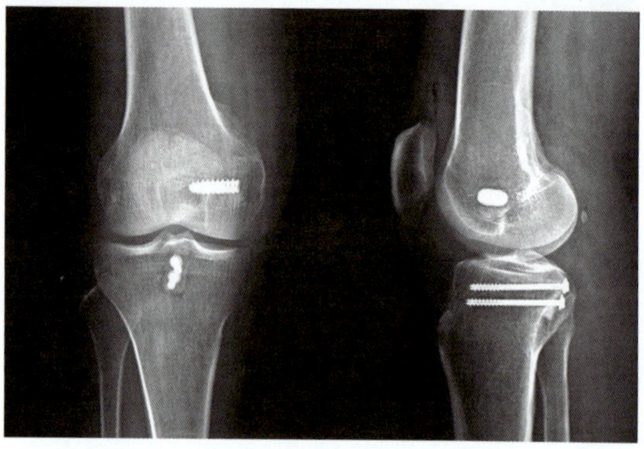

图 7-2-34 Inlay 术后 X 线检查

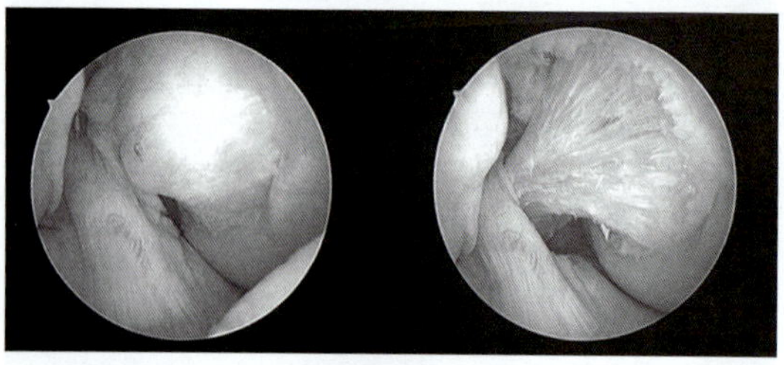

图 7-2-35 保存后内束，重建前外束

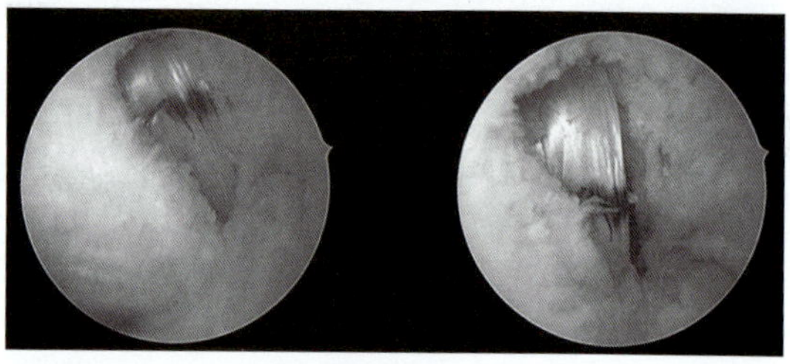

图 7-2-36 保存后内束，重建前外束重建后

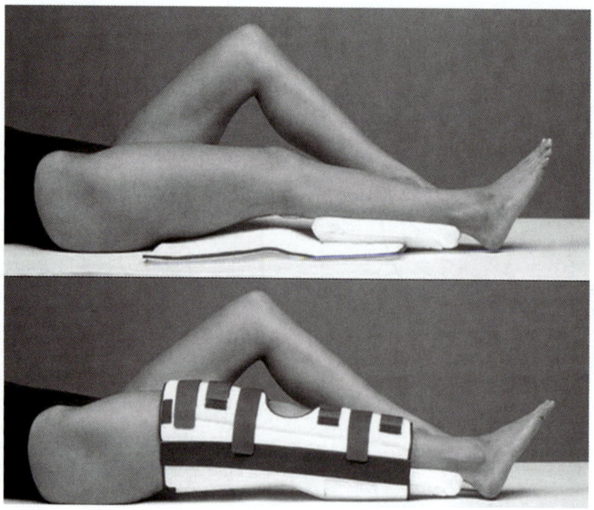

图 7-2-37 术后支具固定

（冯 华）

3 膝关节后交叉韧带（PCL）和后外复合体（PLC）重建

1. 后外复合体（PLC）
- 常合并后交叉韧带损伤
- 是 PCL/ACL 重建失效的重要原因（图 7-3-1）
- 容易误、漏诊

2. 后外复合体的解剖（图 7-3-2）
- 腓侧副韧带（FCL）
- 腘腓韧带（PFL）
- 腘肌腱
- 腘肌腱 - 半月板束
- 关节囊中 1/3
- 股二头肌腱
- 髂胫束

3. 髂胫束和股二头肌腱（图 7-3-3）

4. 生物力学功能——腘腓韧带（图 7-3-4）
- 起自腘肌腱腱腹交界处
- 防止外旋的稳定结构
- 以前称为“弓形韧带”

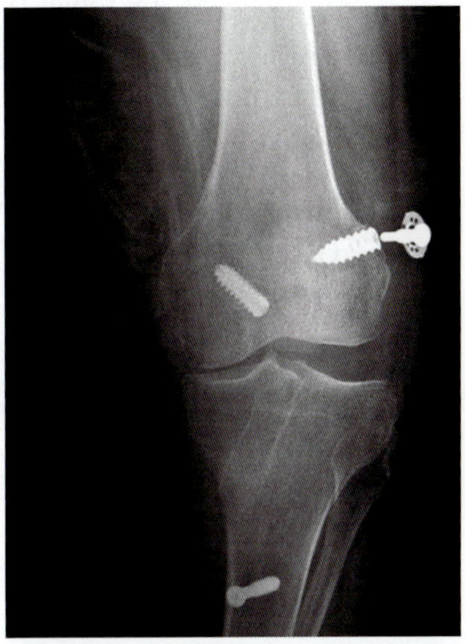

图 7-3-1　合并后外复合体损伤，未行 PLC 重建，术后 PCL 失效

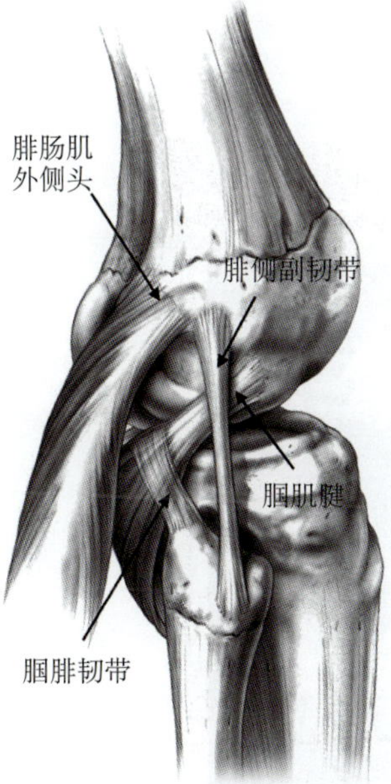

图 7-3-2　PLC 的解剖

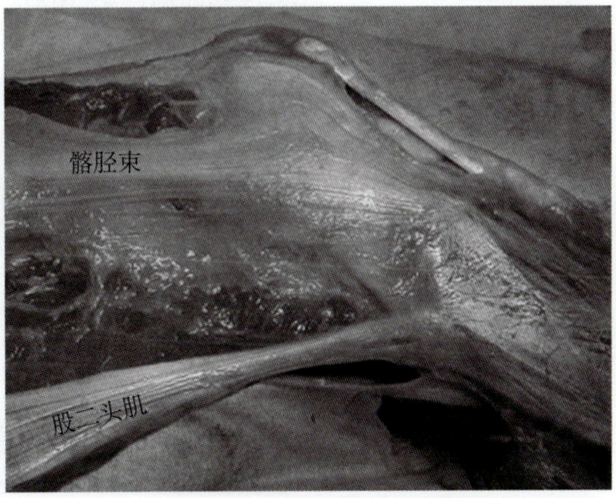

图 7-3-3　髂胫束和股二头肌腱

5. PLC 的生物力学——限制外旋
- 后外复合体切断会增加外旋（Gollehon, 1987; Grood, 1988; Lipke, 1981; Nielsen, 1984）
  - ◎ 屈膝 30° = 外旋增加 13°
  - ◎ 屈膝 90° = 外旋增加 5.3°
- 同时切断 PLC / PCL 会增加屈膝 90° 时的外旋（Grood, 1988）；而同时切断前交叉韧带和后外复合体，也会增加屈膝 90° 时的外旋（Wroble, 1993）

6. 腓侧副韧带的生物力学功能——限制内翻
- 腓侧副韧带是限制内翻的一级结构
- 腓韧带和腘肌腱也有限制内翻的作用（Nielsen, 1984 & 1986; Gollehan, 1987; Grood, 1988; Veltri, 1995）

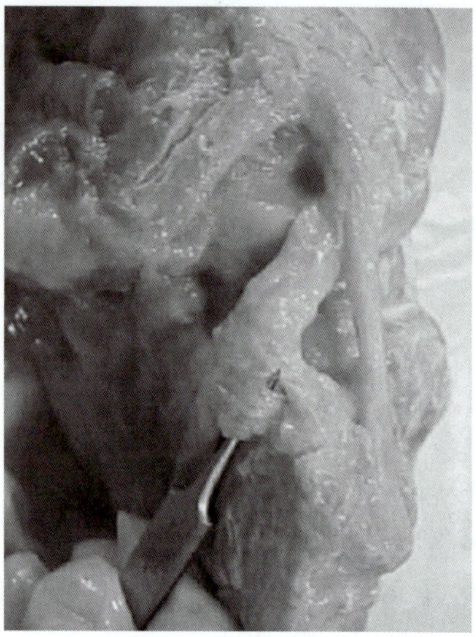

图 7-3-4 腘腓韧带的解剖

7. PLC 的生物力学作用——后交叉韧带损伤的放大器（图 7-3-5）

	PCL	PLC	PCL+PLC
PDT (90°)	2+	0	3+
ER (30°)	1+	1+	2+
Varus	1+	1+	2+

图 7-3-5 PLC 是后交叉韧带损伤的“放大器”

8. Fanelli's 分型
- A 型：外旋↑——腘腓韧带
- B 型：外旋↑（5 mm 外侧张开）——腘腓韧带 +1（+）腓侧副韧带
- C 型：外旋↑（10 mm 外侧张开）——腘腓韧带 +1（+）腓侧副韧带

9. PLC 的诊断
- 外旋试验“Dial test”（图 7-3-6）
- 30° 与 90° 检查（图 7-3-7）

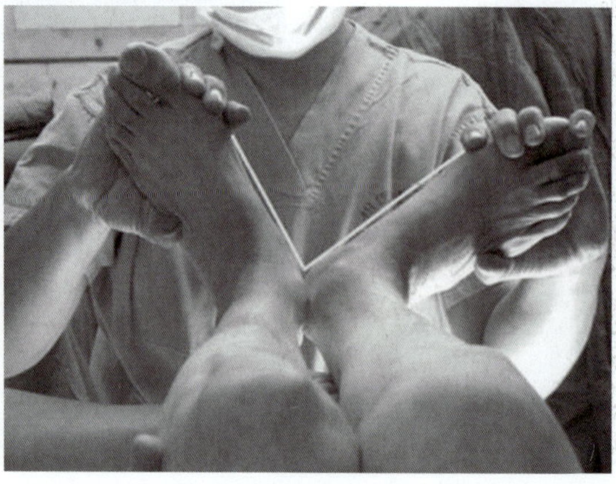

图 7-3-6 Dial 试验

10. IKDC（International Knee Documentation Committee，国际膝关节文献委员会）分类
- 5° 1 度
- 10° 2 度 PLC 损伤
- 15° 3 度

11. 内翻稳定试验（图 7-3-8）
- 30° 位内翻稳定试验
- 患者仰卧位，屈膝大约 30°，大腿放在检查床上；检查者一手抓住患侧足，施加内翻应力，另一只手轻轻内旋胫骨，观察内侧间室张开的情况

12. 后外抽屉试验（PLDT）（图 7-3-9）
 +++，PCL 和 PLC 损伤

13. 过伸外旋内翻畸形（图 7-3-10）

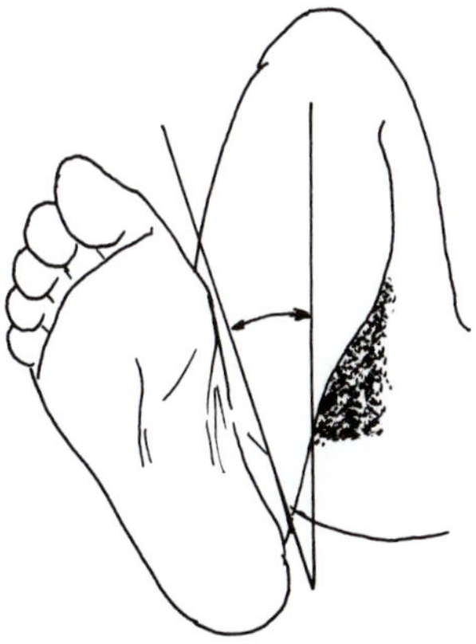
图 7-3-7 30° 与 90° 检查

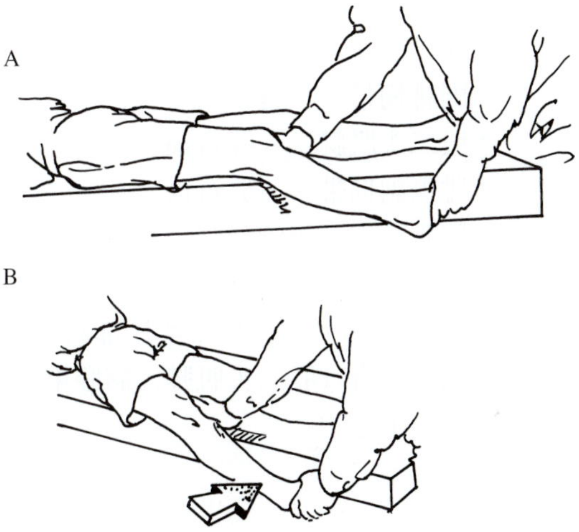

图 7-3-8 30° 位内翻稳定试验

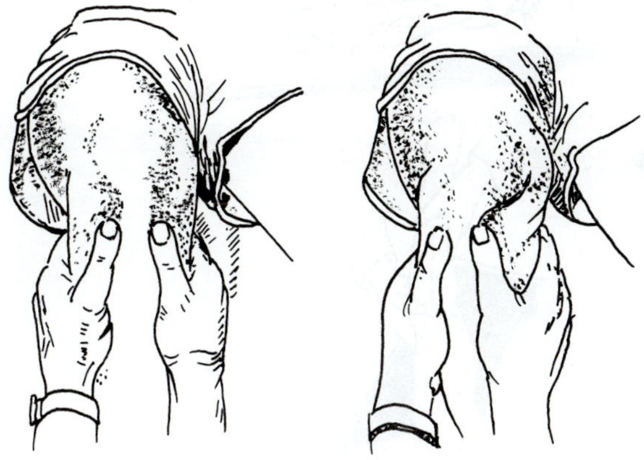
图 7-3-9 后外抽屉试验

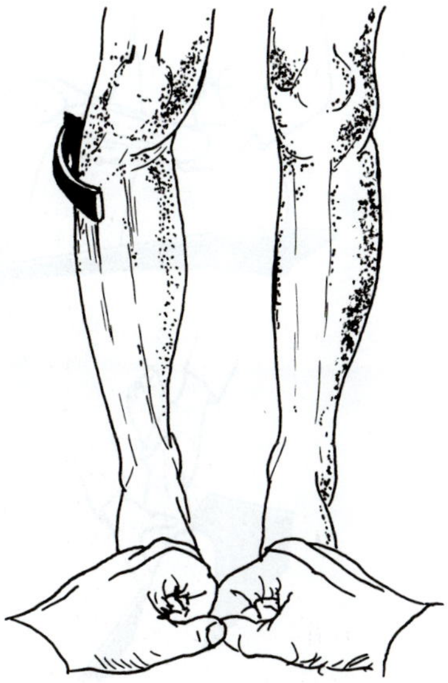
图 7-3-10 过伸外旋内翻畸形

14. 反轴移试验（reverse pivot-shift test）（图 7-3-11）

- 屈膝 90° 到完全伸直，同时施加内翻应力和足外旋应力
- 在接近 20° ～ 30° 的位置时，向后脱位的胫骨平台突然复位，这种情况被认为是反轴移试验阳性

15. 后外复合体损伤的治疗

- 急性Ⅲ度 PLC 损伤
  - ◎ 2 周内修补或重建
  - ◎ 解剖修补优于晚期重建
- 股骨附丽撕脱
  - ◎ 腘肌腱撕裂——陷窝技术（Jakob, 1982; LaPrade, 1997）
  - ◎ 腓侧副韧带撕裂——陷窝技术
  - ◎ 腓肠肌外侧头撕裂——直接修复（缝合锚）
- 胫骨外侧缘撕脱
  - ◎ 外侧关节囊——直接与骨缝合
  - ◎ 股二头肌的短头——直接与骨缝合
- 腓骨撕脱
  - ◎ 腘腓韧带——缝合锚
  - ◎ 股二头肌腱——缝合锚
  - ◎ 腓侧副韧带——缝合锚
  - ◎ 腘腓韧带、腓侧副韧带、二头肌腱的共同起点
  - ◎ 缝合固定
- 腓侧副韧带及腘腓韧带实质部断裂
  - ◎ 加强缝合（股二头肌腱、髂胫束、半腱肌腱）
  - ◎ 一期重建

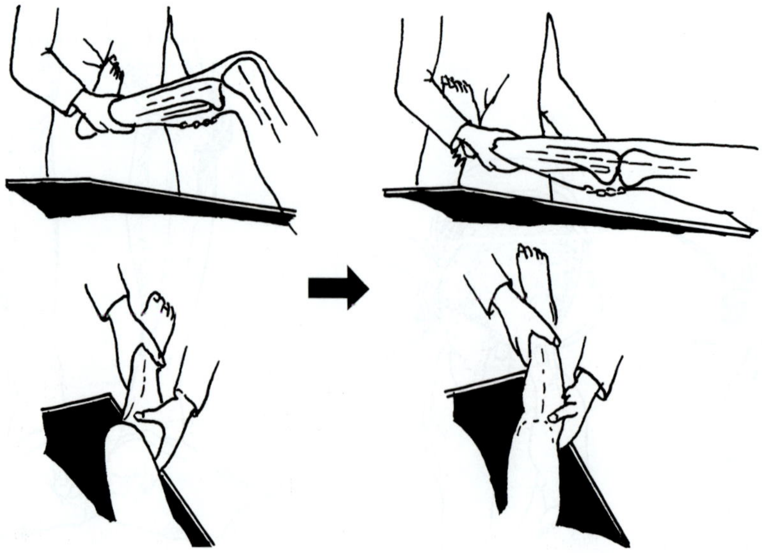

图 7-3-11　反轴移试验

16. 后外复合体重建的目的

- 重建腓侧副韧带——控制内翻松弛
- 重建腘腓韧带及腘肌腱——控制过度外旋松弛

17. 后外复合体重建的方法举例

- 股骨附丽点提升术（图 7-3-12）
- Noyes——增强外侧副韧带（图 7-3-13）
- Paessler——重建腓侧副韧带、腘肌腱、腘腓韧带（图 7-3-14）
- Larson 手术方法（图 7-3-15）
- Clancy 股二头肌腱移位（图 7-3-16）
- Fanelli 手术方法
- “Y”形重建（图 7-3-17）
  - ◎ 分别重建腓侧副韧带和腘腓韧带
  - ◎ 使用异体跟腱

18. 腓侧副韧带重建方法（图 7-3-18）

19. 康复

- 伸膝位制动 8 周，防止膝内翻，胫骨后沉
- 4 周开始 CPM，8 周部分负重，3 个月完全负重
- ROM：9 周　90°
  12 周　120°

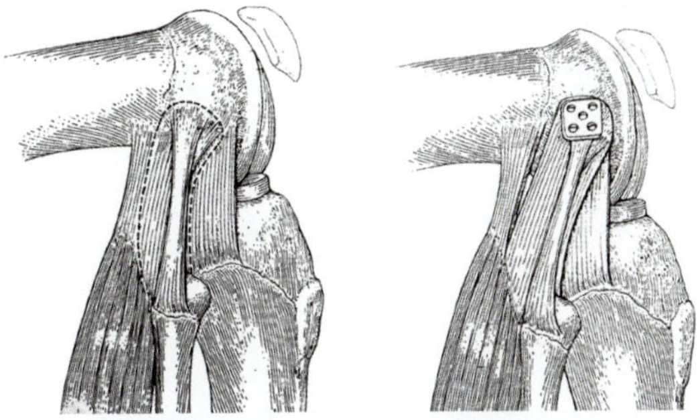

图 7-3-12　股骨附丽点提升术

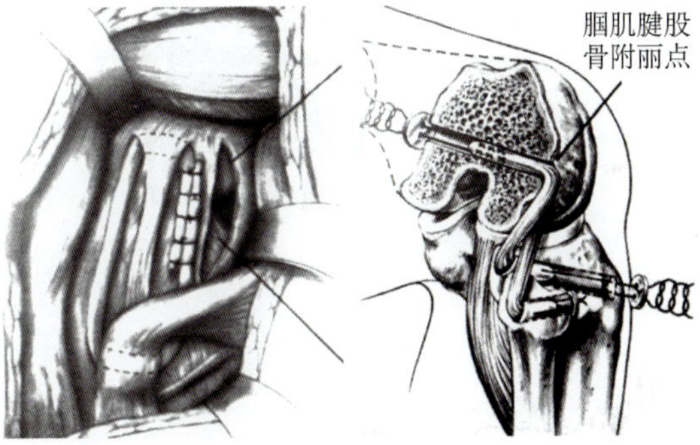

图 7-3-13　Noyes——增强腓侧副韧带、重建腘肌腱和腓韧带

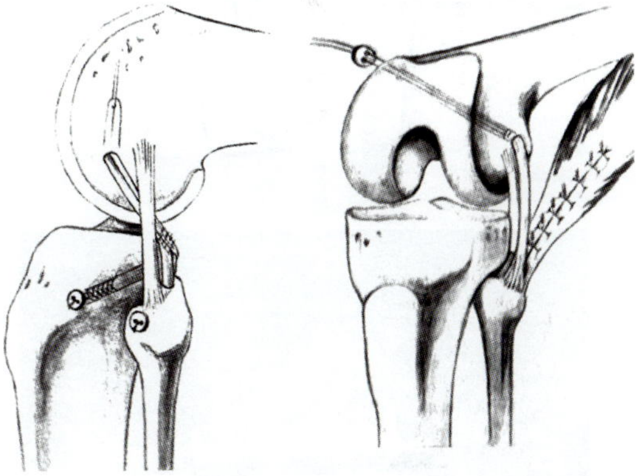

图 7-3-14　Paessler——重建腓侧副韧带、腘肌腱和腘腓韧带

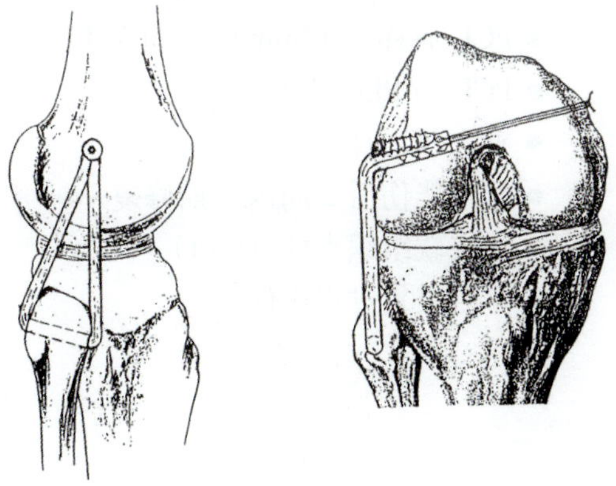

图 7-3-15　Larson 腘腓韧带及腓侧副韧带重建术

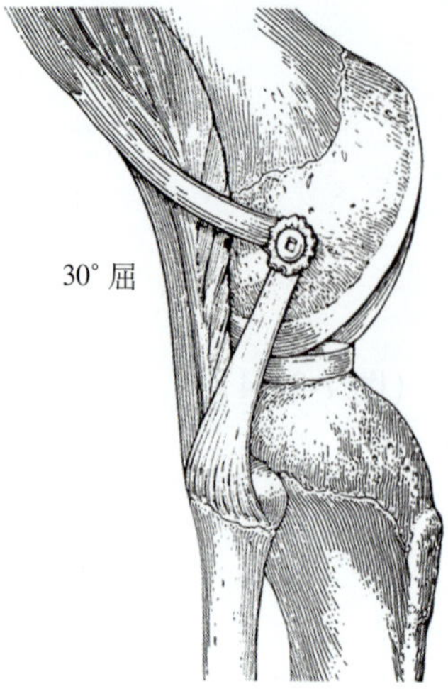

图 7-3-16 Clancy 股二头肌腱移位

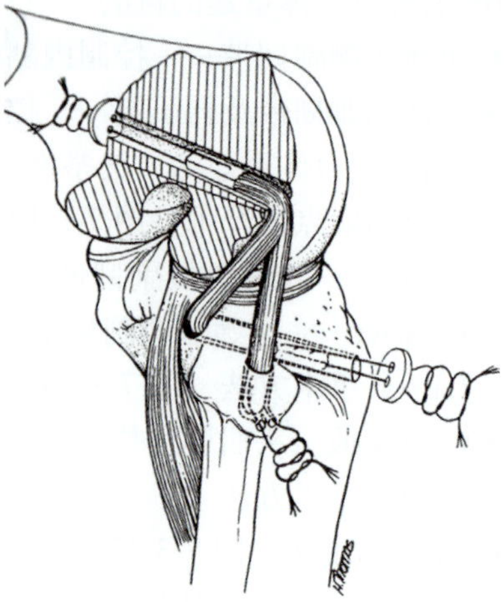

图 7-3-17 "Y" 形重建

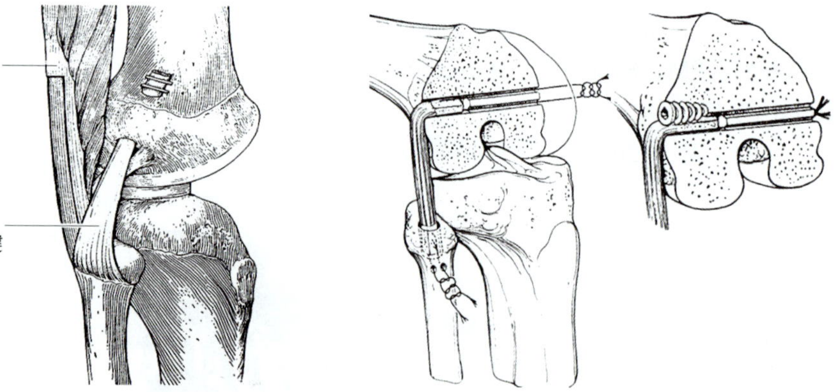

图 7-3-18 腓侧副韧带重建

20. 支具（胫骨后托）（图 7-3-19）

21. 治疗原则

- 准确诊断 PLC
- PCL 后移 > 12mm 时，可疑 PLC
- PCL 与 PLC 同时重建
- 首先纠正骨性力线异常
- 尽可能伤后 2 周内一期修复
- 建立软组织支柱（post）
- 术后康复过程应保守

（冯　华）

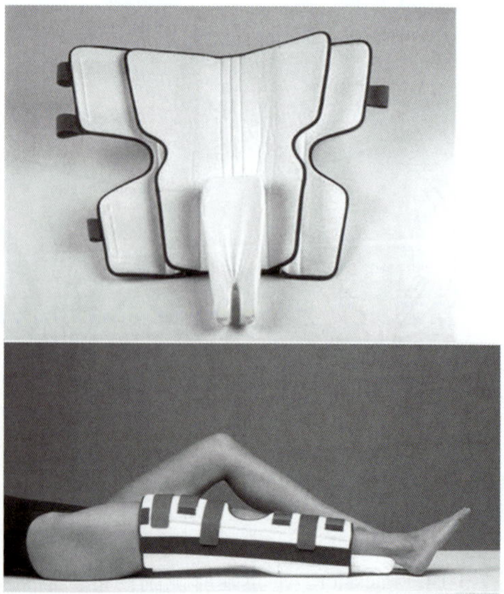

图 7-3-19 支具

4 半月板修复缝合术

1. 半月板的功能
- 承重
- 吸收震荡
- 稳定关节
- 润滑关节

2. 半月板的血液供应（图 7-4-1、图 7-4-2）
3. 可修复的半月板损伤
- 创伤性
- 年轻患者
- 运动损伤
- 合并 ACL 损伤

4. 不可修复的半月板损伤
- 退变性
- 复合裂
- 年龄因素

5. 不同形式的半月板损伤（图 7-4-3、图 7-4-4）

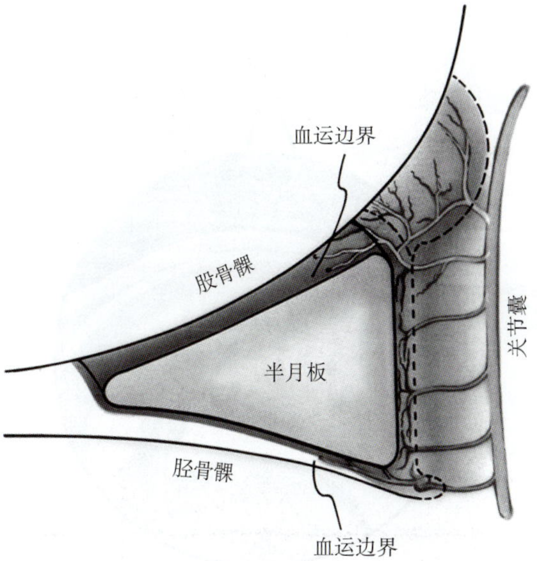

图 7-4-1　半月板的血液供应

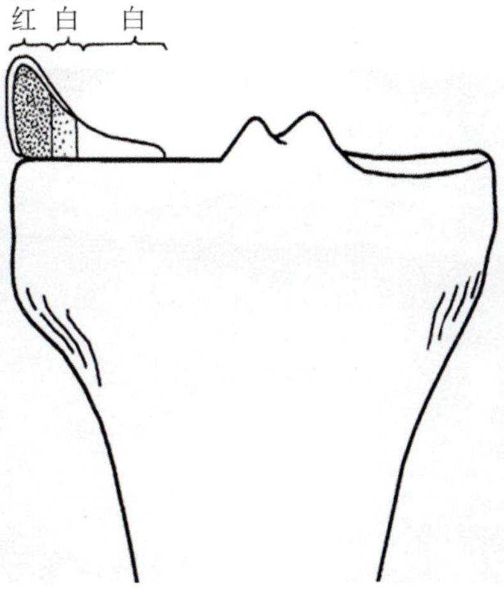

图 7-4-2　半月板的红区、红白区和白区

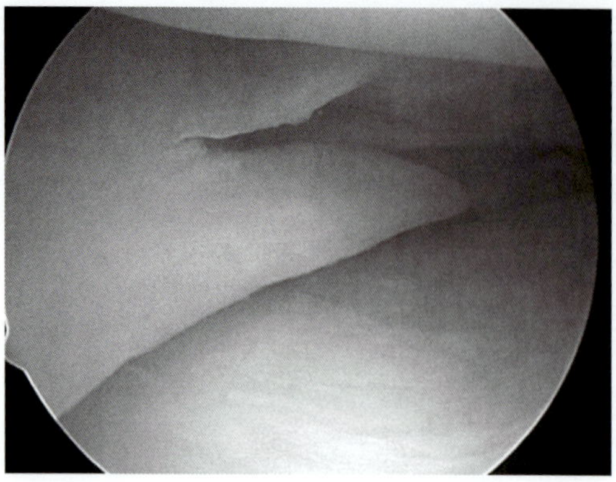

图 7-4-3 不同形式的半月板撕裂

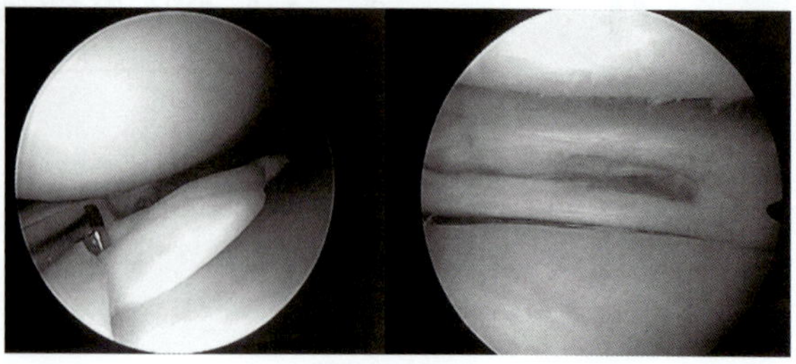

图 7-4-4 不同形式的半月板撕裂

6. 打磨（rasp）（图 7-4-5）
- 滑膜缘与半月板缘
- 半月板旁滑膜
- 去除游离不稳定的边缘、碎块

7. 半月板缝合（图 7-4-6）
- 垂直缝合强度最大
- 水平缝合
- 可吸收固定物≈水平缝合

8. 促进半月板愈合
- 纤维蛋白凝块
- 血运通道
- 滑膜瓣
- 纤维蛋白凝胶（含内皮细胞生长因子）
- 血小板衍生因子、激光刺激、生物胶

9. 缝合方法
- 自内向外（inside-out）（图 7-4-7）

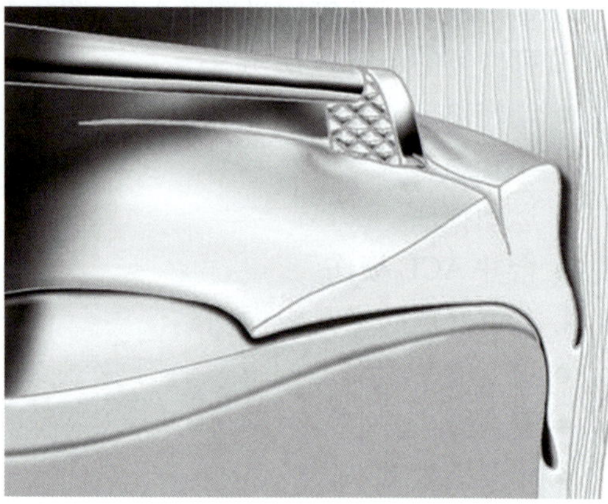

图 7-4-5 打磨

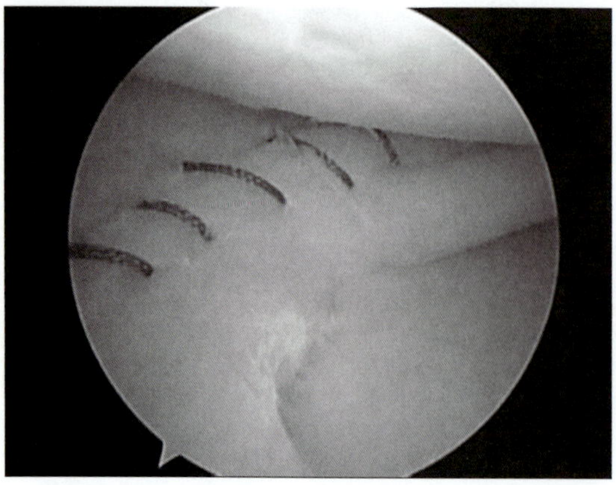

图 7-4-6 半月板缝合

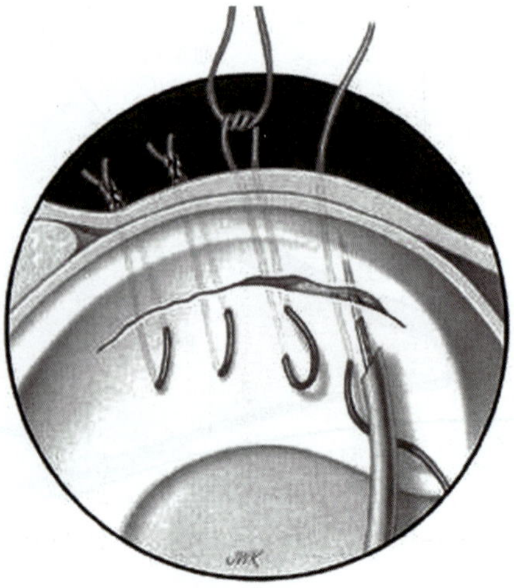

图 7-4-7 自内向外缝合示意图

- 自外向内（outside-in）（图 7-4-8）
- 全关节内（all-inside）（图 7-4-9）

10. 其他半月板缝合方法

- BIO-STINGER
- ARTHREX MENISCAL DART
- BIONX MENISCUS ARROW
- Fast-Fix
- Clear-Fix

11. 半月板桶柄样撕裂（bucket handle tear，BHT）（图 7-4-10、图 7-4-11）

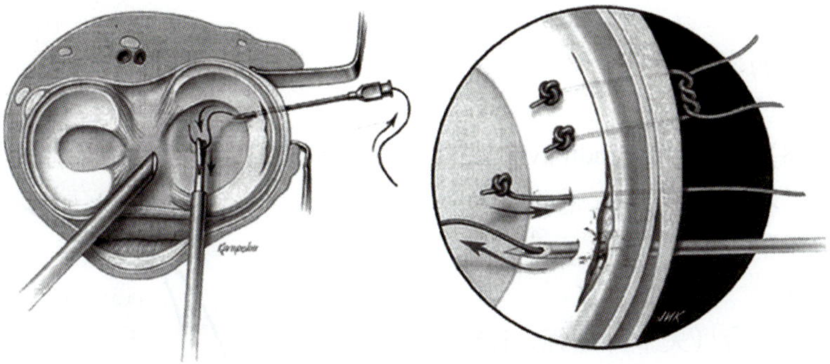

图 7-4-8　自外向内缝合示意图

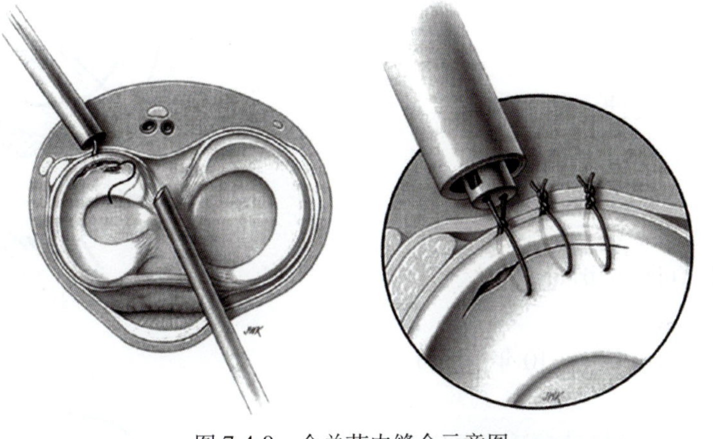

图 7-4-9　全关节内缝合示意图

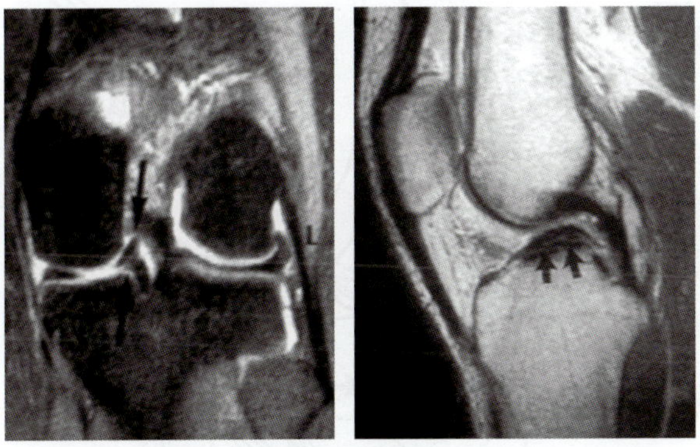

图 7-4-10　半月板桶柄撕裂典型 MRI 表现

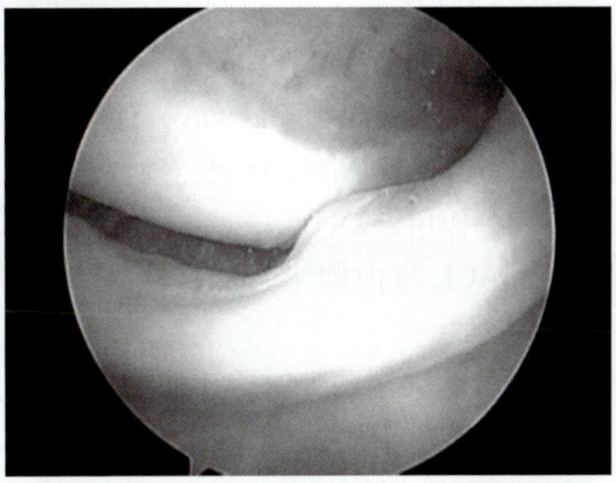

图 7-4-11　半月板桶柄撕裂关节镜下所见

（冯　华）

5 膝关节前交叉韧带 (ACL) 损伤

1. ACL 损伤发病率

- 1/3000 / 年（U.S.A）
- （0.3 ~ 0.38）/1000（Scandinavia & North America）
- 美国每月平均 2 万例 ACL 重建手术

2. ACL 修复术的发展

- 端端缝合
- 强化的端端缝合（关节外加强，LAD）
- 人工韧带
- 生物组织移植物重建

3. 损伤机制

- 非接触损伤
  - ◎ 外翻、外旋、过伸、减速
  - ◎ 急停、急转、跳跃、落地不稳
- 接触损伤
- 多韧带损伤
- 内侧三联征（classic triad）

4. 自然病程

- 1/3“法则 ”（Noyes 5 ~ 10 年 随访）
  - ◎ 1/3 无症状
  - ◎ 1/3 体育运动有症状日常活动无症状
  - ◎ 1/3 体育运动有症状日常活动有症状
- 自然病程

反复的错动（giving way）使得半月板、关节软骨处于高危损伤状态。ACL 对上述结构具有保护作用。

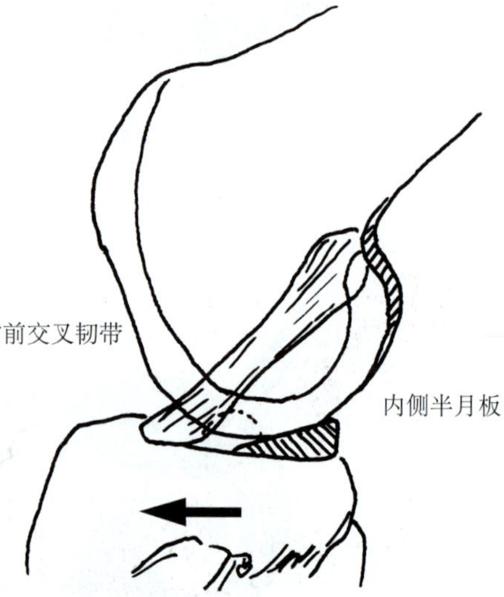

图 7-5-1　ACL 与内侧半月板后角的关系

5. ACL 与内侧半月板的关系（图 7-5-1、图 7-5-2）

- 共同限制胫骨前移，尤其是后角
- ACL 断裂：内侧半月板承受的负荷增大一倍
- 内侧半月板缺损：ACL 移植物的负荷增加 50%

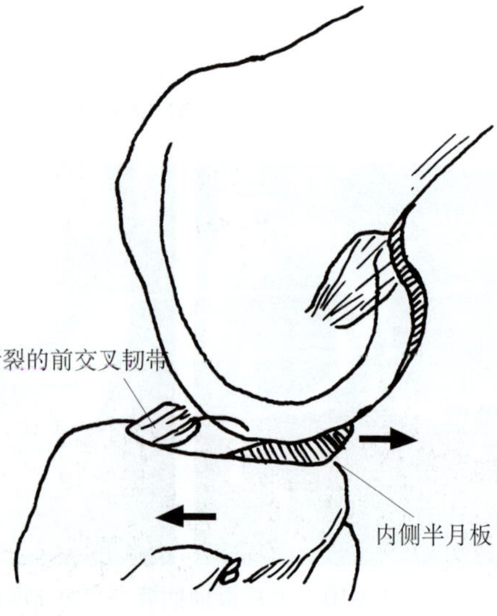

图 7-5-2　ACL 与内侧半月板后角的关系

6. 特殊检查

- 轴移试验（pivot shift test）（图 7-5-3）
  - ◎ 1+　滑动
  - ◎ 2+　跳动
  - ◎ 3+　交锁
- 前抽屉试验（anterior drawer test）（图 7-5-4）
- Lachman 试验（图 7-5-5）
  - ◎ 1+　＜ 5 mm
  - ◎ 2+　5 ～ 10 mm
  - ◎ 3+　＞ 10 mm
- KT-1000 测量
  - ◎ ＞ 3 mm
  - ◎ 3 ～ 5 mm
  - ◎ ＞ 5 mm

7. Segond 征（图 7-5-6）

8. ACL 损伤的 MRI 表现（图 7-5-7、图 7-5-8）

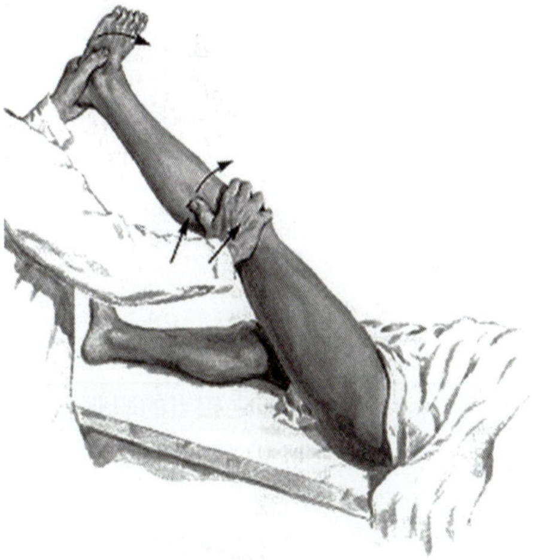

图 7-5-3　轴移试验

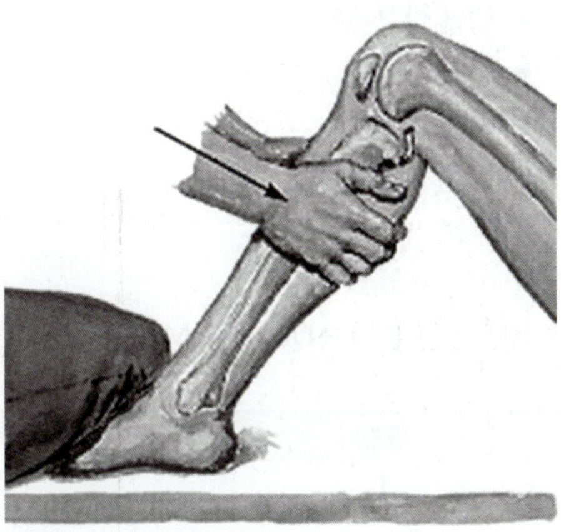

图 7-5-4　前抽屉试验

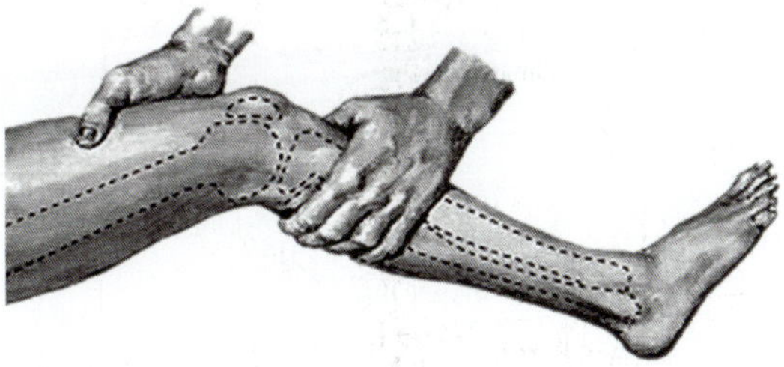

图 7-5-5　Lachman 试验

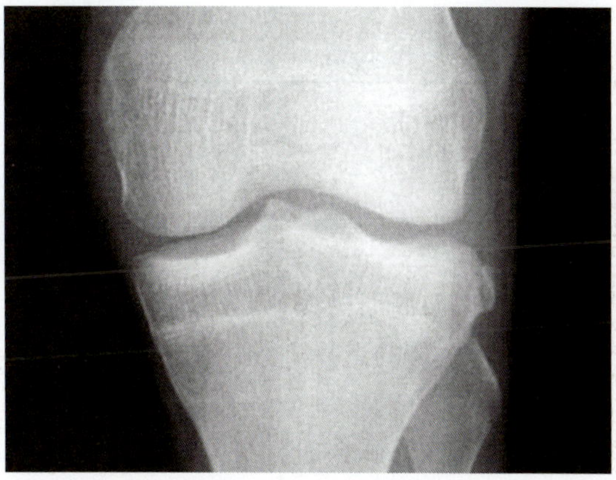

图 7-5-6　Segond 骨折，预示 ACL 损伤

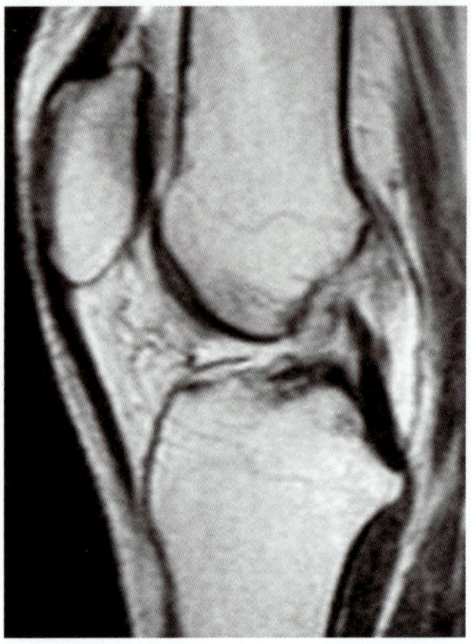
图 7-5-7 ACL 损伤的 MRI 表现

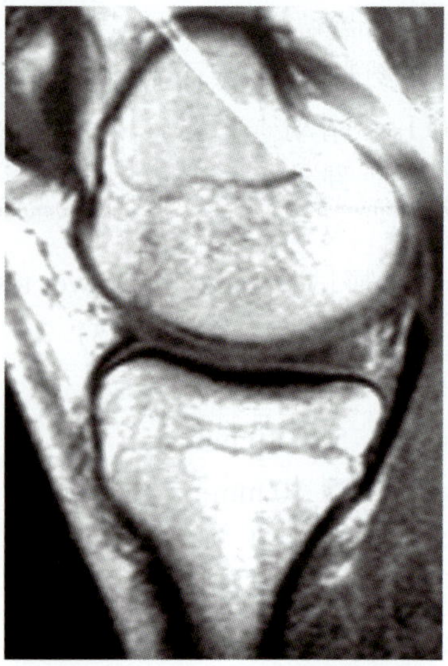
图 7-5-8 ACL 损伤的 MRI 表现

9. 手术指征
- 功能性不稳定
- 运动水平
- 半月板损伤
- 复合韧带损伤
- 年龄
- 关节状况

10. 运动水平（Daniel DM）

等级	运动	与之相当的职业
I	跳跃、急转	
	篮球、足球、橄榄球	
Ⅱ	侧向运动＜ I 类	重体力劳动
	棒球、网球、滑雪	攀爬、不平路
	直向运动	
Ⅲ	慢跑、直线跑、游泳	轻体力劳动
Ⅳ	日常活动	

11. 手术时机
- 正常的活动度
- 无积液
- 股四头肌肌力

12. 移植物的选择
- 自体骨 - 髌腱 - 骨（图 7-5-9）
- 自体四股腘绳肌腱（图 7-5-10）
- 异体腱

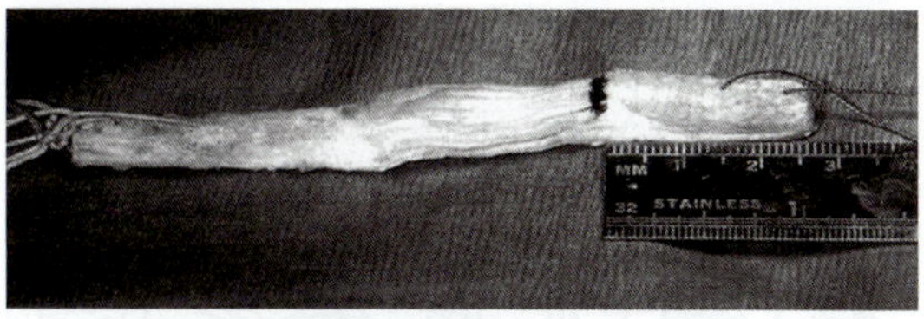
图 7-5-9 切取骨 - 髌腱 - 骨

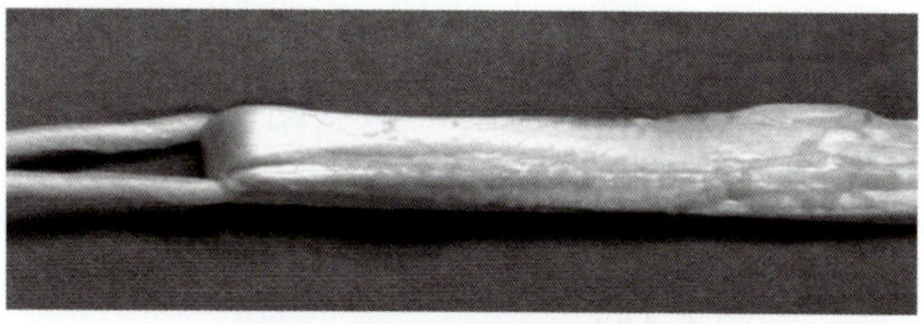
图 7-5-10 四股腘绳肌腱

- 腘绳肌腱移植物的适应证
  - ◎ 髌股关节或伸膝装置疾患者
  - ◎ 特殊职业者：蹲伏姿势，如管道工人
  - ◎ 跳跃性体育项目：篮球、网球、排球
  - ◎ 翻修术

13. ACL 常用移植物强度

移植物类型	极限负荷（N）
正常 ACL	2160 ± 157
B-PB-B（10mm）	2376 ± 151
单股半腱肌	1216 ± 50
单股股薄肌	838
四股腘绳肌腱	4108 ± 200
股四头肌肌腱（10mm）	2325 ± 495

14. 人工韧带
- 非永久植入物
- 碎屑反应

15. 手术技术
- 移植物的获取
  - ◎ 自体骨 - 髌腱 - 骨的获取
  - ◎ 自体四股腘绳肌腱的获取
- 髁间窝成形（图 7-5-11、图 7-5-12）

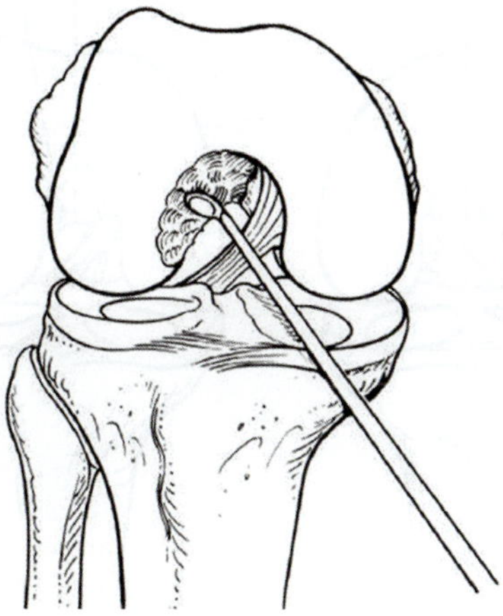
图 7-5-11 髁间窝成形

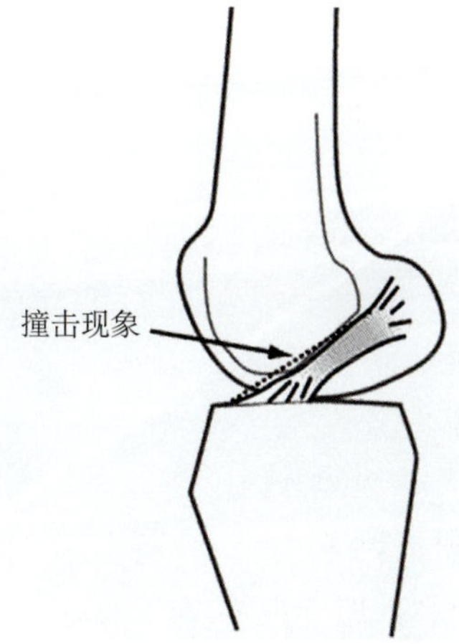

图 7-5-12 髁间窝顶的撞击

- 胫骨隧道
  - ◎ 胫骨等长点的确认（图 7-5-13）
  - ◎ 胫骨隧道外口
  - ◎ 最常见的错误：胫骨隧道偏前（图 7-5-14）
  - ◎ 胫骨隧道内口位置（图 7-5-15）
- 股骨隧道
  - ◎ 股骨等长点的确定（图 7-5-16）
  - ◎ 股骨隧道内口的确认（图 7-5-17）
  - ◎ 最常见的错误：股骨隧道偏前

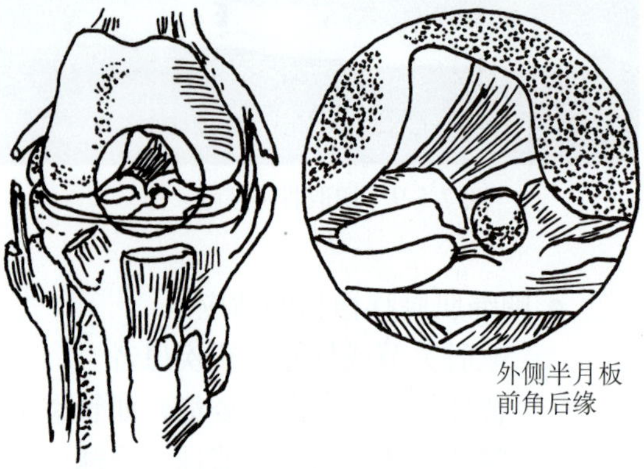

图 7-5-13 在导向器的引导下打胫骨隧道

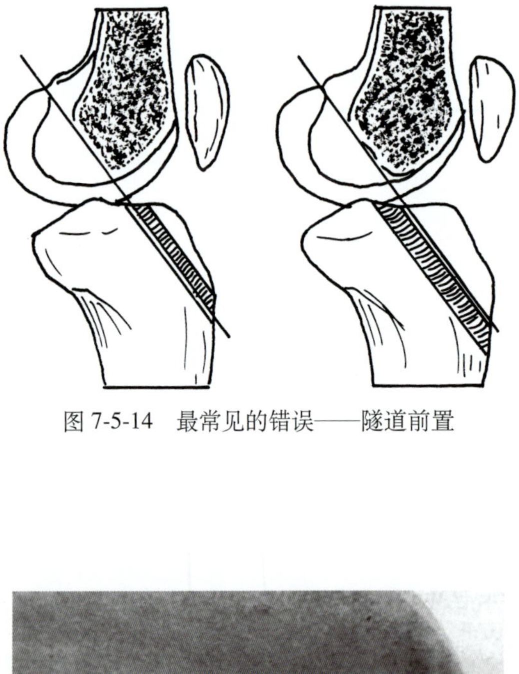

图 7-5-14 最常见的错误——隧道前置

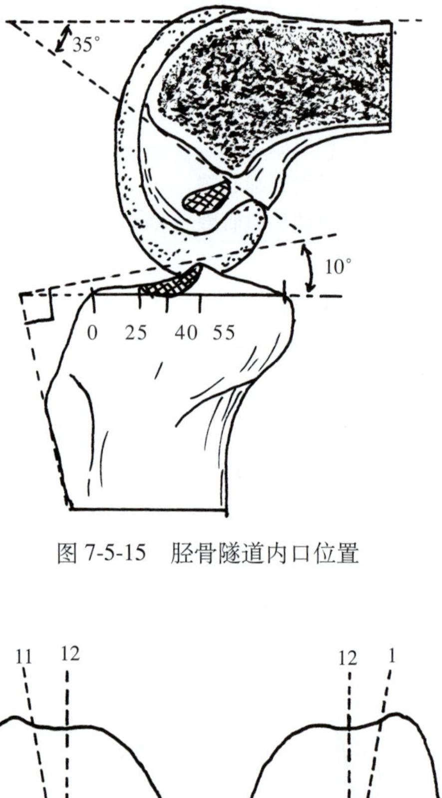

图 7-5-15 胫骨隧道内口位置

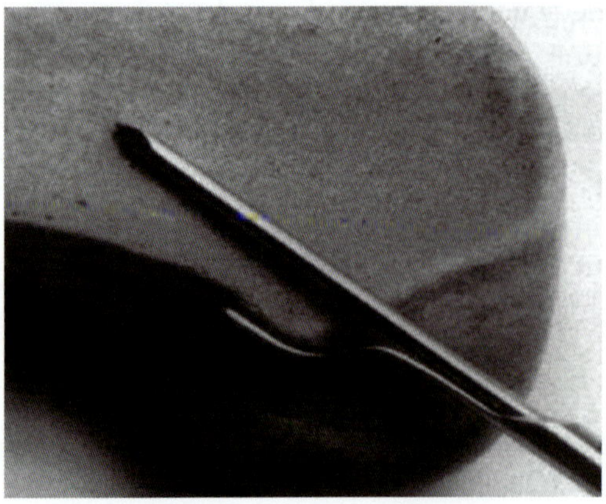

图 7-5-16 股骨等长点的确认

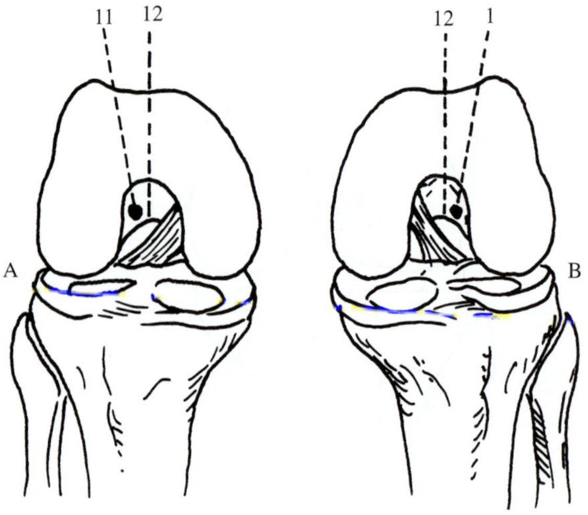

图 7-5-17 股骨隧道内口位置

- 移植物准备：骨 - 髌腱 - 骨或四股半腱肌腱、股薄肌腱，能够顺利通过测量套管，精确测量（0.5mm）（图 7-5-18）
- 预张力：15 ～ 20 磅，10 分钟（图 7-5-19）
- 移植物的固定方式
  - ◎ 金属挤压钉
  - ◎ 可吸收挤压钉
  - ◎ 股骨侧使用 Endobutton 固定（图 7-5-20）
  - ◎ 股骨侧使用横穿钉固定（图 7-5-21）
  - ◎ 胫骨侧固定方式：近侧固定和远侧固定（图 7-5-22）
  - ◎ 移植物固定后可能出现的移动
    - • 纵向移动（蹦极效应）
    - • 摆动（雨刷效应）
- 膝关节固定角度：对松弛度有显著影响
  - ◎ 完全伸直位：正常的松弛度，屈膝畸形↓
  - ◎ 轻度屈曲位（15° ～ 30°）：最紧
  - ◎ 不同固定角度后重建韧带松弛程度
- 合并损伤的修复
  - ◎ 半月板损伤的修复
  - ◎ 骨软骨马赛克移植

16. 术后康复和功能锻炼

- 术后患侧膝冰敷
- 早期功能锻炼
- 后期功能锻炼

17. 现代 ACL 治疗的特点

- 更加准确与精细
- 半月板与软骨损伤的修复
- 翻修手术
- 异体组织库
- 先进设备与器材
- 生物力学的研究

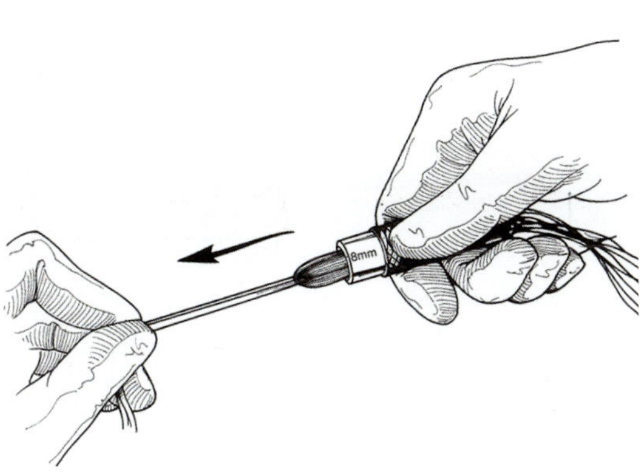

图 7-5-18　移植物的准备

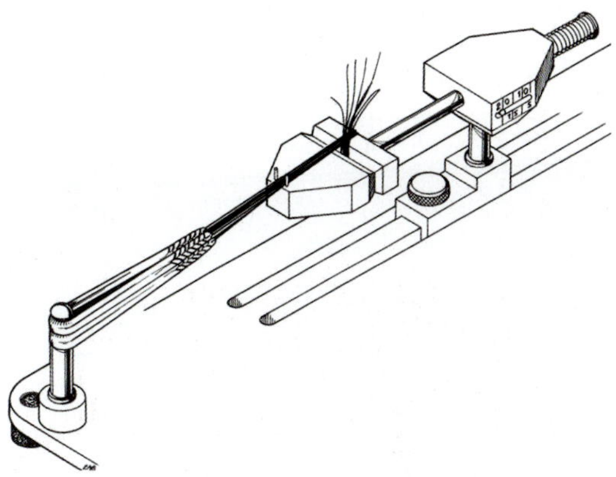

图 7-5-19　移植物预张力

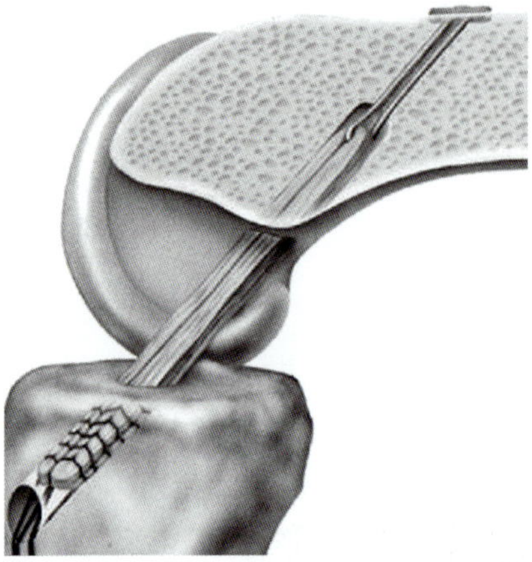

图 7-5-20 股骨侧使用 Endobutton 固定

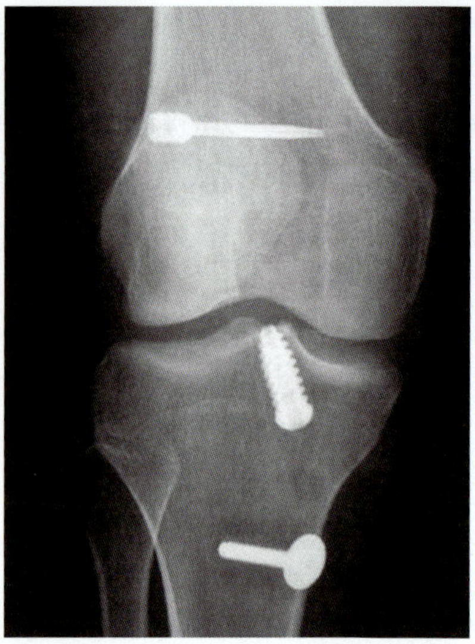

图 7-5-21 股骨侧使用横穿钉固定

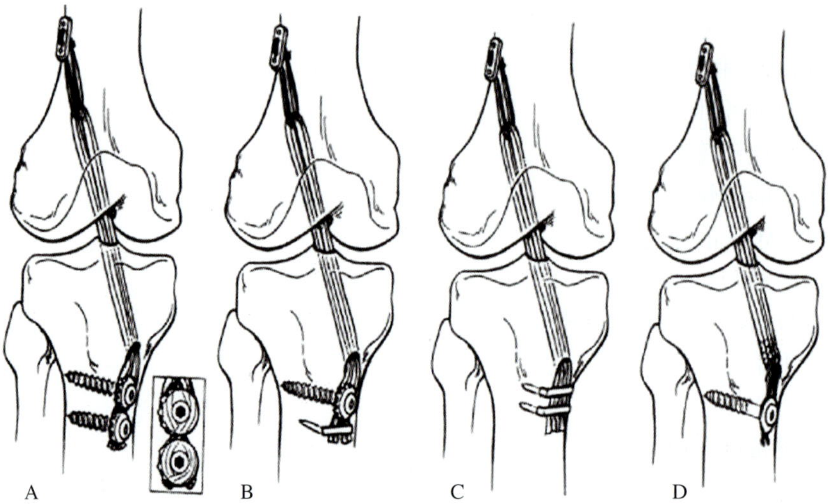

图 7-5-22 胫骨侧固定方式

（冯 华）

6 撞击综合征与肩袖损伤

一、概　述

1. 肩袖损伤
- 病因：撕裂

2. 历史回顾
- J.S. Smith；英国解剖学家，首次描述肩袖撕裂（1834）
- 病因："严重撞击、应变或脱位"

3. 肩袖撕裂病史
- 尸体研究
- 肩袖撕裂常见

4. 肌腱内学说（Lindblom, Acta rad, 1939）

5. 肌腱外学说（Meyer, Arch Surg, 1921）
- 大结节与肩峰接触的摩擦造成肌腱和关节囊的撕裂

6. 肩袖撕裂撞击综合征三个阶段：
- Ⅰ 水肿和出血
- Ⅱ 纤维化和肌腱炎
- Ⅲ 骨赘和肌腱断裂

7. 出口撞击
- 肩峰形态和倾斜度
- 肩锁关节增大（图 7-6-1）

8. 肩峰形态（图 7-6-2）

类型	形状	
Ⅰ型	平坦	17%
Ⅱ型	弯曲	43%
Ⅲ型	钩状	39%

肩袖撕裂者中 70% 是Ⅲ型肩峰。

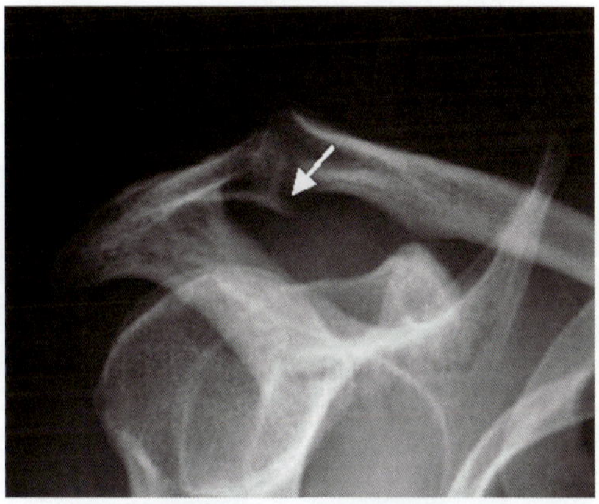

图 7-6-1　肩峰下骨刺

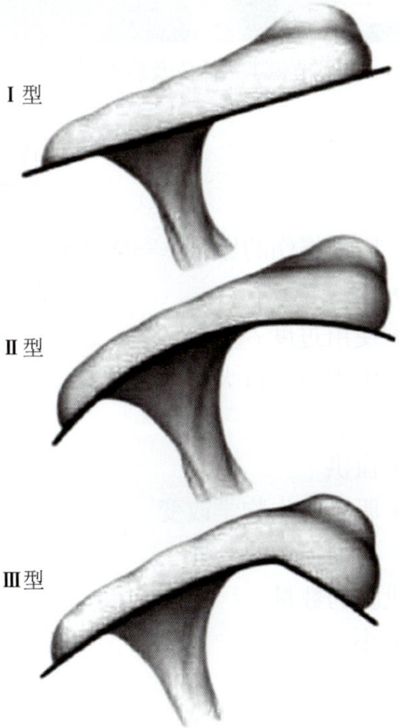

图 7-6-2　肩峰形态分型

9. 骨赘形成——与年龄有关
- < 50 岁：6%
- ≥ 50 岁：30%

二、撞击综合征临床检查

1. 撞击征 I —— Neer 征
2. 撞击征 Ⅱ —— Hawkins 征

三、撞击综合征的手术治疗

1. 体位与入路（图 7-6-3）
2. 肩峰成形术（图 7-6-4）

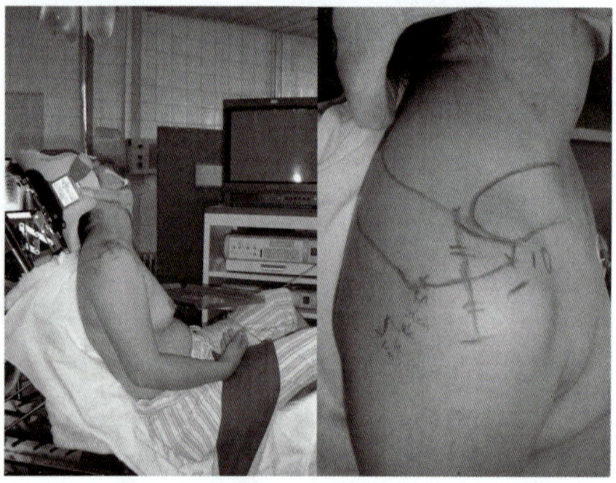

图 7-6-3 肩关节镜手术体位及后方观察通道的入路

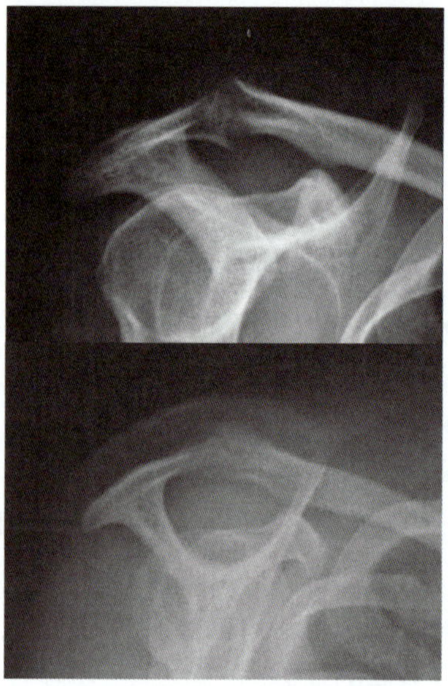

图 7-6-4 肩峰成形术前后的冈上肌出口位对比

四、肩袖损伤

1. 肩袖损伤的原因——多因素
- 年龄
- 使用过度 / 疲劳
- 张力负荷过大
- 撞击
- 血供
- 肌腱的生物学改变

2. 肩袖损伤的分型

肌腱的数量
- 小< 2
- 大≥ 2
- 无法修复性≥ 2*

* 被松解上肢无法外展 60° 时（Gerber JBJS 1994）

3. 肩袖损伤的症状
- 疼痛
- 无力
- 夜间痛

4. 肩袖损伤的体征
- 冈上肌、冈下肌萎缩
- 撞击征
  - ◎ 撞击征 I —— Neer 征
  - ◎ 撞击征 Ⅱ —— Hawkins 征
- 外旋无力（在体侧）
- Jobe 试验
- 吹号征
- Lag 征
- 背后推离征（lift-off）

5. 肩袖损伤的影像学检查
- X 线片
- 肩关节造影
- MRI（图 7-6-5）

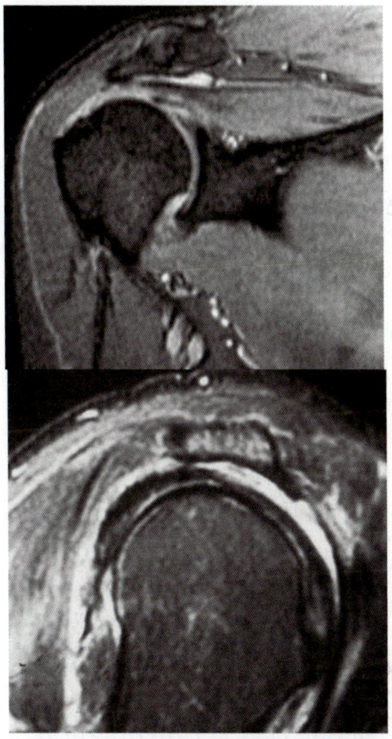

图 7-6-5　肩袖损伤的 MRI 表现

五、肩袖损伤的治疗

1. 保守治疗
- 长期疼痛但不存在肌肉无力（对于突发的肌无力需及时手术）绝大多数患者可以忍耐 3 个月
- 活动度
- 力量练习
- 药物注射

2. 肩袖部分撕裂（Fukuda CORR 1987）
- 关节侧
- 肌腱内
- 滑囊侧

3. 肩袖损伤的手术治疗——肩袖部分撕裂
- 如厚度 ＞ 50% 则修补（Neer et al., 1988）
- 关节镜下清创
  （Andrews 1985; Ogilvie- Harris 1986）
- 回顾性研究，复查时无一愈合
- 10% 发展为完全撕裂
- 修补术的疗效更好
  （Weber Arthroscopy 1999）

4. 手术方法（图 7-6-6）

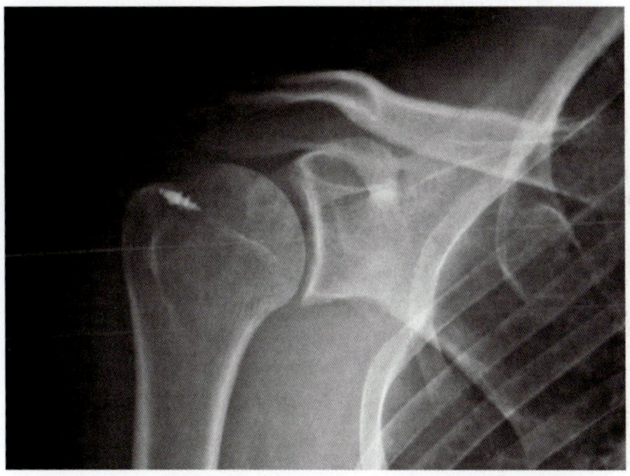

图 7-6-6　PT-RCT 关节镜下重建后的 X 线片

5. 肩袖损伤的手术治疗——肩袖完全撕裂
- 减压和清创
- 关节镜下修补
- 小切口修补
- 切开修补

6. 单纯清创而不修补（Apoil & Augereau, 1990）
- 长期随访有关节炎和功能丧失
- 与修补术相比疗效差
  Gartsman JBJS, 1990
  Montgomery et al. OT, 1992
  Olgivie-Harris et al. JBJS, 1993
- 随时间推移疗效变差（Zvijac et al. Arthroscopy, 1994）

7. 肌腱修补的意义
- 恢复力量
- 改善功能
- 疼痛缓解更好
- 如能保证修补结果功能更好

8. 手术方法（图 7-6-7）

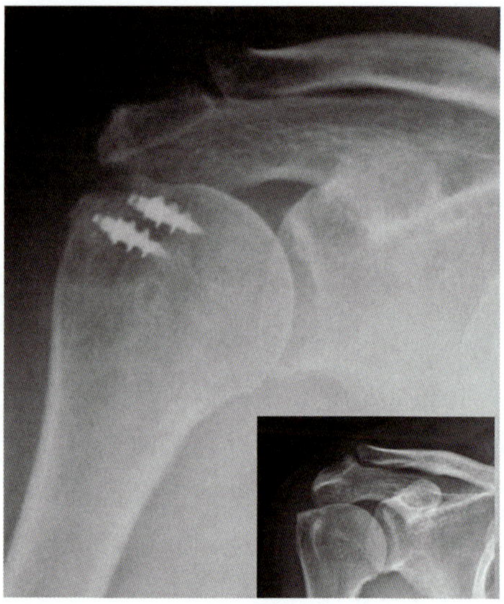

图 7-6-7 PT-RCT 关节镜下重建后的 X 线片

9. 优势——与切开修补相比
- 瘢痕小
- 保护三角肌
- 早期病痛率低
- 康复更容易
- 门诊
- 功能恢复更快

10. 小切口技术
- 松解肩袖
- 标记缝线
- 修补肩袖
- 骨隧道
- 缝合锚钉
- 三角肌修补

11. 小切口修补

		病例	满意率
Levy	Arthroscopy	25	80%
Paulos	AJSM	18	88%
Liu	Arthroscopy	44	84%
Liu	Arthroscopy	35	86%
Blevins	Arthroscopy	64	89%
Warner	JSES	15	93%

12. 切开修补
13. 巨大肩袖损伤的治疗

六、钙化性肩袖肌腱炎的关节镜治疗

1. 钙化性肩袖肌腱炎
- 肩关节疼痛的常见病因
- 在 40 ～ 50 岁时发病最多
- 发病率：2.7% ～ 28%。女＞男（6:1），右＞左
- 形成期
- 吸收期
- 急性期突发疼痛

2. 钙化点的位置
- 冈上肌
- 冈下肌和小圆肌
- 肩胛下肌

3. 钙化点位置——X 线片
- 肩外旋正位片
- 肩内旋正位片
- 出口位片
- 腋位片（图 7-6-8）

4. 治疗方法
- 理疗
- 针刺和灌洗
- 超声波
- 手术

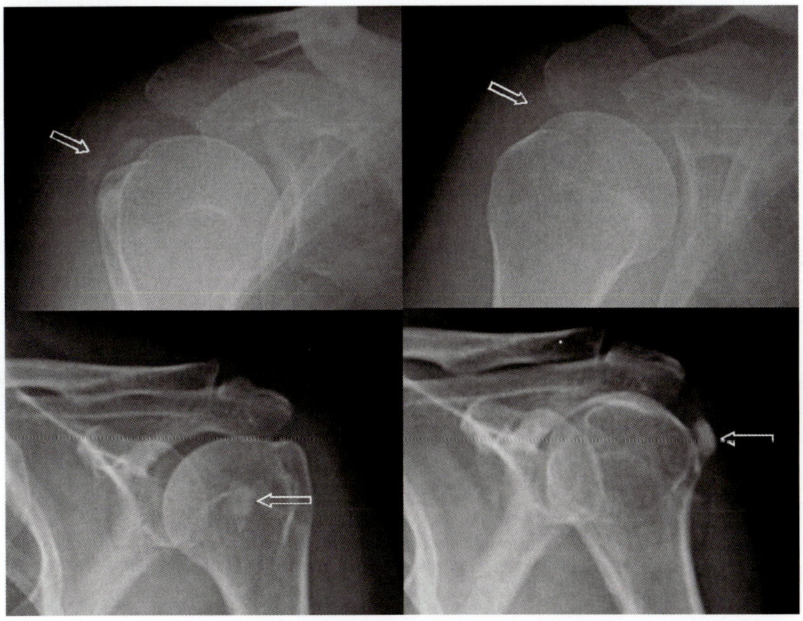

图 7-6-8　不同位置钙化灶的 X 线表现

5. 超声波
- 无远期疗效，其有效性尚待验证

6. 关节镜下钙化点切除
- 手术能缩短疼痛时间，可能会降低以后肩袖撕裂的发生率
（Wittenberg R H., et al. Arch Orthop Trauma Surg, 2001）

7. 关节镜下钙化点切除的指征
保守治疗失败，包括：
- 针刺加灌洗
- 局部激素注射
- 物理治疗
- 非甾体抗炎药

8. 关节镜下钙化点切除术后康复
- 未作肌腱修补：保护下主动活动 2 ～ 3 周
- 同时肌腱修补：4 周内避免主动活动

9. 关节镜下钙化点切除手术的要点
- 在关节侧定位钙化点
- 可以使用刨刀，但同时要仔细吸引
- 适度肩峰成形术（3 ～ 4 mm），但要完全去除骨赘
- 积极康复训练

10. 关节镜下钙化点切除：作者对未来的展望
- 疗效喜人
- 患者满意率高
- 康复时间短
- 需要对单纯清创和部分撕裂肩袖修补进行前瞻性研究比较

（姜春岩）

7 人工肱骨头置换

一、概　述

1. 肱骨近端骨折
- 85% 为无移位骨折
- 15% 为存在移位的骨折，需手术治疗
- 对于复杂骨折（3 部分、4 部分骨折和 / 或合并脱位）的治疗骨科医生面临巨大挑战

2. 复杂肱骨近端骨折

4 部分骨折手术治疗的满意率对比：切开复位内固定比人工肱骨头置换术

30% 比 80%	Compito, Clin Orthop 1994
Constant 评分 49 比 74	Schai, JSES 1995
46% 比 78%	Levine, Orthopedics 1998（图 7-7-1）

二、人工肱骨头置换术治疗陈旧肱骨近端骨折的适应证

1. 4 部分骨折
- “典型” 4 部分骨折（图 7-7-2）
- 外展嵌插型 4 部分骨折（图 7-7-3）

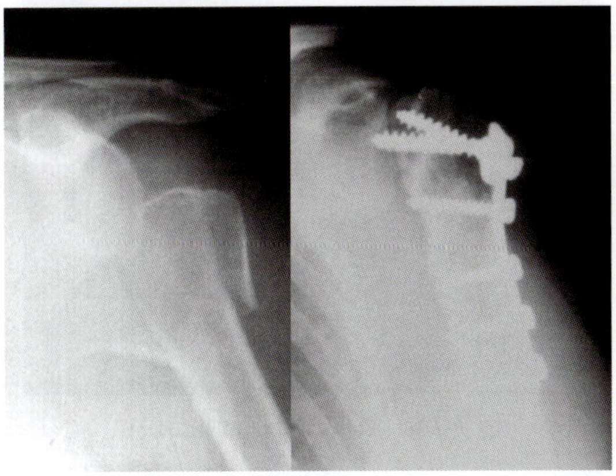

图 7-7-1　4 部分骨折经切开复位钢板内固定后发生肱骨头坏死

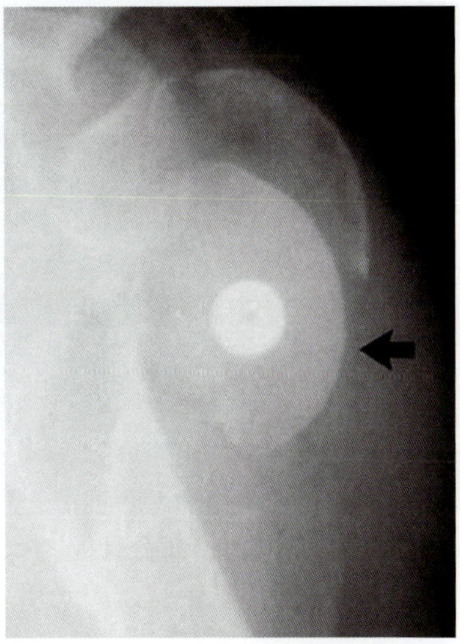

图 7-7-2　典型 4 部分骨折

2. 4 部分骨折脱位
3. 肱骨头劈裂型骨折及肱骨头关节面压缩＞ 40%
- 肱骨头劈裂型骨折（图 7-7-4）
4. 存在严重骨质疏松情况的 3 部分骨折
- 3 部分骨折（图 7-7-5）
5. 解剖颈骨折
- 解剖颈骨折极为罕见（图 7-7-6）

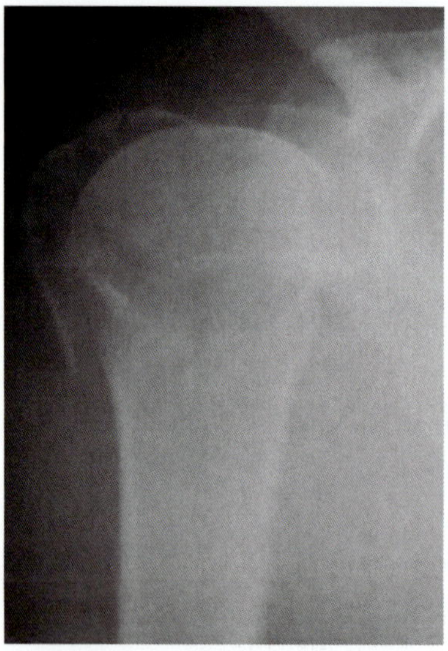

图 7-7-3　外展嵌插型 4 部分骨折

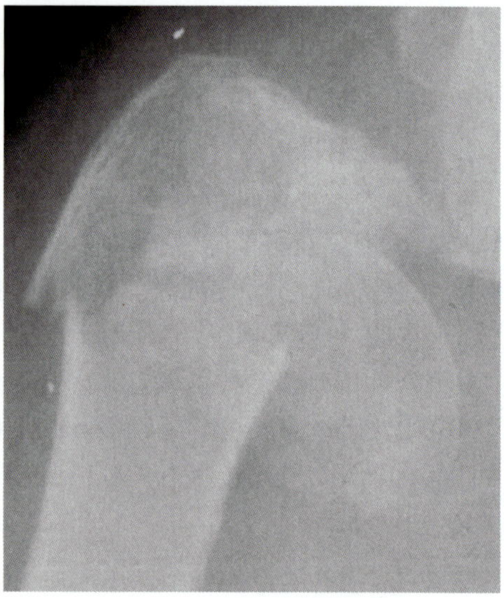

图 7-7-4　肱骨头劈裂型骨折

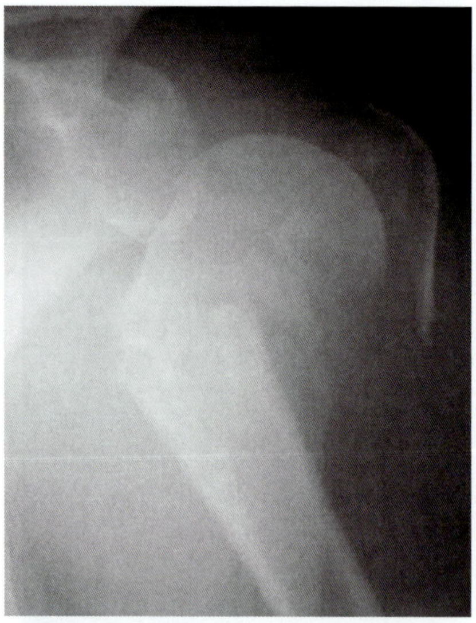

图 7-7-5　典型 3 部分骨折

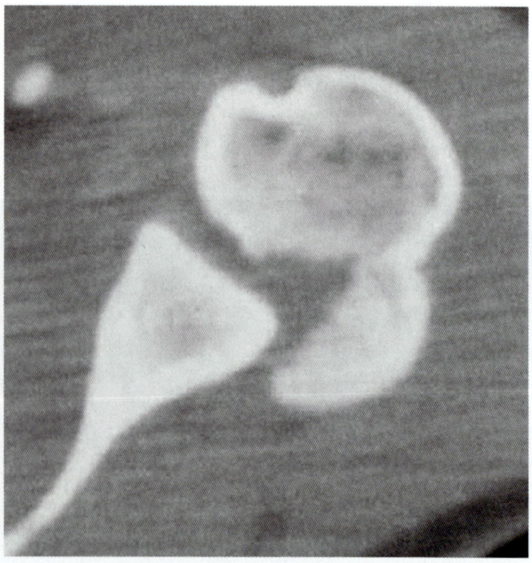

图 7-7-6　解剖颈骨折合并后脱位

三、手术方法

1. 手术关键
- 正确的体位与恰当的手术入路
- 假体的正确高度和后倾
- 大小结节的有效重建

2. 方法
- 皮肤切口
- 分离三角肌、胸大肌间隙
- 取头
- 标记大小结节
- 处理肱二头肌长头腱
- 探查肩盂
- 松解前关节囊与肩胛下肌
- 扩髓
- 选择假体大小及厚度
- 判断假体高度
- 肱骨干远折端钻孔
- 清洗髓腔置入骨水泥
- 插入假体
- 清除肱骨上端骨水泥
- 肱骨近端植骨
- 复位大结节
- 复位小结节
- 缝合固定大小结节
- 假体背翅孔内穿线
- 打结固定
- 关闭肩袖间隙
- 检查稳定性及活动度
- 肱二头肌长头腱肌腱固定
- 关闭伤口

3. 术后康复

“只能是也必须是手术医生来指导术后康复”（图 7-7-7、图 7-7-8）。

4. 年轻患者人工肱骨头置换术
- 对于 50 岁以下患者要谨慎（Sperling. JBJS, 1998）
- 如果要恢复解剖就行切开复位内固定（Gerber. JSES, 1998）

5. 人工肱骨头置换的手术时机
- 损伤到手术的时间间隔与疗效成反比（Bosch. JSES, 1998）
- 延期病例疗效差（Norris. JSES, 1995）

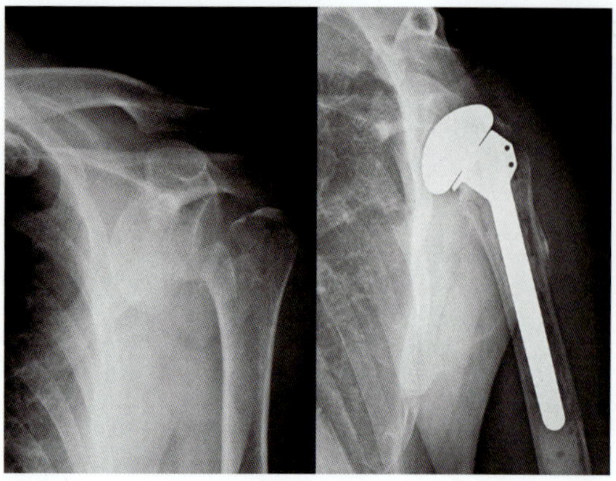

图 7-7-7 应用人工肱骨头置换治疗 4 部分骨折脱位的术前术后 X 线片

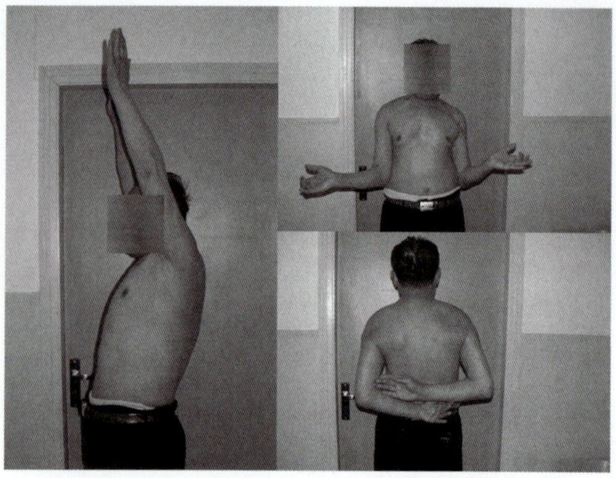

图 7-7-8 术后 3 年时的功能恢复情况

四、治疗结果

1. 肱骨近端骨折（Hawkins. CORR, 1993）
- 疗效：人工肱骨头置换术（20 例患者）
- 90% 疼痛缓解，80% 满意

2. 肱骨近端骨折（Goldman. JSES, 1995）
- 疗效：人工肱骨头置换术（26 例患者）
- 疼痛缓解率稳定，功能 / 活动度稍差

3. 肱骨近端骨折（Wretenberg. AOS, 1997）
- 疗效：人工肱骨头置换术（18 例患者，3.5 年随访）
- 疼痛缓解良好，11 例无痛，活动度受限

4. 肱骨近端骨折（Dimakoloulous. CORR, 1997）
- 疗效：人工肱骨头置换术（38 例患者，3 年随访）
- 90% 满意，前屈 130°，外旋 45°；5 例合并症（肩袖撕裂，异位骨化，假体位置不良）

5. 肱骨近端骨折（Zyto. JSES, 1998）
- 疗效：人工肱骨头置换术（27 例患者，3 年随访）
- Constant 评分：（3 部分）53，（4 部分）46
- 9 例患者 - 疼痛明显
- 8 例患者 - 功能障碍明显

6. 肱骨近端骨折（Movin. AOS，1998）
- 疗效：人工肱骨头置换术（29 例患者）
  - ◎ Constant 评分 38
    - 疼痛缓解不完全
    - 功能受损

7. 肱骨近端骨折（Bosch. JSES，1998）
- 疗效：人工肱骨头置换术（39 例患者，3.5 年随访）
  - ◎ 80% 满意（UCLA，VAS）
  - ◎ 早期（< 4 周）手术疗效更好

8. 肱骨近端骨折（Skutek. Arch Orthop Trauma Surg，1998）
- 疗效：人工肱骨头置换术（13 例患者，4 年随访）
  - ◎ 85% 良 / 优（HSS, VAS）
  - ◎ 10 例患者活动水平与伤前一致

9. 肱骨近端骨折（Boss. Int Orthop, 1999）
- 疗效：人工肱骨头置换术（20 例患者，3 年随访）
  - ◎ Neer Ⅱ 型假体
  - ◎ 18/20（90%）疼痛缓解
  - ◎ Constant 评分 = 52

10. NYOH 病例组
- Neer 假体，65 肩
- 4 部分骨折，头劈裂型骨折
- 82% 满意
- 97% 疼痛缓解
- 85% 功能良好
- 19% 合并损伤
- 患者配合程度差则疗效差

五、并发症

- 医源性血管神经损伤：应熟知肱骨近端解剖结构
- 假体位置不良
- 感染
- 大小结节重建失败
- 异位骨化
- 血管栓塞
- 假体周围骨折

六、结 论

- 每一例人工肱骨头置换手术都是严峻的挑战，没有一个一成不变的手术方案适用于所有患者。应用人工肱骨头置换治疗复杂肱骨近端骨折应严格掌握适应证
- 对于年轻患者进行人工肱骨头置换术的适应证应更为严格
- 大小结节的牢固、解剖重建以及正确的假体高度和后倾是手术成功的关键
- 术后及时、充分和长期的功能康复治疗对于达到良好的肩关节功能恢复至关重要
- 结合上述措施并把握良好的手术时机，应用人工肱骨头置换治疗复杂肱骨近端骨折可以达到满意的结果

（姜春岩）

8 肩关节不稳定

一、概　述

1. 应用解剖

2. 肩关节生物力学（图 7-8-1）

- 粘连 - 黏附作用
- “负压吸引球”作用
- 有限关节容量
- 软组织平衡
- 二头肌

3. 肩关节不稳定的分类

- 频率
  - ◎ 急性
  - ◎ 复发性
  - ◎ 固定（慢性）

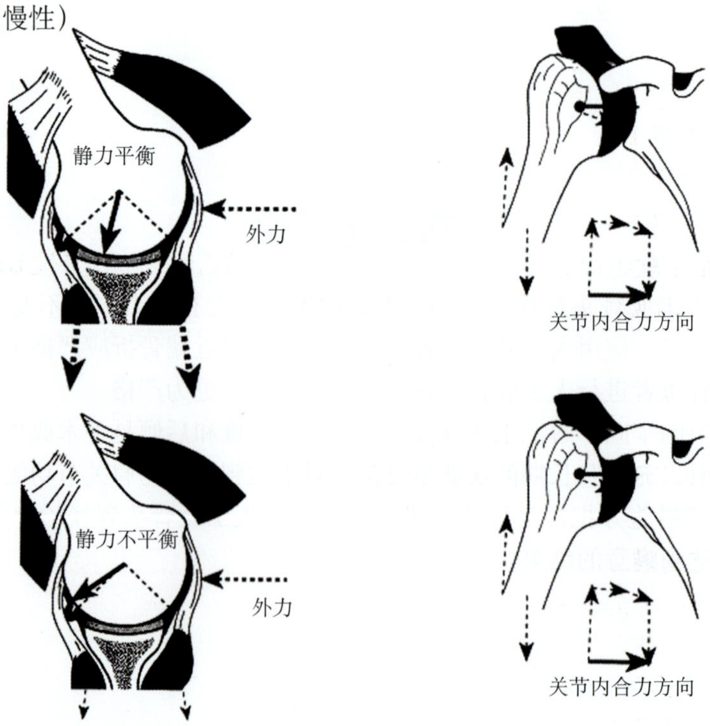

图 7-8-1　维持肩关节生物力学稳定性的因素示意图

- 病因
  - ◎ 创伤性（显著创伤）
  - ◎ 非创伤性（自主性和非自主性）
  - ◎ 微创伤
  - ◎ 血管神经性（Erb 麻痹、脑瘫、癫痫）
- 方向
  - ◎ 前方
  - ◎ 后方
  - ◎ 下方
  - ◎ 多方向
- 程度
  - ◎ 脱位
  - ◎ 半脱位
  - ◎ 微创伤（暂时性）

二、各种肩关节脱位的诊断与治疗

1. 急性创伤性肩关节前脱位
- 一般情况
  - ◎ 肩关节脱位中最常见的类型：占 85%
  - ◎ 绝大多数——喙突下脱位
  - ◎ 其他——盂下脱位、锁骨下脱位、胸腔内脱位及腹膜后脱位。较少见，常见于严重创伤，且多合并神经血管并发症
- 治疗
  - ◎ 闭合复位：Kocher, Hippocrate
  - ◎ 制动：1 周。制动时间的长短和方式与脱位复发率无关
  - ◎ 术后康复：3 周——外展＜ 90°，外旋＜ 0°
  - ◎ 等长练习
  - ◎ ＞ 3 周——进展
  - ◎ 手术指征：软组织嵌入，合并大结节骨折、关节盂缘骨折（骨性 Bankart）

2. 急性肩关节后脱位
- 一般情况
  - ◎ 发生率：2%
  - ◎ 病因：创伤、电击伤、痉挛发作
  - ◎ 类型：肩峰下脱位——最常见：肩盂下脱位、冈下脱位
- 临床检查
  - ◎ 外旋明显受限：常＜ 0°
  - ◎ 肩上举受限：常＜ 90°
  - ◎ 与健侧相比肩关节后方突出并且饱满
  - ◎ 肩关节前方平坦
  - ◎ 患侧喙突较显著

- X 线片（图 7-8-2）
- 治疗（图 7-8-3）
  - ◎ 手术指征：合并小结节骨折、移位关节盂后缘骨折，难复性后脱位，开放脱位，复位后肩关节不稳定
  - ◎ 方法：
- ＜ 30%——后方 Bankart 修补 + 关节囊移位
- ＞ 30%——置换

3. 急性创伤性肩关节下方脱位
- 较罕见
- 暴力较大
- 神经血管合并症多见

4. 急性创伤性肩关节上方脱位
- 极为罕见
- 通常存在肩峰骨折

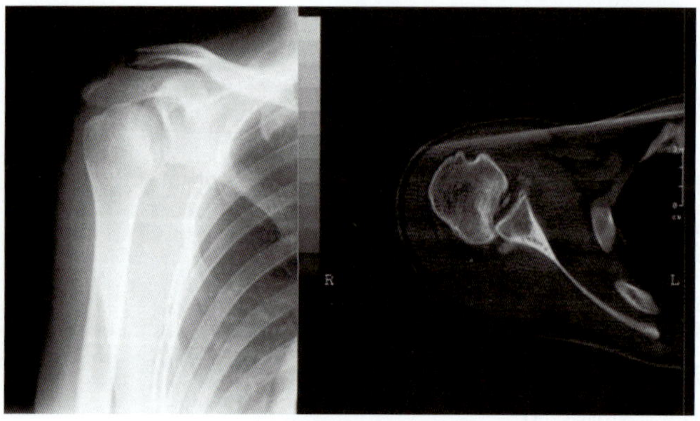

图 7-8-2 肩关节后脱位的 X 线与 CT 片

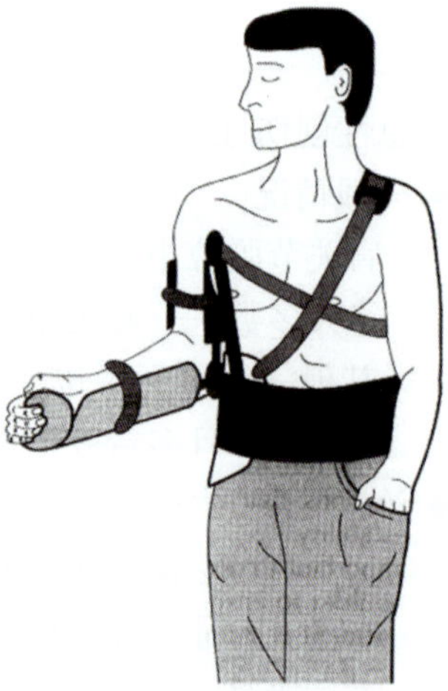
图 7-8-3 肩关节后脱位复位后体位示意图

三、合并损伤

- 韧带与关节囊
- 骨折：肩盂、肱骨头、大小结节
- 肩袖损伤
  - ◎ ＞ 40 岁，发生率超过 30%
  - ◎ ＞ 60 岁，发生率超过 80%
- 血管损伤
- 神经损伤
- 复发脱位

四、肩关节复发性脱位

1. 分类

TUBS：创伤性，单向，Bankart，手术（traumatic, unidirectional, bankart, surgical）

AMBRII：非创伤性，多向，双侧，康复，肩袖间隙，下关节囊（atraumatic, multidirectional, bilateral, rehabilitation, rotator interval, inferior capsule）

2. 临床检查

- 前脱位
- 后脱位
  - ◎ Sulcus 征
  - ◎ 前向恐惧试验：crank 试验、支点（fulcrum）试验
- 复位试验
- 二头肌负荷试验
- Jerk 试验
- 全身性关节松弛（图 7-8-4）

3. MRI & MRI 造影（图 7-8-5）

4. 复发性肩关节前脱位的非手术治疗

- 保守治疗效果欠佳，优良率仅为 9%（Burkhead & Rockwood, JBJS 1992）
- 5 年内再脱位率达 78%（Liu & Henry, Clin Orthop 1996）

5. 手术治疗

- 非解剖型手术
  - ◎ Putti-Platt，Magnuson-Stack，Bristow-Latarjet
- 解剖型手术
  - ◎ Bankart 重建术
  - ◎ 关节囊成形术

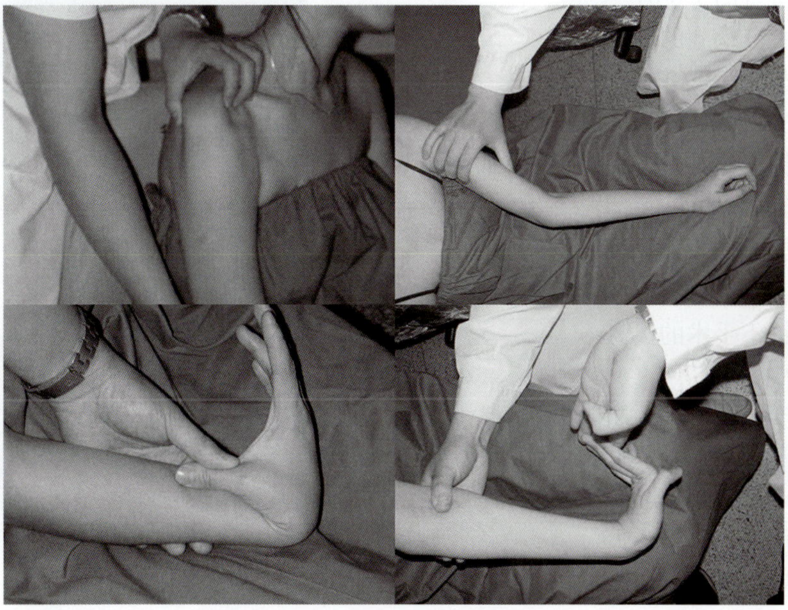

图 7-8-4 多发关节松弛的体位像

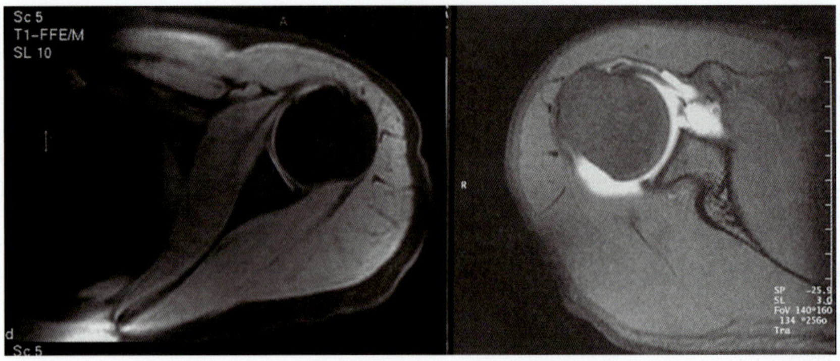

图 7-8-5 正常与复发性肩关节前脱位的 MRI 表现

6. 复发性肩关节前方不稳定的手术治疗

- Bankart 重建术
  - ◎ 重建前方关节囊韧带软组织复合体
  - ◎ 促进肩关节本体感觉的恢复
    （Tibone et al. JSES, 1997）
    （Zuckerman et al. JSES, 2003）
- 切开手术治疗
- 关节镜治疗
- 沙滩椅位 ——优势和劣势
  - ◎ 优势
    - 合并其他肩袖问题时有利
    - 易于改成切开修复
  - ◎ 劣势
    - 关节腔相对较紧
    - 难以进行后方操作
- 侧卧位（图 7-8-6）
- 伴有关节松弛的 TUBS
  - ◎ 疗效稍差：合并症
  - ◎ 前方过紧会干扰肩关节功能
- 关节镜下修补 Bankart 和后侧重叠缝合
  - ◎ 凹陷征（sulcus）：> (++)
  - ◎ 通过征（drive-through）：阳性
- 术后 X 线片（图 7-8-7）
- 关节镜下手术的优势
  - ◎ 手术损伤小
  - ◎ 术后功能恢复快，术后并发症少
  - ◎ 可达到与切开重建相似的结果
  - ◎ 可一并治疗相关病变：SLAP，撞击
- 肩关节镜手术的缺点
  - ◎ 要求技术高

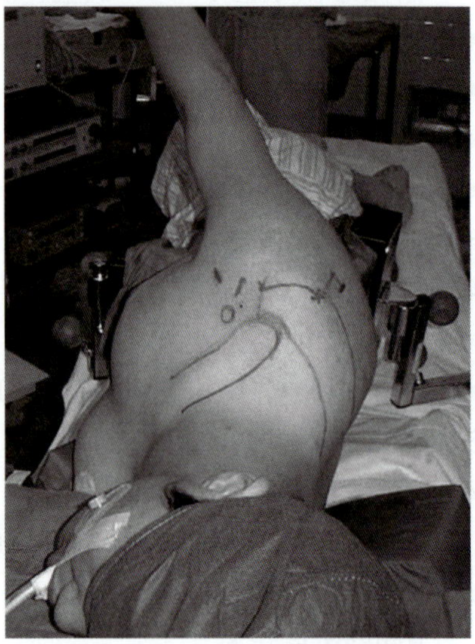

图 7-8-6 侧卧牵引体位像

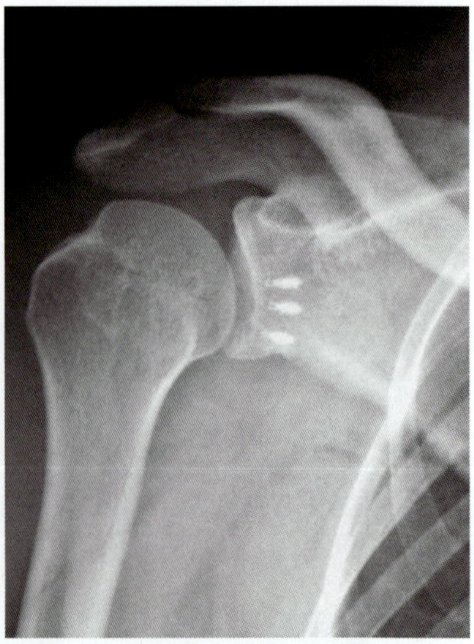

图 7-8-7 应用缝合锚进行前方 Bankart 重建后的 X 线片

- ◎ 学习曲线长
- ◎ 需特殊器械及配合熟练的助手
- ◎ 团队工作

- 适应证
  - ◎ TUBS，脱位次数不宜超过 20 次
  - ◎ 无骨性异常：肩盂下方缺损＜ 25%
  - ◎ 无以往重建失败手术史
  - ◎ 无神经系统病损，肩关节周围动力正常
- 相对禁忌证
  - ◎ 自发性不稳定
  - ◎ 病史长，脱位次数＞ 20 次
  - ◎ 存在骨性异常：肩盂骨缺损，后倾角度异常
  - ◎ 翻修
  - ◎ 骨性 Bankart
  - ◎ HAGL
  - ◎ 肩关节功能严重受限或合并神经损伤
- 并发症
  - ◎ 感染
  - ◎ 血管神经损伤
  - ◎ 缝合锚失效
  - ◎ 复发脱位

7. 复发性肩关节后方不稳定的手术治疗

- 多为非创伤性
- 手术效果难以预测，只有在保守治疗无效后才考虑手术
- 治疗手段
  - ◎ 后方软组织结构重建
  - ◎ 肱骨旋转截骨
  - ◎ 肩盂截骨

8. 手术治疗 -AMBRII

- 多为非创伤性
- 手术效果难以预测，只有在保守治疗无效后才考虑手术
- 治疗手段：关节囊紧缩成形术

9. 术后康复

- “只能是也必须是由手术医生指导康复练习” Charles Neer Ⅱ
- ＜ 3 周：被动活动度练习，等长
- ＜ 6 ～ 8 周：避免主动活动
- ＜ 3 个月：活动度接近正常
- 恢复损伤前运动水平或举手过肩直到
  - ◎ 肩袖力量正常
  - ◎ 完全前屈上举时充满信心
  - ◎ 特定位置下对其肩关节充满信心

五、结 论

- 详尽的病史询问
- 仔细的临床查体
- 辅助影像学检查
- 严格的适应证选择
- 个体化的全面治疗——治疗所有的病理情况
- 合理的、有计划的康复治疗
- 更新知识

（姜春岩）

第八部分

放射科

1 CT 在骨关节系统的临床应用

一、骨关节肌肉系统概述

- 骨关节、肌肉是人体的重要组成部分
- 骨关节疾病病种多、复杂，包括外伤、炎症、肿瘤，以及营养、内分泌、代谢问题
- 影像学检查能反映这些疾患的病理变化

检查方法

1. X 线平片的作用
- 骨骼肌肉系统的必要检查，首选检查方法
- 目的
  - ◎ 确定有无疾患
  - ◎ 确定病变部位、大小、性质、分型
  - ◎ 鉴别诊断

2. CT 在骨关节系统的应用范围
- CT 检查适合骨骼系统多数疾患
- 在 X 线平片检查基础上的进一步检查
- 各个系统、每种疾患、每个部位都有适合 CT 检查的项目
- 应根据临床需要，进行有目的的检查

3. 骨关节 CT 扫描的优势
- 常规轴层扫描（肢体远端多方位扫描），无重叠，解剖关系清楚
- CT 值：鉴别诊断
- 增强扫描：观察血运，指导介入治疗
- 后处理功能：对手术有帮助
- 石膏固定患者：随诊观察

4. 扫描方法
- 骨干骨折一般不需要 CT 扫描
- 关节扫描常规薄层连续扫描（图 8-1-1）
- 根据临床需要重建
- 三维成像需要薄层扫描
- 骨肿瘤需要增强扫描

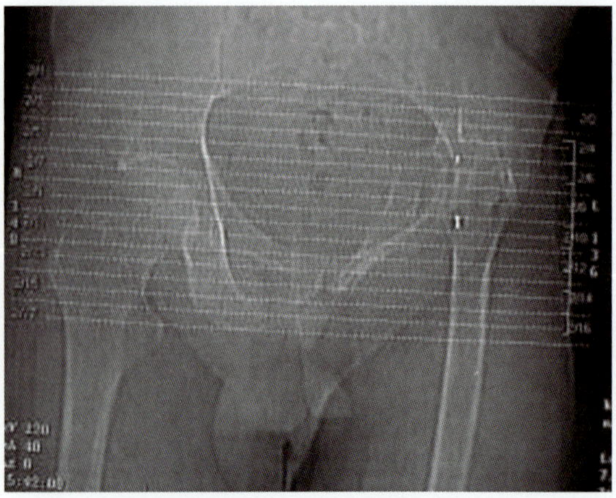

图 8-1-1　关节 CT 扫描定位线

5. 骨关节 CT 扫描注意问题
- 创伤：扫描线与骨折线成角

- 骨折线、关节间隙与扫描线夹角
- 感染：注意死骨
- 肿瘤：肿瘤小时，扫描时在体表做标记

二、创　伤

1. CT 检查的目的

- 诊断：细微骨折的诊断，骨折分型
- 治疗：确定治疗方案（保守，手术）
- 预后：估计预后及并发症
- 随诊观察：骨折愈合，血肿，内骨痂新鲜骨折与陈旧骨折的鉴别（图 8-1-2、图 8-1-3）

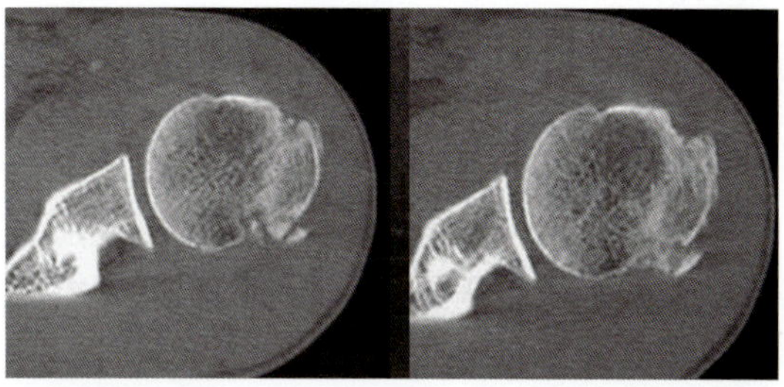

图 8-1-2　男性，50 岁，外伤 45 天后再次外伤，骨折线模糊，少量愈合

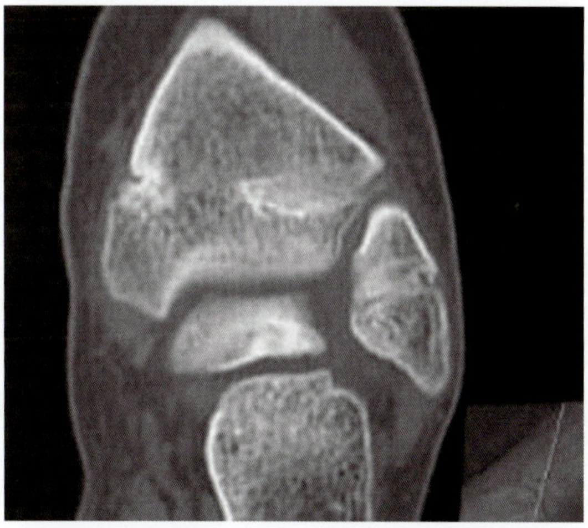

图 8-1-3　CT 示骺早闭

2. CT 在骨折、脱位中的应用

- X 线平片不易显示的部位
- 骨折、脱位首选的检查方法是 X 线平片
- 骨干骨折不需要 CT 检查
- 骨折累及关节
- 关节骨折
- X 线平片显示可疑骨折的患者

3. 隐性骨折

- 定义
  - ◎ 骨小梁断裂
  - ◎ X 线平片不能显示
  - ◎ 外伤明确，临床症状体征明显，长时间骨折症状存在
- CT、MRI 均可发现隐性骨折
- 桡骨远端多见
- 常常合并周围软组织水肿、肿胀或其他骨骼损伤（图 8-1-4）

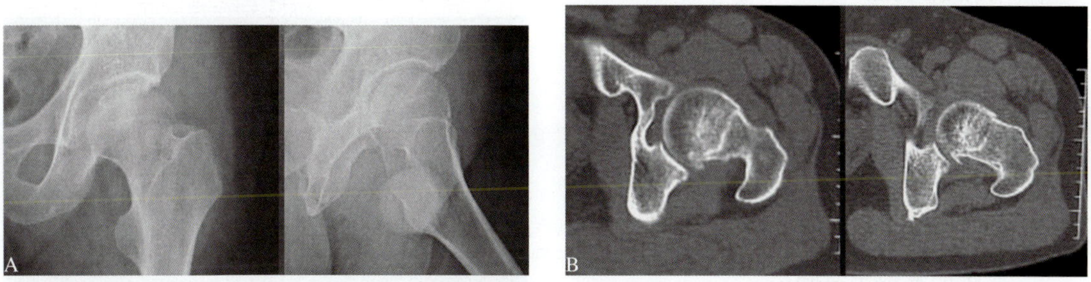

图 8-1-4　股骨颈隐性骨折

X 线不能显示，CT 仅见致密骨折线和轻度错位，要求薄扫螺旋扫描，重建图像各个方位均可成像

4. 胸锁关节脱位（图 8-1-5）

钙化的肋软骨骨折：较少见。

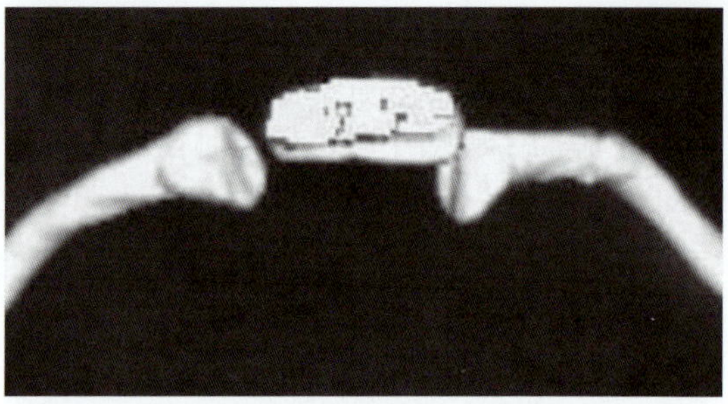

图 8-1-5 3D 清楚显示胸锁关节，但是骨折显示欠佳

5. 颅骨骨折

6. 下颌骨骨折

7. 骺滑脱

最常见的为小儿股骨头骺分离，为向后滑脱，此时髋关节正位像上容易漏诊，需做蛙式位才能显示。CT 由于避免了重叠，也可以清晰地显示骨骺滑脱的程度（图 8-1-6）。

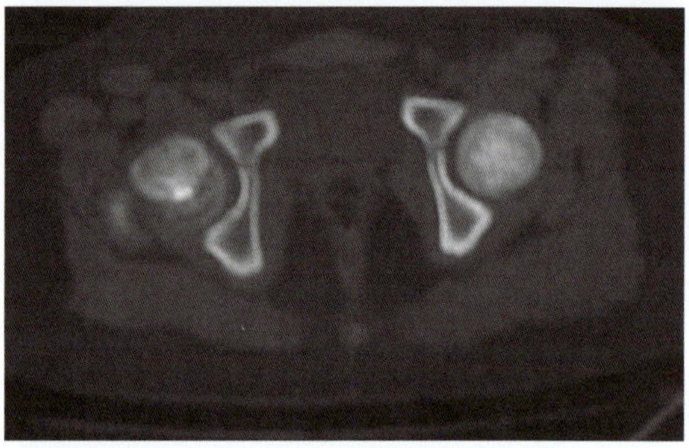

图 8-1-6 右侧股骨头骨骺向后滑脱

8. 脊柱创伤

脊柱骨折较复杂（有不同分型），由于脊柱重叠太多，X 线片显示欠佳，因此所有脊柱骨折患者均需要做 CT 检查，除观察骨折外，重点应观察椎管变化及神经受压情况，以估计预后。

9. 颈椎创伤

- 寰枢椎有旋转功能，并且寰枢椎有 3 个关节，X 线平片难显示；寰枢椎各种疾患较多，是 CT 检查的重要部位
- 寰枢椎扫描方法：一般采用螺旋扫描，多平面重建
- 正常寰枢椎解剖、变异及畸形，如齿突多骨化中心未愈合
- 寰枢椎骨折
  - ◎ 骨折原因：垂直压迫外力，神经损伤较轻
  - ◎ X 线平片无法显示骨折线（重叠）
  - ◎ 正常寰枢椎 CT 横断图像上不要把双侧的寰枢关节当作骨折线
  - ◎ 4 个薄弱区域
- 寰枢椎脱位与寰枢椎松弛两者没有明显界限，正位、开口位寰枢椎照片常见齿突与寰椎侧块不等宽（正常人群可出现此改变）
  - ◎ CT 扫描可见到旋转，在 CT 横断面图像上可以测量寰枢椎旋转脱位，即在两侧块之间划一条直线、齿突基底部划一条与前后缘平行的线，此两线应该平行，如交叉成角则为旋转
- 寰枢椎脱位
  - ◎ 单纯脱位
  - ◎ 脱位合并齿突骨折
  - ◎ 两者损伤脊髓程度不同，预后不同
- 寰枢椎松弛
  - ◎ 齿突与寰椎侧块间距不等
  - ◎ 正常寰枢椎松弛
  - ◎ 陈旧寰枢关节脱位
  - ◎ 枢椎骨折

    CT 能显示枢椎的隐性骨折（图 8-1-7）

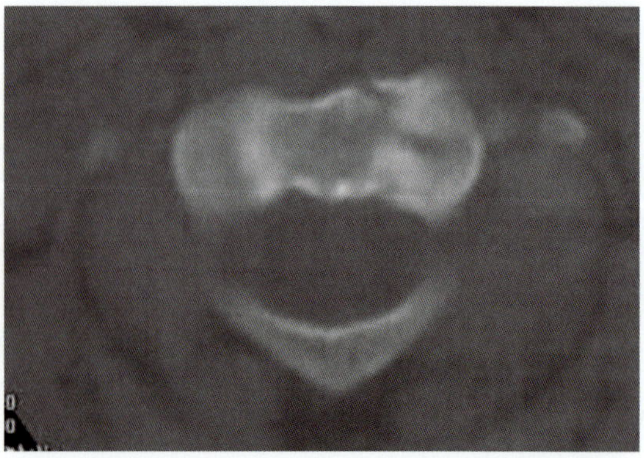

图 8-1-7 齿突基底部左前方可见线状透亮影

- 其他颈椎扫描方法

- ◎ 椎间盘：平行下一椎体上缘，层厚 2mm，层距 2mm，连续扫描最少 3 个层面
- ◎ 椎体：一般采用螺旋扫描，MPR 重建
- 颈椎影像学解剖
  - ◎ 颈 3 ~ 7 椎体
  - ◎ 钩椎关节
  - ◎ 颈椎小关节
  - ◎ 椎间孔
  - ◎ 间盘
  - ◎ 脊髓
- 正常解剖
  - ◎ 横突孔骨性分隔
  - ◎ 椎间孔狭窄
  - ◎ 脊突裂
- 椎间孔狭窄
  - ◎ 椎体后缘骨质增生（图 8-1-8）
  - ◎ 小关节增生
  - ◎ 钩突关节增生
- 颈椎骨折脱位（图 8-1-9）
  - ◎ 椎体骨折
  - ◎ 椎板骨折
  - ◎ 横突孔骨折

10. 腰椎创伤

- 正常解剖
  - ◎ 楔形椎与血管孔
- 腰椎骨折，脱位
  - ◎ 陈旧椎体骨折
- 陈旧椎体骨折（图 8-1-10）
  - ◎ 椎管变形，或不变形
  - ◎ 椎体中心骨折
  - ◎ 粉碎性骨折
  - ◎ 骨折部分愈合，完全愈合
  - ◎ 小关节脱位

11. 肩关节创伤

- 肩袖损伤
- 骨折分型
- 骨折脱位分型，寻找骨折
- 脱位的情况（嵌入）
- 肩关节脱位（图 8-1-11）
  - ◎ 嵌入
- 肩关节后脱位少见，CT 显示明显

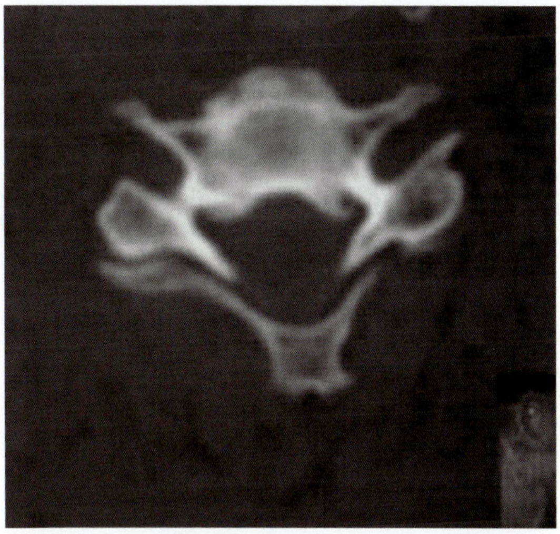

图 8-1-8　颈椎椎体后缘可见骨质增生，硬膜囊前缘受压，双侧侧隐窝狭窄

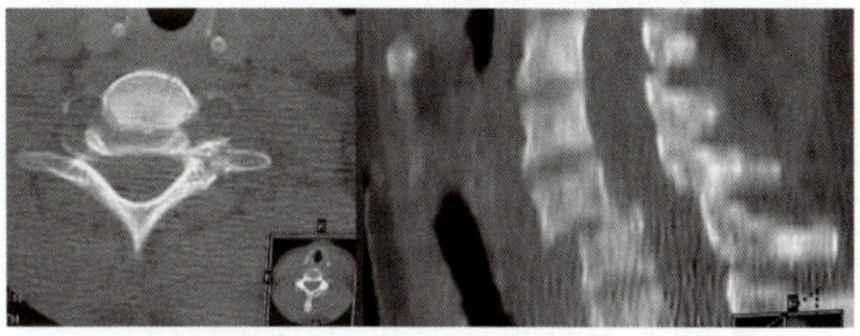

图 8-1-9　颈椎体后方呈双边征，矢状位重建可以清晰地显示椎体前移

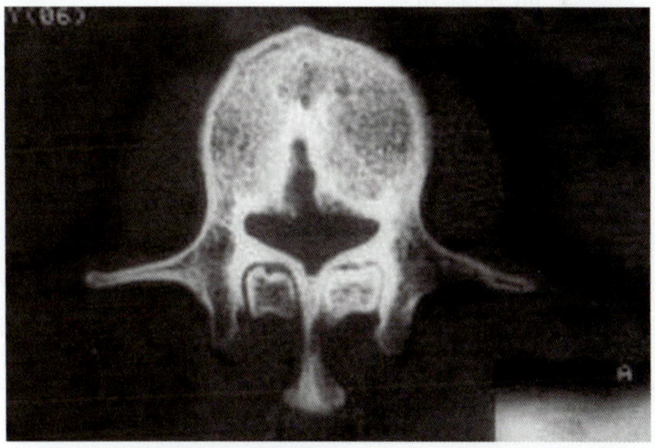

图 8-1-10　椎体中间可见一个线状高密度影，周围明显增生硬化

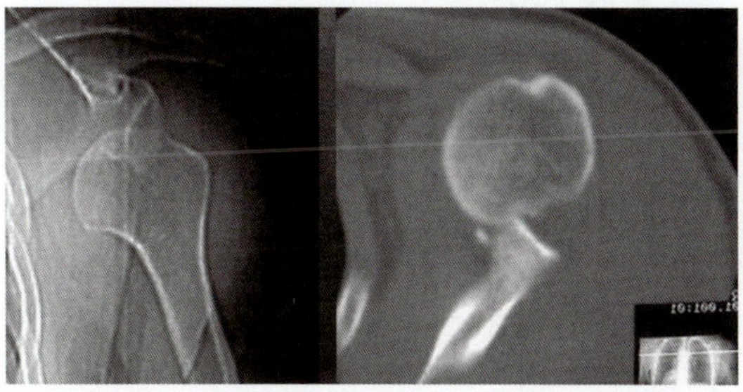

图 8-1-11　肱骨头向前下方脱位，其前方可见一个小骨片

- 习惯性肩关节脱位

12. 肘关节创伤

- 肱骨小头骨折 X 线平片难确定部位，骨片移位
- 肘关节骨折，脱位骨折累及滑车（图 8-1-12）

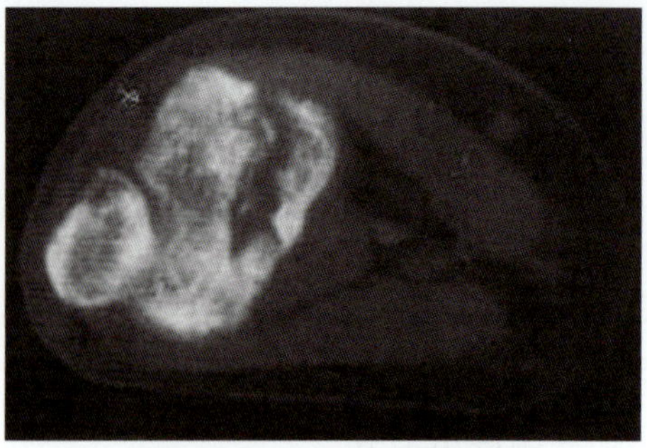

图 8-1-12 骨折累及滑车

13. 腕关节创伤

- 腕关节骨折，脱位 X 线平片难于确定具体骨折、脱位
- 舟骨骨折
- 舟骨骨折（陈旧）（图 8-1-13）
  - ◎ 经舟骨月骨周围脱位
  - ◎ 舟骨骨折，月骨周围脱位
  - ◎ 鉴别骨折与畸形
- 月骨周围脱位
  - ◎ 复位后舟骨是否骨折不愈合
- 二分舟骨分离

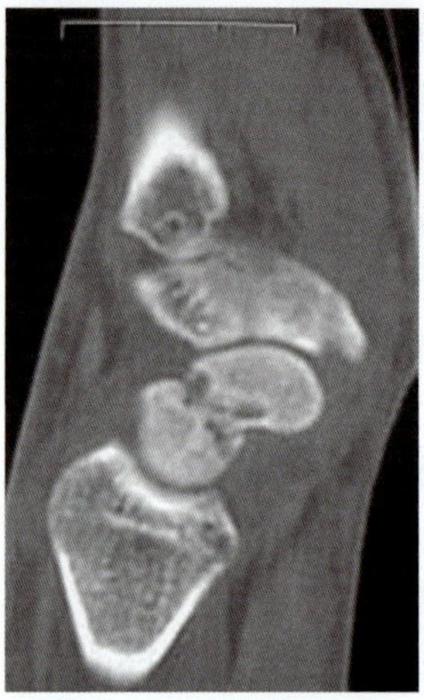

图 8-1-13 舟骨体部可见一个线状低密度影，近端骨质可见硬化

14. 桡骨远端骨折骨片移位

15. 髋关节创伤

- 髋关节骨折，脱位（图 8-1-14）积脂血征
- 全股骨头坏死（图 8-1-15）
- 股骨颈骨折
- 股骨头坏死，移行骨折线

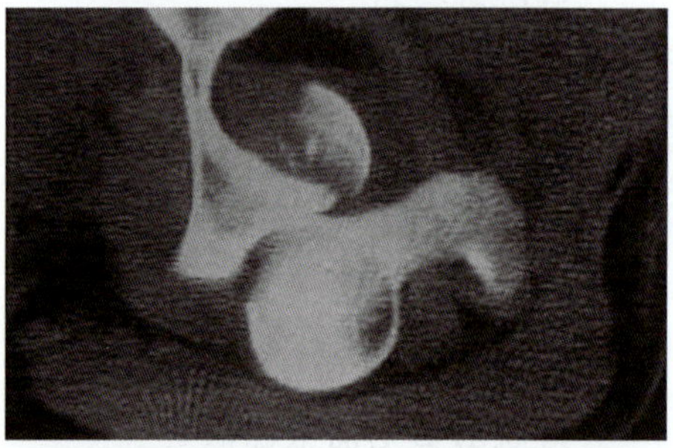

图 8-1-14 股骨头前方可见一个骨折片，股骨头向后脱位，关节囊明显肿胀，内可见积脂血征

16. 膝关节创伤

- 大持重关节
- 骨折与损伤多见
- CT 应用范围
  - ◎ 胫骨平台骨折
  - ◎ 髌骨骨折
  - ◎ 关节内股骨髁骨折
  - ◎ 骨折治疗后随诊
  - ◎ 半月板与韧带损伤意义不大
- 膝关节
  - ◎ 胫骨平台有两型骨折
  - ◎ 分型与治疗有关
  - ◎ 要注意后交叉韧带损伤

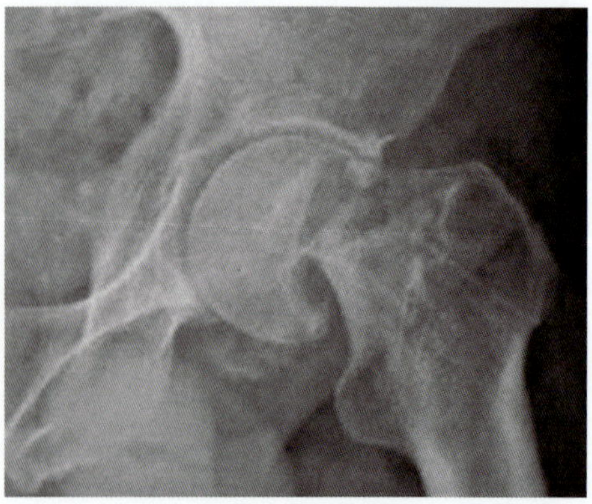

图 8-1-15 股骨颈骨折后，整个股骨头密度增高

17. 胫骨平台塌陷骨折（图 8-1-16）
- 髌腱损伤
- 胫骨结节撕脱骨折
- 治疗后 4 个月，出现肿胀、疼痛
  骨折部分愈合
  髌腱腱鞘积液
- 胫骨结节骨折需做 X 线平片、CT、MRI

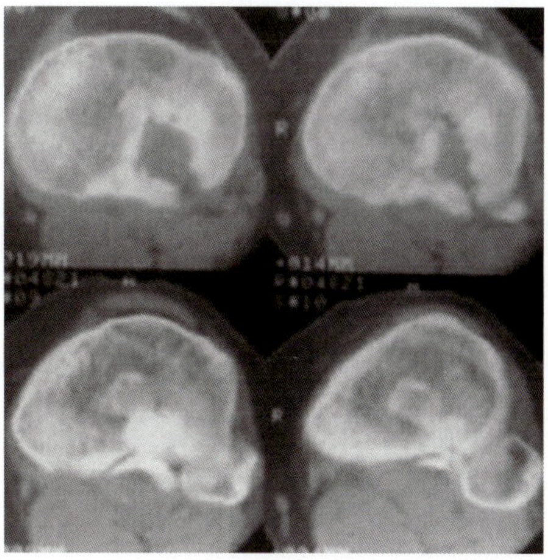

图 8-1-16 胫骨平台后方塌陷，密度增高

18. 疲劳骨折（图 8-1-17）

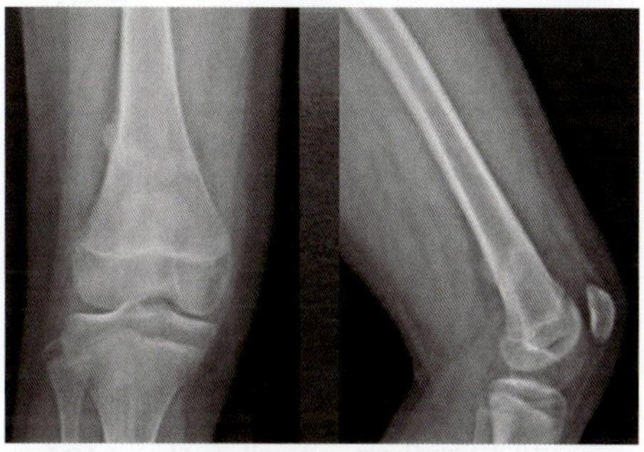

图 8-1-17 股骨下端可见线状高密度影，外后方可见骨痂形成，周围无软组织肿块

19. 骨折不愈合
- 原因
  - ◎ 整复不当
  - ◎ 牵引过度
  - ◎ 骨端旋转
  - ◎ 固定不稳
  - ◎ 骨折间脂肪、肌肉嵌入
  - ◎ 感染
- 扫描方法
- 观察内容
  - ◎ 脂肪充填（图 8-1-18）
  - ◎ 骨髓损伤
- 可有 / 无骨折
- MRI 显示为斑片样信号异常

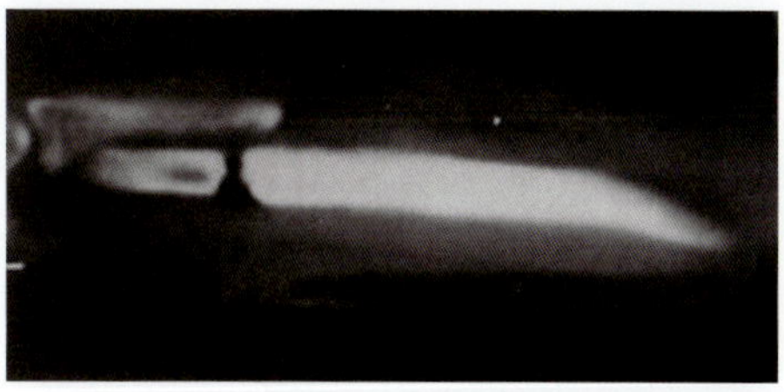

图 8-1-18 尺骨远端 1/3 骨折断端未相连，其间可见脂肪充填

20. 腕关节三角软骨损伤（图 8-1-19）

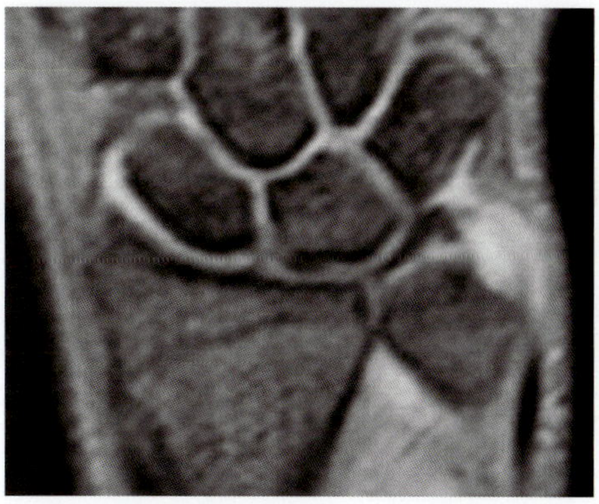

图 8-1-19 MR 检查示腕关节三角软骨信号连续性中断，周围可见明显高信号

21. 骨化性肌炎鉴别诊断
- 骨化性肌炎与骨膜骨肉瘤诊断鉴别要点：
  - ◎ 松质骨的骨小梁破坏、消失
  - ◎ 管状骨、骨内膜瘤骨
  - ◎ 关节软骨旁有无新生骨
  - ◎ 管状骨无骨小梁

22. 跟距桥
23. CT 检查 3D 的作用
- 骨折诊断意义不大
- 对分型有帮助
- 骨折线易漏掉
- 对手术了解解剖有益

三、骨关节感染

骨髓炎

- 儿童
  - ◎ 急性化脓性骨髓炎
  - ◎ 慢性化脓性骨髓炎
- 成人（图 8-1-20）
  - ◎ 成人骨感染
  - ◎ 成人慢性骨髓炎
  - ◎ 破坏与死骨

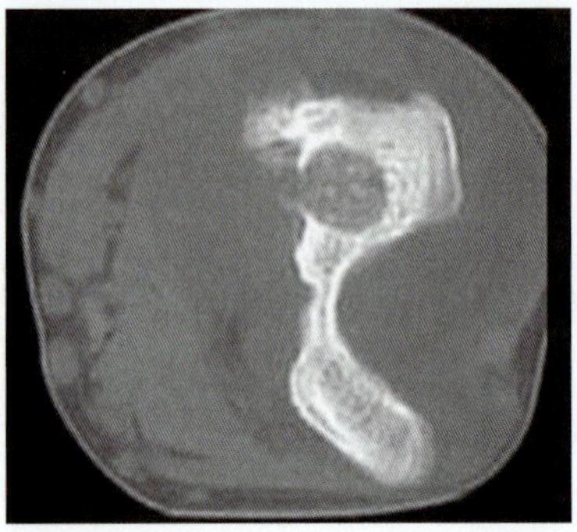

图 8-1-20 尺骨远端可见骨质破坏与骨质增生，破坏区可见死骨形成

四、骨关节结核

1. 骶髂关节结核
- 患侧密度高
- 关节后脓肿

2. 脊柱结核

脊柱结核的 3 大征象：
- 椎体破坏：3 种检查都可以
- 椎间隙狭窄：X 线平片、MRI
- 椎旁脓肿：三种检查都可，MRI 最好（图 8-1-21）

3. CT 和 MRI 检查的目的、意义
- 椎管内脓肿
- 椎旁脓肿

4. 结核病灶的进展程度观察以 X 线平片为主

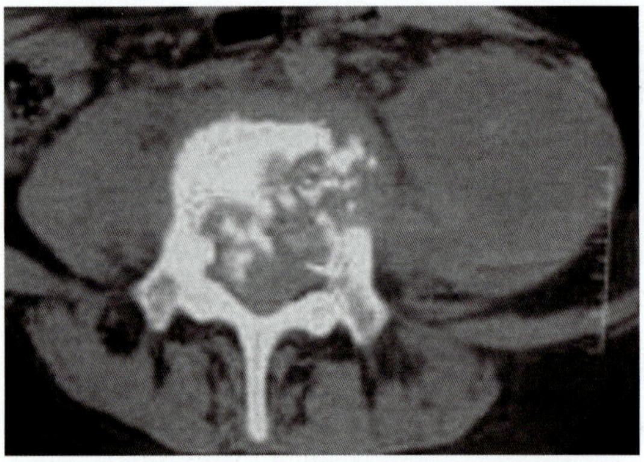

图 8-1-21 椎体可见骨质破坏，其内有沙砾样死骨，双侧腰大肌旁有脓肿形成，以左侧为著

（屈 辉）

2 骨肿瘤的影像学诊断

一、概　论

1. 医学影像学是利用影像学表现特点进行诊断的一门临床科学

2. 近代医学影像学技术包括：

- X 线平片（CR、DR）
- CT 扫描
- MRI 扫描
- 放射性核素成像技术（ECT）
- 数子减影技术（DSA）
- 正电子发射计算机断层扫描（PET）

3. CR、DR 技术的应用使影像学诊断有了很大的改进，肌肉、骨骼具有良好的天然对比。

X 线平片因具有良好的空间分辨率，能体现骨肿瘤形态特征变化，特异性和总体诊断准确率高，目前仍为首选的影像学检查方法。

4. 骨肿瘤大多数影像学特点是依据 X 线平片表现确定的，是做出诊断的基础，是 CT、MRI 等检查技术的最基本的参考资料。

5. X 线平片能准确地预测病变的生物学行为，以及骨膜反应的类型和范围

- X 线平片的局限性是显而易见的，如脊柱等深部位的骨肿瘤显示欠佳，不能显示骨髓病变
- 病变与相邻结构的空间关系

6. CT 检查

- CT 检查对骨肿瘤的敏感性和特异性均较好
- CT 检查显示的是横断面解剖图像
- 颅面骨、肩胛骨、脊柱部位骨肿瘤首选
- 对肿瘤累及范围、邻近组织、神经、重要血管等显示良好，有助于良、恶性骨肿瘤的鉴别

7. 能显示骨肿瘤病灶内结构与钙化、细小骨皮质破坏及病理性骨折

8. 应用对比剂（造影剂）后 CT 扫描检查，可显示出软组织病变的变化

9. 螺旋 CT 等技术的广泛应用

- 二维、三维图像重建的显示
- CT 引导下穿刺活检和介入性治疗
- 提供了骨肿瘤影像特点的组织学依据，骨肿瘤的诊断、鉴别诊断、治疗和预后的评估水平有了明显提高

10. 磁共振成像技术的应用

- 优于传统的 X 线和 CT 检查等
- 容易确诊脂肪类肿瘤
- 能较好地显示骨囊肿内的液体变化
- 极好地显示软骨结构、软骨的范围，对诊断软骨类疾患提供可靠的依据
- 对诊断软骨瘤的恶变可提供较翔实的影像学依据
- 对于儿童恶性肿瘤，评价肿瘤对骺板或软骨受侵有优势

11. MRI 检查的多平面成像，可更好地显示肿瘤的全貌，有利于准确评估肿瘤的范围，为手术提供更佳指征

- MRI 对骨髓异常十分敏感，因此它在骨肿瘤疗效评估中极其重要
- 信号强度的变化，可以提供病灶内骨化和纤维组织成分的变化
- 动态增强 MRI，能反映肿瘤强化效果和肿瘤实际轮廓，还能显示肿瘤不同的增强类型，反映肿瘤内部不同的血管化程度与灌注状态
- MRI 也有明显不足：如显示骨质破坏，尤其是骨质破坏与钙化明显逊于传统的 X 线或 CT 检查

三维 CT 和 MRI 可以为临床手术提供较翔实的模拟解剖影像，近来也有将 CT 影像导航技术用于临床手术。

12. DSA 的主要作用

- 诊断性血管造影和治疗栓塞或灌注化疗
- 提供肿瘤血管分布情况，尤其是肿瘤滋养血管，为手术提供更详细的资料（图 8-2-1）

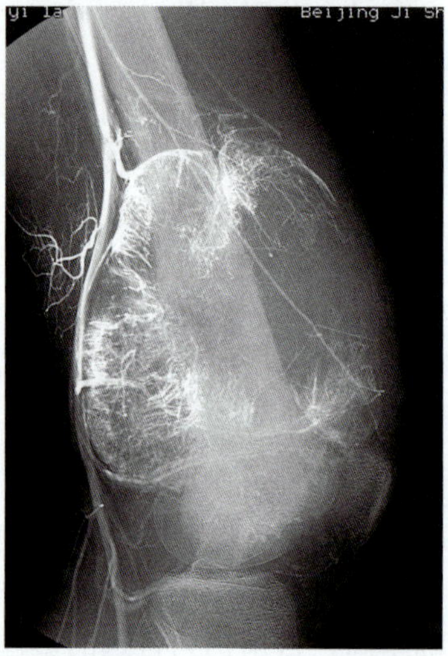

图 8-2-1 血管造影显示肿瘤血管范围及“肿瘤染色”

二、良、恶性肿瘤基本 X 线征象的病理基础

骨肿瘤的 X 线征象分为 6 种：

1. 肿瘤对骨的破坏分为 3 类

- 囊状骨破坏（图 8-2-2、图 8-2-3）
  - ◎ 良性骨肿瘤：骨内囊状破坏边缘清楚，可有硬化
  - ◎ 恶性骨肿瘤：破坏区边缘不完整，皮质骨消失
- 骨扩张性改变（图 8-2-4）
- 弥漫浸润性骨破坏（图 8-2-5）

2. 肿瘤对软骨的破坏

- 肿瘤对骨骺的软骨、骺软骨板、关节软骨的破坏是对骨破坏的继续
- 骺软骨板受肿瘤侵蚀破坏的 X 线征象：先期钙化带疏松，密度减低，中断或消失

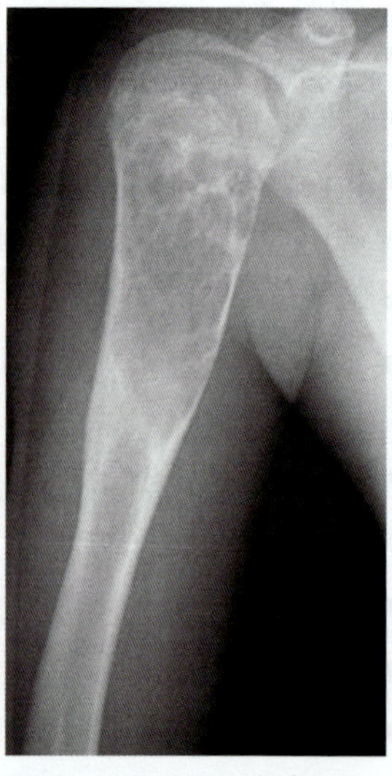

图 8-2-2 右肱骨近端骨囊肿，骨皮质变薄，腔内可见骨嵴

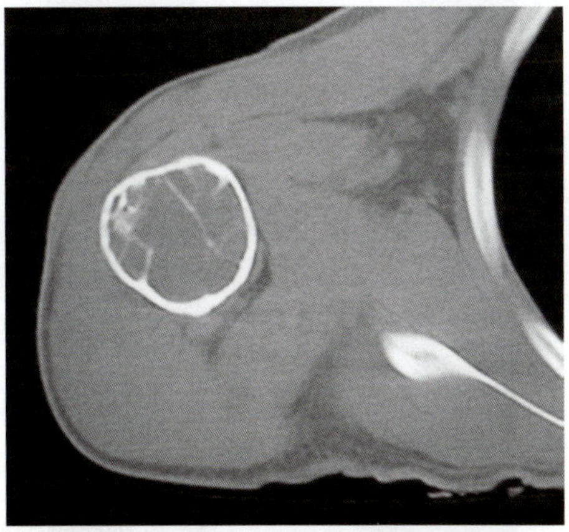
图 8-2-3 CT 片示骨髓腔内骨嵴影

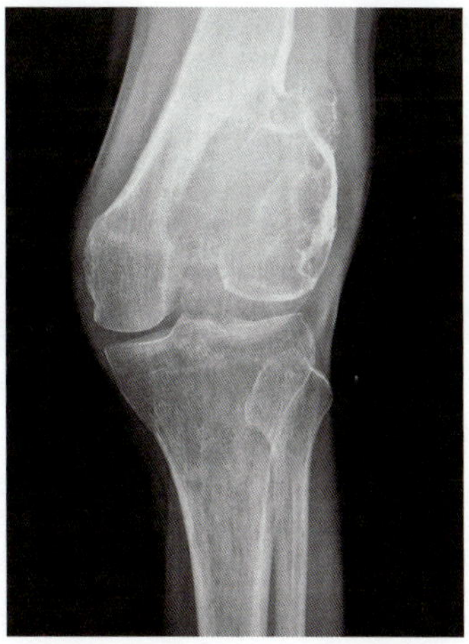
图 8-2-4 股骨远端骨呈膨胀扩张性改变

- 当肿瘤发展至骨端时，松质骨呈斑片状甚至大片溶骨破坏，骨性关节面却残留薄层骨壳，是关节软骨下的钙化带和骨板。极易发生塌陷骨折
- 肿瘤突破关节软骨向关节内浸润，在关节内显示出肿瘤的软组织肿块或间隙增宽
- 肿瘤侵犯干骺端，破坏干骺端的血运时，使肥大的软骨细胞堆积，甚至不能钙化，导致软骨成骨障碍，产生骺线增宽的 X 线征象（图 8-2-6）

3. 瘤骨　瘤骨是肿瘤细胞形成的骨组织，良性骨肿瘤和恶性骨肿瘤都可见到。

瘤骨与正常骨组织不同，是一些排列紊乱、生长无定向、组织分化较差的骨组织。

瘤骨是诊断骨瘤和骨肉瘤的可靠依据。

瘤骨的 X 线表现基本形态有 3 种：

- 象牙质样瘤骨
  - ◎ X 线表现为高度致密的骨化阴影，呈象牙质样，无骨小梁结构，成团块状聚在肿瘤发生处，与周围组织分界清楚
  - ◎ 病理观察，此种瘤骨细胞分化较好，所形成的骨小梁排列密集似海绵状，骨瘤或生长缓慢的骨肉瘤中的象牙质样瘤骨是膜内成骨
  - ◎ 此种瘤骨在骨旁肉瘤中表现最为明显
  - ◎ 软骨肉瘤中也可见到象牙质样瘤骨，是由瘤细胞直接转化为骨的（图 8-2-7）

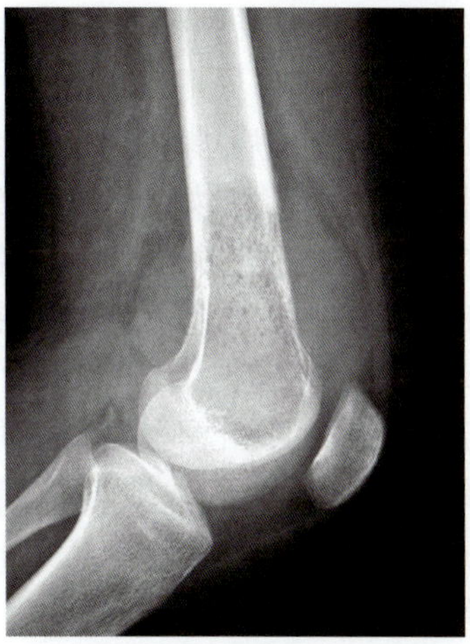
图 8-2-5 股骨远端骨髓腔内弥漫性骨破坏

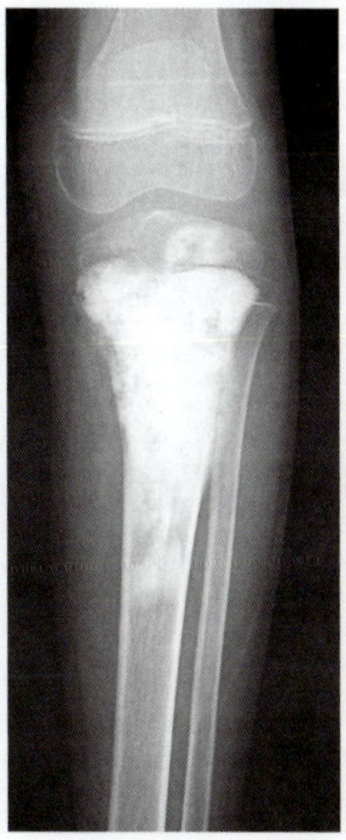
图 8-2-6 胫骨近端骨骺内可见肿瘤骨的侵犯

- 棉絮状瘤骨
  - ◎ X 线表现为团块状，分布于骨内或软组织肿块中，其密度较低，边缘模糊，无骨结构，如棉絮状，骨小梁结构密集、紊乱
  - ◎ 此瘤骨均为膜内成骨，最多见于骨肉瘤（图 8-2-8）
- 针样瘤骨
  - ◎ X 线片表现：针样瘤骨位于骨皮质外，垂直于皮质，细长而直，平行排列，很像阳光样
  - ◎ 这种瘤骨最多见于骨肉瘤（图 8-2-9）

4. 瘤软骨

- 瘤软骨钙化：X 线呈环形或半环形
- 软骨类肿瘤或肿瘤内存在很多软骨团时，多数都可见到环形钙化
- 综合 X 线片病理所见，瘤软骨生长缓慢，细胞分化良好，血运充分时钙化环完整，含钙量多，阴影致密，边缘清晰，为良性软骨类肿瘤的钙化表现
- 瘤软骨分化差，生长迅速，血液供应不足，形成的钙化环稀少，密度不高，边缘模糊，钙化环残缺不整，隐约可见，是恶性瘤软骨钙化不充分的表现（图 8-2-10）
- X 线鉴别诊断中，要特别注意两个问题
  - ◎ 骨结核的干酪样钙化，是无结构的钙化斑点，较易鉴别，但有时干酪样钙化也类似环形，难以鉴别

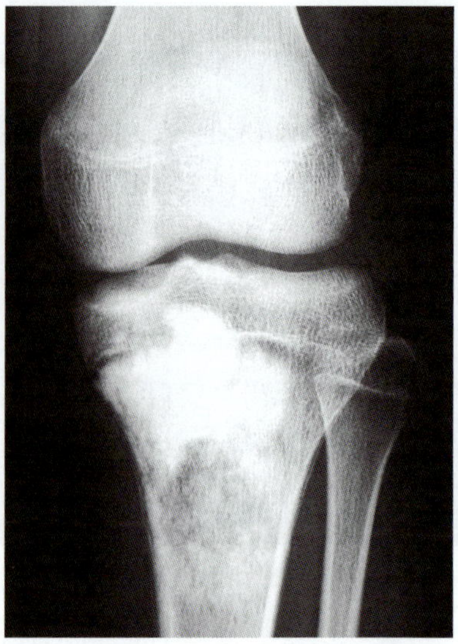

图 8-2-7 发生在胫骨近端的高密度肿瘤骨为象牙质骨

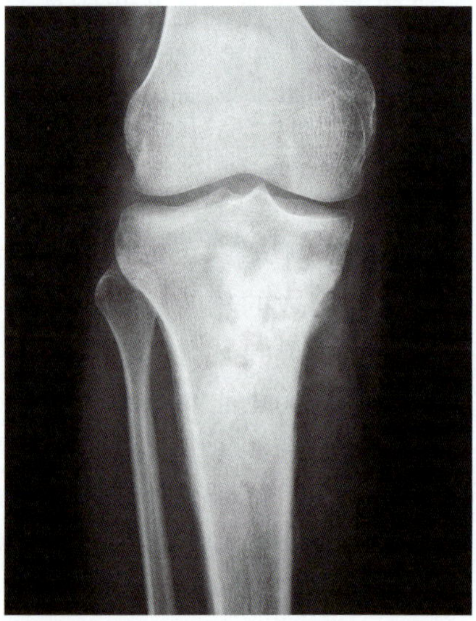

图 8-2-8 胫骨近端骨髓腔内的棉絮状瘤骨

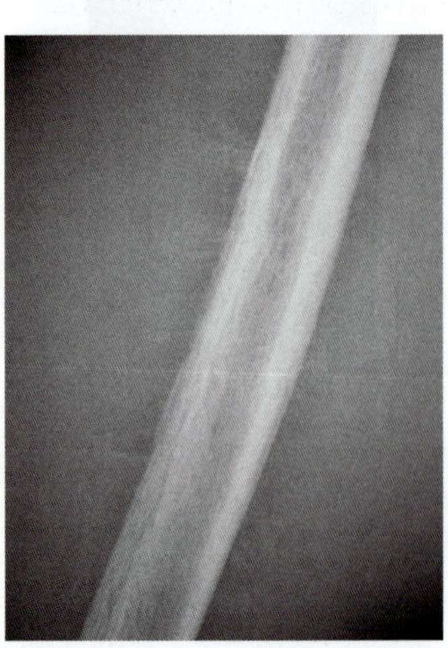

图 8-2-9 股骨干（放大）针样瘤骨

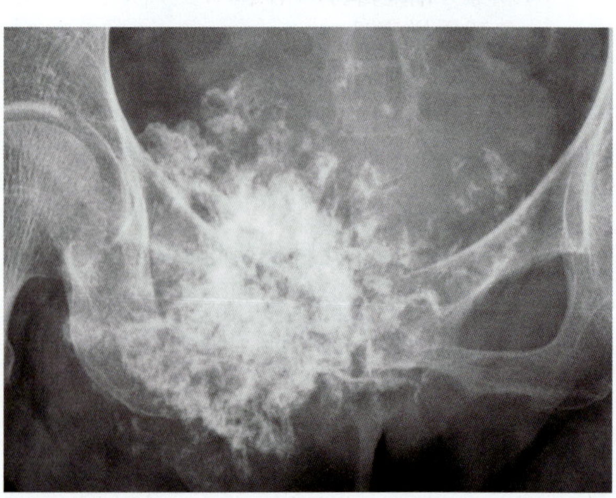

图 8-2-10 发生在耻坐骨支的软骨类肿瘤

◎ 瘤骨是成团成簇的分布

5. 骨肿瘤的反应骨和残留骨

- 反应骨：骨遭到肿瘤破坏后骨膜或髓内产生的新生骨。反应骨是正常的骨组织，它不是骨肿瘤的特有征象（图 8-2-11）
  ◎ 皮质旁的骨膜反应
- 良性骨肿瘤，从 X 线片上观察，一般无骨膜反应或有少量单层轻微的骨膜新生骨，表面连续，光滑完整
- 软骨黏液纤维瘤、动脉瘤样骨囊肿、儿童良性骨肿瘤或发生病理骨折后常见骨膜反应
- 恶性骨肿瘤，早期可见单层骨膜反应，晚期则出现多层、葱皮样或梳状骨膜反应

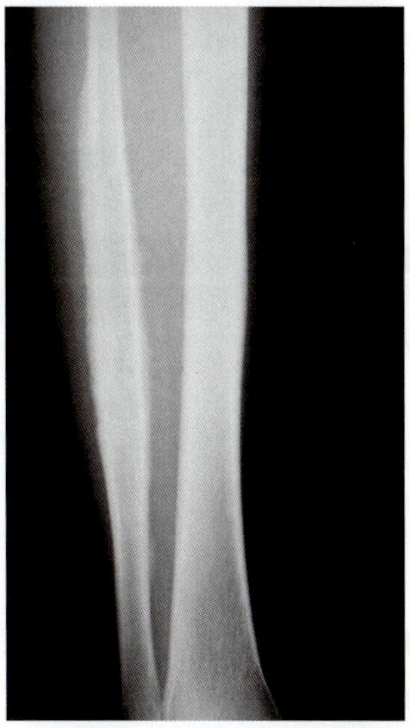

图 8-2-11 右腓骨中段的骨皮质增厚呈花边样改变为反应骨形成

特别值得注意的是，骨膜反应常被肿瘤突破，X 线片表现为骨膜反应破坏、中断、残缺不齐，这些都是肿瘤破坏骨膜新生骨造成的，都属于恶性征象。

- 在非肿瘤疾患中如血源性骨髓炎，脓肿突破骨膜新生骨时，亦可产生同样现象
- 骨肉瘤内的残留骨原来的骨结构被肿瘤破坏，残留下来的骨组织为残留骨
  ◎ 恶性骨肿瘤发生弥漫浸润性骨破坏时，常见有残留骨。残留骨都被肿瘤组织所包围
- 残留的皮质骨 X 线片经常表现为
  ◎ 皮质骨残缺不齐，断续不连，密度较高，与正常骨小梁结构相延续
  ◎ 被肿瘤组织所推移，颇似“死骨”
  ◎ 残留的松质骨，X 线片依然可见疏松的骨小梁结构，其边缘模糊，密度较低残留骨和反应骨对诊断意义重大（图 8-2-12）

6. 软组织肿块

- 良性骨肿瘤，一般不见软组织肿块，但良性骨肿瘤造成骨膨胀性改变时，骨皮质可完全中断、消失，出现类似软组织肿块的征象，但其边缘清楚，骨破坏界限明显，与恶性骨肿瘤鉴别并不困难
- 恶性骨肿瘤，生长迅速，极易突破骨皮质向软组织内浸润，示软组织肿块无明显界限或部分清楚部分不清楚，恶性骨肉瘤软组织肿块常出现瘤骨或环形钙化（图 8-2-13）

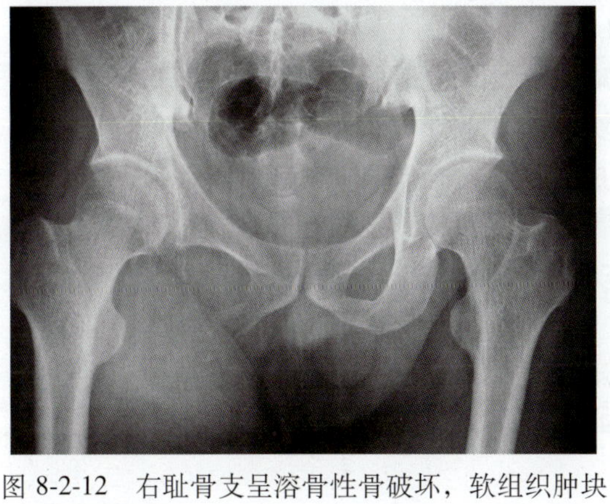

图 8-2-12 右耻骨支呈溶骨性骨破坏，软组织肿块内可见残留骨

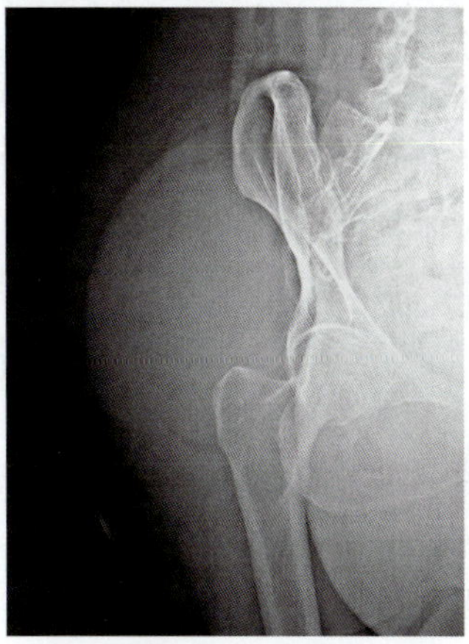

图 8-2-13 发生在右髂骨翼旁的巨大软组织肿块影

（顾 翔）

3 MRI在骨骼系统的临床应用（Ⅰ）

一、MRI的硬件组成

- 主磁体
- 梯度线圈
- 脉冲线圈
- 计算机系统
- 其他辅助设备

二、MRI的原理

- 磁共振成像是利用人体原子核的氢质子（^{1}H），氢质子是人体中最多的原子核，约占人体原子核数的2/3以上；^{1}H的磁化率在人体磁性原子核是最高的
- ^{1}H是氢原子核，仅有一个质子而没有中子，自旋运动能够产生磁场
- 人体的质子不计其数，在自然状态下每个质子均能产生1个小磁场，随机无序排列，故人体不显磁性
- 当把人体置于高磁场（即MR）时，人体质子不再杂乱无章，呈有规律排列，多数低能量质子与主磁场方向一致，少数高能量质子与主磁场相反方向排列，形成与主磁场方向一致的宏观纵向磁化矢量
- 这时施加射频脉冲，如果脉冲频率与质子进动频率相同时，低能量的质子从脉冲获得能量，并由低能级跃迁到高能级，这样就使宏观纵向磁化矢量发生偏转，这时的磁化矢量可以被宏观纵向磁化矢量
- 关闭射频脉冲后组织的宏观磁化矢量逐渐又回到平衡状态，这个过程称为核磁弛豫，分横向弛豫（T2弛豫）和纵向弛豫（T1弛豫）
- 从脉冲关闭时开始，到横向磁化矢量衰减到最大值的37%的时间，为T2值
- 从脉冲关闭时开始，到纵向磁化矢量回复到最大值的63%的时间，为T1值。
- 人体各种组织的T1和T2时间不同，形成对比。这是MRI成像的基础。

三、影响MRI信号强度的因素

- 组织本身的特性，包括质子密度、T1值、T2值等
- MRI设备和成像技术参数，包括磁场强度、所用的序列、成像参数（如TR、TE、激发角度）
- 流动的液体

表 8-3-1 人体各种组织在 1.5 T 场强下正常组织的 T1、T2 参考值

组织	T1 值	T2 值
脑白质	350 ~ 500 ms	90 ~ 100 ms
脑灰质	400 ~ 600 ms	100 ~ 120 ms
脑脊液	3000 ~ 4000 ms	1200 ~ 2000 ms
肝	350 ~ 400 ms	45 ~ 55 ms
脾	400 ~ 450 ms	100 ~ 160 ms
肾皮质	350 ~ 420 ms	80 ~ 100 ms
肾髓质	450 ~ 650 ms	120 ~ 150 ms
骨骼肌	500 ~ 600 ms	70 ~ 90 ms
皮下脂肪	220 ~ 250 ms	90 ~ 130 ms

四、MRI 常规扫描方法

- 普通扫描
- 静脉增强扫描
- 血管成像（MRA）
- 水成像（脊髓造影）
- 关节造影
- 功能成像
- 磁共振频谱分析（MRS）

五、MRI 扫描常用的序列

（一）自旋回波序列

1. 自旋回波序列（spin echo, SE）是最常用的序列
- 常规自旋回波（SE）
- 快速自旋回波（fast spin echo, FSE）
- 反转恢复（inversion recovery, IR）
- 快速反转恢复（fast inversion recovery, FIR）

2. SE 序列优点
- 序列结构简单，信号变化容易解释
- 图像具有良好的信噪比
- 图像组织对比良好
- 对磁场的不均匀敏感性低，因而没有明显的磁化率伪影
- 利用 SE 序列进行 T1 WI, 采集时间一般只需 2 ~ 5 分钟

3. SE 序列的缺点
- 采集时间长，T2 WI 需十几分钟
- 由于时间长，体部成像时容易产生伪影
- 采集时间长，因而难以进行动态增强扫描
- 为减少伪影，采集次数常需要 2 个以上，进一步增加了采集时间

4. 快速自旋回波序列（FSE）
- GE 公司称 FSE
- 西门子和飞利浦公司称 TSE（turbo spin echo）

5. 与常规 SE 序列相比，FSE 有下列特点
- 扫描速度快
- FSE 序列的 T2 对比有不同程度降低
- FSE 序列图像模糊效应
- 脂肪组织信号强度增加
- 对磁场不均匀性不敏感
- 能量沉积增加，可使局部体温升高

6. 快速自旋回波序列 FSE 的临床应用
- FSE T1WI 可用于
  - ◎ 对 T1 对比要求相对较低的部位，如脊柱、大关节、骨与软组织
- 患者耐受能力差，要求快速扫描
  - ◎ 体部屏气扫描（对 T1 要求高的，如脑组织和腹腔脏器，一般不用 FSE T1WI）
- FSE T2WI，根据扫描时间长短不同，应用范围亦不同
  - ◎ 短回波链可用于颅脑 T2WI 常规扫描和腹部常规序列
  - ◎ 中短回波链可用于脊柱和骨关节
  - ◎ 长短回波链可用于呼吸不规律和水成像

7. 反转恢复和快速反转恢复
- 是抑制脂肪信号的序列
- 包括传统的 STIR 序列和目前常用的 FIR 以及在颅脑的压脂压水（FLAIR）序列
- 脂肪抑制技术的临床意义
  - ◎ 减少运动伪影、化学位移伪影和其他相关伪影
  - ◎ 抑制脂肪组织信号，增加图像的组织对比
  - ◎ 增加增强扫描的效果
  - ◎ 鉴别病灶是否含有脂肪，因为在 T1WI 上除脂肪外，含蛋白后液体、出血均可表现为高信号，脂肪抑制技术可以判断是否含脂肪，为鉴别诊断提供信息

（二）梯度回波

1. 梯度回波（GRE）的特点
- 小角度激发，加快成像速度
- T2 弛豫
- GRE 序列的固有信噪比比较低
- GRE 序列对磁场的不均匀性敏感，易产生伪影
- GRE 序列中血流常呈现高信号

2. 常用的序列的名称
- GE 公司称 SPGR（spoiled gradient recalled echo）
- 西门子公司称 FLASH（fast low angle shot）
- 飞利浦公司称 FFE（fast field echo）

3. GRE 的临床应用
- 是上中腹部脏器检查的常规 T1WI 序列之一

- 三维 T1WI 可以薄层扫描，没有间隔，并有好的对比
- 血管 MRA
- 对比增强 MRA
- 心脏成像
- 关节软骨成像，透明软骨呈较高信号，而纤维软骨和韧带呈低信号。在膝关节、髋关节、腕关节、颞颌关节等部位应用广泛
- 由于扫描速度快，GRE T1WI 可用于脑、垂体、骨与软组织的快速 T1WI 或动态增强扫描

（三） 水成像技术

1. 随 MRI 技术的进步，MR 水成像（water imaging）技术近年来在临床上也得到广泛应用。

2. 为含水脏器的疾病诊断提供了极有价值的信息。

3. 水成像技术的原理简单，主要是利用水的长 T2 特性，如果采用 T2 权重很重的 T2WI 序列，即选择很长的 TE（如 500ms 以上），其他组织的横向磁化矢量几乎完全衰减，因而信号强度很低，几乎没有信号，而水样结构由于 T2 值很长仍保持较大的横向磁化矢量，所采集的图像上信号主要来自于水样结构。

4. 临床上主要用于

- 腹部 MR 胰胆管成像（MRCP）和 MR 尿路成像（MRU）
- 在脊柱可以做 MR 脊髓成像（MR myelography, MRM），其效果与脊髓碘造影相当，与 MRI 结合现已经基本取代了脊髓碘造影

MRM 在骨科主要适用于：

- 椎间盘病变、椎管内肿瘤、椎管畸形、脊神经鞘袖病变、脊柱外伤、脊柱退变等
- 关节内积液多时，水成像可以与关节造影相当

（四） 血管成像技术

1. 血管成像技术（MR angiography，MRA）已成为 MRI 检查的常规技术之一。

2. 与血管造影相比，具有无创、简便、费用低、一般无须对比剂等优点。

3. 目前临床上常用的血管成像方法包括时间飞跃（time of fly, TOF）MRA、相位对比（phase contrast, PC）MRA 和对比增强（contrast enhancement, CE）MRA。

4. MRA 的临床应用

- TOF MRA 主要用于脑部血管、颈部血管、下肢血管的成像
- PC MRA 临床应用
  - ◎ 脑动脉瘤的显示
  - ◎ 心脏血流分析
  - ◎ 静脉病变
  - ◎ 门静脉血流分析
  - ◎ 肾动脉病变检查
- CE MRA 临床应用
  - ◎ 脑部或颈部血管，可作为常规 MRA 的补充，主要用于颈部和脑部动脉狭窄或闭塞、动脉瘤、血管畸形等病变的检查
  - ◎ 肺动脉，主要包括肺栓塞和肺动静脉漏

◎ 主动脉，主要用于主动脉瘤、主动脉夹层、主动脉畸形
◎ 肾动脉
◎ 肠系膜血管
◎ 四肢血管

（五）MRI增强扫描

1. 多数 MRI 检查平扫即可，有时需要做对比剂增强扫描
- MRI 使用对比剂的目的在于
  ◎ 提高图像的信噪比，有利于病灶的检出
  ◎ 通过病灶的不同增强方式和类型，帮助病灶定性
  ◎ 提高 MRA 成像质量
  ◎ 利用组织或细胞特异性对比剂获得特异性信息，可提高病灶检出率和定性诊断

2. 造影剂
- 现在临床上使用最多的是离子型非特异性细胞外液对比剂
- 钆喷替酸葡甲胺（Gd-DTPA）是最早在临床上应用的磁共振对比剂
- Gd-DTPA 的药物动力学与水溶性碘对比剂相似，具有高度水溶性，与蛋白质的亲和力较小，细胞内的穿透性低，几乎全部分布于细胞外间隙，由肾小球排泄
- Gd-DTPA 在血浆的半衰期是 90 分钟，75% 在 3 小时以内经肾排出
- Gd-DTPA 与碘对比剂相似，在静脉注射后不能通过正常的血脑屏障。当血脑屏障受损（如脑肿瘤或脑梗死）时，Gd-DTPA 漏出血管进入组织间隙
- 组织内的 Gd（钆）浓度越高，组织的 T1 时间越短
- Gd-DTPA 是一种顺磁性物质，T1 和 T2 弛豫时间明显缩短
- Gd-DTPA 的临床应用：Gd-DTPA 作为离子型细胞外液对比剂，不具组织特异性，但可用于全身 MR 增强扫描
- 临床常规剂量为每千克体重 0.1 mmol
- 临床主要用于以下几个方面：
  ◎ 脑和脊髓病变，由于 Gd-DTPA 不能透过完整的血脑屏障，因此如果脑组织内出现强化，提示血脑屏障的破坏，如肿瘤、炎症、梗死等。增强扫描有助于发现病变和病变的鉴别诊断
  ◎ 垂体腺瘤或微腺瘤的检查
  ◎ 脑灌注加权成像，主要用于急性脑缺血的检查
  ◎ 腹部脏器如肝、胆、胰、脾及肾的动态增强扫描
  ◎ 心脏灌注加权成像，可显示心肌缺血
  ◎ CE-MRA
  ◎ 全身其他部位，如骨关节系统，特别是肿瘤病变的检出、诊断及鉴别诊断

（六）MRI关节造影

1. 为增加关节内结构的对比，可以往关节腔内注射稀释的 MRI 造影剂，然后进行 MRI 扫描。

2. 可以明显显示关节软骨、盂唇、肌腱韧带等结构。

3. 在肩关节和髋关节应用比较多。

六、MRI 的优点和缺点

1. 优点：与 CT 相比，MRI 具有下列优势
- 无辐射损伤
- 软组织分辨率高
- 多参数成像提供更多信息
- 无骨伪影
- 无须对比剂可进行心脏和血管成像
- 多方位成像

2. 缺点
- 成像时间相对较长
- 骨结构和钙化显示不佳，是否有钙化对病变的诊断和鉴别诊断起着重要作用。伪影多
- 信号变化解释相对复杂
- 禁忌证多

七、MRI 的生物效应和安全性

1. MRI 的生物效应主要包括静磁场、梯度磁场、射频脉冲的生物效应，以及 MRI 噪音。

2. MRI 安全性
- 制冷剂外泄：液氮和液氦外泄时，所有人员必须立即撤离磁体间
- 心脏起搏器：会受到主磁场和射频脉冲的干扰，因此安有心脏起搏器的患者是绝对禁止进入 MRI 扫描室的
- 监护仪和呼吸机：这些仪器会受到磁场干扰，禁止进入 MRI 扫描室，因此需要这些设备的患者不能做 MRI 检查
- 铁磁性物质：被强磁场吸引，可以高速向磁体抛射，引起人员损害。这些物质禁止带入 MRI 扫描室
- 如果是铁磁性的物质制造的血管内支架、血管夹、人工瓣膜、静脉滤器、内固定器、人工关节等患者禁止做 MRI 检查。在接受 MRI 检查前需要明确植入物的材料，除非产品说明书上表明可以进行 MRI 检查，在不清楚植入物材料的情况下不可贸然进行 MRI 检查
- 目前临床上使用的节育环一般采用非铁磁性材料如塑料或铜合金，在磁场作用下不发生移位，无明显产热，伪影也不明显，因此可以进行 MRI 检查，包括盆腔。但老式的节育环可能有明显伪影，不能进行盆腔或骶尾骨部位的检查
- 金属异物，特别是眼球内铁磁性异物患者不能进行 MRI 检查
- 幽闭恐惧症：在临床 MRI 检查中，有 3% ～ 10% 的受检者会出现紧张、恐慌等反应，甚至不能完成 MRI 检查，幽闭恐惧症是其中较为严重的反应。对这些患者，可以选择 CT 检查
- 妊娠 3 个月内不宜接受 MRI 检查

八、MRI 在骨骼系统的临床应用

- 由于上述 MRI 的优势，MRI 检查在骨科临床的应用越来越广泛
- X 线平片和 CT 在显示骨结构、钙化和骨化方面有明显优势，而 MRI 的组织对比明显，对显示软组织病变有明显优势
- 在骨科影像检查中，X 线平片、CT 和 MRI 检查是互补的。X 线平片是基础，CT 和 MRI 是补充。CT 和 MRI 比平片敏感，能早期发现病变，当患者有症状，而平片无异常发现时要进一步做 CT 或 MRI 检查，不能认为平片阴性就正常。平片有异常表现时，可以做 CT 和 MRI 检查 进一步显示病变
- 骨科影像检查的选择都应该遵循这个原则

（一）脊 柱

- 脊柱病变是 MRI 检查应用最广的领域之一。由于脊髓、脑脊液、神经、椎间盘等结构 MRI 图像上对比明显，MRI 是脊柱检查的理想方法。在椎间盘病变、椎管狭窄、脊柱损伤、椎管内肿瘤和血管畸形等方面都有广泛应用
- 脊柱常规 MRI 检查，包括 T1WI、T2WI 矢状位，T2WI 轴位像，可加压脂序列，脊髓成像一般无需做增强检查，如怀疑肿瘤患者可加冠状位像和增强扫描

1. 脊柱损伤　脊柱损伤的影像检查仍以 X 线平片和 CT 平扫为主。而脊柱损伤做 MRI 检查主要是观察骨折对脊髓的压迫情况，有无脊髓损伤、有无出血等。尤其是当患者有症状，而平片和 CT 均无异常发现时，很有必要做 MRI 检查

- 急性出血在 MRI T1WI 上为高信号，压脂高信号
  - ◎ 硬膜外出血表现为梭形病变
  - ◎ 脊髓内出血在 MRI T1WI 上为高信号，压脂高信号，并有脊髓肿胀增粗
  - ◎ 慢性期则表现为脊髓内 T1WI 上为等或低信号，压脂高信号灶
- 脊髓横断则表现为脊髓连续性中断，断裂处充满脑脊液，表现为 T1WI 上为低信号、T2WI 和压脂高信号，在该处轴位图像上见不到正常脊髓影，周围软组织可以有大范围水肿。骨折情况不如平片和 CT 显示清楚（图 8-3-1）

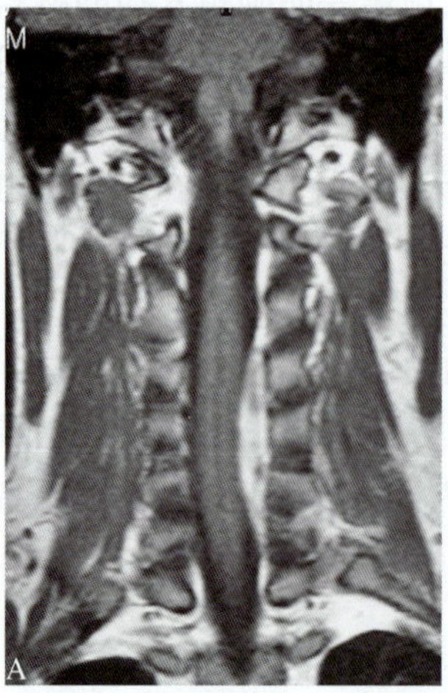

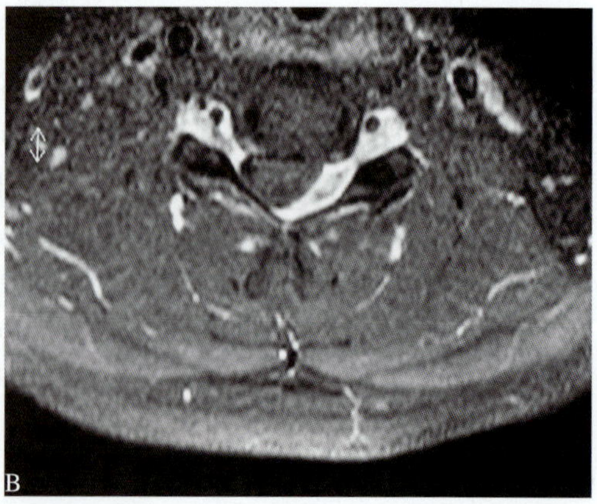

图 8-3-1　硬膜下出血

男，26 岁，左上肢麻木 1 天。颈椎冠状 T1WI 示左侧髓外长梭形高信号占位病变（A），轴位压脂图像示左侧脊髓后外方高信号占位（B），边界清楚，符合硬膜下出血，1 周后复查有所吸收

- 当受伤后，平片表现为椎体压缩，而不能除外病理骨折时，MRI 检查是最理想的检查方法
- 在老年人群中，除骨折，尤其是骨质疏松性骨折，常无明确外伤史，在平片上表现为骨质疏松，椎体压缩
- 骨转移瘤、骨髓瘤、淋巴瘤等也可有同样的表现

这时做 MRI 检查，可以帮助鉴别。

- 如果是单纯骨折，MRI 可见多个椎体变扁
- 陈旧骨折骨髓信号可以是正常。新鲜骨折的椎体，除压缩外，还有水肿，表现为 T1WI 上为低信号，T2WI 和压脂高信号（图 8-3-2）
- 病理骨折除表现为椎体压缩外，还可见椎体多发圆形异常信号灶，一般表现为 T1WI 上为低信号，T2WI 显示不清，压脂高信号，椎弓根破坏，可有软组织肿块，常提示为恶性肿瘤（图 8-3-3）

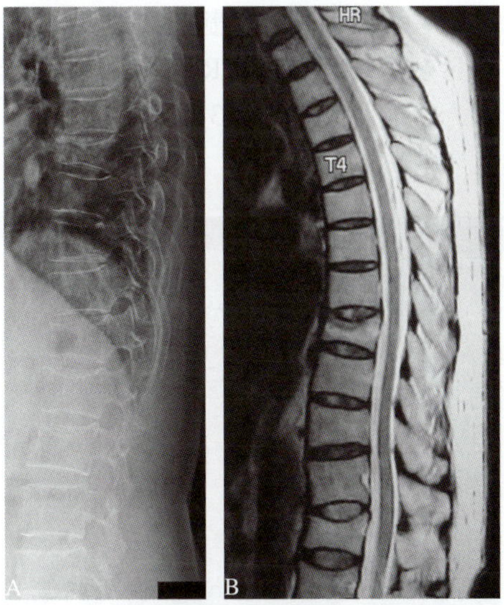

图 8-3-2　胸腰椎骨折

女，59 岁，胸腰椎侧位片（A）胸 8 和胸 12 ～腰 2 多个椎体压缩变扁，MRI T2WI 图（B）示胸 8 椎体压缩，并有信号减低，为新鲜骨折，而胸 12 和腰 1 椎体变扁，信号正常，为陈旧骨折

2. 椎间盘病变和椎管狭窄

- 椎间盘退变最好发于腰，其次是颈，胸段少见。
- 腰椎 90% 发生在 $L_{4\sim5}$、$L_5\sim S_1$，颈椎 75% 发生于 $C_{6\sim7}$，$C_{5\sim6}$ 占 20%
- MRI 是显示椎间盘病变的最理想的方法
- 常规 MRI 检查，包括 T1WI，T2WI 矢状位，T2WI 轴位像即可
- 在矢状位 T1WI 图像上可见间盘物质向后突出
- 在 T2WI 矢状位图像显示更为明显
- 在轴位 T2WI 图像上可以显示间盘全貌，容易区分是突出还是膨出

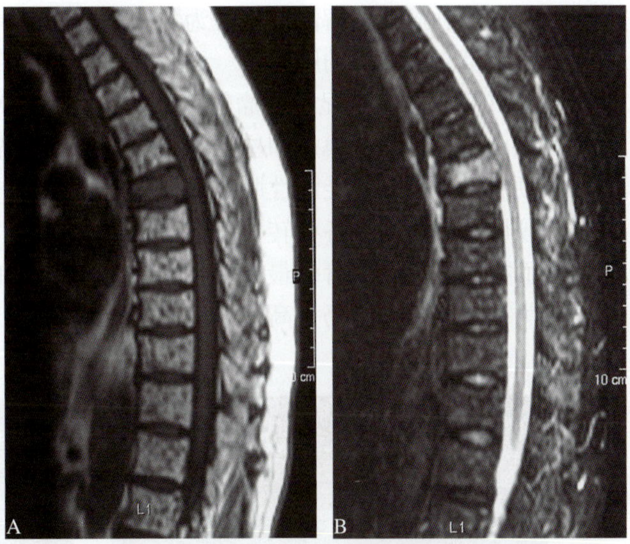

图 8-3-3　骨髓瘤

女，67 岁，腰背痛，胸椎矢状 T1WI（C）和压脂图像（D）示胸 6 椎体压缩，信号减低，其余椎体内可见小点状低信号区，分布弥漫。压脂序列呈高信号

- 在颈椎和胸椎间盘突出严重时，可以引起脊髓变性，表现为间盘相对应水平脊髓内 T2WI 出现高信号灶

- 水成像具有脊髓造影的效果，可以显示脊髓受压的情况
- 而黄韧带在MRI上为低信号，在间盘水平的后方，黄韧带增厚时可以在脊髓后方形成压迫（图 8-3-4）

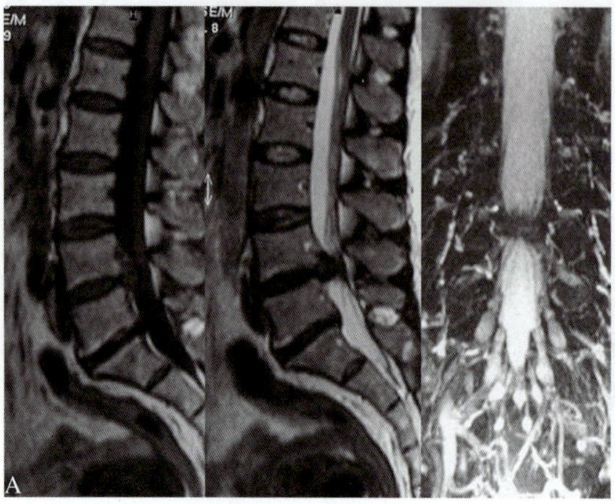

图 8-3-4A 腰椎间盘突出

女，48岁，腰腿痛。MRI腰椎矢状T1WI、T2WI和水成像示腰4-5间盘明显突出，压迫脊髓

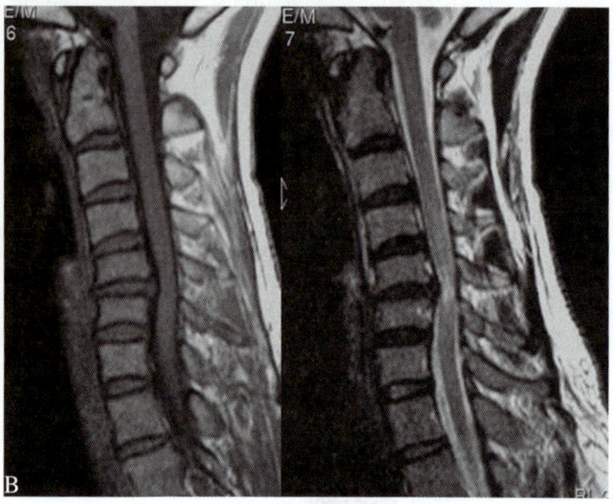

图 8-3-4B 颈椎间盘突出

男，39岁，右上肢麻木半年。颈椎矢状T1WI和T2WI图像示C5-6间盘突出，压迫脊髓，相对应水平脊髓内高信号，为脊髓变性

3. 椎管内肿瘤

- 椎管内肿瘤根据解剖部位分为髓内、髓外硬膜下和硬膜外三型，还有椎体肿瘤
- 每型都有其好发的肿瘤
- MRI检查能清楚显示肿瘤的部位，并可根据MRI特点对多数肿瘤提出定性诊断
- 髓内肿瘤以室管膜瘤和星形细胞瘤最多见，各有其MRI特点
- 硬膜下肿瘤以神经源性肿瘤和脊膜瘤最常见，MRI多数情况可以提示诊断
- 硬膜外常见的是各种转移瘤和淋巴瘤
- 而椎体肿瘤以血管瘤最常见，多数无症状，在MRI检查时偶然发现，在T1WI表现为高信号，压脂仍为高信号，血管粗时可以出现流空现象（图 8-3-5）

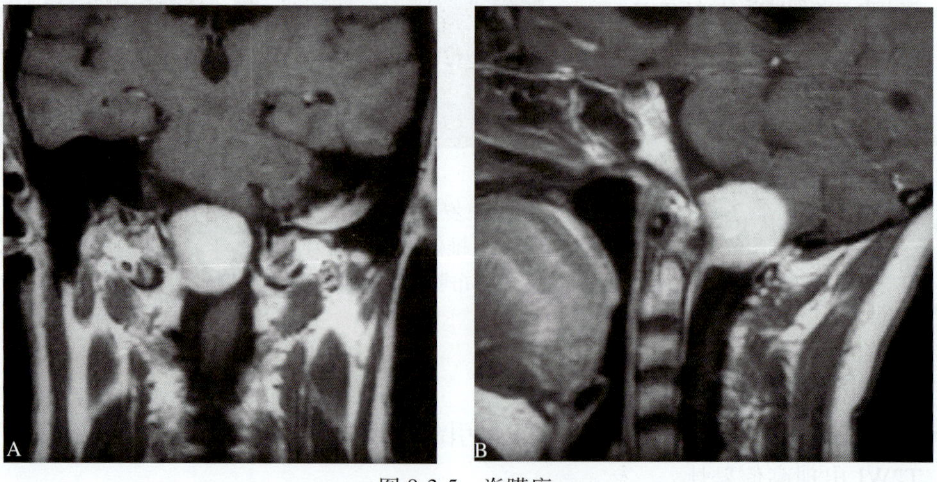

图 8-3-5 脊膜瘤

颅底部MRI冠状和矢状T1WI增强扫描示在延髓水平，右侧髓外圆形肿块，明显强化，考虑为脊膜瘤

4. 脊髓血管畸形

- MRI 可以清楚显示椎管内血管畸形情况，可出现流空现象，增强扫描有明显强化
- MRI 诊断血管畸形非常重要，避免误诊为其他病变而进行手术，因其可能会引起大出血的严重后果（图 8-3-6）

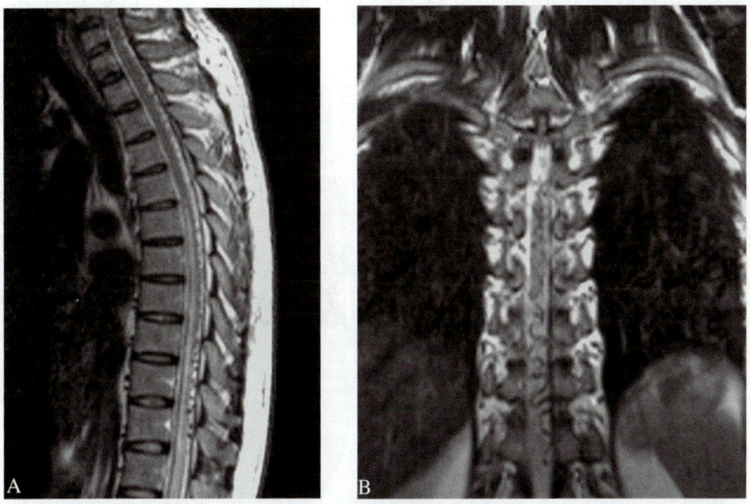

图 8-3-6　血管畸形

男，47 岁。胸椎 MRI 矢状（A）和冠状（B）T2WI 图像示胸椎管内大范围的蛇形样，流空血管影

5. 脊髓空洞症

- MRI 表现为脊髓内 T1WI 低信号，T2WI 高信号，呈长条状、串珠状和囊状
- Chiari 畸形常继发脊髓空洞症
- 脊髓空洞症常是夏科关节的原因（图 8-3-7）

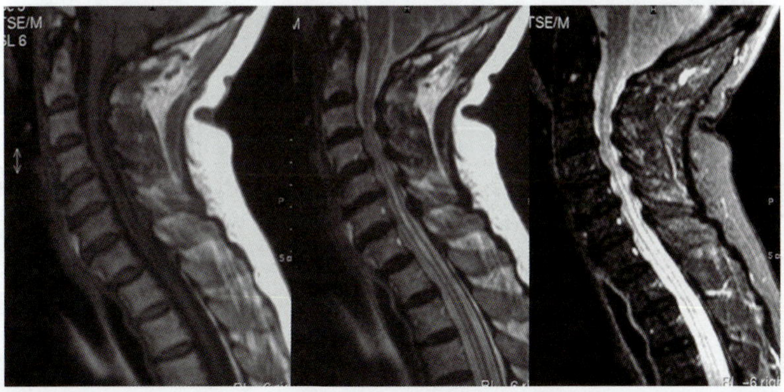

图 8-3-7　脊髓空洞

女，69 岁，右肩疼痛。颈椎 MRI 矢状 T1WI、T2WI 和压脂序列示颈脊髓中央长条状 T1WI 低信号，T2WI 和压脂高信号，为脊髓空洞症。该患者是 Chiari 畸形所致

6. 间盘感染

- 在 MRI 检查表现为在 T1WI 矢状图像见受累椎间盘低信号
- 上下相邻椎体也受累，表现为低信号
- T2WI 和压脂序列表现为高信号

- 间盘突出或退变，一般不累及相邻椎体
- 与脊柱结核的不同在于：结核常有明显骨破坏，并有脓肿形成（图 8-3-8）

7. 脊柱结核

- 主要表现为椎体破坏，椎间隙狭窄，椎旁脓肿
- 脓肿在 T1WI 低信号，T2WI 高信号，增强扫描为囊壁强化
- 椎间隙是否狭窄是区分肿瘤与结核的关键，肿瘤一般不引起椎间隙狭窄（图 8-3-9）

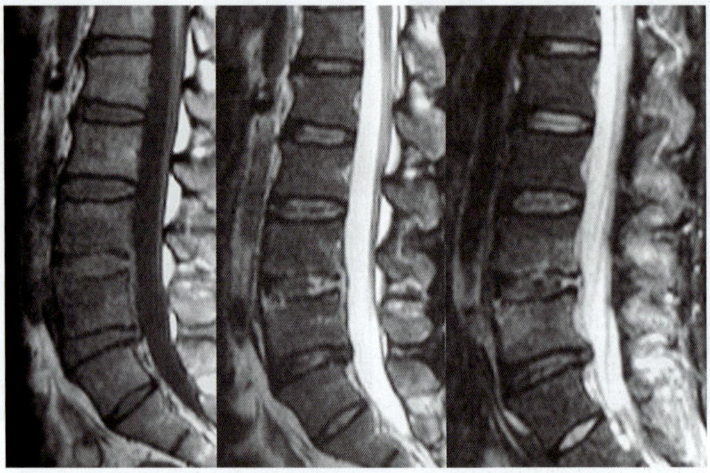

图 8-3-8 间盘感染

男，48 岁，发热、腰痛 1 个月。腰椎 MRI 矢状 T1WI、T2WI 和压脂序列示 $L_{3\sim4}$ 间盘上下椎体 T1WI 信号减低，T2WI 和压脂示椎体和间盘信号高，为间盘感染。$L_{4\sim5}$ 间盘突出

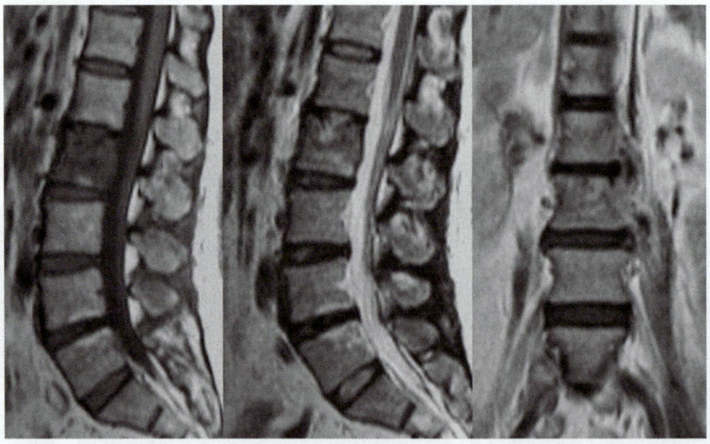

图 8-3-9 腰椎结核

女，52 岁。腰椎 MRI 矢状 T1WI、T2WI 和冠状增强扫描示 L_2 椎体破坏，$L_{1\sim2}$ 间隙轻度狭窄，增强扫描见脊柱左侧小脓肿

（二）骨与软组织肿瘤

1. 骨肿瘤

- 骨肿瘤发病率低，分类繁杂，诊断困难，要特别强调临床、影像和病理三结合作出诊断
- 影像学检查仍以 X 线平片为主，结合 CT 平扫，必要时增强扫描，MRI 检查是一种补充

- 特别强调骨肿瘤的诊断一定要结合 X 线平片，不要只根据 MRI 检查
- MRI 检查主要是显示骨肿瘤的范围，以及与周围解剖结构的关系
- 各种骨肿瘤的 MRI 表现多种多样，一定要结合临床和 X 线平片、CT 来诊断

骨肉瘤

- 常见于儿童、青少年，发生在长骨的干骺端，MRI 表现根据不同类型而异
- 硬化的瘤骨在 MRI 上表现为低信号
- 常见的表现为长骨干骺端骨破坏，软组织肿块，破坏区内信号混杂
- T1WI 常为等信号，但与正常骨髓高信号形成明显对比，而 T2WI 为混杂高信号
- 可以比平片和 CT 更好地显示肿块与血管神经的关系
- MRI 显示骨肉瘤髓内范围很准确，可以为截骨水平提供依据
- 增强扫描不均匀强化，坏死区无强化（图 8-3-10）

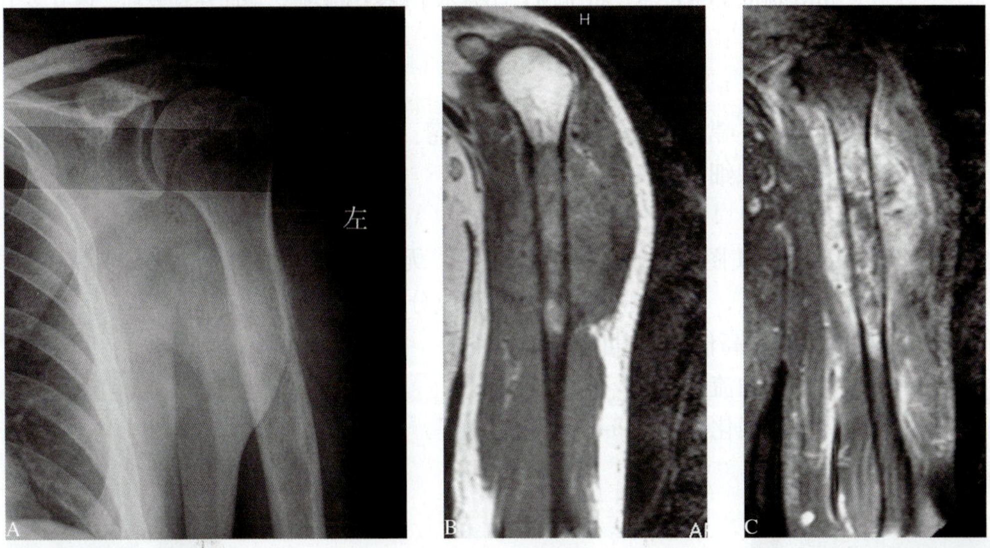

图 8-3-10 骨肉瘤

男，31 岁，左肱骨 X 线平片（A）示中上段骨破坏，软组织肿块。冠状 T1WI（B）示左肱骨中上段破坏，周围软组织肿块，冠状压脂像（C）示骨破坏和软组织肿块为高信号，周围软组织水肿

骨巨细胞瘤

- 以 20 ~ 40 岁成人多见，好发于长骨骨端
- 偏心生长和膨胀性生长是诊断的要点，一般平片即可诊断
- 有困难的病例可以做 CT 或 MRI 检查
- 在 MRI 上表现为骨膨胀破坏，破坏区内一般信号均匀，有坏死和出血时可为混杂信号
- T1WI 等信号，T2WI 略高信号
- 可出现多个液平面是其特点
- 增强扫描可见明显强化是其特点（图 8-3-11）

2. 软组织肿瘤

- MRI 的软组织对比明显，所以 MRI 检查在软组织肿瘤的诊断中有独特优势
- 怀疑软组织肿瘤时，先检查 X 线平片，不论有无阳性表现，下一步应该做 MRI 检查

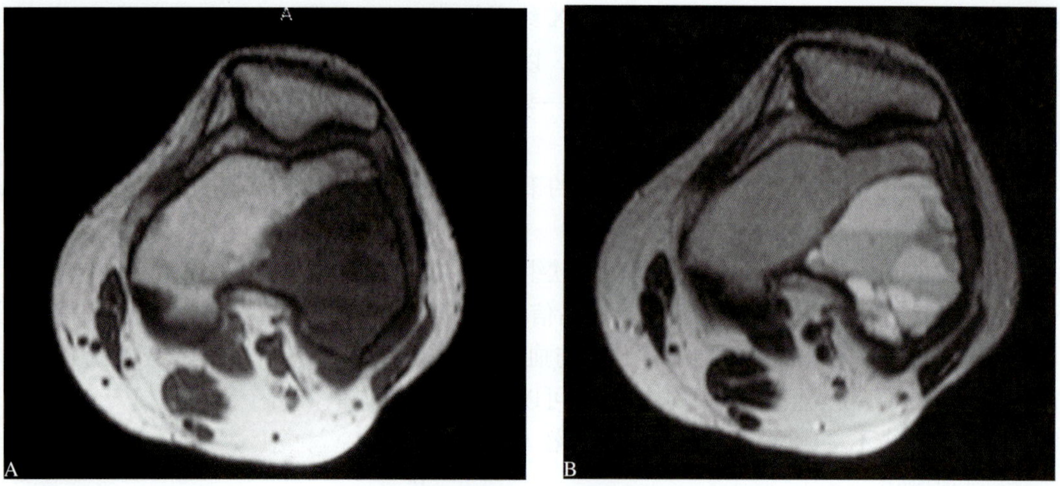

图 8-3-11 骨巨细胞瘤

男，38 岁。左股骨 MRI 轴位 T1WI（A）和 T2WI（B）示下端内侧膨胀，偏向性骨破坏，内有多个液平面，是骨巨细胞瘤的特点

- 在软组织肿瘤中，常见的是血管瘤、脂肪瘤、神经源肿瘤、硬纤维瘤，还有脂肪肉瘤、恶性纤维组织细胞瘤等

血管瘤

- 在 MRI 检查 T1WI 图像表现为软组织肿块，无明显边界，常为长条形或片状
- 其内可见小脂肪点，在周边也有明显脂肪成分
- T2WI 和压脂明显高信号，其间有低信号区
- 可以有粗大血管的流空现象
- 增强扫描有明显强化（图 8-3-12）

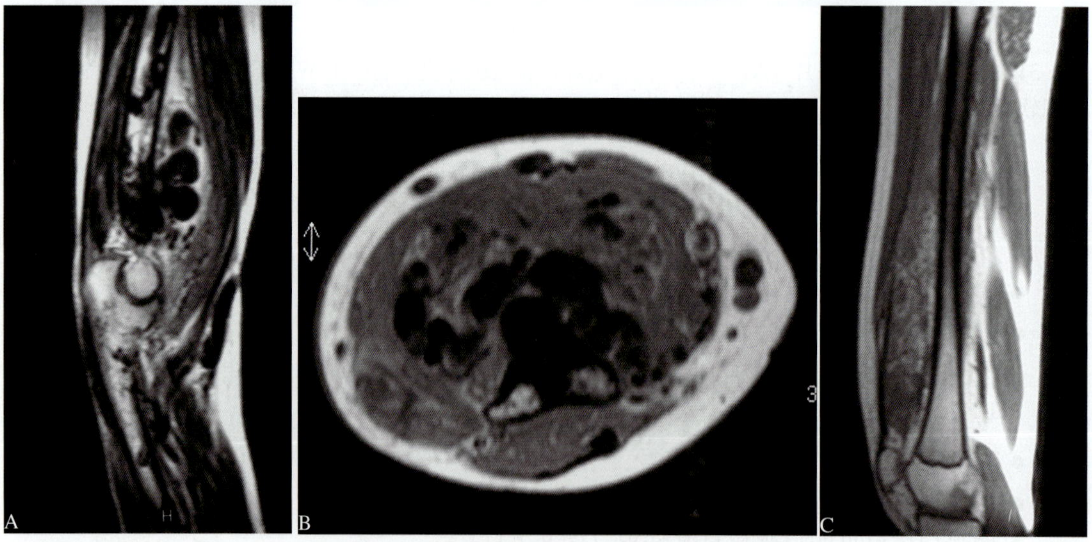

图 8-3-12 血管瘤

A、B，女，60 岁。左肘关节 MRI 矢状 T2WI（A）和 T1WI 轴位（B）图像示左肘关节前方有许多粗大的血管，有流空现象，肱骨也受累及；C，女，16 岁。右膝关节 MRI 矢状 T1WI 示股骨中下段前方股四头肌增厚，内有小片状脂肪，为血管瘤典型表现

脂肪瘤

- 在MRI上表现更为特殊
- 在T1WI图像表现为软组织肿块，明显高信号，与皮下脂肪同样信号
- 边界非常清楚，其内可以细间隔
- 压脂序列为低信号是其特点
- 要注意有一种脂肪瘤样脂肪肉瘤，表现与脂肪瘤相同，在病理检查时可见脂肪肉瘤成分（图8-3-13）

神经源肿瘤

- 其特点是在神经路径中出现圆形、椭圆形肿块
- MRI上表现为T1WI等信号、T2WI高信号
- 边界光滑
- 两端可见增粗的神经为其特点
- “靶征”也是诊断的依据（图8-3-14）
- 增强扫描有中度强化

恶性软组织肿瘤

- 恶性肿瘤表现缺乏特点
- 一般表现肿瘤体积较大，其内信号混杂
- 脂肪肉瘤根据分化程度不同，MRI表现各异
- 要注意多数脂肪肉瘤在MRI上见不到脂肪成分

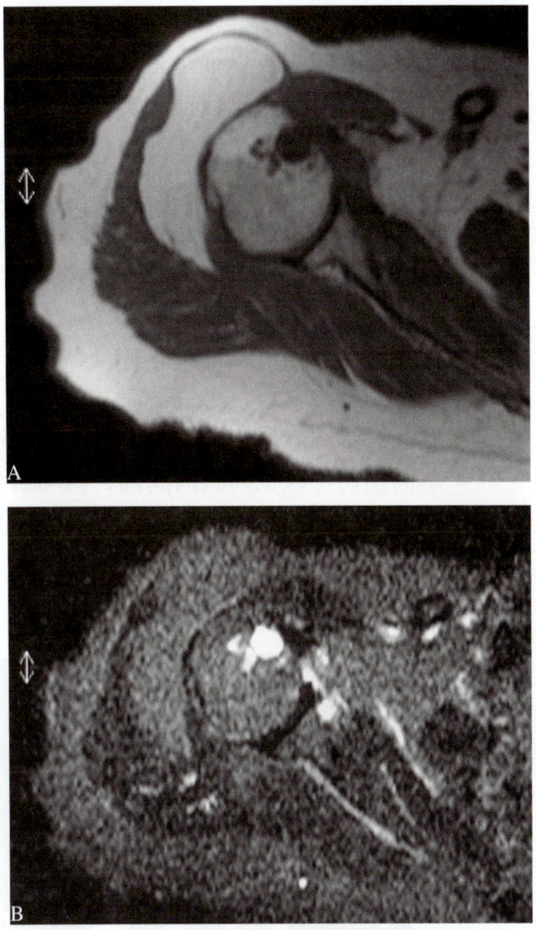

图8-3-13　脂肪瘤

女，77岁。右肩轴位T1WI（A）和压脂（B）示右肩部T1高信号，压脂低信号肿块，符合脂肪瘤

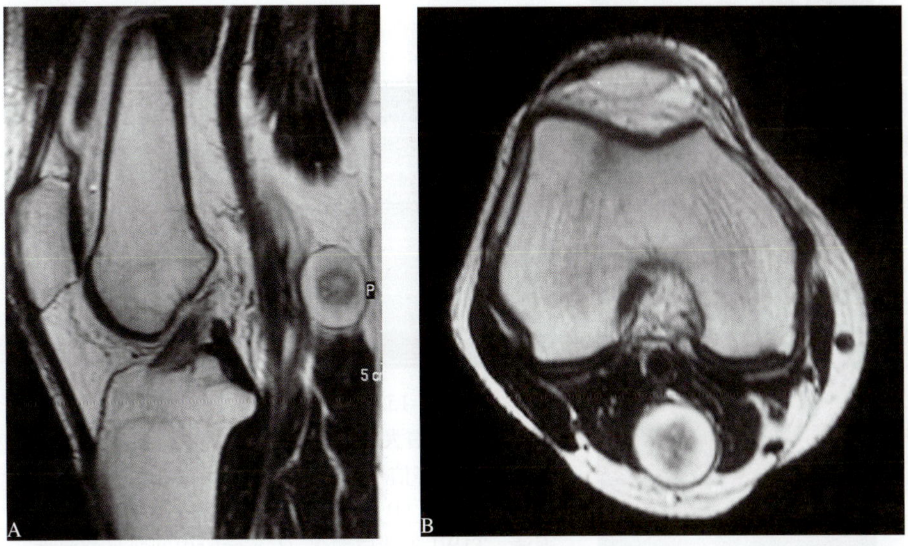

图8-3-14　神经鞘瘤

男，49岁。T2WI矢状位（A）和横断位（B）示病变呈卵圆形，中心信号比周边低，呈所谓的“靶征”

- 只有分化较好的部分可以表现为脂肪信号，即 T1WI 高，压脂图像低信号
- 恶性肿瘤体积可以很小，当体积大时，常有出血和坏死
- 有时出血明显可以掩盖肿瘤，要注意鉴别
- 增强扫描有帮助，出血无强化，而肿瘤实性部分有强化

（三）肌肉损伤、血肿和骨化性肌炎

- MRI 在显示肌肉病变方面有独特优势
- 肌肉损伤可以有出血和水肿
- 如果是急性期出血，在 MRI T1WI 上表现为高信号
- 可以是弥漫分布，小点，小片状
- 其间有水肿表现，即 T1WI 略低信号，而在 T2WI 和压脂图像出血表现为高信号
- 肌肉损伤可以见到肌肉间隔，这与肿瘤不同
- 血肿急性期典型表现为圆形，T1WI 高，而在 T2WI 和压脂图像出血表现为高信号，周围有水肿（图 8-3-15）

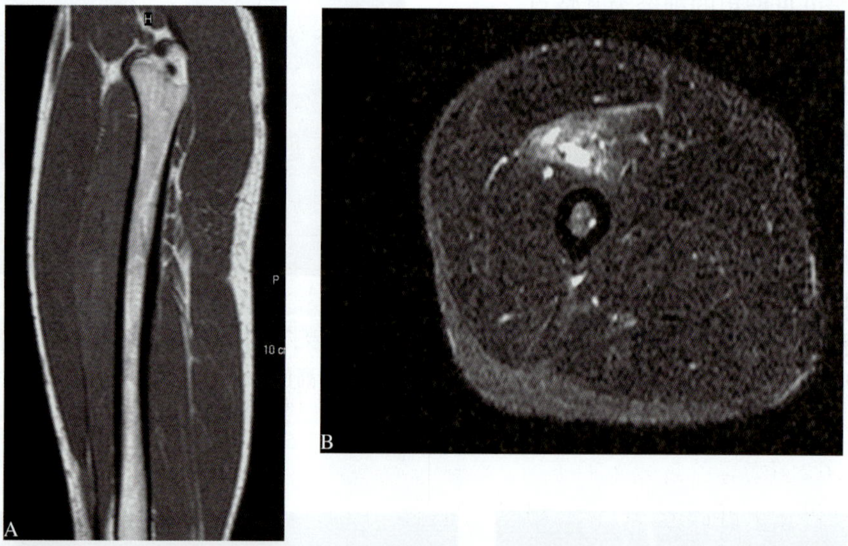

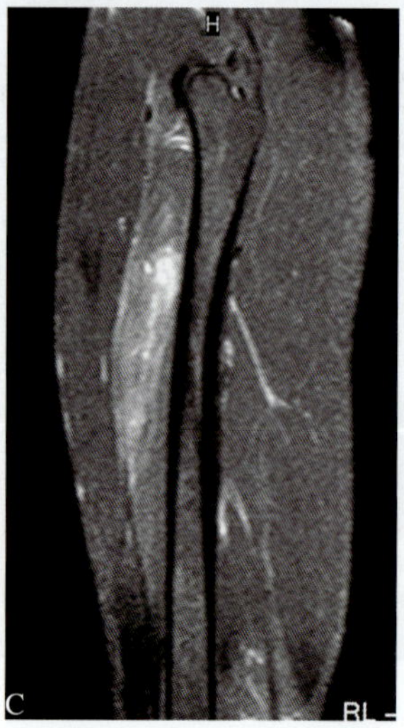

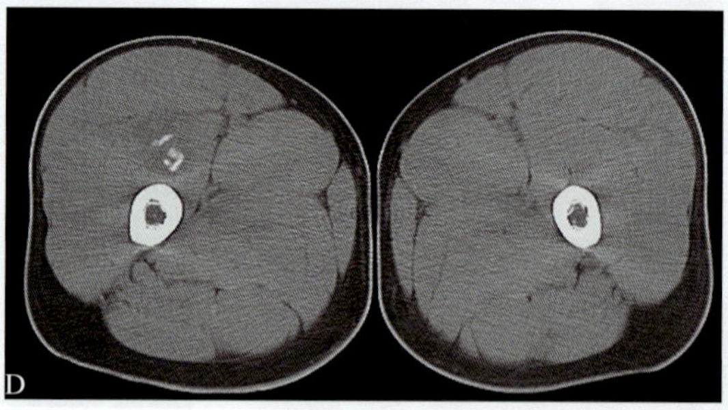

图 8-3-15A、B、C、D 骨化性肌炎

男，21 岁。右大腿 T1WI 矢状位（A）示右侧股中间肌基本呈等信号，内可见小片状高信号，横断位 T2WI 压脂像（B）示股中间肌内片状高信号，边界不清，T1WI 矢状位增强（C）示股中间肌呈弥漫性强化，CT（D）示股中间肌内低密度影内可见钙化

- 骨化性肌炎的 MRI 表现取决于时间：受伤病史和临床表现很重要，主要是与骨肉瘤相鉴别。一定要参考 X 线平片和 CT。骨化性肌炎早期与血肿表现相似，成熟的骨化性肌炎在 X 线平片和 CT 可见到典型的蛋壳样骨化，即周围的密度高，有骨小梁，由外向里成熟。随时间增加症状减轻、肿块缩小是骨化性肌炎的特点

（四）骨坏死

1. 骨坏死的定义和相关因素
- 骨组织局部代谢的停止称为骨坏死（Osteonecrosis）
- 坏死组织细菌培养常为阴性，而且坏死组织缺血，也称为无菌性坏死（Aseptic necrosis）或缺血性坏死（Avascular necrosis or ischemic necrosis）
- 骨坏死一般发生在骨骺和关节面下
- 而将发生在干骺端和骨干的骨坏死称为骨梗死（Bone infarction）
- 骨缺血性坏死，与其他组织梗死一样，是由受累区域血供减少和中断所致
- 临床上常见的引起骨坏死的相关因素包括
  - ◎ 股骨头脱位和股骨颈骨折引起的血供中断
  - ◎ 镰状细胞病
  - ◎ 激素治疗
  - ◎ Cushing 病
  - ◎ 酗酒
  - ◎ 高雪病
  - ◎ 减压病
  - ◎ 妊娠
  - ◎ 放射损伤
  - ◎ 胶原血管病变如红斑狼疮和类风湿、器官移植患者和淋巴增生患者，这些患者常用激素治疗

2. 骨坏死影像学检查方法选择
- 血供中断常导致骨组织的死亡，先是细胞坏死，随后是修复过程，而修复过程包括血管再生、再骨化（钙化）和死骨的吸收
- 这些病理过程一般有一定的顺序，也可以有重叠和同时发生
- 影像学表现与病理过程和检查方法密切相关
- 根据骨坏死的病理过程和影像表现的关系可以清楚看出 MRI 是早期发现骨坏死的理想方法
- 虽然骨扫描可以更早发现异常，但特异性差，并有假阳性，对早期诊断帮助不大
- 当临床考虑骨坏死时先拍摄 X 线平片
- 如果平片明确诊断骨坏死，则可根据临床需要决定是否做 CT 扫描，而无须做 MRI 检查
- 如果 X 线平片是阴性时，则应进行 MRI 检查以确定有无骨坏死
- MRI 检查确定有骨坏死，则以后的随访应以 X 线平片和 CT 为主，而无须再做 MRI
- CT 扫描的重点是观察骨坏死病理演变过程，有无骨吸收、骨增生，尤其是有无关节面的塌陷，这些对临床决定如何治疗非常重要
- CT 还对髋关节疾病的鉴别诊断有帮助
- 三维重建有助于骨科手术的设计

3. 骨坏死的 MRI 表现（图 8-3-16）

- 早期表现为股骨头关节面下出现线状异常信号带
- 在 MRI T1WI 上为低信号，T2WI 和压脂为高信号
- 早期坏死区骨髓可保持正常脂肪信号
- 随后可以变为混杂信号
- 早期关节面完整，关节间隙无异常，髋臼无异常
- 坏死区的远侧可以正常或出现水肿
- 激素引起的骨坏死常累及双侧
- 其他关节，包括膝关节、肱骨头和踝关节的骨坏死 MRI 表现都具有上述特点
- 当骨坏死的 MRI 表现不典型时，一定要结合平片和 CT
- 主要要与髋关节退变、关节炎相鉴别

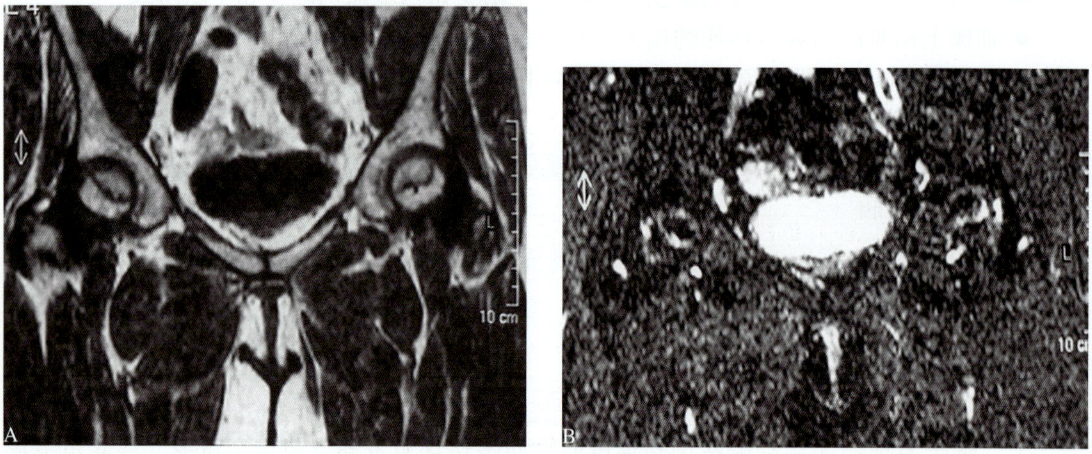

图 8-3-16　双股骨头骨坏死

双股骨头前上方可见线状异常信号影，T1WI 冠状位（A）上为低信号，T2WI 压脂（B）为高信号，坏死区骨髓可保持正常脂肪信号

（五）骨髓炎、结核和关节炎

- 骨髓炎、结核和关节炎的影像检查仍以 X 线平片和 CT 为主，MRI 只是在某些困难病例的诊断时作为补充检查
- 在区分肿瘤与非肿瘤病变，确定有无关节间隙（包括椎间隙）的改变是至关重要的。一般肿瘤病变不会引起关节间隙改变，而关节炎则容易引起关节间隙狭窄，关节面破坏。MRI 检查在显示早期骨结构和关节面的破坏方面优于平片和 CT
- 软组织肿块、肿胀、脓肿、出血和水肿等在 X 线平片和 CT 上不易区分。区分是否为软组织肿块在肿瘤与非肿瘤病变的鉴别中有非常重要的意义。MRI 在这方面有明显优势，即使 MRI 平扫，上述病理过程的表现不同，增强则表现更为明显

（程晓光）

4 MRI 在骨骼系统的临床应用（Ⅱ）

一、膝关节骨骼小创伤的 MRI 诊断

（一）膝关节创伤的影像检查方法

1. X 线平片
- 首选，不可或缺
- 假阳性 / 假阴性易出现

2. CT
- 常用于显示创伤程度和小损伤
- 不能显示软骨
- 扫描范围有限，扫描方向单一

3. MRI
- 半月板、韧带、骨、软骨，肌肉损伤等，最好的无创性影像检查方法

4. 关节造影：有创少用

（二）膝关节MRI 检查的目的

1. 显示解剖：正常解剖结构 / 发育异常
2. 发现并准确显示膝关节创伤位置、大小、程度及其他病变
- 半月板、韧带损伤：最常见
- 骨骼损伤：骨挫伤、小骨折、骨软骨骨折
- 儿童创伤性骨骺早闭
- 骨及软骨坏死
- 部分长骨的疲劳骨折
- 感染：骨髓炎、结核
- 占位病变：如骨肉瘤骨髓上下侵蚀范围

（三）膝关节MRI 检查的方法

1. 线圈选择：膝关节专用表面线圈
2. 扫描序列选择
- 自旋回波序列：(Spin Echo, SE)
- 梯度回波序列：(Gradient Echo, GE/ Field Echo, FE)
- 快速自旋回波序列：(Fast spin echo, FSE)

- 脂肪抑制序列：(Short time inversion recovery, STIR)
- Gd-DTPA 增强（选择应用）

3. 扫描方向及序列

- 矢状位（矢状位 10° ~ 15° 外倾斜）
  - ◎ T1WI：显示解剖、骨质信号、半月板信号、软骨及软骨下骨改变
  - ◎ T2WI：前后交叉韧带形态、信号及连续性，半月板形态、信号，关节积液
  - ◎ FE-T2WI：主要观察半月板，敏感，应和 T1WI 结合判断。陈旧出血
  - ◎ STIR：突出损伤出血水肿的异常信号，信噪比稍差
- 冠状位
  - ◎ FE-T2WI：半月板（桶柄样撕裂、盘状软骨等），平台突出或凹陷
  - ◎ STIR：内、外侧副韧带损伤
- 轴位（非常规方向，序列根据需要选择）
  - ◎ 髌骨及髌骨软骨损伤
  - ◎ 内、外侧支持韧带损伤
  - ◎ 骺早闭面积
- 3D-T1WI-FFE 序列
  - ◎ 主要观察关节软骨损伤、脱落及骨骺早闭
  - ◎ 方向：矢状位，冠状位，轴位

（四）正常膝关节MRI表现

正常膝关节各个结构的信号强度

	SE 序列 T1 加权	FSE 序列 T2 加权	GE 序列 T2 加权	STIR 序列
皮下脂肪	高	高	高	低
肌肉	中	中	中	中
韧带	低	低	低	低
半月板	低	低	低	低
软骨下骨	低	低	低	低
骨髓	高	高	高	低
软骨	中	中低	中高	低
滑液	低	高	低	高

二、膝关节组成骨的损伤

（一）隐性骨折（骨挫伤）

1. 隐性骨折又称骨挫伤（occult fracture），松质骨的微骨小梁压缩或中断，无骨皮质中断或移位。
2. 临床最为常见，程度轻。
3. 只要损伤，几乎都可有程度不等的骨挫伤。
4. 常为其他较重创伤的部分或合并表现。
5. 影像检查中 X 线和 CT 均不能显示隐性骨折。
6. MRI 在隐性骨折的诊断中有高的敏感性、特异性等特点。MRI 表现为

- 干骺端和骨干区弥漫性低 T1 高 T2 信号
- 境界模糊

- 不能看见明确的裂隙
- 或细小裂隙而皮质完整（图 8-4-1）

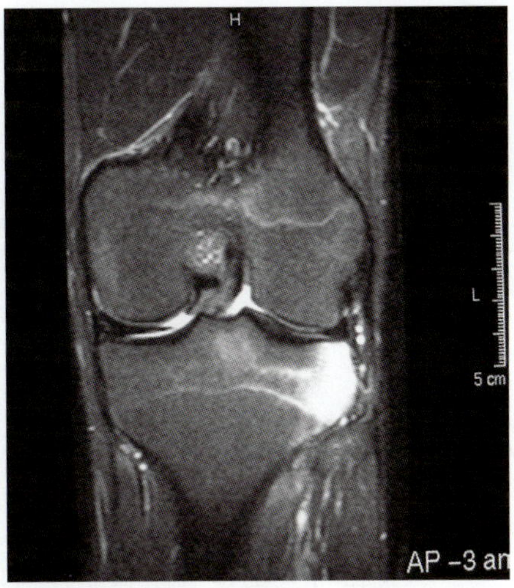

图 8-4-1 胫骨平台骨挫伤

（二）膝关节骨软骨骨折

膝关节骨软骨骨折（osteochondral fracture）是指外伤后关节软骨合并软骨下骨发生的小骨折，是一种严重的关节内损伤。

易与其他关节损伤混淆，如半月板韧带损伤。

骨折片较小或投照角度及投照条件的偏差，极易漏诊和误诊。

关节镜检查可明确诊断，但术前缺少明确影像指导，操作有一定的盲目性。

1. 临床表现
- 好发部位：髌骨关节面及股骨外髁常见，其他部位少见
- 多见于急性运动损伤
- 关节血肿，关节功能障碍，临床表现多样

2. 大体表现分类
- 表现为凹陷式骨软骨骨折（压缩）
- 掀起后呈开窗式骨软骨骨折

3. 影像学表现
- X 线
  - ◎ 不能显示软骨
  - ◎ 骨折片较小或投照角度及投照条件的偏差，极易漏诊和误诊
  - ◎ X 线检查阴性的行 MRI 检查，目的在于了解半月板及韧带损伤情况
  - ◎ 骨折块软骨部分在 X 线片中不显影，不能真实反映骨折块的大小
  - ◎ 骨折块在关节内游离，X 线检查不能明确骨软骨骨折发生的具体部位及程度
- CT
  - ◎ CT 检查敏感性高于 X 线，可提高检出率并明确诊断
  - ◎ CT 同样不能显示关节软骨，也不能显示骨髓内水肿情况
  - ◎ CT 只能轴面扫描，不利于骨折部位及其具体情况的显示
  - ◎ 临床 CT 检查多为偶然发现骨软骨骨折。
- 正常 MRI 表现
  - ◎ MRI 具备高的软组织分辨率及多方位成像的特点
  - ◎ 正常关节软骨呈薄层条带状 T1WI 等信号 T2WI 稍高信号
- 软骨骨折的 MRI 表现
  - ◎ 软骨连续性中断或软骨缺如
  - ◎ 软骨局部变薄或缺如，软骨层内可见局限性高 T2 信号
  - ◎ 软骨下骨髓水肿
- 骨软骨骨折的 MRI 表现指关节软骨和其下的骨质的损伤
  - ◎ 急性期、亚急性期可见骨折下呈高 T2 信号液体
  - ◎ T2WI 序列中呈稍高信号的关节软骨连续性局限性中断并软骨下骨质缺损，或凹陷
  - ◎ STIR 序列中骨折处邻近骨髓内明显片状高信号改变，关节内大量积液

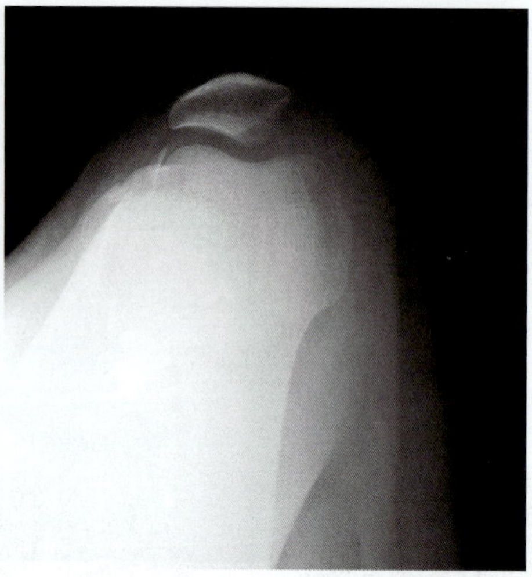
图 8-4-2 X 线可见小骨片，来源？

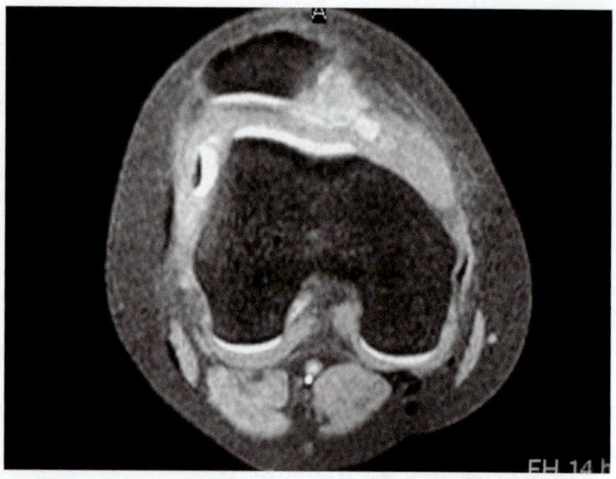

图 8-4-3 T1 梯度回波，髌骨内侧骨软骨骨折，小骨片游离在胫骨外侧

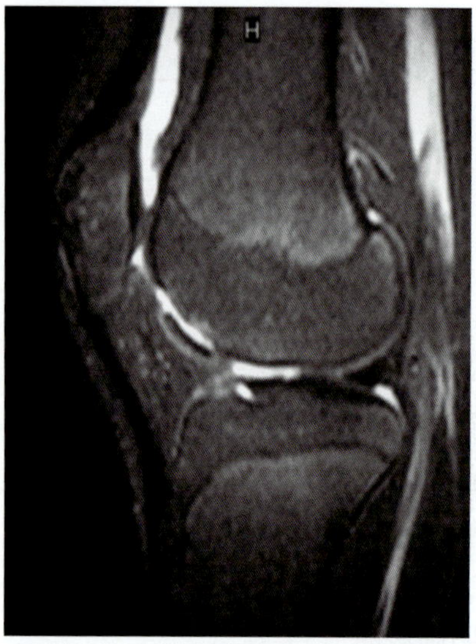

图 8-4-4 股骨髁骨软骨骨折（STIR）

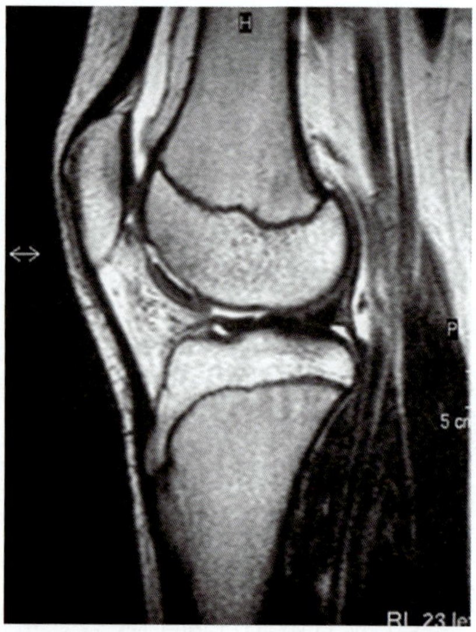

图 8-4-5 T2WI 显示股骨髁骨软骨骨折

◎ FFE 序列中骨质呈低信号而软骨呈明显高信号，能清楚分辨骨折块的骨质及软骨成分
◎ 游离骨折块大小 1 ～ 2cm，形态不规则，可游离于关节内任何部位
◎ 髌骨软骨骨折时，应该加扫轴面 STIR 或 FFE 序列扫描
◎ T2WI、FFE、STIR 序列结合观察 (图 8-4-2 ～图 8-4-5)

通过 MRI 检查，能清楚显示骨软骨骨折的具体部位、大小及程度，发现并显示游离骨折块及其组成成分，同时能清楚显示合并的韧带及半月板损伤，对膝关节损伤作出及时明确的诊断，指导关节镜或手术及早治疗，避免延误治疗，具有重要临床意义。

（三）剥脱性骨软骨炎

1. X 线检查剥脱骨块边缘清楚规整，周围骨质反应性硬化，晚期可游离于关节内。

2. 而骨软骨骨折有急性损伤病史，突然发生，骨块边缘不整齐且 MRI 检查显示骨折区髓内损伤大范围水肿，易与剥脱性骨软骨炎鉴别（图 8-4-6 ～图 8-4-8）。

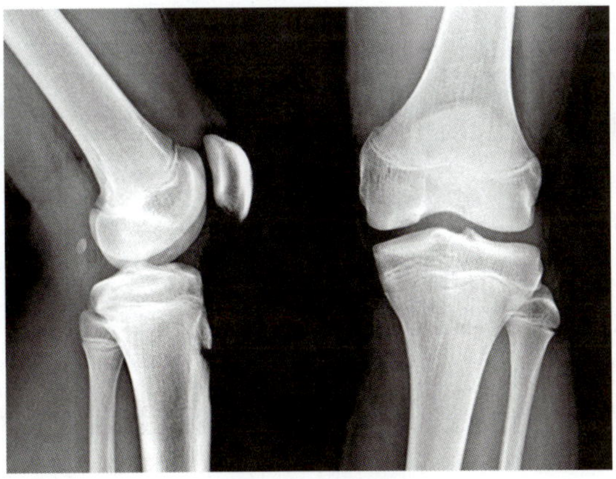

图 8-4-6　X 线显示股骨内髁剥脱骨软骨炎

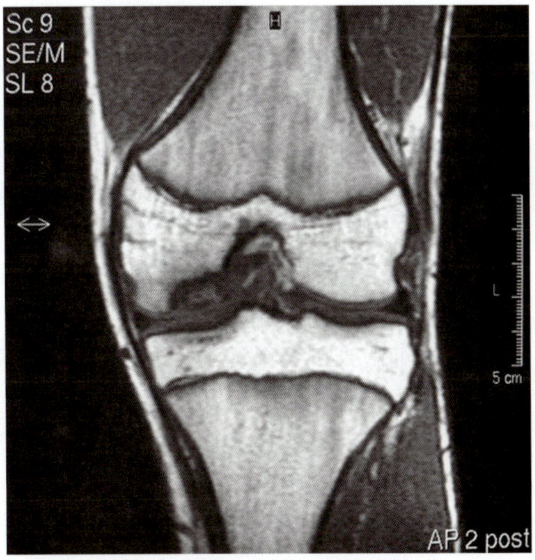

图 8-4-7　T1WI 显示剥脱骨软骨炎

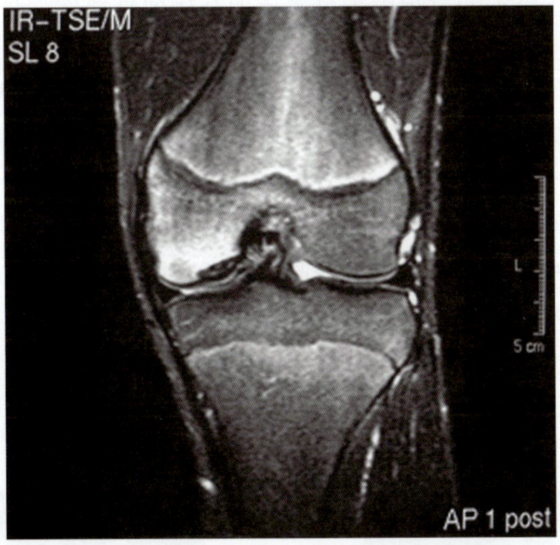

图 8-4-8　STIR 显示剥脱骨软骨炎

3. 剥脱性骨软骨炎（osteochondritis dissecans）MRI 分期

- 同关节镜分期
  - ◎ 软骨覆盖完整
  - ◎ 软骨部分缺失但骨结构完整
  - ◎ 骨与软骨均有部分剥离
  - ◎ 骨与软骨完全剥离并形成深坑
- 诊断不依靠 MRI，但 MRI 检查发现病变应注意了解病史并鉴别

（四）膝关节细微骨折的 MRI 诊断

1. 定义

膝关节细微骨折指外伤后发生在膝关节的细小骨折，因为骨折线细小，骨折断端多无

移位，X 线投照角度及投照条件的偏差，X 线检查常常不能显示骨折，临床易与其他关节损伤混淆，极易漏诊和误诊，简言之：小而容易漏诊的骨折。

2. 鉴别

- 与隐性骨折（occult fracture）的概念并不等同
  - ◎ 隐性骨折是松质骨的骨小梁压缩或中断，无骨皮质中断或移位，X 线和 CT 均不能显示隐性骨折
  - ◎ 细微骨折是程度和范围细小的创伤骨折，常合并骨皮质中断
- X 线、CT 能显示部分此类小骨折

此类细微骨折 X 线常常不能显示，但不能归类于隐性骨折。

3. 膝关节细微骨折的 X 线、CT 和 MRI 价值

- X 线：X 线重叠成像，投照角度及投照条件的偏差，X 线检查常常不能显示骨折，容易造成漏诊和误诊
- CT：CT 成像技术明显优于 X 线平片，为明确诊断而行进一步检查。X 线阴性的部分患者往往不行 CT 检查而行 MRI。部分小骨折线与 CT 扫描线平行，不易显示
- MRI：MRI 具有多方位成像和多序列成像的特点，不是显示骨折的常规影像检查手段，外伤后 MRI 检查的过程中不可避免地会碰到骨挫伤、骨软骨骨折和细微骨折等细微创伤存在，所以应该认识，避免漏诊

4. MRI 表现

- MRI 的表现为不规则线条样低 T1 高 T2 信号，累及松质骨和骨皮质
- 正常轮廓局限性改变
- STIR 序列中可见高信号骨折线周围片状骨髓水肿改变
- 骨折线于 T1WI 中低信号，骨折线与高信号脂肪形成明显对比，可突出骨折线的显示
- FFE-T2WI 序列中松质骨和皮质骨呈较低和低信号改变
- T1WI、STIR 和 FFE-T2WI 序列是观察和显示细微骨折的最佳序列组合，线状信号异常造成骨皮质中断是 MRI 诊断骨折的最重要的征象之一（图 8-4-9 ~ 图 8-4-15）

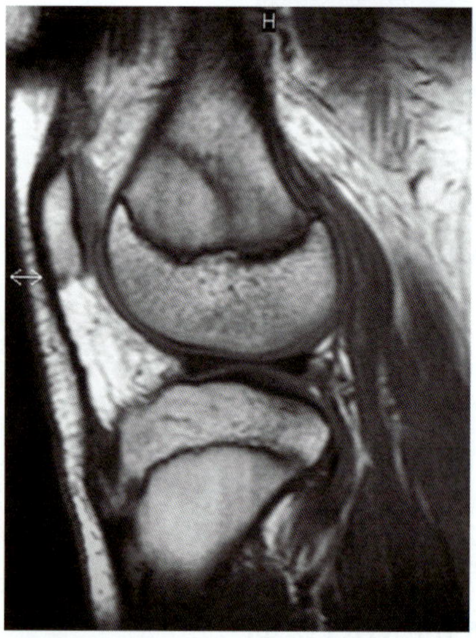

图 8-4-9　股骨远端线状信号异常

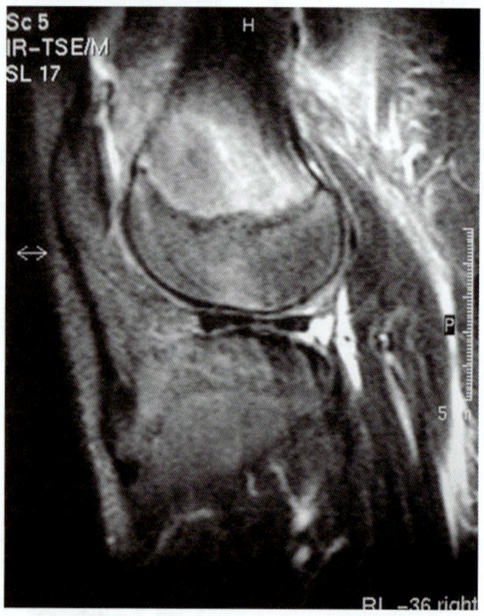

图 8-4-10　STIR 显示线状高信号

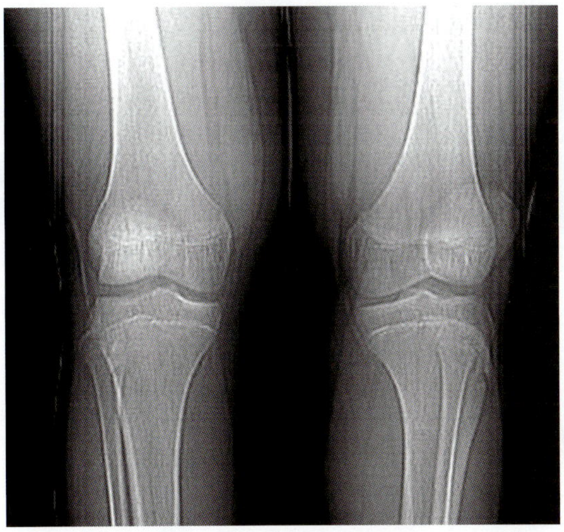
图 8-4-11　X 线未见异常

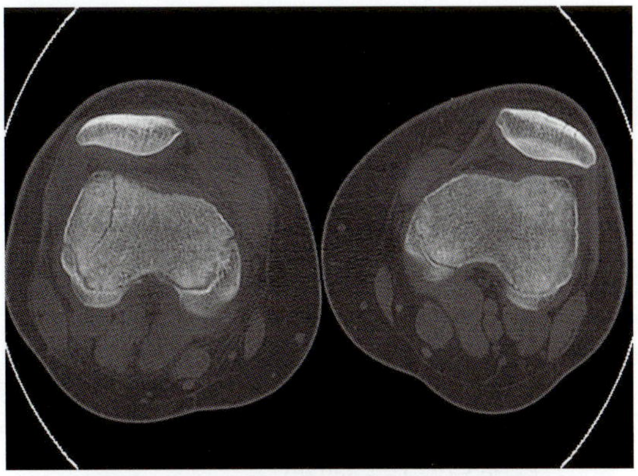
图 8-4-12　CT 显示股骨远端细小骨折

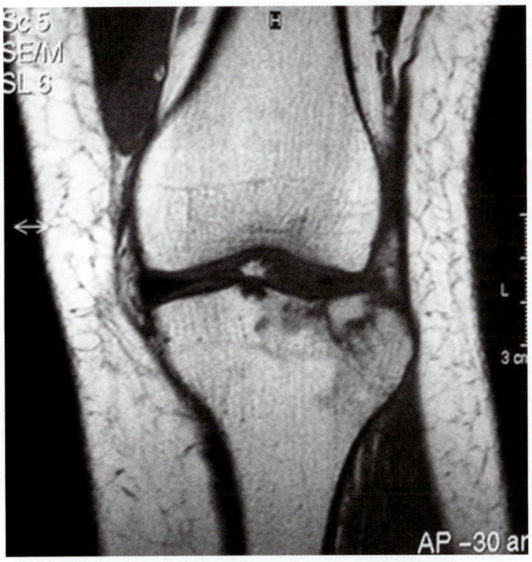

图 8-4-13　胫骨平台小骨折

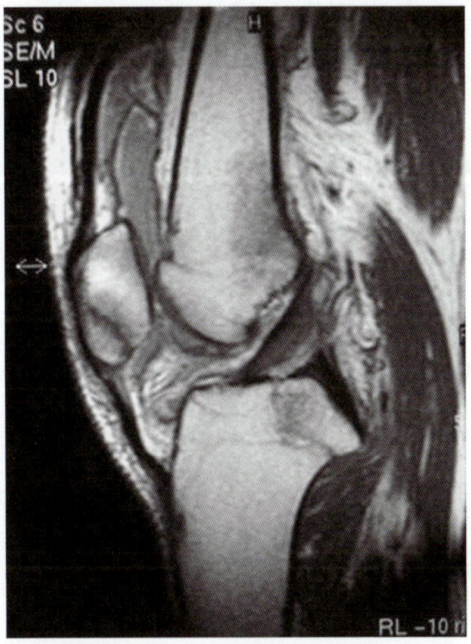

图 8-4-14　髌骨小骨折

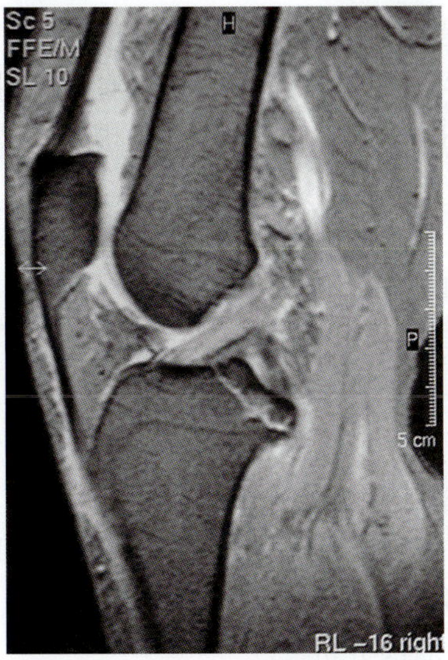

图 8-4-15　胫骨平台后部小骨折

（五）膝关节半月板及韧带创伤的MRI诊断

1. 膝关节创伤的影像检查方法

- X线平片
- CT
- MRI
- 关节造影

2. 膝关节正常解剖

- 正常半月板 MRI 表现
  - ◎ 各序列均为低信号
  - ◎ 矢状位、5mm 层厚，在半月板体部可见 2 ～ 3 层蝶状改变
  - ◎ 矢状位髁间窝部半月板前后角分开呈三角形，其上下缘及外侧缘完整、连续
  - ◎ 无异常信号改变
- 正常交叉韧带 MRI 表现
  - ◎ 各序列均为低信号
  - ◎ 前交叉韧带平直，边界清楚，其内可有脂肪及滑膜条纹影
  - ◎ 矢状位后交叉韧带为凸面向后的弓形，边缘光滑
- 正常侧副韧带 MRI 表现
  - ◎ 各序列均为低信号
  - ◎ 冠状位显示较佳，为线状低信号影
  - ◎ 在骨附着点处，韧带与骨皮质融合，难以区分
- 膝关节创伤 MRI 诊断准确率

  以关节镜检查为金标准：

  MRI 准确率达 80% ～ 100%

3. 半月板退变和损伤

- 半月板退变和损伤分级
  - ◎ 目的及方法

    准确了解半月板内信号异常改变的程度

    根据信号的形态及其与半月板关节面的相对关系
  - ◎ 0 级：正常，均匀低信号，形态规整
  - ◎ Ⅰ级：黏液变性，与半月板关节面不接触的灶状、球状高信号影
  - ◎ Ⅱ级：仍属退变，是Ⅰ级的继续，呈水平线状高信号，可达半月板关节囊缘，不穿透半月板关节面
  - ◎ Ⅲ级：半月板撕裂，半月板内高信号达半月板的关节面；病理上，所有Ⅲ级信号均可见半月板分离或撕裂
    - Ⅲ A 型：线状高信号到达关节边缘
    - Ⅲ B 型：不规则高信号到达关节边缘
- 撕裂发生部位
  - ◎ Ⅲ级多见于内侧半月板后角
  - ◎ ＜ 5% 的 Ⅲ级信号改变为半月板内撕裂，此亦为 MRI 检查和关节镜相比出现假阳性的原因之一（图 8-4-16 ～图 8-4-18）
- MRI 对半月板撕裂误诊原因分析

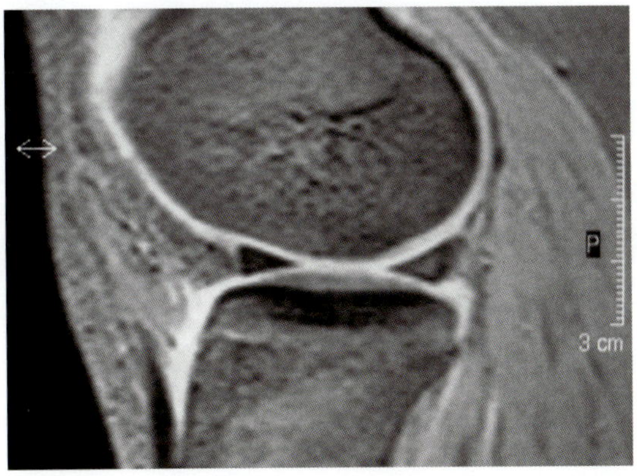

图 8-4-16　半月板后角退变

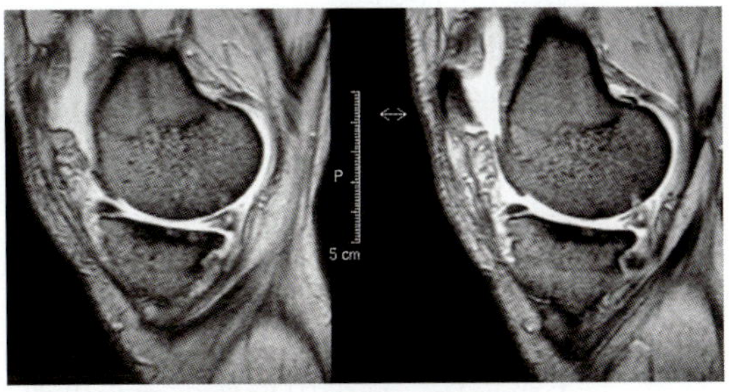

图 8-4-17　半月板后角损伤

◎ 膝横韧带
◎ 半月板纤毛化
◎ 腘肌腱
◎ 部分容积效应
◎ 板股韧带
◎ 半月板前角假性肥大

● 半月板撕裂 MRI 分类

正确诊断半月板撕裂部位、形态，对于手术方案的制订有重要临床价值（修补术，部分、次全切及全部切除）。

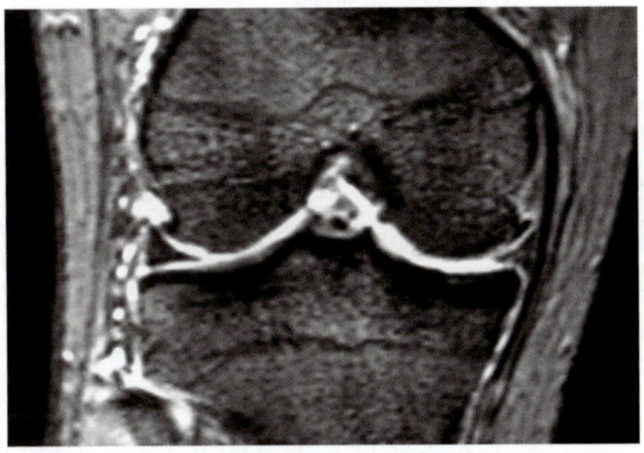

图 8-4-18　冠状位显示半月板后角损伤

◎ 水平撕裂：少见，与胫骨平台平行，内缘达半月板游离部
◎ 垂直撕裂：与胫骨平台垂直
◎ 斜形撕裂：常见，与胫骨平台成一定角度
◎ 纵形撕裂：与半月板长轴方向平行
◎ 放射状撕裂：与半月板长轴方向垂直，好发于内侧半月板内 1/3
◎ 桶柄状撕裂：多见于内侧半月板，类似纵形撕裂
◎ 鹦鹉嘴样撕裂：水平状和垂直状撕裂的复合体
◎ 半月板关节囊分离：半月板与关节囊附着处的纤维撕裂，半月板与关节分离

4. 盘状半月板

● 半月板形态类似宽的圆盘而得称，分先天性和后天性，形成原因不明。外侧盘状半月板较内侧多见，国内发病率高于国外

● 分型

◎ Smilie 法
  • 原始型
  • 中间型
  • 幼儿型

◎ Watanabe 法
  • 完全型
  • 不完全型
  • Wrisberg 型

- 盘状半月板的 MRI 表现：半月板增宽、增大、增厚为其主要改变
  - ◎ 矢状位：3 个层面以上半月板前后角相连，矢状位示半月板后角明显增厚，形成尖端上翘的楔形
  - ◎ 冠状面：半月板中间层（即最窄处）大于 14 ~ 15mm，宽度占胫骨平台的 20% 以上
  - ◎ 盘状半月板外侧缘高于对侧 2mm 以上
  - ◎ 半月板内常出现 Ⅱ ~ Ⅲ级信号
  - ◎ 易发生撕裂和囊变

5. 前交叉韧带损伤

- 分级
  - ◎ Ⅰ级损伤：韧带内损伤，无长度改变
  - ◎ Ⅱ级损伤：韧带内损伤并长度延长
  - ◎ Ⅲ级损伤：完全性韧带撕裂

MRI 有时区分困难，但可分为部分撕裂和完全撕裂

- 前交叉韧带完全撕裂的 MRI 直接征象
  - ◎ 前交叉韧带连续性中断
  - ◎ 前交叉韧带扭曲，呈波浪状改变
  - ◎ 前交叉韧带内假瘤形成，T2WI 及 STIR 均呈高信号，纤维不完整
  - ◎ T2WI 中前交叉韧带呈弥漫高信号
- 前交叉韧带部分撕裂的 MRI 征象
  - ◎ T1WI、T2WI 及 STIR 中均可见信号改变，但连续性存在，纤维基本完整
  - ◎ 前交叉韧带变细（图 8-4-19、图 8-4-20）
- 前交叉韧带损伤合并症：约 78% 的前交叉韧带损伤合并其他损伤
  - ◎ 内侧副韧带、内侧骨软骨挫伤或骨折
  - ◎ 外侧副韧带、半月板及骨软骨损伤
  - ◎ 关节内外部的损伤，同时可伴有后交叉韧带损伤

6. 后交叉韧带损伤

- 后交叉韧带完全撕裂的 MRI 直接征象
  - ◎ 韧带连续性中断，残余韧带退缩扭曲
  - ◎ 韧带未见显示或不清
  - ◎ T1WI、T2WI 信号异常，其内不能看见完整纤维索条

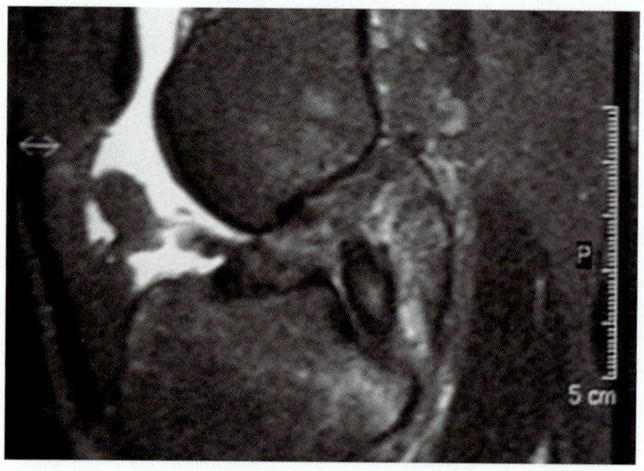

图 8-4-19 前交叉韧带部分损伤（STIR）

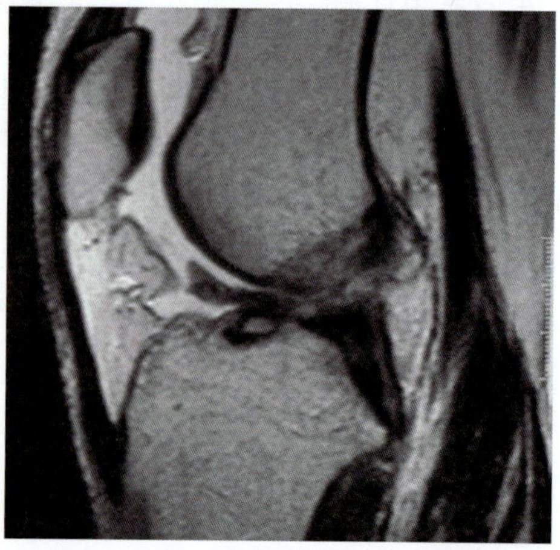

图 8-4-20 前交叉韧带完全断裂

- 后交叉韧带部分撕裂的 MRI 直接征象
  - ◎ 无完全撕裂的 MRI 征象，但有信号异常
  - ◎ 部分纤维连续性中断而其余部分连续性完整
  - ◎ 有时部分撕裂和完全撕裂鉴别困难（图 8-4-21）
- 后交叉韧带损伤合并症：约 72% 的后交叉韧带损伤合并其他结构损伤
  - ◎ 以胫侧副韧带损伤多见，其次为半月板、骨挫伤、前交叉韧带损伤等

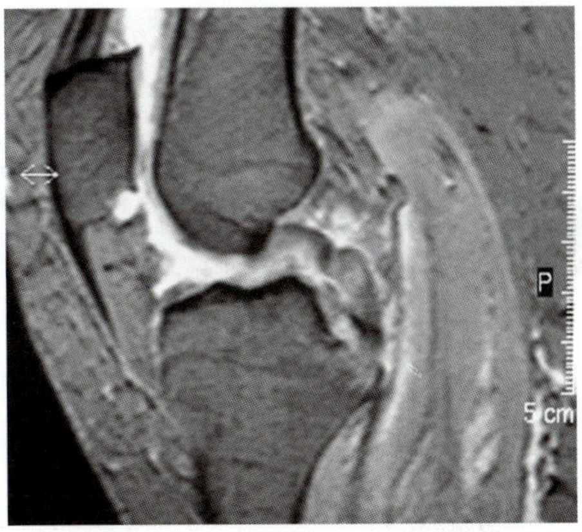

图 8-4-21 后交叉韧带部分损伤

7. 胫侧副韧带撕裂

- 胫侧副韧带撕裂分级
  - ◎ 临床分级
    - Ⅰ级：撕裂很小，无膝关节不稳定
    - Ⅱ级：部分撕裂，膝关节不稳定
    - Ⅲ级：韧带完全断裂，膝关节显著不稳定
  - ◎ MRI 分级
    - Ⅰ级：皮下水肿
    - Ⅱ级：于 T2WI、STIR 中呈高信号，胫侧副韧带滑囊内有液体
    - Ⅲ级：韧带连续性中断（图 8-4-22）
- 胫侧副韧带撕裂的 MRI 表现：股骨附着点撕裂最多见，中部次之，远端最少
  - ◎ Ⅰ级：低 T1 高 T2 信号，形态无改变
  - ◎ Ⅱ级：水肿和出血使韧带和周围脂肪分界不清，部分纤维断裂，呈高 T2 信号
  - ◎ Ⅲ级：韧带连续性中断，增粗、肿胀，T2WI 呈弥漫高信号

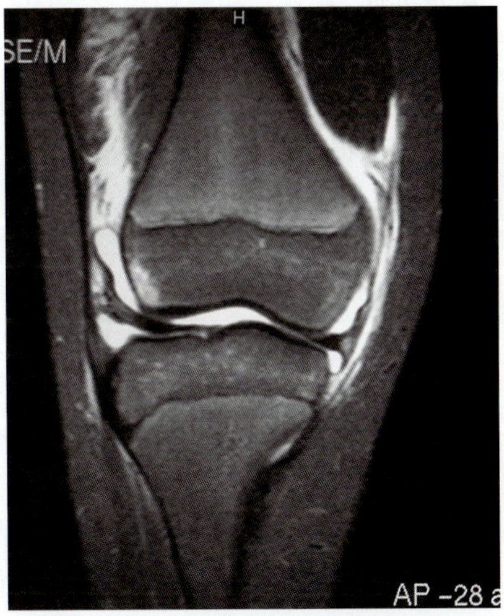

图 8-4-22 内侧副韧带损伤

8. 腓侧副韧带撕裂

- 腓侧副韧带撕裂分级与胫侧副韧带分级类似
- 腓侧副韧带撕裂的 MRI 表现
  - ◎ 水肿和出血呈低 T1、高 T2 信号
  - ◎ 亚急性出血呈高 T1、T2 信号
  - ◎ 部分撕裂显示为韧带增厚、信号增高
  - ◎ 完全撕裂表现为连续性中断，韧带呈波浪状或匍匐样改变（图 8-4-23）

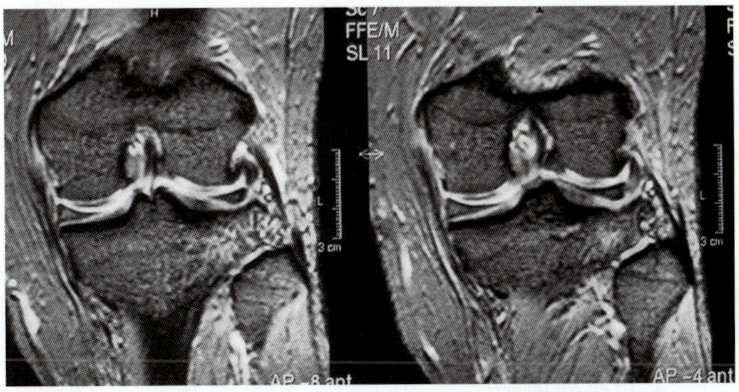

图 8-4-23 外侧副韧带部分损伤

（赵 涛）

5 创伤性肢体血管损伤及血管造影

一、病　因

- 火器伤
- 锐利伤
- 钝性伤，钝性伤致血管损伤在我国较为常见
- 医源性损伤和其他，如撕脱伤、绞伤等

二、分　类

1. 穿透伤　即直接损伤血管壁，可以由微小的损伤至血管横断，可形成局部动静脉瘘、出血等。常见于火器伤、锐利伤、骨折及医源性损伤如穿刺、结扎。
2. 钝性伤　由于钝性损伤所致血管各层损伤。

- 内膜损伤
- 内膜断裂、剥脱，可导致血栓形成，内膜瓣片形成
- 中膜撕裂，可造成假性动脉瘤。绝大多数的血管钝性损伤合并有骨折，或关节错位，肢体关节附近的血管尤其容易受损伤，原因是在关节部位，血管位置相对固定，挤压、牵拉常造成血管损伤，也可见于手术中拉钩的损伤。钝性血管损伤容易被临床忽略

三、临床表现

1. 明确的征象

- 搏动消失
- 远端缺血
- 出现杂音
- 搏动性出血或搏动
- 扩张性血肿

2. 可疑的征象

- 小的或中等稳定的血肿
- 与已知损伤不成比例的肿胀
- 靠近主要血管的穿刺伤
- 临近神经或近端的损伤
- 无法解释的休克

四、诊 断

1. 5P 征
- 疼痛 Pain
- 苍白 Paleness
- 无搏动 noplusation
- 感觉异常 Parethesia
- 麻痹瘫痪 Paralysis

2. 在创伤状态下，受环境因素影响，根据体征很难作出明确判断。

3. Doppler 及超声可用于有可疑血管损伤征象的患者的监测。

4. 血管造影是诊断血管损伤的金指标。介入放射学的治疗手段在某种程度上可以替代传统的外科手术，如深部大出血的立即栓塞止血。

5. 在任一级别的创伤中心都必须有血管介入放射学专家。

五、血管造影的选择及分类

1. 怀疑有血管损伤可能的患者术前都可以进行血管造影检查。

2. 按照血管损伤的征象，将血管造影划分为
- 定性的血管造影：对损伤定性、定位，观察血流是否中断及远端血流是否重建
- 排除性血管造影：对可疑者排除血管损伤的存在

3. 及时的血管造影可以提供准确的血管损伤性质及位置，又使手术处理简捷准确。

4. 相应的介入治疗手段，如栓塞、药物溶栓、球囊扩张等，很大程度上减少了死亡率或截肢的危险。

六、血管造影的表现及诊断

1. 创伤性血管损伤的动脉造影表现有
- 管腔闭塞
- 充盈缺损
- 局限性扩张
- 动静脉瘘
- 造影剂外渗
- 动脉狭窄
- 动脉走行偏离
- 动脉血流速减慢（造影剂注射结束后在动脉内存留时间超过 20 秒）
（图 8-5-1 ~ 图 8-5-3）

2. 血管造影显示
- 管腔闭塞是由于动脉断裂出血继发血栓或内膜损伤继发血栓
- 管腔内充盈缺损常代表血栓形成、内膜损伤内膜瓣片形成

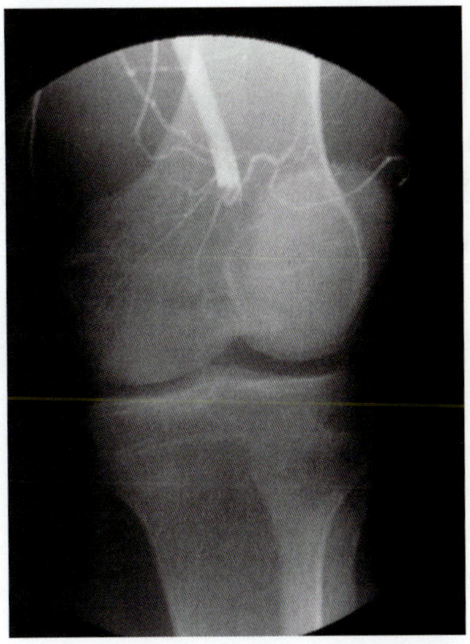

图 8-5-1 动脉中断

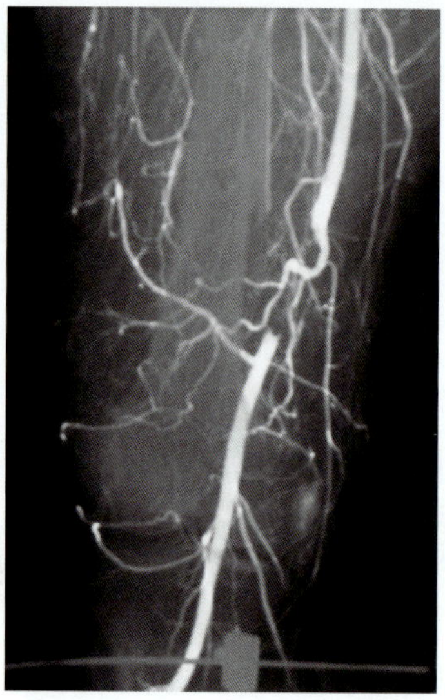

图 8-5-2 股动脉腔内充盈缺损

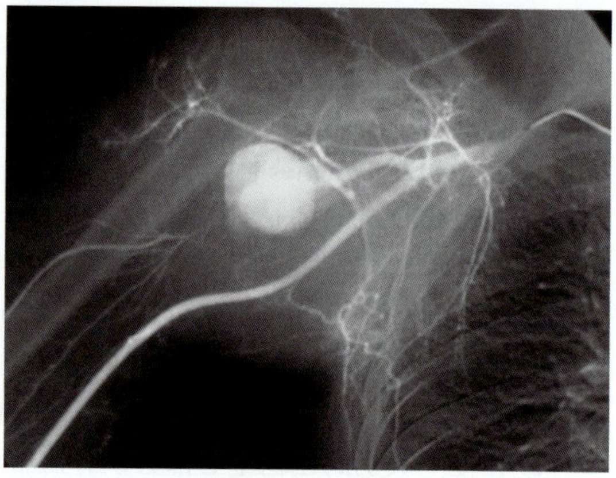

图 8-5-3 旋肱后动脉造影剂外渗——假性动脉瘤

- 长距离的动脉狭窄并外缘光滑，提示有动脉痉挛或外部压力增高
- 如伴有动脉血流减慢则提示有腔隙综合征（compartment syndrome）的存在
- 边缘不规则或串珠样动脉狭窄提示有内膜损伤、内膜中膜分离或动脉痉挛
- 造影剂外渗提示有血管壁破裂
- 动静脉瘘血管造影可动态显示瘘口的准确位置

3. 介入治疗：对于造影剂外渗、血管闭塞等征象，诊断动脉破裂出血、血栓形成

- 可采取经导管栓塞、溶栓或取栓等介入治疗
- 急诊放置血管内带膜支架可以有效防止出血、假性动脉瘤形成，维持管腔通畅

4. 急诊中心动脉造影（emergency center arteriography）

- 急诊室内直接穿刺可疑损伤动脉近侧推注造影剂，摄取动脉 X 线像，判断血管损伤
- 提高术前诊断速度
- 敏感度 95.5%

七、结 论

1. 血管造影是诊断肢体血管损伤的金指标。
2. 合理应用血管造影的方法，可及时准确作出诊断。
3. 为介入治疗或手术提供依据。

（彭晓新）

第九部分

病理科

1 骨科医生与病理——杂谈

一、临床对病理的误区

1. 病理是金标准不应出错。
2. 病理是看图识字，简单明了。
3. 组织学良性一定是临床良性。

解答

1. 临床病理工作很不同于病理课，没有人能总考 100 分！
2. 经过 5 年病理住院医培训才能发报告。外行才说简单。
3. 组织学看似良性，临床不一定良性。这在标本小时尤其警惕。

二、病理报告的准确度

1. 金无足赤，约 1% 的病理会有争议。
2. 病变体积与活检的标本差异越大，越容易出错。
3. 不应指望一小块组织就都能确定良恶性。
4. 病理有时要参考患者所有医学资料综合分析。

三、术中快速病理诊断

1. 冰冻的组织还需要日后常规石蜡切片确认。
2. 85% ~ 95% 的冰冻结果与石蜡切片最后结果完全吻合。
3. 冰冻为何不如石蜡切片精确：
- 切片清晰度差
- 时间紧，切片少。技师制冰冻切片约需要 20 分钟，医生看切片仅有 5 ~ 10 分钟

防止冰冻事故的办法

1. 术前临床与病理会诊。
2. 困难的冰冻须等几天后的石蜡切片。
3. 术者在术前考虑到冰冻没有结果的措施。
4. 患者签署知情同意书，能接受二次手术。

活检小标本病理报告词汇的解释

肿瘤性软骨：包括内生软骨瘤、软骨肉瘤、骨肉瘤的成软骨部分。

如下词汇意味病理报告有某种程度的不确定性

- 考虑
- 符合
- 倾向于
- 不能除外

应对方法：临床 - 病理讨论。

病理会诊

Stenberg 认为没有会诊机会的病理医生太孤独。

对疑难或罕见病理问题尽可能会诊。

会诊常见原因

1. 疑难、罕见。
2. 预感可能有不同诊断。
3. 寻求提供更高的质量保障。
4. 患者转院，接收医院复诊确认。

会诊方式

1. 同一个病理科内病理医师相互会诊。
2. 临床 - 放射 - 病理医师会诊。
3. 院际间病理医师会诊。

四、骨肿瘤病理常见误诊因素

1. 标本不合适。
2. 取材不合适。
3. 切片本身问题。
4. 没有适当解读病史和影像学资料。
5. 缺乏骨肿瘤病理学经验。

五、恶性骨肿瘤病理的压力

- 骨肿瘤发病率很低，仅为全部肿瘤的 0.2%，病例少导致医生经验少
- 缺乏沟通：有意义的临床 - 影像 - 病理三结合诊断少
- 患者青少年相对多
- 可能致残的手术
- 昂贵痛苦的化疗
- 5 年存活率不理想
- 患者家庭压力很大

上述情况导致病理工作者工作压力大。

六、骨肿瘤分类

1. WHO 2013 年骨肿瘤分类。
2. 世界许多骨肿瘤中心的分类原则和它很近似。
3. 提出骨内的恶性先兆病变。

七、三结合诊断骨肿瘤

1. 可最大限度减少误诊。
2. 病理、放射、临床医生三方联合讨论。
3. 三方医生须对骨肿瘤有一定实践经验。

骨科

1. 告知年龄、病史、症状、体征。
2. 术中所见病灶情况或手术方案。
3. 综合判断病理与影像学可信度。

放射科

1. 解释 X 线平片、CT、MRI。
2. 提出影像学诊断。
3. 同位素骨扫描。
4. 超声影像等 。

病理科

1. 根据 HE 切片与肉眼标本情况，解释形态学诊断与鉴别诊断。
2. 免疫组织化学与特殊染色。
3. 骨及其肿瘤的硬度以及治疗手段的特殊性，病理医生在诊断前不易看到原始状态下肿瘤各层的大体剖面，而这些肉眼形态对鉴别良、恶性有时是决定性的（如鉴别内生软骨瘤与Ⅰ级软骨肉瘤）。
4. 影像学常能间接显示出肿瘤的侵袭程度。

三方医生讨论后，病理医生主要根据所获标本的形态，参考分析其他两方意见，作出病理报告。

临床与影像学“典型”，组织学根据不足的“符合”诊断要小心参考。

反之，病理报告也不能轻率地否定影像学与临床上都认为“典型”的病变。在病变体积较大而标本很小时尤其要谨慎。

对标本多取材和请对骨肿瘤病理诊断有经验的医生会诊常是必要的，有时要求手术医生再次活检很困难。但上述的麻烦和时间上的延长比起病理误导了治疗而造成的后果要好得多。

八、临床资料对病理诊断的辅助作用

1. 年龄　一些骨肿瘤有好发年龄段：

- Ewing 肉瘤在 30 岁以上与 5 岁以下很少见
- 转移到骨的神经母细胞瘤多小于 3 岁
- 小细胞癌和骨髓瘤骨转移多大于 50 岁，小于 15 岁几乎没有

2. 病史

- 外伤史有助于警惕骨痂与骨肉瘤的鉴别
- 生长过于迅速的包块更倾向于动脉瘤样骨囊肿或骨表面的骨化性肌炎等瘤样病变，而不一定是高恶性肿瘤
- 复发的肿瘤常有更多的反应性的成纤维或成骨

3. 其他实验室检查：临床医生在病理申请单上提供的血清学、尿和骨髓涂片等检查结果有助于病理医生鉴别源于淋巴造血系统的骨病变，这在考虑到小细胞肿瘤或骨髓炎等问题时尤其有用。

九、影像学对病理诊断的辅助作用

1. 病灶的部位是影像学给病理医生提供的最重要信息之一。例如一个肿瘤镜下看似巨细胞瘤，却发生在成熟的长骨干骺部，就应警惕是富含巨细胞的肉瘤。

2. 巨检标本常可显示肿瘤有无侵袭性，但很少有可能在病理诊断前就获得完整的骨肿瘤标本。X 线平片常可补充这类信息，有些方面甚至更细致。在鉴别“生长活跃的”内生软骨瘤和 I 级软骨肉瘤时，它的可靠性常明显优于组织切片。

3. CT 与 MRI 对发现肿瘤的破坏范围很有帮助，对脊柱肿瘤尤其有益。

4. 核素骨扫描有助于发现多骨病变。

5. 血管造影和“B 型超声”有时也有助于病理鉴别诊断。

十、会诊相关问题

1. 积水潭医院病理科希望有如下资料

- 全部切片
- 各单位病理医生意见
- 术前 X 线平片、CT、MRI、ECT
- 病史
- 活检方式。术中所见病灶的肉眼情况

2. 资讯不全是病理误诊的常见原因之一。对会诊病理报告，要审慎看待。

3. 尽可能与原医院的临床、病理医生电话交谈，减免误解所致医患纠纷。

十一、不同活检方式的适应证

1. 整个病变切除（或刮除）后活检：适用于个别靠影像学就能判断的良性病变（如非骨化性纤维瘤）。

2. 切开活检：成功率高，基本适用于各类病变。如患者具体情况许可，处置妥当，高恶性病灶也可切开活检，标本最好包括肿瘤边缘和实质。

3. 套针穿刺活检：最适用于影像学典型的常见病。有经验者成功率高达九成以上。是目前国内骨肿瘤专家使用较多的方法。

4. 细针穿刺活检：适用于验证转移癌或复发的病变（病理医生须再次对照分析以前原发病灶的病理切片）。

5. 术中冰冻：最适用于影像学典型的常见病，尤其是良性病变。没有证据表明：一个冰冻活检延迟数日等石蜡常规报告会促使恶性肿瘤转移（虽然有些外科医生仍喜欢使患者相信这种多年前的假说）。冰冻约九成与石蜡结果符合。

十二、一些相关特殊病理技术

1. 锯骨标本：可使用台式电动带锯，但要注意操作者自我防护与清洁。

2. 脱钙：建议先将标本固定透，然后放入 30% 甲酸。

3. 免疫组织化学：最常用的是鉴别小细胞肿瘤，其次是肉瘤样转移癌。

4. 流式细胞仪：用于鉴别淋巴造血系统的肿瘤，或对其分亚型。在有些国家认为比组织学方法迅速可靠。

5. 电子显微镜：常仅在 H&E 和免疫组化都无助时，可试用于鉴别小细胞恶性肿瘤、嗜伊红肉芽肿、转移到骨的恶性肿瘤等。要求很新鲜的标本、繁琐的制片程序、昂贵的设备，都限制了它的广泛使用。

十三、骨肿瘤病理诊断的一些较常见问题

1. 骨转移瘤

- 远多于原发骨肿瘤
- 对 3 岁以下和 40 岁以上的先要与转移瘤鉴别
- 根据转移灶病理推测原发灶部位有时会失误

2. 骨肉瘤组织学表现多样

- 有的细胞间变轻，恶性度低（髓内高分化骨肉瘤、骨旁骨肉瘤）
- 有的细胞间变轻，恶性度高（硬化性骨肉瘤）
- 有的局灶上皮样分化，甚至有角蛋白免疫表达，似转移癌
- 有的像动脉瘤样骨囊肿（毛细血管扩张性骨肉瘤）
- 偶尔有的酷似化脓性骨髓炎

3. “骨母细胞型骨肉瘤 Osteoblastic Osteosarcoma”应译为“成骨性骨肉瘤”，它是普通骨肉瘤中常见的类型之一。“骨母细胞瘤样骨肉瘤 Osteoblastoma-like-osteosarcoma”是一种罕见的、在镜下酷似普通骨母细胞瘤的高恶性骨肉瘤。

4. 恶性骨母细胞瘤与侵袭性骨母细胞瘤是同义词：在学术界有争议，一般认为是一种不发生转移的肿瘤。它与骨母细胞瘤样骨肉瘤的鉴别有时很困难，严密随访有时是必要的。

5. 巨细胞瘤：在我国是骨肿瘤中较常见的类型。有时与动脉瘤样骨囊肿、富含巨细胞的骨肉瘤等混淆。现我国仍有病理医生不放弃巨细胞瘤的组织学 3 级分级。这种 3 级实际上可划为两类：最多见的 1 级与 2 级可称为“普通巨细胞瘤”，它们几乎都有局部侵袭性，约 1% 的病例会转移甚至致死。可视为绝大多数较良性，但是可能发生叵测的生物学行为。所谓 3 级都应是高恶性，少见；它们中包括巨细胞瘤恶变或是富含巨细胞的其他恶性肿瘤（如富含巨细胞的骨肉瘤）。现在常用“巨细胞瘤”与“巨细胞瘤恶变”两个诊断。

6. 软骨肉瘤：软骨肉瘤的组织学诊断标准在身体不同部位差别较大。易混淆的是内生软骨瘤，其次是成软骨为主的骨肉瘤。

7. 淋巴瘤原发于骨的标准是：在骨内病灶被组织学确诊后 6 个月，经影像学等严格检查，骨外仍未发现其他淋巴瘤病灶者。没有证据表明淋巴结淋巴瘤的分型与预后可套用于骨淋巴瘤。

十四、小　结

1. 病理是一门学科，你可能不愿干，但它从来不简单。

2. 对骨肿瘤需要有经验的三结合诊断。

3. 一个病理医生不可能精通所有的病，就像一个外科医生不能做所有的手术。会诊是经常需要的。

（黄啸原）

2 骨肿瘤病理概述

骨病理（bone pathology，orthaepedic pathology ）是外检病理的一个分支，早在 17 世纪对骨解剖学和组织学就已经有文字记录。1691 年，Clopton Havers 已经观察到皮质骨的小孔洞（组织学中的哈弗氏管）。随后西方学者逐渐细化并完善骨的解剖与组织学，形成了现代骨病理学。概括来说，骨病理学可以简单分为以下几大方面：创伤及骨折、炎症、骨遗传和代谢异常、关节病变及骨肿瘤。

随着现代科学技术的发展，对骨病理的研究越来越深入，已经逐渐从骨标本大体、组织学、细胞学手段延伸到分子检测，尤其在骨肿瘤病理方面的进步更加显著。下面就骨肿瘤病理常用的病理学检查技术手段，骨肿瘤的病理分类与分级，骨肿瘤病理最新分子靶标做一概述：

一、骨标本的病理学检查及技术简介

1. 穿刺标本取材

穿刺标本描述，穿刺标本要求全部取材，质硬时需脱钙。

2. 大体标本取材

规范化描述的大体标本可以提示镜下诊断。推荐沿肿瘤长径每厘米取材一块。如果穿刺结果发现高级别恶性肿瘤，大体就不需要取很多材；如果穿刺结果是良性或低度恶性肿瘤，大体可能有恶性程度更高的组织，需要不同部位多取材。有坏死区，还要选择与未坏死区的交界处取材。酷似坏死区域可能是黏液或水肿，此种情况也要多取材。骨肉瘤侵犯周围软组织处要取材，特别注意边界及切缘处取材。

3. 脱钙处理

对含骨的标本可先挑出质软的成分常规中性福尔马林固定制片。骨性组织的固定 - 脱钙联合配方建议：98% 甲酸与 10% 甲醛按 1:1 混合后浸泡，每天一次针扎检测，质软流水（自来水）缓冲洗若干小时后常规浸蜡制片。

4. 病理常规 HE 染色

也称为苏木素伊红染色，是目前应用最广泛的组织学染色方法。

5. 病理特殊染色

尽管特殊染色的方法历史悠久，简单而特异性高的特点目前仍不失为对常规 HE 染色的有利补充，是免疫组化等方法无法替代的。某些检查项目例如银染色、MASSON 染色、抗酸染色等，在鉴别肿瘤来源、感染、显示组织的低倍解剖结构等方面作用巨大。

6. 免疫组织化学染色

经福尔马林固定的标本可以进行一系列辅助检查，其中免疫组织化学染色技术已经成为临床病理诊断不可或缺的技术手段。在全世界各级病理实验室多数都可以准确完成。免疫组化在鉴别转移癌，淋巴造血系统肿瘤，某些特殊的骨肿瘤如脊索瘤、釉质瘤等方面有很大作用。虽然有利于骨肿瘤诊断的抗体相对较少，CKpan、Vim、EMA、S-100、Des、SMA 等是比较常用的抗体，一些与基因异常有关的抗体也逐渐进入一线抗体系列，包括 CD117、DOG1、Brachyury，INI1、Fli-1、IDH1。但依靠这些抗体染色结果做出骨肿瘤的最终诊断还有待商榷。例如：诊断成骨性肿瘤时需辨别骨与胶原，目前尽管有 osteocalcin、osteonectin、SATB2、I~IV 型胶原等抗体，却没有一个特异性和敏感性高的抗体可以明确辅助诊断该类病变。成骨性肿瘤的诊断最终还是要依靠光镜做出判读。

7. 核型分析

核型分析是还原染色体形态的方法。它是细胞遗传学研究的基本方法，是研究物种演化、分类以及染色体结构、形态与功能之间关系所不可缺少的重要手段。这项技术的缺点包括必须需要新鲜组织、经常由于肿瘤细胞的坏死或者是间质细胞的干扰出现假阴性结果等，所以目前这项技术较少用于临床。

8. 流式细胞学

流式细胞学是一种快速测定悬浮细胞的多参数特征，然后进行分析整理数据，再从整个群体中分选出特定细胞亚群的技术。在对骨的造血系统肿瘤（如浆细胞瘤和淋巴瘤）诊断时，可以使用流式细胞学技术来帮助诊断。通常细针穿刺或粗针穿刺的标本都可以达到标本要求。

9. 电镜

电镜在骨肿瘤诊断中使用价值有限。通常用来对某些细胞器进行观察和捕捉。例如，朗格汉斯细胞组织细胞增生症时胞浆内的“Birberk”颗粒以及腺泡状软组织肉瘤的胞浆内菱形或棒状结晶可以通过电镜进行观察。

10. 荧光原位杂交

利用荧光标记的特异核酸探针与细胞内相应的靶 DNA 分子结合，然后在荧光显微镜或共聚焦激光扫描仪下观察荧光信号，对待测 DNA 进行定性、定量或相对定位分析。目前该项技术已经广泛应用于骨与软组织肿瘤，例如 EWSR1 探针（诊断 Ewing 肉瘤、促结缔组织小圆细胞肿瘤、透明细胞肉瘤等），SSY18 探针（诊断滑膜肉瘤），MDM2 探针（诊断骨旁骨肉瘤或低级别中心型骨肉瘤、非典型性脂肪瘤性肿瘤、去分化脂肪肉瘤）等，该项技术已经被越来越多的学者应用到日常诊断工作中。

11. PCR 方法

聚合酶链反应方法已广泛用于涉及到核酸的各学科研究以及临床疾病的诊断和治疗监测。除检测结核菌、HBV、HCV 外，还可以检测基因突变、基因重排和染色体易位等。

12. DNA 序列分析（二代测序）

以往的双脱氧末端终止法为代表的第一代测序技术已经逐渐被新兴的二代测序技术所取代。第二代 DNA 测序技术则使得 DNA 测序进入了高通量、低成本的时代，一次能对几十万到几百万条 DNA 片段进行序列测定。这种采用微珠或高密度芯片边合成边测序而进行高通量测序的方法正在越来越多的病理实验室使用。

二、常见骨肿瘤分类

骨肿瘤共分 13 大类，ICD 编码的肿瘤 55 种，无编码的瘤样病变 5 种，MIM 编码的肿瘤综合征 10 种。其中骨肿瘤被划分为良性、中间性（局部侵袭）、中间性（罕见转移）、恶性四种类别。

组织来源	良性	中间性（局部侵袭性和/或罕见转移）	恶性 低级别 *
软骨来源	骨软骨瘤 内生软骨瘤 骨旁软骨瘤 骨膜软骨瘤 甲下骨疣 骨软骨黏液瘤 Nora 病 滑膜软骨瘤病	软骨黏液纤维瘤 软骨母细胞瘤 非典型性软骨性肿瘤 / 软骨肉瘤 I 级	软骨肉瘤 II 级 软骨肉瘤 III 级 去分化软骨肉瘤 间叶性软骨肉瘤 透明细胞软骨肉瘤 *
成骨来源	骨瘤 骨样骨瘤 骨母细胞瘤		低级别中心型骨肉瘤 * 普通型骨肉瘤 毛细血管扩张型骨肉瘤 小细胞骨肉瘤 骨旁骨肉瘤 骨膜骨肉瘤 高级别骨表面骨肉瘤 继发性骨肉瘤
纤维细胞 / 纤维组织细胞来源	良性纤维组织细胞瘤 非骨化性纤维瘤	促结缔组织增生性纤维瘤	纤维肉瘤
富巨细胞病变	小骨的巨细胞病变	骨巨细胞瘤	恶性骨巨细胞瘤
血管来源	血管瘤 上皮样血管瘤		上皮样血管内皮细胞瘤 * 血管肉瘤
脂肪来源	脂肪瘤		脂肪肉瘤
肌源来源	平滑肌瘤		平滑肌肉瘤
脊索来源	良性脊索细胞瘤		脊索瘤
造血来源			浆细胞骨髓瘤 骨孤立性浆细胞瘤 淋巴瘤
未确定肿瘤性质的病变 / 杂类肿瘤	单纯性骨囊肿 动脉瘤样骨囊肿 纤维结构不良 骨性纤维结构不良	朗格汉斯组织细胞增殖症 Erdheim-Chester 病 Rosai-Dorfman 病	釉质瘤 * Ewing 肉瘤 未分化多形性肉瘤

三、骨肿瘤分级原则

软组织肿瘤的 FNCLCC 分级法被世界各国的学者所广泛接受。而骨肿瘤的分级原则有多种方法，目前还没有达成共识。根据美国病理医师协会 (College of American Pathologists,CAP) 推荐的标准，骨肿瘤目前仍延续 Broders 分级方法，也有专家使用低级别 / 高级别分级方法，3 级或 4 级方法。而对发生在骨的软组织常见肿瘤可参考 FNCLCC 分级原则。多数情况下，肿瘤组织学名称即可提示分级，如去分化软骨肉瘤、尤文肉瘤、间叶性软骨肉瘤都是高恶性肿瘤，而骨旁骨肉瘤、低级别中心型骨肉瘤是低度恶性肿瘤。在普通型软骨肉瘤分级中，仍采用 Evans 3 级分法。

四、骨肿瘤分子生物学

组织学类型	细胞遗传学异常	基因改变
软骨肉瘤	复杂改变	IDH1 和 IDH2 突变
尤文肉瘤	t(11; 22)(q24; q12)	EWS R1 - FLI1
	t(21; 22)(q12; q12)	EWS R1 - ERG
	t(2; 22)(q33; q12)	EWS R1 - FEV
	t(7; 22)(p22; q12)	EWS R1 - ETV1
	t(17; 22)(q12; q12)	EWS R1 - E1AF
	inv(22)(q12q12)	EWS R1 - ZSG
	t(16; 21)(p11; q22)	FUS – ERG
	t(2; 16)(q35; p11)	FUS – FEV
尤文样肉瘤	t(20; 22)(q13; q12)	EWS R1 - NFATC2
	t(6; 22)(p21; q12)	EWS R1 - POU5F1
	t(4; 22)(q31; q12)	EWS R1 - SMARCA5
	t(2; 22)(q31; q12)	EWS R1 - SP3
	lnv(22)t(1; 22)(p36; q12)	EWS R1 - PATZ
	t(4; 19)(q35; q13)	CIC - DUX4
骨肉瘤，低级别（骨旁和中心型）	12q13-15 MDM2	MDM2, CDK4 扩增
骨肉瘤，高级别	复杂改变	
纤维结构不良	20q13 GNAS	GNAS1
动脉瘤样骨囊肿	t(16; 17)(q22; p13)	CDH11-USP6
	t(1; 17)(p34.3; p13)	ThRAP3-USP6
	t(3; 17)(q21; p13)	CNBP-USP6
	t(9; 17)(q22; p13)	OMD-USP6
	t(17; 17)(q21; p13)	COL1A1-USP6
Nora 病	t(1; 17)(q32-42; q21-23)	RDC1
脊索瘤	复杂改变	CDKN2A 和 CDKN2B 丢失
	7q33	Brachyury
	7p12	EGFR
间叶性软骨肉瘤	t(8; 8)(q21; q13)	HEY1-NCOA2

五、骨肿瘤前驱病变

虽然大部分的骨肿瘤为原发，但有些前驱病变及治疗方法可能会引起恶变，必须要引起重视，例如骨 Paget 病、肿瘤放疗后、骨梗死、慢性骨髓炎，最新观点认为植入的金属物、移植骨、假关节等也可能诱导肿瘤产生。

六、影响病理诊断的因素

影响病理诊断的因素可能包括：切片质量，未脱钙或过脱钙，标本量少，合并骨折、出血、坏死，细胞挤压，临床影像学印象等。

（丁　宜）

参考文献

1. 陈杰．病理标本的检查及取材规范．北京：中国协和医科大学出版社，2013.
2. 席越．骨组织病理解剖学技术．北京：人民卫生出版社，2009.
3. Brian P. Rubin, Cristina R, Antonescu,et al. Protocol for the examination of specimens from patients with tumors of bone protocol applies to malignant bone tumors. 2013 College of American Pathologists (CAP).
4. Vincent.J, Vigorita. 骨科临床病理学图谱．牛晓辉 黄啸原译．北京：人民军医出版社，2010.
5. D Ces Mangham, Nicholas A Athanasou. Guidelines for histopathological specimen examination and diagnostic reporting of primary bone tumours. Mangham and Athanasou Clinical Sarcoma Research,2011, 1:6.HUMAN PATHOLOGY Volume 35, No.10.
6. S.Kasraeian, D.C.Allison, E.R.Ahlmann, et al. A comparison offine-needle aspiration, core biopsy, and surgical biopsy in the diagnosis of extremity soft tissue masses. Clinical Orthopaedics and Related Research, 2010, 468:2992–3002.
7. Costantino Errani, FrancescoTraina,FabrizioPerna, et al.Current concepts in the biopsy of musculoskeletal tumors. The Scientific World Journal Volume, 2013, Article ID538152, 7.
8. 陈杰，李甘地．病理学．2 版．北京：人民卫生出版社，2010.
9. 黄晓峰，尹文，王文勇，等．诊断电镜标本制备技术．全军第六届病理技术学术会议论文集，2009.
10. Taylor BS, Barretina J, Maki RG, et al.Advances in sarcoma genomics and new therapeutic targets. Nat Rev Cancer, 2011; 11(8):541-547. doi: 10.1038/nrc3087.
11. Rubin BP, Lazar JF, Oliveira AM. Molecular pathology of bone and soft tissue tumors. In: Tubbs R, Stoler M. Cell and Tissue Based Molecular Pathology. Philadelphia, PA: Churchill Livingstone; 2009.
12. Fletcher CDM, Bridge JA, Hogendoorn PCW, Mertens F, eds. WHO Classification of Tumors of Soft Tissue and Bone. 4th ed. Geneva, Switzerland; WHO Press; 2013.